D1688034

Hagers Handbuch

der Pharmazeutischen Praxis
5., vollständig neubearbeitete Auflage

Folgewerk

Herausgeber Folgewerk
W. Blaschek, F. von Bruchhausen, S. Ebel, E. Hackenthal,
U. Holzgrabe, K. Keller, H. Schneemann, E. Teuscher, G. Wurm

Herausgeber Hauptwerk
F. von Bruchhausen, G. Dannhardt, S. Ebel, A. W. Frahm,
E. Hackenthal, R. Hänsel, U. Holzgrabe, K. Keller, E. Nürnberg,
H. Rimpler, G. Schneider, P. Surmann, H. U. Wolf, G. Wurm

Wissenschaftlicher Beirat
R. Braun, S. Ebel, G. Franz, P. Fuchs, H. Gebler, G. Hanke,
G. Harnischfeger, H. Sucker

Springer-Verlag Berlin Heidelberg GmbH

H. Schneemann   G. Wurm (Hrsg.)

Waren und Dienste

Folgeband 1

Bearbeitet von

R. Batty, A. Berg, J. Cope, K. Danner, S. Dhillon, P. Elias,
W. Feldheim, R. Großklaus, R. Grüttner, G. Gündermann, H. Haindl,
H.-J. Hapke, H. Hehenberger, P. E. Heide, G. Heil, J. Keul,
R. Kilian, U. Kirschner, A. Klaus, F. Klingauf, A. Kostrewski,
I. Krämer, A. Liersch, N. P. Lüpke, G. Mould, H. Müller,
A. Obermayer, D. Paar, U. Quast, A. Quilling, A. Rabitz,
F. v. Rheinbaben, R. S. Roß, J. E. Schmitz, H. Schütz, E. Telser,
E. J. Verspohl, J. Wachsmuth, U. Wahrburg, Ch. Ward, E. Wisker,
G. Wurm

Mit 247 Abbildungen und 252 Tabellen

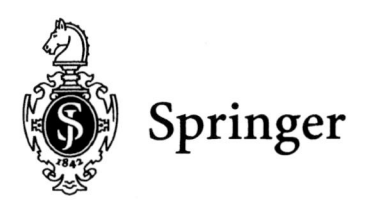

Springer

Dr. HUBERT SCHNEEMANN
Regierungspharmaziedirektor
Universitätsklinikum Essen
– Apotheke –
Hufelandstraße 55
45122 Essen

Pharmaziedirektorin GISELA WURM
Franziusstraße 2
45136 Essen

ISBN 978-3-642-63370-6

CIP-Titelaufnahme der Deutschen Bibliothek
Hagers Handbuch der pharmazeutischen Praxis / Hrsg. F. von Bruchhausen ... – 5., vollst. neubearb.
Aufl. – Berlin ; Heidelberg ; New York ; London ; Paris ; Tokyo ; Hong Kong ; Barcelona ; Budapest
: Springer.
ISBN 978-3-642-63370-6   ISBN 978-3-642-57831-1 (eBook)
DOI 10.1007/978-3-642-57831-1
NE: Bruchhausen, Franz v. [Hrsg.); Hager, Hermann [Begr.]; Handbuch der pharmazeutischen
Praxis
Folgewerk / Hrsg. W. Blaschek ... – 5. vollst. neubearb. Aufl.
Folgebd. 1. Waren und Dienste / H. Schneemann ; G. Wurm (Hrsg.). Bearb. von R. Batty ... – 1995
ISBN 978-3-642-63370-6
NE: Schneemann, Hubert [Hrsg.]; Batty, Ros

Dieses Werk ist urheberrechtlich geschützt. Die dadurch begründeten Rechte, insbesondere die der
Übersetzung, des Nachdrucks, des Vortrags, der Entnahme von Abbildungen und Tabellen, der Funksendung, der Mikroverfilmung oder der Vervielfältigung auf anderen Wegen und der Speicherung in
Datenverarbeitungsanlagen, bleiben, auch bei nur auszugsweiser Verwertung, vorbehalten. Eine Vervielfältigung dieses Werkes oder von Teilen dieses Werkes ist auch im Einzelfall nur in den Grenzen
der gesetzlichen Bestimmungen des Urheberrechtsgesetzes der Bundesrepublik Deutschland vom
9. September 1965 in der jeweils geltenden Fassung zulässig. Sie ist grundsätzlich vergütungspflichtig.
Zuwiderhandlungen unterliegen den Strafbestimmungen des Urheberrechtsgesetzes.

© Springer-Verlag Berlin Heidelberg 1995
Ursprünglich erschienen bei Springer-Verlag Berlin Heidelberg New York 1995
Softcover reprint of the hardcover 5th edition 1995

Die Wiedergabe von Gebrauchsnamen, Warenbezeichnungen usw. in diesem Werk berechtigt auch
ohne besondere Kennzeichnung nicht zu der Annahme, daß solche Namen im Sinne der Warenzeichen- und Markenschutzgesetzgebung als frei zu betrachten wären und daher von jedermann benutzt
werden dürften.

Produkthaftung: Für Angaben über Dosierungsanweisungen und Applikationsformen kann vom Verlag keine Gewähr übernommen werden. Derartige Angaben müssen vom jeweiligen Anwender im
Einzelfall anhand anderer Literaturstellen auf ihre Richtigkeit überprüft werden.

Herstellung: Bernd Reichenthaler, Heidelberg
Satz: Mitterweger Werksatz GmbH, Plankstadt
SPIN: 10079679   14/3133-543210 – Gedruckt auf säurefreiem Papier

Vorwort

Hagers Handbuch der Pharmazeutischen Praxis erfüllt seit 120 Jahren den Anspruch eines Nachschlagewerkes für den Berufsalltag des Apothekers in der Offizin, im Krankenhaus, in Industrie und Verwaltung.
    Jahrzehntelang galt „der Hager" als Bibel des Pharmazeuten. Seine Exegesen waren unangefochten. Doch die Pharmazie basiert auf naturwissenschaftlichen Disziplinen, auf Wissen statt auf Glauben. So läßt sich die Fortschreibung dieses Meisterbuches am deutlichsten an einer gewissen Begrenzung erkennen: Die rasante Weiterentwicklung der *Waren* einerseits und ihre Kurzlebigkeit andererseits sowie das Entstehen neuer Arbeitsrichtungen, mit anderen Worten moderner *Dienste,* verlangt das Setzen von Schwerpunkten. Sie werden fundiert geboten.
    Ein Team von Fachautoren erläutert aktuelle Daten und Erkenntnisse für den Praktiker. Durch die übersichtliche Form des dargebotenen Stoffes soll er in der Lage sein, sich rasch zu orientieren. Literaturangaben begründen den jeweiligen Artikel und ermöglichen gegebenenfalls ein tieferes Eindringen in die Problematik. Literaturhinweise gab es in den ersten Hager-Ausgaben nicht – auch das ein deutlicher Schritt vom credo zur scientia.
    Der vorliegende Band „Waren und Dienste" verzichtet auf den Hager-historischen Namen Ergänzungsband. Er heißt Folgeband und das ist bereits ein Programm. Die Aktualisierung der Themen des gleichnamigen Bandes der 5. Auflage erfolgte in den Kapiteln, die sich mit Analytik befassen, wie sie das kleine klinische Labor vornimmt oder wie sie im toxikologischen Vorfeld ausgeübt wird. Auch die Impfschemata werden mit neueren Impfempfehlungen auf den derzeitigen Stand gebracht.
    Die „Natürlichen Mineralwässer und Heilwässer II" erweitern die Zahl der Tafelwässer und bieten geologische Erklärungen für die variierenden Zusammensetzungen. Ebenso wird das Kapitel Pflanzenschutz um „Rechtliche Grundlagen" ergänzt, die im ersten Band fehlen mußten, weil sich im sich konstituierenden Europa noch zu viel im Fluß befand. Desgleichen ließen gesetzliche Fortschreibungen den Beitrag „Medizinprodukte" notwendig werden. Sie haben besondere Bedeutung für den Spitalapotheker, den Krankenhausbelieferer sowie den Home-care-Betreiber.
    Die Beschreibung der Tierarzneimittel bezog sich zunächst auf Nutztiere. Sie wurde um solche für Heimtiere fortgeführt. Ein Indiz für die Verlagerung der Beratertätigkeit eines Apothekers aus dem landwirtschaftlichen Umfeld in die städtische Freizeitgesellschaft. Hier läßt sich gleichzeitig die Notwendigkeit zur Information über Lichtschutz und Lichtschutzmittel subsumieren. Der Hang zum do-it-yourself hat in die-

ser Verschiebung ebenfalls seinen Grund. Dem tragen die „Technischen Hilfsmittel und Rezepturen" Rechnung.

Die Aufnahme der Kapitel „Abfallvermeidung, Verpackungsverordnung, Entsorgung", „Ökolytik" und „Arbeitssicherheit in der Apotheke" sind eine Folge der Entwicklung zur Massengesellschaft, in die eine Apotheke eingebunden ist. Sie ist als Arbeitsstätte, als Ort des Warenumschlags betroffen und gleichermaßen als Auskunftsstelle für ratsuchende Kunden.

Die Beraterfunktionen des Apothekers betreffen in besonderer Weise die „Ernährung und Diätetika" für die Patienten. Nahrungsmittel interagieren gegebenenfalls mit der Arzneimitteleinnahme. Ihre Zusammensetzungen sind darüber hinaus ein wichtiges Feld der Gesundheitserziehung. Im Krankenhaus werden auf diesen Erkenntnissen basierend die „Infusionslösungen" bilanziert. Ebenfalls in der Klinik werden Gesichtspunkte des „Therapeutischen Drug monitoring" vermehrt berücksichtigt. Das Kapitel gleichen Names stellt im vorliegenden Band einen Weg in die Zukunft vor.

So schlägt dieses Buch einen weiten Bogen zwischen den verschiedenen Wissensgebieten und Anwendungen in der und für die pharmazeutische Praxis.

Unser besonderer Dank gilt den Autoren, auf deren Mitarbeit dieser Sammelband beruht. Sie erstellten ihre Beiträge oft neben anstrengenden anderweitigen Verpflichtungen und blieben für alle Anfragen und Probleme, die sich ergaben, offen. Der Hager-Redaktion des Springer-Verlages mit Herrn Dr. Wieczorek und Herrn Dr. Reuss danken wir für das Verständnis. Insbesondere möchten wir die stets freundliche und rasche Hilfe von Frau Antje Moser hervorheben und ebenso für die Erfahrung der technischen Abteilung, vertreten durch Herrn Bernd Reichenthaler, danken.

Januar 1995

Gisela Wurm
Hubert Schneemann

Inhaltsverzeichnis

Kapitel 1
Ernährung und Diätetika
A. Berg, P. Elias, W. Feldheim,
R. Grossklaus, R. Grüttner, J. Keul,
E. J. Verspohl, U. Wahrburg, E. Wisker

1	**Grundlagen der Ernährung**	3
	W. Feldheim, E. Wisker	
2	**Chemie und Stoffwechsel der Nahrungsbestandteile**	4
	W. Feldheim, E. Wisker	
2.1	Protein	4
2.1.1	Funktion der Proteine im Organismus	4
2.1.2	Einteilung der Proteine	4
2.1.3	Aminosäuren – Bausteine der Proteine	5
2.1.4	Physiologische Aminosäuren	5
2.1.5	Proteinverdauung	7
2.1.6	Ausscheidung stickstoffhaltiger Verbindungen mit dem Stuhl	8
2.1.7	Proteinumsatz	8
2.1.8	Proteinbedarf	9
2.1.9	Nahrungsprotein	9
2.1.10	Biologische Wertigkeit	9
2.1.11	Proteinmangel	11
2.2	Lipide	11
2.2.1	Einteilung der Lipide	11
2.2.2	Funktion der Fette im Organismus	11
2.2.3	Chemischer Aufbau der Lipide	11
2.2.4	Verdauung und Resorption der Lipide	13
2.2.5	Transport der Lipide im Blut	13
2.2.6	Fettspeicher im Organismus	15
2.2.7	Essentielle Fettsäuren	15
2.3	Kohlenhydrate	16
2.3.1	Einteilung der Kohlenhydrate	16
2.3.2	Verwertbare Kohlenhydrate	17
	Verdauung der Kohlenhydrate	17
	Funktion der Kohlenhydrate im Organismus	17
	Bedarf an Kohlenhydraten	19
	Aufnahme von Kohlenhydraten mit der Nahrung	19
2.3.3	Nicht verwertbare Kohlenhydrate – Ballaststoffe	20
2.4	Energie	22
2.4.1	Bestimmung der Energie der Nahrung	22
2.4.2	Energieumsatz des Menschen	23
	Grundumsatz	23
	Leistungsumsatz	23
2.4.3	Bestimmung des Energieverbrauchs	24
2.4.4	Energiegewinnung im Stoffwechsel	24
2.4.5	Körperspeicher für Energie	25
2.5	Wasser	26
2.5.1	Wasseraufnahme und -abgabe	26
2.5.2	Wasserbedarf	27
2.6	Vitamine	27
2.6.1	Zerstörbarkeit von Vitaminen	27
2.6.2	Bestimmung der Vitaminaufnahme	28
2.6.3	Funktionsbestimmung der Vitamine	28
2.6.4	Ursachen von Vitamindefiziten	29
2.6.5	Fettlösliche Vitamine	29
	Vitamin A	29
	Vitamin D	31
	Vitamin E	32
	Vitamin K	33
2.6.6	Wasserlösliche Vitamine	33
	Thiamin	33
	Riboflavin	35
	Vitamin B6	35
	Niacin	36
	Folat	36
	Vitamin B12	37
	Pantothensäure	38
	Biotin	38
	Vitamin C	39
2.7	Mineralstoffe	40
2.7.1	Makroelemente	40
	Natrium	40
	Chlorid	40
	Kalium	41
	Calcium	41
	Phosphor	42
	Magnesium	43
2.7.2	Mikroelemente – Spurenelemente	44
	Eisen	44
	Zink	46
	Iod	47
	Fluorid	47
	Kupfer	48
	Molybdän	49
	Cobalt	49
	Chrom	49
	Mangan	49
	Selen	49
2.8	Empfehlungen für die Nährstoffzufuhr	50
2.8.1	Grundnährstoffe	50
	Nährstoffdichte	51
	Literatur	51
2.9	**Ernährung und Nährstoffbedarf des Sportlers**	52
	A. Berg, J. Keul	
2.9.1	Problemstellung	52

2.9.2	Energiebedarf des Leistungssportlers	52
2.9.3	Kohlenhydratangebot im Sport	54
2.9.4	Eiweißbedarf des Leistungssportlers	54
2.9.5	Allgemeiner Bedarf des Leistungssportlers an Mikronährstoffen	55
2.9.6	Schlußfolgerung	59
Literatur		60
2.10	Zusammensetzung der Lebensmittel in Tabellenform. W. FELDHEIM, E. WISKER	62

3 Lebensmittelzusatzstoffe 69
P. ELIAS

3.1	Grundlagen	69
3.1.1	Begriffsbestimmung	69
3.1.2	Klassifizierung	70
3.1.3	Gesundheitliche Bewertung	70
3.1.4	Zulassung und Inverkehrbringen	71
3.2	Lebensmittelfarbstoffe	71
3.2.1	Färbung	71
3.2.2	Zulassungsanforderungen nach Zusatzstoff-Verkehrsverordnung und Zusatzstoff-Zulassungsverordnung	72
	Liste A, Anlage 6. In der BRD zum Färben von Lebensmitteln zugelassene Stoffe	72
	Liste B, Anlage 6. Lebensmittel, denen Farbstoffe der Liste A zugesetzt werden dürfen.	72
	Liste C, Anlage 6. Für Farbstoffe zugelassene Lösemittel und Trägerstoffe	73
3.2.3	Azofarbstoffe	73
3.2.4	Andere synthetische, organische Farbstoffe	75
3.2.5	Naturfarbstoffe	76
	Carotinoide	76
	Xanthophylle	78
	Andere Naturfarbstoffe	79
	Weitere zugelassene Farbstoffe anorganischer und organischer Natur	80
3.3	Konservierungsstoffe	82
3.3.1	Konservierung	82
3.3.2	Zulassungsanforderungen nach Zusatzstoff-Zulassungsverordnung	84
	Liste A, Anlage 3. In der BRD zugelassene Konservierungsstoffe	84
	Liste B, Anlage 3. Lebensmittel, denen Konservierungsstoffe der Liste A zugesetzt werden dürfen	84
	Liste C, Anlage 4. Schwefeldioxid und Schwefeldioxid entwickelnde Stoffe	85
	Liste D, Anlage 4. Lebensmittel, denen Schwefeldioxid oder Schwefeldioxid entwickelnde Stoffe zugesetzt werden dürfen	85
3.3.3	Konservierungsstoffe im engeren Sinn	86
3.3.4	Fruchtbehandlungsmittel	91
3.3.5	Kaltsterilisierhilfsmittel	92
3.4	Süßstoffe	92
3.4.1	Süßung	92
3.4.2	Zulassungsanforderungen nach der novellierten Zusatzstoff-Zulassungsverordnung	93
	Liste A, Anlage 7. In der BRD zugelassene Süßstoffe	93
	Liste B, Anlage 7. Lebensmittel, denen Süßstoffe zugesetzt werden dürfen	93
	Liste C, Anlage 2. Zuckeraustauschstoffe	93
	Liste D, Anlage 2. Lebensmittel, für welche Zuckeraustauschstoffe zugelassen sind	93
3.4.3	Polyole	94
3.4.4	Intensive Süßstoffe	95
3.5	Aromastoffe	98
3.5.1	Aromatisierung	98
3.5.2	Zulassungsanforderungen der Aromenverordnung	99
	Liste 1, Anlage 1. Bezeichnungen und Begriffsbestimmungen	99
	Liste 2, Anlage 2. Höchstmengen an Schwermetallen und bestimmten Stoffen in Aromen	99
	Liste 3, Anlage 3. Für die Verwendung zur Herstellung von Aromen verbotene Stoffe	99
	Liste 4, Anlage 4. Höchstmengen natürlicher Stoffe in verzehrfertigen, aromatisierten Lebensmitteln, die als solche in Aromen oder in Lebensmitteln nicht verwendet werden dürfen	99
	Liste 5, Anlage 5. In der BRD zugelassene Zusatzstoffe (Aromastoffe, geschmacksbeeinflussende Stoffe, Lösemittel, Trägerstoffe)	100
	Liste 6, Anlage 6. Lebensmittel, denen Aromastoffe der Liste 5 zugesetzt werden dürfen	100
	EU-Richtlinien: Aromastoffe	100
3.5.3	Toxikologische Bewertung	101
3.5.4	Aromastoffe für Lebensmittel	101
Literatur		103

4 Ernährung und Krankheiten 105

4.1	Ernährungsabhängige Krankheiten R. GROSSKLAUS	105
4.1.1	Stoffwechselkrankheiten	105
	Übergewicht/Fettsucht	105
	Diabetes mellitus	107
	Hyperlipoproteinämien	108
	Hypertonie	110
	Gicht	111
4.1.2	Konsequenzen ernährungsabhängiger Stoffwechselstörungen: Arteriosklerose	112
	Koronare Herzkrankheiten (KHK)	112
	Zerebrovaskuläre Erkrankungen, Apoplexie	113
4.1.3	Erkrankungen des Kauapparates und der Verdauungsorgane	114
	Zahnkaries	114
	Leberzirrhose	115
	Cholelithiasis	116
	Pankreatitis	116

	Divertikulose und Divertikulitis.... 117	
	Zöliakie................... 117	
	Lactoseintoleranz............. 118	
	Chronisch-entzündliche Darmerkrankungen............ 119	
4.1.4	Mangelkrankheiten............ 119	
	Anämien, Eisen-, Folsäure-, Vitamin B12-Mangel........... 119	
	Iodmangelerkrankungen, Struma ... 120	
	Protein-Energie-Mangelzustände ... 121	
	Tumorerkrankungen........... 121	
	HIV-Infektion und AIDS........ 121	
	Eßstörungen, Bulima und Anorexia nervosa.............. 122	
4.1.5	Alkoholbedingte Gesundheitsstörungen.......... 122	
4.1.6	Bösartige Neubildungen, Karzinome. 123	
4.1.7	Osteoporose und Osteomalazie.... 125	
4.1.8	Lebensmittelallergien........... 126	
4.1.9	Lebensmittelinfektionen und Lebensmittelintoxikationen....... 128	
Literatur......................... 131		
4.2.	Klinische Diäten und Diätetika.... 134 U. Wahrburg	
4.2.1	Allgemeine Vorbemerkungen...... 134	
	Leichte Vollkost............... 134	
	Hinweise für die Verwendung von Fetten mittelkettiger Triglyceride (MCT).................. 134	
4.2.2	Erkrankungen der Speiseröhre, des Magens und des Zwölffingerdarms.. 135	
	Refluxösophagitis.............. 135	
	Gastritis.................... 136	
	Ulcus ventriculi und Ulcus duodeni.. 136	
	Zustand nach Magenresektion..... 137	
4.2.3	Erkrankungen des Dünndarms..... 137	
	Akute Enteritis................ 137	
	Enteritis regionalis, Morbus Crohn.. 138	
	Glutenindizierte Enteropathie, einheimische Sprue, Zöliakie...... 139	
	Lactasemangelsyndrom.......... 142	
	Kurzdarmsyndrom............. 143	
4.2.4	Erkrankungen des Dickdarms..... 143	
	Obstipation.................. 143	
	Irritables Kolon............... 144	
	Divertikulose................. 146	
	Colitis ulcerosa................ 146	
4.2.5	Erkrankungen des exokrinen Pankreas.................... 146	
	Akute Pankreatitis............. 146	
	Chronische Pankreatitis und exokrine Pankreasinsuffizienz..... 147	
	Zustand nach Prankreatektomie.... 148	
4.2.6	Erkrankungen der Leber und der Gallenwege.................. 148	
	Akute Hepatitis............... 148	
	Leberzirrhose................. 148	
	Fettleber.................... 150	
	Erkrankungen der Gallenwege..... 150	
3.2.7	Erkrankungen der Niere......... 150	
	Akute Glomerulonephritis 150	
	Nephrotisches Syndrom 151	
	Chronische Niereninsuffizienz..... 151	
	Ernährung bei Hämodialyse...... 153	
	Nephrolithiasis................ 154	

4.2.8	Kardiovaskuläre Erkrankungen.... 155	
	Arteriosklerose und Herzinfarkt.... 155	
	Hypertonie.................. 155	
4.2.9	Stoffwechselkrankheiten......... 157	
	Diabetes mellitus.............. 157	
	Fettstoffwechselstörungen........ 161	
	Hyperurikämie und Gicht........ 165	
	Phenylketonurie............... 166	
	Cystische Fibrose, Mukoviszidose... 167	
	Homocystinurie............... 167	
	Ahornsirupkrankheit........... 168	
4.2.10	Tumorerkrankungen............ 168	
4.2.11	Perioperative Ernährung......... 169	
4.2.12	Nahrungsmittelallergien......... 170	
	Literatur.................... 170	
4.3	Alternative Diäten und Ernährungsempfehlungen........ 172 R. Grüttner	
4.3.1	Grundlagen.................. 172	
4.3.2	Vegetarismus................. 173	
4.3.3	Makrobiotik.................. 173	
4.3.4	Vollwerternährung............. 174	
4.3.5	Anthroposophische Ernährung..... 175	
4.3.6	Schnitzer-Kost................ 175	
4.3.7	Bircher-Benner-Kost............ 175	
4.3.8	Schroth-Kur.................. 176	
4.3.9	May'sche Trennkost............ 176	
4.3.10	Waerlandkost................. 176	
4.3.11	Fasten...................... 176	
4.3.12	Beratungsempfehlungen......... 177	
4.3.13	Der ökologische Landbau........ 177	
4.3.14	Halbsynthetische Nahrungsstoffe als Fettersatz................. 177	
4.3.15	Nahrungsmittel-Trends.......... 178	
Literatur.......................... 179		
5	**Interaktionen zwischen Nahrungsmitteln und Arzneistoffen**........ 179 E. J. Verspohl	
5.1	Grundlagen.................. 179	
	Zeitliche Aufnahme von Arzneimitteln und Nahrung........... 179	
	Mechanismen der Interaktionen.... 180	
	Wirksamkeitsmodifikation durch Genußmittel.................. 181	
	Einfluß von Mikronährstoffen/ Spurenelementen als Übersicht.... 182	
5.2	Tabellarische Zusammenstellung der Wechselwirkungen zwischen Arzneistoffen und Nahrungsmitteln...... 183	
Literatur.......................... 189		

Kapitel 2

Infusionslösungen

J. E. Schmitz, I. Krämer, P. E. Heide, H. Hehenberger

1	**Erhaltung der Homöostase**....... 193 J. E. Schmitz	
1.1	Flüssigkeits- und Elektrolytstatus... 193	
1.1.1	Physiologie des Wasser-Natrium-Status..................... 193	
1.1.2	Elektrolytstatus................ 197	

1.1.3 Perioperative Elektrolyt- und Flüssigkeitssubstitution 204
1.2. Säure-Basen-Status 208
1.2.1 Regulationsmechanismen 209
1.2.2 Störungen 211
1.3 Volumenersatzmittel 214
1.3.1 Pathophysiologie des Volumenmangels und des hämorrhagischen Schocks .. 214
1.3.2 Homologe kolloidale Volumenersatzlösungen 217
1.3.3 Heterologe kolloidale Volumenersatzmittel 221
Literatur 228

2 Parenterale Lösungen zur Chemotherapie 231
I. KRÄMER
2.1 Grundprinzipien der Chemotherapie maligner Tumoren 231
2.1.1 Zytostatikazubereitung 232
2.2 Sicherheit für zubereitendes und applizierendes Personal 233
2.2.1 Unterweisung 233
2.2.2 Gefahren im Umgang mit Zytostatika 233
2.2.3 Überwachungsuntersuchungen im Umgang mit Zytostatika 235
2.2.4 Arbeitsmedizinische Vorsorgemaßnahmen 238
2.2.5 Räume 239
2.2.6 Sicherheitswerkbänke 239
2.2.7 Schutzkleidung 243
2.2.8 Technische Hilfsmittel und Arbeitstechniken 245
2.2.9 Sicherheitsvorkehrungen bei der Applikation 249
2.2.10 Verschüttungen 249
2.3 Sicherheit für den Patienten 250
2.3.1 Anforderung 250
2.3.2 Paravasation 251
2.4 Sicherheit für das Produkt 254
2.4.1 Qualitätssicherung 254
2.4.2. Aseptische Herstellung 254
2.4.3 Stabilität und Kompatibilität 257
2.4.4 Monographien 258
2.5 Sicherheit für die Umwelt 269
2.5.1 Zytostatika-Abfall 269
2.5.2 Entsorgungskonzepte 269
Literatur 270

3 Mischinfusionen zur parenteralen Ernährung 270
3.1 Herstellung von Mischinfusionen ... 270
P. E. HEIDE
3.1.1 Befüllsysteme 274
3.1.2 Mischbeutel 285
3.2 Prüfung von Mischinfusionen 286
H. HEHENBERGER
3.2.1 Partikelfreiheit und Kompatibilität .. 287
3.2.2 Stabilitätsrichtlinien für die Herstellung 294
Literatur 295

Kapitel 3
Natürliche Mineralwässer und Heilwässer
A. RABITZ

1 Klassifikation der Mineral- und Heilwässer 301
2 Genese 301
3 Regionale Verbreitung 303
4 Zusammensetzung einzelner Wässer . 305
4.1 Analysen von Mineral- und Heilwässern 306
4.1.1 Wässer mit weniger als 1000 mg Mineralstoffen/l (kg) 307
4.1.2 Chloridwässer und Wässer mit Chlorid-Vormacht 307
4.1.3 Sulfat-Wässer und Wässer mit Sulfat-Vormacht 307
4.1.4 Hydrogencarbonat-Wässer und Wässer mit Hydrogencarbonat-Vormacht ... 307
4.1.5 Vergleichende Übersicht von Mineral- und Heilwässern 308
5 Allgemeine Indikationen 313
Verteilung der Mineralbrunnen in Deutschland 313
Literatur 314

Kapitel 4
Diagnostische Möglichkeiten des kleinen Labors
R. S. ROSS, D. PAAR

1 Einführung 319
2 Blutbildveränderungen 319
2.1 Grundlagen 319
2.2 Analytik 320
2.3 Bewertung 321
2.3.1 Rotes Blutbild 321
2.3.2 Weißes Blutbild 322
2.3.3 Thrombocyten 323
3 Hämostasestörungen 324
3.1 Grundlagen 324
3.2 Analytik 326
3.2.1 Suchteste der primären Hämostase .. 326
3.2.2 Suchteste der sekundären Hämostase 326
3.3 Bewertung 328
3.3.1 Rumpel-Leede-Stautest 328
3.3.2 Blutungszeit 328
3.3.3 Thrombocytenzahl 328
3.3.4 Thrombocytenmorphologie 328
3.3.5 Aktivierte partielle Thromboplastinzeit (aPTT) 328
3.3.6 Thromboplastinzeit (TPZ), Quick-Test, Prothrombinzeit (PTZ) .. 329
3.3.7 Thrombinzeit (TZ) 330
3.3.8 Fibrinogen 330
3.3.9 Antithrombin III (AT III) 331

4	**Störungen des Eiweißhaushaltes**	331	**11**	**Diagnostik der akuten Pankreatitis**	361
4.1	Grundlagen	331	11.1	Grundlagen	361
4.2	Analytik	332	11.2	Analytik	362
4.3	Bewertung	333	11.3	Bewertung	362
			11.3.1	α-Amylase	362
5	**Störungen des Fettstoffwechsels**	334	11.3.2	Lipase	363
5.1	Grundlagen	334			
5.2	Analytik	335	**12**	**Diagnostik von Nierenerkrankungen**	363
5.3	Bewertung	336	12.1	Grundlagen	363
5.3.1	Cholesterin	336	12.2	Analytik	365
5.3.2	Triglyceride	337	12.3	Bewertung	366
			12.3.1	Creatinin	366
6	**Störungen des Säure-Basen-Haushalts**	338	12.3.2	Harnstoff	367
6.1	Grundlagen	338	12.3.3	Qualitative Harnuntersuchungen und Harnsediment	368
6.2	Analytik	339	Literatur		369
6.3	Bewertung	340			

Kapitel 5

Therapeutisches Drug monitoring
R. BATTY, J. COPE, S. DHILLON, R. KILIAN,
A. KOSTREWSKI, G. MOULD, Ch. WARD

7	**Störungen des Wasser- und Elektrolythaushaltes**	342	**1**	**Allgemeine Grundlagen**	377
7.1	Grundlagen	342	1.1	Reaktionsgeschwindigkeiten	377
7.2	Analytik	344	1.2	Pharmakokinetische Modelle	377
7.3	Bewertung	345	1.3	Pharmakokinetische Parameter	378
7.3.1	Natrium	345	1.4	Pharmakokinetische Anwendung	380
7.3.2	Kalium	346	1.5	Übungen	384
7.3.3	Calcium	346	Literatur		386
7.3.4	Magnesium	347			
7.3.5	Chlorid	347	**2**	**Aminoglykoside**	386
			2.1	Gentamicin	386
8	**Diagnostik der diabetischen Stoffwechselstörung**	347	2.2	Amikacin	396
8.1	Grundlagen	347	2.3	Netilmicin	396
8.2	Analytik	348	2.4	Tobramycin	396
8.3	Bewertung	349	2.5	Übungen	397
			Literatur		400
9	**Diagnostik des Myocardinfarktes**	350			
9.1	Grundlagen	350	**3**	**Vancomycin**	401
9.2	Analytik	351	3.1	Beziehung zwischen Serumkonzentration und Wirkung	401
9.3	Bewertung	352	3.2	Klinische Pharmakokinetik	402
9.3.1	Creatin-Kinase (CK) und Creatin-Kinase-MB (CK-MB)	352	3.3	Pharmakokinetik und Dosierung beeinflussende Faktoren	403
9.3.2	Lactat-Dehydrogenase (LDH) und LDH$_{1/2}$ (α-Hydroxybutyrat-Dehydrogenase, α-HBDB)	354	3.4	Dosierung	404
9.3.3	Myoglobin	354	3.5	Übungen	407
			Literatur		410
10	**Diagnostik von Lebererkrankungen**	354			
10.1	Grundlagen	354	**4**	**Theophyllin**	412
10.2	Analytik	356	4.1	Beziehung zwischen Serumkonzentration und Wirkung	412
10.2.1	Parameter der Zellintegrität (GPT, GOT, GLDH)	356	4.2	Klinische Pharmakokinetik	412
10.2.2	Parameter der Exkretionsleistung (Gesamtbilirubin, direktes Bilirubin, AP, GGT)	356	4.3	Pharmakokinetik und Dosierung beeinflussende Faktoren	414
10.2.3	Parameter der Synthese- und Entgiftungsleistung (PCHE, Ammoniak)	357	4.4	TDM-Richtlinien	415
10.3	Bewertung	357	4.5	Übungen	418
10.3.1	Parameter der hepatozellulären Integrität	357	Literatur		423
10.3.2	Parameter der hepatischen biliären Exkretionsleistung	359	**5**	**Digoxin**	424
			5.1	Beziehung zwischen Serumkonzentration und Wirkung	424
10.3.3	Parameter der Synthese- und Entgiftungsleistung	360	5.2	Klinische Pharmakokinetik	424
			5.3	Pharmakokinetik und Dosierung beeinflussende Faktoren	425

5.4	TDM-Richtlinien	426	6.6	Elektrochemische Verfahren (Polarographie/Voltammetrie)	494
5.5	Übungen	427			
Literatur		430	**7**	**Schnelltests auf Giftstoffe mit besonderer toxikologischer Relevanz**	**494**
6	**Antiepileptika**	**430**	7.1	Fujiwara-Test auf chlorierte Kohlenwasserstoffe	494
6.1	Phenytoin	430			
6.2	Valproinsäure	441	7.2	Cyanid-Test mit Gasprüfröhrchen nach *von Clamann*	495
6.3	Phenobarbital	444			
6.4	Carbamazepin	445	7.3	Ethanol-Test	496
6.5	Primidon	449	7.4	Carboxy-Hämoglobin-Test	498
6.6	Lamotrigin	450	7.5	Paracetamol-Test	500
6.7	Oxcarbazepin	450	7.6	Paraquat-Test	501
6.8	Vigabatrin	450	7.7	Phenothiazin-Test	501
Literatur		450	7.8	Salicylat-Test	503

Kapitel 6
Klinisch-toxikologische Vorfelddiagnostik
H. Schütz

			8	**Spezielle Verfahren zum Nachweis und zur Differenzierung von Wirkstoffklassen**	**503**
1	**Bedeutung und Strategien der klinisch-toxikologischen Analytik**	**455**	8.1	DC-Screening von Benzodiazepinen in Harn, Blut und Mageninhalt	503
1.1	Wozu klinisch-toxikologische Analytik?	455	8.2	DC-Screening von Opiaten in Harn, Blut und Mageninhalt	507
1.2	Erkennung und Nachweis von klinisch-toxikologisch relevanten Giftstoffen	456	**9**	**Erkennen von Giftwirkungen mit speziellen Methoden**	**509**
2	**Das Untersuchungsmaterial**	**462**	9.1	Cholinesterase	509
2.1	Art und Menge des Untersuchungsmaterials	462	9.2	Methämoglobin	509
			9.3	Osmolalität und osmotische Lücke	510
2.2	Anzahl der Proben	464	9.4	Prothrombinzeit	511
2.3	Verfälschungs- und Manipulationsmöglichkeiten	464	**10**	**Qualitätskontrolle**	**511**
2.4	Verwahrung und Transport	464	Literatur		512
3	**Einfache Screeningverfahren**	**465**			
3.1	Streifentests	465			
3.2	TBPE-Test	467			

Kapitel 7
Neuere Impfempfehlungen – Impfschemata
K. Danner, U. Quast

4	**Immunchemische Screeningverfahren**	**469**			
4.1	Stellenwert der Immunoassays	469	**1**	**Neuere Impfempfehlungen in der Humanmedizin**	**517**
4.2	Klinisch-toxikologisch besonders relevante Tests	470		U. Quast	
			1.1	Aktuelle Impfempfehlungen	517
4.3	Einsatz spezifischer Untersuchungsmaterialien	471	1.1.1	Bundesrepublik Deutschland	517
			1.1.2	Österreich	517
4.4	Interpretation der Ergebnisse und Störmöglichkeiten	472	1.1.3	Schweiz	518
			1.2	Basisimpfungen	519
4.5	Speziell zu beachtende Kriterien	481	1.2.1	Haemophilus influenza Typ b (Hib)	519
5	**Dünnschichtchromatographische Screeningverfahren**	**484**	1.2.2	Aktuelle Empfehlungen zur Pertussis-Impfung	520
5.1	Grundlagen	484	1.2.3	Aktuelle Empfehlungen zur Impfung gegen Masern, Mumps und Röteln	521
5.2	Vom R_f-Wert zum korrigierten R_f-Wert	484	1.3	Reise- und Sonderimpfungen	521
			1.3.1	Hepatitis A	521
5.3	Konzept des korrigierten R_f-Wertes	485	1.3.2	Japan-Encephalitis (JE)	522
			1.3.3	Neueres zur FSME-Impfung	522
6	**Weitere Verfahren zum Giftstoffnachweis**	**492**	1.3.4	Impfungen für Asylbewerber in Gemeinschaftsunterkünften	522
6.1	Gaschromatographie	492	1.4	Allgemeines	522
6.2	Hochdruckflüssigkeitschromatographie	493	1.4.1	Impfreaktionen	522
6.3	UV-Vis Spektroskopie	493	1.4.2	Kontraindikationen	523
6.4	Infrarotspektroskopie	493	1.4.3	Impfungen bei HIV-Infizierten	523
6.5	Massenspektroskopie	493	1.4.4	Impfabstände	523

1.4.5	Vorgehen nach Aweichungen von empfohlenen Impfschemata	524		Styptika ... 549
1.4.6	Dokumentation von durchgeführten Impfungen	525	2.1.8	Atem- und lungenwirksame Arzneimittel ... 549
Literatur		525	2.1.9	Diuretika ... 550
				Osmotische Stoffe ... 550
				Tubulär angreifende Stoffe ... 550
2	**Schutzimpfungen bei Haustieren – Neure Entwicklungen**	**525**	2.1.10	Uteruswirksame Arzneimittel ... 551
	K. Danner		2.1.11	Antiallergika ... 551
2.1	Allgemeine rechtliche Grundlagen	525	2.1.12	Dermatika ... 552
2.2	Aktualisierungen spezieller Impfungen und Impfstoffe	526		Arzneimittel zur Wundbehandlung ... 552
				Antimykotika ... 553
2.2.1	Impfungen/Impfverbote im Rahmen der staatlichen Tierseuchenbekämpfung	527		Mittel zur Juckreizstillung ... 553
			2.1.13	Narkotika, Hypnotika, Sedativa ... 553
				Anästhetika ... 553
2.3	Besonderheiten bei einzelnen Tierspezies	529		Psychopharmaka ... 554
				Mittel zur Euthanasie ... 554
2.4	Trends	529	2.2	Arzneimittel für Kleinnager, Kaninchen und Frettchen ... 554
Literatur		529		Behandlungsprinzipien ... 554
			2.2.1	Chemotherapeutika ... 555
Kapitel 8				Unverträglichkeiten der Chemotherapeutika ... 557
Arzneimittel zur Behandlung von Heimtierkrankheiten			2.2.2	Magen-Darm-Arzneimittel ... 557
H.-J. Hapke, A. Klaus, E. Telser			2.2.3	Vitamine ... 558
			2.2.4	Antiparasitika ... 558
1	**Allgemeine Grundlagen**	**533**	2.2.5	Dermatika ... 559
1.1	Einleitung	533	2.2.6	Hormone und Mittel mit hormonaler Wirkung ... 560
1.2	Rechtsvorschriften	533		
1.3	Tierartliche Besonderheiten der Arzneimittel-Empfindlichkeit	535	2.2.7	Pharmaka mit Wirkung auf Herz und Kreislauf ... 560
			2.2.8	Schmerzmittel ... 561
2	**Spezielle Therapeutika**	**536**	2.2.9	Narkotika, Anästhetika, Psychopharmaka ... 561
2.1	Arzneimittel für Hund und Katze	536	2.2.10	Weitere Arzneimittel ... 562
2.1.1	Chemotherapeutika	536	2.2.11	Therapie von Vergiftungen ... 562
2.1.2	Arzneimittel bei Stoffwechselstörungen	539	2.3	Arzneimittel für Ziervögel ... 563
	Vitamine	539	2.3.1	Besonderheiten bei der Behandlung von Ziervögeln ... 563
	Antidiabetika	540	2.3.2	Chemotherapeutika ... 564
	Antirachitika	541	2.3.3	Magen-Darm-Arzneimittel ... 566
2.1.3	Antiparasitika	541	2.3.4	Vitamine und Mineralstoffe ... 567
	Antiektoparasitika	541	2.3.5	Antiparasitika ... 568
	Anthelminthika	543	2.3.6	Antimykotika ... 570
2.1.4	Hormone und Mittel mit hormonaler Wirkung	543	2.3.7	Hormone und Mittel mit hormonaler Wirkung ... 571
	Arzneimittel zur Beeinflussung der Fertilität	543	2.3.8	Pharmaka mit Wirkung auf Herz und Kreislauf ... 571
	Corticosteroide	544	2.3.9	Sedativa und Narkotika ... 572
	Hormone des Hypophysenvorderlappens	545	2.3.10	Weitere Arzneimittel ... 573
			2.3.11	Therapie von Vergiftungen ... 573
	Hormone des Hypophysenhinterlappens	545	2.3.12	Unverträglichkeiten und Nebenwirkungen ... 573
	Prostaglandine und Derivate	545	2.4	Arzneimittel für Reptilien ... 574
2.1.5	Schmerzmittel	545	2.4.1	Besonderheiten bei der Behandlung von Reptilien ... 574
2.1.6	Pharmaka mit Wirkung auf Herz und Kreislauf	546	2.4.2	Chemotherapeutika, Antibiotika ... 574
	Positiv inotrop wirkende Stoffe	546	2.4.3	Antimykotika ... 575
	Antiarrhythmika	547	2.4.4	Antiprotozoika ... 575
	Periphere Kreislaufmittel	547	2.4.5	Anthelminthika ... 576
	Blutersatzflüssigkeiten	547	2.4.6	Antiektoparasitika ... 576
2.1.7	Magen-Darm-Arzneimittel	548	2.4.7	Weitere Arzneimittel ... 576
	Emetika und Antiemetika	548	2.4.8	Anästhetika ... 577
	Laxantien	548	2.5	Arzneimittel für Zierfische ... 577
	Spasmolytika	548	2.5.1	Besonderheiten bei der Behandlung von Zierfischen ... 577

2.5.2	Allgemeine präventive und wasserhygienische Möglichkeiten	578		**Kapitel 10**	
2.5.3	Vitamine	579		**Ökolytik**	
2.5.4	Desinfektions- und Antiektoparasitenmittel	579		G. HEIL	
2.5.5	Chemotherapeutika	581	**1**	**Entwicklungstendenzen der Umweltanalytik**	599
2.5.6	Anästhetika	582			
Literatur		583	**2**	**Analytische Verfahrenstechniken der Ökolytik**	600
			2.1	Teststäbchen zur pH-Messung	600
Kapitel 9			2.2	Teststäbchen für Kationen und Anionen	601
Rechtliche Grundlagen im Pflanzenschutz			2.3	Visuelle Kolorimetrie	601
F. KLINGAUF, G. GÜNDERMANN			2.4	Instrumentell-photometrische Verfahren	603
			2.5	Aufschlußsysteme	604
1	**Einführung**	587	2.6	Entsorgung	605
			2.7	Qualitätssicherung	605
2	**Sachkunde im Pflanzenschutz**	587	2.8	Titrimetrische Verfahren	606
2.1	Sachkunde nach der Pflanzenschutz-Sachkundeverordnung	587	2.9	Teströhrchen-Verfahren zur Bestimmung leichtflüchtiger Komponenten	606
2.2	Sachkenntnis nach der Chemikalien-Verbotsverordnung	587	2.10	Elektrochemische Verfahren	607
2.3	Aufbewahrung und Lagerung von Pflanzenschutzmitteln	588	2.11	Biologische Verfahren	607
2.4	Abgabe von Pflanzenschutzmitteln	588	**3**	**Chemische Bewertungskriterien für Wasser**	608
2.5	Anwendung von Pflanzenschutzmitteln	588	3.1	Sinnenbefund	609
			3.2	Elektrische Leitfähigkeit	610
3	**Prinzipien des Pflanzenschutzes**	589	3.3	pH-Wert	610
3.1	Integrierter Pflanzenschutz	589	3.4	Kalkaggressivität	611
3.2	Pflanzenquarantäne	589	3.5	Säure-Basen-Kapazität	612
3.3	Acker- und pflanzenbauliche Verfahren	590	3.6	Wasserhärte	612
3.4	Anbau resistenter Pflanzen	590	3.7	Oxidierbarkeit	614
3.5	Physikalische Verfahren	590	3.8	Tenside, Detergentien	618
			3.9	Phenole	619
4	**Rat und Auskunft**	591	3.10	Kohlenwasserstoffe, Mineralöle	620
4.1	Institutionen auf Landesebene	591	3.11	Halogenkohlenwasserstoffe	621
4.2	Institutionen auf Bundesebene	591	3.12	Einzelparameter	621
			3.13	Pestizide	635
5	**Gesetzliche Grundlagen für die Prüfung und Zulassung von Pflanzenschutzmitteln in der BRD**	592	3.14	Biologische Tests; Toxizitätsprüfung	636
			4	**Analyse**	638
5.1	Wichtige Rechtsgrundlagen zum Pflanzenschutz im Überblick	593	4.1	Probenahme	639
			4.2	Probenregistrierung	640
5.2	Auswirkungen der Europäischen Union auf den Pflanzenschutz in der Bundesrepublik Deutschland	594	4.3	Probenlagerung	641
			4.4	Parameterwahl	641
			4.5	Aufarbeitung der Wasserproben	643
			4.6	Plausibilitätskontrolle	644
5.3	Zulassung von Pflanzenschutzmitteln in der EU	594	4.7	Analysenprotokoll	645
5.4	Ökologischer Landbau in der EU und einige gesetzliche Regelungen	595	**5**	**Bewertung der Analysenergebnisse**	645
			5.1	Regelmotive zur Bewertung von Analysenergebnissen	646
5.5	Rechtsgrundlagen für die den Pflanzenschutz tangierenden Bioprodukte in der EU	596	5.2	Interpretation von Trinkwasseranalysen	650
Literatur		596	**6**	**Gesetzliche Regelungen, Richtlinien**	650
			6.1	Trinkwasserverordnung	650
			6.2	EG-Richtlinie Trinkwasser	651
			6.3	WHO-Leitlinien	651
			6.4	EG-Richtlinie Oberflächengewässer	651
			6.5	DVGB-Oberflächenwasserrichtlinie	651
			6.6	Mineral- und Tafelwasserverordnung	651
			6.7	EG-Badegewässer-Richtlinie	651
			6.8	Badewasser-Norm DIN 19643	652
			6.9	Abwasserabgabengesetz	652

6.10	Wasserhaushaltsgesetz 652		6	Entsorgung von Batterien 698	
6.11	Indirekteinleiter-Verordnungen der Bundesländer 652		7	Abfälle aus dem Krankenhaus 700	
6.12	Richtwerte für Grund- und Sicker-		7.1	Sammlung 702	
	wasserkontaminationen 652		7.2	Transport und endgültige Behandlung 703	
6.13	Grenz- und Richtwerte für Böden, Klärschlamm und Abfall 653		7.3	EG-Regelungen 704	
7	**Bodenanalysen** 654		8	**Entsorgung von Sonderabfällen** 704	
7.1	Probenahme zur Ermittlung der Nährstoffgehalte 655		8.1	Halogenkohlenwasserstoffe 704	
7.2	Probenahme zur Ermittlung lokaler Belastungen und bei Altlastverdacht . 656		8.2	Laborabfälle 705	
			8.3	Sammellogistik 705	
7.3	Probenvorbereitung zur Analyse nichtflüchtiger Stoffe 656		8.4	Kennzeichnung der Sammel- behältnisse 707	
7.4	Ermittlung der Bodennährstoffe ... 656		8.5	Abfälle unbekannter Zusammen- setzung 708	
7.5	Schadstoffe in Böden bei Altlastverdacht 658		8.6	Vorbehandlung von Sonderabfällen . . 708	
7.6	Bewertung 661		8.7	Chemische Stoffe im Abwasser 710	
Literatur 661			8.8	Laborabfälle und Hausmüll 710	
			8.9	Vermeidung von Sonderabfällen im Labor 711	
			8.10	Sonderabfälle in der pharmazeu- tischen Industrie 712	
Kapitel 11			Literatur 713		
Abfallvermeidung, Verpackungsverordnung, Entsorgung					
J. WACHSMUTH			**Kapitel 12**		
			Arbeitssicherheit in der Apotheke		
			A. LIERSCH		
1	**Allgemeine Grundlagen** 667		1	**Rechtliche Grundlagen** 719	
1.1	Wandel der Zielvorstellung 667		1.1	Vorschriften zum Arbeitsschutz 719	
1.2	Grundzüge der Abfallwirtschaft 667		1.2	Auswirkungen von EG-Richtlinien auf das deutsche Arbeitsschutzrecht . 721	
1.3	Grenzen der Abfallverwertung 669				
2	**Rechtliche Grundlagen** 670		2	**Aufsichtsorganisationen** 721	
2.1	Abfallarten 672		2.1	Gewerbeaufsichtsämter, Ämter für Arbeitsschutz 722	
2.2	Entsorgung und behördliche Überwachung 674		2.2	Technische Aufsichtsdienste der Berufsgenossenschaften 724	
3	**Verpackungsverordnung** 675		2.3	Technische Überwachungs- organisationen 725	
3.1	Abfallwirtschaftliche Ziele 676				
3.2	Anwendungsbereich 676				
3.3	Begriffsbestimmungen 677		3	**Gesetzliche Unfallversicherung** 728	
3.4	Rücknahmepflichten für Transportverpackungen 678		3.1	Aufgaben der gesetzlichen Unfall- versicherung 728	
3.5	Rücknahmepflichten für Umverpackungen 678		3.2	Mitgliedschaft und versicherte Personen 731	
3.6	Rücknahmepflichten für Verkaufsverpackungen 679		3.3	Unfallanzeige, Anzeige einer Berufskrankheit 734	
3.7	Pfanderhebungspflicht 682				
3.8	Beauftragung Dritter 682		4	**Innerbetriebliche Arbeitsschutz- organisation** 734	
3.9	Ordnungswidrigkeiten 683		4.1	Erste Hilfe 735	
3.10	Wertstoffverwertung 684		4.2	Brandschutz 736	
4	**Umweltverträgliche Gestaltung von Arzneimittelverpackungen** 685		4.3	Sicherheitstechnische Anforderungen an Betriebsräume 739	
4.1	Mehrwegsysteme 686		4.4	Spezielle sicherheitstechnische Anforderungen an Betriebsräume. . . 742	
4.2	Wiederverwertung 690				
4.3	Problemstoffe 691		4.5	Sicherheitstechnische Anforderungen an Betriebsmittel 748	
5	**Arzneimittel und Abfall** 691				
5.1	Entsorgung von Altmedikamenten . . 691				
5.2	Zytostatikaabfälle 694		4.6	Arbeitsmedizinische Vorsorge- untersuchungen 753	
5.3	Fluorchlorkohlenwasserstoffe 696				

4.7	Grundausstattung an Arbeitsschutz- und Unfallverhütungsvorschriften in der Apotheke	754	2.5.7	Batterieprojektierung	783
			2.6	Detachiermittel	785
			2.7	Dichtstoffe	785
			2.8	Entkalkungsmittel	785
5	**Umgang mit Gefahrstoffen**	**754**	2.9	Entfärber	785
5.1	Ermittlung von Gefahrstoffen	755	2.10	Fensterputzmittel, Windschutz-scheibenreiniger	785
5.2	Überwachungspflicht	756			
5.3	Schutzmaßnahmen	756	2.11	Fleckenentfernung, Fleckenmittel, Detachiermittel	786
5.4	Beschäftigungsbeschränkungen	756			
5.5	Betriebsanweisungen – Information der Beschäftigten	757	2.11.1	Fleckenwässer	787
			2.11.2	Fleckmilch	787
Literatur		757	2.11.3	Fleckpasten	787
			2.11.4	Fleckseifen	787
			2.11.5	Entfärber	788
Kapitel 13			2.11.6	Spezielle Fleckentfärbung	788
Lichtschutz und Lichtschutzmittel			2.11.7	Hinweise für einzelne Anschmutzungen	789
N.-P. LÜPKE					
			2.12	Frostschutzmittel für Autokühler	792
1	**Grundlagen des Lichtschutzes und der Lichtschutzmittel**	**761**	2.13	Fußboden-Reinigungs- und Pflegemittel	792
			2.14	Glasätztinten	794
1.1	Licht	761	2.15	Grillreiniger	794
1.1.1	Sonnenlicht	761	2.16	Holzbehandlungsmittel zum Abbeizen und Färben	794
1.1.2	Künstliche Lichtquellen	761			
1.2	Hautreaktionen	761	2.17	Holzschutz und Holzschutzmittel	795
1.2.1	Chemische Folgereaktionen	761	2.17.1	Verfahren der Holzschutz-behandlung	796
1.3	Lichtschutz	763			
1.3.1	Natürlicher Lichtschutz	763	2.17.2	Veredlung und Schutzanstriche	796
1.3.2	Lichtschutzsubstanzen	763	2.17.3	Behandlung von Antiquitäten	796
1.3.3	Lichtschutzfaktor	763	2.18	Kerzen	799
			2.19	Kitte und Dichtstoffe	800
2	**Sonnenschutzmittel**	**764**	2.19.1	Klassifizierung	800
2.1	Zusammensetzung der Sonnenschutz-präparate	765	2.19.2	Ölkitte	800
			2.19.3	Harzkitte	801
2.1.1	Positivliste der UV-Filter	765	2.19.4	Polyurethan-Dichtungsmassen	801
2.1.2	Weitere Inhaltsstoffe	766	2.19.5	Andere überwiegend technisch genutzte Dichtungsmassen	802
2.1.3	Anwendungsformen	766			
2.1.4	Anwendungshinweise	767	2.20	Klebungsarten und Klebstoffe	802
			2.20.1	Klassifizierungen der Klebungen	802
3	**Formulierungen in Tabellenform**	**767**	2.20.2	Klebstofftypen	803
Literatur		770	2.21	Korrekturflüssigkeiten	808
			2.22	Korrosionsschutz	808
			2.23	Lacke	808
Kapitel 14			2.23.1	Klassifizierung	808
Technische Hilfsmittel und Rezepturen			2.23.2	Bindemittel	808
G. WURM			2.23.3	Lösemittel und neue Lacksysteme	813
			2.23.4	Weitere Lackbestandteile	813
1	**Einleitung**	**775**	2.23.5	Lackrezepturen	814
1.1	Vorwort	775	2.24	Löthilfsmittel	815
			2.25	Luftverbesserer	816
2	**Produktgruppen in alphabetischer Reihenfolge**	**776**	2.26	Metallputzmittel	816
			2.27	Möbellacke	818
2.1	Abflußreiniger	776	2.28	Möbelpflegemittel	818
2.2	Anzündprodukte	776	2.29	Ostereierfarben aus Naturstoffen	819
2.3	Ätztinten	776	2.30	Putzmittel	820
2.4	Backofen- und Grillreiniger	777	2.31	Polstermöbelreinigung	820
2.5	Batterien	777	2.32	Rauch und Räucherpulver, Luftverbesserer	820
2.5.1	Elektrochemische Stromerzeugung	777			
2.5.2	Charakteristika der Batterien	778	2.33	Reinigungsmittel	821
2.5.3	Systematik der elektrochemischen Systeme	780	2.34	Rostschutzmittel, Korrosionsschutz, Rostentferner, Rostumwandler	821
2.5.4	Äußere Form der Gerätebatterien	780	2.35	Scheuermittel	822
2.5.5	Klassifizierung	781	2.36	Selbstverteidigungssprays	823
2.5.6	Wichtige Batterietypen, Anwendung und Vergleich	782	2.37	Silberlegierungen und ihre Pflege	823
			2.38	Spülmittel	825

2.39	Stempelfarben	826		Kapitel 16	
2.40	Teppichreinigung	826		**Medizinprodukte**	
2.41	Textilreiniger	827		A. QUILLING	
2.42	Tinten, Tuschen, Stempelfarben	827			
2.42.1	Ätztinten	828		**1**	**Theoretische Grundlagen**
2.43	Tränengas	829			**der Medizinprodukte** ... 927
2.44	Tuschen	829		1.1	Rechtliche Bestimmungen –
2.45	Waschmittel	829			Medizinproduktegesetz ... 927
2.45.1	Faserarten	830		1.2	Klassifizierung nach der Medizin-

Kapitel 15
Desinfektionsmittel und -verfahren
F. v. RHEINBABEN, U. KIRSCHNER

(Inhaltsverzeichnis – zweispaltig, unvollständig dargestellt)

2.39 Stempelfarben ... 826
2.40 Teppichreinigung ... 826
2.41 Textilreiniger ... 827
2.42 Tinten, Tuschen, Stempelfarben ... 827
2.42.1 Ätztinten ... 828
2.43 Tränengas ... 829
2.44 Tuschen ... 829
2.45 Waschmittel ... 829
2.45.1 Faserarten ... 830
2.45.2 Schmutzarten ... 830
2.45.3 Waschmittelinhaltsstoffe ... 831
   Tenside ... 831
   Builder ... 833
   Bleichmittel ... 834
2.45.4 Haushaltswaschmittel ... 835
2.45.5 Vorbehandlungsmittel ... 838
2.45.6 Nachbehandlungsmittel ... 838
2.46 Wäschezeichentinten ... 839
2.47 WC-Reiniger und Desodorantien ... 840
2.48 Windschutzscheibenreiniger ... 840
2.49 Ω mnibus ... 840

Kapitel 15
Desinfektionsmittel und -verfahren
F. v. RHEINBABEN, U. KIRSCHNER

1 Allgemeine Grundlagen ... 847
1.1 Pilze, Bakterien, Viren, unkonventionelle Agenzien ... 847
1.2 Resistenz von Mikroorganismen und Viren ... 855
1.3 Resistenz bakterieller Sporen ... 857
1.4 Resistenz unkonventioneller Agenzien ... 859

2 Physikalische und chemische Desinfektionsverfahren ... 860
2.1 Physikalische Verfahren ... 860
2.2 Physikalisch-chemische Kombinationsverfahren ... 864
2.3 Chemische Verfahren ... 865

3 Desinfektionswirkstoffe, Hilfsstoffe und komplexe Desinfektionsmittel ... 867
3.1 Wirkungsweise ... 867
3.2 Wirkstoffe ... 868
3.3 Hilfsstoffe und Formulierungshilfen ... 890
3.4 Komplexe Desinfektionsmittel ... 891

4 Festlegung der Anwendungsparameter von Desinfektionsmitteln ... 892
4.1 Prüfung bakterizider und fungizider Wirksamkeit ... 893
4.2 Prüfung der viruziden Wirksamkeit ... 896
4.3 Listungen, Zertifikate, Richtlinien ... 905

5 Desinfektionsmittel und -verfahren in der Praxis ... 908
5.1 Desinfektion/Antiseptik am Menschen ... 908
5.2 Instrumentendesinfektion und Instrumentendesinfektionsmittel ... 911
5.3 Flächendesinfektion ... 914
5.4 Dosieranlagen, Dosierhilfen ... 916
Literatur ... 917

Kapitel 16
Medizinprodukte
A. QUILLING

1 Theoretische Grundlagen der Medizinprodukte ... 927
1.1 Rechtliche Bestimmungen – Medizinproduktegesetz ... 927
1.2 Klassifizierung nach der Medizingeräteverordnung und der EU-Richtlinie ... 930
1.3 Rechtsverordnung ... 931
1.4 Übergangsregelungen nach dem Arzneimittelgesetz ... 931
1.5 Medizinprodukte in der Apotheke ... 933
1.6 Normen ... 934
1.7 Beispielhafte Auflistung der Medizinprodukte ... 934

2 Geräte zur parenteralen Applikation
2.1 Physikalische Grundlagen der Infusionstechnik ... 935
2.2 Produkte der Infusionstechnik ... 944
2.2.1 Infusionsgeräte und Zubehör ... 944
2.2.2 Katheter und Kanülen ... 948
2.2.3 Geräte zur Schwerkraft- und druckgestützten Infusion ... 953
2.2.4 Infusionspumpen ... 954
2.2.5 Vernetzung der Infusionstechnik ... 965
2.3 Risiken der Infusionstechnik ... 965
Literatur ... 972

3 Fertigprodukte des Verbandstoffmarktes ... 973
3.1 Grundlagen ... 973
3.2 Wundversorgung ... 974
3.3 Produkte zur Wundreinigung ... 975
3.4 Wundauflagen ... 976
3.5 Wundverschluß ... 986
3.6 Produkte zur Fixierung ... 988
3.7 Binden und Bandagen ... 995
3.8 Steifverbände ... 999
3.9 Saug- und Polstermaterial ... 1002
3.10 Spezielle Verbandmittel ... 1005
3.11 Verbandstoffe mit Arzneimitteln ... 1008

4 Medizinische und Medizintechnische Erzeugnisse ... 1009
4.1 Medizinische Textilien und Hygieneprodukte ... 1009
4.1.1 Medizinische Textilien im OP ... 1009
4.1.2 Medizinische Textilien zur Hygiene und Pflege ... 1011
4.2 Nichttextile Produkte zur Hygiene und Pflege ... 1012
4.3 Nichttextile Stoffe und Zubereitungen zur medizinischen Anwendung ... 1013
4.3.1 Pflegemittel, Gewebekleber, Knochenzement, Zahnwerkstoffe ... 1013
4.3.2 Implantate ... 1015
4.3.3 Aktive und Nichtaktive Medizinprodukte ... 1016

4.3.4 Mittel zur Empfängnisregelung
und zum Schutz vor Infektionen 1017
4.3.5 Informationstechnik für
Medizinprodukte 1017
4.3.6 Sonstige Produkte 1017
Literatur 1018

Autorenverzeichnis

Ros Batty
Clinical Pharmacy Unit
Northwick Park Hospital
Watford Road
GB-Harrow HA1 3UJ

Prof. Dr. Alois Berg
Klinikum der Albert-Ludwigs-Universität
Freiburg
Abteilung Sport- und Leistungsmedizin
Hugstetterstraße 55
D-79106 Freiburg

Judy Cope
Pharmacy Department
Whittington Hospital
Highgate Hill
GB-London N19 5NF

Prof. Dr. habil. Kurt Danner
Hoechst Veterinär GmbH
PGE Biologika
Rheingaustraße 190
D-65203 Wiesbaden

Dr. Soraya Dhillon
Centre of Pharmacy Practice
The School of Pharmacy
29/39 Brunswick Square
GB-London WC1N 1AX

Prof. Dr. Peter Elias
Bertha-von-Suttner-Straße 3 a
D-76139 Karlsruhe

Prof. Dr. W. Feldheim
Institut für Humanernährung
Christian-Albrechts-Universität Kiel
Düsternbrookerweg 17–19
D-24105 Kiel

Prof. Dr. Rolf Grossklaus
Bundesinstitut für gesundheitlichen
Verbraucherschutz und Veterinärmedizin
Leiter der Fachgruppe Ernährungsmedizin
Thielallee 88–92
D-14195 Berlin

Prof. Dr. Rolf Grüttner
Universitäts-Kinderpoliklinik Hamburg
Martinistraße 52
D-20251 Hamburg

Dr. jur. Gerhard Gündermann
Vizepräsident der Biologischen
Bundesanstalt für Land- und Forstwirtschaft
Messeweg 11/12
D-38104 Braunschweig

Dr. Hans Haindl
Hauptstraße 39
D-30974 Wenningsen

Prof. Dr. Hans-Jürgen Hapke
Tierärztliche Hochschule Hannover
Institut für Pharmakologie, Toxikologie und
Pharmazie
Bünteweg 17
D-30559 Hannover

Dr. Helmut Hehenberger
Apotheke des Zentralklinikums
Stenglinstraße
D-86156 Augsburg

Dr. Peter Edgar Heide
Universitätsklinik Tübingen
Apotheke
Röntgenweg 9
D-72076 Tübingen

Prof. Dr. Günter Heil
FH Aachen, FB Chemieingenieurwesen
Worringer Weg 1
D-52074 Aachen

Prof. Dr. Josef Keul
Klinikum der Albert-Ludwigs-Universität
Freiburg
Abteilung Sport- und Leistungsmedizin
Hugstetterstraße 55
D-79106 Freiburg

Dr. Rüdiger Kilian
Apotheke des Städtischen Krankenhauses
Jägerhausstraße 26
D-74074 Heilbronn

Dr. Ulrich Kirschner
Fresenius AG
Borkenberg 14
D-61440 Oberursel/Ts.

Anamaria Klaus
Tierärztliche Hochschule Hannover
Institut für Pharmakologie, Toxikologie und
Pharmazie
Bünteweg 17
D-30559 Hannover

Prof. Dr. Fred Klingauf
Präsident der Biol. Bundesanstalt
für Land- und Forstwirtschaft
Messeweg 11/12
D-39104 Braunschweig

Andy Kostrewski
Centre of Pharmacy Practice
The School of Pharmacy
29/39 Brunswick Square
GB-London WC1N 1AX

Dr. Irene Krämer
Apotheke des Klinikums der
Johannes-Gutenberg-Universität Mainz
Langenbeckstraße 1
D-55131 Mainz

Dipl.-Ing. Alfred Liersch
Berufsgenossenschaft für
Gesundheitsdienst und
Wohlfahrtspflege
Rüttenscheider Straße 56
D-45130 Essen

Prof. Dr. Niels Peter Lüpke
Fachgebiet Pharmakologie und
Toxikologie der Universität Osnabrück
Albrechtstraße 28
D-49069 Osnabrück

Dr. Graham Mould
Biochemistry Department
St. Luke's Hospital
Warren Road
GB-Guildford, Surrey GU1 3NT

Prof. Dr. Hermann Müller
Abt. für Anaesthesie und Intensivmedizin
Städtisches Krankenhaus Kemperhof
Koblenzer Straße 115–155
D-56073 Koblenz

Dr.-Ing. Anton Obermayer
Institut für Anaesthesie der
Universität Erlangen-Nürnberg
Maximiliansplatz
D-91054 Erlangen

Prof. Dr. Dietrich Paar
Universität Essen
Abteilung für Klinische Chemie
und Laboratoriumsdiagnostik
Hufelandstraße 55
D-45122 Essen

Dr. med. Ute Quast
Am Vogelherd 14
D-35043 Marburg

Oberstapotheker i. R. Adolf Quilling
Großen-Busch-Straße 30
D-53229 Bonn

Dr. Albrecht Rabitz
Feldburgweg 16
D-47918 Tönisvorst

Dr. Friedrich von Rheinbaben
Benrather Marktplatz 6
D-40597 Düsseldorf

Dr. R. Stefan Ross
Universität Essen
Abteilung für Klinische Chemie
und Laboratoriumsdiagnostik
Hufelandstraße 55
D-45122 Essen

Prof. Dr. Jürgen E. Schmitz
Klinikum der Landeshauptstadt Wiesbaden
Anästhesiologie und Intensivmedizin
Ludwig-Erhard-Straße 100
D-65199 Wiesbaden

Prof. Dr. Harald Schütz
Institut für Rechtsmedizin
der Universität Gießen
Frankfurter Straße 58
D-35392 Gießen

Eckehardt Telser
Tierärztliche Hochschule Hannover
Institut für Pharmakologie, Toxikologie und
Pharmazie
Bünteweg 17
D-30559 Hannover

Prof. Dr. Eugen J. Verspohl
Institut für Pharmazeutische Chemie
(Pharmakologie)
der Westfälischen Wilhelms-Universität Münster
Hittdorfstraße 58–62
D-48149 Münster

Dr. Jürgen Wachsmuth
Stachelbergweg 66
D-89075 Ulm

Dr. Ursel Wahrburg
Dipl.-Ökothrophologin
Institut für Arterioskleroseforschung
der Universität Münster
Domagkstraße 3
D-48149 Münster

Christine Ward
Clinical Pharmacy Unit
Northwick Park Hospital
Watford Road
GB-Harrow HA1 3UJ

Priv.Doz. Dr. Elisabeth Wisker
Dipl.-Ökothrophologin, Apothekerin
Institut für Humanernährung
Christian-Albrechts-Universität Klinik
Düsternbrookerweg 17–19
D-24105 Kiel

Pharmaziedirektorin GISELA WURM
Franziusstraße 2
D-45136 Essen

Abkürzungsverzeichnis

AAS	Atomabsorptionsspektroskopie	d	Dublett
Abb.	Abbildung	dän.	dänisch
Abk.	Abkürzung	DC	Dünnschichtchromatographie, Dünn-
abs.	absolut		schichtchromatogramm
AChE	Acetylcholinesterase	DCCC	Tröpfchengegenstromverteilung
Ac$_2$O	Acetanhydrid	DCF	Denomination commune française
Akt.	Aktivität	dest.	destillatus (destilliert)
alkal.	alkalisch	dgl.	dergleichen, desgleichen
allg.	allgemein	d.h.	das heißt
AMG	Arzneimittelgesetz	dil.	dilutus (verdünnt)
Anm.	Anmerkung	Diss.	Dissoziation
anorg.	anorganisch	diss.	dissoziiert
Ant.	Antagonist	div.	diverse
ant.	antagonistisch	D/L	Konfigurationsbezeichnungen
anschl.	anschließend	DLM	Dosis letalis minimum
Anw.	Anwendung	DMF	Dimethylformamid
Appl.	Applikation	DMSO	Dimethylsulfoxid
appl.	appliziert	Dos.	Dosierung, Dosis
ApBetrO	Apothekenbetriebsordnung	dt.	deutsch
aq.	wasserhaltig, mit Wasser solvatisiert	ED	mittlere Einzeldosis
ASK	Arzneimittel-Stoffkatalog	EG-Nr.	Stoffe und Zusatzstoffe nach Zusatz-
asymm.	asymmetrisch		stoff-Zulassungsverordnung
Aufl.	Auflage	Eig.	Eigenschaft
auss.	ausschließlich	einschl.	einschließlich
bakt.	bakteriell	Elh.	Elementarhilfe
BAN	British Aprroved Names	Elim.	Elimination
bas.	basicum (Basisch)	elim.	eliminieren, eliminiert
Bd.	Band	engl.	englisch
Beh.	Behandlung	entspr.	entspricht, entsprechend
belg.	belgisch	entw.	entweder
ber.	berechnet	Erkr.	Erkrankung
Best.	Bestimmung	Errb.	Erregbarkeit
best.	bestimmt	Erythr.	Erythrocyten
betr.	betrifft, betreffen, betreffend	Est.	Erstarrungstemperatur
Bez.	Bezeichnung	et al.	et alii
bez.	bezogen	etc.	et cetera
biol.	biologisch	Eth	Diethylether
Biotr.	Biotranformation	EtOH	Ethanol
Biov.	Bioverfügbarkeit	evtl.	eventuell
BRS	Biologische Referenz-Substanz	Exp.	Experiment
Btm	Betäubungsmittel	exp.	experimentell
BuOH	Butanol	Extr.	Extractum (Extrakt)
bzgl.	bezüglich	EZ	Esterzahl
Bzl.	Benzen (Benzol)	Fbg.	Färbung
bzw.	beziehungsweise	FIA	Fließinjektionsanalyse
ca.	circa, ungefähr	finn.	finnisch
CAS	Chemical Abstracts Services	Fl.	Flüssigkeit
CCD	Gegenstromverteilung	fl.	flüssig
CD	Circulardichroismus	Flor.	Flores (Blüten)
ChE	Cholinesterase	FM	Fließmittel
chem.	chemisch	Fol.	Folia (Blätter)
chron.	chronisch	Fp.	Flammpunkt
conc.	concisus (geschnitten)	Fruct.	Fructus (Früchte)
Cort.	Cortex (Rinde)	frz.	französisch
crist.	cristallisatus (kristallin)	FT	Fourier Transformation
CRS	Chemische Referenz-Substanz	GC	Gaschromatographie

Abkürzungsverzeichnis

gem.	geminal
ges.	gesättigt
Gew.	Gewicht
GFC	Gelfiltrationschromatographie
ggf.	gegebenenfalls
GKl.	Giftklasse/Giftklassifizierung
Gl.	Gleichung
Glyc.	Glycerol 85 %
GPC	Gelpermeationschromatographie
grch.	griechisch
HAc	Essigsäure
H. I.	Hämolytischer Index
HN	Hager Nr.
holl.	holländisch
hom.	homöopathisch
HPLC	Hochdruckflüssigkeitschromatographie
Hrsg.	Herausgeber
HWZ	Halbwertszeit
hygr.	hygroskopisch
i	iso
i.a.	intraarteriell
i.c.	intracutan
IC	Ionenchromatographie
ICT_{50}	Produkt aus Konzentration und Zeit, das in 50 % aller Fälle zur Kampfunfähigkeit führt
IE	Internat. Einheit
i.m.	intramuskulär
Ind.	Indikator
Indk.	Indikation
indiv.	Individuell
Inf.	Infusion
inhal.	inhalativ/inhalatorisch
Inj.	Injektion
Inkomp.	Inkompatibilitäten
INN	International Nonproprietary Name (Internationaler Freiname)
Int.	Intensität
Inter.	Interaktion
IP	Isoelektrischer Punkt
i.p.	intraperitoneal
IR	Infrarot
irr.	irreversibel
isl.	isländisch
it.	italienisch
i.v.	intravenös
IZ	Iodzahl
jug.	jugoslawisch
KG	Körpergewicht
KIndK	Kontraindikation
Komb.	Kombination
Kom	Kommentar
Konj.	Konjugation
konst.	konstant
Konz.	Konzentration
konz.	konzentriert
korr.	korrigiert
krist.	kristallisiert, kristallin
l	löslich
LC_{Lo}	niedrigste in der Literatur angegebene tödliche Konzentration
LCt_{50}	Produkt aus Konzentration und Zeit, das in 50 % aller Fälle zum Tod führt
LD_{Lo}	niedrigste in der Literatur angegebene tödliche Dosis
LD_{min}	minimale Letaldosis
LD_{50}	Letaldosis (50 %)
Leuk.	Leukocyten
Lign.	Lignum (Holz)
ll	leicht löslich
LM	Lösungsmittel
LPLC	Niederdruckflüssigkeitschromatographie
Lsg.	Lösung
m	Multiplett
m	meta
männl.	männlich
MAK	Maximale Arbeitsplatzkonzentration
max	maximal
med.	medizinisch
MeOH	Methanol
Metab.	Metabolisierung
metab.	metabolisiert
MHK	Minimale Hemmkonzentration
min.	minutus (zerkleinert)
MPLC	Mitteldruckflüssigkeitschromatographie
MS	Massenspektrum, Massenspektrometrie
Mus.	Muskulatur
Nachw.	Nachweis
nat.	natürlich
n.B.	nach Bedarf
Nd.	Niederschlag
NFN	Nordiska Farmakopenämnden
NIR	Nahes Infrarot
nmiH	nicht mehr im Handel
NMR	Kernmagnetische Resonanz
norw.	norwegisch
o	ortho
o.a.	oder anderes auch, oben angegeben(e)
OHZ	Hydroxylzahl
opt.	optisch
ORD	Optische Rotationsdispersion
org.	organisch
Ox.	Oxidation
p	para
p.a.	pro analysi
PAH	Polycyclische Aromatische Kohlenwasserstoffe
par.	parenteral
p.c.	percutan
PEG	Polyethylenglycol (Macrogol)
Pet	Petrolether
pH	negativer dekadischer Logarithmus der Hydroniumionenkonzentration
phad.	pharmakodynamisch
phak.	pharmakokinetisch
pI_{50}	negativer Logarithmus derjenigen Konzentration eines Hemmstoffs, die zu einer 50 %igen Hemmung führt
p.o.	per os
pol.	polnisch
port.	portugiesisch
POZ	Peroxidzahl
ppm	Teile je Million Teile (parts per million)
prim.	primär
Pro.	Prophylaxe
PrOH	Propanol

pul.	praktisch unlöslich	synth.	synthetisch
pulv.	pulveratus (pulverisiert)	Sz	Substanz
pur.	purus (rein)	SZ	Säurezahl
PSC	Präparative Schichtchromatographie	t	Triplett
q	Quartett	T	Teil(e)
qual.	qualitativ	Tab.	Tabelle
quant.	quantitativ	TD	mittlere Tagesdosis
quart.	quartär	Temp.	Temperatur
R	Reagenzien/Lösung europäisch (DAB 9)	*tert.*	tertiär
		tgl.	täglich
Rad.	Radix (Wurzel)	ther.	therapeutisch
RCCC	Rotating locular counter current chromatography	ther. M.	therapeutische Maßnahmen
		THF	Tetrahydrofuran
reag.	reagierend	tierexp.	tierexperimentell
Red.	Reduktion	Titr.	Titration
regelm.	regelmäßig	titr.	titratus (eingestellt)
rel.	relativ	TMS	Tetramethylsilan
res.	resistent	Tol.	Toluen (Toluol)
Rf	Retentionsfaktor	tox.	toxisch, toxikologisch
Rg.	Reagenz	Toxk.	Toxikokinetik
Rhiz.	Rhizoma (Rhizom)	Tr.	Tropfen
Rkt.	Reaktion	tsch.	tschechisch
RN	Reagenzien/Lösung national (DAB 9)	türk.	türkisch
R. S.	Konfigurationsbezeichnung nach CIP	UA	Unverseifbare Anteile
R_{st}	R_{st}-Wert (Standard)	u. a.	und andere, unter anderem
rum.	rumänisch	Übpf.	Überempfindlichkeit
russ.	russisch	ung.	ungarisch
RV	Urtitersubstanz (DAB 9)	Ungt.	Unguentum (Salbe)
s	Singulett	unk.	unkompliziert
s.	siehe	USAN	United States Adopted Names
S.	Seite	usw.	und so weiter
s. a.	siehe auch	u. U.	unter Umständen
SC	Säulenchromatographie	UV	ultraviolett
s. c.	subcutan	UW	unerwünschte Wirkungen
schwed.	schwedisch	Vak.	Vakuum
Sdt.	Siedetemperatur	Verb.	Verbindung
sek.	sekundär	verd.	verdünnt
Sem.	Semen (Samen)	Verg.	Vergiftung
SL	Systemnummer der Stoffliste	Verm.	Verminderung
sl	schwer löslich	Vert.	Verteiler
sll	sehr leicht löslich	Verw.	Verwendung
Smt.	Schmelztemperatur	vet.	veterinärmedizinisch
SmtEut	eutektische Schmelztemperatur	vgl.	vergleiche
s. o.	siehe oben	VgS.	Vergiftungssymptom(e)
sog.	sogenannt	Vis	sichtbares Licht
Sol.	Solutio (Lösung)	Vol.	Volumen
sol.	solutus (gelöst)	vomed.	volksmedizinisch
span.	spanisch	Vork.	Vorkommen
Spec.	Species (Teemischung)	Vorschr.	Vorschrift
spez.	spezifisch	VVol.	Verteilungsvolumen
ssl	sehr schwer löslich	weibl.	weiblich
ssp.	Subspecies	WHO	Weltgesundheitsorganisation
Stip.	Stipites (Stiele)	WKM	Wirkmechanismen
Stoffw.	Stoffwechsel	wl	wenig löslich
s. u.	siehe unten	Wst.	Wirkstoff
Subl.	Sublimation	z. B.	zum Beispiel
subl.	sublimatus (sublimiert)	Zers.	Zersetzung
subt.	subtilis (fein)	zit.	zitiert
Supp.	Suppositorium (Zäpfchen)	ZNS	Zentralnervensystem
Sym.	Symptom	z. T.	zum Teil
symp.	symptomatisch	Zul.-Nr.	Zulassungsnummer
symm.	symmetrisch	Zus.	Zusammensetzung
Synth.	Synthese	zus.	zusammen

Standardliteratur und verbindliche Kürzel

AB-DDR	Minister für Gesundheitswesen der DDR (1987). Arzneibuch der DDR, 2. Ausgabe, Akademie-Verlag Berlin
Ana	Florey K (Hrsg. Bd. 1–20) bzw. Brittain HG (Hrsg. Bd. 21–22) (1972–1993) Analytical Profiles of Drugs Substances, Bd. 1–22, 1. Aufl., Academic Press, New York London
APr	Dinnendahl V, Fricke U (1982) Arzneistoffprofile, Bd. 1–6, 1 Aufl. mit Ergänzungslieferungen, Govi-Verlag GmbH Pharmazeutischer Verlag, Frankfurt/Main Eschborn
Arg66	Famacopea Argentina 1966
Arg78	Farmacopea Nacional Argentina, Edicion 6, 1978
BAz	Bundesanzeiger, herausgegeben vom Bundesminister der Justiz
Belg VI	Pharmacopée Belge VI (1982), J. Duculot-Gembloux
Belg IV	Pharmacopée Belge IV (1930) und Nachträge bis 1953, F. & N. Dantinne, Strée
Belg V	Pharmacopée Belge V (1962–1968), Bd. 1–3 und Nachträge
BP 80	British Pharmacopoeia (1980) und Nachträge, Herr Majesty's Stationary Office, London
BHP 83	British Herbal Medicine Association (1983) British Herbal Pharmacopoeia, Megaron Press, Bournemouth
BHP 90	British Herbal Medicine Association (1990) British Herbal Pharmacopoeia
BP 93	British Pharmacopoeia (1993), Her Majesty's Stationary Office, London
BP 68	British Pharmacopoeia XI (1968) und Nachtrag 1971, The Pharmaceutical Press, London
BP 88	British Pharmacopoeia XLI (1988), Her Majesty's Stationary Office, London
BPC 73 [68, 63, 59, 54, 48, 34]	British Pharmaceutical Codex X (1973) [IX (1986), VIII (1963), VII (1959), VI (1954), V (1949), IV (1934)]
BPC 79	The Pharmaceutical Codex (1979), The Pharmaceutical Press, London
BPVet	British Pharmacopoeia (Veterinary) und Nachträge (1977)
Brasil 1	Farmacopeia dos Estados Unidos do Brasil (1926)
Brasil 2	Farmacopeia dos Estados Unidos do Brasil (1959)
Brasil 3	Framacopeia dos Estados Unidos do Brasil (1976)
BVetC53	British Veterinary Codex (1953)
CF 49	Codex Français = Pharmacopoea Gallica = Pharmacopée Française VII (1949)
CF 65	s. PF VIII
CFT	Benigni R, Capra C, Cattorini PE (1962) Piante Medicinali, Chimica, Farmacologia e Terapia. Inverni & Della Beffa, Mailand
ChinPIX	The Pharmacopoeia Commission of PRC (1988) Pharmacopeia of the People's Medical Publishing House, Beijing
CRC	Duke IA (1986) CRC-Handbook of Medicinal Herbs, 3. Print, CRC-Press, Boca Raton
CsL 2	Pharmacopoea Bohemoslovenica II (1954) und Nachtrag
CsL 3	Pharmacopoea Bohemoslovenica III (1970) und Nachtrag (1976)
DAB 6	Deutsches Arzneibuch 6. Ausgabe (1926) und Nachträge, R. v. Deckers Verlag, G. Schenck, Berlin
DAB 7	Deutsches Arzeneibuch 7. Ausgabe (1968) und Nachträge, Deutscher Apotheker-Verlag, Stuttgart, Govi-Verlag GmbH, Frankfurt/Main
DAB 7-DDR	Ministerium für Gesundheitswesen (1964) Deutsches Arzneibuch DDR, 7. Ausgabe, Akademie-Verlag, Berlin
DAB 8	Deutsches Arzneibuch 8. Ausgabe (1978) und Nachträge, Deutscher Apotheker Verlag, Stuttgart, Govi-Verlag GmbH, Frankfurt/Main
DAB 9	Deutsches Arzneibuch 9. Ausgabe (1986) Wissenschaftliche Verlagsgesellschaft, Stuttgart, Govi-Verlag GmbH, Frankfurt/Main
DAB 9 N 1	1. Nachtrag 1989 zum Deutschen Arzneibuch 9. Ausgabe 1986, Wissenschaftliche Verlagsgesellschaft, Stuttgart, Govi-Verlag GmbH, Frankfurt/Main
DAB 9 N 2	2. Nachtrag 1990 zum Deutschen Arzneibuch 9. Ausgabe 1986, Wissenschaftliche Verlagsgesellschaft, Stuttgart, Govi-Verlag GmbH, Frankfurt/Main
DAB 10	Deutsches Arzneibuch 10. Ausgabe (1991) Deutscher Apotheker Verlag, Govi-Verlag GmbH, Frankfurt/Main
DAC 79	Arbeitsgemeinschaft der Berufsvertretungen Deutscher Apotheker (Hrsg.) 1979) Deutscher Arzneimittel-Codex (und Ergänzungslieferun-

DAC 86	gen), Govi-Verlag, Pharmazeutischer Verlag, Frankfurt/Main, Deutscher Apotheker Verlag, Stuttgart Bundesvereinigung Deutscher Apothekerverbände (1986), Deutscher Arzneimittel-Codex, Bd. 1–2, und Neues Rezeptur-Formularium (NRF), Bd. 3, mit Ergänzungen, Deutscher Apotheker Verlag, Stuttgart, Govi-Verlag Pharmazeutischer Verlag GmbH, Frankfurt/Main	Hgn Hisp IX Hop HPUS 78	Hegnauer R (1962–1992) Chemotaxonomie der Pflanzen, Bd. I–X, Birkhäuser Verlag, Basel Stuttgart Farmacopea Official Espanola IX (1954) Hoppe HA (1975–1987) Drogenkunde Vol. 1–3, 8. Aufl., W. de Gruyter Verlag, Berlin New York Homoeopathic Pharmacopeia of the United States VIII (1978) mit Supplement A (1982)
Dan IX	Pharmacopoea Danica IX (1948) und Nachträge	Hung VII	Lang B (Hrsg.) (1986) Pharmacopea Hungarica VII, Akademiai kiado, Budapest
Disp Dan	Dispensatorium Danicum (1963) und alle Nachträge bis 1973 Hrsg. von Danmark, Farmakopekommissionen, Kopenhagen Busck	IndP 55 IndP 66	Pharmacopoeia of India I (1955) Ministry of Health (1966) Pharmacopoeia of India II, The manager of publications, Delhi
EB 6	Ergänzungsbuch zum Deutschen Arzneibuch, 6. Ausg. (1941), Dr. Hans Hösel, Deutscher Apotheker Verlag, Berlin	IndP 85	Ministry of Health & Family Welfare (1985), Pharmacopoeia of India III, Publications & Information Directorate (CSIR), New Dehli
Egypt 84	Egyptian Pharmacopoeia 1984	IndPC 53	Mukerji B (1953) The Indian Pharmaceutical Codex, Council of Scientific & Industrial Research, New Delhi
FEu	Tutin TG, Heywood VH, Burgers NA, Valentine DH, Waleters SM, Webb DA (Hrsg.) (1964–1980) Flora Europaea Vol. I–V, At the University Press, Cambridge	Ital 6	Farmacopea Ufficiale del Regno d'Italia VI (1940), Istituto poligrafico dello stato, Rom
FN Belg V	The Belgian National Formulary V (1977)	Ital 7	Farmacopea Ufficiale della Repubblica Italiana VII (1965), Istituto poligrafico dello stato P.V., Rom
FNRr	Formulaire Nationale de France I (1974) und Ergänzungsband (1976)	Ital 8	Farmacopea Ufficiale della Repubblica Italiana VIII (1972), Bd. 1–3, Istituto poligrafico dello stato P.V., Rom
GHo	Treibs W (Hrsg.), Gildemeister E, Hoffmann F (1956–1968) Die ätherischen Öle Bd. 1–8, 4. Aufl., Akademie Verlag, Berlin	Iatl 9	Farmacopea Ufficiale della Repubblica Italiane IX (1985), Instituto poligrafico zecca dello stato, Rom
HAB 1	Homöopathisches Arzneibuch, 1. Ausgabe (1978), 1.–4. Nachtrag (1985), Deutscher Apotheker Verlag, Stuttgart, Govi-Verlag, Frankfurt/Main	Jap XI	The Pharmacopeia of Japan 11th Edition (1986) The Society of Japanese Pharmacopoeia, Jakuji Nippo, Ltd., Tokyo
HAB 34	Homöopathisches Arzneibuch (1934), Verlag Dr. Willmar Schwabe, Berlin	Jug IV Kar 58	Pharmacopoea Jugoslavica IV (1984) Karrer W (1958) Konstitution und Vorkommen der organischen Pflanzenstoffe – exclusive Alkaloide, Birkhäuser Verlag, Basel Stuttgart
Hag	List PH, Hörhammer L (Hrsg.) (1977) Hagers Handbuch der Pharmazeutischen Praxis, 4. Aufl., Bd. 1–8, Springer-Verlag, Berlin Heidelberg New York	Kar 81	Karrer W, Huerlimann H, Cherbuliez E (1981–1985) Konstitution und Vorkommen der organischen Pflanzenstoffe exclusive Alkaloide, Erg.-Band, Teile 1 und 2, Birkhäuser Verlag, Basel Stuttgart
Heg	Conert HJ, Jäger EJ, Kadereit JW, Schultze-Motel W, Wagenitz G, Weber HE (Hrsg.) (1964–1992) Gustav Hegi Illustrierte Flora von Mitteleuropa, Bände I–VI, 2. u. 3. Aufl., Paul Parey, Berlin Hamburg	Kir	Kirk RE, Othmer DF (1978–1984) Encyclopedia of Chemical Technology, Bd. 1–25, 3. Aufl., Interscience Publ. (John Wiley & Sons Inc.), New York
Helv V	Pharmacopoea Helvetica V (1933) und Nachträge	Kle 82	Kleemann A, Engel J (1982) Pharmazeutische Wirkstoffe: Synthesen, Patente, Anwendungen, 2. Aufl., Georg Thieme Verlag, Stuttgart New York
Helv VI	Pharmacopoea Helvetica VI (1971) und Nachträge, Eidgenössische Drucksachen- und Materialzentrale, Bern		
Helv VII	Pharmacopoea Helvetica VII (1987), Eidgenössische Drucksachen- und Materialzentrale, Bern		

Kle 87	Kleemann A, Engel J (1987) Pharmazeutische Wirkstoffe: Synthesen, Patente, Anwendungen, Ergänzungsband 1982–1987, 1. Aufl., Georg Thieme Verlag, Stuttgart New York	MB	MB Formulary (1959) Apotekarsocietetens Förlag, Stockholm
Kol	Kolthoff IM, Elving PJ (Hrsg.) (1959–1980). Treatise in Analytical Chemistry, Interscience Publishers Inc., New York	MC	De Stevens G (Hrsg.) (1963–1985) Medicinal Chemistry Vol. 1–20, Academic Press, New York London
		Mex P 52	Farmacopea Nacional de los Estados Unidos Mexicanos (1952)
Kom 8	Böhme H, Hartke K (Hrsg.) (1981) Deutsches Arzneibuch 8. Ausgabe 1978 Kommentar, Wissenschaftliche Verlagsgesellschaft mbH, Stuttgart, Govi-Verlag GmbH, Frankfurt	MI 10	Windholz M (Hrsg.) (1983) The Merck Index, 10. Aufl., Merck & Co. Inc., Rahway New Jersey
		MI 11	Budavari S, The Merck Index (1989) 11. Auflage, Merck & Co. Inc., Rahway New Jersey
Kom 9	Hartke K, Mutschler E (Hrsg.) (1987–1990) DAB 9-Kommentar: Deutsches Arzneibuch, 9. Ausgabe 1986 mit wissenschaftlichen Erläuterungen, Bd. 1–3, und 1. Nachtrag 1989, Bd. 4, Wissenschaftliche Verlagsgesellschaft mbH, Stuttgart, Govi-Verlag GmbH, Frankfurt	Ned 5	Nederlandse Pharmacopee V (1926)
		Ned 6	Nederlandse Pharmacopee VI (1958), Staatsdrukkerij – en uitgeverijbedrijf, 's-Gravenhage
		Ned 7	Nederlandse Farmocopee VII (1971), Staatsuitgeverij, 's-Gravenhage
		Ned 9	Nederlandse Farmacopee IX (1983–87), staatsuitgeverij/'s-gravenhage
Kom 10	Hartke K, Hartke M, Mutschler E, Rücker G, Wichtl M (Hrsg.) (1993) DAB 10-Kommentar: Wissenschaftliche Erläuterungen zum Deutschen Arzneibuch, 10. Ausgabe 1991, Bd. 1–2, Wissenschaftliche Verlagsgesellschaft mbH, Stuttgart, Govi-Verlag GmbH, Frankfurt	NF XIV [XIII, XII, XI, X]	American Pharmaceutical Association (1975) [(1970), (1965), (1960), (1955)] National Formulary XIV [XIII, XII, XI, X]
		NF XV ff.	vereinigt mit USP XX ff., s. dort
		Nord 63	Pharmacopoea Nordica, Editio Danica III (1963), Nyt Nordisk Forlag Arnold Buschk, Kopenhagen
LBö	Landolt-Börnstein (1961–1986) Zahlenwert und Funktionen aus Naturwissenschaften und Technik (Gruppe 1: Vol. 1–9, Gruppe 2: Vol. 1–17, Gruppe 3: Vol. 1–22, Gruppe 4: Vol. 1–5, Gruppe 5: Vol. 1–4, Gruppe 6: Vol. 1–2), Springer-Verlag, Berlin Heidelberg New York	Nord IV	Pharmacopoea Nordica, Editio Danica, IV (1975), Udgivet i medfor af lov om apothekervaesenet, Kopenhagen, und Ergänzungsbände
		Norv V	Pharmacopoea Novegica V (1939)
		ÖAB 9	Österreichisches Arzneibuch 9. Ausgabe (1960), Bd. 1–2, Österreichische Staatsdruckerei, Wien
LHi	Fiedler HP (1979) Lexikon der Hilfsstoffe, 3. Aufl., Editio Cantor, Aulendorf	ÖAB 81	Österreichisches Arzneibuch (1981), Bd. 1–2, Österreichische Staatsdruckerei, Wien
MAK	Henschler D bzw. Greim H (Hrsg.) (1972) Gesundheitsschädliche Arbeitsstoffe, Toxikologisch-arbeitsmedizinische Begründung von MAK-Werten mit Ergänzungslieferungen, VCH Verlagsgesellschaft, Weinheim	ÖAB 90	Österreichisches Arneibuch (1990) und 1. Nachtrag, Verlag der Österreichischen Staatsdruckerei, Wien
		Pen	Penso G (1983) Index plantarium medicinalium totius mundi eorumque synonymorum, O. E. M. F., Mailand
Man	Manske RHF, Rodrigo RGA, Brossi A (Hrsg.) (1950–1988) The Alkaloids Vol. 1–33, Academic Press, San Diego New York Berkeley Boston London Sydney Tokyo Toronto	PF VIII	Pharmacopée Française = Codex Français VIII (1965)
		PF IX	Pharmacopée Française IX (1973)
Mar 28	Reynolds JEF (Hrsg.) Martindale (1982) The Extra Pharmacopoeia, 28. Edition, The Pharmaceutical Press, London	PF X	La Commission Nationale de Pharmacopée (1988), Pharmacopée Française X. L' Adrapharm, Paris, und Supplements
		PhEur	Europäisches Arzneibuch, 2. Ausgabe
Mar 29	Reynolds JEF (Hrsg.) Martindale (1989) The Extra Pharmacopoeia, 29. Edition, The Pharmaceutical Press, London	PI Ed I/1	Pharmacopoea Internationalis I (1955), Internationales Arzneibuch, Bd. 1, Wissenschaftliche Verlagsgesellschaft mbH, Stuttgart
Mar 30	Reynolds JEF (Hrsg.) Martindale (1993) The Extra Pharmacopoeia, 30. Edition, The Pharmaceutical Press, London	PI Ed I/2	Pharmacopoea Internationalis I (1957), Internationales Arzneibuch, Bd. 2, Wissenschaftliche Verlagsgesellschaft mbH, Stuttgart

PI Ed II	Pharmacopoea Internationalis II (1967)	TurkP	Türk Farmakopesi (1974)
PI 1	WHO (1979) Pharmacopoea Internationalis, Vol. 1, Berger-Levrault, Frankreich	Ull	Bartholome E, Bickert E, Hellmann H (Hrsg.) (1972–84) Ullmanns Enzyklopädie der technischen Chemie Bd. 1–25, 4. Aufl., Verlag Chemie, Weinheim
PI 2	WHO (1981) Pharmacopoea Internationalis, Vol. 2, Presses Centrales, Schweiz	USD 60	United States Dispensatory (1960)
PI 3	WHO (1988) Pharmacopoea Internationalis, Vol. 3, Presses Centrales, Schweiz	USP XIX	United States Pharmacopeial Convention (1975), The United States Pharmacopeia USP XIX
PI 4	WHO (1994) Pharmacopoea Internationalis, Vol. 4, Atar, Schweiz	USP XVIII [XVII, XVI, XI]	United States Pharmacopeial Convention (1970) [(1965), (1950), (1935–1939)] The Pharmacopeia of the United States of America USP XVIII [XVII, XVI, XI]
Pol IV	Farmakopea Polska IV (1965)		
Portug 35	Pharmacopeia Portuguesa (1935)		
Portug 46	Farmacopeia Portuguesa VI (1946) und Ergänzungsbände 1961 und 1967	USP XX	Unites States Pharmacopeial Convention (1980), The United States Pharmacopeia USP – XXNF XV
Pro	Rous JR (Hrsg.) (1976–1988) Drugs of the Future Vol. 1–13, JR Prous S. A. Publishers, Bracelona	USP XXI	United States Pharmacopeial Convention (1985), The United States Pharmacopeia USP XXI – NF XVI
RoD	Roth L, Daunderer M (Hrsg.) (1985) Giftliste, Gifte, Krebserzeugende gesundheitsschädliche und reizende Stoffe mit Ergänzungslieferungen, Bd. 1–5, Ecomed-Verlag, München	USP XXII	United States Pharmacopeial Convention (1989), The United States Pharmacopeia USP XXII – NF XVII
		Wst	Weast RC, Selby SM (1987/88) CRC-Handbook of Chemistry and Physics, 68. Ed., The Chemical Rubber Co., Cleveland Ohio
Rom IX	Farmacopeea Romana, Editia A, IX-A (1976), Editura medicala		
Ross 9	Gosudarstwiennaja Farmakopoea IX SSSR, Nationale Pharmakopöe Nr. 9 der UdSSR	Zan	Zander R, Encke F, Buchheim G, Seybold S (1984), Handwörterbuch der Pflanzennamen, 13. Aufl., Eugen Ulmer, Stuttgart
Ross 10	Gosudarstwiennaja Farmakopoea X SSSR, Nationale Pharmakopöe Nr. 10 der UdSSR	Zem	Herz W, Griesebach H, Kirby GW, Tamm Ch (Hrsg.) (1938–1989) Zechmeister L, Fortschritte der Chemie organischer Naturstoffe, Bände 1–54, Springer-Verlag, Heidelberg
SG	Bundesamt für das Gesundheitswesen, Schweizer Giftliste, Ausg. 1987, Eidgenössische Drucksachen- und Materialzentrale, Bern		
Sevc 46	Svenska Farmakopen XI (1946)		

Physikalische Größen

Größe	Zeichen	Größe	Zeichen
Absorption		Fläche	A
– spezifische	$A_{1\,cm}^{1\%}$	Frequenz	f, ν
Absorption, Koeffizient		Geschwindigkeit	v
– dekadischer	$\alpha(\lambda)$	Geschwindigkeitsgefälle	D
– molarer dekadischer	$\varkappa(\lambda)$	Geschwindigkeitskonstante	k
Absorptionsvermögen	A, D_i	Gleichgewichtskonstante	K
Aktivität	a	Impuls	p
Aktivitätseffizient	f	Kapazität	C
Arbeit	w, W	Kraft	F
Avogadro-Konstante	L, N_A	Kopplungskonstante	J
Beschleunigung	a	Ladungszahl	z
Boltzmann-Konstante	R	Länge	l
Brechzahl	n	Leistung	P
Chemische Verschiebung	δ	Lichtgeschwindigkeit	c_o
Chemisches Potential	μ	magn. Flußdichte	B
Dichte	ρ	Masse	m
– relative	d	Massengehalt	ω
Dielektrizitätskonstante (Permittivität)	ε	Massenkonzentration	β
Dielektrizitätszahl (Permittivitätszahl)	ε_r	Molalität	b
Diffusionskoeffizient	D	molare Leitfähigkeit	Λ
Druck	p	Molmasse	M
elektr. Dipolmoment	p_e	Oberflächenkonzentration	Γ
elektr. Leitfähigkeit	γ	Oberflächenspannung	σ, γ
elektr. Feldkonstante	ε_o	Osmotischer Druck	Π
elektr. Feldstärke	E	Periodendauer	T
elektr. Ladung	Q	Plancksche Konstante	h
elektr. Oberflächenpotential	χ	relative Atommasse	A_r
elektr. Potential		relative Molekülmasse	M_r
– äußeres	ψ	Schubmodul	G
– inneres	V, Φ	Schubspannung	τ
elektr. Spannung	U	Stoffmenge	n
elektr. Widerstand	R	Stoffmengenkonzentration	c
elektrochem. Durchtrittsfaktor	α	stöchiometr. Faktor	ν
elektrochem. Potiential	μ	Stromstärke	I
elektromot. Kraft	E	Temperatur	
elektrokin. Potential (Zetapotential)	ζ	– Celsius-T.	t
Energie	w, W	– thermodynamische	T
– innere	U	Überführungszahl	t
– freie	A	Überspannung	η
– kinetische	E_{kin}	Viskosität	
– potentielle	E_{pot}	– dynamische	η
Enthalpie		– kinematische	ν
– freie	H	Volumen	V
– spezifische	G	Volumenkonzentration	σ
Entropie		Wellenlänge	λ
– molare	S	Wellenzahl	$\tilde{\nu}$
Fallbeschleunigung	g_u	Winkelgeschwindigkeit	ω
Faraday-Konstante	F	Zeit	t

Kapitel 1

Ernährung und Diätetika

A. Berg, P. Elias, W. Feldheim,
R. Grossklaus, R. Grüttner, J. Keul,
E. J. Verspohl, U. Wahrburg,
E. Wisker

1 Grundlagen der Ernährung

W. Feldheim, E. Wisker

Der Mensch ist auf eine regelmäßige Zufuhr von Nahrung bzw. Nährstoffen angewiesen, wenn er gesund und leistungsfähig bleiben will. Mit der Nahrung muß genügend Energie für den Ablauf aller Stoffwechselvorgänge, für körperliche Bewegung und evtl. für den Aufbau neuer Körpersubstanz aufgenommen werden. In Abhängigkeit von der Art der verzehrten Lebensmittel werden Kohlenhydrate, Fette und Proteine in variablen Mengen zur Energiegewinnung genutzt. Die Kost muß außerdem Stoffe enthalten, die der Mensch selbst überhaupt nicht oder nur in unzureichender Menge bilden kann, die er aber für den Aufbau der Körpersubstanz und die im Stoffwechsel ablaufenden Reaktionen benötigt. Diese als essentiell bezeichneten Nährstoffe müssen in einer bestimmten Höhe aufgenommen werden. Wenn sie in zu geringer Menge in der Kost enthalten sind oder fehlen, kommt es zunächst zu Funktionsausfällen, später zu spezifischen Mangelsymptomen, die unbehandelt zum Tod führen. Essentiell sind bestimmte mehrfach ungesättigte Fettsäuren, bestimmte Aminosäuren, Vitamine sowie anorganische Ionen, die als Mineralstoffe und Spurenelemente bezeichnet werden. Darüber hinaus ist die Aufnahme von Flüssigkeit (Wasser) lebensnotwendig. Durch sein Verdauungssystem ist der menschliche Organismus in der Lage, die in der Nahrung enthaltenen Nährstoffe zu resorbieren und in den Stoffwechsel einzuschleusen.

Der Mensch kann Lebensmittel pflanzlicher und tierischer Herkunft verwerten. Abhängig von Klima und Umwelt sind die für die Ernährung produzierten und genutzten Lebensmittel sehr unterschiedlich, der Speiseplan eines Chinesen sieht anders aus als der eines Mitteleuropäers. In der Vorzeit ernährte sich der Homo sapiens überwiegend vegetarisch, die Nahrung wurde durch Sammeln von Teilen wild wachsender Pflanzen erhalten. Gelegentlich kamen erbeutete kleine Tiere dazu. Auf der Stufe der Jäger und Sammler, für die die Benutzung von Werkzeugen und das Zusammenleben in Gruppen charakteristisch war, erhöhte sich der Anteil an Lebensmitteln tierischer Herkunft. Dieser Schritt der Entwicklung wurde von der Phase der seßhaften Ackerbauern und Viehzüchter abgelöst, für die eine Mischkost aus Lebensmitteln pflanzlicher und tierischer Herkunft typisch ist.

Eine gemischte Kost ist heute für einen großen Teil der Menschen üblich, allerdings variiert das Verhältnis von pflanzlichen zu tierischen Lebensmitteln stark. In den ärmeren Ländern dominieren billige pflanzliche Lebensmittel mit hohem Kohlenhydratanteil auf der Basis von Getreide, Leguminosen und Wurzeln oder Knollen. Bei dieser Art der Ernährung werden bis zu 85 % der Nahrungsenergie durch Kohlenhydrate gedeckt, die Anteile an Fett und Protein sind niedrig. Dagegen hat die Kost der Bewohner der entwickelten, wohlhabenden Länder einen hohen Anteil an tierischen Lebensmitteln. Diese Kost begünstigt durch einen hohen Fettanteil die Überernährung und führt zu Übergewicht. Beide Kostformen sind nach den Erkenntnissen der Ernährungswissenschaft nicht optimal. Es wird empfohlen, den Bedarf an Nahrungsenergie zu 55 bis 60 % mit Kohlenhydraten, zu 30 % mit Fett und zu 10 bis 15 % mit Protein zu decken. Dies läßt sich durch eine vielseitig und abwechslungsreich zusammengestellte Mischkost erreichen.

Als Maß für eine ausreichende Ernährung gilt bei Kindern ein normales Wachstum, bei Erwachsenen soll sich das Körpergewicht in bestimmten Grenzen halten. Sowohl eine Unter- als auch eine Überschreitung dieser Grenzen sind mit Nachteilen für die Gesundheit verbunden. Der als wünschenswert angesehene Bereich für das Gewicht hängt von der Körpergröße und dem Geschlecht ab und wird heute meistens nach dem sogenannten Body Mass Index (BMI) berechnet. Beim Body Mass Index werden Unterschiede im Körperbau bis zu einem gewissen Grad berücksichtigt. Er wird berechnet aus dem Körpergewicht in kg, dividiert durch das Quadrat der in m gemessenen Körperlänge.

$$BMI = \frac{Körpergewicht\ (kg)}{Körperlänge\ (m)^2}$$

Grob vereinfacht wird ein BMI von 20 bis 25 als akzeptabler Bereich für das Körpergewicht von Frauen und Männern betrachtet. Bei einem BMI über 30 liegt eine behandlungsbedürftige Adipositas vor. Mit zunehmendem Lebensalter kommt es zu Veränderungen in der Körperzusammensetzung. Der Fettanteil im Körper ist erhöht, während die Muskelmasse abnimmt. Der Körper normalgewichtiger junger Frauen enthält im Durchschnitt etwa 25 % Fett, im Alter steigen die Gehalte auf etwa 35 %. Junge Männer bestehen im Durchschnitt zu etwa 15 % aus Fett, ältere zu 25 %. Der BMI, der mit der niedrigsten Mortalität verbunden ist, steigt im Alter an, ältere Menschen mit einer hohen Lebenserwartung haben ein höheres Körpergewicht als jüngere (s. 4.1.1).

In der praktischen Ernährungsberatung wird das erstrebenswerte Körpergewicht häufig nach der sogenannten Broca-Formel berechnet: *Normalgewicht (kg) = Körpergröße (cm) − 100.*
Eine Unterschreitung des Broca-Normalgewichts bis zu 15 % bei Frauen und 10 % bei Männern gilt als akzeptabel, ein Gewicht von mehr als 20 % über dem Broca-Normalgewicht als Adipositas.

Tabelle 1.1 Einfluß von Alter und Geschlecht auf den Body Mass Index, der mit der höchsten Lebenserwartung verbunden ist

| Alter | Body Mass Index | |
(Jahre)	Frauen	Männer
20 bis 29	19,5	21,4
30 bis 39	23,4	21,6
40 bis 49	23,2	22,9
50 bis 59	25,2	25,8
60 bis 69	27,3	26,6

Tabelle 1.2 Referenzmaße von Körpergröße und Körpergewicht

Alter	Körpergröße (cm)		Körpergewicht (kg)	
	m	w	m	w
Säuglinge				
0 bis unter 4 Monate	57,9	56,5	5,1	4,7
4 bis unter 12 Monate	70,8	68,9	8,7	8,1
Kinder				
1 bis unter 4 Jahre	90,9	90,5	13,5	13,0
4 bis unter 7 Jahre	113,0	111,5	19,7	18,6
7 bis unter 10 Jahre	129,6	129,3	26,7	26,7
10 bis unter 13 Jahre	146,5	148,2	37,5	39,2
13 bis unter 15 Jahre	163,1	160,4	50,8	50,3
Jugendliche und Erwachsene				
15 bis unter 19 Jahre	174,0	166,0	67,0	58,0
19 bis unter 25 Jahre	176,0	165,0	74,0	60,0
25 bis unter 51 Jahre	174,0	165,0	73,0	60,0
51 bis unter 65 Jahre	173,0	164,0	72,0	59,0
65 Jahre und älter	169,0	163,0	68,0	58,0

m: männlich; w: weiblich

Bei der Broca-Formel werden allerdings unterschiedliche Körperbautypen sowie alters- und geschlechtsbedingte Unterschiede im Gewicht nicht berücksichtigt; sie ist nicht auf sehr kleine oder sehr große Menschen anwendbar.

2 Chemie und Stoffwechsel der Nahrungsbestandteile

W. FELDHEIM, E. WISKER

2.1 Protein

Proteine sind aus Aminosäuren aufgebaute Makromoleküle mit einer Molekülmasse zwischen 1000 und über 1 000 000 Dalton. In natürlichen Proteinen kommen 20 Aminosäuren vor, deren durchschnittliche Molekülmasse bei 100 Dalton liegt. Ein Protein mit einer Molekülmasse von 20 000 besteht demnach aus etwa 200 Aminosäuren, die über Säureamidbindung, die sogenannte Peptidbindung, miteinander verknüpft sind. Für die Sequenz der Aminosäuren ergeben sich für ein Protein dieser Größe 20^{200} Möglichkeiten. Tausende verschiedener Proteine sind bekannt, die Zahl der theoretisch möglichen ist weit größer. Jede Species hat ihre nur für sie charakteristischen Proteine; so unterscheiden sich z.B. die Proteine des Rindermuskels von der des Schweinemuskels in der Aminosäurezusammensetzung und -sequenz.

2.1.1 Funktion der Proteine im Organismus

Der menschliche Körper soll etwa 50 000 Proteine enthalten. In jeder Zelle kommen 4000 bis 5000 verschiedene Proteine vor, die unterschiedliche Funktionen besitzen. Den größten Teil der bekannten Proteine stellen die *Enzyme*, die die in den Zellen ablaufenden biochemischen Reaktionen katalysieren. Als *Strukturelemente* haben Proteine ebenfalls eine besondere Bedeutung; sie sind am Aufbau aller Komponenten der Zelle, z.B. der Membranen der Zellen und Zellorganellen, beteiligt. Als Bestandteile der Grundsubstanz von Muskel, Knorpel, Knochen und Haut haben sie eine *Stütz- und Schutzfunktion*. Neben der Statik schaffen Proteine auch die Grundlage für die *Motilität*: die Kontraktion der Muskeln und die Wanderung der Chromosomen während der Zellteilung werden durch die kontraktilen Eigenschaften bestimmter Proteinmoleküle bedingt. Verschiedene, in spezifischen Zellen gebildete Proteine üben ihre Funktion außerhalb dieser Zellen aus. Dazu gehören Proteine, die für den *kolloidosmotischen Druck* des Blutes verantwortlich sind, die *Immunproteine*, die im Blut den Körper vor fremden Molekülen schützen, und die *Transportproteine*, die im Blut fettlösliche Substanzen, aber auch Eisenionen und Sauerstoff transportieren. So wird z.B. Vitamin A (Retinol) an ein spezielles Protein, das Retinol-Binding-Protein, gebunden transportiert. Die Ausfällung von Eisensalzen im Blut wird durch *Apoferritin* (Eisensiderophilin), ein spezifisches Bindungsprotein für Eisenionen, verhindert, mit denen es Ferritin bildet. Viele Stoffwechselfunktionen werden durch *Hormone* koordiniert, von denen die meisten ebenfalls Proteine sind.

Die meisten Proteine enthalten neben Aminosäuren auch andere Bestandteile wie Kohlenhydrate, Lipide, Porphyrine und Metallkationen, welche an den spezifischen Funktionen der Proteine beteiligt sind.

2.1.2 Einteilung der Proteine

Die Einteilung der Proteine beruht zum Teil auf der äußeren Form und der Löslichkeit der Moleküle.

Fibrilläre Proteine. Sie besitzen langgestreckte oder gefaltete Ketten, die sich zu faserähnlichen Gebilden vereinigen, die nur eine geringe Löslichkeit in Wasser aufweisen. Fibrilläre Proteine sind Gerüstsubstanzen, Stütz- und Strukturelemente von Haar, Nägeln, Federn und Fischflossen und -schuppen. Das Keratin im Haar enthält als Besonderheit 14 bis 16 % Cystin, dessen Disulfidbrücken die in einer α-Helix angeordneten Peptidketten miteinander verknüpfen. Das für die Blutgerinnung wichtige Fibrin sowie Myosin als Muskelbestandteil sind weitere Beispiele für fibrilläre Proteine.

Globuläre Proteine. Diese geknäulten Typen sind kompakte, annähernd kugelförmige Gebilde, deren Peptidketten dicht gefaltet oder stark gewunden sind und die eine unregelmäßige räumliche Anordnung aufweisen. Polare Gruppen mit Ladungen befinden sich an der Oberfläche, während die unpolaren Reste im Innern einen hydrophoben Kern bilden. Die Proteine liegen in hydratisierter Form vor und können kolloide Lösungen bilden. Globuläre Proteine finden sich in den Gewebsflüssigkeiten von Tier und Pflanze. Die meisten Enzyme und die Plasmaproteine gehören zu den globulären Proteinen. Für die menschliche Ernährung wichtige globuläre Proteine sind z. B. das Caseinogen der Milch und das Eialbumin. Diese Proteine besitzen einen hohen Anteil an essentiellen Aminosäuren.

Löslichkeit pflanzlicher Proteine. Wichtige pflanzliche Proteine sind Gluteline und Prolamine. *Gluteline* sind Getreideproteine, die in schwachen Säuren oder Alkalien löslich sind. Dazu gehören Glutenin im Weizen, Hordenin in der Gerste und Oryzenin im Reis. *Prolamine* sind unlöslich in Wasser, aber löslich in alkoholischen Lösungen. Typische Prolamine sind Gliadin im Weizen und Zein im Mais. *Weizengluten* ist ein Gemisch von Gliadin und Glutenin, das bei der Teigherstellung, beim Kneten von Weizenmehl mit Wasser, entsteht. Der Gehalt an Gluten ist die Grundlage für die Backfähigkeit des Weizens. Außer Weizen sind nur Roggen und Reis backfähig, allerdings im geringeren Ausmaß (s. 4.1.3; 4.2.3).

2.1.3 Aminosäuren – Bausteine der Proteine

Aminosäuren sind, mit Ausnahme des Prolins und des Hydroxyprolins, α-Aminocarbonsäuren. Die aliphatischen oder aromatischen Reste der Moleküle sind unterschiedlich aufgebaut und für die einzelnen Aminosäuren typisch. Da das α-C-Atom asymmetrisch ist, existieren von jeder Aminosäure zwei Isomere. Die natürlichen Aminosäuren gehören, bis auf wenige Ausnahmen, der L-Reihe an. Pflanzen können alle Aminosäuren, die sie benötigen, selbst synthetisieren. Sie verwenden hierfür das über die Photosynthese hergestellte Kohlenstoffskelett, der Stickstoff stammt aus dem über die Wurzel aufgenommenen Nitrat oder dem über Wurzelmikroorganismen fixierten Luftstickstoff. Tiere und der Mensch können die Aminogruppe nicht synthetisieren, sie sind deshalb für die Versorgung mit Aminostickstoff auf Pflanzen oder andere Tiere angewiesen.
Im Organismus besitzen die Aminosäuren verschiedene Funktionen. Sie sind Bausteine für die Biosynthese körpereigener Proteine, Vorstufen bei der Biosynthese stickstoffhaltiger Verbindungen (Purine, Pyrimidine, Porphyrine u. a.) und Vorstufen bei der Gluconeogenese zur Regulation des Blutglucosespiegels. Ihre Kohlenstoffskelette werden auch zur Energiegewinnung genutzt. Aminosäuren können im menschlichen Stoffwechsel durch Übertragung von Aminogruppen auf α-Ketosäuren synthetisiert werden. Voraussetzung ist, daß der Körper die entsprechenden α-Ketosäuren synthetisieren kann und daß genügend NH_2-Gruppen zur Verfügung stehen, die durch Enzyme (Transaminasen) auf die Ketosäuren übertragen werden. Einzelne Aminosäuren werden auch ineinander überführt.

Essentielle Aminosäuren. Bei einigen für den Proteinaufbau und für andere Zwecke benötigten Aminosäuren können allerdings die Kohlenstoffskelette der α-Ketosäuren beim Menschen nicht gebildet werden, z. B. bei den verzweigtkettigen und aromatischen Aminosäuren, bzw. die Übertragung der Aminogruppe auf die entsprechende α-Ketosäure ist nicht möglich. Diese Aminosäuren müssen mit der Nahrung aufgenommen werden, man bezeichnet sie als essentielle Aminosäuren. Essentiell sind für den Erwachsenen 8 Aminosäuren: Isoleucin, Leucin, Lysin, Methionin, Phenylalanin, Threonin, Tyrosin und Valin. Neben den essentiellen gibt es noch zwei semiessentielle Aminosäuren, d. h. diese Aminosäuren können zwar im Prinzip synthetisiert werden, aber nicht in ausreichender Menge: Histidin, Arginin. Insbesondere bei Kindern ist eine Histidinzufuhr mit der Nahrung erforderlich (→ Bd. 1. 227, 240).
Wenn die essentiellen Aminosäuren nicht in der benötigten Menge in der Nahrung vorkommen, können auch die übrigen Aminosäuren nicht optimal für den Proteinaufbau genutzt werden, sie werden abgebaut und zur Energiegewinnung verwendet. Unter diesen Bedingungen kommt es zu einer negativen Stickstoffbilanz, d. h. die Stickstoffausscheidung übersteigt die Aufnahme, weil Körperprotein abgebaut wird.

Aminosäurepool. Im Organismus gibt es einen Aminosäurenvorrat, in den Aminosäuren der Nahrung sowie neu gebildete und beim Abbau von Körperproteinen entstehende Aminosäuren eingehen. Der größte Teil der Aminosäuren liegt aber in Form von Proteinen vor, in Mengen von etwa 9 bis 10 kg. Der Hauptweg der Aminosäuren im Stoffwechsel führt demnach in die Proteinbiosynthese. Beim Abbau der Aminosäuren kann die NH_2-Gruppe entweder erneut für Transaminierungsreaktionen verwendet werden, oder sie wird in der Leber in den Harnstoffzyklus eingeschleust und in Form von Harnstoff über die Niere ausgeschieden. Die Kohlenstoffskelette können vollständig oxidiert und zur Energiegewinnung, aber auch für die Synthese von Kohlenhydraten (glucoplastische Aminosäuren) und Fettsäuren genutzt werden.

2.1.4 Physiologische Aminosäuren

Glycin. Die einfachste Aminosäure ist Glycin. Es ist nicht nur Baustein von Proteinen, sondern auch eine bedeutende Vorstufe für weitere Verbindungen, z. B. für Purine, Porphyrine, Kreatin u. a. Auch an Konjugations- bzw. Entgiftungsreaktionen in der Leber ist Glycin beteiligt. Aromatische

Aliphatische Aminosäuren

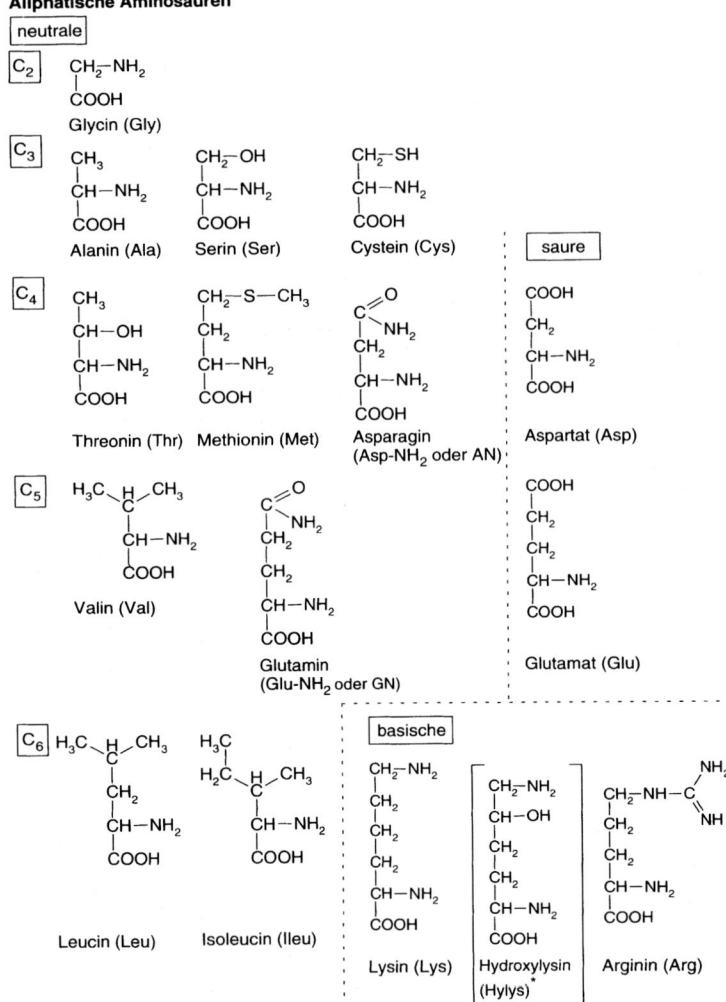

neutrale

C₂: CH₂-NH₂ / COOH — Glycin (Gly)

C₃:
- CH₃-CH(NH₂)-COOH — Alanin (Ala)
- CH₂(OH)-CH(NH₂)-COOH — Serin (Ser)
- CH₂(SH)-CH(NH₂)-COOH — Cystein (Cys)

saure

C₄:
- CH₃-CH(OH)-CH(NH₂)-COOH — Threonin (Thr)
- CH₂-S-CH₃ / CH₂ / CH(NH₂) / COOH — Methionin (Met)
- O=C(NH₂)-CH₂-CH(NH₂)-COOH — Asparagin (Asp-NH₂ oder AN)
- COOH-CH₂-CH(NH₂)-COOH — Aspartat (Asp)

C₅:
- (H₃C)₂CH-CH(NH₂)-COOH — Valin (Val)
- O=C(NH₂)-CH₂-CH₂-CH(NH₂)-COOH — Glutamin (Glu-NH₂ oder GN)
- COOH-CH₂-CH₂-CH(NH₂)-COOH — Glutamat (Glu)

basische

C₆:
- (H₃C)₂CH-CH₂-CH(NH₂)-COOH — Leucin (Leu)
- H₃C-CH₂-CH(CH₃)-CH(NH₂)-COOH — Isoleucin (Ileu)
- CH₂(NH₂)-CH₂-CH₂-CH₂-CH(NH₂)-COOH — Lysin (Lys)
- CH₂(NH₂)-CH(OH)-CH₂-CH₂-CH(NH₂)-COOH — Hydroxylysin (Hylys)*
- H₂N-C(=NH)-NH-CH₂-CH₂-CH₂-CH(NH₂)-COOH — Arginin (Arg)

Nichtaliphatische Aminosäuren

- C₆H₅-CH₂-CH(NH₂)-COOH — Phenylalanin (Phe)
- HO-C₆H₄-CH₂-CH(NH₂)-COOH — Tyrosin (Tyr)
- Imidazol-CH₂-CH(NH₂)-COOH — Histidin (His)
- Indol-CH₂-CH(NH₂)-COOH — Tryptophan (Try)
- Pyrrolidin-2-COOH — Prolin (Pro)
- 4-Hydroxy-Pyrrolidin-2-COOH — Hydroxyprolin (Hypro)*

Abb. 1.1 Strukturformeln der proteinogenen Aminosäuren (nach Lehninger A., 1975 Verlag Chemie, Weinheim)

Verbindungen werden oft mit Glycin konjugiert. Die hydrophylen Konjugate können dann über die Galle oder den Urin ausgeschieden werden. Auf Glycin kann mit Hilfe von Folsäure eine Methylgruppe übertragen werden, es entsteht die Aminosäure Serin. Zusammen mit Glutaminsäure und Cystein ist Glycin Baustein des Glutathion.

Serin. Als Bestandteil von Phospholipiden hat Serin Bedeutung. Die reversible Phosphorylierung von Serinresten kann zu Änderungen der Aktivität von Enzymproteinen bzw. zur Änderung der Funktion von Proteinen führen.

Alanin. Neben seiner Verwendung als Proteinbaustein scheint Alanin keine speziellen Funktionen zu erfüllen; es kann im Stoffwechsel leicht durch Transaminierung in Pyruvat überführt werden.

Threonin. Zu den essentiellen Aminosäuren gehört Threonin. Es ist in Proteinen z.T. mit Phosphat, in Glycoproteinen mit Kohlenhydraten verknüpft.

Glutaminsäure und Asparaginsäure. Diese beiden Säuren sowie ihre Säureamide Glutamin und Asparagin besitzen eine Schlüsselrolle bei der Transaminierung bzw. oxidativen Desaminierung aller Aminosäuren. Über die bei der Transaminierung von Glutaminsäure bzw. Asparaginsäure entstehenden Glieder des Citratzyklus, α-Ketoglutarat und Oxalacetat, bestehen Zusammenhänge zum Kohlenhydratstoffwechsel. Glutaminsäure ist Vorstufe für einen Neurotransmitter im Gehirn, die γ-Aminobuttersäure. Glutaminsäure ist außerdem für den Ammoniakumsatz von Bedeutung und kann NH_3 unter Bildung von Glutamin binden.

Glutamin. Glutaminsäureamid wird für Biosynthesen, z.B. die Purin- und Aminozuckersynthese, benötigt und spielt im Nierentubulus als NH_3-Donator bei der Neutralisation von Säuren eine Rolle.

Methionin und Cystein. Bei diesen beiden handelt es sich um schwefelhaltige Aminosäuren; Methionin ist essentiell. Es ist nicht nur ein Proteinbaustein, sondern auch im C_1-Stoffwechsel als Methylgruppendonor von Bedeutung, z.B. bei der Methylierung von Phosphatidylethanolamin zu Lecithin, aus dem Cholin gebildet wird. Aus Methionin entsteht bei Abgabe der Methylgruppe Homocystein, das entweder für die Cysteinbiosynthese verwendet wird oder wieder in Methionin überführt werden kann. An diesen Reaktionen sind die Vitamine Folsäure und Cobalamin beteiligt.

Cystin und Taurin. Cystin entsteht aus zwei Molekülen Cystein durch Bildung einer S-S-Bindung. Beim Abbau des Cysteins entsteht Taurin, das zur Konjugation der Gallensäuren verwendet wird.

Arginin. Im Harnstoffzyklus wird Arginin gebildet. In Protaminen und Histonen, den basischen Proteinen des Zellkerns, kommt Arginin in hohen Konzentrationen vor.

Lysin. Zu den essentiellen Aminosäuren gehört Lysin. In vielen Carboxylasen ist die ε-Aminogruppe des Lysins Verknüpfungspunkt zwischen Biotin (Coenzym) und Protein (Apoenzym). Lysin ist Vorstufe bei der Bildung von Carnitin, das für den Fettsäuretransport in der Zelle von Bedeutung ist. *Hydroxylysin* ist als Baustein im Kollagen und in den Verdauungsenzymen Trypsin und Chymotrypsin enthalten.

Phenylalanin und Tyrosin. Beide Aminosäuren besitzen als Grundstruktur einen aromatischen Ring. Sie sind Vorstufen für die Synthese der Hormone Adrenalin und Thyroxin. Da im Organismus Phenylalanin in Tyrosin überführt werden kann, ist nur Phenylalanin essentiell.

Tryptophan. Eine essentielle, heterocyclische Aminosäure ist Tryptophan. Durch ihren Abbau werden für den Organismus wichtige Verbindungen gebildet: das Vitamin Niacin und Serotonin (5-Hydroxytryptamin, Neurotransmitter im Nervensystem).

Prolin und Hydroxyprolin. Beide besitzen einen Pyrrolring; diese Ringstruktur findet sich in den Porphyrinen (Hämoglobin) und in den Cytochromen. Prolin und Hydroxyprolin sind wichtige Bestandteile des Bindegewebes (Kollagen).

Histidin. Es enthält einen Imidazolring und wird durch Histidindecarboxylase in Niere, Leber, und Pankreas leicht in Histamin überführt. *Histamin* stimuliert die Säuresekretion des Magens. Es wird in großen Mengen in inaktiver, zellgebundener Form in den Mastzellen gespeichert und unter Auslösung allergischer Reaktionen freigesetzt. Als Folge können Urticaria, Quaddelbildung, Nesselfieber oder Verengung der Bronchien mit asthmaähnlichen Symptomen auftreten.

Leucin, Isoleucin und Valin. Alle drei sind essentielle Aminosäuren mit einer verzweigten Kohlenstoffkette. Diese Aminosäuren werden hauptsächlich im Muskel verwertet. Die durch oxidative Transaminierung freiwerdende Aminogruppe wird zur Bildung von Alanin verwendet. Beim mikrobiellen Abbau der Aminosäuren im Darm entstehen kurzkettige verzweigte Fettsäuren als Endprodukte.

2.1.5 Proteinverdauung

Die für die Proteinbiosynthese und die anderen Funktionen benötigten Aminosäuren nimmt der Mensch in Form von Proteinen mit der Nahrung auf. Die hochmolekularen Proteine können aber nur nach ihrer Verdauung, d.h. ihrer Spaltung, die im Verdauungstrakt durch verschiedene proteolytisch wirkende Enzyme erfolgt, resorbiert werden. Hauptbildungsorte für diese Enzyme sind Magen,

Pankreas und Mucosazellen des Dünndarms. Die Denaturierung der Nahrungsproteine, z. B. durch Erhitzen, erleichtert die Verdauung.

Pepsin. Die Verdauung beginnt im Magen durch Pepsin, das in den Funduszellen der Magenschleimhaut als inaktive Vorstufe (Pepsinogen) gebildet und durch Salzsäure aktiviert wird. Pepsin hat ein pH-Optimum von 1,8 und spaltet vor allem Peptidbindungen, an denen die aromatischen Aminosäuren Phenylalanin und Tyrosin beteiligt sind. Durch die Pepsineinwirkung entstehen Polypeptide; die Pepsinverdauung ist jedoch nicht essentiell für den weiteren Ablauf der Verdauung.

Trypsin. Das wichtigste Enzym für die Proteinverdauung ist Trypsin. Es wird als inaktive Vorstufe, Trypsinogen, im Pankreas gebildet und durch Enterokinase, ein proteolytisch wirksames Glycoprotein der Dünndarmmucosa, in aktives Trypsin überführt. Trypsin wirkt optimal im leicht alkalischen Bereich bei einem pH-Wert um 8 und spaltet Peptidbindungen, an denen die basischen Aminosäuren Lysin und Arginin beteiligt sind.

Chymotrypsin. Ebenfalls im Pankreas wird Chymotrypsin in Form einer inaktiven Vorstufe gebildet und im Duodenum durch Trypsin und Chymotrypsin selbst durch Autokatalyse in die aktive Form überführt. Chymotrypsin spaltet Bindungen, an denen Methionin oder die aromatischen Aminosäuren Phenylalanin und Tyrosin beteiligt sind. Der Proteinabbau wird durch Carboxypeptidasen aus dem Pankreas und durch verschiedene in der Dünndarmmucosa gebildete Peptidasen zu Ende geführt.

Resorption. Freie Aminosäuren und niedrigmolekulare Peptide mit maximal 6 Aminosäureeinheiten können aus dem Dünndarm unter Energieverbrauch aktiv über spezielle Transportsysteme resorbiert werden. Peptide werden wahrscheinlich in den Mucosazellen durch zelleigene Peptidasen zu Aminosäuren gespalten und ins Pfortaderblut abgegeben. In den ersten Lebenstagen können auch kleine Mengen unverdauter Proteine der Muttermilch (Immunglobuline) die Darmmucosa passieren. Später führt die Resorption unverdauter Nahrungsproteine zu Abwehrreaktionen des Körpers (Bd. 1, 228).

2.1.6 Ausscheidung von stickstoffhaltigen Verbindungen mit dem Stuhl

Der weitaus größte Teil der Nahrungsproteine und der für die Verdauung benötigten Enzyme werden im Dünndarm gespalten und resorbiert. Nicht im Dünndarm resorbierte Proteine aus der Nahrung und den Verdauungssekreten werden in den Dickdarm transportiert und dienen, gemeinsam mit den abgestoßenen, sich schnell erneuernden Zellen der Darmmucosa, als Stickstoffquelle für die Proteinbiosynthese der Mikroorganismen. Bei proteinfreier Kost gelangen etwa 6 g, bei proteinhaltiger 12 bis 18 g Polypeptide und andere stickstoffhaltige Verbindungen wie Harnstoff in den Dickdarm, wo sie von der Darmflora abgebaut werden. Das dabei entstehende NH_3 wird entweder in bakterielle Proteine eingebaut oder resorbiert, in der Leber in den Harnstoffzyklus eingeschleust und in Form von Harnstoff über die Niere ausgeschieden. Mit dem Stuhl gehen 1 bis 2,5 g Stickstoff entsprechend etwa 6 bis 15 g Protein pro Tag verloren; der größte Teil dieses Proteins ist Bakterienprotein.

2.1.7 Proteinumsatz

Wie bei allen Körperbausteinen mit Ausnahme der Desoxyribonucleinsäuren (DNS) besteht auch bei den Proteinen ein dynamisches Gleichgewicht zwischen Auf- und Abbau. Die tägliche Proteinaufnahme eines Erwachsenen von etwa 70 g und der bei der Umsetzung dieser Menge anfallende Harnstoff von etwa 22 g reflektieren nur den äußeren Umsatz; der Gesamtumsatz im Körper ist wesentlich größer. Alle Proteine in Organen und Geweben werden ständig erneuert, allerdings mit unterschiedlicher Geschwindigkeit. Die Halbwertszeit der einzelnen Proteine schwankt zwischen Stunden bei einigen Enzymen, Tagen bis Wochen bei Plasmaproteinen und Monaten bei Strukturproteinen. Die Dünndarmmucosa hat z. B. eine Halbwertszeit von 1 bis 2 Tagen, rote Blutkörperchen von etwa 120 Tagen, Haut wird kontinuierlich ersetzt. Mit Isotopen ließ sich zeigen, daß täglich 10 g Plasmaalbumin, je 2 g γ-Globulin und Fibrinogen, 20 g Leukocyten und 8 g Hämoglobin synthetisiert werden. Auf der anderen Seite hat das Kollagen des Bindegewebes eine Halbwertszeit von etwa 300 Tagen.
Der Umfang des gesamten Proteinumsatzes eines Erwachsenen wird auf 200 bis 400 g/Tag geschätzt. Der Abbau der Proteine in den Zellen erfolgt durch Proteasen, die teilweise den Verdauungsenzymen entsprechen, teilweise aber auch zellspezifisch sind; sie lassen sich in allen Geweben nachweisen. Resorbierte Aminosäuren aus der Nahrung und aus abgebautem Körperprotein sowie neu synthetisierte Aminosäuren bilden eine labile Mischphase, die das Material für den Wiederaufbau der Proteine und die Bildung anderer stickstoffhaltiger Verbindungen liefert.
Die Syntheserate für Körperprotein ist altersabhängig. Ein schnell wachsender Organismus muß nicht nur Bestehendes reparieren und erneuern, sondern auch neues Körperprotein für den Gewichtszuwachs aufbauen. Abgesehen vom ersten Lebensjahr wird auch bei Kindern nur ein Teil der Nahrungsproteine für die Neusynthese gebraucht, der andere Teil wird zum Ersatz von abgebauten Körperproteinen benötigt. Die tägliche Proteinbiosynthese beträgt beim Neugeborenen (1 bis 6 Tage alt) etwa 17,5 g, bei Kleinkindern (10 bis 20 Monate) 7 g, bei jungen Erwachsenen 3 g und bei älteren Personen nur noch 2 g pro kg Körpergewicht.

2.1.8 Proteinbedarf

Streng genommen hat der Mensch keinen Bedarf an Protein, sondern an Aminosäuren; Proteine stellen aber die Form dar, in der die Aminosäuren mit der Nahrung zugeführt werden. Der Bedarf für die Proteinbiosynthesen muß nicht komplett über das Nahrungsprotein gedeckt werden, der Körper nutzt auch die beim Abbau körpereigener Proteine anfallenden Aminosäuren. Der Umbau von Körperprotein ist immer mit Verlusten verbunden. Ein Teil der Aminosäuren geht verloren, z. B. über Haut, Haare, abgeschilferte Darmzellen, nicht zurückresorbierte Verdauungssekrete. Außerdem werden Aminosäuren auch für andere Zwecke genutzt, wie für die Synthese von Thyroxin, Adrenalin, Kreatinin und von biogenen Aminen wie Histamin. Deshalb muß auch der Erwachsene, der seinen Gesamtbestand an Protein relativ konstant hält, täglich Protein mit der Nahrung zuführen.

Der Mindestbedarf beim Erwachsenen läßt sich mit Hilfe von Stickstoffbilanzen bestimmen. Bei einer Kost, die genügend Energie und Nährstoffe, aber kein Protein enthält, fällt die Stickstoffausscheidung im Urin allmählich ab. Sie erreicht aber nicht Null, sondern stellt sich nach einiger Zeit auf einen neuen, niedrigen Wert ein. Aufgrund des Umbaus und der Erneuerung der Körpergewebe wird immer eine bestimmte Menge an Stickstoff über Urin, Stuhl, Haut u. a. abgegeben; es handelt sich um die sogenannten obligatorischen Verluste. Sie betragen etwa 54 mg Stickstoff bzw. 0,34 g Protein (N × 6,25) pro kg Köpergewicht und entsprechen der Mindestmenge, die zum Ausgleich dieser Verluste notwendig ist. Bei einem 65 kg schweren Mann errechnet sich danach ein täglicher minimaler Bedarf von etwa 22 g Protein. Allerdings gibt es, wie bei anderen Nährstoffen auch, im Proteinmindestbedarf eine große Variabilität, die Standardabweichung (SD) von diesem Mittelwert beträgt etwa ± 15 %. Falls für den Proteinbedarf eine Normalverteilung unterstellt wird, ist ein Zuschlag von 30 % (2 SD) notwendig, um 98 % aller Personen zu erfassen. Daraus errechnet sich für einen 65 kg schweren Mann ein Mindestbedarf von 0,45 g Protein pro kg Körpergewicht bzw. 29 g pro Tag (s. 2.8).

Alle physiologischen Situationen, die mit einer erhöhten Proteinbiosynthese oder einem erhöhten Proteinkatabolismus einhergehen, erfordern Zuschläge zu diesem Basiswert. Dazu gehören Wachstum, Schwangerschaft und Stillzeit, Lebensphasen, in denen zusätzliches Protein aufgebaut wird. Für Kinder ist nicht das Stickstoffgleichgewicht, sondern ein optimales Wachstum das Kriterium für den Proteinbedarf. Sie haben eine positive Stickstoffbilanz, d. h. die Aufnahme übersteigt die Ausscheidung. Nach Operationen und Verletzungen, insbesondere nach großflächigen Brandverletzungen, nach bestimmten Krankheiten und Stress, steigt die Stickstoffausscheidung stark an. Dies ist eine Reaktion auf die Ausschüttung von Nebennierenrindenhormonen, die als „Stresshormone" den Proteinkatabolismus fördern zugunsten einer Gluconeogenese. Es wird oft angenommen, daß Muskelarbeit einen höheren Proteinbedarf zur Folge hat; dies ist nicht der Fall. Allerdings können Leistungssportler im Training durch höhere Proteinzufuhr die Muskelmasse in begrenztem Umfang erhöhen (s. 2.9).

2.1.9 Nahrungsprotein

Proteine sind sowohl in tierischen als auch in pflanzlichen Lebensmitteln enthalten. In der Aminosäurezusammensetzung, im Aminosäuremuster, ist das tierische Protein dem menschlichen ähnlicher als pflanzliches Protein. Da der Mensch Protein essen muß, um das eigene Körpereiweiß aufzubauen bzw. zu ersetzen, bedeutet dies, daß er dafür eine geringere Menge an tierischem als an pflanzlichem Protein benötigt; das tierische Protein hat eine höhere „biologische Wertigkeit".

2.1.10 Biologische Wertigkeit

Die biologische Wertigkeit (BW) eines Proteins ist definiert als die Menge an Körpereiweiß, die aus 100 g Nahrungseiweiß aufgebaut werden kann. Die biologische Wertigkeit eines Nahrungsproteins hängt davon ab, ob es die essentiellen Aminosäuren, die der Mensch braucht, in der benötigten Menge und im richtigen Verhältnis enthält. Für die Proteinbiosynthese müssen alle benötigten Aminosäuren gleichzeitig vorhanden sein. Wenn das Nahrungsprotein eine oder mehrere der essentiellen Aminosäuren in zu geringer Menge aufweist oder wenn eine fehlt, kommt es zu negativen Stickstoffbilanzen, da unter diesen Bedingungen Körperprotein abgebaut wird, auch wenn die Gesamtmenge an Protein und den übrigen Nährstoffen ausreichend ist.

Von den einzelnen Proteinträgern hat das Protein des ganzen Hühnereis (Vollei) für den Menschen die höchste biologische Wertigkeit (BW 100), gefolgt von Rindfleisch (BW 92) und Milch (BW 88). Vollei wird als *Referenzprotein*, als Standard, für die Bestimmung der biologischen Wertigkeit der anderen Proteine verwendet. Die biologische Wertigkeit der pflanzlichen Proteine ist mit Ausnahme des Kartoffelproteins (BW 100) niedriger. Protein aus Soja hat eine biologische Wertigkeit von 84, aus Reis von 81, aus Roggenmehl von 76, aus Bohnen von 72, aus Mais von 72, aus Weizenmehl von 56. Gelatine hat eine biologische Wertigkeit von 0.

Limitierende Aminosäuren. Von pflanzlichen Proteinen müssen zum Erreichen einer ausgeglichenen Stickstoffbilanz größere Mengen verzehrt werden; im Extremfall ist dies auch bei hoher Zufuhr nicht möglich. Denn pflanzliche Proteine haben oft ein Defizit an einer oder mehreren essentiellen Aminosäuren. Diese Aminosäuren werden als limitierende Aminosäuren bezeichnet. Die limitierenden Aminosäuren sind in Getreide (Weizen, Roggen, Reis) Lysin, in Mais Tryptophan und in Leguminosen (Bohnen, Soja) Methionin.

Ergänzungseffekt. Die niedrige biologische Wertigkeit pflanzlicher Proteine hat nur dann Bedeutung, wenn sie isoliert verzehrt werden, wenn die Proteinzufuhr über ein einziges Lebensmittel erfolgt. Mit der menschlichen Nahrung wird meist ein Gemisch verschiedener Proteine aufgenommen. Die biologische Wertigkeit der Proteine aus Nahrungsmittelgemischen entspricht nicht dem Mittel aus derjenigen der Komponenten. Vielmehr beeinflussen sich die gleichzeitig aufgenommenen Proteine in der Wertigkeit, sie können sich gewissermaßen ergänzen. Wenn z. B. ein Lebensmittel mit einem Lysindefizit – Weizen(brot) – mit einem Lebensmittel kombiniert wird, das einen relativen Lysinüberschuß hat, z. B. Milch, dann erhöht sich die biologische Wertigkeit dieses Gemisches erheblich. Man spricht hier von einem Ergänzungseffekt.

Proteinkombinationen. Die höchste biologische Wertigkeit hat eine Proteinmischung, die zu 36 % aus Vollei- und zu 64 % aus Kartoffelprotein besteht (BW: 136), gefolgt von einer Mischung aus 75 % Molkenprotein und 25 % Weizenprotein (BW 125). Proteinmischungen können demnach eine höhere biologische Wertigkeit erreichen als das günstigste Einzelprotein, das Ei, und es genügen relativ geringe Mengen, um den Proteinbedarf zu decken bzw. die Stickstoffbilanz ausgeglichen zu halten. Auch *Vegetarier* haben so die Möglichkeit, durch die Kombination verschiedener Proteine ihren Bedarf mit angemessenen Lebensmittelmengen zu decken. Auch Mischungen rein pflanzlicher Proteine erreichen eine hohe Wertigkeit; wenn 52 % des Proteins aus Bohnen und 48 % aus Mais stammen, wird eine biologische Wertigkeit von 99 erreicht. In der Welternährung spielen diese Kombinationen eine wichtige Rolle für die Proteinversorgung. In Südostasien werden traditionell Reis und Soja, in Südamerika Mais und Bohnen bzw. Lupinen miteinander kombiniert, Mischungen, die eine qualitativ ausreichende Proteinversorgung sichern. Die einzelnen essentiellen Aminosäuren können heute auch preiswert über biotechnologische Verfahren durch Mikroorganismen erzeugt werden. Eine Verbesserung der Proteinwertigkeit kann durch Anreicherung der Lebensmittel mit der limitierenden Aminosäure erfolgen.

Proteinkombinationen mit sehr hoher biologischer Wertigkeit kommt eine Bedeutung bei Nierenkrankheiten zu. Die Belastung der Niere hängt von der Menge der auszuscheidenden Stoffe ab. Je mehr Protein aufgenommen wird, desto mehr Harnstoff muß über die Niere ausgeschieden werden. Bei unvollständiger Ausscheidung steigt der Harnstoffspiegel im Blut an, u. U. auf bedrohliche Werte. Bevor diese Patienten dialysiert werden, müssen sie sich mit einer möglichst kleinen Menge an Protein ernähren, ohne daß es dabei zu größeren Proteinverlusten aus dem Körper kommt. In der Klinik werden bei solchen Patienten eine Kartoffel-Ei-Diät bzw. andere Diäten, die auf ähnlichen Prinzipien aufgebaut sind, als Proteinträger verwendet (s. 4.2.7).

Tabelle 1.3 Empfohlene Zufuhr an Protein und essentiellen Fettsäuren pro Tag

Alter	Protein				Essentielle Fettsäuren % der Energie
	g/kg[a]		g		
	m	w	m	w	
Säuglinge					
0 bis unter 4 Monate	2,2		11		4,5
4 bis unter 12 Monate	1,6		13		3,8
Kinder					
1 bis unter 4 Jahre	1,2		16		3,5
4 bis unter 7 Jahre	1,1		21		3,5
7 bis unter 10 Jahre	1,0		27		3,5
10 bis unter 13 Jahre	1,0		38	39	3,5
13 bis unter 15 Jahre	1,0		51	50	3,5
Jugendliche und Erwachsene					
15 bis unter 19 Jahre	0,9	0,8	60	47	3,5
19 bis unter 25 Jahre	0,8		60	48	3,5
25 bis unter 51 Jahre	0,8		59	48	3,5
51 bis unter 65 Jahre	0,8		58	48	3,5
65 Jahre und älter	0,8		55	47	3,5
Schwangere			58[b]		3,5
Stillende			63		3,5

m: männlich; w: weiblich
[a] g/kg Sollgewicht
[b] ab 4. Monat der Schwangerschaft

2.1.11 Proteinmangel

Unzureichende Proteinzufuhr und Proteinmangel treten häufig in den Ländern der Dritten Welt auf. Ein Proteinmangel wird verstärkt, wenn gleichzeitig die Energiezufuhr unzureichend ist, denn im Körper hat die Energiebereitstellung immer erste Priorität. Wenn ausreichend Protein, aber zu wenig Energie zugeführt wird, dann werden die Aminosäuren für die Energiegewinnung genutzt und nicht für die Synthese von Körperprotein. Der Proteinbedarf hängt daher von einer ausreichenden Zufuhr von Kohlenhydraten und Fetten ab.

Besonders gefährdet sind Bevölkerungsgruppen, die, bezogen auf das Körpergewicht, einen hohen Proteinbedarf haben oder die Protein schlechter verwerten. Zu diesen Gruppen gehören Kleinkinder nach dem Abstillen, Schwangere und stillende Mütter sowie ältere Personen und Kranke. Ein Mangel läßt sich biochemisch aus einem Absinken des Albumin- und einem Anstieg des Globulingehalts im Serum oder dem Verhältnis der essentiellen zu nicht essentiellen Aminosäuren ableiten. Eine Analyse des Proteingehaltes der Kost oder der Harnstoffausscheidung im Urin geben weitere Hinweise. Das klinische Erscheinungsbild des Proteinmangels bezeichnet man als Kwashiorkor; es ist vor allem durch Ödeme (Wassereinlagerung besonders in den Extremitäten) gekennzeichnet. Bei einem gleichzeitigen Mangel an Eiweiß und Energie (Protein-Energie-Malnutrition, PEM), tritt Marasmus auf.

Bei einer energetisch unzureichenden Ernährung ist es daher nicht ratsam, nur die Proteinzufuhr zu erhöhen, da die Aminosäuren zur Energiegewinnung abgebaut werden und der Proteinstoffwechsel nicht verbessert wird. Erst wenn der Energiebedarf durch Kohlenhydrate und/oder Fette gedeckt ist, ist eine Anhebung der Proteinzufuhr zur Verbesserung der Versorgung sinnvoll.

2.2 Lipide

2.2.1 Einteilung der Lipide

Zur Gruppe der Lipide gehören verschiedene organische Verbindungen, denen gemeinsam ist, daß sie sich gut in organischen Lösemitteln wie Chloroform, Hexan, Diethylether u. a., in Wasser dagegen nur sehr wenig oder überhaupt nicht lösen. Triacylglyceride, Phospholipide, Sphingolipide, Cholesterolester und Wachse sind zusammengesetzte, verseifbare Lipide; zu den einfachen, nicht durch Alkalibehandlung verseifbaren Lipiden gehören Fettsäuren und ihre Derivate, fettlösliche Vitamine und Steroide, z. B. Cholesterol, Steroidhormone.

2.2.2 Funktion der Fette im Organismus

Energiegewinnung. Das mit der Nahrung aufgenommene Fett wird im Stoffwechsel bei Bedarf zur Energiegewinnung abgebaut. Die Fettverbrennung ergibt im Vergleich zu den anderen Nährstoffen die höchste Energieausbeute (37 kJ/g).

Energiereserve. Nicht benötigtes Fett wird als Energiereserve im Fettgewebe gespeichert. Die Fettspeicher gewährleisten über eine längere Zeit eine gewisse Unabhängigkeit von der Nahrungsaufnahme.

Schutzfunktion. Fette dienen zum Schutz von Organen, z. B. des Augapfels und der Nieren.

Wärmeregulation. Im subcutanen Fettgewebe wirkt Fett als Isolierschicht und unterstützt die Wärmeregulation des Organismus.

Synthesebausteine. In Nahrungsfetten sind bestimmte, mehrfach ungesättigte Fettsäuren als essentielle Fettsäuren enthalten, die der Organismus nicht selbst bilden kann, die aber er benötigt, z. B. zur Synthese biologisch aktiver Substanzen (Gewebshormone). Zwischenprodukte des Fettstoffwechsels können als Material bei der Synthese körpereigener Verbindungen verwendet werden.

Biologische Membranen. Phospholipide, Sphingolipide und Cholesterol sind wichtige Strukturbestandteile biologischer Membranen (Plasmamembran, Membranen der Mitochondrien, der Lysosomen, des endoplasmatischen Retikulums); an ihrem Aufbau sind essentielle Fettsäuren beteiligt.

Lipophile Vitamine. Nahrungsfette sind Träger fettlöslicher Vitamine, deren Resorption durch Fett gefördert wird.

2.2.3 Chemischer Aufbau der Lipide

Triacylglyceride

Triacylglyceride sind die hauptsächlichen Lipide in der Nahrung und im Organismus. Sie sind Ester des Glycerols mit 3 Fettsäuren. Bei den natürlicherweise vorkommenden Triacylglyceriden stehen gesättigte Fettsäuren normalerweise in der Position 1 des Glycerols, ungesättigte Fettsäuren in der Position 2, die Position 3 kann von beiden Fettsäuretypen besetzt sein.

Fettsäuren

Natürliche Fettsäuren. In der Natur kommen über 40 verschiedene Fettsäuren vor. Sie haben die generelle Formel $CH_3(CH_2)_nCOOH$, n entspricht meist einer geraden Zahl von C-Atomen zwischen 2 und 20. Fettsäuren werden nach der Anzahl ihrer Doppelbindungen in 3 Klassen eingeteilt: gesättigte Fettsäuren enthalten keine, einfach ungesättigte Fettsäuren (Monoensäuren) eine und mehrfach ungesättigte Fettsäuren (Polyensäuren) zwei oder mehr Doppelbindungen im Molekül. In der Nahrung häufig vorkommende Fettsäuren sind Palmitinsäure (C16:0), Stearinsäure (C18:0), Ölsäure (C18:1), Linolsäure (C18:2) und α-Linolensäure (C18:3).

Nomenklatur. In der chemischen Nomenklatur werden Fettsäuren nach dem analogen Kohlenwasserstoff mit gleicher Kettenlänge benannt. Die C-Atome der Fettsäuren werden fortlaufend vom Carboxylende her mit arabischen Ziffern numeriert, das C-Atom der Carboxylgruppe ist das C-Atom 1. In der Biochemie und der Ernährungswissenschaft wird meist eine andere Numerierung benutzt, die Zählung beginnt mit dem Methylradikal am Ende der Fettsäuren, dem sogenannten ω-C-Atom. Das hat folgenden Grund: In ungesättigte Fettsäuren können im Organismus weitere Doppelbindungen eingeführt und die Ketten verlängert werden. Die an dieser Reaktion beteiligten Enzyme greifen an dem Kohlenstoffatom an, das 2 C-Atome in Richtung der Carboxylgruppe von der ersten Doppelbindung entfernt ist. Die Lage der ersten Doppelbindung vom Methylende (ω-Ende) her bestimmt daher die Zahl und die Lage der weiteren Doppelbindungen.

Ungesättigte Fettsäuren. Entsprechend der Position der Doppelbindungen in der Kohlenstoffkette werden die ungesättigten Fettsäuren in Gruppen eingeteilt. In der Nahrung kommen ω-3- (α-Linolensäurereihe), ω-6- (Linolsäurereihe), ω-7- (Palmitoleinsäurereihe) und ω-9- (Ölsäurereihe) Fettsäuren vor. ω-7- und ω-9-Fettsäuren können auch im Organismus aufgebaut werden, während ω-3- und ω-6-Fettsäuren nicht synthetisiert werden können. Da ω-3- und ω-6-Fettsäuren jedoch als Vorstufen für Gewebshormone (Prostaglandine und verwandte Verbindungen) und für Membranlipide benötigt werden, müssen sie mit der Nahrung zugeführt werden, sie sind essentiell.

Fettsäuremuster tierischer und pflanzlicher Fette

In fast allen tierischen und pflanzlichen Fetten sind Fettsäuren mit 16 und 18 C-Atomen vorherrschend. Sie kommen in unterschiedlichen Verhältnissen und mit unterschiedlichem Sättigungsgrad vor. Die Verteilung der einzelnen Fettsäuren in den Triacylglyceriden der tierischen und pflanzlichen Lebensmittel ist unterschiedlich. Normalerweise enthalten Fette von Landtieren höhere Anteile an gesättigten Fettsäuren und der einfach ungesättigten Ölsäure sowie geringere Gehalte an Linolsäure als pflanzliche Fette. Schweinefett enthält z. B. als hauptsächliche Fettsäuren etwa 23 % Palmitinsäure, 13 % Stearinsäure, 41 % Ölsäure und 8 % Linolsäure. Milchfett unterscheidet sich von anderen tierischen Fetten dadurch, daß es geringe Mengen an kurzkettigen Fettsäuren (4 bis 8 C-Atome) enthält. Leber- und Körperfette von Fischen enthalten größere Mengen an mehrfach ungesättigten langkettigen Fettsäuren mit 20 und 22 C-Atomen (Eicosapentaensäure, Docosahexaensäure). Die Fettsäuren des Maiskeimöls bestehen etwa zu 50 % aus Linolsäure, zu 30 % aus Ölsäure und zu 10 % aus Palmitinsäure. Saflor̈ol, das Öl der Färberdistel, enthält etwa 70 % Linolsäure, Leinöl 55 % α-Linolensäure. Es gibt allerdings auch pflanzliche Fette mit hohen Anteilen an gesättigten Fettsäuren (Palmöl).

Phospholipide und Sphingolipide

Phospholipide sind Ester des Glycerols mit zwei Fettsäuren, meistens an den C-Atomen 1 und 2, das C-Atom 3 ist mit einem Phosphorsäurerest verbunden, der wiederum mit einer stickstoffhaltigen Verbindung wie Cholin, Ethanolamin oder Serin oder Inosit verknüpft ist. Von den natürlichen Phospholipiden kommt am häufigsten das Phosphatidylcholin (Lecithin) vor. Lecithin wurde erstmals aus dem Eidotter isoliert. Es enthält oft eine gesättigte Fettsäure am C-Atom 1 und eine mehrfach ungesättigte am C-Atom 2 des Glycerols (→ Bd. 8, 699).

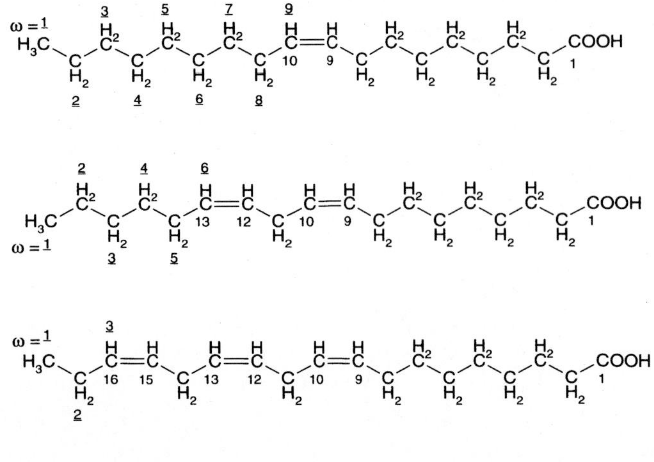

Abb. 1.2 Formeln der Fettsäuren

Sphingolipide, Ceramid, Sphingomyeline, Glycosphingolipide, Cerebrosid und Sulfatide enthalten anstelle des Glycerols den Aminodialkohol Sphingosin (trans 2 amino 4 octadecen-1,3-diol), der in unterschiedlichen Verbindungen mit Fettsäuren, Phosphorylcholin oder Kohlenhydraten vorliegt. Phospholipide tragen elektrische Ladungen, eine negative am Phosphatrest und eine positive an der stickstoffhaltigen Base, Phosphatidylserin eine zusätzliche negative Ladung an der Carboxylgruppe. Die Sphingolipide besitzen ebenfalls polare Gruppen. Da die in Phospholipiden und Sphingolipiden enthaltenen Fettsäurereste hydrophob sind, haben beide Verbindungstypen amphiphilen Charakter und können an Grenzflächen von Öl und Wasser molekulare Filme ausbilden.

Lecithin wird als Emulgator und Stabilisator von Fettemulsionen in großem Umfang bei der Lebensmittelherstellung eingesetzt. In bestimmten Konzentrationen ordnen sich amphiphile Lipide in Form von Mizellen an, wobei die hydrophoben Anteile der Moleküle nach innen, die hydrophilen nach außen gerichtet sind. In diese Mizellen können auch Lipide wie Triacylglyceride und Cholesterol aufgenommen werden, die selbst keine Mizellen bilden können. Dabei entstehen gemischte Mizellen, denen eine große Bedeutung bei der Lipidresorption im Dünndarm zukommt.

Phospholipide und Sphingolipide bilden die Grundstruktur biologischer Membranen. In diesen bilden sie Doppelschichten aus, wobei die hydrophoben Fettsäurereste gegeneinander und der polare Bereich zur wäßrigen Phase hin ausgerichtet ist. Am Membranaufbau sind außerdem noch Proteine und Cholesterin beteiligt. Die Zusammensetzung der Phospholipide ist für die Fluidität der Membranen und somit für ihre Funktionen von Bedeutung.

Sterole

Sterole sind in der Natur weit verbreitete Substanzen, die sich strukturmäßig auf das Steran, ein aus mehreren Kohlenstoffringen bestehendes Gerüst, zurückführen lassen. Sterole tragen eine Alkoholgruppe, die mit Fettsäuren verestert sein kann.

Cholesterol. Cholesterol ist nur in tierischen Geweben nachweisbar, in Pflanzen kommt es nicht vor. Es ist ein wichtiger Bestandteil der Zellmembran und ist Vorstufe der Gallensäuren, einiger Hormone und des Colecalciferols (Vitamin D). Cholesterol ist wasserunlöslich, wird aber von Fettlösemitteln leicht aufgenommen. Im Blut wird es als Bestandteil der Lipoproteine transportiert. Cholesterol liegt im Plasma zu 60 bis 70 % in veresterter, in den Zellen meist in freier Form vor. Es wird mit der Nahrung zugeführt, außerdem wird es aber auch in jeder Körperzelle, besonders in der Leber und den Mucosazellen des Dünndarms neu gebildet. Die Biosynthese wird durch einen Feedback-Mechanismus begrenzt, um den Körper vor einer Überschwemmung mit Cholesterol zu schützen.

In der Leber werden aus Cholesterol die Gallensalze Chenodesoxycholsäure und Cholsäure gebildet. Diese primären Gallensäuren werden nach Konjugation mit Taurin oder Glycin in die Gallenblase abgegeben und von dort bei Bedarf ins Duodenum sezerniert. Aufgrund ihrer Struktur wirken sie im Dünndarm als Emulgatoren und ermöglichen so die Verdauung der Nahrungsfette (→ Bd. 7, 925).

2.2.4 Verdauung und Resorption der Lipide

Nach dem Verzehr einer fettreichen Mahlzeit verzögert sich die Magenentleerung; hiermit ist ein Gefühl der Sättigung verbunden. Die Verzögerung der Magenentleerung wird wahrscheinlich durch das Hormon Sekretin hervorgerufen, das die Magenbewegungen hemmt, wenn Fett ins Duodenum übertritt.

Voraussetzung für die Verdauung der Fette ist ihre Zerteilung in kleinste Tröpfchen, da Verdauungsenzyme nur im wäßrigen Milieu aktiv sind. β-Monoacylglyceride und freie Fettsäuren, die bei der Fettverdauung entstehen, sowie Gallensalze bewirken eine effektive Emulgierung der Fette. Die Pankreaslipase, die zu ihrer Wirkung eine Co-Lipase benötigt, spaltet zuvor Triacylglyceride zu β-Monoacylglyceriden und freien Fettsäuren. Eine vollständige Hydrolyse zu Glycerol und freien Fettsäuren sowie die Bildung von Diacylglyceriden finden nur in geringem Maß statt. Phospholipide werden durch Phospholipasen und Phosphodiesterasen vollständig abgebaut, Cholesterolester und Ester der fettlöslichen Vitamine werden ebenfalls hydrolysiert.

Für die Resorption der Produkte der Fettverdauung, vor allem aber für die fettlöslichen Vitamine, ist die Bildung von Mizellen notwendig, an der Gallensalze und die bei der Verdauung gebildeten β-Monoacylglyceride und Fettsäuren beteiligt sind. In diese Mizellen werden auch Cholesterol und fettlösliche Vitamine aufgenommen. Der genaue Mechanismus der Resorption ist nicht bekannt, es wird vermutet, daß Mizellbestandteile durch Diffusion resorbiert werden[13].

Nach der Resorption erfolgt bereits in den Mucosazellen eine Wiederveresterung unter Bildung neuer, langkettige Fettsäuren enthaltender Triacylglyceride, die sich im Fettsäuremuster von den Nahrungsfetten unterscheiden und weitgehend artspezifisch sind. Diese Lipide werden in Form von Chylomikronen an die Lymphe abgegeben und gelangen über die enteralen Lymphbahnen in den Ductus thoracicus und von dort in den großen Kreislauf. Fettsäuren mit kurz- oder mittellanger Kohlenstoffkette erreichen die Leber über die Pfortader.

Beim gesunden Erwachsenen werden etwa 95 % des Nahrungsfettes verdaut und resorbiert. Die Fettausscheidung im Stuhl beträgt im Normalfall weniger als 7 g/Tag; in dieser Menge ist auch der Lipidanteil der mit dem Stuhl ausgeschiedenen Bakterien enthalten.

Bei Störungen der Fettverdauung, z. B. infolge einer Pankreasinsuffizienz, werden sogenannte mittelkettige Triglyceride (Medium Chain Triglycerides, MCT) als Energieträger verwendet. Sie enthalten 60 bis 75 % Caprylsäure (Octansäure) und 25 bis 35 % Caprinsäure (Decansäure). Diese Fette haben bei Zimmertemperatur eine flüssige Konsistenz. Sie werden auch bei verminderter oder fehlender Produktion von Pankreaslipase und/oder Gallensäuren resorbiert und wahrscheinlich in den Mucosazellen von zelleigenen Lipasen hydrolysiert. Die in ihnen enthaltenen Fettsäuren werden über die Pfortader transportiert.

Die mit der Galle ausgeschiedenen Gallensäurekonjugate werden im Ileum zum großen Teil rückresorbiert und gelangen über die Leber wieder im enterohepatischen Kreislauf in die Gallenblase. Ein Teil der Gallensäuren und des Cholesterols entgehen der Resorption im Dünndarm und erreichen das Colon. Durch Einwirkung der Mikroorganismen im Dickdarm werden die Gallensäurekonjugate gespalten und die Gallensäuren hydriert, wodurch die sekundären Gallensäuren Desoxycholsäure und Lithocholsäure entstehen. Sekundäre Gallensäuren werden z.T. resorbiert und gelangen über die Leber erneut in Umlauf. Täglich werden etwa 30 g Gallensäuren und 2 g Cholesterol durch mehrmalige Zirkulation umgesetzt, die tägliche Ausscheidung mit den Faeces wird für Gallensäuren mit 0,1 bis 0,5 g, für Cholesterol mit 0,1 bis 0,4 g angegeben.

2.2.5 Transport der Lipide im Blut

Der Transport der wasserunlöslichen Lipide im Blut erfolgt durch Lipoproteine, hochmolekulare Verbindungen, die außer den zu transportierenden Lipiden (Triacylglyceride, Phospholipide, Cholesterol in veresterter Form und z. T. fettlösliche Vitamine) noch Proteine enthalten. Sie werden in den Parenchymzellen der Leber und den Mucosazellen des Dünndarms synthetisiert. Die verschiedenen Lipoproteine unterscheiden sich durch ihre Molekülgröße, den Gehalt und die Zusammensetzung ihrer Lipide und durch Anteil und Art ihrer Proteinkomponente. Sie werden auf Grund ihrer Dichte in vier Klassen eingeteilt, in Chylomikronen, VLDL, LDL und HDL-Lipoproteine. Ihre Proteinkomponenten (Apoproteine, Apolipoproteine) lassen sich in die Typen A, B, C, D, und E einteilen. Die Apolipoproteine fungieren als Trägerproteine, einige können Enzyme des Lipoproteinstoffwechsels aktivieren oder hemmen. Die Apolipoproteine B und E werden außerdem durch membranständige Rezeptoren der Zellen der Leber oder peripherer Gewebe erkannt[2; 13]; dies ist für den Stoffwechsel der Lipoproteine von Bedeutung.

Chylomikronen. Sie werden in den Mucosazellen des Dünndarms gebildet und enthalten etwa 86 % Triacylglyceride, 8 % Phospholipide, 4 % freies und verestertes Cholesterol und 2 % Protein. Ihre Funktion ist der Transport der über die Nahrung zugeführten Lipide. Aus den Chylomikronen werden in den Kapillaren von Fett- und Muskelgewebe Nahrungstriacylglyceride durch das Enzym Lipoproteinlipase zu freien Fettsäuren und Glycerol gespalten. Die Fettsäuren werden von den extrahepatischen Geweben aufgenommen und verstoffwechselt oder wieder zu Triacylglyceriden aufgebaut und gespeichert; das Glycerol wird in der Leber umgesetzt. Auf diese Weise werden 70 bis 90 % der Nahrungstriglyceride aus den Chylomikronen entfernt. Gleichzeitig vermindern sich die Gehalte an Apolipoprotein A und Cholesterol, die auf HDL-Vorstufen übertragen werden. Die Überbleibsel der Chylomikronen, die sogenannten *Remnants*, werden über ihre Apoproteine von der Leber erkannt, aufgenommen und abgebaut. Das aus der Nahrung aufgenommene Cholesterol kann nach Einschleusung in den Cholesterolpool der Leber zu Gallensäuren umgebaut, aber auch für die Synthese von Lipoproteinen genutzt werden.

VLDL. Während die Chylomikronen physiologisch nur nach lipidhaltigen Mahlzeiten auftreten, lassen sich die übrigen Lipoproteine auch im Nüchternblut nachweisen. Die in der Leber gebildeten VLDL (Very Low Density Lipoproteins) transportieren die von der Leber synthetisierten bzw. von ihr abgegebenen Lipide zu extrahepatischen Geweben. Sie enthalten etwa 55 % Triacylglyceride, 20 % Phospholipide und 15 % Cholesterol in freier oder veresterter Form und 10 % Protein. Ähnlich wie beim Chylomikronenabbau werden die in den VLDL enthaltenen Triacylglyceride in den Kapillaren durch Lipoproteinlipase abgebaut und die Fettsäuren und Monoacylglyceride von den Zellen aufgenommen.

LDL. Beim Abbau der VLDL entstehen zunächst IDL (Intermediate Density Lipoproteins), von denen ein Teil von der Leber aufgenommen wird, ein Teil bleibt länger im Kreislauf und geht in LDL (Low Density Lipoproteins) über. Zwischen der LDL-Fraktion und dem Cholesterolstoffwechsel besteht ein enger Zusammenhang. Die LDL enthalten nur noch 10 % Triacylglyceride, 20 % Phospholipide, aber 45 % Cholesterol, meist in veresterter Form, der Proteinanteil beträgt 30 %. Die Funktion der LDL besteht darin, die Gewebe des Organismus mit Cholesterol zu versorgen. Der größte Teil der LDL-Partikel wird über spezifische Rezeptoren von der Leber aufgenommen und abgebaut. Ein Teil gelangt in extrahepatische Gewebe, die das in den LDL enthaltene Cholesterol als Baustein für Membranen oder Vorstufe für Steroidhormone verwenden. In der Leber, wahrscheinlich auch in den anderen Geweben, kann das in Form von IDL bzw. LDL aufgenommene Cholesterol über eine Rückkopplungshemmung eines Enzyms, das an der Cholesterolbiosynthese beteiligt ist, die Synthese weiteren Cholesterols hemmen. Dieser Regelmechanismus kann bei einem genetisch bedingten Rezeptormangel gestört sein, da unter diesen Bedingungen LDL nicht oder vermindert in die Zellen aufgenommen wird. Folge ist eine hohe Konzentration an LDL bzw. LDL-Cholesterol im Blut; zusätzlich kommt es durch die fehlende Rückkopplungshemmung in den extrahepatischen Geweben zu einer überschüssigen Cholesterolbiosynthese.

HDL. Die HDL-Partikel (High Density Lipoproteins) enthalten nur etwa 35 % Triacylglyceride, 22 % Phospholipide und 20 % Cholesterol in veresterter und freier Form sowie 55 % Protein. Die Hauptfunktion des HDL besteht darin, extrahepatisches Cholesterol zur Leber zu transportieren, von wo es ausgeschieden werden kann. Die Partikel sind außerdem am Abbau der Chylomikronen und VLDL beteiligt.

Die aus dem Fettgewebe unter Hormoneinfluß freigesetzten Fettsäuren werden im Plasma an Albumin gebunden zu den Organen transportiert, in denen sie zur Energiegewinnung genutzt werden. Nach Aufnahme einer Mahlzeit beträgt die Plasmakonzentration an freien Fettsäuren etwa 0,5 mmol/l, im Hungerzustand kann sie bis auf 4 mmol/l ansteigen, da unter diesen Bedingungen die Energiegewinnung hauptsächlich über die Fettverbrennung erfolgt.

2.2.6 *Fettspeicher im Organismus*

Fettgewebe besteht zu 80 bis 85 % aus Fett, der Rest ist Zellwandmaterial und Stützgewebe (Protein und Wasser). 1 kg Fettgewebe stellt eine Energiereserve von ca. 7000 kcal (29 MJ) dar. Menschliches Speicherfett hat einen hohen Anteil an Ölsäure (50 %), gefolgt von Palmitin- (20 %), Stearin- (10 %) und Linolsäure (7 %). Die Zusammensetzung der Fettsäuren der Nahrung kann dieses Muster beeinflussen. Der Gehalt an Linolsäure kann im Extremfall auf 35 % ansteigen, wenn Pflanzenöle mit einem hohen Gehalt an Linolsäure über längere Zeit die Hauptfettquelle der Kost darstellen. Dies wird z. T. zur Senkung des Plasmacholesterols empfohlen[5].

Unterhautfettgewebe wirkt als Isolierschicht und vermindert die Wärmeabgabe des Körpers. Personen mit wenig Fettgewebe oder Hungernde frieren eher als gut gepolsterte. Bei stark Übergewichtigen wird die Wärmeabgabe aus dem Körper stark behindert, sie geraten daher bei einer leichten Arbeit eher ins Schwitzen als Normalgewichtige.

2.2.7 *Essentielle Fettsäuren*

Bedeutung der essentiellen Fettsäuren

Essentielle Fettsäuren sind mehrfach ungesättigte Fettsäuren der ω-3- und der ω-6-Reihe; von der Menge her kommt Fettsäuren der ω-6-Reihe eine größere Bedeutung zu. Aus der ω-6-Reihe ist Linolsäure (C18:2ω-6) essentiell; aus ihr wird im Stoffwechsel über Kettenverlängerung und Dehydrierung Arachidonsäure (C20:4ω-6) gebildet. Nach neueren Erkenntnissen sind auch Fettsäuren der ω-3-Reihe essentiell. Die erste Fettsäure dieser Reihe ist α-Linolensäure (C18:3ω-3), von besonderer Bedeutung sind aber Eicosapentaensäure (C20:5ω-3) und die aus ihr gebildete Docosahexaensäure (C22:6ω-3). Obwohl Eicosapentaensäure zur α-Linolensäurereihe (ω-3-Fettsäuren) gehört, kann sie wegen der Enzymausstattung des Menschen nur in begrenztem Maß aus α-Linolensäure gebildet werden. α-Linolensäure hat daher eine geringere biologische Wirksamkeit als Eicosapentaensäure. Eicosapentaensäure und Docosahexaensäure kommen aber im Fett von Fischen vor, die im kalten Salzwasser leben (Makrele, Lachs, Hering). Diese Fettsäuren können daher mit der Nahrung aufgenommen werden.

Die essentiellen Fettsäuren sind für die Bildung von funktionell wichtigen Strukturlipiden (Phospholipide, Sphingolipide) in den Geweben von Bedeutung, außerdem sind sie die Vorstufen hormonähnlicher Verbindungen. Diese werden durch Cyclisieren und Oxidationen aus mehrfach ungesättigten Fettsäuren mit 20 C-Atomen gebildet und deshalb als Eicosanoide bezeichnet. Zu den Eicosanoiden gehören Prostaglandine, Prostacycline, Thromboxane und Leukotriene. Diese Substanzen haben kurze Halbwertzeiten und kommen nur in geringen Konzentrationen im Gewebe vor. Die physiologischen Funktionen dieser Verbindungen sind vielfältig, z. T. haben sie gegensätzliche Wirkungen. Einige sind aufgrund ihrer vasokonstriktorischen bzw. vasodilatatorischen Wirkung an der Regulation des Blutdrucks beteiligt. Thromboxane und Prostacycline beeinflussen die Funktion der Thrombocyten und somit die Blutgerinnung. Prostaglandine haben Einfluß auf die Funktion der glatten Muskulatur und der Muskulatur des Uterus. Sie greifen in die Sekretionsvorgänge im Intestinaltrakt ein und sind an entzündlichen Gewebsreaktionen beteiligt.

Sowohl die Menge der gebildeten Eicosanoide als auch das Verhältnis von Verbindungen mit entgegengesetzter Wirkung können durch die Aufnahme der entsprechenden Vorstufen mit der Nahrung beeinflußt werden. Dies beruht darauf, daß Arachidonsäure und Eicosapentaensäure um das gleiche Enzymsystem (Cyclooxygenase) zur Bildung der Eicosanoide konkurrieren. Ein unausgewogenes Verhältnis von ω-6- zu ω-3-Fettsäuren kann das Gleichgewicht antagonistisch wirkender Eicosanoide sowie die Zusammensetzung von Membranen beeinflussen. Nach neueren Erkenntnissen soll das Verhältnis von ω-6- zu ω-3-Fettsäuren 10 bis 15:1 betragen[7, 10].

Mangel an essentiellen Fettsäuren

Der gesunde Erwachsene besitzt bei normaler Ernährung im Fettgewebe eine Reserve an essentiellen Fettsäuren in Höhe von 0,5 bis 1 kg. Dieser hohe Bestand ist der Grund dafür, daß ein Mangel zuerst bei jungen Tieren und Kindern nachgewiesen werden konnte, bei denen nur geringe Linolsäurereserven vorliegen. Beim Menschen äußert sich ein Mangel an essentiellen Fettsäuren in einer schuppigen Dermatitis.

Tabelle 1.4 Richtwerte für die Aufnahme von Fett und Wasser pro Tag

Alter	Fett % der Energie	Wasser[a] Getränke ml/Tag	feste Nahrung ml/Tag	durch Getränke und feste Nahrung ml/kg/Tag
Säuglinge				
0 bis unter 4 Monate	40–50	710	–	140
4 bis unter 12 Monate	40–50	400	500	110
Kinder				
1 bis unter 4 Jahre	35–40	950	450	110
4 bis unter 7 Jahre	30–35	1100	600	90
7 bis unter 10 Jahre	30–35	1100	650	65
10 bis unter 13 Jahre	30–35	1200	750	50
13 bis unter 15 Jahre	30–35	1300	800	40
Jugendliche und Erwachsene				
15 bis unter 19 Jahre	30–35[1]	1450	900	35
19 bis unter 25 Jahre	25–30[1]	1300	800	30
25 bis unter 51 Jahre	25–30[1]	1250	750	30
51 bis unter 65 Jahre	25–30	1100	650	25
65 Jahre und älter	25–30	1000	600	25
Schwangere	25–35	1350	850	35
Stillende	30–35	1950	950	45

m: männlich; w: weiblich
[a] Bei normaler Energiezufuhr und durchschnittlichen Lebensbedingungen

Bedarf an essentiellen Fettsäuren und Fetten

Über den Bedarf an essentiellen Fettsäuren liegen keine sicheren Angaben vor. Der Linolsäurebedarf soll beim gesunden Erwachsenen mit 100 mg/kg Sollgewicht gedeckt sein. Für Eicosapentaensäure soll der Bedarf bei 350 bis 400 mg/Tag liegen; wenn nur die Vorstufe α-Linolensäure zugeführt wird, wird eine Menge von 860 bis 990 mg/Tag angegeben. Aus Untersuchungen an Ureinwohnern in Indien ist bekannt, daß bei einer Tagesaufnahme von nur 2 bis 4 g Fett, davon allerdings etwa 1 g mehrfach ungesättigte Fettsäuren, keine Mangelfolgen oder Gesundheitsschäden auftreten[5]. Die für die Resorption lipophiler Vitamine benötigte Menge Fett ist gering und schwer zu quantifizieren.

2.3 Kohlenhydrate

Kohlenhydrate sind die wichtigsten Energieträger in der menschlichen Ernährung; sie werden fast ausschließlich über pflanzliche Lebensmittel aufgenommen. Pflanzen bilden bei der Photosynthese aus Kohlendioxid und Wasser unter Abgabe von Sauerstoff wasserlösliche, süß schmeckende Zucker, die in freier Form (Glucose, Fructose, Saccharose) in Obst und Gemüse vorkommen. In pflanzlichen Speicherorganen (Samen, Knollen) entstehen durch Polymerisation der Zucker höhermolekulare, weniger oder überhaupt nicht wasserlösliche Reservekohlenhydrate (Stärke, nicht-stärkeartige Polysaccharide). Das gelegentlich tierische Stärke genannte Glycogen stellt beim Menschen und bei Säugetieren eine relativ begrenzte, jedoch schnell verfügbare Energiereserve dar. Glycogen befindet sich überwiegend in der Leber und im Muskelgewebe, wird über tierische Produkte jedoch nur in äußerst geringen Mengen aufgenommen.

2.3.1 Einteilung der Kohlenhydrate

Bei den in der Nahrung vorkommenden Kohlenhydraten lassen sich im Prinzip 2 Gruppen unterscheiden:
Kohlenhydrate, die im Dünndarm, evtl. nach enzymatischer Hydrolyse, als Monosaccharide resorbiert werden, heißen verwertbare oder verfügbare Kohlenhydrate. Als diese gelten die Monosaccharide Glucose und Fructose, die Disaccharide Saccharose, Maltose und Lactose sowie Stärke und ihre Abbauprodukte. Disaccharide und höher molekulare Kohlenhydrate müssen vor der Resorption enzymatisch zu Monosacchariden gespalten werden.
Für die nicht verwertbaren Kohlenhydrate gibt es dagegen im menschlichen Dünndarm keine Verdauungsenzyme. Dazu gehören im wesentlichen Cellulose, Hemicellulosen, Pektine sowie einige Oligosaccharide. Sie bilden Bestandteile der Ballaststoffe. Als „nicht verwertbar" gelangen sie nicht in den menschlichen Stoffwechsel und werden nicht umgesetzt. Wohl können im Dickdarm durch bakteriellen Abbau dieser Kohlenhydrate für den Menschen nutzbare, kurzkettige Fettsäuren entstehen.

2.3.2 Verwertbare Kohlenhydrate

Vorkommen

Monosaccharide
D-Glucose. Glucose oder Dextrose nimmt im menschlichen Stoffwechsel eine zentrale Stellung ein. Sie kommt frei in Früchten, Gemüsen und Honig sowie in polymerer Form in Stärke und Glycogen vor. Sie ist außerdem Bestandteil der Disaccharide Saccharose, Lactose und Maltose.

D-Fructose. Sie steht im Organismus in Zusammenhang mit dem Glucosestoffwechsel. Sie kommt frei in Früchten, Gemüse und Honig vor und ist Bestandteil von Saccharose.

D-Galactose. Sie wird vom Organismus in Sphingolipide und Glycoproteine eingebaut. In der Nahrung ist sie Bestandteil des Disaccharids Lactose.

Disaccharide
Saccharose. Sie besteht aus Glucose und Fructose und kommt in Zuckerrüben, Zuckerrohr und in geringen Mengen in Früchten und Gemüse vor.

Lactose. Milchzucker ist das Kohlenhydrat der Milch und besteht aus Glucose und Galactose.

Maltose. Malzzucker, ein aus Glucose aufgebautes Disaccharid, ist ein Stärkeabbauprodukt und in geringen Mengen in Getreideprodukten enthalten, in größerer Menge in Stärkehydrolysaten, die bei der industriellen Lebensmittelherstellung verwendet werden.

Oligo- und Polysaccharide
Dextrine. Aus 4 bis 10 Glucoseeinheiten bestehende Stärkeabbauprodukte heißen Dextrine. Sie entstehen z. B. beim Backen von Brot oder Kuchen und kommen in Stärkehydrolysaten vor.

Stärke. Stärke ist ein hochmolekulares Glucosepolymer und besteht aus 2 Fraktionen, der *Amylose* (250 bis 300 Glucoseeinheiten) und dem *Amylopektin* (5000 bis 6000 Glucoseeinheiten). Amylose ist ein linear aus α-1,4-glycosidisch gebundener Glucose aufgebautes Molekül. *Amylopektin*, die hauptsächliche Stärkekomponente in den meisten stärkehaltigen Lebensmitteln, ist ein hochverzweigtes Polymer aus α-1,4- und α-1,6-glycosidisch gebundener Glucose.

Glycogen. Glycogen ist ein hochverzweigtes Glucosepolymer aus α-1,4- und α-1,6-glycosidisch gebundener Glucose und kommt als Speicherkohlenhydrat im menschlichen und tierischen Organismus vor.

Verdauung der Kohlenhydrate

Für die Resorption von Kohlenhydraten im Dünndarm ist ihre Spaltung zu Monosacchariden Voraussetzung. Ein großer Teil der Nahrungskohlenhydrate wird in Form von Stärke verzehrt. Bei ihrem Abbau wirken mehrere Enzyme zusammen.

α-Amylase. Die Verdauung der Stärke beginnt bereits im Mund durch eine im Speichel enthaltene α-Amylase, die Stärke zu Dextrinen spaltet. Die α-Amylase des Pankreas ist mit der Speichelamylase identisch; beide Enzyme spalten die α 1,4 glycosidischen Bindungen der Amylose, des Amylopectins und des Glycogens. Dabei entstehen zunächst Dextrine, der Abbau geht weiter bis zu Maltose bzw. Isomaltose, dem Disaccharid, das an den Verzweigungsstellen des Amylopektins entsteht, und zu Maltotriose. Aus ungradzahligen Dextrinen kann auch Glucose entstehen.

Disaccharidasen. Die Endprodukte des Stärkeabbaus, Maltose und Isomaltose, sowie die anderen mit der Nahrung aufgenommenen Disaccharide, Saccharose und Lactose, werden durch Disaccharidasen (verschiedene Maltasen, Saccharase, Lactase), die im Bürstensaum der Mucosazellen des Dünndarms lokalisiert sind, zu Monosacchariden gespalten. Die Resorption der Monosaccharide erfolgt über aktiven Transport in Anwesenheit von Natriumionen. Die hierfür benötigten Transportsysteme befinden sich in enger räumlicher Nachbarschaft zu den Disaccharidasen.
Eine Reihe von Störungen der Kohlenhydratverdauung und -resorption sind auf verminderte Aktivitäten bzw. auf den Mangel an Disaccharidasen zurückzuführen. Die häufigste Störung ist der *Lactasemangel*, bei dem die β-1,4-glycosidische Bindung des Milchzuckers nicht gespalten werden kann. Bei großen Teilen der Weltbevölkerung (Asiaten, dunkelhäutigen Rassen) kommt es nach dem Säuglingsalter zu einer genetisch fixierten Abnahme der Lactaseaktivität. Bei Kaukasiern tritt ein Lactasemangel wesentlich seltener auf. Im Dünndarm nicht verdaute und resorbierte Lactose geht in den Dickdarm über, wo sie von der Dickdarmflora sehr schnell zu kurzkettigen Fettsäuren abgebaut wird, ein Vorgang, der zu osmotisch bedingten Diarrhoen führt. Personen mit einem Lactasemangel vertragen Milch und lactosehaltige Milchprodukte wie Frischmilch, Joghurt und Frischkäse nur in sehr geringen Mengen. Dies ist insofern ein Nachteil, als diese Lebensmittel die wichtigsten Calciumlieferanten in unserer Kost sind (s. 4.1.3; 4.2.3).

Funktion der Kohlenhydrate im Organismus

Der Organismus gewinnt bei der Oxidation der Kohlenhydrate *Energie*; Kohlenhydratspeicher in Form von Glycogen dienen als schnell verfügbare *Energiereserven*. Daneben haben Kohlenhydrate auch *spezifische Funktionen* als Bestandteile von Glycoproteinen in Kollagen, Enzymen, Transportproteinen, Peptidhormonen, Immunglobulinen, Fibrinogen, Blutgruppensubstanzen u. a. Sie sind Komponenten von Proteoglycanen wie Hyaluronsäure, Chondroitinsulfat, Dermatansulfat und Heparin sowie von Glycolipiden wie den Gangliosiden. Pentosen sind Bestandteile von Nucleinsäuren (RNS, DNS) und Coenzymen.
Nach der Resorption können die Kohlenhydrate, evtl. nach ihrer Umwandlung in Glucose, direkt

über Glycolyse und Citratcyclus abgebaut und zur Energiegewinnung genutzt, als Glycogen gespeichert oder zur *Synthese* von Fett und anderen Verbindungen verwendet werden. Eine zentrale Stellung im Kohlenhydratstoffwechsel nimmt die Glucose ein, zwischen Glucose und den anderen Nährstoffen bestehen zahlreiche Verbindungen.

Bedeutung der Glucose im Stoffwechsel

Glucose wird mit Hilfe von Insulin in die Zellen aufgenommen; nur die Leber kann Glucose insulinunabhängig aufnehmen. Die Verwertung der Glucose im Stoffwechsel verläuft über die Glycolyse, in der Glucose über verschiedene Zwischenstufen bis zum Pyruvat abgebaut wird. Über Pyruvat bestehen direkte Verbindungen zum Proteinstoffwechsel: Pyruvat ist die α-Ketosäure der Aminosäure Alanin; durch die biotinabhängige Carboxylierung von Pyruvat entsteht Oxalacetat, die α-Ketosäure der Aminosäure Asparaginsäure. Alle Stoffe, aus denen im Körper Pyruvat entstehen kann, können über den Umweg über Oxalacetat für die Neusynthese von Glucose, für die Gluconeogenese, genutzt werden.

Direkte Verwertung
Glucose ist für alle Zellen und Gewebe der wichtigste Brennstoff. Während aber die meisten Gewebe daneben oder alternativ auch Fettsäuren oder Ketonkörper zur Energiegewinnung nutzen können (z.B. die Muskulatur), sind das Nervengewebe, die roten Blutkörperchen und das Nierenmark direkt auf Glucose als Energiequelle angewiesen.
Das Gehirn braucht täglich 80 bis 140 g Glucose. Bei kurzfristigem Glucosemangel kann der Bedarf weitgehend über die Gluconeogenese aus glucoplastischen Aminosäuren gedeckt werden. Im Hungerzustand oder bei länger fehlender Glucosezufuhr ist das Gehirn in der Lage, sich an das niedrige Glucoseangebot zu adaptieren und seinen Energiebedarf zu einem erheblichen Teil über Ketonkörper zu decken. Die roten Blutkörperchen und das Nierenmark sind dagegen auf die Zufuhr von Glucose angewiesen, sie benötigen etwa 40 g/Tag.

Umwandlung der Glucose in Glycogen
Wenn die Aufnahme an Glucose den unmittelbaren Bedarf übersteigt, kann der Organismus aus Glucose das Polysaccharid Glycogen als Kohlenhydratspeicher aufbauen. Dies erfolgt vor allem in der Leber und der Muskulatur. Die Kohlenhydratreserven des Organismus sind aber normalerweise gering, sie lassen sich auch nur in sehr begrenztem Umfang, z.B. bei Leistungssportlern, steigern. Sie sind vom Ernährungszustand und von endokrinen Einflüssen abhängig. Im Durchschnitt enthält die Muskulatur ca. 250 g, die Leber 100 bis 150 g Glycogen, etwa 15 g Glucose befinden sich im Blut und in der extrazellulären Flüssigkeit.
Die Glycogenreserven in der Leber dienen im wesentlichen der Aufrechterhaltung der Blutglucosespiegel und damit der Energieversorgung der glucoseabhängigen Gewebe. Wenn der Bedarf des Gehirns, der Blutkörperchen und des Nierenmarks berücksichtigt wird, dann reichen die Leberreserven nur für eine kurze Zeit. Aus Muskelglycogen kann Energie sehr schnell unter anaeroben Bedingungen gewonnen werden; allerdings steht Muskelglycogen nur für den Muskel, nicht für die anderen Gewebe zur Verfügung.

Umwandlung in Fett
Über den Bedarf hinaus aufgenommene Kohlenhydrate werden in Triacylglyceride überführt und als Depotfett gespeichert. Der Umbau von Glucose zu Fett findet hauptsächlich in der Leber, aber auch im Fettgewebe statt. Aber auch wenn Kohlenhydrate nicht im Überschuß aufgenommen werden, wird ein großer Teil in Fett umgewandelt. Bei der Synthese von Fettsäuren aus Glucose wird Energie in Form von Adenosintriphosphat (ATP) verbraucht. Umgekehrt, wenn Fettsäuren zur Energiegewinnung oxidiert werden, wird etwa 16 % weniger Energie in Form von ATP frei als bei der Oxidation von Glucose. Fettsäuren sind also im Vergleich zur direkten energetischen Nutzung von Glucose weniger ökonomische Energielieferanten.

Antiketogene Wirkung der Kohlenhydrate
Die antiketogene Wirkung der Kohlenhydrate steht in Zusammenhang mit der Bildung von Oxalacetat aus Pyruvat, einem Abbauprodukt der Glucose. Außer seiner Funktion als Bindeglied zum Proteinstoffwechsel hat Oxalacetat eine weitere wichtige Funktion: Im Citratzyklus ist es für den oxidativen Abbau von Acetyl-CoA notwendig. Acetyl-CoA entsteht z.B. bei der direkten energetischen Nutzung der Glucose bei der oxidativen Decarboxylierung von Pyruvat sowie bei der Energiegewinnung aus Fettsäuren, der β-Oxidation. Wenn nicht genügend Oxalacetat zur Verfügung steht aufgrund einer unzureichenden Zufuhr von Nahrungskohlenhydraten, kann Acetyl-CoA nicht in ausreichendem Maß in den Citratzyklus eingeschleust werden. Unter diesen Bedingungen werden aus Acetyl-CoA Ketonkörper, Acetoacetat und β-Hydroxybutyrat, gebildet. Bei ungenügender Glucosezufuhr ist auch die Neusynthese von Triglyceriden aus Fettsäuren gehemmt, denn für die Veresterung der Fettsäuren im Fettgewebe ist Glucose notwendig zur Bildung von α-Glycerophosphat. Im Gegensatz zur Leber kann das Fettgewebe beim Triglyceridabbau entstandenes Glycerol nicht wieder verwenden.
Ketonkörper werden normalerweise nur in geringen Mengen in der Leber gebildet. Sie werden z.B. von der Muskulatur und nach einer Adaptationsphase auch vom Nervengewebe umgesetzt und zur Energiegewinnung genutzt. Eine vermehrte Ketonkörperbildung tritt nicht nur bei ungenügender Glucosezufuhr mit der Nahrung auf, z.B. im Hunger oder bei extrem kohlenhydratarmen Diäten, sondern auch bei Insulinmangel. Glucose kann, mit Ausnahme der Leber, nur unter dem Einfluß von Insulin in die Zellen aufge-

nommen und in den Stoffwechsel eingeschleust werden. Wenn höhere Konzentrationen an Ketonkörpern im Stoffwechsel anfallen als die Gewebe oxidieren können, werden sie mit dem Urin ausgeschieden; durch Abbau zu Aceton tritt dann der typische Ketongeruch auf.

Proteinsparender Effekt der Kohlenhydrate
Wenn nicht genügend Glucose aus der Nahrung zur Verfügung steht, wird der Bedarf über die Gluconeogenese vor allem aus glucoplastischen Aminosäuren gedeckt. Zum Aufbau von 100 g Glucose müssen etwa 200 g Nahrungs- oder Körpereiweiß abgebaut werden, denn nur ein Teil der Aminosäuren ist glucoplastisch. Es entsteht also eine eiweißkatabole Situation. Umgekehrt, bei ausreichender Kohlenhydratzufuhr, kann Eiweiß für seine eigentlichen Funktionen verwendet werden.

Regulation der Blutglucose
Der Glucoseumsatz im Organismus verläuft schnell. Dabei besteht ein dynamisches Gleichgewicht zwischen der mit der Nahrung aufgenommenen und der über die Gluconeogenese aus Nichtkohlenhydraten synthetisierten Glucose einerseits und ihrer direkten Verwertung durch Oxidation, Speicherung als Glycogen oder Umwandlung in andere Verbindungen (Lipide u.a.) andererseits. Obwohl die Glucosezufuhr mit der Nahrung nicht kontinuierlich, sondern in Abständen durch die Aufnahme von Mahlzeiten mit unterschiedlichem Glucose- bzw. Kohlenhydratgehalt erfolgt, wird die Blutglucosekonzentration beim stoffwechselgesunden Menschen in einem engen Bereich konstant gehalten (4,5 bis 6,6 mmol/l bzw. 80 bis 120 mg/100 ml). Die Regulation erfolgt durch Insulin, Glucagon, Glucocorticoide und Catecholamine. Insulin senkt die Blutglucose, indem es den Glucoseeinstrom in die Zellen und die Glucoseentfernung durch die Synthese von Glycogen und Triglyceriden fördert und die Wirkung von Glucagon, Glucocorticoiden und Catecholaminen hemmt. Bei einem Abfall der Blutglucose unter den Normalbereich wird unter dem Einfluß von Glucagon, Catecholaminen und Glucocorticoiden vermehrt Glucose aus Glycogen und über die Gluconeogenese bereitgestellt; die Wirkung des Insulins wird gehemmt.

Bedarf an Kohlenhydraten

Im klassischen Sinn sind Kohlenhydrate keine essentiellen Nährstoffe, weil sie aus anderen Verbindungen, z.B. den glucoplastischen Aminosäuren und aus dem beim Triglyceridabbau anfallenden Glycerol im Organismus hergestellt werden können. Trotzdem wäre eine kohlenhydratfreie Ernährung sehr unrationell wegen der starken Belastung des Proteinhaushalts. Bei kohlenhydratfreier Ernährung treten Störungen wie Ketogenese, gesteigerte Mineralstoff- und Wasserverluste sowie Blutdruckabfall auf. Solche Störungen werden vermieden, wenn mindestens 70 bis 100 g Glucose am Tag aufgenommen werden; diese Menge entspricht dem Bedarf der obligat glucoseabhängigen Gewebe. Man spricht deshalb von den Kohlenhydraten als *metabolisch essentiellen* Verbindungen, da sie für den normalen Ablauf des Stoffwechsels notwendig sind. Deshalb sollten mit jeder Mahlzeit Kohlenhydrate zugeführt werden.

Aufnahme an Kohlenhydraten mit der Nahrung

Die Höhe der Zufuhr an Kohlenhydraten ist von der Kostform abhängig. In Südostasien werden täglich 300 bis 500 g Reis (Trockengewicht) als wichtigstes Nahrungsmittel verzehrt, die Kohlenhydrataufnahme hieraus beträgt 240 bis 400 g/Tag. In der Bundesrepublik Deutschland liegt der Verzehr an Kohlenhydraten bei etwa 260 g für Frauen und 300 g für Männer. Davon besteht der größte Teil aus Stärke, allerdings werden relativ große Mengen an Zuckern, vor allem an Saccharose, aufgenommen. Zucker sind zwar in Obst und Gemüse sowie in Milch(produkten) natürlicherweise enthalten, aber auch bei einer hohen Aufnahme dieser Lebensmittel werden nur begrenzte Mengen an Zuckern insgesamt zugeführt, insbesondere an Saccharose. Saccharose wird in der Regel Lebensmitteln aus sensorischen, aber auch aus technologischen Gründen, z.B. zur Konservierung, zugesetzt. Dem gleichen Zweck dienen partielle oder vollständige Hydrolysate aus Stärken, z.B. Glucosesirup aus Maisstärke oder Fructosesirup aus Inulin. Die Vorliebe für die Geschmacksrichtung „süß" scheint dem Menschen angeboren zu sein und wird bereits von Säuglingen als angenehm empfunden.
Vor der industriellen Gewinnung aus Zuckerrüben war Zucker ein kostbares Produkt und wurde sparsam verwendet. Ein hoher Verzehr von Saccharose, aber auch der zum Süßen verwendeten Polysaccharidhydrolysate ist mit ernährungsphysiologischen Nachteilen verbunden. Zuckerreiche Lebensmittel wie Süßigkeiten, süße Getränke u.a. liefern im Verhältnis zu ihrem Energiegehalt wenig oder keine essentiellen Nährstoffe wie z.B. Vitamine und Mineralstoffe. Da diese Lebensmittel oft zusätzlich zur übrigen Kost verzehrt bzw. getrunken werden, können sie mit zur Entstehung von Übergewicht beitragen. Zucker begünstigen die Entstehung der Zahnkaries. Karies entsteht infolge einer Demineralisierung des Zahnschmelzes durch organische Säuren, die bei der bakteriellen Fermentation der Zucker im Mund entstehen. Glucose, Fructose, Saccharose, z.T. auch Stärkeabbauprodukte wirken kariogen. Gefährlich ist vor allem häufiger Kontakt mit Zucker, insbesondere in klebriger, haftender Form, weil unter diesen Bedingungen eine langanhaltende Säurewirkung möglich ist. Dies gilt auch für Honig, der den aus gleichen Teilen Glucose und Fructose bestehenden Invertzucker enthält. Gegen einen mäßigen Konsum von Zucker, verbunden mit einer guten Zahnhygiene, bestehen allerdings keine Einwände.

2.3.3 Nicht verwertbare Kohlenhydrate – Ballaststoffe

Ballaststoffe sind die Bestandteile pflanzlicher Zellen, die von den Verdauungsenzymen des Menschen nicht gespalten werden können und die daher unverdaut in den Dickdarm transportiert werden. Im englischen Sprachgebiet wird der Begriff dietary fibre oder nur fibre verwendet, in der Schweiz spricht man von Nahrungsfasern. Botanisch sind Ballaststoffe entweder Strukturbestandteile der Pflanzenzellwand, wie Cellulose, Hemicellulosen, Pektine und Lignin, oder Reservekohlenhydrate wie z. B. Guar oder Carubin. Vom chemischen Aufbau her handelt es sich zum überwiegenden Teil um β-glycosidisch gebundene Polysaccharide, die aus einem oder verschiedenen Monosacchariden aufgebaut sind, um die sogenannten Nicht-Stärke-Polysaccharide.

Aufbau der Ballaststoffe

Cellulose. Sie ist ein lineares Makromolekül aus β-1,4-glycosidisch gebundener Glucose. Sie liegt zum überwiegenden Teil in kristalliner Form in Mikrofibrillen vor, die von einer Matrix aus anderen Zellwandbestandteilen umgeben sind. Die Glucoseketten werden durch Wasserstoffbrückenbindungen zusammengehalten. Diese Struktur erklärt die mechanische Festigkeit der Cellulose und ihre Resistenz gegen einen bakteriellen Abbau im Dickdarm. Neben den kristallinen Regionen gibt es auch ungeordnete Bezirke, die von der Darmflora leichter angegriffen werden.

Hemicellulosen. In der Regel sind Hemicellulosen aus verzweigten Ketten aufgebaut und enthalten als Monomere Xylose, Arabinose, Glucose, Galactose und Mannose. Der Aufbau variiert in Abhängigkeit von Herkunft und Pflanzenorgan. β-Glucane werden zu den Hemicellulosen gerechnet; sie sind aus β-1,3- und β-1,4-glycosidisch gebundener Glucose aufgebaut und kommen vor allem in Hafer und Gerste vor.

Pektine. Polygalacturonsäureverbindungen heißen Pektine. Sie enthalten Rhamnose in der Hauptkette und sind z. T. methylverestert.

Lignin. In vielen Pflanzenorganen sind die Nicht-Stärke-Polysaccharide mit Lignin, einem Phenylpropanpolymer, und anderen Substanzen verbunden. Da die Nicht-Stärke-Polysaccharide im Dünndarm nicht verdaut und daher nicht in Form ihrer monomeren Zucker vom Menschen genutzt werden können, werden sie auch als „nicht verwertbare Kohlenhydrate" bezeichnet.

Resistente Stärke. Aus neueren Untersuchungen ist bekannt, daß auch ein kleiner Teil der Nahrungsstärke im Dünndarm nicht verdaut wird und in den Dickdarm übergeht. Dabei handelt es sich hauptsächlich um Stärke, die durch Erhitzen gelatinisiert wurde und die beim Abkühlen vielfach einer Rekristallisation unterliegt, die sie für die Pankreasamylase unangreifbar macht. Diese Stärke wird als resistente Stärke bezeichnet, sie entsteht vor allem aus Amylose. Physiologisch verhält sie sich ähnlich wie Ballaststoffe und wird daher oft den Ballaststoffen zugerechnet[3].

Bestimmung der Ballaststoffe

Im Gegensatz zu anderen Inhaltsstoffen der Nahrung gibt es für die analytische Bestimmung der Ballaststoffe bisher keine Standardmethode. Das erschwert Aussagen über den Ballaststoffgehalt von Lebensmitteln und auch über die physiologischen Wirkungen der Ballaststoffe. Die mit verschiedenen Methoden erhaltenen Ballaststoffgehalte sind für ein gegebenes Lebensmittel oft unterschiedlich. Prinzipiell ist bei allen Analysenverfahren eine getrennte Bestimmung von löslichen und unlöslichen Ballaststoffen möglich. Dabei ergeben sich bei den einzelnen Methoden aber unterschiedliche Werte, da die Löslichkeit der Polysaccharide von den Analysenbedingungen, z. B. dem pH-Wert der Puffer oder der Temperatur abhängt. Die gegenwärtig üblichen Analysenverfahren basieren auf unterschiedlichen Prinzipien:

Gravimetrische Methoden: Ballaststoffe werden von Nichtballaststoffbestandteilen nach der enzymatischen Hydrolyse von Stärke und Protein abgetrennt und gravimetrisch bestimmt. Bei diesen Methoden werden neben den Nicht-Stärke-Polysacchariden auch Lignin und andere Zellwandbestandteile wie Proteine sowie resistente Stärke erfaßt. In der Bundesrepublik Deutschland ist für die Lebensmittelkennzeichnung eine gravimetrische Methode (AOAC-Methode) verbindlich vorgeschrieben.

Gaschromatographische Methoden: Nach dem enzymatischen Abbau der Stärke und der Abtrennung der Abbauprodukte und anderer niedrigmolekularer Zucker werden die Nicht-Stärke-Polysaccharide mit Säure hydrolysiert, derivatisiert und die Monomeren gaschromatographisch erfaßt, Uronsäuren werden colorimetrisch bestimmt. Resistente Stärke kann vor der Hydrolyse der Nicht-Stärke-Polysaccharide entfernt, Lignin muß getrennt bestimmt werden.

Vorkommen von Ballaststoffen

Ballaststoffe kommen natürlicherweise nur in pflanzlichen Lebensmitteln wie Getreide und ihren Produkten, Gemüse und Obst vor. Aus diesen Produkten gewonnene Ballaststoffkonzentrate und -isolate werden ebenfalls in der Ernährung verwendet. Als Ballaststoffkonzentrate werden Produkte bezeichnet, die sich im Vergleich zum Ausgangsmaterial durch einen wesentlich höheren Ballaststoffgehalt auszeichnen; das läßt sich durch die Abtrennung von Nichtballaststoffbestandteilen erreichen. Beispiele für derartige Konzentrate sind Weizenkleie, Haferkleie, Zuckerrüben- und Citrusfasern. Bei Ballaststoffisolaten handelt es sich um einzelne Ballaststoffbestandteile, die extrahiert oder chemisch isoliert wurden, z. B. Pektin oder Cellulose.

Einzelne Lebensmittelgruppen wie Gemüse, Obst und Getreide unterscheiden sich im Gehalt und in der Zusammensetzung der Ballaststoffe. Bei nicht verarbeiteten Lebensmitteln bzw. Ausgangsprodukten für die Lebensmittelherstellung ist der Ballaststoffgehalt im Getreide höher als in Obst und Gemüse. Ausnahmen sind beim Getreide der Reis mit einem niedrigen Ballaststoffgehalt und bei Gemüse die Hülsenfrüchte mit hohen Gehalten. Obst und Gemüse verändern durch Verarbeitung, z. B. durch Kochen, ihren Ballaststoffgehalt nur wenig, mit Ausnahme der Hülsenfrüchte, die stark aufquellen. Bei Getreideprodukten sind die Gehalte demgegenüber stark abhängig vom Ausmahlungsgrad, denn die meisten Ballaststoffe befinden sich in den Randschichten des Korns, in der Kleieschicht.

Obst- und Gemüseballaststoffe enthalten hauptsächlich Cellulose und Pektin. Ballaststoffe aus dem Endosperm der Getreide sind dagegen vorwiegend aus Hemicellulosen aufgebaut, die Außenschichten enthalten neben Hemicellulosen auch Cellulose und Lignin, aber kein Pektin. Diese Unterschiede in der Zusammensetzung haben Bedeutung für die Wirkung der Ballaststoffe.

Funktion der Ballaststoffe

Obwohl Ballaststoffe keine essentiellen Bestandteile der Nahrung sind, sind sie wichtig für die Gesunderhaltung des Menschen. Man schätzt, daß bei uns vor 100 Jahren ca. 50 bis 60 g Ballaststoffe pro Tag gegessen wurden, heute sind es knapp 20 g. Parallel zu diesen Änderungen der Verzehrsgewohnheiten nahm die Häufigkeit bestimmter Erkrankungen, der Zivilisationskrankheiten wie Obstipation, Divertikulose, Colonkarzinome, Diabetes mellitus, Hyperlipidämien, kardiovaskuläre Erkrankungen, zu. Deshalb wurde zu Beginn der 70er Jahre von englischen Ärzten die Hypothese aufgestellt, daß diese Zivilisationskrankheiten durch eine zu geringe Zufuhr an Ballaststoffen verursacht werden, mit anderen Worten, daß dies Ballaststoffmangelkrankheiten sind. Allerdings ist unsere heutige Kost insgesamt anders zusammengesetzt als vor 100 Jahren. Sie hat eine höhere Energiedichte, führt leichter zu Übergewicht und begünstigt hierdurch die Manifestation von Stoffwechselkrankheiten wie Diabetes mellitus Typ II und Hyperlipidämien. Außerdem sind auch unsere sonstigen Lebensgewohnheiten anders als früher, es gibt weniger körperliche Bewegung, der Verbrauch an Zigaretten und Alkohol und der psychische Stress sind höher. Man kann also nur schwer bestimmen, welcher Anteil den Ballaststoffen in diesem Zusammenhang zukommt.

Wirkungen der Ballaststoffe

Bestimmte quellfähige Ballaststoffe wie Pektin, Guar, β-Glucane u. a. können im Dünndarm über eine Erhöhung der Viskosität des Darminhalts die Verdauung und Resorption der anderen Nährstoffe beeinflussen. Es kann zu einer verlangsamten Diffusion der Nährstoffe zur Darmmucosa und damit zu einer Verzögerung der Resorption kommen. So verzögert Guar den Glucoseeinstrom ins Blut, ein Vorgang, der für Diabetiker genutzt werden kann. Nahrungslipide können in Ballaststoffgele eingelagert und somit dem Angriff der Lipasen und damit auch der Resorption entzogen werden. Dies kann z. B. die Resorption des Cholesterols vermindern. Auch die Rückresorption von Gallensäuren im Dünndarm kann durch gelbildende Ballaststoffe gesenkt werden. Um den Gallensäurepool aufrecht zu erhalten, muß die Leber Cholesterol zu Gallensäuren umbauen. Auf diese Weise können bestimmte Ballaststoffe zur Senkung des Serumcholesterols beitragen.

Der zweite, wahrscheinlich wichtigere Wirkort der Ballaststoffe ist der Dickdarm. Im Gegensatz zum Menschen verfügen die Dickdarmbakterien über Enzyme, mit denen die Nicht-Stärke-Polysaccharide unter anaeroben Bedingungen abgebaut, fermentiert werden können. Isolierte Ballaststoffe wie Pektin und Guar werden vollständig, Ballaststoffe aus Obst und Gemüse nahezu vollständig fermentiert. Dagegen werden Ballaststoffe aus den Außenschichten der Getreide, die mit Lignin verbunden sind (Kleie, Vollkornprodukte), nur etwa zu 50 bis 60 % abgebaut.

Die nicht fermentierten Ballaststoffe binden im Darmlumen Wasser und bewirken eine bessere Füllung des Dickdarms. Hierdurch wird der Weitertransport der Nahrungsreste gefördert. Die bei der Fermentation der Ballaststoffe freiwerdende Energie wird von den Bakterien zum Wachstum genutzt, sie vermehren sich. Die Bakterienzellen tragen in erheblichem Umfang zur Stuhlbildung bei; 30 bis 55 % der Stuhltrockenmasse bestehen aus Bakterien. Sowohl die nicht fermentierten Ballaststoffe als auch die infolge der Fermentation vermehrte Bakterienmasse führen demnach zu einer Erhöhung des Stuhlgewichts und beugen einer Obstipation vor; nicht fermentierte Ballaststoffe sind in dieser Hinsicht die wirksameren Komponenten. Bei Getreideprodukten wie Weizenkleie oder Vollkornbrot sind Produkte mit groben Partikeln wirksamer als fein vermahlene.

Die wichtigsten Endprodukte des bakteriellen Ballaststoffabbaus sind die kurzkettigen Fettsäuren Acetat, Propionat und Butyrat, daneben entstehen auch Gase wie CO_2, H_2 und CH_4. Die kurzkettigen Fettsäuren werden zum größten Teil im Dickdarm resorbiert und vom menschlichen Organismus genutzt. Butyrat scheint die bevorzugte Energiequelle der Zellen der Colonmucosa zu sein, Propionat wird vor allem in der Leber, Acetat in der Muskulatur umgesetzt. Die Energie, die der Mensch pro g Ballaststoffe gewinnen kann, hängt von der Art der Ballaststoffe und dem Ausmaß ihrer Fermentation ab und beträgt ca. 8 kJ (0 bis 2 kcal) pro g. Die niedrigeren Werte ergeben sich beim Verzehr von Getreideballaststoffen, die höheren bei Ballaststoffen aus Obst und Gemüse.

Dickdarmkrebs und Ballaststoffmangel?

Colonkarzinome sind eine häufige Krebsform in Industrieländern; sie scheinen mit der Ernährung zusammenzuhängen. Es ist aber bisher nicht geklärt, welche Rolle einzelne Nahrungsbestandteile bei der Entstehung spielen. Ein hoher Verzehr von Fett, Cholesterol und Protein und die zu niedrige Ballaststoffaufnahme könnten von Bedeutung sein. Fett, Cholesterol und Protein an sich sind natürlich keine kanzerogenen Stoffe. Bei einem hohen Verzehr gelangt aber z.B. mehr Protein in den Dickdarm, aus dem die Bakterien biogene Amine herstellen, stoffwechselwirksame Verbindungen. Bei hohem Fettverzehr werden mehr Gallensäuren für die Verdauung ausgeschüttet und gehen vermehrt in den Dickdarm über, wo sie von den Bakterien zu sekundären Gallensäuren umgewandelt werden. Zumindest im Tierversuch haben solche sekundären Gallensäuren einen Einfluß auf die Karzinomentstehung.

Eine ballaststoffreiche Kost enthält normalerweise mehr hochmolekulare Kohlenhydrate und weniger Protein und Fett. Da bei einer solchen Kost der Dickdarm besser gefüllt ist, kommen potentiell krebserzeugende Substanzen in niedrigerer Konzentration mit der Darmschleimhaut in Kontakt, und auch nur für kürzere Zeit, weil die Passagezeit durch Ballaststoffe verkürzt wird. Die bei der Fermentation der Ballaststoffe entstehenden kurzkettigen Fettsäuren führen zu niedrigeren Colon-pH-Werten und scheinen hierdurch die Aktivität von Bakterien zu vermindern, die kanzerogene Substanzen aus den Nahrungsresten synthetisieren. Nach neueren Untersuchungen sollen kurzkettige Fettsäuren auch die Teilungsrate der Mucosazellen des Dickdarms beeinflussen. Bei dem hier Gesagten handelt es sich aber nur um Hypothesen über karzinogene Ballaststoffe, für die es bisher beim Menschen keine sicheren Beweise gibt[4] (s. 4.1.6).

2.4 Energie

Mensch und Tier gewinnen die zur Aufrechterhaltung des Lebens benötigte Energie durch die Oxidation von energiereichen Nahrungsbestandteilen, vor allem von Kohlenhydraten, Fetten und Proteinen. Die gesamte in der Nahrung enthaltene Energie stammt aus der Sonnenenergie. Pflanzen sind in der Lage, mit Hilfe der Photosynthese aus Kohlendioxid und Wasser Kohlenhydrate aufzubauen und daraus andere organische Verbindungen zu synthetisieren. Die chemische Energie dieser Stoffe wird von Mensch und Tier für die eigene Energieversorgung genutzt. Beim Abbau der Energieträger im Körper wird der größte Teil der Energie als Wärme freigesetzt, bestenfalls 25 % der Energie stehen für die Synthese körpereigener Verbindungen als chemische Energie, für die Muskelkontraktion als mechanische Energie oder andere energieverbrauchende Vorgänge zur Verfügung.

2.4.1 Bestimmung der Energie der Nahrung

Physikalischer Brennwert

Die Bestimmung der Energie der Nahrung erfolgt über die Wärme, die bei der vollständigen Oxidation ihrer organischen Inhaltsstoffe, d.h. von Fetten, Kohlenhydraten und Proteinen sowie geringen Mengen an anderen Verbindungen, freigesetzt wird. Diese Energie wird in der kalorimetrischen Bombe gemessen, in der Lebensmittel oder Lebensmittelkomponenten unter Sauerstoffüberdruck verbrannt werden. Die Verbrennungswärme wird an den Wassermantel abgegeben, der Energiegewinn durch Messung der Wassertemperatur vor und nach der Verbrennung ermittelt. Unter den in der kalorimetrischen Bombe vorliegenden Bedingungen werden Fette, Kohlenhydrate und Proteine vollständig zu Kohlendioxid und Wasser verbrannt, aus dem Stickstoff der Proteine entstehen Stickoxide. Die auf diese Weise ermittelte Energie ist der physikalische Brennwert der Nährstoffe. Für Fette ergibt sich ein durchschnittlicher physikalischer Brennwert von 39 kJ (9,3 kcal)/g, für Kohlenhydrate von 17 kJ (4,1 kcal)/g, für Proteine von 24 kJ (5,65 kcal)/g und für Alkohol von 30 kJ (7,1 kcal)/g. Bei Fetten hängt der Brennwert von der Kettenlänge, bei Kohlenhydraten von der Zahl der Monosaccharideinheiten, bei Proteinen vom Molekülaufbau der Aminosäuren ab.

Physiologischer Brennwert

Die mit der Nahrung aufgenommenen Nährstoffe sind aber nicht in voller Höhe für den menschlichen Organismus verfügbar, da sie nicht vollständig im Dickdarm resorbiert werden. Bei Fetten wird von einer durchschnittlichen Verfügbarkeit von 95 %, bei Kohlenhydraten von 99 % und bei Proteinen von 92 % ausgegangen. Alkohol wird vollständig resorbiert. Im Organismus werden Fette und Kohlenhydrate ebenso wie in der kalorimetrischen Bombe vollständig zu Kohlendioxid und H_2O verbrannt. Proteine werden im Körper dagegen nicht vollständig oxidiert, sondern der Proteinstickstoff wird in Form energiearmer Abbauprodukte wie Harnstoff, Kreatinin u.a. über den Urin ausgeschieden. Pro g Nahrungsprotein gehen im Durchschnitt 5 kJ (1,25 kcal) in Form dieser Abbauprodukte verloren. Der physiologische Brennwert der Nährstoffe ist daher niedriger als ihr physikalischer Brennwert.

Aus den physikalischen Brennwerten der Nährstoffe und ihrer Verfügbarkeit, bei Protein auch unter Berücksichtigung der unvollständigen Oxidation im Stoffwechsel, berechnete Atwater um die Jahrhundertwende Faktoren, mit deren Hilfe der physiologische Brennwert der Lebensmittel, die metabolisierbare Energie, aus ihren Gehalten an Protein, Fett und Kohlenhydraten berechnet werden konnte. Diese Umrechnungsfaktoren wurden auf der Basis von kcal ermittelt und ergaben einen physiologischen Brennwert von 9 kcal pro g

Fett, 4 kcal pro g Kohlenhydrate und 4 kcal pro g Protein. Diese Faktoren werden als allgemeine Atwater-Faktoren bezeichnet und auch nach dem z. Zt. geltenden Lebensmittelrecht verwendet, heute wird allerdings der Kohlenhydratgehalt der Lebensmittel nach einem anderen Verfahren ermittelt als vor 100 Jahren. Außerdem wird die aus den Nährstoffen verfügbare Energie in kJ angegeben (1 kcal = 4,184 kJ; Umrechnungsfaktoren: Protein 17 kJ/g, Fett 37 kJ/g und Kohlenhydrate 17 kJ/g). Diese Faktoren werden für die Berechnung des Energiegehalts der Lebensmittel in Tabellen und im Rahmen der Nährstoffdeklaration verwendet. Alkohol besitzt einen physiologischen Brennwert von 29 kJ/g bzw. 7 kcal/g und darf bei der Aufstellung einer Energiebilanz nicht vergessen werden. In Lebensmitteln enthaltene organische Säuren wie Milchsäure, Citronensäure u. a. werden mit 13 kJ/g (3 kcal), Polyalkohole wie der Zuckeraustauschstoff Sorbitol mit 10 kJ/g (2,4 kcal) berechnet. Ballaststoffe können ebenfalls Energie liefern; dies wird bei der Berechnung des Energiegehaltes nach dem Lebensmittelrecht nicht berücksichtigt.

Nach dem Isodynamiegesetz (Rubner) können sich die einzelnen Nährstoffe in energetischer Hinsicht gegenseitig vertreten. Wenn nur die Energiegewinnung betrachtet wird, ist es gleichgültig, ob der Körper Kohlenhydrate, Fette oder Proteine verbrennt. Es ist jedoch unökonomisch, den Energiebedarf mit Protein zu decken, da die energetische Ausnutzung nur unvollständig ist und Proteine im Vergleich zu Kohlenhydraten und Fetten teure Energieträger sind.

2.4.2 Energieumsatz des Menschen

Der Mensch braucht Energie für die Aufrechterhaltung seiner Stoffwechselfunktionen und seiner Substanz, für mechanische Arbeit sowie im Kindes- und Jugendalter und bei Schwangeren für den Aufbau von Körpergewebe. Er bezieht diese Energie in Form von chemischer Energie aus der Nahrung. Der Energieumsatz setzt sich aus Grund- und Leistungsumsatz zusammen.

Grundumsatz

Der lebende Organismus bedarf auch im Ruhezustand einer ständigen Energiezufuhr, um die lebensnotwendigen Funktionen, z. B. die Organtätigkeit und das osmotische Gleichgewicht zwischen intra- und extrazellulärem Raum, aufrecht zu erhalten. Diese Energie wird als Grundumsatz bezeichnet und unter definierten Bedingungen an einer entspannt liegenden, leicht bekleideten Person, die seit 12 Stunden keine Nahrung aufgenommen hat, bei einer Umgebungstemperatur von 20 °C gemessen. Jede Veränderung dieser Bedingungen, z. B. Sitzen oder Schlafen, ist mit einem Ansteigen oder Absinken des Energieumsatzes verbunden und entspricht nicht den für den Grundumsatz gewählten Vorgaben.

Der Grundumsatz wird hauptsächlich für den Energiebedarf von Gehirn (ca. 20 %), Leber (ca. 25 %), Niere (ca. 8 %), Herz (ca. 8 %) und Muskulatur (ca. 18 %) benötigt. Nur ein geringer Teil dieser Energie wird für mechanische Arbeit wie Herzschlag und Tätigkeit der Atemmuskulatur, der größte Teil für die Erhaltung des osmotischen Gleichgewichts und für chemische Umsetzungen gebraucht.

Die Höhe des Grundumsatzes hängt von verschiedenen Faktoren ab wie Alter, Geschlecht, Körperkonstitution und -oberfläche, hormonellen Einflüssen u. a. Nach der Geburt ist der Grundumsatz am höchsten; er fällt bis zu einem Alter von etwa 11 Jahren schnell und danach langsamer ab, bei Frauen schneller als bei Männern. Der Grundumsatz korreliert mit der fettfreien Körpermasse. Da Frauen prozentual mehr Fett besitzen als Männer, haben sie einen um etwa 10 % niedrigeren Grundumsatz. Ältere Menschen haben im Vergleich zu jüngeren ebenfalls einen höheren Fettanteil und demzufolge einen geringeren Grundumsatz. Bei höheren Umgebungstemperaturen, im Schlaf, beim Fasten und bei einer Schilddrüsenunterfunktion ist der Grundumsatz vermindert. Er ist erhöht in der Schwangerschaft, bei Sportlern, die eine größere Muskelmasse besitzen, bei Fieber und bei Schilddrüsenüberfunktion.

Die Höhe des Grundumsatzes wird oft in kJ/m^2 Körperoberfläche/Zeit angegeben. Die Körperoberfläche kann aus einem Nomogramm unter Berücksichtigung von Körpergröße und -gewicht ermittelt werden. Der Zusammenhang zwischen Grundumsatz und Oberfläche stimmt nicht für Personen, deren Körperoberfläche und -zusammensetzung stark vom „Normalen" abweicht, z. B. für stark übergewichtige Personen. Für praktische Zwecke wird für den Grundumsatz oft eine Höhe von 4,2 kJ (1 kcal) pro kg Körpergewicht und Stunde angenommen. Dieser Wert berücksichtigt weder das Lebensalter noch das Geschlecht. Der durchschnittliche tägliche Grundumsatz beträgt für einen 65 kg schweren Mann im Alter von 25 Jahren 7,5 MJ (1800 kcal), im Alter von 65 Jahren 6,2 MJ (1490 kcal), für eine 55 kg schwere 25jährige Frau 5,9 MJ (1420 kcal) und für eine 65jährige 4,9 MJ (1160 kcal).

Leistungsumsatz

Die über den Grundumsatz hinaus erforderliche Energie wird als Leistungsumsatz bezeichnet. Hierzu gehören die für körperliche Tätigkeit und das Wachstum (Kinder, Schwangere) benötigte Energie. Der Leistungsumsatz ist sehr variabel und ist von der Art der körperlichen Tätigkeit, von der Intensität und Dauer der Belastung abhängig. Sehr leichte Arbeit erfordert einen zusätzlichen Energiebetrag von weniger als 10 kJ (2,5 kcal)/min, während Schwerstarbeit über 50 kJ (12,5 kcal)/min benötigt. Es ist sinnvoll, die Arbeitsschwere in Bereiche einzuteilen. Die Gruppe der Personen mit *leichter Arbeit* (bis 20 kJ/min) umfaßt viele Berufe, die im Sitzen ausgeübt werden, wie Büroangestellte, Handwerker und Autofahrer. Zur Gruppe der Personen mit *mittelschwerer Arbeit* (bis 30 kJ/min) gehören Verkäuferinnen,

Autoschlosser und andere Handwerksberufe. Auch Hausfrauen zählen zu dieser Gruppe, wenn ihre Tätigkeit im Haushalt größere manuelle Tätigkeit erfordert. Zu den *Schwerarbeitern* (bis 40 kJ/min) rechnen Personen, die in der Landwirtschaft tätig sind, Winzer sowie Bauarbeiter. *Schwerstarbeiter* mit einem Energieaufwand von über 40 kJ/min sind nicht mehr so zahlreich wie früher, da in diesen Berufen körperliche Arbeit weitgehend durch Maschinenleistung ersetzt wurde. Trotzdem erfordert in manchen Bereichen die Arbeit des Bergmanns, Hochofen- und Steinbrucharbeiters eine hohe Zulage. Männer haben bei gleicher Arbeitsschwere einen höheren Energieverbrauch als Frauen.

Sportliche Höchstleistungen erfordern Energiebeträge, die eine Einordnung der Leistungssportler in die Gruppe der Schwer- oder Schwerstarbeiter berechtigen. Allerdings ist die insgesamt für die sportliche Aktivität aufzuwendende Energie sehr unterschiedlich, da nicht nur die Intensität, sondern auch die Dauer der Leistung berücksichtigt werden muß. Für den Freizeitsportler tritt eine zusätzliche Energieausgabe nur dann ein, wenn bei Wandern, Klettern, Radfahren, Schwimmen und anderen Aktivitäten eine relativ lange Dauer der Übungen vorgesehen ist.

Thermogenese. Rubner beobachtete schon um die Jahrhundertwende, daß man nach dem Essen Wärme abgab (schwitzte), insbesondere nach eiweißreichen Mahlzeiten, und bezeichnete diese Erscheinung als spezifisch dynamische Wirkung. Nicht die Verdauungsarbeit als solche, sondern energieverbrauchende Umbauvorgänge für die Nährstoffe im Organismus führen zu einer Umsatzsteigerung, bei der zusätzliche Wärme entsteht (Thermogenese). Wahrscheinlich läßt sich dieser Effekt mit der Neusynthese von Proteinen im Körper in Verbindung bringen. Im Durchschnitt macht diese Steigerung des Energieumsatzes etwa 8 bis 10 % des Grundumsatzes aus.

2.4.3 Bestimmung des Energieverbrauchs

Direkte Kalorimetrie. Die Bestimmung des Energieverbrauchs ist nach zwei verschiedenen Prinzipien möglich. Grundlage der direkten Kalorimetrie bildet die bei der Oxidation der Nährstoffe im Körper freiwerdende Energie. Sie wird letztendlich in Form von Wärme abgegeben. Die Bestimmung dieser Wärme wird in einer Respirationskammer durchgeführt, die Wärmeabgabe über die Temperaturerhöhung einer bekannten Menge an Wasser, das in einem Leitungssystem die Kammer durchströmt, gemessen. Da in der Kammer auch der verbrauchte Sauerstoff gemessen sowie Faeces und Urin analysiert werden können, ist es möglich, neben der Wärmeproduktion auch die Energieabgabe im Verhältnis zur Sauerstoffaufnahme zu bestimmen sowie Bilanzen für die Nährstoffe aufzustellen. Dieses Verfahren ist teuer und kompliziert und wird daher nur selten durchgeführt.

Es erlaubt wegen der räumlichen Begrenzung außerdem nur die Bestimmung des Energieverbrauchs bei einer geringen Zahl von Tätigkeiten.

Indirekte Kalorimetrie. Sie geht davon aus, daß die Nährstoffe zur Energiegewinnung oxidiert, d. h. unter Sauerstoffverbrauch umgesetzt werden. Der bei der enzymatischen Dehydrierung der Nährstoffe anfallende Wasserstoff reagiert mit dem über die Lunge aufgenommenen Sauerstoff in den Mitochondrien zu Wasser. Kohlendioxid, das andere Endprodukt der Oxidation, wird über die Lunge abgegeben.

Respiratorischer Quotient. Für die Oxidation von Kohlenhydraten, Fetten und Proteinen werden unterschiedliche Mengen an Sauerstoff benötigt. Für die Umsetzung von 1 mol Glucose (181 g) sind 6 mol Sauerstoff (6 × 22,4 l) erforderlich, dabei entstehen 6 mol Kohlendioxid (6 × 22,4 l), 6 mol Wasser und Energie (2,87 MJ). 1 g Glucose liefert demnach 15,4 kJ (3,75 kcal). Das Verhältnis von produziertem Kohlendioxid zu verbrauchtem Sauerstoff wird als respiratorischer Quotient (RQ) bezeichnet; er beträgt für Glucose 1,0. Da Fettsäure- und Aminosäuremoleküle weniger Sauerstoff enthalten, muß zu ihrer Oxidation mehr Sauerstoff aufgenommen werden; der RQ liegt daher für Fette bei 0,7 und für Proteine bei 0,8.

Respirometer. Die indirekte Kalorimetrie kann z. B. mit dem Max-Planck-Respirometer durchgeführt werden, ein Gerät, das wie ein Rucksack getragen werden kann und so die Bestimmung des Energieverbrauchs bei verschiedenen Tätigkeiten ermöglicht. Die über einen Schlauch eingeatmete Luft wird mittels einer Gasuhr gemessen, aliquote Teile der ausgeatmeten Luft werden aufgefangen. Aus der Menge der eingeatmeten Luft und ihrem Sauerstoffgehalt läßt sich der Sauerstoffverbrauch während einer bestimmten Tätigkeit berechnen. In einem Teil der ausgeatmeten Luft wird der Kohlendioxidgehalt ermittelt. Zusätzlich wird der mit dem Urin ausgeschiedene Stickstoff bestimmt (1 g N entspricht 6,25 g Protein). Aus diesen Daten läßt sich die umgesetzte Menge an Energieträgern und die gewonnene Gesamtenergie nach Gleichungen berechnen.

2.4.4 Energiegewinnung im Stoffwechsel

Die Körpergewebe sind auf eine kontinuierliche, aber variable Zufuhr von Energie bzw. Nährstoffen angewiesen. Die Nährstoffe müssen jedoch nicht in einem ununterbrochenen Zustrom aus dem Verdauungstrakt bereitgestellt werden. Die mit den einzelnen Mahlzeiten zugeführte Energie übersteigt oft den unmittelbaren Bedarf. Aus den überschüssigen Nährstoffen werden Energiereserven in Form von Makromolekülen (Glycogen, Triglyceride, Proteine) aufgebaut, die bei Bedarf mobilisiert werden können. Zur Energiegewinnung im Stoffwechsel werden die aus den Makromolekülen freigesetzten Monomere, d.h. Monosaccharide, freie Fettsäuren und Aminosäuren, herangezogen. Folgende Substanzen zirkulieren im Blut und können von den Geweben als Substrate für die Energiegewinnung genutzt werden: Glucose, die aus Nahrungskohlenhydraten, Glycogenreserven sowie der Gluconeogenese aus Aminosäuren und aus Glycerol in der Leber stammen kann. Freie Fettsäuren, die aus Triglyceriden des Fettgewebes mobilisiert werden; Ketonkörper, die in der Leber aus freien Fettsäuren und aus einigen Aminosäuren gebildet werden; Milchsäure, die unter anaeroben Bedingungen aus Glucose entsteht; Glycerol aus dem Abbau der körpereigenen Triglyceride; Ethanol, Fructose, Galactose u.a. aus der Nahrung.

Adenosintriphosphat. Beim Abbau der Substrate entstehen energiereiche Phosphate, die eigentlichen Energiequellen im Stoffwechsel. Von diesen Phosphaten ist Adenosintriphosphat (ATP) die wichtigste Verbindung. ATP wird aus Adenosindiphosphat (ADP) und anorganischem Phosphat aufgebaut. Die für diese Reaktion benötigte Energie stammt aus dem oxidativen Abbau der Nährstoffe, der mit Phosphorylierungsreaktionen gekoppelt ist. Die Spaltung von ATP zu ADP und Phosphat liefert für die Zellen die Energie, die sie für mechanische Arbeit, Synthesen und die Ionenpumpe benötigen, die den Gradienten der Elektrolyte zwischen intra- und extrazellulärer Flüssigkeit aufrecht erhält. Die Bildung von ATP ist abhängig vom Bedarf der Zellen. Die Konzentration an ATP in den Zellen ist gering und liegt bei 1 mmol/kg in Leber und Gehirn und bei 6 mmol/kg in der Skelettmuskulatur. Der aktuelle Gehalt an ATP im Körper liegt bei nur 200 mmol und deckt den Energiebedarf nur für Sekunden. Dagegen liegt die am Tag insgesamt synthetisierte Menge bei etwa 140 mol, das entspricht etwa 70 kg. Gewebe mit hohem ATP-Verbrauch wie das Gehirn haben lediglich Vorräte, die für 2 bis 3 Sekunden reichen. Die Abhängigkeit des Gehirns von einer kontinuierlichen Zufuhr an energieliefernden Substraten und Sauerstoff ist die Ursache dafür, daß sofort Bewußtlosigkeit eintritt, wenn die Blutzufuhr unterbrochen wird, und für die irreversiblen Schäden, die bereits nach 2 min entstehen, wenn die geringe Menge an Sauerstoff und Glucose im cerebralen Blut verbraucht ist.

2.4.5 Körperspeicher für Energie

Glycogen. Glucose wird im Körper als Glycogen gespeichert; Glycogen stellt eine schnell verfügbare, jedoch sehr begrenzte Energiereserve dar. Das Muskelgewebe eines 70 kg schweren Mannes enthält etwa 250 g Glycogen, seine Leber etwa 110 g. Mit der im Plasma und in der extrazellulären Flüssigkeit enthaltenen Glucose (15 g) sind das annähernd 400 g Kohlenhydrate, die etwa 1600 kcal oder 6,8 MJ an Energie liefern. Durch Training lassen sich die Glycogenvorräte erhöhen. Nach Füllung der Glycogenspeicher wird weitere Glucose in Triacylglyceride umgewandelt.

Triacylglyceride. Diese Ester werden als Fettgewebe gespeichert. Bei einem normalgewichtigen, etwa 65 kg schweren Mann beträgt das Körperfett etwa 14 % des Körpergewichts; das entspricht etwa 9 kg. Hiervon können 8 kg entsprechend 290 MJ (70 000 kcal) als Energiereserve ohne Nachteil für den Organismus abgebaut werden. Eine normalgewichtige 55 kg schwere Frau hat mit etwa 25 % einen höheren Anteil an Körperfett als ein normalgewichtiger Mann, und mit etwa 11 bis 12 kg auch größere Energiereserven in Form von

Tabelle 1.5 Richtwerte für die Aufnahme von Energie pro Tag

Alter	kcal / Tag		MJ / Tag		kcal / kg		kJ / kg	
	m	w	m	w	m	w	m	w
Säuglinge								
0 bis unter 4 Monate	550		2,3		112		470	
4 bis unter 12 Monate	800		3,3		95		400	
Kinder								
1 bis unter 4 Jahre	1300		5,4		102		430	
4 bis unter 7 Jahre	1800		7,5		90		380	
7 bis unter 10 Jahre	2000		8,4		73		300	
10 bis unter 13 Jahre	2250	2150	9,4	9,0	61	54	260	230
13 bis unter 15 Jahre	2500	2300	10,5	9,6	53	46	220	190
Jugendliche und Erwachsene								
15 bis unter 19 Jahre	3000	2400	12,5	10,0	35			
19 bis unter 25 Jahre	2600	2200	11,0	9,0	30			
25 bis unter 51 Jahre	2400	2000	10,0	8,5	30			
51 bis unter 65 Jahre	2200	1800	9,0	7,5	25			
65 Jahre und älter	1900	1700	8,0	7,0	25			
Schwangere	+ 300		+ 1,2		35			
Stillende	bis + 650		bis + 2,7		45			

m: männlich; w: weiblich

Fett. Bei schwer Übergewichtigen kann der Fettanteil an der Körpermasse 70 % und mehr betragen. Da Fettgewebe nur wenig Wasser enthält, stellt es eine sehr ökonomische Art der Reservebildung dar. Dagegen werden Kohlenhydrat- oder Proteinvorräte mit mindestens der vierfachen Menge an Wasser eingelagert.

Beim normalgewichtigen Erwachsenen können etwa 3 kg Proteine zur Energiegewinnung genutzt werden, ohne daß Schäden für den Organismus entstehen. Im Notfall ist eine weitere Reduktion des Bestandes möglich, dabei wird hauptsächlich Muskelgewebe abgebaut.

2.5 Wasser

Obgleich der größte Teil unseres Körpers aus Wasser besteht, wird Wasser als wichtiger Bestandteil unserer Ernährung oft vergessen. Ohne Aufnahme von Flüssigkeit kann der Mensch nur etwa 8 bis 14 Tage überleben, während er bei entsprechenden Energiereserven in Form von Fettgewebe über Wochen ohne Nahrungsaufnahme auskommt. Da Wasser an vielen biochemischen Reaktionen beteiligt und das Milieu ist, in dem sich die Stoffwechselvorgänge abspielen sowie das Transportmittel für die Endprodukte des Stoffwechsels, trägt es zu Recht die Bezeichnung „essentiell".

Der Wassergehalt des Menschen ist nicht konstant. Er hängt vom Lebensalter und, da Fettgewebe weniger Wasser (35 %) als die übrigen Gewebe (im Durchschnitt 75 %) enthält, vom Fettanteil des Körpers ab. Ein erwachsener Mann besteht zu etwa 60 %, eine erwachsene Frau, die ein ausgeprägteres Fettgewebe besitzt als ein Mann, zu 55 %, ein Säugling zu etwa 70 % aus Wasser. Bei älteren Menschen nimmt der Prozentsatz an Wasser ab. Der tägliche Wasserumsatz beträgt etwa 6 % des Körperwassers beim Erwachsenen und 20 % beim Säugling.

Das Körperwasser verteilt sich auf 2 Kompartimente, die miteinander im Gleichgewicht stehen. Etwa ⅔ des Gesamtkörperwassers befinden sich im intrazellulären, ⅓ im extrazellulären Raum, d. h. dem interstitiellen Raum und dem Gefäßsystem. Der extrazelluläre Raum ist für den Stoffaustausch und -transport zwischen den Zellen und den Organen, aber auch zwischen Organen (Niere, Lunge) und der äußeren Umgebung verantwortlich.

2.5.1 Wasseraufnahme und -abgabe

Erwachsene. Ein Erwachsener setzt im Durchschnitt etwa 2,5 l Flüssigkeit am Tag um. Die Aufnahme erfolgt mit Getränken (etwa 1,2 l), über Lebensmittel (etwa 1 l), die oft einen beträchtlichen Gehalt an Wasser aufweisen, und dem im Stoffwechsel gebildeten Wasser. Im Organismus entstehen bei der vollständigen Verbrennung von 1 g Stärke 0,6 g, 1 g Protein 0,41 g und 1 g Fett 1,07 g Wasser. Das täglich gebildete Oxidationswasser beträgt beim Erwachsenen etwa 300 ml.

Die Ausscheidung erfolgt über die Haut durch Verdunstung und Schweiß, die Lunge durch die ausgeatmete Luft, den Stuhl und den Urin. Bei durchschnittlichen Klimabedingungen in der Bundesrepublik Deutschland werden über die Haut bei normaler Belastung etwa 500 ml, über die Lunge 400 bis 450 ml und über den Stuhl 80 bis 100 ml Wasser ausgeschieden. Hauptorgan des Wasserhaushalts ist die Niere. Das Urinvolumen ist sehr variabel und hängt normalerweise von der Trinkmenge ab. Mit dem Urin werden harnpflichtige Stoffe, in der Hauptsache Harnstoff und Kochsalz, aber auch andere, meist stickstoffhaltige Substanzen ausgeschieden. Bedingt durch die Konzentrierungsfähigkeit der Niere (1200 mosmol/kg) gibt es eine obligatorische Urinmenge, d. h. eine Mindestmenge an Urin, die zur Ausscheidung dieser Stoffe notwendig ist. Sie steht in engem Zusammenhang mit der Ernährung und wird vor allem von der Höhe der Protein- und Kochsalzzufuhr bestimmt. Bei einer Aufnahme von 100 g Protein und 10 g Kochsalz pro Tag müssen mindestens 830 ml Urin ausgeschieden werden. Über den Bedarf aufgenommene Flüssigkeit wird problemlos über die Niere in Form von verdünntem Urin abgegeben.

Belastungen des Wasserhaushalts treten z. B. auf, wenn bei Schwerarbeit und an heißen Tagen viel Wasser über die Haut verloren geht. Bei sehr hohen Temperaturen, wie in den Tropen oder am Hochofen, können bis zu 2,5 l Wasser pro Stunde über die Haut ausgeschieden werden. Die über die Lunge ausgeatmete Luft ist bei 37 °C mit Wasserdampf gesättigt. Wenn die eingeatmete Luft sehr trocken ist, z. B. im Hochgebirge, ist damit zu rechnen, daß mit der ausgeatmeten Luft erheblich mehr als 450 ml Wasser über die Lungen abgegeben werden, zumal wegen des geringeren Sauerstoffpartialdruckes in großen Höhen die Ventilation erhöht ist. Wassermangel äußert sich in trockener Haut, die einen Teil der Elastizität verliert, in Mundtrockenheit und in Durst. Letzteres allerdings nur dann, wenn die Konzentration an Natrium-Ionen in der extrazellulären Flüssigkeit ansteigt. Bei starken Natriumverlusten über den Schweiß ist das Durstgefühl nicht erhöht, trotz des Wassermangels. Bei starker Austrocknung, d. h. bei einem Verlust von über 4 l Wasser bei 65 kg Körpergewicht entsprechend 10 % des Körperwassers, fällt der systolische Blutdruck ab, der Puls steigt, Apathie und Benommenheit stellen sich ein.

Säuglinge. Beim Säugling sind Wasserverluste lebensbedrohlich, da der Bestand an Körperwasser im Vergleich zum Wasserumsatz sehr viel geringer ist als beim Erwachsenen. Das Neugeborene hat nur wenig Urin, weil die Nierenfunktionen noch nicht ausgereift sind; die Wasserabgabe erfolgt in der Hauptsache über die Haut. Mit steigendem Alter des Säuglings steigt die Ausscheidung über die Niere an; die Fähigkeit, konzentrierten Urin auszuscheiden, ist aber noch begrenzt. Zur Ausscheidung der harnpflichtigen Stoffe werden daher vergleichsweise größere Mengen an Wasser benötigt als beim Erwachsenen. Bei Durchfall und Erbrechen kommt es zu drastischen Wasserverlusten, die möglichst sofort durch Zufuhr von Flüssigkeit (Tee, Reisschleim) und Elektrolyten in Kombination mit Glucose ausgeglichen werden müssen (→ Bd. 1, 227).

2.5.2 Wasserbedarf

Der Wasserbedarf hängt ab von der Höhe der Zufuhr an Protein und Kochsalz, den Verlusten über die Haut und der Lunge. Er steigt bei pathologischen Zuständen wie Fieber, Diarrhoen, Erbrechen etc. Der Bedarf pro kg Körpergewicht sinkt vom Säuglings- über das Kindesalter bis hin zum Erwachsenen ab. Bei normaler Energiezufuhr und durchschnittlichen Lebensbedingungen liegt der (geschätzte) Flüssigkeitsbedarf pro kg Körpergewicht für Säuglinge (bis 11 Monate) bei 125 bis 160 ml, für Kinder zwischen 1 und 4 Jahren bei 100 bis 135 ml und für Erwachsene bei 20 bis 40 ml.

2.6 Vitamine

Vitamine sind organische Verbindungen, die der Organismus in kleinen Mengen benötigt. Da er sie selbst überhaupt nicht oder nur in unzureichenden Mengen synthetisieren kann, müssen sie mit der Nahrung zugeführt werden. Es gibt fettlösliche und wasserlösliche Vitamine. Zu den fettlöslichen gehören die Vitamine A, D, E und K, zu den wasserlöslichen die Vitamine B_1, B_2, B_6, B_{12}, Niacin, Folsäure, Biotin und Pantothensäure, die auch als B-Komplex bezeichnet werden, sowie Vitamin C. Die physiologische Wirkung der einzelnen Vitamine im Körper ist sehr unterschiedlich.
Einige Vitamine sind streng strukturspezifisch; Änderungen im Molekül führen zu wirkungslosen Verbindungen oder Antivitaminen. Bei anderen ist die Strukturspezifität nicht so ausgeprägt. Bei ihnen gibt es mehrere, meist chemisch verwandte Verbindungen, die Vitaminwirksamkeit besitzen, oft allerdings in unterschiedlicher Stärke. Sie werden in ihrer Wirkung vergleichbar gemacht, indem sie als sogenannte Vitamin-Äquivalente angegeben werden. *Vitamin-Äquivalente* geben die Gewichtsmenge einer Verbindung an, die die gleiche Wirkung zeigt wie die biologisch wirksamste Form eines Vitamins.
Nach der offiziellen Nomenklatur erhalten nur die Vitamine die Bezeichnung „Vitamin" mit dem entsprechenden Buchstaben, bei denen die Wirkung nicht streng an eine bestimmte Struktur gebunden ist und von denen es mehrere biologisch aktive Verbindungen gibt. Für strukturspezifische Vitamine wird ein Trivialname verwendet.

2.6.1 Zerstörbarkeit von Vitaminen

Da einige Vitamine leicht oxidierbare Gruppen besitzen, können sie bei der Be- und Verarbeitung der Lebensmittel leicht zerstört werden. Bei gut in Wasser löslichen Vitaminen können bei der Zubereitung, z.B. beim Garen von Gemüse, Verluste durch Auslaugen eintreten. Ascorbinsäure ist besonders oxidationsempfindlich und wird deshalb oft bei der industriellen Lebensmittelverarbeitung als Indikator für Nährstoffverluste verwendet. Bei einer geringen Abnahme des Vitamin-C-Gehaltes während der Verarbeitung eines Lebensmittels ist nicht zu erwarten, daß größere Verluste an anderen Inhaltsstoffen eingetreten sind.

Verhinderung des Vitaminabbaus

Der Vitaminabbau durch Oxidation kann durch verschiedene Maßnahmen vermindert werden:

Schutz vor Sauerstoffeinwirkung. Für die Oxidation ist Sauerstoff, d.h. Luft erforderlich. Frische Lebensmittel wie Gemüse sollten daher erst unmittelbar vor der Zubereitung zerkleinert werden, um die Oberfläche und somit die Angriffsmöglichkeit für den Luftsauerstoff gering zu halten. Bei Konserven kann der Luftzutritt durch einen möglichst kleinen Kopfraum, oft auch durch Verdrängung der Luft durch ein Inertgas wie Stickstoff oder Kohlendioxid bzw. durch Anlegen eines Vakuums verhindert werden.

Temperaturerniedrigung. Die Oxidationsgeschwindigkeit ist temperaturabhängig. Eine Erhöhung um 10 °C führt zu einer Verdopplung der Reaktionsgeschwindigkeit. Empfindliche Lebensmittel oder Speisen sollten daher im Kühlschrank oder tiefgefroren aufbewahrt werden. Längeres Warmhalten von Speisen ist zu vermeiden.

Lichtschutz. Bei einigen Vitaminen wird der Abbau durch Lichteinwirkung gefördert. Empfindliche Lebensmittel sollten nicht dem Sonnenlicht ausgesetzt werden, bei Konserven ist Buntglas oder Blech als Gefäßmaterial zu bevorzugen.

Inaktivierung von Enzymen. Manche Lebensmittelrohstoffe enthalten Oxidasen, Enzyme, die die Sauerstoffübertragung katalysieren. Durch Kurzzeiterhitzung werden diese Enzyme inaktiviert. Aus diesem Grund wird Gemüse vor dem Tiefgefrieren oder in der Konservenherstellung blanchiert.

Schwermetalle. Schwermetallspuren, z.B. Kupfer und Eisen, katalysieren ebenfalls die Sauerstoffaufnahme. Die Be- und Verarbeitung von Lebensmitteln sollte daher in Gefäßen erfolgen, die keine Metalle abgeben. Allerdings können in Lebensmitteln auch Substanzen enthalten sein, die Schwermetallspuren komplex binden, wie z.B. Citrate.

pH-Wert. Die Stabilität mancher Vitamine ist vom pH-Wert abhängig. Daher sollte im Bereich der größten Stabilität des Vitamins gearbeitet werden, bei Ascorbinsäure z.B. im leicht sauren Bereich.

Wasserentzug. Trocknen ist ein uraltes Verfahren der Lebensmittelkonservierung, in getrockneten

Produkten bleiben auch die Vitamine weitgehend erhalten. Während des Trocknens an der Luft und in der Sonne kommt es natürlich zu Vitaminverlusten. Die eleganteste, leider auch teuerste Methode der Wasserentfernung ist die Gefriertrocknung; hierbei sind die Vitaminverluste am geringsten.

2.6.2 Bestimmung der Vitaminaufnahme

Für die Bestimmung der Vitaminaufnahme einer Bevölkerungsgruppe gibt es unterschiedliche Methoden. In jedem Fall muß die Aufnahme an Lebensmitteln ermittelt werden, z. B. durch Ernährungserhebungen über Befragungen oder Verzehrsprotokolle. Die Vitaminaufnahme kann anhand des Lebensmittelverzehrs mit Hilfe von Tabellen berechnet werden, bei kleinen Gruppen können auch Duplikate der Lebensmittel analysiert werden. Die meisten Vitamine lassen sich mit ausreichender Sicherheit mit chemischen bzw. chemisch-physikalischen Verfahren bestimmen. Die Komponenten des Vitamin-B-Komplexes werden routinemäßig auch mit mikrobiologischen Methoden bestimmt. In diesem Fall nutzt man die Funktion der Vitamine als Wachstumfaktoren für Mikroorganismen, meist Lactobazillen. Das Wachstum wird über eine Trübungsmessung oder durch Auszählen der Zellen bestimmt. Problematisch an dieser Testmethode ist, daß auch andere in der Nahrung enthaltene Faktoren das Wachstum der Mikroorganismen beeinflussen können (→ Bd. 2, 530).

Bestimmung des Vitaminstatus einzelner Personen

Zur Bestimmung des Vitaminstatus einzelner Menschen gibt es verschiedene Möglichkeiten, die von der Funktion und dem Verbleib der Vitamine im Organismus abhängen.

Bestimmung des Aktivierungskoeffizienten
Bei den Vitaminen, die als Coenzyme an biochemischen Reaktionen beteiligt sind, kann die Aktivität der vitaminabhängigen Enzyme relativ einfach bestimmt werden, wenn diese Reaktionen u. a. in den Zellen des Blutes ablaufen, wie in den Erythrocyten. Der Status von Vitamin B_1, B_2 und B_6 kann z. B. im Erythrocytenhämolysat gemessen werden. Die Aktivitäten der von diesen Vitaminen abhängigen Enzyme unterliegen sehr großen individuellen Unterschieden, so daß keine Normalwerte angegeben werden können. Aus diesem Grund wird der sogenannte Aktivierungskoeffizient bestimmt. Hierfür wird die Aktivität der Enzyme in einem ersten Ansatz bei Zugabe aller für einen optimalen Ablauf der Reaktion notwendigen Faktoren, auch des zu prüfenden Vitamins, und in einem zweiten Ansatz ohne Zusatz des Vitamins gemessen. In diesem zweiten Ansatz hängt die Enzymaktivität vom zelleigenen Vitamin ab. Ist die Versorgung ausreichend, so stimmen beide Meßwerte überein (Aktivierungskoeffizient = 1); liegt eine Unterversorgung oder ein Mangel vor, so wird der Quotient von erstem und zweitem Ansatz (= Aktivierungskoeffizient) >1. Mit diesen Bestimmungen läßt sich ein Vitaminmangel in einem frühen Stadium vor Auftreten von klinischen Symptomen erfassen.

Belastungstests
Im Stoffwechsel werden verschiedene Substrate unter Beteiligung von Vitaminen umgesetzt. Bei unzureichendem Vitaminstatus sind diese Stoffwechselwege teilweise oder ganz blockiert. Es kommt zu einem Anstieg von nicht umgesetzten Zwischenprodukten im Blut; sie werden auch über den Urin ausgeschieden. Sowohl im Blut als auch im Urin können die Zwischenprodukte bestimmt werden. Mit einem solchen Test kann bei Belastung mit Kohlenhydraten die Versorgung des Organismus mit Vitamin B_1, bei Belastung mit Tryptophan die Versorgung mit Vitamin B_2 und B_6 bestimmt werden.
Eine andere Art des Belastungstests besteht in der Aufnahme des Vitamins selbst in einer festgelegten Menge. Ein solcher Test wird bei der Bestimmung des Vitamin-C-Status durchgeführt. Bei ausreichendem Gehalt im Körper muß der größte Teil der aufgenommenen Menge mit dem Urin ausgeschieden werden.

Bestimmung der Konzentration im Serum
Bei Vitaminen, für die o. g. Möglichkeiten nicht bestehen, weil sie nicht an einfach meßbaren Umsetzungen beteiligt sind oder deren biochemische Funktionen nur unzureichend geklärt sind, werden oft die Konzentrationen im Serum als Maß für den Versorgungsstatus gewählt. Ein Unterschreiten einer definierten Konzentration läßt auf eine Unterversorgung bzw. einen Mangel schließen. Die Serumkonzentrationen werden für die Vitamine A, D, E und Folsäure herangezogen. Bei Vitamin C ist die Konzentration in den Leucocyten aussagekräftiger.

2.6.3 Funktionsbestimmung der Vitamine

Die meisten der bei einem Vitaminmangel auftretenden Symptome sind bekannt; sie unterscheiden sich oft zwischen unterschiedlichen Species. Die der Vitaminwirkung zugrundeliegenden biochemischen Mechanismen sind dagegen nicht in jedem Fall erforscht. Dies gilt auch für Hypothesen, nach denen einigen Vitaminen eine prophylaktische Wirkung bei bestimmten Krankheiten, z. B. bei Krebs verschiedener Organe zukommt. Diese biologischen Wirkungen können, aus ethischen Gründen und weil menschliche Organe und Gewebe nur begrenzt zugänglich sind, selten unmittelbar beim Menschen erforscht werden. Daher werden sie an Tieren, oft an Ratten, untersucht.

2.6.4 Ursachen von Vitamindefiziten

Eine zu geringe Aufnahme eines Vitamins mit der Nahrung führt über eine Entleerung der Körpervorräte zunächst zu biochemischen Veränderungen wie der – meßbaren – Abnahme der Aktivität von Enzymen. Erste, unspezifische Mangelerscheinungen äußern sich z. B. in Müdigkeit, mangelnder Konzentration und vermehrter Infektanfälligkeit. Erst bei längerer Unterversorgung kommt es zu den für die einzelnen Vitamine typischen klinischen Mangelsymptomen, den Mangelkrankheiten, die unbehandelt tödlich verlaufen. Der Zeitpunkt des Auftretens von biochemischen bzw. klinischen Mangelsymptomen hängt vom Verhältnis des Bedarfs bzw. Verbrauchs eines Vitamins im Stoffwechsel zu den im Körper vorliegenden Reserven ab und von den Reaktionen, an denen das Vitamin beteiligt ist. Bei Vitaminen, für die es einen Leberspeicher gibt, wie Vitamin B_{12} oder Vitamin A, kann es bei vitaminfreier Ernährung bis zum Auftreten der ersten Symptome länger als ein Jahr dauern. Auf der anderen Seite reichen die Reserven für Vitamin B_1 nur für 1 bis 2 Wochen. Die Vitamin-C-Mangelkrankheit, der Scorbut, tritt im Verhältnis zum Verbrauch der Körpervorräte relativ spät auf, da Vitamin C an der Synthese des Kollagens beteiligt ist, einem Gewebe mit langer biologischer Halbwertszeit.

Klinische Vitaminmangelzustände kommen in der Bundesrepublik Deutschland so gut wie nicht vor. Eine suboptimale Versorgung mit verschiedenen Vitaminen läßt sich allerdings bei einigen Personengruppen nachweisen. Verschiedene Ursachen kommen in Betracht:

Sozio-ökonomische Faktoren. Ein niedriges Einkommen ist oft mit einer unzureichenden Ernährung verbunden. Bei einer Vitamin-D-Unterversorgung sind auch schlechte Wohnverhältnisse als Ursache zu berücksichtigen.

Physiologisch-biologische Faktoren. Bei einer biologischen Belastung, z. B. in der Schwangerschaft, der Stillzeit, beim Wachstum, bei Krankheiten und im Alter besteht ein erhöhter Bedarf an verschiedenen Vitaminen, der mit einer üblichen Ernährung oft nicht gedeckt wird.

Lebensmitteltechnologische Faktoren. Bei der Verarbeitung von Rohstoffen zu Lebensmitteln können Vitamine entfernt oder zerstört werden. Bei der Herstellung von niedrig ausgemahlenem, weißen Mehl wird z. B. ein großer Teil der im Vollkorn enthaltenen Vitamine mit den Kornaußenschichten abgetrennt. Außerdem können Verluste bei zu langer Lagerung auftreten.

Fehlverhalten des Verbrauchers. Durch falsche Auswahl an Lebensmitteln, z. B. Abneigung gegen Gemüse, durch langes Garen oder Wiedererwärmen der Speisen, bei denen eine Zerstörung der Vitamine eintritt, kann die Vitaminaufnahme unzureichend sein.

Magen-Darm-Störungen. Gastrointestinale Dysfunktionen führen besonders bei den fettlöslichen Vitaminen zu einer Beeinträchtigung der Resorption.

Einnahme von Arzneimitteln. Einige Arzneistoffe wirken als Antivitamine. Als Gegenmaßnahme sollte die Vitaminzufuhr erhöht werden (s. 5.1).

Innere Erkrankungen. Besonders Affektionen der Leber können die Speicherung einiger Vitamine und die Umwandlung aus Provitaminen beeinträchtigen.

2.6.5 Fettlösliche Vitamine

Vitamin A

Chemie

Unter dem Begriff Vitamin A werden Retinoide zusammengefaßt, die qualitativ die Wirkungen des Retinols besitzen. Retinoide sind aus Isopreneinheiten aufgebaute, monocyclische Verbindungen mit fünf C-C-Doppelbindungen und einer funktionellen Gruppe am Ende der Seitenkette; der monocyclische Ring ist ein β-Jononring mit funktionellen Gruppen, so im all-trans-Retinol R = $-CH_2OH$, all-trans-Retinaldehyd = R = -CHO, all-trans-Retinsäure = R = $-COOH$. Es handelt sich um all-trans-Stereoisomere (→ Bd. 9, 506).

Als Provitamin A werden alle Carotinoide bezeichnet, die qualitativ die biologische Aktivität des β-Carotins zeigen. Carotinoide sind gelbe oder orange gefärbte Pflanzenfarbstoffe. Die wichtigsten Provitamin-A-Carotinoide sind β-Carotin (β,β-Carotin), α-Carotin (β,ε-Carotin) und γ-Carotin (β,ψ-Carotin).

Die einzelnen Vitamin-A-aktiven Verbindungen unterscheiden sich in ihrer biologischen Wirksamkeit; die Wirksamkeit wird in all-trans-Retinol-Äquivalenten ausgedrückt. Wegen der Instabilität des Retinols wird als Standard für biologische Tests meist all-trans-Retinylacetat verwendet.

1 mg Retinol-Äquivalent
= 1,15 mg Retinylacetat
= 1,83 mg Retinylpalmitat
= 6 mg all-trans-β-Carotin
= 12 mg andere Provitamin-A-Carotinoide

In der älteren Literatur und gegenwärtig bei der Arzneistoffdeklaration werden anstelle von gewichtsbezogenen Retinoläquivalenten „Internationale Einheiten" (I.E.) verwendet, eine wirkungsbezogene Größe. 1 I.E. = 0,3 μg Retinol. Vitamin A ist in Fettlösungsmitteln löslich, in Wasser unlöslich. Die Verbindung ist relativ hitzestabil, jedoch lichtempfindlich und wird leicht oxidiert. Vitamin E schützt Vitamin A vor der Oxidation.

Funktion und Mangelerscheinungen

Die Funktionen des Vitamin A erstrecken sich auf den Sehvorgang, die Struktur und Funktion der

Tabelle 1.6 Empfohlene Aufnahme an fettlöslichen Vitaminen pro Tag

Alter	Vit. A mg RÄ m	Vit. A mg RÄ w	Vit. D µg	Vit. E mg TÄ	Vit. K µg m	Vit. K µg w
Säuglinge						
0 bis unter 4 Monate	0,5		10	3	5	
4 bis unter 12 Monate	0,6		10	4	10	
Kinder						
1 bis unter 4 Jahre	0,6		5	6	15	
4 bis unter 7 Jahre	0,7		5	8	20	
7 bis unter 10 Jahre	0,7		5	9	30	
10 bis unter 13 Jahre	0,9		5	10	40	
13 bis unter 15 Jahre	1,1	1,0	5	12	50	
Jugendliche und Erwachsene						
15 bis unter 19 Jahre	1,1	0,9	5	12	70	60
19 bis unter 25 Jahre	1,0	0,8	5	12	70	60
25 bis unter 51 Jahre	1,0	0,8	5	12	80	65
51 bis unter 65 Jahre	1,0	0,8	5	12	80	65
65 Jahre und älter	1,0	0,8	5	12	80	65
Schwangere		1,1[a]	10[a]	14[a]		65[a]
Stillende		1,8	10	17		65

m: männlich; w: weiblich; RÄ: Retinol-Äquivalente; TÄ: Tocopherol-Äquivalente
[a] ab 4. Monat der Schwangerschaft
Pro Tag sollten 2 mg β-Carotin aufgenommen werden

Epithelien und Knorpelgewebe sowie auf die Immunabwehr. Biochemisch ist die Beteiligung am Sehpurpur am besten aufgeklärt.
Die 11-cis-Form des Retinals ist eine Komponente des Rhodopsins, des Sehpurpurs. Durch Lichteinfall wird das Pigment zu Opsin und all-trans-Retinal abgebaut. Zur Regenierung des Rhodopsins wird all-trans-Retinal in einer enzymatischen Dunkelreaktion wieder in die 11-cis-Form umgewandelt und mit Opsin zum Rhodopsin zusammengelagert. Bei sehr starker Belichtung kommt es auch zur Reduktion des Retinals zum Retinol, das durch die Retinoldehydrogenase wieder in Retinal überführt wird.
Bei Vitamin-A-Mangel nimmt der Gehalt an Rhodopsin in der Retina ab, als erstes Mangelanzeichen tritt Nachtblindheit auf. Im Mangel ist auch die Erneuerung und Funktion der Epithelzellen der Cornea gestört, es kommt zur Verhornung, zur Keratinisierung der Oberfläche. Dieser Vorgang führt zur Xerophthalmie. In schweren Fällen wird die Cornea zerstört, es kommt zum Verlust des Auges[5].
Vitamin A ist für die normale Struktur und Funktion der epithelialen Gewebe, d. h. Haut, Cornea des Auges, Schleimhäute des Atmungs-, Verdauungs- und Urogenitaltrakts, erforderlich. Wahrscheinlich ist es an der Synthese von Proteoglucanen (Mucopolysacchariden) beteiligt. Mangel führt zu Schäden im Epithel. Es kommt zu einer Abnahme an schleimproduzierenden Zellen und einer zunehmenden Keratinisierung. Die betroffenen Bereiche werden anfälliger gegen Infektionen. Vitamin-A-Mangelerscheinungen gehören weltweit zu den fünf wichtigsten Folgen der Fehlernährung. Kommt bei Kindern zum Vitamin-A-Mangel noch ein Proteinmangel hinzu, so sind die Überlebensaussichten sehr gering.
Vitamin A ist für das Wachstum, die zelluläre Differenzierung und die normale Entwicklung des Ungeborenem im Mutterleib notwendig. Die Vitamin-A-Vorräte des Neugeborenen sind relativ gering, die Versorgung im ersten Lebensabschnitt erfolgt über die Muttermilch (→ Bd. 1, 230). Bei Kindern und Jugendlichen äußert sich ein Mangel auch in Störungen des Wachstums und der Knochenbildung. Vitamin A soll auch an der Stabilität des Immunsystems beteiligt sein. Es gibt Hinweise, daß Vitamin-A-Mangel zur Krebsentstehung beim Menschen beiträgt. Carotinoide werden nicht nur in Vitamin A umgewandelt, sondern sie werden auch unverändert resorbiert. Verschiedene epidemiologische Studien zeigten, daß das Risiko, an Krebs der Lunge, der Speiseröhre und des Magens zu erkranken, bei hoher Carotinaufnahme geringer ist. Die meisten Carotinoide sind in der Lage, freie, ggf. karzinogene Radikale wegzufangen und aktiven Sauerstoff zu binden (→ Bd. 7, 715). Der Vitamin-A-Bedarf eines Erwachsenen beträgt etwa 0,6 mg Retinol/Tag.

Resorption und Speicherung

Die Resorption des Retinols ist vom Fettgehalt der Nahrung abhängig. Sie liegt bei durchschnittlich 60 bis 80 % der aufgenommenen Menge und wird durch einen hohen Fettanteil begünstigt. Nach der Resorption des Retinols werden die in der Dünndarmmucosa gebildeten Retinylester, meist Palmitatester, mit den Chylomikronen-

Remnants zur Leber transportiert. Vom resorbierten Retinol werden 30 bis 50 % in der Leber gespeichert und 20 bis 60 % an Glucuronsäure gekoppelt mit der Gallenflüssigkeit ausgeschieden. Die Leber ist der wichtigste Vitamin-A-Speicher, bei richtiger Ernährung reichen die Vorräte ohne weitere Zufuhr von Retinol für 1 bis 2 Jahre aus. Von der Leber aus wird Retinol gebunden an ein spezifisches Transportprotein (retinolbindendes Protein, RBP), das einen Komplex mit dem Präalbumin des Plasmas bildet, an den Blutkreislauf abgegeben.

Die Resorption der Carotinoide ist ebenfalls vom Fettgehalt der Nahrung, aber auch von der Höhe der aufgenommenen Menge abhängig; die Resorption liegt zwischen 5 und 20 %. Ein Teil der resorbierten Carotine wird in der Darmwand und in der Leber in Vitamin A umgewandelt.

Vorkommen
Retinol ist reichlich in Milchprodukten, Eigelb, Leber und Fettfischen enthalten. Fischlebertran stellt die beste Vitamin-A-Quelle dar, pflanzliche Lebensmittel enthalten nur die Provitamine. β-Carotin kommt in Früchten, z. B. in Aprikosen und vielen Gemüsen wie Karotten, Spinat und Grünkohl vor; seine eigene Farbe wird häufig durch das Grün des Chlorophylls überdeckt.

Überdosierung
Polarforscher berichteten über Benommenheit, Kopfschmerzen, Erbrechen und Hautschuppungen nach Verzehr großer Mengen von Eisbär- oder Robbenleber. Die Leber dieser Tiere kann bis zu 600 mg Vitamin A/100 g enthalten. Toxische Symptome sind nur bei langdauernder, täglicher Aufnahme von mehr als 15 mg Retinol beim Erwachsenen und 6 mg bei Kindern zu erwarten. Diese Mengen können über den Verzehr von Lebensmitteln mit Ausnahme großer Mengen an Leber oder Lebertran normalerweise nicht erreicht werden. Verzehr großer Karottenmengen kann zu einer harmlosen gelb-bräunlichen Hautverfärbung (Karottenbräune des Säuglings) führen. Eine A-Hypervitaminose ist mit Carotinoiden nicht zu erreichen.

Vitamin D

Chemie
Die Bezeichnung Vitamin D gilt für alle Verbindungen mit Steroidstruktur, die die biologische Aktivität des Colecalciferols (Vit. D_3) besitzen. Außer diesem gehören im wesentlichen dazu das Ergocalciferol (Vit. D_2) und die hydroxylierten Derivate wie das Calciferol (25-Hydroxycolecalciferol) und das Calcitriol (1α,25-Dihydroxycolecalciferol).
1 µg Colecalciferol entspricht 40 I.E. (→ Bd. 7, 1082, Bd. 1, 230, 241).
Als Vorstufen des Cole- und Ergocalciferols werden 7-Dehydrocholesterol bzw. Ergosterol durch ultraviolette Strahlen in Vitamin D umgewandelt. Vitamin D ist während der Lagerung oder Verarbeitung stabil.

Funktion und Mangelerscheinungen
Vitamin D ist für den normalen Ablauf der Knochenbildung und für die Homoeostase der Knochenmineralien essentiell. Es kann als Vitamin D oder in Form seiner Provitamine mit der Nahrung aufgenommen werden, die Vorstufe 7-Dehydrocholesterol wird aus Cholesterol auch in der Darmschleimhaut und der Leber des Menschen synthetisiert. Im subcutanen Fettgewebe wird durch Sonnenlicht aus 7-Dehydrocholesterol Colecalciferol gebildet, welches in der Leber zu 25-Hydroxycolecalciferol und in der Niere zu 1,25-Dihydroxycolecalciferol, den aktiven Formen des Vitamin D, metabolisiert wird. Der Transport im Blut erfolgt über ein Vitamin-D-bindendes Protein und Albumin. Die hochaktiven Formen des Vitamins fördern die Calciumresorption aus dem Dünndarm durch die Induktion der Biosynthese eines calciumbindenden Proteins und erleichtern die Phosphatresorption. Sie tragen synergistisch mit dem Parathormon zur Regulation des Calciumplasmaspiegels bei durch Beeinflussung der Knochenresorption und Stimulation der Calciumrückresorption in der Niere.

Vitamin-D-Mangel äußert sich in einer ungenügenden Mineralisation des Knochens. Bei Kindern tritt eine Wucherung der Weichsubstanz des Knochens ein, der Mineralstoffgehalt kann bis auf die Hälfte des normalen Anteils vermindert sein. Die Knochen werden dadurch unter Belastung biegsam. Die Folgen sind Verformung der Beinknochen, Auftreibungen an der Knochen-Knorpel-Grenze der Rippen, Rosenkranz genannt, und Verformung der Kopfknochen (Caput quadratum). Die Vitamin-D-Mangelkrankheit bei Kindern wird als Rachitis bezeichnet; sie tritt am häufigsten zwischen dem 1. und 3. Lebensjahr auf. Ungenügende Zufuhr an Vitamin D, aber auch schlechte Wohnverhältnisse, die eine mangelhafte Umwandlung des Provitamins 7-Dehydrocolesterol in Vitamin D durch Fehlen des Sonnenlichts mit sich bringen, können die Ursache sein.

Beim Erwachsenen führt die D-Hypovitaminose zur Osteomalazie, die durch Demineralisierung und Umbauvorgänge des voll entwickelten Knochens gekennzeichnet ist. Die tragenden Knochen verbiegen sich langsam, Knochenbrüche sind eher selten. Von der Osteomalazie muß die Osteoporose unterschieden werden. Bei älteren Menschen, besonders bei Frauen nach der Menopause, wird häufig eine Verminderung des Knochengewebes festgestellt, die sich in einer erhöhten Knochenbrüchigkeit manifestiert. Neben einer verminderten Estrogenproduktion bei Frauen ist möglicherweise auch eine ungenügende Vitamin-D-Versorgung ursächlich beteiligt (s. 4.1.7).

Der Bedarf an Vitamin D ist wegen der Eigensynthese nicht bekannt und hängt von mehreren äußeren Faktoren geographischer, klimatischer und kultureller Art ab, die die Sonneneinstrahlung auf die Haut beeinflussen.

Resorption und Speicherung
Die Resorption des Vitamin D wird bei Störungen der Fettverdauung beeinträchtigt. Das Vitamin

wird mit den Chylomikronen-Remnants zur Leber transportiert. Die Leberspeicher sind allerdings nicht hoch; der größte Teil des Vitamins wird im Fettgewebe gespeichert. Die Ausscheidung der Vitamin-D-Metaboliten erfolgt mit der Galle.

Vorkommen
Obgleich die Vorstufe für das Vitamin D im Körper gebildet werden kann, wird Vitamin D als essentieller Nahrungsbestandteil angesehen, denn es ist fraglich, ob die im Körper gebildete Menge immer ausreichend ist. Besonders in den nördlichen und südlichen Breiten unserer Erde ist die Sonneneinstrahlung während der Wintermonate gering, Kleidung hält die UV-Strahlung von der Haut ab.
Eier und Butter enthalten Vitamin D, reich sind Süßwasser- und Seefische. Die Leber von Fettfischen hat hohe Vitamin-D-Gehalte und dient zur Herstellung von Lebertran bzw. Leberöl. Von den pflanzlichen Lebensmitteln enthalten Pilze Vitamin D_2. In westlichen Ländern werden häufig die für Säuglinge und Kleinkinder hergestellten Lebensmittel mit Vitamin D angereichert, in den Vereinigten Staaten gibt es eine mit Vitamin D angereicherte Vollmilch.

Überdosierung
Bei Vitamin D liegen physiologisch notwendige Menge und toxisch wirkende Dosis so nahe beieinander wie bei keinem anderen Vitamin. Für Kinder wird z.B. eine Zufuhr in Höhe von 10 µg/d empfohlen. Schon das Fünffache der normalen Dosis kann bei regelmäßiger Zufuhr zu einer Mobilisation eines Teils des Calciums aus dem Knochen und zu einem Anstieg der Calciumspiegel im Plasma (Hypercalcämie) und zu Hypercalciurie führen. Nach Kopfschmerzen und Erbrechen als erstem Mangelanzeichen treten in schweren Fällen Verkalkungen der Nieren und der Gefäße auf.

Vitamin E

Chemie
Alle Tocole und Tocotrienole, die die biologische Aktivität des α-Tocopherols aufweisen, werden als Vitamin E bezeichnet. Tocol ist 2-Methyl-2(4',8',12'-trimethyltridecyl-)chroman-6-ol. Alle Mono-, Di- und Trimethyltocole mit biologischer Aktivität werden als Tocopherole bezeichnet.
Das einzig natürlich vorkommende Stereoisomer des α-Tocopherols wird als RRR-α-Tocopherol bezeichnet. Das bei der vom Phytol ausgehenden Synthese entstehende Gemisch aus RRR-α-Tocopherol und dem gleichfalls gebildeten 2-epi-α-Tocopherol wird 2-ambo-α-Tocopherol genannt. Der sich hiervon ableitende, als „synthetisches racemisches α-Tocopherylacetat" bezeichnete Ester wird als internationaler Standard für Vitamin E verwendet.
Tocotrienol ist 2-Methyl-2(4',8',12'-trimethyl-3',7',11'-trienyl-)chroman-6-ol.

1 mg RRR-a-Tocopherol-Äquivalent
= 1,1 mg RRR-α-Tocopherylacetat
= 1,49 mg all-rac-α-Tocopherylacetat
= 2 mg RRR-β-Tocopherol
= 4 mg RRR-γ-Tocopherol
= 100 mg RRR-δ-Tocopherol
= 3,3 mg RRR-α-Tocotrienol

Die Tocopherole sind fettlöslich und unter Ausschluß von Sauerstoff relativ hitzestabil (→ Bd. 9, 964).

Funktion und Mangelerscheinungen
Tocopherole wirken chemisch als Antioxidantien, sie verhindern die Oxidation mehrfach ungesättigter Fettsäuren durch Abfangen der freien Peroxidradikale oder anderer aktiver Formen des Sauerstoffs. Vieles spricht dafür, daß dies auch ihre biologische Funktion ist, denn Tocopherol findet sich in den Zellmembranen gemeinsam mit Phospholipiden, die einen hohen Anteil an Polyenfettsäuren aufweisen. Fettoxidationsprodukte mit Radikalcharakter können zur Zellschädigung führen; dies kann durch den Abbruch der Reaktion durch Vitamin E verhindert werden. Bei niedriger Vitamin-E-Zufuhr ist die Stabilität der Erythrocytenmembran herabgesetzt, die Hämolyseneigung ist erhöht. Beim Menschen kann bei Frühgeborenen ein Tocopherolmangel auftreten.
An Tieren wurden speciesabhängige Folgen eines Vitamin-E-Mangels beschrieben, darunter Muskeldystrophie bei Meerschweinchen und anderen Pflanzenfressern oder Resorptionssterilität bei trächtigen Ratten. Eine erhöhte in vitro-Empfindlichkeit der Erythrocyten gegen Oxidationsmittel ist bei vielen Species ein sicheres Anzeichen für einen beginnenden Tocopherolmangel. Die zur Vermeidung eines Tocopherolmangels erforderliche Zufuhr steigt in Abhängigkeit vom Gehalt der Nahrung an mehrfach ungesättigten Fettsäuren an. In seiner Wirkung wird das Vitamin E von dem strukturähnlichen Ubichinon und dem Spurenelement Selen unterstützt.
Der Bedarf an Vitamin E ist nicht genau bekannt. Nach Schätzungen soll er bei einer polyensäurearmen Kost bei 4 mg D-α-Tocopherol pro Tag liegen.

Resorption und Speicherung
Die Resorption des Vitamins aus dem Dünndarm nimmt mit steigender Zufuhrmenge ab. Für die Resorption sind eine normale Gallensekretion und Pankreasfunktion erforderlich. Tocopherol wird mit den Chylomikronen transportiert, die Leber nimmt Tocopherol mit den Remnants auf. Der Weitertransport im Blut erfolgt mit Hilfe der Lipoproteine. Die Leber weist einen relativ hohen Gehalt an Tocopherol auf, die höchsten Konzentrationen an Tocopherol finden sich in Geweben mit hohem Lipidanteil.

Vorkommen
In Lebensmitteln tierischer Herkunft liegt Vitamin E meist in Form des α-Tocopherols vor, während in pflanzlichen Produkten, z.B. in Ölsaaten und Keimölen, die Nicht-α-Tocopherole dominieren. Pflanzliche Öle sind sehr gute Vitamin-E-Quellen, aber auch mit Samen und Nüssen sowie Hülsenfrüchten wird das Vitamin zugeführt. Von

den tierischen Lebensmitteln weisen besonders Geflügel und Innereien von Schlachttieren gute Vitamin-E-Gehalte auf.

Überdosierung
Bei oraler Verabfolgung ist Tocopherol im Vergleich mit den anderen fettlöslichen Vitaminen relativ untoxisch. Erwachsene tolerieren Dosen zwischen 100 und 800 mg/Tag.

Vitamin K

Chemie
Vitamin K ist die Bezeichnung für 2-Methyl-1,4-naphthochinon und alle Derivate, die die biologische Aktivität des Phyllochinons besitzen, wie das 2-Methyl-1,4-Naphthochinon = Menadion und das 2-Methyl-3-phytyl-1,4-Naphthochinon = Phyllochinon.
Polyisoprenylmenadione werden als Menadione + Zahl bezeichnet. Die Ziffer steht für die Anzahl der Isoprenyleinheiten, z. B.

mit sechs Isoprenyleinheiten = Menadion 6
mit sieben Isoprenyleinheiten = Menadion 7.

Phyllochinon und das synthetisch zugängliche Menadion sind fettlöslich, es gibt jedoch auch eine Reihe Vitamin-K-aktiver, wasserlöslicher Derivate des Menadions. Vitamin K ist gegen Hitze und Sauerstoff relativ unempfindlich, dagegen wird es durch Einwirkung von Tageslicht sehr rasch zerstört (→ Bd. 8, 857).

Funktion und Mangelerscheinungen
Verbindungen mit Vitamin-K-Aktivität sind essentiell für die Biosynthese von Prothrombin und mindestens fünf weiteren, an der Regulation der Blutgerinnung beteiligten Proteinen, den Faktoren VII, IX und X sowie den Proteinen C und S. Vitamin K ist zur Bildung von Proteinen aus dem Plasma, dem Knochen und der Niere erforderlich, doch bilden Störungen der Blutgerinnung das wichtigste Merkmal eines Vitamin-K-Mangels. In der Leber ist Vitamin K Cofaktor einer endoplasmatischen Carboxylase, welche die Bildung von γ-Carboxyglutamat aus Glutamat in den N-terminalen Abschnitten der Gerinnungsfaktoren katalysiert. Über die γ-Carboxyglutamatgruppierung erfolgt die Bindung von Calcium und Phospholipiden, ein für die Bildung des Thrombins unerläßlicher Vorgang. Bei Fehlen von Vitamin K werden die Gerinnungsproteine zwar gebildet, sie sind aber nicht funktionsfähig. Die anderen Proteine, deren Bildung von der Anwesenheit von Vitamin K abhängig ist, enthalten ebenfalls γ-Carboxyglutamylbausteine.
Der klassische Vitamin-K-Mangel tritt gelegentlich bei voll gestillten Säuglingen auf. Bei Neugeborenen ist der Vitamin-K-Gehalt im Plasma geringer als bei Erwachsenen. Ursache ist neben einem geringen Vitamin-K-Gehalt der Muttermilch ein zu geringes Milchangebot bei verzögertem Lactationsbeginn. Unter diesen Bedingungen treten Blutungen auf, die durch eine prophylaktische Vitamin-K-Gabe vermieden werden können (→ Bd. 1, 232).

Beim Erwachsenen kann Vitamin-K-Mangel bei Nahrungseinschränkung oder parenteraler Ernährung entstehen, wenn nicht genügend Vitamin K aufgenommen wird. Durch Gabe von Vitamin-K-Antagonisten (Cumarinderivate) läßt sich bei normaler Vitamin-K-Aufnahme ein mäßiger Vitaminmangel einstellen, der zu einer Verlängerung der Blutgerinnungszeit führt. Man nutzt diesen Vorgang klinisch zur Thromboseprophylaxe.
Der Vitamin-K-Bedarf beim Erwachsenen ist nicht genau bekannt.

Resorption und Speicherung
Vitamin K aus der Nahrung wird zu 40 bis 70 % aus Jejunum und Ileum resorbiert. Wie bei den anderen fettlöslichen Vitaminen ist ein normaler Ablauf der Fettresorption hierfür notwendig; ein hoher Fettgehalt der Nahrung fördert die Resorption. Der Weitertransport erfolgt mit den Chylomikronen. Vitamin K ist in allen Zellen nachweisbar; es zeigt einen schnellen Umsatz, die Speicher sind nicht sehr groß. Vitamin K wird auch von den im Dickdarm vorhandenen Bakterien synthetisiert. Bis jetzt ist aber ungeklärt, ob überhaupt und in welchem Ausmaß bakteriell synthetisiertes Vitamin K vom Menschen verwertet wird. Aus Tierexperimenten läßt sich ableiten, daß bakteriell gebildete Vitamine nur resorbiert werden, wenn Tiere Koprophagie betreiben.

Vorkommen
Vitamin K ist in vielen Blattgemüsen, in Rinderleber sowie in Milch und Milchprodukten reichlich enthalten; andere tierische Nahrungsmittel oder auch Weizen und Früchte enthalten kaum Vitamin K.

Überdosierung
Die Toxizität von Vitamin K ist außerordentlich gering.

2.6.6 Wasserlösliche Vitamine

Thiamin

Chemie
Die Verbindung 3-(4-Amino-2-methylpyrimidin-5-yl-methyl)-5-(2-hydroxyethyl)-4-methylthiazolium wird als Thiamin bezeichnet. Thiamin ist auch unter dem Namen Vitamin B_1 oder Aneurin bekannt.
Thiamin ist wasserlöslich und wird durch Erhitzen im neutralen und alkalischen Bereich zerstört. Im sauren Medium ist es dagegen bis zu 120 °C stabil. Durch Oxidation unter kontrollierten Bedingungen entsteht das unter UV-Licht stark fluoreszierende Thiochrom (→ Bd. 9, 864).
Die Thiaminwirkung ist streng strukturspezifisch; durch geringe Änderungen am Molekül werden wirkungslose Verbindungen oder Antivitamine erhalten. Das durch Austausch der Aminogruppe am Pyrimidinring gebildete Hydroxythiamin ist ein Antithiamin. Es wird nach Phosphorylierung zwar wie Thiamin als Coenzym eingebaut, das gebildete Enzym ist allerdings ohne biologische Aktivität.

34 Ernährung und Diätetika

Tabelle 1.7 Empfohlene Aufnahme an wasserlöslichen Vitaminen pro Tag

Alter	Thiamin mg		Riboflavin mg		Niacin mg NÄ		Vit. B_6 mg		Folsäure µg		Vit. B_{12} µg	Vit. C mg
	m	w	m	w	m	w	m	w	Ges. F	FÄ		
Säuglinge												
0 bis unter 4 Monate	0,3		0,3		5		0,3		–	40	0,5	40
4 bis unter 12 Monate	0,4		0,5		6		0,6		80	40	0,8	50
Kinder												
1 bis unter 4 Jahre	0,7		0,8		9		0,9		120	60	1,0	55
4 bis unter 7 Jahre	1,0		1,1		12		1,2		160	80	1,5	60
7 bis unter 10 Jahre	1,1		1,2		13		1,4		200	100	1,8	65
10 bis unter 13 Jahre	1,2		1,4	1,3	15	14	1,6	1,5	240	120	2,0	70
13 bis unter 15 Jahre	1,4	1,2	1,5	1,4	17	15	1,8	1,6	300	150	3,0	75
Jugendliche und Erwachsene												
15 bis unter 19 Jahre	1,6	1,3	1,8	1,7	20	16	2,1	1,8	300	150	3,0	75
19 bis unter 25 Jahre	1,4	1,2	1,7	1,5	18	15	1,8	1,6	300	150	3,0	75
25 bis unter 51 Jahre	1,3	1,1	1,7	1,5	18	15	1,8	1,6	300	150	3,0	75
51 bis unter 65 Jahre	1,3	1,1	1,7	1,5	18	15	1,8	1,6	300	150	3,0	75
65 Jahre und älter	1,3	1,1	1,7	1,5	18	15	1,8	1,6	300	150	3,0	75
Schwangere		1,5[a]		1,8[a]		17[a]		2,6[a]	600	300	3,5	100[a]
Stillende		1,7		2,3		20		2,2	450	225	4,0	125

m: männlich; w: weiblich
NÄ: Niacin-Äquivalente
Ges. F.: Gesamtfolat (Summe folatwirksamer Verbindungen in üblicher Nahrung)
FÄ: Folat-Äquivalente bzw. freie Folsäure
[a] ab 4. Monat der Schwangerschaft

Funktion und Mangelerscheinungen

Die biologisch aktive Form des Thiamins ist das durch Reaktion mit ATP entstandene Thiaminpyrophosphat, das als Coenzym bei der oxidativen Decarboxylierung von α-Ketosäuren, z. B. von Pyruvat und α-Ketoglutarat, fungiert, und das für die Aktivität der Transketolase im Pentosephosphatweg erforderlich ist.

Thiaminmangel führt zu Veränderungen im Kohlenhydratstoffwechsel. Klinisch zeigt sich ein Mangel in der Beriberi genannten Krankheit, die in verschiedenen Formen auftreten kann. Die Symptome betreffen das Nerven- und Herz-Kreislauf-System und äußern sich in geistiger Verwirrung, Anorexie, Muskelschwäche, Ataxie, peripherer Paralyse, Ödemen (feuchte Form), Muskelabbau (trockene Form), Tachycardie und Herzvergrößerung.

Thiaminmangel wird häufig bei Bevölkerungsgruppen beobachtet, deren Grundnahrung zum größten Teil aus Kohlenhydraten (Reis) besteht und deren Thiaminaufnahme gering ist. Durch das Polieren wird das im Silberhäutchen des Reiskorns vorhandene Thiamin weitgehend entfernt. Wird der Reis vor dem Schälen dem Parboiling-Verfahren (feuchte Hitze) unterzogen, verteilen sich die in den Außenschichten vorhandenen Nährstoffe gleichmäßig im Reiskorn, beim nachfolgenden Polieren sind die Thiaminverluste geringer. Bei chronischem Alkoholmißbrauch kann es zu Thiaminmangel kommen, da der durch Alkohol erhöhte Bedarf an Thiamin durch die Nahrung oft nicht gedeckt wird und die Thiaminresorption vermindert ist.

Als Indikator für den Thiaminversorgungsstatus des Organismus kann der Aktivitätsabfall der Transketolase in den Erythrocyten verwendet werden. Ein Thiaminmangel läßt sich auch im Belastungstest nachweisen: nach Gabe von Kohlenhydraten und körperlicher Belastung wird bei unzureichender Versorgung ein Anstieg der Pyruvat-Lactat-Konzentration in Plasma und Urin beobachtet.

Der Bedarf an Thiamin für den Erwachsenen soll bei 0,33 mg/1000 kcal (4,2 MJ) liegen.

Resorption und Körperbestand

In der Nahrung sind Thiamin und Thiaminpyrophosphat enthalten; Thiaminpyrophosphat wird im Darm gespalten. Thiamin wird aktiv resorbiert und wird unter Einwirkung einer Kinase in der Darmwand unter ATP-Verbrauch in Thiaminpyrophosphat überführt. Die Resorption nimmt mit steigender Zufuhr ab. Abbauprodukte des Thiamins werden mit dem Urin ausgeschieden. Die Körpervorräte an Thiamin sind gering, sie betragen etwa 25 mg. Daher ist eine regelmäßige Thiaminzufuhr notwendig.

Vorkommen

Reichlich Thiamin enthalten Vollkornprodukte, Nüsse, Hülsenfrüchte und Bierhefe sowie Schweinefleisch und Innereien. In einigen Ländern werden Grundnahrungsmittel mit Thiamin angereichert. Thiaminasen sind Enzyme, die Thiamin in den Pyrimidin- und Thiazolring spalten und es damit zerstören. Thiaminasen werden durch Erhitzen leicht inaktiviert, ihr Vorkommen ist deshalb nur in einigen orientalischen Lebensmitteln wie Gemüsefarn oder bestimmten Fischen, die roh verzehrt werden, von Bedeutung.

Überdosierung
Thiamin wirkt toxisch, wenn es in größeren Mengen parenteral verabfolgt wird. Die Verminderung der Resorptionsrate bei oraler Zufuhr in Dosen von 500 mg über längere Zeit verhindert eine Toxizität. Der größte Teil der zugeführten Menge wird mit dem Stuhl wieder ausgeschieden.

Riboflavin

Chemie
Die Verbindung (7,8-Dimethyl-10–1'-D-ribityl)-isoallaxazin wird als Riboflavin bezeichnet. Es wird auch als Vitamin B_2 bezeichnet.
Riboflavin ist schlecht wasserlöslich, in saurer Lösung hitzestabil, fluoresziert gelb-grünlich und wird durch Lichteinwirkung unter Bildung von Lumichrom und Lumiflavin zerstört (→ Bd. 9, 510).

Funktion und Mangelerscheinungen
Riboflavin ist im Organismus eine Komponente von zwei Flavincoenzymen, dem Flavin-Mononukleotid (FMN) und dem Flavin-Adenin-Dinukleotid (FAD). Beide Verbindungen sind als prosthetische Gruppe von wasserstoffübertragenden Flavoproteinen an vielen Oxidations-Reduktionsvorgängen im Stoffwechsel beteiligt. Es gibt mehr als 60 verschiedene Flavinenzyme. Eine FMN-abhängige Oxidase ist an der Umwandlung von phosphoryliertem Pyridoxin in das aktive Coenzym, eine FAD-abhängige Hydroxylase an der Umwandlung von Tryptophan in Niacin mitbeteiligt. Die Xanthinoxidase ist ein Enzym, das Xanthin zu Harnsäure oxidiert, es enthält außer FAD noch Molybdän und Eisen.
Die Glutathionreduktase der Erythrocyten benötigt FAD als Coenzym. Da das Enzym schnell auf Störungen der Riboflavinzufuhr reagiert, werden Messungen des Aktivierungskoeffizienten zur Bestimmung des Riboflavinstatus verwendet. Erhöht ein in vitro Zusatz von FAD die Aktivität des Enzyms um mehr als 20 %, so kann davon ausgegangen werden, daß eine unzureichende Versorgung mit Riboflavin vorliegt.
Mangelsymptome beim Menschen sind Läsionen im Mund-Zungen-Bereich (Cheilosis, anguläre Stomatitis), naso-labiale Seborrhoe und weitere Hautschädigungen sowie normocytische Anämie. Da Riboflavin in den Stoffwechsel des Pyridoxins und des Niacins eingreift, treten auch Mangelerscheinungen auf, die auf unzureichende Bereitstellung dieser Vitamine zurückzuführen sind.
Der Bedarf an Riboflavin für den Erwachsenen liegt etwa bei 0,6 mg pro 1000 kcal (4,2 MJ).

Resorption und Körperbestand
Riboflavin wird im proximalen Dünndarm unter Phosphorylierung resorbiert; es wird als intaktes Riboflavin und in Form seiner Metaboliten im Urin ausgeschieden. Die Riboflavinvorräte des Organismus sind gering.

Vorkommen
Die besten Quellen für Riboflavin sind relativ teure Lebensmittel tierischer Herkunft wie Fleisch, Geflügel, Fisch, Eier sowie Milch und Milchprodukte. Hefe und auch bestimmte Gemüsearten wie Broccoli, Spargel und Spinat enthalten ebenfalls Riboflavin. Da Getreide und hieraus hergestellte Produkte nur einen geringen Riboflavingehalt aufweisen, werden in manchen Ländern Mehle, Frühstückscerealien und Backwaren mit dem Vitamin angereichert.

Überdosierung
Die Resorptionskapazität für dieses Vitamin ist begrenzt. Daher liegen bisher keine Berichte über die toxische Wirkung oral verabfolgter Riboflavindosen beim Menschen vor.

Vitamin B_6

Chemie
Als Vitamin B_6 werden alle 3-Hydroxy-2-methylpyridin-Derivate bezeichnet, die die biologische Aktivität des Pyridoxins entwickeln.
Pyridoxin, Pyridoxal und Pyridoxamin sind die drei Grundsubstanzen der Vitamin-B_6-Wirksamkeit.
Alle drei Formen sind untereinander umwandelbar und besitzen die gleiche biologische Aktivität. Pyridoxal kann zu Pyridoxinsäure oxidiert und in dieser Form ausgeschieden werden (→ Bd. 9, 454).

Funktionen und Mangelerscheinungen
Die drei Formen des Vitamins B_6 werden in Erythrocyten, Leber und anderen Geweben in Pyridoxalphosphat und Pyridoxaminphosphat umgewandelt. Diese Verbindungen sind primär an Transaminierungsreaktionen beteiligt, aber auch an der Decarboxylierung und Racemisierung der Aminosäuren. Der Ablauf bestimmter Reaktionen im Stoffwechsel von Lipiden und Nucleinsäuren wird ebenfalls von Vitamin B_6 beeinflußt.
Vitamin-B_6-Mangel tritt nur selten isoliert auf, meist fehlen in der Nahrung gleichzeitig andere, wasserlösliche Vitamine. Klinische Mangelsymptome sind epileptiforme Anfälle, Dermatitis und Anämie. Mangel bei Kindern führt zu verschiedenen neurologischen Symptomen und abdominalen Störungen, die sich bei Steigerung der Proteinzufuhr verstärken.
Zur Feststellung des Vitamin-B_6-Status beim Menschen wird der Aktivierungskoeffizient der pyridoxalabhängigen Glutamat-Oxalacetat-Transaminase im Erythrocytenhämolysat bestimmt. Da Vitamin B_6 am Abbau des Tryptophans beteiligt ist, kann zur Diagnose einer Unterversorgung auch ein Tryptophanbelastungstest verwendet werden. Bei Verabfolgung von 2–5 g Tryptophan erhöht sich im Mangel die Ausscheidung an Xanthurensäure im Urin auf mehr als 200 mg; bei ausreichender Vitamin-B_6-Versorgung liegt die Ausscheidung unter 30 mg/Tag.
Bestimmte Arzneistoffe, wie z. B. das gegen Tuberculose verwendete Isonicotinsäurehydrazid,

inaktivieren das Pyridoxin durch Hydrazidbildung. Sie sind daher als Antivitamine anzusehen. Bei den Patienten entwickeln sich verschiedene Störungen des Zentralnervensystems. Um diese Schäden zu vermeiden, werden zusätzlich 10 bis 50 mg Pyridoxin pro Tag gegeben.
Der Vitamin-B_6-Bedarf für Erwachsene beträgt bei gemischter Kost etwa 1,2 mg/Tag; er steigt bei steigender Proteinzufuhr.

Resorption und Körperbestand
Die verschiedenen Vitamin-B_6-Formen werden durch Diffusion von den Mucosazellen des Dünndarms aufgenommen und in Pyridoxalphosphat umgewandelt. Im Plasma wird diese Verbindung an Albumin gebunden transportiert, in den Erythrocyten liegt sie in Assoziation mit Hämoglobin vor. Die Körperbestände des Erwachsenen betragen 5 bis 150 mg Pyridoxin, das meist als Pyridoxalphosphat im Muskel gespeichert ist.

Vorkommen
Gute Quellen für Vitamin B_6 sind Geflügel, Fisch, Leber, Eier und Schweinefleisch, außerdem sind Vollkornprodukte, Früchte und Gemüse zu nennen. Die Vitamin-B_6-Verluste infolge einer Verarbeitung der Lebensmittel können erheblich sein; sie liegen z.B. in Gefrierobst und Gemüse zwischen 15 und 70 % und bei Mehlen zwischen 50 und 90 %, jeweils auf den nicht verarbeiteten Rohstoff bezogen. Die Bioverfügbarkeit von Vitamin B_6 aus den einzelnen Nahrungsquellen ist unterschiedlich.

Überdosierung
Die akute Toxizität von Vitamin B_6 ist gering, trotzdem sollten keine Megadosen (von 100 mg bis zu mehreren Gramm täglich) aufgenommen werden, da nach einiger Zeit Ataxie und schwere Neuropathien auftreten können; Vorteile einer Hochdosierung sind nicht zu erkennen.

Niacin

Chemie
Die Bezeichnung Niacin wird für Pyridin-3-nicotinsäure und alle Derivate der Verbindung verwendet, welche die biologische Aktivität des Nicotinsäureamids aufweisen.
Niacin kann im Organismus aus Tryptophan gebildet werden. Aus 60 mg Tryptophan entsteht beim Erwachsenen etwa 1 mg Niacin; 60 mg Tryptophan entsprechen einem Niacinäquivalent. Während der Schwangerschaft liegt die Umwandlungsrate bei 18:1. Niacin ist eine leicht wasserlösliche Verbindung von großer Stabilität bei Erhitzung und Lagerung. Wegen der guten Wasserlöslichkeit wird sie aber häufig ausgelaugt, z.B. beim Garen von Gemüse. Deshalb sollte das Kochwasser mit verwendet werden (→ Bd. 8, 1148).

Funktion und Mangelerscheinungen
Niacin wirkt im Stoffwechsel als Bestandteil von zwei Coenzymen, dem Nicotinsäureamid-Adenin-Dinucleotid (NAD) und dem Nicotinsäureamid-Adenin-Dinucleotidphosphat (NADP). Diese Verbindungen sind in allen Zellen vorhanden, sie übertragen Wasserstoff und nehmen an vielen Stoffwechselvorgängen teil. Hierzu gehören die Glycolyse, der Fettsäurestoffwechsel und die Gewebsatmung. Über 200 Dehydrogenasen benötigen NAD oder NADP.
Niacinmangel ist der bedeutendste Faktor für das Auftreten der Pellagra (ital. = rauhe Haut). Diese Krankheit äußert sich in Dermatitis, schweren Durchfällen und Entzündungen der mucösen Membranen, in schweren Fällen auch in geistiger Verwirrtheit. Sie wird durch die unzureichende Zufuhr an mehreren Nahrungsfaktoren ausgelöst. Pellagra entsteht, wenn in der Nahrung wenig verfügbares Niacin vorhanden ist und das Nahrungsprotein wenig Tryptophan enthält, so daß die im Stoffwechsel vorhandene Möglichkeit des Abbaus von Tryptophan zu Niacin entfällt. Der Mangel verstärkt sich, wenn die für diesen Abbau notwendigen Vitamine Riboflavin und Pyridoxin ebenfalls fehlen. In der Praxis werden diese Bedingungen erfüllt, wenn eine überwiegend aus Maiserzeugnissen wie Polenta bestehende Kost die Ernährungsgrundlage bildet. Im Mais liegt Niacin in einer gebundenen, nicht verfügbaren Form vor; die limitierende Aminosäure des Maisproteins ist das Tryptophan. In Lateinamerika tritt die Pellagra nicht auf, da bei der Herstellung der dort verzehrten Maisprodukte (Tortilla) das Niacin durch eine Kalkmilchbehandlung besser verfügbar gemacht wird. Zur Bestimmung des Niacinstatus wird die Ausscheidung des Niacinmetaboliten N-Methylnicotinsäureamid verwendet.
Der Bedarf an Niacin wird in Niacinäquivalenten angegeben, um die aus Tryptophan gebildete Menge mit zu berücksichtigen. Der Bedarf an Niacin beim Erwachsenen beträgt etwa 8 mg Niacinäquivalente.

Resorption
Freies Niacin wird fast vollständig resorbiert.

Vorkommen
Niacin ist in relativ kleinen Mengen in pflanzlichen und tierischen Nahrungsmitteln weit verbreitet, allerdings stellen Fleisch, Fisch, Vollkornprodukte und Leguminosen die besten Niacinquellen dar.

Überdosierung
Pharmakologische Dosen an Niacin (mehrere Gramm am Tag) führen zu einem gesteigerten Abbau von Muskelglycogen und einer Senkung der Serumlipide. Neben leichten Nebenwirkungen treten aber bei andauernder Medikation Schäden an den Leberzellen ein, die die Verwendung des Niacins zur Normalisierung erhöhter Cholesterolspiegel im Plasma problematisch erscheinen lassen.

Folat

Chemie
Die Bezeichnung Folat gilt für Pteroylmonoglutaminsäure und alle Substanzen, welche die biologische Aktivität der Folsäure aufweisen.

Als Folsäuren und Folate werden heterocyclische Verbindungen bezeichnet, die Derivate der N-(6-pteridyl-methyl)-p-aminobenzoesäure mit einem oder mehreren L-Glutaminsäuremolekül(en) darstellen.

Dazu zählen folgende Substanzen:
5,6,7,8-Tetrahydropteroylglutaminsäure =
  Tetrahydrofolsäure (THF)
5-Formyltetrahydropteroylglutaminsäure =
  5-Formyl-THF
10-Formyltetrahydropteroylglutaminsäure =
  10-Formyl-THF
5-Methyltetrahydropteroylglutaminsäure =
  5-Methyl-THF
5,10-Methylentetrahydropteroylglutaminsäure =
  5,10-Methylen-THF
5,10-Methylidintetrahydropteroylglutaminsäure =
  5,10-methylidin-THF
5-Formiminotetrahydropteroylglutaminsäure =
  5-Formimino-THF

Folsäure ist eine gelbe, kristalline Substanz, die in Wasser mäßig löslich und in saurer Lösung relativ stabil ist. Beim Erhitzen in neutralem oder alkalischem Bereich sowie durch UV-Bestrahlung wird Folsäure zerstört. Über eine Bindung an die γ-Carboxylgruppe der Pteroylmonoglutaminsäure können bis zu sechs weitere Glutaminsäurereste gebunden werden (→ Bd. 8, 283).

Funktion und Mangelerscheinungen
Im Stoffwechsel ist Folat als Coenzym (THF) am Transport von C_1-Fragmenten (Methyl-, Methylen-, Formiminogruppe) beteiligt, die im Aminosäurestoffwechsel und bei der Synthese von Nucleinsäuren anfallen. Bei der Bildung von Methionin aus Homocystein durch die Methionin-Synthetase sind Folat und Cobalamin als Cofaktoren erforderlich. Aus Methionin wird eine Methylgruppe mit Hilfe von Folat auf Desoxyuridin übertragen, es entsteht Thymin.
Im Mangel verläuft die Zellteilung nicht normal, es kommt zu Veränderungen in der Proteinbiosynthese. Mangel kann bei unzureichender Ernährung auftreten und äußert sich in einer Megaloblastenanämie, die z. B. in Indien bei schwangeren Frauen, die sich überwiegend von poliertem Reis und Weißbrot ernährten, beobachtet wird. Diese läßt sich durch Gabe von Hefehydrolysaten, deren Gabe bei der perniciösen Anämie wirkungslos ist, heilen. Eine weitere Ursache für eine Unterversorgung kann die ungenügende Resorption des Folats bei Schäden des Dünndarms sein. Von einigen Arzneistoffen ist bekannt, daß sie die Plasmakonzentration des Folats herabsetzen.
Untersuchungen ergaben, daß mit 100–150 µg freier Folsäure pro Tag der Körperbestand von Erwachsenen aufrecht erhalten werden kann.

Resorption und Körperbestand
Es wird nur Pteroylmonoglutaminsäure resorbiert. γ-L-Glutamylcarboxypeptidase (Dekonjugase), die im Dünndarmepithel vorkommt, sorgt für eine Hydrolyse der Polyglutamate in die Monoglutamatform. Bei der Resorption erfolgt die Reduktion zu Tetrahydrofolsäure und die Bildung von Methyltetrahydrofolat. Milch enthält einen Faktor, der die Folatresorption erleichtert. Durch in der Nahrung vorkommende Inhibitoren und andere Faktoren kann die Resorption herabgesetzt werden. Bei geringer Zufuhr nimmt die Resorptionsrate zu.
Die Leber speichert Folat in Größen von 5–15 mg/kg. Die Ausscheidung kleiner Mengen erfolgt über Faeces und Urin. Der Versorgungsstatus an Folat läßt sich über Messung der Ausscheidung abschätzen.

Vorkommen
Folate sind in vielen Lebensmitteln enthalten, wobei Leber, Hefe, Spargel und andere Gemüse sowie Nüsse besonders gute Quellen darstellen. Früher wurde die Versorgung mit Folat als gesichert angesehen. Nach neuerer Erkenntnis gilt sie durch die leichte Zerstörung des Folats und die unterschiedliche Bioverfügbarkeit besonders bei Schwangeren als problematisch.

Überdosierung
Parenteral verabfolgte, hohe Folatdosen führen bei Versuchstieren zu Nierenschäden und Hypertrophie; allerdings wurden bei oraler Verabfolgung von 10 mg Folat/Tag für 4 Monate an Frauen keine negativen Erscheinungen beobachtet. Über positive Wirkungen einer Hochdosierung liegen keine Erkenntnisse vor.

Vitamin B_{12}

Chemie
Alle Corrinoide, welche die biologische Aktivität des Cyanocobalamins aufweisen, werden als Vitamin B_{12} bezeichnet.
Im wesentlichen sind das – außer dem Cyanocobalamin – das Hydroxocobalamin, Aquacobalamin und Nitritocobalamin.
Vitamin B_{12} ist eine wasserlösliche, rote, kristalline Substanz mit einem MG von 1350. Die Verbindung enthält etwa 4 % anorganisches Cobalt. Das Vitamin kann als Nebenprodukt der Kultur von Streptomyces griseus bei der Herstellung von Streptomycin gewonnen werden. Es ist in neutraler Lösung – auch beim Erhitzen – stabil, dagegen instabil im alkalischen Milieu (→ Bd. 7, 1117).

Funktion und Mangelerscheinungen
Im Plasma und Gewebe sind Methylcobalamin, Adenosylcobalamin und Hydroxycobalamin die wichtigsten Vitamin-B_{12}-Komponenten. Die Umwandlung von Methylmalonyl-Coenzym A, einem Endprodukt des Abbaus verzweigter Aminosäuren, in Succinyl-Coenzym A wird durch ein von Deoxyadenosylcobalamin abhängiges Enzym katalysiert. Eine Störung der Reaktion durch Vitamin-B_{12}-Mangel führt zu einer erhöhten Ausscheidung von Malonyl-Coenzym A im Urin.
Vitamin-B_{12}-Mangel beeinflußt besonders Gewebe mit schneller Zellteilung wie das blutbildende Gewebe. Er äußert sich in neurologischen Symptomen, die im Zusammenhang mit einer

Myelinschädigung im Rückenmark und Gehirn stehen, und in einer megaloblastischen Anämie, der perniciösen Anämie. Megaloblastose tritt auf, wenn die DNS-Bildung begrenzt ist, während die RNS-Bildung unbeeinflußt bleibt. Der Defekt beruht auf einer Störung der Synthese des Thymins aus Desoxyuridin.

Das Coenzym Methylcobalamin katalysiert gemeinsam mit Folat die Transmethylierung von Homocystein zu Methionin. Dieses Zusammenwirken beider Vitamine erklärt die Ähnlichkeit der Symptome, die beim Fehlen des Folats oder des Cobalamins auftreten.

Durch ungenügende Zufuhr von Vitamin B_{12} ausgelöster Mangel ist selten. Mangelzustände können entstehen, wenn infolge einer chronischen Magenschleimhautentzündung oder bei operativer Entfernung des Magens kein Intrinsic Factor mehr gebildet wird, oder wenn bei schweren entzündlichen Veränderungen im unteren Dünndarm der Vitamin-B_{12}-Intrinsic-Factor-Komplex nicht resorbiert wird.

Resorption und Speicherung
Die Resorption des Vitamin B_{12} erfolgt im Ileum. Sie wird durch ein hochspezifisches Bindungsprotein, ein Glycoprotein, das von der Magenschleimhaut sezerniert wird, vermittelt (*Intrinsic Factor*). Beim Fehlen dieses Faktors erfolgt die Resorption über Diffusion, allerdings werden unter diesen Bedingungen nur 1 bis 3 % der mit der Nahrung aufgenommenen Menge resorbiert. In der Darmmucosa wird das Vitamin an ein Transportprotein, das Transcobalamin II gebunden und in dieser Form zu den Zellen transportiert[2]. Cobalamin wird in der Leber als Aquocobalamin an ein Protein gebunden gespeichert. Die Körpervorräte an Vitamin B_{12} betragen etwa 2 bis 3 mg und sind für 1 bis 2 Jahre ausreichend.

Ein großer Teil des mit der Galle in den Darm ausgeschiedenen Vitamins wird rückresorbiert. Die Ausscheidung selbst erfolgt etwa zu gleichen Teilen in Faeces und Urin. Das mit den Faeces ausgeschiedene Vitamin B_{12} wurde teilweise auch durch die Darmflora synthetisiert.

Der exakte Bedarf an Vitamin B_{12} ist sehr schwer zu bestimmen; für einen gesunden Erwachsenen liegt er etwa bei 1 µg resorbiertem Vitamin.

Vorkommen
Vitamin B_{12} wird von Bakterien, Pilzen und Algen synthetisiert. In einer Kost, die tierische Lebensmittel enthält, ist Vitamin B_{12} aus mikrobieller Synthese enthalten. Eine streng vegetarische Kost, die weder Milch noch Eier, und pflanzliche Lebensmittel nur in nicht fermentierter Form enthält, ist Vitamin-B_{12}-frei.

Überdosierung
Orale Aufnahme von 100 µg Vitamin B_{12} führt bei ausreichend versorgten Personen zu keinen negativen, aber auch zu keinen positiven Reaktionen.

Pantothensäure

Chemie
N-(2,4-Dihydroxy-3,3-dimethyl-1-oxobutyl)β-alanin wird als Pantothensäure bezeichnet. Pantothensäure ist ein gelbliches Öl, das Calciumsalz liegt in kristalliner Form vor. Pantothensäure ist im neutralen Bereich stabil und wird durch Erhitzen in saurem oder alkalischem Milieu zerstört (→ Bd. 9, 14).

Funktion und Mangelerscheinungen
Pantothensäure ist im Stoffwechsel als Bestandteil des Coenzym A von zentraler Bedeutung. Der für den Stoffwechsel bedeutendste Ester des Coenzym A ist die aktivierte Essigsäure, das Acetyl-CoA. Acetyl-CoA ist ein Endprodukt des Kohlenhydrat-, Fett- und Aminosäureabbaus und kann durch Addition an Oxalacetat unter Bildung von Citrat in den Citratcyclus eingeschleust und unter Energiegewinnung oxidiert werden. Acetyl-CoA ist auch Ausgangsprodukt für die Biosynthesen von Fettsäuren, Sterolen, Porphyrinen u. a. und ist an der Bildung von Acetylcholin beteiligt. Außer als Baustein des Coenzym A hat Pantothensäure als Bestandteil der Fettsäuresynthetase (in 4'-Phosphopantethien) bei der Fettsäurebiosynthese eine wichtige Funktion.

Der genaue Bedarf an Pantothensäure ist nicht bekannt. Das Vitamin kommt in vielen Nahrungsmitteln vor und wird in Mengen zwischen 1 und 6 mg pro Tag aufgenommen. Mangelerscheinungen wurden beim Menschen bei dieser Höhe der Zufuhr nicht beobachtet (s. Tab. 11).

Vorkommen
Pantothensäure ist in tierischen Geweben (Muskelfleisch, Fisch), Vollkornerzeugnissen und Leguminosen reichlich vorhanden, geringere Mengen kommen in Milch, Obst und Gemüse vor.

Überdosierung
Pantothensäure ist auch in hoher Dosierung relativ untoxisch. Eine Dosis von 10 g Calciumpantothenat (etwa das 2000- bis 10 000fache der üblichen Aufnahme), täglich über 6 Wochen an einen jungen Mann verabfolgt, rief keine toxischen Reaktionen hervor; bei Dosen von 10–20 g/Tag wurde über gelegentliche Durchfälle und Wasserretention berichtet.

Biotin

Chemie
Die Verbindung Hexahydro-2-oxo-1*H*-thieno (3,4-*d*)imidazol-4-pentansäure wird als Biotin bezeichnet (→ Bd. 7, 482).

Funktion und Mangelerscheinungen
Biotin ist Bestandteil von Enzymen, die den Transport von Carboxylgruppen und die Fixierung von Kohlendioxid im Gewebe bewerkstelligen. Die Umwandlung in das aktive Coenzym ist von Magnesium und ATP abhängig. Die wichtigsten biotinabhängigen Enzyme sind die Pyruvatcarb-

oxylase, die für die Gluconeogenese eine wichtige Rolle spielt, und die Acetyl-Coenzym-A-Carboxylase, die für die Fettsäuresynthese von größter Bedeutung ist. Am Stoffwechsel des Propionats und am Abbau verzweigtkettiger Fettsäuren sind die biotinabhängigen Enzyme Propionyl-CoA-Carboxylase und 3-Methylcrotonyl-CoA-Carboxylase beteiligt.

Unzureichende Versorgung mit Biotin führt zur vermehrten Ausscheidung der organischen Säuren im Urin, deren Stoffwechsel blockiert ist. Beim Menschen kann ein Mangel an Biotin nach Verzehr großer Mengen an Avidin, einem biotinbindenden Protein im rohen Eiklar, das durch Erhitzen leicht denaturiert wird, auftreten. Biotinmangel äußert sich in Anorexie, Glossitis, Abgeschlagenheit, bestimmten Hautschäden und anderen Symptomen, z. B. Haarausfall bei Kleinkindern.

Vorkommen und Überdosierung
Der Bedarf an Biotin ist nicht bekannt. Mit der Nahrung werden 30–100 µg Biotin pro Tag aufgenommen. Biotin wird auch von den menschlichen Dickdarmbakterien synthetisiert; allerdings ist unsicher, ob das Vitamin aus dem Dickdarm resorbiert wird. Gute Biotinqellen sind Innereien, Eigelb, Hülsenfrüchte, Hefe und Getreideprodukte. Die Bioverfügbarkeit von Biotin zeigt allerdings erhebliche Unterschiede. Bis zu 10 mg Biotin täglich werden ohne Nebenwirkungen vertragen (s. Tab. 11).

Vitamin C

Chemie
Die Bezeichnung Vitamin C gilt für alle Verbindungen, welche die biologische Aktivität der L-Ascorbinsäure (2,3-Didehydro-L-threo-hexano-1,4-lacton) aufweisen. Die Verbindung L-Threohexano-1,4-lacton) heißt L-Dehydroascorbinsäure und besitzt die gleiche Wirksamkeit wie Ascorbinsäure. Pflanzen und die meisten Tierarten sind in der Lage, Ascorbinsäure in Leber oder Niere selbst zu bilden. Nur der Mensch, einige Primaten, Meerschweinchen und Fische besitzen diese Fähigkeit nicht.

Vitamin C (L-Ascorbinsäure) ist ein weißes, kristallines Pulver, das aufgrund seiner Endiolstruktur reduzierend wirkt. In wäßriger Lösung wird Ascorbinsäure bereits bei Zimmertemperatur abgebaut. Die Oxidation der Ascorbinsäure zu Dehydroascorbinsäure ist reversibel. Der weitere Abbau führt durch Hydrolyse des Lactonringes zur inaktiven 2,3-Diketogulonsäure. In Lebensmitteln liegt Vitamin C überwiegend als Ascorbinsäure vor (→ Bd. 7, 299).

Funktionen und Mangelerscheinungen
Zu den Funktionen der Ascorbinsäure im Organismus gehört die Beteiligung an Hydroxylierungsreaktionen, die molekularen Sauerstoff erfordern, wie z. B. die Hydroxylierung von Prolin und Lysin bei der Bildung des Kollagens, der Umwandlung von Dopamin in Noradrenalin und von Tryptophan zu 5-Hydroxytryptophan (Serotonin-biosynthese). Ascorbinsäure fördert die Resorption von Nicht-Häm-Eisen. Nach verschiedenen Untersuchungen soll Vitamin C die Funktion der Leucocyten, die Wundheilung und die Immunreaktion beeinflussen. Für diese letztgenannten Funktionen gibt es allerdings keine sicheren experimentellen Belege[1]. Ascorbinsäure verhindert die Bildung von kanzerogenen Nitrosaminen.

Bei einer Aufnahme an Ascorbinsäure in Mengen von 30 bis 60 mg/Tag werden etwa 80 bis 90 % resorbiert; mit steigender Dosis sinkt die Resorptionsrate etwas ab. Der Körperbestand eines Erwachsenen beträgt 1,5 bis 3 g. Mangelerscheinungen stellen sich ein, wenn der Gewebebestand an Ascorbinsäure unter 300 mg abgesunken ist. Die Vitamin-C-Konzentration in den Leukocyten kann als Indikator zur Bestimmung des Vitamin-C-Status verwendet werden. Die Ausscheidung von Ascorbinsäure und Metaboliten erfolgt über den Urin. Wenn nach oraler Gabe von 1 g Ascorbat innerhalb von 24 Stunden mehr als die Hälfte dieser Menge im Urin erscheint, ist die Ascorbinsäureversorgung ausreichend.

Vitamin-C-Mangel führt zu Skorbut. Heute wird die Krankheit selten beobachtet, sie tritt gelegentlich bei Kleinkindern (Milch-Mehl-Nahrung) und älteren Menschen auf, die nicht ausreichend frisches Obst und Gemüse aufnehmen. Skorbut beginnt nach einer Latenzzeit von einigen Monaten und ist mit einer schweren Beeinträchtigung des Bindegewebsstoffwechsels verbunden. Da die Hydroxylierungsreaktionen bei Ascorbinsäuremangel nicht mehr ausreichend ablaufen, kommt es zu Störungen in der Kollagensynthese. Als Folgen treten Kapillarbrüchigkeit, follikuläre Hyperkeratose, Schwellung und Blutungen des Zahnfleisches sowie Gelenkschmerzen auf.

Die geringste Menge an Ascorbinsäure, die das Auftreten von Skorbut verhindern kann, liegt bei etwa 10 mg pro Tag.

Vorkommen
Viele Gemüse- und Obstarten enthalten Ascorbinsäure in relativ hohen Mengen. Reich an Vitamin C sind z. B. Paprika, verschiedene Kohlarten wie Weißkraut, Broccoli u. a. sowie Citrusfrüchte. Das Grundnahrungsmittel Kartoffel war früher, gemeinsam mit dem Sauerkraut, die wichtigste Quelle für Vitamin C in den Wintermonaten und im Frühjahr in Mitteleuropa. Wegen der leichten Zerstörbarkeit des Vitamins sollte immer ein Teil des Gemüses als Rohkostsalat verzehrt werden.

Überdosierung
Die Salze der Ascorbinsäure sind relativ untoxisch, Überschüsse werden ausgeschieden. Eine ständige Aufnahme von 10 g oder mehr scheint keine negativen Folgen zu haben. Eine Zufuhr in dieser Höhe soll die Häufigkeit und Schwere von Erkältungskrankheiten herabsetzen; hierfür gibt es allerdings keine gesicherten Beweise.

Tabelle 1.8 Geschätzter täglicher Mindestbedarf an Natrium, Chlorid und Kalium

Alter	Gewicht (kg)	Natrium (mg)	Chlorid (mg)	Kalium (mg)
Säuglinge				
0 bis unter 4 Monate	4,9	130	200	450
4 bis unter 12 Monate	8,4	180	270	650
Kinder				
1 bis unter 4 Jahre	13,3	300	450	1000
4 bis unter 7 Jahre	19,2	410	620	1400
7 bis unter 10 Jahre	26,7	460	690	1600
10 bis unter 13 Jahre	38,4	510	770	1700
13 bis unter 15 Jahre	50,6	550	830	1900
Jugendliche über 15 Jahre und Erwachsene	–	550	830	2000

m: männlich; w: weiblich

2.7 Mineralstoffe

2.7.1 Makroelemente

Natrium

Der erwachsene Mann enthält etwa 100 g, die Frau 77 g Natrium, ein Neugeborenes 5,5 g. Etwa 43 % des Körperbestands befinden sich in der extrazellulären Flüssigkeit, 54 % in Knochen, Knorpel und Sehnen und nur 2,4 % im Intrazellulärraum. Die Natriumresorption im Dünndarm ist mit der Glucoseresorption gekoppelt. In der extrazellulären Flüssigkeit ist Natrium mit etwa 140 mmol/l das in höchster Konzentration vorliegende Kation. Es ist für die Osmoregulation der extrazellulären Flüssigkeit und der Zellen verantwortlich und hat eine Bedeutung im Säure-Basenhaushalt und in den Verdauungssäften. Die geringen Mengen an Natrium, die in der Zelle vorkommen, von etwa 15 mmol/l, sind für das Membranpotential und die Aktivität einiger Enzyme von Bedeutung. Der Konzentrationsgradient zwischen intra- und extrazellulärem Natrium wird durch einen aktiven, energieverbrauchenden Mechanismus, die Na^+/K^+-ATPase, aufrecht erhalten. Die Konzentration an Natrium in der extrazellulären Flüssigkeit wird über die Höhe der Ausscheidung mit der Niere reguliert, gesteuert durch das Renin-Angiotensin-Aldosteronsystem und den atrialen natriuretischen Faktor.

Die Ausscheidung erfolgt hauptsächlich über die Niere. Mit dem Schweiß können 20 bis 80 mmol/l (etwa 0,5 bis 1 g/l) abgegeben werden, die Natriummenge nimmt mit steigendem Schweißvolumen zu. Die Verluste über die Faeces sind gering. Bei einer Hyponatriämie nimmt das Blutvolumen ab, es kommt zu Hypotonie, Tachykardie und Muskelkrämpfen.

Der geschätzte Mindestbedarf an Natrium liegt bei etwa 500 mg (25 mmol) pro Tag. Er ist bei starkem Schwitzen erhöht. In der Schwangerschaft ist rechnerisch wegen der Zunahme der extrazellulären Flüssigkeit der Bedarf geringfügig erhöht, beim Stillen wegen der Natriumabgabe mit der Milch. Hyponatriämien können bei hohen Schweißverlusten auftreten. Diarrhoen führen ggf. zu starken Natriumverlusten über den Darm, da unter diesen Bedingungen mit den Verdauungssekreten sezerniertes Natrium nicht zurückresorbiert wird.

Natrium wird hauptsächlich in Form von Natriumchlorid, d. h. über Kochsalz, aufgenommen. Der natürliche Gehalt der Lebensmittel an Natriumchlorid ist relativ gering; es wird bei der Lebensmittelherstellung aus technologischen und sensorischen Gründen zugesetzt. Von den einzelnen Lebensmittelgruppen tragen vor allem Brot- und Backwaren, Fleisch und Fleischprodukte, Käse und Fertiggerichte zur Aufnahme bei. Aus diesen Lebensmitteln werden etwa 3 g Natrium, entsprechend 7,5 g Kochsalz, zugeführt. Die Verwendung von Salz zum Würzen im Haushalt ist bei diesen Angaben nicht mit berücksichtigt.

Abhängig von der genetischen Veranlagung gibt es Personen, die auf eine hohe Kochsalzaufnahme mit einer Hypertonie reagieren. Umgekehrt kann ein niedriger Salzkonsum blutdrucksenkend wirken. Als streng natriumarm gilt eine Kost mit höchstens 0,4 g Natrium (1 g Kochsalz), als natriumarm eine Kost mit höchstens 1,2 g Natrium (3,2 g Kochsalz) pro Tag. Von einer Kochsalzaufnahme über 10 g/Tag wird abgeraten (→ Bd. 1, 229).

Chlorid

Der Körper des Erwachsenen enthält etwa 80 g Chlorid. Davon befinden sich etwa 55 % in der extrazellulären Flüssigkeit, 32 % in Knochen, Knorpel und Sehnen und 12 % in den Zellen. Im Extrazellulärraum ist Chlorid das hauptsächliche Anion. Chloridionen können Zellmembranen leicht passieren und so schnell für Elektroneutralität im extra- und intrazellulären Raum sorgen. Chlorid wird für die Bildung von Salzsäure im Magen benötigt. Der Stoffwechsel des Chlorids ist eng mit dem des Natriums verbunden und wird auch durch die gleichen Faktoren beeinflußt. Bei länger anhaltendem Erbrechen übersteigen in-

folge des Verlustes an chloridhaltigem Magensaft die Verluste an Chlorid die an Natrium. Die hiermit verbundene Verminderung des Plasmachlorids wird durch Bicarbonat kompensiert; dies führt zu einer hypochlorämischen Alkalose.
Der geschätzte Bedarf an Chlorid entspricht molar dem des Natriums und liegt bei 780 mg/Tag (→ Bd. 1, 230, 241).

Kalium

Ein erwachsener Mann besitzt etwa 146 g, eine Frau 100 g Kalium; davon befinden sich etwa 90 % in den Zellen und nur 2 % in der extrazellulären Flüssigkeit. Kalium bestimmt weitgehend den intrazellulären osmotischen Druck und beeinflußt so die Wasserverteilung im Organismus. Es ist an der Bioelektrizität der Zellmembran beteiligt, das Ruhepotential der Zellmembran ist ein Kaliumgleichgewichtspotential. Die intrazelluläre Kaliumkonzentration wird durch einen aktiven, energieverbrauchenden Mechanismus (Na^+/K^+-ATPase) reguliert. Die Ausscheidung erfolgt zu 90 % über die Niere, die aber nur begrenzt in der Lage ist, Kalium einzusparen, im Gegensatz zum Natrium.
Normalerweise gibt es keinen nahrungsbedingten Kaliummangel. Die wichtigsten Ursachen für einen Kaliummangel sind länger anhaltendes Erbrechen, chronische Diarrhoen, u. U. durch Laxantienabusus verursacht, und die Einnahme bestimmter Diuretika. Kaliummangel äußert sich in einer Schwäche der Skelettmuskulatur, Erschlaffung der glatten Muskulatur und Herzrhythmusstörungen. Umgekehrt können Störungen der Kaliumausscheidung bei Niereninsuffizienz und bei Gabe von kaliumsparenden Diuretika zu einer Hyperkaliämie führen, die Störungen der Herzaktion bewirkt.
Der Kaliumbedarf des Erwachsenen wird auf etwa 1,6 bis 2 g/Tag geschätzt. Da Kalium ein essentieller Bestandteil lebender Zellen ist, kommt es in vielen Lebensmitteln vor. Reich an Kalium sind vor allem pflanzliche Lebensmittel, besonders Früchte (Bananen, Trockenfrüchte) sowie viele Gemüse (→ Bd. 1, 229, 241).

Calcium

Der Körper des Erwachsenen enthält etwa 1200 g Calcium, davon befinden sich 99 % in Form von Hydroxylapatit im Skelett und in den Zähnen. Das Skelett unterliegt einem ständigen Ab- und Aufbau; beim Wachstum überwiegt der Aufbau, im Alter der Abbau. Das Calcium des Skeletts steht im Austausch mit dem übrigen Körpercalcium. Pro Tag werden etwa 400 bis 600 mg und damit 0,05 % des gesamten Calciumbestandes ausgetauscht. Demnach erfolgt in ungefähr sieben Jahren eine völlige Erneuerung des Calciums im Körper. Neben seiner mechanischen Funktion dient der Knochen auch als Speicherorgan, aus dem Calcium bei zu geringer Aufnahme mit der Nahrung freigesetzt werden kann. Etwa 1 % des Calciumpools des Knochens ist hierfür verfügbar.

Die restlichen 1 % des Körperbestands an Calcium befinden sich in der extrazellulären Flüssigkeit, in Zellmembranen und intrazellulären Strukturen. Dieses Calcium ist für verschiedene lebensnotwendige Funktionen unabdingbar. Es ist als freies Ion an der Aktivierung der Blutgerinnung, der Stabilisierung biologischer Membranen und der Reizübertragung im Nervengewebe beteiligt. In proteingebundener Form hat es Funktionen bei der Zellaktivierung, d. h. der Stimulierung einer Zelle zur Ausübung ihrer spezifischen Funktionen, z. B. Kontraktion der Muskelzellen, Biosynthese und Sekretion von Stoffen, Bereitstellung von Glucose u. a. Die Aktivierung erfolgt über eine Membrandepolarisation oder eine Wechselwirkung mit Hormonen.
Die Calciumkonzentration im Blut liegt zwischen 2,2 und 2,6 mmol/l (8,8 und 10,4 mg/100 ml), etwa die Hälfte liegt in ionisierter Form vor. Der Blutspiegel wird durch Parathormon, 1,25-Dihydroxycolecalciferol und Thyreocalcitonin in engen Grenzen konstant gehalten. Zielgewebe dieser Hormone sind die Darmmucosa, die Nierentubuli und der Knochen.

Knochen

Das Neugeborene enthält etwa 30 g, ein junger männlicher Erwachsener etwa 1200 g Calcium. Beim Kind werden täglich etwa 100 mg Calcium für den Knochenaufbau retiniert, beim Wachstumsschub in der Pubertät 250 bis 400 mg, bei Jungen größere Mengen als bei Mädchen. Nach dem 18. Lebensjahr nimmt die Calciumretention ab, nach Erreichen der höchsten Knochendichte stellt sich ein Gleichgewicht zwischen Aufnahme und Ausscheidung ein. Die höchste Knochendichte wird zwischen dem 25. und 30. Lebensjahr erreicht, d. h. nach Beendigung des Längenwachstums. Mit Beginn der Alterungsvorgänge, im 5. Lebensjahrzehnt, nimmt der Calciumbestand des Körpers ab; im hohen Alter beträgt er im Durchschnitt nur noch 70 % der im jungen Erwachsenenalter eingelagerten Menge. Die normale Alterserscheinung führt zu einer konstanten Abnahme der Knochendichte. Bei Frauen findet dieser Abbau früher und stärker statt als bei gleichaltrigen Männern, wahrscheinlich aufgrund der nachlassenden Estrogenproduktion, und kann zu Osteoporose führen. Dieser nicht zu verhindernde Abbau läßt sich durch körperliche Übungen, durch eine calciumreiche Kost und evtl. Vitamin D sowie bei Frauen durch eine Estrogentherapie hinauszögern. Eine in der Jugend angelegte hohe Knochendichte scheint ebenfalls vor Osteoporose zu schützen.

Resorption und Ausscheidung

Von dem mit der Nahrung aufgenommenen Calcium werden beim Erwachsenen 20 bis 40 %, bei Kindern bis zu 75 % resorbiert. Die Resorption nimmt im Alter ab. Sie wird von verschiedenen nahrungsbedingten und physiologischen Faktoren beeinflußt.

Carrierprotein. Eine Schlüsselstellung bei der Regulation der Resorption nimmt das aus Colecalciferol (Vitamin D_3) gebildete 1,25-Dihydroxycolecalciferol ein. 1,25-Dihydroxycolecalciferol induziert die Bildung eines Carrierproteins, mit dessen Hilfe Calcium aktiv resorbiert wird. Die Biosynthese von 1,25-Dihydroxycolecalciferol wird über Parathormon vermittelt, das bei niedrigem Calciumspiegel im Blut ausgeschüttet wird. Vitamin-D-Mangel führt zu einer Störung der Resorption und zu Calciummangel.

Phytat. Für die Resorption müssen Calciumsalze in einer leicht resorbierbaren Form vorliegen. In der Nahrung vorkommende Verbindungen, die Calcium und andere zweiwertige Kationen binden, beeinträchtigen die Resorption. Dazu zählt das vor allem in den Randschichten der Getreide und in Leguminosen enthaltene Phytat, das Hexaphosphat des Inosits, das in Pflanzen die Funktion eines Phosphatspeichers besitzt. Phytat wird bei der Keimung von Getreide und bei der Teigherstellung, insbesondere bei Sauerteigbroten, in unterschiedlichem Grad enzymatisch abgebaut. In der Bundesrepublik Deutschland hat die Verminderung der Calciumresorption durch Phytat keine praktische Bedeutung.

Oxalsäure. Die in Spinat und Rhabarber vorkommende Oxalsäure, die experimentell die Calciumresorption hemmt, wird nur in geringen Mengen mit der Nahrung aufgenommen.

Fettverdauung. Calcium kann bei den im Dünndarm vorliegenden pH-Werten mit langkettigen, gesättigten Fettsäuren unlösliche Salze bilden. Daher kann bei Patienten mit Störungen der Fettverdauung die Calciumresorption gestört sein.
Der größte Teil des täglich ausgeschiedenen Calciums wird mit den Faeces abgegeben, die nicht resorbiertes Nahrungscalcium sowie endogenes, vor allem aus den Verdauungssekreten stammendes Calcium enthalten. Über die Niere werden wechselnde Mengen Calcium ausgeschieden, weitgehend unabhängig von der Höhe der Aufnahme. Eine hohe Proteinzufuhr kann die Calciumausscheidung über die Niere steigern durch eine Hemmung der tubulären Rückresorption.

Bedarf
Der Bedarf an Calcium ist schwer zu bestimmen, da sich der Organismus an eine sehr unterschiedliche Höhe der Calciumaufnahme anpassen kann. Je höher die Calciumzufuhr ist, um so geringer ist die Resorptionsrate und um so mehr wird mit dem Stuhl ausgeschieden. In einer weltweit durchgeführten Studie der Weltgesundheitsorganisation (WHO) über die Calciumaufnahme wurden bei Mengen zwischen 350 mg (Philippinen, Peru, mit wenig Milchprodukten in der Kost) bis zu 6 g pro Tag (Hirtenvölker, deren Kost viele Milchprodukte enthält) weder Mangel noch Überschußerscheinungen beobachtet. Bei sehr niedriger Aufnahme ist allerdings die Gefahr einer Unterversorgung groß. Die Mindestzufuhr für Erwachsene sollte daher 400 bis 500 mg nicht unterschreiten.
Beim *Stillen* werden 150 bis 300 mg/Tag über die Muttermilch abgegeben. Bei einer unzureichenden Versorgung der Mutter mit Calcium werden die Calciumbestände ihres Skeletts zugunsten des Säuglings abgebaut. Unter diesen Bedingungen kommt es bei ungenügender Versorgung und evtl. nach mehreren Schwangerschaften hintereinander bei der Mutter zur Demineralisierung des Knochensystems (s. Tab. 1.10).

Vorkommen
Milch und Milchprodukte sind die besten Quellen für Calcium, in den übrigen Lebensmitteln ist es in relativ geringen Mengen enthalten. Es ist schwierig, beim Fehlen von Milch(produkten) genügend Calcium aufzunehmen (→ Bd. 1, 229, 241).

Phosphor

Phosphor liegt im Organismus in anorganischer und organischer Form vor. Der Körper des Erwachsenen besitzt einen Phosphorbestand von 600 bis 900 g. Davon sind 85 % in anorganischer Form in Verbindung mit Calcium als Hydroxylapatit in den Knochen anzutreffen. Nur etwa 80 g sind in allen anderen Geweben und lediglich 2 g im Blut enthalten. Außerhalb des Skeletts kommt Phosphor in Form organischer Verbindungen in allen Zellen vor. Zu diesen Verbindungen gehören Phospholipide, Phosphoproteine, Nucleinsäuren, Zwischenprodukte des Kohlenhydratstoffwechsels sowie ATP und Kreatinphosphat. Für den Intermediärstoffwechsel der Zellen besitzt der Phosphor eine einzigartige Bedeutung, denn die Umwandlungen, Speicherung und Verwertung der in den Nährstoffen enthaltenen Energie erfolgt über phosphorhaltige Verbindungen. Im Blutplasma

Tabelle 1.9 Empfohlene Zufuhr von Calcium und obligate und gut verträgliche Zufuhr von Phosphor

Alter	Calcium empfohlene Zufuhr mg/Tag	Phosphor obligate Zufuhr mg/Tag	Ca/P
Säuglinge			
0 bis unter 4 Monate	500	250	2,0
4 bis unter 12 Monate	500	500	1,0
Kinder			
1 bis unter 4 Jahre	600	800	0,75
4 bis unter 7 Jahre	700	1000	0,70
7 bis unter 10 Jahre	800	1200	0,65
10 bis unter 13 Jahre	900	1400	0,65
13 bis unter 15 Jahre	1000	1500	0,65
Jugendliche und Erwachsene			
15 bis unter 19 Jahre	1200	1600	0,75
19 bis unter 25 Jahre	1000	1500	0,65
25 bis unter 51 Jahre	900	1400	0,64
51 bis unter 65 Jahre	800	1200	0,65
65 Jahre und älter	800	1200	0,65
Schwangere	1200	1600	0,75
Stillende	1300	1700	0,75

m: männlich; w: weiblich

und im intrazellulären Raum wirkt Phosphat in Form des Dihydrogenphosphat-Hydrogenphosphat-Systems als Puffer, allerdings mit geringer Kapazität.
Während die Calciumkonzentrationen im Blut in engen und während des ganzen Lebens gleichen Grenzen gehalten wird, ist die Phosphatkonzentration variabel. Sie ist im Kindesalter am höchsten und nimmt mit dem Alter ab. Im Blut liegt Phospor sowohl in organischer als auch in anorganischer Form vor. Die Konzentration an anorganischem Phosphat unterliegt einem ausgeprägten Tag-Nacht-Rhythmus und hängt auch von der mit der Nahrung aufgenommenen Phosphatmenge ab. Die Regulation der Serumphosphatkonzentration erfolgt im wesentlichen über die Niere.

Resorption
Phosphor ist als anorganisches Phosphat, aber auch in Form organischer Verbindungen in der Nahrung enthalten. Nach dem Verzehr werden die Ester durch Einwirkung von Phosphatasen gespalten, die Resorption erfolgt als Phosphat. Der Säugling resorbiert das mit der Muttermilch aufgenommene Phosphat fast vollständig, später ist die Resorption von der Höhe der Zufuhr abhängig und beträgt im Durchschnitt 50 bis 60 %. Aus Vollkorngetreide wird Phosphor schlecht resorbiert, da er in Form von Phytat vorliegt.

Bedarf
Der Bedarf an Phosphor ist nicht bekannt, Phosphoraufnahme und Ausscheidung stehen über einen weiten Bereich der Aufnahme im Gleichgewicht. Bei gesunden Menschen ist Phosphatmangel unbekannt. Bei hoher Aufnahme aluminiumhaltiger Antacida kann ein sekundärer Phosphormangel auftreten, da durch die Bildung unlöslicher Aluminiumsalze die Phosphorbioverfügbarkeit absinkt. Phosphormangel äußert sich in Muskelerschlaffung und Knochenschmerzen, einem niedrigen Plasmaspiegel und einer sehr geringen Ausscheidung über den Urin von 15 mg P/Tag im Vergleich zu 700 bis 900 mg beim Gesunden.

Vorkommen
Da Phosphor in allen pflanzlichen und tierischen Zellen enthalten ist, kommt er in den meisten Lebensmitteln vor. Reich an Phosphaten sind besonders tierische Lebensmittel wie Milchprodukte, Fleisch und Fisch, aber auch Vollkornprodukte. Etwa 10 % des mit der Nahrung aufgenommenen Phosphors stammen aus Phosphaten, die Lebensmitteln, z. B. bestimmten Wurst- oder Käsesorten, aus technologischen Gründen zugesetzt werden. Mit Ausnahme der Milch enthalten die meisten Lebensmittel wesentlich mehr Phosphor als Calcium. Ein Verhältnis von Calcium : Phosphor von $1:1^7$, das eine Zeitlang angestrebt wurde, ist mit natürlichen Lebensmitteln nicht zu erreichen.

Magnesium

Der Gesamtbestand des Erwachsenen an Magnesium liegt bei etwa 25 g. Davon befinden sich etwa 60 % im Skelett, 1 % im Blut und der Rest in der Muskulatur und den Organen. Der Knochen stellt möglicherweise eine Magnesiumreserve dar. Nach Kalium ist Magnesium das wichtigste Kation in der Zelle. Im Gewebe ist Magnesium an Protein gebunden. Von mehr als 300 Enzymen ist bekannt, daß sie durch Magnesium aktiviert werden. Es nimmt an allen Reaktionen teil, bei denen Phosphatgruppen übertragen, Phosphatester ge-

Tabelle 1.10 Empfohlene Aufnahme an Mineralstoffen und Spurenelementen pro Tag (s. a. Tab. 1.11)

Alter	Calcium mg	Magnesium mg		Eisen mg		Zink mg		Iod µg
		m	w	m	w	m	w	
Säuglinge								
0 bis unter 4 Monate	500	40		6		5		50
4 bis unter 12 Monate	500	60		8		5		80
Kinder								
1 bis unter 4 Jahre	600	80		8		7		100
4 bis unter 7 Jahre	700	120		8		10		120
7 bis unter 10 Jahre	800	170		10		11		140
10 bis unter 13 Jahre	900	230	250	12	15	12		180
13 bis unter 15 Jahre	1000	310	310	12	15	15	12	200
Jugendliche und Erwachsene								
15 bis unter 19 Jahre	1200	400	350	12	15	15	12	200
19 bis unter 25 Jahre	1000	350	300	10	15	15	12	200
25 bis unter 51 Jahre	900	350	300	10	15	15	12	200
51 bis unter 65 Jahre	800	350	300	10	10	15	12	180
65 Jahre und älter	800	350	300	10	10	15	12	180
Schwangere	1200	300		30		15[a]		230
Stillende	1300	375		20		22		60

m: männlich; w: weiblich
[a] ab 4. Monat der Schwangerschaft

bildet oder gespalten werden. Auch bei der oxidativen Phosphorylierung in den Mitochondrien, verschiedenen Stufen der Protein- und Nucleinsäurebiosynthese ist Magnesium beteiligt. Die extrazelluläre Magnesiumkonzentration beeinflußt die elektrischen Potentiale von Nerven- und Muskelzellen, wobei Magnesium sowohl synergistisch als auch antagonistisch zu Calcium wirken kann. Das Magnesiumgleichgewicht scheint keiner hormonellen Kontrolle zu unterliegen. Der Plasmaspiegel wird über die Niere reguliert. Etwa 70 % des Plasmamagnesiums sind nicht proteingebunden und daher ultrafiltrierbar.
Erhöhte Magnesiumverluste im Stuhl und Urin führen zu Muskelkrämpfen, Gefühllosigkeit und Apathie; diese Erscheinungen sind jedoch wenig charakteristisch. Anhaltende Durchfälle, Mißbrauch von Abführmitteln und Alkoholismus können zu einer verstärkten Magnesiumausscheidung führen.

Resorption
Magnesium wird zu 40 bis 60 % aus der Kost resorbiert, die Höhe der Resorption ist allerdings sehr stark vom Magnesiumgehalt der Kost abhängig. Phytat vermindert die Resorption.

Bedarf
Der Magnesiumbedarf ist nicht genau bekannt, er soll bei 3 bis 4,5 mg pro kg Körpergewicht liegen. Ausdauernder Leistungssport, Hitzearbeit sowie Streß können den Bedarf erhöhen (s. Tab. 1.10).

Vorkommen
Die höchsten Gehalte an Magnesium finden sich in Getreidekörnern, Leguminosen und Nüssen. Bei der Entfernung der Außenschichten des Getreidekorns, d. h. bei niedrig ausgemahlenen Mehlen, tritt gegenüber dem Vollkornmehl eine bis zu 80 %ige Verminderung im Magnesiumgehalt ein. Da Magnesium Bestandteil des Chlorophylls ist, ist es in vielen pflanzlichen Lebensmitteln enthalten. Getreideprodukte und Gemüse tragen zu Zweidritteln zur Magnesiumaufnahme bei. Bei der Zubereitung von Gemüse können durch Auslaugen große Magnesiumverluste eintreten.

2.7.2 Mikroelemente – Spurenelemente

Eine Reihe von Elementen kommt in lebenden Zellen nur in sehr geringen Mengen vor. Da man sie wegen ihrer geringen Konzentration mit den früher verfügbaren analytischen Methoden nicht quantitativ erfassen konnte, wurden sie als Spurenelemente bezeichnet. Durch Fortschritte in der Analytik können auch noch sehr kleine Mengen im Körper nachgewiesen werden. Fast alle anorganischen Elemente sind im Körper nachweisbar. Dies bedeutet nicht, daß sie auch eine physiologische Bedeutung haben, sie können, wie z. B. Silber und Gold, zufällig, gewissermaßen als Verunreinigungen, anwesend sein. Den essentiellen Charakter eines Ions nachzuweisen, ist schwierig; er wurde z. B. für Cobalt erst durch die Entdekkung des Cobalts als Zentralatom des Vitamins B_{12} und für Selen mit der Strukturaufklärung des Enzyms Glutathionreduktase bewiesen.
Unterversorgung und Mangel an Spurenelementen führen, vergleichbar mit der Situation bei den Vitaminen, zu Gewichtsabnahme und spezifischen Mangelerscheinungen. Bei einer Erhöhung der Dosis über den Bedarf hinaus gelangt man schnell in einen toxischen Bereich. Die Grenzen sind bei den Spurenelementen sehr viel enger als bei den Vitaminen. Spurenelemente zeigen auch viel häufiger Wechselwirkungen untereinander als die anderen Nährstoffe. Die gleiche Tagesdosis an Kupfer kann z. B. für die Ratte ausreichend, unzureichend oder sogar toxisch sein, je nachdem, in welchen Konzentrationen Zink und Molybdän im Futter enthalten sind. Ein durch pH-Wertveränderungen im Boden erhöhter Molybdängehalt in Hirse führte beim Menschen eine als Säbelbein-Krankheit (Genu valgum) bezeichneten besonderen Stellung der Beinknochen, die hauptsächlich auf Störungen des Kupferstoffwechsels durch die höhere Molybdänzufuhr zurückzuführen war.
Die Funktionen der einzelnen Spurenelemente sind abhängig von ihren chemischen Eigenschaften. Die meisten essentiellen Metallionen sind Bestandteile oder Aktivatoren von Enzymen und somit an spezifischen Reaktionen beteiligt. Sie bilden meist stabile Komplexe mit 4 oder mehr Liganden; im Körper liegen sie ebenfalls in dieser Form vor, häufig ist Protein ein Ligand. Beispiele sind Eisen im Hämoglobin, Cobalt im Vitamin B_{12} oder Kupfer in der Ascorbinsäureoxidase.
Bestimmungen der Konzentration von Spurenelementen beim Menschen zeigen Normalbereiche auf. Abweichungen können u. U. auf Änderungen in der Nahrungszusammensetzung zurückgeführt werden. Das ist von besonderer Bedeutung beim Säugling und Kleinkind, bei denen die Ernährung im Vergleich zum Erwachsenen relativ einseitig ist. Sie besteht aus Muttermilch oder später aus verhältnismäßig wenigen Lebensmitteln. Auf eine ausreichende Zufuhr der Spurenelemente muß deshalb besonderer Wert gelegt werden (→ Bd. 1, 230, 241). Das gilt auch für den Bereich der parenteralen Ernährung, da bei längerdauernder parenteraler Ernährung Mangelerscheinungen an verschiedenen Elementen nachgewiesen wurden.
Pflanzliche Lebensmittel sind in ihrer Zusammensetzung vom Spurenelementgehalt des Bodens abhängig, auf dem sie kultiviert werden. Die Bioverfügbarkeit der Spurenelemente für die Pflanze ist von ihrer Löslichkeit im Boden bzw. den Gesteinen abhängig. Manchmal haben Pflanzen für bestimmte Elemente auch aktive Aufnahmemechanismen entwickelt, z. B. über das Wurzelsystem.

Eisen

Körperbestand
Der Eisenbestand eines gesunden Erwachsenen beträgt etwa 3 bis 5 g und ist auf Funktions-, Transport- und Depoteisen verteilt. Hiervon stellt

das Bluthämoglobin mit etwa 2,5 g den größten Anteil, etwa 4,5 % des Eisens sind in Myoglobin und 2 % in Enzymen enthalten. Der Wertigkeitswechsel von der zwei- zur dreiwertigen Form bildet die Grundlage für die Beteiligung des Eisens an Reaktionen, die mit einem Transport von Elektronen verbunden sind. Im Organismus liegt Eisen zum größten Teil komplex gebunden vor.

Eisen vermittelt den Transport des eingeatmeten Sauerstoffs im Körper zu den Geweben. Im Blut wird Sauerstoff in den Erythrocyten durch Hämoglobin transportiert, Myoglobin stellt eine Sauerstoffreserve in der Muskulatur dar. In Hämoglobin und Myoglobin ist Eisen nicht direkt an die Peptidketten, sondern an ihre prosthetische Gruppe, das Häm, gebunden. Dieses besteht aus einem Porphyrinring, der ein zweiwertiges Eisenion komplex gebunden enthält. Hämoglobin besteht aus 4 Peptidketten, die 4 Hämmoleküle enthalten, Myoglobin aus einer Kette mit einem Häm. An die Eisenatome wird Sauerstoff koordinativ gebunden, ohne daß sich die Wertigkeit des Eisens ändert. Die Hämmoleküle nehmen entsprechend dem Partialdruck Sauerstoff auf und geben ihn am Zielort ab. In den Cytochromen der Atmungskette ist Eisen unter einem Wechsel der Wertigkeit an der Protonenübertragung beteiligt.

Transport im Blut

Transferrin. Aus der Mucosazelle freigesetztes Eisen wird im Blutplasma gebunden an Transferrin transportiert. Diese Bindung verhindert die Ausfällung von Eisensalzen, schützt die Gewebe vor der oxidierenden Wirkung freier Eisenionen und verhindert ihre Ausscheidung über die Niere. Normalerweise ist Transferrin nur zu 30 bis 40 % mit Eisen beladen, freies Transferrin stellt eine Reserve für den Transport weiteren Eisens dar. Der größte Teil des Eisens dieses Überträgers wird durch die Erythrocytenvorstufen im Knochenmark für die Hämoglobinsynthese, der Rest für die Biosynthese der eisenhaltigen Enzyme verbraucht oder in die Eisenspeicher eingelagert.

Eisenspeicherung

Ferritin. Nicht benötigtes Eisen wird gebunden an Proteine abgelagert. Primärer Speicher ist das Ferritin, das etwa zu 25 % seines Gewichtes aus Eisen besteht.

Hämosiderin. Wenn der Ferritinspeicher gefüllt ist, kann Eisen auch als Hämosiderin abgelagert werden. Diese Speicherproteine befinden sich in den Zellen des Leberparenchyms und den reticuloendothelialen Zellen von Knochenmark, Milz und Leber. Die Menge des gespeicherten Eisens liegt beim gesunden Erwachsenen bei etwa 1 g. Aus den Speichern kann Eisen bei Bedarf mobilisiert werden.

Resorption

Die Resorption des Eisens aus der Nahrung hängt von zahlreichen Faktoren ab wie der Menge und Form des Nahrungseisens, der Art und der Menge der anderen mit dem Eisen zugeführten Nahrungsbestandteile, dem Eisenstatus des Organismus u. a.

In tierischen Lebensmitteln wie Fleisch liegt ein großer Teil des Eisens, etwa 40 %, in zweiwertiger Form als Hämeisen vor, während pflanzliche Lebensmittel dreiwertiges Eisen enthalten, das an Proteine und Phytat gebunden oder als anorganisches Salz vorliegt. Häm- und Nicht-Hämeisen werden über verschiedene Mechanismen resorbiert.

Hämeisen. Es wird wird im Vergleich zu dem in anderen Bindungen vorliegenden Eisen gut resorbiert. Die Höhe der Resorption, die bis zu 20 % betragen kann, wird nur gering von der Höhe der Eisenaufnahme oder von anderen Inhaltsstoffen der Nahrung beeinflußt. Die Resorption von Hämeisen steigt bei einem schlechten Eisenstatus des Organismus und wird gedrosselt bei einer Eisenüberladung. Es wird wahrscheinlich direkt aus dem Dünndarm resorbiert, ohne an dem transzellulären Transport teilzunehmen. Die Eisenresorption ist bei schlechtem Eisenstatus, z. B. infolge von Blutverlusten, erhöht.

Nicht-Hämeisen. Von dem in pflanzlichen Lebensmitteln enthaltenen Eisen wird ein wesentlich geringerer Anteil, etwa 1 bis 5 %, resorbiert. Die Menge dieses Eisens, die tatsächlich aus dem Darm in das Blut gelangt, hängt von vielen, die Resorption hemmenden oder fördernden Faktoren in der Nahrung ab. Verbessert wird die Resorption durch den gleichzeitigen Verzehr von Ascorbinsäure oder von Fleisch bzw. Fisch. Auf der anderen Seite können Phytat, Kleie, Polyphenole in schwarzem Tee und anderen Lebensmitteln sowie Antacida die Resorption von Nicht-Hämeisen beträchtlich vermindern. Mit steigender Dosis sinkt die Resorptionsrate ab.

Mucosales Transferrin. Nicht-Hämeisen tritt wahrscheinlich mit der Membran des Bürstensaums in Kontakt und wird an einen Rezeptor, ein mucosales Transferrin, gebunden in die Zelle aufgenommen. An der dem Plasma zugewendeten Seite der Mucosazelle wird das Eisen vom Mucosa- auf das Serumtransferrin übertragen.

Mucosales Ferritin. Überschüssiges Eisen kann auch auf mucosales Ferritin übertragen werden, aus dem es bei Bedarf mobilisiert wird. Ist der Eisenbedarf des Organismus gedeckt, geht das mucosale Ferritin mit der physiologischen Abschilferung der Darmepithelien verloren.

Bedarf

Der Organismus hat keine Möglichkeit, größere Mengen an Eisen auszuscheiden. Eisen, das beim Abbau von Erythrocyten sowie von eisenhaltigen Enzymen u. a. freigesetzt wird, insgesamt etwa 25 mg/Tag, wird fast vollständig wieder für Neusynthesen verwendet. Lediglich bei Blutungen können größere Eisenverluste eintreten. Beim Erwachsenen geht täglich etwa 1 mg Eisen verloren, davon über die Abschilferung von Darmepithelien

etwa 0,5 mg, über die Haut 0,2 mg, den Urin 0,1 mg, Galle und Schweiß 0,1 mg. Bei Frauen im gebärfähigen Alter treten zusätzlich Eisenverluste über die Menstruation auf, die umgerechnet auf den Tag etwa 0,5 bis 1 mg betragen bzw. 12,5 bis 30 mg pro Monat.
Diese Eisenverluste müssen durch das über die Nahrung aufgenommene Eisen ersetzt werden, um den Bestand auf der gleichen Höhe zu halten. Der tägliche Bedarf liegt demnach für den Mann bei etwa 1 mg resorbiertem Eisen, bei Frauen im gebärfähigen Alter ist eine gegenüber dem Mann zusätzliche Resorption von mindestens 0,5 bis 1 mg Eisen notwendig (s. Tab. 1.10).
Während der Schwangerschaft entfällt der Eisenverlust über die Menstruation. Dafür werden etwa 300 mg Eisen für den Fetus, 50 mg für die Placenta, und etwa 450 mg für das vermehrte mütterliche Blutvolumen benötigt. Dies entspricht einem Gesamtbedarf von etwa 4 mg resorbiertem Eisen pro Tag. Mit der Muttermilch werden 0,3 mg pro Tag abgegeben (→ Bd. 8, 14).

Mangel
Eisenmangel ist weltweit gesehen die häufigste Mangelerscheinung und tritt sowohl in Entwicklungs- als auch in Industrieländern auf. Er äußert sich zunächst in verminderter körperlicher Leistungsfähigkeit, erhöhter Infektionsanfälligkeit und schließlich in einer Eisenmangelanämie. Ursachen können eine unzureichende Versorgung in Zeiten erhöhten Bedarfs, z.B. bei Wachstumsschüben oder in der Schwangerschaft sein, in Entwicklungsländern auch Blutverluste infolge von Darmparasiten. Eisenmangel kann relativ einfach durch Salze des zweiwertigen Eisens beseitigt werden, z.B. in Form von Eisensulfat oder anderen Eisenverbindungen, wobei die Resorption durch Ascorbinsäure verbessert wird (s. 4.1).

Eisenüberladung
Ursache für eine Eisenüberladung ist normalerweise eine erhöhte Eisenresorption. Das überschüssige Eisen wird hauptsächlich als Hämosiderin im reticuloendothelialen System oder in den Parenchymzellen einiger Organe gespeichert. Bei der sogenannten Hämosiderose erfolgt dies ohne Schädigung des Gewebes, bei der *Hämochromatose* werden die Gewebe geschädigt. Bei der Hämochromatose kann der Eisenbestand bis zu 20 bis 40 g betragen. Eine Hämosiderose kann genetische Ursachen haben, aber auch durch häufige Blutinfusionen hervorgerufen werden.
Eisen (in Form von Tabletten) ist, wenn es in hohen Dosen zugeführt wird, sehr toxisch. Erste Anzeichen der Vergiftung sind Übelkeit, Erbrechen und Durchfall, die in schweren Fällen in Darmblutungen und Lebernekrose übergehen. Um eine unfreiwillige Eisenüberladung zu verhindern, sollten Mütter, die eine Eisentherapie durchführen, die Tabletten vor ihren Kindern unter Verschluß halten.
In jüngster Zeit wird diskutiert, ob nicht z.B. durch die reichliche Zufuhr von tierischen Lebensmitteln der Körper mehr Eisen aufnimmt, als er ausscheiden kann und daher eine Überladung des Körpers mit Eisen eintritt[16].

Vorkommen
Fleisch, Getreide, Gemüse, Leguminosen und Früchte enthalten Eisen, allerdings in sehr unterschiedlicher Menge. Wegen der variablen Bioverfügbarkeit des Eisens hat der Gehalt in Lebensmitteln bzw. die Höhe der täglichen Eisenaufnahme nur eine geringe Aussagekraft.

Zink

Körperbestand
Der Zinkbestand des Körpers beträgt beim Erwachsenen etwa 2 g. Gegenüber dem Blutgehalt von 80 bis 110 μg Zink/100 ml wesentlich höhere Konzentrationen finden sich im Auge und in der Prostata sowie im Sperma. Auch der Knochen enthält einen beachtlichen Anteil des Zinks. Weiterhin ist der Gehalt im Haar von Interesse (125 bis 250 μg Zink/g), da sich über eine Analyse des Haares unblutig die Zinkversorgungslage bestimmen läßt. Zink ist essentieller Bestandteil vieler Enzyme wie z.B. der Alkoholdehydrogenase, der alkalischen Phosphatase und der Lactatdehydrogenase. In den β-Zellen des Pankreas ist Zink an der Speicherung des Insulins beteiligt.
Der Bedarf an Zink ist nicht bekannt, da sich der Organismus auf eine unterschiedliche Höhe der Zinkaufnahme einstellen kann. Die Zinkausscheidung erfolgt zum größten Teil mit dem Stuhl, der nicht resorbiertes Zink aus der Nahrung und endogenes Zink aus den Verdauungssäften enthält. Bei nahezu zinkfreier Kost wurde knapp 1 mg mit den Faeces ausgeschieden. Die Ausscheidung im Urin liegt unter 1 mg/Tag.
Zink ist viel weniger toxisch als andere Metallionen, jedoch treten Übelkeit, Erbrechen und Fieber auf, wenn die Zinkaufnahme ein gewisses Maß überschreitet (s. Tab. 1.10).

Resorption
Die Bioverfügbarkeit von Zink aus unterschiedlichen Lebensmitteln variiert stark. Es wird aus tierischen Lebensmitteln besser resorbiert als aus pflanzlichen, einige Nahrungsproteine fördern die Resorption. Die Resorptionsrate ist bei einem niedrigen Zinkstatus höher als bei gut versorgten Personen. Wie beim Eisen und anderen Metallionen stört Phytat die Zinkresorption beträchtlich, da die Zink-Phytatkomplexe relativ stabil sind. Ballaststoffen wird ebenfalls eine Beeinträchtigung der Zinkaufnahme zugeschrieben[17]. Diese Störung ist aber nicht auf die Ballaststoffe, sondern auf das in Ballaststoffkonzentraten wie Kleie gleichfalls vorhandenen Phytat zurückzuführen.

Mangel
Ein Zinkmangel äußert sich in Appetitverlust, Hautveränderungen und immunologischen Störungen. Bei Kindern ist das Wachstum beeinträchtigt, Zwergwuchs und Verzögerung des Einsetzens der Pubertät werden beobachtet. Zinkmangel tritt

bei den ärmeren Bevölkerungsschichten im Mittleren Osten und in Nordafrika auf. Außer Zink spielen hierbei auch andere Faktoren eine Rolle, wie z. B. die Höhe der Proteinversorgung oder ein Mangel an Nahrung überhaupt. In diesen Gebieten wird als Grundnahrungsmittel ein aus Vollkornweizen hergestelltes, ungesäuertes Fladenbrot verzehrt. Das hierin enthaltene Phytat wird nicht wie in den aus Hefeteig hergestellten Broten abgebaut, und kann deshalb Zink und andere zweiwertige Metallionen in hohem Ausmaß binden (→ Bd. 9, 1238).

Vorkommen
Gute Zinkquellen sind Innereien, Muskelfleisch, Käse, und besonders Schalentiere.

Iod

Körperbestand
Der menschliche Körper enthält 10 bis 20 mg Iodid. Hiervon sind 70 bis 80 % in der Schilddrüse enthalten. Da dieses Organ nur 0,05 % des Körpergewichts ausmacht, ist die zentrale Bedeutung der Schilddrüse für den Iodstoffwechsel offensichtlich. Iod ist Bestandteil der Schilddrüsenhormone Triiodthyronin und Thyroxin. Nach der Resorption wird Iodid in der Schilddrüse an Tyrosinreste des Thyreoglobulins unter Bildung von Mono- und Diiod-Tyrosin gebunden. Diese Verbindungen werden durch intramolekulare Koppelung in die Hormone Triiodtyronin und Thyroxin umgewandelt, die bei Bedarf durch Proteolyse freigesetzt werden.
Schilddrüsenhormone stimulieren die Ribonucleinssäure- und Proteinbiosynthese. Sie fördern die Synthese eines Enzyms, das den Austausch von Natrium und Kalium zwischen intra- und extrazellulärem Raum katalysiert. Da dies ein energieabhängiger Prozeß ist, der mit der Spaltung von ATP einhergeht, wird der Sauerstoffverbrauch erhöht. Ein Teil der bei der ATP-Spaltung freigesetzten Energie wird in Form von Wärme frei und trägt zur Thermogenese bei (s. Kap. 2.4). Bei Thyroxinmangel fällt der Grundumsatz als Maß für den Basisstoffwechsel ab, bei einer Überproduktion steigt er an.
Schilddrüsenhormone wirken auf den Lipid-, Kohlenhydrat- und Aminosäurestoffwechsel. In physiologischen Konzentrationen fördern sie die Proteinbiosynthese in den Organen; bei unphysiologisch hoher Konzentration kommt es zum Abbau von Proteinen und Depotfett. Sie fördern das Wachstum über eine Stimulierung der Biosynthese des Wachstumshormons in der Hypophyse und über einen direkten Effekt auf den Knochen.
Der Iodbedarf ist nicht genau bekannt, da sich der Organismus innerhalb gewisser Grenzen an das Iodangebot anpassen kann. In der Bundesrepublik liegt die Zufuhr ohne iodiertes Speisesalz zwischen 30 und 70 µg/Tag (→ Bd. 7, 571).

Mangel
Bei einem alimentären Iodmangel kommt es zur Hypothyreose, einer Unterfunktion der Schilddrüse. Sie führt zur Erniedrigung des Grundumsatzes und der Körpertemperatur, zur Kropfbildung, bei Kleinkindern zu Wachstumsstörungen und verzögerter geistiger Entwicklung. Durch Ablagerung von mucinhaltigem Material im subcutanen Bindegewebe kommt es zu einer teigigen Schwellung der Haut, die als Myxödem bezeichnet wird. Kohlarten (Brassica spp.) enthalten organische, schwefelhaltige Verbindungen, die die Kropfbildung fördern (Goitrogene)[12] (s. 3.1.4).

Vorkommen
Iod wurde aus Meeresalgen und Tang isoliert, die Iod aus dem Meerwasser aufnehmen und anreichern. Daher enthalten Meeresprodukte in jeder Form reichlich Iod. Der Gehalt der übrigen Lebensmittel hängt vom Iodgehalt des Bodens ab; er ist normalerweise gering. Lediglich Milch und Eier können bei entsprechender Fütterung der Tiere als akzeptable Iodquellen angesehen werden. Extreme Situationen in bezug auf die Iodversorgung bestehen in abgelegenen Gebirgstälern, wo der Boden nur wenig Iodid enthält und die hier produzierten Lebensmittel praktisch keinen Beitrag zur Iodversorgung liefern. Unter diesen Bedingungen ist Kropf endemisch. Als Maßnahme dagegen wird die Iodierung von Speisesalz empfohlen, die z. B. in der Schweiz zu einem erheblichen Rückgang der Kropfhäufigkeit geführt hat. Da auch in bestimmten Gebieten Deutschlands die Iodversorgung über die Nahrung nicht ausreichend ist, hat man sich für die Einführung von iodiertem Kochsalz entschieden, um die Versorgung zu verbessern. Dieses Salz enthält mindestens 15 mg, höchstens 25 mg Iod pro kg Kochsalz in der Form von Iodat. Dieses Salz darf auch in Einrichtungen der Gemeinschaftsverpflegung und bei der gewerblichen Lebensmittelherstellung verwendet werden.

Fluorid

Körperbestand
Beim Erwachsenen finden sich 99 % des im Körper enthaltenen Fluorids im Skelett und in den Zähnen, der Rest in den übrigen Geweben und im Extrazellularraum. Fluorid wird ähnlich wie Chlorid leicht resorbiert. Der Gehalt im Blut ist niedrig, da Fluorid über die Nieren schnell wieder ausgeschieden wird. Es wird in den Hartgeweben, d. h. in Knochen und Zahnschmelz, wahrscheinlich als schwerlösliches Fluorohydroxyapatit gebunden und verbessert die Stabilität, die Härte. Nach dem Erreichen einer gewissen Konzentration an Fluor im Skelett stellt sich bei ständiger Aufnahme geringer Mengen beim Erwachsenen ein Gleichgewicht zwischen Aufnahme und Ausscheidung ein, es kommt nicht zu einer Fluoridakkumulation in Organen und anderen Weichgeweben. Kinder und Jugendliche haben aufgrund des Knochenwachstums eine positive Fluoridbilanz.
Durch Einlagerung des Fluorids im Zahnschmelz nimmt die Karieshäufigkeit ab. Der Einbau erfolgt vor dem Durchbruch der Zähne in die Mundhöhle. Der kariesprotektive Effekt kommt

wahrscheinlich durch den gegen einen Säureangriff resistenteren Schmelz, eine Förderung der Remineralisierung der Zahnoberfläche und möglicherweise durch die Hemmung von bakteriellen Enzymen zustande, die aus Zuckern in der Mundhöhle entmineralisierende Säuren bilden (s. 4.1.4).

Vorkommen
Die meisten Lebensmittel enthalten nur wenig Fluorid; Ausnahmen sind Seefisch und vor allem bestimmte Sorten von schwarzem Tee. Der Fluoridgehalt des Trinkwassers ist regional für die Versorgung von unterschiedlicher Bedeutung. In Deutschland ist er mit Werten unter 0,3 mg/l meist gering, wenn man von einigen Gebieten mit vulkanischem Untergrund, z.B. der Eifel, absieht. Weiches Wasser enthält überhaupt kein Fluorid. Für Erwachsene gilt eine tägliche Fluoridaufnahme zwischen 0,5 und 4,0 mg, bei Kindern im ersten Lebensjahr zwischen 0,1 und 1 mg, bis zum dritten Jahr 0,5 bis 1,5 mg als adäquat und unbedenklich. Bei älteren Kindern sollte die Aufnahme 2,5 mg pro Tag nicht überschreiten. Bei einer Supplementierung sollten die natürlichen Fluoridgehalte des Trinkwassers berücksichtigt werden. Eine allgemeine Trinkwasserfluoridierung auf den wünschenswerten Gehalt von 0,7 bis 1,2 mg/l, obwohl technisch durchaus möglich, läßt sich augenblicklich trotz zahlreicher positiver Ergebnisse von jahrzehntelangen Studien nicht durchsetzen.
Eine zu hohe Aufnahme auf etwa das Fünf- bis Zehnfache der Empfehlung führt bei Kindern zur Ausbildung einer Zahnschmelzfluorose, die sich in Flecken des Zahnschmelzes äußert. Diese Symptome können auch bei einem sehr hohen natürlichen Fluoridgehalt des Trinkwassers auftreten; sie stellen nach bisherigen Erkenntnissen aber keine Beeinträchtigung der Gesundheit dar (→ Bd. 8, 1105).

Kupfer

Körperbestand
Der Gesamtbestand an Kupfer im Körper beträgt 80 bis 100 mg. Alle Gewebe enthalten Kupfer, die Leber als zentrales Organ des Kupferstoffwechsels besitzt die höchste Konzentration. In der Leber wird Kupfer entweder gespeichert oder in die kupferhaltigen Leberenzyme sowie in das ins Plasma sezernierte *Caeruloplasmin*, das die enzymatische Aktivität einer Phenoloxidase besitzt, eingebaut. Im Plasma ist Kupfer an Caeruloplasmin, ein sehr geringer Anteil an Albumin gebunden. Während der Schwangerschaft wird Kupfer aus der Leber der Mutter in die des Feten transportiert, um so die unzureichende Versorgung nach der Geburt durch die nur wenig Kupfer enthaltene Muttermilch zu kompensieren.

Funktion
Kupfer ist in vielen Enzymen enthalten, z.B. in Cytochrom-c-Oxidase, Monoaminooxidase, Tyrosinase, Lysyloxidase und in Pflanzen in der Ascorbinsäureoxidase. Bei diesen Metalloenzymen, die Elektronen auf Sauerstoff übertragen, ist der leichte Wertigkeitswechsel des Kupferions von Bedeutung. Kupfermangel führt zu einer Verwertungsstörung des Ferritin-Eisens und zu einer Anhäufung des Ferritins in der Leber. Kupfer steht aber nicht nur mit dem *Eisenstoffwechsel*, sondern auch mit anderen Spurenelementen, z.B. Molybdän, in enger Beziehung.

Bedarf
Der Kupferbedarf des Erwachsenen wird auf etwa 1 mg/Tag geschätzt. Die Resorption des Kupfers aus der Nahrung ist gering. Es wird über die Galle in den Darm abgegeben und über den Stuhl ausgeschieden. Beim Erwachsenen ist Kupfermangel nicht bekannt, wahrscheinlich enthalten Lebensmittel immer ausreichend Kupfer. Ein Mangel wird in seltenen Fällen bei Frühgeborenen, bei einer Protein-Energie-Mangelernährung oder bei länger dauernder parenteraler Ernährung beobachtet. Im Mangel finden sich niedrige Konzentrationen an Kupfer und Caeruloplasmin im Plasma. Mangelfolgen sind eine Anämie, die auf die Störung der Eisenfreisetzung zurückzuführen ist, sowie Störungen der Knochenbildung und kardiovasculäre Schädigungen. Diesen liegt eine Beeinträchtigung der Bindegewebssynthese zugrunde, da die vom kupferhaltigen Enzym Lysyloxidase katalysierten Reaktionen vermindert anlaufen. Weiterhin ist eine sehr selten auftretende, erblich bedingte Störung der Kupferresorption (Menkes Syndrom) bekannt (→ Bd. 8, 684).

Tabelle 1.11 Schätzwerte für eine angemessene tägliche Zufuhr an Spurenelementen, Biotin und Pantothensäure (s. Tab. 1.10)

Alter	Kupfer	Mangan	Selen	Chrom	Molybdän	Biotin	Pantothensäure
	mg	mg	µg	µg	µg	µg	mg
Säuglinge							
0 bis unter 4 Monate	0,4–0,6	0,3–0,6	5– 15	10– 40	15– 30	10	2
4 bis unter 12 Monate	0,6–0,7	0,6–1,0	5– 30	20– 60	20– 40	15	3
Kinder							
1 bis unter 4 Jahre	0,7–1,0	1,0–1,5	10– 50	20– 80	25– 50	20	4
4 bis unter 7 Jahre	1,0–1,5	1,5–2,0	15– 70	30–120	30– 75	25	4
7 bis unter 10 Jahre	1,0–2,0	2,0–3,0	15– 80	50–200	50–150	30	5
über 10 Jahre	1,5–2,5	2,0–5,0	20–100	50–200	75–250	30–100	5
Jugendliche und Erwachsene	1,5–3,0	2,0–5,0	20–100	50–200	75–200	30–100	6

Vorkommen

Meeresprodukte, Leber und grüne Gemüse sind gute Kupferquellen. Eine Kupfervergiftung über Lebensmittel ist selten, obwohl die Zubereitung und Aufbewahrung von säurehaltigen Lebensmitteln in Kupfergeschirr die Kupferaufnahme erhöht. Eine gelegentliche Aufnahme bis zu 10 mg/Tag ist wahrscheinlich noch unbedenklich. Diese Menge entspricht etwa dem 6- bis 7fachen der empfohlenen Zufuhr für den Erwachsenen. Kupfer ist allerdings in Dosierungen, die nicht allzuweit von der notwendigen Nahrungsaufnahme entfernt sind, ein toxisches Element.

Molybdän

Die Molybdänkonzentration in den Geweben ist sehr gering. Molybdän ist Bestandteil der Xanthinoxidase und der Aldehydoxidase; diese Enzyme sind auch auf die Gegenwart von Eisen angewiesen. Molybdän scheint auch einen Einfluß auf die Häufigkeit der Zahnkaries zu haben, denn in Gebieten, wo die Versorgung mit Molybdän über Lebensmittel reichlich ist, ist Karies seltener. Beim Menschen ist über den Bedarf an Molybdän und über Mangelsymptome wenig bekannt. Bei Tieren führt ein Molybdänmangel zu einem eingeschränkten Wachstum. Die mit der Nahrung zugeführte Molybdänmenge liegt bei 100 bis 250 µg/Tag (s. Tab. 1.11).

Cobalt

Der essentielle Charakter des Cobalts wurde erst bewiesen, als die Struktur des Vitamins B_{12} aufgeklärt wurde. Cobalt ist nur als Zentralatom in Vitamin B_{12} essentiell. Auch beim Cobalt ist die Grenze zwischen dem physiologischen und toxikologischen Bereich sehr eng. In Kanada wurde Cobalt als Schaumstabilisator in kleinen Mengen dem Bier zugesetzt. In der Folgezeit wurden bei starken Biertrinkern Herzmuskelschäden festgestellt, die mit hoher Sterblichkeit verbunden waren[5].

Chrom

Der essentielle Charakter von Chrom ist wahrscheinlich. Es soll in der dreiwertigen Form als Cofaktor für Insulin wirken. Bei Versuchstieren führt Chrommangel zu einer verzögerten Entfernung der resorbierten Glucose aus dem Blut, wahrscheinlich durch eine organische Chromverbindung, die als Glucosetoleranzfaktor bezeichnet wird. Bei längerer parenteraler Ernährung beim Menschen wurde ein Absinken der Glucosetoleranz beobachtet, die durch Gabe von Chromsalzen verbessert werden konnte[5].
Die Aufnahme mit der Nahrung liegt zwischen 25 und 100 µg/Tag, die Höhe der Resorption beträgt etwa 0,5 %. Chrom ist in vielen Lebensmitteln vorhanden, über einen eventuellen Bedarf können noch keine Angaben gemacht werden. Die Toxizität des in der Nahrung enthaltenen dreiwertigen Chroms ist sehr gering (s. Tab. 1.11).

Mangan

Der Mangangehalt im menschlichen Körper liegt bei 12 bis 20 mg, Knochen, Leber und Nieren weisen die höchsten Gehalte auf. Für Mangan steht der Nachweis der Lebensnotwendigkeit für den Menschen noch aus, für Tiere ist es essentiell. Mangan kann in vitro eine Reihe von Enzymen aktivieren, allerdings kann diese Funktion auch von anderen zweiwertigen Kationen übernommen werden. Eine spezifische Funktion scheint Mangan bei der Biosynthese von Mucopolysaccharid-Proteinkomplexen im Knorpel auszuüben. Dies erklärt die Knochenmißbildung bei Manganmangel bei Tieren.
Die Nahrung enthält zwischen 1 und 5 mg Mangan/Tag; über die Bioverfügbarkeit ist wenig bekannt. Die Ausscheidung erfolgt über Galle und Pankreassaft. Mangan ist relativ untoxisch. Für Erwachsene wird eine gelegentliche Aufnahme von 10 mg/Tag als unbedenklich angesehen. Teetrinker werden gut mit Mangan versorgt. Nach Tee sind Vollkornprodukte, Hülsenfrüchte und Blattgemüse manganreiche Lebensmittel (s. Tab. 1.11).

Selen

Selen ist Bestandteil der Glutathionperoxidase, einem in Erythrocyten und anderen Geweben vorkommenden Enzym, das Hydroperoxide zerstört und damit oxidative Veränderungen der lipidhaltigen Zellmembran verhindert. Eine ähnliche Funktion wird auch dem Vitamin E zugeschrieben. Es ist seit langem bekannt, daß einige, aber nicht alle Folgen eines Vitamin-E-Mangels durch Selengaben gebessert werden können (s. 2.6.5). Auch der umgekehrte Fall – Milderung von Selenmangelfolgen durch Verabreichung von Vitamin E – wurde beobachtet. Für andere, dem Selen zugeschriebene Funktionen wie einer vorbeugenden Wirkung bei Herzinfarkt, Krebs und Störungen des Immunsystems gibt es keine gesicherten Belege. In China wurde bei Kindern, die in Gegenden mit niedrigen Selengehalten im Boden aufwuchsen, als Selenmangelfolge eine Kardiomyopathie (Keshan-Krankheit) beobachtet.
Da Selen in den Böden sehr ungleich verteilt ist, finden sich auch in Kulturpflanzen und in Tieren unterschiedliche Konzentrationen. Der Selengehalt der Nahrung hängt neben ihrer geographischen Herkunft auch von ihrem Proteingehalt ab, da Selen in biologischem Material vor allem in der Proteinfraktion zu finden ist. Während in Gemüsen und Früchten sehr wenig Selen vorkommt, ist in den meisten anderen Lebensmitteln genügend Selen enthalten, besonders Fisch ist eine sehr gute Quelle.
Der Bedarf an Selen ist nicht bekannt. Die Aufnahme von Selen mit der Kost ist sehr unterschiedlich; in der Bundesrepublik soll sie zwischen 10 und 276 µg liegen. Bei einer täglichen Zufuhr von mehr als 3000 µg/Tag lassen sich Zeichen einer chronischen Selenvergiftung beobachten, die sich in Haarausfall, Leberzirrhose und Herzmuskelschwäche äußert (s. Tab. 1.11).

2.8 Empfehlungen für die Nährstoffzufuhr

Empfehlungen[7] für die Nährstoffzufuhr haben die Prävention ernährungsabhängiger Erkrankungen, die sowohl durch eine Unter- als auch eine Überversorgung mit Nährstoffen hervorgerufen werden können, zum Ziel. Bei den Empfehlungen handelt es sich um die Mengen eines Nährstoffs, von denen angenommen wird, daß sie mindestens eine ausreichende Versorgung gewährleisten und vor ernährungsbedingten Gesundheitsschäden schützen. Änderungen im Nährstoffbedarf, die durch chronischen Gebrauch von Arzneimitteln, erhöhten Konsum von Alkohol, durch Rauchen sowie durch Stoffwechselstörungen verursacht werden können, sind bei den Empfehlungen nicht mitberücksichtigt. Mit Hilfe der Empfehlungen kann eine bedarfsgerechte Ernährung geplant und die Nährstoffversorgung in verschiedenen Bevölkerungsgruppen beurteilt werden. Der tatsächliche Versorgungsstatus einzelner Personen läßt sich auf diese Weise nicht ermitteln.

Energie- und Nährstoffbedarf sind, auch innerhalb einer Altersgruppe und eines Geschlechts, von Mensch zu Mensch und von Tag zu Tag verschieden.

Nährstoffbedarf. Experimentell läßt sich der Bedarf an Nährstoffen, wenn überhaupt, nur an kleinen Gruppen bestimmen. Die Werte unterliegen einer statistischen Verteilung, d. h. der Bedarf einzelner Personen kann sowohl nach oben als auch nach unten vom Durchschnittswert abweichen. Um die Bedarfsdeckung für alle Personen einer Gruppe zu gewährleisten, und um einen ausreichenden Vorrat an Nährstoffen im Körper sicherzustellen, müssen zum Durchschnittsbedarf Sicherheitszuschläge gemacht werden. Für Protein, wo der Bedarf etwa einer Normalverteilung unterliegt, wird für die Empfehlung zum Durchschnittsbedarf die zweifache Standardabweichung addiert. Bei anderen Nährstoffen wird ein Sicherheitszuschlag von 20 bis 30 % zum durchschnittlichen Bedarf hinzugefügt. Die Empfehlungen für die Nährstoffzufuhr sind demnach höher als der tatsächliche Bedarf. Empfehlungen gibt es für Protein, essentielle Fettsäuren, bestimmte Mineralstoffe und Spurenelemente sowie für Vitamine mit Ausnahme von Pantothensäure und Biotin.

Energiebedarf. Eine Ausnahme von diesem Verfahren stellt die Höhe der Aufnahme an Energie dar. Hier gibt es keine Sicherheitszuschläge, die wünschenswerte Höhe der Energiezufuhr entspricht dem tatsächlichen Bedarf. Eine über den Bedarf hinausgehende Zufuhr führt zu Übergewicht und kann die Manifestation von Stoffwechsel- und anderen Erkrankungen begünstigen. Für die Energiezufuhr wurde der durchschnittliche Bedarf einer Bevölkerungsgruppe als sogenannter Richtwert gewählt. Diese Richtwerte für die Energiezufuhr, sind aber nicht auf einzelne Personen anwendbar, da neben Geschlecht, Alter und Körpermasse die körperliche Aktivität einen Einfluß auf den Energiebedarf hat. Der tatsächliche Energiebedarf einer Person kann nur über eine Kontrolle des Körpergewichts, verbunden mit einer Ermittlung der tatsächlich aufgenommenen Energie, bestimmt werden.

Richtwerte. Außer für Energie- und allgemeinen Nährstoffbedarf gibt es Richtwerte auch für die Aufnahme von Wasser, Fett, Cholesterol, Saccharose, Ballaststoffen, Natrium, Kalium, Fluorid und β-Carotin. Bei Wasser, Natrium und Kalium ist zwar ein Mindestbedarf bekannt, die tatsächliche Zufuhr liegt aber normalerweise weit höher. Die hier genannten Nährstoffe sollten aus gesundheitlichen Gründen innerhalb bestimmter Grenzbereiche zugeführt werden.

Schätzwerte. Bei den Vitaminen Pantothensäure und Biotin sowie bei einigen Spurenelementen ist der Bedarf nicht genau zu bestimmen. Daher werden für diese Nährstoffe Schätzwerte angegeben.

2.8.1 Grundnährstoffe

Für eine vollwertige Ernährung genügt es, wenn die durchschnittliche Aufnahme an Nährstoffen über einen längeren Zeitraum den empfohlenen Werten entspricht. Die Empfehlungen müssen nicht an jedem einzelnen Tag oder anteilig mit den einzelnen Mahlzeiten eingehalten werden. Da die Resorptionsrate einiger Nährstoffe bei hohen Dosen absinkt, sollte die empfohlene Menge nicht in einzelnen, hohen Dosen aufgenommen werden.

Protein
Die Proteinzufuhr wird mit 0,8 g/kg Körpergewicht angegeben, das entspricht einer Tagesaufnahme von 59 g für einen Mann mit einem Gewicht von 73 kg und von 48 g für eine 60 kg wiegende Frau. Bei einem durchschnittlichen Energiebedarf von 2400 bzw. 2000 kcal (10,0 bzw. 8,5 MJ) pro Tag sollten demnach rund 10 % der Nahrungsenergie über Protein zugeführt werden (s. 2.1.8).
Der durchschnittliche tägliche Proteinverbrauch in der Bundesrepublik liegt deutlich über den Empfehlungen und beträgt etwa 85 g für Männer und 74 g für Frauen. Der Anteil des Proteins an der – ebenfalls über den Empfehlungen liegenden – Nahrungsenergie liegt bei etwa 11 %. Etwa ⅔ des Proteins werden gegenwärtig aus tierischen Produkten aufgenommen. Wünschenswert wäre, wenn etwa die Hälfte des Proteins über pflanzliche Lebensmittel zugeführt würde (s. 2.1.10).

Fette und essentielle Fettsäuren
Der Richtwert für den Anteil der Fette an der Gesamtenergie liegt mit 25 bis 30 % wesentlich niedriger als die tatsächliche Fettaufnahme, die bei mehr als 40 % der Energie liegt. Eine fettreiche Kost begünstigt die Entstehung von Übergewicht. Die Empfehlung, weniger Energie in Form von

Fetten aufzunehmen, basiert auf epidemiologischen und klinischen Studien, nach denen es eine Beziehung zwischen der Höhe der Fettaufnahme und dem Auftreten von Gefäßkrankheiten gibt. Zusammenhänge zwischen der Ernährung, dem Blutlipidspiegel und Gefäßveränderungen scheinen bereits im Kindesalter zu bestehen. Vor allem gesättigte Fettsäuren tragen zu einer Erhöhung des Serumcholesterols bei; deshalb sollten gesättigte Fettsäuren höchstens ein Drittel der aufgenommenen Fette ausmachen.
Ein hoher Energiebedarf läßt sich mit einer fettarmen Kost wegen des großen Volumens der benötigten Nahrung allerdings nur schwer decken. Bei erheblicher Muskelarbeit kann der Anteil an Fett 30 bis 35 %, bei Schwerstarbeitern und einigen Hochleistungssportlern bis zu 35 bis 40 % der Gesamtenergie betragen. Auch der vergleichsweise hohe Energiebedarf von Kindern und Jugendlichen in der Wachstumsphase sowie während der Schwangerschaft und Stillzeit kann über einen höheren Fettanteil in der Kost gedeckt werden. Allerdings sollte vor allem der Verzehr von Fetten mit ungesättigten Fettsäuren erhöht werden (s. 2.2.7).
Etwa die Hälfte des täglich aufgenommenen Fettes sollte als Speisefett, d. h. als Brotaufstrich, Koch- und Backfett bzw. -öl, aufgenommen werden, der Rest als sogenanntes unsichtbares Fett. Unsichtbares Fett ist z. B. in Fleisch und Fleischwaren, Milch- und Milchprodukten sowie in Gebäck enthalten. Durch eine Verminderung des Verzehrs tierischer Lebensmittel und die Bevorzugung magerer Produkte sollte eine Verminderung des unsichtbaren Fettes angestrebt werden.
Da tierische Lebensmittel neben gesättigten Fettsäuren oft auch Cholesterol enthalten, führt der verminderte Verzehr dieser Lebensmittel zu einer erwünschten Senkung der Cholesterolzufuhr. Obwohl das Nahrungscholesterol einen geringeren Einfluß auf die Plasmacholesterolspiegel hat als gesättigte Fettsäuren, sollte die Cholesterolaufnahme 300 mg /Tag möglichst nicht übersteigen.
In der Bundesrepublik ist bei einer durchschnittlichen Aufnahme von 25 g die Zufuhr an essentiellen Fettsäuren gesichert. Nach den Empfehlungen sollten etwa 8 bis 10 g Linolsäure, entsprechend 3 % der Nahrungsenergie, und 1 g α-Linolensäure, entsprechend 0,5 % der Energie, zugeführt werden. Kostformen zur Senkung der Blutlipide enthalten deutlich höhere Mengen an hochungesättigten Fettsäuren, als zur Deckung des Bedarfs empfohlen werden.

Kohlenhydrate und Ballaststoffe
Empfehlungen für die Kohlenhydratzufuhr berücksichtigen den individuellen Energiebedarf, den Bedarf an Protein und die wünschenswerte Zufuhr an Fett. Demnach sollten etwa 55 bis 60 % der Nahrungsenergie über Kohlenhydrate aufgenommen werden. Demgegenüber werden in der Bundesrepublik gegenwärtig nur 38 bis 45 % der Energie über Kohlenhydrate gedeckt. Der größte Teil der Kohlenhydrate sollte aus Polysacchariden bestehen. Die WHO hält eine Saccharosezufuhr in Höhe von 10 % der Nahrungsenergie für tragbar; dieser Wert schließt aber den in verarbeiteten Lebensmitteln enthaltenen Zucker ein.
Als Richtwert für die Zufuhr an *Ballaststoffen* gilt beim Erwachsenen eine Zufuhr von mindestens 30 g/Tag; für Kinder sind keine Werte bekannt. Da die einzelnen Ballaststoffkomponenten unterschiedliche Wirkungen besitzen, sollten sowohl Ballaststoffe aus Getreide als auch aus Gemüse und Obst zugeführt werden (s. 2.3).

Nährstoffdichte

Das Verhältnis von essentiellen Nährstoffen zu der mit der Tageskost aufgenommenen Energie ist besonders dann von Interesse, wenn die Energieaufnahme gering ist. Unter dieser Bedingung sollte jedes Lebensmittel möglichst hohe Gehalte an essentiellen Nährstoffen aufweisen. Durch die Nährstoffdichte (Menge des Nährstoffs pro 1 MJ) läßt sich dies anzeigen. Weißbrot enthält 0,09 mg Thiamin in 100 g (= 1,038 MJ), die Nährstoffdichte für Thiamin beträgt 0,087. Weizenvollkornbrot liefert 0,25 mg Thiamin pro 100 g (= 0,882 MJ), die Nährstoffdichte ist 0,28. Dies bedeutet, daß man mit 114 g Weizenvollkornbrot (1 MJ) das Vierfache an Thiamin aufnimmt, wenn man es anstelle von 98 g Weißbrot (1 MJ) verzehrt. Auch die Nährstoffdichte der Tageskost läßt sich aus den Verzehrsdaten berechnen. Hieraus läßt sich ableiten, wie es um die Versorgung mit bestimmten essentiellen Nährstoffen bestellt ist.

Literatur

1. Anderson R (1982) Ascorbic acid and immune functions: mechanism of immunostimulation. In: Vitamin C. Ascorbic Acid (Counsell JN, Honig DH, eds.), Applied Science Publishers, London, pp 249–272
2. Buddecke E (1989) Grundriß der Biochemie. Walter de Gruyter, Berlin
3. Cummings JH, Englyst HN (1987) Fermentation in the human large intestine and the available substrate. Am J Clin Nutr 45:1243–1245
4. Cummings JH, Branch WJ (1982) Postulated mechanism whereby fibre may protect against large bowel cancer. In: Dietary Fiber in Health and Disease (Vahouny GV, Kritchevsky D, eds.), Plenum Press New York, pp 312–325
5. Davidson and Passmore. Human Nutrition and Dietetics (1986) Passmore R, Eastwood MA (eds.). Churchill Livingstone, Edinburgh
6. Deutsche Forschungsanstalt für Lebensmittelchemie. Souci. Fachmann. Kraut. Die Zusammensetzung der Lebensmittel. Nährwert-Tabellen 1994 (unveröffentlicht). Wissenschaftliche Verlagsgesellschaft, Stuttgart
7. Deutsche Gesellschaft für Ernährung (1991) Empfehlungen für die Nährstoffzufuhr. Umschau, Frankfurt
8. Deutsche Gesellschaft für Ernährung (1988) Ergänzungsband zum Ernährungsbericht 1988. Henrich, Frankfurt
9. Elmadfa I, Leitzmann C (1991) Ernährung des Menschen. Eugen Ulmer, Stuttgart

10. Kasper H (1991) Ernährungsmedizin und Diätetik. 7. Auflage, Urban & Schwarzenberg, München
11. Kofráyi E, Withs W (1987) Einführung in die Ernährungslehre. Umschau, Frankfurt
12. Nutrition Research Council (1989) Recommended Dietary Allowances. National Academy Press, Washington D.C.
13. Löffler G, Petrides PE (1988) Physiologische Chemie. Springer-Verlag, Berlin
14. Nordin BEC (1976) Calcium, Phosphate and Magnesium Metabolism. Churchill Livingstone, Edinburgh
15. Nutrition Reviews' Present Knowledge in Nutrition (1984) Olson RE, Broqiust HP, Chichester CO, Darby WJ, Kolbye AC Jr, Stalvey RM (eds.). The Nutrition Foundation Inc., Washington D.C.
16. Salonen JT, Nyyssönen K, Korpela H, Tuomilehto J, Seppänen R, Salonen R (1992). High stored iron levels are associated with excess risk of myocardial infarction in eastern Finnish Men Circulation 86:803–811
17. Sandström B (1987) Zinc and dietary fibre. Scand J Gastroenterol 22 (Suppl 129):80–84
18. Schweizer TF, Edwards CA (1992) Dietary Fiber – A Component of Food. Springer-Verlag, London
19. Underwood EJ (1977) Trace Elements in Human and Animal Nutrition. Academic Press, New York
20. Wisker E, Feldheim W (1993) Ballaststoffe in der Ernährung. Auswertungs- und Informationsdienst für Ernährung, Landwirtschaft und Forsten, Bonn

2.9 Ernährung und Nährstoffbedarf des Sportlers

A. BERG, J. KEUL

2.9.1 Problemstellung

Die Problembereiche Ernährung und Sport und der mögliche Einfluß, den die jeweilige Nahrungszusammensetzung und Nährstoffversorgung des Sportlers auf dessen körperliche Leistungsfähigkeit nehmen kann, beschäftigt die Sportmedizin mit unterschiedlicher Intention seit vielen Jahren[57, 60, 96, 97]. So gilt die gezielte Sportlerernährung heute als eine der anerkannten Grundlagen zur Erlangung und Erhaltung einer optimalen körperlichen Leistungsfähigkeit[49]. Die Beurteilung der körperlichen Leistungsfähigkeit unter den Extrembedingungen des Leistungssports kann dabei auch als Funktionstest auf einen optimalen Versorgungszustand des Organismus mit leistungslimitierenden Nährstoffen verstanden werden. Die Durchsicht der spezifischen Literatur zu dieser Fragestellung (s. Zusammenstellung in [57]) zeigt, daß in der Vergangenheit die Bedeutung der Sportlerernährung überwiegend in Verbindung mit Parametern der physikalisch meßbaren, körperlichen Leistungsfähigkeit gesehen wurde. Aus dieser Sichtung wurden Ernährungsformen wie auch die Zufuhr von Nährstoffen vor allem mit einer möglichen akuten Verbesserung der Energiebereitstellung unter Körperarbeit in Zusammenhang gebracht. Als leistungsvariierende Ernährungskomponenten standen dabei bevorzugt die Zufuhr von Kohlenhydraten, von Mineralstoffen (Kalium, Magnesium, Zink und Eisen) sowie von Vitaminen oder Nährstoffen mit vitaminähnlichem Charakter (Vit. B_1, B_2, B_6, Niacin, B_{12}, Folsäure, Carnitin) im Vordergrund. Im Gegensatz zu dieser Sichtweise erscheint aktuell die Beurteilung chronischer Einflüsse der Ernährung und Zufuhr von Nährstoffen auf den komplexen Bereich der muskulären und körperlichen Belastbarkeit von zunehmendem Interesse. Entsprechend wird nach ernährungsabhängigen Effekten mit möglichem optimierenden oder regulierendem Einfluß auf Synthese- und Membranfunktionen wie auch auf die Infekt- und Verletzungsanfälligkeit des Sportlers gesucht[15, 16, 24, 27, 28, 58–60]. Mögliche Beeinflussungen dieser Vorgänge werden den Nährstoffen Magnesium, Zink, Selen, den Vitaminen A, C, E und D sowie auch den essentiellen Fettsäuren mit spezieller Berücksichtigung von Eicosapentaensäure oder Gamma-Linolensäure zugesprochen.

2.9.2 Energiebedarf des Leistungssportlers

Die Frage nach dem Energie- und Nährstoffbedarf des Leistungssportlers setzt die Kenntnis des individuellen Versorgungszustandes wie auch des individuellen Mehrbedarfs durch die sportliche Aktivität voraus. Zum Energiebedarf sollten entsprechende Daten zum Energieumsatz und zur Energiezufuhr unter Trainingsbedingungen für sportarttypische Personengruppen wie auch für Einzelbeobachtungen vorliegen. Dies dürfte allerdings vorrangig bei der Betreuung von Spitzensportlern als Angehörige von Leistungskadern unter kontrollierter Trainingsgestaltung und Verpflegung realisierbar sein. Bezogen auf den Energiemehrverbrauch durch die vermehrte körperliche Aktivität müssen in erster Linie Angaben zur Verteilung der Kalorienzufuhr und zur Verteilung der für den Sportler wesentlichen Kohlenhydratzufuhr herangezogen werden. In der Regel werden diese Angaben mit der sportmedizinischen Routineuntersuchung (z.B. Trainingsanamnese, Blutuntersuchung, Leistungsdiagnostik) nicht oder nur unzureichend erfaßt. Weitgehend sichere Aussagen über mögliche Ernährungsmängel oder Nährstoffdefizite[19] erscheinen so erst in der gezielten Kombination von Trainings- und Ernährungsanamnese (z.B. Ernährungsprotokolle, Wochenberichte) möglich. Werden die Verzehrgewohnheiten von Sportlern orientierend an den Empfehlungen der DGE (Deutsche Gesellschaft für Ernährung) oder auch anderer Gesellschaften[3, 33, 72] auf die tägliche Zufuhr leistungsrelevanter Nährstoffe geprüft, so erscheinen diese zwar für die Großzahl von Freizeit- und Gesundheitssportlern ausreichend, für eine Vielzahl von Leistungssportlern jedoch bereits in der Tagesenergiebilanzierung (kcal/Tag) unzureichend (Tab. 1.12)[6, 29, 30, 43, 44, 53, 62, 64, 68, 69, 84, 88, 91–93]. Dies gilt um so mehr, da im heutigen Leistungssport, auch bereits auf dem Niveau des Breiten- und Vereinssports, von einer deutlichen Mehraktivität mit entsprechend erhöhten Energieumsätzen ausgegangen werden muß

Chemie und Stoffwechsel der Nahrungsbestandteile 53

Tabelle 1.12 Tageskalorienzufuhr bei Leistungssportlern

Autor	Geschlecht m/w	Alter Jahre	N	Typ	MJ/Tag	kcal/Tag
Berg 1992	m	31	36	Läufer	12.6	3,030
Conn 1988	m	12	9	Schwimmer	10.5	2,510
v. Erp 1989	m	28	18	Judoka	12.1	2,890
Klepping 1984	m	14	57	Fußballer	11.3	2,700
Klepping 1984	m	24	32	Radfahrer	14.3	3,417
Magnusson 1984	m	29	12	Läufer	12.3	2,940
Walker 1986	m	–	33	Läufer	13.2	3,150
Weight 1988	m	32	30	Läufer	10.4	2,490
Conn 1988	f	12	13	Schwimmer	8.7	2,080
v. Erp 1989	f	15	11	Turner	7.4	1,770
Kaiserauer 1989	f–1	27	8	Läufer	6.3	1,510
Kaiserauer 1989	f	26	9	Läufer	10.1	2,410
Risser 1988	f	20	69	Läufer	8.4	2,010
Risser 1988	f–2	20	31	Läufer	8.0	1,910
Snyder 1989	f	38	9	Läufer	7.4	1,770
Walker 1986	f	–	22	Läufer	8.4	2,010
DGE	m/f	19–35			11/9	2,600/2,200

-1 amenorrhoisch; -2 eisendefizitär

Tabelle 1.13 Energieverbrauch und Energiezufuhr des Sportlers

Energieumsatz während Belastung:

125 Watt/min über 60 min
→ 60 × 1,7 l VO$_2$ → 520 kcal
250 Watt/min über 60 min
→ 60 × 2,6 l VO$_2$ → 950 kcal
14 km/h (70 kg) über 60 min
→ 60 × 3,5 l VO$_2$ → 1050 kcal

Trainingumfang und Energiemehrverbrauch pro Tag:

Breitensportler:
ca. 40 min bei 1,7 l VO$_2$/min = 340 kcal
Vereinslangstreckler:
ca. 90 min bei 3 l VO$_2$/min = 1359 kcal
Landeskadertriathleten:
ca. 140 min bei 3,3 l VO$_2$/min = 2310 kcal
Weltklassetriathleten:
bis 350 min bei 3,6 l VO$_2$/min = 6300 kcal

Tabelle 1.14 Kalkulierter Tagesumsatz bei Vereinsausdauersportlern

1. Grundumsatz (1 kcal/kg/h)	1680 kcal
2. Arbeitsumsatz (50 kcal/h)	300 kcal
3. Freizeitumsatz (pauschal)	300 kcal
4. Trainingsumsatz (85 min, 3 l VO$_2$)	1240 kcal
–. *Zwischenbilanz*	*3520 kcal*
5. Umsatzverlust 11,3 %	400 kcal
–. *Kalkulierter Tagesumsatz*	*3920 kcal*
–. *Zugeführte Energie*	*3030 kcal*
–. *kcal-Bedarfsdeckung*	*77 %*

(Tab. 1.13). Bei Ausdauerssportlern im regionalen Sportverein sind so Tagesmehrumsätze von ca. 1500 kcal normal, bei Sportlern der nationalen Klasse sind Mehrumsätze von ca. 2500 kcal pro Tag zu erwarten, bei Ausdauersportlern der Weltklasse sogar Tagesmehrumsätze von über 6000 kcal beschrieben. Wird für Leistungsportler der Tagesenergieumsatz anhand individueller Trainings- und Ernährungsprotokolle kalkuliert, so zeigt sich in der Regel eine zumindest rechnerische kalorische Unterversorgung um ca. −25 % (Tab. 1.14). Durch regulative Anpassungsvorgänge, vor allem durch Umstellung der Körperkomposition und Einstellung eines niederen relativen Körpergewichts im Vergleich zu Untrainierten, scheint der trainierte Organismus in der Lage, eine begrenzte Unterversorgung zu tolerieren. Er kann sie ohne objektivierbare Einbuße in der Leistungsfähigkeit auch kompensieren. Bei der Annahme, daß der Grundumsatz sowie die Thermogenese nach Nahrungsaufnahme beim Trainierten im Gegensatz zum Untrainierten jedoch sogar erhöht sind[82], liegt allerdings der Verdacht nahe, daß über mehrere Tage hintereinander geführte Ernährungsprotokolle bereits die alltägliche Ernährungssituation verändert widerspiegeln[6, 7] oder aber der kalorische Energieaufwand für die geleistete Muskelarbeit bei Guttrainierten physikalisch zu hoch angesetzt wird[48]. Werden einzelne Sportler aufgrund sportmedizinisch relevanter Beschwerdebilder (z.B. Anämie, Übertraining, Infekthäufigkeit, depressive Stimmungslage) herausgegriffen[10, 16, 24, 53, 84], so wird die Problematik einer Nährstoffunterversorgung anhand der unzureichenden Gesamtenergiezufuhr deutlich. In einer Studie zum Ernährungsverhalten von Spitzensportlern in den Niederlanden zeigten Saris und Mitarbeiter[91, 92], daß sich Sportler in Disziplinen, für die ein niedriges Körpergewicht von Vorteil ist, in der Regel erschreckend unterkalorisch ernähren. In einigen, hier beschriebenen weiblichen Sportlergruppen liegt so die mittlere Tagesenergiezufuhr trotz intensiver Trainingsumfänge bei nur 6000 kjoul (1500 kcal); individuelle Werte müssen dabei noch einmal um 20–30 % niedriger angesetzt werden. Aus sportmedizinischer Sicht müssen deshalb individuelle Energiebilanzierungen von weniger als 2500 Tageskalorien bei männlichen Leistungssportlern und

2000 kcal bei Leistungssportlerinnen mit täglichem intensiven Training auf Grund des trainingsbedingten Energiemehrbedarfs als alarmierend für die Erhaltung von Gesundheit und Leistungsfähigkeit angesehen werden. Dabei ist nicht das berechnete Verpflegungsangebot, sondern die individuelle Ernährungsweise maßgeblich. Besonderes Augenmerk muß deshalb nicht nur auf gefährdete Sportartgruppen, sondern auf individuelle Ausreißer gelegt werden, die aufgrund ihrer persönlichen Ernährungsgewohnheiten im Trainingsalltag eine kritische Energie- und damit auch Nährstoffzufuhr unterschreiten. Sie müssen im Sinne einer therapeutischen Ernährungsumstellung überwacht und behandelt werden[6, 7, 20].

2.9.3 Kohlenhydratangebot im Sport

Allgemein anerkannte bzw. gültige Zufuhrempfehlungen für den Nährstoffbedarf von Sportlern existieren bis heute nicht. Expertengruppen mit Mitgliedern aus Forschung und Praxis haben orientierende Empfehlungen erarbeitet und auch veröffentlicht[3]. Sie vertreten einheitlich die Meinung, durch körperliche Mehrarbeit verbrauchte Energie vorrangig durch Kohlenhydrate wieder zuzuführen. Entsprechend wird täglich intensiv trainierenden Sportlern sogar ein Kohlenhydratanteil an der Tagesenergiezufuhr von ca. 65 % der Gesamtenergie empfohlen[6]. In der Praxis werden diese Empfehlungen zwar nicht erreicht, jedoch weisen untersuchte Sportler in der Regel eine bessere, d.h. kohlenhydratreichere Nährstoffzusammensetzung in ihrer Kost als Normalpersonen auf[6, 36-38, 43, 73, 100]. Neben der Verteilung der Nahrungsenergieträger und der auch für den Sportler gültigen, ernährungsphysiologisch und medizinisch empfohlenen Zielrelation von (55–60):(25–30):(10–15) für die Tageskalorienverteilung von Kohlenhydraten, Fetten und Eiweißen[6, 41] wird der weiteren Differenzierung der Kohlenhydratzufuhr in der Regel nicht genügend Beachtung geschenkt. Die Forderung, nicht mehr als 10 % der zugeführten Gesamtenergie über Saccharose zu decken, wird auch von Sportlern nur schwerlich eingehalten[6, 33]. Die Ernährungsempfehlung, die für die Mehraktivität ausgegebene Energie vorrangig über komplexe Kohlenhydrate und nicht durch schnell resorbierbare Kohlenhydrate oder gar Süßigkeiten (Pausenriegel) zuzuführen[3, 41], ist dem Sportler bekannt, doch setzt er diese Empfehlung in der Praxis häufig nicht um. So weisen Leistungssportler oftmals ein unerwartet ungünstiges Verhältnis im Verzehr von einfachen und komplexen Kohlenhydraten (im Mittel von ca. 40:60, im Einzelfall von bis zu 60:40) auf[6]. Gerade für die Auswahl von Snacks und Zwischenmahlzeiten muß deshalb durch eine gezielte Ernährungsberatung und ein entsprechendes Verpflegungsangebot für den Sportler Abhilfe geschaffen werden. Schnell verfügbare Kohlenhydrate sind ernährungsphysiologisch wie auch sportmedizinisch nur während oder unmittelbar nach körperlicher Belastung indiziert (s. 2.3).

2.9.4 Eiweißbedarf des Leistungssportlers

Bei Sportlern wird sowohl in der Phase des Muskelaufbaus als auch unter Trainingsbedingungen mit intensiver Muskelarbeit ein erhöhter Eiweißbedarf angenommen; dies gilt für Krafttrainingsformen wie auch für Ausdauerbelastungen mit hohen Belastungsumfängen und hoher Belastungsintensität (> 120 km/Woche)[65, 90]. So liegt gemessen an der Stickstoffbilanz der Proteinbedarf bei Bodybuildern um 10–20 %, bei Ausdauerathleten um 60–70 % gegenüber Normalpersonen (0,73 g Protein pro kg Körpergewicht)[90]. Entsprechend werden Sportlern Tagesproteinzufuhren von ca. 1,4 g Eiweiß pro kg Körpergewicht empfohlen; anders als in der älteren Literatur beschrieben, erscheinen Zufuhren von mehr als 2 g/kg KG/Tag nicht vertretbar und sollten selbst für Spitzensportler in Maximalkraftdisziplinen nicht überschritten werden[3, 32, 33, 65, 72, 90]. Sowohl in der Privat- wie auch in der Gemeinschaftsverpflegung liegt die für unsere Bevölkerung übliche Eiweißzufuhr mit 13–14 kcal % in der Regel im Rahmen dieser spezifischen Nährstoffempfehlungen für Leistungssportler. Bezogen auf ihr Körpergewicht führen mit mehr als 1,4 g Eiweiß pro kg Körpergewicht damit auch Sporttreibende ausreichend Protein zu. Es gibt keine wissenschaftliche Begründung für die Annahme, daß ein darüber hinausgehendes Eiweißangebot (> 2 g/kg KG/Tag) den Muskelzuwachs oder die Kraftleistungsfähigkeit zu fördern vermag. Eine ausgewogene, eine insgesamt höheren Energieumsatz bereits angepaßte Kost deckt deshalb auch den Eiweißbedarf von Hochleistungssportlern[3, 33, 72]; Eiweißkonzentrate wie auch der Zusatz von Kollagen zu Sportlernahrungen bieten keinen nachweisbaren zusätzlichen ernährungs- oder leistungsphysiologischen Vorteil. Die etwas raschere Verfügbarkeit von Peptiden und Aminosäuren im Gegensatz zu Eiweiße in Lebensmitteln spielt in der Ernährungspraxis auch von Leistungssportlern keine Rolle[3]. Allerdings muß mehr als bisher die vermehrte Bildung und Ausscheidung harnpflichtiger, stickstoff- und schwefelhaltiger Substanzen bei vermehrter Eiweißzufuhr im Hochleistungssport berücksichtigt werden. Für 100 g Protein muß aufgrund der auszuscheidenden stickstoff- und schwefelhaltigen harnpflichtigen Substanzen ein Mindestharnvolumen von 700 ml und eine entsprechende Erhöhung der Flüssigkeitszufuhr gewährleistet sein. Bezogen auf das Eiweißangebot aus den zubereiteten Lebensmitteln sollte der Anteil von tierischem Protein bei maximal 40–50 % und von pflanzlichem Protein bei über 50 % liegen, um einerseits die Fett-, Cholesterol- und Purinaufnahme zu reduzieren[33] und andererseits die vorteilhafte und wünschenswerte Kohlenhydratbetonung in der Ernährung des Leistungssportlers zu realisieren. Die Ergebnisse von Ernährungsprotokollen bundesdeutscher Spitzensportler zeigen eine erhöhte (> 50 % bezogen auf die Gesamteiweißzufuhr), nicht gerechtfertigte Zufuhr an tierischem Protein gegenüber pflanzlichem Protein[6]. Diese unsinnige Art der Eiweißbilanzierung sollte stärker als bisher berücksichtigt werden (s. 2.1).

2.9.5 Allgemeiner Bedarf des Leistungssportlers an Mikronährstoffen

Neben dem Aspekt der Energiebilanzierung spielt im Leistungssport die Frage nach der absoluten und relativen, energiezufuhrbezogenen Aufnahme insbesondere der Mikronährstoffe eine wesentliche Rolle. Mittlerweile wurde die herkömmliche Lehrmeinung eines überproportionalen Bedarfs einzelner Nährstoffe bei intensiver Mehraktivität im Leistungssport verlassen[3,72]. Dennoch muß ein zusätzlicher Mehrbedarf an Nährstoffen gegenüber Normalpersonen für den Leistungssportler auf Grund sportspezifischer Unterschiede in Resorption, Verteilung und Verlust von Nährstoffen, z. B. an Mineralstoffen, Spurenelementen, angenommen werden[20, 56]. Exakte Bilanzierungen oder in der sportmedizinischen Routine einsetzbare Untersuchungsverfahren zur objektiven Beurteilung des individuellen Versorgungszustandes mit einzelnen Nährstoffen liegen nicht vor. Entsprechend sind in der Praxis formulierte Pauschalempfehlungen für den Leistungssport (z. B. die Zufuhr des 2–3fachen der für Normalpersonen empfohlenen Tagesmenge) in der Regel weder ernährungsmedizinisch haltbar, noch wissenschaftlich überprüft[3]. Sie sind auf Grund eines postulierten Mehrverbrauchs für den Leistungssport immer wieder übernommen worden. Auch die Bedeutung einzelner Nährstoffe als mögliche ergogene Substanzen mit einem quasi pharmakologischen Wirkprinzip auf die physikalisch meßbare Leistungsfähigkeit im Leistungssport scheint überschätzt worden zu sein. Bei der engen Korrelation zwischen Gesamtenergiezufuhr und der Zufuhr einzelner Nährstoffe aufgrund der bestehenden Nährstoffdichte müssen bei der bereits aufgezeigten kritischen Energiebilanzierung im Leistungssport allerdings einzelne Nährstoffe zwangsläufig unterhalb der empfohlenen Tageszufuhrmenge liegen (Tab. 1.15). Die eigenen Daten aus Ernährungsprotokollen von Sportlern zeigen, daß bei Leistungssportlern die Vitamin- und Mineralstoffzufuhr mit den zum Teil sehr hohen, individuellen Energieumsätzen nicht Schritt halten. Für die berechneten Tageszufuhren an Elektrolyten und einigen Vitaminen werden die Empfehlungen der DGE im Mittel zwar erreicht, die Nährstoffdichte ist jedoch gegenüber der DGE-Empfehlung für die Sportler zum Teil erheblich reduziert. Werden aktuell publizierte Ergebnisse bei vergleichbarer Methodik in der Erhebung und Auswertung der Ernährungsprotokolle zur Nährstoffzufuhr und Nährstoffdichte bei Sportlern zusammengestellt und auf mögliche Nährstoffdefizite geprüft[5, 7, 29, 31, 36–39, 44, 52, 55, 73, 75, 77, 78, 81, 82, 99], so werden als kritische Nährstoffe mit einer unzureichenden Zufuhr (Tab. 1.16) vor allem Zink, Eisen, Folsäure, Kupfer, Magnesium, Kalzium, Vitamin C und Vitamin B_6 genannt. Die anzunehmende Zufuhr dieser Nährstoffe erscheint damit sowohl in der Einzel- wie auch der Gemeinschaftsverpflegung gemessen an nationalen wie auch internationalen Empfehlungen in der Regel marginal. Sie bedarf der erhöhten Aufmerksamkeit bei der Nährstoffbilanzierung bzw. bei der Lebensmittelauswahl für eine Sportlernahrung.

Besonderer Bedarf des Leistungssportlers an Mineralstoffen

Im besonderen für die Mineralstoffe Magnesium, Eisen und Zink sind von unserem Arbeitskreis wiederholt erniedrigte Blutkonzentrationen bei Leistungssportlern dokumentiert worden[19, 21, 46, 47,]

Tabelle 1.15 Spurenelementzufuhr des Leistungssportlers

Autor	Geschlecht m/w	Alter Jahre	N	Typ	MJ/Tag	Fe	Zn	Cu	Mg
							mg/Tag		
Berg 1991	m	14	31	Läufer	14.6	23.0	6.1	3.0	530
Conn 1988	m	12	9	Schwimmer	10.5	–.–	–.–	–.–	333
Klepping 1984	m	14	57	Fußballer	11.3	–.–	–.–	–.–	298
Klepping 1984	m	24	32	Radfahrer	14.3	–.–	–.–	–.–	392
Lamarca 1988	m	19	9	Läufer	–.–	22.9	–.–	–.–	–.–
Magnusson 1984	m	29	12	Läufer	12.3	18.2	–.–	–.–	–.–
Walker 1986	m	–	33	Läufer	13.2	18.2	–.–	–.–	–.–
Weight 1988	m	32	30	Läufer	10.4	14.9	13.2	2.1	372
DGE RDA	m	19–35			11	12	15	2–4	350
Conn 1988	f	12	13	Schwimmer	8.7	–.–	–.–	–.–	270
Kaiserauer 1989	f-1	27	8	Läufer	6.3	8.9	6.9	–.–	164
Kaiserauer 1989	f	26	9	Läufer	10.1	12.9	10.2	–.–	276
Lamarca 1988	f	19	9	Läufer	–.–	15.5	–.–	–.–	–.–
Risser 1988	f	20	69	Läufer	8.4	17.0	–.–	–.–	–.–
Risser 1988	f-2	20	31	Läufer	8.0	11.8	–.–	–.–	–.–
Snyder 1989	f	38	9	Läufer	7.4	14.7	–.–	–.–	–.–
Walker 1986	f	–	22	Läufer	8.4	12.3	–.–	–.–	–.–
DGE RDA	f	19–35			9	18	15	2–4	300

–1 amenorrhoisch; –2 eisendefizitär

Tabelle 1.16 Marginale Vitamin-, Mineralstoff- und Spurenelementezufuhr des Sportlers

Sportart	Sportler	Angaben zur Nährstoffzufuhr unterhalb der Empfehlungen	Ernährungsprotokolle	Quelle
Langlauf	10 F	Vit. D, B_6, Mg, Ca, Fe, Zn	2-Tage	Pate[90]
Langlauf	51 F	Zn	3-Tage	Deuster[86]
Langlauf	55 M	Vit. B_6, E	7-Tage	Guilland[89]
Langlauf	291 M	-.-	3-Tage	Niemann[89]
	56 F	Vit. D, Zink		
Langlauf	39 M	Vwk: Vit. B_{12}	19-Tage	Eisinger[90]
	11 F	Vwk: Vit. B_{12}, Fe		
	53 M	Hmk: Fols., Pants., Zn		
	7 F	Hmk: Fols., Pants., Zn, Fe		
Langlauf	36 M	Vit. D, Pants., Niacin, Jod, Zn	7-Tage	Bauer[93]
Skilanglauf	13 M	-.-	3-Tage	Ellsworth[85]
	14 F	Fe		
Triathlon	50 M	Vit. E, Folsäure, Zn, Cu	3-Tage	Worme[90]
	21 F	Folsäure, Fe, Zn, Cu		
Radfahren	6 M	Folsäure	3-Tage	Johnson[85]
Radfahren	8 F	Folsäure, Mg, Fe, Zn	3-Tage	Keith[89]
Radfahren	3 F	Zn, Ca	11-Tage	Grandjean[92]
Radfahren	155 M	Vit. B_1, B_6	4–7-Tage	Erp-Baart[89]
Schwimmen	3 M	Vit. B_1, B_2	3–5-Tage	Chen[89]
Schwimmen	24 M	-.-	2-Tage	Barr[92]
Schwimmen	97 F	Vit. C, Fe	4–7-Tage	Erp-Baart[89]
Basketball	16 M	-.-	3-Tage	Nowak[88]
	10 F	Vit. D, C, B_6, Fols., Ca, Fe, Mg, Zn		
Volleyball	31 F	Ca, Fe	2-Tage	Perron[85]
Handball	18 F	Ca, Mg	7-Tage	Nuviala[92]
Wurfdiszip.	20 M	-.-	7-Tage	Faber[91]
	10 F	Ca, Mg, Fe, Cu		

-.- keine marginale Zufuhr über Lebensmittel; Vwk Vollwertkost; Hmk Hausmannskost (Bauer S, Berg A und Keul J, Akt. Ernährungsmed. 1993)

[50, 56]. 25–30 % der von uns untersuchten Leistungssportler erfüllen nicht die sportmedizinisch geforderten Normwerte von mindestens 2,0 mg/dl Serum für Magnesium, von 80 µg/dl für Eisen und von 75 µg/dl für Zink.

Magnesium. Sportler mit nachweisbar erniedrigten Serum-Magnesiumspiegeln neigen vermehrt zu Muskelkrämpfen, ebenso klagen sie häufiger über unspezifische muskuläre Beschwerden[16, 17]. Bei der Bedeutung von Magnesium für die neuromuskuläre Koordination und der Beteiligung von Magnesium-Ionen an praktisch allen Enzymreaktionen im Muskel ist ein ursächlicher Zusammenhang zwischen einer unbefriedigenden Magnesiumversorgung des Sportlers und Störungen des Muskelstoffwechsels naheliegend. Gerade in Hinblick auf intensive Körperarbeit und die unter Körperarbeit veränderte Reaktionslage (erhöhte Membranpermeabilität, erhöhter Sympathikotonus, erhöhter cytoplasmatischer und mitochondrialer Calziumgehalt) ist somit eine ausreichende Magnesiumversorgung und der davon bestimmte intrazelluläre Magnesiumgehalt von herausragender Bedeutung. Grundprinzip der physiologischen Schutzwirkung des Magnesiums ist seine Neigung, sich als Chelatbildner komplexartig mit Liganden zu verbinden. Magnesium kann dadurch belastungsbedingte Veränderungen in der Membranfluidität und muskelzellulären Strukturen (endoplasmatisches und sarkoplasmatisches Retikulum, Mitochondrien, Peroxisomen) regulieren und Einfluß auf die Akutveränderungen und Störanfälligkeiten dieser Systeme nehmen. Gefürchtete Erscheinungsformen sind der Austritt von muskulären Makromolekülen, Myoglobin sowie die Freisetzung von cytosomalen und lysosomalen Proteinasen. Der unter Magnesiummangel zu beobachtende vermehrte Verlust an zellulärem Kalium wie auch die erhöhte intrazelluläre Calziumkonzentration auf Grund des verminderten Ca-Rücktransports in das sarkoplasmatische Retikulum gehen zudem mit einer beschleunigten muskulären Ermüdung einher. Mehr als bereits für Normalpersonen sollte deshalb für den Leistungssportler eine gute Magnesiumversorgung (> 400 mg/Tag) (Tab. 1.17) garantiert sein.

Zink. Wegen seiner herausragenden Funktion als Baustein von Enzymen und Strukturproteinen kommt dem Spurenelement Zink in der Ernährung des Hochleistungssportlers eine Sonderrolle zu[19, 21, 46, 58–60]. Auch hier finden wir bei Athleten mit Beeinträchtigung der körperlichen Leistungsfähigkeit bei gezielter serologischer Kontrolle vermehrt erniedrigte Serum-Zinkwerte wie auch deutlich erniedrigte Serumaktivitäten der alkalischen Phosphatase, die als Zeichen für eine generelle Unterversorgung mit diesem Spurenelement gedeutet werden müssen. Über die Substitution von Zink im Leistungssport unter dem Aspekt der Aktivierung von Muskelenzymen sowie der mus-

Tabelle 1.17 Mineralstoff- und Spurenelementezufuhr des Leistungssportlers

Nährstoffzufuhr bei männl. Ausdauersportlern (n = 36)
Daten als Mittelwerte (7 Tage Ernährungsprotokolle)

Variable		DGE	Mittel	Min	Max
Gesamt	kJ	–	12.681	7.243	19.954
Gesamt	kcal	–	3.027	1.732	4.762
KH	%	–	49,7	37,5	59,6
Eiweiß	%	–	13,5	10,6	19,5
Fette	%	–	32,9	24,3	42,7
Alkohol	%	–	4,0	0,0	11,5
K	g	3–4	3,9	2,1	6,1
Mg	mg	350	520	256	883
Ca	mg	800	1224	473	2439
Fe	mg	12	19	11	32
Cu	mg	2–4	2,9	1,5	4,7
Zn	mg	15	15,3	9,4	25,1

kulären Proteinsynthese und Stabilisierung der Immunfunktion wird diskutiert, konkrete Empfehlungen liegen jedoch zur Zeit nicht vor; die anzustrebende Zufuhr von 15 mg/Tag wird allerdings mit der herkömmlichen Mischkost für viele Leistungssportler nicht erreicht[7, 31, 36, 55, 73, 75, 78, 82, 99] (Tab. 1.17). Die Regulation des Zinkstoffwechsels ist deshalb besonders zu berücksichtigen, weil Zink bei psychischen und körperlichen Mehrbelastungen anders als unter Normalbedingungen in größeren Mengen über den Urin dem Organismus verloren gehen kann[19, 59, 60].

Eisen. Die Beurteilung des Eisenstoffwechsels beim Sportler sowie die Interpretation des Hämoglobin- und des Ferritin-Eisens des Sportaktiven, insbesondere des Ausdauertrainierten ist aus sportmedizinischer wie auch labormedizinischer Sicht problematisch[19, 50, 68, 69]. Akut erniedrigte Hämoglobinwerte im Anschluß an eine erschöpfende Belastung oder im Rahmen eines Trainingsprogramms sind ein Ausdruck der ablaufenden Ganzkörperreaktion auf den erfolgten muskulären Streß[15, 24]. Eine pathophysiologische Bedeutung kommt ihnen in der Regel nicht zu; vielmehr ist innerhalb einer anschließenden Regenerationsphase eine rasche Normalisierung der Hämoglobinkonzentrationen zu beobachten[19, 50]. Auch das Serum-Ferritin eignet sich nur begrenzt als Indikator für den Eisenstatus und das Körperreserveeisen beim Sportler. Einerseits steigt das Serum-Ferritin im Rahmen der Akutreaktion nach Muskelstreß um ca. 10–20 % gegenüber dem Ausgangswert an, andererseits wird das aus mechanischer Hämolyse freigesetzte Häm-Eisen unter Umgehung des Ferritin-Pools über Haptoglobin zur Leber zurückgeführt und mit der Serum-Ferritinbestimmung nicht erfaßt[19, 34, 50, 68, 69]. Erfahrungsgemäß korreliert allerdings das subjektive Leistungsempfinden und aktuelle Wohlbefinden vieler Sportler nach intensiver Körperarbeit mit dem individuellen Serum-Eisenspiegel[18, 22, 23]. Bei der vorliegenden, fleischorientierten Mischkost kommt eine unzureichende Eisenbilanzierung bei

männlichen Leistungssportlern in der Regel nicht vor (Tab. 1.17); sie wird gelegentlich beobachtet bei Sportlern und vor allem Sportlerinnen aus Ausdauerdisziplinen, insbesondere allerdings bei vorwiegend vegetarischer oder unterkalorischer Ernährung[53, 84, 85, 93]. Für das Spurenelement Eisen liegen Ergebnisse zum Umsatz markierter Isotope bei Ausdauersportlern vor. Im Vergleich zu nichtsporttreibenden Kontrollpersonen muß von einem deutlich erhöhten Eisenumsatz (ca. 2 mg pro Tag) und einer signifikant reduzierten Körperverweildauer für Eisen (^{59}Fe Halbwertszeit von 1000 gegenüber 2100 Tagen) bei männlichen Ausdauersportlern ausgegangen werden[35]. Ungeachtet dieser wissenschaftlichen Grundlage hat sich eine Eisensubstitution im Leistungssport, in Form eines Fe(III)-Vitamin-Kombinationspräparates, empirisch zur Stabilisierung der „Leistungslage" unter intensiven Ausdauertrainingsbelastungen bewährt[20]. Eine anhaltende Eisensubstitution kann jedoch nicht im Sinne einer allgemeinen Nährstoffergänzung für den Sportler empfohlen werden, da eine isolierte, übermäßige Eisenzufuhr einerseits die Resorption weiterer essentieller zweiwertiger Spurenelemente, vorrangig von Zink, behindert, andererseits eine Überladung des Organismus mit Eisen das oxidative Gleichgewicht auf zellulärer Ebene[61] (s. auch unten) ungünstig beeinflussen kann.

Besonderer Bedarf des Leistungssportlers an Vitaminen

In der sportmedizinischen Praxis liegen zum Versorgungszustand mit Vitaminen keine bilanzierten Angaben oder Nährstoffkinetiken vor. In der kalkulierten Zufuhr als grenzwertig beurteilte Tagesmengen (Tab. 1.18) bedeuten nicht notwendigerweise eine defizitäre, mit Leistungseinbußen verbundene Vitaminversorgung[20], da bei den ausgesprochenen Nährstoffempfehlungen stets deutliche Sicherheitszuschläge für einen möglichen individuellen Mehrbedarf eingeräumt werden. Erniedrigte Blutkonzentrationen können allerdings, in Verbindung mit weiteren leistungsmedizinischen Symptomen als Indiz für eine Störung, z. B. der intermuskulären Versorgung und der davon

Tabelle 1.18 Vitaminzufuhr des Leistungssportlers

Nährstoffzufuhr bei männl. Ausdauersportlern (n=36)
Daten als Mittelwerte (7-Tage-Ernährungsprotokolle)

Variable		DGE	Mittel	Min	Max
Gesamt	kJ	–	12.681	7.243	19.954
Gesamt	kcal	–	3.027	1.732	4.762
β-Carotin	mg	–	3,8	1,4	9,2
Vit. A	mg	1,0	1,6	0,5	5,0
Vit. E	mg	12	15,1	6,7	28,5
Vit. C	mg	75	202	60	1280
Vit. B_1	mg	1,4	1,8	0,9	2,9
Vit. B_2	mg	1,7	2,3	1,2	4,4
Vit. B_6	mg	1,8	2,2	1,3	3,8
Vit. D	μg	5,0	7,0	0,8	10,0

abhängigen intramuskulären Koordination, gewertet werden[16, 17, 56]. Werden aktuelle Ergebnisse von Blutuntersuchungen von Vitaminkonzentrationen bei Leistungssportlern[86] herangezogen, so lassen sich anhand der Blutspiegel im Gegensatz zu Ergebnissen aus Substrataktivierungsmessungen an Erythrozyten[8, 9, 45] für die wasserlöslichen Vitamine der B-Reihe in der Regel keine Defizite objektivieren; wahrscheinlich sind diese neueren Befunde Ausdruck der mittlerweile weitgehend kohlenhydratorientierten Versorgung vieler Sportler. Ein davon abweichendes Bild scheint für die fettlöslichen Vitamine vorzuliegen; so messen sich die Vitamin-E-Plasmaspiegel bei ca. 25 % der untersuchten Leistungssportler unterhalb des angestrebten Richtwertes von 25–30 µmol/l. Eine Nährstoffdichte-bezogene Bilanzierung der fettlöslichen und als Antioxidantien unter körperlicher Aktivität vermehrt in Anspruch genommenen Vitamine (Beta-Carotin, A, E) erscheint daher für die Qualitätsbeurteilung der Sportlernahrung zwingend notwendig. Die bekannte Beziehung des Plasma-Vitamin-C-Spiegels zur aeroben Leistungsfähigkeit[89] macht allerdings hinreichend deutlich, daß eine signifikante Verbesserung der körperlichen Leistungsfähigkeit durch Vitaminzugaben im Leistungssport nur bei zuvor bestehender Unterversorgung erwartet werden kann. Nach einer aktuellen Stellungnahme der Untergruppe „Sportlerernährung" der Arbeitsgruppe „Fragen der Ernährung" der Lebensmittelchemischen Gesellschaft (Fachgruppe in der CDCh) wird dem erhöhten Vitaminbedarf im Hochleistungssport durch die Zufuhr einer qualitativ und quantitativ ausgewogenen Kost Rechnung getragen[3]; dies sollte auch in der Ernährung des Breitensportlers gewährleistet sein. Der ernährungsphysiologische oder auch sportmedizinische Nutzen einer überproportionalen Vitaminzufuhr ist wissenschaftlich nicht abgesichert und damit auch nicht im Sinne eines generellen Ernährungszusatzes zu rechtfertigen[3, 57, 94–97].
Im Hinblick auf aktuell diskutierte Streßtheorien und die Möglichkeit einer vermehrten Membranbelastung durch freie Radikale unter körperlicher Mehraktivität[15, 24, 51, 67, 70, 83] muß über die Bedeutung von antioxidativ wirksamen Nährstoffen im Leistungssport nachgedacht werden. Bisher vorliegende Daten lassen bei Trainierten keine überschießende Peroxidationsraten unter körperlicher Aktivität vermuten. Lediglich beim Vorliegen von Störfaktoren, so bei Hypoxie in großen Höhen[25, 87], oder auch bei vom Sport unabhängigen, primären Vorschädigungen wie bei Hypercholesterolämie oder Diabetes mellitus[12, 13, 54, 83, 101] gibt es bisher Anzeichen für eine Störung im Regulationssystem der peripheren Oxidation und eine damit verbundene Verbesserung der aeroben Leistungsfähigkeit nach Gabe von Antioxidantien. Ernährungseinflüsse können jedoch die belastungsinduzierte Akutreaktion abschwächen und darüber hinaus eine höhere Belastbarkeit der Muskulatur andeuten[16, 27, 28, 66]. Als Ansatzpunkte für derartige Ernährungseinflüsse (Gabe von hochdosiertem Vitamin E, Nährstoffergänzung mit Eicosapentaensäure oder Gamma-Linolensäure, s. u.) sind Veränderungen in den Membraneigenschaften muskelzellulärer Strukturen und Modifikationen vor allem im Eicosanoidstoffwechsel der zirkulierenden Blutzellen und des Gefäßendothels anzunehmen[24, 26]. So scheint eine vermehrte basale Prostaglandin-PGE2-Sekretion aus mononuklearen Zellen über ihren Negativfeedback auf die belastungsinduzierte Bildung freier Sauerstoffradikale einen protektiven Einfluß auf die Muskelproteolyse nach intensiver Belastung zu nehmen[27, 28, 79, 80]. Vermutlich werden über Funktion und Aktivitätszustand von mononuklearen Blutzellen und die von ihnen produzierten Cytokine (Interleukin 6, TNF) die muskuläre Belastungsreaktion wie auch die nachfolgende Regeneration mitgesteuert[15, 24, 40, 74, 79]. Eine ausreichende wissenschaftliche Absicherung zur Wirkweise von Antioxidantien im Sport und daraus ableitbare konkrete Empfehlungen, so etwa zum Mehrbedarf von Vitamin E bei Sportlern und zur möglichen Prophylaxe von Muskelverletzungen durch hochdosierte Vitamin-E-Gaben, liegen zur Zeit noch nicht vor.

Besonderer Bedarf des Leistungssportlers an essentiellen Fettsäuren

Neben der angesprochenen Problematik zur Mineralstoff- und Vitaminzufuhr werden auch das Nahrungsfettsäuremuster und die Zufuhr von Polyensäuren in der Sportmedizin zur Zeit nicht genügend beachtet[4, 14, 26, 63, 71]. Bei regelmäßiger Langzeitzufuhr werden die mit der Nahrung zugeführten Polyensäuren in körpereigene Strukturen – in die Membranen der Körperzellen, die Oberflächen der im Blut zirkulierenden Blutzellen und Transportpartikel – eingebaut und bestimmen so deren Eigenschaften in erheblichem Maße mit. Über dieses Wirkprinzip nehmen Polyensäuren nachweislich Einfluß auf die periphere Durchblutung sowie auf Stoffwechselvorgänge im Gewebe; dies hat Auswirkungen nicht nur auf die mögliche Ausbildung atherosklerotischer Gefäßveränderungen, sondern auch auf die immunologische Toleranz und den Ablauf von metabolischen Sekundärreaktion nach Körperbelastung[1, 2, 11, 24]. Werden die mit unserer Verpflegung üblicherweise verzehrten Lebensmittel auf ihren Gehalt an Polyensäuren betrachtet, so ist die Arachidonsäure bei der reichen Zufuhr von tierischen Produkten überrepräsentiert[14]. Die mit der Arachidonsäure im Eicosanoidstoffwechsel konkurrierenden Polyensäuren wie die ω6–Linol–, ω6–gamma–Linolensäure oder ω3–alpha–Linolensäure pflanzlicher Herkunft oder ω3–Eicosapentaensäure (EPA) aus dem maritimen Bereich werden dagegen nur unzureichend zugeführt[11, 14]. Eine aktuell durchgeführte Erhebung zu den Verzehrsgewohnheiten von Sportlern macht deutlich, daß dies auch für ernährungsinformierte Leistungssportler in einem erschreckenden Maße zutreffen kann; so werden im ungünstigsten Fall P/S-Quotienten unter 0,1 sowie mittlere Tageszufuhren an Linolsäure von weniger als 4 g und an EPA von weniger als 10 mg er-

Tabelle 1.19 Zufuhr und Verteilung der Nahrungsfette des Leistungssportlers

Nährstoffzufuhr bei männl. Ausdauersportlern (n=36)
Daten als Mittelwerte (7 Tage Ernährungsprotokolle)

Variable		Mittel	Min	Max
Fette %	%	32,9	24,3	42,7
Cholesterol	mg	409	226	804
16:0 Palmitins.	g	20,7	11,5	30,1
18.0 Stearins.	g	8,1	4,1	12,7
n9–18:1 Ölsäure	g	28,3	14,9	43,1
n6–18:2 Linols.	g	13,4	3,2	27,3
n6–20:4 Arachidons.	mg	313	4	658
n3–18:3 a–Linolens.	g	1,7	0,9	2,8
n3–20:5 EPA	mg	81	0	321
n3–22:6 DHA	mg	168	2	427
MUFS	g	16,1	4,4	30,9
GFS	g	42,2	22,4	65,9
PS–Quotient		0,42	0,09	0,73

mittelt (Tab. 1.19)[6]. Das Ungleichgewicht in der Polyensäurezufuhr und die Anreicherung von Arachidonsäure im trainierten Organismus haben wahrscheinlich entscheidende Konsequenzen für die weitere Synthese von spezifischen Gewebshormonen und für das periphere Gleichgewicht im Prostaglandinstoffwechsel. Zudem wird unabhängig vom Prostaglandinstoffwechsel und dessen Endprodukte die basale Steroidproduktion wie auch der transmembranöse und cytoplasmatische Fettsäuretransport über die Verteilung der langkettigen Fettsäuren, vorrangig Arachidonsäure, mitkontrolliert[42, 76]. Bei trägem Zwischenstoffwechsel werden nämlich erst bei hoher, d. h. mit der üblichen Standardernährung und Tageszufuhr von Linol- und Linolensäure in der Regel nicht erreichter Zufuhr, deren Metabolite im menschlichen Organismus wirksam[1, 2, 11]. Erste Ergebnisse bei Sportlern und Normalpersonen[4, 14, 26] zeigen, daß über die Ernährungszusammensetzung und geänderte Fettsäurezufuhr (Haferprodukte, Fischverzehr, Gabe von Nachtkerzenöl) Einfluß auf die Konzentration und Verteilung der Fettsäuren im zirkulierenden Plasmapool genommen werden kann. Eine Beurteilung und Bilanzierung der mit der Nahrung zugeführten Polyensäuren (Mindestzufuhr von 10 g Linolsäure, 1 g Alpha-Linolensäure, 0,5 g Eicosapentaensäure[10, 32, 33, 98]) und einer darüber möglichen Beeinflussung der belastungsinduzierten Sekundärreaktionen erscheinen deshalb für den Leistungssport aus ernährungsmedizinischer Sicht von hoher Aktualität[10]. Entsprechend müssen derartige Erkenntnisse vermehrt in die Lebensmittelauswahl bei der Verpflegung von Sportlern berücksichtigt und in der Speisenzubereitung umgesetzt werden.

2.9.6 Schlußfolgerung

Aufgrund unterschiedlicher, durch die körperliche Aktivität ausgelöster und durch den Leistungssport zusätzlich geförderter, gegenüber Untrainierten veränderter Ernährungsbedingungen und Regulationsmechanismen für die Zufuhr, Resorption, Verteilung und den Verlust von Nährstoffen erscheinen Leistungssportler für ein mögliches Energie- und damit verbundenes Nährstoffdefizit gefährdeter als Normalpersonen (Schema 1.1). Entsprechend sollte bei Sportlern auf die gezielte Zufuhr möglicher kritischer Nährstoffe, vor allem Zink, Eisen, Folsäure, Kupfer, Magnesium, Calcium, Vitamin C und Vitamin B_6, durch die geeignete Auswahl des Lebensmittelangebotes und eine gezielte Nährstoffbilanzierung im Ernährungswert gelegt werden. Dazu müssen nicht nur die absoluten Mengenangaben, sondern auch die Nährstoffrelationen im Sinne der Nährstoffdichte pro 1000 kcal Energiezufuhr herangezogen werden. Darüber hinaus muß zur korrekten Nährstoffbilanzierung des Sportlers die individuelle Nährstoffaufnahme mit exakter Kontrolle von Zwischenmahlzeiten berücksichtigt werden. Eine so kalkulierte Nährstoffzufuhr macht deutlich, wie sehr ein Sportler mit zuvor schlechten Ernährungsgewohnheiten und entsprechend unausgewogener Nährstoffbilanzierung von einer Ernährungsumstellung und dem gezielten Verzehr vollwertiger, komplexer Kohlenhydratträger profitieren kann. Zusätzliche Vitamin- wie auch Mineralstoffgaben bei gesicherter Versorgungslage haben in der Regel keinen leistungssteigernden oder leistungsverbessernden Effekt. Neben der Bilanzierung und Verteilung der im Leistungssport für die optimale Energiebilanzierung anerkannt wichtigen Kohlenhydrate sollte aus sportmedizinischer Sicht aktuell mehr Gewicht auf die Verteilung der Nahrungsfette gelegt werden, da über die Auswahl und Zufuhr der mehrfach ungesättigten Fettsäuren eine Beeinflussung der belastungsinduzierten Sekundärphänomene und damit verknüpften muskulären Belastbarkeit gegeben scheint. Eine optimale Nährstoffversorgung von Leistungssportlern erscheint so weniger über im Handel befindliche Nährstoffergänzungsprodukte als vielmehr über die Schulung der Sportler und die damit verbundene Lebensmittelauswahl realisierbar.

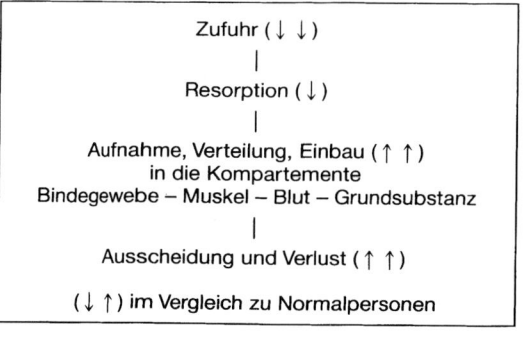

```
Zufuhr (↓ ↓)
   |
Resorption (↓)
   |
Aufnahme, Verteilung, Einbau (↑ ↑)
   in die Kompartemente
Bindegewebe – Muskel – Blut – Grundsubstanz
   |
Ausscheidung und Verlust (↑ ↑)

(↓ ↑) im Vergleich zu Normalpersonen
```

Schema 1.1 Energie– und Nährstoffbedarf des Leistungssportlers – Schlußfolgerung –

Literatur

1. Adam O (1985) Ernährungsphysiologische Untersuchung mit Formeldiäten: Der Stoffwechsel mehrfach ungesättigter Fettsäuren und die Prostaglandinbiosynthese beim Menschen. Klin Wschr 63:731–739
2. Adam O (1985) Prostaglandine und Koronarinfarkt. In: Arteriosklerose. Grundlagen, Diagnostik, Therapie, G Schettler, R Gross, eds. Deutscher Ärzte Verlag, Köln, pp. 359–367
3. Arbeitsgruppe „Fragen der Ernährung", Lebensmittelchemische Gesellschaft Fachgruppe in der GDCh, Untergruppe „Sportlerernährung" (1991) Sportlerernährung. Lebensmittelchem 45:20–22
4. Aristegui R, Frey I, Baumstark M, Fischer S, Berg A, Keul J (1992) Einfluß der Nahrungsfettzufuhr auf die LDL-Oxidation bei Normalpersonen. Z Kardiol 81: 65
5. Barr SI, Costill DL (1992) Effect of increased training volume on nutrient intake of male collegiate swimmers. Int J Sports Med 13:47–51
6. Bauer S, Berg A, Keul J (1993) Ernährungserhebung bei Ausdauersportlern. I. Energiezufuhr und Nährstoffrelation. Akt Ernähr Med 18:14–20
7. Bauer S, Berg A, Keul J (1993) Ernährungserhebung bei Ausdauersportlern. II. Vitamin-, Mineralstoff- und Spurenelementzufuhr. Akt Ernähr Med 18: 279–285
8. Belko AZ, Meredith MP, Kalkwarf HJ, Obarzanek E, Weinberg S, Roach R, McKeon G, Roe DA (1985) Effects of exercise on riboflavin requirements: biological validation on weight reducing women. Am J Clin Nutr 41:270–277
9. Belko AZ, Obarzanek E, Kalkwarf HJ, Rotter MA, Bugusz S, Miller D, Haas JD, Roe DA (1981) Effects of exercise on riboflavin requirements of young women. Am J Clin Nutr 37:509–517
10. Berg A (1992) Essentielle Fettsäuren – ein Geheimtip nicht nur für die Sporternährung. TW Sport + Medizin 4:293–294
11. Berg A, Baumstark M, Rokitzki L, Keul J (1987) Die essentiellen Fettsäuren (ω-3- und ω-6-Fettsäuren). Ihre Bedeutung für die Prävention und Rehabilitation von Herz-Kreislauf-Erkrankungen. Dtsch Z Sportmed 38:488–496
12. Berg A, Baumstark MW, Frey I, Halle M, Keul J (1991) Clinical and therapeutic use of probucol. Eur J Clin Pharmacol 40 [Suppl 1]: S81–S84
13. Berg A, Baumstark MW, Frey I, Keul J (1990) Einfluß von Probucol auf die in-vitro-Thrombozytenaggregationsneigung und die Herz-Kreislauf-Regulation bei männlichen Hypercholesterinämikern. Perfusion 3:196–204
14. Berg A, Fischer S, Keul J (1992) Haferkleie – ein Nährstofflieferant mit physiologischer und therapeutischer Bedeutung. Getreide, Mehl und Brot 46:116–119
15. Berg A, Halle M, Asprion I, Keul J (1992) Muskelbelastung und Ganzkörperreaktion – Einfluß intensiver Körperarbeit auf Parameter der humoralen Immunität. Natur- und Ganzheitsmedizin 5:53–59
16. Berg A, Jakob E, Keul J (1989) „Exercise Myopathie" – metabolische Ätiologie und die Konsequenzen für den Sportarzt. Therapiewoche 39:1852–1857
17. Berg A, Keul J (1986) Muskel- und Wadenkrämpfe aus der Sicht des Sportmediziners. In: Muskelkrämpfe, H Mörl, ed. Springer Verlag, Berlin, pp. 79–90
18. Berg A, Keul J (1987) Körperliche Aktivität und Immunreaktion. Ärztl Praxis 98:3074–3075
19. Berg A, Keul J (1990) Spurenelementversorgung beim Sportler. In: Spurenelemente und Ernährung, G Wolfram, M Kirchgeßner, eds. Wissenschaftl. Verlagses. mbH, Stuttgart, pp. 175–185
20. Berg A, Keul J (1991) Ernährungserfordernisse aus sportmedizinischer Sicht – Zum Nährstoffbedarf des Sportaktiven. Akt Ernähr 16:61–67
21. Berg A, Kieffer F, Keul J (1986) Acute and chronic effects of endurance exercise on serum zinc levels. In: Biochemical aspects of physical exercise, G Benzi, L Packer, N Siliprandi, eds. Elsevier Science Publ., Amsterdam, pp. 207–217
22. Berg A, Lais M, Huber G, Keul J (1985) Effekte einer biologischen Wirkstoffkombination auf die belastungsinduzierte Immunreaktion bei Ausdauersportlern. Med Klin 80:319–322
23. Berg A, Lais M, Huber G, Keul J (1985) Einfluß einer biologischen Wirkstoffkombination auf die belastungsbedingten Serumveränderungen der Kreatinkinase-Aktivität, des Harnstoffspiegels sowie der Spurenelemente Eisen und Zink bei Ausdauersportlern. Dtsch Z Sportmed 36:170–175
24. Berg A, Northoff H, Keul J (1992) Immunologie und Sport. Internist 33:169–178
25. Berg A, Simon-Schnaß I, Rokitzki L, Keul J (1987) Die Bedeutung des Vitamin E für den Sportler. Dtsch Z Sportmed 38:416–424
26. Berg A, Zabel G, Zahradnik HP (1992) Das prämenstruelle Syndrom – die Probleme der „Tage davor". Therapiewoche 42:506–510
27. Cannon JG, Meydani SN, Fielding RA, Fiatarone MA, Meydani M, Farhangmehr M, Orencole SF, Blumberg JB, Evans WJ (1991) Acute phase response in exercise. II. Associations between vitamin E, cytokines, and muscle proteolysis. Am J Physiol 260:R1235–R1240
28. Cannon JG, Orencole SF, Fielding RA, Meydani M, Meydani SN, Fiatarone MA, Blumberg JB, Evans WJ (1990) Acute phase response in exercise: interaction of age and vitamin E on neutrophils and muscle enzyme release. Am J Physiol 259:R1214–R1219
29. Chen JD, Wang JF, Zhao YW, Wang SW, Jiao Y, Hou XY (1989) Nutritional problems and measures in elite and amateur athletes. Am J Clin Nutr 49 [Suppl]: 1084–1089
30. Conn C, Schemmel R, Smith B, Ryder E, Heusner W, Ku P (1988) Plasma and eythrocyte magnesium concentrations and correlations with maximum oxygen consumption in nine-to-twelve-year-old competitive swimmers. Magnesium 7:27–36
31. Deuster PA, Kyle SB, Moser PB, Vigersky RA, Singh A, Schoomaker EB (1986) Nutritional survey of highly trained women runners. Am J Clin Nutr 44(6):954–962
32. DGE (Deutsche Gesellschaft für Ernährung) (1988) Ernährungsbericht 1988. DGE e.V., Frankfurt
33. DGE (Deutsche Gesellschaft für Ernährung) (1991) Empfehlungen für die Nährstoffzufuhr. Umschau Verlag, Frankfurt
34. Dufaux B, Hoederath A, Streitberger I, Hollmann W, Assmann G (1981) Serum ferritin transferrin haptoglobin and iron in middle- and long-distance runners and professional racing cyclists. Int J Sports Med 2:43–46
35. Ehn L, Carlmark B, Höglund S (1980) Iron status in athletes involved in intense physical activity. Med Sci Sports Exerc 12:61–64

36. Eisinger M (1990) Vergleichende Untersuchung der Nährstoffzufuhr zweier Kostformen (konventionelle Sportkost und ovo-lacto-vegetabile Vollwertkost) bei einem Ultralangstreckenlauf (Deutschland Lauf 1987). Wissenschaftlicher Fachverlag Dr. Fleck, Niederkleen
37. Ellsworth NM, Hewitt BF, Haskell WL (1985) Nutrient intake of elite male and female nordic skiers. The Physician and Sportsmedicine 13:78–92
38. Erp-Baart AMJ, Saris WHM, Binkhorst RA, Vos JA, Elvers JWH (1989) Nationwide survey on nutritional habits in elite athletes. Part I. Energy, carbohydrate, protein, and fat intake. Int J Sports Med 10:S3–S10
39. Faber M, Benad' AJ (1991) Mineral and vitamin intake in field athletes (discus-, hammer-, javelinthrowers and shotputters). Int J Sports Med 12:324–327
40. Frayn KN (1986) Hormonal control of metabolism in trauma and sepsis. Clin Endocrinol 24:577–599
41. Geiß KR, Hamm M (1990) Handbuch Sportler-Ernährung. Behr's Verlag, Hamburg
42. Glatz JFC, Vork MM, Cistola DP, Vusse GJ van der (1993) Cytoplasmic fatty acid binding protein: Significance for intracellular transport of fatty acids and putative role on signal transduction pathways. Prostaglandins Leukotrienes and Ess Fatty Acids 48:33–41
43. Grandjean AC (1989) Macronutrient intake of US athletes compared with the general population and recommendations made for athletes. Am J Clin Nutr 49 [Suppl]: 1070–1076
44. Guilland JC, Penaranda T, Gallet C, Boggio V, Fuchs F, Klepping J (1989) Vitamin status of young atletes including the effect of supplementation. Med Sci Sports Exerc 21:441–449
45. Haralambie G (1976) Vitamin B_2 status in athletes and the influence of riboflavin administration on neuromuscular irritability. Nutr Metabol 20:1–8
46. Haralambie G (1981) Serum zinc in athletes in training. Int J Sports Med 2:135–138
47. Haralambie G, van Dam B (1977) Untersuchungen über den Vitamin-Elektrolyt-Status bei Spitzenfechterinnen. Leistungssport 7:214–219
48. Hollmann W, Hettinger Th (1976) Sportmedizin – Arbeits- und Trainingsgrundlagen. Schattauer Verlag, Stuttgart, New York
49. Hultman E (1989) Nutritional effects on work performance. Am J Clin Nutr 49 [Suppl]: 949–957
50. Jakob E, Berg A, Räther M, Keul J (1990) Diagnostik des Eisenmangels unter besonderer Berücksichtigung der Serumferritins. Dtsch Z Sportmed 41:402–410
51. Ji LL, Stratman FW, Lardy HA (1988) Antioxidant enzyme systems in rat liver and skeletal muscle. Arch Biochem Biophys 262:150–160
52. Johnson A, Collins P, Higgins I, Harrington D, Conolly J, Dolphin C, McCreery M, Brady L, O'Brien M (1985) Psychological, nutritional and physical status of olympic road cyclists. Br J Sp Med 19(1):11–14
53. Kaiserauer S, Snyder A, Sleeper M, Zierath J (1989) Nutritional physiological and menstrual status of distance runners. Med Sci Sports Exerc 21:120–125
54. Kamada T, Yamashita T, Baba Y, Kai Y, Setoyama S, Chuman Y, Otsuji S (1986) Dietary sardine oil increases erythrocyte membrane fluidity in diabetic patients. Diabetes 35:604–611
55. Keith RE, O'Keeffe KA, Alt LA, Young KL (1989) Dietary status of trained cyclists. J Am Diet Assoc 89(11):1620–1623
56. Keul J, Berg A, Lehmann M, Dickhuth H, Schmid P, Jakob E (1984) Erschöpfung und Regeneration des Muskels in Training und Wettkampf. Physikalische Therapie 5:363–376
57. Keul J, Jacob E, Berg A, Dickhuth H, Lehmann M, Huber G (1986) Performance in relation to vitamins, iron and sports anaemia. In: DH Shrimpton, PB Ottaway, eds. Echo Press, London, pp. 24–45
58. Kieffer F (1988) Vitamine, Mineralstoffe und Spurenelemente steuern die Körperfunktionen. Wissenschaftlicher Informationsdienst der Wander AG, Bern, pp. 1–116
59. Kieffer F (1988) Die Bedeutung der Spurenelemente für die Immunologie. Ärzte Zeitung 7/46:2
60. Kieffer F (1990) Die Bedeutung der Spurenelemente für Sportler. Leistungssport 20 (4):29–37
61. Kieffer F (1993) Wie Eisen und andere Spurenelemente die menschliche Gesundheit beeinflussen: Eine Neubeurteilung alter Erfahrungen. Mitt Gebiete Lebensm Hyg 84:48–87
62. Klepping J, Boggio V, Marcer I (1991) Resultants d'enquetes alimentaires realisees schez des sportifs francais. Schweizer Zeitschrift für Sportmedizin 31:15–19
63. Kondo T, Ogawa K, Satake T, Kitazawa M, Taki K, Sugiyama S, Ozawa T (1986) Plasma-free eicosapentaenoic acid/arachidonic acid ratio: a possible new coronary risk factor. Clin Cardiol 9:413–416
64. Lamanca J, Haymes E, Daly J, Moffatt R, Waller M (1988) Sweat iron loss of male and female runners during exercise. Int J Sports Med 9:52–55
65. Lemon PWR (1991) Effect of exercise on protein requirements. J Sports Sci 9 (Special Issue): 53–70
66. Liesen H, Dufaux B, Hollmann H (1977) Modifications of serum glycoproteins the days following a prolonged physical exercise and the influence of physical training. Eur J Appl Physiol 37:243–254
67. Lovlin R, Cottle W, Pyke I, Kavanagh M, Belcastro AN (1987) Are indices of free radical damage related to exercise intensity. Eur J Appl Physiol 56:313–316
68. Magnusson B, Hallberg L, Rossander L, Swolin B (1984) Iron metabolism and „sports anemia" II. A hematological comparison of elite runners and control subjects. Acta Med Scand 216:157–164
69. Magnusson B, Hallberg L, Rossander L, Swolin B (1984) Iron metabolism and „sports anemia" I. A study of several iron parameters in elite runners with differences in iron status. Acta Med Scand 216:149–155
70. Maughan RJ, Donnelly AE, Gleeson M, Whiting PH, Walker KA, Clough PJ (1989) Delayed-onset muscle damage and lipid peroxidation in man after a downhill run. Muscle & Nerve 12:332–336
71. Möller Nielsen J, Hammar M (1991) Sports injuries and oral contraceptive use. Is there a relationship? Sports Med 12:152–160
72. National Research Council (U.S.) (1989) RDA (Recommended Dietary Allowances). National Academy Press, Washington
73. Nieman DC, Butler JV, Pollett LM, Dietrich SJ, Lutz RD (1989) Nutrient intake of marathon runners. J Am Diet Assoc 89:1273–1278
74. Northoff H, Berg A (1991) Immunologic mediators as parameters of the reaction to strenous exercise. Int J Sports Med 14:S9–S15
75. Nowak RK, Knudsen KS, Olmstead Schulz L (1988)

Body composition and nutrient intakes of college men and women basketball players. J Am Diet Assoc 88:575–578
76. Nozawa Y, Nakashima S, Nagata K (1991) Phospholipid-mediated signaling in receptor activiation of human activation of human platelets. Biochim Biophys Acta 1082:219–238
77. Nuviala RJ, Castillo MC, Aspiroz MT, Villegas JA, Escanero JF, Giner A (1992) Nutritional status of minerals and micronutrients in top competition athletes. Metabolismo y nutricion en el deporte, Barcelona, 20–23 05 1992 (Abstract)
78. Pate RR, Sargent RG, Baldwin C, Burgess ML (1990) Dietary intake of women runners. Int J Sports Med 11(6):461–466
79. Pedersen BK (1991) Influence of physical activity on the cellular immune system: mechanisms of action. Int J Sports Med 12:S23–S29
80. Pedersen BK, Tvede N, Klarlund K, Christensen LD, Hansen FR, Galbo H, Kharazmi A, Halkjaer-Kristensen J (1990) Indomethacin in vitro and in vivo abolishes post-exercise suppression of natural killer cell activity in peripheral blood. Int J Sports Med 11:127–131
81. Perron M, Endres J (1985) Knowledge, attitudes, and dietary practises of female athletes. J Am Diet Assoc 85:573–576
82. Poehlman ET, Horton ES (1990) Regulation of energy expenditure in aging humans. Annu Rev Nutr 10:255–275
83. Richter C (1987) Biophysical consequences of lipid peroxidation in membranes. Chem Phys Lipids 44:175–189
84. Risser W, Lee E, Poindexter H, West M, Pivarnik J, Risser J, Hickson J (1988) Iron deficiency in female athletes its prevalence and impact on performance. Med Sci Sports Exerc 20:116–121
85. Risser WL, Risser JMH (1990) Iron deficiency in adolescents and young adults. Physician Sportsmed 18:87–101
86. Rokitzki L, Huber G, Berg A, Keul J (1988) Die Bestimmung von fett- und wasserlöslichen Vitaminen im Blut und Serum bei Sportlern und Normalpersonen. Dtsch Z Sportmed 39, Sonderheft: 26–34
87. Simon-Schnaß J, Pabst H, Herligkoffer KM (1987) Der Einfluß von Vitamin E auf leistungsabhängige Parameter beim Höhenbergsteigen. D Ztschr Sportmed 38:199–206
88. Snyder A, Dvorak L, Roepke J (1989) Influence of dietary iron source on measures of iron status among female runners. Med Sci Sports Exerc 21:7–10
89. Suboticanec-Buzina K, Buzina R, Brubacher G, Sapunar J, Christeller S (1984) Vitamin C status and physical working capacity in adolescents. Internat J Vit Nutr Res 54:55–60
90. Tarnopolsky MA, MacDougall JD, Atkinson SA (1988) Influence of protein intake and training status on nitrogen balance and lean body mass. J Appl Physiol 64:187–193
91. Van Erp-Baart A, Saris W, Binkhorst R, Vos J, Elvers J (1989) Nationwide survey on nutritional habits in elite athletes Part II mineral and vitamin intake. Int j Sports Med 10:11–16
92. Van Erp-Bart A, Saris W, Binkhorst R, Vos J, Elvers J (1989) Nationwide survey on nutritional habits in elite athletes, Part I: energy carbohydrate protein and fat intake. Int J Sports Med 10:3–10
93. Walker M (1986) Dietary planning for performance. Echo Press, London, pp. 50–63
94. Weight L, Myburgh K, Noakes T (1988) Vitamin and mineral supplemetation: effect on the running performance of trained athletes. Am J Clin Nutr 47:192–195
95. Weight L, Noakes T, Labadarios D, Graves J, Jacobs P, Berman P (1988) Vitamin and mineral status of trained athletes including the effects of supplementation. Am J Clin Nutr 47:186–191
96. Williams MH (1983) Ergogenic aids in sport. Human Kinetics Publishers, Champaign, IL 61820
97. Williams MH (1985) Nutritional aspects of human physical and athletic performance. Charles C Thomas Publisher, Springfield, IL
98. Wolfram G (1989) Bedeutung der n-3 Fettsäuren in der Ernährung der Menschen. Ernährungs-Umschau 36: 319–330
99. Worme JD, Doubt TJ, Singh A, Ryan CJ, Moses FM, Deuster PA (1990) Dietary patterns, gastrointestinal complaints, and nutrition knowledge of recreational triathletes. Am J Clin Nutr 51:690–697
100. Worme JD, Doubt TJ, Singh A, Ryan CJ, Moses FM, Deuster PA (1990) Dietary patterns, gastrointestinal complaints, and nutrition knowledge of recreational triathletes. Am J Clin Nutr 51(4):690–697
101. Zahavi J, Betteridge JD, Jones NAG, Galton DJ, Kakkar VV (1981) Enhanced in vivo platelet release reaction and malondialdehyde formation in patients with hyperlipidemia. Am J Med 70:59–64

2.10 Zusammensetzung der Lebensmittel in Tabellenform

W. FELDHEIM, E. WISKER

Tabellen. Die in den Tabellen angegebenen Mengen beziehen sich auf die Menge an Nährstoffen, die tatsächlich mit der Nahrung aufgenommen werden sollte. Verluste, die bei der Lagerung und Zubereitung der Lebensmittel entstehen, sind nicht berücksichtigt. (s. Seite 63–69)

Chemie und Stoffwechsel der Nahrungsbestandteile 63

Tabelle 1.20 Zusammensetzung der Lebensmittel

Lebensmittel 100 g	Energie kcal/kJ	Wasser g	Protein g	Fett g	Verwertbare Kohlenhydrate g	Organische Säuren g	Gesamtballaststoffe g	Mineralstoffe g
Milch und Milchprodukte								
Kuhmilch 3,5 % Fett	64/269	87,7	3,3	3,6	4,6	0,2	–	0,7
Kuhmilch 1,5 % Fett	47/197	89,6	3,4	1,6	4,6	0,2	–	0,7
Kuhmilch 0,1 % Fett	35/147	90,9	3,5	0,1	4,8	0,2	–	0,8
Kondensmilch 10 % Fett	177/742	66,7	8,8	10,1	12,5	0,4	–	2,0
Kondensmilch 7,5 % Fett	132/551	74,7	6,5	7,6	9,2	0,3	–	1,5
Sahne, süß 30 % Fett	308/1269	62,0	2,4	31,7	3,3	–	–	0,5
Sahne, süß 10 % Fett	123/510	81,7	3,1	10,5	4,1	–	–	0,6
Sahne, sauer 18 % Fett	189/782	74,5	2,8	18,0	3,5	0,7	–	0,5
Creme fraiche 40 % Fett	379/1584	53,5	2,1	40,0	2,0	–	–	0,5
Creme fraiche 35 % Fett	336/1405	57,9	2,3	35,0	2,2	–	–	0,5
Creme fraiche 30 % Fett	292/1220	62,5	2,5	30,0	2,4	–	–	0,5
Joghurt 3,5 % Fett	70/293	87,0	3,9	3,8	4,4	1,1	–	0,7
Joghurt 1,6 % Fett	50/210	88,9	3,6	1,5	4,5	1,1	–	0,8
Joghurt 0,3 % Fett	36/155	89,8	4,4	0,1	3,6	1,2	–	0,9
Fruchtjoghurt 2,6 % Fett	103/431	74,4	3,9	2,6	15,5	–	–	0,7
Fruchtjoghurt 1,3 % Fett	82/343	78,9	3,6	1,3	13,5	–	–	0,7
Kefir 3,5 % Fett	66/276	87,5	3,3	3,5	4,8	–	–	0,8
Kefir 1,5 % Fett	46/194	89,0	3,4	1,5	4,9	–	–	0,7
Kakaotrunk 3,5 % Fett	78/326	81,8	3,5	3,5	8,1	–	–	0,8
Kakaotrunk 1,6 % Fett	61/255	84,5	3,5	1,6	8,2	–	–	0,8
Molke	25/107	93,6	0,8	0,2	4,7	0,3	–	0,6
Buttermilch	37/157	91,2	3,5	0,5	4,0	0,8	–	0,8
Dickmilch 3,3 % Fett	64/268	87,5	3,5	3,3	4,0	–	–	0,7
Dickmilch 0,1 % Fett	35/146	90,9	3,4	0,1	4,2	–	–	0,7
Vollmilchpulver	482/2016	3,5	25,2	26,2	35,1	1,6	–	7,0
Magermilchpulver	357/1518	4,3	35,0	1,0	50,5	2,2	–	7,8
Ziegenmilch	67/281	86,6	3,7	3,9	4,2	0,1	–	0,8
Schafmilch	96/400	82,7	5,3	6,3	4,6	0,1	–	0,9
Frischkäse 50 % Fett i. Tr.	284/1177	57,0	13,8	23,6	3,4	0,9	–	1,3
Speisequark 40 % Fett i. Tr.	165/692	73,3	11,1	11,4	3,3	0,7	–	0,8
Speisequark 20 % Fett i. Tr.	109/457	78,0	12,5	5,1	2,7	0,7	–	0,8
Speisequark mager	71/303	81,3	13,5	0,3	3,2	0,8	–	0,9
Schichtkäse 40 % Fett i. Tr.	155/648	75,0	10,8	11,3	3,9	0,7	–	0,7
Schichtkäse 20 % Fett i. Tr.	102/426	78,0	11,9	5,0	4,4	0,8	–	0,8
Schichtkäse 10 % Fett i. Tr.	75/318	78,6	12,7	2,4	4,6	0,9	–	1,0
Hüttenkäse	102/428	78,5	12,3	4,3	3,3	0,3	–	–
Edamerkäse 30 % Fett i. Tr.	251/1048	49,1	26,4	16,2	–	–	–	4,8
Goudakäse 45 % Fett i. Tr.	365/1514	36,4	25,5	29,2	–	–	–	4,2
Camembert 40 % Fett i. Tr.	275/1141	51,7	22,5	20,5	–	–	–	3,5
Camembert 30 % Fett i. Tr.	216/899	58,2	23,5	13,5	–	–	–	4,0
Parmesan	375/1561	29,6	35,6	25,8	0,1	–	–	5,5
Mozzarella	224/934	60,1	19,9	16,1	–	–	–	–
Romadur 50 % Fett i. Tr.	311/1291	50,0	20,0	25,7	–	–	–	4,2
Romadur 40 % Fett i. Tr.	274/1141	51,8	23,1	20,1	–	0,3	–	4,5
Romadur 30 % Fett i. Tr.	218/910	57,2	23,7	13,7	–	–	–	4,6
Romadur 20 % Fett i. Tr.	178/745	60,3	23,9	9,2	–	–	–	5,3
Harzerkäse < 10 % Fett i. Tr.	127/540	64,0	30,0	0,7	–	0,3	–	4,7
Brie 70 % Fett i. Tr.	414/1730	44,0	13,2	40,0	0,1	0,7	–	3,4
Brie 50 % Fett i. Tr.	344/1430	45,5	22,6	27,9	0,1	0,9	–	4,0
Schafskäse 40 % Fett i. Tr.	219/915	58,0	18,4	16,0	1,5	–	–	5,3
Ziegenkäse	280/1170	53,0	21,0	21,8	–	–	–	3,8
Diätspeiseeis	114/474	73,3	3,3	2,3	20,0	–	–	0,6
Cremeis	198/829	63,0	6,7	9,0	20,0	–	–	0,9
Einfacheiscreme	133/556	69,5	4,4	3,3	21,4	–	–	0,6
Fruchteis	140/585	68,0	1,5	1,8	29,0	–	–	0,6
Eistorte	236/986	63,0	1,5	18,0	17,0	–	–	0,4
Softeis	134/563	70,0	2,2	2,2	24,8	–	–	0,6
Fleisch und Fleischwaren								
Schweinefleisch (Filet)	106/499	75,0	22,0	2,0	–	–	–	1,2
Schweinefleisch (Kamm)	197/822	67,2	18,3	13,8	–	–	–	1,0

Tabelle 1.20 Fortsetzung

Lebensmittel 100 g	Energie kcal/kJ	Wasser g	Protein g	Fett g	Verwertbare Kohlenhydrate g	Organische Säuren g	Gesamtballaststoffe g	Mineralstoffe g
Schweinefleisch (Bauch)	261/1083	60,6	17,8	21,1	–	–	–	0,9
Rindfleisch (Filet)	121/508	73,4	21,2	4,0	–	–	–	1,2
Rindfleisch (Fehlrippe)	182/758	67,6	20,2	11,2	–	–	–	1,1
Rindfleisch (Brust)	204/847	67,5	18,4	14,5	–	–	–	1,0
Kalbfleisch (Keule)	115/484	74,2	20,7	3,6	–	–	–	1,1
Hammelfleisch (Lende)	194/806	66,7	18,7	13,2	–	–	–	1,2
Hammelfleisch (Brust)	391/1573	48,0	12,0	37,0	–	–	–	–
Kaninchenfleisch	152/636	69,6	20,8	7,6	–	–	–	1,1
Schweinehackfleisch	292/1213	52,6	22,4	22,5	–	–	–	2,5
Rinderhackfleisch	218/907	60,6	22,9	14,0	–	–	–	2,5
Tatar	113/475	74,2	21,4	3,0	–	–	–	1,2
Bündner Fleisch	242/1015	45,0	39,0	9,5	–	–	–	6,0
Kochschinken	125/528	70,7	22,5	3,7	–	0,7	–	2,8
Schinken, geräuchert	290/1212	48,0	34,0	16,0	–	–	–	4,2
Corned beef (deutsch)	141/591	69,8	21,7	6,0	–	–	–	2,5
Cervelatwurst	394/1633	42,6	20,3	34,8	–	–	–	–
Salami, deutsche	381/1578	40,0	21,0	33,0	–	–	–	4,7
Bierschinken	174/724	67,5	17,8	11,4	–	–	–	2,9
Fleischwurst	305/1260	56,4	12,1	28,5	–	–	–	2,4
Bratwurst (Schwein)	305/1260	57,4	11,5	28,8	–	–	–	1,9
Dosenwürstchen (Brühwürstchen)	307/1268	56,6	13,0	28,3	–	–	–	2,1
Frankfurter Würstchen	269/1114	58,4	12,4	24,4	–	–	–	2,6
Wiener Würstchen	304/1258	56,4	12,4	28,3	–	–	–	2,4
Blutwurst	309/1279	55,9	12,1	29,0	–	–	–	2,5
Leberwurst	286/1182	58,3	12,7	26,1	–	–	–	2,3
Mettwurst	390/1613	44,9	13,9	37,2	–	–	–	3,4
Leberkäse	297/1228	57,0	12,4	27,5	–	–	–	2,6
Schweinespeck, (Bauch) geräuchert	372/1538	43,3	18,0	33,3	–	–	–	–
Frühstücksspeck	621/2560	20,0	9,1	65,0	–	–	–	5,0
Sülzen u. Aspik	231/966	65,1	15,0	17,1	0,8	–	0,1	1,5
Rinderzunge	207/860	66,8	16,0	15,9	–	–	–	1,0
Rinderleber	128/540	69,9	19,7	3,1	5,3	–	–	1,4
Schweineleber	131/549	71,9	20,7	4,9	0,9	–	–	1,4
Schweineniere	101/426	77,7	16,9	3,8	–	–	–	1,3
Schweineherz	91/384	78,6	16,9	2,6	–	–	–	1,1
Kalbshirn	109/453	80,4	10,1	7,6	–	–	–	1,4

Wild

Lebensmittel 100 g	Energie kcal/kJ	Wasser g	Protein g	Fett g	Verwertbare Kohlenhydrate g	Organische Säuren g	Gesamtballaststoffe g	Mineralstoffe g
Hirschfleisch	113/474	74,7	20,6	3,3	–	–	–	1,1
Rehfleisch (Keule)	96/410	75,7	21,4	1,3	–	–	–	1,0
Hasenfleisch	113/479	73,3	21,6	3,0	–	–	–	1,0
Wildschweinfleisch	108/457	74,7	19,5	3,4	–	–	–	1,0

Geflügel

Lebensmittel 100 g	Energie kcal/kJ	Wasser g	Protein g	Fett g	Verwertbare Kohlenhydrate g	Organische Säuren g	Gesamtballaststoffe g	Mineralstoffe g
Huhn (Brathuhn)	166/694	69,6	19,9	9,6	–	–	–	1,2
Huhn (Brust mit Haut)	145/607	70,6	22,2	6,2	–	–	–	1,3
Huhn (Schlegel ohne Knochen)	173/723	69,7	18,2	11,2	–	–	–	1,1
Huhn (Suppenhuhn)	257/1066	60,0	18,5	20,3	–	–	–	0,9
Gans	342/1414	52,4	15,7	31,0	–	–	–	0,9
Ente	227/944	63,7	18,1	17,2	–	–	–	1,0
Truthahn (Jungtier mit Haut)	151/632	69,7	22,4	6,8	–	–	–	1,0

Seefisch und -produkte

Lebensmittel 100 g	Energie kcal/kJ	Wasser g	Protein g	Fett g	Verwertbare Kohlenhydrate g	Organische Säuren g	Gesamtballaststoffe g	Mineralstoffe g
Hering	233/968	65,3	18,2	17,8	–	–	–	1,5
Hering Ostsee	155/646	71,2	18,1	9,2	–	–	–	1,3
Hering mariniert	204/848	62,0	16,8	15,2	–	–	–	2,2
Hering in Tomate	194/807	65,6	14,8	15,0	–	–	–	2,2
Brathering	210/873	62,2	16,5	16,0	–	–	–	2,8
Rollmops	216/913	66,2	16,0	15,0	1,1	–	–	3,5
Salzhering	218/906	48,8	19,8	15,4	–	–	–	16,0
Bückling	224/934	62,0	21,2	15,5	–	–	–	1,3
Flunder	72/306	81,4	16,5	0,7	–	–	–	1,3

Chemie und Stoffwechsel der Nahrungsbestandteile 65

Tabelle 1.20 Fortsetzung

Lebensmittel 100 g	Energie kcal/kJ	Wasser g	Protein g	Fett g	Verwertbare Kohlenhydrate g	Organische Säuren g	Gesamtballaststoffe g	Mineralstoffe g
Heilbutt (weißer)	96/405	76,1	20,1	1,7	–	–	–	1,3
Heilbutt (schwarz)	141/587	75,7	13,2	9,8	–	–	–	1,0
Heilbutt (schwarz) geräuchert	223/927	63,8	17,3	17,1	–	–	–	1,7
Kabeljau-Dorsch	77/325	80,8	17,7	0,6	–	–	–	1,2
Seelachs	81/344	80,2	18,3	0,9	–	–	–	1,3
Makrele	182/758	68,0	18,7	11,9	–	–	–	1,3
Makrele geräuchert	222/925	62,3	20,7	15,5	–	–	–	1,3
Rotbarsch	105/443	76,9	18,2	3,6	–	–	–	1,1
Sardine	118/498	74,5	19,4	4,5	–	–	–	1,6
Ölsardine	222/924	55,6	24,1	13,9	–	–	–	3,6
Schellfisch	77/327	80,8	17,9	0,6	–	–	–	1,2
Scholle	86/361	80,7	17,1	1,9	–	–	–	1,3
Sprotte, geräuchert	243/1011	60,7	19,4	18,4	–	–	–	–
Seezunge	82/348	80,0	17,5	1,4	–	–	–	1,1
Thunfischkonserve in Öl	283/1178	52,5	23,8	20,9	–	–	–	2,3
Tintenfisch, paniert	314/1313	57,2	11,4	26,4	3,8	–	0,2	1,0
Schillerlocken	302/1254	52,5	21,3	24,1	–	–	–	2,1
Fischfrikadelle, gebraten	238/995	55,6	11,5	14,1	15,5	–	1,1	2,1
Fischstäbchen, frittiert	210/878	57,0	13,1	9,5	17,4	–	1,0	1,9
Süßwasserfisch und -produkte								
Aal	281/1162	59,3	15,0	24,5	–	–	–	0,9
Aal geräuchert	329/1363	51,1	17,9	28,6	–	–	–	2,2
Forelle	103/433	76,3	19,5	2,7	–	–	–	1,3
Hecht	81/344	79,6	18,4	0,9	–	–	–	1,1
Karpfen	115/484	75,8	18,0	4,8	–	–	–	1,2
Lachs	202/842	65,5	19,9	13,6	–	–	–	1,0
Lachs, in Öl	271/1122	49,4	16,4	22,8	–	–	–	10,8
Zander	83/353	78,4	19,2	0,7	–	–	–	1,2
Eier								
Hühnerei	155/646	74,1	12,9	11,2	0,7	–	–	1,1
Hühnerei, Eigelb	353/1459	50,0	16,1	31,9	0,3	–	–	1,7
Hühnerei, Eiklar	49/208	87,3	11,1	0,2	0,7	–	–	0,7
Rührei	174/727	72,5	11,5	13,8	0,6	–	–	1,3
Spiegelei	223/932	66,9	13,3	18,4	0,4	–	–	1,0
Omelett	191/792	74,1	10,9	16,4	0,5	–	–	1,9
Trockenvollei	570/2369	6,1	46,0	41,8	2,4	–	–	3,7
Fette								
Butter	751/3090	15,3	0,7	83,2	–	–	–	0,1
Butterschmalz	897/3686	0,3	0,3	99,5	–	–	–	–
Schweineschmalz	900/7000	–	–	100,0	–	–	–	–
Margarine	722/2970	19,2	0,2	80,0	0,4	–	–	0,3
Diätmargarine	722/2967	19,1	0,2	80,0	0,2	–	–	–
Halbfettmargarine	368/1514	57,9	1,6	40,0	0,4	–	–	1,2
Sonnenblumenöl	900/3700	–	–	100,0	–	–	–	–
Mayonnaise, 80 % Fett	748/3078	13,0	1,5	82,5	–	–	–	1,0
Mayonnaise, 50 % Fett	512/2140	38,5	0,5	51,0	9,0	–	–	1,4
Getreide und Getreideprodukte								
Gerste	316/1338	11,7	9,8	2,1	64,3	–	9,8	2,3
Grünkern (Dinkel)	320/1358	12,5	10,8	2,7	63,3	–	8,8	2,0
Hafer	350/1478	13,0	11,7	7,1	59,8	–	5,6	2,9
Mais	327/1385	12,5	8,5	3,8	64,7	–	9,2	1,3
Reis	345/1463	13,1	7,2	2,2	74,1	–	2,2	1,2
Roggen	294/1245	13,7	8,8	1,7	60,7	–	13,2	1,9
Weizen	309/1309	13,2	11,7	2,0	61,0	–	10,3	1,8
Buchweizen (geschältes Korn)	336/1425	12,8	9,1	1,7	71,0	–	3,7	1,7
Haferflocken	366/1547	10,0	12,5	7,0	63,3	–	5,4	1,8
Maisflocken	352/1497	5,7	7,2	0,6	79,6	–	4,0	2,9

Ernährung und Diätetika

Tabelle 1.20 Fortsetzung

Lebensmittel 100 g	Energie kcal/kJ	Wasser g	Protein g	Fett g	Verwertbare Kohlenhydrate g	Organische Säuren g	Gesamtballaststoffe g	Mineralstoffe g
Weizenflocken	305/1275	14,0	11,5	1,8	61,0	–	10,0	1,7
Müsli mit Nüssen	398/1667	11,6	12,2	11,7	55,2	–	6,6	2,1
Müsli mit Trockenobst	352/1474	14,0	9,3	5,4	61,2	–	8,0	1,2
Müsli mit Vollkorn	428/1791	11,3	12,4	17,1	50,2	–	6,5	2,0
Roggenmehl Type 1800	290/1228	14,3	10,0	1,5	59,0	–	13,7	1,5
Roggenmehl Type 815	319/1355	14,3	6,4	1,0	71,0	–	6,5	0,7
Weizenmehl Type 1600	327/1387	13,1	11,8	2,1	65,2	–	6,4	1,4
Weizenmehl Type 405	332/1409	13,9	9,8	1,0	70,9	–	4,0	0,4
Weißbrot	238/1009	37,4	7,6	1,2	48,8	–	3,2	1,6
Weizenvollkornbrot	199/843	42,5	7,0	0,9	40,7	–	7,4	1,5
Roggenvollkornbrot	193/818	43,7	6,8	1,2	38,8	–	8,1	1,5
Roggenmischbrot	210/893	40,9	6,4	1,1	43,7	–	6,1	1,8
Weizenmischbrot	226/959	38,8	6,2	1,1	47,7	–	4,6	1,5
Weizentoastbrot	258/1090	35,4	6,9	4,4	47,7	–	3,7	1,9
Knäckebrot	315/1335	6,2	9,4	1,4	66,1	–	14,6	2,3
Pumpernickel	182/771	45,1	6,8	0,9	36,5	–	9,3	1,3
Brötchen	254/1062	35,4	8,3	1,9	49,6	–	3,0	1,5
Roggenbrötchen	252/1054	35,3	7,9	1,0	49,3	–	4,8	1,5
Vollkornbrötchen	228/954	40,4	8,4	1,6	41,5	–	5,7	2,2
Weizenkleie	171/721	11,5	14,9	4,7	17,5	–	45,4	6,1
Weizenkeime	312/1313	11,7	26,6	9,2	30,6	–	17,7	4,2
Reis poliert, gekocht	87/371	78,0	2,0	0,2	19,5	–	–	1,1
Reis parboiled, gekocht	125/523	68,9	2,4	0,3	27,6	–	0,2	0,5
Eierteigwaren, roh	354/1501	10,7	12,3	2,8	69,9	–	3,4	0,9
Teigwaren ohne Ei, roh	342/1430	10,0	12,0	1,8	72,0	–	3,4	1,5
Vollkornnudeln mit Ei, roh	342/1430	13,0	12,6	3,6	59,9	–	8,8	2,1
Vollkornnudeln ohne Ei, roh	335/1400	13,0	12,1	2,4	61,4	–	9,1	2,1
Salzstangen	345/1464	9,0	9,0	0,5	76,0	–	–	5,5
Zwieback	368/1558	8,5	9,2	4,3	73,1	–	3,3	1,4
Popcorn	370/1547	3,4	13,0	4,5	68,0	–	8,0	1,1
Puffreis	395/1653	6,7	6,3	0,5	86,0	–	0,1	0,4
Reiscrispies	404/1691	2,1	6,0	0,7	88,0	–	0,1	2,1
Croissant	410/1714	31,7	5,7	25,8	34,4	–	1,2	1,0
Biskuits	306/1279	31,2	7,0	4,0	56,3	–	0,8	0,5
Butterkeks	428/1815	2,0	7,6	11,0	74,7	–	3,0	1,4
Apfelstrudel	210/881	57,0	2,5	9,0	28,0	–	2,1	0,3
Berliner	334/1399	33,1	8,7	11,8	44,1	–	1,3	1,0
Bienenstich, gefüllt	339/1417	40,4	4,7	18,7	34,3	–	0,8	0,9
Blätterteig	450/1883	32,3	4,5	33,1	29,0	–	0,9	0,3
Dresdner Stollen	412/1722	23,9	5,3	20,4	47,0	–	2,6	0,4
Gugelhupf	382/1601	28,9	6,6	18,0	43,9	–	1,9	0,6
Hefestückchen	294/1232	36,8	7,3	6,9	46,7	–	1,6	0,6
Käsekuchen	293/1225	49,5	6,4	16,5	25,7	–	0,4	0,6
Marmorkuchen	406/1700	27,9	6,0	21,1	43,5	–	0,9	0,6
Mohnkuchen	332/1388	36,5	8,8	14,7	35,8	–	2,2	1,1
Obstboden, Biskuit	336/1372	27,3	9,6	7,1	55,0	–	0,6	0,6
Obstboden, Mürbeteig	453/1894	16,9	6,2	21,0	54,6	–	1,0	0,6
Plunderstück	405/1693	28,0	5,8	23,0	41,2	–	1,6	0,4
Sandkuchen	407/1703	26,9	3,3	19,5	48,4	–	0,4	0,8
Streuselkuchen	391/1635	23,6	6,3	14,5	54,1	–	1,2	0,3
Zwetschgenkuchen	178/795	60,4	4,2	3,8	29,0	–	1,6	0,4
Mokkacremetorte	358/1500	26,4	4,1	11,2	55,7	–	1,7	0,7
Nußsahnetorte	328/1372	46,4	4,3	20,8	27,4	–	0,6	0,5
Schokoladensahnetorte	317/1326	49,0	4,5	20,0	26,3	–	0,7	0,5
Sachertorte	345/1440	30,8	5,5	11,6	49,8	–	1,4	0,6
Schwarzw. Kirschtorte	263/1103	53,1	3,1	13,7	28,8	–	0,6	0,3
Kartoffeln und Kartoffelprodukte								
Kartoffeln	70/298	77,8	2,0	0,1	14,8	0,6	2,1	1,0
Kartoffelpürree (Trockenprodukt)	323/1374	7,0	8,6	0,6	71,0	–	–	3,0
Kartoffelklöße, gekocht (dito)	335/1422	9,7	7,1	1,4	73,5	–	–	5,2
Kartoffelklöße, roh (dito)	333/1415	9,3	5,7	0,3	77,0	–	–	4,8

Tabelle 1.20 Fortsetzung

Lebensmittel 100 g	Energie kcal/kJ	Wasser g	Protein g	Fett g	Verwertbare Kohlenhydrate g	Organische Säuren g	Gesamtballaststoffe g	Mineralstoffe g
Kartoffelkroketten (dito)	348/1477	8,2	8,1	1,6	75,3	–	–	4,8
Kartoffelpuffer (dito)	331/1404	9,4	6,4	0,5	75,1	–	–	4,6
Kartoffelchips	539/2241	2,3	5,5	39,4	40,6	–	–	3,5
Rösti	201/840	57,6	2,5	9,8	25,1	–	2,7	2,2
Pommes frites (ungesalzen)	290/1215	43,6	4,2	14,5	35,7	–	–	2,0
Gemüse und Gemüseprodukte								
Artischocke	22/94	82,5	2,4	0,1	2,6	0,3	10,8	1,3
Aubergine	17/72	92,6	1,2	0,2	2,5	0,2	2,8	0,5
Blumenkohl	22/95	91,6	2,5	0,3	2,3	0,2	2,9	0,8
Bohnen, grün	33/139	90,3	2,4	0,2	5,1	0,2	1,9	0,7
Bohnen, grün i. d. Dose	21/90	92,8	1,2	0,1	3,8	0,2	–	1,0
Broccoli	26/111	89,7	3,3	0,2	2,5	0,3	3,0	1,1
Chicoree	16/69	94,4	1,3	0,2	2,3	–	1,3	1,0
Chinakohl	12/52	95,4	1,2	0,3	1,2	–	1,9	0,7
Endivie	10/42	94,3	1,8	0,2	0,3	–	1,2	0,9
Erbsen, grün	81/342	72,2	6,6	0,5	12,3	0,3	4,3	0,9
Erbsen, grün i. d. Dose	72/306	78,5	5,2	0,4	11,7	0,3	–	1,1
Feldsalat	13/57	93,4	1,8	0,4	0,7	–	1,5	0,8
Grünkohl	37/155	86,3	4,3	0,9	2,5	0,4	4,2	1,7
Gurke	12/52	96,8	0,6	0,2	1,8	0,3	0,5	0,6
Kohlrabi	24/102	91,6	1,9	0,1	3,7	0,2	1,4	1,0
Kopfsalat	12/49	95,0	1,3	0,2	1,1	0,1	1,4	0,7
Kürbis	25/104	91,3	1,1	0,1	4,6	0,2	2,2	0,8
Meerrettich	63/266	76,6	2,8	0,3	11,7	0,7	–	2,2
Möhren	26/109	88,2	1,0	0,2	4,8	0,3	3,6	0,9
Möhren i. d. Dose	20/84	91,4	0,6	0,3	3,5	0,2	–	0,9
Paprikaschoten	20/86	91,0	1,2	0,3	2,9	0,3	3,6	0,6
Petersilie	50/214	81,9	4,4	0,4	7,4	–	4,3	1,7
Porree (Lauch)	25/105	89,0	2,2	0,3	3,2	–	2,3	0,9
Radieschen	14/61	94,4	1,1	0,1	2,1	0,1	1,6	0,9
Rettich	13/56	93,5	1,1	0,2	1,9	–	2,5	0,8
Rhabarber	13/56	92,7	0,6	0,1	3,2	1,4	3,2	0,6
Rosenkohl	36/151	85,0	4,5	0,3	3,3	0,6	4,4	1,4
Rote Rübe	41/175	86,2	1,5	0,1	8,4	0,2	2,5	1,0
Rotkohl	22/92	91,8	1,5	0,2	3,5	–	2,5	0,7
Sauerkraut	17/71	90,7	1,5	0,3	0,8	1,6	2,1	2,4
Schwarzwurzel	16/67	78,6	1,4	0,4	1,6	–	17,0	1,0
Schnittlauch	27/115	83,3	3,6	0,7	1,6	–	–	1,7
Sellerieknolle	18/77	88,6	1,6	0,3	2,3	–	4,2	0,9
Spargel	18/74	93,6	1,9	0,1	2,0	0,2	1,5	0,6
Spargel i. d. Dose	14/61	93,5	1,9	0,3	1,0	–	1,3	1,4
Spinat	15/64	91,6	2,5	0,3	0,6	0,1	2,6	1,5
Tomate	17/73	94,2	1,0	0,2	2,6	0,4	1,0	0,6
Tomaten i. d. Dose	19/79	93,9	1,2	0,2	2,7	0,4	–	0,7
Tomatenmark	39/165	86,0	2,3	0,5	5,6	1,0	–	1,7
Weißkohl	25/104	90,5	1,4	0,2	4,2	0,2	3,0	0,6
Wirsingkohl	25/105	90,0	3,0	0,4	2,4	–	2,6	1,1
Zwiebel	28/117	87,6	1,3	0,3	4,9	0,2	1,8	0,6
Zuckermais	87/369	74,7	3,3	1,2	15,7	0,5	–	0,8
Zucchini	18/77	92,2	1,6	0,4	2,1	–	1,1	0,7
Hülsenfrüchte								
Bohnen, weiß trocken	260/1103	11,6	21,3	1,6	40,1	–	17,0	4,0
Erbsen, grün trocken	272/1154	11,0	22,9	1,4	41,9	–	16,6	2,7
Linsen, trocken	314/1334	11,8	23,5	1,4	52,0	–	10,6	3,2
Sojabohne, trocken	323/1350	8,5	33,7	18,1	6,3	–	22,0	4,7
Mungbohnensprossen	23/95	93,1	3,2	0,3	1,8	–	1,2	0,4
Sojasprossen	50/212	85,6	5,5	1,0	4,7	–	2,4	0,8
Bambussprossen	17/72	91,0	2,5	0,3	1,0	0,2	–	0,9

Tabelle 1.20 Fortsetzung

Lebensmittel 100 g	Energie kcal/kJ	Wasser g	Protein g	Fett g	Verwertbare Kohlenhydrate g	Organische Säuren g	Gesamtballaststoffe g	Mineralstoffe g
Pilze								
Austernpilz	11/45	90,9	2,4	0,1	–	–	5,9	0,8
Champignon	16/67	90,7	2,7	0,2	0,6	0,1	2,0	1,0
Champignon i. d. Dose	16/67	91,2	2,3	0,5	0,5	0,1	2,0	1,1
Pfifferling	11/48	91,5	1,6	0,5	0,2	–	4,7	1,6
Steinpilz	20/85	88,6	3,6	0,4	0,5	–	6,0	0,9
Steinpilz, getr.	124/523	11,6	19,7	3,2	4,1	–	55,3	6,1
Früchte, Obst								
Ananas	55/234	85,3	0,5	0,2	12,4	0,7	1,0	0,4
Apfel	54/228	85,3	0,3	0,6	11,4	0,5	2,0	0,3
Apfelsine	42/179	85,7	1,0	0,2	8,3	1,1	1,6	0,5
Aprikose	43/184	85,3	0,9	0,1	8,5	1,4	1,5	0,7
Avocado	221/909	66,5	1,9	23,5	0,4	–	6,3	1,4
Banane	88/374	73,9	1,2	0,2	20,0	0,6	1,8	0,8
Birne	55/233	84,3	0,5	0,3	12,4	0,3	3,3	0,3
Brombeere	44/186	84,7	1,2	1,0	6,2	1,7	3,2	0,5
Erdbeere	32/136	89,5	0,8	0,4	5,5	1,1	1,6	0,5
Grapefruit	38/161	89,0	0,6	0,2	7,4	1,5	1,6	0,4
Heidelbeere	36/154	84,6	0,6	0,6	6,1	1,4	4,9	0,3
Himbeere	34/143	84,5	1,3	0,3	4,8	2,1	4,7	0,5
Johannisbeere, rot	33/139	84,7	1,1	0,2	4,8	2,4	3,5	0,6
Kirsche, sauer	53/225	84,8	0,9	0,5	9,9	1,8	1,0	0,5
Kiwi	51/215	83,8	1,0	0,6	9,1	1,5	2,1	0,7
Litchi	74/315	79,7	0,9	0,3	16,8	0,3	1,6	0,5
Mandarine	46/195	86,7	0,7	0,3	10,1	–	1,7	0,7
Mango	57/253	82,0	0,6	0,5	12,5	0,3	1,7	0,5
Mirabelle	63/269	82,4	0,7	0,2	14,0	0,9	–	0,5
Pfirsich	41/176	87,5	0,8	0,1	8,9	0,6	1,9	0,5
Pfirsiche i. d. Dose	68/288	81,7	0,4	0,1	16,2	0,2	1,1	0,3
Pflaume	48/206	83,7	0,6	0,2	10,2	1,3	1,6	0,5
Preiselbeere	35/148	87,4	0,3	0,5	6,2	1,4	2,9	0,3
Stachelbeere	37/158	87,3	0,8	0,2	7,1	1,4	3,0	0,5
Wassermelone	37/159	90,3	0,6	0,2	8,3	–	0,2	0,4
Quitte	38/162	83,1	0,4	0,5	7,3	0,9	5,9	0,4
Weintraube	67/286	81,1	0,7	0,3	15,2	0,4	1,5	0,5
Zitrone	36/151	90,2	0,7	0,6	3,2	4,9	–	0,5
Olive, grün, mariniert	138/568	74,8	1,4	13,9	1,8	–	2,4	5,8
Nüsse								
Edelkastanie (Marone)	192/813	44,9	2,5	1,9	41,2	–	8,4	1,2
Erdnuß, geröstet	585/2424	1,6	25,6	49,4	9,4	–	11,4	2,6
Haselnuß	644/2662	5,2	12,0	61,6	10,5	–	8,2	2,4
Mandel, süß	577/2383	5,7	18,7	54,1	3,7	–	15,2	2,7
Pistazie	581/2405	5,9	17,6	51,6	11,6	–	10,6	2,7
Walnuß	663/2738	4,4	14,4	62,5	10,6	–	6,1	2,0
Trockenfrüchte								
Rosine	277/1178	15,7	2,5	0,6	63,9	2,3	5,2	2,0
Feige, getr.	250/1059	24,6	3,5	1,3	55,1	1,1	12,9	2,4
Dattel, getr.	276/1174	20,2	1,9	0,5	65,1	1,3	8,7	1,8
Pflaume, getr.	222/942	24,0	2,3	0,6	47,4	5,8	5,0	2,1
Backobst	246/1028	22,0	2,9	0,9	56,6	5,0	9,0	3,0
Zuckerreiche Lebensmittel und Süßwaren								
Zucker	399/1697	0,1	–	–	99,8	–	–	–
Honig	302/1283	18,6	0,4	–	75,1	–	–	0,2
Erdbeerkonfitüre	256/1088	35,0	0,3	0,2	62,6	0,9	0,8	0,2
Pflaumenmus	202/860	46,3	0,9	0,2	48,0	1,5	2,5	0,6
Nuß-Nougat-Creme	532/2223	0,6	4,3	31,3	58,4	–	–	0,9
Kinderschokolade	550/2299	2,9	11,4	31,2	52,3	–	–	2,2

Tabelle 1.20 Fortsetzung

Lebensmittel 100 g	Energie kcal/kJ	Wasser g	Protein g	Fett g	Verwertbare Kohlenhydrate g	Organische Säuren g	Gesamtballaststoffe g	Mineralstoffe g
Pralinen	418/1747	5,5	1,0	5,3	86,7	–	1,1	5,5
Hartkaramellen	370/1547	11,5	0,2	–	87,9	–	–	0,5
Kakaopulver	343/1427	5,6	19,8	24,5	10,8	–	30,4	6,5

Tabelle 1.21 Zusammensetzung der Lebensmittel

Lebensmittel 100 g	Energie kcal/kJ	Wasser g	Protein g	Fett g	Verwertbare Kohlenhydrate g	Organische Säuren g	Ethanol g	Mineralstoffe g
Getränke								
Apfelsaft	48/203	88,1	0,1	–	11,1	0,8	0,1	0,3
Apfelsinensaft, ungesüßt	44/188	87,7	0,7	0,2	9,0	1,2	–	0,4
Grapefruit, frisch gepreßt	36/154	89,7	0,6	0,1	7,2	1,4	–	0,3
Cola-Getränke	57/241	81,9	3,3	–	10,9	–	–	0,1
Bier, hell	39/163	90,6	0,5	–	2,9	–	3,6	0,2
Altbier	39/164	92,9	0,4	–	2,8	–	2,8	0,2
Malzbier, alkoholarm	50/213	86,8	0,3	–	11,6	–	0,3	–
Weißbier	38/159	93,7	0,3	–	3,0	–	3,5	0,1
Apfelwein	46/189	92,4	–	–	2,6	–	5,0	0,3
Weißwein	70/290	89,0	0,2	–	2,6	–	8,4	0,2
Rotwein, leichte Qualität	65/272	89,8	0,2	–	2,4	–	7,9	0,3
Rotwein, schwere Qualität	78/322	88,0	0,2	–	2,5	–	9,5	0,3
Sherry, medium	118/493	80,1	0,1	–	3,6	–	14,8	0,3
Sekt	84/348	86,0	0,2	–	5,1	–	8,9	0,2
Weinbrand	240/994	64,9	–	–	2,0	–	33,1	–
Whisky	247/1023	65,0	–	–	0,1	–	35,2	–

Die angegebenen Energiewerte wurden unter Anwendung folgender Umrechnungsfaktoren erhalten:
Verwertbare Kohlenhydrate: 4 kcal/g – 17 kJ/g   Ethanol: 7 kcal/g – 29 kJ/g
Protein: 4 kcal/g – 17 kJ/g   mehrwertige Alkohole: 2,4 kcal/g – 10 kJ/g
Fett: 9 kcal/g – 37 kJ/g   organische Säuren: 3 kcal/g – 13 kJ/g

3 Lebensmittelzusatzstoffe

P. Elias

3.1 Grundlagen

3.1.1 Begriffsbestimmung

Paragraph 2 des Lebensmittel- und Bedarfsgegenständegesetzes (LMBG)[1] definiert Zusatzstoffe nach ihrer Zweckbestimmung. Es sind Stoffe, die „Lebensmitteln zur Beeinflussung ihrer Beschaffenheit oder zur Erzielung bestimmter Eigenschaften oder Wirkungen zugesetzt werden". Süßstoffe, Spurenelemente, Mineralstoffe, Zuckeraustauschstoffe sowie Vitamine A und D und weitere Stoffe werden den Zusatzstoffen gleichgestellt. Zusatzstoffe bedürfen nach § 12 LMBG der Zulassung durch Rechtsverordnung in Verbund mit Reinheitsanforderungen, Höchstmengen, angemessener Kennzeichnung sowie dem Nachweis der gesundheitlichen Unbedenklichkeit und technologischen Notwendigkeit. Technische Hilfsstoffe, die während der Produktion des Lebensmittels zwar verwendet, aber nach der Behandlung wieder entfernt werden, werden nach dem LMBG ebenfalls als Zusatzstoffe angesehen. Sie unterliegen jedoch nicht der Zulassungspflicht, wenn sie oder ihre Umwandlungsprodukte im Enderzeugnis nur in technisch unvermeidbaren sowie in gesundheitlich, geruchlich und geschmacklich unbedeutenden Mengen vorhanden sind[2].
Lebensmittelzusatzstoffe lassen sich in zahlreiche Kategorien einteilen. Die sich über Jahrhunderten erstreckenden Fortschritte in der Nahrungsmittelzubereitung haben zu neuen Qualitäten des Essens in bezug auf Aroma-, Geschmacks- und Farbgebung geführt. Auch die Haltbarmachung von Nahrungsmitteln nach zunächst von der Natur vorgegebenen und späteren technologischen Pro-

zessen ist als Notwendigkeit erkannt worden. Obwohl die Annahme unbegründet ist, daß in Nahrungsmitteln von Natur aus vorhandene Stoffe nur lebensnotwendig und nicht auch toxisch sein können, erzeugt die Anwendung zahlreicher neuer Stoffe in der Lebensmittelproduktion trotz deren gesundheitlichen Unbedenklichkeit Ablehnung und Mißtrauen beim Verbraucher. Dabei wird übersehen, daß ein Teil der Lebensmittelzusatzstoffe gerade dem Verbraucher einen besseren Gesundheitsschutz sichert.

3.1.2 Klassifizierung

Lebensmittelzusatzstoffe können nach verschiedenen Gesichtspunkten eingeteilt werden. Dabei ist zu beachten, daß manche Zusatzstoffe verschiedene Funktionen, je nach dem Lebensmittel, in welchem sie verwendet werden, ausüben können. Nach technologischen Gesichtspunkten ist folgende Einteilung zweckmäßig:

Stoffe mit der Ernährung dienenden Funktionen

Vitamine und Provitamine
Aminosäuren
Mineralstoffe
Spurenelemente
Füllstoffe

Stoffe zur Stabilisierung der Haltbarkeit und Konsistenz

Konservierungsstoffe
Antioxidantien
Emulgatoren
Verdickungsmittel
Geliermittel

Stoffe zur Veränderung von Aussehen, Geruch und Geschmack

Farbstoffe
Bleichmittel
Säuerungsmittel
Aromastoffe
Geschmackswirksame Verbindungen

Hilfsmittel zur Verarbeitung

Säure- und pH-Wert-Regulatoren
Antiklumpmittel, Schaumbekämpfungsmittel,
Trennmittel, Lösemittel
Andere Zusatzstoffe

In diesem Beitrag befinden sich die technologischen Hilfsstoffe in Unterkapiteln der nach der ZZulV geordneten Stoffe.

3.1.3 Gesundheitliche Bewertung

Jeder Lebensmittelzusatzstoff ist zu prüfen, ob er selbst oder seine Anwendung in Lebensmitteln keine gesundheitlich schädigende Wirkungen auf den Verbraucher hat. Zwar enthält das LMBG Verbote zum Schutz der Gesundheit, aber keine Einzelheiten bezüglich der pharmakologisch-toxikologischen Prüfverfahren zur Feststellung der gesundheitlichen Unbedenklichkeit. Trotzdem haben sich einige Regeln, Prüfverfahren und Beurteilungskriterien bewährt, für welche eine weitestgehende Standardisierung weltweit vorliegt[3].

Ziel und Aufgabe toxikologischer Untersuchungen von Stoffen ist, deren Wirkungen an biologischen Systemen und vor allem im menschlichen Organismus festzustellen und zu analysieren. Fernerhin ist das Zustandekommen der Wirkungen aufzuklären und die quantitative Dosis-Wirkungsbeziehung zu ermitteln. Damit können Wahrscheinlichkeitsaussagen über Bedingungen, unter denen keine Wirkungen zu erwarten sind, getroffen werden, auf deren Grundlagen sich Risiken abschätzen lassen.

In Tierversuchen werden akute, subchronische und chronische Toxizität, Carcinogenität, Teratogenität, Einfluß auf die Reproduktionsfunktionen und Toxikokinetik untersucht mit dem Ziel, eine Dosis ohne beobachtbare Wirkung zu finden. Tierversuche werden weiterhin durch Untersuchungen in In-vitro-Testsystemen mit niederen Organismen, Organen, Gewebe- oder Zellkulturen von Säugetieren oder Menschen ergänzt. Hierbei geht es prinzipiell um die Erfassung eines möglichen genotoxischen Potentials eines Zusatzstoffes. Zuletzt werden auch kasuistische Erfahrungen und epidemiologische Untersuchungen für die Extrapolation von Ergebnissen aus den Tierversuchen auf den Menschen herangezogen. Für die Prüfung, ob ein Zusatzstoff oral appliziert Allergien auslösen kann, bestehen bislang noch kein brauchbares Tiermodell oder In-vitro-Tests.

Zur Bestätigung der Sicherheit des Verbrauchers, Lebensmittel ohne gesundheitliche Bedenken verzehren zu können, muß für die einzelnen angewendeten Zusatzstoffe die bei lebenslanger Aufnahme unbedenkliche Menge ermittelt werden. Die Höchstmengen errechnen sich aus dem Gehalt des Zusatzstoffes in den einzelnen Lebensmitteln entsprechend deren Anteil am Gesamtverzehr.

Die Menge eines Zusatzstoffes, die beim Menschen bei täglicher lebenslanger Zufuhr keine erkennbaren Wirkungen verursacht und die daher als gesundheitlich unbedenklich angesehen wird, wird als die „Duldbare Tägliche Aufnahmemenge" (DTA, englisch: ADI = Acceptable Daily Intake)[2] bezeichnet. Der ADI-Wert berechnet sich aus der Dosis ohne erkennbare Wirkung (englisch: NOEL = No-observed-effect-level), gemessen in mg Substanz pro kg Körpergewicht, durch Division mit einem Sicherheitsfaktor (SF) üblicherweise 100. Somit ergibt sich die Formel:

ADI (mg/kg Körpergewicht) = NOEL/SF

Für Zusatzstoffe, die selbst in hohen Dosierungen gut vertragen werden, kann anstelle eines numerischen ADI-Wertes ein ADI-Wert „nicht spezifiziert" festgelegt werden, um die für den gewünschten technologischen Effekt erforderlichen Anwendungsmengen abzudecken.

Für Zusatzstoffe, welche sich bereits im Tierversuch als carcinogen, mutagen oder genotoxisch erweisen, können grundsätzlich keine ADI-Werte vorgeschlagen werden. Denn es gibt keine Wirkungsschwelle für carcinogene Stoffe. Stoffe mit dieser potentiellen Wirkung sowie solche mit einer genotoxischen Wirkung sind daher für die Zulassung als Lebensmittelzusatzstoff ungeeignet.

3.1.4 Zulassung und Inverkehrbringen

Lebensmittelzusatzstoffe sind nach dem LMBG entweder allgemein oder auf im Gesetz genannte Verwendungszwecke beschränkt zugelassen. Der Gehalt an diesen Zusatzstoffen darf die festgesetzten Höchstmengen nicht überschreiten. Diese Zulassungen gelten nicht für Fleisch und Fleischerzeugnisse, Milch und Milcherzeugnisse, Eiprodukte, Speiseeis, Aromen, Trinkwasser und Speisesalz, weil diese Lebensmittel durch spezielle Verordnungen geregelt sind.

Lebensmittelzusatzstoffe und einzelne wie Zusatzstoffe verwendete und diesen gleichgestellte Stoffe dürfen nur dann bei dem gewerbsmäßigen Herstellen und Behandeln von Lebensmitteln, die dazu bestimmt sind, in den Verkehr gebracht zu werden, verwendet werden, wenn sie den in der Zusatzstoff-Verkehrsverordnung[4] festgelegten Reinheitsanforderungen entsprechen.

Höchstwerte an Schwermetallen. Folgende Höchstwerte bezogen auf die Zusatzstoffe, sind festgelegt: Für alle Zusatzstoffe mit Ausnahme der Farbstoffe gelten die folgenden allgemeinen Reinheitsanforderungen. Sie dürfen keinen in toxikologischer Hinsicht gefährlichen Gehalt an anorganischen Verbindungen, insbesondere von Schwermetallen, aufweisen. Und zwar sind das im einzelnen: Arsen 3 mg/kg, Blei 10 mg/kg, Zink 25 mg/kg, Kupfer und Zink zusammen 50 mg/kg.

Die besonderen Reinheitsanforderungen[5] sind in Übereinstimmung mit der Klassifizierung der Zusatzstoffe in entsprechenden Listen zusammengestellt. Sie betreffen die chemische Bezeichnung, die physikalische Beschaffenheit sowie die Art und Höchstmengen der zulässigen Verunreinigungen und Nebenbestandteile.

3.2 Lebensmittelfarbstoffe

3.2.1 Färbung

Farbe, Geruch und Geschmack sind die Hauptkriterien, nach denen der Verbraucher den Genußwert seiner Lebensmittel beurteilt. Viele der natürlichen Farb- und Aromastoffe in Lebensmitteln sind flüchtig und instabil. Verarbeitung und Lagerung bewirken Veränderungen und Verluste, welche die sensorische Qualität vermindern. Die Zugabe von Zusatzstoffen mit sensorischen Funktionen soll den Ausgangszustand möglichst wiederherstellen. Dies darf nicht zur Verdeckung einer mangelhaften Qualität ausgenutzt werden.

Der Verbraucher verbindet mit dem Aussehen, d. h. besonders der Farbe von Lebensmitteln eine ganz bestimmte Geschmacks- und Qualitätserwartung. Neben Farbe leisten Form, Geruch, Geschmack und physikalische Beschaffenheit eines Lebensmittels einen wesentlichen Beitrag zu dessen Genuß. Die Verknüpfung von visuellen und anderen sensorischen Eindrücken mit einer Stimulation der gastrointestinalen Funktionen ist schon lange in der Physiologie des Magen-Darm-Traktes bekannt. Deswegen ist die Lebensmitteltechnologie bestrebt, durch Nachfärbung die Farberwartung des Konsumenten zu befriedigen. Zur Färbung von Lebensmitteln werden Farbstoffe folgender Herkunft eingesetzt:

– natürliche
– synthetisch-naturidentisch-organische
– synthetisch-organische
  alle ggf. in Form ihrer wasserunlöslichen Farblacke.
– unlösliche anorganische oder organische Pigmente

Färbemittel, bzw. farbgebende Stoffe, sind entweder fett- oder wasserlöslich oder unlöslich. Die unlöslichen Färbemittel oder Pigmente werden für die Färbung von Oberflächen verwendet. Fettlösliche Farbstoffe werden für die Färbung fetthaltiger Lebensmittel, z. B. Margarine, Käse, eingesetzt. Wasserlösliche Farbstoffe werden bei wasserhaltigen Lebensmitteln, z. B. Getränken, Geleespeisen verwendet.

Die Anwendung färbender Lebensmittel erlaubt die Erzielung von Farbvariationen nur durch den Einsatz unterschiedlicher Mengen. Sie haben meistens nur geringe färbende Kraft, die enthaltenen Farbstoffe sind oft instabil und ihr Zusatz verändert die zu färbenden Lebensmittel auch geschmacklich. Als färbende Lebensmittel werden eingesetzt:

– Fruchtsäfte, auch in eingedickter Form
– Karamelzucker
– Karotten
– Kurkuma
– Paprika
– Rote Rüben (Rote Bete, Rote Beete)
– Safran
– Spinat
– Tomaten

Die Anwendungsmöglichkeit von natürlichen Farbstoffen ist begrenzt durch ihre Empfindlichkeit gegenüber Temperatur, Licht und pH-Wert. Bei zu aufwendiger Extraktion werden sie durch synthetisierte naturidentische Farbstoffe ersetzt. Zu den Naturfarbstoffen gehören die Anthocyane, Carotine und Carotinoide, Chlorophylle und Chlorophylline, Flavone, Flavonole und Xanthone, Kurkumin, Riboflavin, Xanthophylle sowie Cochenille, der einzige natürliche Farbstoff tierischer Herkunft.

Die rein synthetischen organischen Farbstoffe haben die Vorteile großer Reinheit, hoher Konzentration sowie gleichmäßiger Qualitäts- und Farbbeständigkeit. Nach ihrer chemischen Struktur unterscheidet man zwischen Azo-, Triphenylmethan-, Indigoid-, Xanthen- und Chinolinverbindungen.

3.2.2 Zulassungsanforderungen nach Zusatzstoff-Verkehrsverordnung und Zusatzstoff-Zulassungsverordnung

Farbstoffe müssen bei Verwendung in Lebensmitteln sowohl den allgemeinen als auch den besonderen Reinheitsanforderungen des LMBG genügen. Anstelle der für alle anderen Zusatzstoffe geltenden allgemeinen Reinheitsanforderungen legt die Zusatzstoff-Verkehrsverordnung[4] fest, daß Lebensmittelfarbstoffe keinen nachweisbaren Gehalt an Cadmium, Quecksilber, Selen, Tellur, Uran, Chromat, in verdünnter Salzsäure löslichen Bariumverbindungen, polycyclischen aromatischen Kohlenwasserstoffen mit 3 oder mehr kondensierten Kernen, 2-Naphthylamin, Benzidin und 4-Aminobiphenyl aufweisen dürfen. Für Verunreinigungen und Nebenprodukte sind folgende *Höchstwerte bezogen auf kg Farbstoff* vorgegeben:
Arsen 5 mg/kg, Blei 20 mg/kg, Antimon, Kupfer, Chrom, Zink und Bariumsulfat einzeln 100 mg/kg und zusammen 200 mg/kg, Nebenfarbstoffe, Isomere und Homologe 4 %, andere Synthesezwischenprodukte 0,5 %, freie aromatische Amine (ausgenommen 2-Naphthylamin, Benzidin und 4-Aminobiphenyl) 100 mg/kg.

In der Bundesrepublik sind nach der Zusatzstoff-Zulassungsverordnung[6], Anlage 6 Liste A, 43 Farbstoffe zugelassen. Von diesen dürfen 5 zur Herstellung und Behandlung von Lebensmitteln allgemein verwendet werden. Dreiunddreißig Farben sind ausschließlich für die Färbung der Masse und Oberfläche bestimmter Produkte zugelassen. Diese Produkte sind in Anlage 6 Liste B aufgezählt. Vier Farbstoffe dürfen entweder nur für die Oberflächenbehandlung oder auch für Färbung der Masse und Oberfläche, hauptsächlich von kandierten Früchten, Zuckerüberzügen und Zuckerwaren, Marzipan und Persipan verwendet werden. Rubinpigment BK ist nur für die Anfärbung von Käseüberzügen zugelassen. Außerdem dürfen weitere 13 Farbstoffe nur zum Stempeln der Oberfläche von Lebensmitteln, ihrer Verpackungsmittel sowie zum Färben und Bemalen von Eierschalen angewendet werden.

Liste A, Anlage 6 ZZulV.
In der BRD zum Färben von Lebensmitteln zugelassene Stoffe

1. Lactoflavin (Riboflavin)
2. Beta-Carotin
3. Riboflavin-5-Phosphat
4. Alpha-Carotin
5. Gamma-Carotin
6. Zuckercouleur (-kulör)
7. Canthaxanthin
8. Erythrosin
9. Curcumin
10. Chinolingelb
11. Gelborange S
12. Tartrazin
13. Bixin, Norbixin (Annatto, Orlean)
14. Capsanthin, Capsorubin
15. Lycopin
16. Beta-Apo-8-Carotinal
17. Beta-Apo-8-Carotinsäureethylester
18. Xanthophylle
    Flavoxanthin
    Lutein
    Kryptoxanthin
    Rubixanthin
    Violaxanthin
    Rhodoxanthin
19. Echtes Karmin (Karminsäure, Cochenille)
20. Azorubin
21. Cochenillerot A (Ponceau 4R)
22. Beetenrot, Betanin
23. Anthocyane
24. Amaranth
25. Patentblau V
26. Indigotin I (Indigo-Karmin)
27. Chlorophylle
28. Kupferverbindungen der Chlorophylle
29. Brillantsäuregrün BS (Lisamingrün)
30. Brillantschwarz BN
31. Carbo medicinalis vegetabilis
32. Titandioxid
33. Eisenoxide und -hydroxide braun, rot, gelb, schwarz
34. Calciumcarbonat
35. Aluminium
36. Silber
37. Gold
38. Rubinpigment BK (Litholrubin BK)
39. Methylviolett B
    Victoriablau R
    Victoriablau B
    Acilanbrillantblau FFR (Brillantwollblau FFR)
    Naphtholgrün B
    Acilanechtgrün 10G (Alkaliechtgrün 10G)
    Ceresgelb GRN
    Ceresrot G
    Sudanblau II
    Ultramarin
    Phthalocyaninblau
    Phthalocyaningrün
    Echtsäureviolett R

Liste B, Anlage 6 ZZulV.
Lebensmittel, denen bestimmte Farbstoffe der Liste A zugesetzt werden dürfen (Angabe mit Nr.)

a) Lebensmittel allgemein: 1, 2, 3, 4, 5
b) Lebensmittel allgemein, ausgenommen Brot und Kleingebäck sowie Lebensmittel, aus deren Verkehrsbezeichnung hervorgeht, daß sie mit Malz, Karamel, Kakao, Schokolade, Kaffee oder Tee hergestellt sind und sofern hierdurch der Anschein einer besseren als der tatsächlichen Beschaffenheit erweckt wird: 6
c) für Kuchenverzierungen in einer Menge von höchstens 50 mg auf 1 kg: 7
d) für kandierte Früchte in einer Menge von höchstens 50 mg auf 1 kg: 7
e) für Mischobstkonserven mit Kirschanteil, Cocktailkirschen und kandierten Kirschen, jeweils in einer Menge von höchstens 150 mg auf 1 kg Kirschanteil: 8
f) Seelachs (Lachsersatz), Fischrogenerzeugnisse ausgenommen geräucherter Rogen: 9, 10, 11, 13–23, 25, 26, 30, 31
g) künstliche Heiß- und Kaltgetränke, Brausen: 9, 10, 13–23, 25–31

h) Zuckerüberzüge und Zuckerwaren, ausgenommen sind Lakritz sowie Waren, aus deren Verkehrsbezeichnung hervorgeht, daß sie mit Milch, Butter, Honig, Ei, Malz, Karamel, Kakao, Schokolade oder Kaffee zubereitet sind, wenn durch die Färbung der Anschein eines höheren Gehaltes an diesen Zutaten erweckt wird.
Marzipan, marzipanähnliche Erzeugnisse aus anderen Ölsamen als Mandeln.
Fetthaltige Füllungen von Feinen Backwaren, ausgenommen die mit Ei, Malz, Karamel, Kakao, Schokolade oder Kaffee hergestellten Erzeugnisse: 9–11, 13–37 (für Oberfläche)
i) Cremespeisen, Pudding, Geleespeisen, rote Grütze, süße Suppen und süße Soßen, ausgenommen die mit Kakao, Schokolade, Kaffee, Ei oder Karamel hergestellten Erzeugnisse: 9–10, 13–31
j) Kunstspeiseeis, Invertzuckercreme: 9–11, 13–23, 25–31
k) kandierte Früchte und Fruchtteile, ausgenommen Zitronat und Orangeat, Cocktailkirschen: 9–11, 13–29, 32, 33
l) Fruchtaromaliköre, Kräuter-, Emulsions-Kräuter- und Gewürzliköre, Kräuter- und Gewürzbranntweine: 9–31, 37
m) Margarine, Halbfettmargarine: 13
n) Schnittkäse, halbfester Schnittkäse und Chesterkäse, auch als Ausgangsstoffe für die Herstellung von Schmelzkäse und Käsezubereitungen: 13
o) brennwertverminderte Konfitüren: 21
p) Kapseln auf Gelatinebasis: 9–11, 13–33
q) Erdbeer-, Himbeer- und Kirschkonserven, Garnelen (Krabben), jeweils in luftdicht verschlossenen Behältnissen: 11, 19–23
r) Überzüge von Käse: 6, 9–11, 13–31, 38
s) zum Stempeln der Oberfläche von Lebensmitteln und ihren Verpackungsmitteln sowie zum Färben und Bemalen der Schale von Eiern: 39

Liste C, Anlage 6 ZZulV.
Für Farbstoffe zugelassene Lösemittel und Trägerstoffe

---

1. Ammonium-, Kalium-, Natriumalginat
2. Bienenwachs
3. Glycerol zum Vermischen mit allen Farbstoffen in Liste A
4. Natriumcarbonat
5. Natriumhydrogencarbonat
6. Natriumsulfat
7. Pektine
8. Sorbit
9. Hartparaffin für Überzüge von Käse
10. Magnesiumstearat als Fließmittel für das Abfüllen von Farbpulvern zum Färben oder Bemalen der Farbe von Eiern
11. Ethylcellulose ⎫
12. Benzylalkohol ⎪ zum Lackieren von gefärb-
13. Kolophonium ⎬ ten und gemalten Eiern so-
14. Kopal ⎪ wie für Stempelfarben zum
15. Milchsäure-Ethylester ⎪ Stempeln von Eierschalen
16. Schellack ⎭ und Käseüberzügen
17. 6-Palmitoyl-L-ascorbinsäure ⎫ zum Vermischen mit
18. Carrageen ⎬ Farbstoffen 2–5, 7,
19. Gummi arabicum ⎭ 13–18 der Liste A

Die Verwendung der zugelassenen Farbstoffe unterliegt der Deklarationspflicht in der Zutatenliste. Prinzipiell dürfen Grundnahrungsmittel jedoch nicht gefärbt werden.

Einige der Naturfarbstoffe haben nicht nur eine Färbefunktion, sondern besitzen auch physiologisch und technologisch wichtige Eigenschaften. So sind einige Carotinoide auch Provitamine für Vitamin A. Paprika, Curcuma und Safran sind zugleich Aromastoffe.

In der EG zugelassene Farbstoffe. Die folgenden 5 Farbstoffe sind zwar von der EG als zulässig beurteilt, aber von der Bundesrepublik noch nicht in die Verordnung aufgenommen worden: die 4 Azofarbstoffe Allura Rot AC, Rot 2G, Braun FK, Braun HT und die Fuchsonimmoniumverbindung Brillantblau FCF.
Für die technologisch erforderlichen Verdünnungen sind die in Liste C genannten Trägerstoffe und Lösemittel zugelassen. Für trockne Nahrungsmittel werden die farbkräftigen unlöslichen Aluminiumsalze oder Lacke angewendet. Sechs anorganische Pigmente sind wegen ihrer Schwerlöslichkeit, Hitze-, Wasser- und Alkalibeständigkeit ebenfalls zugelassen.
In den Monographien bezieht sich die *Angabe der toxikologisch-pharmakologischen Werte auf kg Körpergewicht (KG), vereinfacht Stoffmenge/kg.*

3.2.3 Azofarbstoffe

Von den folgenden 11 Azofarbstoffen sind die ersten 7 in der Bundesrepublik zugelassen. Sie sind alle wasserlösliche Verbindungen mit sulfonierten aromatischen Kernen von geringer oraler Toxizität im Gramm-Bereich. Es sind dies Tartrazin, Gelborange S, Azorubin, Amaranth, Cochenillerot A, Brillantschwarz BN, Rubinpigment BK sowie Allura Rot AC, Rot 2G, Braun FK und Braun HT.
Einige früher übliche Azofarbstoffe haben sich im Tierversuch als carcinogen oder toxisch gegen Erythrocyten in Verbindung mit einer haemolytischen Anaemie und dem Auftreten von Heinzschen Innenkörpern erwiesen. Auch einige lipophile basische Azofarbstoffe beinhalten ein erhebliches carcinogenes Potential. Dagegen werden gut wasserlösliche Azoverbindungen, die nach Spaltung der Azobrücke in jedem aromatischen Kern mindestens eine Sulfongruppe oder einen Hydroxyl- oder Carboxylrest enthalten und keine aktiven Amine, sondern nur Aminosulfonsäuren liefern, als toxikologisch weitgehend unbedenklich angesehen.
Im Magen-Darm-Trakt und der Leber werden Azofarbstoffe zu 10–20 % durch reduktive Spaltung der Azobrücke durch Darmbakterien und Leber-Reduktasen in Spaltprodukte umgewandelt. Diese Metaboliten sind ebenfalls wasserlöslich und werden im Harn ausgeschieden. In Nagern unterliegen fast alle Azofarbstoffe einem enterohepatischen Kreislauf, d. h. sie werden nach Resorption aus dem Darmtrakt über die Galle wieder in den Darmtrakt ausgeschieden. Im Allgemeinen sind bei Überdosierungen unspezifische Diarrhöen zu beachten[7].

Azorubin E 122
Zu diesem Farbstoff liegen toxikologische Daten aus Stoffwechselstudien an Maus, Ratte und Meerschweinchen vor. Außerdem gibt es Untersuchungen zur akuten Toxizität, zur Heinzschen Innenkörperbildung, Sensibilisierung, In-vitro-Genotoxizität, Kurzzeittoxizität an Ratte und Schwein sowie 3-Generationsreproduktionsstudien an der Ratte, Untersuchungen zur Teratogenität an Ratten und Kaninchen, zum Plazentadurchtritt an der Ratte sowie mehrere Langzeitstudien an der Maus und Ratte. Die Stoffwechseluntersuchungen zeigen Azoreduktion zu Naphthionsäure und Aminonaphtholsulfonat. Der größte Anteil des Farbstoffes wird innerhalb 24–72 Stunden ohne Kumulierung und bei minimalem Plazentadurchtritt ausgeschieden. Die Kurzzeittoxizitätsversuche weisen auf keine negativen toxischen Auswirkungen hin. Die Reproduktionsstudien über mehrere Generationen und Teratogenitätsstudien zeigen keine schädliche Auswirkung auf die Fortpflanzungsfunktion und kein teratogenes Potential. In-vitro-Genotoxizitätstests geben keinen Hinweis auf genotoxische Aktivität. Die Langzeitstudien ergeben keinen Hinweis auf carcinogene Wirkungen. Aus dem NOEL von 400 mg/kg KG in der Langzeitstudie an Ratten[10] und der Kurzzeittoxizitätsstudie am Schwein errechnet sich ein ADI-Wert von 4 mg/kg KG. In den zugelassenen Konzentrationen ist Azorubin unproblematisch.[8]

Amaranth E 123
Die toxikologischen Daten zu diesem Farbstoff stammen aus zahlreichen biochemischen Studien sowie Studien zur akuten und Kurzzeittoxizität, zur Calciumablagerung in der Niere, zur Genotoxizität, Reproduktionsfunktion, und Teratogenität sowie aus einer Anzahl von Langzeittoxizitätsstudien an Mäusen und Ratten. Nach Azoreduktion werden 10–20 % vom Darm resorbiert, 75–85 % im Kot ausgeschieden. Naphthionsäure ist der Hauptmetabolit im Kot und Harn. Akute Toxizitätsstudien und Kurzzeittoxizitätsstudien an Ratten und Schweinen sind ohne Befund. Schäden der Reproduktionsfunktion und ein teratogenes Potential werden nicht beobachtet. Obwohl in 2 älteren Langzeittoxizitätsstudien über eine vermehrte Bildung von Peritoneal- und Intestinaltumoren berichtet wird, sind bei diesen Untersuchungen die Versuchsanordnungen sehr mangelhaft, die Spezifikation des damals verwendeten Farbstoffes unbekannt und die Ergebnisse nicht reproduzierbar. Die neuere Langzeittoxizitätsstudie an Ratten zeigt kein carcinogenes Potential, liefert aber keinen NOEL für Kalkablagerungen in den Nieren, welche früher beobachtet wurden. Eine weitere 90-Tage-Studie zur Klärung dieses Befundes ergibt einen NOEL von 80 mg/kg KG, und auf dieser Basis berechnet der EU Wissenschaftliche Lebensmittelausschuß einen ADI-Wert von 0,8 mg/kg KG, während *JECFA* (Joint Expert Committee on Food Additives) für denselben Effekt in der Langzeittoxizitätsstufe einen NOEL von 50 mg/kg KG anerkennt und somit einen ADI-Wert von 0,5 mg/kg KG festlegt[9, 11, 12].

Brillantschwarz BN E 151
Zu diesem Farbstoff gibt es toxikologische Studien über Stoffwechsel, Sensibilisierung, akute Toxizität, Kurzzeittoxizität an Ratte und Schwein, 3-Generationsreproduktionsfunktion und Teratogenität an Ratten sowie In-vitro-Genotoxizitätstests und Langzeittoxizitätsstudien an Maus und Ratte. Der Farbstoff wird nur gering resorbiert. Der größte Teil wird von der Darmflora verstoffwechselt, wobei verschiedene Metaboliten und Clevesäure, eine Naphtylaminsulfonsäure, entstehen. Die Reproduktionsfunktion ist nicht signifikant beeinflußt. Ein genotoxisches Potential ist nicht nachweisbar. Der Farbstoff ist im Langzeitversuch nicht carcinogen. Der NOEL liegt bei 500 mg/kg KG im Langzeitversuch an der Ratte. Daher beträgt der ADI-Wert 5 mg/kg KG. In den zugelassenen Konzentrationen ist der Farbstoff toxikologisch unproblematisch[9, 11, 20].

Cochenillerot A E 124
Außer Stoffwechselstudien an Mäusen, Ratten und Meerschweinchen, Sensibilisierungsstudien sowie akuten und Kurzzeittoxizitätsstudien an Ratten und Schweinen, 3-Generationsreproduktionsstudien an Ratten und Teratogenitätsstudien an Mäusen und Ratten stehen Langzeittoxizitätsstudien an Maus und Ratte und In-vitro-Genotoxizitätsstudien zur Verfügung. Absorption erfolgt im Darm mit Ausscheidung über Urin und Kot innerhalb 72 Stunden ohne Gewebskumulierung. Keine der Toxizitätsstudien zeigt einen signifikanten toxischen Effekt. Der Farbstoff ist weder teratogen noch genotoxisch oder carcinogen. Sehr hohe Dosen sind nephrotoxisch. Der NOEL in der Langzeitstudie an der Maus liegt bei 375 mg/kg KG, womit sich ein ADI-Wert von 4 mg/kg KG errechnet. In den zugelassenen Konzentrationen ist dieser Farbstoff toxikologisch unproblematisch[9, 11, 13].

Gelborange S E 110
Die toxikologischen Daten stammen aus Studien über Stoffwechsel, In-vitro-Genotoxizität, Sensibilisierung, akute und Kurzzeittoxizität an Ratten, Meerschweinchen und Miniaturschweinen, 2-Generationsreproduktion an Ratten sowie Teratogenitätsstudien an Ratten und Kaninchen und einigen Langzeittoxizitätsstudien an Maus, Ratte, Hamster und Hund. Der Stoffwechsel verläuft über Azoreduktion, wobei einige der Abbauprodukte resorbiert und über Galle und Harn ausgeschieden werden. Genotoxizität ist nicht nachweisbar. Es werden keine signifikante Toxizität, Teratogenität oder Carcinogenität beobachtet. Die Reproduktionsfunktion ist nicht gestört. Der NOEL in der Langzeitstudie an der Ratte und am Hund, der sensibelsten Spezies, liegt bei 500 mg/kg KG und ergibt somit einen ADI-Wert von 2,5 mg/kg KG[9, 11, 15].

Rubinpigment BK E 180
Für diesen Farbstoff liegen folgende Studien vor: akute Toxizität mit dem Calciumsalz, Hauttoxizität, In-vitro-Genotoxizität, Kurzzeittoxizität an

Ratte und Hund, Reproduktionsfunktion und Teratogenität mit dem Calcium- und Dinatriumsalz, Langzeittoxizität an Maus und Ratte mit dem Dinatriumsalz sowie an Ratte und Hund mit dem Calciumsalz. Der Stoffwechsel ist nicht untersucht. Die Hauttests sind ohne Befund, Genotoxizität ist in vitro nicht nachweisbar. Die Reproduktionsfunktion wird durch keines der Salze gestört. Das Calciumsalz ist nicht teratogen, das Dinatriumsalz ist nicht getestet. Der NOEL in der Langzeittoxizitätsstudie an der Ratte beträgt 150 mg/kg KG, so daß ein ADI-Wert von 1,5 mg/kg KG festgelegt werden kann[9, 11, 16].

Tartrazin E 102
Zu diesem Farbstoff gibt es Stoffwechselstudien, Haut- und Augenverträglichkeitsstudien, eine ältere In-vitro-Genotoxizitätsstudie, akute und Kurzzeittoxizitätsstudien an Ratte, Hund und Katze, 3-Generations-Reproduktionsstudien an Ratten, Teratogenitätsstudien an Ratte und Kaninchen sowie eine Vielzahl älterer und neuerer Langzeittoxizitätsstudien an Maus und Ratte. Der Stoffwechsel verläuft über Azoreduktion und Resorption im Darm mit Ausscheidung über Kot und Urin. Die akuten und Kurzzeittoxizitätstests sowie die der Reproduktionsfunktion und Teratogenität zeigen keine signifikanten toxischen Befunde. Die verfügbaren Langzeittoxizitätsstudien geben keinen Hinweis auf eine carcinogene Wirkung. Der NOEL in den älteren Langzeittoxizitätsstudien an Ratten liegt bei 750 mg/kg KG und ergibt somit einen ADI-Wert von 7,5 mg/kg KG. Tartrazin kann bei oraler Einnahme Intoleranzreaktionen wie Urticaria, Asthma oder Purpura verursachen. Die Fallrate liegt bei 8 % bei Personen, welche aber auch auf Salicylate oder Benzoate allergisch reagieren. Der Wirkungsmechanismus ist nicht bekannt, da die üblicherweise bei Allergie auftretenden Immunantikörper nicht nachweisbar sind. Außerdem gibt es einige Untersuchungen, in welchen neben anderen synthetischen Lebensmittelfarbstoffen auch Tartrazin für Verhaltensstörungen bei überaktiven Kindern verantwortlich gemacht wird und über Behandlungserfolge mit farbstofffreier Diät berichtet wird. Untersuchungen an einem größeren Kinderkrankengut unter kontrollierten Versuchsbedingungen haben diese Beobachtungen nicht bestätigt. Die Kennzeichnungspflicht kann hier als adäquater Verbraucherschutz gegen dieses Risiko bewertet werden. Ein Verbot scheint angesichts des wesentlich größeren Allergisierungspotentials anderer Nahrungsmittelbestandteile unangemessen[9, 11, 17] (→ Bd. 9, 775).

3.2.4 Andere synthetische organische Farbstoffe

Zu diesen Farbstoffen gehören die 3 Triarylmethane Patentblau V, Brillantsäuregrün BS und Brillantblau FCF (in der Bundesrepublik nicht zugelassen) sowie 3 Farbstoffe unterschiedlicher chemischer Struktur: Chinolingelb, Erythrosin und Indigotin.

Patentblau V E 131
Die toxikologischen Daten für diesen Triarylmethanfarbstoff umfassen Stoffwechselstudien, In-vitro-Genotoxizitätsstudien, akute und Kurzzeittoxizitätstests, 3-Generationsreproduktions- und Teratogenitätsstudien an der Ratte sowie Langzeitstudien an Maus und Ratte. Der Farbstoff wird von der Ratte und vom Hund nur geringfügig resorbiert. Die Metaboliten sind unbekannt. Die Toxizitäts-, Reproduktions- und Teratogenitätsstudien zeigen keine eindeutige toxische Wirkung. Der Farbstoff ist in den Langzeittoxizitätsstudien nicht carcinogen. Der NOEL in der Langzeitstudie an der Maus beträgt 1500 mg/kg KG, wovon der EG Wissenschaftliche Ausschuß einen ADI-Wert von 15 mg/kg KG ableitet. JECFA hat für diesen Farbstoff keinen ADI-Wert festgelegt, da die neueren Daten nicht bewertet wurden. In Anbetracht aller Ergebnisse ist dieser Farbstoff toxikologisch unbedenklich[9, 11, 18].

Brillantsäuregrün BS E 142
Für diesen Triarylmethanfarbstoff stehen folgende toxikologischen Daten zur Verfügung: Stoffwechselstudien an Ratte, Schwein und Kalb, akute und Kurzzeittoxizitätsstudien an Ratten, 3-Generationsreproduktionsstudien und Teratogenitätsstudien an Ratten und Langzeittoxizitätsstudien an Maus und Ratte. Genotoxizitätsstudien sind nicht vorhanden. Toxische Wirkungen sind bei keiner der Studien feststellbar. Der Farbstoff ist weder embryotoxisch, teratogen oder carcinogen. Der NOEL in der Langzeitstudie an der Ratte ist 500 mg/kg KG und ergibt daher einen ADI-Wert von 5 mg/kg KG. Die äußerst geringe enterale Resorption und umfangreiche toxikologische Prüfung lassen diesen Farbstoff als gesundheitlich unbedenklich erscheinen[9, 11, 19].

Chinolingelb E 104
Dieser Farbstoff ist ein Kondensationsprodukt aus sulfoniertem Chinolin und Phthalsäureanhydrid. Das kommerzielle Produkt ist eine 2:1-Mischung der unmethylierten und 6-Chinolin-methylierten Form. Die toxikologischen Daten umfassen Stoffwechselstudien, Hautverträglichkeitsstudien, In-vitro-Genotoxizitätsstudien, akute und Kurzzeittoxizitätsstudien an Ratte und Hund, 3-Generationsreproduktionsstudien an Ratten, Teratogenitätsstudien an Ratten und Kaninchen sowie Langzeittoxizitätsstudien an Maus und Ratte. Zur Bewertung des handelsüblichen Gemisches können die toxikologischen Daten für jedes der beiden Derivate herangezogen werden. Resorption aus dem Darm ist geringfügig. Der Farbstoff wird kaum verstoffwechselt. Die Metaboliten sind nicht bekannt. Ein genotoxisches Potential ist in In-vitro-Genotoxizitätsstudien nicht feststellbar. Die Toxizitätsstudien an Ratte und Hund zeigen keine eindeutigen schädlichen Wirkungen, keine Teratogenität bei Ratte und Kaninchen und keine Carcinogenität in den Langzeittoxizitätsstudien an Maus und Ratte. Der NOEL in der Langzeitstudie an der Maus liegt bei 1000 mg/kg KG und ergibt einen ADI-Wert von 10 mg/kg KG. Toxikolo-

gische Bedenken gegen die Verwendung in den vorgeschriebenen Konzentrationen liegen nicht vor[9, 21, 22] (→ Bd. 7, 840).

Indigotin E 132
Dieser Farbstoff ist das 5,5'-Disulfonsäurederivat von Indigo. Die toxikologischen Daten stammen aus Stoffwechselstudien, Haut- und Augenverträglichkeitsstudien, akuten und Kurzzeittoxizitätsstudien einschließlich einer Studie mit dem Metabolit Isatin-5-sulfonsäure, Teratogenitätsstudien an Ratten und Kaninchen sowie mehreren Langzeittoxizitätsstudien an Maus, Ratte, Hamster und Hund. In-vitro-Genotoxizitätsstudien sind ebenfalls vorhanden. Resorption vom Darm ist geringfügig, weniger als 3 % erscheinen als Isatin-5-sulfonsäure und 5-Sulfoanthranilsäure im Harn[24]. Bei physiologischem pH-Wert können diese Metaboliten die Blut-Hirnschranke nicht durchdringen. Alle Toxizitätsstudien ergeben keine Hinweise auf toxische, teratogene oder carcinogene Wirkungen. Der NOEL in der Langzeittoxizitätsstudie an Ratten liegt bei 500 mg/kg KG, was einen ADI-Wert von 5 mg/kg KG ergibt.
Die Entstehung lokaler Fibrosarkome an der Injektionsstelle nach subkutaner Applikation bei Ratten wird nicht als Indikation eines oralen carcinogenen Potentials angesehen. Die Verfütterung einer Kombination von Indigotin mit Natriumnitrit führt bei Mäusen zu Chromosomenschäden, die auf die Gegenwart eines Nitrosamins hinweisen[24]. Trotz dieser Befunde bestehen gegen den oral aufgenommenen Farbstoff auf Grund seiner schlechten enteralen Resorption keine toxikologischen Bedenken[9, 11, 23].

Erythrosin E 127
Erythrosin wird durch Iodierung von Fluorescein in wäßriger oder alkoholischer Lösung hergestellt. Technologisch ist es der einzige Farbstoff, der zur Anfärbung von Kirschen in Fruchtsalat angewendet wird, da er andere Früchte wegen der Unlöslichkeit der in Kirschen gebildeten Erythrosinsäure nicht anfärbt. In Gegenwart von metallischem Eisen, Zinn oder freien organischen Säuren kann sich aus Erythrosin das nephrotoxische Fluorescein bilden, z. B. in gefärbten Kirschen in unlackierten Konservendosen, was jedoch heute durch Innenlackierung vermieden wird.
Für diesen Farbstoff gibt es folgende toxikologischen Daten: Stoffwechselstudien, neurophysiologische Studien, akute Toxizitäts- und Kurzzeittoxizitätsstudien an Ratte und Schwein, 3-Generationsreproduktionsstudien an Ratten, Teratogenitätsstudien an Ratten und Kaninchen, eine Anzahl von In-vitro-Genotoxizitätsstudien und zahlreiche Langzeittoxizitätsstudien an Maus, Ratte, Springmaus und Hund. Es gibt Angaben über den Beitrag zur Iodaufnahme des Menschen über diesen Farbstoff. Die in vitro beobachteten neurophysiologischen Aktivitäten, wie Hemmung der Aufnahme des Neurotransmitters Dopamin in Hirnschnitten und die Veränderungen im Verhalten erythrosinbehandelter Tiere, sind nicht eindeutig auf den Menschen übertragbar. Die in den Kurzzeittoxizitätsstudien beobachteten spezifischen Auswirkungen des freigesetzten Iods sind nicht als toxikologisch signifikant zu bewerten. Eine genotoxische Wirkung sowie eine Beeinträchtigung der Reproduktionsfunktion, ein teratogenes oder ein carcinogenes Potential sind nicht beobachtet worden. Die Untersuchungen an der Springmaus und am Hund sind wegen ungenügender Information nicht bewertbar. Der NOEL in der Ratte beträgt 250 mg/kg KG auf Basis der überprüfbaren Untersuchungen. Wegen der damals noch bestehenden Unklarheit über die neuesten Langzeittoxizitätsstudien und die Rolle des Beitrages zur Iodaufnahme sowie der neurophysiologischen Auswirkungen wurde vom EU Wissenschaftlichen Lebensmittelausschuß zunächst ein vorläufiger ADI-Wert von 1,25 mg/kg KG festgelegt[9, 11]. Da die 4 Iodatome gewichtsmäßig mehr als die Hälfte des Erythrosins ausmachen, bedeutet dieser ADI-Wert für einen 70 kg schweren Erwachsenen eine Iodzufuhr von 5 mg/Tag.
In zahlreichen neueren Studien an verschiedenen Tierspezies hat sich Erythrosin als Iodquelle unterschiedlicher Ausnutzbarkeit erwiesen. Die neueren 2-Generations-Langzeittoxizitätsstudien zeigten nur bei männlichen Ratten ein erhöhtes Aufkommen von Schilddrüsentumoren. Weitere Untersuchungen zeigten, daß hohe Dosen durch Veränderungen der Blutspiegel des Schilddrüsenhormons und seiner Vorläufer zu einer Stimulierung der Schilddrüsenfunktion und letztlich zu sekundären tumorigenen Effekten in der Schilddrüse führen. Der NOEL für die hormonellen Blutspiegelveränderungen liegt in der Ratte unter 30 mg/kg KG, ist aber aus den Versuchen nicht sicher erkennbar. Wegen der unterschiedlichen endokrinen Physiologie der Ratten- und Menschen-Schilddrüse ist der NOEL von 1 mg/kg KG/Tag in der Funktionsstudie am Menschen als Basis für den ADI-Wert von 0,1 mg/kg KG verwendet worden[25, 54].

3.2.5 Naturfarbstoffe

Im allgemeinen soll die Zulassung von aus Lebensmittel gewonnenen Farbstoffen an die Bedingung gebunden sein, daß bei deren Verwendung die so eingenommenen Mengen sich nur unerheblich von denjenigen Mengen unterscheiden, die bei einem normalen Konsum der Lebensmittel aufgenommen würden, in denen sie in natürlicher Form enthalten sind. Färbende Stoffe aus natürlichen Ausgangsstoffen, welche keine Lebensmittel sind, müssen wie andere synthetische Färbemittel in geeigneter Weise auf ihre gesundheitliche Unbedenklichkeit untersucht werden.

Carotinoide
In der Bundesrepublik sind gegenwärtig 7 Carotinoide zugelassen. Diese Farbstoffe werden als toxikologisch unbedenklich angesehen. Sie haben den technologischen Nachteil, leicht oxidierbar zu sein. Diese Carotinoide haben durchschnittlich unterschiedliche Provitamin-A-Aktivität. In der

Natur sind Carotinoide sowohl im Pflanzen- als auch im Tierreich sehr weit verbreitet. Ihre Hauptfunktion ist der Schutz vor Sauerstoff und Licht. Der durch die photosynthetische Aktivität primordialer Algen entwickelte Sauerstoff zerstört durch Peroxidation wichtige Zellbestandteile, weshalb aerobe Organismen die Carotinoide als desaktivierende Schutzsubstanzen benützen. Die meisten Carotinoide sind wasserlöslich, im pH-Bereich von Lebensmitteln stabil und werden von reduzierenden Substanzen nicht angegriffen.
Da Carotinoide Provitamin-A-Aktivität besitzen, kann übermäßiger Genuß zu Hypervitaminose-A führen, die bei Menschen und Tieren Krankheitssymptome auslöst. Tagesdosen von über 32 000 I.E. Vitamin A können auch beim Menschen teratogen wirken. Resorption, Speicherung und Stoffwechsel der Carotinoide sind sehr unterschiedlich beim Menschen und verschiedenen Tierarten. So speichern der Mensch und das Pferd, aber nicht das Schwein Carotinoide. Carotinoide werden in der Darmwand enzymatisch durch Dioxigenasen entweder symmetrisch oder exzentrisch aufgespalten und zu Vitamin A abgebaut. Diese Aktivität ist in der Ratte sehr hoch, so daß nur niedrige Plasma-Carotinoidspiegel resultieren, während der Mensch eine hohe Resorption und hohe Plasma-Carotinoidspiegel besitzt. Die resorbierten Carotinoide können in der Leber, im Körperfett, der Nebennierenrinde, der Haut, der Milch und in Eiern gespeichert werden (→ Bd. 4, 602).

Beta-Carotin E 160a
Die Farbkraft des in Fett oder Öl gelösten Beta-Carotins ist sehr groß, so daß schon kleine Mengen technologisch einsetzbar sind. Es findet sich in Pflanzen und fetthaltigen Lebensmitteln wie z. B. Milch und Palmöl. Der größte Teil ist in der wäßrigen Phase sehr fein verteilt und meist komplex an Proteine und Kohlenhydrate gebunden. Zum Färben wasserhaltiger Nahrungsmittel werden die fettlöslichen Carotine in Form von wasserdispergierbaren Präparaten eingesetzt.
Im Darm wird Beta-Carotin durch die Beta-Carotin-15,15'-Dioxigenase symmetrisch und exzentrisch aufgespalten und schrittweise zu 2 Molekülen Retinal abgebaut. Retinal wird durch die Retinol-Dehydrogenase in all-trans-Retinol, das eigentliche Vitamin A_1 umgewandelt. Retinol hat die epithel-protektive, wachstumsfördernde und reproduktionsphysiologische Funktion des Vitamins A. Retinal spielt eine Schlüsselrolle beim Sehvorgang[2]. Unter besonderen Bedingungen können Ratten, Kaninchen und andere Tiere Beta-Carotin auch in der Leber und anderen Organen zu Vitamin A spalten. Der Mensch kann ebenfalls einen Teil des Beta-Carotins außerhalb des Darms verwenden und in Zellen verschiedener Organe reversibel speichern. Der Hund hat einen ähnlichen Beta-Carotinstoffwechsel wie der Mensch. Trotz der beträchtlichen Resorption aus der Nahrung kann beim Menschen durch Beta-Carotin keine Hypervitaminose A entstehen, da die Umwandlungsquote begrenzt ist und intern gesteuert wird. Deshalb benötigt der Mensch die Zufuhr von Vitamin A in der Nahrung. Die Umwandlungsrate hängt vom Vitamin-A-Status des Körpers ab. Ein großer Teil des resorbierten Beta-Carotins wird aber auch verstoffwechselt. Die Umwandlungsraten bei Ratten sind ebenfalls umgekehrt proportional zur oralen Aufnahme[26].
Die toxikologischen Daten umfassen toxikokinetische Studien, akute und Kurzzeittoxizitätsstudien an Ratte und Hund, eine 4-Generationsreproduktionsstudie an Ratten, eine Langzeittoxizitätsstudie an Hunden und In-vitro-Genotoxizitätsstudien. Der NOEL in der Langzeittoxizitätsstudie an Ratten ist 50 mg/kg KG, woraus sich ein Gruppen-ADI-Wert von 5 mg/kg KG als Summe aller Carotine errechnet. Beta-Carotin hemmt die Peroxidation ungesättigter Fettsäuren, was möglicherweise die anticarcinogenen und tumorhemmenden Eigenschaften erklärt[9, 27, 29] (→ Bd. 7, 459).

Gemischte Alpha-beta-gamma-Carotine E 160a
Für diese Farbstoffe gibt es keine biologischen Daten. Aus diesem Grund ist es nicht möglich, einen ADI-Wert festzulegen. Solange diese Farbstoffe mit rein physikalischen Methoden aus Lebensmitteln gewonnen werden, bestehen keine toxikologischen Bedenken gegen ihre Verwendung in Lebensmitteln. Eine quantitative Begrenzung liegt durch den Gruppen-ADI-Wert von 5 mg/kg KG als Summe aller Carotine vor[9, 27, 29].

Beta-apo-8'-Carotinal E 160e
Dieser Farbstoff wird nur schlecht vom Magen-Darm-Trakt resorbiert. Es sind Stoffwechselstudien, akute Toxizitäts- und Kurzzeittoxizitätsstudien an Ratte und Hund, eine 3-Generationsreproduktionsstudie an der Ratte sowie eine Langzeittoxizitätsstudie der Ratte vorhanden. Gegen eine Verwendung bestehen wegen der geringen Resorption und in Anbetracht des Gruppen-ADI-Wertes von 5 mg/kg KG als Summe aller Carotine keine toxikologischen Bedenken[9, 29, 30].

Beta-apo-8'-Carotinsäure-Ethylester E 160f
Dieser Farbstoff wird nur wenig vom Magen-Darm-Trakt resorbiert. Er ist ein Stoffwechselprodukt des Beta-apo-8'-Carotinals. Es sind Stoffwechselstudien, Studien zur akuten Toxizität und eine Langzeittoxizitätsstudie an der Ratte vorhanden. Gegen eine Verwendung bestehen wegen der geringen Absorption und in Anbetracht des Gruppen-ADI-Wertes von 5 mg/kg KG als Summe aller Carotine keine toxikologischen Bedenken[9, 29, 31].

Bixin, Norbixin E 160b
Norbixin ist die durch Esterhydrolyse aus Bixin entstehende Dicarbonsäure. Für diesen Farbstoff gibt es Untersuchungen zur Toxikokinetik und zum Stoffwechsel in Ratten nach kurz- und langfristiger Einwirkung sowie im Menschen. Außerdem sind Studien über akute Toxizität, Kurzzeittoxizität in Maus, Ratte, Hund und Schwein, Langzeittoxizität in Maus und Ratte sowie In-vitro-Genotoxizitätstests vorhanden. Der NOEL in der

Langzeittoxizitätsstudie an der Ratte ist 250 mg/kg KG, womit ein ADI-Wert von 2,5 mg/kg KG für Annattoextrakt (0,065 mg/kg KG als Bixin) festgelegt ist[9, 33, 34].

Capsanthin, Capsorubin E 160c
Obwohl dieser Farbstoff in der Bundesrepublik zugelassen ist und auch in der EU-Farbstoffliste für Lebensmittel unter E 160c erscheint, sind biologische Daten nicht vorhanden. Chemisch handelt es sich um Carotinoide in roten, reifen Schoten der Paprika. Eine toxikologische Bewertung ist weder durch den EU Wissenschaftlichen Lebensmittelausschuß noch durch JECFA vorgenommen worden und es gibt keinen ADI-Wert. Gegen die Verwendung des Farbstoffes gibt es keine gesundheitlichen Bedenken, solange die als Farbstoff verzehrten Mengen diejenige durch normalen Konsum des den Farbstoff enthaltenden Lebensmittels eingenommene Menge nicht wesentlich überschreiten (→ Bd. 4, 666).

Lycopin E 160d
Dieses Carotinoid kommt hauptsächlich in Tomaten vor. Die vorhandenen toxikologischen Daten beschränken sich auf Kurzzeittoxizitätsstudien an Ratten und Hunden sowie eine 1-Generationsreproduktionsstudie an Ratten. Nur eine Dosis von 50 mg/kg KG wurde angewendet, wobei keine schädlichen Befunde beobachtet wurden. Auf dieser Basis kann kein ADI-Wert festgelegt werden. Jedoch bestehen gegen die Verwendung von Lycopin in Lebensmitteln keine toxikologischen Bedenken, solange es aus Lebensmitteln durch physikalische Prozesse gewonnen wird und die durch Färbung eingenommenen Mengen in etwa denen entsprechen, welche durch normalen Verzehr von Lycopin-haltigen Nahrungsmitteln eingenommen werden[9, 29, 35] (→ Bd. 4, 602).

Xanthophylle

Gegenwärtig sind in der Bundesrepublik 7 Xanthophylle zugelassen. Die handelsüblichen Produkte sind Hexanextrakte von Tagetes-Blütenblättern, welche hauptsächlich Lutein, aber auch unterschiedliche Mengen von Antheraxanthin und anderen Xanthophyllen enthalten. Xanthophylle werden auch als Futtermittelzusatzstoffe verwendet, so daß Metaboliten in Nahrungsmitteln tierischen Ursprungs vorkommen können. Sie sind der chemischen Struktur nach auch Carotinoidderivate mit Keto-, Hydroxy- und Epoxyfunktionen, aber nur wenige haben Provitamin-A-Aktivität. Sie sind ebenfalls licht-, wärme- und sauerstoffempfindlich. Von den zugelassenen Farbstoffen sind nur Lutein und Canthaxanthin von Bedeutung.

Flavoxanthin	E 161a
Lutein	E 161b
Cryptoxanthin	E 161c
Rubixanthin	E 161d
Violaxanthin	E 161e
Rhodoxanthin	E 161f

Alle diese Xanthophylle sind in grünen Pflanzen, manche davon auch in Früchten, Cryptoxanthin auch in Milch und Butter, Lutein auch im Eidotter enthalten. Sie sind alle fettlöslich. Cryptoxanthin hat mäßige Provitamin-A-Aktivität. Xanthophylle werden vom Huhn und vom Menschen gespeichert. Biologische Daten sind für die einzelnen Farbstoffe nicht vorhanden, so daß keine ADI-Werte festgelegt werden können. Trotzdem sind sie als toxikologisch unbedenklich zu erachten, solange diese Stoffe durch physikalische Prozesse aus Lebensmitteln gewonnen werden und die über Färbung eingenommenen Mengen die durch normalen Konsum xanthophyllhaltiger Lebensmittel aufgenommenen Mengen nicht wesentlich überschreiten[29].

Canthaxanthin E 161g
Dieses Diketoxanthophyll findet sich in Crustaceen, Fischen und Pilzen, wird aber auch synthetisch hergestellt. Es hat keine Provitamin-A-Aktivität und ist neben seiner Verwendung als Lebensmittelfarbstoff und Futtermittelzusatzstoff auch in Präparaten gegen Lichtdermatosen und in sogenannten kosmetischen Bräunungspillen eingesetzt worden.
Die älteren bewerteten toxikologischen Daten betreffen Studien der akuten Toxizität und der Kurzzeittoxizität am Hund. Außerdem steht eine 3-Generationsreproduktionsstudie und eine Langzeittoxizitätsstudie an Ratten zur Verfügung, in welcher letzteren der NOEL bei 2500 mg/kg KG lag. Somit wird zunächst ein ADI-Wert von 25 mg/kg KG festgelegt[9, 29, 36].
Bei Anwendung hoher Dosen noch innerhalb des ADI-Wertes treten irreversible Ablagerungen von Canthaxanthin in der Macula der menschlichen Netzhaut auf. Die beobachteten funktionellen Störungen sind nur geringfügig und betreffen eine reversible Einschränkung des Gesichtsfeldes und der Dunkeladaptation. Die kleinste Dosis für solche Ablagerungen liegt bei 30 mg/Tag. Deshalb sind seit 1985 orale Bräunungspräparate in der Bundesrepublik verboten. Tierexperimentelle Untersuchungen dieser Phänomene sind schwierig, da es kein geeignetes Modell gibt. Bei Kaninchen können Kombinationen von Beta-Carotin und Canthaxanthin Effekte in den retinalen Photorezeptorsegmenten auslösen. Möglicherweise wird ein retinol-bindendes Protein erzeugt. Auch sollen die retinalen Einlagerungen beim Menschen doch zum Teil reversibel sein. Die neueren toxikologischen Daten umfassen Ergebnisse zur Resorption, Verteilung und Ausscheidung in Ratten, Hühnern, Hunden und im Menschen, weitere Kurzzeittoxizitätsstudien an Maus, Ratte und Hund, Langzeittoxizitätsstudien und Carcinogenitätsstudien an Maus, Ratte und Hund, eine 3-Generationsreproduktionsstudie an Ratten, Embryotoxizitäts- und Teratogenitätsstudien an Ratte und Kaninchen, In-vitro-Genotoxizitätsstudien und immunologische Studien. Außerdem sind Studien zur Augentoxizität an Kaninchen, Katzen und zahlreiche Untersuchungen an mit Canthaxanthin behandelten Menschen vorhanden. Hohe Dosen sind bei

Ratten und Mäusen hepatotoxisch. In Anbetracht der noch offenen okulartoxischen Fragen hat der EG Wissenschaftliche Lebensmittelausschuß einen vorläufigen ADI-Wert von 0,05 mg/kg KG festgelegt. Die Basis dafür ist die kleinste effektive Dosis für retinale Einlagerungen beim Menschen von 30 mg/Tag. Wegen der genannten toxikologischen Bedenken soll Canthaxanthin vorläufig nicht als Lebensmittelfarbstoff verwendet werden. JECFA hat aus denselben Gründen den ADI-Wert aufgehoben[9, 32, 37, 51] (→ Bd. 7, 655).

Andere Naturfarbstoffe

Neben den Carotinoiden und Xanthophyllen sind noch eine Reihe anderer Farbstoffe aus natürlichen Quellen zugelassen.

Curcumin E 100
Dies ist der Farbstoff der Gelbwurz Curcuma (Turmeric), die als Pulver wegen ihres charakteristischen Aromas in allen Curry-Speisen verzehrt wird. Curcumin wirkt therapeutisch bei hepatobiliären Erkrankungen durch Anregung des Gallenflusses. Es ist vom EU Wissenschaftlichen Lebensmittelausschuß den Lebensmitteln gleichgestellt und daher wird kein ADI-Wert vorgeschlagen. Es findet sich zu ungefähr 3 % in Turmeric und ist von den Farbstoffen Monodesmethoxicurcumin und Didesmethoxicurcumin begleitet. Turmeric ist ebenfalls den Lebensmitteln gleichgestellt[29]. JECFA betrachtet sowohl Curcumin als auch Turmeric Oleoresin als Lebensmittelzusatzstoffe, für die ein ADI-Wert festzulegen ist.
Für Curcumin sind folgende toxikologische Daten vorhanden: Stoffwechseluntersuchungen, pharmakologische Studien, akute Toxizitäts- und ältere Kurzzeittoxizitätsstudien an Ratten, Meerschweinchen, Hunden, Schweinen und Affen sowie neuere Kurzzeittoxizitätsstudien an Maus und Ratte, eine 2-Generationsreproduktionsstudie und Teratogenitätsstudie an Ratten sowie ältere Langzeittoxizitätsstudien an Ratte und Hund und In-vitro- und In-vivo-Genotoxizitätsstudien. Curcumin wird im Körper nicht gespeichert und als Glukuronide von Tetrahydrocurcumin und Hexahydrocurcumin in der Galle ausgeschieden. Eine Genotoxizität ist nicht erkennbar. Nachdem noch weitere Langzeittoxizitätsstudien mit Turmeric im Gange sind, ist nur ein vorläufiger ADI-Wert von 0,1 mg/kg KG festgelegt. Dieser Wert errechnet sich auf Basis des NOEL von 250 mg/kg KG in der Langzeittoxizitätsstudie mit Turmeric an der Ratte unter Annahme eines Curcumingehaltes von 3 % (→ Bd. 4, 1086 ff.)[38].

Echtes Karmin E 120
Dieser Farbstoff wird aus den getrockneten befruchteten Weibchen der Scharlach-Schildlaus als Karminsäure gewonnen und mit Erdalkalimetallsalzen oder Aluminium umgesetzt. Außer Kurzzeittoxizitätsstudien an Maus, Ratte und Kaninchen sind eine 3-Generationsreproduktionsstudie an Ratten, Teratogenitätsstudien an Maus und Ratte sowie In-vitro-Genotoxizitätsstudien und eine Langzeittoxizitätsstudie an Ratten vorhanden. Stoffwechselstudien stehen nicht zur Verfügung. Keine dieser Studien gibt einen Hinweis auf eindeutige toxikologische Wirkungen. Zytotoxizität ist in Säugetierzellkulturen nicht nachweisbar. Der Farbstoff ist weder genotoxisch noch carcinogen. Der NOEL in der Langzeittoxizitätsstudie an Ratten liegt bei 500 mg/kg KG und liefert daher einen ADI-Wert von 5 mg/kg KG. Dieser Farbstoff ist toxikologisch unbedenklich[9, 11, 14] (→ Bd. 4, 1136).

Chlorophylle E 140
Diese Porphyrinfarbstoffe kommen in allen grünen Pflanzenteilen als Gemisch aus blaugrünem Chlorophyll a und gelbgrünem Chlorophyll b vor. Der Farbton hängt vom Magnesiumanteil ab. Sie sind wasserunlöslich, aber löslich in Ethanol. Für diese Farben gibt es Stoffwechselstudien, akute Toxizitätsstudien und eine In-vitro-Genotoxizitätsstudie. Fast 95 % des mit der Nahrung aufgenommenen Chlorophylls wird im Kot als Phaeophytin ausgeschieden. Die Festlegung eines ADI-Wertes für Chlorphylle ist überflüssig, solange sie aus natürlichen Nahrungsmitteln durch physikalische Prozesse gewonnen werden. Die Aufnahme als Farbstoff ist nur ein geringer Bruchteil der Gesamtaufnahme über die menschliche Nahrung[9, 11, 40] (→ Bd. 3, 895; 7, 881).

Chlorophyll(in)-Kupfer-Komplexe E 141
Der Komplex ist fettlöslich und wirkt pro-oxidativ. Er wird als Natrium- oder Kaliumsalz aus Chlorophyll durch verseifenden Abbau der Methyl- und Phytylestergruppen und teilweisen oder vollständigen Ersatz des Magnesiums durch Kupfer hergestellt. Der Kupfergehalt liegt bei 4–6 %. Diese Verbindungen sind wasserlöslich, aber ethanol- und fettunlöslich. Obwohl das Kupfer im Komplex fest gebunden ist, findet man bei Konzentrationen über 0,1 % Kupfer-Ionen und Chlorophyllin gesondert im Plasma von Ratten. Kupfer wird in Leber, Niere und Milz nicht gespeichert. Für diese Farbstoffe gibt es Stoffwechselstudien, akute Toxizitätsstudien und Kurzzeittoxizitätsstudien an Maus, Ratte, Meerschweinchen und Huhn. Für Chlorophyllin-Kupfer-Komplex existiert eine Langzeittoxizitätsstudie an Ratten. Der NOEL in dieser Studie beträgt 1500 mg/kg KG, wovon sich ein ADI-Wert von 15 mg/kg KG ableitet. Die Festlegung eines ADI-Wertes ist notwendig, da beim Menschen überhöhte Kupferspiegel im Plasma zu Speicherkrankheiten führen[9, 29, 41] (→ Bd. 7, 882).

Anthocyane E 163
Diese Farbstoffe sind wasserlösliche 2-Phenylbenzopyryliumsalze und in der Natur als Glykoside verbreitet. Sie finden sich in Blüten und Früchten und haben eine rote, violette oder blaue Farbe. Zur Färbung von Lebensmitteln werden Anthocyane aus bestimmten Beerenfrüchten und Rotkohl verwendet. Die Farben sind nur im sauren pH-Bereich stabil und als sprühgetrocknete Pulver oder Konzentrate im Handel. Manche sind

auch licht- und wärmeempfindlich. Beispiele sind *Pelargonidin* (E 163a), *Cyanidin* (E 163b), *Päonidin* (E 163c), *Delphinidin* (E 163d), *Petunidin* (E 163e) und *Malvidin* (E 163f). Mono- und Diglykoside dieser Anthocyane finden sich auch in *Traubenschalenextrakten*.
Die toxikologischen Daten umfassen toxikokinetische, pharmakologische und Stoffwechseluntersuchungen, Studien zur akuten Toxizität, Kurzzeittoxizität an Ratten, Meerschweinchen und Hunden, eine 2-Generationsreproduktionsstudie an Ratten, Teratogenitätsstudien an Ratten, Mäusen und Kaninchen sowie In-vitro-Genotoxizitätsstudien. Die Interpretation der Ergebnisse ist dadurch erschwert, daß die Anthocyane eine große Gruppe chemisch verwandter Stoffe sind und daher Effekte nicht unbedingt übertragbar sind. Anthocyane werden nur geringfügig vom Darm resorbiert. Die Studien zeigen eine sehr geringe Toxizität. Der NOEL in der 2-Generationsreproduktionsstudie an Ratten mit einem Traubenschalenpräparat ist 7500 mg/kg KG. Da dieses Präparat circa 3 % Anthocyane enthält, errechnet JECFA einen ADI-Wert von 2,5 mg/kg KG. Der EU Wissenschaftliche Lebensmittelausschuß sieht dagegen keine Notwendigkeit für die Festlegung eines ADI-Wertes, solange die Aufnahme bei Verwendung als Farbstoff die bei normalem Konsum Anthocyan-haltiger Nahrungsmittel eingenommene Menge nicht wesentlich übersteigt[9, 29, 43].

Beetenrot E 162
Das in den roten Rüben vorliegende Stoffgemisch trägt die Bezeichnung Beetenrot. Das färbende Prinzip heißt Betanin. Im Sirup liegt es zu 1 % und im Trockenextrakt zu 40 % vor. E 162 ist gut wasserlöslich, aber nur wenig stabil gegenüber Licht und Wärme. Wenn Beetenrot als Farbverstärker von roten Beetenprodukten verwendet wird, ist es einem Lebensmittel gleichzusetzen und ein ADI-Wert überflüssig. Da das Farbpräparat als natürliches Begleitprodukt Nitrat enthält, ist dies bei den Reinheitsanforderungen zu beachten, besonders bei Lebensmitteln für Säuglinge und Kleinkinder. Für Beetenrot gibt es Kurzzeittoxizitätsstudien an Ratten, In-vitro-Genotoxizitätsstudien und eine Carcinogenitätsstudie an partiell hepatektomisierten Ratten. Ein ADI-Wert ist nicht spezifiziert[9, 29, 42]. Für Betanin gibt es eine Stoffwechselstudie an der Ratte, eine Tumorpromotionsstudie in partiell hepatektomisierten Ratten, eine 2-Generationsreproduktionsstudie an Ratten, eine akute Toxizitätsstudie an Ratten und eine Langzeittoxizitätsstudie an Ratten mit subkutaner Applikation. Diese Studien genügen JECFA nicht für die Festlegung eines ADI-Wertes, während der EU Wissenschaftliche Lebensmittelausschuß bei einer allgemeinen Verwendung von Betanin als Farbstoff einen spezifizierten ADI-Wert nicht für nötig erachtet[9, 29, 42].

Weitere zugelassene Farbstoffe anorganischer und organischer Natur

Eisenoxide und Eisenhydroxide E 172
Diese Pigmentfarben sind je nach ihrer Zusammensetzung gelb, rot oder schwarz. Hinsichtlich ihrer Toxizität als Lebensmittelfarbstoffe sind sie kaum überprüft worden. Wegen ihrer Unlöslichkeit erfolgt praktisch keine enterale Resorption, und daher sind diese Pigmente auch für die Behandlung von Eisenmangelanaemie unbrauchbar. Für die gesundheitliche Bewertung als Farbstoff sind toxikologische Daten aus anderen Expositionsrouten nicht relevant. Einige Studien an Hunden und Katzen mit bis zu 10 g/kg Futter zeigen keine schädlichen Effekte. Eine Studie an Ratten mit über 50 mg/kg KG über 8 Generationen gibt keine Hinweise auf Störung der Reproduktionsfunktion. JECFA hat einen ADI-Wert von 0,5 mg/kg festgelegt, während der EU Wissenschaftliche Lebensmittelausschuß einen ADI-Wert ohne obere Grenze festsetzt. Die Verwendung dieser Pigmente ist toxikologisch unbedenklich[9, 29, 44].

Silber E 175
Dieses Pigment wird in Form des reinen Metalls in sehr geringen Mengen verwendet. Silber kann vom Darm resorbiert und in Geweben abgelagert werden. Vergiftungen treten erst nach Verzehr von Grammengen auf. Die Zulassung ist auf Oberflächen- und dekorative Färbung beschränkt. Die Toxikologie der Silbersalze ist für die Bewertung dieser Farbstoffanwendung nicht relevant. Wegen der Unlöslichkeit bestehen weder toxikologische noch gesundheitliche Bedenken[9, 29, 45] (→ Bd. 7, 293).

Gold E 175
Nur das reine Metall wird in sehr geringen Mengen verwendet. Die Zulassung ist auf Oberflächen- und dekorative Färbung beschränkt. Die Toxikologie der Goldsalze ist für die Bewertung dieser Anwendung nicht relevant. Wegen der Unlöslichkeit bestehen weder toxikologische noch gesundheitliche Bedenken[9, 29] (→ Bd. 3, 333; 7, 331).

Aluminium E 173
Nur das reine Metall wird in sehr geringen Mengen verwendet. Die Zulassung ist auf Oberflächen- und dekorative Färbung beschränkt. Aluminium wird nur geringfügig vom Magen-Darm-Trakt resorbiert. Die Toxikologie der Aluminiumsalze ist für die Bewertung dieser Anwendung nicht relevant. Wegen der Unlöslichkeit bestehen weder toxikologische noch gesundheitliche Bedenken[9, 29, 46] (→ Bd. 3, 42ff.; 7, 131).

Calciumcarbonat E 170
Dieses Pigment ist nur für die Oberflächen- und dekorative Färbung zugelassen. Toxikologische Studien mit dieser Calciumverbindung liegen nicht vor. Das Calcium-Ion ist ein normaler Bestandteil des menschlichen Körpers. Gegen die

Verwendung dieses Pigmentes als Lebensmittelfarbstoff bestehen weder toxikologische noch gesundheitliche Bedenken[9, 29, 46] (→ Bd. 7, 613).

Titandioxid E 171
Dieses Pigment ist für die Färbung von Masse und Oberfläche gewisser Lebensmittel zugelassen, welche in Liste B der Zusatzstoff-ZulassungsVO aufgezählt sind. Die toxikologischen Daten umfassen Stoffwechselstudien an Ratten und Menschen, akute Toxizitätsstudien, Kurzzeittoxizitätsstudien an Ratten und Hunden sowie Langzeittoxizitätsstudien an Meerschweinchen, Kaninchen, Katzen und Hunden. Das Pigment ist äußerst unlöslich und wird daher vom Magen-Darm-Trakt nicht resorbiert. Die toxikologischen Studien zeigen keine toxischen Wirkungen. Die Festlegung eines ADI-Wertes ist daher überflüssig[9, 29, 48] (→ Bd. 9, 954).

Kohlenschwarz (Carbo medicinalis vegetabilis) E 153
Diese wasserunlöslichen anorganischen Pigmente werden in zwei verschiedenen Herstellungsverfahren produziert. Eine Gruppe wird durch Verbrennen von Kohlenwasserstoffen und Gasen hergestellt. Für dieses Material sind besondere Reinheitsanforderungen notwendig, z.B. Höchstmengen für höhere aromatische Kohlenwasserstoffe, Teerprodukte, PAHs (polycyclic aromatic hydrocarbons), Cyanide. Dieses Pigment wird vom Magen-Darm-Trakt nicht resorbiert. Es enthält jedoch unterschiedliche Mengen carcinogener Kohlenwasserstoffe von verschiedener Bioverfügbarkeit in In-vitro- und In-vivo-Studien. Biologische Flüssigkeiten eluieren nur sehr wenig PAHs (weniger als 0,005 % der benzollöslichen PAHs). Prüfung auf lokale Verträglichkeit und Sensibilisierung ergibt keine negativen Effekte. In Langzeittoxizitätsstudien an Mäusen und Ratten treten keine tumorigene Effekte in Dosen bis zu 10 % im Futter auf. In-vitro- und In-vivo-Genotoxizitätsstudien zeigen keine Gentoxizität. Das Pigment kann einige chemische Carcinogene adsorbieren und unter speziellen experimentellen Bedingungen deren carcinogenes Potential verringern. Infolge der Unsicherheit bezüglich der Gegenwart carcinogener Kohlenwasserstoffe in diesem Pigment ist es nur für die Oberflächenbehandlung von gewachstem Käse geeignet[9, 49].
Die andere Gruppe wird durch unvollständiges Verbrennen organischen Materials (Knochen, Pflanzenabfälle) hergestellt. Für dieses Material gibt es keine toxikologischen Daten. Es muß den gleichen Reinheitsanforderungen wie der ersten Gruppe entsprechen. JECFA hat für diese Pigmentgruppe wegen mangelnder Information zur gesundheitlichen Unbedenklichkeit keinen ADI-Wert festgelegt[49]. Der EU Wissenschaftliche Lebensmittelausschuß hat ebenfalls keinen ADI-Wert festgesetzt, jedoch der Verwendung dieser Pigmentgruppe zur Färbung von Lebensmitteln, weil toxikologisch annehmbar und gesundheitlich unbedenklich, zugestimmt, solange die aus kohlenschwarzgefärbten Lebensmitteln eingenommenen Farbstoffmengen den beim normalen Konsum aufgenommenen Mengen in etwa gleichen[29] (→ Bd. 7, 690).

Riboflavin E 101
Dieser Farbstoff ist mit dem Wachstumsfaktor Vitamin B$_2$ identisch und findet sich im Hühnerei, in der Milch, Leber sowie in vielen anderen tierischen und pflanzlichen Lebensmitteln. Riboflavin ist ein Bestandteil der prosthetischen Gruppe der Flavoproteide, entweder in Verbindung mit Phosphorsäure als Flavinmononukleotid (Riboflavin-5'-phosphat) oder mit Phosphorsäure und Adenylsäure als Flavinadenindinukleotid. Riboflavin nimmt an den Oxidations- und Reduktionsprozessen der Flavoproteine teil, die als Wasserstoffüberträger im energieliefernden Stoffwechsel wirken. Riboflavin-5'-phosphat wird im Magen-Darm-Trakt rasch zu Riboflavin hydrolisiert, dann resorbiert und im Harn und Kot ausgeschieden. Wegen seiner Vitaminfunktion soll der Mensch zur Vermeidung von Mangelerscheinungen mindestens 2 mg/Tag aufnehmen.
Die vorliegenden toxikologischen Daten für Riboflavin und sein Phosphat umfassen Stoffwechseluntersuchungen, akute Toxizitätsstudien sowie Kurzzeittoxizitätsstudien an Ratten, Hunden und Kaninchen, 3-Generationsreproduktionsstudien und Teratogenitätsstudien an Ratten sowie In-vitro-Genotoxizitätsstudien. Für Riboflavin und das Phosphat ist von JECFA ein Gruppen-ADI-Wert von 0,5 mg/kg KG festgelegt, der auf dem NOEL von 50 mg/kg KG in der Kurzzeittoxizitätsstudie an der Ratte basiert. Dagegen sieht der EG Wissenschaftliche Lebensmittelausschuß keine Notwendigkeit für einen ADI-Wert, solange die als Farbstoff eingenommene Menge nicht die durch normalen Konsum riboflavinhaltiger Nahrungsmittel aufgenommene Menge wesentlich übersteigt[9, 11, 50] (→ Bd. 9, 510).

Zuckerkulöre E 150
Zuckercouleurs entstehen durch Maillard-Reaktionen bei der Erhitzung von Lösungen verschiedenster eßbarer Kohlenhydrate in Gegenwart von Säuren oder Basen. Sie haben sowohl färbende als auch geschmackgebende Wirkungen. Man unterscheidet 4 Klassen:
Klasse-I-Zuckercouleurs entstehen durch Erhitzen von Zucker in Gegenwart von Säuren oder Basen. Sie sind den Lebensmitteln gleichgestellt, haben sehr wenig färbende Kraft, aber dagegen den starken typischen Geschmack des einfachen Karamels. Da sie immer beim Kochen zuckerhaltiger Nahrungsmittel entstehen, sind sie ein natürlicher Bestandteil der menschlichen Nahrung. Die toxikologischen Daten betreffen eine Kurzzeittoxizitätsstudie an Ratten sowie einen In-vitro-Genotoxizitätstest. Für diese Produkte ist das Erstellen eines ADI-Wertes unnötig[9, 52, 53].
Klasse-II-Zuckercouleurs werden durch kontrolliertes Erhitzen zuckerhaltiger Substanzen in Gegenwart von Basen und Sulfit gewonnen. Sie werden allein zum Färben einiger alkoholischer Getränke verwendet und machen weniger als 1 % des

gesamten Weltverbrauchs an Zuckercouleur aus. Die toxikologischen Daten umfassen eine Kurzzeittoxizitätsstudie an Ratten mit Dosen bis zu 16 g/kg KG. Die beobachteten geringeren Gewichts-, Futter- und Wasseraufnahmen sowie die erhöhten Nierengewichte sind keine toxischen Effekte per se, sondern das Ergebnis des schlecht schmeckenden Substrats. Eine Reihe von In-vitro-Genotoxizitätsstudien weist auf kein genotoxisches Potential hin. Die Daten reichen zwar nicht für die Ableitung eines ADI-Wertes aus, trotzdem bewertet der EU Wissenschaftliche Lebensmittelausschuß diese Zuckercouleurs als auf 5 Jahre zeitlich begrenzt zulässig für die Herstellung alkoholischer Getränke[9, 52, 53].

Klasse III umfaßt Ammoniak-Zuckercouleurs, welche aus zuckerhaltigen Substraten in Gegenwart von Ammoniak hergestellt werden und das am weitesten verbreitete Färbemittel darstellen. Die Kolloidstoffe sind hier weitaus stärker elektrisch positiv als bei anderen Zuckercouleursorten, so daß sie in einigen Medien stabil sind, in denen die anderen ausfallen. In diesen Zuckercouleurs sind zwei toxische Komponenten identifiziert worden. Eine Komponente ist 4-Methylimidazol, welches bei Ratten und Hunden in hohen Dosen, bei Mäusen, Kaninchen und Hühnern in Dosen um 500 mg/kg KG krampferregend wirkt. Da dieses Nebenprodukt technologisch unvermeidbar ist, wird eine Höchstmenge von 200 mg/kg Farbstoff empfohlen. Die zweite toxische Komponente ist 2-Acetyl-4(5)-tetrahydroxybutylimidazol (THI), welches eine die Lymphocytenzahl senkende Wirkung hat. Als ein vorläufiger Höchstwert für THI werden 10 mg/kg Farbstoff empfohlen.

Die toxikologischen Daten enthalten neben Studien an 4-Methylimidazol und THI akute Toxizitätsstudien, Kurzzeittoxizitätsstudien an Mäusen, eine große Anzahl weiterer Kurzzeittoxizitätsstudien an Ratten mit Zuckercouleurs Klasse III verschiedenster THI-Gehalte, Teratogenitätsstudien an Maus, Ratte und Kaninchen, mehrere In-vitro- und eine In-vivo-Genotoxizitätsstudie sowie mehrere Langzeittoxizitätsstudien an Mäusen und Ratten. 4-Methylimidazol ist auch parenteral für die Maus und das Huhn krampferregend.

Da neben THI auch der Gehalt des Futters an Pyridoxin (Vitamin B_6) für die Lymphocytenzahlsenkung von Wichtigkeit ist, gibt es eine Reihe von Untersuchungen an Ratten zur Klärung der Beziehung zwischen dem Pyridoxingehalt der Nahrung, dem THI-Gehalt des Zuckercouleurs und der Lymphocytenzahlsenkung. Ein Gehalt von 10 mg/kg Zuckercouleur bewirkt keinen Lymphocyteneffekt, wenn ein adäquater Gehalt an Pyridoxin in der Nahrung vorhanden ist. Der NOEL von 20 g/kg KG in einer 90-Tage-Fütterungsstudie an Ratten mit einem Zuckercouleur mit THI-Gehalt von 15 mg/kg Farbstoff auf Trockenbasis (10 mg/l Farbstoff auf Produktbasis), erlaubt die Festlegung eines ADI-Wertes von 200 mg/kg KG Zuckercouleur (Produktbasis, 150 mg/kg KG Trockensubstanzbasis). Der gleiche ADI-Wert ist auch vom EU Wissenschaftlichen Lebensmittelausschuß festgelegt, soll aber nach 5 Jahren überprüft werden[9, 52, 53].

Klasse IV umfaßt Zuckercouleurs, bei deren Herstellung Ammoniak und Sulfit verwendet werden. Diese Produkte sind säurebeständig und daher zur Färbung von Colasäften geeignet. Auch für diese Farbstoffe gilt der Höchstwert von 200 mg/kg Farbstoff von 4-Methylimidazol. Für diese Produkte sind folgende Toxizitätsstudien vorhanden: Stoffwechselstudien, zahlreiche Kurzzeittoxizitätsstudien an Mäusen, Ratten und Hunden, 2-Generationsreproduktionsstudien an Ratten, Teratogenitätsstudien an Mäusen, Ratten und Kaninchen, In-vitro-Genotoxizitätsstudien sowie Langzeittoxizitätsstudien an Mäusen und Ratten. Nur ein geringer Teil der Zuckercouleur wird vom Darm resobiert, verteilt sich im lymphoretikulären Gewebe und verursacht durch Ablagerung in den mesenteralen Lymphknoten deren Braunfärbung. Hohe Dosen haben keine die Lymphocytenzahl senkende Wirkung. Es gibt keine Hinweise auf ein teratogenes, gentoxisches oder carcinogenes Potential. Der beobachtete NOEL für die Maus und Ratte in den vorliegenden Langzeittoxizitätsstudien liegt bei 10 g/kg KG und beim Menschen bei 18 g/Tag, wobei diese Dosis zu Durchfall führt. Wegen der vorhandenen Daten am Menschen genügt ein Sicherheitsfaktor von 50, womit sich ein ADI-Wert von 200 mg/kg KG errechnet[9, 52, 53].

Stempelfarben und Malfarben für Eierschalen
C 2–5, 7–14, 17
Zum Stempeln der Oberfläche von Lebensmitteln und deren Verpackungen sowie zum Färben und Bemalen von Eierschalen sind insgesamt 13 Farbstoffe zugelassen. Diese sind individuell in Liste A der Zusatzstoff-ZulassungsVO unter obiger Bezeichnung aufgelistet (s. Kap. 14. 26, 28).

3.3 Konservierungsstoffe

3.3.1 Konservierung

Tierische und pflanzliche Rohprodukte zur Herstellung von Lebensmittel sind immer äußerlich mit Mikroorganismen aus der Umwelt kontaminiert. Zu diesen Mikroorganismen zählen Bakterien, Hefen und Schimmelpilze. Da Lebensmittel oft ein günstiges Nährmedium für die Vermehrung dieser Kontaminanten sind, führt dieser Prozeß letztlich zu deren Verderb. Dieser äußert sich durch organoleptisch wahrnehmbare, unerwünschte und wertvermindernde Veränderungen. Enthält die Lebensmittelmikroflora pathogene oder toxigene Mikroorganismen, können Lebensmittelinfektionen oder -vergiftungen durch toxische Stoffwechselprodukte wie Bakteriotoxine oder carcinogene Mykotoxine aus Schimmelpilzen auftreten.

Die gängigen Konservierungstechnologien[55] sind
a) solche, die eine Abtötung von Mikroorganismen durch physikalische Verfahren bewirken.

Beispiele sind Behandlung mit trockener oder feuchter Hitze, Sterilisation, Pasteurisierung, UHT-Verfahren (Ultrahochkurzzeiterhitzung), Bestrahlung;
b) solche, die eine Abtötung von Mikroorganismen durch chemische Stoffe bewirken. Beispiele sind Begasung, Behandlung mit chemischen Konservierungsstoffen, Behandlung mit antimikrobiellen Substanzen;
c) solche, die durch technologische Veränderungen eine vermehrungshemmende Wirkung auf Verderbsorganismen und pathogene Mikroorganismen ausüben. Beispiele sind Kältebehandlung durch Kühllagerung, Gefrieren und Tiefgefrieren, Trocknung und Eindicken, Beizen, Räuchern, Pökeln, Zuckern, Marinieren, Fermentation mit Hilfe von Enzymen oder lebenden Mikroorganismen (Starterkulturen).

Chemische Zusatzstoffe zur Konservierung von Lebensmitteln. Diese Konservierungsstoffe töten Mikroorganismen entweder ab oder hemmen oder verzögern deren Stoffwechsel und Vermehrung in oder auf Lebensmitteln. Dadurch werden Lebensmittel in einem für ihren Genuß tauglichen Zustand erhalten. Der Einsatz von Konservierungsstoffen bewirkt aber auch einen vorbeugenden direkten Gesundheitsschutz des Verbrauchers, abgesehen vom Schutz vor wirtschaftlichen Verlusten. Die antimikrobielle Wirksamkeit eines Konservierungsstoffes ist von Art und Menge der auf einem Lebensmittel vorhandenen Mikroorganismen, von der Zusammensetzung des Lebensmittels, seiner Verpackung, anderer Maßnahmen zur Haltbarmachung und der Einsatzkonzentration abhängig. Zur Messung der Wirksamkeit dient die Abtötungsrate, für welche bei den üblich vorhandenen Mikroorganismen eine ausreichende Konzentration des Konservierungsstoffes und dessen direkter Kontakt mit den Mikroorganismen Voraussetzung ist. Die Abtötungsrate kann zwischen mehreren Tagen und Wochen liegen. Sie wird auch von der möglichen Nachinfektion durch undichte oder unzweckmäßige Verpackung beeinflußt. Bei Anwendung von zu niedrigen Konzentrationen der Konservierungsstoffe können sich die vorhandenen kontaminierenden Mikroorganismen vermehren. Dies vollzieht sich zwar langsamer im Vergleich zu Produkten ohne Konservierungsstoffzusatz, führt aber trotzdem letztendlich zum Verderb des Lebensmittels.
Der Einsatz von Konservierungsstoffen ist technologisch notwendig, wenn eine erhöhte Sorgfalt bei der Gewinnung, Herstellung, Verpackung und Lagerung keine ausreichende Haltbarkeit erzielt. Konservierungsstoffe werden üblicherweise in das zu konservierende Lebensmittel mittels Lösungen oder Emulsionen eingearbeitet. Für manche Anwendungen genügt eine Oberflächenbehandlung, z. B. als Schutz vor Schimmelbefall. Dieser läßt sich durch Besprühen, Tauchen, Beschichtung oder Imprägnierung von Verpackungsmaterial erzielen. Diese Verfahren schützen auch haltbar gemachte Lebensmittel vor Nachinfektionen. Zusätzlich verhindert eine entsprechende Verpackung die Rekontamination, z. B. eine Metalldose, eine Flasche, ein Plastikbehälter.
Die Wirkungsweise der Konservierungsstoffe ist in vielen Fällen nicht ausreichend bekannt. Sie beruht auf Kombinationen vieler Einzelwirkungen auf die Mikrobenzelle. Sie sind für jede Substanz unterschiedlich und variieren gegen die verschiedenen Mikroorganismen.
Mikrobizide Stoffe zerstören unspezifisch wichtige Makromoleküle der Zellen, während mikrobiostatische Stoffe eher unspezifische Wirkungen auf Zellmembranen, den Stofftransport oder die Biosynthese von Makromolekülen haben. So verändern Reaktionen an der Zellmembran deren Permeabilität mit Verlust zelleigener Ionen, wie Kalium- oder Phosphat-Ionen, oder hemmen den Stoffaustausch. Reaktionen mit Organellen können essentielle Enzyme inaktivieren oder Proteine denaturieren. Reaktionen mit dem Zellkern inaktivieren oder zerstören das genetische Material.
Man kann voraussagen, daß Konservierungsstoffe zumindest wasserlöslich und polar sein müssen, da Mikroorganismen in der wäßrigen Phase wachsen. Sie müssen außerdem lipophile Eigenschaften haben, um Zellmembranen durchdringen zu können. Ungeladene oder undissoziierte Moleküle haben eine bessere Aktivität als Ionen. Daher sind schwache Säuren nur im sauren pH-Bereich wirksam, weil dann undissoziierte Moleküle überwiegen und die semipermeablen Zellmembranen durchdringen können. Weiter ist verständlich, daß stark hydrophobe Stoffe die Lipopolysaccharid-Schicht in der Zellmembran gram-negativer Bakterien nicht leicht durchdringen können. Diese Art von Konservierungsstoffen wird meist in Konzentrationen von 0,5 % und darunter angewendet. Dabei ist zu bemerken, daß Bakterien gegen tiefe pH-Werte empfindlicher reagieren als Hefen und Schimmelpilze.

Wasseraktivität der Lebensmittel beeinflussenden Stoffe. Konservierungsstoffe mit osmotischen Aktivitäten werden nicht zu den eigentlichen chemischen Konservierungsstoffen gezählt. Beispiele sind Kochsalz, Zucker, Essig, Essigsäure, Milchsäure, Ethanol sowie Gewürze, Gewürzöle, Holzrauch und einige Pestizide. Der Wirkungsmechanismus beruht auf der Erniedrigung der Wasseraktivität (a_w-Wert) des Lebensmittels, die die Vermehrung von Mikroorganismen hemmt. Diese Stoffe werden meist in Konzentrationen zwischen 0,5 % und 1 % angewendet. Eine Kombination dieser den a_w-Wert senkenden Mittel mit Konservierungsstoffen im engeren Sinn wirkt haltbarkeitsverlängernd.
Befürchtungen, daß die Verwendung antimikrobieller Stoffe in Lebensmitteln und deren Konsum die physiologische Darmflora ungünstig beeinflussen könnte, haben sich nicht bewahrheitet. Enzymhemmungen oder Membranveränderungen sind nicht beobachtet worden. Konservierungsstoffe können jedoch mit Lebensmittelinhaltsstoffen, wie z. B. Vitaminen, Nukleinsäuren, reagieren und so toxikologische Probleme verursachen. Deshalb ist das Risiko der Nichtanwendung und

konsequenter gesundheitlicher Gefährdung durch mikrobiell kontaminierte Lebensmittel gegen das toxikologische Risiko der Anwendung abzuwägen. Dies ist besonders bei weiten Transportwegen oder bei auf Vorrat gehaltenen Fertiggerichten zu bedenken.

3.3.2 Zulassungsanforderungen nach Zusatzstoff-Zulassungsverordnung

Die zugelassenen Konservierungsstoffe sind toxikologisch ausreichend geprüft. Diese Untersuchungen bestehen, wie bei den meisten Lebensmittelzusatzstoffen, aus akuten, Kurzzeit- und Langzeitfütterungsstudien an mehreren Tierspezies, ferner Genotoxizitätsstudien sowie Untersuchungen zum Stoffwechsel, zur Toxikokinetik und zur Reproduktionstoxizität inklusive Teratogenität.

In der EU beruht die Regelung der Konservierungsstoffe auf der Ratsrichtlinie 64/54/EWG vom 5.11.1963, welche eine positive Liste von Stoffen festlegt, die von allen Mitgliedsstaaten zugelassen werden können. Für gewisse Stoffe sind Höchstmengen bei deren Verwendung festgelegt. Neben den in dieser Ratsrichtlinie angeführten allgemeinen Reinheitskriterien sind in einer weiteren Ratsrichtlinie 65/66/EWG vom 26.1.1965 spezifische Reinheitskriterien für die einzelnen Konservierungsstoffe dargelegt. Die in der EWG durch die Ratsrichtlinie 64/54/EWG zugelassenen Konservierungsstoffe sind in zwei Listen eingeteilt, eine für Stoffe mit einer primären konservierenden Funktion und eine zweite für Stoffe, bei welchen die konservierende Funktion sekundärer Natur ist.

Gegenwärtig beabsichtigt die EG-Kommission alle Konservierungsstoffe innerhalb der Ratsrahmenrichtlinie 89/107/EWG vom 21.12.1988 gemeinsam mit allen anderen Lebensmittelzusatzstoffen zu regeln. Zusätzlich sollen auch die Methoden für Analytik und Probenentnahme festgelegt werden. Die Verwendung von Konservierungsstoffen ist lebensmittelrechtlich vereinheitlicht, indem die Lebensmittel, bei denen sie angewendet werden dürfen, gegebenenfalls mit Höchstmengen und sonstigen Beschränkungen, aufgelistet werden. Die quantitative Regelung richtet sich nach den allfälligen ADI-Werten. Sind letztere genügend hoch oder als nicht notwendig erachtet, kann das Prinzip von „Quantum satis", d.h. Zulassung ohne konkrete Angabe einer bestimmten Höchstmenge, angewendet werden. Für niedrige ADI-Werte müssen sowohl die Anwendungsmöglichkeiten als auch die Höhe des Zusatzes beschränkt werden.

Liste A, Anlage 3 ZZulV.
In der BRD zugelassene Konservierungsstoffe

1. Sorbinsäure, Natrium-, Kalium-, Calciumsorbat
2. Benzoesäure, Natrium-, Kalium-, Calciumbenzoat
3. p-Hydroxybenzoesäure-ethylester und Natriumverbindung
4. p-Hydroxybenzoesäure-n-propylester und Natriumverbindung
5. p-Hydroxybenzoesäure-methylester und Natriumverbindung
6. Ameisensäure, Natrium-, Calciumformiat
7. Biphenyl (Diphenyl)
8. Orthophenylphenol, Natrium-orthophenylphenolat
9. Thiabendazol (2-(4-Thiazolyl)-benzimidazol)
10. Dimethyldicarbonat

Die bisherige Zulassung von Propionsäure, Natrium-, Kalium- und Calciumpropionat ist in der Änderungsverordnung der Zusatzstoff-Zulassungsverordnung vom 15.6.1990 aufgehoben[62].

Liste B, Anlage 3 ZZulV.
Lebensmittel, denen bestimmte Konservierungsstoffe der Liste A zugesetzt werden dürfen
(Angabe mit Nr.)

1. Marinaden aus Fischen oder Muscheln einschließlich ihrer Aufgüsse und Tunken	1 bis 6
2. Brat- und Kochfischwaren, mariniert einschließlich ihrer Aufgüsse und Tunken	1 bis 6
3. Fischpasten mit weniger als 10 % Kochsalz	1 bis 6
4. Salzheringserzeugnisse, Salzfische in Öl	1 bis 6
5. Seelachserzeugnisse in Öl	1 bis 6
6. Fischwaren aus Rogen, ausgenommen geräucherter Rogen	1 bis 6
7. Anchosen, einschließlich ihrer Aufgüsse und Tunken	1 bis 6
8. Krebszubereitungen, nicht sterilisiert, mit Ausnahme von Pulvern für Krebssuppen	1 bis 6
9. Garnelen-(Krabben)-erzeugnisse, nicht sterilisiert	1 bis 6
10. Flüssiges Vollei (Flüssigei), flüssiges Eigelb	1, 2
11. Mayonnaise, mayonnaiseartige Erzeugnisse	1 bis 5
12. Gewürz- und Salatsoßen	1 bis 5
13. Würzmittel aus Zitronensaft	1, 2
14. Fleischsalat, Aspik, Gemüsesalat, Kartoffelsalat	1 bis 5
15. Eßbare, gelatinehaltige Überzugsmassen für Fleischerzeugnisse	1 bis 5
16. Margarine-, Mischfett- und Milchstreichfetterzeugnisse	1
17. Obstpulpen, Obstmark und Früchte zur Weiterverarbeitung in der Süßwaren- und Getränkewirtschaft	1,6
18. Fruchtsäfte und konzentrierte Fruchtsäfte bis zu einem spezifischen Gewicht von 1,33 zur gewerbsmäßigen Weiterverarbeitung, ausgenommen solche zur Herstellung von zur Abgabe an den Verbraucher bestimmten Fruchtsäften, konzentrierten Fruchtsäften oder Fruchtnektaren[a]	1, 2, 6
19. Ansätze und Grundstoffe für alkoholfreie, mit Fruchtsaft hergestellte Getränke sowie für Limonaden, Brausen, künstliche Heiß- und Kaltgetränke	1, 2, 6
20. Gekochtes Obst sowie Rhabarber und Kürbis, ausgenommen durch Erhitzen in verschlossenen Behältnissen haltbar gemachte Erzeugnisse[a]	1, 2
21. Fruchtzubereitung und Nußzubereitungen für die Herstellung von Frucht- und Nußjoghurt und anderen Milcherzeugnissen, Milchreis	1, 2
22. Hagebuttenmark zur Weiterverarbeitung[a]	2
23. Trockenpflaumen und Trockenfeigen mit einem Wassergehalt von mehr als 20 %	1

24. Pektinlösungen zur Behandlung von
Trockenobst einschließlich Weinbeeren   1
25. Zerkleinerte Schalen von Citrusfrüchten[a]   1, 2
26. Sauerkonserven aller Art (Gurkenkonserven
und Gemüse in Essig sowie milchsauer
vergorene Gurken), ausgenommen Sauerkraut,
küchenfertig vorbereitete Champignons   1, 2, 6
27. Zwiebeln, zerkleinerter Meerrettich,
Paprikamark   1 bis 5
28. Olivenkonserven   1
29. Speisesenf   1 bis 5
30. Marzipan, marzipanähnliche Erzeugnisse aus
anderen Ölsamen als Mandeln; Makronen-,
Nußmakronen- und Makronenersatzmassen;
mit Zusätzen von Milch, Frucht- und anderen
Stoffen versehene wasser- oder fetthaltige
Massen für Zucker-, Schokoladen- oder
Dauerbackwaren und für Backwaren
anderer Art   1 bis 5
31. Brot, sofern es in Scheiben geschnitten und
verpackt in den Verkehr gebracht wird,
brennwertvermindertes Brot   1
32. Feine Backwaren mit einem Feuchtigkeitsgehalt
von mehr als 22 %, brennwertverminderte
Feine Backwaren, Kuchen mit feuchter Auflage
oder Füllung, Weichbrötchen sowie vorgebackene
Backwaren, die als solche in den Verkehr
gebracht werden   1
33. Halbfeuchte Fertigteige   1
34. Trennemulsionen   1 bis 5
35. Wasserhaltige Aromen mit einem
Alkoholgehalt unter 12 %   1 bis 5
36. Flüssige Enzymzubereitungen a) Lab und
Labaustauscher b) andere Enzyme   1 bis 5
37. Brennwertverminderte Konfitüren und
brennwertverminderte ähnliche Erzeugnisse   1
38. Citrusfrüchte   7 bis 9
39. Getrocknete Citrusfruchtschalen zur
Herstellung von Zitronat und Orangeat   7 bis 9
40. Bananen   9
41. Back- und Zwiebackcreme, jedoch nur zur
Oberflächenbehandlung   1 bis 5
42. Fruchtsafthaltige Erfrischungsgetränke,
Brausen, Limonaden, ausgenommen klare und
kohlensäurehaltige Erzeugnisse, entalkoholisierte
Weine [b]   10

[a] Zulassung gilt nicht für Erzeugnisse, die zur Weiterverarbeitung zu Erzeugnissen im Sinne der Konfitüren-Verordnung verwendet werden
[b] Bei der Abgabe an den Verbraucher darf Dimethyldicarbonat im Getränk nicht mehr nachweisbar sein.

Die Konservierungsstoffe sind durch die in Liste A genannten Nummern gekennzeichnet, auf Höchstmengen wurde verzichtet. (Ratsrichtlinie der EU wird erneuert.)

Liste C, Anlage 4 Liste A ZZulV.
Schwefeldioxid und Schwefeldioxid entwickelnde Stoffe

1. Schwefeldioxid, schweflige Säure
2. Natriumsulfit
3. Natriumhydrogensulfit (Natriumbisulfit)
4. Natriumdisulfit (Natriumpyrosulfit, Natriummetabisulfit)
5. Kaliumdisulfit (Kaliumpyrosulfit, Kaliummetabisulfit)
6. Calciumsulfit
7. Calciumhydrogensulfit
8. Kaliumhydrogensulfit

Liste D, Anlage 4 Liste B ZZulV.
Lebensmittel, denen Schwefeldioxid und Schwefeldioxid entwickelnde Stoffe zugesetzt werden dürfen

1. Trockenfrüchte: a) Aprikosen, Birnen, Pfirsiche, b) Ananas, Äpfel, Quitten, c) Weinbeeren, ausgenommen Korinthen, d) Bananen, Carambola, Guaven, Kumquat, Mangos, Melonen, Papayas, Tangerinen, Zitronen
2. Glasierte, halbfeuchte Trockenfrüchte
3. Kandierte Früchte, andere kandierte Pflanzenteile und Belegfrüchte
4. Zitronat und Orangeat
5. Ingwer in Sirup
6. Zerkleinerte Citrusschalen für gewerbliche Backzwecke
7. Rohe, geschälte Apfelstücke für gewerbliche Backzwecke
8. Obstgeliersaft, flüssiges Pektin
9. Zerkleinerter Meerrettich
10. Spargel, Sellerie, Zwiebeln, Blumenkohl, weiße Rüben, Pastinaken, Ingwer, jedoch nur getrocknete Erzeugnisse
11. Zerkleinerte Zwiebeln, Zwiebeln in Essig, zerkleinerter Knoblauch
12. Gemüse in Essig
13. Kartoffelerzeugnisse: a) Kartoffeltrockenerzeugnisse und roher Kartoffelteig, b) tiefgefrorene Kartoffelerzeugnisse, c) geschälte, auch zerkleinerte Kartoffeln
14. Trockenstärke, Maltodextrine
15. Gerstengraupen, Gerstengrütze
16. Sago
17. Lufttrockene Speisegelatine
18. Zuckerarten: a) Raffinierter Zucker, Zucker, Halbweißzucker, Dextrose, kristallwasserhaltig, und Dextrose, kristallwasserfrei, b) Flüssigzucker, Invertflüssigzucker und Invertzuckersirup, c) Glucosesirup und getrockneter Glucosesirup, d) Glucosesirup zur ausschließlich gewerbsmäßigen Herstellung von Zuckerwarenerzeugnissen, e) getrockneter Glucosesirup zur ausschließlich gewerbsmäßigen Herstellung von Zuckerwarenerzeugnissen
19. Hart- und Weichkaramellen, Fondanterzeugnisse
20. Aus Fruchtpülpe und Fruchtmark hergestellte Erzeugnisse für Süßwaren und Backwaren
21. Konfitüre einfach, Gelee einfach, Marmelade
22. Gärungsessig
23. Citrussäfte und konzentrierte Citrussäfte zur gewerbsmäßigen Weiterverarbeitung, ausgenommen solche zur Herstellung von zur Abgabe an den Verbraucher bestimmten Fruchtsäfte, konzentrierten Fruchtsäften oder Fruchtnektaren
24. Würzmittel aus Zitronensaft
25. Alkoholfreier Wein
26. Andere, in den Nummern 1–25 nicht aufgeführte Lebensmittel, ausgenommen Getreidemahlerzeugnisse und daraus hergestellte Teigmassen

Auf die Höchstmengen der Liste D wurde verzichtet, da die Ratsrichtlinie der EU erneuert wird.

Mikrobizide Gase. Sie werden vornehmlich zur Schädlingsbekämpfung eingesetzt. Da diese Stoffe auch mit Lebensmitteln und deren Komponenten reagieren und möglicherweise gesundheitlich bedenkliche Reaktionsprodukte und Rückstände verursachen, ist deren Anwendung auf nur einige Produkte beschränkt. Formaldehyd, Gas und Formalin, eine 35–40 % wäßrige Lösung, werden zur Oberflächensterilisation verwendet, sind aber als Konservierungsstoffe für Lebensmittel in der Bundesrepublik nicht zugelassen.

Die Trinkwasserverordnung. Die Zulassung fremder Stoffe zur Sicherstellung der einwandfreien Beschaffenheit des Trinkwassers wurde 1990 auf dem Verordnungswege geregelt. Sie setzt Grenzwerte für gewisse chemische Stoffe sowie Richtwerte für einige Elemente fest. Obwohl durch manche der angewendeten Entkeimungsmittel Spuren von Reaktionsprodukten, von denen einige sich im Tierversuch als carcinogen erwiesen haben, im Trinkwasser erzeugt werden, ist dieses potentielle gesundheitliche Risiko quantitativ unbedeutend. Die Trinkwasser-Aufbereitung ist zur Gewährleistung der öffentlichen Gesundheit und zur Verhinderung von Seuchenepidemien absolut unerläßlich.

Ausnahmen nach EU-Richtlinien. Zum Unterschied von der Zusatzstoff-Zulassungsverordnung der Bundesrepublik erlauben die EU-Richtlinien die nationale Verwendung von Hexamethylentetramin in semikonservierten Fischerzeugnissen, Kaviar und Fischrogen sowie die nationale Verwendung von Formaldehyd in Grana-padano-Käse. *Propionsäure,* deren Natrium-, Kalium- und Calciumsalze sowie *Kohlendioxid* sind ebenfalls noch in der EU-Liste von Stoffen mit sekundärer konservierender Funktion enthalten.

Nicht zulässige Konservierungsstoffe. Weder in der Bundesrepublik noch in der EU sind zulässig: Borsäure, Borax, Salicylsäure, Monohalogenessigsäuren, p-Chlorbenzoesäure und Natriumazid. Für Borsäure besteht in der EU insofern eine Ausnahmeregelung, als diese zur Konservierung von echtem russischen Kaviar aus Gründen inakzeptabler Geschmacksveränderungen bei Verwendung andere Konservierungsstoffe verwendet werden darf. Die Gründe für die Nichtzulassung liegen bei den jeweils unterschiedlichen toxikologischen Problemen der einzelnen Stoffe.

3.3.3 Konservierungsstoffe im engeren Sinn

Sorbinsäure E 200, *Natriumsorbat* E 201, *Kaliumsorbat* E 202, *Calciumsorbat* E 203
Sorbinsäure ist schlecht wasserlöslich. Nur das Kalium- und Calciumsalz werden verwendet, weil das Natriumsalz in wäßriger Lösung nicht stabil ist. Kaliumsorbat wird wegen seiner hohen Wasserlöslichkeit bevorzugt angewendet. Calciumsorbat findet nur beschränkte Anwendung, wie z. B. für fungistatische Verpackungsmaterialien. Die weitere Zulassung von Natriumsorbat soll demnächst aufgehoben werden.
Die antimikrobielle Wirkung liegt bei der undissoziierten Säure und ist daher vom pH-Wert des Milieus abhängig. Hefen, Schimmelpilze einschließlich mykotoxigener Stämme und Katalase-positive Bakterien werden bevorzugt gehemmt, aber nicht Katalase-negative Mikroorganismen, z. B. Milchsäurebakterien und Clostridien. Die effektiven Konzentrationen der undissoziierten Säure liegen zwischen 0,01 % für sensitive Mikroorganismen und 0,7 % für Milchsäurebakterien. Gramnegative Organismen, wie Pseudomonas spp. oder Escherichia coli, benötigen 0,1 % zur Hemmung. Antimikrobielle Wirkung in Lebensmitteln wird nur bei pH-Werten unter 6,0 beobachtet. Da eine Großzahl von Lebensmitteln dieser Kategorie angehören, sind Sorbate eine der wichtigsten Konservierungsstoffe mit den zusätzlichen Vorteilen von relativ guter Geschmacks- und Geruchlosigkeit sowie eines niedrigen Verteilungskoeffizienten. Letzterer erlaubt die Anwendung bei Emulsionen. Außerdem hemmen Sorbate das Wachstum bakterieller Endosporen und in verarbeiteten Lebensmitteln die Reparatur subletal geschädigter vegetativer Zellen. Die antibakterielle Wirkung äußert sich prinzipiell als Hemmung der Enolase, der Alkohol-Dehydrogenase und Laktat-Dehydrogenase des Kohlenstoffwechsels sowie weniger spezifisch als Eingriff in den Citronensäurezyklus. Die konjugierten Doppelbindungen der Sorbinsäure binden kovalent mit SH-Gruppen von Enzymproteinen. Dadurch werden diese inaktiviert, besonders bei Katalasen und Peroxidasen. Möglich ist auch eine Hemmung des Elektronentransports durch die Cytoplasmamembran. Es gibt Untersuchungen zum Stoffwechsel, zur akuten und Kurzzeittoxizität an Maus, Ratte, Kaninchen und Hund, eine 4-Generationsreproduktionsstudie an der Maus, eine Reproduktionsstudie an der Ratte, mehrere Langzeittoxizitätsstudien an Maus und Ratte sowie eine große Anzahl von In-vitro- und In-vivo-Genotoxizitätsstudien mit Sorbinsäure und den Kalium- und Natriumsalzen. Die akute Toxizität ist gering. Sorbinsäure wird als Fettsäure überwiegend durch β-Oxidation voll zu CO_2 und Wasser verstoffwechselt. Die enterale Resorption ist quantitativ. Im Harn wird kein Sorbat ausgeschieden. Sorbate stören die Reproduktionsfunktion nicht. Die meisten genotoxischen Studien sind negativ, aber neuere In-vitro-Untersuchungen an Säugetierzellen mit relativ hohen Dosen zeigen bei Kaliumsorbat Chromosomenbrüche, eine erhöhte Rate von Schwester-Chromatid-Austauschen und Translokationen in Hamsterzellen. Natriumsorbat ist in In-vitro-Studien an Säugetierzellen clastogen. Gelagerte Lösungen verursachen chromosomale Schäden In vitro und in-vivo, doch bleibt der Mechanismus unklar. Kristallines Natriumsorbat enthält nach Lagerung die in wäßriger Lösung instabile 4,5-Epoxi-2-hexenoinsäure, welche sich in Drosophila als schwach genotoxisch erweist.
Der NOEL in der Langzeittoxizitätsstudie an der Ratte beträgt 2500 mg/kg KG und ist die Basis für den ADI-Wert von 25 mg/kg KG[59, 60]. Allergische Reaktionen nach Hautkontakt sind bekannt. Auf Grund der genotoxischen Befunde und praktisch nicht vorhandenen Verwendung wird empfohlen,

Natriumsorbat aus der Liste der zugelassenen Konservierungsstoffe zu streichen (→ Bd. 9, 634).

Benzoesäure E 210, Natriumbenzoat E 211, Kaliumbenzoat E 212, Calciumbenzoat E 213
Benzoesäure ist schwer wasserlöslich, während die Alkalisalze leicht wasserlöslich sind. Benzoesäure kommt in vielen Früchten, wie Preiselbeeren, Heidelbeeren, Pflaumen und reifen Nelken, in kleinen Mengen auch in Erdbeeren, Trauben, Tomaten, Tee und Kakao vor. In fermentierten Milchprodukten entsteht Benzoesäure durch die Hydrolyse von in Milch vorhandener Hippursäure. Die antimikrobielle Wirkung beruht auf Hemmung des Stoffaustausches durch die Zellmembran und von Enzymaktivitäten, besonders der α-Ketoglutarsäure-(2-Oxoglutarsäure) und der Bernsteinsäure-Dehydrogenase des Citronensäure-Zyklus. Diese Eigenschaft besitzt nur die undissoziierte Säure, welche die Cytoplasmamembran durchdringen kann. Daher wirkt sie nur im sauren Milieu unter pH 4,5 in Nährbodenversuchen bei Konzentrationen zwischen 0,01 % und 0,5 %. Das Wachstum von Hefen und Schimmelpilzen wird stark gehemmt, das der Bakterien nur teilweise, das von Milchsäurebakterien und Clostridien nur sehr wenig, besonders bei pH-Werten über 5,0. Geschmacklich ist die Säure schon in geringen Konzentrationen wahrnehmbar und werden deshalb eher Kombinationen mit Sorbaten angewendet. Es gibt Studien zum Stoffwechsel, zur akuten und Kurzzeittoxizität an Maus, Ratte, Meerschweinchen, Kaninchen und Hund, eine 5-Generationsreproduktionsstudie an der Maus, eine 4-Generationsreproduktionsstudie an der Ratte, mehrere Langzeittoxizitätsstudien an der Ratte und Maus sowie Genotoxizitätsstudien an Bakterien und Säugerzellkulturen.
Die akute Toxizität ist gering mit Ausnahme für Katzen, deren Nervensystem bereits bei Dosen zwischen 300–600 mg/kg KG toxische Schäden bis hin zu Letalität aufzeigt. Benzoesäure und ihre Salze werden gut resorbiert und in der Leber durch Bindung an SH-Gruppen des Acetyl-Coenzyms-A und weitere Konjugation dieses aktivierten Komplexes mit Glycin unter Einfluß der Glycin-N-acylase zu Hippursäure verstoffwechselt. Kleinere Mengen werden nach Veresterung mit Uridinphosphatglucuronsäure in Benzoylglucuronid umgewandelt. Hippursäure und Benzoylglucuronid werden im Harn ausgeschieden. In der Katzenleber findet wegen der fehlenden Glucuronyltransferase keine Glucuronidierung statt. Beim Menschen werden 4–6 g Benzoesäure als Leberfunktionstest durch Nachweis der Hippursäure im Harn verwendet. Reproduktionstoxizität und Teratogenität werden nicht beobachtet. Als pharmakologische Effekte werden bei der Ratte eine Brunsthemmung, eine erhöhte Sensibilisierung gegen krampfauslösende Pharmaka und bei Katzen eine spasmolytische Wirkung angegeben. Ab 0,1 % erscheinen lokalanaesthetische Effekte. Patienten mit Asthma, Heufieber oder Nesselausschlägen als Folge von Salicylatallergie können auch auf Benzoate allergisch reagieren.

Nur in Säugerzellkulturen wurde eine schwach positive chromosomale Genotoxizität beobachtet. Die Langzeittoxizitätsstudien zeigen keine Hinweise auf ein carcinogenes Potential. Der NOEL in der Langzeitstudie an der Ratte beträgt 500 mg/kg KG und ist die Basis für den von JECFA festgelegten ADI-Wert von 5 mg/kg KG[65, 66]. Es bestehen keine ernsthaften gesundheitlichen Bedenken gegenüber der Verwendung dieser Gruppe von Konservierungsstoffen (→ Bd. 7, 429).

Ethyl-p-hydroxibenzoat E 214, Natriumethyl-p-hydroxibenzoat E 215, Propyl-p-hydroxibenzoat E 216, Natriumpropyl-p-hydroxibenzoat E 217, Methyl-p-hydroxibenzoat E 218, Natriummethyl-p-hydroxibenzoat E 219
Diese Ester der 4-Hydroxibenzoesäure sind auch als PHB-Ester oder Parabens bekannt. Sie werden als Konservierungsstoffe für Lebensmittel, Kosmetika und dermatologische Präparate eingesetzt. Die Ester sind nur gering wasserlöslich, die Natriumsalze dagegen sehr. Der antimikrobielle Wirkungsmechanismus der Ester beruht auf der Schädigung der Zellmembran durch deren Oberflächenaktivität, auf der Denaturierung von Zellproteinen und der Interaktion mit Coenzymen. Die aktive undissoziierte Form existiert weitgehend unabhängig vom pH-Bereich zwischen 3,0 und 8,0. Die antimikrobielle Aktivität erhöht sich mit der Kettenlänge des Alkylrestes und betrifft besonders Hefen und Schimmelpilze, weniger die gram-positiven Bakterien. Die Wirkung hängt von der Konzentration in der wäßrigen Phase ab und verringert sich in Emulsionen mit zunehmender Kettenlänge des Alkylrestes. Außerdem kann die freie Phenolgruppe mit Proteinen und anderen Lebensmittelkomponenten reagieren, wodurch sich die antimikrobielle Aktivität verringert. Schon bei Konzentrationen von 0,08 % findet man geschmackliche Veränderungen und leichte anaesthetische Effekte an der Zunge, so daß diese Ester meist als Mischungen der Natriumsalze in Kombination mit Benzoaten und/oder Sorbaten angewendet werden.
Es gibt Studien zum Stoffwechsel, zur akuten und Kurzzeittoxizität an Maus, Ratte, Meerschweinchen, Kaninchen und Hund. Untersuchungen auf Reproduktionseffekte und Genotoxizität fehlen. Spezielle Studien auf Carcinogenität und auf Teratogenität an Hühnerembryonen sowie mehrere Langzeittoxizitätsstudien an der Ratte sind vorhanden. Die akute Toxizität dieser Ester ist um so geringer, je länger die Kettenlänge der Alkoholfunktion. Diese Ester werden rasch vollständig resorbiert und in der Leber und Niere rasch hydrolisiert. Die dabei entstehende p-Hydroxibenzoesäure wird entweder als solche oder als p-Hydroxihippursäure, als Glucuronid oder Sulfat oder als die entsprechenden Ether im Harn ausgeschieden. Kumulation findet nicht statt. Nur Spuren der Ester werden zu Phenolen abgebaut.
Zahlreiche pharmakologische Effekte, besonders Lokalanaesthesie ab Konzentrationen von 0,02–0,1 % sind bekannt. Die Langzeittoxizitätsstudien an der Ratte zeigen keine spezifische toxi-

sche Wirkungen oder Hinweise auf Carcinogenität. Der NOEL in den Langzeitstudien an der Ratte liegt bei 1000 mg/kg KG und ist die Basis für den von JECFA festgelegten Gruppen-ADI-Wert von 10 mg/kg KG. Diese Ester haben ein bekanntes allergisierendes Potential nach wiederholter oraler und dermaler Applikation. Lokale und systemische Sensibilisierungsreaktionen durch diese Ester in Kosmetika und dermatologischen oder extern applizierten Arzneimittel sind bekannt. Kreuzallergien mit Sulfonamiden und Novocain sind möglich. Die wahrscheinliche Basis dieser allergischen Manifestationen ist die Instabilität der Acylglucuronide der aromatischen Carboxylsäuren, die sich mit endogenen Proteinen zu Neoantigenen umsetzen[67, 68] (→ Bd. 2, 909).

Ameisensäure E 236, Natriumformiat E 237, Calciumformiat E 238
Ameisensäure kommt in der Natur in Koniferennadeln, Brennesseln und in Spuren in Obstsäften, Wein, Honig und einigen Mineralwässern vor. Sie ist ein normaler Bestandteil der Nahrung und der Körperflüssigkeiten. Der antimikrobielle Mechanismus beruht auf der Hemmung der intrazellulären Katalase, Peroxidase und Decarboxylase. Die freie Säure ist im sauren Medium aktiv und hemmt hauptsächlich Hefen und einige Bakterien, wie Escherichia coli, Bacillus spp., Pseudomonas spp. und Streptococcus lactis. Milchsäurebakterien und Schimmelpilze sind eher resistent. Die konservierenden Konzentrationen liegen zwischen 0,1 % und 0,4 %.
Studien zum Stoffwechsel, zur akuten Toxizität an der Ratte, eine Kurzzeittoxizitätsstudie am Hund, ein Reproduktionstest an der Ratte und ein Genotoxizitätstest, eine Langzeittoxizitätsstudie an der Ratte und Beobachtungen am Menschen liegen vor. Die akute Toxizität der freien Säure ist gering und die der Salze noch kleiner. Für den Menschen sind oral 10 g gefährlich und 50–60 g tödlich. Intestinale Resorption ist vollständig, aber nur ein kleiner Teil wird unverändert im Harn ausgeschieden. Ameisensäure wird größtenteils im C_1-Kohlenstoffzyklus verstoffwechselt und nimmt an Transmethylierungsreaktionen teil. Das Endprodukt ist CO_2. Kumulation im Organismus findet nicht statt. Ameisensäure ist ein normaler intermediärer Metabolit des Menschen und ein Vorläufer zur Biosynthese körpereigener Stoffe. Der NOEL im Langzeitversuch an der Ratte liegt bei 600 mg/kg KG. Der von JECFA festgelegte ADI-Wert von 3 mg/kg KG beruht auf langfristigen Erfahrungen an Probanden und dem Vorkommen als intermediäres Stoffwechselprodukt[69, 70] (→ Bd. 3, 56; 7, 162).

Schwefeldioxid E 220, Natriumsulfit E 221, Natriumhydrogensulfit E 222, Natriumdisulfit E 223, Kaliumdisulfit E 224, Calciumsulfit E 226, Calciumhydrogensulfit E 227, Kaliumhydrogensulfit E 228
Sulfite sind natürliche Nebenprodukte der Alkoholgärung. Schwefeldioxid wirkt nicht nur antibakteriell, sondern auch als Antioxidans, Enzymhemmer und reduzierend. SO_2-Gas ist flüchtig und wird daher bei der Verarbeitung weitgehend oder ganz entfernt. Schwefeldioxid dient nur zur Begasung oder während der Trocknung einiger zerkleinerter Früchte, ansonsten werden die Salze verfahrenstechnisch eingesetzt. SO_2 reagiert mit vielen Lebensmittelkomponenten, auch teils als Addukt ungesättigter Bindungen. Es reduziert die Disulfid-Brücken des Cystins in Proteinen zu einer SH-Gruppe und einer S-Sulfonsäure mit konsequenter Destabilisierung der tertiären Polypeptidstruktur. SO_2 lagert sich an die CO-Gruppe von Aldehyden und Ketonen in Proteinen und Enzymcofactoren an, hemmt die enzymatische Bräunungsreaktionen durch die Bildung stabiler Verbindungen mit Zuckeraldehyden und Blockierung der Polyphenoloxidasen. SO_2 verhindert oder verzögert die Oxidation von Aromastoffen, Farbstoffen und Vitaminen, ausgenommen Thiamin und Folsäure, welche letztere zerstört werden. Es verringert den oxidierten Glutathionpool und steht im Wettbewerb mit Bicarbonat- und Phosphat-Ionen um die aktiven Rezeptoren in Carboxylasen und Phosphorylasen.
Die antimikrobielle Aktivität des SO_2 und der Sulfit-Ionen hängt vom pH-Wert ab, beginnt bei pH 4 und ist größer, je niedriger der pH-Wert ist. Die Hauptwirkung liegt beim molekularen SO_2, während Sulfit-Ionen und SO_2-Addukte nur geringe antimikrobielle Aktivität zeigen. Intrazellulär wird SO_2 in Bisulfit- und Sulfit-Ionen umgewandelt. Gram-negative aerobe Bakterien sind empfindlicher gegen SO_2 als gram-positive Bakterien, Hefen und Schimmelpilze. Die Wirkungsmechanismen sind komplex und schließen blockierende Reaktionen mit SH-Gruppen von Enzymen, Reaktionen mit der DNS und Hemmung der Laktatdehydrogenase und anderer Dehydrogenasen des Glykolysezyklus ein.
Es gibt eine große Anzahl von Studien zur Toxikologie des Schwefeldioxids und der Sulfite. Diese umfassen Untersuchungen zum Stoffwechsel, zur akuten, subchronischen und chronischen Toxizität an Maus, Ratte, Kaninchen, Hund und Schwein, eine 3-Generationsreproduktionsstudie an der Ratte, eine 4-Generationsreproduktionsstudie an der japanischen Wachtel, Untersuchungen zur Teratogenität an der Ratte, zur Kanzerogenität an der Ratte und zur In-vitro- und In-vivo-Genotoxizität. Die akute Toxizität ist niedrig und hängt vom Ausmaß der Reizung und der Ulceration des Vormagens und der Magen-Darm-Trakt-Schleimhaut ab. Sulfit wird gut resorbiert, und schon im Magen beginnt die Oxidation zu Sulfat in Abhängigkeit vom pH-Wert. Absorbiertes Sulfit wird in Leber, Niere, Milz, Lunge und Herz durch Sulfitoxidasen zu Sulfat oxidiert und im Harn ausgeschieden. Manche Menschen und Tiere haben genetisch bedingte ungenügende Mengen von Sulfitoxidasen und vertragen daher Sulfit nur schlecht. Die biologische Wirkung von Sulfit in Tierversuchen ist bei Verabreichung im Futter oder Trinkwasser unterschiedlich. Im Futter werden Thiamin, Thiaminpyrophosphat und Folsäure zerstört, was zu Wachstumsstörungen und toxischen

Schäden im Nervensystem, Knochengewebe, den Nieren, den Fortpflanzungsorganen und der Blutbildung führt. Die Toxizität ist wesentlich geringer, wenn mit Thiamin und Folsäure angereichertes Futter verwendet wird oder wenn Sulfit im Trinkwasser verabreicht wird. Sulfite sind nicht carcinogen und nur in hohen Dosen in vitro schwach genotoxisch für Hefe, Escherichia coli und Vicia faba, aber nicht für Säugetierzellkulturen oder in vivo.
Überempfindlichkeitsreaktionen auf Sulfit in frisch gehaltenem Gemüse werden bei Asthmatikern beobachtet, welche auf Sulfit allergisch reagieren. In der Bundesrepublik ist die Behandlung von Salat und Frischgemüse mit Sulfit nicht zugelassen. Der NOEL liegt in Langzeitversuchen an der Ratte bei Verwendung von mit Thiamin angereichertem Futter bei 70 mg/kg KG, berechnet als SO_2, und ist die Basis für den von JECFA festgelegten ADI-Wert von 0,7 mg/kg KG. Die maximale mögliche Aufnahme von 49 mg kann im Vergleich zur täglichen endogenen Sulfitbildung von 1680 mg vernachlässigt werden. Da Sulfitzusatz kennzeichnungspflichtig ist, können sowohl Sulfit-sensitive Asthmatiker als auch die sehr seltene Risikogruppe mit einem genetisch bedingten Defizit an Lebersulfitoxidase den Verzehr von Sulfitrückständen vermeiden[71, 72, 73] (→ Bd. 2, 699).

Natriumnitrit E 250, *Nitritpökelsalz*
Natriumnitrit erscheint nicht als solches in der Liste der in der Bundesrepublik zugelassenen Konservierungsstoffe. Lediglich die Zusatzstoff-Verkehrsverordnung vom 10.7.1984 regelt in § 5 die Lagerung, Aufbewahrung und Kennzeichnung von Natriumnitrit, das für die Herstellung von Nitritpökelsalz bestimmt ist. Die Herstellung und Versendung von Nitritpökelsalz ist ebenfalls durch den gleichen § 5 geregelt. Nitritpökelsalz ist eine Mischung von Speisesalz mit maximal 0,5 % Natriumnitrit. Es wird ausschließlich für Fleischwaren, ausgenommen solche traditionell ohne Pökelstoffe hergestellte, verwendet, in welchen es eine bakterizide Wirkung insbesondere gegen Clostridium botulinum, verstärkt durch Kochsalz, Säuren und Erhitzung (Perigo-Effekt) entfaltet. Zusätzlich stabilisiert Nitrit die Farbe gepökelter Fleischerzeugnisse (Umrötung) durch die Umwandlung des instabilen Myoglobins in das licht-, sauerstoff- und kochfeste Nitrosomyoglobin. Außerdem beeinflußt Nitrit den Geschmack der Fleischreifung und bewirkt das typische „Pökelaroma". Für die hygienische Sicherheit gepökelter Fleischerzeugnisse sind ein Minimum von 100 mg NO_2^-/kg Fleisch nötig. Beim Erhitzen gepökelter Fleischwaren über 120 °C kann Nitrit mit den natürlichen im Fleisch vorhandenen primären und sekundären Aminen unter Bildung von Nitroso-Verbindungen reagieren, von denen einige auch carcinogen sind. Letztere treten jedoch nur in Konzentrationen von einigen 10^{-9} g/kg Fleischwaren auf. Deshalb darf Nitritpökelsalz nicht in Bratwurst verwendet werden. Für die Endprodukte sind Höchstmengen an Gesamt-Nitrit (Nitrat + Nitrit) vorgeschrieben.

Nitrit kommt in geringen Mengen in frischen pflanzlichen Lebensmitteln und im Trinkwasser vor. Unter ungünstigen, besonders bezogen auf mikrobiellen, Bedingungen kann auch das natürlich vorkommende Nitrat zu Nitrit reduziert werden. In vivo kann in dyspeptischen und magenresezierten Individuen mit bakterieller Besiedlung des Magens ebenfalls Nitrat zu Nitrit reduziert werden. Etwa 20 % des im Speichel ausgeschiedenen Nitrates wird in der Mundhöhle zu Nitrit reduziert. Ebenso wird Nitrat im Harn bei Infektion zum Teil in Nitrit umgewandelt. Nitritzusatz allein ist antimikrobiell nutzlos, da sich diese Wirkung erst in Kombination mit pH-Reduzierung und dem Zusatz von Kochsalz einstellt. Da Nitrit kein Lebensmittelzusatzstoff ist, wird seine Toxikologie hier nicht weiter behandelt. Relevante Literaturstellen sind vorhanden[74, 75, 76] (→ Bd. 3, 861; 8, 1116).

Natriumnitrat E 251, *Kaliumnitrat (Salpeter)* E 252
Diese beiden Salze erscheinen als „verschieden wirkende Stoffe" in der Zusatzstoff-Zulassungsverordnung, Anlage 2[63] für Einsatz als Konservierungsstoff bei Anchosen, aus Heringen oder Sprotten. Beide dürfen auch nach der Käseverordnung, Anlage 3[64], als Zusatz zu Käsesorten mit mindestens 4 Wochen Lagerzeit verwendet werden. Nur Kaliumnitrat darf laut der Fleischverordnung, Anlage 1[77], zum Pökeln und zur Umrötung von Rohschinken, ausgenommen Nußschinken, Lachsschinken und andere nur aus einem Teilstück bestehende Rohschinken, unter Ausschluß der gleichzeitigen Verwendung von Nitritpökelsalz in bestimmten Höchstmengen verwendet werden. Ebenso darf nur Kaliumnitrat zum Pökeln und zur Umrötung von Rohwürsten mit mindestens 4 Wochen Reifezeit unter Ausschluß der gleichzeitigen Verwendung von Nitritpökelsalz in bestimmten Höchstmengen verwendet werden. Schließlich kann Kaliumnitrat neben Nitritpökelsalz zum Pökeln und zur Umrötung von Rohschinken, ausgenommen Nußschinken, Lachsschinken und andere, nur aus einem Teilstück bestehende Rohschinken, in bestimmten Höchstmengen, abhängig vom Gesamtgehalt an Nitrit und Nitrat im Fertigerzeugnis, berechnet als KNO_3, angewendet werden.
Nitrat ist allein weder gegen Mikroorganismen wirksam, noch für Mensch und Tier gefährlich. Die konservierende Wirkung wird durch Senkung des a_w-Wertes erreicht und dadurch, daß die zu Nitrit umgewandelten Anteile bakterizid wirken. Die Umwandlung zu Nitrit im Lebensmittel ist eine Folge mikrobieller Reduktion und besonders bei nitrathaltigen pflanzlichen Lebensmitteln von Bedeutung. Die Aufnahme durch die zugesetzten Nitratmengen ist gegenüber der Aufnahme durch gedüngte Kulturpflanzen und Trinkwasser gering. Pflanzliche Lebensmittel nehmen Nitrat aus dem Boden auf und speichern es bis zum Bedarf für die Synthese von Eiweiß, Nukleinsäuren und anderen Pflanzenstoffen. Der Nitratgehalt ist äußerst variabel.
Es gibt Studien zum Stoffwechsel, zur akuten und Kurzzeittoxizität an Ratte, Hund und Rindern,

zur Reproduktionsfunktion am Meerschweinchen und Rind sowie eine Langzeitstudie an der Ratte. Nitrat wird ausschließlich und vollständig vom Dünndarm resorbiert, aber auch endogen produziert, und verteilt sich gleichmäßig im Plasma und den meisten Organgeweben. Es wird zu 50 % im Harn und der Rest im Speichel, in der Galle und im Pankreassaft ausgeschieden. Es gibt keine Kumulation. Etwa 20 % des im Speichel ausgeschiedenen Nitrats wird mikrobiell in der Mundhöhle zu Nitrit reduziert. Die akute Toxizität ist gering. Die toxischen Symptome sind hauptsächlich das Ergebnis der Methaemoglobinbildung durch geformtes Nitrit, weshalb für Trinkwasser eine Höchstmenge vorgeschrieben ist. Säuglinge unter 6 Monaten sind besonders empfindlich gegenüber Nitrat. Nitrat ist weder teratogen noch carcinogen noch genotoxisch. Die Reduktion von Nitrat zu Nitrit kann zur Bildung von Nitrosaminen führen, von denen einige als carcinogen bekannt sind. Der NOEL in der Langzeitstudie an Ratten liegt bei 500 mg/kg KG und ist die Basis für den von JECFA festgelegten ADI-Wert von 5 mg/kg KG[75, 76, 78].

Hexamethylentetramin E 239
Dieser Konservierungsstoff ist zwar in der Bundesrepublik nicht zugelassen, wird aber nach der Käseverordnung, § 28[79], bei importiertem Provolone-Käse als Restmenge bis zu einer gewissen Höhe geduldet. Seine antimikrobielle Wirkung beruht auf dem durch Hydrolyse in saurem pH-Wert abgespaltenem Formaldehyd. Letzteres reagiert mit intra- und extrazellulären Eiweißkörpern. Die mikrobizide und alkylierende Wirkung ist besser gegen Hefen und Schimmelpilze, einschließlich Viren, und weitgehend pH-unabhängig. Die Reaktion zwischen Formaldehyd und Protein führt zur Denaturierung und Härtung, erschwert aber auch die Verdaulichkeit der formylierten Produkte. Manche dieser Produkte inaktivieren intestinale Proteasen.
Es sind Stoffwechselstudien sowie Untersuchungen der akuten Toxizität, der Kurzzeittoxizität an Ratte und Maus, mehrere Multigenerationsreproduktionsstudien an Ratte und Hund, Teratogenitätsstudien an Maus, Ratte und Hund, Genotoxizitätsstudien in Drosophila und Hühnerembryonen sowie mehrere Langzeittoxizitätsstudien an Ratte und Maus vorhanden. Hexamethylentetramin ist nicht carcinogen. Nur eine Reproduktionsstudie am Hund zeigt teratogene Effekte mit einem NOEL von 15 mg/kg KG. Auf dieser Basis hat JECFA einen ADI-Wert von 0,15 mg/kg KG festgelegt[80, 81]. Formaldehyd kann mit endständigem Histidin des Caseins unter Bildung von Spinacin reagieren. Spinacin findet sich sowohl in Provolone-Käse als auch in Grana-Padano-Käse. Auf der Basis einer 90-Tage-Fütterungsstudie an der Ratte mit einem NOEL für Spinacin von 300 mg/kg KG errechnet sich ein ADI-Wert von 3 mg/kg[81] (→ Bd. 3, 255, 611; 7, 921).

Natamycin (Pimaricin) E 235
Grundsätzlich sollen Antibiotika und Chemotherapeutika, welche in der Human- und Veterinärmedizin zu therapeutischen Zwecken eingesetzt werden, nicht als Konservierungsstoffe in Lebensmitteln verwendet werden. Dieses Verbot beruht auf der Beobachtung, daß diese Substanzen bei längerem Einsatz die Entwicklung resistenter pathogener Mikroorganismen fördern und dadurch ihren therapeutischen Wert verlieren. In der Bundesrepublik darf daher Natamycin nach der Käseverordnung vom 14. 4. 1986, Anlage 3[64], nur zur Oberflächenbehandlung von Hart-, Schnittkäse und halbfestem Schnittkäse mit geschlossener Rinde oder Haut verwendet werden. Dabei darf ein vorgegebener Höchstgehalt, bezogen auf eine höchste Eindringtiefe der Randschicht von 5 mm, nicht überschritten werden. In der EG-Ratsrichtlinie 64/54/EWG vom 5. 11. 1963, zusammen mit bisher 24 Abänderungen, ist Natamycin auch noch für die Oberflächenbehandlung von Wursthüllen zugelassen.
Natamycin ist ein Polyenmakrolid und nur sehr gering in Wasser oder organischen Lösemitteln löslich. In der Humanmedizin wird es nur lokal zur Behandlung von durch Pilze oder Hefen verursachte Hautkrankheiten eingesetzt. Die antimikrobielle Aktivität richtet sich hauptsächlich gegen Schimmel- und Hefepilze. Gegen Bakterien ist es unwirksam. Der Wirkungsmechanismus greift an der Zellmembran, meistens durch Interaktion mit Sterinen, besonders Ergosterin, an, wobei die Durchlässigkeit der Membrankanäle, speziell für Kalium, erhöht wird. Gleichzeitige Reduktion des pH-Wertes in Verbindung mit Kaliumverlust führt zu Zelltod. In Resistenzuntersuchungen verarmen die Zellwände derart an Ergosterin, daß partiell in-vitro-resistente Mikroorganismen bereits in Abwesenheit von Natamycin von der Originalflora überwuchert werden. Es kann sich daher keine In-vivo-Resistenz entwickeln.
Natamycin wird nicht aus dem Gastrointestinaltrakt resorbiert. Im Magensaft, in Citronensäure und im Harn finden sich die gleichen Abbauprodukte, hauptsächlich das dimerisierte oder decarboxilierte Aglycon. Es liegen Untersuchungen zur akuten Toxizität an Maus, Ratte, Meerschweinchen, Kaninchen und Hund, Kurzzeittoxizitätsstudien an Ratte und Hund, eine 2- und eine 3-Generationsreproduktionsstudie an der Ratte sowie Langzeittoxizitätsstudien an der Ratte vor. Natamycin ist in der Ratte und im Kaninchen nicht teratogen. Es besteht kein Hinweis auf Carcinogenität. Genotoxizitätsversuche in Bakterien und in vivo sind negativ. Kurzzeittoxizitätsstudien an der Ratte mit den Abbauprodukten von Natamycin in saurer Lösung, auf Käse und auf Apfelschalen zeigen keine signifikanten toxischen Schäden. Allergien nach dermaler Applikation von Natamycin bei Patienten werden nicht beobachtet. Der NOEL bei Probanden beträgt 200 mg/Proband/Tag und ist die Basis für den von JECFA festgelegten ADI-Wert von 0,3 mg/kg KG[82, 83] (→ Bd. 1, 779; 8, 1092).

Nisin
Ein Polypeptid-Antibiotikum, produziert von Streptococcus lactis, Lancefield Gruppe N, ist zwar nach dieser EU-Ratsrichtlinie, aber nicht in

der Bundesrepublik zugelassen. Die Anwendung von Nisin beruht auf dessen Aktivität gegen Sporenbildner, wie Clostridien, in Käse, Quark und Gemüsekonserven zur Vermeidung von Blähungen. Nisin kommt natürlicherweise in Milch und Milchprodukten vor. In der Human- oder Veterinärmedizin wird Nisin therapeutisch nicht eingesetzt.

3.3.4 Fruchtbehandlungsmittel

Thiabendazol E 233
Thiabendazol ist ein Fungistatikum, das nach der Zusatzstoff-Zulassungsverordnung, Anlage 3[56], nur zur Nacherntebehandlung von Citrusfrüchten, getrockneten Citrusfruchtschalen zur Herstellung von Zitronat und Orangeat und Bananen mit festgelegten Höchstmengen an Rückständen zugelassen ist. Bei Citrusfrüchten, jedoch nicht bei Bananen, ist eine Kenntlichmachung verlangt. In der Humanmedizin wird Thiabendazol in desinfizierenden Hautsprays und oral als Vermizid gegen darmparasitäre Würmer eingesetzt. Die Anwendung bei Früchten verhindert den Schimmelbefall. In der EWG ist Thiabendazol nur zur Oberflächenbehandlung von Citrusfrüchten und Bananen erlaubt.
Die antimikrobielle Aktivität richtet sich hauptsächlich gegen Schimmelpilze. Die antimykotischen und vermiziden Wirkungsmechanismen sind unbekannt. Es besteht die Möglichkeit der Hemmung einer wurmspezifischen Fumaratreduktase. Thiabendazol wird von Ratte, Hund und Mensch gut resorbiert, zur 5-Hydroxyverbindung verstoffwechselt und als Glucuronid oder Sulfat im Harn ausgeschieden. Es gibt Untersuchungen zur akuten Toxizität an Maus, Ratte und Kaninchen, Kurzzeittoxizitätsstudien an Ratte, Hund, Schwein und einer Reihe anderer Farmtiere, eine 6-Generationsreproduktionsstudie an der Maus und eine 3-Generationsreproduktionsstudie an der Ratte sowie Langzeittoxizitätsstudien an Maus und Ratte. Thiabendazol schädigt die Reproduktionsfunktion nicht, ist nicht teratogen und nicht carcinogen. Die in-vitro- und in-vivo-Genotoxizitätsstudien sind negativ. Der NOEL im Langzeitversuch an der Ratte von 40 mg/kg KG ist die Basis für den von JECFA festgesetzten ADI-Wert von 0,3 mg/kg KG[84, 85] (→ Bd. 3, 1611).

Biphenyl E 230
Nach der Zusatzstoff-Zulassungsverordnung, Anlage 3[56], ist Biphenyl nur zur Oberflächenbehandlung von Citrusfrüchten sowie getrockneten Citrusfruchtschalen zur Herstellung von Zitronat und Orangeat mit festgelegten Höchstmengen an Rückständen zugelassen. Eine Kenntlichmachung wird verlangt. Diese Anwendung verhindert Schimmel- und Pilzbefall. Nur Spuren diffundieren in das Fruchtfleisch. Biphenyl ist wasserunlöslich, aber gut lipidlöslich und geht daher in die Öle der Fruchtschale über.
Die antimikrobielle Wirkung beruht auf der Hemmung der Carotinsynthese und Schädigung der Zellmembran von Mikroorganismen. Es gibt Untersuchungen zum Stoffwechsel, zur akuten Toxizität an Ratte, Kaninchen und Katze, Kurzzeittoxizitätsstudien an Ratte, Kaninchen, Affe und Hund, eine 4-Generationsreproduktionsstudie an der Ratte, mehrere Langzeittoxizitätsstudien an der Ratte, aber keine Genotoxizitäts- oder Teratogenitätsstudien. Resorbiertes Biphenyl wird von Ratte und Kaninchen hauptsächlich zu 4-Hydroxydiphenyl verstoffwechselt und als solches oder konjugiert mit Glucuronsäure oder als Mercaptansäuren im Harn ausgeschieden. Die akute Toxizität ist gering. Die Reproduktionsfunktion, das Wachstum, Leber und Nieren sind nur nach sehr hohen Dosen, wahrscheinlich durch Verlust an Glutathion, geschädigt. Es gibt keine Hinweise auf Carcinogenität in den Langzeittoxizitätsstudien an Ratten. Der NOEL in den Langzeitstudien an der Ratte liegt bei 50 mg/kg KG und ist die Basis für den von JECFA festgelegten ADI-Wert von 0,05 mg/kg KG[86, 87] (→ Bd 3, 178).

Orthophenylphenol E 231,
Natriumorthophenylphenolat E 232
In der Zusatzstoff-Zulassungsverordnung, Anlage 3[56], sind Orthophenylphenol und sein Natriumsalz nur zur Oberflächenbehandlung von Citrusfrüchten und getrockneten Citrusfruchtschalen zur Herstellung von Zitronat und Orangeat mit festgelegten Höchstmengen in Rückständen zugelassen. Eine Kenntlichmachung ist obligatorisch. Diese Stoffe werden ausschließlich als Schimmelschutzmittel angewendet. Nur Spuren dringen in das Fruchtfleisch ein. Orthophenylphenol ist wasserunlöslich, dagegen ist das Natriumsalz gut wasserlöslich.
Die antimikrobielle Wirkung beruht auf der Hemmung der Carotinsynthese sowie einiger Enzyme, z.B. NAD-Oxidase, und einer Schädigung der Zellmembran von Mikroorganismen. Es liegen Untersuchungen zum Stoffwechsel, zur akuten Toxizität an Ratte und Katze, Kurzzeitstudien an Ratte und Hund, Langzeittoxizitätsstudien an der Ratte und In-vitro- sowie In-vivo-Genotoxizitätsstudien vor. Die akute Toxizität ist gering, aber die Katze ist gegenüber diesen Phenolen empfindlich. Diese Stoffe werden gut resorbiert, teilweise in 2,5-Dihydroxydiphenyl umgesetzt und als 2-Hydroxydiphenylglucuronid oder -sulfat und als 2,5-Dihydroxydiphenylglucuronid oder -sulfat im Harn ausgeschieden. Es zeigt sich keine Reproduktionstoxizität und keine Teratogenität. Die Ergebnisse der Genotoxizitätsstudien sind unterschiedlich. So sind Studien an Bakterien und zur DNS-Bindung negativ, dagegen zeigen Säugerzellkulturen chromosomale Schäden und erhöhte Raten von Schwester-Chromatid-Austausch. Die älteren Langzeittoxizitätsstudien an Ratten geben keinen Hinweis auf Carcinogenität, aber es finden sich Nieren- und Blasenepithelschäden bei hohen Dosen. Neuere japanische Langzeittoxizitätsstudien an der Maus zeigen keine eindeutige Carcinogenität. Dagegen wird bei Ratten eine dosisabhängige Erhöhung der Nephritisinzidenz und eine Zunahme von Harn-

blasentumoren inklusive Karzinomen gefunden. Bei hohen Dosen erscheint freies 2,5-Dihydroxydiphenyl im Harn, dessen Semichinon und 2-Phenyl-p-benzochinon carcinogen sind. Gegenwärtig liegt der NOEL in den älteren Langzeituntersuchungen an der Ratte bei 100 mg/kg KG als Basis für den von JECFA festgelegten temporären ADI-Wert von 0,2 mg/kg KG. Die neueren Ergebnisse lassen eine gründlichere Langzeittoxizitätsstudie mit Dosen unter 250 mg/kg KG als nötig erscheinen[88, 89] (→ Bd. 7, 487).

3.3.5 Kaltsterilisierhilfsmittel

Dimethyldicarbonat E 242
Dimethyldicarbonat (DMDC) ist in den Anhängen der Zusatzstoff-Zulassungsverordnung nicht aufgelistet. Jedoch enthält § 3[4] der Verordnung den Hinweis, daß DMDC für die Verwendung bei fruchtsafthaltigen Erfrischungsgetränken, Limonaden und Brausen, ausgenommen klare und kohlensäurehaltige Erzeugnisse, und für entalkoholisierten Wein als Kaltsterilisierungsmittel zugelassen ist. Die maximale Zusatzmenge ist auf 250 mg/l beschränkt. DMDC darf bei Abgabe an den Verbraucher im Getränk nicht nachweisbar sein. Dieser Stoff zerfällt innerhalb kurzer Zeit in wäßriger Lösung in Methanol und CO_2, welche keine mikrobielle Wirkung haben. Daher sind mit DMDC behandelte Getränke nur so lange vor mikrobiellem Verderb geschützt, wie sie in dicht verschlossenen Behältern aufbewahrt werden. In Wein und Säften entstehen neben Methanol und CO_2 auch Dimethylcarbonat, Methylethylcarbonat und kleine Mengen von Carbomethoxyaddukten von Aminen, Zuckern und Fruchtsäuren. In Gegenwart von NH_4^+-Ionen können sich Spuren von Methylcarbamat bilden. Die Zulassung in der EG-Rahmenrichtlinie ist in Vorbereitung.
Die antimikrobielle Wirkung betrifft hauptsächlich Hefen und Schimmelpilze, aber alle vorhandenen Mikroben werden abgetötet. Der Wirkungsmechanismus beruht auf Schädigung der Zellmembran und auf Reaktionen mit SH-haltigen intrazellulären Enzymen. Stoffwechseluntersuchungen entfallen wegen des Zerfalls in wäßriger Lösung. Es gibt Untersuchungen zur akuten Toxizität an Maus und Ratte, Kurzzeittoxizitätsstudien mit einem behandelten Fruchtsaft an Ratte und Hund, eine 3-Generationsreproduktionsstudie an der Ratte, eine Teratogenitätsstudie an der Ratte, In-vitro- und In-vivo-Genotoxizitätsstudien sowie Langzeittoxizitätsstudien an Maus und Ratte. Es gibt keine Hinweise auf Genotoxizität, Reproduktionstoxizität, Teratogenität, Carcinogenität oder chronische Toxizität trotz Behandlung des untersuchten Fruchtsaftes mit dem 16fachen der erlaubten Dosis.
Dimethylcarbonat und Methylethylcarbonat werden durch Leber- und Nierenesterasen hydrolysiert. Die akute Toxizität in Maus und Ratte ist gering. Kurzzeittoxizitätsstudien an der Ratte sowie eine Teratogenitätsstudie mit Methylethylcarbonat zeigen keine behandlungsbezogenen toxischen Schäden. Eine Reihe von Carboxymethylierungsaddukte verschiedener Aminosäuren zeigen unterschiedliche Hydrolysierungsraten. Die akute Toxizität von 12 dieser Verbindungen ist äußerst gering. Methylcarbamat, das Reaktionsprodukt mit Ammonium-Ionen, welche in manchen Weinen und Fruchtsäften vorhanden sind, wurde gründlich untersucht. Es gibt hierzu Untersuchungen zum Stoffwechsel, zur Kinetik, zur akuten und Kurzzeittoxizität an Maus und Ratte, Langzeittoxizitätsstudien an Maus und Ratte sowie spezielle Carcinogenitätsstudien an der Maus, zahlreiche In-vitro- und In-vivo-Genotoxizitätsstudien sowie Immunotoxizitätsstudien an der Maus. Genotoxizität war nicht nachweisbar, aber in Langzeitstudien an F-344-Ratten werden Leberkarzinome bei hohen Dosen gefunden. Wistar-Ratten und -Mäuse zeigen keine carcinogenen Effekte. Der NOEL in F-344-Ratten liegt bei 100 mg/kg KG. Im Vergleich dazu beträgt die Exposition des Verbrauchers mit Methylcarbamat in behandelten Getränken bei maximal 20 µg/l, so daß hier eine Sicherheitsspanne von mehreren Größenordnungen vorliegt. Somit ist ein gesundheitliches Risiko für den Verbraucher nicht vorhanden. Die bei der Behandlung mit DMDC entstehenden Methanolmengen sind in etwa den in natürlichen Fruchtsäften und alkoholischen Getränken vorkommenden Mengen gleich und sind daher toxikologisch unbedeutend. In Anbetracht dieser Überlegungen ist gegen die Verwendung von DMDC in der vorgeschlagenen Konzentration von 250 mg/l nichts einzuwenden[90, 91, 92].

3.4 Süßstoffe

3.4.1 Süßung

Geschmackswirksame, süß schmeckende Verbindungen sind häufig Inhaltsstoffe von Nahrungsmitteln, welche gegenüber einer Verarbeitung ziemlich beständig sind. Aus ernährungsphysiologischen Gründen soll jedoch ein überhöhter Verbrauch an Saccharose vermieden werden, weil dies die Entwicklung von Zahnkaries und Übergewicht fördert. Für Diabetiker sind Stoffe, die gesundheitlich unbedenklich, aber lebensmitteltechnologisch brauchbar sind und süß wie Saccharose schmecken, jedoch weder den Insulinhaushalt belasten, noch Energie liefern, von wesentlicher Bedeutung.
Schon Ende des 19. Jahrhunderts wurde nach künstlichen Süßstoffen mit hoher Süßkraft und geringem Kalorienwert gesucht. Dies führte zur Entdeckung des Thaumatins (Tamins) aus der Katemfe-Frucht, des Saccharins sowie der neueren synthetischen Süßstoffe, wie Cyclamat, Aspartam, Acesulfam und anderen.

3.4.2 Zulassungsanforderungen nach der novellierten Zusatzstoff-Zulassungsverordnung

In der Bundesrepublik sind nach der Zusatzstoff-Zulassungsverordnung, § 6a[93], geändert durch die Verordnung vom 20.6.1990[94], die in Anlage 7 Liste A aufgeführten Süßstoffe bei Einhaltung von festgesetzten Höchstmengen zur Herstellung von in Anlage 7 Liste B genannten Lebensmitteln und zur Herstellung von Tafelsüßen zugelassen.

Liste A, Anlage 7 ZZulV.
In der BRD zugelassene Süßstoffe

1. Benzoesäuresulfimid, Natrium-, Kalium-, Calciumbenzoesäuresulfimid (Saccharin)
2. Cyclohexylsulfaminsäure, Natrium-, Kaliumcyclamat (Cyclamat)
3. Aspartam
4. Acesulfam-Kalium

Liste B, Anlage 7 ZZulV.
Lebensmittel, denen bestimmte Süßstoffe zugesetzt werden dürfen (Angabe mit Nr.)

1. Brennwertverminderte Erfrischungsgetränke einschließlich tee-extrakthaltige Getränke und Getränke mit Extrakten aus teeähnlichen Erzeugnissen, Lebensmittel zur Herstellung dieser Getränke 1 bis 4
2. Kaugummi ohne Zusatz von Mono- und Disacchariden sowie Maltodextrinen 1, 3, 4
3. Süße Suppen und süße Soßen, Puddinge und verwandte Erzeugnisse, Geleespeisen, Cremespeisen, Rote Grütze und verwandte Erzeugnisse, jeweils brennwertvermindert oder ohne Zusatz von Mono- und Disacchariden sowie Maltodextrinen 3, 4
4. Brennwertverminderte Erzeugnisse unter überwiegender Verwendung von Milch oder Milcherzeugnissen hergestellt, a) mit Fruchtzubereitungen, b) mit anderen Zubereitungen als Fruchtzubereitungen 3, 4
5. Zuckerwaren, Marzipan, marzipanähnliche Erzeugnisse und Nougaterzeugnisse, jeweils ohne Zusatz von Mono- und Disacchariden sowie Maltodextrinen 3, 4
6. Eßoblaten 1, 4
7. Feinkostsalate, ausgenommen Fischsalate 1, 3, 4
8. Fischsalate, Fischmarinaden, marinierte Brat- und Kochfischwaren, Anchosen, Fischerzeugnisse in Gelee, Fischdauerkonserven 1, 3, 4
9. Mayonnaisen, Salatsoßen, Relishes, Meerrettich 1, 3, 4
10. Speisesenf, Würzsoßen 1, 3, 4
11. Gemüse-Sauerkonserven 1, 4
12. Obstkonserven ohne Zusatz von Mono- und Disacchariden sowie Maltodextrinen 3, 4

Die jeweils zugelassenen Süßstoffe sind durch die Nummern in Liste A gekennzeichnet. Auf die Auflistung der einzelnen zugelassenen Höchstmengen wird im Hinblick auf die Änderung der Ratsrichtlinien der EU verzichtet.
Für die entsprechenden Lebensmittel gelten eine Reihe von Kennzeichnungsvorschriften. So ist bei Tafelsüßen die Süßkraft anzugeben, bei Tafelsüßen und Lebensmitteln mit Aspartam der Hinweis „enthält Phenylalanin", bei Tafelsüßen mit Aspartam der Hinweis „nicht zum Backen und Kochen geeignet", bei Tafelsüßen mit gleichzeitiger Verwendung von D-glucosehaltigen Zuckerarten und Maltodextrinen der Hinweis „für Diabetiker nicht geeignet".
Außerdem sind jetzt in der Bundesrepublik die folgenden Zuckeraustauschstoffe zugelassen. Diese sind in Liste C zusammengefaßt.

Liste C, Zuckeraustauschstoffe in Anlage 2 der ZZulV.

1. Isomalt
2. Sorbit (Sorbitol)
3. Xylit (Xylitol)
4. Maltitsirup
5. Mannit (Mannitol)

Liste D beschreibt die verschiedenen Lebensmittel, für welche Zuckeraustauschstoffe jetzt zugelassen sind. Ausgenommen von diesen Lebensmitteln sind Fleisch und Fleischerzeugnisse, Milch und Milcherzeugnisse, Eiprodukte, Speiseeis und Aromen.

Liste D, Anlage 2 ZZulV.
Lebensmittel, für welche Zuckeraustauschstoffe der Liste C zugelassen sind

1. Isomalt: Lebensmittel allgemein, ausgenommen Getränke, Zuckerwaren, Kaugummi, Marzipan, marzipanähnliche Erzeugnisse, Nougaterzeugnisse, Tafelsüßen, Hart- und Weichkaramellen
2. Sorbit: Lebensmittel allgemein, ausgenommen Getränke, Zuckerwaren, Kaugummi, Hart- und Weichkaramellen, Marzipan, marzipanähnliche Erzeugnisse, Nougaterzeugnisse
3. Xylit: Lebensmittel allgemein, ausgenommen Getränke, Zuckerwaren, Kaugummi, Hart- und Weichkaramellen, Marzipan, marzipanähnliche Erzeugnisse, Nougaterzeugnisse
4. Maltitsirup: Lebensmittel allgemein, ausgenommen Getränke, Zuckerwaren, Kaugummi, Marzipan, marzipanähnliche Erzeugnisse, Nougaterzeugnisse
5. Mannit: Kaugummi, Hart- und Weichkaramellen

Bei mehr als 10 % Zuckeraustauschsumme sind Art und Menge der verwendeten Stoffe zu kennzeichnen zusammen mit dem Warnhinweis „kann bei übermäßigem Verzehr abführend wirken".
Die Diätverordnung[95] läßt in § 8 trotz der Änderung der LebensmittelzusatzstoffVO nur die Süßstoffe Saccharin und sein Natrium-, Kalium- und Calciumsalz sowie Cyclamat und Natrium- und Kaliumcyclamat unter Umständen zu, die einen Austausch von Zucker erfordern. Für Aspartam und Acesulfam-Kalium werden weiterhin Ausnahmegenehmigungen für Verwendung in diätetischen Lebensmitteln benötigt. Für Diabetiker

sind ebenfalls nur die Zuckeraustauschstoffe Mannit, Sorbit und Xylit in diätetischen Lebensmitteln zugelassen. Fructose ist den Zuckeraustauschstoffen gleichgestellt.
Für den von der EU-Kommission vorbereiteten Vorschlag einer Richtlinie über Süßungsmittel wurde am 11.11. 1993 im Ministerrat ein gemeinsamer Standpunkt verabschiedet[96]. Darin sind noch die Süßstoffe Thaumatin E 957 und Neohesperidin DC E 959 sowie die Zuckeraustauschstoffe Maltit E 965 und Lactit E 966 aufgenommen. Die vorgeschlagenen Zulassungen für Lebensmittel weichen in ihren Einzelheiten erheblich von der Regelung in der Bundesrepublik ab.
Technologisch gesehen werden Süßstoffe in zwei Gruppen eingeteilt:

a) *Intensive Süßstoffe:* Saccharin, Cyclamat, Aspartam, Acesulfam-K, Thaumatin, Neohesperidin DC (Dihydrochalcon), Steviosid
b) *Zuckeraustauschstoffe:* Polyole wie Sorbit, Xylit, Maltit, Isomalt, Mannit, Lactit, hydrogenierter Glucosesirup

Da Süßstoffe unterschiedliche relative Süßigkeit und unterschiedliche Qualitäten des süßen Geschmacks besitzen, werden sie häufig als Mischungen angewendet, wobei sich die Wirkungen addieren oder sogar verstärken. Die Verwendung intensiver Süßstoffe wird meistens gesetzlich durch Beschränkung auf bestimmte Lebensmittel und die Festlegung von Höchstwerten geregelt, um ein Überschreiten des jeweiligen ADI-Wertes zu vermeiden. Für Polyole sind ebenfalls gewisse Anwendungsbeschränkungen vorgesehen, aber technologisch sind Zusätze bis zu 10 % notwendig, um den gewünschten Effekt zu erzielen.

3.4.3 Polyole

Als Alternative zum Zucker bieten sich hydrierte Monosaccharide (C_5–C_6) an. Sie haben einen geringeren Brennwert, weil sie kaum resorbiert noch im selben Maße verstoffwechselt werden. Keines der Polyole kann als nichtkariogen bezeichnet werden. In Versuchen an Tieren und Probanden erwiesen sie sich als weniger kariogen als Zucker, da die Fermentation durch die Mundflora geringer ist. Ihre laxierende und blähende Wirkung ist die Folge einer osmotischen Diarrhoe durch nicht absorbierte Polyole und deren Metaboliten im Lumen des Gastrointestinaltrakts. Die laxierende Wirkung hängt vom Süßstoff, der Dosisverteilung, dem Alter und der individuellen Anfälligkeit des Verzehrers ab. Die laxierende Dosis kann zwischen 10 g und 90 g oder mehr liegen. Über Anpassung an die laxierende Wirkung wird berichtet. Eine Aufnahme bis zu 20 g pro Tag verursacht keine unerwünschte Laxierung.
Verschiedene Polyole haben eine Lösungswärme und erzeugen daher bei Auflösung im Mund eine Kühlwirkung. Sie werden auch als Feuchthaltemittel, zur Vermeidung von Karamellisierung, zur Vermittlung eines Mundgefühls bei Limonaden und zur Verhinderung der Kristallisierung in Eiscremes verwendet. Die hohe Anwendungsrate von Polyolen in Lebensmittelzubereitungen verhindert, daß bei der toxikologischen Prüfung eine hundertfache oder höhere Dosierung in der Nahrung von Versuchstieren erreicht werden kann. Dies wird angestrebt, um eine Dosis-Wirkungsbeziehung und einen angemessenen Sicherheitsfaktor für die Festlegung eines ADI-Wertes zu erarbeiten. Die Verfütterung hoher Dosen führt aber zu schweren Stoffwechselimbalanzen und physiologischen Störungen, besonders des Calciumhaushaltes und anderer Elektrolythaushalte und weiter zu Nierenbecken-Nephrocalcinose, Nebennierenmarkhyperplasie und sogar zu Phäochromocytomen. Diese Ergebnisse sind von zweifelhafter Bedeutung für die Sicherheitsbewertung dieser Stoffe. Versuche, durch hohe Dosen eine potentielle Toxizität nachzuweisen, sind nicht sinnvoll und daher die Festlegung eines ADI-Wertes nicht angebracht[97].

Isomalt E 953
Isomalt, Palatinit®, ist eine equimolekulare Mischung von 6-*O-alpha*-D-glucopyranosyl-D-sorbit und 1-*O-alpha*-D-glucopyranosyl-D-mannit-dihydrat. Die vorhandenen Untersuchungen umfassen Studien zur akuten Toxizität an der Ratte, Kurzzeittoxizitätsstudien an Ratte und Hund, Stoffwechselstudien an Ratte und Schwein, Langzeittoxizitätsstudien an Maus und Ratte, eine 4-Generationsreproduktionsstudie an der Ratte sowie Teratogenitätsstudien an Ratte und Kaninchen. Nur In-vitro-Genotoxizitätsuntersuchungen sind vorhanden. Es gibt zahlreiche Verträglichkeitsstudien an gesunden Probanden und Diabetikern. Isomalt wird durch Disaccharidasen des Dünndarms teilweise hydrolysiert und durch die Dickdarm-Mikroflora komplett verstoffwechselt. Isomalt ist weder genotoxisch noch teratogen, ist nicht carcinogen und stört nicht die Reproduktionsfunktion. In Langzeittoxizitätsstudien an Maus und Ratte findet man einen vergrößerten Dickdarm und Nephrocalcinose des Nierenbeckens in der Ratte. Diese Befunde sind für die Bewertung der Sicherheit für den Menschen nicht relevant. Die laxierende Dosis liegt bei 20–30 g/Tag. JECFA hat einen ADI-Wert „nicht spezifiziert" festgelegt, während der EG Wissenschaftliche Lebensmittelausschuß die Verwendung in Lebensmitteln als „akzeptabel" erachtet[98, 99].

Sorbit E 420
Sorbitol kommt in vielen Früchten, Beeren und Pflanzen vor. Es gibt Studien zum Stoffwechsel, zur akuten Toxizität an Maus und Ratte, Kurzzeittoxizitätsstudien an Ratte, Kaninchen und Hund, Langzeittoxizitätsstudien an Ratte und Hund, eine 3-Generationsreproduktionsstudie an der Ratte, Teratogenitätsstudien an Ratte und Kaninchen, mehrere Genotoxizitätsstudien und zahlreiche Verträglichkeitsstudien an gesunden Probanden und Diabetikern. Sorbit wird nur langsam resorbiert und zu CO_2 und Wasser über Glucose und Fructose verstoffwechselt. Die toxikologischen Untersuchungen zeigen keine Hinweise auf Carci-

nogenität, Teratogenität, Störung der Reproduktionsfunktion oder Genotoxizität. Die Langzeittoxizitätsstudien zeigen die für Polyole charakteristische Störung des Calciumstoffwechsels, Nephrocalcinose des Nierenbeckens und Hyperplasie des Nebennierenmarks. Die laxierende Dosis für den Menschen liegt bei 50 g/Tag. JECFA hat einen ADI-Wert „nicht spezifiziert" festgelegt, während der EG Wissenschaftliche Lebensmittelausschuß die Verwendung in Lebensmitteln als „akzeptabel" erachtet[100, 101, 102] (→ Bd. 7, 796; 229).

Xylit E 967
Xylitol kommt in bestimmten Früchten und Gemüsen vor. Es ist auch ein intermediärer Metabolit des Kohlenhydratstoffwechsels als Teil des Pentose-Phosphat-Shunts. Es gibt sehr zahlreiche Studien des Stoffwechsels, der akuten Toxizität an Maus, Ratte und Kaninchen, der Kurzzeittoxizität an Ratte, Hund und Affe, zwei 3-Generationsreproduktionsstudien an der Ratte und eine an der Maus, Teratogenitätsstudien an Ratte und Kaninchen, mehrere Langzeittoxizitätsstudien an Maus, Ratte und Hund, In-vivo- und In-vitro-Genotoxizitätsstudien, spezielle Studien zum Stoffwechsel und zur Kinetik in adaptierten und nichtadaptierten Ratten und Schweinen, Studien zur Bildung von Oxalat an Maus und Ratte sowie zahlreiche Studien an gesunden Probanden und Diabetikern über Kinetik, Stoffwechsel, Einfluß auf Enzymaktivitäten und klinische Parameter, Verträglichkeit, Oxalatbildung und Xylitbelastung und Verträglichkeit bei Kindern.
Xylit hat eine geringe akute Toxizität, ist nicht genotoxisch oder teratogen, beeinträchtigt nicht die Reproduktionsfunktion, ist nicht carcinogen, verändert das Spektrum der Darmflora, erhöht nicht die Oxalatausscheidung im Menschen, aber in Ratten und Mäusen mit Vitamin-B$_6$-Mangel und verursacht die für hochdosierte Polyole charakteristischen Veränderungen im Nierenbecken und Nebennierenmark. Die Langzeittoxizität zeigt geringfügige Hepatotoxizität. Eine Aufnahme von 50 g/Tag kann zu Laxierung führen. JECFA hat einen ADI-Wert „nicht spezifiziert" festgelegt, während der EU Wissenschaftliche Lebensmittelausschuß die Verwendung in Lebensmitteln als „akzeptabel" erachtet[103, 104, 105, 106] (→ Bd. 9, 1216).

Maltitsirup E 965
Maltitsirup ist eine Mischung von Stoffen, die durch enzymatische Hydrolyse von Stärke zu hochgradig maltosehaltigen Glucosesirup und anschließender Hydrierung zwecks Reduzierung aller freien Aldehydgruppen gewonnen werden. Die Hauptkomponente ist Maltit, das 4-O-alpha-D-glucopyranosil-D-sorbit, die reduzierte Maltose. Es gibt mehrere Stoffwechselstudien an Maus, Ratte, Hund, Kaninchen und Menschen, akute Toxizitätsstudien an Maus und Ratte, Kurzzeittoxizitätsstudien an Ratte und Hund, eine 3-Generationsreproduktionsstudie an der Ratte, eine Teratogenitätsstudie an der Ratte, mehrere In-vitro-Genotoxizitätsstudien in Bakterien und Säugetierzellkulturen, mehrere Langzeittoxizitätsstudien an der Ratte sowie eine Langzeittoxizitätsstudie mit Maltit an der Ratte. Zahlreiche Verträglichkeitsstudien an gesunden Probanden und Diabetikern sind vorhanden.
Maltitsirup wird langsam zu Glucose und Sorbit im Dünndarm hydrolisiert und im Dickdarm auch durch die bakterielle Flora verstoffwechselt. Die akute Toxizität ist gering. Maltitsirup ist nicht genotoxisch, nicht teratogen, nicht carcinogen und stört nicht die Reproduktionsfunktion. Die Langzeitstudie mit Maltit zeigt die für Polyole charakteristischen Nephrocalcinosen des Nierenbeckens, Nebennierenmarkhyperplasien und Phäochromocytome. Die in weiblichen Ratten gefundene erhöhte Rate von Mammatumoren liegt innerhalb des Rahmens der historischen Kontrollen. Eine Aufnahme von 30–50 g kann zu Laxierung führen. JECFA hat einen ADI-Wert „nicht spezifiziert" festgelegt, während der EU Wissenschaftliche Lebensmittelausschuß die Verwendung von Maltitsirup in Lebensmitteln als „akzeptabel" erachtet[107, 108, 109].

Mannit E 421
Mannitol ist ein Strukturisomer von Sorbit. Er kommt natürlicherweise im Menschen vor. Es gibt Studien des Stoffwechsels, der akuten Toxizität an Maus und Ratte, Kurzzeittoxizitätsstudien an Maus, Ratte und Affe, Teratogenitätsstudien an Maus, Ratte und Hamster, In-vitro- und In-vivo-Genotoxizitätsstudien, mehrere Langzeittoxizitätsstudien an Maus und Ratte sowie mehrere Verträglichkeitsstudien am Menschen, aber keine Reproduktionsstudien. Resorption ist gering und resorbiertes Mannit wird zu Fructose dehydroniert, welche dann weiter normal verstoffwechselt wird. Die akute Toxizität ist sehr gering. Mannit ist weder genotoxisch noch teratogen. Die bei Polyolen üblichen Befunde in den Nieren und Nebennieren werden auch in den Langzeittoxizitätsstudien gefunden. Die laxierende Wirkung liegt bei 10–20 g/Tag. JECFA hat einen ADI-Wert „nicht spezifiziert" festgelegt, während der EU Wissenschaftliche Lebensmittelausschuß die Verwendung von Mannit als „akzeptabel" einstuft[110, 111] (→ Bd. 8, 812).

3.4.4 Intensive Süßstoffe

Saccharin, Natrium-, Kalium-, Calciumsalz E 954
Saccharin ist ein Benzoesäuresulfimid, das üblicherweise als Natriumsalz, selten als Kalium- oder Calciumsalz angewendet wird. Bei der Synthese des Remsen-Fahlberg-Prozesses fallen als Verunreinigung *o*-Toluolsulfonamid (OTS) und *p*-Toluolsulfonamid an, die in den Reinheitskriterien auf 10 mg/kg Substanz beschränkt sind. Bei der Synthese des Maumee-Prozesses fällt kein OTS an. Saccharin hat etwa die 450fache Süßkraft der Saccharose und einen leicht bitteren Nachgeschmack. Es gibt eine sehr große Anzahl von Toxizitätsstudien. Saccharin wird in Ratte, Meerschweinchen und Affe rasch resorbiert und unverändert zum Teil in den Faeces, der Rest im Urin ausgeschie-

den. Der Mensch eliminiert fast 99 % im Harn. In Säugetieren gelangt Saccharin in das fetale Gewebe mit Ausnahme des zentralen Nervensystems und verteilt sich gleichmäßig. o-Sulfamoylbenzoesäure ist nur in Spuren als Metabolit im Harn vorhanden. Verfütterung von Tryptophan und Saccharin führt in männlichen Ratten zu einer saccharindosisabhängigen erhöhten Ausscheidung von Indikan, einem Co-Carcinogen. Der mikrobielle Abbau von Proteinen und Tryptophan im Coecum zu Indol und weiter zu Indikan ist eine mögliche Quelle. Beim Menschen findet sich Indikan nur in geringen Mengen.
Saccharin wird weder von Ratte, Maus, Hamster, Kaninchen, Merschweinchen, Hund, Affe oder Mensch verstoffwechselt. Die akute Toxizität in Maus, Ratte, Hamster, Kaninchen und Hund ist gering. Kurzzeittoxizitätsstudien an Ratte, Hund und Affe sind vorhanden. Es gibt noch eine 6-Generationsreproduktionsstudie an der Maus und mehrere 1- bis 2-Generationsreproduktionsstudien sowie eine 3-Generationsreproduktionsstudie an der Ratte. Teratogenitätsstudien an Maus, Ratte und Kaninchen sowie mehrere In-vitro- und in-vivo-Genotoxizitätsstudien sind vorhanden. Es gibt eine große Anzahl von Carcinogenitätsstudien mit oraler sowie anderer Expositionsroute, besonders des Blasenepithels, und Promotionsstudien. Mehrere Langzeittoxizitätsstudien an Maus und Ratte zeigen in hohen Dosen nur bei männlichen Ratten schon als Feten bei In-utero-Belastung Blasentumore. Studien an Probanden ergeben keine besonderen toxischen oder allergischen Reaktionen. Epidemiologische Studien am Menschen bringen keine Beweise für ein durch Saccharin bedingtes erhöhtes Auftreten von Blasentumoren.
Zahlreiche weitere Studien befassen sich mit Resorption, Verteilung und Ausscheidung sowie der relevanten Kinetik, mit dem Einfluß auf verschiedene Enzymaktivitäten, auf Nierenfunktion, auf Harnzusammensetzung, auf das Blasenepithel und auf Futter- und Wasseraufnahme von Ratten und Affen. Es gibt ferner Carcinogenitäts-Promotionsstudien an Ratten mit besonderem Augenmerk auf Blasenepithelproliferation, Studien zu der Bedeutung einer Exposition während der Laktationsperiode, zum Einfluß auf die Verdauung und eine weitere äußerst komplex angelegte 2-Generationsreproduktionsstudie an der Ratte zur Erfassung der Dosis-Wirkungsbeziehung und des Einflusses auf Feten der In-utero-Exposition auf das Auftreten von Blasentumoren.
Die jüngsten Ergebnisse weisen auf eine Dosis von 3 % Saccharin im Futter von Ratten als Schwellenwert für das Auftreten von Blasentumoren hin. Bei dieser Dosis ist die Nierenkapazität zur Ausscheidung gesättigt und Jungtiere zeigen Blut- und biochemische Veränderungen. Das dosisabhängige Auftreten von Blasenkarzinomen nach Einnahme von Saccharin in Abwesenheit eines Initiators tritt nur bei der männlichen Ratte in Erscheinung, wenn diese auch während der neonatalen Periode exponiert wird. Der Mechanismus dieser Initiation ist unbekannt. Die unterschiedlichen Ergebnisse der Genotoxizitätsstudien erklären sich durch die ausschließliche Gegenwart des Saccharin-Anions bei physiologischem pH-Wert. Dieses ist weder elektrophil noch bindet es an DNS. Nur hohe Dosen verursachen in vivo und in vitro chromosomale Schäden und stehen im Gegensatz zu den Ergebnissen der Langzeit- und Tumor-Initiation-Promotionstudien. Die Bedingungen für die hyperplastische und Tumorpromotionsaktivität am Blasenepithel bei Konzentrationen von 5 % und mehr Saccharin sind unspezifisch und schließen eine erhöhte Konzentration von Natrium-Ionen bei erhöhtem pH-Wert ein. Sie finden sich auch bei Einnahme anderer organischer Anionen. Die Beweise für einen ursächlichen Zusammenhang mit der gesteigerten mikrobiellen Aktivität der Darmflora wegen eines überhöhten Angebotes unverdauter Kohlenhydrate und Proteine nach Saccharineinnahme sind nicht überzeugend. Die Induktion von Blasentumoren in männlichen Ratten ist daher für die Risikoabschätzung beim Menschen nicht relevant. Epidemiologische Studien über eine Verbindung zwischen Blasenkrebs und Saccharinaufnahme sind negativ. Der mögliche NOEL in der neuesten 2-Generationsreproduktionsstudie liegt bei 500 mg/kg KG und stimmt mit dem NOEL in der Langzeitstudie an Affen überein. Auf dieser Basis legt JECFA einen Gruppen-ADI-Wert von 5 mg/kg KG fest. Der EU Wissenschaftliche Lebensmittelausschuß verbleibt vorerst bei einem vorläufigen ADI-Wert von 2,5 mg/kg KG, hält aber eine spezifische Warnung für schwangere Frauen auf Grund der neuen Ergebnisse mit In-utero-Exposition für nicht mehr erforderlich[112, 113, 114, 115, 116].

Cyclamat, Natriumcyclamat, Calciumcyclamat
E 952
Die Cyclamate sind die Salze der Cyclohexylaminsulfonsäure. Sie haben etwa die 35fache Süßkraft der Saccharose und verstärken den Süßeffekt von Saccharin. Die möglichen Verunreinigungen sind Cyclohexylamin und Dicyclohexylamin. Es gibt Untersuchungen zum Stoffwechsel, zur akuten Toxizität an Maus und Ratte, Kurzzeittoxizitätsstudien an Ratte, Meerschweinchen, Hamster, Affe und Mensch, eine 3-Generationsreproduktionsstudie an Ratten, eine 6-Generationsreproduktionsstudie an der Maus, eine 2-Generationsreproduktionsstudie am Hund, mehrere Teratogenitätsstudien an Maus, Ratte, Kaninchen und Hühnerembryonen, mehrere In-vitro- und In-vivo-Genotoxizitätsstudien, Langzeittoxizitätsstudien an Maus und Ratte, eine Langzeittoxizitätsstudie an weiblichen Ratten mit durch Instillation von N-Methyl-N-nitrosoharnstoff vorbehandelten Blasen und klinische Studien an Probanden.
Cyclamat wird von Ratte, Kaninchen, Hund und Mensch im Darmtrakt zu etwa 40 % resorbiert, der Rest wird dosisabhängig unverändert in den Faeces ausgeschieden. Resorbiertes Cyclamat wird unverändert im Harn eliminiert. Cyclamat gelangt in das Gewebe des Fetus und in die Muttermilch von Ratte und Hund. Cyclamat wird im Darm stark ionisiert und kann laxierend wirken.

Die mikrobielle Darmflora von Ratte, Hund, Kaninchen, Affe und Menschen wandelt Cyclamat in Cyclohexylamin um. Die Konversionsrate kann bis 50 % steigen und ist individuell verschieden. Cyclohexylamin, aber nicht Cyclamat, besitzt pharmakologische Aktivität. Die Verstoffwechselung von Cyclamat zu Cyclohexylamin wird in zahlreichen Versuchen an Ratte, Meerschweinchen, Kaninchen, Affe, Schwein und Menschen bestätigt. Dies ist für die gesundheitliche Bewertung wichtig, weil Cyclohexylamin Hodenatrophie verursacht. Cyclamat ist nicht carcinogen, kann aber zusammen mit Saccharin als Promotor für Blasentumore in Ratten wirken. Cyclamat schädigt weder die Reproduktionsfunktion noch ist es genotoxisch oder teratogen.
Für Cyclohexylamin gibt es ebenfalls zahlreiche toxikologische Untersuchungen. Es wird praktisch voll resorbiert und zu 95 % unverändert ausgeschieden. Die akute Toxizität in Maus, Ratte und Kaninchen ist höher als die von Cyclamat. Die pharmakologischen Effekte sind praktisch ausschließlich indirekter sympathomimetischer Natur und ähneln denen der Pressoramine. Kurzzeittoxizitätsstudien an Ratte, Meerschweinchen, Kaninchen und Hund zeigen nur bei der Ratte nach 90 Tagen Hodenschäden und verminderte Spermatogenese. Die Ergebnisse der Genotoxizitätsstudien sind unterschiedlich, wobei einige In-vivo-Studien chromosomale Schäden zeigen, während andere In-vivo-Studien und In-vitro-Studien keine überzeugenden positiven Ergebnisse zeigen. Cyclohexylamin ist nicht teratogen. Hohe Dosen vermindern die Fertilität und die Wurfgröße. Der NOEL in Langzeitstudien an der Maus liegt bei 100 mg/kg KG. JECFA legt für Cyclamat einen ADI-Wert von 11 mg/kg KG fest auf Basis der Toxizität des Cyclohexylamins und einer Konversionsrate von 30 % für die im Darm nicht resorbierten 60 % des aufgenommenen Cyclamats. Daraus errechnet sich ein NOEL für Cyclamat von 1100 mg/kg KG. Der EU Wissenschaftliche Lebensmittelausschuß hat wegen der noch bestehenden Unklarheiten nur einen vorläufigen ADI-Wert von 11 mg/kg KG festgelegt[117, 118, 119, 120, 121]. Neuere Daten werfen jedoch weitere Fragen bezüglich der Konversionsrate des im Darm verfügbaren Cyclamats und der Wahl des Sicherheitsfaktors auf und führen zu einem Vorschlag von 1,5 mg/kg KG als ADI-Wert. Zur Festlegung eines endgültigen ADI-Wertes werden weitere Untersuchungen über die intra-individuellen Schwankungen in der Konversionsrate beim Menschen in Abhängigkeit von der Zeit benötigt. Außerdem sind Kurzzeitstudien mit Cyclohexylamin über die Hodenempfindlichkeit in Affen als menschennahe Tierspezies durchzuführen (→ Bd. 3, 374).

Aspartam E 951
Dieser Süßstoff ist der Methylester des Dipeptids aus Phenylalanin und Asparaginsäure. Er hat etwa die 180fache Süßkraft von Saccharose. Bei Erwärmen in saurem Milieu und während der Herstellung bildet sich ein Benzyldiketopiperazin (DKP). Im Gegensatz zu anderen intensiven Süßstoffen liefert Aspartam 16,8 KJ/g. Es gibt Untersuchungen zum Stoffwechsel an Ratte, Maus, Kaninchen, Hund und Affe, zur akuten Toxizität in Maus, Ratte und Kaninchen, Kurzzeittoxizitätsstudien an Maus, Ratte, Hund und Affe, eine 2-Generationsreproduktionsstudie an der Ratte, mehrere Teratogenitätsstudien an Ratte, Kaninchen und Hühnerembryonen, In-vitro- und In-vivo-Genotoxizitätsstudien, Langzeittoxizitätsstudien an Maus, Ratte und Hamster, zahlreiche Verträglichkeitsstudien an Erwachsenen, Fettleibigen, Kindern, hetero- und homozygotischen Erwachsenen und Kindern mit Phenylketonurie sowie eine große Anzahl Studien auf mögliche pharmakologische, endokrine oder verhaltensstörende Wirkungen.
Der Süßstoff wird im Magen-Darm-Trakt durch Hydrolyse in Phenylalanin, Asparaginsäure und Methanol aufgespalten und diese Abbauprodukte werden resorbiert. Obwohl Asparaginsäure in sehr hohen Dosen bei Ratten Hirnschäden im Hypothalamusgebiet erzeugen kann, gelten diese Befunde als irrelevant für die menschliche Gesundheit. Orale Belastung von Probanden zeigt keinen Anstieg des Aspartatspiegels im Plasma oder in den Erythrocyten. Der Phenylalaningehalt im Plasma steigt zwar nach Aspartamgabe für einige Stunden, ist aber für gesunde Kinder und Erwachsene risikolos. Nur bei Personen mit genetisch bedingter Phenylketonurie kommt es bei Zufuhr von Phenylalanin wegen der fehlenden Hydroxylierung von Phenylalanin zu Tyrosin zu einem Anstau im Plasma von Phenylalanin, Phenylpyruvat und Phenylmilchsäure mit zentralnervösen Komplikationen. Deshalb ist bei Verwendung von Aspartam ein Warnhinweis gegen Einnahme durch Kinder mit angeborener Phenylketonurie vorgeschrieben. Aspartam ist weder carcinogen noch teratogen oder genotoxisch und ist gut verträglich.
Auch über DKP liegen ausführliche Untersuchungen vor. Diese umfassen Stoffwechselstudien an Ratte, Kaninchen, Affe und Menschen, Studien zur akuten Toxizität an Maus, Ratte und Kaninchen, Kurzzeittoxizitätsstudien an Maus und Ratte, Langzeittoxizitätsstudien an Maus und Ratte, Reproduktions- und Teratogenitätsstudien an Ratte und Kaninchen, In-vivo-Genotoxizitätsstudien an Ratten, spezielle Implantationsstudien an der Mausblase und In-vivo- und In-vitro-Untersuchungen zur Nitrosierung. DKP ist weder carcinogen noch genotoxisch oder teratogen. Es wird in vitro und in vivo nicht nitrosiert. Implantation in der Mausblase zeigt keinen Einfluß auf die Häufigkeit von Blasentumoren. Der NOEL für Aspartam im Langzeitversuch an der Ratte liegt bei 4000 mg/kg KG, der NOEL für DKP im Langzeitversuch an der Ratte bei 750 mg/kg KG. Auf dieser Basis legt JECFA einen ADI-Wert von 40 mg/kg KG für Aspartam und 7,5 mg/kg KG für DKP fest. Der EU Wissenschaftliche Lebensmittelausschuß behält diese ADI-Werte bei[122, 123, 124] (→ Bd. 7, 306).

Acesulfam-K E 950
Dieser Süßstoff ist ein Oxathiazinon-Derivat von großer chemischer Stabilität. Acesulfam-K hat die

200fache Süßkraft von Saccharose. In vitro wie in vivo wird dieser Stoff nicht nitrosiert. Unter extremen pH-Bedingungen und bei sehr langen Lagerzeiten kann eine teilweise Hydrolyse eintreten, wobei Aceton, CO_2, Ammoniumsulfat und Spuren von Acetoacetamid freigesetzt werden. Acetoacetamid ist kein Substrat für Thiolase, β-Hydroxyacyl-CoA-dehydrogenase und β-Hydroxybutyratdehydrogenase, so daß das schwach lebercarcinogene Acetamid nicht gebildet werden kann.

Es gibt Studien zum Stoffwechsel an Ratte und Hund, zur akuten Toxizität an Ratte und Fischen, Kurzzeittoxizitätsstudien an Ratte und Hund, eine 3-Generationsreproduktionsstudie an der Ratte, Teratogenitätsstudien an Ratte und Kaninchen, In-vitro- und In-vivo-Genotoxizitätsstudien, Langzeittoxizitätsstudien an Maus und Ratte sowie spezielle Studien zur Antigenität, Vergrößerung des Coecums und deren Reversibilität, Wirkung in diabetischen Ratten, Bindung an DNS, Nitrosierung und zu pharmakologischen Effekten in vitro und in Maus, Ratte und Hund sowie zu möglichen Reaktionen mit Lebensmittelkomponenten. Acesulfam-K wird vollständig resorbiert und rasch unverändert im Harn ausgeschieden. Ein geringer Anteil erreicht transplazentar den Fetus und wird in der Muttermilch ausgeschieden. Acesulfam wird von keiner Spezies, auch nicht vom Menschen verstoffwechselt, ist nicht carcinogen, hat keinen Einfluß auf die Reproduktionsfunktion, ist nicht teratogen und nicht genotoxisch, nicht antigen, beeinflußt nicht Diabetes, bindet nicht an DNS und hat keine pharmakologischen Wirkungen in Standarduntersuchungen.

Über Acetoacetamid liegen Untersuchungen zum Stoffwechsel in Ratte, Hamster, Kaninchen, Hund und Probanden, zur akuten Toxizität an Ratte und Hund, Kurzzeittoxizitätsstudien an Ratte, Kaninchen und Hund, Genotoxizitätsstudien und pharmakologische Studien an Maus, Ratte, Meerschweinchen und Hund vor. Die akute Toxizität ist gering, Resorption ist rasch, ebenso die Ausscheidung, und diese fast ausschließlich im Harn. Acetoacetamid ist nicht genotoxisch. Hohe Dosen verursachen toxische Schäden in der Leber und Schilddrüse. Diese Befunde sind für die Sicherheit beim Menschen nicht relevant.

Über das weitere Abbauprodukt Acetoacetamid-N-sulfonsäure gibt es Untersuchungen zum Stoffwechsel in der Ratte, zur akuten Toxizität an der Ratte, Kurzzeittoxizitätsstudien an Ratte, Hund und Affe, pharmakologische Studien an Maus, Ratte, Meerschweinchen, Hund und Probanden sowie In-vitro- und In-vivo-Genotoxizitätsstudien. Resorption ist rasch und Ausscheidung läuft zum Teil über die Faeces. Die Kurzzeitstudien zeigen keine besonderen toxischen Effekte. Der Stoff ist nicht genotoxisch und hat keine akuten pharmakologischen Wirkungen. In Anbetracht der geringen Exposition sind weder Acetoacetamid noch Acetoacetamid-N-sulfonsäure ein Gesundheitsrisiko unter den vorgesehenen Verwendungsbedingungen von Acesulfam-K. Der NOEL für Acesulfam-K in der Langzeitstudie an der Ratte liegt bei 1500 mg/kg KG. JECFA legt auf dieser Basis einen ADI-Wert von 15 mg/kg KG fest. Der EU Wissenschaftliche Lebensmittelausschuß bewertet gegenwärtig Acesulfam-K mit einem ADI-Wert von 9 mg/kg KG auf Basis des NOEL in der Kurzzeithundestudie. Neuere Daten zeigen jedoch, daß der Hund nicht empfindlicher als die Ratte gegen Acesulfam-K ist, sondern höhere Blutspiegel bei gleicher Dosis entwickelt, was zu dem beobachteten kleineren NOEL führt[125, 126] (→ Bd. 7, 21).

3.5 Aromastoffe

3.5.1 Aromatisierung

Aromastoffe werden Lebensmitteln zugesetzt, um einen bestimmten Geruch oder Geschmack zu erzeugen. Stoffe, die einen rein süßen, sauren, salzigen oder bitteren Geschmack verleihen, werden nicht als Aromastoffe angesehen. Das gleiche gilt für Stoffe, die erst im Lebensmittel einen Geschmack erzeugen oder ein Aroma verstärken. Die meisten Lebensmittel enthalten ein arteigenes spezifisches Aroma. Es gibt daneben Zubereitungen aus Aromastoffen, welche zur Aromatisierung eines Lebensmittels angewendet werden. Nicht eingeschlossen im Begriff Aromastoff sind Gewürze, d. h. Teile bestimmter Pflanzenarten, und Kräuter, welche wegen ihres natürlichen Gehaltes an Geschmacks- und Geruchsstoffen als Zutaten für Lebensmittel verwendet werden.

Am Aroma eines Lebensmittels sind viele Aromastoffe beteiligt. Die flüchtigen Stoffe aktivieren Rezeptoren des Riechepithels, lösliche Stoffe wirken auf die Geschmacksknospen der Zunge und die Konsistenz aktiviert den Tastsinn in Zunge und Mundhöhle als physiologische Grundlage der Aromawahrnehmung. Aromastoffe müssen daher gewisse physikalische Eigenschaften haben, wie z. B. einen merklichen Dampfdruck, eine hohe Wasserlöslichkeit, aber auch lipophile Eigenschaften zum Eindringen in Nervenzellen und Flüchtigkeit. Der Gesamteindruck eines Lebensmittelaromas setzt sich daher aus Geruchs- und Geschmacksempfindungen inklusive Empfindungen der spezifischen Sensoren für salzig, sauer, bitter, astringierend, fleischartig, u. a. sowie der Konsistenz und Natur des Lebensmittels zusammen. Aromastoffe haben einen sensorischen Schwellenwert. Aromatisierende Verbindungen müssen daher technologisch geeignet sein, um Lebensmitteln ein spezifisches Aroma zu verleihen. Dabei hat die Form und Größe des Gesamtmoleküls und seine funktionellen Gruppen einen Einfluß auf den Charakter des wahrgenommenen Aromas. Aromastoffe gehören unterschiedlichen chemischen Stoffklassen an. Natürliche Aromastoffe werden aus natürlichen Ausgangsstoffen ausschließlich durch physikalische oder fermentative Prozesse gewonnen und bleiben daher in ihrem Molekülaufbau und ihrer Konfiguration unverändert. Naturidentische, synthetisch hergestellte Aromastoffe sind den natürlichen Aromastoffen chemisch gleich. Künstliche Aromastoffe kommen in der Natur nicht vor. In Gewürzen sind die ätherischen Öle die eigentlichen Aromastoffe. Aromastoffe haben keinen Nährwert. Sie sind ernährungsphysiologisch wichtig, weil sie die Absonderung der Verdauungssäfte stimulieren und den Verzehr des aromatisierten Lebensmittels stimulieren. Aromastoffe können in Lebensmitteln durch natürliche Prozesse, wie Reifung, durch mikrobiologisch-fermentative Verfahren oder technologische Verfahren, wie Rösten, Braten, Bakken, erzeugt werden. Ihr Zusatz kann technologisch bedingte Aromaverluste, z. B. durch Hitzebehandlung, ausgleichen oder industriell hergestellten Lebensmitteln in entsprechender Dosierung spezifische Geschmackseigenschaften verleihen. Enzymatische, oxidative oder thermische Reaktionen bilden sekundär Aromastoffe. Die Zusatzmenge aromatisierender Stoffe ist meist sehr gering. Gewürze und Gewürzpulver verlieren bei Lagerung an Aroma und entwickeln hohe Keimzahlen. Deshalb werden Gewürzextrakte bei industrieller Lebensmittelherstellung bevorzugt, sind aber dann Zubereitungen. Aromen sind Zubereitungen mit zusätzlichen Trägerstoffen, Lösemitteln und Zusatzstoffen. Sie werden entweder aus natürlichen Ausgangsstoffen durch Auspressen, Extraktion mit Wasserdampf oder Lösemitteln und fraktionierte Destillation gewonnen oder sind Gemische aus natürlichen, naturidentischen und künstlichen Aromastoffen. Künstliche Aromastoffe sind strukturell oft natürlichen Aromastoffen ähnlich, werden synthetisch hergestellt, haben größere Stabilität und können intensivere oder neue Aromaeindrücke vermitteln. Für die organoleptische Beurteilung werden geschulte Prüfergruppen unter standardisierten Bedingungen, meist in Doppelblindversuchen, eingesetzt.

3.5.2 Zulassungsanforderungen der Aromenverordnung

Begriffsbestimmungen und Verwendung von Aromen sind durch die Aromenverordnung geregelt[127].

Liste 1, Anlage 1 Aromenverordnung
Bezeichnungen und Begriffsbestimmungen

1. Natürliche Aromastoffe
2. Naturidentische Aromastoffe
3. Künstliche Aromastoffe
4. Aromaextrakte aus Ausgangsstoffen pflanzlicher oder tierischer Herkunft
5. Reaktionsaromen, hergestellt durch Erhitzen auf nicht mehr als 180 °C über höchstens 15 Minuten einer Mischung, welche mindestens ein Ausgangserzeugnis mit einer Aminogruppe und als ein anderes einen reduzierenden Zucker enthält
6. Raucharomen, zubereitet aus Räucherrauch für Lebensmittel

Liste 2, Anlage 2 Aromenverordnung
Höchstmengen an Schwermetallen und bestimmten Stoffen in Aromen

1. Arsen 3 mg/kg
2. Blei 10 mg/kg
3. Cadmium 1 mg/kg
4. Quecksilber 1 mg/kg

Liste 3, Anlage 3 Aromenverordnung
Für die Verwendung zur Herstellung von Aromen verbotene Stoffe

1 Birkenteeröl (Oleum Betulae empyreumaticum)
2 Bittersüßstengel (Stipites Dulcamarae)
3 Engelsüßwurzelstock (Rhizoma Polypodii, Filicis dulcis)
4 Wacholderbeeröl (Oleum Juniperi empyreumaticum)

Liste 4, Anlage 4 Aromenverordnung
Höchstmengen natürlicher Stoffe in verzehrfertigen, aromatisierten Lebensmitteln, die als solche in Aromen oder Lebensmitteln nicht verwendet werden dürfen

1. Agarizinsäure: in Getränken und anderen Lebensmitteln 20 mg/kg, in alkoholischen Getränken und pilzhaltigen Lebensmitteln 100 mg/kg
2. Aloin: in Getränken und anderen Lebensmitteln 0,1 mg/kg, in alkoholischen Getränken 50 mg/kg
3. Beta-Asaron: in Getränken und anderen Lebensmitteln 0,1 mg/kg, in alkoholischen Getränken und Würzen für Snacks 1 mg/kg
4. Berberin: in Getränken und anderen Lebensmitteln 0,1 mg/kg, in alkoholischen Getränken 10 mg/kg
5. Cumarin: in Getränken und anderen Lebensmitteln 2 mg/kg, in Karamel-Süßwaren und alkoholischen Getränken 10 mg/kg, in Kaugummi 50 mg/kg*
6. Blausäure: in Getränken und anderen Lebensmitteln 1 mg/kg, in Steinfruchtobstkonserven 5 mg/kg, in alkoholischen Getränken 1 mg/kg je Volumenprozent Ethanol, in Nougat, Marzipan, Marzipanersatz und ähnlichen Erzeugnissen 50 mg/kg
7. Hyperizin: in Getränken und anderen Lebensmitteln 0,1 mg/kg, in Süßwein 1 mg/kg, in alkoholischen Getränken 10 mg/kg
8. Pulegon: in Getränken 100 mg/kg, in anderen Lebensmitteln 25 mg/kg, in mit Pfefferminze oder Minze aromatisierten Getränken 250 mg/kg, in mit Minze aromatisierten Süßwaren 350 mg/kg
9. Quassin: in Getränken und anderen Lebensmitteln 5 mg/kg, in Süßwaren in Pastillenform 10 mg/kg, in alkoholischen Getränken 50 mg/kg
10. Safrol und Isosafrol: in Getränken und anderen Lebensmitteln 1 mg/kg, in alkoholischen Getränken mit bis zu 25 % vol Ethanolgehalt 2 mg/kg und über 25 % vol Ethanolgehalt 5 mg/kg, in Lebensmitteln mit Muskatblüte oder Muskatnuß 15 mg/kg
11. Santonin: in Getränken und anderen Lebensmitteln 0,1 mg/kg, in alkoholischen Getränken mit über 25 % vol Ethanolgehalt 1 mg/kg
12. Alpha- und Beta-Thujon: in Getränken und anderen Lebensmitteln 0,5 mg/kg, in alkoholischen Getränken mit bis 25 % vol Ethanolgehalt 5 mg/kg und über 25 % vol Ethanolgehalt 10 mg/kg, in Lebensmitteln mit Salbeizubereitungen 25 mg/kg, in Bitter-Spirituosen 35 mg/kg

13. Chinin: in Getränken und anderen Lebensmitteln 0 mg/kg, Ausnahmen: in alkoholfreien Erzeugnissen 85 mg/kg, in Spirituosen 300 mg/kg
14. 3,4-Benzpyren: nicht mehr als 0,03 µg/kg durch Aromen zugeführt in verzehrfertigen Lebensmitteln

* Nach neuesten Erkenntnissen über die Carcinogenität des Cumarin sollte dieser Wert weitgehend heruntergesetzt werden

Liste 5, Anlage 5 der Aromaverordnung
In der BRD zugelassene Zusatzstoffe (Aromastoffe, geschmacksbeeinflussende Stoffe, Lösemittel, Trägerstoffe)

1. Aromastoffe zur Herstellung von Aromen für Verwendung in Lebensmitteln der Liste 6 sowie Ethylvanillin zusätzlich in Likören:
   Ethylvanillin
   Allylphenoxyacetat
   Alpha-Amylzimtaldehyd
   Anisylaceton
   Hydroxycitronellal
   Hydroxycitronellaldiethylacetal
   Hydroxycitronellaldimethylacetal
   6-Methylcumarin
   Methylheptincarbonat
   Beta-Naphtylmethylketon
   2-Phenylpropionaldehyd
   Piperonylisobutyrat
   Propenylguaethol
   Resorcindimethylether
   Vanillinacetat
2. Aromastoffe zur Herstellung von Lakritzwaren:
   Ammoniumchlorid
3. Aromastoffe zur Herstellung von Spirituosen und alkoholfreien Erfrischungsgetränken:
   Chininchlorid
   Chininsulfat
4. Geschmacksbeeinflussende Stoffe als Zusatz zu Aromen, die Aminosäuren und deren Salze auch zur Herstellung von Reaktionsaromen:
   Inosinat
   Guanylat
   Maltol
   Ethylmaltol
   L-Glutaminsäure[*]
   L-Alanin[**]
   L-Arginin[**]
   L-Asparaginsäure[**]
   L-Citrullin[**]
   L-Cystein[**]
   L-Cystin[**]
   Glycin[**]
   L-Histidin[**]
   L-Isoleucin[**]
   L-Leucin[**]
   L-Lysin[**]
   L-Methionin[**]
   L-Phenylalanin[**]
   L-Serin[**]
   Taurin[**]
   L-Threonin[**]
   L-Valin[**]
5. Lösemittel, Trägerstoffe:
   Lecithine
   Glycerol
   Glycerolacetat
   1,2-Propylenglycol

   Ethylcitrat
   Ethyllactat
   Isopropanol
   Benzylalkohol
   Mono- und Diglyceride der Speisefettsäuren[a]
   Alginsäure[b]
   Agar-Agar
   Carrageen
   Johannisbrotkernmehl
   Guarkernmehl
   Traganth
   Gummi arabicum
   Xanthan
   Pektine
   Methylcellulose
   Carboxymethylcellulose
   Acetyliertes Distärkephosphat
   Stärkeacetat verestert mit Essigsäureanhydrid
   Acetyliertes Distärkeadipat
   Calcium, Magnesiumstearat
   Natrium, Kalium, Calciumacetat
   Natrium, Kalium, Calciumlactat
   Natrium, Kalium, Calciumcitrat
   Natrium, Kalium, Calcium, Magnesiumcarbonat
   Sorbit (Sorbitol)
   Kolloide Kieselsäure[c]
   Dicalciumorthophosphat[c]

* sowie Natrium- und Kaliumsalz
** sowie Natrium- und Kaliumsalz und Hydrochlorid
[a] auch verestert mit Essigsäure, Milchsäure, Citronensäure, Weinsäure
[b] und Natrium, Kalium, Calciumsalz
[c] zur Erhaltung der Rieselfähigkeit pulverförmiger Aromen

Liste 6, Anlage 6 der Aromenverordnung
Lebensmittel, denen Aromastoffe der Anlage 5 zugesetzt werden dürfen

1. Künstliche Heiß- und Kaltgetränke, Brausen
2. Cremespeisen, Puddinge, Geleespeisen, rote Grütze, süße Soßen und Suppen
3. Kunstspeiseeis
4. Backwaren, Teigmassen und deren Füllungen
5. Zuckerwaren, Brausepulver
6. Füllungen für Schokoladewaren
7. Kaugummi

EU-Richtlinien: Aromastoffe

Wegen der enormen Anzahl bekannter Aromastoffe ist eine gesetzliche Regelung der Anwendung sehr schwierig. Alle natürlichen und naturidentischen, in Lebensmitteln vorkommenden, Aromastoffe sind in der Bundesrepublik zwar als Zusatzstoffe definiert, werden aber gesetzlich den Lebensmitteln gleichgestellt und bedürfen daher keiner besonderen Zulassung. In der EU sind Aromen durch die Ratsrahmenrichtlinie 88/388/EWG vom 22.6.1988, den Beschluß des Ministerrats 88/389/EWG vom 22.6.1988 sowie die ergänzenden Kommissionsrichtlinien 91/71/EWG und 91/72/EWG vom 16.1.1991 geregelt. Obwohl eine Regelung durch Positivlisten angestrebt wird, ist gegenwärtig nur die Erstellung eines Verzeichnisses folgender Stoffe vorgesehen:

1. Aromaträger aus Lebensmitteln und aus zum Verzehr bestimmten Ausgangsstoffen
2. Aromaträger aus pflanzlichen und tierischen nicht zum Verzehr bestimmten Ausgangsstoffen
3. durch physikalische, enzymatische oder mikrobiologische Verfahren aus pflanzlichen oder tierischen Ausgangsstoffen gewonnene Aromastoffe
4. durch chemische Synthese oder Isolierung gewonnene Aromastoffe, chemisch identisch mit natürlichen Aromastoffen in Lebensmitteln und in zum Verzehr bestimmten Kräutern und Gewürzen
5. durch chemische Synthese oder Isolierung gewonnene Aromastoffe, chemisch identisch mit natürlichen Aromastoffen in nicht zum Verzehr bestimmten pflanzlichen und tierischen Ausgangsstoffen
6. andere durch chemische Synthese oder Isolierung gewonnene künstliche Aromastoffe
7. Ausgangsstoffe für die Herstellung von Raucharomen oder Reaktionsaromen sowie der Bereitungsbedingungen

Die Rahmenrichtlinie definiert die Begriffe: natürliche Aromastoffe, naturidentische Aromastoffe, künstliche Aromastoffe, Aromaextrakte, Reaktionsaromen und Raucharomen. Sie legt auch Kennzeichnungsvorschriften sowie in Annex I eine Höchstrückstandsmenge für 3,4-Benzpyren und in Annex II Höchstrückstandsmengen der gleichen Größe wie in Anlage 4 der Aromenverordnung fest.

3.5.3 Toxikologische Bewertung

Wegen der enormen Anzahl der Aromastoffe und der Ausgangsstoffe ist eine gesundheitliche Beurteilung aller individuellen Stoffe nach denselben Leitlinien, welche für Lebensmittelzusatzstoffe gelten, zwar grundsätzlich erforderlich, jedoch derzeit praktisch nicht machbar. Trotzdem ist das potentielle gesundheitliche Risiko für den Verbraucher in Anbetracht der fast immer sehr geringen Exposition unbedeutend. Auch wenn die komplexe chemische Struktur vieler Aromastoffe eine pathologische Wirkung in Fütterungsstudien an Labortieren erwarten läßt, muß das Ausmaß der benötigten toxikologischen Untersuchungen der Größe der Exposition angepaßt werden. Für die meisten Aromastoffe sind keine oder nur wenige biologische Daten vorhanden. Es sind jedoch von mehreren nationalen und internationalen Gremien Übersichten der verwendeten oder zugelassenen Aromastoffe und deren Ausgangsstoffe, zusammen mit deren toxikologischer Bewertung, herausgegeben worden[128, 129, 130]. Nur solche in der Aromenverordnung erwähnte Aromastoffe oder geschmackbeeinflussende Stoffe, für welche eine gesundheitliche Bewertung entweder durch JECFA oder den EU Wissenschaftlichen Lebensmittelausschuß vorliegt, werden hier beschrieben.

3.5.4 Aromastoffe für Lebensmittel

Ethylvanillin
Für diesen Aromastoff gibt es Studien zum Stoffwechsel, zur akuten Toxizität in Maus, Ratte, Meerschweinchen, Kaninchen und Hund, Kurzzeittoxizitätsstudien an Ratte und Kaninchen, Langzeittoxizitätsstudien an Maus und Ratte, mehrere In-vitro- und In-vivo-Genotoxizitätsstudien und Hauttests an Probanden. Der Stoff ist nur mäßig akut toxisch, hat keine spezifische toxische Wirkung, ist nicht genotoxisch und nicht carcinogen. Es fehlen adäquate Kurzzeittoxizitätsstudien, Stoffwechseluntersuchungen, Reproduktionsstudien und die Langzeittoxizitätsstudien sind inadäquat wegen zu geringer Tiergruppengröße. Der NOEL in der Langzeitstudie an der Ratte liegt bei 1000 mg/kg und ist die Basis für den von JECFA festgelegten vorläufigen ADI-Wert von 5 mg/kg. Eine Bewertung des EU Wissenschaftlichen Lebensmittelausschusses liegt nicht vor[131].

Aromastoffe für Lakritzwaren

Ammoniumchlorid E 510
Für diese Substanz liegen toxikologische und klinische Studien vor. Die gesundheitliche Bewertung beruht auf der Bewertung des Kations und des Anions, die sich weder toxikologisch noch analytisch von den bereits in Lebensmitteln vorhandenen Ionen unterscheiden. Sie sind als Elektrolyte natürliche Bestandteile von Pflanzen, Tieren und Menschen. Sofern die Aufnahme durch die Nahrung nicht zu Störungen des Elektrolythaushaltes führt, sind keine gesundheitlichen Risiken zu erwarten. Spezifisch zeigen die vorhandenen Daten über Lakritzwaren, daß eine Aufnahme von 100–150 mg/kg pro Tag zu potentiell nachteiligen Auswirkungen auf den Menschen führt. Eine Dosis ohne nachteilige Wirkung kann aber nicht festgestellt werden. Daher kann vom EU Wissenschaftlichen Lebensmittelausschuß zur Bewertung kein ADI-Wert festgelegt werden. Der Verzehr von Lakritzprodukten mit einem Ammoniumchloridgehalt von 8 % oder höher kann unter bestimmten Voraussetzungen als gesundheitsschädlich betrachtet werden. Ein geringer Zusatz zu Lebensmitteln allgemein ist harmlos[132] (→ Bd. 7, 219).

Aromastoffe für Spirituosen und alkoholfreie Erfrischungsgetränke

Chininhydrochlorid, Chininsulfat
Diese Chininsalze oder Extrakte der Rinde des Fieberrindenbaumes werden Tonics und alkoholfreien Getränken als Bitterstoff zugesetzt und werden schon seit 200 Jahren weit verbreitet konsumiert. Chinin zersetzt sich rasch im Licht mit Bildung von Deoxychinin. In hohen Dosen wird Chinin therapeutisch zur Vorbeugung und Behandlung von Fieber, Malaria und nächtlichen Beinkrämpfen angewendet. Es gibt daher eine große Zahl von Berichten zur Pharmakokinetik und Toxizität hoher Dosen beim Menschen. Stoffwechselstudien sind vorhanden. Kurzzeittoxizitätsstudien an Ratten liegen vor, aber keine akuten Toxizitäts-, Langzeittoxizitäts-, Carcinogenitäts- und Reproduktionsstudien. Mehrere In-

vitro- und In-vivo-Genotoxizitätsstudien und Teratogenitätsstudien an Ratte und Kaninchen, eine Ototoxizitätsstudie an der Ratte und Untersuchungen an Probanden zur Feststellung eines Schwellenwertes für Sehstörungen, Nystagmus, Gehörstörungen und für klinisch-chemische Veränderungen sowie neuere Daten über die Verwendung in Erfrischungsgetränken sind vorhanden. Für das Abbauprodukt Deoxychinin gibt es negative In-vitro- und In-vivo-Genotoxizitätsstudien sowie eine negative Teratogenitätsstudie an der Ratte.
Der NOEL liegt zwischen 40 und 100 mg/kg. Die Genotoxizitätsstudien sind negativ. Für Sehstörungen beim Menschen sind 80 mg Chininhydrochlorid (72 mg freie Base), für Gehör- und biochemische Veränderungen sind 160 mg Chininhydrochlorid der NOEL. Daher können Verwendungsmengen bis 100 mg/l (freie Base) als toxikologisch unbedenklich angesehen werden. Die weitere Aufnahme aus Lebensmitteln und alkoholischen Getränken ist vernachlässigbar. Die Festlegung eines ADI-Wertes wird von JECFA als unnötig angesehen. Es gibt jedoch eine kleine Gruppe von Verbrauchern mit idiosynkratischer Überempfindlichkeit gegen Chinin und daher soll die Verwendung von Chinin gekennzeichnet sein. Der EU Wissenschaftliche Lebensmittelausschuß kommt auf Grund der geschätzten maximalen Tagesaufnahme von 5 mg/Person in den EG-Mitgliedsstaaten zu den gleichen Schlußfolgerungen[133, 134, 135, 136] (→ Bd. 7, 836).

Geschmackbeeinflussende Stoffe

Natriuminosat E 631, Kaliuminosat E 632, Natriumguanylat E 627, Kaliumguanylat E 628
Diese Salze sind in der Bundesrepublik als geschmackbeeinflussende Stoffe sowohl nach der Zusatzstoff-ZulassungsVO[63] für Lebensmittel allgemein mit festgelegten Höchstmengen als auch nach der Aromenverordnung[127] als Zusatzstoffe für Aromen mit geregelten Höchstmengen zugelassen. Da viele der neueren Studien mit Mischungen dieser Salze vorgenommen wurden, ist es angebracht, eine gemeinsame toxikologische Bewertung durchzuführen. Es gibt Studien zum Stoffwechsel an Ratte und Mensch, zur akuten Toxität an Maus und Ratte, zu pharmakologischen Wirkungen an Maus, Ratte, Meerschweinchen, Katze, Kaninchen und Hund, Kurzzeittoxizitätsstudien an Ratte und Hund, 3-Generationsreproduktionsstudien an der Ratte, Teratogenitätsstudien an Maus, Ratte, Kaninchen und Affe sowie mit Natriumguanylat an Hühnerembryonen, Langzeittoxizitätsstudien an der Ratte und Untersuchungen an Probanden. Alle Untersuchungen zeigten keine signifikante Toxizität, Carcinogenität, Teratogenität, Genotoxizität oder Störung der Reproduktionsfunktion. Diese Salze sind in allen tierischen und pflanzlichen Geweben als Teil des Purinstoffwechsels vorhanden. Die Aufnahme aus Lebensmitteln nach Verwendung als Geschmacksbeeinflusser führt zu keinen nennenswerten Veränderungen, verglichen mit der weitaus größeren unterschiedlichen normalen Purinaufnahme über die Nahrung. Daher ist auch eine spezielle Kennzeichnung unnötig. JECFA legt einen ADI-Wert „nicht spezifiziert" fest. Der EU Wissenschaftliche Lebensmittelausschuß legt für alle Ribonucleotide einschließlich Inosate und Guanylate einen Gruppen-ADI-Wert „nicht spezifiziert" fest, sofern diese als Geschmackbeeinflusser eingesetzt werden[137, 138].

L-Glutaminsäure E 620, Natriumglutamat E 621, Kaliumglutamat E 622
Diese Salze sind in der Bundesrepublik als geschmacksbeeinflussende Stoffe sowohl nach der Zusatzstoff-ZulassungsVO[63] für Lebensmittel allgemein mit festgesetzten Höchstmengen als auch nach der Aromenverordnung[127] als Zusatzstoff für Aromen mit geregelten Höchstmengen zugelassen. Es gibt Untersuchungen zum Stoffwechsel und Pharmakokinetik an Maus, Ratte, Affe, Schwein und Mensch, zum Durchtritt durch die Plazenta- und Blut-Hirnschranke, zum Einfluß auf Hormonhaushalt, Geschmackssensorik und Gewebespiegel, zur akuten Toxizität an Maus, Ratte, Meerschweinchen, Kaninchen und Katze, mehrere Reproduktions- und 3- bis 4-Generationsreproduktionsstudien an Maus und Ratte, mehrere Teratogenitätsstudien an Ratte, Hamster, Kaninchen und Hühnerembryonen, zahlreiche Studien zur Neurotoxizität an Maus, Ratte, Hamster, Meerschweinchen, Huhn, Ente, Kaninchen, Affe und Hund, zum potentiellen Fehlverhalten an Maus, Ratte und Huhn, In-vitro- und In-vivo-Genotoxizitätsstudien, Langzeittoxizitätsstudien an Maus, Ratte und Hund sowie Studien an Probanden besonders mit Hinblick auf das „Chinesische Restaurant-Syndrom".
Glutamate sind eine Komponente pflanzlicher und tierischer Eiweiße und stellen ca. 20 % der aufgenommenen Proteine dar. Glutamat wird gleichermaßen in Erwachsenen und Säuglingen durch Transaminierung verstoffwechselt. Hohe orale Aufnahme erhöht kaum den Glutamatspiegel im Plasma und durchbricht nur schwer die Plazenta- und Blut-Hirnschranke. Hohe parenterale Dosen führen zu belastungsbedingten Schäden des zentralen Nervensystems und des Hypothalamus, besonders in der neugeborenen Maus, Ratte und Meerschweinchen, aber weniger in Primaten. Die akuten Toxizitäts-, Kurzzeittoxizitäts- und Langzeittoxizitätsstudien zeigen keine spezifischen toxischen Schäden. Glutamate sind nicht carcinogen, genotoxisch, teratogen und schädigen nicht die Reproduktionsfunktion. Manche Individuen zeigen das „Chinesische Restaurant-Syndrom" nach Einnahme einer einmaligen Dosis von über 3 g, aber nicht nach aufgeteilten Dosen. JECFA legt für Glutamate einen Gruppen-ADI-Wert „nicht spezifiziert" fest, welchen der EG Wissenschaftliche Lebensmittelausschuß auch akzeptiert[139, 140] (→ Bd. 8, 360).

L-Aminosäuren, Natriumsalze, Kaliumsalze, Hydrochloride
17 Aminosäuren sind in der Bundesrepublik als geschmacksbeeinflussende Stoffe nach der Zu-

satzstoff-ZulassungsVO[63] für Lebensmittel allgemein, nicht jedoch für Getreidemehlerzeugnisse und alkoholfreie Erfrischungsgetränke mit Ausnahme von künstlichen Heiß- und Kaltgetränken und Brausen, mit festgelegten Höchstmengen und nach der Aromenverordnung[127] als Zusatzstoffe für Aromen mit festgelegten Höchstmengen zugelassen. Glycin und L-Leucin sind auch für Süßstofftabletten zugelassen. Diese Stoffe sind essentielle Bestandteile der Proteine und finden sich deshalb in allen Lebensmitteln. Nur die L-Isomeren sind physiologisch aktiv. Sie können in Lebensmitteln verwendet werden, vorausgesetzt, daß dadurch keine Aminosäurenimbalanz entsteht. Dosen von 300 mg einzeln oder 500 mg insgesamt/kg verzehrsfertigem Erzeugnis sind gesundheitlich akzeptabel. Für diese Stoffe gibt es nur eine Bewertung des EU Wissenschaftlichen Lebensmittelausschusses als „akzeptabel"[141].

Ethylmaltol E 636
Dieser Stoff ist in der Bundesrepublik sowohl nach der Zusatzstoff-ZulassungsVO[63] für Lebensmittel allgemein mit festgelegten Höchstmengen als auch nach der Aromenverordnung[127] für Aromen mit festgelegten Höchstmengen zugelassen. Es gibt Untersuchungen zum Stoffwechsel an Ratte und Hund, zur akuten Toxizität an Maus, Ratte und Huhn, Kurzzeittoxizitätsstudien an Ratte und Hund, eine Reproduktionsstudie an der Ratte und eine Langzeittoxizitätsstudie an der Ratte. In-vitro- und In-vivo-Genotoxizitätsstudien, aber keine Teratogenitätsstudien sind vorhanden. Ethylmaltol wird rasch absorbiert und größtenteils im Harn als Glukuronid oder Sulfat ausgeschieden. Die akute Toxizität ist klein. Sowohl die Kurzzeit- als auch die Langzeittoxizitätsstudien zeigen keine spezifischen schädlichen Wirkungen. Die Reproduktionsstudie zeigt keine schädliche Wirkung oder fetale Toxizität. Die Substanz ist nicht carcinogen oder genotoxisch. Der NOEL in der Langzeitstudie an der Ratte liegt bei 200 mg/kg KG und ist die Basis für den von JECFA festgelegten ADI-Wert von 2 mg/kg KG, während der EU Wissenschaftliche Lebensmittelausschuß einen ADI-Wert von 1 mg/kg KG empfiehlt[142, 143].

Maltol E 637
Larixin, 3-Hydroxy-2-methyl-*4H*-pyran-4-on ist in der Bundesrepublik sowohl nach der Zusatzstoff-ZulassungsVO[63] für Lebensmittel allgemein mit festgelegten Höchstmengen als auch nach der AromenVO[127] für Aromen mit festgelegten Höchstmengen zugelassen. Es gibt Studien zum Stoffwechsel, zur akuten Toxizität an Maus, Ratte, Meerschweinchen und Kaninchen, Kurzzeittoxizitätsstudien an Maus, Ratte und Hund, eine 3-Generationsreproduktionsstudie an der Ratte, In-vitro-Genotoxizitätsstudien sowie Langzeittoxizitätsstudien an Maus und Ratte. Es gibt keine spezifische Teratogenitätsstudie. Maltol wird umfangreich verstoffwechselt und die phenolischen Abbauprodukte als Konjugate im Harn ausgeschieden. Es gibt keine Hinweise auf signifikante toxische Schäden, auf Carcinogenität oder Störung der Reproduktionsfunktion. Die Ergebnisse der Genotoxizitätsstudien sind unterschiedlich. Der NOEL in der Langzeitstudie an der Ratte liegt bei 100 mg/kg KG und ist die Basis für den von JECFA festgelegten ADI-Wert von 1 mg/kg KG. Der gleiche ADI-Wert wird vom EU Wissenschaftlichen Lebensmittelausschuß festgelegt[144, 145] (→ Bd. 4, 7).

Literatur

1. Gesetz zur Gesamtreform des Lebensmittelrechtes vom 15.8.1974. Bundesgesetzblatt I S. 1945
2. Fülgraff G (1989) Lebensmittel-Toxikologie, Ulmer, Stuttgart
3. OECD (1993) Guidelines for Testing Chemicals and amendments, Paris
4. Zusatzstoff-Verkehrsverordnung vom 10.7.1984, Anlage 1 Bundesgesetzblatt I S. 879
5. Zusatzstoff-Verkehrsverordnung vom 10.7.1984, Anlage 2 Liste 1 Bundesgesetzblatt I S. 879
6. Zusatzstoff-Zulassungsverordnung vom 22.12.1981, Anlage 6 Farbstoffe Bundesgesetzblatt I S. 1633
7. Classen HG (1979) Sci Pharm 47:39–67
8. WHO (1983) Food Additives Series 18:15–28
9. Deutsche Forschungsgemeinschaft (1988) Farbstoffe für Lebensmittel, VCH VerlagsGmbH, Weinheim
10. National Toxicology Program (1982) Techn Rep Ser 20 Washington DC, USA
11. Berichte des Wissenschaftlichen Lebensmittelausschusses (1984) 14. Folge, EG Kommission, Luxemburg, S 48–64
12. WHO (1983) Food Additives Series 18:101–109
13. WHO (1984) Food Additives Series 19:3–9
14. WHO (1982) Food Additives Series 17:59–65
15. WHO (1982) Food Additives Series 17:246–254
16. WHO (1986) Food Additives Series 21:115–120
17. WHO (1966) Report Series 38B:88–92
18. WHO (1975) Food Additives Series 6:106–108
19. WHO (1975) Food Additives Series 6:89–92
20. WHO (1981) Food Additives Series 18:45–51
21. WHO (1975) Food Additives Series 6:116–119
22. WHO (1984) Food Additives Series 19:86–90
23. WHO (1975) Food Additives Series 6:95–99
24. Giri AK, Banerjee TS, Talukder G, Sharma A (1986) Cancer Lett 30:315–320
25. WHO (1991) Food Additives Series 28:171–180
26. WHO (1982) Food Additives Series 17:29
27. WHO (1975) Food Additives Series 6:68–71
28. WHO (1975) Food Additives Series 6:9
29. Berichte des Wissenschaftlichen Lebensmittelausschusses (1975) 1. Folge, EG Kommission, Luxemburg, S. 19–32
30. WHO (1975) Food Additives Series 6:65–67
31. WHO (1975) Food Additives Series 6:72–73
32. Bertram B (1989) Farbstoffe in Lebensmitteln und Arzneimitteln, Wissenschaftliche Verlagsgesellschaft, Stuttgart, S. 70
33. Berichte des Wissenschaftlichen Lebensmittelausschusses (1979) 8. Folge, EG Kommission, Luxemburg, S. 9
34. WHO (1982) Food Additives Series 17:22–29
35. WHO (1974) Report of 18th meeting of JECFA, Geneva, S. 17–18
36. WHO (1975) Food Additives Series 6:57–58

37. WHO (1990) Food Additives Series 26:45–73
38. WHO (1982) Food Additives Series 17:255–264
39. WHO (1986) Food Additives Series 21:73–77
40. WHO (1969) Report Series 46A:14
41. WHO (1969) Report Series 46A:15–17
42. WHO (1987) Food Additives Series 22:61–64
43. WHO (1982) Food Additives Series 17:42–49
44. WHO (1980) Report of 23rd meeting of JECFA, Geneva, S. 14
45. WHO (1977) Food Additives Series 12:103–112
46. WHO (1989) Food Additives Series 24:113–154
47. WHO (1967) Report Series 40A, B, C:152
48. WHO (1969) Report Series 46A:55–56
49. WHO (1987) Food Additives Series 22:77–84
50. WHO (1981) Food Additives Series 16:181–186
51. Berichte des Wissenschaftlichen Lebensmittelausschusses (1989) 21. Folge, EG Kommission, Luxemburg, S. 9–10
52. Berichte des Wissenschaftlichen Lebensmittelausschusses (1989) 21. Folge, EG Kommission, Luxemburg, S. 5–8
53. WHO (1987) Food Additives Series 20:99–163
54. Berichte des Wissenschaftlichen Lebensmittelausschusses (1989) 21. Folge, EG Kommission, Luxemburg, S. 11–12
55. Glandorf KK, Kuhnert P (1991) Handbuch Lebensmittelzusatzstoffe, Behr's, Hamburg, B. II-1. 4, S. 6
56. Zusatzstoff-Zulassungsverordnung vom 22.12.1981, Anlage 3 Konservierungsstoffe Bundesgesetzblatt I S. 1633
57. Trinkwasserverordnung vom 5.12.1990 Bundesgesetzblatt I S. 2612
58. Fülgraff G (1989) Lebensmittel-Toxikologie, Ulmer, Stuttgart, S. 73
59. WHO (1974) Food Additives Series 5:121–127
60. Classen HG, Elias PS, Hammes WP (1987) Toxikologische Beurteilung von Lebensmittelinhalts- und -zusatzstoffen sowie bedenklicher Verunreinigungen, Parey, Berlin, S. 96–97
61. Zusatzstoff-Verkehrsverordnung vom 10.7.1984, § 5 Bundesgesetzblatt I S. 897
62. Änderungsverordnung der Zusatzstoff-Zulassungsverordnung vom 15.6.1990 Bundesgesetzblatt I S. 1053
63. Zusatzstoff-Zulassungsverordnung vom 22.12.1981, Anlage 2 Bundesgesetzblatt I S. 1633
64. Käseverordnung vom 14.4.1986, Anlage 3 Bundesgesetzblatt I S. 412
65. WHO (1974) Food Additives Series 5:34–42
66. Classen HG, Elias PS, Hammes WP (1987) Toxikologische Beurteilung von Lebensmittelinhalts- und -zusatzstoffen sowie bedenklicher Verunreinigungen, Parey, Berlin, S. 97–98
67. WHO (1974) Food Additives Series 5:81–89
68. Classen HG, Elias PS, Hammes WP (1987) Toxikologische Beurteilung von Lebensmittelinhalts- und -zusatzstoffen sowie bedenklicher Verunreinigungen, Parey, Berlin, S. 98–100
69. WHO (1974) Food Additives Series 5:60–61
70. Classen HG, Elias PS, Hammes WP (1987) Toxikologische Beurteilung von Lebensmittelinhalts- und -zusatzstoffen sowie bedenklicher Verunreinigungen, Parey, Berlin, S. 100–101
71. WHO (1974) Food Additives Series 5:130–142
72. Classen HG, Elias PS, Hammes WP (1987) Toxikologische Beurteilung von Lebensmittelinhalts- und -zusatzstoffen sowie bedenklicher Verunreinigungen, Parey, Berlin, S. 122–128
73. Til HP, Feron UJ (1992) Fd Add Cont 9:587–595
74. WHO (1974) Food Additives Series 5:97–109
75. Classen HG, Elias PS, Hammes WP (1987) Toxikologische Beurteilung von Lebensmittelinhalts- und -zusatzstoffen sowie bedenklicher Verunreinigungen, Parey, Berlin, S. 205–208
76. Vittozi L (1992) Fd Add Cont 9:579–585
77. Fleischverordnung vom 21.1.1982, Anlage 1 Bundesgesetzblatt I S. 89
78. WHO (1974) Food Additives Series 5:92–95
79. Käseverordnung vom 14.4.1986, § 28 Bundesgesetzblatt I S. 412
80. WHO (1974) Food Additives Series 5:63–74
81. Resteni P, Restelli AR, Galli CL (1992) Fd Add Cont 9:597–605
82. WHO (1976) Food Additives Series 10:76–85
83. Classen HG, Elias PS, Hammes WP (1987) Toxikologische Beurteilung von Lebensmittelinhalts- und -zusatzstoffen sowie bedenklicher Verunreinigungen, Parey, Berlin, S. 109–111
84. Berichte des Wissenschaftlichen Lebensmittelausschusses (1978) 6. Folge, EG Kommission, Luxemburg, S. 7–9
85. Classen HG, Elias PS, Hammes WP (1987) Toxikologische Beurteilung von Lebensmittelinhalts- und -zusatzstoffen sowie bedenklicher Verunreinigungen, Parey, Berlin, S. 104–105
86. WHO (1964) Report Series 38A:69–73
87. Classen HG, Elias PS, Hammes WP (1987) Toxikologische Beurteilung von Lebensmittelinhalts- und -zusatzstoffen sowie bedenklicher Verunreinigungen, Parey, Berlin, S. 102–103
88. WHO (1964) Report Series 38A:46–50
89. Classen HG, Elias PS, Hammes WP (1987) Toxikologische Beurteilung von Lebensmittelinhalts- und -zusatzstoffen sowie bedenklicher Verunreinigungen, Parey, Berlin, S. 103–104
90. Berichte des Wissenschaftlichen Lebensmittelausschusses (1992) 26. Folge, EG Kommission, Luxemburg, S. 10–11
91. WHO (1991) Food Additives Series 28:231–273
92. Classen HG, Elias PS, Hammes WP (1987) Toxikologische Beurteilung von Lebensmittelinhalts- und -zusatzstoffen sowie bedenklicher Verunreinigungen, Parey, Berlin, S. 121–122
93. Zusatzstoff-Zulassungsverordnung vom 22.12.1981, § 6a Bundesgesetzblatt I S. 1633
94. Verordnung zur Änderung der Zusatzstoff-Zulassungsverordnung vom 20.6.1990, Anlagen 7A und 7B Bundesgesetzblatt I S. 1053
95. Neufassung der Diätverordnung vom 25.8.1988, § 8 Bundesgesetzblatt I 5. 1713
96. Common Position of Council of 11.11.1993 on the proposal for a Directive on Sweeteners for use in foodstuffs, 8925/93, EG Kommission, Brüssel
97. Berichte des Wissenschaftlichen Lebensmittelausschusses (1985) 16. Folge, EG Kommission, Luxemburg, S. 1–6
98. WHO (1987) Food Additives Series 20:207–237
99. Berichte des Wissenschaftlichen Lebensmittelausschusses (1985) 16. Folge, EG Kommission, Luxemburg, S. 11
100. WHO (1978) Food Additives Series 13:20–23
101. WHO (1974) Food Additives Series 5:498–504
102. Berichte des Wissenschaftlichen Lebensmittelausschusses (1985) 16. Folge, EG Kommission, Luxemburg, S. 15
103. WHO (1977) Food Additives Series 12:124–147
104. WHO (1978) Food Additives Series 13:28–34
105. WHO (1983) Food Additives Series 18:161–174

106. Berichte des Wissenschaftlichen Lebensmittelausschusses (1985) 16. Folge, EG Kommission, Luxemburg, S. 17
107. Berichte des Wissenschaftlichen Lebensmittelausschusses (1985) 16. Folge, EG Kommission, Luxemburg, S. 12–13
108. WHO (1985) Food Additives Series 20:179–206
109. WHO (1993) Food Additives Series 32:101–104
110. WHO (1986) Food Additives Series 21:123–136
111. Berichte des Wissenschaftlichen Lebensmittelausschusses (1985) 16. Folge, EG Kommission, Luxemburg, S. 13
112. Berichte des Wissenschaftlichen Lebensmittelausschusses (1985) 16. Folge, EG Kommission, Luxemburg, S. 14–15
113. Berichte des Wissenschaftlichen Lebensmittelausschusses (1989) 21. Folge, EG Kommission, Luxemburg, S. 24
114. WHO (1982) Food Additives Series 17:185–213
115. WHO (1984) Food Additives Series 19:91–114
116. WHO (1993) Food Additives Series 32:105–133
117. WHO (1971) Report Series 48A:12–26
118. WHO (1977) Food Additives Series 12:116–123
119. WHO (1982) Food Additives Series 17:66–77
120. Berichte des Wissenschaftlichen Lebensmittelausschusses (1985) 16. Folge, EG Kommission, Luxemburg S. 9–10
121. Berichte des Wissenschaftlichen Lebensmittelausschusses (1992) 27. Folge, EG Kommission, Luxemburg, S. 23–24
122. WHO (1980) Food Additives Series 15:18–86
123. WHO (1980) Food Additives Series 16:28–32
124. Berichte des Wissenschaftlichen Lebensmittelausschusses (1981) 16. Folge, EG Kommission, Luxemburg, S. 8–9
125. WHO (1991) Food Additives Series 28:183–218
126. Berichte des Wissenschaftlichen Lebensmittelausschusses (1981) 16. Folge, EG Kommission, Luxemburg, S. 8
127. Aromenverordnung vom 22.12.1981 Bundesgesetzblatt I S. 1625 und 1676
128. Council of Europe (1990) Flavouring Substances and Natural Sources of Flavourings Aufl. 4 I und (1981) Aufl. 3 Maisonneuve, Strasbourg
129. Flavours & Extract Manufacturers Association (FEMA) (1993) GRAS lists 3–16 published since 1960 in Food Technology, Chicago, USA
130. FDA (1993) Title 21, Code of Federal Regulations, Government Printing Office, Washington DC, USA
131. WHO (1990) Food Additives Series 26:23–28
132. Berichte des Wissenschaftlichen Lebensmittelausschusses (1992) 29. Folge, EG Kommission, Luxemburg, S. 18
133. WHO (1990) Food Additives Series 26:29–42
134. WHO (1993) Food Additives Series 30:81–85
135. WHO (1993) Report of the 41st meeting of JECFA, Geneva S. 13
136. Berichte des Wissenschaftlichen Lebensmittelausschusses (1989) 21. Folge, EG Kommission, Luxemburg, S. 39–47
137. WHO (1993) Food Additives Series 32:67–84
138. Berichte des Wissenschaftlichen Lebensmittelausschusses (1991) 25. Folge, EG Kommission, Luxemburg S. 17–18
139. WHO (1987) Food Additives Series 26:97–161
140. Berichte des Wissenschaftlichen Lebensmittelausschusses (1991) 25. Folge, EG Kommission, Luxemburg, S. 16–17
141. Berichte des Wissenschaftlichen Lebensmittelausschusses (1991) 25. Folge, EG Kommission, Luxemburg, S. 16
142. Berichte des Wissenschaftlichen Lebensmittelausschusses (1991) 25. Folge, EG Kommission, Luxemburg, S. 19
143. WHO (1987) Food Additives Series 6:19–21
144. WHO (1987) Food Additives Series 16:124–129
145. Berichte des Wissenschaftlichen Lebensmittelausschusses (1991) 25. Folge, EG Kommission, Luxemburg, S. 15

4 Ernährung und Krankheiten

4.1 Ernährungsabhängige Krankheiten

R. GROSSKLAUS

Das Ausmaß der ernährungsabhängigen Krankheiten hat sich in den entwickelten Ländern durch Veränderungen des Lebensstils infolge der Verbesserung der sozioökonomischen Bedingungen drastisch verändert (Tabelle 1.22).
Zur Beurteilung von ernährungsabhängigen Krankheiten gehört die Definition und Identifizierung, die Ermittlung ihrer Häufigkeit, die Abschätzung des Grades der Ernährungsabhängigkeit sowie die Möglichkeit der Behandlung bzw. Vorbeugung durch Ernährungsmaßnahmen. Dabei wird die Rolle der Ernährung für Gesundheit und Krankheit vielfach kontrovers diskutiert, da häufig noch andere Lebensstilfaktoren, z. B. Bewegungsmangel, Rauchen und Alkohol, unter Berücksichtigung der genetischen Disposition an der (Mit-)Verursachung einer Erkrankung beteiligt sind.

4.1.1 Stoffwechselkrankheiten

Übergewicht/Fettsucht

Übergewicht ist die Folge einer positiven Energiebilanz. Im Einzelfall sind Überernährung oder Bewegungsmangel oder deren Kombination für eine Zunahme des Fettbestandes im Körper verantwortlich. Eine Adipositas liegt vor, wenn der Anteil des Fettgewebes bei Männern 20 % und bei Frauen 25 % übersteigt. Neuerdings wird zur Klassifikation des Übergewichtes der Körpermasseindex (Body Mass Index = BMI = Verhältnis des Körpergewichtes in kg zum Quadrat der Körpergröße in m^2) verwendet (s. Kap. 1). Nach dieser Klassifikation liegt der Grenzbereich des Übergewichtes bei Frauen zwischen 24 bis unter 30, bei Männern zwischen 25 bis unter 30. Personen mit einem BMI von 30 und mehr sind stark übergewichtig und mit einem nicht unerheblichen gesundheitlichen Risiko belastet[7].

106 Ernährung und Diätetika

Tabelle 1.22 Mortalitätsstatistik der wichtigsten ernährungsabhängigen Krankheiten in der Bundesrepublik Deutschland (1989) nach Lit. [55]

Todesursachen (ICD) 9. Revision)		Todesfälle Anzahl	Anteil der Todesursachen %	Standardisierte Sterbeziffer* Gestorbene je 100 000 Lebende	Änderung 1981–89 %
Alle	m	326 008	100	1 093,7	−17
(001–E999)	w	371 722	100	616,5	−21
Krankheiten des Kreislaufs	m	146 104	44,8	489,0	−23
(390–459):	w	196 712	52,9	283,2	−27
Herzkrankheiten	m	104 314	32,0	352,4	−20
(401–405, 410–414, 415–417, 420–429)	w	126 318	34,0	185,3	−23
Hirngefäßkrankheiten	m	30 564	9,4	99,7	−34
(430–438)	w	53 041	14,3	74,4	−39
Krebs	m	87 657	26,9	303,5	± 0
(140–208):	w	87 691	23,6	177,8	− 3
Lungenkrebs**	m	22 224	6,8	79,6	− 4
(162)	w	5 593	1,5	12,7	+32
Magenkrebs	m	7 175	2,2	24,8	−29
(151)	w	6 821	1,8	12,4	−31
Darmkrebs	m	7 302	2,2	25,2	+ 9
(152, 153)	w	10 443	2,8	19,1	− 3
Mastdarmkrebs	m	3 445	1,1	11,8	−20
(154)	w	3 743	1,0	7,1	−18
Brustkrebs (174)	w	14 704	4,0	33,3	+ 4
Leberzirrhose	m	9 262	2,8	30,5	−26
(571)	w	5 278	1,4	12,6	−13
Diabetes mellitus	m	4 072	1,2	13,9	−15
(250)	w	8 298	2,2	13,9	−22

* Standardisiert auf die zusammengefaßte männliche (m) und weibliche (w) Bevölkerung der Bundesrepublik Deutschland 1970
** Lungenkrebs nur der Vollständigkeit halber mit aufgeführt, nicht ernährungsabhängig

Epidemiologie. Wie epidemiologische Daten zeigen, haben 28 % der erwachsenen Frauen und 42 % der Männer in den alten Bundesländern leichtes Übergewicht mit einem BMI von 25–30 kg/m². Starkes Übergewicht bzw. Adipositas mit einem BMI von 30 und mehr haben ca. 11 % der männlichen und 12 % der weiblichen Bevölkerung Westdeutschlands. In den neuen Bundesländern haben Übergewicht und Adipositas insgesamt gesehen eine ähnliche Verbreitung[8].

Ätiologie, Pathogenese. Übergewicht stellt einen wissenschaftlich anerkannten unabhängigen Risikofaktor für verschiedene chronische Erkrankungen dar. Dabei ist das Risiko eines übergewichtigen Menschen insbesondere vom Fettverteilungstyp abhängig: Eine Adipositas mit überwiegend „zentralen" oder „androiden" (bauchbetonten) Fettmassen ist häufiger mit Hyperinsulinämie, gestörter Kohlenhydrattoleranz, Hypertriglyceridämie, Arteriosklerose und Hypertonie assoziiert als die mehr „periphere" oder „gynoide" (glutealoder oberschenkelbetonte) Form der Fettsucht (Abb. 1.3). Eine grobe Erfassung der Fettgewebsverteilung ist möglich durch den Quotienten aus Umfang der Taille und Umfang der Hüfte. Beim Mann gelten Werte über 1,0, bei der Frau über 0,8 als ungünstig[7].
Die Adipositas tritt familiär gehäuft auf, so daß eine genetische Prädisposition wahrscheinlich ist[9].
Entgegen der weitverbreiteten Meinung ist die Kalorienzufuhr übergewichtiger Menschen selten exzessiv erhöht. Während Normalgewichtige mehr Kohlenhydrate essen, bevorzugen Adipöse mehr Fette. Das beeinflußt die Energiebilanz auch bei gering hyperkalorischer Ernährung erheblich, da Kohlenhydrate entsprechend der Nahrungszufuhr vom Körper oxidiert und nicht gespeichert werden. Die Fettoxidation ist dagegen begrenzt, so daß die aufgenommenen Fette überwiegend in Depotfette umgewandelt werden[10, 11] (s. Kap. 1.2). Eine niedrige endogene Fettoxidationsrate ist prospektiv im Vergleich zu einer normalen oder hohen Fettverbrennung mit einer ausgeprägten Gewichtszunahme assoziiert. Auch die durch Nahrungsaufnahme induzierte Thermogenese bei Übergewichtigen nach einer Fettmahlzeit stärker reduziert als nach kohlenhydrat- und proteinreichen Mahlzeiten. Alkohol begünstigt die Entstehung der Adipositas durch Hemmung der Lipoprotein-Lipase und verzögert damit die postprandiale Lipämie[6, 11].

Therapie. Eine Prävention der Fettsucht ist nicht bekannt. Eine dauerhafte Gewichtsabnahme ist beim Übergewichtigen sehr schwer zu erreichen und nur durch eine konsequente und bleibende Umstellung des Lebensstils bzw. der Ernährungsweise, vor allem Fettreduktion und/oder genügend erhöhter körperlicher Aktivität möglich. Die therapeutischen Strategien bestehen außer der Änderung des Lebensstils in invasiven Maßnah-

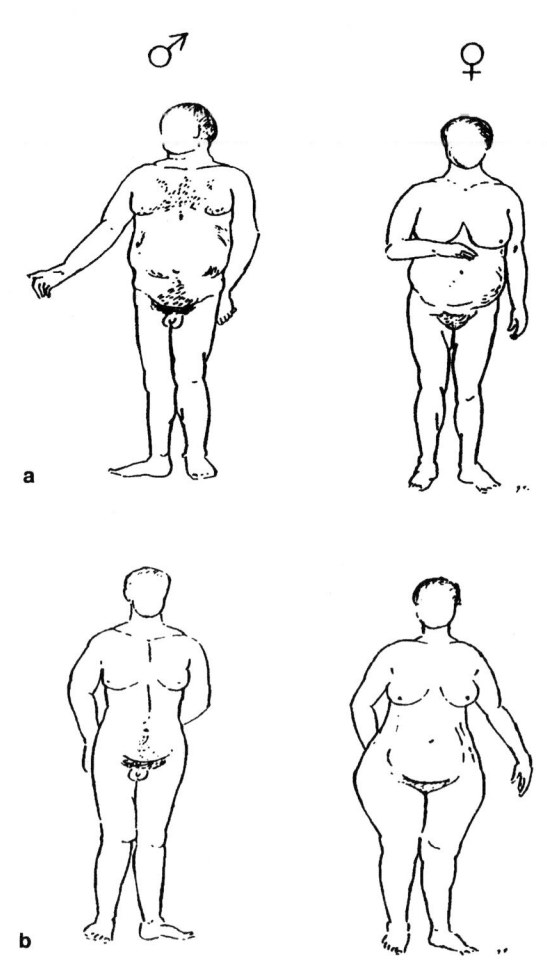

Abb. 1.3 Die zwei Formen der Fettsucht beim Mann und bei der Frau: a android, b gynoid aus Lit. [7] nach Vague (1971)

men, ggf. Medikamenten. Das totale Fasten, die Nulldiät, ist obsolet, da es gesundheitlich riskant ist und nicht die Verhaltensweise ändert. Eine mäßige Gewichtsreduktion um ca. 10% und weniger hat bereits nachweisbare positive gesundheitliche Auswirkungen durch Verringerung des Mortalitätsrisikos[12].

Diabetes mellitus

Klassifizierung, Epidemiologie. Der Diabetes mellitus ist eine chronische Stoffwechselkrankheit, die auf einem relativen oder absoluten Insulinmangel beruht. Nach der WHO-Klassifikation des Diabetes mellitus werden zwei Gruppen unterschieden: Der Typ-I-Diabetes (IDDM = *i*nsulin-*d*ependent *d*iabetes *m*ellitus), auch als juveniler Diabetes, Insulinmangeldiabetes bezeichnet, ist seltener als der nicht insulinabhängige Typ-II-Diabetes (NIDDM = *n*on-*i*nsulin-*d*ependent *d*iabetes *m*ellitus), sog. Erwachsenen- oder Altersdiabetes. In Deutschland beträgt die Gesamtprävalenz 2–5%. Mit mehr als 80% aller Diabetiker, in den alten und neuen Bundesländern also etwa 3 Millionen Personen, stellt der nicht insulinabhängige Typ-II-Diabetes die häufigste Form dar. Bei über 60jährigen steigt die Prävalenz auf rund 12% an[6, 13, 14].

Ätiologie, Pathogenese. Die Disposition zum Diabetes mellitus ist genetisch bedingt ohne Vorliegen eines einheitlichen Vererbungsmodus. Beim Typ Ia, der praktisch nur im Kindesalter auftritt, wirken vermutlich virale Infekte manifestationsfördernd. Beim Typ Ib des Erwachsenen (bis zum 35. Lebensjahr) finden sich oft Autoantikörper gegen Betazellen des Pankreas im Serum als Ausdruck einer Autoimmunerkrankung. 20% der Patienten mit Typ-II-Diabetes sind normalgewichtig (Typ IIa), 80% sind primär übergewichtig (Typ IIb). Offenkundig liegt bei der Mehrzahl der nicht insulinabhängigen Typ-IIb-Diabetiker eine durch Überernährung induzierte Fettsucht vor, die ihrerseits eine Insulinresistenz begünstigt. Durch die gleichzeitige Hyperglykämie kommt es zur andauernden Hyperinsulinämie und damit zu einer Abnahme der Insulinrezeptoren. Dies begünstigt wiederum die Insulinresistenz, die ihrerseits die Hyperglykämie verstärkt. Bei vorhandener genetischer Disposition kommt es dadurch schließlich zu einer Erschöpfung der Betazellen und damit zur Manifestation des Diabetes. Andere wichtige Manifestationsfaktoren sind Fettstoffwechselstörungen mit Hypertriglyceridämie, Bewegungsarmut und Erkrankungen bzw. Stoffwechselsituationen mit vermehrter Ausschüttung antiinsulinärer Hormone, die eine Insulinresistenz auslösen bzw. verstärken (z. B. Streß, Infektionen, Sepsis).
Die häufigsten Todesursachen des Typ-II-Diabetes sind kardiovaskulärer Natur sowohl in Folge einer akzelerierten Arteriosklerose als auch durch spezifische Angiopathien, wie sie sich in unterschiedlichen Organen als diabetische Retinopathie, Nephropathie oder Gangrän manifestieren. Das Risiko, einen Myokardinfarkt zu erleiden, ist bei Diabetikern etwa dreimal höher als bei vergleichbaren Nichtdiabetikern. Bezogen auf die normale Lebenserwartung ist der Verlust an Lebensjahren mit etwa 30% ähnlich schwerwiegend wie beim insulinabhängigen Typ-I-Diabetes.

Prävention, Therapie. Eine wirksame Prävention macht schon im Vorfeld des manifesten Typ-II-Diabetes eine Kontrolle der Energiezufuhr notwendig. Sie soll helfen, das individuell wünschenswerte Körpergewicht zu erreichen, zu erhalten und eine Adipositas zu vermeiden. Die heutige Diabetikerdiät folgt prinzipiell den Regeln einer gesundheitsbewußten, normalen Ernährung. Für Diabetiker gelten die gleichen Nährstoffbedürfnisse wie für Gesunde. Sie sollen sich entsprechend den Empfehlungen der Deutschen Gesellschaft für Ernährung bedarfsdeckend und vollwertig versorgen. Durch gezielte Auswahl der kohlenhydrathaltigen Lebensmittel mit niedrigem glykämischen Index und durch eine Verteilung der

108 Ernährung und Diätetika

Kohlenhydrate auf mehrere kleine Mahlzeiten kann die verbliebene Insulinsekretion optimal genutzt werden.

Die therapeutischen Strategien bestehen somit in einer Gewichtsreduktion, Erhöhung der körperlichen Aktivität, physiologischer Insulinsubstitution und der Prävention von Spätschäden. Zum Schulungsprogramm für Typ-I- und Typ-II-Diabetiker gehört außer der Ernährungsberatung die Anleitung zu systemischen Blut- und Harnzucker-Selbstkontrollen, um eine Verbesserung der Stoffwechseleinstellung sowie der Reduktion der Rezeptur von oralen Antidiabetika und/oder Glukosidase-Inhibitoren zu erzielen[6, 15, 16, 17] (s. 4.2.9).

Hyperlipoproteinämien

Fettstoffwechselstörungen oder Hyperlipidämien sind meist erworbene Zustände mit erhöhter Konzentration von Lipoproteinen im Serum durch Vermehrung des Serumcholesterols, der Serumtriglyceride oder beider Lipide bei eventueller Verschiebung der Lipoproteinanteile. Die wichtigste klinische Manifestation einer Fettstoffwechselstörung ist die Arteriosklerose und deren Komplikationen (Herzinfarkt, Schlaganfall, periphere Durchblutungsstörungen); selten sind spezifische Zeichen wie Xanthome und Xanthelasmen. Der Myokardinfarkt ist leider oft das erste Symptom, wenn nicht rechtzeitig im Rahmen von Vorsorgeuntersuchungen nach erhöhten Serumcholesterolspiegeln gefahndet wird. Hier spielt auch das Vorkommen von weiteren Risikofaktoren eine wichtige Rolle (s. 4.1.2).

Epidemiologie. Die Prävalenz der Hypercholesterolämie in der deutschen Bevölkerung wurde im Rahmen des Nationalen Gesundheitssurveys der Deutschen Herz-Kreislauf-Präventionsstudie ermittelt. Dabei wurden Gesamtcholesterolwerte ab 250 mg/dl als Hypercholesterolämie definiert. Hieraus ergibt sich für Frauen eine Prävalenz von 35,6 % und für Männer von 31,4 %. Dabei sind erhebliche Unterschiede zwischen Frauen und Männern in der Altersverteilung festzustellen (Abb. 1.4 und 1.5). Während bei den 40–49jährigen Männern fast 40 % eine Hypercholesterolämie aufweisen und in den höheren Altersgruppen dann nur noch ein geringer Anstieg zu beobachten ist, kann bei den Frauen ein nahezu exponentieller Anstieg bis auf 66 % in der höchsten Altersklasse verzeichnet werden. Diese gravierende Erhöhung bei den Frauen läßt sich sowohl für Cholesterolwerte im Bereich 250 bis unter 300 mg/dl als auch 300 mg/dl und mehr feststellen. Die Hyperlipoproteinämien sind die nach der Fettsucht am häufigsten vorkommenden ernährungsabhängigen Krankheiten[3, 19, 20, 21].

Die primären oder familiären und sporadischen Formen der Hyperlipoproteinämien werden nach Fredrickson in Typ I bis V eingeteilt, wobei die

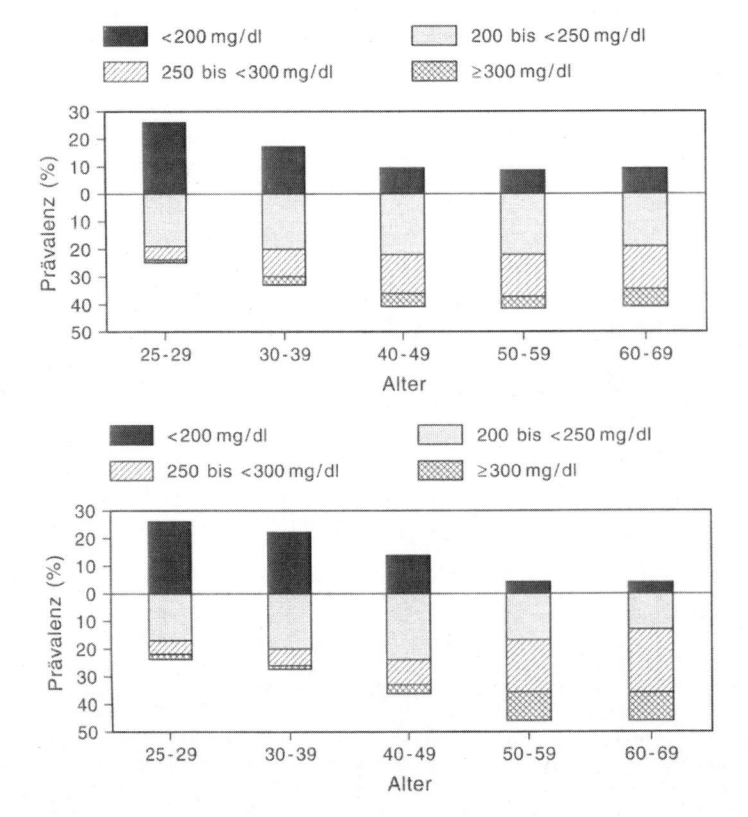

Abb. 1.4 Altersverteilung der Prävalenz von Gesamtcholesterolwerten bei Männern nach Lit.[20]

Abb. 1.5 Altersverteilung der Prävalenz von Gesamtcholesterolwerten bei Frauen nach Lit.[20]

Tabelle 1.23 Einteilung primärer Hyper- und Dyslipoproteinämien nach Genotypen

Allgemeine Bezeichnung und erhöhte Lipoproteinfraktion	Einteilung nach Fredrickson	Erbgang	Defekt	Häufigkeit	Arteriosklerose-Risiko
Polygene Hypercholesterolämie (LDL = low density lipoprotein)	Typ IIa	polygen	LDL-Rezeptor-Defekt	sehr häufig 5 %	hoch
Kombinierte Hyperlipidämie (LDL oder VLDL = very low density lipoprotein oder LDL und VLDL)	Typ IIa oder Typ IV oder Typ IIb	autosomal dominant	vermehrte VLDL-Synthese ?	1 : 300	hoch
Familiäre Hypercholesterolämie (LDL)	Typ IIa	autosomal dominant	LDL-Rezeptor-Mangel oder -Defekt	heterozygot 1 : 500 homozygot 1 : 1 000 000	sehr hoch extrem hoch
Familiäre Dysbetalipoproteinämie (Chylomikronen und VLDL-Remnants)		polygen	Apo-E ~ 2/E-2 Punktmutation	1 : 100	hoch
Remnant Hyperlipidämie (β-VLDL)	Typ III	polygen	Apo-E-2 Homozygotie Remnant-Rezeptor-Defekt	1 : 5 000	hoch
Sporadische Hypertriglyceridämie (VLDL oder VLDL und Chylomikronen)	Typ IV oder Typ V	polygen	VLDL-Synthese erhöht	häufig	bei Chylomikronämiesyndrom
Endogene familiäre Hypertriglyceridämie (VLDL oder VLDL und Chylomikronen)	Typ IV, selten Typ V	autosomal dominant	Apo-C-II-Mangel verlangsamter Abbau von VLDL im Plasma	1 : 500	bei Chylomikronämiesyndrom
Exogene Hyperlipidämie (Chylomikronen)	Typ I	autosomal rezessiv	Lipoproteinlipasemangel oder Apo C II fehlt oder vermindert	sehr selten	bei Chylomikronämiesyndrom

häufigste Form der Typ IV (endogene Hyper-VLDL-Triglyceridämie), gefolgt von Typ IIb (kombinierte Hyperlipidämie) und/oder IIa (Hyper-LDL-Cholesterolämie) ist. Typ III (Remnant Hyperlipidämie), V (gemischte Hyperlipidämie) und I (exogene Hyperlipidämie) sind sehr selten. Nach streng wissenschaftlichen Kriterien sollte man jedoch die Einteilung der Hyperlipoproteinämien nach dem ihnen zugrunde liegenden Defekt vornehmen und dabei vor allem genetische Gesichtspunkte berücksichtigen (Tabelle 1.23). Häufig liegen gemischte Phänotypen vor.

Ätiologie. Die primären Formen sind abzugrenzen von den sekundären Hyperlipoproteinämien, welche als Folge von Fehlernährung oder anderer Grundkrankheiten, wie z.B. Diabetes mellitus, Hypothyreose, Nieren- und Leberkrankheiten, auftreten[6, 19]. Hier steht die Behandlung der Grundkrankheit im Vordergrund. Primäre Hyperlipoproteinämien entstehen in der Regel auf dem Boden einer ererbten Disposition durch (relative) Über- und Fehlernährung (gesättigte Fette, Cholesterol, Alkohol). Gebrühter Kaffee erhöht den Serumcholesterolspiegel und damit das Herzinfarktrisiko. Hypertriglyceridämien tragen, wie neuere epidemiologische Studien zeigen, selbst bei niedrigen HDL-Cholesterolkonzentrationen das Risiko einer vorzeitigen Arteriosklerose. Triglyceridspiegel über 10 mmol können ggf. eine akut nekrotisierende Pankreatitis auslösen[22].

Prävention, Therapie. Andere Nahrungsfaktoren haben eine blutfettsenkende Wirkung (einfach ungesättigte und mehrfach ungesättigte Fettsäuren wie Öl- und Linolsäure sowie bestimmte Ballaststoffe wie z.B. Pektin). Der protektive Effekt von Omega-3-Fettsäuren (Fischöl) liegt vor allem in einer Verminderung der Thrombocytenhaftfähigkeit, aber auch einer Senkung der Serumtriglyceride[6, 19, 23, 24].
Die Beseitigung von überflüssigem Fettgewebe kann bereits die drei für eine Hyper- bzw. Dyslipoproteinämie charakteristischen Befunde – erhöhtes LDL-Cholesterol, erniedrigtes HDL-Cholesterol, vermehrter VLDL-Triglyceridwert – günstig beeinflussen und bildet die Basis für eine gemäß dem aktuellen Lipoproteinmuster des Patienten bestimmte Diät. Eine negative Energiebilanz unterstützt damit gezielte Maßnahmen zur Senkung von Cholesterol- und Triglyceridkonzentration wie Ernährungsumstellung mit Fettreduktion und Fettmodifikation, Steigerung von körperlichem Training sowie medikamentöse Therapie.

Tabelle 1.24 Konzeptionen einer lipidsenkenden Kost nach Lit. [25]

Kostform	Beeinflussung einzelner Lipidfraktionen			
	Chylo-mikronen	VLDL	LDL	HDL
Reduktionskost (800–1200 kcal)	↓↓	↓↓	=	↓
Fettarme Kost (< 30 %)	↓	↑	↓↓	↓
Cholesterol < 300 mg/Tag	=	=	(↓)	(↓)
Fettaustausch				
Linolsäure-reich	=	=	↓	(↓)
Ölsäure-reich	=	=	↓	=
LCT-MCT	↓	↑	=	(↑)
Ω3-Fettsäuren > 5 g/Tag	=	↓	(↓)	=
Ballaststoff-reich	=	↓	↓	=
reich an komplexen Kohlenhydraten	=	↓	=	=
Alkoholkarenz	↓	↓	=	(↓)

= gleichbleibend; ↓ Abnahme; ↑ Zunahme des Parameters; LCT langkettige Triglyceride, MCT mittelkettige Triglyceride

Weitere Einzelheiten der ernährungsmedizinischen Strategien sind der Tabelle 1.24 zu entnehmen. Die Diätetik ist damit ein entscheidender Teil der Behandlung von Fettstoffwechselstörungen und des mit ihnen verbundenen atherogenen Risikos. Dabei können ernährungstherapeutische und medikamentöse Maßnahmen sich additiv ergänzen[3, 6, 19, 23, 24, 25, 26].

Hypertonie

Als Hypertonie bezeichnet man eine andauernde Steigerung des arteriellen Blutdrucks auf Werte von systolisch > 160 mm Hg und/oder diastolisch > 95 mm Hg. Werte zwischen 140/90 und 160/95 werden als Grenzwerthypertonie bezeichnet. Als häufigste Form kommt die primäre oder essentielle Hypertonie vor. Die sekundären Formen sind meist renal oder durch Funktionsstörungen endokriner Drüsen, Gefäßanomalien u.a. bedingt[5].

Epidemiologie. Die Häufigkeit der Hypertonie, einschließlich der behandelten Hypertoniker, liegt in der alten Bundesrepublik bei 21–25 %, während in der ehemaligen DDR 24–32 % der Gesamtbevölkerung eine Hypertonie haben[27]. Zusammen mit dem Rauchen, den Fettstoffwechselstörungen und dem Diabetes mellitus zählt die Hypertonie zu den wichtigsten kardiovaskulären Risikofaktoren. Aus zahlreichen epidemiologischen Studien geht eindeutig hervor, daß das Risiko eines Herzinfarktes oder Schlaganfalls mit steigenden Blutdruckwerten stetig zunimmt. Unter Werte von 1 sinkt das relative Risiko erst bei diastolischen Blutdruckwerten unter 90 mm Hg (Abb. 1.6)[28, 29, 30]. Bei Vorliegen von mehreren Risikofaktoren erhöht sich das Morbiditäts- und Mortalitätsrisiko überproportional, so daß die Hypertonie nie isoliert, sondern immer im Zusammenhang mit den übrigen Risikofaktoren betrachtet werden sollte (s. 4.1.2).

Ätiologie. Die Ätiologie der essentiellen Hypertonie (> 90 % der Fälle) ist weitgehend unbekannt. Neben Risikofaktoren, die mit der Ernährung im Zusammenhang stehen (Übergewicht, hohe Kochsalzaufnahme, hoher Alkoholkonsum, geringer Kaliumgehalt der Nahrung), haben auch andere Faktoren der Lebensweise, wie z.B. körperliche Aktivität und psychosozialer Hintergrund, sowie die genetische Prädisposition Einfluß auf

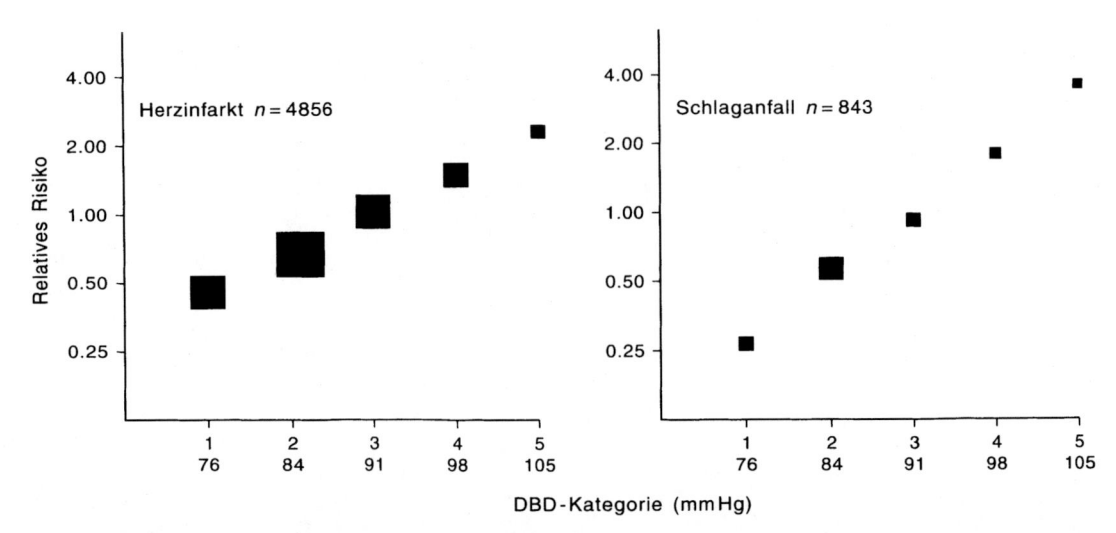

Abb. 1.6 Zusammenhang zwischen diastolischem Blutdruck (DBD) und dem relativen Risiko an Herzinfarkt bzw. Schlaganfall zu erkranken. Ergebnisse sind aus mehreren prospektiven epidemiologischen Untersuchungen zusammengefaßt nach Lit. [30]

Ernährung und Krankheiten 111

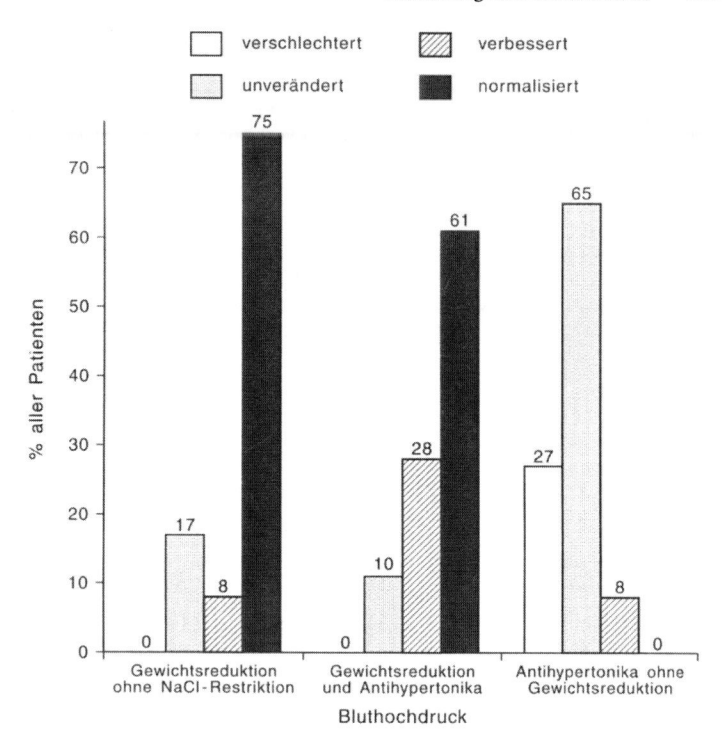

Abb. 1.7 Übergewicht und Hochdruck. Einfluß von diätetischer und medikamentöser Behandlung nach Lit. [36]

die Entstehung von Bluthochdruck[5, 6, 30, 31, 32, 33, 34, 35]. Bei der Prävention und Therapie durch diätetische Maßnahmen ist das zu berücksichtigen. Oft spielt die Adipositas eine Schlüsselrolle bei der Manifestation von atherogenen Stoffwechselstörungen. Mitunter kann schon eine diätetische Behandlung allein den Blutdruck und die Lipidwerte normalisieren[29, 30]. Dadurch lassen sich blutdrucksenkende Medikamente sparen. Das gleiche gilt auch für natriumarme Kost (Abb. 1.7)[36, 37, 38, 39, 40, 41].

Besonders zu beachten in der Pathogenese der Hochdruckpatienten ist die Untergruppe der Übergewichtigen mit Insulinresistenz und Hyperinsulinämie[42, 43].

Prävention, Therapie. β-Blocker und Thiazide verschlechtern die Insulinsensitivität im Gegensatz zu α-Blockern und ACE-Hemmern sowie andererseits durch eine Gewichtsreduktion und verstärkte körperliche Aktivität die Insulinresistenz beseitigt werden kann. Die Behandlung der Hypertonie erfordert deswegen ein Umdenken. Durch gleichzeitige Verbesserung der Stoffwechselsituation können außer der Mortalität an Schlaganfällen auch die koronaren Herzkrankheiten vermindert werden[44, 45, 46, 47].

Gicht

Die Gicht ist die Folge einer langandauernden erhöhten Harnsäuremenge im Körper, die sich in einem erhöhten Harnsäurespiegel im Serum und in den Körperflüssigkeiten ausdrückt. Harnsäurekonzentrationen über 7,0 mg/dl bei Männern und 6,5 mg/dl bei prämenopausalen Frauen und 7,0 mg/dl ab Eintritt der Menopause werden als Hyperurikämie bezeichnet.

Ätiologie, Pathogenese. Eine Hyperurikämie beruht in aller Regel auf einer Hemmung der Harnsäureausscheidung oder einer vermehrten Harnsäuresynthese infolge genetisch determinierter unterschiedlicher Enzymdefekte des Purinstoffwechsels. Von der primären familiären Gicht sind auch sekundäre Formen abzugrenzen. 5 % der Fälle entstehen als Folge bei Niereninsuffizienz, bestimmten Blutkrankheiten oder nach Medikamenten wie Saluretika, Zytostatika. Alter, Geschlecht und Ernährung sind Faktoren, die eine schon länger bestehende Hyperurikämie zur Manifestation der Gicht, meist in Form des akuten Gichtanfalls im Großzehengrundgelenk (Podagra), kommen lassen können. Weitere klinische Manifestationen und Risiken sind chronische Gelenkdeformierungen, Tophi, Harnsäuresteine (Nephrolithiasis), akutes Nierenversagen, die chronische Gichtniere und arterielle Hypertonie. Manifestationsfördernd wirken Übergewicht, purinreiche Kost und Alkohol. Bei Patienten mit Diabetes mellitus, Hypertonie, Adipositas und Fettstoffwechselstörungen wird überdurchschnittlich häufig eine Hyperurikämie festgestellt. Der erhöhte Harnsäurespiegel gilt auch als unabhängiger Risikofaktor für die koronare Herzkrankheit[3, 48, 49].

Die Prävalenz der Hyperurikämie nimmt mit dem Alter zu. Männer (19 %) sind mehr betroffen als Frauen (4 %)[3].

Prävention, Therapie. Die therapeutischen Strategien bestehen vor allem in einer Normalisierung des Körpergewichts, Beschränkung der Purinzufuhr, Meidung von Alkohol und ggf. medikamentösen Hemmung der endogenen Harnsäurebildung oder Verbesserung der Ausscheidung von Harnsäure im Urin. Eine wirksame purinreduzierte Diät ist wichtig, um Komplikationen und Kosten einer medikamentösen Therapie zu vermindern. Dabei geht es vor allem um das Vermeiden von Exzessen. Neuere Erkenntnisse zeigen, daß nicht nur Innereien und bestimmte Fischarten, sondern auch Haut von Geflügel und Fisch sowie die Schwarte vom Schwein aufgrund ihres Kernreichtums ebenfalls relativ viel Purine enthalten. Auch sind pflanzliche Lebensmittel (Sojabohnen, Buchweizen, Haferflocken, Bohnen, Erbsen u. a.) nicht purinarm oder gar purinfrei. Bei gleichzeitig bestehendem Diabetes mellitus und/oder Fettstoffwechselstörung ist auf eine optimale Stoffwechselführung zu achten[50, 51].

4.1.2 Konsequenzen ernährungsabhängiger Stoffwechselstörungen: Arteriosklerose

Koronare Herzkrankheiten (KHK)

Bei der koronaren (ischämischen) Herzkrankheit handelt es sich um eine stenosierende Arteriosklerose der Koronararterien. Je nach Ausprägung besteht ein Mißverhältnis zwischen Sauerstoffbedarf und Sauerstoffangebot im Herzen, welches nach Belastung oder in Ruhe zur akuten Koronarinsuffizienz mit plötzlich einsetzenden, anhaltenden charakteristischen Schmerzen im Brustkorb (Angina pectoris) führen kann. Als weitere Manifestationen zählen der Herzinfarkt und die Herzinsuffizienz.

Ätiologie. Bei der Pathogenese der Koronarsklerose spielen zelluläre Vorgänge sowohl bei der proliferativen Initialläsion der Gefäßwand als auch beim chronischen Arterienumbau eine Rolle. Eine Schädigung des Endothels kann durch chronische Hypercholesterolämie, Rauchen und Hypertonie, aber auch Streß erfolgen. Für die Ausbildung okklusiver Thromben sind außer den genannten atherogenen Risikofaktoren der Grad der Stenose, „instabile" Angina, lokale Endothelabhängige Faktoren, die Konzentration an Lipoprotein(a) wegen der strukturellen Ähnlichkeit mit Plasminogen, die Konzentrationen an Fibrinogen und Faktor VII als thrombogene Risikofaktoren sowie weitere metabolische Abnormalitäten: Homocystinurie, Antioxidantienstatus u. a. verantwortlich[52, 53].

Epidemiologie. Auf die Gesamtmortalität in der Bundesrepublik Deutschland entfallen etwa ein Drittel auf koronare Herzkrankheiten und Herzinfarkt. Nach Angaben des Statistischen Bundesamtes kam es im Jahr 1990 zu ca. 137 000 Todesfälle durch ischämische Herzkrankheiten, dies entspricht einer Mortalitätsrate von 214 pro 100 000 Einwohner. In der gleichen Größenordnung liegt die Zahl der zusätzlichen nichttödlichen Herzinfarkte, die in vielen Fällen zur frühzeitigen Invalidisierung führen. Die Prävalenz von KHK in der klinisch unauffälligen, d. h. symptomfreien Bevölkerung, liegt nach den repräsentativen Untersuchungen der Deutschen Herz-Kreislauf-Präventionsstudie bei 3 %, so daß in Deutschland (alte und neue Bundesländer) ca. 2,4 Millionen Einwohner vom Eintritt eines symptomatischen oder auch stummen Herzinfarktes bedroht sind[54, 55, 56].

Risikofaktoren. Zu den direkten und indirekten ernährungsbedingten Risikofaktoren gehören ein erhöhter Serum-Cholesterolspiegel, erhöhter Blutdruck und Übergewicht. Hoher Fettverzehr insbesondere mit gesättigten Fettsäuren und Nahrungscholesterol über Fleisch, Wurst und Butter erhöhen den Blutcholesterolspiegel und das LDL-Cholesterol[3, 57]. Dagegen belasten eine fettarme Ernährung < 30 % oder bei streng vegetarischer Ernährung bis zu < 10 % der Energiezufuhr und ein hoher Anteil mehrfach ungesättigter Fettsäuren das Gesamtcholesterol und LDL-Cholesterol im Blutserum. Dies scheint auch für einfach ungesättigte Fettsäuren zuzutreffen. Letztere induzieren außerdem keinen Abfall des HDL-Cholesterols, dem eine gewisse Schutzfunktion zukommt[58]. Außer gesättigten Fettsäuren werden neuerdings auch trans-Fettsäuren aus partiell hydrierten pflanzlichen Fetten für eine Erhöhung des Risikos an KHK verantwortlich gemacht[59]. Neben der Kalorienaufnahme und dem Fettanteil der Nahrung kommt offenbar den Ballaststoffen eine größere Bedeutung zu als bisher angenommen, da häufiger Verzehr von Gemüse, Salat und Obst mit einer Abnahme des Herzinfarktrisikos verbunden ist[57, 60].
Der Einfluß der Ernährung ist jedoch langfristig zu beurteilen und nicht als direkte, kurzfristige Wechselwirkung. Oft treten die Risikofaktoren kombiniert mit Rauchen und fehlender körperlicher Aktivität auf und haben dann eine überproportionale Steigerung des Herzinfarktrisikos zur Folge (Abb. 1.8)[37, 54, 61]. Nach wie vor ist aber das Gesamt- bzw. LDL-Cholesterol der stärkste Prädiktor, so daß trotz kontroverser Diskussion[62, 63] erhöhte Cholesterolspiegel im Zusammenhang mit anderen Risikofaktoren unter der Berücksichtigung von Alter und Geschlecht als wichtiges diagnostisches Kriterium beachtet werden sollten[54, 60, 61, 64]. Auch auf das oft familiär gehäufte Zusammentreffen von Adipositas, Diabetes mellitus, Hypertonie, Hyperurikämie und Fettstoffwechselstörungen als sog. metabolisches Syndrom ist zu achten (Abb. 1.9). Dieses Wohlstandssyndrom beruht auf einer genetisch gestörten Insulinsensitivität, die allein durch Gewichtsreduktion und verstärkte körperliche Aktivität verbessert werden kann[45, 65, 66].

Prävention, Therapie. Die Prävention von KHK ist durch eine Reduzierung der genannten Risiko-

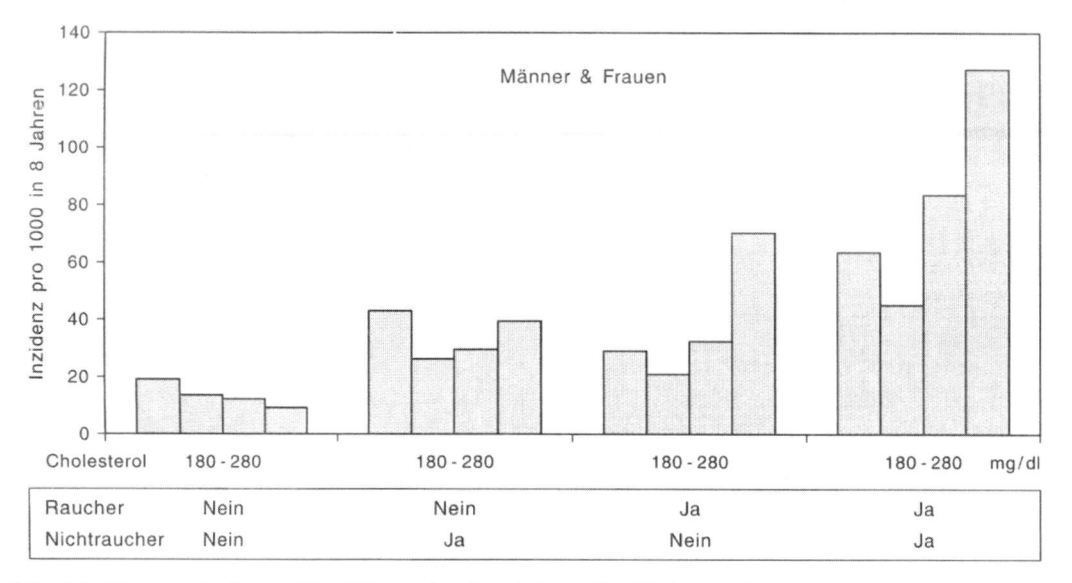

Abb. 1.8 Altersstandardisierte Mortalität aus kardiovaskulären Krankheiten nach klassischen Risikofaktoren (40–69 Jahre). Anhand der Ergebnisse der Hessenstudie wurde eine überproportionale Zunahme des Mortalitätsrisikos bei gleichzeitigem Vorliegen von erhöhten Cholesterolwerten, Rauchen und Hypertonie festgestellt (nach Lit. [54])

faktoren anzustreben. Einerseits sollte nach Möglichkeit die Risikoprävalenz in der Gesamtbevölkerung reduziert, andererseits eine Individualstrategie betrieben werden. Zu diesem Zweck müssen Personen mit hohem Risiko identifiziert und gezielt vorbeugend behandelt werden[21]. Eine entsprechende Umstellung der Ernährung und des Lebensstils sollte schon bei Kindern und Jugendlichen einsetzen, da eine primäre Prävention immer sinnvoller ist als eine sekundäre[67]. Aber auch bei Personen mit fortgeschrittener Koronarsklerose ist noch ein günstiger Einfluß durch Änderung des Ernährungsverhaltens und Lebensstils meßbar[68, 69]. Die Risikominimierung zur Stabilisierung bzw. Regression von arteriosklerotischen Ereignissen erfordern sowohl eine antiatherogene als auch eine antithrombogene Therapie[1, 2, 3, 67, 70] (s. 4.8).

Zerebrovaskuläre Erkrankungen, Apoplexie

Unter zerebrovaskulären Erkrankungen werden alle Krankheiten infolge Durchblutungsstörungen der arteriellen Gefäße des Gehirns zusammengefaßt[1]. Die wichtigste klinische Komplikation ist die Apoplexie oder der sog. Schlaganfall mit meist plötzlich einsetzender Symptomatik, gekennzeichnet durch Bewußtseinsstörungen, motorische Lähmung, epileptische Anfälle, Aphasie u. a.

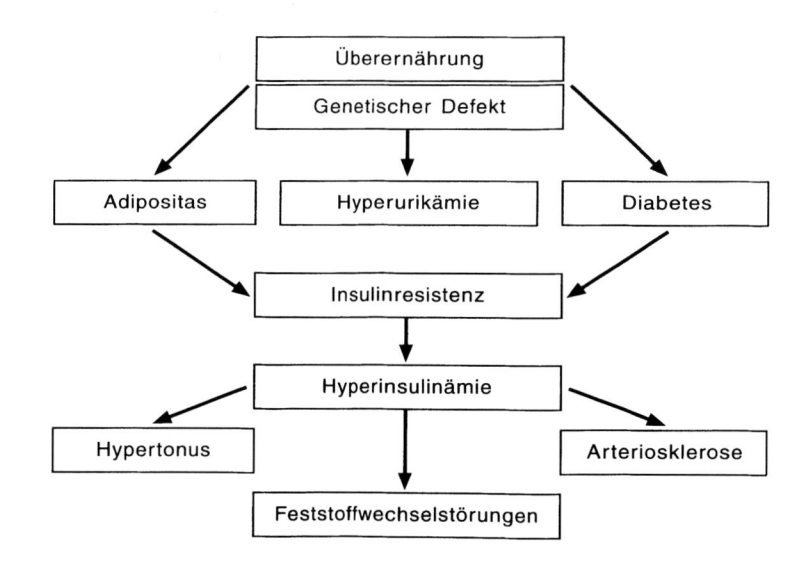

Abb. 1.9 Das metabolische Syndrom

114 Ernährung und Diätetik

Ätiologie. Ätiologisch spielen hauptsächlich die arterielle Hypertonie und Arteriosklerose eine Rolle. Als weitere nicht ernährungsbedingte Ursachen müssen auch u.a. eine Thromboembolie, z.B. kardiogene Embolie bei Herzrhythmusstörungen, medikamentös-induziert durch orale Antikonzeptiva u.a., Angiopathie und hämorrhagische Diathese in Betracht gezogen werden.

Epidemiologie. Die Letalität liegt bei ca. 20 % der Fälle. Der Anteil der Hirngefäßkrankheiten an der Gesamtmortalität in der alten Bundesrepublik beträgt ca. 12 %. Bezogen auf die standardisierten Sterbeziffern und verlorenen Lebensjahre ist allerdings in den vergangenen Jahrzehnten eine kontinuierliche Abnahme und damit der günstigste Verlauf überhaupt bei allen Herz-Kreislauf-Erkrankungen festzustellen (vgl. Tabelle 1.22). Die Abnahme beruht vor allem auf einer besseren Hypertoniediagnostik und -therapie, da im gleichen Zeitraum die Anzahl der behandelten Hypertoniker dementsprechend zugenommen hat[3, 55, 71].
Ein Zusammenhang zwischen den relevanten Ernährungsfaktoren und den diskutierten Faktoren der Hypertonie wird gesehen (s. 4.1.1). An zweiter Stelle der Rangordnung der Risikofaktoren für die Apoplexie stehen koronare Herzkrankheiten, gefolgt von Diabetes mellitus und Adipositas[1, 5, 6, 72, 73, 74].

Prävention, Therapie. Zur Prävention von Hochdruck und zerebrovaskulären Erkrankungen sind Ernährungsmaßnahmen gerechtfertigt, die vor allem in einer Reduktion von Übergewicht, Kochsalzrestriktion, Verbesserung des Natrium/Kalium-Verhältnisses und Meidung von hohem Alkoholkonsum liegen. Nach Empfehlungen der WHO ist die Gesamtkochsalzaufnahme durch die Nahrung auf 5–6 g/Tag zu beschränken. Genetisch salzempfindliche Personen und Hypertoniker profitieren von einer kochsalzarmen Kost mit 1–3 g NaCl/Tag, welche in der Praxis allerdings ohne Bereitstellung von industriell vorgefertigten natriumarmen Lebensmitteln kaum durchführbar ist. Der Anteil an natrium- bzw. salzempfindlichen Personen liegt bei 20–30 %. Zur Zeit gibt es noch keine praxisreife Möglichkeit zum Nachweis dieser erhöhten Sensibilität, deswegen sind nach wie vor präventive Maßnahmen zur Einschränkung der Natrium- bzw. Natriumchloridaufnahme für die gesamte Bevölkerung gerechtfertigt[39, 75]. Das therapeutische Konzept bei manifester Apoplexie besteht in einer raschen Diagnostik (Computertomographie, Positronen-Emmissions-Tomographie) zum Nachweis von Hypoperfusion, Ischämie, Verschluß bzw. Blutung und dementsprechend einzuleitenden durchblutungsfördernden thrombolytischen Maßnahmen und die Regeneration durch Rehabilitation. Eine Behandlung des Insultpatienten im Hinblick auf Überlebenschance und Verringerung des neurologischen Defizits ist um so wirksamer, je früher sie einsetzt.

4.1.3 Erkrankungen des Kauapparates und der Verdauungsorgane

Zahnkaries

Bei der Zahnkaries handelt es sich um eine Erkrankung der Zähne, in deren Verlauf es durch säurebildende Mikroorganismen im Zahnbelag zu einer Demineralisation der Zahnhartsubstanz kommt, die zur Bildung kariöser Defekte, Kavitäten, führt und letztlich zumindest den Verlust von Teilen des Zahnes zur Folge hat.

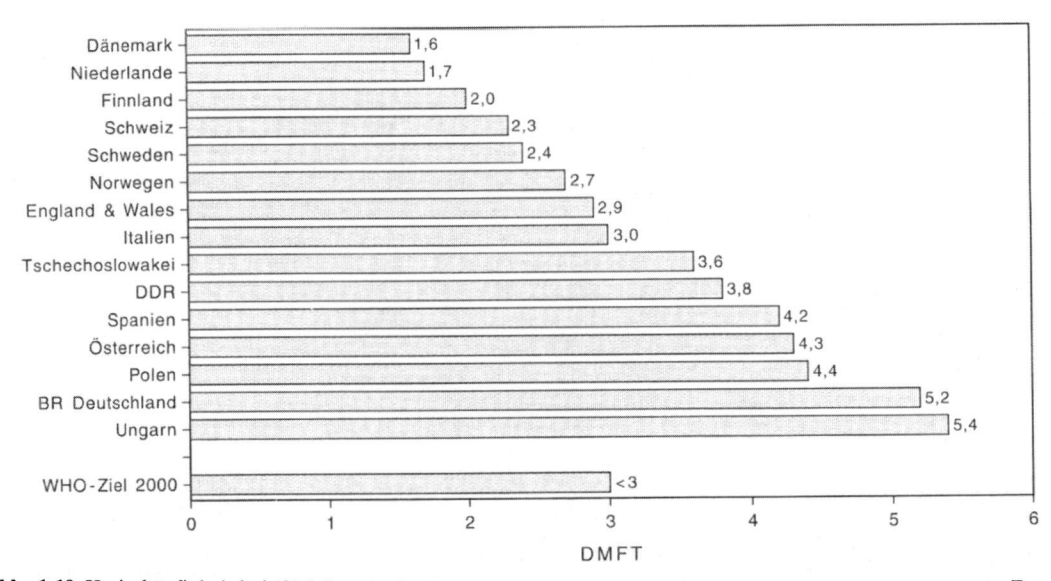

Land	DMFT
Dänemark	1,6
Niederlande	1,7
Finnland	2,0
Schweiz	2,3
Schweden	2,4
Norwegen	2,7
England & Wales	2,9
Italien	3,0
Tschechoslowakei	3,6
DDR	3,8
Spanien	4,2
Österreich	4,3
Polen	4,4
BR Deutschland	5,2
Ungarn	5,4
WHO-Ziel 2000	<3

Abb. 1.10 Karieshäufigkeit bei 12jährigen im Vergleich ausgewählter europäischer Länder (1983–1989) nach Lit.[77]

Epidemiologie. Epidemiologische Untersuchungen zufolge sind Zahnkrankheiten die am meisten verbreitete Zivilisationskrankheit. Über 90 % aller Bundesbürger leiden an Zahnkaries. Bereits bei Kindern ist Zahnkaries die häufigste Krankheit. Im internationalen Maßstab nimmt die Bundesrepublik Deutschland einen der hintersten Plätze ein (Abb. 1.10). Die Zielvorgabe der WHO, bis zum Jahre 2000 einen DMFT-Index (D = kariös, M = fehlend, F = gefüllt, T = Zähne) von 3 und weniger bei den 12jährigen Kindern anzustreben, wurde trotz Rückgang der Zahnkaries in anderen Industrienationen noch nicht erreicht[76, 77].

Ätiologie. Die Ätiologie der Karies ist multifaktoriell. Dabei spielen außer dem Wachstum von Bakterien in der Zahnplaque und der Empfänglichkeit des Wirtes vor allem Ernährungsfaktoren eine entscheidende Rolle. Zucker und andere leicht vergärbare Kohlenhydrate sind dabei nicht der einzige, aber wichtigste Kausalfaktor bei der Entstehung der Zahnkaries. Das Ausmaß der Säurebildung ist abhängig von der Dauer und Konzentration der Zuckereinwirkung. Untersuchungen zeigen, daß die Verzehrgewohnheiten und nicht die Gesamtmenge des konsumierten Zuckers von entscheidender Bedeutung ist, wie die Häufigkeit des Verzehrs, der Zuckergehalt im jeweiligen Lebensmittel und die Verweildauer in der Mundhöhle. Seltener Zuckergenuß selbst in hohen Mengen führt mit geringerer Wahrscheinlichkeit zu Karies als häufiger Verzehr von vergleichsweise geringen Mengen. So betrachtet, sind besonders gefährlich für die Zähne klebrige Süßwaren und Schokolade, die häufig als Zwischenmahlzeit verwendet werden. Auch zuckerhaltige Erfrischungsgetränke können zur Kariesentstehung beitragen, ebenso wie süße Brotaufstriche oder zahlreiche Fein- und Dauerbackwaren[3, 78, 79].

Prävention, Therapie. Unter den ernährungsabhängigen Krankheiten verursacht die Zahnkaries die meisten Kosten. Die frühzeitige Vorbeugung durch Ernährungsmaßnahmen hat neben einer ausreichenden Mundhygiene einen besonders hohen Stellenwert. Das Angebot von weniger zuckerhaltigen Lebensmitteln und alternativen Süßungsmitteln sollte insbesondere für Kinder verstärkt werden. Die Bedeutung einer optimalen Fluoridversorgung zur Verringerung des Kariesrisikos wurde in der Bundesrepublik Deutschland bislang von der Öffentlichkeit nicht ausreichend akzeptiert, obgleich in zahlreichen epidemiologischen und klinischen Untersuchungen die gesundheitlichen Vorteile und sichere Handhabung bei der Verwendung von fluoridiertem und iodiertem Speisesalz und/oder der Trinkwasserfluoridierung belegt sind[3, 6, 76, 80, 81] (s. 2.7.2).

Leberzirrhose

Bei der Leberzirrhose handelt es sich um eine progrediente narbig-bindegewebige Umwandlung der Leber infolge Parenchymuntergangs.

Ätiologie. Die wichtigsten Ursachen sind die chronische Einwirkung von Alkohol bei entsprechender Veranlagung sowie die mit dem Abusus verbundene Fehlernährung mit einer sich entwickelnden Leberzirrhose und unabhängig davon um chronische Entzündungen des Organs nach Virus-Hepatitis mit posthepatischen Zirrhosen. Als Erreger kommen vor allem das Hepatitis-A-Virus bei oral-fäkaler Schmierinfektion, z. B. durch kontaminierte Lebensmittel wie rohe Muscheln (vgl. Kapitel 4.1.9) und Hepatitis-B- und -C-Virus bei Blut-zu-Blut-Kontakt und sexuellem Kontakt vor. Weiterhin können chronische Gallengangsentzündungen zu biliärer Zirrhose, eine Einengung oder ein Verschluß der V. hepatica zu einem Budd-Chiari-Syndrom sowie seltene Stoffwechselerkrankungen zu einer Schädigung der Leber führen. Eklatante Beispiele sind die Hämatochromatose, M. Wilson, Glykogenose, Galaktosämie. In Ländern mit einem relativ hohen Alkoholkonsum sind je nach Statistik über 90 % aller Zirrhosen alkoholbedingt, so daß der relevante „Nährstoff" Alkohol in Form von Bier, Wein und Spirituosen eine Leberzirrhose entwickelt. Bei regelmäßigem Verzehr liegt die Unbedenklichkeitsgrenze für Männer bei 60 g und für Frauen bei etwa 20–30 g reinem Alkohol täglich.

Epidemiologie. In der Bundesrepublik Deutschland wurde bei 16 % der arbeitsunfähigen Versicherten der gesetzlichen Krankenkassen eine alkoholische Fettleber festgestellt. Nach den Angaben im Microcensus liegt die Prävalenz der Leberzirrhose bei 230 pro 100 000 Einwohnern. Leberzirrhose ist bei Männern zweieinhalbmal häufiger als bei Frauen. In der Todesursachenstatistik steht die Leberzirrhose an 3. Stelle (vgl. Tabelle 1.22). Dabei haben sich die Sterbeziffern im Westen und Osten praktisch angeglichen. Dementsprechend hoch liegt der jährliche Pro-Kopf-Verbrauch an Alkohol. Von 3,1 l im Jahre 1950 bis zum Höchstwert von 12,5 l im Jahre 1980 gab es einen kontinuierlichen Anstieg, danach einen leichten Rückgang. Der aktuelle Trend läßt sich am ehesten als Stagnieren auf hohem Niveau beschreiben. Die Prognose der alkoholischen Leberzirrhose hängt in erster Linie vom Trinkverhalten des Patienten ab. Die Fünfjahresmortalität beträgt bei der Alkoholzirrhose ohne Komplikationen vom Zeitpunkt der Diagnosestellung an ungefähr 10 % bei Alkoholabstinenz und ungefähr 30 % bei weiterem Alkoholkonsum. Bestehen bereits Komplikationen wie Aszites, gastrointestinale Blutungen, hepatische Enzephalopathie oder schwere Muskeldystrophie, liegen die entsprechenden Fünfjahresmortalitätszahlen bei 40 bzw. 65 %.

Therapie. Die therapeutischen Strategien bestehen bei allen Formen der Leberzirrhose in absoluter Alkoholkarenz und bei Auftreten von Komplikationen in einer protein- und elektrolytdefinierten Kost, künstlicher Ernährung bei schwerer Malnutrition oder Leberkoma, Hepatitis-B-Vakzine zur Schutzimpfung gefährdeter Personengruppen, Interferone und im Endstadium in einer

Lebertransplantation[1, 3, 6, 55, 82, 83] (s. 4.1.5; → Bd. 3, 541).

Cholelithiasis

Gallensteine verursachen in der Gallenblase die Cholezytolithiasis als häufigste dort lokalisierte Erkrankung und in den Gallenwegen die entsprechend benannte Choledocholithiasis. Über 90 % der Gallensteine liegen als Cholesterolsteine vor, von denen wiederum 50 % ausschließlich aus kristallisiertem Cholesterol bestehen. Sie sind hart und oft abgerundet, während die Pigmentkalksteine schwarz, zackig oder maulbeerförmig und sehr hart zu etwa 6 % vorkommen. Sie enthalten Calciumsalze und nicht nichtglucuronidiertes Bilirubin. Die meisten Steine, etwa 50 % enthalten Mischungen aus Cholesterol und Calciumphosphaten, -carbonaten, -salzen von Fettsäuren sowie Bilirubin.

Ätiologie, Pathogenese. Neben Alter, Geschlecht und genetischer Disposition spielt auch die Ernährung eine wichtige Rolle. Die Ursache ist häufig die Produktion von lithogener, cholesterolreicher Lebergalle mit vermindertem Lecithin- und Gallensäuregehalt, z. B. bei überkalorischer Ernährung, hormoneller Kontrazeption. Des weiteren wirken die bei Entzündung im Gallensystem auftretenden Eiweiße als Kondensationskerne. Auch Gallestauung und vermehrter Anfall von Bilirubin, z. B. bei hämolytischen Anämien, sind ätiologisch zu beachten. Übergewicht begünstigt die Entstehung von Gallensteinen, während ein direkter Einfluß einer cholesterolreichen Ernährung auf das gehäufte Vorkommen von Gallensteinen unsicher ist[5, 84]. Die Lithogenität der Galle wird durch komplexe Beziehungen zwischen den Konzentrationen an Cholesterol, Gallensalzen und Phospholipiden bestimmt. Allgemein erhöht eine hyperkalorische und fettreiche Ernährung den Cholesterolsättigungsindex. Der Einfluß von mehrfach ungesättigten Fettsäuren ist widersprüchlich. Eine Zunahme der Häufigkeit von Cholelithiasis bei Patienten mit Hypertriglyceridämie infolge polyensäurereicher Diät läßt sich nur schwer auf die allgemeine Bevölkerung übertragen. Möglicherweise ist die Hypertriglyceridämie mit erniedrigtem HDL-Cholesterol ein unabhängiger Risikofaktor für die Gallensteinbildung[5, 85]. Bei Typ-II-Diabetikern besteht unabhängig vom Übergewicht und der Fettgewebsverteilung ein 1,6fach höheres Risiko für Gallensteine[86].

Epidemiologie. In der Bundesrepublik Deutschland wird die Häufigkeit der Cholelithiasis auf 10–30 % geschätzt. Viele Gallenblasensteine sind häufig symptomlose Zufallsbefunde (Sonographie, CT). Nur 30–50 % verursachen im Laufe der Zeit Beschwerden und Komplikationen. Aufgrund von Autopsiebefunden steigt die Häufigkeit mit zunehmendem Lebensalter und ist bei Frauen höher als bei Männern (3:1). Allgemein weisen Länder mit einem hohen Lebensstandard eine hohe und sog. Entwicklungsländer mit einem niedrigen Standard eine niedrigere Prävalenz auf[1, 3, 5, 6]. Unklar ist ferner, ob gehäuftes Abnehmen bei Adipösen die Steinbildung begünstigt, obgleich das Risiko bei totalem Fasten und sehr kalorienarmen Diäten ebenso wie unter parenteraler Ernährung erhöht ist[87, 88]. Der schützende Effekt von kleinen Alkoholmengen ist in epidemiologischen Studien offensichtlich durch sog. Confounding-Faktoren bedingt[89].

Prävention, Therapie. Die Prävention von Gallensteinleiden liegt vor allem in einer Vermeidung von Übergewicht und hoher Fettaufnahme. Dabei spielt ballaststoffreiche Ernährung eine wichtige Rolle, da sie den Energiegehalt der Nahrung vermindert und den Gallensäuremetabolismus günstig beeinflußt[3, 6, 84]. Die therapeutischen Strategien bei Gallensteinträgern bestehen in einer Verminderung der genannten Risikofaktoren und Umstellung der Ernährung. Medikamentös werden Gallensäuren wie Chenodesoxycholsäure oder Ursodesoxycholsäure zur Lyse eingesetzt. Eine Zertrümmerung kann mechanisch, und zwar neuerlich durch Ultraschall-Lithotripter vorgenommen werden. Als Weg der letzten Wahl gilt die operative Entfernung als Laparoskopie oder offene Op (s. 4.2.7).

Pankreatitis

Als Pankreatitis bezeichnet man die akute und chronische Entzündung der exokrinen Bauchspeicheldrüse.

Ätiologie, Pathogenese. Beide Verlaufsformen werden nach neuesten histopathologischen Erkenntnissen aber nicht als Stadien einer Erkrankung, sondern als eigenständige Krankheitsbilder betrachtet[90]. Pathogenetisch kann es bei der akuten Entzündung je nach Schweregrad und vorzeitiger Aktivierung und Freisetzung von Verdauungsenzymen zur Autolyse des Organs mit interstitiell ödematösen Veränderungen bis zur schwersten hämorrhagischen Pankreasnekrose mit Abszedierung, Sequestration und Peritonitis kommen. Die Letalität variiert dementsprechend zwischen 15–80 %. Nach Abheilen der akuten Pankreatitis normalisiert sich die exokrine Funktion vollständig, so daß keine Verdauungsinsuffizienz zurückbleibt. Folge der chronischen Pankreatitis ist die exokrine, bei Verlust von mehr als 90 % der Langerhans-Inseln auch endokrine Pankreasinsuffizienz[91]. Ernährungsbedingt ist auch die durch eine Hypertriglyceridämie (> 10 mM; Chylomikronämiesyndrom) ausgelöste akute Pankreatitis. Bei der akuten Pankreatitis besteht in etwa zwei Dritteln der Fälle zugleich eine Gallenwegserkrankung, besonders mit Papillenstenose infolge Cholelithiasis. Weitere Ursachen sind u. a. Hyperparathyreoidismus, Ulcus ventriculi, Mumps und die Einnahme von Glucocorticoiden sowie zystische Fibrose.

Epidemiologie. 50 bis zu 90 % der Fälle von chronischer Pankreatitis sind alkoholbedingt. Bei Autopsien von Alkoholkranken wurden 28 % der Fälle histopathologisch Pankreasschäden nachgewiesen. Repräsentative Häufigkeitsangaben für die chronische Pankreatitis fehlen in Deutschland, da es wie bei der Leberzirrhose keine einfachen und spezifischen Tests gibt. Die Diagnose kann durch den Nachweis einer Steatorrhö (Fettsäureausscheidung > 15 g/Tag bei einer Zufuhr von mindestens 70 g/Tag), Amylase- und Lipaseerhöhung im Serum, pathologisch ausfallendem Pankreozymin-Sekretin-Test und den sonographischen bzw. röntgenologischen Nachweis von Verkalkungen im Pankreasbereich gesichert werden. Das mittlere Erkrankungsalter liegt zwischen 20. und 40. Lebensjahr. Männer sind dreimal stärker als Frauen betroffen, was sich durch deren höheren Alkoholkonsum erklärt[92].

Prävention, Therapie. Die Prävention der alkoholischen Pankreatitis liegt im Meiden von exzessiven Alkoholmengen. Bei einem durchschnittlichen Alkoholkonsum von 30 bis 80 g pro Tag manifestiert sich eine alkoholische Pankreatitis in der Regel nach 2 bis 8 Jahren. Die potentielle Verhütbarkeit durch Abstinenz wird auf durchschnittlich 25 % geschätzt[1, 6, 91]. Die Therapie nach dem akuten Schub einer chronischen Pankreatitis besteht in einer exkretorischen Ruhigstellung des Organs durch absolute Nahrungskarenz mit parenteraler Ernährung und langsamem Kostaufbau (fettarm, kohlenhydratreich). Bei Funktionsverlust mit Malassimilation: Substitution von Pankreasenzymen und mittelkettigen Triglyceriden (MCT) sowie Substituierung fettlöslicher Vitamine.

Divertikulose und Divertikulitis

Bei der Divertikulose handelt es sich um das zahlreiche Auftreten von angeborenen oder meist erworbenen, kleinen, sackförmigen Ausstülpungen (Divertikel) umschriebener Wandteile des Dickdarms.

Epidemiologie. Die Divertikulose ist die häufigste Erkrankung des Dickdarms in den entwickelten Ländern und verläuft gewöhnlich symptomlos. Infolge von Retention von Speise- bzw. Kotresten kann sich aber in 10 bis 25 % der Fälle eine Divertikulitis entwickeln, die mit schweren und lebensbedrohlichen Komplikationen (perikolischer Abszeß, Peritonitis u. a.) einhergehen kann.
Die Häufigkeit von Divertikeln nimmt mit zunehmendem Lebensalter zu. Frauen sind häufiger betroffen als Männer. Man schätzt die Zahl der Personen mit Divertikulose in den alten Bundesländern auf ca. 2,5 Millionen.

Ätiologie, Pathogenese. Bei der Ätiologie und Pathogenese der Divertikulose spielt die intraluminale Drucksteigerung im Dickdarm bei sitzender Defäkationshaltung und ballaststoffarmer Kost eine entscheidende Rolle. Eine ballaststoffarme Ernährung führt zu trockeneren und härteren Stühlen, zu deren Beförderung im Darm ein verstärkter Muskeldruck erforderlich ist. Dadurch kann es zu einer Dysfunktion, schließlich zu einem Auseinandertreten der Muskelfasern und einem Vorwölben der Darmmucosa nach außen kommen. Eine Zunahme der Ballaststoffaufnahme auf 30 g pro Tag, hauptsächlich über Gemüse, Vollkornbrot, weniger über Kartoffeln und Obst, ist mit einer Abnahme des Risikos von asymptomatischer Divertikulose verbunden. Auch andere Ernährungsfaktoren, wie Fett und häufiger Fleischverzehr tragen möglicherweise zur Entwicklung bei. Vegetarier leiden seltener an Divertikulose als Personen mit üblicher Ernährung.

Prävention, Therapie. Eine Prävention der Divertikulose durch eine ballaststoffreiche Ernährung ist nicht gesichert, jedoch gehen die Symptome einer Divertikulitis in zahlreichen Fällen zurück bzw. lassen sich verhindern. Die diätetische Behandlung der unkomplizierten Divertikulose besteht in der Verabreichung einer ballaststoffreichen Kost, die durch Gaben von Weizenkleie in einer Dosierung von 10–30 g täglich erreicht werden kann. Dadurch kann in vielen Fällen eine ausreichende Beschleunigung der Passage und Abnahme des intraluminalen Druckes erreicht werden[1, 3, 4, 6, 93, 94, 95].

Zöliakie

Bei der Zöliakie handelt es sich um eine durch spezifische Nahrungsbestandteile ausgelöste Erkrankung des Dünndarms, die im Säuglings-, Kindes- und Erwachsenenalter auftreten kann. Bei letzteren wird sie auch als einheimische oder nichttropische Sprue bezeichnet. Differentialdiagnostisch ist sie vom Lymphom zu unterscheiden.

Epidemiologie, Ätiologie, Pathogenese. Man rechnet in Deutschland mit einer Häufigkeit von ca. 100 auf 100 000 Einwohner. Ätiologisch beruht die Erkrankung auf einer angeborenen oder erworbenen Unverträglichkeit des Darms gegenüber Gluten bzw. der Getreidesorten Weizen, Roggen, Tritikale, Gerste und Hafer. Es kommt über immunpathogenetische Mechanismen zu einer Schädigung der Dünndarmschleimhaut, Zottenatrophie und daraus folgend zu verminderter Resorptionsfähigkeit des Darmes mit starken Durchfällen und Fettverdauungsstörungen (Steatorrhoe). Häufig tritt auch sekundär eine Lactoseintoleranz infolge eines Mangels an Disaccharidasen auf. Die Folgen der generellen Malassimilation sind mangelhaftes Gedeihen bzw. Gewichtsabnahme, Tetanie, Osteoporose, Anämie und psychische Reizbarkeit.

Prävention. Weil es nach neuesten Erkenntnissen keine echte Heilung gibt, müssen konsequent die toxischen Faktoren aus der Nahrung des Zöliakiepatienten eliminiert werden, wobei eine glutenfreie Diät lebenslang eingehalten werden muß. Problematisch ist die zunehmende Verwendung von Weizenkleberprotein zu technologischen Zwecken, z. B. als Bindemittel, so daß die Patienten vorgefertigte Lebensmittel ohne genaue Definition der Inhaltsstoffe meiden müssen. Unbehan-

118 Ernährung und Diätetika

delt oder bei schlechter Diätführung kommt es sozial betrachtet zur Hilflosigkeit bei Kindern bzw. Minderung der Erwerbsfähigkeit bei Erwachsenen. Außerdem konnte bei Zöliakiepatienten mit Schwachformen und häufigen Diätfehlern ein um 25- bis 250fach erhöhtes Risiko gegenüber der Normalbevölkerung bezüglich der Entwicklung eines Adenokarzinoms im Dünndarm ermittelt werden[6, 95, 96, 97] (s. 4.2.3).

Lactoseintoleranz

Lactoseintoleranz ist eine Erkrankung des Dünndarms und beruht auf einer Unverträglichkeit gegenüber Lactose infolge eines relativen oder absoluten Lactasemangels der Mukosazellen. Leitsymptom dieses angeborenen oder erworbenen Lactasemangels der Dünndarmschleimhaut ist das Auftreten von Durchfällen nach Verzehr von Milch oder milchzuckerhaltigen Erzeugnissen.

Epidemiologie. Die primäre, angeborene Lactoseintoleranz findet sich weltweit bei mehr als 90% der afrikanischen Bantus, Japaner, Thais, Philippinos und auch lateinamerikanischen Bevölkerung, während sie in Nordamerika und Westeuropa bei 2–8% der Bevölkerung zu finden ist (Abb. 1.11).

Ätiologie, Pathogenese. Eine sekundäre, erworbene Lactoseintoleranz findet sich bei Zöliakie, Enteritis regionalis Crohn, Colitis ulcerosa, Kwashiorkor, intestinaler Lymphangiektasie, Whippelscher Krankheit und auch nach Magenresektion. Eine Lactoseintoleranz bzw. Lactosemalabsorption wird in Deutschland bei 5–15% der Bevölkerung angenommen. Offensichtlich spielt das Ausmaß der Adaptation der Darmflora eine Rolle. Sie ermöglicht im günstigen Fall eine Verwertung der nicht gespaltenen Lactose unter Bereitstellung von kurzkettigen Fettsäuren.

Prävention, Therapie. In der Regel richtet sich der Betroffene in seinem Milch(produkte)-Verzehr nach seinen eigenen Erfahrungen. Fermentierte Milchzubereitungen wie Yoghurt werden in der Regel besser toleriert, weil die enthaltenen Mikroorganismen die vorliegende Lactose teilweise abbauen. Bei einer Lactoseaufnahme über 12 g/ Tag haben die meisten Patienten Symptome einer Unverträglichkeit. Ein sinnvolles Einschränken oder Vermeiden dieser Lebensmittel ermöglicht Beschwerdefreiheit, die damit verknüpfte Unterversorgung mit Calcium muß bedacht werden (s. 4.1.7, 2.7.1).
Die therapeutische Strategie versucht durch intensive Aufklärung und Ernährungsberatung die Betroffenen zum Einhalten der Diät zu veranlassen. Nur bei Patienten mit ausgeprägter Lactoseintoleranz ist eine Reduktion auf höchstens 3 g Lactose über den Tag verteilt erforderlich. Andere Krankheiten müssen differentialdiagnostisch ausgeschlossen sein[6, 95, 98, 99].

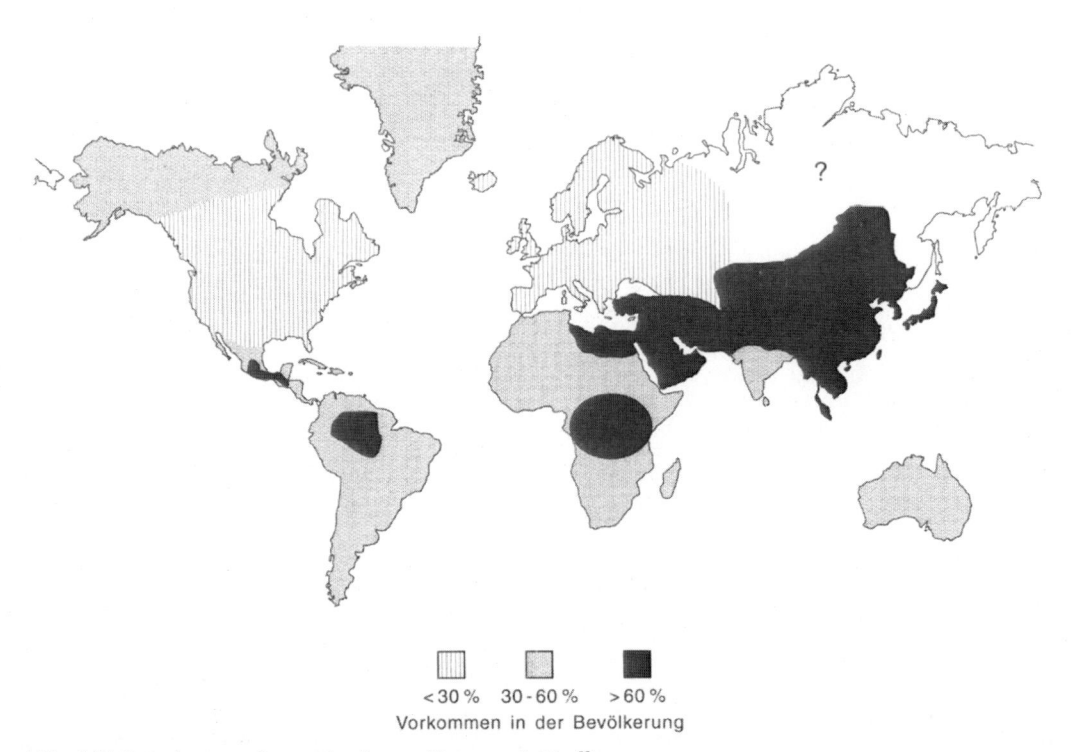

Abb. 1.11 Prävalenz von Lactoseintoleranz. Daten nach Lit.[99]

Chronisch-entzündliche Darmerkrankungen

Zu den chronisch-entzündlichen Darmerkrankungen rechnen die Enteritis regionalis Crohn und die Colitis ulcerosa.

Ätiologie, Pathogenese. Die Ätiologie und Pathogenese beider Erkrankungen sind bis heute noch unklar. Außer einer genetischen Disposition spielen möglicherweise bestimmte Umweltfaktoren, infektiöse Erreger, Nahrungsfaktoren wie gehärtete Fette, raffinierte Kohlenhydrate, Bäckerhefe oder Carrageen, Rauchen und immunologische Faktoren infolge Autoimmunerkrankung, Überreaktion des mukosaassoziierten Immunsystems (Peyer-Plaques) eine Rolle[6, 95, 100]. Bei der Colitis ulcerosa liegt möglicherweise eine Verwertungsstörung von kurzkettigen Fettsäuren in der Dickdarmmukosa vor. Die Entzündung der Colonschleimhaut kann zu leicht blutenden Geschwüren führen, so daß blutige Durchfälle typisch sind. Die Enteritis regionalis Crohn geht von den Lymphbahnen, d.h. von der Peritonealseite des Darmes aus. Der Morbus Crohn findet sich nicht nur am Dünndarm, sondern kann alle Abschnitte des Magen-Darm-Trakts vom Ösophagus bis zum After befallen. Charakteristisch sind Durchfälle und eine Neigung zu Fistelbildungen und Stenosierungen als Komplikationen. Beide Geschlechter erkranken gleich häufig, meist zwischen dem 20. und 40. Lebensjahr. In den westlichen Industrieländern wird seit Jahren eine Zunahme der Häufigkeit beobachtet. Je nach Schweregrad und Lokalisation der chronisch-entzündlichen Darmerkrankungen kommt es zu Protein-Energie-Mangelzuständen, die klinisch durch den Gewichtsverlust bzw. bei Kindern durch die Wachstumsretardierung gekennzeichnet sind (s. 4.1.4). Des weiteren läßt sich ein Mangel an bestimmten Vitaminen, Mineralstoffen bzw. Spurenelementen nachweisen. Die Ursache der Malnutrition ist multifaktoriell: verminderte Nahrungsaufnahme infolge Anorexie und Leibschmerzen, Durchfälle nach Malabsorption infolge der entzündlichen Veränderungen der Darmschleimhaut oder auch Resektion der Resorptionsfläche nach Operationen, über den Darm und die Fistel Verluste an Eiweiß und Blut sowie ein erhöhter Nährstoffbedarf nach Fieber[4, 5, 6, 101].

Prävention, Therapie. Eine Diätbehandlung hängt vom Krankheitsverlauf ab und muß der jeweiligen Krankheits- und Ernährungssituation angepaßt werden. Patienten, die sich in der Remission befinden, benötigen in der Regel keine spezielle Kostform, sondern können mit einer leichten Vollkost unter Berücksichtigung von Nahrungsmittelunverträglichkeiten bedarfsangepaßt ernährt werden. Es gibt keine wissenschaftlich hinreichend gesicherte generelle diätetische Behandlung der chronisch-entzündlichen Darmerkrankungen, die kausal das Krankheitsgeschehen beeinflussen kann. Im akuten Schub solcher Erkrankungen sind spezielle bedarfsangepaßte, bilanzierte Formuladiäten als Trink- oder Sondennahrung indiziert, um die bestehende Malabsorption und den Katabolismus bzw. die damit verbundenen Folgeerscheinungen eines schlechten Ernährungszustandes und einer Wachstumsretardierung zu beeinflussen. Nach wie vor ist die medikamentöse Therapie der alleinigen diätetischen Behandlung überlegen. Bei einer Untergruppe von Crohn-Patienten, bei denen nur der Dünndarm entzündlich verändert war und Stenosen auftraten, ist möglicherweise die primäre diätetische Behandlung erfolgversprechender. Sie spart Prednsion[6, 102]. Die therapeutische Strategie besteht somit in einer Elimination möglicher auslösender Faktoren durch künstliche Ernährung, Unterdrückung der Entzündungserscheinungen mit Hilfe von Medikamenten und Behandlung bzw. Kompensation der Komplikationen wie Fisteln, Perforation, Blutungen u.a. (s. 4.2.3).

4.1.4 Mangelkrankheiten

Anämien, Eisen-, Folsäure- und Vitamin-B$_{12}$-Mangel

Unter Anämie versteht man eine Verminderung der Gesamtmenge von Hämoglobin und Erythrocyten im Blut unter die altersentsprechenden und geschlechtsspezifischen Normwerte.

Epidemiologie. Die Prävalenz der Anämien insgesamt (Hämoglobin < 12 g/dl bei Frauen und < 13 g/dl bei Männern) beträgt nach den Daten der Deutschen Herz-Kreislauf-Präventionsstudie für Frauen 4,4 % und für Männer 1,6 %[104]. Unter den verschiedenen Formen der Blutarmut ist in Deutschland der Anteil der ernährungsabhängigen Anämien wesentlich seltener als früher, wenngleich weltweit die Eisenmangelanämie auch heute noch zu den häufigsten ernährungsbedingten Erkrankungen von menstruierenden Frauen, Schwangeren und Stillenden sowie Säuglingen und Kleinkindern, insbesondere in armen Bevölkerungsschichten gehört. Repräsentative Daten zur Häufigkeit der Eisenmangelanämie in der Bundesrepublik Deutschland liegen nur für Männer (0,5 %) und Frauen (1,1 %) vor, fehlen aber für Säuglinge und Kleinkinder[6]. In Europa wird die Prävalenz der Eisenmangelanämie auf 3 % bei Männern, bei Schwangeren auf 14 %, bei Säuglingen und Kleinkindern auf 14 % und bei 5–12jährigen Kindern auf 5 % geschätzt; in Entwicklungsländern liegt die Prävalenz dementsprechend bei 20, 63, 51 bzw. 46 %[68].

Ätiologie, Pathogenese, Therapie. Ätiologisch spielen, außer dem ernährungsbedingten Mangel an Eisen, Folsäure und Vitamin B$_{12}$ auch Schwangerschaft, übermäßige Blutverluste, beschleunigter Abbau, Tumoren und Infekte eine Rolle. Mangelanämien äußern sich meistens in einer verminderten Erythropoese. Klinische Folge ist ein reduziertes Transportpotential für Sauerstoff mit Leistungsabfall. Die geringere Leistungsfähigkeit der Muskulatur ist jedoch nicht nur durch die Anämie per se bedingt, sondern auch durch die verminderte Aktivität der α-Glycerophosphatoxydase, einem eisenabhängigen Enzym, wodurch die Glycolyse im Muskel beeinträchtigt wird. Die erhöhte Infektanfälligkeit im Eisenmangel resultiert sowohl aus einer gestörten Lymphocyten- als auch Granulocytenfunktion. Eisenmangel kann auch die Thermoregulation stören und Verhaltensstörungen verursachen[3, 6, 103].

Vitamin B$_{12}$- und Folsäuremangel führen zu megaloblastären Anämien, bei denen häufig eine Symptomentrias mit hämatologischen, neurologischen und gastrointestinalen Störungen gefunden werden. In sehr seltenen Fällen können sie auch durch einen Kupfer- und Vitamin-C-Mangel bedingt sein. Ein B$_{12}$-Mangel tritt gehäuft bei reiner vegetarischer Ernährungsweise auf, insbesondere wenn keine fermentierten Nahrungsmittel verzehrt werden. Die perniziöse Anämie beruht auf einem schweren Vitamin-B$_{12}$-Mangel, der sekundär als Folge eines Defektes der B$_{12}$-Resorption auftritt und deshalb durch den Gehalt an Vitamin B$_{12}$ in der Nahrung nicht beeinflußbar ist. Ursächlich kommen die fehlende Sekretion von Intrinsic factor durch Magenschleimhautatrophie (wahrscheinlich autoimmun bedingt), Zustand nach Magenresektion, Blind-loop-Syndrom, Malabsorptionssyndrom sowie bestimmte Medikamente, z.B. durch kompetitive Hemmung der Aufnahme von Vitamin B$_{12}$ durch p-Aminosalicylsäure in Frage. Als Therapie ist die parenterale Substitution von Vitamin B$_{12}$ erforderlich.

Die Gefahr eines Folsäuremangels besteht vor allem bei totaler parenteraler Ernährung, bei längerfristiger Einnahme bestimmter Medikamente (Zytostatika, Antiepileptika, Antimalariamittel) sowie bei hohem Alkoholkonsum.

Therapie. In den Fällen einer durch alimentären Mangel bedingten Anämie läßt sich diese durch Substitution des fehlenden Nährstoffs mit der Nahrung innerhalb von Tagen und Wochen beseitigen. Säuglings- und Kleinkindernährung ist in der Regel prophylaktisch mit Eisen angereichert[3, 6, 68, 103] (s. 2.7.2).

Iodmangelerkrankungen, Struma

Unter Iodmangelerkrankungen werden heute nicht nur schwere Formen, wie die Iodmangelstruma (Kropf) und der endemische Kretinismus, sondern auch alle milden Formen eines alimentären Iodmangels verstanden mit einem nachteiligen Einfluß auf die körperliche und geistige Entwicklung von Kindern und Erwachsenen. Iodmangel kann die Entstehung von Schilddrüsen- und Mammakarzinomen begünstigen (Tabelle 1.25).

Ätiologie, Pathogenese. Bei Iodmangel kann nur ungenügend Schilddrüsenhormon gebildet werden. Über den hormonalen Regelkreis schüttet der Hypophysenvorderlappen vermehrt TSH aus, das lokale Wachstumsfaktoren anregt, die wiederum die Schilddrüsenhyperplasie auslösen, in der beschriebenen Art auch als Iodmangelstruma

Tabelle 1.25 Gesundheitliche Risiken des Iodmangels nach Lit. [106]

Periode	Risiko
Implantation	Menstruations- und Fertilitätsstörungen
Fetal	Endemischer Kretinismus
	Anstieg der Rate von Mißbildungen, Aborten und Totgeburten
Neugeborene	Struma connata
	Störungen der Gehirnreifung und des Wachstums:
	EEG, Hördefekte, Syndrom der hyalinen Membranen, Retardierung des Skelettsystems
Pubertät	Juveniler Kropf
	Störungen der neuropsychischen Entwicklung:
	Lern- und Merkschwierigkeiten
	Vorzeitige Arteriosklerose
Erwachsene	Endemischer Kropf
	Funktionsstörungen der Schilddrüse mit oft verminderter Hormonproduktion
	Funktionelle Autonomie und regressive Veränderungen der Schilddrüse als Spätfolgen

benannt. Die Entwicklung der sichtbaren Schilddrüsenvergrößerung stellt keinesfalls nur ein kosmetisches Problem dar, sondern kann zu mechanischen Komplikationen und auch Schilddrüsenunter- und -überfunktion im Verlauf des Kropfleidens führen. Als Kretinismus, mit Schwachsinn einhergehende Entwicklungsstörung, bezeichnet man alle Folgezustände einer schweren Iodmangelversorgung des Ungeborenen.

Seltene Ursachen einer Struma sind anlagebedingte Störungen der Hormonbildung, aber auch strumigene Substanzen z.B. aus Brassica-Pflanzen, Kohl, Rüben, Nitrat (Trinkwasser), Rhodanid (Raucher) können zur Kropfbildung beitragen (s. 2.7.2).

Epidemiologie. Deutschland gilt als endemisches Iodmangelgebiet, wobei die mittlere Strumainzidenz bei 15% der Bevölkerung liegt. In der Pubertät steigt die Häufigkeit vergrößerter Schilddrüsen bei Mädchen auf ca. 50% und bei Jungen auf ca. 30% an.

Prävention, Therapie. Das Ernährungsrisiko durch Iodmangel ist in Deutschland aufgrund des niedrigen Iodgehaltes der natürlichen Lebensmittel, ausgenommen Seefisch, sehr hoch, so daß Iodprophylaxemaßnahmen dringend geboten sind. Hierzu gehört nicht nur die Verwendung von iodiertem Speisesalz im Haushalt, sondern auch in der Gemeinschaftsverpflegung einschließlich Restaurants und bei der gewerblichen und industriellen Herstellung von Lebensmitteln, insbesondere Brot und Wurst. Gesundheitliche Risiken sind mit diesen Maßnahmen nicht verbunden, da selbst bei vollständigem Austausch von herkömmlichem Speisesalz durch Iodsalz allenfalls die wünschenswerte Zufuhrmenge von 200 µg Iod erreicht wird. Als Alternative sind ansonsten, insbesondere bei

Schwangeren und Stillenden, Iodidtabletten zur Deckung des höheren Bedarfs erforderlich[105, 106, 107].

Protein-Energie-Mangelzustände

In den tropischen Entwicklungsländern sind die Protein-Energie-Mangelsyndrome wie Marasmus, eine kalorische Unterernährung, und Kwashiorkor, ein Proteinmangelsyndrom, die häufigsten und sozial bedeutendsten ernährungsabhängigen Krankheiten. Sie tragen indirekt zur erhöhten Säuglings- und Kindersterblichkeit bei, indem sie die Widerstandsfähigkeit gegen akute Infektionskrankheiten schwächen.
In den entwickelten Ländern werden gravierende Protein-Energie-Mangelzustände häufig bei schweren Allgemeinerkrankungen, z. B. Patienten mit chronisch-entzündlichen Darmerkrankungen, Leberzirrhose, Tumorerkrankungen, HIV-Infektion/AIDS sowie Eßstörungen wie Bulimia und Anorexia nervosa beobachtet. Wenngleich die Ernährung keinen kausalen Faktor darstellt, so vermindert sich jedoch durch Verbesserung des Ernährungszustandes das Mortalitätsrisiko und die Komplikationsrate nach operativen Eingriffen sowie die Dauer der Behandlung. Eine Optimierung der Ernährung kann häufig zur Verbesserung der Lebensqualität und möglicherweise auch der Überlebenschance von solchen Schwerstkranken beitragen (s. 4.1.3, 4.1.6).

Tumorerkrankungen

Bösartige Tumoren sind charakterisiert durch ein autonomes, infiltrierendes und destruierendes Wachstum und Metastasenbildung, die häufig zur Tumorkachexie führen. Unabhängig von der bei der Tumorentstehung hemmenden und fördernden Effekten von Ernährungsfaktoren (s. 4.1.6) gibt es keine wissenschaftlich abgesicherte spezielle „Tumor- bzw. Krebsdiät". Davon zu unterscheiden sind ernährungstherapeutische Maßnahmen bzw. Kostformen zur Beseitigung des schlechten Ernährungszustandes infolge der bei bösartigen Erkrankungen auftretenden Kachexie und Anorexie. Diese Zustände sind gekennzeichnet durch Symptome wie Gewichtsverlust, Appetitlosigkeit, Übelkeit, Erbrechen, Durchfall, Geschmacksveränderungen und Nahrungsaversionen. Die Ursache(n) für die Tumorkachexie und Anorexie ist (sind) bislang weitgehend unbekannt. Nach neuen Erkenntnissen sind die als Immunantwort bei Tumorkranken gebildeten hormonellen Faktoren und Zytokine wie der TNF = Tumornekrosefaktor-alpha für die vorübergehende hypermetabole Phase des Intermediärstoffwechsels verantwortlich. Diese Phase ist erkennbar an einer Zunahme des Energieverbrauchs, erhöhter Lipolyse sowie Fettoxidation und verursacht gleichzeitig sowohl die zentral bedingte Temperaturerhöhung als auch die Anorexie.
Der ernährungstherapeutische Effekt einer bedarfsangepaßten Ernährung ist in einem besseren Allgemein- und Ernährungszustand mit verbesserter immunologischer Abwehr, aber auch in einer besseren Toleranz von chirurgischen, strahlenmedizinischen und/oder chemotherapeutischen Maßnahmen zu sehen. Sie sollte bereits bei geringem Gewichtsverlust und nicht erst bei Erreichen eines kachektischen Endstadiums erfolgen. Dadurch wird letztlich eine Optimierung der gesamten Therapie erreicht. Die ernährungsmedizinische Behandlung ist somit Teil eines therapeutischen Gesamtkonzeptes, welches bei Tumorerkrankungen die Therapie des Tumorleidens selbst, die Behandlung der Anorexie und Emesis, die Schmerztherapie sowie die psychische Betreuung der Patienten umfaßt[108, 109, 110].

HIV-Infektion und AIDS

Das Human Immunodeficiency Virus 1 (HIV-1) und verwandte Retroviren (u. a. HIV-2) führen beim Menschen zu einer Infektion mit Defekten im zellulären Immunsystem, die lange Zeit asymptomatisch verlaufen kann. Bei Manifestation der AIDS-Erkrankung (AIDS = *a*cquired *i*mmuno *d*eficiency *s*yndrome) kommt es zur progredienten Störung des Immunsystems sowie Befall des Nervensystems. Die Prognose ist bei Auftreten der AIDS-Erkrankung nach wie vor ungünstig; wenngleich möglicherweise durch den frühzeitigen Einsatz wirksamer Therapeutika wie Pentamidin, Azidothymidin sich der Zeitpunkt der AIDS-definierenden Erkrankung verschiebt. Eine Impfung als wirksamste präventivmedizinische Intervention zur Lösung des weltweiten AIDS-Problems ist derzeit noch nicht in Sicht.

Epidemiologie. In Deutschland wird die Zahl der bislang gemeldeten HIV-infizierten Personen mit 65 315 angegeben (Stand: 30.09.1994). Davon sind seit 1983 insgesamt 11 854 Patienten an AIDS erkrankt, von denen 7032 (60% der Fälle) verstorben waren. Trotz Zunahme des risikomeidenden Verhaltens der besonders gefährdeten Gruppen wie homo- und bisexueller Männer, i.v. Drogenbenutzer wird jährlich noch mit ca. 6000 Neuinfektionen gerechnet. Die Zahl der HIV-Infizierten wird heute weltweit auf fast 15 Millionen geschätzt; nach Angaben der WHO ist im Jahre 2000 bereits mit 40 Millionen zu rechnen. Im Weltmaßstab gesehen, ist damit die Ausbreitungsdynamik trotz regionaler Unterschiede ungebrochen.

Pathogenese. Der Ausbruch der eigentlichen AIDS-Erkrankung, bei der das Immunsystem durch den Virusbefall zunehmend zerstört wird, ist durch eine Gewichtsabnahme (> 10% binnen 2 Monaten) gekennzeichnet. Der Gewichtsverlust beruht vor allem auf einer Abnahme der Muskelmasse infolge des fortschreitenden Protein-Energie-Mangels bei den AIDS-Patienten. Vom Ausmaß dieser Gewichtsabnahme hängt auch die Überlebenszeit ab, so daß der Ernährung bereits im Frühstadium der HIV-Infektion besondere Aufmerksamkeit gewidmet werden muß. Die Ursache des Protein-Energie-Mangels bzw. schlechten Ernährungszustandes, Kachexie, ist multifaktoriell: So kommt es infolge der Manifestation der

AIDS-Erkrankung mit Auftreten von opportunistischen Infektionen sowie typischen Malignomen, vor allem zu Störungen der Nahrungsaufnahme, Anorexie, Stoffwechselstörungen und Malabsorption. Auftretende Mangelzustände an lebenswichtigen Nährstoffen beeinflussen wiederum negativ den Krankheitsverlauf, insbesondere wenn sie die bestehende Immunschwäche noch verschlechtern.

Ernährung. Die Verbesserung des Ernährungszustandes dieser Patienten durch eine bedarfsangepaßte, hochkalorische Kost ist somit dringend. Dabei können auch bilanzierte Diäten als Trink- oder Sondennahrung bei oralen und ösophagalen Komplikationen indiziert sein. Der ernährungstherapeutische Effekt einer bedarfsangepaßten Ernährung ist hier wie bei Tumorpatienten in einem besseren Allgemein- und Ernährungszustand mit verbesserter immunologischer Abwehr zu sehen, um dadurch eine Verbesserung der Lebensqualität und möglicherweise auch der Überlebenschance zu erzielen.

Der symptomlos HIV-Infizierte sollte sich nach den Empfehlungen der Deutschen Gesellschaft für Ernährung mit einer ausgewogenen Mischkost ernähren. Eine wissenschaftlich begründbare „AIDS- oder HIV-Diät", die den Ausbruch der AIDS-Erkrankung verhindern kann, gibt es nicht. Das gilt auch für die empfohlene makrobiotische Kost sowie andere alternative Ernährungsformen und Außenseiterdiäten, die das Risiko isolierter Nährstoffdefizite, z.B. an Vitamin B_{12}, Eisen, Zink u.a., oder gar massiver Mangelernährung bergen[6, 111, 112].

Eßstörungen, Bulimia und Anorexia nervosa

Bei der Bulimia und Anorexia nervosa (Magersucht) handelt es sich um psychogene Eßstörungen mit verzerrter Einstellung gegenüber der Nahrungsaufnahme, Angst vor Übergewicht, gestörtem Körperschema und Krankheitsverleugnung. Die Bulimia ist durch suchtartige Heißhungerattacken und selbstinduziertes Erbrechen sowie häufigen Gebrauch von Abführmitteln und Diuretika gekennzeichnet, um mit diesem Verhalten letztlich das Körpergewicht zu regulieren. Mit diesen rigiden „Maßnahmen" wird das Gewicht zeitweise erfolgreich im wünschenswerten Bereich stabilisiert. Allerdings sind auch starke Gewichtsschwankungen, die mit einem schlechten Ernährungszustand durch die meistens einseitigen Ernährungspraktiken verbunden sind, zu beobachten. Beim Vollbild der Magersucht mit ausgeprägter Kachexie infolge des wiederholten Fastens bzw. der daraus resultierenden Mangelernährung ist die Prognose sehr ernst zu nehmen.

Epidemiologie. Die Letalität dieser Erkrankungen liegt bei ca. 15–20%. Betroffen sind mehr Mädchen und junge Frauen als Männer. Die Häufigkeit der Erkrankungen hat in der Wohlstandsgesellschaft zugenommen, wenngleich die klinisch relevanten Fälle relativ selten sind. So beträgt die Inzidenz der Anorexia nervosa gegenwärtig 1,5/100 000 Einwohner der Gesamtbevölkerung. Aussagekräftiger ist aber die Prävalenz in der Risikopopulation von jungen Frauen zwischen 12 und 35 Jahren: Hier ist mit 16 Erkrankungen/100 000 zu rechnen.

Ätiologie. Die Ätiologie dieser krankhaften Eßstörungen ist unklar. Als wichtige Faktoren für die Entwicklung solcher Eßstörungen gelten heute „Schlankheitsideologien", verbunden mit „gezügeltem Eßverhalten". Dabei treten solche Eßstörungen häufig sowohl bei magersüchtigen als auch bulimischen Patientinnen erstmals nach längeren Fastenperioden auf. Offensichtlich sind diese bulimischen Eßstörungen psychisch bedingt, zumal nach den Heißhungerattacken oft depressive Phasen mit Selbstvorwürfen folgen. Dabei sind in der Persönlichkeitsstruktur in außerordentlich komplizierter Weise häufig sexuelle Konflikte, Autonomie-Abhängigkeitskonflikte und narzißtische Problematik miteinander verwoben und auf mangelhaft entwickelte Ich-Funktion zurückzuführen.

Therapie. Die therapeutische Strategie besteht deshalb nicht nur in der ernährungsmedizinischen Behandlung zur unmittelbaren Wiederherstellung eines ausgeglichenen Ernährungszustandes, sondern vor allem in einer psychotherapeutischen Behandlung und ggf. medikamentösen Therapie, z.B. durch Neuroleptika bei Sondenbehandlung und Antidepressiva. Bei erfolgloser ambulanter Behandlung ist eine Krankenhauseinweisung zur intensiven Therapie und zur Verbesserung des Ernährungszustandes zweckmäßig. Eine künstliche Ernährung ist indiziert, wenn das Körpergewicht weniger als 40 kg beträgt[6, 113, 114, 115, 116].

4.1.5 Alkoholbedingte Gesundheitsstörungen

Unter Alkoholkrankheit, sog. Alkoholismus, versteht man den Mißbrauch oder Abhängigkeit vom Alkoholkonsum mit den Folgen einer somatischen, psychischen und/oder sozialen Schädigung. Ursächlich werden eine genetische Disposition zur vermehrten Synthese von β-Carbolinen, einem Reaktionsprodukt zwischen Neurotransmittern und Acetaldehyd, Defekt der Alkoholdehydrogenase, bestimmte Persönlichkeitstypen, aber auch soziale und psychische Einflüsse diskutiert.

Chronische Schäden. Zu den chronischen Folgen ständigen Alkoholkonsums gehören psychiatrische Erkrankungen, z.B. das Alkohol-Entzugssyndrom, Delirium tremens, und die Wernicke-Enzephalopathie, neurologische Schäden, die alkoholische Polyneuropathie, Kleinhirnrindenatrophie, hirnorganische Krampfanfälle u.a., Krankheiten der Leber, der Bauchspeicheldrüse (s. 4.1.3) und anderer Verdauungsorgane (Ösophagitis, Gastritis) sowie Kardiomyopathien. Alkohol begünstigt auch die Entstehung von Bluthochdruck (s. 4.1.2), Gicht (s. 4.1.1) und Karzinomen (s. 4.1.6).

Schwerwiegende Folgen hat der mütterliche Alkoholismus während der Schwangerschaft auf die Embryonalentwicklung. Durch die teratogene Wirkung des Alkohols im 1. Trimenon entsteht eine Alkoholembryopathie mit Minderwuchs, Untergewicht, Mikrozephalie und schwerer geistiger Retardierung durch Hirnfehlbildungen des Kindes. Häufig treten auch angeborene Herzfehler, Genitalanomalien u. a. Fehlbildungen am Skelett und den inneren Organen auf. Man schätzt die Häufigkeit auf 1–3 pro 1000 Neugeborene. Prävention ist das strikte Meiden von Alkohol während der Schwangerschaft. Eine Indikation zur Interruptio aus eugenischer Indikation ergibt sich zwingend nur bei Schwangeren in der chronischen Phase der Alkoholkrankheit.

Epidemiologie. Die Zahl der behandlungsbedürftigen Alkoholkranken wird in der Bundesrepublik Deutschland auf 2,5–3,0 Millionen geschätzt; dies entspricht etwa 4 % der erwachsenen Bevölkerung. Dabei sterben jährlich 17 000–20 000 Menschen an den Folgen eines übermäßigen Alkoholkonsums. Die Auswirkungen zeigen sich in besonders starkem Maße in der verringerten Lebenserwartung. Der mittlere Verlust an Lebensjahren beträgt 23 Jahre und ist der höchste aller ernährungsabhängigen Krankheiten. Die Alkoholkranken erfordern wegen der schweren medizinischen und sozialen Komplikationen eine multidisziplinäre Therapie unter Einbeziehung des sozialen Umfeldes, so in Selbsthilfegruppen, mit dem Ziel der andauernden Alkoholabstinenz, Entwöhnung und sozialen Rehabilitation.

Prävention. Eine wirksame Prävention ist nur durch eine Änderung der Konsum- und Trinkgewohnheiten zu erreichen. Hierzu ist eine verstärkte Gesundheitsaufklärung, insbesondere bei alkoholgefährdeten Risikogruppen erforderlich[3, 6, 82, 117, 118, 119].

4.1.6 Bösartige Neubildungen, Karzinome

Bösartige Neubildungen beruhen auf einer Störung der Zellproliferation, mit unkontrollierter Zellteilung und Invasion dieser Tumorzellen über Gewebs- und Organgrenzen hinaus. Dabei wird schon seit langem ein unmittelbarer Zusammenhang zwischen Ernährung und Krebs vermutet. Insbesondere können der Gesamtenergieverbrauch, Fett, Alkohol, Protein, Kochsalz, Ballaststoffe und bestimmte Mikronährstoffe (Vitamin A, E, C, β-Carotin, Selen, Eisen u. a.) Einfluß auf die Zellproliferation nehmen.
Jedoch wird in den entwickelten Ländern mit den höchsten Krebsraten, die für ungefähr 25 % aller Todesfälle verantwortlich sind, ein hoher Prozentsatz auf Ernährungseinflüsse zurückgeführt. Bei Männern wird die Zahl von 30–40 % und bei Frauen sogar von 60 % geschätzt. Das gilt insbesondere für die seit Jahrzehnten sowohl zu beobachtende Häufigkeitszunahme des Mamma- und Kolonkarzinoms als auch für den gleichzeitigen Rückgang des Magenkarzinoms (Abb. 1.12)[3, 6, 55, 68, 120, 121, 122, 123, 124, 125].

Der Kausalitätsnachweis für einen Zusammenhang von Ernährung und Krebs ist außerordentlich vielschichtig und im Einzelfall nur sehr schwierig zu erbringen, da letztlich die Ätiologie der bösartigen Neubildungen einschließlich der Störungen der Genregulation bis heute noch nicht ausreichend geklärt ist. Neben Karzinogenen, Kokarzinogenen und Tumorpromotoren spielen auch DNA-Repairmechanismen und Antikarzinogene im Organismus eine Rolle. Eine Vielzahl großangelegter epidemiologischer Studien kann letztlich nur korrelative, aber nicht kausale Zusammenhänge aufzeigen. In-vitro-Studien und Tiermodelle zur Prävention von Tumoren durch Ernährungsfaktoren liefern wichtige Hinweise. Letztlich sind jedoch nur humane Interventionsstudien geeignet, um den Beweis für vorbeugende Ernährungsmaßnahmen zu liefern. Die gemachten Einschränkungen schließen keinesfalls das Konzept der indirekten primären Prävention aus, das die Belastung der Umwelt mit allen bekannten Noxen und Karzinogenen so gering wie möglich hält[125, 126].
Die Bedeutung von Tabakrauch als exogene Noxe für die Entstehung von Bronchialkarzinom ist unbestritten; weniger bekannt ist die Verstärkung des Einflusses von Rauchen durch Ernährungsfaktoren. So wirken z. B. Alkohol und Tabak als Karzinogene synergistisch und erhöhen das Risiko für das Auftreten von Tumoren im Kopf-, Hals- und Ösophagusbereich.

Mammakarzinom

Der Brustkrebs ist der häufigste maligne Tumor der Frau. Leitsymptom ist oft ein schmerzloser (75 % der Fälle) Knoten in der Brust, besonders wenn er sich derb und höckrig anfühlt. Bestimmte Formen der Mastopathie gelten als potentielle Vorstadien.

Epidemiologie. Das Mammakarzinom tritt vor allem zwischen dem 45. und 70. Lebensjahr auf. Seit Anfang der 50er Jahre ist in der Bundesrepublik Deutschland das Mortalitätsrisiko für Brustkrebs kontinuierlich angestiegen (vgl. Abb. 1.12). Für Frauen bis zum 65. Lebensjahr spielen heute Krebserkrankungen als Ursache für den Verlust potentieller Lebensjahre eine größere Rolle als Herz-Kreislauf-Erkrankungen[2, 3].

Ätiologie, Pathogenese. Die Ursachen, die zur Entstehung von Brustkrebs beitragen und zu einem Anstieg der Neuerkrankungen führen, sind weitgehend unbekannt. Ätiologisch spielen offensichtlich hormonelle Einflüsse eine wichtige Rolle. So scheinen z. B. mehrere Geburten und eine erste voll ausgetragene Schwangerschaft in jungen Jahren vor der Entstehung eines Mammakarzinoms zu schützen. Bei den Ernährungsfaktoren spielen vor allem Fett und Alkohol eine Rolle sowie auch günstige Einflüsse von β-Carotin und Vitamin E diskutiert werden.

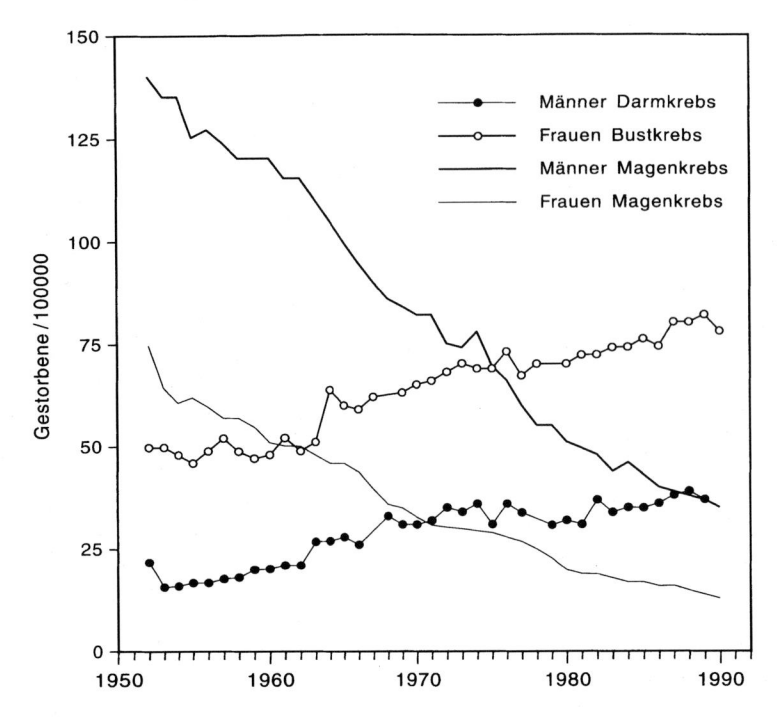

Abb. 1.12 Entwicklung der Sterblichkeit an ernährungsabhängigen Tumorerkrankungen bei 55- bis 64jährigen Männern und Frauen in der Bundesrepublik Deutschland (alte Bundesländer). Daten nach Lit. [55]

Der nachgewiesene negative Effekt eines hohen Fettverzehrs auf die Prognose des Mammakarzinoms wird mit den Einflüssen des Fettverzehrs auf den Estrogenstoffwechsel erklärt. Der protektive Effekt von β-Carotin und Vitamin E läßt sich durch die antioxidative Eigenschaft dieser Substanzen erklären, wobei die wissenschaftlichen Ergebnisse aber noch nicht ausreichend sind, um spezielle Ernährungsempfehlungen zu postulieren. Hier sind noch gezielte Interventionsstudien erforderlich. Grundsätzlich scheinen jedoch die für Herz-Kreislauf-Erkrankungen allgemeinen Ernährungsempfehlungen auch zur Verminderung des Brustkrebsrisikos geeignet zu sein: Vermeidung von Übergewicht, Fettreduktion (< 30%), Meidung von hohem Alkoholkonsum sowie höherer Verzehr von Obst und Gemüse.
Die beste Präventionsmethode bleibt jedoch zur Zeit noch die regelmäßige Selbstuntersuchung der Brust durch die Frauen. Besonders wichtig sind auch die ärztlichen Vorsorgeuntersuchungen einschließlich der regelmäßigen Mammographie, da die Krebsfrüherkennung entscheidend zu einer deutlichen Senkung der Mortalitätsrate beitragen kann[6, 68, 121, 123].

Magenkarzinom

Epidemiologie. Das Magenkarzinom ist der häufigste maligne Magentumor. Er tritt bevorzugt bei Männern (Männer:Frauen = 3:2) mit einem Häufigkeitsgipfel zwischen dem 50. und 60. Lebensjahr auf. Ein Erfassen des sogenannten Frühkarzinoms ist nur auf endoskopischem Wege mit histologischem Nachweis möglich. Die Häufigkeit für Magenkarzinom ist weltweit sehr verschieden, wofür unterschiedliche Ernährungsgewohnheiten und Umweltfaktoren verantwortlich gemacht werden. Ein Vergleich der Sterbeziffern bei 55–64jährigen Männern und Frauen zwischen 1960 und 1990 zeigt bei Magenkrebs eine kontinuierliche Abnahme (vgl. Abb. 1.12). Trotz des zu beobachtenden Rückganges der Fallzahlen stellen maligne Tumoren des Magens in Deutschland bei beiden Geschlechtern die vierthäufigste Tumorerkrankung dar[3]. Bei der Darstellung der regionalen Verteilung der Magenkrebsmortalität im Krebsatlas der Bundesrepublik Deutschland für die Jahre 1976–1980 ergab sich eine auffällige Häufung im Südosten der ehemaligen Bundesrepublik, insbesondere in den bayerischen Regierungsbezirken Niederbayern und Oberpfalz. Das an Bayern angrenzende Bundesland Hessen zeigt dagegen eine im Vergleich zu den anderen Flächenstaaten geringe Magenkrebsmortalität[55, 124].

Ätiologie. Die Ursache ist wie bei allen Karzinomen unbekannt. Jedoch kommt den Ernährungsgewohnheiten und exogenen Noxen und Karzinogenen (z. B. Nitrosaminen) eine ätiologische Bedeutung zu. Als Präkanzerose gilt vor allem eine chronische atrophische Gastritis. Ein erhöhtes Erkrankungsrisiko besteht auch nach Billroth-Magenresektion, Achylia und Ulcus ventriculi. Da das Magenkarzinom sehr früh metastasiert, ist seine Prognose schlecht. Ein wesentlicher Mechanismus für die Entstehung des Magenkarzinoms wird in der intragastralen Bildung von Nitrosaminen gesehen. Zu wenig Magensäure begünstigt ein Bakterienwachstum. Bakterielle Enzyme kön-

Tabelle 1.26 Attributable Risikenverminderung für Magenkrebs, berechnet anhand der Fall-Kontrollstudie Bayern und Hessen nach Lit. [124]

Verminderung durch	Attributables Risiko %
Vitamin C	37,5
Wasserversorgung	37,2
Besitz eines Kühlschranks	10,6
Räuchern von Fleisch zu Hause mit Fichtenholz	4,1
Gesamt (alle 4 Variablen)	68,3

nen Nitrit aus Nitrat bilden, einer der Vorstufen von Nitrosaminen. Die Anwesenheit von Vitamin C kann die Bildung von karzinogenen Nitrosaminen vollständig blockieren. Deswegen spielt für die Prävention des Magenkrebs die kontinuierliche Versorgung mit Obst und Gemüse zu allen Jahreszeiten eine wichtige Rolle für den Rückgang der Magenkrebsinzidenz. In einer Fall-Kontrollstudie zwischen Bayern und Hessen konnte gezeigt werden, daß die nicht-zentrale Wasserversorgung auf Einzelgehöften (Nitratgehalt im Brunnen!), bestimmte Räuchermethoden bei Fleisch und Fisch sowie auch der Besitz eines Kühlschranks für die Prävalenz von Magenkrebs von Bedeutung sind (Tabelle 1.26)[124]. Dieses Beispiel belegt eindrucksvoll, wie der Rückgang an Magenkrebs durch Änderungen der Umwelt des Menschen einschließlich bestimmter Lebensstilfaktoren hervorgerufen ist.

Prävention. Aufgrund des derzeitigen Wissens können die Ernährungsempfehlungen, mehr Obst und Gemüse zu verzehren und weniger Salz, Geräuchertes und Gepökeltes zu konsumieren, als ein Beitrag zur Prävention des Magenkarzinoms dienen[3, 5, 6, 68, 124].

Kolonkarzinom

Epidemiologie. Das Dickdarm- und Rektumkarzinom ist nach dem Bronchial- und Magenkarzinom bei Männern und dem Mamma- und Zervixkarzinom bei Frauen das häufigste Karzinom. Es tritt bevorzugt bei älteren Menschen mit einem Häufigkeitsgipfel zwischen dem 50. und 70. Lebensjahr auf. In der Bundesrepublik Deutschland nimmt seit Jahren die Zahl der Erkrankungen zu, während der Magenkrebs seltener wird (Abb. 1.12).

Äthiologie, Pathogenese. Zu den wichtigsten Symptomen gehören sichtbares oder okkultes Blut im Stuhl, Darmkrämpfe, Flatulenz, Änderung der Stuhlgewohnheiten mit Wechsel zwischen Obstipation und Diarrhoe, Anämie und Gewichtsabnahme. Die Prognose hängt von der Früherkennung ab. Epidemiologische, klinischexperimentelle Befunde sprechen dafür, daß die Tumorentstehung im Dickdarm durch einen hohen Fettverzehr begünstigt wird, während den fermentierbaren Ballaststoffen eine protektive Bedeutung zukommt. Es gibt grundsätzlich Hinweise auf einen schützenden Effekt von Calcium, Selen und β-Carotin und eine Förderung der Karzinogenese durch Eiweiß und Alkohol. Trotz vieler offener Fragen und teilweise widersprüchlichen Befunden, besteht aber Einigkeit, daß der Ernährung bei der Entstehung von Kolonkarzinom eine wesentliche Bedeutung zukommt.

Prävention. Die Möglichkeit der indirekten Prävention besteht am ehesten in einer Normalisierung des Körpergewichtes, Fettreduktion (< 30 % der Gesamtenergie), reichlichem Verzehr von Gemüse, Früchten und Vollgetreideprodukten sowie einem mäßigen Trinken oder Meiden von Alkohol, da keiner der ursächlichen Faktoren für sich allein, sondern durch Interaktion bei möglicher genetischer Prädisposition wirkt[3, 5, 122, 123, 127, 128]. Damit stimmen diese Empfehlungen im wesentlichen mit denen für die Arteriosklerose- und Herzinfarktprophylaxe überein.

4.1.7 Osteoporose und Osteomalazie

Es gibt mindestens zwei ernährungsabhängige Erkrankungen des Skeletts, die für den Erwachsenen von Bedeutung sind: Osteoporose und Osteomalazie. Bei der Osteoporose ist das Knochengewebe bei erhaltener normaler Knochenstruktur vermindert. Das führt zu Frakturen nach einem minimalen Trauma. Für die Osteomalazie ist ein mangelhafter Einbau von Mineralstoffen in das normal oder überschießend gebildete Eiweißknochengrundgerüst charakteristisch. Dadurch kommt es zu erhöhter Weichheit und Verbiegungstendenz der Knochen. Die Osteomalazie ist häufig mit der Osteoporose verbunden und davon nicht immer scharf zu trennen.

Epidemiologie. Genaue Zahlen zur Häufigkeit liegen in Deutschland nicht vor. Man schätzt in den alten Bundesländern, daß 4 bis 6 Millionen an Osteoporose erkrankt sind. Die Prävalenz ist beim weiblichen Geschlecht deutlich erhöht und betrifft ein Drittel bis die Hälfte aller postmenopausalen Frauen und außerdem die Hälfte aller Menschen jenseits des 75. Lebensjahres. Dabei läßt sich neuerdings ein säkularer Trend feststellen, wobei osteoporotische Frakturen auch altersunabhängig an Häufigkeit zugenommen haben. Frakturen ohne adäquate Gewalteinwirkung ziehen unerträgliche Schmerzen, Invalidität oder Tod nach sich. In den USA haben bei den 90jährigen ⅓ der Frauen und ⅙ der Männer Beckenfrakturen. 12–20 % der Fälle enden fatal und 50 % der Überlebenden werden Pflegefälle. Aufgrund der erhöhten Lebenserwartung ist mit einem weiteren Anstieg zu rechnen[3, 68, 129, 130].

Ätiologie. Die Ursache der Osteoporose ist multifaktoriell. Unbeeinflußbare Faktoren sind das Lebensalter, genetische Anlagen (familiäre Häufung) sowie leptosomer Körperbau und rassischethnische Disposition, z.B. bekommen Farbige nie, Frauen aus dem Mittelmeerraum selten eine

Osteoporose. Zu den wichtigsten beeinflußbaren Risikofaktoren für die primäre postmenopausale und senile Osteoporose gehören eine verkürzte Fertilitätsphase durch Rückgang der Estrogenproduktion, calciumarme Ernährung, Bewegungsmangel, Alkohol-, Nikotin- und Coffeinabusus. Ein Vitamin-D-Mangel infolge fehlender Sonnenbestrahlung oder alimentär bedingt führt zu dem Krankheitsbild der Osteomalazie, hat aber auch seine Bedeutung für die Osteoporose. Eiweißmangelzustände (0,5 g/kg Körpergewicht) wie auch Eiweißexzeß (> 2 g/kg Körpergewicht) führen ebenfalls zur Osteoporose. Auch spielt das Calcium: Phosphatverhältnis (optimal 1:1,2) der Nahrung eine Rolle; nach hoher Phosphatzufuhr (> 2000 mg/Tag) kommt es zu einer gesteigerten Knochenresorption. Bei gehäuften Schlankheitskuren besteht die Gefahr der Osteoporose, wobei insbesondere die dabei auftretende Ketonämie für eine Störung der Calciumhomeostase verantwortlich ist.

Sekundäre Formen der Osteoporose. Bei intestinalen Erkrankungen wie Enteritis terminalis Crohn, Colitis ulcerosa, Lactoseintoleranz und chronischer Pankreasinsuffizienz treten sekundäre Formen der Osteoporose auf. Ebenso manifestieren sie sich bei einer Niereninsuffizienz durch eine verminderte Hydroxylierungsfähigkeit von Vitamin D und vor allem bei Störungen des Hormonstatus wie Hypogonadismus, Hyperkortisolismus, Hyperthyreose und Hyperparathyreodismus. Auch eine medikamentöse Therapie mit Corticoiden, Thyreostatika, Heparin, Antiepileptika und Beta-Blockern kann Auslöser sein.

Prävention. Die Möglichkeiten der Prävention umfassen alle Maßnahmen, die den Knochenaufbau in der Jugend („peak" Knochenmasse) und den Knochenerhalt im höheren Alter fördern. Dazu gehören eine „knochenfreundliche Ernährung" als eine ausgewogene, vollwertige, bedarfsgerechte Kost (Abb. 1.13). Ohne Milch und Milchprodukte ist die wünschenswerte Zufuhr von 1000 mg Calcium täglich, in Phasen vermehrten Bedarfes 1200 bis 1300 mg bei Schwangerschaft und Stillzeit, nicht zu decken. Des weiteren ist auf körperliche Fitness einschließlich ausreichendem Aufenthalt im Freien und den Hormonstatus zu achten sowie ein Übermaß an Genußmitteln zu meiden.

Therapie. Zu den Strategien der Therapie einer manifesten Osteoporose gehören eine gezielte Supplementierung mit Calcium, kombiniert mit den Vitaminen D, C und B_6, sowie Fluorid, medikamentöse Behandlung durch Estrogensubstitution, Calcitonin, Bis-, Disphosphonate u. a. und Physiotherapie zur Schmerzlinderung, Erhöhung der Beweglichkeit, Stimulierung des Knochenstoffwechsels durch isometrische Übungen sowie Minderung eines Sturzrisikos[3, 131, 132, 133, 134, 135].

4.1.8 Lebensmittelallergien

Unter dem Begriff „Lebensmittelallergien" werden häufig unzutreffend alle klinisch beobachteten Unverträglichkeitsreaktionen gegen Nahrungs- bzw. Lebensmittel zusammengefaßt (Abb. 1.14).

Klassifizierung. Unter „Allergie" im engeren Sinne werden aber nur die krankmachenden Überempfindlichkeitsreaktionen auf immunologischer Basis von der Sofortreaktion (Typ I, IgE-vermittelt) bis zur verzögert auftretenden, zellvermittelten Reaktion (Typ IV) verstanden. Zum Typ I der Allergie gehören die Atopie: endogenes Ekzem bzw. Neurodermitis atopica, Rhinitis allergica, allergisches Asthma bronchiale, Urtikaria, bei der häufig auch echte Lebensmittelallergien mit auftreten können. 80% der Pollenallergiker erwerben häufig Allergien gegen pflanzliche Lebensmittel, „pollen-assoziierte Lebensmittelallergien" als Kreuzallergie zwischen verwendeten Nahrungsallergenen und Pollenallergenen, z.B. Äpfel-/Birken-Pollen, Getreide-/Gräserpollen. Zu den häufigsten Nahrungsallergenen bzw. Antigenen, die die Immunreaktion vom Typ I und III auslösen, gehören in Mitteleuropa wohl aus Gründen der Ernährungsgewohnheiten im Säuglingsalter Kuhmilcheiweiß, im späteren Lebensalter dann zunehmend Hühnereiweiß, Fischeiweiß, Nüsse, Gewürze und verschiedene Obst- und Gemüsesorten. Eine Zunahme von Lebensmittelallergien wird auch im Zusammenhang mit dem breiten Nahrungsangebot, ganzjähriger Exposition und Import von exotischen Früchten u.a. gesehen.

Zu den zellvermittelten Reaktionen über T-Lymphocyten gehören z.B. die Zöliakie, chronisch-entzündliche Darmerkrankungen (s. 4.1.3) oder allergische Kontaktallergien gegen Nickel oder Formaldehyd.

Idiosynkrasie. Hiervon zu unterscheiden ist die Idiosynkrasie, eine Pseudoallergie als nicht-im-

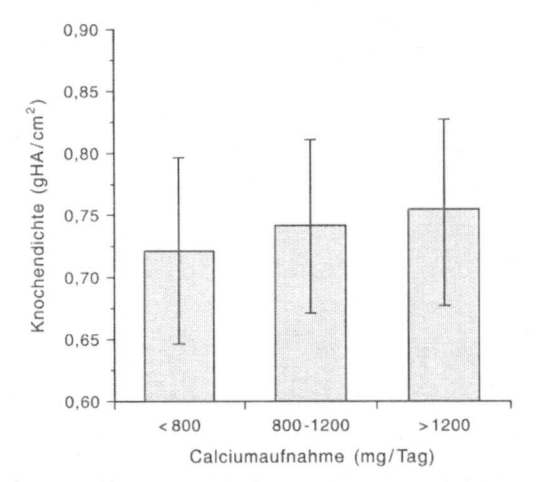

Abb. 1.13 Beziehung zwischen Knochendichte und täglicher Calciumaufnahme nach Lit.[129]

Nahrungsmittelunverträglichkeit

```
                    Nahrungsmittelunverträglichkeit
                              │
              ┌───────────────┴───────────────┐
         Überempfindlichkeit              Intoxikation
              │                               │
     ┌────────┼────────┐                      │
  Allergie  Idiosynkrasie  Intoleranz     toxische Reaktion
     │         │            │                 │
Immunreaktion  nicht-immuno- angeborene oder
               logische      erworbene Enzym-
               Reaktion      defekte
```

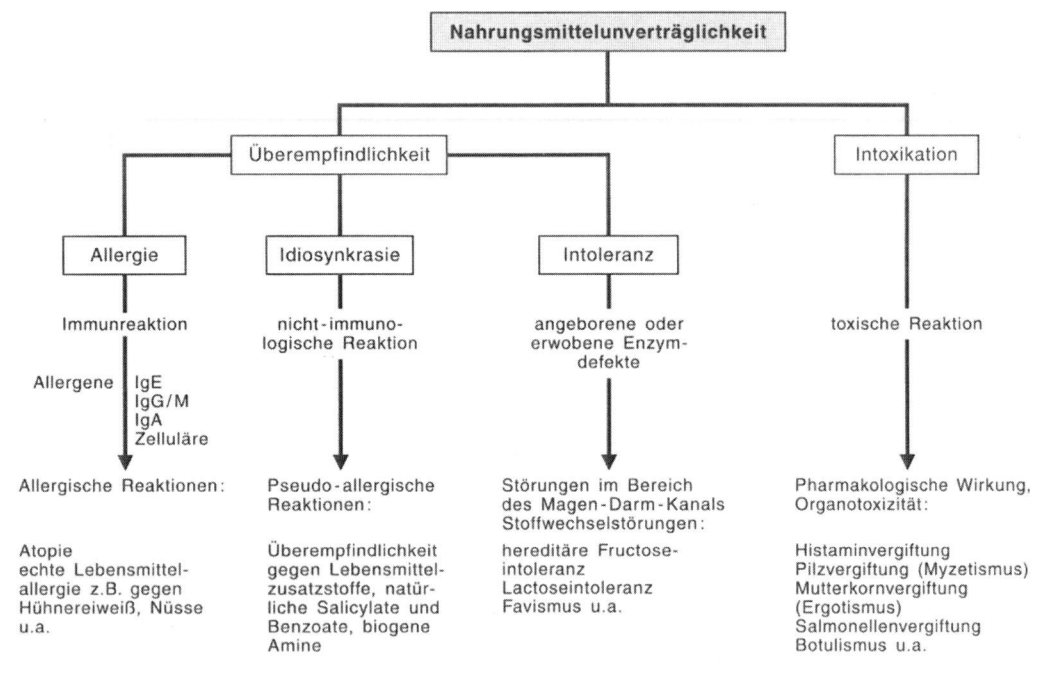

Allergie	Idiosynkrasie	Intoleranz	Intoxikation
Allergene IgE, IgG/M, IgA, Zelluläre			
Allergische Reaktionen:	Pseudo-allergische Reaktionen:	Störungen im Bereich des Magen-Darm-Kanals Stoffwechselstörungen:	Pharmakologische Wirkung, Organotoxizität:
Atopie echte Lebensmittelallergie z.B. gegen Hühnereiweiß, Nüsse u.a.	Überempfindlichkeit gegen Lebensmittelzusatzstoffe, natürliche Salicylate und Benzoate, biogene Amine	hereditäre Fructoseintoleranz Lactoseintoleranz Favismus u.a.	Histaminvergiftung Pilzvergiftung (Myzetismus) Mutterkornvergiftung (Ergotismus) Salmonellenvergiftung Botulismus u.a.

Abb. 1.14 Klassifikation der Nahrungsmittelunverträglichkeit

munologisch vermittelte Nahrungsmittelunverträglichkeit, deren klinisches Bild zwar dem einer klassischen allergischen Reaktion gleicht, jedoch nicht durch immunologische Mechanismen bedingt ist. Nur der Endablauf der pathologischen Reaktion, bei dem es ebenfalls zur Freisetzung von symptomauslösenden vasoaktiven Substanzen wie Histamin, Kallikrein, Kinin oder slow-reacting-substance kommt, ist mit dem der echten Allergie identisch. Eine Antigen-Antikörperreaktion findet nicht statt, so daß die Reaktion schon beim Erstkontakt mit dem auslösenden Agens stattfinden kann. Die Auslöser dieses Reaktionstypes sind niedermolekulare, natürlich vorkommende Salicylate, z.B. in Steinfrüchten, Mandeln u.a., und Benzoate, z.B. para-Hydroxybenzoesäure in Preiselbeeren, Erdbeeren oder den Lebensmitteln zugesetzte Stoffe, z.B. Farb- und Konservierungsstoffe wie z.B. Tartrazin (E 102), Benzoesäure und deren Salze (E 210–213), Schwefeldioxid und Sulfite (E 220–E 227). Im Gegensatz zur Allergie spielen für die Auslösung und Intensität des Erscheinungsbildes einer Pseudoallergie oft körperlicher, seelischer Streß, Infekte und Luftverschmutzung (Schwefeldioxid) eine modulierende Rolle. Auch biogene Amine wie Histamin, Tyramin, Serotonin in Lebensmitteln, z.B. Käse, Fisch, Bananen, können als Mediatoren bei empfindlichen Personen unterschwellige Reaktionen wie Pulsanstieg, Wärmegefühl bis schwerste Intoxikationen, z.B. Histaminvergiftung bei bakteriellem Verderb von Fisch und Fleisch, auslösen.

Intoleranz. Unter Intoleranz im Zusammenhang mit Nahrungsmitteln sind nur die klinischen Symptome durch angeborene oder erworbene Enzymopathien, z.B. hereditäre Fructoseintoleranz, Lactoseintoleranz (s. 4.1.3), Glucose-6-Phosphatdehydrogenase-Mangel (Favismus) u.a., zu verstehen. Häufig wird dieser Begriff synonym mit der Pseudoallergie auch im Hinblick auf Arzneimittelintoleranzen, z.B. Aspirin, oder gar als Oberbegriff aller durch Nahrungsmittel ausgelöster Reaktionen einschließlich allergischer und pseudoallergischer Reaktionen verwendet. Letztlich gehören zur Klassifikation der Nahrungsmittelunverträglichkeit auch Intoxikationen durch Lebensmittel, wobei es zu spezifischen pharmakologischen Wirkungen bzw. toxischen Reaktionen infolge der Aufnahme von bakteriellen Toxinen (s. 4.1.9), natürlich vorkommenden Giften durch Aflatoxine, Mykotoxine, biogene Amine u.a. und chemischen Giften wie Blei, Kupfer u.a. kommen kann[136, 137, 138, 139].

Epidemiologie. Die Häufigkeit von Lebensmittelallergien im Sinne einer Immunreaktion wird auf 10 % der Bevölkerung geschätzt. Epidemiologische Studien über die Prävalenz in Deutschland fehlen allerdings. Dies gilt auch für das Vorkommen von Überempfindlichkeitsreaktionen gegen Lebensmittelzusatzstoffe. In Großbritannien ergab sich aufgrund einer Umfrage eine vermutete Prävalenz von 7,4 % für „Reaktionen gegen Lebensmittelzusatzstoffe", hingegen konnte durch Expositionstests in placebokontrollierten Doppelblindversuchen nur eine Häufigkeit von

0,01–0,23 % objektiviert werden[139]. Die Atopie hat in Deutschland nach ersten Ergebnissen der multizentrischen Allergie-Studie zugenommen. So leiden 22 Prozent der Mütter (n = 6019) und 21 % der Väter (n = 5819) an mindestens einer atopischen Manifestation. Spezifische Allergene und unspezifische Einflußfaktoren aus Umwelt: Autoabgase, Tabakrauch, Hausstaubmilben, Infekte bilden gemeinsam mit der genetischen Prädisposition die ausreichende Ursache für eine atopische Manifestation wie Heuschnupfen, Asthma, Neurodermitis. Das atopische Risikopotential bei Neugeborenen läßt sich nicht durch die Nabelschnur-IgE-Bestimmung vorhersagen, jedoch erhöht sich das Risiko eines Kindes, an einer Atopie zu erkranken, wenn Vater oder Mutter oder beide Atopiker sind[140]. Nahrungsmittelallergene können aber nur bei einem Teil der Fälle für die Entwicklung der atopischen Symptome verantwortlich gemacht werden. Bei Kleinkindern mit genetischer Prädisposition zur Allergie können besonders Kuhmilch- und Hühnereiweiß zu Lebensmittelallergien führen. Inwiefern auch Lebensmittelzusatzstoffe für die Auslösung und Unterhaltung der Neurodermitis atopica in Frage kommen, ist sehr umstritten. Bei einer kontrollierten Belastung im Doppelblindversuch konnten bei keinem Patienten nach Provokation mit Zusatzstoffen ein entzündlicher Schub ausgelöst werden, hingegen wurde bei 2 Patienten ein solcher nach Placebobelastung beobachtet[141].

Prävention. Die Möglichkeit der Prävention von atopischen Erkrankungen besteht darin, Kinder mit einem erhöhten Atopierisiko unter Eliminationsdiät der Mutter, also keine Kuhmilch, kein Hühnerei, kein Fisch, keine Nüsse, möglichst vier bis sechs Monate lang ausschließlich zu stillen und die Beikost möglichst spät einzuführen. Die Verwendung sog. „hypoallergener" Eiweißhydrolysatnahrungen vermag bei nicht gestillten Kindern die Manifestation einer Kuhmilchallergie wahrscheinlich hinauszuzögern. Weitere Maßnahmen zur Allergenelimination sind die Elimination der Hausstaubmilbe, Rauchverbot und der Verzicht auf Haustiere[140, 142, 143].

Die Strategie bei Manifestation der Lebensmittelallergie und -unverträglichkeit besteht in einer genauen Diagnostik, da die Therapie vom Meiden (Karenz) des Nahrungsallergens bzw. auslösenden Agens abhängt. Wegen der Komplexität des Krankheitsgeschehens sollten spezialisierte Ärzte und Kliniken die Diagnostik durchführen und die Therapie mit einer Eliminationsdiät einleiten. Eine Verbesserung der Lebensmittel-Kennzeichnung, z.B. Nennung von einzelnen Gewürzen, Zusatzstoffen anstelle des Klassennamens, ist aus allergologischer Sicht anzustreben (s. 4.2.12)[136, 137, 138].

4.1.9 Lebensmittelinfektionen und Lebensmittelintoxikationen

Unter Lebensmittelinfektionen und -intoxikationen werden Erkrankungen verstanden, die durch den Verzehr von kontaminierten Lebensmitteln ausgelöst werden. Die Kontamination kann vor

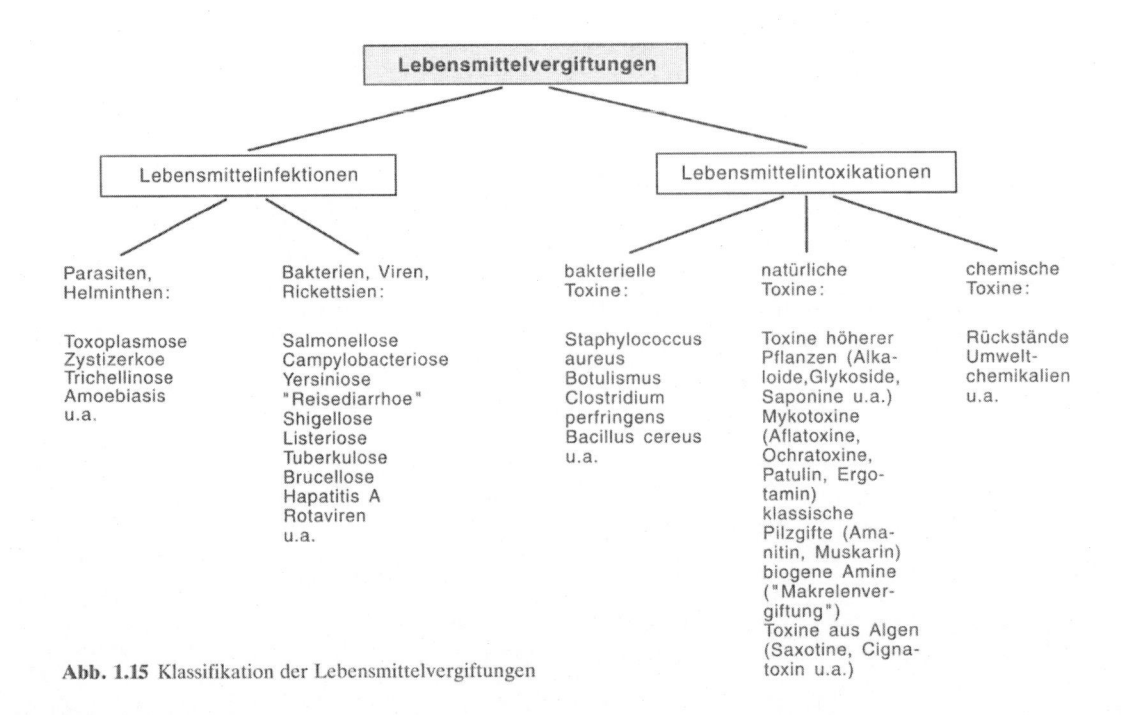

Lebensmittelvergiftungen				
Lebensmittelinfektionen		**Lebensmittelintoxikationen**		
Parasiten, Helminthen:	Bakterien, Viren, Rickettsien:	bakterielle Toxine:	natürliche Toxine:	chemische Toxine:
Toxoplasmose Zystizerkoe Trichellinose Amoebiasis u.a.	Salmonellose Campylobacteriose Yersiniose "Reisediarrhoe" Shigellose Listeriose Tuberkulose Brucellose Hapatitis A Rotaviren u.a.	Staphylococcus aureus Botulismus Clostridium perfringens Bacillus cereus u.a.	Toxine höherer Pflanzen (Alkaloide, Glykoside, Saponine u.a.) Mykotoxine (Aflatoxine, Ochratoxine, Patulin, Ergotamin) klassische Pilzgifte (Amanitin, Muskarin) biogene Amine ("Makrelenvergiftung") Toxine aus Algen (Saxotine, Cignatoxin u.a.)	Rückstände Umweltchemikalien u.a.

Abb. 1.15 Klassifikation der Lebensmittelvergiftungen

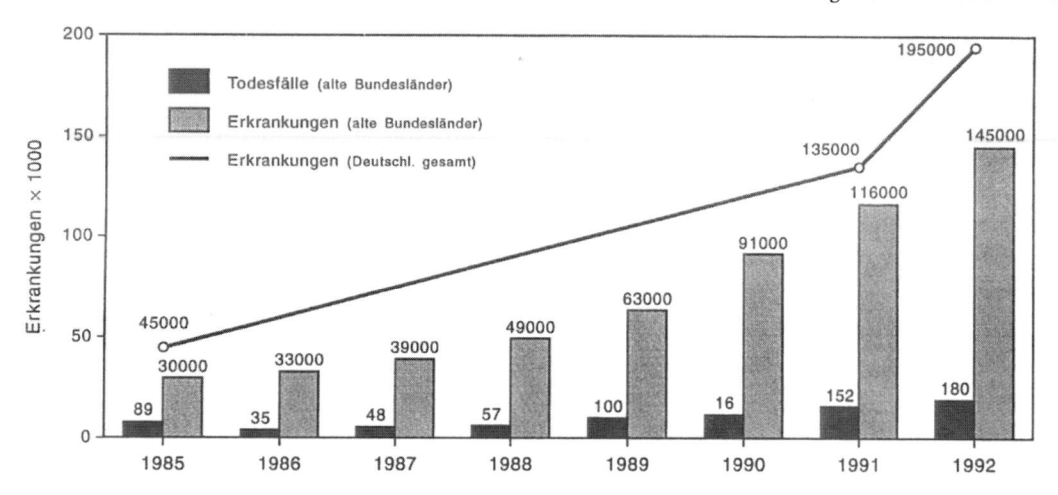

Abb. 1.16 Salmonellosen und Todesfälle beim Menschen (1985–1992). Nach Daten, die dem Bundesgesundheitsamt gemeldet wurden

allem durch bakterielle und parasitäre Zoonoseerreger sowie bakterielle, natürlicherweise schon vorhandene oder chemische Toxine erfolgen (Abb. 1.15)[144, 145, 146].

Klassifizierung, Epidemiologie. Im Gegensatz zu den ernährungsabhängigen Erkrankungen durch Fehl- und Überernährung sind „verborgene" Mängel der Ernährung wie mangelnde Hygiene und unsachgerechte Behandlung von Lebensmitteln, aber auch Massentierhaltung verantwortlich für den weltweiten Anstieg von Lebensmittelvergiftungen[3, 147]. In Deutschland sind die *Salmonellosen*, meistens durch Salmonella enteritidis (PT4) hervorgerufen, die häufigsten infektiösen Durchfallerkrankungen. Sie gehören nach dem Bundesseuchengesetz zu den meldepflichtigen Enteritisinfectiosa-Erkrankungen, wobei ab 1985 eine deutliche Zunahme zu erkennen ist. 1992 wurden in den alten und neuen Bundesländern insgesamt 195 000 Erkrankungen an Salmonellosen erfaßt, wobei die Dunkelziffer noch höher liegt. Auch sind leider 180 Todesfälle, insbesondere von älteren Menschen zu beklagen (Abb. 1.16). Übertragen werden die Keime hauptsächlich durch Lebensmittel tierischer Herkunft: Eier, Eiprodukte und daraus hergestellte rohe oder unzureichend erhitzte Zubereitungen wie Salate, Suppen, Soßen, Speiseeis u. a., aber auch rohes Hackfleisch, Innereien, rohes Geflügel und Geflügelerzeugnisse.
Die übrigen Enteritis-infectiosa-Fälle (ca. 30 %) entfallen auf Campylobacter-, Staphylococcen-, Bacillus-cereus-, Clostridien-, Rotavirus- und Hepatitis-A-Virus-Infektionen. Bedeutsam ist auch die *Yersiniose*, hervorgerufen durch Yersinia enterocolitica, als eine schwere, häufig mit Entzündungen der mesenterialen Lymphknoten einhergehende Darmerkrankung. Durch Lebensmittel können auch enterovirulente Escherichia coli übertragen werden, welche für die sog. „Reisediarrhoe", der traveller disease, verantwortlich sind. Diese Durchfallerkrankung wird aber neuerdings nicht nur bei Reisenden in tropischen oder subtropischen Regionen, sondern zunehmend auch in gemäßigten Klimazonen beobachtet.

Listeriose. Die Listeriose verläuft klinisch nicht als Darmerkrankung, sondern unter ganz unterschiedlichem Erscheinungsbild meist in Form einer Grippe mit leichter Meningoenzephalitis ab. Meldepflichtig ist nur die angeborene Listeriose (1989 40 Fälle). So kann es bei Schwangeren durch den diaplazentaren Übertritt der Listerien zum Abort oder zur Totgeburt kommen. Lebende Neugeborene zeigen infolge der Überschwemmung des Körpers mit Erregern (Sepsis) und granulomatösen Gewebsreaktionen in Haut und inneren Organen das meist tödlich ausgehende Krankheitsbild der sog. Granulomatosis infantiseptica. Ansonsten werden häufig Spätschäden durch geistige Entwicklungsstörungen beobachtet. Ein Teil von Massenerkrankungen mit Listerien in den USA, Kanada und der Schweiz konnte auf den Verzehr von Weichkäse zurückgeführt werden. Betriebshygienische Maßnahmen haben in den letzten Jahren das Risiko weitgehend unter Kontrolle gebracht. Dennoch sollte auch im Haushalt Weichkäse keinesfalls länger als eine Woche gelagert sowie der Kühlschrank regelmäßig gereinigt werden.

Toxoplasmose. Epidemiologisch bedeutsamer sind Toxoplasma-Infektionen bei Schwangeren, häufig durch rohen Hackfleischverzehr, aber auch intensiven Kontakt zu Katzen hervorgerufen. Bei einer Erstinfektion in der Gravidität ist eine intrauterine Übertragung des Parasiten auf das ungeborene Kind möglich. Man rechnet in Deutschland, daß jährlich von 3100 infizierten Kindern etwa 310 mit schweren bis mittelgradigen Anomalien im Bereich des ZNS und der Augen, aber auch anderen Organschäden geboren werden. Im Rahmen der Mutterschafts-Richtlinien sollten Toxoplasma-Antikörper-Suchtests bei allen Frauen und ggf. eine Chemotherapie durchgeführt werden sowie Schwangere über das Infektionsrisiko aufgeklärt werden[148].

Wurmbefall. Durch Lücken im gesundheitlichen Verbraucherschutz kommt es auch trotz amtlicher Fleischuntersuchungen bei 1% der Bevölkerung zum Bandwurmbefall (Taenia saginata und solium). Problematischer ist die *Trichellinose* (1990 wurden 6 Fälle gemeldet), insbesondere wenn Fleisch vom Haus- und Wildschwein aus Haus- und Einzeltierschlachtung ohne Fleischbeschau verzehrt wird. Pökeln und Räuchern tötet Trichinellen nicht immer ab. Krankheitssymptome sind Muskelschmerzen, Übelkeit, Erbrechen, Durchfall, Leibschmerzen und Fieber. Die Krankheit kann im äußersten Fall zum Tode führen, wenn sie nicht rechtzeitig mit mebendazolhaltigen Arzneimitteln behandelt wird.

Staphylococcus aureus. Zu schweren Brechdurchfällen mit Kollaps führt die Staphylococcus-aureus-Intoxikation. Die Körpertemperatur ist jedoch nicht erhöht, häufig besteht sogar Untertemperatur. Meist ist aber die Krankheit, die bei Gemeinschaftsverpflegung oft epidemieartig auftreten kann, in ein bis zwei Tagen überwunden. Die hauptsächliche Gefährdung geht von Lebensmitteln aus, die nach einer vorangegangenen Hitzebehandlung kontaminiert werden, z. B. durch infizierte Hautverletzungen oder Entzündungen der Schleimhaut von Nase und Rachen von Küchenpersonal. Zur Vorbeugung gehört deshalb Personalhygiene und die Abkühlung erhitzter Speisen innerhalb kurzer Frist (nicht mehr als 2 Stunden) auf etwa 10 °C.

Botulismus. Am gefährlichsten ist der Botulismus. Das von Clostridium botulinum produzierte Botuliniumtoxin ist das stärkste bekannte Gift: schon 0,1–1 µg wirken oral aufgenommen tödlich. Erstes Symptom ist Doppeltsehen, bedingt durch Koordinationsstörungen der Augenmuskeln, gefolgt von Schluckstörungen, Sprechschwierigkeiten, Heiserkeit und schließlich Lähmung der Atemmuskulatur oder/und des Herzens. Die Therapie ist weitgehend symptomatisch. Als spezifische therapeutische Maßnahme kommt nur Antitoxinverabreichung in Frage. Antitoxine sind aber nach Ausbruch der Krankheit meistens nicht mehr wirksam, so daß die Letalität sehr hoch ist. Die Vorbeugung muß sich auf besondere Sorgfalt bei der Herstellung von Hausmachererzeugnissen konzentrieren (saubere Verarbeitung, gründliche Erhitzung, sachkundige Pökelung u. a.).

Mykotoxine. Natürliche Giftstoffe stehen bei den Risiken durch Ernährung nach den pathogenen Mikroorganismen an 3. Stelle, gefolgt von möglichen Risiken durch chemische Rückstände und Umweltchemikalien. Bedeutsam sind bestimmte Mykotoxine aus Schimmelpilzen, z. B. Aflatoxin, die hepatoxische und kanzerogene Wirkungen entfalten. Im Vordergrund stehen deshalb Maßnahmen, die das Verschimmeln von pflanzlichen Lebensmitteln verhüten und die Einhaltung von Höchstmengen in Risikoprodukten, z. B. Erdnüssen.

Infolge des biologischen Anbaus wird heute wieder die Mutterkornvergiftung (Ergotismus) durch Sklerotien von Claviceps-Arten (Secale cornutum) beobachtet. Klassische Pilzvergiftungen treten immer wieder infolge von Unkenntnis beim Sammeln auf.

Fischvergiftungen. Ferner können auch gelegentlich Fischvergiftungen festgestellt werden. Dabei muß zwischen physiologischerweise im Seetier vorkommenden toxischen Substanzen (z. B. Barbencholera, Ichthyootoxismus nach dem Genuß des Rogens von Barben und anderen Fischen), Giftstoffen, die durch Kommensalen und Parasiten gebildet werden, mikrobiellen oder autolytischen Abbauprodukten (Makrelenvergiftung) und Umweltgiften, z. B. Methylquecksilber bei der Minamata-Disease von japanischen Fischern, unterschieden werden.

Risikominimierung. Risiken durch chemische Rückstände und Umweltgifte sind durch gesetzliche Maßnahmen zu minimieren, da der Verbraucher kaum einen Einfluß hat. Auch werden in diesem Zusammenhang mögliche Risiken durch Lebensmittelzusatzstoffe (s. 4.1.8) von der Bevölkerung viel höher eingeschätzt, als daß sie von der Wissenschaft bewertet werden. Die relativ wenigen (wenngleich jeder einzelne Fall schon einer zu viel ist) Verfälschungs- und Giftskandale (Glycol im Wein!) tun ihr übriges, um die Vorstellungen der Verbraucher dementsprechend negativ zu beeinflussen.

Maßnahmen zur Verhütung von Lebensmittelvergiftungen sollten sich vor allem auf die Hygiene bei vom Tier stammenden Lebensmitteln und die sachgerechte Verarbeitung und Behandlung von Lebensmitteln, aber auch bereits auf die Bekämpfung von Zoonoseerregern bei der Urproduktion, insbesondere in der Geflügelzucht, konzentrieren[3, 145, 146, 149].

Therapie. Die therapeutische Strategie bei einer bestehenden Lebensmittelvergiftung richtet sich nach dem vorliegenden Beschwerdebild. Bei starken Flüssigkeitsverlusten infolge der wäßrigen Durchfälle oder wegen häufigen Erbrechens steht die Substitution von Mineralstoffen und Wasser zur Verminderung der Exsikkose im Vordergrund. Bei Durchfall-Erkrankungen mit Verdacht auf Salmonellose wird eine Stuhlprobe zur bakteriologischen Untersuchung geschickt. Gleichzeitig wird eine diätetische Therapie je nach Schweregrad der Symptomatik mit einer Nahrungskarenz (Teepause), gefolgt von Schleim- und Stärkeprodukten (z. B. Schleimsuppe aus Reis, Karotten) begonnen. Bei fulminanten Verlaufsformen (Leukocyten oder Blut im Stuhl, Temperatur > 40 °C) und/oder abwehrgeschwächten, älteren Patienten sind frühzeitig Antibiotika indiziert. Zur Sanierung der Darmflora ist es außerordentlich hilfreich, den pH-Wert im Kolon zu senken (z. B. durch Lactulosegaben)[150].

Literatur

1. Speitling A, Schlierf G, Arab L, Henke K-D, Behrens C (1988) Ernährungs-Umschau 35:107–115
2. Schauder P (1993) Aktuel Ernaehrungsmed 18: 78–82
3. Kohlmeier L, Kroke A, Pötzsch J, Kohlmeier M, Martin K (1993) Ernährungsabhängige Krankheiten und ihre Kosten, Schriftenreihe des Bundesministeriums für Gesundheit, Band 27, Nomos Verlagsgesellschaft, Baden-Baden
4. U.S. Department of Health and Human Services (1988) The Surgeon General's Report on Nutrition and Health, Public Health Service, U.S. Government Printing Office, Washington, D.C.
5. Committee on Diet and Health, Food and Nutrition Board, Commission on Life Sciences, National Research Council (1990) Diet and Health. Implications for Reducing Chronic Disease Risk, Second Printing, National Academy Press, Washington, D.C.
6. Kasper H (1991) Ernährungsmedizin und Diätetik, 7. Auflage, Urban & Schwarzenberg, München, Wien, Baltimore
7. Großklaus R (1990) Ernährungs-Umschau 37: 275–282
8. Heseker H, Kohlmeier M, Schneider R (1992) Verbreitung ernährungsabhängiger Gesundheitsrisiken und objektivierbarer Zeichen von Fehlernährung – Ergebnisse der VERA-Studie 1987/88. In: Deutsche Gesellschaft für Ernährung e.V. (Hrsg.) Ernährungsbericht 1992. Druckerei Henrich, Frankfurt a.M., S. 30–44
9. Bouchard C (1991) Med Sci Sports Exerc 23: 285–291
10. Großklaus R (1993) Ernährungsforschung 38: 69–106
11. Müller MJ, Lantz HU, von zur Mühlen A, Höllwarth I, Canzler H, Schmidt FW (1990) Dtsch Med Wochenschr 115:789–794
12. Goldstein DJ (1992) Int J Obesity 16:397–415
13. Mehnert H (1985) Diabetes mellitus. In: Mehnert H (Hrsg.) Stoffwechselkrankheiten. 3. neubearb. Aufl., Georg Thieme Verlag, Stuttgart, New York, S. 113–245
14. Gries FA (1991) Bundesgesundheitsblatt 34:125–128
15. Helmrich SP, Ragland DR, Leung RW, Paffenbarger RS (1991) N Engl J Med 325:147–152
16. Bruns W (1988) Z Ärztl Fortbild 82:801–804
17. Jahnke K (1990) Aktuel Ernaehrungsmed 15:27–38
18. Toeller M (1994) Aktuel Diabetol 91 (Suppl):3–8
19. Wolfram G (1985) Hyperlipoproteinämien. In: Mehnert H (Hrsg.) Stoffwechselkrankheiten. 3. neubearb. Aufl., Georg Thieme Verlag, Stuttgart, New York, S. 246–299
20. Kohlmeier L, Hoffmeister H (1990) Klin Wochenschr 68:454–459
21. Nationale Cholesterin-Initiative (1990) Dtsch Aerztebl 87:B-991–B-1010
22. Assmann G, Schulte H (1988) Ergebnisse und Folgerungen aus der Prospektiven Cardiovaskulären Münster (PROCAM)-Studie. In: Assmann G (Hrsg) Fettstoffwechselstörungen und koronare Herzkrankheit. MMV-Medizin Verlag, München, S. 97–131
23. Mensink GBM, Rehm J, Kohlmeier L, Hoffmeister H (1990) Bundesgesundheitsblatt 33:547–552
24. Kohnhorst M-L (1992) Ernährungs-Umschau 39:495–499
25. Manns MP, Müller MJ (1993) Diätkatalog der Medizinischen Hochschule Hannover
26. Hunninghake DB, Stein EA, Dujovne CA, Harris WA, Feldman EB, Miller VT, Tobert JA, Laskarzewski PM, Quiter E, Held J, Taylor AM, Hopper S, Leonhard SB, Brewer BK (1993) N Engl J Med 328:1213–1219
27. Ulbricht G (1992) Ausgewählte Befunde über die Ernährungssituation in der damaligen DDR bis 1989. In: Deutsche Gesellschaft für Ernährung e.V. (Hrsg.) Ernährungsbericht 1992. Druckerei Henrich, Frankfurt a.M., S. 75–95
28. Kannel WB (1987) Am Heart J 114:918–925
29. Beard TC, Heller RF (1987) Med J Aust 147:29–33
30. MacMahon S, Peto R, Cutler J, Collins R, Sorlie P, Neaton J, Abbott R, Godwin J, Dyer A, Stamler J (1990) Lancet 335:765–774
31. Williams RR, Hunt SC, Hasstedt SJ, Hopkins PN, Wu LL, Berry TD, Stults BM, Barlow GK, Kuida H (1990) Hypertension: Genetics and Nutrition. In: Simopoulos AP, Childs B (eds.) Genetic Variation and Nutrition. World Rev Nutr Diet, Bd. 63, Karger, Basel, S. 116–130
32. Stamler J (1991) Hypertension 18 (Suppl I):I-95–I-107
33. Elliot P (1991) Klin Wochenschr 69 (Suppl XXV): 3–10
34. Arroll B, Beaglehole R (1992) J Clin Epidemiol 45:439–447
35. Stein PP, Black HR (1993) Med Clin North Am 77:831–847
36. Reisin E (1983) Obesity and hypertension: effect of weight reduction. In: Robertson JIS (Hrsg.) Handbook of Hypertension, Bd. 1: Clinical Aspects of Essential Hypertension. Elsevier Science Publishers B.V., S. 30–44
37. Schieffer B, Moore D, Funke E, Hogan S, Alphin F, Hamilton M, Heyden S (1991) Klin Wochenschr 69:163–167
38. Cutler JA (1993) Clin Exp Hypertension 15:1193–1207
39. Dötsch D, Gleichmann U, Großklaus R, Kluthe R, Ummenhofer C, Wolfram G (1994) Aktuel Ernaehrungsmed 19:40–41
40. Greminger P, Steiner A, Hany St, Vetter W (1990) Schweiz Rundschau Med (Praxis) 79:1055–1061
41. Nowack R (1992) Diuretika in der Bluthochdruckbehandlung unter Kochsalzrestriktion. In: Holtmeier HJ (Hrsg.) Bedeutung von Natrium und Chlorid für den Menschen. Springer, Berlin, Heidelberg, S. 106–113
42. Slater EE (1991) Hypertension 18 (Suppl I):I-108–I-114
43. Landsberg L (1992) Hypertension 19 (Suppl I): I-61–I-66
44. Flack JM, Sowers JR (1991) The American Journal of Medicine 91 (Suppl 1A): 1A–11A
45. Reaven GM (1993) J Clin Endocrinol Metab 76:537–540
46. Haffner SM (1993) J Clin Endocrinol Metab 76:541–543
47. Muller DC, Elahi D, Pratley RE, Tobin JD, Andres R (1993) J Clin Endocrinol Metab 76:544–548

48. Gröbner W (1985) Gicht und seltene Störungen des Purinstoffwechsels. In: Mehnert H (Hrsg.) Stoffwechselkrankheiten. 3. neubearb. Aufl., Georg Thieme Verlag, Stuttgart, New York, S. 302–325
49. Kummer H (1986) Schweiz Med Wschr 116:797–801
50. Wolfram G (1992) Aktuel Ernaehrungsmed 17:24–32
51. Star VL, Hochberg MC (1993) Drugs 45:212–222
52. Fuster V, Badimon L, Badimon JJ, Chesebro JH (1992) N Engl J Med 326:242–250
53. Fuster V, Badimon L, Badimon JJ, Chesebro JH (1992) N Engl J Med 326:310–318
54. Hoffmeister H, Mensink GBM, Grimm J (1991) Bundesgesundheitsblatt 34:95–100
55. Junge B, Hoffmeister H (1992) Mortalität an ernährungsabhängigen Krankheiten. In: Deutsche Gesellschaft für Ernährung e.V. (Hrsg.) Ernährungsbericht 1992. Druckerei Henrich, Frankfurt a.M., S. 45–54
56. Knopf H (1992) Der Nationale Gesundheitssurvey – Daten zur Gesundheit der Bevölkerung. In: Somogyi A, Großklaus D (Hrsg.) Gesundheit und Umwelt '91. bga-Schriften 5/1991, MMV Medizin Verlag, München, S. 40–45
57. Gramenzi A, Gentile A, Fasoli M, Negri E, Parrazini F, La Vecchia C (1990) Br Med J 300:771–773
58. Mancini M, Parillo M (1991) Ann Nutr Metab 35 (Suppl 1):103–108
59. Willett WC, Stampfer MJ, Manson JE, Colditz GA, Spreizer FE, Rosner BA, Sampson LA, Hennekens CH (1993) Lancet 341:581–585
60. Hoffmeister H, Stolzenberg H (1991) Bundesgesundheitsblatt 31:91–94
61. Cremer P, Nagel D, Muche R, Seidel D (1991) Aktuel Ernaehrungsmed 16:175–181
62. Berger M (1992) The Cholesterol Non-Consensus. Methodological Difficulties in the Interpretation of Epidemiological Studies. In: Somogyi JC, Biró G, Hötzel D (Hrsg.) Nutrition and Cardiovascular Risks. Bibl Nutr Dieta, No 49, Karger, Basel, S. 125–130
63. Ravnskov U (1992) Br Med J 305:15–19
64. Leiß O, Wollenweber J (1992) Dtsch Med Wochenschr 117:912–918
65. Calle-Pascual AL, Rodriguez C, Martin-Alvarez PJ, Camacho F, Calle JR, Yuste A, Hildago I, Diaz RJ, Martin-Vaquero P, Santiago M, Sanchez R (1991) Diabete Metab 17:404–409
66. Reaven GM (1992) Metabolism 41 (Suppl 1):16–19
67. Kersting M, Schöch G (1993) Ernährungs-Umschau 40:112–117
68. WHO (1990) Diet, nutrition and the prevention of chronic diseases: report of a WHO study group. WHO Technical Report Series 797, Geneva
69. Biosca DG, Mizushima S, Sawamura M, Nara Y, Yamori Y (1992) Nutrition Reviews 50:407–412
70. Assmann G, Schulte H (1990) Drugs 40 (Suppl 1): 33–37
71. Garraway WM, Whisnant JP (1987) JAMA 258:214–217
72. Khaw KT, Barrett-Connor E (1987) N Engl J Med 316:235–240
73. Barrett-Connor E, Khaw KT (1988) Am J Epidemiol 128:116–123
74. Menotti A, Keys A, Blackburn H, Aravanis C, Dontas A, Fidanza F, Giampaolis S, Karvonen M, Kromhout D, Nedeljkovic S, Nissinen A, Pekkanen J, Punsar S, Seccareccia F, Toshima H (1990) International Journal of Epidemiology 19:309–315
75. Großklaus R (1993) Aktuel Ernaehrungsmed 18: 174–180
76. Ziesenitz SC, Naujoks R, Siebert G (1988) Ernährung und Zahngesundheit. In: Deutsche Gesellschaft für Ernährung e.V. (Hrsg.) Ernährungsbericht 1988. Druckerei Henrich, Frankfurt a.M., S. 29–36
77. Møller IJ (1990) Caries Res 24:381–396
78. Kröncke A (1988) Lebensmittel und Karies. In: Großklaus R, Pahlke G (Hrsg.) Einsatz von Zuckersubstituten im Kampf gegen Karies. bga-Schriften 1/1988, MMV Medizin Verlag, München, S. 42–46
79. Siebert G (1988) Möglicher Beitrag von Zuckeraustauschstoffen zur Verhinderung von Karies. In: Großklaus R, Pahlke G (Hrsg.) Einsatz von Zuckersubstituten im Kampf gegen Karies. bga-Schriften 1/1988, MMV Medizin Verlag, München, S. 61–72
80. WHO (1984) Prevention methods and programmes for oral diseases. Report of a WHO Expert Committee. World Health Organization Technical Report Series 713, Geneva
81. Naylor MN, Murray JJ (1989) Fluorides and dental caries. In: Murray JJ (Hrsg.) The Prevention of Dental Disease. 2nd edition, Oxford University Press, Oxford, S. 115–199
82. Junge B, Tiefelsdorf M, von Maltzan U (1990) Bundesgesundheitsblatt 33:552–555
83. Seitz HK, Heipertz W, Osswald B, Hörner M, Simanowsk VA, Egerer G, Kommerell B (1991) Bundesgesundheitsblatt 34:100–104
84. Bouchier IAD (1987) Nutrition and Gallstone Disease. In: Barbara L (Hrsg.) Nutrition in Gastrointestinal Disease. Raven Press, New York, S. 205–212
85. Thijs C, Knipschild P, Brombacher P (1990) Gastroenterology 99:843–849
86. Haffner SM, Diehl AK, Mitchell BD, Stern MP, Hazuda HP (1990) Am J Epidemiol 132:327–335
87. Liddle RA, Goldstein RB, Saxton J (1989) Arch Intern Med 149:1750–1753
88. Thijs C, Knipschild P, Leffers P (1992) Am J Epidemiol 135:274–280
89. Thijs C, Knipschild P, Leffers P (1991) J Clin Epidemiol 44:941–946
90. Sarles H, Bernhard JP, Johnson C (1989) Ann Rev Med 40:453–468
91. Forell MM, Stahlheber H, Pickard R (1973) Erkrankungen des Pankreas. In: Hornbostel H, Kaufmann W, Siegenthaler W (Hrsg.) Innere Medizin in Praxis und Klinik. Thieme Verlag, Stuttgart, S. 15–238
92. Wilson JS, Korsten MA, Pirola RC (1989) Int J Pancreat 4:109–125
93. Manousos O, Day NE, Tzonou A, Papadimitriou C, Kapetanakis A, Polychronopoulou-Trichopoulou A, Trichopoulos D (1985) Gut 26:544–549
94. Sirikov BA (1989) Isr J Med Sci 25:55–56
95. Kasper H (1993) Aktuel Ernaehrungsmed 18: 117–131
96. Logan RFA (1992) Descriptive Epidemiology of Celiac Disease. In: Bransk D, Rozen P, Kagnoff MF (Hrsg.) Gluten-Sensitive Enteropathy. Front Gastrointest Res, Bd 19, Karger, Basel, S. 1–14
97. Marsch SCU, Heer M, Sulser H, Hany A (1990) Schweiz Med. Wschr 120:135–141
98. Saavedra JM, Perman JA (1989) Annu Rev Nutr 9:475–502
99. Stanbury JB, Wyngaarden JB, Fredrickson DS, Goldstein JL, Bown MS (1989) The Metabolic Basis of Inherited Disease. Fifth Editionh. MacGraw-Hill Book Company, New York, S. 1734–1742

100. Gitnick G (1990) Scand J Gastroenterol 25 (Suppl 175): 93–96
101. Miglioli M, Pironi L (1987) Malnutrition in Crohn's disease. In: Barbara L (Hrsg.) Nutrition in Gastrointestinal Disease. Raven Press, New York, S. 135–146
102. Malchow H, Steinhardt HJ, Lorenz-Meyer H, Strohm WD, Rasmussen S, Sommer H, Jasmun S, Brandes JW, Leonhardt H, Eue K, Jesdinky H (1990) Scand J Gastroenterol 25:235–244
103. Fomon SJ, Zlotkin S (1992) Nutritional Anemias. Nestlé Nutrition Workshop Series, Bd 30, Raven Press, New York
104. Hoffmeister H, Thefeld W, Stolzenberg H, Schön D (1992) Untersuchungsbefunde und Laborwerte. bga-Schriften 1/92, MMV Medizin Verlag, München
105. Manz F, Hötzel D (1992) Iodversorgung und Iodmangelprophylaxe in der Bundesrepublik Deutschland. In: Deutsche Gesellschaft für Ernährung e.V. (Hrsg.) Ernährungsbericht 1992. Druckerei Henrich, Frankfurt a.M., S. 287–302
106. Großklaus R (1993) Bundesgesundheitsblatt 36: 24–31
107. Großklaus R, Somogyi A (1994) Notwendigkeit der Iodsalzprophylaxe. bga-Schriften 3/94, MMV Medizin Verlag, München
108. Kasper H (1986) Infusionstherapie 13:142–143
109. Schmidt F (1987) Aktuel Ernaehrungsmed 12:56–61
110. Selberg O, Müller MJ (1992) Aktuel Ernaehrungsmed 17:274–177
111. Bürger B, Ollenschläger G, Güdelhöfer H, Schrappe M (1990) Ernaehrungs-Umschau 37:434–441
112. Süttmann U, Müller MJ, Ockenga J, Hoogestraat L, Coldewey R, Schedel I, Deicher H (1991) Klin Wochenschr 69:156–162
113. Rosenthal NE, Heffernan MM (1986) Bulimia, carbohydrate craving, and depression: a central connection? In: Wurtman RJ, Wurtman JJ (Hrsg.) Nutrition and the Brain. Raven Press, New York, S. 139–166
114. Westenhöfer J, Pudel V, Maus N, Schlaf G (1987) Aktuel Ernaehrungsmed 12:154–159
115. Pudel V, Paul Th (1988) Regulation of eating in obesity and bulimia nervosa. In: Pirke KM, Vandereycken W, Ploog D (Hrsg.) The Psychobiology of Bulimia nervosa. Springer Verlag, Heidelberg, Berlin, S. 109–119
116. Windgassen K (1993) Dtsch Aerztebl 90:B-961–B-964
117. Deutsche Hauptstelle gegen die Suchtgefahren e.V. (1980) Alkoholismus. Eine Information für Ärzte. Deutscher Ärzte-Verlag, Köln
118. Rommelspacher H (1988) Dtsch Aerztebl 85:B-19–B-21
119. Windgassen K (1993) Dtsch Aerztebl 90:B98–B100
120. National Academy of Sciences (1982) Diet, Nutrition and Cancer. National Academy Press, Washington, D.C.
121. Kohlmeier L, Herrmann-Kunz E (1991) Bundesgesundheitsblatt 34:112–118
122. Kasper H (1991) Bundesgesundheitsblatt 34: 110–112
123. Kasper H, Bartram P, Scheppach W (1992) Tumorentstehung – hemmende und fördernde Effekte von Ernährungsfaktoren. In: Deutsche Gesellschaft für Ernährung e.V. (Hrsg.) Ernährungsbericht 1992. Druckerei Henrich, Frankfurt a.M., S. 251–286
124. Boeing H (1991) Bundesgesundheitsblatt 34: 104–110
125. Doll R (1990) Proceedings of the Nutrition Society 49:119–131
126. Henderson MM (1992) Cancer Research 52 (Suppl) 2030S–2034S
127. Ahnen DJ (1991) Etiology of Large Bowel Cancer. In: Phillips SF, Pemberton JH, Shorter RG (Hrsg.) The Large Intestine: Physiology, Pathophysiology, and Disease. Mayo Foundation, Raven Press, New York, S. 501–520
128. Ausman LM (1993) Nutrition Reviews 51:57–63
129. Semler J (1991) Bundesgesundheitsblatt 34:118–122
130. Bergmann KE, Wildner M, Casper W (1994) Epidemiologie der Osteoporose. In: Großklaus R, Stück B, Somogyi A, von Stackelberg B, Pott E (Hrsg.) Osteoporose – Prävention in Gegenwart und Zukunft. bga-Schriften 2/94, MMV Medizin Verlag, München, S. 8–10
131. Minne HW, Ziegler R (1989) Z Allg Med 65:511–517
132. Meißner C (1991) PZ 136:57–59
133. Stracke H, Renner E, Knie G, Leidig G, Minne H, Federlin K (1992) Aktuel Ernaehrungsmed 17:223–227
134. Sowers MF (1993) J Nutr 123:413–417
135. Großklaus R (1994) Calcium und Vitamin D_3 – Ernährungsmöglichkeiten. In: Großklaus R, Stück B, Somogyi A, von Stackelberg B, Pott E (Hrsg.) Osteoporose – Prävention in Gegenwart und Zukunft. bga-Schriften 2/94, MMV Medizin Verlag, München, S. 45–58
136. Hapke HJ, Wüthrich B (1988) Lebensmittelallergien und -intoleranzreaktionen. In: Deutsche Gesellschaft für Ernährung e.V. (Hrsg.) Ernährungsbericht 1988. Druckerei Henrich, Frankfurt a.M., S. 151–170
137. Ring J, Vieluf D (1991) Adverse Reactions of Food. In: Vermeer BJ, Wuepper KD, van Vloten WA, Baart de la Faille H, van der Schroeff JG (Hrsg.) Metabolic Disorders and Nutrition Correlated with Skin. Bd. 20, Curr Probl Dermatol, Karger, Basel, S. 187–202
138. Thiel C (1992) Lebensmittelallergien und -intoleranzreaktionen. In: Deutsche Gesellschaft für Ernährung e.V. (Hrsg.) Ernährungsbericht 1992. Druckerei Henrich, Frankfurt a.M., S. 223–249
139. Aulepp H, Vieths S (1992) Deutsche Lebensmittel-Rundschau 85:171–179
140. Bergmann KE, Bergmann R, Bauer CP, Dorsch W, Forster J, Schmidt E, Schulz J, Wahn U (1993) Dtsch Aerztebl 90: B-956–B-960
141. Hannuksela M, Lathi A (1986) Int J Dermatol 25:178–180
142. Arshad SH, Matthews S, Gant C, Hide DW (1992) Lancet 339:1493–1497
143. Sigurs N, Hatterig G, Kjellman B (1992) Pediatrics 89:735–739
144. Hapke HJ (1988) Toxikologische und mikrobiologische Aspekte der Ernährung. In: Deutsche Gesellschaft für Ernährung e.V. (Hrsg.) Ernährungsbericht 1988. Druckerei Henrich, Frankfurt a.M., S. 71–119
145. Hapke HJ (1992) Toxikologische und mikrobiologische Aspekte der Ernährung. In: Deutsche Gesellschaft für Ernährung e.V. (Hrsg.) Ernährungsbericht 1992. Druckerei Henrich, Frankfurt a.M., S. 105–175
146. Sinell, HJ (1992) Einführung in die Lebensmittelhygiene,. 2. überarbeitete Auflage, Paul Parey, Berlin, Hamburg

147. Großklaus D (1991) Zbl Hyg 191:102–116
148. Janitschke K (1993) Risikohemmung pränataler Toxoplasma-Infektionen im Rahmen der Vorsorge. In: Somogyi A, Großklaus D (Hrsg.) Gesundheit und Umwelt '92. bga-Schriften 7/1992, MMV Medizin Verlag, München, S. 38–40
149. Großklaus D (1992) Mh Vet-Med 47:495–503
150. Franz M, Hof H (1993) Dtsch Med Wschr 118:123–124

4.2 Klinische Diäten und Diätetika

U. WAHRBURG

4.2.1 Allgemeine Vorbemerkungen

Die Diätetik hat in den letzten Jahren durch neue Erkenntnisse der Biochemie, Physiologie und Pathophysiologie einen grundlegenden Wandel erfahren. Insbesondere bei gastroenterologischen Erkrankungen konnte für eine Reihe von Diäten das Fehlen therapeutischer Effekte nachgewiesen werden, so daß die bis dahin verordneten Schonkostformen wie z.B. Magen- oder Leberschonkost in einer wissenschaftlich begründeten Diättherapie keine Berechtigung mehr besitzen. Gleichzeitig ist es durch exakte Kenntnisse über metabolische Zusammenhänge aber auch gelungen, durch spezifische diätetische Maßnahmen eine therapeutische Wirkung zu erzielen: Durch die Anpassung der Nährstoffzufuhr an die Restfunktion erkrankter Organe oder das Ausmaß einer Stoffwechselstörung kann eine zusätzliche Schädigung des Organismus vermieden werden. Erkrankungen, die durch einen einzigen Nahrungsbestandteil ausgelöst werden, können durch die Elimination oder Verringerung der auslösenden Substanz therapeutisch beeinflußt werden.

Letztgenannte Erkrankungen werden als spezifische Nahrungsmittelintoleranz bezeichnet, wie z.B. die gluteninduzierte Enteropathie. Ihnen steht die sog. unspezifische Nahrungsmittelintoleranz gegenüber. Das sind unbestimmte, bei verschiedenen Krankheiten nach Art und Ausmaß wechselnde Beschwerden, bei denen ein Kausalzusammenhang zu bestimmten Nahrungsbestandteilen zumeist nicht zu objektivieren ist[29]. Vieles, was im allgemeinen Sprachgebrauch als „schwerverdaulich" bezeichnet wird, ist hier einzuordnen. An der Entstehung dieser Intoleranzen sind u.a. psychische Faktoren beteiligt, die Darmflora und die durch sie entstehenden Zersetzungsprodukte, vor allem die Darmgase, sowie auch intestinale Hormone. Unspezifische Nahrungsmittelintoleranzen stehen in der Mehrzahl der Fälle nicht in einem Kausalzusammenhang zur Grundkrankheit und beeinflussen diese auch häufig nicht negativ. Pauschale Verbotslisten sind daher unsinnig. Die Mehrzahl chronisch Leberkranker beispielsweise toleriert sog. schwerverdauliche Nahrungsmittel wie etwa Kohlgemüse, welches den Krankheitsverlauf in keiner Weise negativ beeinflußt, bestens, und es besteht keine Notwendigkeit des Verbots.

Leichte Vollkost

Basierend auf den neuen Erkenntnissen wird heute bei Erkrankungen des Gastrointestinaltraktes, die keiner gezielten diätischen Behandlung zugängig sind, die sog. leichte Vollkost empfohlen. Ein therapeutischer Effekt ist durch sie nicht zu erreichen. Ihr Einsatz erfolgt mit dem Ziel, unspezifische gastrointestinale Intoleranzen zu vermeiden. Dies sind Beschwerden wie Druck- und Völlegefühl, Schmerzen, Übelkeit, Blähungen, Neigung zu Durchfällen etc., die nach der Nahrungsaufnahme bei den verschiedensten Erkrankungen des Gastrointestinaltraktes, ebenso aber auch bei Gesunden auftreten können.
Von der Deutschen Arbeitsgemeinschaft für klinische Ernährung und Diätetik wird die leichte Vollkost wie folgt definiert[31]: „Die leichte Vollkost unterscheidet sich von der Vollkost durch Nichtverwendung von Lebensmitteln und Speisen, die erfahrungsgemäß häufig, z.B. bei mehr als 5% der Patienten Unverträglichkeiten auslösen" (Tab. 1.27). Diese Definition der leichten Vollkost ist insbesondere für die Krankenhausverpflegung von Bedeutung, mit der eine Vielzahl von Patienten mit den unterschiedlichsten Intoleranzen zu verköstigen sind. Bei der individuellen Beratung sollte dem Patienten jedoch empfohlen werden, lediglich diejenigen Lebensmittel, Speisen und Zubereitungsverfahren zu meiden, die nach seiner persönlichen Erfahrung Beschwerden verursachen. Listen mit verbotenen Lebensmitteln, z.B. auch die Lebensmittel der Tab. 1.27, sind für den einzelnen Patienten sinnlos und führen lediglich zur Verunsicherung. Weit wichtiger ist es, den Patienten mit den Grundsätzen einer vollwertigen, nährstoffbedarfsdeckenden Ernährungsweise vertraut zu machen (s. 4.2.8; 4.3.14), die die Grundlage der leichten Vollkost bildet.

Hinweise für die Verwendung von Fetten mittelkettiger Triglyceride (MCT)

Bei einer Reihe von gastrointestinalen Erkrankungen ist die Fettverdauung gestört. In diesem Fällen eignen sich mittelkettige Triglyceride (MTC) für eine Diät. Folgende Eigenschaften begründen ihre Anwendung:

– Der Bedarf an Pankreaslipase ist gering, weil MCT als intakte Moleküle resorbiert und anschließend durch Lipasen in der Darmwand hydrolysiert werden können.
– Unter dem Einfluß von Pankreaslipase werden MCT im Dünndarm rascher hydrolysiert als Fette langkettiger Triglyceride (LCT).
– Zur Resorption von MCT sind keine Gallensalze erforderlich.
– MCT werden über das Pfortaderblut, nicht über die intestinale Lymphe abtransportiert; eine Chylomikronenbildung ist nicht erforderlich.
– Im Gewebe werden MCT schneller oxidiert als LCT.

MCT, die eine Kettenlänge von 6 bis 12 Kohlenstoffatomen aufweisen, kommen insbesondere bei

Tabelle 1.27 Häufigkeiten von Lebensmittelintoleranzen bei unausgelesenen Krankenhauspatienten (n = 1918) in verschiedenen Regionen der Bundesrepublik (aus [31])

Intoleranzen	%	Intoleranzen	%
1. Hülsenfrüchte	30,1	27. rohes Stein- und Kernobst	7,3
2. Gurkensalat	28,6	28. Nüsse	7,1
3. frittierte Speisen	22,4	29. Sahne	6,8
4. Weißkohl	20,2	30. paniert Gebratenes	6,8
5. CO_2-haltige Getränke	20,1	31. Pilze	6,1
6. Grünkohl	18,1	32. Rotwein	6,1
7. fette Speisen	17,2	33. Lauch	5,9
8. Paprikagemüse	16,8	34. Spirituosen	5,8
9. Sauerkraut	15,8	35. Birnen	5,6
10. Rotkraut	15,8	36. Vollkornbrot	4,8
11. süße und fette Backwaren	15,8	37. Buttermilch	4,5
12. Zwiebeln	15,8	38. Orangensaft	4,5
13. Wirsing	15,6	39. Vollmilch	4,4
14. Pommes frites	15,3	40. Kartoffelklöße	4,4
15. hartgekochte Eier	14,7	41. Bier	4,4
16. frisches Brot	13,6	42. schwarzer Tee	3,5
17. Bohnenkaffee	12,5	43. Apfelsinen	3,4
18. Kohlsalat	12,1	44. Honig	3,1
19. Mayonnaise	11,8	45. Speiseeis	2,4
20. Kartoffelsalat	11,4	46. Schimmelkäse	2,2
21. Geräuchertes	10,7	47. Trockenfrüchte	2,2
22. Eisbein	9,0	48. Marmelade	2,2
23. zu stark gewürzte Speisen	7,7	49. Tomaten	1,9
24. zu heiße und zu kalte Speisen	7,6	50. Schnittkäse	1,6
25. Süßigkeiten	7,6	51. Camembert	1,3
26. Weißwein	7,6	52. Butter	1,2

Erkrankungen zum Einsatz, die mit Maldigestion und/oder Malabsorption einhergehen. Bei ihrer Verwendung ist zu berücksichtigen, daß der Energiegehalt mit 8,3 kcal/g niedriger liegt als bei LCT (9,3 kcal/g). Der Austausch von MCT gegen LCT muß langsam erfolgen, da es bei plötzlicher Verabreichung großer Mengen zu abdominellen Schmerzen, Übelkeit, Erbrechen oder Kopfschmerzen kommen kann. Beginnend mit 10 bis 20 g/Tag können bei langsamer Steigerung der Verzehrsmenge durchaus 100 g/Tag toleriert werden. Zur Deckung des Bedarfs an essentiellen Fettsäuren ist die zusätzliche Gabe eines linolsäurereichen Fettes oder Öles erforderlich. Fettlösliche Vitamine werden bei Verabreichung von MCT ausreichend resorbiert.

MCT-haltige Fette, vor allem Margarine, sind zum Braten oder Kochen ungeeignet und sollten den Speisen erst nach dem Garen zugesetzt werden. Durch langes Warmhalten kann ein bitterer Nachgeschmack entstehen. MCT-haltige Fette sollten kühl gelagert werden.

MCT sind als Öl und Margarine (ceres mct Diät-Margarine® und ceres mct Diät-Speiseöl® im Handel. Der Vertrieb erfolgt ausschließlich durch Direktversand vom Hersteller (Union Deutsche Lebensmittelwerke, Postfach 501020, 22710 Hamburg) (s. 4.3).

4.2.2 Erkrankungen der Speiseröhre, des Magens und Zwölffingerdarms

Refluxösophagitis

Grundlagen der diätetischen Therapie
Bei der Refluxösophagitis kommt es als Folge eines ungenügenden Tonus im unteren Ösophagus insbesondere in horizontaler Körperlage zu einem Rückfluß von Mageninhalt in die Speiseröhre. Ziel der diätetischen Maßnahmen ist es daher primär, den Muskeltonus des gastroösophagealen Verschlusses zu erhöhen.

Bedingt durch einen hohen intraabdominellen Druck begünstigt Adipositas den Reflux. Die Normalisierung des Körpergewichts reicht in vielen Fällen bereits aus, um die Symptomatik zu beseitigen.

Des weiteren wird der Tonus im unteren Ösophagus von der Zusammensetzung der Nahrung beeinflußt. Eiweißreiche Kost führt zu einem Anstieg des Gastringehaltes, wodurch eine Tonussteigerung resultiert. Nach fett- und kohlenhydratreichen Mahlzeiten bleibt die Gastrinkonzentration im Serum weitgehend unverändert. Alkohol verstärkt die Insuffizienz des gastroösophagealen Verschlußmechanismus, die Befunde über eine mögliche Wirkung von Kaffee sind widersprüchlich[30]. Verschiedene Nahrungsmittel lösen unabhängig vom Verschlußdruck im terminalen Ösophagus Beschwerden bei einer Refluxösophagitis aus. Diese gilt es je nach individueller Verträglichkeit gegebenenfalls zu meiden.

Hinweise zur praktischen Durchführung
- Bei Adipositas Reduktionskost zur Normalisierung des Körpergewichts.
- 4 bis 6 kleine, über den Tag verteilte proteinreiche Mahlzeiten, wobei die Abendmahlzeit mindestens drei Stunden vor der Nachtruhe eingenommen werden sollte. Das Schlafen mit erhöhtem Oberkörper vermindert nächtliche Refluxepisoden.
- Magere, eiweißreiche Lebensmittel (mageres Fleisch, magerer Fisch, fettarme Milchprodukte) bevorzugen.
- Fettreiche Lebensmittel und Speisen sowie alkoholische Getränke meiden.
- Abhängig von individueller Verträglichkeit folgende Produkte meiden: sehr süße, scharf gewürzte und saure Lebensmittel; sehr heiße und kalte Speisen und Getränke; saure Fruchtsäfte, Bohnenkaffee.

Gastritis

Grundlagen der diätetischen Therapie
Akute Gastritis. Die akute Gastritis entsteht durch alimentäre Belastungen wie Alkoholexzesse, Verzehr verdorbener Nahrung, zu kalte Speisen, Überladung des Magens mit schwerverdaulichen Speisen oder durch die Einwirkung schleimhautschädigender Medikamente. Die Therapie besteht im Ausschalten der auslösenden Noxe sowie ein- bis zweitägigem Fasten. Nach dem Abheilen der Gastritis sind keine diätetischen Maßnahmen mehr erforderlich.

Chronische Gastritis. Eine chronische Gastritis, deren Entstehung bisher nicht eindeutig geklärt ist, verläuft häufig symptomlos. In diesen Fällen genügt eine leichte Vollkost (s. 4.2.1). Bei individuellen Nahrungsmittelunverträglichkeiten sind die jeweiligen Lebensmittel – nicht selten handelt es sich um scharfe Gewürze – wegzulassen.

Hinweise zur praktischen Durchführung
- ein- bis zweitägiges Teefasten, bevorzugt mit ungesüßtem Kamillen-, Fenchel- oder dünnem schwarzen Tee.
- Im Bedarfsfall für einen weiteren Tag Schleim- und Suppenkost, z. B. Hafer- oder Reisschleim mit Wasser gekocht, Suppe aus passierten Karotten.
- Bei häufigem Erbrechen für eine ausreichende Elektrolytzufuhr sorgen (s. 4.2.3).
- Bei Abklingen der Beschwerden vorsichtiger Übergang zu Normalkost.

Ulcus ventriculi und Ulcus duodeni

Grundlagen der diätetischen Therapie
Zahlreiche Therapiestudien haben in den letzten Jahren eindeutig dokumentiert, daß entgegen früherer Auffassung der Abheilungsprozeß von Magen- und Zwölffingerdarmgeschwüren durch spezielle Diäten nicht beschleunigt werden kann. Die in der Vergangenheit gebräuchlichen Ulcusdiäten, wie z. B. die Sippy-Diät, Diät nach Kalk und von Bergmann, beruhten auf der Vorstellung, mit ihrer Einhaltung den Magen motorisch und sekretorisch ruhig zu stellen und damit das Abheilen der Ulcera zu fördern. Dies konnte jedoch in kontrollierten Studien nicht nachgewiesen werden, so daß die verschiedenen Ulcusdiäten, die häufig sehr einseitig zusammengesetzt waren und keine nährstoffbedarfsdeckende Ernährung ermöglichten, keinerlei therapeutischen Wert besitzen.
Indiziert ist bei Ulcusleiden leichte Vollkost (s. 4.2.1). Es ist nicht erforderlich, wie auch heute noch gelegentlich empfohlen, den Fettgehalt in der Ulcusdiät einzuschränken, da Nahrungsfett die Säureproduktion und Peristaltik des Magens hemmt. Gleichzeitig ist es nicht sinnvoll, einen möglichst hohen Proteinanteil in der Kost anzustreben. Zwar hat Eiweiß eine gewisse Pufferkapazität, ist aber unter den Nährstoffen der stärkste Stimulator für die Säurebildung, so daß proteinreiche Kost nach einer anfänglichen Säurebindung zu einer überschießenden Säureproduktion führt. Der Wert der Milch in Ulcusdiäten wurde in der Vergangenheit ebenfalls überschätzt. Milch puffert zum einen nicht stärker als eine normale gemischte Mahlzeit, zum anderen bewirkt Milch eine durch den hohen Calciumgehalt bedingte Hyperacidität. Außerdem gibt es Anhaltspunkte dafür, daß Milch das Abheilen von Ulcera verzögert[35].
Gegen die Empfehlung einer ballaststoffreichen gemischten Normalkost für Ulcuskranke spricht im Grunde lediglich die Angst des Patienten selbst vor einer solchen Kost, die nach gängiger Auffassung Magenleiden nicht zuträglich ist. Gelingt es, durch entsprechende Aufklärung diese Vorbehalte auszuräumen, wird die Normalkost in der Regel gut vertragen.
Alkoholische Getränke und Bohnenkaffee wirken stimulierend auf die Magensäuresekretion. Dabei scheint erwiesen, daß der sekretionsfördernde Effekt des Kaffees unabhängig vom Koffeingehalt und somit auch bei entkoffeiniertem Kaffee besteht[29]. Die Befunde über die Wirkungen von Gewürzen sind uneinheitlich. In der Mehrzahl der Studien fand man eine gesteigerte Säuresekretion nach dem Genuß u.a. von scharfem Senf, Paprika, Peperoni, Meerrettich und Knoblauch[29]. Im allgemeinen wird daher eine sparsame Verwendung von Gewürzen bei Ulcusleiden empfohlen.
Bei einem blutenden Ulcus ist nach heutigen Erkenntnissen die früher häufig praktizierte Nahrungskarenz, die zu einer ausgeprägten Hungerperistaltik führt, nicht mehr gerechtfertigt. Eine früh einsetzende Ernährung mit mehreren über den Tag verteilten Mahlzeiten vermindert die Peristaltik und trägt zur Säurepufferung bei, was wiederum die Blutstillung begünstigt.

Hinweise zur praktischen Durchführung
- Aufnahme mehrerer, über den Tag verteilter Mahlzeiten zur besseren Ausnutzung des Puf-

fereffektes der Nahrung sowie zur Vermeidung des bei leerem Magen auftretenden Nüchternschmerzes.
- Bei floriden Geschwüren Reduzierung des Milchkonsums.
- Einschränkung des Kaffee- und Alkoholkonsums, dabei Aufnahme möglichst zu den Mahlzeiten, nicht auf leeren Magen.
- Sparsame Verwendung von Gewürzen.

Hinweis: Der Wirkeffekt der üblicherweise zur Therapie eingesetzten H$_2$-Rezeptor-Antagonisten wird durch Nahrungsaufnahme verringert. Nach Einnahme der Abenddosis (unmittelbar nach der Abendmahlzeit) sollte auf eine zusätzliche Spätmahlzeit verzichtet werden.

Zustand nach Magenresektion

Grundlagen der diätetischen Therapie
Nach partieller oder totaler Magenresektion, insbesondere nach Billroth-II-Operationen, kann sich ein Dumping-Syndrom entwickeln, welches durch den schnellen „sturzartigen" Übertritt des Speisebreis in den oberen Dünndarm entsteht. Beim sog. Früh-Dumping kommt es kurze Zeit nach der Nahrungsaufnahme durch die unphysiologisch rasche Füllung des Dünndarms zu einer Dehnung der Darmwand und durch den hyperosmolaren Speisebrei zu einem Einstrom von Wasser aus der Blutbahn und zu einer reaktiven Hypovolämie. Ursache des Spät-Dumpings, welches etwa 1 bis 2 Stunden nach dem Verzehr rasch resorbierbarer Kohlenhydrate auftritt, ist eine Hypoglykämie. Die durch den beschleunigten Übertritt des Speisebreis in den Darm bedingte intensive Glucoseresorption führt zu hohen Blutzuckerkonzentrationen und in der Folge zu vermehrter Insulinsekretion. Die hohe Insulinkonzentration löst dann die Hypoglykämie aus.
Aus den pathophysiologischen Wirkmechanismen leiten sich die beim Dumping-Syndrom erforderlichen diättherapeutischen Maßnahmen ab: Die Nahrungsaufnahme ist auf häufige kleine Mahlzeiten zu verteilen. Zuckerhaltige Speisen sollten gemieden werden, um einerseits die Hyperosmolarität des Speisebreis zu reduzieren, und um andererseits den exzessiven postprandialen Blutzuckeranstieg mit dem Risiko einer reaktiven Hypoglykämie zu verhindern. Gelegentlich wird die Zulage von viskositätssteigernden Ballaststoffen wie Pektin oder Guar zu den Mahlzeiten empfohlen, was zu einer geringer ausgeprägten Symptomatik und einem günstigeren Verhalten der Blutzuckerkonzentration führen soll[56].
Unabhängig vom Dumping-Syndrom können nach Magenresektionen weitere postprandiale Störungen auftreten, die bei totaler Gastrektomie ausgeprägter als bei partieller sind. Nicht selten ist die Nährstoffausnutzung, insbesondere des Nahrungsfettes, vermindert, und der Energiebedarf wird nur unzureichend gedeckt. Die energetische Unterversorgung kann durch Inappetenz bei verringerter Nahrungsaufnahme verstärkt werden. Neben der bereits erwähnten hohen Mahlzeitenfrequenz sind Lebensmittel mit hoher Energiedichte zu empfehlen. Bei Steatorrhö ist das Nahrungsfett teilweise durch leichtverdauliche MCT (s. Kap. 4.2.1) zu ersetzen. Bei mangelhafter Fettausnutzung muß unbedingt auf eine ausreichende Zufuhr fettlöslicher Vitamine geachtet werden. Häufig entwickelt sich ein Lactasemangel, so daß eine zusätzliche Lactoseintoleranz besteht (s. Kap. 4.2.3). Nach totaler Gastrektomie, u. U. auch nach partieller, ist eine parenterale Substitution von Vitamin B$_{12}$ erforderlich, da dieses bei Fehlen des von der Magenschleimhaut produzierten Intrinsic factor nicht resorbiert wird. Durch eine verminderte Eisenresorption infolge fehlender Säuresekretion entwickelt sich leicht ein Eisenmangel, bei dem dann eine Eisensubstitution angezeigt ist (s. 2.7.2; 4.1.4).

Hinweise zur praktischen Durchführung
- Kleine, gleichmäßig über den Tag verteilte Mahlzeiten (bis zu 10 täglich), vorzugsweise von fester Konsistenz.
- Einnahme von Flüssigkeiten nicht zusammen mit den Mahlzeiten, sondern 45 bis 60 min vorher oder nachher, um die Magenentleerung zu verzögern.
- Mahlzeiten langsam und in Ruhe einnehmen, gegebenenfalls nach dem Essen für eine halbe Stunde hinlegen.
- Meiden rasch resorbierbarer Kohlenhydrate, insbesondere Zucker. Süße Breimahlzeiten sollten keinesfalls gegeben werden. Statt dessen Bevorzugung komplexer Kohlenhydrate, besonders in Form ballaststoffreicher Vollkornprodukte.
- Eventuell Zusatz von viskositätssteigernden Ballaststoffen (Pektin, Guar) zu einigen Mahlzeiten, z. B. täglich 3mal 5 g.
- Bei unzureichender Energiebedarfsdeckung besonders hohe Mahlzeitenfrequenz und Lebensmittel mit hoher Energiedichte; gegebenenfalls Ergänzungsnahrung geben, z. B. als energiereiche Mixgetränke. Dabei ist jedoch zu beachten, daß zu ihrer Herstellung keine Zucker und kein Maltodextrin verwendet werden sollten. Als Alternative eignen sich Eiweißkonzentrate (s. Tab. 1.31). Empfehlenswert sind ebenfalls industriell hergestellte bilanzierte Diäten mit günstiger Osmolarität und ohne Lactose.
- Bei Steatorrhö Einsatz von MCT (s. 4.2.1).
- Bei Milchunverträglichkeit die Prinzipien der Ernährung bei Lactoseintoleranz beachten (s. 4.2.3).

4.2.3 Erkrankungen des Dünndarms

Akute Enteritis

Grundlagen der diätetischen Therapie
Eine *akute Enteritis* kann entstehen u. a. nach dem Verzehr großer Mengen unreifen Obstes, fetter oder sehr kalter Speisen, nach Alkoholabusus

oder bestimmten Medikamenten. Häufigere Ursachen sind jedoch Lebensmittelintoxikationen oder -infektionen (s. 4.1).
Bei der akuten Enteritis gelten im wesentlichen die gleichen diättherapeutischen Grundsätze wie bei akuter Gastritis (s. 4.2.2). Wird die auslösende Noxe eliminiert, heilt die Erkrankung rasch ab. Durch die starken Durchfälle tritt ein oft erheblicher Wasser- und Elektrolytverlust auf, den es bei möglichst geringer Reizung des Gastrointestinaltraktes durch Aufnahme von Flüssigkeit mit Elektrolytzusatz auszugleichen gilt. Nur in besonders schweren Fällen müssen die Verluste parenteral ersetzt werden. In der akuten Phase sollten feste Nahrungsmittel und Milchprodukte gemieden werden, da sie die Magen- und Pankreassekretion anregen sowie die Darmperistaltik stimulieren. Auf diese Weise kann die Diarrhö verschlimmert werden. Nach dem Abheilen der Enteritis sind keine diätetischen Maßnahmen mehr erforderlich.
Eine *chronische Enteritis* kann sich entwickeln bei andauerndem Einwirken der genannten Noxen. Sehr viel häufiger verbergen sich aber hinter einer chronischen Enteritis andere Krankheitsbilder, wie z. B. Morbus Crohn, Zöliakie oder Lactoseintoleranz, auf die in den folgenden Kapiteln eingegangen wird.

Hinweise zur praktischen Durchführung
- Teefasten mit 2 bis 3 Litern ungezuckertem Tee pro Tag für 1 bis 2 Tage. Empfehlenswert sind schwarzer oder grüner Tee, der bis zu 20 min ziehen sollte, um einen hohen Gerbstoffgehalt zu erzielen, sowie Mate, Pfefferminz- und Kamillentee.
- Ergänzend zum Tee eventuell Rohapfeldiät, wobei 250 bis 300 g rohe, mit Schale geriebene Äpfel zu jeder Mahlzeit bei 5 bis 6 Einzelmahlzeiten gegeben werden. Die Apfelpektine binden Wasser und adsorbieren toxische Zersetzungsprodukte im Darm. Die organischen Säuren im Apfel führen zu einer pH-Verschiebung im Darm und hemmen damit das Wachstum pathogener Keime.
- Eventuell kurzfristig Verzehr von Schleimsuppen aus Reis oder Hafer bzw. Karottensuppe, jeweils mit Wasser gekocht, dabei pro Liter 3 g Kochsalz zusetzen.
- Bei längerdauernder Diarrhö orale Gabe spezieller Glucose-Elektrolyt-Lösungen, z. B. Elotrans®, Arobon®, Oralpädon®.
- Nach Abklingen der Symptomatik vorsichtiger Übergang zu Normalkost.

Enteritis regionalis, Morbus Crohn

Grundlagen der diätetischen Therapie
Die Ursache dieser chronisch-entzündlichen Darmerkrankung, die in jedem Teil des Gastrointestinaltraktes auftreten kann, sich jedoch zumeist im Ileum und Kolon manifestiert, ist weitgehend unbekannt (s. 4.1.3). Bei vielen Patienten findet man eine ausgeprägte Mangelernährung mit Gewichtsverlust, bei Kindern mit Wachstumsretardierungen. Die Malnutrition wird durch verschiedene Faktoren verursacht: Bedingt durch Inappetenz, Schmerzen, Übelkeit und Diarrhö ist die Nahrungsaufnahme häufig unzureichend. Durch die ausgedehnten Schleimhautläsionen kommt es zur Malabsorption, ebenso wie nach möglicherweise erforderlichen Darmresektionen. Die entzündlichen Prozesse führen außerdem zu erhöhten gastrointestinalen Eiweißverlusten (exsudative Enteropathie) mit der Folge einer Hypalbuminämie. Die Durchfälle bedingen Verluste an Flüssigkeit, Elektrolyten und Vitaminen. Durch den chronischen Blutverlust im Stuhl entsteht im Krankheitsverlauf oft eine Eisenmangelanämie, und schließlich ist durch Fieber, Entzündung, Abszeß- und Fistelbildung der Nährstoffbedarf erhöht.
Die Normalisierung des Ernährungszustandes, die bei Kindern und Jugendlichen mit Morbus Crohn von besonderer Bedeutung ist, gelingt zumeist nur durch künstliche Ernährung, da sich die orale Nahrungsaufnahme wegen Appetitlosigkeit und intestinaler Intoleranzen kaum steigern läßt.
Während in der Vergangenheit bei Morbus Crohn Diäten verordnet wurden, die wie die besprochenen Ulcus-Diäten (s. 4.2.2) auf dem Prinzip der Schonung und Ruhigstellung des erkrankten Organs beruhten, ist heute allgemein anerkannt, daß es keine spezifische Diät gibt, mit der der Krankheitsverlauf positiv zu beeinflussen wäre. Zwar finden sich Lebensmittelunverträglichkeiten und das Meiden der jeweiligen Lebensmittel kann Therapiebestandteil sein, doch müssen die betreffenden Nahrungsmittel im Einzelfall ermittelt werden. Sie rechtfertigen keine pauschalen Verbotslisten, die den Patienten bei der Nahrungswahl unnötig einschränken würden.
In einer Akutphase sind allerdings besondere Richtlinien zu berücksichtigen. Ausschließliche Ernährung mit chemisch definierter Formeldiät (Elementardiät) führt in bis zu 70 % der Fälle zu einer der medikamentösen Therapie vergleichbaren Besserung[18]. Die Wirkmechanismen sind unbekannt. Diskutiert werden neben einer Verbesserung des Ernährungszustandes u. a. eine Veränderung der Intestinalflora, eine Verminderung der Antigenbelastung des Darms und eine Normalisierung der gestörten Mucosapermeabilität. Kontrollierte Studien zeigen auch nach nährstoffdefinierten Formeldiäten einen positiven therapeutischen Effekt, der sich jedoch im Vergleich zu Elementardiäten bei einem geringeren Anteil der Patienten findet[18]. Es wird vermutet, daß die in nährstoffdefinierten Formeldiäten enthaltenen intakten Proteine als Allergene wirken. Trotz der Notwendigkeit, Elementardiäten per Sonde zu verabreichen, sollten sie wegen der höheren Erfolgsquote bevorzugt werden.
Viele Patienten sind während einer Akutphase mit schwerem Verlauf oder nach ausgedehnten Dünndarmresektionen nicht in der Lage, eine ausreichende enterale Ernährung zu vertragen. In diesen Fällen ist eine ausschließliche parenterale Ernährung unumgänglich, um eine Abnahme der Symptome und Krankheitsaktivität zu erzielen.

Dabei reicht zumeist eine 10- bis 14-tägige Darmruhe aus. Eine längere Darmstillegung durch totale parenterale Ernährung verbessert das Therapieergebnis kaum und ist nur in seltenen Fällen indiziert. Wenn der Verdauungstrakt funktioniert, ist der ausschließlichen Ernährung mit Elementardiäten der vollständigen parenteralen Ernährung grundsätzlich der Vorzug zu geben. Die Behandlungsergebnisse beider Formen sind identisch, die parenterale Ernährung ist aber mit einer wesentlich höheren Komplikationsrate behaftet.
Bei leichten Verlaufsformen und in einer Remissionsphase wird mit einer leichten Vollkost (s. 4.2.1) ernährt. Dabei ist insbesondere auf eine ausreichende Zufuhr von Proteinen zu achten, die für die Gewebssynthese benötigt werden. Wenn bei bestehender Steatorrhö der Fettgehalt der Kost zur Aufrechterhaltung einer ausreichenden Energiebedarfsdeckung nicht reduziert werden soll, ist ein teilweiser Austausch durch MCT (s. 4.2.1) zu empfehlen.
Der vielfach diskutierte Zusammenhang zwischen einem hohen Verzehr von raffinierten Kohlenhydraten wie Zucker und Weißmehl bzw. einer niedrigen Ballaststoffaufnahme und dem Auftreten und Verlauf von Morbus Crohn konnte nicht eindeutig bestätigt werden. Trotz der widersprüchlichen Befunde wird aber weiterhin zumeist eine Reduzierung der Aufnahme an raffinierten Kohlenhydraten angeraten, vor allem wenn der Konsum entsprechender Lebensmittel vor der Erkrankung überdurchschnittlich hoch war. Unter der Voraussetzung ihrer Verträglichkeit wird ebenfalls eine ballaststoffreiche Kost empfohlen. Sollten jedoch Passagebehinderungen durch Stenosierungen im Darm bestehen, ist eine ballaststoffarme Kost indiziert.
Lebensmittel, die Beschwerden verursachen, wie Weizen, Milch und Milchprodukte, Bananen, Orangen sowie Hefe, sollten im Einzelfall gemieden werden[30]. Eine generelle Empfehlung, diese Lebensmittel grundsätzlich aus der Diät zu eliminieren, läßt sich nach derzeitigem Kenntnisstand nicht rechtfertigen.
Ein weiteres diskutiertes Therapiekonzept basiert auf dem Befund, daß durch orale Gabe von Fischöl die Konzentration an bestimmten Eicosanoiden, welche die entzündliche Aktivität im Gewebe mitbestimmen, beeinflußt werden kann[30]. Da die Ergebnisse kontrollierter Therapiestudien bis heute nicht vorliegen, sollte Fischöl in der Routinebehandlung noch nicht eingesetzt werden.

Hinweise zur praktischen Durchführung
– Durchführung der ausschließlichen Ernährung mit Elementardiäten in der Akutphase normalerweise für 2 bis 4 Wochen, gegebenenfalls bis zu 6 Wochen. Eine kontinuierliche Sondenernährung mit Pumpen über 16 bis 24 Stunden ist der Bolusgabe vorzuziehen. Durch die pro Zeiteinheit kleineren Mengen werden Magen und Darm weniger gedehnt, die osmotische Belastung des Darms ist geringer, so daß weniger Diarrhö und Bauchkrämpfe auftreten.
– Bei nachgewiesenem Mangel orale Substitution von Vitaminen und Eisen, bei Beteiligung des terminalen Ileums regelmäßige parenterale Substitution von Vitamin B_{12}.
– Mit abklingender Symptomatik schrittweiser Kostaufbau mit einschleichender Zulage von Fetten aus MCT und ballaststoffarmen, lactosefreien Lebensmitteln zur leichten Vollkost.
– Bei Stenosen ballaststoffarme Kost. Bei starken Lumeneinengungen sollten insbesondere grobe und faserige Lebensmittel, die durch Kauen nicht ausreichend zerkleinert werden können, wie z. B. Sauerkraut oder faserige Apfelsinen, gemieden werden.

Gluteninduzierte Enteropathie, einheimische Sprue, Zöliakie

Grundlagen der diätetischen Therapie
Die gluteninduzierte Enteropathie wird im Kindesalter als Zöliakie, im Erwachsenenalter als einheimische Sprue bezeichnet. Ihr liegt eine Unverträglichkeit von Getreideeiweiß (Gluten) aus Weizen, Roggen, Hafer und Gerste zugrunde. Krankheitsauslösend wirken jedoch lediglich bestimmte, bei der Glutenverdauung anfallende Polypeptide: das Gliadin aus Weizen und Roggeneiweiß, das Hordein aus Gerste- und das Avenin aus Hafereiweiß. Es handelt sich um eine immunologische Erkrankung mit Antikörperbildung gegen die genannten Polypeptide. Die Antigen-Antikörper-Reaktion führt im Dünndarm zu einer intensiven Entzündung mit Schädigung der Darmwand und Atrophie der Dünndarmzotten. Als Folge kommt es zu hochgradiger Malabsorption und daraus resultierenden multiplen Mangelerscheinungen, zu Steatorrhö und Diarrhö. Sekundär entwickelt sich in der Mehrzahl der Fälle ein Lactasemangel.
Die diätetische Therapie besteht in einer Ernährung mit glutenfreier Kost. Dies bedeutet, daß abgesehen von reiner Stärke sämtliche Produkte, die aus Weizen, Roggen, Gerste und Hafer hergestellt werden, unbedingt gemieden werden müssen. Dabei dürfen auch solche Lebensmittel nicht verzehrt werden, die auch nur geringe Zusätze der genannten Getreidearten, insbesondere von Mehl enthalten, wie z. B. Fertigsuppen oder -soßen, und die für den Patienten nur schwer als glutenhaltige Produkte erkennbar sind. Als Ersatz für die nicht-erlaubten Getreidearten eignen sich vor allem Mais, Reis, Hirse, Buchweizen und Sojabohnen.
Bei ausgeprägten Fettresorptionsstörungen und Steatorrhö empfiehlt sich ein teilweiser Austausch des Nahrungsfettes durch MCT (s. 4.2.1). Außerdem müssen die meisten Patienten in der ersten Krankheitsphase wegen des bestehenden Lactasemangels auf Milch und Milchprodukte verzichten.
Die Einhaltung einer streng glutenfreien Kost führt in aller Regel zu einer raschen Besserung der Darmfunktion und zum Verschwinden der Symptomatik. Die Glutentoleranz ist individuell sehr unterschiedlich, und es gibt durchaus Patienten, die selbst auf minimale Glutenmengen, wie sie sich noch in der zumeist tolerierten Weizenstärke

Tabelle 1.28 Geeignete und nicht geeignete Lebensmittel bei gluteninduzierter Enteropathie (nach Lit. [20, 29])

	Geeignete Lebensmittel	Nicht geeignete Lebensmittel
Getreide und Getreideerzeugnisse	Mais, Reis, Buchweizen, Hirse, Johannisbrotkernmehl, Sago, Maisflocken, Maisgrieß, Getreidestärke*	Roggen, Weizen, Gerste, Hafer und die hieraus hergestellten Produkte wie Mehl, Grieß, Haferflocken, Keime, Schrot, Grünkern
	aus glutenfreien Mehlmischungen hergestellte Brote und Backwaren	alle handelsüblichen Brotsorten, Torten, Gebäck, Zwieback, Paniermehl, Nudeln
Gemüse	alle Sorten	
Kartoffeln	in jeder Form Kartoffelstärke	Kartoffelzubereitungen aus Fertigprodukten, z. B. Knödel, Kroketten
Obst und Nüsse	alle Sorten	
Fette und Öle	alle Sorten	Mayonnaise mit Bindemitteln
Tierische Lebensmittel	Fleisch, Fisch, Eier, Milch sind von Natur aus frei von Gluten	Produkte aus tierischen Lebensmitteln, die mit glutenhaltigen Zutaten hergestellt werden, z. B.: Frikadellen, Wurstwaren mit Getreidezusatz (z. B. Leberwurst, Grützwurst); Fischfrikadellen, Fischkonserven in Soßen, Brathering; Milchprodukte mit Bindemittel
Zucker und Süßwaren	Zucker, Honig, Konfitüre	Schokolade mit Füllung, Malzbonbons; Pudding-, Eiscremepulver
Getränke	Bohnenkaffee, Tee, Mineralwasser, Obst- und Gemüsesäfte, Wein	Malzkaffee Bier
Sonstiges	Sojabohnen, Sojamehl Eßkastanien	Fertigsuppen, -soßen, Suppen-, Soßenpulver, Brühwürfel, Ketchup
	glutenfreie Diätetika (s. Tabelle 1.46)	Fertiggerichte, Desserts, Süßigkeiten etc., die glutenhaltige Zutaten enthalten können und nicht eindeutig deklariert sind.

* wird bei hochgradiger Empfindlichkeit u. U. nicht vertragen.

finden, reagieren. Bei einem Nichtansprechen der Diät nach 6 bis 8 Wochen ist daher besonders auch an unbewußte Diätfehler zu denken.
Im Hinblick auf die Langzeittherapie ist es von Bedeutung, ob die Patienten dauerhaft eine absolut glutenfreie Kost einhalten sollten oder ob geringe alimentäre Glutenmengen tolerabel sind. Bei den meisten Patienten verbessert sich die Glutentoleranz im Laufe der Zeit, nach Aufnahme geringer Glutenmengen tritt dann keine abdominelle Symptomatik mehr auf. Neuere Untersuchungen bestätigten ältere Hinweise: Bei nicht konsequenter Meidung von glutenhaltigen Lebensmitteln auch ohne klinische Symptomatik entwickeln sich bei Spruekranken häufiger Mund-, Pharynx- und Ösophaguskarzinome. Diese Befunde rechtfertigen die Durchführung einer streng glutenfreien Kost[24].

Hinweise zur praktischen Durchführung
– Eine Zusammenstellung von geeigneten und nicht geeigneten Lebensmitteln findet sich in Tab. 1.28, glutenfreie Diätetika in Tab. 1.29.
– Bei verminderter Fettresorption und Steatorrhö teilweiser Austausch des Nahrungsfettes durch MCT (s. 4.2.1); bei Lactoseintoleranz Verzicht auf Milch und Milchprodukte (s. 4.2.3). Mit zunehmender Normalisierung der Resorptionsfunktion können Fette, Milch und Milchprodukte wieder ohne Beschränkung verzehrt werden.
– Als Bindemittel eignen sich glutenfreie Mehle, Stärkemehle, Guar- oder Johannisbrotkernmehl, Eiweiß; zum Panieren von Fleisch und Fischgerichten glutenfreies Paniermehl.
– Bei abgepackten Lebensmitteln Beachtung der Zutatenliste, die Hinweise auf die Zusammensetzung des Produkts enthält. Unter bestimmten Voraussetzungen müssen allerdings die einzelnen Komponenten nicht kenntlich gemacht werden, z. B. bei zusammengesetzten Zutaten oder bei einem Glutenzusatz, der aus technologischen Gründen erfolgt und lediglich als „Pflanzen-Eiweiß-Erzeugnis" deklariert werden muß. Produkte unklarer Zusammensetzung sollten daher gemieden werden.
– Besonders bei Außer-Haus-Verzehr auf die Gefahr einer unbewußten Glutenaufnahme achten.

Hinweis: Bei der Deutschen Zöliakiegesellschaft (Filderhauptstr. 61, 70599 Stuttgart) kann eine Aufstellung industriell hergestellter Lebensmittel angefordert werden, die laut Herstellerangaben garantiert glutenfrei sind.

Tabelle 1.29 Glutenfreie Diätetika (nach Lit. [10])*

	Markenname	Hersteller/Vertrieb	Bezugsquelle**
Mehlmischungen	damin glutenfrei	Maizena	A, R, Dv, K
	Drei Pauly Back Mix	Drei Pauly	R, K
	Drei Pauly Brot-Mehl-Mix	Drei Pauly	R, K
	Hammer Mehl-Mix hell	Hammermühle	A, R, Dv, K
	Hammer Mehlmischung, eiweißarm	Hammermühle	A, R, Dv, K
	Sibylle-Diät Mehlmischung hell	Sibylle-Diät	R
	Sibylle-Diät Mehlmischung dunkel	Sibylle-Diät	R
	Wiechert Fertig-Mehl eiweißarm, glutenfrei	Wiechert	A, R, Dv, K
	Wiechert Fertig-Mehl glutenfrei	Wiechert	A, R, Dv, K
	Wiechert Fertig-Mehl glutenfrei mit Ballaststoffen	Wiechert	A, R, Dv, K
Brot und Backwaren	Delfs-Brot, hell	Delfs	D, L, R
	Drei Pauly Mais-Waffelbrot	Drei Pauly	R, K
	Drei Pauly Maiskeks	Drei Pauly	R, K
	Drei Pauly Mais Schoko Gebäck	Drei Pauly	R, K
	Drei Pauly Mais Nuß Gebäck	Drei Pauly	R, K
	Drei Pauly Müslikeks	Drei Pauly	R, K
	Drei Pauly Zitronen-Creme-Waffeln	Drei Pauly	R, K
	Drei Pauly Kakao-Creme-Waffeln	Drei Pauly	R, K
	Drei Pauly Vollkorn-Schnittbrot	Drei Pauly	R, K
	Drei Pauly Schoko Nuß-Schnitte	Drei Pauly	R, K
	Drei Pauly Kräcker	Drei Pauly	R, K
	Drei Pauly Knusper Snack	Drei Pauly	R, K
	Drei Pauly VK-Brot z. Fertigbacken	Drei Pauly	R, K
	Hammer Waffelbrot glutenfrei	Hammermühle	A, R, Dv, K
	Hammer BiAglut-Knusperbrot	Hammermühle	A, R, Dv, K
	Hammer Pfälzer Weißbrot	Hammermühle	A, R, Dv, K
	Hammer Kastanienbrot mit Hefe	Hammermühle	A, R, Dv, K
	Hammer Körnerbrot	Hammermühle	A, R, Dv, K
	Hammer Maisplätzchen	Hammermühle	A, R, Dv, K
	Hammer BiAglut-Kekse	Hammermühle	A, R, Dv, K
	Sibylle-Diät Knusperbrot	Sibylle-Diät	R
	Sibylle-Diät Vollkornbrot	Sibylle-Diät	R
	Sibylle-Diät Waffelbrot	Sibylle-Diät	R
	Sibylle-Diät Mürbekeks	Sibylle-Diät	R
Müslimischungen	Drei Pauly Hirsemüsli	Drei Pauly	R, K
	Wiechert Glutenfreies Müsli	Wiechert	A, R, Dv, K
Teigwaren	Drei Pauly Teigwaren (2 Sorten)	Drei Pauly	R, K
	Hammer Makkaroni	Hammermühle	A, R, Dv, K
	Sibylle-Diät Spaghetti	Sibylle-Diät	R
Bindemittel	Alevita binde-fix	Nestlé	L, D
	Maizena	Maizena	L
	Mondamin	Maizena	A, D, L, R, K
	Nestargel	Nestlé	A, Dv
	Tartex Biobin rein pflanzliches Bindemittel	Tartex	R
Sonstiges	Aledin, Heilnahrung	Nestlé	A, D, K
	Alevita Sojalini	Nestlé	D, L
	Baff „Bahlsen"	Bahlsen	in einschl. Geschäften
	EDEN Soja-Fertiggerichte	EDEN	R
	Erdnußlocken „Bahlsen"	Bahlsen	in einschl. Geschäften
	Nuxo Diät-Fleischzubereitungen	Nuxo	R
	Nuxo SojaCremig neutral	Nuxo	R
	Nuxo SojaDessert	Nuxo	R
	Nuxo SojaDrink	Nuxo	R
	Schneekoppe Reis-Snack aus Vollkornreis	Schneekoppe	D, L
	Schneekoppe Reis-Snack aus Vollkornreis mit Mais	Schneekoppe	D, L
	Sibylle-Diät Joghurt Riegel	Sibylle-Diät	R
	Tartex vegetabile Pasteten	Tartex	R

* Die Zusammenstellung erhebt keinen Anspruch auf Vollständigkeit
** A = Apotheken; D = Drogerien; L = Lebensmittelgeschäfte; R = Reformhäuser; Dv = Direktversand, -bezug vom Hersteller; K = Krankenanstalten

Lactasemangelsyndrom

Grundlagen der diätetischen Therapie
Ursache des Lactasemangelsyndroms, welches auch als Lactoseintoleranz oder Milchzuckerunverträglichkeit bezeichnet wird, ist ein Mangel an der Disaccharidase Lactase, einem Enzym der Dünndarmmucosa, das Milchzucker (Lactose) zu Glucose und Galactose hydrolysiert. Vom primären Lactasemangel, der entweder angeboren oder in der Mehrzahl der Fälle im Erwachsenenalter erworben ist, unterscheidet man einen sekundären Lactasemangel. Letzterer ist Folge von primären Darmerkrankungen, die zu Malabsorption führen, wie z. B. der gluteninduzierten Enteropathie. Er bildet sich zurück, wenn die Grundkrankheit therapiert wird.
Der Enzymmangel führt dazu, daß Lactose in tiefere, bakteriell besiedelte Darmabschnitte gelangt, wo ein bakterieller Abbau zu Essigsäure, Milchsäure, Kohlendioxid usw. erfolgt. Durch entstehende osmotische Aktivität kommt es zu einem Wassereinstrom in das Darmlumen und zu gesteigerter Darmperistaltik mit Bauchkrämpfen und Diarrhö (s. 4.1.3).
Die Therapie besteht im Weglassen bzw. starken Einschränken von Milchzucker, der sich ausschließlich in Milch und Milchprodukten findet. Da die verbliebene Lactosetoleranz individuell sehr unterschiedlich ist, orientiert sich die in der Kost erlaubte Restmenge an Milchzucker an der jeweiligen Toleranzgrenze. Sauermilchprodukte werden bei Lactasemangel meist gut toleriert, obgleich sie noch relativ lactosereich sind. Sie enthalten bakterielle Lactase, die den Magen passiert und im Darmlumen erhebliche Mengen an Lactose abbauen kann.
Bei lactosefreier oder -armer Kost besteht die Gefahr einer unzureichenden Calciumzufuhr. Milch und Milchprodukte sind die wichtigsten alimentären Calciumlieferanten. Zudem fördert Lactose die Calciumresorption, so daß das Calcium aus anderen Lebensmitteln vergleichsweise schlecht utilisiert wird. Ist eine Erhöhung der Calciumzufuhr durch vermehrten Verzehr von Sauermilchprodukten und bestimmten Käsesorten (s. Tab. 1.30) nicht möglich, sollte eine medikamentöse Calciumsubstitution vorgenommen werden (s. 2.7.1).

Hinweise zur praktischen Durchführung
– Der Lactosegehalt ausgewählter Lebensmittel findet sich in Tab. 1.30, eine Zusammensstellung nicht geeigneter Lebensmittel in Tab. 1.31. Lactosefreie Diätetika sind in Tab. 1.32 aufgelistet.
– Beginn der diätetischen Therapie mit vollständig lactosefreier Kost; anschließend Ermittlung der individuellen Toleranzgrenze, dabei sollten Sauermilchprodukte bevorzugt werden. In manchen Fällen kann durchaus ein Lactosegehalt der Kost von 8 bis 10 g/Tag toleriert werden, andererseits gibt es Patienten, bei denen bereits sehr kleine Lactosemengen Unverträglichkeitsreaktionen auslösen.
– Lactosehaltige Lebensmittel mit einer gemischten Mahlzeit einnehmen; Milchzucker wird auf diese Weise besser toleriert als bei isolierter Aufnahme der betreffenden Produkte.

Tabelle 1.30 Lactosegehalt ausgewählter Lebensmittel (in g pro 100 g Lebensmittel)* (nach Lit. [20, 29])

Trinkmilch	4,5– 5,0
Buttermilch	3,5– 4,0
Sauermilchprodukte (Joghurt, Dickmilch etc.)	3,5– 5,5
Kondensmilch, 4 bis 10% Fett	10,0–12,5
Sahne	2,5– 3,5
Molke, Molkegetränke	3,5– 5,0
Milchpulver	38,0–52,0
Speisequark, mager bis 40% Fett i.Tr.	2,0– 4,0
Frischkäse, 10 bis 70% Fett i.Tr.	2,0– 4,0
Hart- und Schnittkäse, jung	1,0– 4,0
Hart- und Schnittkäse, reif	<0,1
Butter	0,5– 0,6
Nougat	25
Milchschokolade	10
Eiscreme	6,0– 7,0

* Werte gerundet

Tabelle 1.31 Nicht geeignete Lebensmittel bei Lactoseintoleranz (nach Lit. [20, 29, 34])

Milch und Milchprodukte
 (Individuelle Lactosetoleranz-Austestung bei Sauermilchprodukten und Quark)
Produkte aus Milch bzw. Milchpulver, z. B. Kakao, Pudding, milchhaltige Süßspeisen
Milchschokolade, Pralinen, Nougat, Sahnebonbons, Süßigkeiten mit Cremefüllung; Nuß-Nougat-Creme; Eiscreme
Instant-Erzeugnisse mit Milchzucker, z. B. Kartoffelpüreepulver, Cremesuppen, Cremes (Zutatenliste beachten)
Mit Milch, Milchpulver oder Sahne hergestellte Brot- und Backwaren, z. B. Milchbrötchen, verschiedene Knäckebrote, Kuchen
Lactosehaltige Kleieprodukte, z. B. Kleietabletten, -müsli
Brühwürste, fettreduzierte Wurstwaren (Zutatenliste beachten)
Fertigprodukte oder andere Erzeugnisse (z. B. ausländische Lebensmittel), bei denen lactosehaltige Zutaten nicht völlig auszuschließen sind (Zutatenliste beachten)

Tabelle 1.32 Lactosefreie Diätetika (nach Lit. [10])*

Markenname	Hersteller/ Vertrieb	Bezugs- quelle**
Milupa Pregomin Spezialnahrung	Milupa	A
Nuxo Diät-Fleischzubereitung	Nuxo	R
Nuxo SojaCremig neutral	Nuxo	R
Nuxo SojaDesserts	Nuxo	R
Nuxo SojaDrink	Nuxo	R
Nuxo SojaDrink mit Calcium	Nuxo	R

* Die Zusammenstellung erhebt keinen Anspruch auf Vollständigkeit
** A = Apotheken; R = Reformhäuser

Kurzdarmsyndrom

Grundlagen der diätetischen Therapie
Ausgedehnte Dünndarmresektionen führen zu Malabsorption von Fett, Eiweiß und Kohlenhydraten, von Vitaminen und Mineralstoffen sowie in der Folge zu Diarrhö und Steatorrhö mit Energie-, Flüssigkeits- und Elektrolytverlusten. Der Schweregrad der Resorptionsstörung wird sowohl vom Ausmaß und Ort der Resektion als auch vom zeitlichen Abstand nach der Operation bestimmt. So wird in der Regel ein 50%iger Ausfall des Dünndarms ohne Malabsorption toleriert, wenn proximales Duodenum, terminales Ileum und Ileozökalklappe noch vorhanden sind. Eine Resektion distaler Darmabschnitte wird schlechter toleriert als die Entfernung proximaler Darmschlingen, da das Ileum jejunale Funktionen weitgehend übernehmen kann, dies aber umgekehrt nicht möglich ist. Bei einer Resektion von mehr als 100 cm Ileum ist die Rückresorption der Gallensalze entscheidend vermindert. Durch den vermehrten Übertritt von Gallensalzen ins Kolon kommt es zu einer chologenen Diarrhö und durch die Gallensäureverluste und Erschöpfung des Gallensalzpools zu schwerer Steatorrhö. Weitere Folgen sind gesteigerte Oxalsäureresorption und vermehrte Oxalsäureausscheidung im Harn. Diese bedingt die Gefahr einer Oxalatsteinbildung in den ableitenden Harnwegen[32]. Oxalsäurereiche Lebensmittel sollten aus diesem Grunde gemieden werden (s. Tab. 1.41).
Bei einer Dünndarmresektion mit partieller Kolektomie und Verlust der Ileozökalklappe wird die Dünndarmpassage beschleunigt. Die Rückresorption von Wasser und Elektrolyten im Kolon ist beeinträchtigt, so daß große Flüssigkeitsverluste auftreten und Diarrhö, Hypovolämie sowie Elektrolytstörungen resultieren.
Bei der oralen Ernährung von Patienten mit Dünndarmresektionen müssen die im Einzelfall unterschiedlichen Voraussetzungen berücksichtigt werden. Eine dauerhaft parenterale Ernährung ist erforderlich bei einer Restlänge des Dünndarms von etwa 30 bis 50 cm. Ab 60 bis 80 cm Restdarm ist es in der Regel möglich, die orale Ernährung allmählich so aufzubauen, daß weitgehend normales Essen möglich wird. Dilatation des Restdarms, Zellproliferation und Zunahme der Kryptenlänge führen zu einer Adaptation des Restdarms und damit langfristig zu einer Verbesserung der Nährstoffausnutzung. Da diese Adaptationsmechanismen erst einsetzen, wenn Nahrung aufgenommen wird, ist es entscheidend, mit der oralen Ernährung postoperativ so rasch wie möglich zu beginnen. Nach anfänglicher Gabe einer isotonen Kohlenhydrat-Elektrolytlösung wird eine vollbilanzierte niedermolekulare Formeldiät (Elementardiät) eingeführt. Anschließend wird die Kost überlappend auf konventionelle Lebensmittel umgestellt. Nahrungsfett wird nach Dünndarmresektionen besonders schlecht ausgenutzt. Die Kost sollte somit fettarm sein, und es sollte ein teilweiser Austausch des normalen Nahrungsfettes durch MCT erfolgen (s. 4.2.1).

Hinweise zur praktischen Durchführung
- Postoperativ totale parenterale Ernährung für 1 bis 3 Wochen, anschließend zunächst orale Flüssigkeitsaufnahme (isotone Kohlenhydrat-Elektrolytlösung).
- Verabreichung chemisch definierter Formeldiät durch kontinuierliche Infusion.
- Schrittweiser Übergang, d.h. Beginn mit Austausch einzelner Mahlzeiten zu oraler Ernährung mit mechanisch gut zerkleinerter, leicht aufschließbarer, ballaststoff- und fettarmer Kost.
- Die Fettzufuhr richtet sich nach der Verträglichkeit und dem Ausmaß der Steatorrhö. MCT-haltige Fette sind wegen der besseren Resorption vorzuziehen (s. 4.2.1).
- Wegen häufig bestehender Lactoseintoleranz Milch und Milchprodukte meiden oder nur mit Vorsicht konsumieren (s. 4.2.3).
- Auf hohe Energiezufuhr achten, da ein Teil der Nährstoffe unverändert mit dem Stuhl ausgeschieden wird. Gelingt es nicht, den Energiebedarf ausreichend zu decken (Kontrolle des Körpergewichts), sollte auf energiereiche Ergänzungsnahrung (s. Tab. 1.51 und Tab. 1.52) zurückgegriffen werden.
- Einnahme häufiger kleiner Mahlzeiten im Tagesverlauf (etwa alle 2 Stunden).
- Getränke getrennt von festen Speisen aufnehmen. Durch die langsamere Magenentleerung wird die Nährstoffausnutzung verbessert.
- Bei Resektion des terminalen Ileums, in welchem die Resorption von Vitamin B_{12} erfolgt, kontinuierliche Kontrolle des Vitamin-B_{12}-Spiegels; bei erniedrigten Werten parenterale Substitution.
- Mit zunehmendem Abstand von der Operation verbessert sich die Nährstoffausnutzung durch die beschriebenen Adaptationen des Restdarms. Die diätetischen Maßnahmen können allmählich gelockert werden.

4.2.4 Erkrankungen des Dickdarms

Obstipation

Grundlagen der diätetischen Therapie
Die Obstipation ist eine funktionelle Störung des Dickdarms, bei der die Häufigkeit der Stuhlentleerungen sowie Konsistenz und Menge des entleerten Stuhls von der Norm abweichen. In der Regel spricht man von Obstipation, wenn der Darm seltener als alle 2 bis 3 Tage entleert wird. Sie steht in engem Zusammenhang mit der heutigen ballaststoffarmen Ernährungsweise und verbreiteten Bewegungsarmut. Die voreilige und chronische Einnahme von Laxantien kann neben anderen Faktoren ebenfalls zu einer Obstipation führen. Organische Ursachen wie z.B. Darmstenosen sind zwar selten, müssen aber vor der Diagnose einer Funktionsstörung ausgeschlossen werden.
Entscheidend bei der Behandlung der Obstipation ist die Ernährung mit ballaststoffreicher Kost. Ballaststoffe erhöhen, primär bedingt durch ihr

Ernährung und Diätetika

Tabelle 1.33 Ballaststoffgehalt ausgewählter Lebensmittel (in g pro 100 g Lebensmittel)* (nach Lit. [61])

Brot und Getreideprodukte	
Weizenmehl, Type 405	3,2
Weizenvollkornmehl	10,0
Roggenmehl, Type 815	6,5
Roggenvollkornmehl	13,5
Cornflakes	4,0
Müsli	4,5–10,0
Haferflocken	9,5
Weizenkleie	49,3
Weißreis, gekocht	0,6
Vollkornreis, gekocht	1,0
Nudeln, gekocht	1,5
Vollkornnudeln, gekocht	4,4
Weißbrot	3,2
Brötchen	3,4
Mischbrote	4,8–6,0
Mehrkornbrot	8,0
Roggenvollkornbrot	8,9
Knäckebrot	12,9–14,1
Zwieback	5,2
Gemüse und Salat	
Gurke	0,9
Tomaten	1,3
Kohlrabi	1,5
Blattsalat i. D.	1,6–1,8
Champignons	1,9
Rotkohl	2,5
Blumenkohl	2,9
Möhren	2,9
Broccoli	3,0
Rosenkohl	4,4
Hülsenfrüchte i. D.	4,5–7,5
Kartoffeln	1,9
Obst und Nüsse	
Wassermelone	0,2
Ananas	1,4
Weintrauben	1,6
Pfirsich	1,7
Pflaumen	1,7
Kirschen	1,9
Erdbeeren	2,0
Orange	2,2
Apfel	2,3
Birnen	2,8
Johannisbeeren	3,5
Heidelbeeren	4,9
Rosinen	5,0
Trockenobst i. D.	8,0–9,5
Nüsse i. D.	6,5–9,5

* berechnet pro 100 g verzehrbarer Anteil des Lebensmittels

Wasserbindungsvermögen, das Stuhlvolumen und verkürzen die intestinale Passagezeit. Außerdem wird die Darmmotilität gefördert durch die beim bakteriellen Abbau von Ballaststoffen im Kolon entstehenden kurzkettigen Fettsäuren. Die ausgeprägteste Wirkung auf das Stuhlvolumen weisen Vollkorngetreideprodukte auf. Insbesondere mit Weizenkleie werden ausgezeichnete therapeutische Erfolge erzielt.
Um abdominelle Beschwerden zu vermeiden, sollte die Ernährungsumstellung zu ballaststoffreicher Kost allmählich erfolgen. Die zur Normalisierung der Darmfunktion erforderliche Ballaststoffmenge muß jeweils im Einzelfall ermittelt werden. Aufgrund des hohen Wasserbindungsvermögens der Ballaststoffe ist unbedingt eine reichliche Flüssigkeitszufuhr erforderlich. Wurden über längere Zeit Laxantien eingenommen, so sollten diese zunächst noch überlappend mit der Diät eingenommen, dann schrittweise reduziert und schließlich abgesetzt werden. Als unterstützende therapeutische Maßnahme ist regelmäßige körperliche Bewegung anzuraten. Sie wirkt motilitätssteigernd.

Hinweise zur praktischen Durchführung
– Allmähliche Umstellung zu einer ballaststoffreichen Kost mit täglicher Steigerung des Verzehrs ballaststoffreicher Lebensmittel (s. Tab. 1.33). Zur erfolgreichen Therapie der Obstipation können bis zu 60 g Ballaststoffe pro Tag erforderlich sein.
– Insbesondere reichlich Getreidevollkornprodukte verzehren, bei Obst und Gemüse Sorten mit eßbaren Schalen, Hülsen und Samen bevorzugen.
– Auf reichliche Flüssigkeitszufuhr achten.
– Gelingt es nicht, die erforderliche Ballaststoffmenge mit natürlich-ballaststoffreichen Lebensmitteln zuzuführen, ist ein Zusatz von Weizenkleie empfehlenswert (1 bis 3 Eßlöffel pro Tag). Pro Eßlöffel Weizenkleie sollten gleichzeitig zusätzlich mindestens 150 ml Flüssigkeit aufgenommen werden. Auch andere Ballaststoffpräparate oder ballaststoffreiche Diätetika sind geeignet (s. Tab. 1.34).
– Nahrungsbestandteile mit laxierender Wirkung können die Obstipation ebenfalls günstig beeinflussen. Hierzu zählen Milchsäure, die u. a. in Sauermilchprodukten, Gärungsgemüse (Sauerkraut, saure Gurken) und milchsauren Gemüsesäften enthalten ist, Weinsäure in Traubensaft und trockenem Wein sowie Sorbitol.

Irritables Kolon

Grundlagen der diätetischen Therapie
Bei dem häufig vorkommenden irritablen Kolon oder Reizkolon treten abdominelle Schmerzen, Mißempfindungen, Wechsel zwischen Diarrhö und Obstipation, schleimige Stuhlentleerungen etc. auf. Seine Ursache ist nur unzureichend bekannt. Es scheint aber erwiesen, daß in der Mehrzahl der Fälle Ernährungsfaktoren entscheidend beteiligt sind. Dies können u. a. ballaststoffarme Kost, Überempfindlichkeit gegenüber bestimmten Lebensmitteln, Lactose- oder Glutenunverträglichkeit sein.
Die nicht einheitliche und ungeklärte Genese erschwert die diätetische Therapie. Die derzeit empfohlenen Diätregime sind nur jeweils bei einem Teil der Patienten wirksam. Untersuchungen belegen, daß bei manchen Patienten die abdominelle Symptomatik durch bestimmte Lebensmittel ausgelöst wird. Der Wirkmechanismus dieser Intoleranzen ist unbekannt. Sie finden sich bevorzugt

Tabelle 1.34 Ballaststoffreiche und andere verdauungsfördernde Diätetika (nach Lit. [10])*

	Markenname	Hersteller/Vertrieb	Bezugsquelle**
Kleie	CHOLESTOFORM Haferkleie-Flocken	QUICKVITAL	R
	Dr. Grandel Weizenkleie	Dr. Grandel	A, R
	Dr. Kousa Weizen-Kleie	Milupa	A, D, R
	Gerstreen (Malzkleie)	Wicküler Nahrungsmittel	A, D, R
	Kölln Haferkleie Flocken	Kölln	A, D, L
	Schneekoppe Weizenkleie	Schneekoppe	D, L
	Koless (Spezial-Haferkleie)	Reform Ölmühle	A, D, Dv
	Studt Lactokleie	Studt	R
Ballaststoffreiche Zusatzprodukte	CHOLESTOFIT	NATUR-VERT	A
	Bivion	Merck Produkte	A
	Dr. Ritter Pektin K	Dr. Ritter	R
	Eubiflor	Töpfer	A, D
	Euga-Lein	Töpfer	A, D, K
	Faser 5 Grandeletten	Dr. Grandel	A, R
	HARMOLAX plus	Vitalia	A, D, L, R
	MULTABEN Resultat Ballaststoff-Frucht-Granulat	Aktivkost	D, L
	PECTOPLUS	BIOLOGISTIK	R
	Rabenhorst Pflaumi	Rabenhorst	A, D, R, K
	Schneekoppe Knusper-Leinsamen	Schneekoppe	D, L
	Schneekoppe Leinsamen	Schneekoppe	D, L
Ballaststoffreiche Lebensmittel	Drei Pauly Dinkel Keks	Drei Pauly	R
	Drei Pauly Dinkel Zwieback	Drei Pauly	R
	Drei Pauly Hafele-Keks ungesüßt	Drei Pauly	R
	Drei Pauly Kleie Snacks mild gesüßt	Drei Pauly	R
	Drei Pauly Kleie Snacks, pikant	Drei Pauly	R
	Drei Pauly Knisterbrot	Drei Pauly	R
	Drei Pauly Roggen-Schnitten	Drei Pauly	R
	Drei Pauly Vollkorn-Teigwaren	Drei Pauly	R
	Drei Pauly Vollkorn Zwieback	Drei Pauly	R
	EDEN Diät-Sauerkraut	EDEN	R
	Glucofit fruchtig süßer Crispieriegel	Reform Ölmühle	A, D, Dv
	Glucofit herzhafte Knusperstangen	Reform Ölmühle	A, D, Dv
	Glucofit Spezialmüsli für Diabetiker	Reform Ölmühle	A, D, Dv
	Kölln Knusprige Haferfleks	Kölln	D, L
	Kolessto Spezial-Haferkleie-Müsli	Reform Ölmühle	A, D, Dv
	Kolesstinos süß und herzhaft (Spezial-Haferkleie-Backmischungen)	Reform Ölmühle	A, D, Dv
	MULTABEN Resultat Ballaststoff Riegel	Aktivkost	L, D
	Wertkost Ballaststoff-Müsli	Edeka	Edeka
	Wertkost Multi-Vitamin-Müsli	Edeka	Edeka
Verdauungsfördernde Produkte ohne Ballaststoffe	Edelweiss-Milchzucker DAB	Edelweiss-Milchwerke	R
	EDEN-Sauerkrautsaft	EDEN	R
	Eugalan „Töpfer" instant	Töpfer	A, D, K
	Heirler Orolac, Milchzucker	Heirler	R
	Heirler sanoghurt, 0 %	Heirler	R
	Schneekoppe Sauerkrautsaft	Schneekoppe	D, L
	Wertkost Sauerkrautsaft	Edeka	Edeka
	Zonk	Wander	A, K

* Die Zusammenstellung erhebt keinen Anspruch auf Vollständigkeit
** A = Apotheken; D = Drogerien; L = Lebensmittelgeschäfte; R = Reformhäuser; Dv = Direktversand, -bezug vom Hersteller; K = Krankenanstalten

nach dem Verzehr von Milch und Milchprodukten, Pilzen, Weizenerzeugnissen, Eiern, Kaffee, Schokolade, Nüssen und Zitrusfrüchten. Als möglicherweise beschwerdeauslösend werden auch Fructose und Sorbitol diskutiert[45]. Durch detaillierte Ernährungsanamnesen und zeitweises Meiden mit anschließendem Wiedereinführen in den Speiseplan können im Einzelfall die auslösenden Lebensmittel erkannt und aus der Kost eliminiert werden. Wenn beim irritablen Kolon die Obstipation im Vordergrund steht, läßt sich die klinische Symptomatik zumeist durch eine ballaststoffreiche Kost günstig beeinflussen, wobei insbesondere Weizenkleie positiv wirkt.

Hinweise zur praktischen Durchführung
- Ernährung mit ballaststoffreicher Kost, gegebenenfalls mit Zulage von Weizenkleie (s. 4.2.4).

Alternativ oder zusätzlich:
- Ermittlung von Lebensmitteln/Nährstoffen, die im Einzelfall die abdominelle Symptomatik auslösen und Meiden der betreffenden Nahrungsmittel.

Divertikulose

Grundlagen der diätetischen Therapie
Multiple Dickdarmdivertikel finden sich in höherem Lebensalter bei fast jedem zweiten Menschen. Als Ursache der Divertikulose, die lediglich bei etwa jedem fünften Betroffenen mit abdominellen Schmerzen einhergeht, wird der geringe Ballaststoffgehalt in der Kost westlicher Industrieländer diskutiert (s. 4.1.3).
Wenngleich dieser Zusammenhang nicht eindeutig kausal bewiesen ist und vornehmlich auf epidemiologischen Befunden beruht – in Ländern mit hohem Ballaststoffverzehr tritt die Divertikulose nur selten auf –, besteht die Therapieempfehlung in ballaststoffreicher Kost. Diese führt in der Mehrzahl der Fälle zu einem Schwinden der Symptomatik und einem Rückgang der Komplikationsrate. Wie beim irritablen Kolon so hat sich auch hier die Gabe von Weizenkleie, bei der auf eine hohe Flüssigkeitszufuhr zu achten ist, besonders bewährt.

Hinweise zur praktischen Durchführung
Es empfiehlt sich die bei Obstipation beschriebene Vorgehensweise (s. 4.2.4).

Colitis ulcerosa

Grundlagen der diätetischen Therapie
Ähnlich wie beim Morbus Crohn handelt es sich bei der Colitis ulcerosa um eine chronisch-entzündliche Darmerkrankung unbekannter Genese. Die Colitis ulcerosa ist jedoch ausschließlich auf den Dickdarm beschränkt. Häufigstes Symptom sind schleimige, blutig-eitrige Durchfälle, meist mit Bauchkrämpfen einhergehend. Die resultierenden Blut-, Mineralstoff- und Wasserverluste führen zu Anämie, Hypoproteinämie und Störungen des Elektrolythaushaltes.
Wie bereits bei Morbus Crohn ausgeführt (s. 4.1.3, 4.2.3), gibt es auch bei der Colitis ulcerosa entgegen früherer Annahmen keine spezielle Diät zur positiven Beeinflussung des Krankheitsverlaufs. Da die Entzündungsprozesse bei Colitis ulcerosa zumeist auf das Kolon beschränkt sind, ist die Nährstoffresorption im Dünndarm nicht gestört, und es kann in aller Regel oral ernährt werden. Wenn nicht aufgrund der Schwere der Verlaufsform zu Behandlungsbeginn eine Ernährung mit bilanzierter Formeldiät indiziert ist, wird im allgemeinen in Akutphasen eine ballaststoffarme Kost empfohlen, in symptomfreien Perioden eine leichte Vollkost (s. 4.2.1). Besonders ballaststoffreiche Ernährungsformen konnten die Rezidivhäufigkeit nicht verringern. Verschiedene Therapiestudien zeigten, daß bei einem Teil der Patienten akute Schübe unter milcheiweißfreier Diät rascher abklingen und die Rezidivquote vermindert ist[29]. Diese Befunde rechtfertigen zwar kein generelles Verbot von Milcheiweiß in der Kost von Colitiskranken, besonders bei protrahiertem Verlauf kann jedoch durchaus ein Therapieversuch mit milcheiweißfreier Diät gemacht werden. Bezüglich möglicher positiver Auswirkungen einer Therapie mit Fischöl wird auf die Ausführungen bei Morbus Crohn verwiesen (s. 4.2.3).

Hinweise zur praktischen Durchführung
Die diätetische Vorgehensweise entspricht derjenigen bei Morbus Crohn (s. 4.2.3).

4.2.5 Erkrankungen des exokrinen Pankreas

Akute Pankreatitis

Grundlagen der diätetischen Therapie
Durch den entzündlich bedingten Zerfall von Pankreasgewebe und die Freisetzung intrazellulärer Enzyme wird eine Selbstverdauung (Autodigestion) des Organs ausgelöst. Die akute Pankreatitis kann einmalig oder wiederholt auftreten (s. 4.1.3).
Im Vordergrund der Therapie steht eine sekretorische Ruhigstellung des Pankreas, mit der ein Fortschreiten des Selbstverdauungsprozesses gehemmt und die Abheilung begünstigt wird. Diese Ruhigstellung kann nur bei völliger Nahrungs- und oraler Flüssigkeitskarenz erreicht werden. Abhängig von Schweregrad und Stadium der Krankheit wird die Diät unter Kontrolle der Serumgehalte an α-Amylase und Lipase äußerst vorsichtig aufgebaut, um die Pankreassekretion möglichst wenig zu stimulieren. Nach der anfänglich ausschließlich parenteralen Ernährung wird mit der Gabe von ungesüßtem Tee begonnen und die Diät allmählich über reine Kohlenhydratkost zu Kohlenhydrat-Eiweiß-Kost erweitert. Erst in der letzten Stufe erfolgt eine langsam steigende Fettzulage.
Nach der Ausheilung einer Pankreatitis sind weitere diätetische Maßnahmen nicht erforderlich. Es sollte lediglich auf Alkoholkarenz geachtet werden, da Alkohol oft auslösender Faktor einer Pankreatitis ist.

Hinweise zur praktischen Durchführung
Der Kostaufbau erfolgt in fünf Phasen:
Phase I: Strenge orale Nahrungs- und Flüssigkeitskarenz. Je nach erforderlicher Dauer dieser Phase erfolgt entweder nur eine parenterale Flüssigkeits- und Elektrolytzufuhr oder eine parenterale Ernährung.
Phase II: In der 1. Stufe orale Flüssigkeitsaufnahme durch ungesüßten Tee, in der 2. Stufe durch Tee mit Zusatz von Traubenzucker, Saccharose oder Maltodextrin.
Phase III: Ernährung mit überwiegend aus leicht resorbierbaren Kohlenhydraten bestehenden Lebensmitteln, z.B. Reis- oder Haferschleim, Stär-

kemehlbreie, jeweils mit Wasser gekocht, pikant abgeschmeckt mit geringen Mengen an Gemüsesäften oder süß mit verdünnten Fruchtsäften, Marmelade oder Honig; Nudeln (weich gekocht in Gemüsebrühe); Zwieback mit Marmelade.
Phase IV: Kohlenhydratreiche Kost mit allmählicher Zulage von Eiweiß in leicht verdaulicher Form, weitgehend fettfrei, ballaststoffarm, z. B.
– Breie aus Weizenstärke, Grieß, Haferflocken, Reis, mit fettarmer Milch gekocht;
– Zwieback, Knäckebrot (keine ballaststoffreichen Sorten), Weißbrot, Grahambrot; abgelagertes Brot bevorzugen;
– leicht verdauliche Gemüse in gekochter Form (z. B. Möhren, Spargelspitzen, Blumenkohl), Kartoffelbrei;
– Obstsaft und Obstkompott;
– fettarme Milch, fettarmer Joghurt, Buttermilch, Magerquark, daraus zubereitete Süßspeisen; Käse bis 20 % Fett i. Tr.;
– Eier in leicht verdaulicher Form (weichgekocht, Rührei).
Phase V: Kost mit langsam steigender Fettzufuhr, erlaubte Lebensmittel sind in Tab. 1.35 zusammengestellt. Weiterhin sollten fettarme Zubereitungsverfahren (Dämpfen, Dünsten, Garen in Folie u. a.) gewählt werden. Auf scharfe Gewürze wie Curry, scharfer Paprika, Tabasco, Senf, Meerrettich sollte verzichtet werden.

Chronische Pankreatitis und exokrine Pankreasinsuffizienz

Grundlagen der diätetischen Therapie
Eine chronische Pankreatitis entsteht in der Mehrzahl der Fälle durch Alkoholismus. Sie geht mit fortschreitendem Untergang von Pankreasgewebe einher. Dieser führt schließlich zur exokrinen und endokrinen Pankreasinsuffizienz (s. 4.1.3). Bedingt durch die außerordentlich hohe Reservekapazität des Pankreas kommt es erst zu Funktionseinbußen, wenn etwa 80 % des Drüsengewebes durch den entzündlichen Prozeß zerstört sind. Die Insuffizienz äußert sich dann in einer Maldigestion mit Diarrhö, Steatorrhö und teilweise ausgeprägtem Gewichtsverlust. Unter den verschiedenen Pankreasenzymen ist die Lipase am ehesten in ihrer Aktivität so weit reduziert, daß sie nicht mehr für eine normale Verdauung des Nahrungsfettes ausreicht. Mit progredienter Zunahme der exokrinen Ausfallserscheinungen stellt sich auch eine endogene Pankreasinsuffizienz ein, die in einem sekundären oder pankreopriven Diabetes mellitus mündet.
Bis zum Auftreten einer Maldigestion mit Diarrhö besteht keine Notwendigkeit für eine diätetische Therapie. Bei beginnender Insuffizienz mit gestörter Fettverdauung stehen die Reduktion und richtige Auswahl der Nahrungsfette im Vordergrund. Günstigerweise wird die optimale Fettmenge einer Diät mit einem Fettbilanz-Test bestimmt, durch den die tägliche Fettausscheidung mit dem Stuhl bei bekannter Fettaufnahme ermittelt wird. In der Regel erfolgt bei Steatorrhö eine orale Substitution von Pankreasenzymen, so daß der Fettgehalt der Kost nur in seltenen Fällen unter 25 % reduziert werden muß. Gelingt es durch die Kombination von Fettreduktion und Pankreasfermentsubstitution nicht, die Steatorrhö ausreichend zu beseitigen, ist ein teilweiser Ersatz des Nahrungsfettes durch MCT-haltige Fette (s. 4.2.1), vor allem im Hinblick auf eine ausreichende Energiebedarfsdeckung empfehlenswert. Bei ausgeprägter Pankreasinsuffizienz kann die Maldigestion

Tabelle 1.35 Nahrungsmittelauswahl bei erweiterter Pankreasdiät (Phase V) (nach Lit. [29])

Milchprodukte	Milch- und Milchprodukte mit niedrigem Fettgehalt (0,3 bis 1,5 % Fett); Magerquark, Käse bis 30 % Fett i. Tr.
Eier	in leicht verdaulicher Form (Eierstich, Rührei usw.)
Getreideprodukte	Grieß, Reis, Haferflocken, Cornflakes, Sago; Getreidemehle, Teigwaren
Brot- und Backwaren	Brötchen, Knäckebrot, Weißbrot, Grahambrot, Graubrot (Brot vom Vortag bevorzugen), Zwieback fettarmes Hefegebäck vom Vortag, Bisquit
Kartoffeln	ohne Fettzusatz (Kartoffelpüree, -schnee, Pellkartoffeln usw.)
Gemüse	leichtverdauliche Gemüse in gekochter Form (z. B. Blumenkohl, Broccoli, Karotten, Fenchel, rote Rübe, Zuckermais) Rohkost aus Blattsalaten, Möhren, Tomaten Gemüsesaft
Obst	Obstkompott, -mus, Süßspeisen aus gekochtem Obst Obstsäfte wegen häufiger Unverträglichkeit zunächst noch kein oder nur wenig rohes Obst
Fleisch	magere Sorten vom Geflügel, Kalb, Lamm, Rind; Schweinefilet, Leber
Fleischwaren	magere Wurstsorten bis 15 % Fett (z. B. Corned beef, Wurstsülzen, Geflügelwurst), magerer Schinken ohne Fettrand, Bratenaufschnitt
Fisch	magere Sorten (z. B. Kabeljau, Forelle, Seelachs), gedämpft, gedünstet in Blausud
Getränke	Tee, Malzkaffee, entkoffeinierter Bohnenkaffee nach Verträglichkeit, Mineralwasser fettarme Milch, Buttermilch, Obst- und Gemüsesäfte, Limonade kein Alkohol!

auch zu einer Protein-Energie-Malnutrition führen, der dann mit einer erhöhten Eiweiß- und Energiezufuhr entgegengewirkt werden muß. Bei chronischer Pankreatitis ist grundsätzlich strenge Alkoholkarenz zu fordern. Wenn sich nach Ausfall des exokrinen Pankreas ein Diabetes mellitus entwickelt, gelten die üblichen Diabetes-Empfehlungen (s. 4.2.9).

Hinweise zur praktischen Durchführung
– Einschränkung des Fettgehaltes der Kost auf etwa 25 % der Gesamtenergie bei Berücksichtigung der individuell verträglichen Fettmenge (Fettausscheidung im Stuhl); Bevorzugung pflanzlicher Öle, um eine ausreichende Zufuhr essentieller Fettsäuren sicherzustellen.
– Auf ausreichende Zufuhr an Energie (Gewichtskontrolle) und Eiweiß achten. Bei unzureichender Energiebedarfsdeckung infolge hochgradiger Einschränkung der Fettausnutzung gegebenenfalls teilweiser Austausch von Nahrungsfett durch MCT (s. 4.2.1).
– Schwerverdauliche ballaststoffreiche Lebensmittel meiden.
– Absoluter Verzicht auf Alkohol.
– Einnahme häufiger kleiner Mahlzeiten; besonders die Verteilung des Nahrungsfettes über den Tag ist wichtig.
– Bei erforderlicher Substitution von Pankreasenzymen (nur bei bestehender Maldigestion) muß die Einnahme der Enzyme mit den Mahlzeiten erfolgen.

Zustand nach Pankreatektomie

Grundlagen der diätetischen Therapie
Nach einer totalen operativen Entfernung des Pankreas, der totalen Pankreatektomie, läßt sich in den meisten Fällen mit einer Kombination von Diät, Pankreasfermentsubstitution und Insulingabe eine ausreichende Versorgung mit Energie und Nährstoffen erzielen. Eine tägliche Nahrungsfettmenge von 80 bis 100 g wird bei hochdosierter Pankreasenzymgabe und Berücksichtigung der diätetischen Grundsätze bei Pankreasinsuffizienz (s. 4.2.5) meist zufriedenstellend utilisiert, wenngleich sich eine völlige Normalisierung der Stuhlfettausscheidung nicht erreichen läßt. Eine unter Enzymsubstitution ausreichende Fettausnutzung bedeutet gleichzeitig, daß auch die Ausnutzung von Eiweiß und Kohlenhydraten weitgehend normal und außerdem eine bedarfsdeckende Versorgung mit fettlöslichen Vitaminen gewährleistet ist.

Hinweise zur praktischen Durchführung
Es gelten die diättherapeutischen Grundsätze der chronischen Pankreatitis mit Maldigestion (s. 4.2.5).

4.2.6 Erkrankungen der Leber und Gallenwege

Akute Hepatitis

Grundlagen der diätetischen Therapie
Eine akute Hepatitis kann durch verschiedene Viren ausgelöst werden und führt zu einer diffusen Schädigung der Leberzellen, die in leichteren Fällen reversibel ist.
Während in der Vergangenheit therapeutische Effekte durch das Einhalten einer sog. Leberschonkost erwartet wurden, weiß man heute, daß es keine pathophysiologischen Voraussetzungen für diätetisch-therapeutische Maßnahmen gibt. Es konnte weder ein ungünstiger Einfluß von fettreicher noch ein positiver Effekt von eiweißreicher Kost auf den Krankheitsverlauf nachgewiesen werden. Ernährt wird daher eine Hepatitis mit leichter Vollkost (s. 4.2.1), die eine ausreichende Deckung des Energie- und Nährstoffbedarfs gewährleistet. Nicht selten kommt es, vornehmlich in der Frühphase, bei Hepatitis zu unspezifischen Nahrungsmittelintoleranzen, die im Einzelfall berücksichtigt werden sollten. Durch die anfängliche Inappetenz resultieren vielfach unerwünschte Gewichtsverluste, so daß besonders auf eine ausreichende Energiebedarfsdeckung zu achten ist. Es besteht striktes Alkoholverbot.
Entwickelt sich aus einer akuten Hepatitis oder auch aus bisher noch unbekannten Ursachen eine chronische Hepatitis, so ist bei dieser ebenfalls eine Ernährung mit leichter Vollkost indiziert.

Leberzirrhose

Grundlagen der diätetischen Therapie
Die Leberzirrhose ist charakterisiert durch einen fortschreitenden Untergang von Leberzellen mit einem an deren Stelle entstehenden Bindegewebe. Durch eine hohe Reservekapazität ist die Leber in der Lage, noch bis zu einem Verlust von etwa 80 % des Lebergewebes ihre Stoffwechselaufgaben ohne Einschränkungen zu erfüllen. In diesem Stadium der Kompensation bedarf es keiner diätischen Therapie. Wie bei der Hepatitis ist eine leichte Vollkost indiziert (s. 4.2.1). Es ist auf strenge Alkoholkarenz zu achten (s. 4.1.3).
Mit fortschreitender Leberinsuffizienz ergeben sich spezielle Anforderungen an die Ernährung. Bei dekompensierter Leberzirrhose stellen Ascites und Ödeme sowie die hepatische Enzephalopathie eine Indikation zu gezielter Ernährungstherapie dar. Ursache der letzteren sind metabolische Störungen: Die verminderte Entgiftungsleistung der Leber führt zu einem Serumanstieg der Konzentration an Ammoniak und verschiedenen beim bakteriellen Eiweißabbau im Darm anfallenden toxischen Substanzen (Phenole, Indole, Amine). Dieser Konzentrationsanstieg wird begünstigt durch portokavale Kollateralkreisläufe, die die Toxine unter teilweiser Umgehung der Leber in den Körperkreislauf und auch ins Gehirn gelangen lassen. Ab einer gewissen Konzentration

der toxischen Metabolite kommt es zu zerebralen Funktionsstörungen, die in einem Leberkoma münden können. Am Zustandekommen einer hepatischen Enzephalopathie sind außerdem die bei Leberzirrhose zu beobachtenden Veränderungen im Muster der freien Plasmaaminosäuren beteiligt. Dabei ist der Plasmagehalt der verzweigtkettigen Aminosäuren (Leucin, Isoleucin, Valin) vermindert bei gleichzeitigem Anstieg der aromatischen Aminosäuren (Phenylalanin, Tyrosin, Tryptophan). Letztere finden sich auch im Gehirn in erhöhter Konzentration und bewirken dort die Bildung sog. falscher Neurotransmitter.

Bei klinischen Anzeichen einer hepatischen Enzephalopathie wie u. a. Apathie, Verwirrheit, Somnolenz muß die Eiweißzufuhr u. U. drastisch reduziert und die intestinale Toxinproduktion durch Verringerung der Keimbesiedelung (z. B. durch orale Antibiotika) vermindert werden. Nach weitestgehender Eiweißkarenz bei akutem Coma hepaticum erfolgt mit Besserung der klinischen Symptomatik und unter Berücksichtigung der individuellen Verträglichkeit eine langsam steigende Proteinzulage.

Ein weiterer diätetischer Ansatzpunkt ergibt sich aus der beschriebenen Aminosäureimbalanz. Da der Transport der aromatischen Aminosäuren durch die Bluthirnschranke mit den verzweigtkettigen Aminosäuren konkurriert, kann durch erhöhte Zufuhr der letzteren die Aufnahme der aromatischen Aminosäuren ins Gehirn reduziert werden. Ob der günstige Effekt der verzweigtkettigen Aminosäuren bei hepatischer Enzephalopathie tatsächlich auf der Verminderung der aromatischen Aminosäuren oder aber auf anderen, bisher unbekannten Stoffwechselveränderungen beruht, ist gegenwärtig umstritten[5, 12]. Unabhängig davon gibt es jedoch bei Leberzirrhose weitere therapeutische Wirkungen verzweigtkettiger Aminosäuren: Ihr Stoffwechsel verläuft weitgehend unabhängig von der Leberfunktion, denn der überwiegende Teil der verzweigtkettigen Aminosäuren wird nicht in der Leber, sondern in der Muskulatur und anderen extrahepatischen Geweben umgesetzt. Mit ihrem Einsatz kann somit ohne Verschlechterung des mentalen Zustandes einer negativen Stickstoffbilanz mit endogenem Proteinabbau entgegengewirkt werden. Diese entwickelt sich bei fortgeschrittener Leberzirrhose durch Veränderungen im Intermediärstoffwechsel und die reduzierte Eiweißzufuhr. Durch die Gabe verzweigtkettiger Aminosäuren wird die Stickstoffbilanz verbessert und die muskuläre Proteinsynthese gesteigert. Eine gezielte Zufuhr kann durch kommerzielle Aminosäuremischungen erfolgen (z. B. Bramin-hepa®, Pfrimmer; Lactostrict® spezial, Fresenius).

Bei dekompensierter Leberzirrhose ist ferner eine ballaststoffreiche Kost empfehlenswert. Ballaststoffe beschleunigen zum einen die Darmpassage und verringern die intestinale Toxinproduktion. Zum zweiten bewirken sie eine Mehrausscheidung von Stickstoff mit dem Stuhl bei gleichzeitiger Reduzierung der durch Harnstoffsynthese mit dem Harn zu eliminierenden Stickstoffmenge.

Bei Auftreten von Ascites und Ödemen wird eine Einschränkung der Natriumzufuhr erforderlich. Ursachen des Ascites können sein eine portale Hypertension, eine Verminderung des kolloidosmotischen Druckes im Gefäßsystem, bedingt durch die Hypalbuminämie oder ein sekundärer Hyperaldosteronismus mit vermehrter Natrium- und Wasserretention. Besonders dieser letzte Faktor läßt sich durch natriumarme Ernährung beeinflussen. In vielen Fällen läßt sich jedoch allein mit salzarmer Kost keine ausreichende Ausschwemmung des Ascites erreichen, so daß zusätzlich Diuretika erforderlich sind.

Hinweise zur praktischen Durchführung
– Komatöse Patienten werden parenteral unter Verwendung leberadaptierter Aminosäurelösungen ernährt.
– Bei Rückgang des Komas Beginn mit einer alimentären Eiweißzufuhr von zunächst 25 bis 30 g/Tag und Steigerung der Zufuhr etwa alle 3 Tage um rund 10 g bei Berücksichtigung der individuellen Verträglichkeit (Auftreten erneuter Intoxikationserscheinungen). Proteine pflanzlichen Ursprungs sowie Milch- und Eiereiweiß werden am besten toleriert, vermutlich durch ihren höheren Gehalt an verzweigtkettigen Aminosäuren bei geringerem Anteil an aromatischen. Die Fleischzufuhr sollte wegen des ungünstigeren Verhältnisses der Aminosäuren eingeschränkt werden.
– Bei einem tolerierten Proteingehalt der Kost von 40 g/Tag oder weniger Zulage von speziellen Aminosäuremischungen (s. o.).
– Bei unzureichendem Ernährungszustand darf eine Energieanreicherung der proteinarmen Kost nur durch Kohlenhydrat- bzw. Fetterhöhung erfolgen.
– Erhöhung der Ballaststoffzufuhr über gezielte Lebensmittelauswahl (s. Tab. 1.33), nicht durch Zusatz isolierter Ballaststoffe. Letzteres verbietet sich vor allem bei eventuell erforderlicher Begrenzung der Flüssigkeitszufuhr (s. u.).
– Bei Ascites natriumdefinierte Kostformen (s. Kap. 4.2.8). Eine streng natriumarme Kost (17 mmol Na ≙ 1 g Kochsalz) läßt sich wegen ihrer Einseitigkeit nur unter stationären Bedingungen für kurze Zeit durchführen. Empfehlenswert ist eine natriumarme Kost (51 mmol Na ≙ 3 g Kochsalz). Im häuslichen Bereich läßt sich jedoch häufig nur eine mäßig natriumarme Kost (87 bis 100 mmol Na ≙ 5 bis 6 g Kochsalz) durchsetzen.
– Bei Hyponatriämie mit einer Serumkonzentration von weniger als 132 mmol/l ist eine Einschränkung der Flüssigkeitsaufnahme auf 750 bis 1000 ml/Tag angezeigt. Außerdem ist natriumarme Kost kontraindiziert.
– Im Bedarfsfall Einsatz von eiweiß- und/oder natriumarmen Diätetika (s. Tab. 1.39 und Tab. 1.44).

Fettleber

Grundlagen der diätetischen Therapie
Von einer Fettleber spricht man, wenn die Leberzellen in mehr als 50 % verfettet sind. Bei der sog. Mastfettleber kommt es als Folge einer hyperkalorischen Ernährung und dadurch gesteigerter Neusynthese von Triglyceriden zu Fetteinlagerungen in die Leber. Die sog. alkoholische Fettleber entwickelt sich bei chronischem Alkoholabusus. Entscheidendes Therapiemerkmal ist die Ausschaltung der auslösenden Noxe, d. h. Alkoholabstinenz bei alkoholischer Fettleber bzw. Normalisierung des Körpergewichts bei Mastfettleber durch Reduktionskost. Entgegen früherer Vorstellungen läßt sich eine beschleunigte Mobilisierung des in den Leberzellen eingelagerten Fettes nicht durch eine drastische Reduktion der Fettzufuhr erreichen. Vielmehr ist heute bekannt, daß die hepatische Fettsäuresynthese bei kohlenhydratreicher Kost wesentlich ausgeprägter ist als bei geringer Kohlenhydratzufuhr. Dementsprechend kommt es unter fettreicher Kost mit einem Fettgehalt bis zu 50 % der Energie zu einer weitgehenden bzw. vollständigen Rückbildung der Fettleber.

Hinweise zur praktischen Durchführung
- Bei Übergewicht Reduktionskost mit stark reduziertem Kohlenhydratgehalt (30 % der Energie) und hohem Anteil an einfach und mehrfach ungesättigten Fettsäuren. Diese fördern die Fettmobilisation.
- Eine ausreichende Ballaststoffzufuhr läßt sich bei der geforderten Kohlenhydrateinschränkung zumeist nur durch zusätzliche Gabe isolierter Ballaststoffe, z.B. Weizenkleie, erreichen.
- Alkoholverbot.

Erkrankungen der Gallenwege

Grundlagen der diätetischen Therapie
Häufigste Erkrankung der extrahepatischen Gallenwege ist das Gallensteinleiden (s. 4.1.3). Die meisten diesbezüglichen Untersuchungen kommen zu dem Ergebnis, daß die ballaststoffarmen Kostformen der westlichen Industrieländer die Entstehung von Gallensteinen fördern. Auch ist bekannt, daß sie bei übergewichtigen Personen gehäuft auftreten.
Wiederholte Versuche, die bessere Verträglichkeit und den therapeutischen Wert einer fettarmen Gallenschonkost zu beweisen, schlugen fehl[29]. Eine Fettreduktion in der Diät ist dementsprechend nicht angezeigt. Die Nahrungsfette üben zudem eine den Gallefluß steigernde Wirkung aus, ein Effekt, der bei extrahepatischen Gallenwegserkrankungen erwünscht ist. Zur Ernährung bei Gallensteinleiden wird daher eine leichte Vollkost empfohlen (s. 4.2.1).

4.2.7 Erkrankungen der Niere

Akute Glomerulonephritis

Grundlagen der diätetischen Therapie
Bei der akuten Glomerulonephritis handelt es sich um eine entzündliche Erkrankung der Glomerula, die als Zweiterkrankung nach akuten Infekten, vornehmlich Streptokokkeninfekten auftritt. Das Krankheitsbild wird bestimmt durch Blutdrucksteigerung, Hämaturie, Proteinurie und Dysurie. In den meisten Fällen heilt die akute Glomerulonephritis ohne Restschaden an der Niere aus.
Die diätetische Therapie orientiert sich an den Symptomen sowie den Laborwerten. Bei bestehender Oligurie muß die Zufuhr von Flüssigkeit, Eiweiß und Elektrolyten der Funktion angepaßt werden. Es gelten die gleichen Richtlinien wie bei chronischer Niereninsuffizienz. Die verminderte Natriumexkretion, die zu Hochdruck, Wasserretention und Ödemen führt, erfordert eine Einschränkung der Natriumzufuhr. In der akuten Krankheitsphase sollte die Kost nicht mehr als 17 mmol Natrium ($\triangleq$ 1 g Kochsalz) enthalten. Nach der Normalisierung der Laborwerte und Besserung der Symptomatik kann die Zufuhr von Flüssigkeit, Eiweiß und Kochsalz vorsichtig und schrittweise wieder gesteigert werden. Es wird aus Sicherheitsgründen empfohlen, eine relativ salzarme (3 bis 4 g Kochsalz/Tag) und eiweißarme (40 g Eiweiß/Tag) Diät auch dann für eine gewisse Zeit einzuhalten, wenn keine Ödeme, Hypertonie oder Harnstoffretention nachweisbar sind.

Hinweise zur praktischen Durchführung
- Zur Durchführung einer natriumarmen Kost s. Bluthochdruck (s. 4.2.8).
- Zur Durchführung einer eiweiß- und flüssigkeitsarmen Kost s. chronische Niereninsuffizienz.

Chronische Glomerulonephritis

Grundlagen der diätetischen Therapie
Die Ätiologie der chronischen Glomerulonephritis, die sich nur in seltenen Fällen aus einer akuten Glomerulonephritis entwickelt, ist weitgehend unklar. Sie ist charakterisiert durch eine Sklerosierung der Glomerulumgefäße mit Ausfall der Glomerula bzw. Nephrone und führt schließlich zur Niereninsuffizienz. Je nach klinischem Bild wird eine vaskuläre oder hypertensive Form von einer nephrotischen Verlaufsform mit massiver Proteinausscheidung im Urin unterschieden.
Zwar gibt es keine Diät, die den Verlauf einer chronischen Glomerulonephritis beeinflußt, es ist jedoch eine wichtige Aufgabe der Ernährungstherapie, symptomatisch zum Ausgleich der verschiedenen Störungen beizutragen. Außerdem kann durch eine frühzeitige Einschränkung der Eiweißzufuhr die Entwicklung einer Niereninsuffizienz verzögert werden.
Bei vaskulärer Verlaufsform ist wie bei der arteriellen Hypertonie eine Natriumrestriktion angezeigt (s. 4.2.8). Je nach Ausmaß des Bluthoch-

Tabelle 1.36 Stadieneinteilung und Höhe der täglichen Eiweißzufuhr bei chronischer Niereninsuffizienz (nach Lit. [20])

Stadium	Serumharnstoff	Serumkreatinin	Eiweißzufuhr g/kg Körpergewicht/Tag
Volle Kompensation			0,8
Kompensierte Retention	< 100 mg/dl (< 17 mmol/l)	< 3–4 mg/dl (< 265–350 µmol/l)	0,8
	100–150 mg/dl (17–25 mmol/l)	3–6 mg/dl (265–530 µmol/l)	0,5–0,6
Präurämie	> 150 mg/dl (25 mmol/l)	> 6–7 mg/dl (530–620 µmol/l)	0,3–0,4
Urämie (Hämodialyse)			0,8–1,0

drucks muß die Natriumzufuhr auf 17 mmol/Tag (≙ 1 g Kochsalz) bei schwersten bzw. auf 51 mmol/Tag (≙ 3 g Kochsalz) bei mittelgradigen und leichteren Formen reduziert werden. Zur Gestaltung der Eiweißzufuhr bei der nephrotischen Verlaufsform wird auf die Ausführungen beim nephrotischen Syndrom verwiesen (s. u.).

Nephrotisches Syndrom

Grundlagen der diätetischen Therapie
Das nephrotische Syndrom ist gekennzeichnet durch eine erhöhte Durchlässigkeit für Plasmaproteine. Die Folge der entstehenden Hypoproteinämie ist ein Absinken des kolloidosmotischen Druckes im Blut und Ödembildung. Im weiteren Krankheitsverlauf kann sich eine Niereninsuffizienz entwickeln.
Als wichtigste diätetische Maßnahme wurde bisher eine eiweißreiche Kost mit 1,5 bis 2 g Protein pro kg Körpergewicht empfohlen, um den hochgradigen renalen Eiweißverlust, der mehr als 30 g/Tag betragen kann, zu kompensieren. Nachdem jedoch neuere Befunde nachgewiesen haben, daß das Fortschreiten einer Niereninsuffizienz durch frühzeitige Eiweißrestriktion verlangsamt werden kann, muß das bisherige Diätkonzept revidiert werden. Dementsprechend gilt heute, daß der Proteingehalt beim nephrotischen Syndrom in Abhängigkeit vom Ausmaß der Proteinurie relativ niedrig sein sollte. Bei einer solchen Diät mit etwa 0,8 g Eiweiß pro kg Körpergewicht und Tag ist das Ausmaß der Albuminurie bei gleichzeitig nur unwesentlich reduzierter Albuminsynthese im Vergleich zu 1,6 g Eiweiß sogar geringer.
Die beim nephrotischen Syndrom durch den entstehenden sekundären Hyperaldosteronismus bedingte Natriumretention erfordert eine Einschränkung der Natriumzufuhr.

Hinweise zur praktischen Durchführung
– Begrenzung der Eiweißzufuhr auf 0,6 bis 1 g Eiweiß pro kg Körpergewicht, dabei biologisch hochwertige Proteine verwenden (s. Tab. 1.36).
– Natriumarme Kost s. Hypertonie (s. 4.2.8).

Chronische Niereninsuffizienz

Grundlagen der diätetischen Therapie
Ein fortschreitender Untergang von Nierengewebe führt zu Niereninsuffizienz. Im Stadium der vollen Kompensation kommt es bei normaler Eiweißzufuhr trotz beträchtlich eingeschränkter Organfunktion nicht zum Anstieg harnpflichtiger Substanzen im Serum. Das anschließende Stadium der kompensierten Retention ist gekennzeichnet durch einen Anstieg von Serumharnstoff- und Serumkreatininkonzentration ohne Intoxikationserscheinungen. Treten bei einem weiteren Anstieg harnpflichtiger Substanzen klinische Symptome hinzu, spricht man vom Stadium der dekompensierten Retention oder Präurämie, welches bei weiterem Fortschreiten der Insuffizienz in das Endstadium der Urämie übergeht.
Gezielte Ernährungsmaßnahmen bilden in jedem Stadium der Niereninsuffizienz einen wichtigen Therapiebestandteil. Nachgewiesenermaßen fördern hohe Eiweißzufuhren die Progredienz der chronischen Niereninsuffizienz. Deswegen wird bereits im Stadium der vollen Kompensation eine Begrenzung der Eiweißzufuhr auf etwa 0,8 g/kg Körpergewicht empfohlen, eine Zufuhr auf deutlich über 1 g/kg wird nach neueren Erkenntnissen als überhöht angesehen[30, 52]. Bei Serumharnstoffwerten über 100 mg/dl sollte eine Reduzierung der Eiweißaufnahme auf 0,5 bis 0,6 g/kg Körpergewicht (≙ 35 bis 40 g/Tag) erfolgen (s. Tab. 1.36). Um mit dieser Menge eine ausreichende Eiweißbedarfsdeckung zu sichern und einen Proteinkatabolismus zu vermeiden, ist die Aufnahme von biologisch hochwertigen Proteinträgern erforderlich (s. Tab. 1.37). Die biologische Wertigkeit eines Proteins gibt an, wieviel Teile Körpereiweiß durch 100 Teile des betreffenden Nahrungsproteins ersetzt werden können (s. 2.1.10). Je höher die biologische Wertigkeit eines Proteins oder Proteingemisches ist, desto geringer ist diejenige Eiweißmenge, die pro kg Körpergewicht aufgenommen werden muß, um den Abbau körpereigenen Proteins zu verhindern und damit eine ausgeglichene Stickstoffbilanz aufrechtzuerhalten. Eine wichtige Voraussetzung dafür, daß kein körpereigenes Eiweiß zur Energiegewinnung herangezogen wird, ist eine ausreichende Energiebedarfsdeckung durch Kohlenhydrate und Fette. Steigt

Tabelle 1.37 Biologische Wertigkeit von Nahrungsproteinen und -proteingemischen (nach Lit. [29])

Vollei und Kartoffel	(35%/65%)	137
Vollei und Milch	(71%/29%)	122
Vollei und Weizen	(68%/32%)	118
Bohnen und Mais	(52%/48%)	101
Vollei		100
Kartoffel		90–100
Kuhmilch		84– 88
Rindfleisch		83– 92
Käse		84– 85
Soja		84
Reis		83
Roggenmehl		76– 83
Mais		72– 76
Bohnen		73
Weizenmehl		59

die Serumharnstoffkonzentration auf Werte über 150 mg/dl, ist eine weitere Eiweißrestriktion auf 0,3 bis 0,4 g/kg Körpergewicht ($\triangleq$ 25 bis 30 g/Tag) indiziert. Eine solch extrem eiweißarme Kost ist nur noch unter ganz speziellen Voraussetzungen proteinbedarfsdeckend. Gegenwärtig stehen mit der Kartoffel-Ei- und der Schweden-Diät zwei entsprechende Diäten zur Verfügung.
Bei der Kartoffel-Ei-Diät wird die Tatsache genutzt, daß die Kombination von Kartoffel- und Eiprotein ein Eiweißgemisch mit besonders hoher biologischer Wertigkeit ergibt (s. Tab. 1.37). Therapieversuche mit Kartoffel-Ei-Diät haben gezeigt, daß Patienten im Vergleich zu einer 40 g Eiweiß-Diät einen signifikant geringeren Kreatininanstieg über die Zeit hatten und daß ihre Nierenrestfunktion sich häufig stabilisieren ließ[52]. Im Gegensatz zu der selektiv eiweißarmen Kartoffel-Ei-Diät handelt es sich bei der Schwedendiät um eine nicht-selektive streng proteinarme Kost. Eiweiß darf innerhalb des erlaubten Rahmens von 20 bis 25 g/Tag frei gewählt werden. Auf diese Weise kann die Kost abwechslungsreicher gestaltet werden. Um den Aminosäurebedarf decken zu können, müssen jedoch zusätzlich täglich 6,5 g essentielle Aminosäuren (bzw. Ketoanaloge) in Tablettenform aufgenommen werden. Welcher der beiden Diätformen der Vorzug zu geben ist, kann im Einzelfall unter Berücksichtigung von Akzeptanz und Durchführbarkeit entschieden werden.
Wie bereits erwähnt, ist unbedingt für eine ausreichende Energiebedarfsdeckung zu sorgen, um eine katabole Stoffwechsellage zu verhindern. Zur Arterioskleroseprävention (s. 4.1.2) und da bei vielen Patienten mit chronischer Niereninsuffizienz eine Dyslipidämie vorliegt, sollte der Fettgehalt der Kost möglichst auf 35 % der Energie bei Bevorzugung von Nahrungsfetten mit hohem Anteil an ungesättigten Fettsäuren reduziert werden. Dementsprechend muß die Kost sehr kohlenhydratreich gestaltet werden.
Zur Flüssigkeits- und Elektrolytzufuhr bei chronischer Niereninsuffizienz lassen sich keine pauschalen Empfehlungen geben, beides muß in Abhängigkeit von der jeweiligen Situation gehandhabt werden. Die tägliche Flüssigkeitszufuhr richtet sich nach dem Verhalten des Körpergewichts und der 24-Stunden-Harnmenge. Die Flüssigkeitsmenge sollte die Menge des 24-Stunden-Harns plus 500 ml nicht überschreiten. Vermehrte Wasserverluste über Haut oder Gastrointestinaltrakt müssen berücksichtigt werden. Bei Hypertonie oder Ödembildung ist eine natriumarme Kost angezeigt (s. 4.2.8). Wenn ein Wasser- und Elektrolytgleichgewicht besteht, kann die Diät einen normalen Salzgehalt aufweisen. Eine natriumarme Ernährung ohne Indikation sollte keinesfalls erfolgen, da sie zu Natriumverarmung, Hypovolämie, abfallender glomerulärer Filtrationsrate und damit zu einer Verschlechterung der Nierenfunktion führen kann.
Infolge der verminderten Fähigkeit zur Kaliumausscheidung kommt es häufig zu Hyperkaliämie, die eine Kaliumeinschränkung unter 2 g/Tag erfordert. Mit zunehmender Insuffizienz nimmt des weiteren die Ausscheidungsfähigkeit für Phosphat ab. Hyperphosphatämie und Hypocalcämie sind die Folge. Daraus kann sich ein sekundärer Hyperparathyreoidismus entwickeln, der zur Entstehung der renalen Osteopathie beiträgt. Die alimentäre Phosphatzufuhr sollte daher vermindert werden (s. 4.1.7).

Hinweise zur praktischen Durchführung
Stadium der kompensierten Retention. Eiweißarme Kost mit einem Proteingehalt von 0,5 bis 0,6 g/kg Körpergewicht. Proteinträger mit hoher biologischer Wertigkeit auswählen (s. Tab. 1.37).

Stadium der dekompensierten Retention. Kartoffel-Ei-Diät: Etwa die Hälfte der Gesamteiweißmenge durch das Kartoffel-Ei-Gemisch mit 35 % Eier- und 65 % Kartoffeleiweiß aufnehmen. Auch bei der restlichen Eiweißmenge sollten Gemische mit hoher biologischer Wertigkeit bevorzugt werden (s. Tab. 1.37). Die Zusammensetzung einer Kartoffel-Ei-Diät zeigt Tab. 1.38.
Schwedendiät: Freie Wahl der Proteinquelle im erlaubten Bereich von 20 bis 25 g/Tag, so daß sich mehr Abwechslungsmöglichkeiten ergeben und in der Kost beispielsweise auch geringe Mengen Fleisch oder Fisch erlaubt sind. Zusätzlich muß unbedingt eine Substitution der essentiellen Aminosäuren (6,5 g/Tag) in Tablettenform erfolgen.

Tabelle 1.38 Bestandteile einer streng eiweißarmen Diät (0,35 g Eiweiß/kg Körpergewicht) (nach Lit. [29])

		pro Tag und pro 70 kg Körpergewicht	
1.	Kartoffel- und Eigemisch	Kartoffeleiweiß	6,7 g
		Eiereiweiß	4,5 g
2.	Eiweißarmes Brot, eiweißarme Teigwaren, Reis, Stärkemehl etc.	Cerealieneiweiß	4,4 g
3.	Gemüse	Gemüseeiweiß	4,8 g
4.	Obst	Obsteiweiß	1,5 g
5.	Vegetarische Pasten mit niedrigem Eiweißgehalt	Hefeeiweiß	0,3 g
6.	Sahne und Fette	Milcheiweiß	1,4 g
		Gesamteiweiß	23,6 g

Tabelle 1.39 Eiweißarme Diätetika (nach Lit. [10])*

	Markenname	Hersteller/Vertrieb	Bezugsquelle**
Mehlmischungen	damin eiweißarm	Maizena	A, R, Dv, K
	Hammer Mehlmischung eiweißarm	Hammermühle	A, R, Dv, K
	Wiechert Fertig-Mehl eiweißarm	Wiechert	A, R, Dv, K
Brot- und Backwaren	Delfs-Brot, hell	Delfs	D, L, R
	Hammer Waffelbrot eiweißarm	Hammermühle	A, R, Dv, K
	Hammer Weißbrot/Toastbrot	Hammermühle	A, R, Dv, K
	Hammer Gebäcktaler	Hammermühle	A, R, Dv, K
	Hammer APROTEN-Zwieback	Hammermühle	A, R, Dv, K
	Hammer APROTEN-Kekse	Hammermühle	A, R, Dv, K
	Sibylle-Diät Waffelbrot	Sibylle-Diät	R
Teigwaren	Hammer Teigwaren	Hammermühle	A, R, Dv, K
	Hammer APROTEN-Teigwaren	Hammermühle	A, R, Dv, K
	Sibylle-Diät Spiralnudeln	Sibylle-Diät	R
Bindemittel	Maizena (reine Maisstärke)	Maizena	L
	Mondamin	Maizena	A, D, L, R, K
	Tartex Biobin rein pflanzliches Bindemitel	Tartex	R

* Die Zusammenstellung erhebt keinen Anspruch auf Vollständigkeit
** A = Apotheken; D = Drogerien; L = Lebensmittelgeschäfte; R = Reformhäuser; Dv = Direktversand, -bezug vom Hersteller; K = Krankenanstalten

Die weiteren Punkte gelten grundsätzlich bei chronischer Niereninsuffizienz:
- Ausreichende Energiebedarfsdeckung durch hochkalorische Kost (35 bis 40 kcal/kg Körpergewicht/Tag) mit hohem Kohlenhydratanteil; eventuell Gabe von Kohlenhydratkonzentraten, die der Kost beigemischt werden (s. Tab. 1.51).
- Fettgehalt der Kost möglichst nicht über 35 % der Energie. Die wünschenswerte Verminderung der Zufuhr an gesättigten Fettsäuren wird wesentlich erleichtert durch den erforderlichen weitgehenden Verzicht auf eiweißreiche tierische Lebensmittel, die häufig gleichzeitig fettreich sind. Speisefette und -öle mit hohem Anteil an ungesättigten Fettsäuren verwenden (s. 4.2.9.2).
- Erweiterung des Nahrungsangebotes und damit abwechslungsreichere Speiseplangestaltung ist möglich durch den Einsatz eiweißarmer Diätetika (s. Tab. 1.39).
- Bei Oligurie und/oder Ödemneigung: Kontrolle der Flüssigkeitszufuhr durch Überprüfung des Körpergewichtsverhaltens; Faustregel: Tägliche Gesamtflüssigkeit (Nahrungs- + Trinkflüssigkeit) = 24-Stunden-Harnmenge + 500 ml.
- Bei Hypertonie und Ödembildung: Natriumarme Kost (s. 4.2.8).
- Bei Hyperkaliämie: Verzicht auf besonders kaliumreiche Lebensmittel (s. Tab. 1.40). Durch Kleinschneiden und Wässern von Gemüse und Kartoffeln sowie Wegschütten des Kochwassers läßt sich der Kaliumgehalt um mehr als die Hälfte reduzieren.
- Bei Hyperphosphatämie: Einschränkung der Phosphatzufuhr. Durch den geringen Verzehr proteinreicher Lebensmittel wird bereits eine deutliche Verringerung des Nahrungsphosphatgehaltes bewirkt. Weitere phosphatreiche Lebensmittel (Weizenkleie, Nüsse, Kakaoprodukte) sind zu meiden.

Ernährung bei Hämodialyse

Grundlagen der diätetischen Therapie
Mit einsetzender Hämodialyse ergeben sich veränderte Anforderungen an die Ernährung. Die Eiweißrestriktion entfällt, da die anfallenden harnpflichtigen Substanzen durch die Behandlung mit der künstlichen Niere eliminiert werden. Bei der Dialyse gehen aber nicht nur harnpflichtige Substanzen in das Waschwasser über, sondern auch solche, deren Entfernung unerwünscht ist. Insbesondere kommt es zu einem Verlust an Aminosäuren und wasserlöslichen Vitaminen.
Bei jeder Dialyse gehen rund 10 g Aminosäuren verloren, die durch eine entsprechend hohe Eiweißzufuhr wieder ersetzt werden müssen. Es wird dementsprechend ein Eiweißgehalt der Kost von etwa 0,8 bis 1 g/kg Körpergewicht/Tag empfohlen, an Dialysetagen u. U. bis 2 g/kg Körpergewicht. Zur Verhütung einer Mangelversorgung an wasserlöslichen Vitaminen ist die Gabe eines Multivitaminpräparates geeignet, das jedoch keine fettlöslichen Vitamine enthalten sollte. Diese gehen bei der Dialyse kaum verloren, so daß es langfristig zu Überdosierungen kommen könnte. Eine Einschränkung der Zufuhr an Kalium (nicht mehr als 2 g/Tag) und Phosphat (nicht mehr als 1200 mg/Tag) ist erforderlich, um Hyperkaliämie und -phosphatämie zu vermeiden. Die erlaubte Flüssigkeitsmenge ist so zu bemessen, daß die Gewichtszunahme zwischen zwei Dialysen 1 kg möglichst nicht übersteigt.

Hinweise zur praktischen Durchführung
- Eiweißreiche Kost mit hochwertigen Proteinträgern (s. Tab. 1.37); ausreichende Energiebe-

Tabelle 1.40 Kaliumreiche Lebensmittel (Kaliumgehalt in mg pro 100 g Lebensmittel)* (nach Lit. [29, 34])

Lebensmittel	mg
Vollkornbrote, Pumpernickel, Knäckebrot	270– 440
Weizenkleie	1390
Roggenmehl, Type 1800	440
Haferflocken	335
Tomaten, Zuckermais, grüne Erbsen, Rettich, Schwarzwurzeln, Sellerie, Blumenkohl	295– 330
Rote Rüben, Artischocke, Endivie, Mangold, Kohlrabi, Feldsalat, Broccoli, Rosenkohl, Grünkohl, Spinat	420– 635
Pilze	190– 520
Getrocknete Hülsenfrüchte	935–1170
Tomatenmark	1160
Kartoffeln	440
Kartoffeltrockenprodukte	750–1150
Pflaumen, Mirabellen, Johannisbeeren, Kiwi, Aprikosen, Banane, Honigmelone, Avocado	330– 500
Trockenobst	620–1370
Nüsse, Mandeln	540–1000
Kalb-, Rind-, Schwein-, Hammelfleisch, Wild	250– 460
Bierschinken, Leberkäse, Salami	260– 300
Frischfisch	290– 465
Kakaopulver, schwach entölt	1920
Milchschokolade	470

* berechnet pro 100 g verzehrbarer Anteil des Lebensmittels; Werte gerundet

darfsdeckung (35 bis 40 kcal/kg Körpergewicht/Tag).
– Da insbesondere pflanzliche Lebensmittel kaliumreich sind (s. Tab. 1.40), wird durch eine Kaliumeinschränkung auch gleichzeitig der Kohlenhydrat- und Ballaststoffgehalt vermindert. Es sollten daher vor allem extrem kaliumreiche Produkte (Trockenobst, Hülsenfrüchte, Nüsse) gemieden werden, und der Kaliumgehalt von Obst, Gemüse und Kartoffeln sollte durch entsprechende Zubereitungsverfahren reduziert werden.
– Eine Reduzierung der Phosphataufnahme ohne gleichzeitige Verringerung der Eiweißzufuhr ist schwierig, da viele eiweißreiche Lebensmittel gleichzeitig einen hohen Phosphatgehalt aufweisen. In erster Linie sind Produkte mit sehr hohem Phosphatgehalt (Schmelzkäse, Weizenkeime und -kleie, Hülsenfrüchte, Nüsse, Kakaoprodukte) zu meiden.
– Faustregel zur Flüssigkeitszufuhr:
Tägliche Flüssigkeitsaufnahme = 24-Stunden-Harnmenge + 500 ml.

Nephrolithiasis

Grundlagen der diätetischen Therapie
Voraussetzung für die Bildung von Harnsteinen ist ein übersättigter und instabiler Harn. Im Vordergrund steht eine erhöhte Ausscheidung steinbildender Substanzen wie Calcium, Oxalat, Phosphat oder Harnsäure. Sie wird durch Überernährung und sehr proteinreiche Kost begünstigt. Verschiebungen des Harn-pH fördern die Auskristallisation. Je nach Zusammensetzung werden verschiedene Arten von Steinen unterschieden. Die häufigsten sind Calciumoxalat-, Calciumphosphat- und Harnsäuresteine. Während die Bildung von Harnsäure- und Calciumoxalatsteinen durch einen niedrigen Harn-pH begünstigt wird, wirkt bei Calciumphosphatsteinen alkalischer Harn fördernd.

Die wichtigste ernährungstherapeutische Maßnahme ist bei allen Steinarten eine reichliche Flüssigkeitszufuhr, um eine Verdünnung des Harns und damit eine geringere Ausfällung von Steinen zu erreichen. Die Trinkmenge sollte so bemessen sein, daß täglich mindestens 1,5 bis 2 Liter Harn ausgeschieden werden.

Mit einer verringerten Aufnahme steinbildender Substanzen durch die Nahrung wird lediglich ein begrenzter Beitrag zu einer wirksamen Prophylaxe geleistet. Die vorbeugende Wirkung kann durch Alkalisierung oder Ansäuerung des Harns – je nach Steinzusammensetzung – unterstützt werden.

Hinweise zur praktischen Durchführung
– Aufnahme von reichlich (2 Liter und mehr) Flüssigkeit, gleichmäßig über den Tag verteilt. Immer geeignet sind Früchte-, Blätter- und Nierentees.
Alkoholhaltige Getränke, auch Bier, sind generell ungeeignet.

Calciumoxalatsteine:
– Vermeidung oxalsäurereicher Lebensmittel (s. Tab. 1.41), sonst normale Mischkost.
– Getränke: keine harnsäuernde, sondern harnalkalisierende Getränke (s. Tab. 1.42); wenig Milch; mäßig Bohnenkaffee und Tee.

Calciumphosphatsteine:
– Wenig Käse, sonst normale Mischkost.
– Getränke: keine harnalkalisierende, sondern harnsäuernde Getränke (s. Tab. 1.42); mäßig Bohnenkaffee und Tee.

Tabelle 1.41 Oxalsäuregehalt ausgewählter Lebensmittel (in mg pro 100 g Lebensmittel)* (nach Lit. [20, 32])

Lebensmittel	mg
Chicorée	27,0
Grüne Bohnen	43,0
Grünkohl	7,5
Karotten	6,5
Mangold	650,0
Rhabarber	290–650
Rote Rüben	72,0
Sellerie	35,0
Spinat	570,0
Himbeeren, Brombeeren, Erdbeeren, Stachelbeeren	12– 20
Mango	35,0
Pflaume	12,0
Kakaopulver	380–450
Milchschokolade (30 % Kakaoanteil)	16,0
Tee (Getränk)	12,5

* berechnet pro 100 g verzehrbarer Anteil des Lebensmittels; Werte gerundet

Tabelle 1.42 Getränke mit Einfluß auf den Harn-pH-Wert (aus Lit. [20])

Harn-pH-steigernder Effekt (harnalkalisierend)	Harn-pH-senkender Effekt (harnsäuernd)
Mineralwasser/Heilquellen: Birresborner Lindenquelle Friedrichs-Christian-Heilquelle Kissinger Rokoczy-Sprudel Kissinger Luitpold-Sprudel Marienbader Rudolfs-Quelle Mergentheimer Karls-Quelle Mergentheimer-Albert-Quelle Staatlich Fachingen Teinacher Hirschquelle Überkinger Adelheids-Quelle Wildunger Georg-Viktor-Quelle Wildunger Helenen-Quelle	Apollinaris-Neuenahr Brolina-Brunnen Harzer Sauerbrunnen Marie-Luisen-Quelle Rhenser-Brunnen Silvaner Heilquelle

Harnsäuresteine:
– Ernährung wie bei Gicht (s. 4.1.3, 4.2.9)
– Getränke: keine harnsäuernde, sondern harnalkalisierende Getränke (s. Tab. 1.42); mäßig Bohnenkaffee und Tee.

4.2.8 Kardiovaskuläre Erkrankungen

Arteriosklerose und Herzinfarkt

Grundlagen der diätetischen Therapie
Die Herz-Kreislauf-Erkrankungen arteriosklerotischer Genese sind die häufigste Todesursache in der Bundesrepublik und anderen westlichen Industrieländern. Unter ihnen nehmen die ischämischen Herzkrankheiten die Spitzenposition ein. Die äußerst komplexen Mechanismen, die zu degenerativen Veränderungen der Arterienwand und damit zur Arteriosklerose führen, sind bis heute nicht in allen Einzelheiten bekannt. Verschiedene Faktoren erhöhen das Risiko der Arterioskleroseentstehung. Zu diesen Risikofaktoren zählen vor allem Fettstoffwechselstörungen, Zigarettenrauchen, Hypertonie, Diabetes mellitus, Adipositas, Hyperurikämie, aber auch eine positive Familienanamnese sowie Bewegungsmangel und Streß. Bei der Prävention der Arteriosklerose und ihrer wesentlichen Komplikationen (Herzinfarkt, Schlaganfall, periphere Durchblutungsstörungen) kommt der Vermeidung bzw. Behandlung der kardiovaskulären Risikofaktoren eine zentrale Bedeutung zu (s. 4.1.2).
Mit Ausnahme erblicher Faktoren und des Zigarettenrauchens sind die wichtigsten Risikofaktoren in erheblichem Maße von Ernährungseinflüssen abhängig. Dies bedeutet, daß durch die richtige Ernährung der Entstehung dieser Risikofaktoren wirksam vorgebeugt werden kann. Gleichzeitig stellen Ernährungsmaßnahmen einen entscheidenden Therapiebestandteil bei bestehenden Risikofaktoren dar.

Verallgemeinernd lassen sich die Grundsätze einer Ernährungsweise zur Prävention von Herz-Kreislauf-Erkrankungen wie folgt zusammenfassen:
1. Vermeidung bzw. Korrektur von Übergewicht.
2. Reduzierung der Gesamtfettzufuhr auf 30 % der Energie und Einschränkung der gesättigten Fettsäuren auf maximal 10 % der Energie.
3. Anteilmäßige Erhöhung der einfach und mehrfach ungesättigten Fettsäuren.
4. Gesteigerte Aufnahme an komplexen Kohlenhydraten (50 bis 60 % der Energie) und Ballaststoffen (30 g/Tag).
5. Mäßigung beim Salzkonsum.

Auf die einzelnen Punkte wird in den Kapiteln der verschiedenen Risikofaktoren eingegangen (Gewichtsabnahme; Fettstoffwechselstörungen s. 4.2.9; Hypertonie s. u.; Diabetes mellitus s. 4.2.9; Hyperurikämie s. 4.2.9).

Hypertonie

Grundlagen der diätetischen Therapie
Hypertonie ist einer der wichtigsten Risikofaktoren der Arteriosklerose. Bei genetischer Disposition können verschiedene exogene Faktoren, allen voran Ernährungsfaktoren, die Entwicklung eines arteriellen Hochdrucks beschleunigen sowie den Schweregard der Hypertonie und die Therapiemaßnahmen beeinflussen. Die wichtigsten Ernährungseinflüsse auf den Blutdruck sind Übergewicht, Natrium- und Alkoholzufuhr (s. 4.1.1).
Der Zusammenhang zwischen Übergewicht und Hypertonie konnte in epidemiologischen und klinischen Studien überzeugend nachgewiesen werden und ist hochsignifikant[42]. Zum einen besteht eine direkte Beziehung zwischen relativem Körpergewicht und Blutdruckhöhe bzw. der Wahrscheinlichkeit einer Hypertonieentwicklung. Zum anderen läßt sich bei adipösen Hypertonikern allein durch Gewichtsreduktion bereits eine Blutdrucksenkung erreichen. Eine Normalisierung des Körpergewichts ist daher prinzipiell bei allen übergewichtigen Hypertonikern anzustreben.
Die Effektivität einer Natriumrestriktion bei Hypertonikern ist seit langem bekannt. Für die Beziehung zwischen Natriumzufuhr und Bluthochdruck werden verschiedene pathophysiologische Mechanismen diskutiert, eindeutig konnte der Zusammenhang nicht geklärt werden. Es gibt Untersuchungen, die darauf hinweisen, daß möglicherweise nur ein Teil der Patienten auf verminderte Natriumzufuhr mit einem Blutdruckabfall reagiert[38]. Bisher konnte jedoch weder der Begriff der sog. Salzsensitivität eindeutig definiert werden, noch gibt es praktikable Methoden, um mögliche natriumsensitive Patienten von nicht-sensitiven zu trennen. Die Natriumrestriktion sollte aus diesen Gründen bei jedem Hypertoniker essentieller Therapiebestandteil sein[28, 33].
Die Bedeutung der Anionenkomponente des aufgenommenen Natriums ist weiterhin strittig, ebenso wie die Frage, ob Natrium nur blutdrucksteigernd wirkt, wenn es als Kochsalz (NaCl) auf-

genommen wird oder auch in anderen Verbindungen. Entsprechende Empfehlungen lassen sich daher nicht formulieren. Da jedoch der weitaus größte Teil des alimentären Natriums in Form von Kochsalz zugeführt wird, kommt der Reduzierung der Kochsalzaufnahme in der Diät die zentrale Rolle zu (s. 2.7.1).

Die Auswirkungen des Alkohols auf die Blutdruckerhöhung wurden in der Vergangenheit unterschätzt. Bei der Mehrzahl der Alkoholiker und starken Trinker findet man eine Hypertonie. Umgekehrt führt Alkoholabstinenz zu einer Blutdrucksenkung[9]. Die Mechanismen der alkoholbedingten Blutdrucksteigerung sind nicht geklärt. Hypertoniker sollten ihren Alkoholkonsum auf weniger als 20 g/Tag einschränken.

Verschiedene Befunde sprechen dafür, daß bei der Entstehung der Hypertonie neben der Natriumzufuhr auch das Natrium/Kalium-Verhältnis der Kost von Relevanz ist[41]. Eine in Relation zur Natriumzufuhr hohe Kaliumaufnahme schwächt offenbar die blutdrucksteigernde Wirkung des Natriums ab. Eine Verminderung des Nahrungskaliums bei konstanter Natriumzufuhr führt, zumindest im Kurzzeitversuch, zu einem Blutdruckanstieg. Nach Ausschluß von Kontraindikationen (Niereninsuffizienz und andere Hyperkaliämien) kann dementsprechend eine Erhöhung der Kaliumzufuhr empfohlen werden.

Neben den genannten Faktoren werden weitere Ernährungseinflüsse in ihrer möglichen Bedeutung bei der Hypertonie diskutiert, so der Calcium-, Magnesium- und Ballaststoffgehalt der Kost sowie die Zusammensetzung des Nahrungsfettes, insbesondere Effekte der n-3-Fettsäuren. Diese Zusammenhänge können derzeit nicht als gesichert gelten, so daß sich keine diesbezüglichen Empfehlungen ableiten lassen. Im Hinblick auf eine allgemein präventive Ernährungsweise zur Vermeidung anderer Risikofaktoren ist jedoch eine Modifizierung der Fettzufuhr mit Einschränkung der gesättigten und Erhöhung der ungesättigten Fettsäuren sowie eine Steigerung der Ballaststoffaufnahme durchaus anzuraten.

Hinweise zur praktischen Durchführung
– Bei Übergewicht Gewichtsnormalisierung (s. Kap. Reduktionskost).
– Die Restriktion der Natriumzufuhr kann in unterschiedlichem Ausmaß erfolgen:
– Streng natriumarme Kost mit 0,4 g Natrium/Tag ($\triangleq$ 17 mmol Natrium $\triangleq$ 1 g Kochsalz). Diese Kost ist nur unter stationären Bedingungen für kurze Zeit realisierbar. Indikationen für eine streng natriumarme Kost sind selten.
– Natriumarme Kost mit 1,2 g Natrium/Tag ($\triangleq$ 51 mmol Natrium $\triangleq$ 3 g Kochsalz). Diese Kost ist unter häuslichen Bedingungen nur bei entspre-

Tabelle 1.43 Natriumgehalt von Lebensmitteln (nach Lit. [29])

Lebensmittel mit überwiegend natürlichem Natriumgehalt	Lebensmittel mit überwiegend bei der Be- und Verarbeitung zugesetztem Kochsalz
bis 40 mg Natrium/100 g	*bis 400 mg Natrium/100 g*
Frischobst, Obstkonserven	Obsäfte, Nüsse (ungesalzen)
Marmelade, Honig, Zucker	Frischkäse
Schokolade, Kakao	geräucherter Bückling
Mehl, Reis, Getreideflocken	geräucherte Makrele
Frischgemüse (überwiegender Teil)	Zwieback, Gebäck, Kuchen
Kartoffeln, Kräuter	Gemüsekonserven
ungesalzene Fette	Gemüsesäfte
Sahne, Quark, Schichtkäse	
Erfrischungsgetränke	
Tee, Kaffee, Bier, Wein	*mehr als 400 mg Natrium/100 g*
	Käse (außer Frischkäse)
	Wurstwaren
bis 120 mg Natrium/100 g	vegetarische Pasten
Milch und Milchprodukte	Fischkonserven, geräucherter Fisch
Eier	Brötchen, Brot, Cornflakes
Teigwaren	Semmelknödel (Fertigprodukt)
Fleisch, Geflügel	diverse Kartoffel-Fertigprodukte (Kroketten, Bratkartoffeln usw.)
Wild, Fisch (Frischware)	eingelegtes Essiggemüse
einige Frischgemüse und -säfte wie:	Tomatenmark
Sellerie, Spinat,	diverse Grill und Cocktailsoßen
Mangold, Möhren,	Fertigsoßen und -suppen
Rote Bete, Artischocken	Fertiggerichte
	mehr als 1200 mg Natrium/100 g
	Dauerwurstwaren, roher Schinken
	Salzheringe, Lachsersatz in Öl
	Schafskäse, Limburgerkäse
	Edelpilzkäse, Schmelz- und Sauermilchkäse
	Salzgebäck
	Oliven, Kapern, Ketchup, Senf
	Gewürzmischungen

Tabelle 1.44 Natriumarme Diätetika (nach Lit. [10])*

	Markenname	Hersteller/Vertrieb	Bezugsquelle**
Natriumarme Kochsalzersatzmittel	Alevita Würzmittel	Nestlé	A, D, L, K
	Alevita Kräuter-Würzmittel	Nestlé	A, D, L, K
	Ambisal z (Diätsalz)	Merck Produkte	A
	Diätsalz Kahler	Kahler	Dv
	Diät Wurstwürz- und Pökelpräparate Kahler	Kahler	Dv
	DISAL Diätsalz jodiert	Bad Reichenhaller Salz	A, D, L, R
	Dr. Ritter Diät-Salz	Dr. Ritter	R
	Sina Salz	Nordmark	A
Sonstige Produkte	Alevita Klare Suppen	Nestlé	A, D, L, K
	Alevita Soßen	Nestlé	A, D, L, K
	Alevita Knäckebrote	Nestlé	A, D, L, K
	EDEN Diät-Sauerkraut	EDEN	R, K
	Alevita Pasteten, rein pflanzlich	Nestlé	A, D, L, K
	Tartex vegetabile Pasteten natriumarm	Tartex	R, Dv, K
	Heirler natriumarme Käsesorten	Heirler	R
	TINO Diät-Heringsfilet-Happen	TINO	Dv

* Die Zusammenstellung erhebt keinen Anspruch auf Vollständigkeit
** A = Apotheken; D = Drogerien; L = Lebensmittelgeschäfte; R = Reformhäuser; Dv = Direktversand, -bezug vom Hersteller; K = Krankenanstalten

Tabelle 1.45 Höchstmengen an Natrium in natriumreduzierten Lebensmitteln (in mg pro 100 g verzehrfertiges Lebensmittel) (nach Lit. [30])

Brot, Kleingebäck und sonstige Backwaren	250
Fertiggerichte und fertige Teilgerichte	250
Suppen, Brühen und Soßen	250
Erzeugnisse aus Fischen, Krusten-, Schalen- und Weichtieren	250
Kartoffeltrockenerzeugnisse	300
Kochwürste	400
Käse und Erzeugnisse aus Käse	450
Brühwürste und Kochpökelwaren	500

chender Motivation des Patienten und mit intensiver Diätberatung durchführbar.
– Mäßig natriumarme Kost mit 2 g Natrium (≙ 87 mmol Natrium ≙ 5 g Kochsalz). Diese Kost kann bereits zu einer Blutdrucksenkung führen und die Effektivität von Antihypertensiva verstärken.
– Bei natriumarmen Kostformen sollte auf die Zugabe von Salz zu Speisen und Gerichten möglichst ganz verzichtet werden. Statt dessen eignen sich Gewürze (keine Würzmischungen auf Salzbasis) und Kräuter in jeder Form, die reichlich verwendet werden können. Empfehlenswert sind Garmethoden, die den Eigengeschmack der Nahrungsmittel fördern, z.B. Dünsten, Grillen, Braten, Gratinieren. Ferner können salzarme Speisen mit Zutaten mit ausgeprägtem Eigengeschmack zubereitet werden, z.B. Olivenöl, Kräuteröle, Zwiebeln, Meerrettich, Knoblauch, gerösteter Sesam, saure Sahne.
– Sehr salzreich sind insbesondere Lebensmittel, denen Salz aus herstellungstechnologischen oder geschmacklichen Gründen bei der Be- und Verarbeitung zugesetzt wird (s. Tab. 1.43). Sie sind weitgehend zu meiden. Lediglich Brot darf trotz seines relativ hohen Salzgehaltes im allgemeinen in üblichen Mengen verzehrt werden.
– Natriumarme diätetische Lebensmittel (s. Tab. 1.44) dürfen nach der Diätverordnung nicht mehr als 120 mg Natrium pro 100 g enthalten, streng natriumarme höchstens 40 mg/100 g.
– Im Lebensmittelhandel werden sog. natriumreduzierte Lebensmittel des üblichen Verzehrs angeboten, die bestimmte Höchstmengen an Natrium aufweisen dürfen (s. Tab. 1.45). Sie stellen eine Erleichterung bei der Durchführung einer salzarmen Kost dar.
– Bei Mineralwasser möglichst Sorten mit einem Natriumgehalt unter 120 mg pro Liter wählen. Natriumarm nach der Diätverordnung sind Sorten mit weniger als 20 mg pro Liter (s. Kap. 3).
– Verzehr kaliumreicher Lebensmittel (s. Tab. 1.40). Eine Erhöhung der Kaliumzufuhr bedingt gleichzeitig eine erwünschte Erhöhung der Ballaststoffaufnahme, da insbesondere pflanzliche Lebensmittel kaliumreich sind.
– Alkoholeinschränkung (unter 20 g/Tag).

4.2.9 Stoffwechselkrankheiten

Diabetes mellitus

Grundlagen der diätetischen Therapie
Nach der WHO-Klassifikation wird der Diabetes mellitus auf der Basis der Insulinabhängigkeit in Typ I, den insulinabhängigen Diabetes, und Typ II, den insulinunabhängigen Diabetes eingeteilt (s. 4.1.1)[63]. Weitere wichtige Unterscheidungsmerkmale der beiden Typen zeigt Tab. 1.46. Beim Typ I ist die Insulinproduktion der B-Zellen vermindert oder nicht mehr vorhanden. Demgegenüber besteht beim Typ-II-Diabetes, der zumeist bei adipösen Patienten auftritt, eine periphere Insulinresistenz: Überernährung führt zu Hyperglyc-

Tabelle 1.46 Unterscheidungsmerkmale des Typ-I- und Typ-II-Diabetes (nach Lit. [40])

	Typ-I-Diabetes	Typ-II-Diabets
Krankheitsbeginn	meist zwischen 15. und 25. Lebensjahr	meist nach dem 40. Lebensjahr
Auftreten der Symptome	meist akut	meist schleichend
Ketoacidose	häufig	selten
Adipositas	sehr selten	fast immer
Ansprechen auf therapeutische Maßnahmen	Neigung zu Blutzuckerschwankungen; kein Ansprechen auf orale Antidiabetika; Neigung zur Entwicklung eines Coma diabeticum	geringe Blutzuckerschwankungen; gutes Ansprechen auf orale Antidiabetika; relativ selten Entwicklung eines Coma diabeticum
Insulinabhängigkeit	ja	nein
Anteil an Gesamtheit der Diabetiker	5 %	95 %
Geschlechtsverteilung	gleich	Frauen häufiger als Männer
Familiäre Belastung	selten	fast immer

ämie und chronisch erhöhter Insulinsekretion. Hohe Insulinspiegel reduzieren die Zahl der zellulären Insulinrezeptoren. Diese sog. Down-Regulation der Rezeptoren wiederum verstärkt die Insulinresistenz und Hyperglycämie, so daß sich ein Circulus vitiosus entwickelt, der letztlich durch Überforderung der B-Zellen den Diabetes manifest werden läßt. Eine Vermehrung der Insulinrezeptoren, die Up-Regulation, findet sich im Hungerzustand und bei körperlicher Aktivität. Dies erklärt die Notwendigkeit der Gewichtsnormalisierung durch verminderte Energiezufuhr und gesteigertes körperliches Training bei Typ-II-Diabetikern.

Bei der Diabetestherapie ist die Diät ein wesentlicher und unverzichtbarer Bestandteil. Sie erfordert eine fachkundige und praxisbezogene Diätberatung der Diabetiker. Die Diabetesdiät soll eine bedarfsgerechte, vollwertige Ernährung sein, die eine ausreichende Zufuhr aller essentiellen Nährstoffe sichert und den Regeln einer gesunden Ernährung folgt.

Ziel ist es, den Stoffwechsel des Diabetikers soweit wie möglich zu normalisieren und Diabeteskomplikationen zu verhindern bzw. zu verzögern. Dazu trägt eine geregelte Ernährung mit zweckmäßiger Auswahl und Zubereitung der Lebensmittel sowie Verteilung der Kost über den Tag ebenso bei wie die Vermeidung bzw. Korrektur von Übergewicht und kardiovaskulären Risikofaktoren.

Eine standardisierte oder Typen-spezifische Diabetesdiät läßt sich nicht formulieren. Vielmehr sind die diätetischen Maßnahmen abhängig von den individuell unterschiedlichen Voraussetzungen der Einstellbarkeit des diabetischen Stoffwechsels, so der Möglichkeit einer ausschließlich diätetischen Behandlung oder der Notwendigkeit oraler Antidiabetika bzw. einer Insulinsubstitution. In der Diabetesdiät haben in letzter Zeit verschiedene, z.T. überbewertete Entwicklungen und aktuelle Probleme zu Verunsicherungen geführt. Um diese Unsicherheiten auszugleichen, sind von der Deutschen Diabetes Gesellschaft Grundlagen und Empfehlungen zur Diättherapie des Diabetikers erarbeitet worden. Die nachfolgenden Ausführungen basieren im wesentlichen auf dieser Stellungnahme[27].

Für den Diabetiker ist eine ausgeglichene Energiebilanz mit Normalgewicht anzustreben, d.h. die Energiezufuhr ist so zu bemessen, daß das individuell wünschenswerte Körpergewicht erreicht und erhalten werden kann. Dieses sollte nicht mehr als 10 % über dem sog. BROCA-Normalgewicht (Körpergewicht in kg = Körperlänge in cm minus 100) liegen; die Obergrenze des sog. Body-Mass-Index (BMI [kg/m^2] = Körpergewicht in kg / Körperlänge in m^2) wird mit 25 beziffert. Bei adipösen Typ-II-Diabetikern ist die Gewichtsreduktion unbestritten die wichtigste Diätmaßnahme, zumal Adipositas zusätzlich die Entstehung kardiovaskulärer Risikofaktoren wie Hypertonie und Hyperlipidämie fördert. Durch Gewichtsabnahme bildet sich die Insulinresistenz zurück, eine bereits eingeschränkte B-Zellenfunktion kann sich wieder normalisieren.

Die immer noch bei vielen Diabetikern verbreitete Einschränkung der Kohlenhydratzufuhr hat nach heutigem Wissenstand keine Berechtigung mehr. Eine kohlenhydratarme Ernährung kann in Verbindung mit einer hohen Aufnahme an gesättigten Fettsäuren sogar zusätzliche Schäden hervorrufen. Es wird daher eine Diät mit einem Kohlenhydratgehalt von etwa 50 % der Nahrungsenergie empfohlen, dabei sind solche kohlenhydratreichen Lebensmittel zu bevorzugen, die gleichzeitig einen hohen Anteil an insbesondere löslichen Ballaststoffen aufweisen (s. 2.3.2). Eine derartige kohlenhydratreiche Kost ermöglicht eine bessere Blutglucosekontrolle und niedrigere LDL-Cholesterolwerte als eine relativ fettreiche Ernährung.

Derzeit ist es nicht möglich, eine definierte optimale Höhe der täglichen Ballaststoffzufuhr zu benennen. Diabetikern sollte aber aus den genannten Gründen der regelmäßige Verzehr ballaststoffreicher Lebensmittel (Vollkornprodukte, Gemüse, Hülsenfrüchte, Obst) angeraten werden.

In verschiedenen Studien konnte gezeigt werden, daß gut kontrollierte, normalgewichtige und normolipidämische Diabetiker mäßige Mengen an Saccharose (Haushaltszucker) ohne erkennbare Nachteile tolerieren[7]. Die Notwendigkeit des Diätgrundsatzes, niedermolekulare Kohlenhydrate, vor allem Haushaltszucker zu meiden, wurde daraufhin in Frage gestellt. Andererseits kann es durch unkontrollierte Saccharosezusätze aber auch zu nachteiligen Effekten kommen, besonders bei schlecht eingestellten, bei hyperlipidämischen und adipösen Diabetikern. Hier steigen Plasmaglucosespiegel, VLDL-Triglycerid- und Gesamtcholesterolkonzentration an. Nach wie vor wird daher prinzipiell geraten, auf Haushaltszucker und andere niedermolekulare Kohlenhydrate vergleichbarer Art zu verzichten. In Einzelfällen und mit ärztlichem Einverständnis sind andere Regelungen nicht auszuschließen. Gegen die Verwendung von Zuckeraustauschstoffen bzw. Süßstoffen bestehen bei Beachtung ihrer speziellen Eigenschaften und bei Verwendung üblicher Mengen keine Bedenken.

Basierend auf der Erkenntnis, daß die glykämische Wirkung kohlenhydrathaltiger Nahrungsmittel bei Verzehr gleicher Kohlenhydratmengen unterschiedlich ist, wurde eine Ordnung der Nahrungsmittel nach ihrer glykämischen Wirkung vorgenommen. Mit diesem sog. glykämischen Index sollte ein physiologischer Austausch der Nahrungsmittel erreicht werden[50]. Die glykämische Wirkung kohlenhydrathaltiger Nahrungsmittel und Mahlzeiten wird jedoch nicht nur vom experimentell ermittelten glykämischen Index der einzelnen Nahrungsmittel bestimmt, sondern von einer Vielzahl weiterer Variablen, z. B. der Zusammensetzung, Zubereitungsart und Konsistenz gemischter Mahlzeiten und der Textur der Nahrungsmittel. Der Wert des glykämischen Index für die praktische Diätetik ist im Hinblick auf diese Variablen zumindest derzeit noch gering. Weiterhin können für insulinpflichtige Diabetiker Kohlenhydrataustauschtabellen empfohlen werden, aus denen geeignete kohlenhydrathaltige Lebensmittel ausgewählt werden können. Bei nicht insulinabhängigen Diabetikern sind Kohlenhydrataustauschsysteme im allgemeinen unnötig.

Diabetiker haben ein deutlich höheres kardiovaskuläres Risiko als Nicht-Diabetiker, und der Vorbeugung und Behandlung von Herz-Kreislauf-Risikofaktoren, allen voran Hyperlipidämie und Hypertonie, kommt in der Diabetesdiät eine große Bedeutung zu. Zur Prävention kardiovaskulärer Komplikationen ist im Hinblick auf die häufigen Fettstoffwechselstörungen der Fettgehalt in der Diabetesdiät auf 35 % der Energie zu begrenzen. Der Anteil an gesättigten Fettsäuren sollte nicht mehr als 10 % der Energie betragen, statt dessen sollten einfach und mehrfach ungesättigte Fettsäuren bevorzugt werden (s. 4.2.1).

Eine eiweißreiche Ernährung des Diabetikers ist unnötig und nicht empfehlenswert. Glucoplastische Aminosäuren aus Nahrungsproteinen können den Glucosestoffwechsel belasten. Ein überhöhter Eiweißverzehr vor allem aus tierischen Produkten fördert zugleich die Aufnahme an gesättigten Fettsäuren. Ferner kann eine hohe Eiweißaufnahme die Entwicklung und Progression der diabetischen Nephropathie begünstigen. Bei unkompliziertem Diabetes wird als Richtwert für die Eiweißzufuhr 15 % der Nahrungsenergie genannt.

Da Kochsalz die Neigung der Diabetiker zu Bluthochdruck begünstigt, sollte die Kochsalzzufuhr nicht höher als 5 bis 7 g/Tag sein. Bei persistierender Hpertonie sollte, auch bei Einnahme von Antihypertensiva, eine weitere Einschränkung auf 3 g/Tag erfolgen (s. 4.2.8).

Diabetiker mit Adipositas, Hypertriglyceridämie und/oder Hypertonie sollten Alkohol prinzipiell meiden. Allen anderen Diabetikern wird wegen möglicher nachteiliger Wirkungen des Alkoholkonsums auf die Blutzuckerregulation angeraten, Alkohol nur gelegentlich, nur in mäßigen Mengen (20 bis 30 g/Tag) und nur zusammen mit einer kohlenhydrathaltigen Mahlzeit zu konsumieren.

Hinweise zur praktischen Durchführung
- Eine effektive Diätbehandlung erfordert eine fachkundige, systematische und praxisbezogene Diätberatung und -schulung des Patienten, bei der seine individuellen Lebens- und Ernährungsgewohnheiten zu berücksichtigen sind.
- Bei adipösen Typ-II-Diabetikern konsequente Gewichtsreduktion. Zu achten ist auf eine regelmäßige Einnahme kleiner Mahlzeiten, um Hypoglykämien zu vermeiden. Kohlenhydrataustauschsysteme sind unnötig, wichtiger ist der Verzicht auf sog. „leere" Kalorienträger wie alle Arten von Zucker und zuckerreiche Lebensmittel, Fett und fettreiche Lebensmittel sowie Alkohol.
- Anzahl und Zusammensetzung der Mahlzeiten, insbesondere die Verteilung der Kohlenhydrate auf die Mahlzeiten, richten sich bei Typ-I-Diabetikern im wesentlichen nach der Art der Insulintherapie (konventionelle oder intensivierte Insulintherapie, Insulinpumpe).
- Bei Kohlenhydrataustauschtabellen für insulinabhängige Diabetiker sollten Tabellen verwendet werden, die verdauliche, blutglucosewirksame Kohlenhydrate und nicht-verdauliche, nicht-blutglucosewirksame Ballaststoffe differenziert angeben.
- Bei der Verwendung von Zuckeraustauschstoffen wie Fructose, Sorbitol, Xylitol ist zu beachten, daß ihr Brennwert mit etwa 4 kcal/g in der Größenordnung wie der anderer Zucker liegt und in die Energiezufuhrberechnungen miteinbezogen werden muß. Es sollten nicht mehr als 50 g Zuckeraustauschstoffe, verteilt auf mehrere Mahlzeiten, pro Tag verzehrt werden.
- Süßstoffe wie Saccharin, Cyclamat und Aspartam liefern keine Energie. Gegen ihre Verwendung in üblichen Mengen bestehen keine Bedenken. Aspartam ist ein Dipeptidester und wird beim Erhitzen zerstört. Es ist also nicht koch- und backfest.
- Hinweise zu einer fettarmen Kost s. Fettstoffwechselstörungen, zur natriumarmen Kost s. Hypertonie (s. 4.2.8).

Tabelle 1.47 Diabetikerlebensmittel (nach Lit. [10])*

	Markenname	Hersteller/Vertrieb	Bezugsquelle**
Zuckeraustauschstoffe aus:			
Fructose	HOLEX Fruchtzucker	Born	R
Fructose	Lihn Fruchtzucker	Lihn	R
Fructose + Saccharin/Cyclamat	natreen-Fruchtzucker-Streusüße	Drugofa	A, D, L, R, K
Sorbit + Saccharin	Schneekoppe Diabetiker-Süße	Schneekoppe	D, L
Fructose	Schneekoppe Fruchtzucker	Schneekoppe	D, L
Sorbit + Saccharin	Sionon-Diabetiker-Süße	Drugofa	A, D, L, R, K
Fructose	Sionon-Fruchtzucker	Drugofa	A, D, L, R
Fructose + Saccharin/Cyclamat	Sionon-Gelier-Fruchtzucker	Drugofa	A, D, L, R
Süßstoffe aus:			
Cyclamat + Saccharin	Assugrin Flüssigsüße	Doerenkamp	A, D, L, R
Aspartam	Assugrin NutraSweet Süßtabletten	Doerenkamp	A, D, L, R
Cyclamat	Assugrin Süßwürfel feinsüß	Doerenkamp	A, D, R
Cyclamat + Saccharin	Lihn Diät-Süße	Lihn	R
Cyclamat + Saccharin	natreen SÜSSE	Drugofa	A, D, L, R, K
Saccharin	Sachillen Bayer Süßstoff	Drugofa	A, D, L, R, K
Cyclamat + Saccharin	Schneekoppe Süßkraft, Tabletten	Schneekoppe	D, L
Cyclamat + Saccharin	Schneekoppe Süßkraft, flüssig	Schneekoppe	D, L
Cyclamat, Saccharin, Acesulfam-K	Sionon Tafelsüße	Drugofa	A, D, L, R, K
Saccharin	Süssin Tabletten	Süßstoffvertriebsgesellschaft	A, D, L
Saccharin	Sukrinetten	Süßstoffvertriebsgesellschaft	A, D, R
Brotaufstriche	EDEN Diät-Konfitüren und Brotaufstriche „leicht"	EDEN	R
	Lihn Diät-Pflaumenmus	Lihn	R
	Lihn Fruchtzucker-Diät-Konfitüre und Gelee	Lihn	R
	Lihn Light, kalorienreduzierte Konfitüre extra	Lihn	R
	Schneekoppe Diabetiker Konfitüren mit Fruchtzucker	Schneekoppe	D, L
	Schneekoppe Diabetiker-Sirup	Schneekoppe	D, L
	Schneekoppe Diät-Nuß-Nougat-Creme	Schneekoppe	D, L
	Sionon-Konfitüren extra	Drugofa	A, D, L, R, K
	TINO Diät-Konfitüre, Extra	TINO	Dv
Backwaren	Drei Pauly Diät Gebäcke für Diabetiker	Drei Pauly	R
	Glucofit herzhafte Knusperstangen	Reform Ölmühle	A, D, Dv
	Pea Diät Butterkeks	Pea Diät	D, L
	Pea Diät Gebäcke	Pea Diät	D, L
	Pea Diät Gebäckmischung	Pea Diät	D, L
	Pea Diät Torteletts	Pea Diät	D, L
	Pea Diät Waffelschnitten	Pea Diät	D, L
	Pea Diät Zwieback	Pea Diät	D, L
	Schneekoppe Diät-Gebäcke	Schneekoppe	D, L
	Schneekoppe Diät-Zwieback	Schneekoppe	D, L
	Sionon-Diät-Backmischung	Drugofa	A, D, L, R, K
	Sionon-Gebäcke	Drugofa	A, D, L, R, K
	Sionon-Zwieback	Drugofa	A, D, L, R, K
	Studt Vitanova-Brot	Studt	D, L, R
	TINO Diabetiker-Gebäck	TINO	Dv
	Waffelhaus – Meine Waffel	Brandenburger Waffelhaus	A, D, L, R
Müslimischungen	Glucofit Spezialmüsli für Diabetiker	Reform Ölmühle	A, D, Dv
	Sionon-Vollkorn-Müsli	Drugofa	A, D, L, R
	Wertkost Multi-Vitamin-Müsli	Edeka	Edeka
Süßwaren	Glucofit Crispieriegel	Reform Ölmühle	A, D, Dv
	HOLEX Diät-Pralinen mit Fruchtzucker	BORN	R
	HOLEX Diät-Schokoladen mit Fruchtzucker	BORN	R

Tabelle 1.47 Fortsetzung

	Markenname	Hersteller/Vertrieb	Bezugsquelle**
Süßwaren	Milka Diät Schokoladen	Jacobs Suchard	A, D, L, R, K
	Pea Diät Bonbons	Pea Diät	D, L
	Pea Diät Schokoladen	Pea Diät	D, L
	Pea Diät Mandel-Nuß-Mix Knabbermischung	Pea Diät	D, L
	Pea Diät Marzipan- und Nougathappen	Pea Diät	D, L
	Pea Diät Pralinen	Pea Diät	D, L
	Schneekoppe Diabetiker-Schokoladen	Schneekoppe	D, L
	Schneekoppe Diät-Bonbons	Schneekoppe	D, L
	Schneekoppe Diät-Pralinen	Schneekoppe	D, L
	Schneekoppe Fruchtzucker-Schokoladen	Schneekoppe	D, L
	Schneekoppe Knusper-Riegel	Schneekoppe	D, L
	Sionon-Feinste Pralinenmischung	Drugofa	A, D, L, R
	Sionon-Fruchtzucker-Diät-Riegel	Drugofa	A, D, L, R, K
	Sionon-Früchte-Bonbons	Drugofa	A, D, L, R, K
	Sionon-gefüllte Fruchtzucker-Schokoladen	Drugofa	A, D, L, R
	Sionon-Knusper-Schokos	Drugofa	A, D, L, R
	Sionon-Leichte Bissen	Drugofa	A, D, L, R
	Sionon-Schokoladen	Drugofa	A, D, L, R, K
Süßspeisen/Desserts	EDEN Diät-Rote-Grütze „leicht"	EDEN	R
	EDEN Sanddorn Fruchtzubereitungen	EDEN	R, Dv
	Familie Vogeley Diät Frucht-Gelee	Vogeley	Dv
	Familie Vogeley Diät Frucht-Mix	Vogeley	Dv
	Heirler sanoghurt mit Frucht	Heirler	R
	Lihn Fruchtzucker-Diät-Obst	Lihn	R
	Schneekoppe Diät-Dessert	Schneekoppe	D, L
	Schneekoppe Diät-Pudding	Schneekoppe	D, L
	TINO Diät-Dessert	TINO	Dv
Getränke	„bizzl" – kalorienarme Getränke	Bad Vilbeler Urquelle	L
	deit Diät-Limonaden	Kajo	L
	deit Diät-Nektare	Kajo	L
	EDEN Diät-Fruchtnektare „leicht"	EDEN	Dv
	EDEN Fruchtsäfte (Muttersäfte)	EDEN	R, Dv
	natreen Frucht-Nektare und Fruchtsaftgetränke	Krings AG	D, L, R
	Rabenhorst Diät-Nektare	Rabenhorst	A, D, R, K
	Rabenhorst „Gesunder Mix", Gemüsesaft ohne Salzzusatz	Rabenhorst	A, D, L, R, K
	Rabenhorst-Holunder	Rabenhorst	A, D, R, K
	Schneekoppe Diät-Nektare	Schneekoppe	D, L
	Wertkost Multi-Vitamin-Frucht-Nektar	Edeka	Edeka
	Wertkost Multi-Vitamin-Gemüsetrunk	Edeka	Edeka
Bindemittel	Alevita binde fix	Nestlé	D, L
	Familie Vogeley Doragel	Vogeley	Dv
	Nestargel	Nestlé	A, Dv
	Tartex Biobin rein pflanzliches Bindemittel	Tartex	R

* Die Zusammenstellung erhebt keinen Anspruch auf Vollständigkeit
** A = Apotheken; D = Drogerien; L = Lebensmittelgeschäfte; R = Reformhäuser; Dv = Direktversand, -bezug vom Hersteller; K = Krankenanstalten

– Diätetische Lebensmittel für Diabetiker sind in Tab. 1.47 aufgelistet. Sie sind kein notwendiger Bestandteil einer Diabetesdiät, die durchaus mit üblichen Lebensmitteln zusammengestellt werden kann. Anderseits können sie dazu beitragen, Schwierigkeiten bei einer zweckmäßigen Diätgestaltung auszugleichen.

Fettstoffwechselstörungen

Grundlagen der diätetischen Therapie
Bei den Hyperlipidämien werden von den primären Formen die sekundären Hyperlipidämien unterschieden, die als Folge verschiedener Grunderkrankungen auftreten und die hier nicht weiter ausgeführt werden (s. 4.1.1). Die primären

Hyperlipidämien, die genetische Störungen, Ernährungseinflüsse oder in den meisten Fällen Kombinationen beider Möglichkeiten verursachen, werden in drei Therapiegruppen eingeteilt: Hypercholesterolämie, Hypertriglyceridämie und kombinierte Hyperlipidämie (s. 4.1.1).

Die wichtigsten Ernährungseinflüsse, die sich negativ auf das Serumcholesterol auswirken, sind Übergewicht, Quantität und Qualität der Fettzufuhr sowie Nahrungscholesterol. Bei entsprechender genetischer Disposition führt Übergewicht in der Leber zu einer Überproduktion an ApoB-enthaltenden Lipoproteinen und damit auch zu einem vermehrten Anfall von LDL-Cholesterol. Außerdem ist bei Adipositas häufig die endogene Cholesterolsynthese erhöht, was wiederum eine Suppression der LDL-Rezeptoraktivität und verringerte Aufnahme von LDL in die Zellen bedingt. Darüber hinaus kommt es als Folge ausgeprägten Übergewichts zu einer Erhöhung der Serumtriglyceride.

Die gesättigten Fettsäuren sind der Nahrungsfaktor mit der stärksten serumcholesterolsteigernden Wirkung, bedingt durch einen Anstieg des LDL-Cholesterols. Dieser Effekt ist zwar seit langem bekannt, die ihm zugrundeliegenden Mechanismen sind jedoch noch weitgehend unklar. Es wird vermutet, daß eine hohe Aufnahme an gesättigten Fettsäuren eine verminderte LDL-Rezeptoraktivität bewirkt (22). Dabei läßt sich eine Cholesterolsteigerung lediglich für Laurin-, Myristin- und Palmitinsäure (C12:0 bis C16:0) nachweisen, während die kurzkettigen Fettsäuren und Stearinsäure (C18:0) den Cholesterolspiegel nicht erhöhen[22]. Die C12:0 bis C16:0-Fettsäuren machen jedoch in den meisten Lebensmitteln den Hauptanteil der gesättigten Fettsäuren aus, so daß nach wie vor generell eine Reduzierung der gesättigten Fettsäuren empfohlen wird[14].

Die cholesterolerhöhenden Effekte des Nahrungscholesterols sind im Durchschnitt weit weniger ausgeprägt als die der gesättigten Fettsäuren. Als Wirkungsmechanismus wird ebenfalls eine Verringerung der LDL-Rezeptoren angenommen. Auffallend sind sehr große interindividuelle Unterschiede in der Reaktion auf Nahrungscholesterol, als deren Ursache erbliche Faktoren vermutet werden[2].

Zur Senkung der Serumcholesterolwerte tragen in erster Linie einfach und mehrfach ungesättigte Fettsäuren sowie komplexe Kohlenhydrate und Ballaststoffe bei. Die cholesterolsenkenden Effekte durch die Aufnahme von mehrfach ungesättigten Fettsäuren (Polyensäuren) sind ebenfalls bereits seit Jahrzehnten bekannt, und auch hier konnte die Wirkungsweise bislang nicht geklärt werden. Man geht davon aus, daß durch den Austausch von gesättigten Fettsäuren durch Polyensäuren die Aktivitätsverminderung der LDL-Rezeptoren aufgehoben wird und diese zu ihrer normalen Aktivität zurückkehren können[22]. Ein solcher passiver Wirkungsmechanismus bedeutet, daß eine Cholesterolsenkung nur bei einem Austausch von gesättigten Fettsäuren durch Polyensäuren erzielt werden kann, und nicht durch einen alleinigen Polyensäurezusatz bei sonst unveränderter Kost. In klinischen Studien führten sehr hohe Mengen an Polyensäuren (bis zu 20 % der Energie) zu einer unerwünschten Senkung des HDL-Cholesterols[2, 22]. Darüber hinaus sprechen neueste Erkenntnisse dafür, daß ein hoher Anteil an Polyensäuren in der Kost möglicherweise eine vermehrte LDL-Oxidation bedingt und damit LDL-Partikel mit erhöhter Atherogenität entstehen[13, 51]. Diese Befunde über nicht auszuschließende nachteilige Wirkungen der Polyensäuren haben dazu geführt, daß internationale Empfehlungen nunmehr nahelegen, den Gehalt der Kost an mehrfach ungesättigten Fettsäuren nicht über 7 bis 10 % der Energie zu erhöhen[14].

Nachdem die einfach ungesättigten Fettsäuren (Monoensäuren) lange Zeit als neutral bezüglich ihrer Wirkung auf den Fettstoffwechsel galten, haben Erkenntnisse der letzten Jahre überzeugend gezeigt, daß auch Monoensäuren im Austausch gegen gesättigte Fettsäuren signifikante Senkungen von Gesamt- und LDL-Cholesterol bewirken, ohne jedoch das HDL-Cholesterol zu reduzieren[3, 21]. Die LDL-Oxidation scheint ebenfalls bei monoensäurereicher Kost vermindert zu sein[51]. Dementsprechend sollten die Monoensäuren in der Kost stärker berücksichtigt werden. Der früher gebräuchliche P/S-Quotient hat aufgrund des neuen Wissens über die einfach ungesättigten Fettsäuren weitgehend an Bedeutung verloren (s. 2.2.7).

Ein Austausch von gesättigten Fettsäuren gegen Kohlenhydrate führt gleichfalls zu signifikanten Senkungen von Gesamt- und LDL-Cholesterols. Eine Erhöhung des Kohlenhydratanteils in der Kost, vornehmlich durch komplexe Kohlenhydrate, ist daher anzustreben.

Bedingt durch eine vermehrte Exkretion von Gallensäuren wird löslichen Ballaststoffen (Pektin, Guar, Hafer- und Bohnenballaststoffen) eine cholesterolsenkende Wirkung zugeschrieben. Die zur Erzielung einer Wirkung notwendigen Ballaststoffmengen sind jedoch sehr groß und für eine Langzeitkost nicht praktikabel. Eine ballaststoffreiche Kost trägt vielmehr auf indirektem Wege wesentlich zu einer Cholesterolsenkung bei, weil sie in aller Regel einen geringeren Gehalt an Energie, Fett, gesättigten Fettsäuren und Cholesterol aufweist.

Hypertriglyceridämien findet man häufig in Begleitung von Adipositas, Alkoholabusus und Diabetes mellitus. Werden diese Ursachen erfolgreich behandelt, normalisieren sich in den meisten Fällen auch die Serumtriglyceride. Außerdem wird bei Hypertriglyceridämie eine Einschränkung von Zucker und anderen niedermolekularen Kohlenhydraten empfohlen, da diese zu einer gesteigerten VLDL-Triglyceridbildung führen, insbesondere bei Übergewicht. Ein weiterer Nahrungsfaktor mit Wirkung auf die Triglyceride sind die n-3-Fettsäuren. Diese hochungesättigten Fettsäuren, die sich vor allem in Fischölen finden, senken die Serumtriglyceride, vermutlich durch eine verminderte VLDL-Synthese. Serumgesamt-, LDL- und HDL-Cholesterol werden hingegen von den n-3-Fettsäuren nicht wesentlich beeinflußt.

Die sehr seltene Hyperchylomikronämie, der ein Mangel an dem Enzym Lipoprotein-Lipase zugrunde liegt, erfordert eine weitgehende Einschränkung langkettiger Fettsäuren in der Kost und einen Austausch durch MCT. Diese werden ohne Chylomikronenbildung direkt über die Pfortader zur Leber abtransportiert (s. 4.2.1).

Hinweise zur praktischen Durchführung
Ernährung bei Hypercholesterolämie:
- Bei Übergewicht Gewichtsnormalisierung; Reduktionskost nach den qualitativen Grundsätzen der lipidsenkenden Kost.
- Die Prinzipien der lipidsenkenden Kost sind:
  1. Verringerung der Gesamtfettzufuhr auf maximal 30 % der Energie und der gesättigten Fettsäuren auf maximal 7 bis 10 % der Energie. Dies kann erreicht werden durch Einschränkung des Verzehrs tierischer Fette und fettreicher tierischer Lebensmittel, die erhebliche Mengen an gesättigten Fettsäuren enthalten. Bei tierischen Lebensmitteln sollten möglichst fettarme Produkte ausgewählt werden. Vorteilhaft sind fettarme Zubereitungsmethoden (Dünsten, Grillen, Garen in Folie etc.).
  2. Anteilmäßige Erhöhung der einfach und mehrfach ungesättigten Fettsäuren: Monoensäuren: 10 bis 15 % der Energie; Polyensäuren: 7 bis 10 % der Energie. Dazu Verwendung pflanzlicher Speiseöle und -fette. Olivenöl weist einen besonders hohen Anteil an einfach ungesättigten Ölsäuren (C18:1) auf, reich an Polyensäuren sind u. a. Sonnenblumenöl, Keimöle, Distelöl. Kokosfett besteht zu über 90 % aus gesättigten Fettsäuren und ist nicht geeignet, ebenso wie gehärtete Speisefette (Packungsangaben beachten).
  3. Steigerung der Zufuhr an komplexen Kohlenhydraten auf 50 bis 60 % der Energie und der Ballaststoffzufuhr auf 30 bis 35 g/Tag (s. Tab. 1.33). Besonders Getreidevollkornprodukte, Hülsenfrüchte, Gemüse, Obst, vor allem pektinreiche Obstarten (Äpfel, Beerenobst) sind zu empfehlen.
  4. Begrenzung des Nahrungscholesterols auf maximal 300 mg/Tag. Eine Verringerung der gesättigten Fettsäuren führt gleichzeitig zu einer erheblichen Reduktion an Cholesterol, da tierische Lebensmittel mit gesättigten Fettsäuren auch viel Cholesterol enthalten. Zusätzlich ist lediglich der Verzehr an Eiern (nicht mehr als 2 Eidotter pro Woche), Innereien, Krusten- und Schalentieren einzuschränken.
- Tab. 1.48 enthält Lebensmittelempfehlungen für eine lipidsenkende Kost. „Empfehlenswerte Lebensmittel" sollten die regelmäßigen Hauptbestandteile der täglichen Kost sein. Sie sind fett- und cholesterolarm bzw. ballaststoffreich. Ausnahme: Die aufgeführten Speiseöle und -fette sowie Nüsse, die aufgrund ihrer günstigen Fettsäurezusammensetzung empfohlen werden. Wegen des hohen Gesamtfettgehaltes sollte jedoch die Verzehrsmenge begrenzt werden. „In Maßen geeignete Lebensmittel" nehmen eine Zwischenstellung ein. Sie sollten nicht täglich und in größeren Mengen verzehrt werden, es muß aber auch nicht völlig darauf verzichtet werden.
„Nicht geeignete Lebensmittel" enthalten große Mengen an gesättigten Fettsäuren und/oder Cholesterol. Sie sollten daher möglichst gemieden werden.

Ernährung bei Hypertriglyceridämie:
- Bei Übergewicht als wichtigste und wirkungsvollste Maßnahme Normalisierung des Körpergewichts; Reduktionskost nach den Grundsätzen der lipidsenkenden Kost.
- Verzicht auf Alkohol.
- Verzicht auf Zucker und zuckerhaltige Lebensmittel (s. Tab. 1.48), statt dessen kohlenhydratreiche Lebensmittel mit hohem Ballaststoffanteil (s. Tab. 1.33).
- Regelmäßiger Fischverzehr, besonders Hering, Makrele, Lachs, Thunfisch. Diese Fische weisen einen hohen Gehalt an n-3-Fettsäuren auf.
- Bei einer eventuellen Einnahme von n-3-Fettsäuren in konzentrierter Form (Fischölkapseln), die bei bestimmten Formen der Hypertriglyceridämie indiziert sein kann, ist darauf zu achten, daß die Einnahme nur unter ärztlicher Kontrolle erfolgt und Präparate mit standardisiertem Gehalt an n-3-Fettsäuren verwendet werden.
- Auch bei Hypertriglyceridämie wird eine Ernährung nach den Prinzipien der lipidsenkenden Kost (s. o.) empfohlen, um der möglichen Entstehung einer Hypercholesterolämie wirkungsvoll vorzubeugen.

Ernährung bei kombinierter Hyperlipidämie:
- Ernährung wie bei Hypercholesterolämie und gleichzeitige Berücksichtigung der Grundsätze bei Hypertriglyceridämie.

Ernährung bei Hyperchylomikronämie:
- Zunächst extrem fettarme Kost (etwa 10 % der Energie); es dürfen keine Speisefette und -öle verwendet werden; nur sehr fettarme Lebensmittel, vor allem pflanzliche Produkte, sind erlaubt.
- Anschließend langsame Steigerung der Fettzufuhr auf 15 bis 25 % der Energie bei Berücksichtigung der individuellen Verträglichkeit (Serumtriglyceride möglichst unter 500 mg/dl). Speiseöle und -fette sollten durch MCT-haltige Fette ersetzt werden (s. Kap. 4.2.1); zusätzlich Aufnahme von 5 bis 10 g eines linolsäurereichen Öles (Sonnenblumenöl, Distelöl), um den Bedarf an essentiellen Fettsäuren zu decken. Auch weiterhin müssen möglichst magere Lebensmittel, bevorzugt pflanzlichen Ursprungs, verzehrt werden.
- Um eine kohlenhydratinduzierte Erhöhung der VLDL-Triglyceride zu vermeiden, sollte auf Zucker und zuckerreiche Lebensmittel möglichst verzichtet werden, statt dessen sollten kohlenhydratreiche Lebensmittel mit hohem Ballaststoffgehalt gewählt werden (s. Tab. 1.33).

Tabelle 1.48 Lebensmittelempfehlungen bei Hyperlipidämien (nach Lit. [14, 62])

Lebensmittel	Empfehlenswert	In Maßen geeignet	Nicht geeignet
Speisefette/-öle	Grundsätzlich sollte der Verzehr von Speisefetten und -ölen eingeschränkt werden! Olivenöl, Keimöle, Sojaöl, Nußöl, Distelöl Speiseöle bzw. Margarinesorten mit deklariertem „hohen Gehalt an mehrfach ungesättigten Fettsäuren"		Butter, Schmalz, Kokosfett, Palmkernfett, gehärtete Speisefette, Speisefette bzw. Margarinesorten unbekannter Zusammensetzung
Fleisch Fleischprodukte Wurstwaren	Hähnchen ohne Haut, Kalbfleisch, Kaninchen, Wild Rind- oder Kalbfleischsülze, Corned beef, Geflügelwurst	mageres Fleisch vom Rind, Schwein, Lamm, mageres Rinderhackfleisch magerer Schinken, roh oder gekocht, Spezialwurstsorten unter 10 % Fett	durchwachsenes und fettes Fleisch aller Art, Schweinemett, Speck, Gans, Ente, Innereien aller Art handelsübliche Wurstsorten, z. B. Dauerwurst, Leberwurst, Brühwurst, Mettwurst
Fisch	Magerfische aller Art, z. B. Kabeljau, Seelachs, Forelle fettreiche Fischarten, z. B. Hering, Makrele, Thunfisch, Lachs	Fischkonserven ohne Öl oder Sauce Krusten- und Schalentiere	Aal, Fischfrikadellen
Milch Milchprodukte Eier	Magermilch, fettarme Milch, Molke, Buttermilch magere und fettarme Milchprodukte Magerquark Sauermilchkäse, z. B. Harzerkäse, Mainzerkäse Magerkäse unter 10 % Fett i. Tr. Eiweiß	Kondensmilch mit 4 % Fett Speisequark mit 10 % Fett i. Tr. fettarme Käsesorten bis zu 30 % Fett i. Tr. nicht mehr als 2–3 Eidotter pro Woche	Vollmilch- und -produkte Kondensmilch mit 7 % oder 10 % Fett, Sahne, sahnehaltige Milchprodukte saure Sahne, Schmand, Crème fraîche fettreiche Käsesorten mit mehr als 30 % Fett i. Tr. mehr als 3 Eidotter pro Woche
Getreideerzeugnisse	Vollkornmehle, Vollkornbrote Vollkorngetreideerzeugnisse Vollkornreis, Vollkornteigwaren	helle Auszugsmehle*, helle Brotsorten* gezuckerte Frühstückscerealien*, z. B. Cornflakes weißer Reis*, helle Teigwaren* Zwieback	fetthaltige Feinbrote, z. B. Buttertoast, Croissants Butterkeks, Blätterteiggebäck, Salz-, Käsegebäck
Gemüse Kartoffeln	Gemüse aller Art Hülsenfrüchte Kartoffel ohne Fett zubereitet Kartoffelpüree, Kartoffelknödel	mit geeigneten Ölen zubereitete Bratkartoffeln oder Pommes frites	Bratkartoffeln oder Pommes frites, mit Fetten ungeeigneter oder unbekannter Zusammensetzung zubereitet Kartoffelchips und -sticks
Obst	Frischobst tiefgefrorenes Obst ungezuckertes Obstkompott	Avocado gezuckerte Obstkonserven* Trockenobst*; kandierte Früchte*	
Nüsse	Wegen des hohen Gesamtfettgehaltes sollte bei Nüssen die Verzehrsmenge begrenzt werden!		Kokosnuß

Tabelle 1.48 Fortsetzung

Lebensmittel	Empfehlenswert	in Maßen geeignet	Nicht geeignet
Süßwaren	Süßstoffe, z. B. Saccharin, Cyclamat, Aspartam	Süßstoffe, z. B. Saccharin, Cyclamat, Aspartam Marmelade*, Honig*, Sirup*, Bonbons*, Lakritz* Zucker*, z. B. Haushaltszucker*, Traubenzucker* Zuckeraustauschstoffe*, z. B. Fructose*, Sorbit* Kakaopulver, stark entölt	Nuß-Nougat-Creme Schokolade, Pralinen, Nougat, Marzipan
Getränke	Kaffee, Tee, Mineralwasser Diät- oder ungezuckerte Erfrischungsgetränke, ungesüßter Fruchtsaft, Gemüsesäfte	fettarmer Kakaotrunk zuckerhaltige Erfrischungsgetränke*, Malzbier* alkoholische Getränke*	Trinkschokolade Irish Coffee, Eierlikör, Sahnelikör
Zubereitete Lebensmittel	fettarme klare Suppen, fettarme Soßen	Fertigsuppen und -soßen Kuchen*, Gebäck*	Butter-, Sahne- oder Käsesoße, Cremesuppen Kuchen, Pasteten mit Fett ungeeigneter oder unbekannter Zusammensetzung
	Fruchteis*	Milcheis*	Sahneeis, Softeis
Sonstige Lebensmittel	Kräuter aller Art Gewürze, z. B. Paprika, Pfeffer, Senf Essig, Sojasoße, Worcestersoße fettarmes Salatdressing, z. B. mit Zitrone oder Magerjoghurt	Ketchup fettarmes Fertigdressing fertige Würzmischungen Salz	Mayonnaise, Remoulade sahnehaltiges Salatdressing

* Diese Produkte gehören bei erhöhten Serumtriglyceridwerten ebenfalls zu den „nicht geeigneten" Lebensmitteln

Hyperurikämie und Gicht

Grundlagen der diätetischen Therapie
Die Gicht stellt in den meisten Fällen die klinische Manifestation einer angeborenen Stoffwechselstörung, der familiären Hyperurikämie, dar. Diese beruht in aller Regel auf einer verminderten renalen Harnsäureausscheidung infolge einer Störung der tubulären Harnsäuresekretion. Als Hyperurikämie gilt ein Serumharnsäuregehalt von 6,5 mg/dl und mehr. Die Harnsäurekonzentration wird im wesentlichen durch Alter, Geschlecht und vor allem die Ernährung beeinflußt (s. 4.1.1).
Der richtigen Ernährung kommt daher nicht nur bei der Manifestation und der Therapie der Gicht eine große Bedeutung zu, sie spielt auch bei der Prävention eine wichtige Rolle, da eine Frühdiagnose der Hyperurikämie problematisch ist. Zur Therapie der Hyperurikämie stehen heute wirksame Medikamente (Urikostatika, Urikosurika) zur Verfügung, so daß nicht selten die Ansicht vertreten wird, eine Diät sei überflüssig. Dies ist jedoch keinesfalls zu befürworten, denn Ernährungseinflüsse sind bei vielen Patienten der wichtigste Manifestationsfaktor der Gicht. Die richtige Ernährung vermindert klinische Komplikationen und trägt zur Einsparung von Arzneimitteln bei.

Harnsäure wird im Stoffwechsel als Endprodukt des Abbaus von Purinen gebildet. Durchschnittlich entstehen beim Abbau endogener Purine etwa 300 mg Harnsäure pro Tag, beim Abbau der üblicher Kost aufgenommenen Purine mindestens 400 mg pro Tag. Über 80 % der Harnsäure werden renal ausgeschieden. Neuere Untersuchungen haben erwiesen, daß nicht alle Purinquellen in Lebensmitteln den gleichen Einfluß auf die Serumharnsäure ausüben, sondern daß die Form, in der die Purine vorliegen (DNS-, RNS-Purine, Nucleotid-, Nucleosid-Purine, freie Purinbasen), mitentscheidend ist[65]. Da durch Lagerung und Zubereitung Art und Menge der Purinkörper in sehr unterschiedlichem Ausmaß verändert werden, haben diese Erkenntnisse keine praktischen Konsequenzen auf die diätetischen Maßnahmen. Die Diättherapie verfolgt drei Ziele: Normalisierung des Körpergewichts; Verringerung der Purinzufuhr mit der Nahrung; Einschränkung des Alkoholkonsums. Patienten mit Hyperurikämie haben häufig Übergewicht. Durch Gewichtsreduktion wird ein Abfall des Serumharnsäurespiegels erreicht. Jedoch führt totales Fasten durch die entstehende Ketoacidose zu einer verminderten renalen Harnsäureausscheidung und damit zu einem Anstieg der Serumharnsäurekonzentration.

Ernährung und Diätetika

Üblicherweise wird der Puringehalt der Kost als mg gebildete Harnsäure berechnet. Es wird eine purinarme Kost empfohlen, die bis zu 500 mg Harnsäure pro Tag enthalten darf. Die streng purinarme Kost mit einem Harnsäuregehalt bis zu 300 mg/Tag läßt sich wegen ihrer Einseitigkeit als Dauerkost im allgemeinen nicht realisieren. Der Verbrauch alkoholischer Getränke sollte eingeschränkt werden, da Alkohol einen Anstieg der Serumharnsäure bewirkt. Ursachen sind eine verminderte renale Harnsäureausscheidung durch Erhöhung des Lactatspiegels sowie eine vermehrte Harnsäurebildung durch einen gesteigerten Turnover von Adeninnucleotiden[15]. Auch der Puringehalt des Bieres trägt zu einer Erhöhung des Harnsäurespiegels bei.

Hinweise zur praktischen Durchführung
- Bei Übergewicht Normalisierung des Körpergewichts.
- Purinarme Kost (bis zu 500 mg Harnsäure pro Tag); eine Übersicht über den Harnsäuregehalt von Lebensmitteln findet sich in Tab. 1.49.
- Es wird empfohlen, auf purinreiche Innereien zu verzichten, ebenso auf die Haut von Fisch, Geflügel und Schwein; nur einmal am Tag eine Fleischmahlzeit (100 bis 150 g) zu verzehren und als tierische Eiweißquellen Milch, Milchprodukte und Eier zu bevorzugen.
- Kochen führt in Lebensmitteln zu größeren Purinverlusten als Braten und ist dementsprechend günstiger.
- Bei der Zusammenstellung purinarmer Kost sollte ein Lebensmittel nicht nur nach seinem Puringehalt pro g Lebensmittel beurteilt werden, sondern auch nach dem Energiegehalt und der verzehrten Portionsgröße. Beispielsweise enthält Spargel pro 100 g nur 30 mg Harnsäure. Da aber durchaus bei einer Mahlzeit 400 g Spargel verzehrt werden können, würden damit bereits 120 mg Harnsäure aufgenommen, etwa die gleiche Menge wie mit 100 g gekochtem Schinken. Andererseits weist getrockneter Fleischextrakt pro 100 g einen extrem hohen Puringehalt auf, wird aber nur in geringen Mengen als Würzsubstanz verwendet, so daß die mit einer Mahlzeit zugeführte Purinmenge nur gering ist.
- Einschränkung des Alkoholkonsums und den Alkohol möglichst zu den Mahlzeiten aufnehmen.
- Vermeiden von Exzessen aller Art, sowohl Fasten als auch „kulinarische Exzesse" und Alkoholabusus sind schädlich.

Seltene Stoffwechselkrankheiten

Phenylketonurie
Grundlagen der diätetischen Therapie. Bei der Phenylketonurie (PKU) besteht ein angeborener Defekt des Enzyms Phenylalaninhydroxylase, welches Phenylalanin in Tyrosin umwandelt. Unter normaler eiweißhaltiger Ernährung staut sich beim Neugeborenen mit PKU Phenylalanin an, und es werden alternative Stoffwechselwege be-

Tabelle 1.49 Puringehalt ausgewählter Lebensmittel (berechnet als mg gebildete Harnsäure pro 100 g Lebensmittel* (nach Lit. [29, 65])

Innereien			**Gemüse**	
Leber	335		Blumenkohl	25
Niere	240		Grünkohl, Rotkohl, Wirsing	20–30
Bries	1030		Karotten	25
			Spargel	30
Fleisch			Spinat	70
Kalbfleisch	130–190		Tomaten	10
Rindfleisch	110–140		grüner Salat i. D.	10–40
Schweinefleisch	120–150		Hülsenfrüchte, getrocknet	130–180
Huhn	120–160		Kartoffeln	10
Wild i. D.	110–160			
			Obst, Nüsse	
Fisch			Frischobst	0–5
Anchovis	360		Erdnüsse	100
Forelle	170		Haselnüsse, Walnüsse	25–30
Hering	170			
Krabben	170		**Brot und Getreideprodukte**	
Lachs	150		Vollkornbrot	40
Miesmuscheln	370		Mischbrot	35
Ölsardinen	560		Weißbrot	15
Seezunge	130		Nudeln	35
			Reis	0
Milch, Eier				
Milch, Milchprodukte	0		**Sonstiges**	
Eier	2		Butter, Öl	0
			Wein	0
			Bier	10–15
			Kaffee, Tee	0

* berechnet pro 100 g verzehrbarer Anteil des Lebensmittels; Werte gerundet

schritten. Die sich anhäufenden Stoffwechselmetabolite hemmen eine normale Gehirnentwicklung. Bei unbehandelter PKU zeigen sich bereits ab dem 4. Lebensmonat neurologische Auffälligkeiten und Zeichen mentaler Retardierung.
Da im Rahmen des Neugeborenen-Screenings mit dem Guthrie-Test alle betroffenen Säuglinge bereits in den ersten Lebenstagen erkannt werden, kann die diätetische Therapie frühzeitig einsetzen, so daß die geistige Entwicklung normal verläuft.
Je nach Restaktivität der Phenylalaninhydroxylase unterscheidet man verschiedene Schweregrade der PKU, die einer unterschiedlich intensiven diätetischen Betreuung bedürfen. Bei der klassischen PKU liegt die Aktivität unter 1 %, unter eiweißhaltiger Kost steigt die Phenylalaninkonzentration im Plasma über 20 mg/dl an (Normalwert: 1 bis 2 mg/dl). Eine Restaktivität von 1 bis 3 % (Anstieg der Phenylalaninwerte auf 10 bis 20 mg/dl) erfordert ebenfalls konsequente Diät. Bei einer Hyperphenylalaninämie mit Werten von 2 bis 10 mg/dl und einer Restaktivität von 3 bis 10 % hingegen ist für eine normale geistige Entwicklung keine Diät mehr notwendig.
Die Diät muß phenylalaninarm, darf aber nicht phenylalaninfrei sein, da Phenylalanin eine essentielle Aminosäure ist. Die erforderliche Tagesmenge an Phenylalanin beträgt beim Säugling 40 bis 70 mg/kg Körpergewicht und Tag, bei Schulkindern 10 bis 30 mg/kg/Tag. Diese Menge wird mit eiweißarmen Lebensmitteln zugeführt, während der restliche Proteinbedarf durch phenylalaninfreie Aminosäuremischungen gedeckt werden muß. Regelmäßige Phenylalaninkontrollen im Blut sind zur Überwachung der Diät erforderlich. Wie lange eine phenylalaninfreie Diät eingehalten werden muß, ist derzeit strittig. Die Empfehlungen gehen jedoch dahin, mindestens bis zum 12. oder 14. Lebensjahr streng phenylalaninarm zu behandeln und dann auf eine gelockerte Diät überzugehen oder aber die Diät lebenslang beizubehalten. Für letzteres spricht die Erkenntnis, daß auch nach Abschluß der Hirnreife Zerebralstörungen durch hohe Phenylalaninkonzentrationen auftreten können[57].
Besteht bei einer Frau mit PKU Kinderwunsch, so ist unbedingt bereits vor der Konzeption eine streng phenylalaninarme Diät indiziert. Geschieht dies nicht, wird das Ungeborene durch die hohe Phenylalaninkonzentration im Körper der Mutter gefährdet, das sich über einen aktiven Transportmechanismus in der Placenta im Kind auf das Doppelte anreichert. Die hohe Konzentration schädigt das sich entwickelnde Nervensystem des Feten und führt zu Mikrozephalie mit schwerer geistiger Behinderung, unabhängig davon, ob das Kind selbst PKU hat oder nur Anlageträger ist.

Hinweise zur praktischen Durchführung
– Eiweißarme und damit phenylalaninarme Diät: Muttermilch in berechneten Mengen, Gemüse, eiweißarme Produkte aus eiweißarmem Mehl, wie Brot, Nudeln, Pizza, Kekse.
– Eiweißarme Diätetika finden sich in Tab. 1.39.
– Gabe von phenylalaninfreien Aminosäuremischungen (s. Tab. 1.50).

Tabelle 1.50 Phenylalaninfreie Proteinhydrolysate und Aminosäuremischungen (nach Lit. [10])*

Markenname	Hersteller
Aponti PKU Diät 40	Aponti
Aponti PKU Diät 80	Aponti
Milupa PKU 1	Milupa
Milupa PKU 2	Milupa
Milupa PKU 3	Milupa
P-AM, Stufen 1–4	Maizena

* Die Zusammenstellung erhebt keinen Anspruch auf Vollständigkeit

Cystische Fibrose, Mukoviszidose
Grundlagen der diätetischen Therapie. Bei der Mucoviszidose (cystische Fibrose, CF) handelt es sich um eine vererbbare Stoffwechselkrankheit, bei der ein defektes Gen für einen gestörten Transport von Chlorid durch die Zellmembran verantwortlich ist. Drüsen mit exokriner Sekretion produzieren ein wasserarmes, salzreiches und zähflüssiges Sekret, das seine eigenen Abflußgänge verstopft und seinen Funktionsort nicht erreicht. Hauptmanifestationen sind Verdauungs- und Respirationstrakt.
Der Mangel an Pankreasenzymen führt zur Maldigestion mit der typischen Steatorrhö. Der Energiebedarf liegt deutlich höher als bei Gesunden. Im Mittel ist ein Energiezuschlag von 15 % zur Kompensation der exkretorischen Pankreasinsuffizienz zu berechnen und weitere 10 bis 20 % für den Energiemehrbedarf infolge der pulmonalen Komplikationen (Hustenattacken, erschwerte Atmung etc).
Die diätetische Therapie besteht infolgedessen in einer Ernährung mit hochkalorischer Kost nach den Prinzipien der Pankreasinsuffizienz mit hochdosierter Gabe von Pankreasenzympräparaten. Die Therapie muß lebenslang durchgeführt werden.

Hinweise zur praktischen Durchführung. Zur Durchführung der Diät s. exokrine Pankreasinsuffizienz (s. 4.2.5). Es ist jedoch darauf hinzuweisen, daß zur Deckung des Energiebedarfs der Fettgehalt der Kost (teilweise MCT; s. 4.2.1) häufig höher sein muß, als im allgemeinen bei Pankreasinsuffizienz empfohlen. Auch muß häufiger eine Substitution von Vitaminen und Mineralstoffen erfolgen, um insbesondere bei Kindern einen guten Kräftezustand zu erreichen.

Homocystinurie
Bei der Homocystinurie liegt ein angeborener Mangel an dem Enzym Cystathionin-Synthetase vor. Das sich anstauende Homocystein wird entweder zu Methionin umgewandelt oder in das Disulfid Homocystin überführt. Infolgedessen werden erhöhte Spiegel von Methionin und Homocystin im Blut und Urin gefunden. Die pathologische Akkumulation von Homocystin führt zu Endothelschädigungen mit arteriosklerotischen Veränderungen und Thromboembolien.
Die Therapie besteht in einer Diät, die methioninarm ist und zusätzlich Cystein enthält, welches

durch den Defekt nicht ausreichend endogen gebildet werden kann. Je nach Restaktivität des Enzyms müssen gegebenenfalls entsprechende Aminosäuremischungen eingesetzt werden.

Ahornsirupkrankheit
Der Ahornsirupkrankheit, welche ihren Namen dem auftretenden ahornsirupähnlichen Geruch des Urins verdankt, liegt ein angeborener Enzymdefekt zugrunde, der den Abbau der verzweigtkettigen Aminosäuren Leucin, Isoleucin und Valin betrifft. Als Folge werden diese Aminosäuren und verschiedene Umwandlungsprodukte mit dem Harn ausgeschieden. Ohne Therapie tritt bereits in den ersten Lebenswochen durch Schädigung des zentralen Nervensystems der Tod ein.
Da die betroffenen Aminosäuren essentiell sind, muß die erforderliche Diät zwar arm an, darf aber nicht frei von Leucin, Isoleucin und Valin sein. Der Eiweißbedarf muß wiederum durch entsprechende Aminosäuregemische gedeckt werden.

4.2.10 Tumorerkrankungen

Grundlagen der diätetischen Therapie
Nach allen vorliegenden wissenschaftlichen Erkenntnissen gibt es keine Diät, die in der Lage ist, maligne Tumoren zu heilen bzw. die Entwicklung von Rezidiven zu vermeiden (s. Kap. 4.1.6). Vor solchen sog. „Krebsdiäten", die vor allem in der Laienpresse immer wieder propagiert werden, ist eindringlich zu warnen, insbesondere wenn sie den Anspruch erheben, eine manifeste Krebserkrankung allein zu heilen. Neben den fehlenden Erfolgsaussichten stellen diese zumeist einseitigen Diäten ein erhebliches Ernährungsrisiko für den Patienten dar, da sie zu Nährstoffdefiziten führen und den Ernährungszustand dramatisch verschlechtern können.
Der Ernährungstherapie kommt jedoch als Bestandteil der begleitenden Maßnahmen eine große Bedeutung bei der Krebsbehandlung zu, insbesondere bei der Tumorkachexie. Diese beschreibt einen Zustand körperlicher Schwäche und ist charakterisiert durch Anorexie, Anämie und einen progredienten Gewichtsverlust. Eine Kachexie kann nicht nur durch den Tumor selbst bzw. seine systemische Wirkung auf den Organismus hervorgerufen werden, sondern ebenso durch Therapiemaßnahmen, die bei Tumorerkrankungen erforderlich sind wie operative Eingriffe, Chemotherapie oder Bestrahlungen. Durch eine manifeste Tumorkachexie wird die Prognose des Patienten verschlechtert.
Die Ursachen der Tumorkachexie sind vielfältig. Zum einen spielt eine durch Anorexie, Obstruktion, Therapie etc. bedingte verminderte Nahrungsaufnahme eine Rolle. Es findet sich häufig ein erhöhter Nährstoffverlust als Folge von Erbrechen, Diarrhö, Nephropathie u. a. Außerdem kommt es zu tumorinduzierten Stoffwechselveränderungen im Sinne eines Hypermetabolismus und Katabolismus.
Mit gezielten diätetischen Maßnahmen gilt es, den Ernährungszustand onkologischer Patienten zur Stärkung des körperlichen und psychischen Allgemeinbefindens zu verbessern. Die Ernährung sollte, wenn immer möglich, oral erfolgen[49]. Erst wenn der Patient trotz intensiver diätetischer Bemühungen nicht in der Lage ist, auf normalem Wege Nahrung zu sich zu nehmen, ist über eine mögliche Form künstlicher Ernährung zu entscheiden.
Grundlage für die Ernährungstherapie ist eine genaue Charakterisierung des Ernährungszustandes durch biochemische Parameter und die Beobachtung des Gewichtsverlaufs. Der Energiebedarf von Tumorpatienten ist variabel und u. a. auch vom Typ des Tumors abhängig. Für Patienten ohne wesentlichen Gewichtsverlust werden im allgemeinen 30 bis 35 kcal/kg Körpergewicht und Tag veranschlagt, bei unterernährten Patienten 35 bis 45 kcal/kg Körpergewicht und Tag. Bei Patienten mit Tumorkachexie sind die Proteinreserven durch Eiweißkatabolismus und -verluste vermindert. Die Kost sollte daher proteinreich mit 1 bis 1,5 g Eiweiß pro kg Körpergewicht sein. Nachgewiesene Vitamin- und Mineralstoffmangelzustände erfordern gegebenenfalls eine gezielte Substitution.

Hinweise zur praktischen Durchführung
- Adäquate Zufuhr von Energie und essentiellen Nährstoffen, vor allem Protein. Proteinreiche Lebensmittel sollten günstigerweise zusammen mit anderen Energiesubstraten aufgenommen werden, um die energetische Verwertung von Aminosäuren zu vermindern. Häufig findet sich eine Aversion gegen tierisches Eiweiß, wobei zunächst Schweine- und Rindfleisch, erst später Geflügel, Fisch und zuletzt Eier und Milchprodukte abgelehnt werden. Um in diesen Fällen eine ausreichende Zufuhr an biologisch hochwertigen Proteinträgern sicherzustellen, sollten vor allem bei pflanzlichem Eiweiß vorzugsweise Proteinmischungen aufgenommen werden (s. Tab. 1.37).
- Abwechslungsreiche, gemischte, wohlschmeckende Kost, die unter *Berücksichtigung von individuellen Eßgewohnheiten*, Nahrungsmittelpräferenzen und -aversionen zusammengestellt und appetitlich angerichtet werden sollte.

Häufige Ernährungsprobleme bei Tumorpatienten
Anorexie. Die Anorexie kann durch den Tumor selbst, durch psychische Belastungen oder die Tumortherapie ausgelöst sein. Große Einzelmahlzeiten sind ungünstig, die Verteilung der Nahrung auf 5 bis 8 kleine Mahlzeiten führt zumeist zu einer Erhöhung der Energiezufuhr. Kostwünsche sollten weitestgehend berücksichtigt, die Speisen appetitlich angerichtet werden. Ablenkung beim Essen und Vermeidung intensiver Gerüche der Speisen können ebenfalls hilfreich sein.

Gewichtsabnahme. Im Verlauf onkologischer Erkrankungen treten häufig große Gewichtsverluste auf, die besonders von anorektischen Patienten nur schwer aufgefangen werden. Hier sind Lebensmittel mit hoher Energiedichte zu empfehlen,

Tabelle 1.51 Eiweiß- und Kohlenhydratkonzentrate zur Nahrungsergänzung (nach Lit. [10])*

	Markenname	Hersteller/Vertrieb	Bezugsquelle**
Eiweiß	Meritene Pulver	Wander	A, K
	Nesfit Eiweiß 60	Nestlé	A, D, L
	Protein 88	Wander	A, K
Kohlenhydrate	Dextropur	Maizena	A, D, L, R, K
	Dextropur plus	Maizena	A, D, L, R
	Maizena	Maizena	L
	Maltodextrin 19	Maizena	A, D, R, K
	Mondamin	Maizena	A, D, L, R, K

* Die Zusammenstellung erhebt keinen Anspruch auf Vollständigkeit
** A = Apotheken; D = Drogerien; L = Lebensmittelgeschäfte; R = Reformhäuser; Dv = Direktversand, -bezug vom Hersteller; K = Krankenanstalten

Tabelle 1.52 Nährstoffkonzentrate in Pulver- oder flüssiger Form zur Nahrungsergänzung (ohne Trink- und Sondennahrung) (nach Lit. [10])*

Markenname	Hersteller/Vertrieb	Bezugsquelle**
Bonolat	Dr. Grandel	A
Dextro ENERGEN Trink Energie	Maizena	A, D, L, K
Dilsana Aufbaunahrung	Milupa	A
Meritene flüssig	Wander	A, K
Molat	Dr. Grandel	R
Nutrodrip Energie Drink	Wander	A, K
Palenum	Mead Johnson	A
Protenplus	Fresenius	A, K

* Die Zusammenstellung erhebt keinen Anspruch auf Vollständigkeit
** A = Apotheken; D = Drogerien; L = Lebensmittelgeschäfte; R = Reformhäuser; Dv = Direktversand, -bezug vom Hersteller; K = Krankenanstalten

häufige kleine Zwischenmahlzeiten mit energiereichen Produkten (Nüsse, Trockenfrüchte, Gebäck etc.), energiereiche Getränke. Außerdem kann die Nahrung mit Eiweiß- oder Kohlenhydratkonzentraten angereichert werden (s. Tab. 1.51), oder es können energiereiche Nahrungsergänzungen (s. Tab. 1.52) bzw. energiereiche Trinknahrungen gegeben werden.

Dysphagie. Dysphagie, Geschmacksveränderungen und verminderten Speichelfluß findet man nach Radio- und Chemotherapie. Empfohlen wird leicht schluckbare Kost, z. B. Cremesuppen, Weichkäse, Eier, Nudelgerichte, gekochte Früchte; eventuell mit Zusatz von Sahne oder Butter. Bei vermindertem Speichelfluß hilft die häufige Aufnahme kleiner Flüssigkeitsmengen, Kaugummikauen und Bonbonlutschen.

Übelkeit und Erbrechen. Bei Übelkeit und Erbrechen, welche häufig durch die Tumortherapie hervorgerufen werden, hat sich – besonders morgens – der Verzehr trockener Lebensmittel (Zwieback, Cracker, Toast) bewährt. Außerdem sind häufige kleine Mahlzeiten mit nur leicht gewürzten Speisen zu empfehlen sowie der Verzicht auf fette Speisen und auf Nahrungsmittel mit starkem Geruch. Häufiges Erbrechen erfordert den Ausgleich von Wasser- und Elektrolytverlusten. Bezüglich weiterer tumor- oder tumortherapiebedingter gastrointestinaler Komplikationen (z. B. Dumping-Syndrom nach Gastrektomie) wird auf die jeweiligen Kapitel verwiesen.

4.2.11 Perioperative Ernährung

Grundlagen der diätetischen Therapie
Patienten mit Unterernährung oder Mangelerscheinungen als Folge der Grunderkrankung oder mit einer einseitigen Ernährungsweise sind bei größeren chirurgischen Eingriffen erheblich gefährdet. Sofern die Operationsindikation einen Aufschub gestattet, sollte möglichst zuvor der unzureichende Ernährungszustand verbessert werden. Ein erhöhtes Operationsrisiko besteht vor allem bei Eiweißmangel, der u. a. einen verzögerten Abbau von Narkotika und anderen Medikamenten bedingt, eine erhöhte Schockgefährdung und Infektanfälligkeit sowie eine verzögerte Wundheilung. Wenn möglich sollte daher mindestens zwei Wochen präoperativ eine hochkalorische eiweißreiche Kost mit 1 bis 1,5 g Eiweiß pro kg Körpergewicht und Tag gegeben werden. Auch Störungen im Elektrolythaushalt und Vitaminmangelzustände bedürfen eines Ausgleichs. Die zumeist bestehende Dringlichkeit eines chirurgischen Eingriffs erfordert jedoch häufig parenterale Ausgleichsmaßnahmen, auf die hier nicht näher eingegangen werden kann.
Wenn vor der Operation keine Mangelzustände zu beheben sind, ist eine leichte Vollkost (s. 4.2.1)

zu empfehlen, die im Hinblick auf den nahrungsfreien Operationstag und den perioperativ erhöhten Energiebedarf etwa 2500 bis 3000 kcal pro Tag enthalten sollte. Bei großen chirurgischen Eingriffen, bei denen beträchtlichere Eiweißverluste zu erwarten sind, wie z. B. bei Magenresektion, sollte die hochkalorische Kost wiederum sehr proteinreich sein.

In Abhängigkeit von der Art des chirurgischen Eingriffs sowie von Art und Dauer der Narkose muß der Patient postoperativ eine mehrstündige bis mehrtägige orale Nahrungskarenz einhalten. Bezüglich der in dieser Zeit zumeist erforderlichen parenteralen Ernährung wird auf das Kapitel „Künstliche Ernährung" verwiesen. Mit der postoperativen Ernährung sind möglichst rasch entstandene Defizite auszugleichen und ist eine adäquate Nahrungszufuhr anzustreben. Dabei muß berücksichtigt werden, daß in der postoperativen Phase (Postaggressionsstoffwechsel) ein erhöhter Bedarf an Energie und Protein besteht.

Sofern kein abdomineller Eingriff durchgeführt wurde, kann bereits am Tag nach der Operation mit der oralen Nahrungszufuhr begonnen werden. Zunächst werden Tee, Schleimsuppen und leichtresorbierbare Breie gegeben. Nach der ersten Stuhlentleerung darf auf eine feste, hochkalorische und eiweißreiche leichte Vollkost übergegangen werden. Nach Operationen am Gastrointestinaltrakt darf der Kostaufbau nur schrittweise erfolgen. Die entstandenen Funktionsausfälle der betroffenen Organe müssen berücksichtigt werden.

4.2.12 Nahrungsmittelallergien

Grundlagen der diätetischen Therapie
Die klinischen Symptome einer echten Nahrungsmittelallergie und einer pseudoallergischen Reaktion lassen sich nicht voneinander unterscheiden (s. 4.1.8). Während jedoch eine allergische Reaktion durch Hauttests und serologische Untersuchungen zur Bestimmung von Antikörpern zu diagnostizieren ist, kann der Nachweis einer pseudoallergischen Reaktion, bei welcher ein substanzspezifischer immunologischer Auslösemechanismus fehlt, nur mit einer sog. Eliminationsdiät und anschließenden oralen Provokationstests erbracht werden.

Bei einem komplexen Krankheitsbild ohne konkreten Verdacht oder wenn viele positive Befunde ohne klinische Aktualität vorliegen, wird üblicherweise eine sog. Allergen-Suchdiät durchgeführt, die mit einer Grunddiät beginnt. Diese Grunddiät darf nur kurzfristig eingehalten werden, da infolge der extrem geringen Lebensmittelauswahl die Gefahr einer Mangelernährung besteht. Die Grunddiät enthält wenige, seltenst allergieauslösende Nahrungsmittel ohne Zusatzstoffe. In ein- bis dreitägigem Abstand werden dem Patienten dann jeweils Lebensmittel aus bestimmten Lebensmittelgruppen verabreicht und auf ihre Verträglichkeit getestet. Besteht ein anamnestisch begründeter Verdacht auf eine Pseudoallergie durch bestimmte Zusatz- oder Inhaltsstoffe (z. B. Sorbinsäure, Tartrazin, Histamin), sollten diese Substanzen gezielt durch eine Provokation mit entsprechenden Nahrungsmitteln getestet werden.

Die diätetische Therapie der Nahrungsmittelallergien besteht in der Elimination des Allergens. Dabei ist es nicht immer erforderlich, jedes Allergen bis in die letzte Spur in allen Nahrungsmitteln zu vermeiden. Häufig genügt bereits eine deutliche Reduktion der Allergenzufuhr oder eine andere Zubereitungsform des Lebensmittels (z. B. gekocht statt roh), da Antigene durch Denaturierungsprozesse ihre Antigenität für einen Patienten verlieren können. Handelt es sich bei dem Allergen um ein selten verzehrtes Nahrungsmittel wie Hummer, Erdnüsse, Erdbeeren, ist die Diät leicht einzuhalten. Bei häufig eingenommenen Produkten wie Milch, Ei, Getreide kann sich die Elimination äußerst schwierig gestalten. Es muß beachtet werden, daß manche Nahrungsmittel versteckt in anderen enthalten sein können. Auch ist zu berücksichtigen, daß durch den Verzicht auf bestimmte Nahrungsmittel unter Umständen Nährstoffmängel entstehen können, z. B. eine unzureichende Calciumzufuhr bei Milchkarenz. In diesen Fällen ist häufig eine medikamentöse Vitamin- oder Minalstoffsubstitution erforderlich.

Hinweise zur praktischen Durchführung
Allergen-Suchdiät
1. Grunddiät für 4 bis 5 Tage, bestehend aus: scharzem Tee, Mineralwasser, gekochten Kartoffeln, gekochtem Reis, eventuell Rindfleisch; Öl, Salz und Traubenzucker zur Zubereitung.
2. Aufbauphase: In 1- bis 3-tägigem Abstand Zulage von Nahrungsmitteln aus bestimmten Nahrungsmittelgruppen nach genauem Plan. Dieser wird unter *Berücksichtigung der Krankheitsgeschichte* und des Sensibilisierungsspektrums individuell festgelegt. Pauschale Empfehlungen können nicht gegeben werden.

Eliminationsdiät
– Meiden der allergieauslösenden Nahrungsmittel bzw. von Nahrungsmitteln mit auslösenden Zusatzstoffen.
– Achten auf Aufnahme der betreffenden Produkte in versteckter Form. Bei abgepackten Lebensmitteln sollte die Zutatenliste beachtet, in Zweifelsfällen das Lebensmittel gemieden werden.

Literatur

1. Alberti KGMM, Gries FA (1988) Management of non-insulin-dependent diabetes mellitus in Europe: A consensus view. Diabetic Medicine 5:275–281
2. Beynen AC, Katan MB (1989) Impact of dietary cholesterol and fatty acids on serum lipids and lipoproteins in man. In: Vergroesen AJ, Crawford MA (Hrsg.) The role of fats in human nutrition. Academic Press, London
3. Bonanome A, Grundy SM (1988) Mono vs polyunsaturated fat. Diab Nutr Metab 2 (Suppl.1): 55–61

4. Bürger B, Ollenschläger G (1992) Ernährungsberatung des Tumorpatienten. Aktuel Ernaehrungsmed 17:293–299
5. Burghardt W (1991) Diättherapie bei portal dekompensierter Leberzirrhose – aus der Sicht des Arztes. Ernährungs-Umschau 38:S544–S546
6. Butrum RR, Clifford CK, Lanza E (1988) NCI dietary guidelines: Rationale. Am J Clin Nutr 48:888–895
7. Chantelau EA, Gösseringer G, Sonnenberg GE, Berger M (1985) Moderate intake of sucrose does not impair metabolic control in pump-treated diabetic out-patients. Diabetologia 28:204–207
8. Connor WE, Connor SL (1989) Dietary treatment of familial hypercholesterolemia. Arteriosclerosis 9 (Suppl.I): 91–105
9. Criqui MH (1987) Alcohol and hypertension: New insights from population studies. Eur Heart J 8 (Suppl.B): 19–26
10. DIÄTVERBAND, Bundesverband der Hersteller von Lebensmitteln für besondere Ernährungszwecke (1992) Grüne Liste 1992, Editio Cantor, Aulendorf
11. Dockter G (1992) Früherkennung und klinischer Verlauf der Mukoviszidose (CF). Ernährungs-Umschau 39:S73–S77
12. Egberts EH (1987) Therapie der hepatischen Enzephalopathie. Leber, Magen, Darm 17:244–273
13. Esterbauer H, Gebicki J, Puhl H, Jürgens G (1992) The role of lipid peroxidation and antioxidants in oxidative modification of LDL. Free Radical Biology & Medicine 13:341–390
14. European Atherosclerosis Society (1992) Prevention of coronary heart disease: Scientific background and new clinical guidelines. Recommendations of the European Atherosclerosis Society prepared by the International Task Force for Prevention of Coronary Heart Disease. Nutr Metab Cardiovasc Dis 2:113–156
15. Faller J, Fox JH (1982) Ethanol induced hyperuricemia. Evidence for increased urate production by activation of adenine nucleotide turnover. New Engl J Med 307:1598–1602
16. Feldheim W (1989) Verwertbare und nicht verwertbare Kohlenhydrate. Definition und chemische Bestimmungsverfahren. Ernährungs-Umschau 36:40–44
17. Funke M (1989) Möglichkeiten und Grenzen der diätetischen Therapie der arteriellen Hypertonie aus der Sicht der Diätassistentin. Ernährungs-Umschau 36:S572–S576
18. Giaffer MH, North G, Holdsworth CD (1990) Controlled trial of polymetric versus elemental diet in treatment of active Crohn's disease. Lancet I:816–825
19. Gifford RW (1993) The fifth report of the Joint National Committee on Detection, Evaluation and Treatment of High Blood Pressure: insights and highlights from the chairman. Cleve Clin J Med 60:273–277
20. Götz ML, Rabast U (1987) Diättherapie, Thieme, Stuttgart-New York
21. Grundy SM (1989) Monounsaturated fatty acids and cholesterol metabolism: Implications for dietary recommendations. J Nutr 119:529–533
22. Grundy SM, Denke MA (1990) Dietary influences on serum lipids and lipoproteins. J Lipid Res 31:1149–1172
23. Grundy SM, Goodman DS, Rifkind BM, Cleeman JI (1989) The place of HDL in cholesterol management. Arch Intern Med 149:505–510
24. Holmes GKT, Prior P, Lane RM, Pope D, Allan RN (1989) Malignancy in coeliac disease – effect of a gluten free diet. Gut 30:333–338
25. International Committee for the Evaluation of Hypertriglyeridemia as a Vascular Risk Factor (1991) The Hypertriglyceridemias: Risk and management. Am J Cardiol 68:1A–42A
26. Iacono JM, Dougherty RM, Puska P (1990) Dietary Fat and Blood Pressure in Humans. Klin Wochenschr 68 (Suppl XX): 23–32
27. Jahnke K (1990) Grundlagen der Ernährung und Diätempfehlungen für Diabetiker. Stellungnahme der Deutschen Diabetes-Gesellschaft. Aktuel Ernaehrungsmed 15:27–38
28. Joint National Committee on Detection, Evaluation, and Treatment of High Blood Pressure (1986) Nonpharmacological approaches to the control of high blood pressure. Final Report of the Subcommittee on Nonpharmacological Therapy. Hypertension 8:444–467
29. Kasper H (1991) Ernährungsmedizin und Diätetik, 7. Aufl., Urban & Schwarzenberg, München-Wien-Baltimore
30. Kasper H (1993) Diäten bei Magen-Darm-Erkrankungen. Aktuel Ernaehrungsmed 18:117–131
31. Kasper H, Wild M, Husemeyer I, Rottka H, Kluthe R, Quirin H, Schlierf G, Schrenzenmeier H, Wolfram G (1994) Rationalisierungsschema 1994 der Deutschen Gesellschaft für Ernährungsmedizin (DGEM). Aktuel Ernaehrungsmed 19:227–232
32. Keller U, Meier R, Bertoli S (1992) Klinische Ernährung, VCH Verlagsgesellschaft, Weinheim
33. Kluthe R, Kist L (1989) Möglichkeiten und Grenzen der diätetischen Therapie der arteriellen Hypertonie aus der Sicht des Arztes. Ernährungs-Umschau 36:S566–S571
34. Kotthoff G, Haydous B (1992) Ernährungs- und Diättherapie, Deutscher Ärzte-Verlag, Köln
35. Kumar N, Kumar A, Broor, SL, Vij JC, Ananand BS (1986) Effect of milk on patients with duodenal ulcers. Brit Med J 293:666–672
36. Landthaler I (1989) Diät bei Dialysepatienten. Ernährungs-Umschau 36:S589–S593
37. Kuntz HD (1991) Diättherapie postoperativer Zustandsbilder – aus der Sicht des Arztes. Ernährungs-Umschau 38:S553–S555
38. Law MR, Frost CD, Wald NJ (1991) By how much does dietary salt reduction lower blood pressure? III-Analysis of data from trials of salt reduction. Br Med J 302:819–824
39. Levy AJ (1985) Diet in the management of Crohn's disease. Gut 26:985–993
40. Mehnert H (1990) Stoffwechselkrankheiten, 4. Aufl., Thieme, Stuttgart-New York
41. MacGregor GA (1987) Sodium and potassium intake and high blood pressure. Eur Heart J 8 (Suppl.B):3–8
42. MacMahon S, Cutler J, Brittain E, Higgins M (1987) Obesity and hypertension: Epidemiological and clinical issues. Eur Heart J 8 (Suppl.B):57–70
43. Mössner J (1992) Ernährung bei Maldigestion und Malabsorption. Aktuel Ernaehrungsmed 17:40–42
44. Müller MJ, Selberg O, Lautz HU, Weimann A, Meyer HJ, Canzler H (1991) Tumorkachexie: Pathophysiologische Grundlagen und ernährungsmedizinische Aufgabe. Aktuel Ernaehrungsmed 16:1–6
45. Nanda R, James R, Smith H, Dudley CRK, Jewell DP (1989) Food intolerance and the irritable bowel syndrome. Gut 30:1099–1104
46. National Cholesterol Education Program (1988) Report of the Expert Panel on Detection, Evaluation, and Treatment of High Blood Cholesterol in Adults. Arch Intern Med 148:36–69

47. National Cholesterol Education Program Expert Panel (1993) Summary of the Second Report of the National Cholesterol Education Program (NECP) Expert Panel on Detection, Evaluation, and Treatment of High Blood Cholesterol in Adults (Adult treatment panel II). JAMA 269:3015–3023
48. National Institutes of Health (1987) Consensus development conference on diet and exercise in non-insulin-dependent diabetes mellitus. Diabetes Care 10:639–644
49. Ollenschläger G, Bürger B (1992): Die Bedeutung der natürlichen Ernährung für den Tumorpatienten. Aktuel Ernaehrungsmed 17:278–284
50. Panggawean-Pek J (1987) Bedeutung des glykämischen Index der Diät für das Blutzucker-Tagesprofil konventionell behandelter Patienten mit Typ-I- und Typ-II-Diabetes. Aktuel Ernaehrungsmed 12:205–209
51. Reaven PD, Grasse BJ, Tribble DL (1994) Effects of linoleate-enriched and oleate-enriched diets in combination with α-tocopherol on the susceptibility of LDL and LDL subfractions to oxidative modification in humans. Arterioscler Thromb 14:557–566
52. Röckel A (1989) Konservative Behandlung der Niereninsuffizienz mit eiweißarmer Kost. Ernährungs-Umschau 36:S581–583
53. Rydning A, Berstad A (1985) Dietary aspects of peptic ulcer disease. Scand J Gastroent 20 (Suppl): 29–53
54. Schaefer RM, Heiland A (1989) Diät des chronischen Hämodialysepatienten. Ernährungs-Umschau 36: S584–S588
55. Scheppach W (1991) Bedeutung von Ballaststoffen für die Entstehung und Therapie gastroenterologischer Erkrankungen. Aktuel Ernaehrungsmed 16:143–145
56. Schrenzenmeier J, Uttinger G, Kasper H (1983): Die Behandlung des Dumping-Syndroms mit Guar und Acarbose. Z Gastroent 21:431–435
57. Schweitzer S (1992) Aktuelle Möglichkeiten der Erkennung und Behandlung der Phenylketonurie (PKU). Ernährungs-Umschau 38:S78–S80
58. Selberg O, Müller MJ (1992) Ursachen der Tumorkachexie. Aktuel Ernaehrungsmed 17:274–277
59. Thiel C (1992) Nahrungsmittelallergie und -intoleranz. Aktuel Ernaehrungsmed 17:150–152
60. Toeller M (1989) Neue europäische Empfehlungen für die Ernährung bei Diabetes mellitus. Statement der Diabetes and Nutrition Study Group of the European Association for the Study of Diabetes 1988. Ernährungs-Umschau 36:79–83
61. Vereinigung Getreide-, Markt- und Ernährungsforschung, Bundesanstalt für Getreide-, Kartoffel- und Fettforschung (1992) Ballaststoffe in Lebensmitteln, Bonn, Detmold
62. Wahrburg U, Assmann G (1989) Arteriosklerose; Risikofaktoren, Vorbeugung, Therapie; Richtige Ernährung bei erhöhtem Cholesterolspiegel, Falken, Niedernhausen
63. WHO Expert Committee on Diabetes Mellitus (1980) Second Report. Techn Report Series 646
64. Wild M (1991) Diätherapie bei portal dekompensierter Leberzirrhose – aus der Sicht der Diätassistentin. Ernährungs-Umschau 38:S547–S552
65. Wolfram G (1992) Das moderne Konzept der Ernährung bei Gicht. Akt Ernaehrungsmed 17:24–32
66. Wüthrich B (1992) Nahrungsmittelallergien. Ernährungs-Umschau 39:S50–S57
67. Zöllner N, Tatò F (1992) Fatty acid composition of the diet: Impact on serum lipids and atherosclerosis. Clin Investig 70:968–1009

4.3 Alternative Diäten und Ernährungsempfehlungen

R. GRÜTTNER

4.3.1 Grundlagen

Eine alternative Ernährungsform bedeutet zunächst eine andere als die herkömmliche Ernährung. Sie wird als außerhalb der Norm befindlich oder von manchen Ernährungswissenschaftlern als nicht wissenschaftlich begründet bezeichnet. Die alternative Ernährung ist häufig nur ein Teilaspekt einer übergeordneten Lebensphilosophie, z. B. bei den Vegetariern, den Anhängern der anthroposophischen Lebensauffassung und der Makrobiotik.

Zweifelsohne haben in den westlichen Industriestaaten alternative Lebens- und Ernährungsformen in den letzten Jahrzehnten stärkeren Zulauf bekommen. Hierfür sind verschiedene Gründe maßgebend, besonders gesundheitliche Aspekte mit dem Wunsch nach gesünderer Ernährung, also einer Nahrungszusammensetzung, die nicht zu Bluthochdruck, Gicht, Übergewicht oder Diabetes mellitus führt, eine chronische Obstipation verhindert und möglichst keine Verunreinigungen mit Zusatzstoffen oder Insektiziden enthält.

Ein wichtiger Grund für die Umstellung der Lebensgewohnheiten auf eine alternative Ernährung basiert auf religiös-ethischen Überlegungen. Das Töten von Tieren, aber auch die entsetzlichen Zustände der Massentierhaltung und auf den Schlachthöfen sind vielen Menschen Grund genug, sich ganz oder doch überwiegend vegetarisch zu ernähren. Schließlich wird darauf hingewiesen, daß die Erzeugung tierischer Lebensmittel als Energieverschwendung anzusehen ist, welche die Menschen sich angesichts der Hungersituation in vielen Teilen der Erde nicht mehr leisten dürften.

Die verschiedenen Formen alternativer Ernährung weisen ernährungsphysiologische Vorteile auf. Durch die meist eher geringe Energiedichte dieser Lebensmittel pflanzlicher Herkunft werden Übergewicht und Fettsucht vermieden. Der hohe Gehalt an Ballaststoffen verhindert die bei uns so häufige Obstipation. Ballaststoffe sind unverdauliche Nahrungsbestandteile pflanzlicher Herkunft, die durch ihr Wasserbindungsvermögen eine geregelte Darmtätigkeit bewirken. Durch die bei praktisch allen Formen alternativer Ernährung geringe Menge an tierischen Lebensmitteln, werden weniger tierische Fette, Cholesterol und Purine aufgenommen. Auch der nicht geringere Verbrauch an Koch- oder Haushaltszucker ist ernährungsphysiologisch von Vorteil.

Daneben haben die alternativen Ernährungsformen deutliche Nachteile, allerdings in sehr unterschiedlicher Ausprägung. Für bestimmte Risikogruppen der menschlichen Gesellschaft wie Säuglinge und Kleinkinder, Schwangere und stillende Mütter, können diese Nachteile so schwerwiegend sein, daß von manchen dieser Ernährungsformen dringend abzuraten ist. Derartige Bedenken entstehen z. B. durch eine zu geringe Zufuhr hochwertiger Eiweiße mit allen essentiellen Aminosäuren, hochwertiger Fette mit essentiellen Fettsäuren, zu wenig Calcium, z. B. in der Ernährung der Veganer, eine zu geringe Eisenversorgung bei fehlender Fleischzufuhr, und schließlich kann die Zufuhr bestimmter essentieller Nährstoffe defizitär sein wie z. B. Iod bei Verzicht auf Fisch und Vitamin B_{12} bei rein pflanzlicher Kost der Veganer[1, 2].

4.3.2 Vegetarismus

Es ist die älteste Form einer unkonventionellen Ernährung. In der Antike ist von Pythagoras überliefert, 6. Jahrhundert v. Chr., daß Tiere schon deswegen nicht getötet werden durften, weil in ihnen die Seelen verstorbener Menschen weiterleben würden. In der Neuzeit wurden in der Mitte des vorigen Jahrhunderts die ersten Vegetariervereine gegründet.

Wir unterscheiden eine streng *vegetarische*, also rein pflanzliche Kost der Veganer, die weder Ei noch Milch oder Milchprodukte verzehren, von der *laktovegetabilen* Ernährung, in der Milch oder Milchprodukte gestattet sind, und der *lakto-ovo-vegetabilen* Kost, in der neben Milch und Milchprodukten auch Eier mit der Nahrung verzehrt werden. Zur vegetarischen Ernährung, die fast immer Ausdruck einer bestimmten Weltanschauung ist, gehört auch, daß Rohkost besonders bevorzugt wird und ferner daß Alkohol und Nikotin zu meiden sind. Risikobehaftet ist die rein pflanzliche Ernährung der Veganer. Eine besondere Gefährdung besteht bei Kindern, und hier vor allem nach dem Abstillen, also bei Säuglingen im 2. Lebenshalbjahr sowie im Kleinkindesalter. Gelernt haben die Kinderärzte aber auch, daß stillende Mütter, die sich streng vegetarisch ernähren, eine Milch produzieren, die defizitär sein kann, z. B. durch einen nicht ausreichenden Gehalt an Vitamin B_{12}, sofern die Mutter dieses Vitamin nicht ebenfalls zusätzlich aufnimmt. Da Vitamin B_{12} sich in tierischen Lebensmitteln befindet, sind Laktovegetarier und Laktoovovegetarier nicht gefährdet. Die Deckung des Eiweißbedarfs ist bei Veganern ungesichert, da Eiweiße pflanzlicher Herkunft hinsichtlich ihres Gehalts an essentiellen Aminosäuren biologisch weniger hochwertig sind als Proteine tierischen Ursprungs. So enthalten Getreideproteine wenig Lysin, aber reichlich Methionin, das Eiweiß der Leguminosen, zu denen auch das Sojaprotein gehört, ist arm an Methionin, aber reich an Lysin. Veganer sollten also möglichst beide Eiweißquellen während einer Mahlzeit gleichzeitig aufnehmen.

Auch die Gesamtenergiezufuhr gestaltet sich bei streng vegetarischer Ernährung schwierig. Die rein pflanzliche Nahrung ist sehr voluminös, die Energiedichte gering, und die Verdaulichkeit vieler pflanzlicher Bestandteile ist selbst nach längerem Erhitzen in manchen Fällen nicht gut. Schließlich enthält die vegetarische Kost wenig Fett. Durch Zusatz von Keimölen, Margarine oder Nußbutter kann die Energiedichte der Nahrung verbessert werden. Das große Volumen bei pflanzlicher Ernährung ist schon für Erwachsene ein Problem, für Kinder aber nur mit großen Schwierigkeiten zu bewältigen. Die Folgen dieses großen Nahrungsvolumens und die insgesamt schlechte Verdaulichkeit der pflanzlichen Nahrung ist ein Anstieg von Stuhlfrequenz und Stuhlmenge.

Die meisten Vegetarier ernähren sich ovo-laktovegetabil. Bei ihnen sind Mangelzustände in Form einer Fehlernährung nicht zu erwarten. Allerdings sollte die Eisenkonzentration im Blut kontrolliert werden, besonders bei der erwähnten Risikogruppe, Kinder sowie Schwangere und stillende Frauen.

Ist der Mensch entwicklungsgeschichtlich und in bezug auf seine Verdauungs- und Stoffwechselsituation ein Pflanzenfresser oder mehr ein Fleischfresser? Diese Frage ist von der Entwicklung des Menschen her schwer zu beantworten. Bei allem Verständnis und auch Sympathie für das Anliegen der Vegetarier, muß man doch feststellen, daß eine gute Gemischtkost, bestehend aus tierischen und pflanzlichen Nahrungsmitteln ernährungsphysiologisch am wenigsten zur Fehlernährung mit Mangelerscheinungen führt (s. 2.10).

4.3.3 Makrobiotik

Sie geht auf den ZEN-Buddhismus zurück und stellt heute das extremste Beispiel einer alternativen Ernährung dar. Sie ist die Lehre von zwei entgegengesetzten Kräften YIN und YANG, die sich in allen Erscheinungen der Natur, auch in den Lebensmittel und Nährstoffen in unterschiedlichem Verhältnis wiederfinden und somit auch in der Ernährung eine große Rolle spielen. YIN ist dabei eine sich ausdehnende Kraft, die bestimmt, daß der Körper wächst und Energie speichert. YANG ist dagegen eine sich zusammenziehende Kraft, die ordnet, wie der Körper wachsen soll. Die Ursache vieler Krankheiten ist nach Ansicht von Anhängern dieser Lehre eine Verschiebung in diesem Kräftegleichgewicht. Nach der makrobiotischen Ernährungslehre ist Kalium ein yinstarker Grundstoff und Natrium ein yangstarker Grundstoff. Da Getreide von den Lebensmitteln am stärksten dem mineralischen Yin-Yang-Verhalten entspricht, sollten Zerealien auch Hauptbestandteil jeder Mahlzeit sein. Im übrigen soll mit der makrobiotischen Kost und einer vollständigen Anpassung an ein ausgeglichenes Yin-Yang-Verhältnis ein harmonisches Leben des Menschen erreicht werden.

Eine zeitgenössische Bearbeitung und internationale Verbreitung erfolgte durch die Japaner *George Ohsawa* und *Michio Kushi*. Ohsawa empfiehlt zum Einstieg in die makrobiotische Kost eine Einteilung in zehn Koststufen – von 7 bis –3 – wobei die Stufe 7 einen ausschließlichen Verzehr von Getreide vorsieht und als ideale Ernährung gilt. Nach Tagen erfolgt der Übergang auf die nächsten Stufen mit allmählicher Zulage von Obst und einheimischem Gemüse, Seealgen und schließlich auch tierischem Eiweiß in Form von

Wildgeflügel, Fisch, Muscheln und Ei. Daneben sollen auch weiterhin Getreideprodukte und Sojapräparate sowie in Salzlauge eingelegte Früchte Grundlage der Ernährung bilden. Völlig unannehmbar ist die Ansicht von Ohsawa, möglichst wenig Flüssigkeit zu sich zu nehmen, besonders für die erwähnte Risikogruppe, also Kinder sowie Schwangere und stillende Mütter, aber auch für ältere Menschen, zumal die Nahrung stark gesalzen sein soll. Abgelehnt werden Kartoffeln, Tomaten, eingeführte Obst- und Gemüsesorten, Fleisch, Milch, Tee und Kaffee sowie Honig und Zucker. Ganz und gar unsinnig ist die von Ohsawa geäußerte Ansicht, daß der Mensch in der Lage sei, Vitamin C selbst zu synthetisieren und daß gewisse Elemente im Körper ineinander übergehen; so soll Calcium aus Magnesium und Silicium entstehen können. Er behauptet außerdem, daß die makrobiotische Ernährung eine wichtige Prophylaxe gegen Krankheiten darstellen würde und daß diese hierdurch auch geheilt werden könnten. Nach Kushi wird jetzt die strenge Stufeneinteilung nicht mehr empfohlen, sondern nur eine allgemeine Diätvorschrift vermittelt. Völlig inakzeptabel sind makrobiotische Ernährungsempfehlungen für die Säuglingsernährung. Dieses ist eine streng vegetarische und extrem alternative Kost, z. B. eine Getreidemilch, bei der es sich um eine Aufschwemmung von feingemahlenen Getreidekörnern in Wasser handelt, die unter dem Namen Kokoh vertrieben wird. Diese Getreidemilch kann aus Vollkornreis, Gerste, Sojabohnen und Sesamsamen durch längeres Kochen in Wasser selbst hergestellt werden. Da sich hiermit eine Deckung des Energiebedarfs nicht annähernd erzielen läßt, wird im Falle mangelhaften Gedeihens empfohlen, der Getreidemilch etwas rohe Kuhmilch zuzumischen.

Diese mangelhafte Versorgung mit Nährstoffen, aber auch mit Vitaminen und Eisen war auch bei einer Gruppe makrobiotisch ernährter Kinder aus einer holländischen Studie zu entnehmen[3], die im Vergleich zu einer Gruppe konventionell ernährter Säuglinge und Kleinkinder deutlich im Wachstum und der Gewichtsentwicklung zurückgeblieben war, eine hohe Rachitisrate und Zeichen einer Unterversorgung mit Vitamin B_{12} in Form einer beginnenden megaloblastischen Anämie aufwies.

Die makrobiotische Ernährungsempfehlung nach Ohsawa ist generell abzulehnen, zumal von den Anhängern dieser Lehre infolge Vermeidung sämtlicher Vorsorgemaßnahmen, wie regelmäßiger ärztlicher Untersuchung und Vitamingaben, besonders für Säuglinge und Kleinkinder eine echte Gesundheitsgefährdung besteht. Der Ratschlag, möglichst wenig Flüssigkeit, aber viel Salz aufzunehmen, kann zu lebensgefährlichen Störungen der Nierenfunktion führen.

4.3.4 Vollwerternährung

Sie bezieht sich auf gewisse Diätvorschriften, die bereits von Hippokrates erstellt worden sind. Ihr Ziel ist eine ganzheitliche Betrachtungsweise der Nahrung. So sollen nach *Kollath* die Lebensmittel so wenig wie möglich durch Verarbeitungsprozesse verändert werden, um Nährstoffverluste zu vermeiden. Es handelt sich ganz überwiegend um eine ovo-lakto-vegetabile Kost, die möglichst unerhitzt aus kontrolliert biologischem Anbau stammen soll. Für Anhänger dieser Ernährungsweise ist der Reinwert der Nahrung von Bedeutung, d. h. sie sollte frei sein von unerwünschten Inhaltsstoffen, wie Insektiziden, Tierarzneien oder Anabolika, ferner auch frei von Schwermetallverunreinigungen, Konservierungsstoffen, toxischen Substanzen aus Schimmelpilzen und natürlichen Giften.

Zur Auswahl wird eine Einteilung in Gruppen vorgenommen, von besonders empfehlenswert, das sind unbehandelte rohe Lebensmittel, bis zur letzten Gruppe, die nicht empfehlenswerte Lebensmittel, vor allem Fertigprodukte wie Haushaltszucker und Auszugsmehle, enthält. Besonders bevorzugt werden Vollkornprodukte, frisches unbearbeitetes Gemüse, Obst, Kartoffeln, Hülsenfrüchte, kaltgepreßte Öle und Fette, Vorzugsmilch und Milchprodukte und gelegentlich Fisch, Eier und Fleisch.

Die Vollwertkost basiert überwiegend auf einer ovo-lakto-vegetabilen Ernährung mit stark reduziertem Fleischkonsum. Sie ist mit ihrem bevorzugten Verzehr von Vollkornprodukten, Gemüse und Obst, reich an Ballaststoffen und als Dauerkost geeignet.

Kritisch betrachtet muß eine Erhitzung und Bearbeitung von Lebensmitteln nicht unbedingt zur Verminderung ihrer Qualität führen. Gerade bei der Erhitzung pflanzlicher Eiweißträger erfolgt häufig erst ein besserer Aufschluß und damit eine günstigere Verdaulichkeit.

In diesem Zusammenhang muß noch die Vollwertkost von *Bruker* erwähnt werden, vor allem, weil zahlreiche Behauptungen dieses Autors irreführend oder falsch sind, z. B. die Empfehlung, Rohmilch anstelle von erhitzter bzw. pasteurisierter Trinkmilch zu verwenden, oder Milch sei bei Teilnahme des Kindes am Familienessen nicht mehr erforderlich. Bruker hält Fleisch für den Säugling entbehrlich, da mit der von ihm angegebenen Vollwertkost genügend Eiweiß angeboten würde. Wie bei einer solchen Ernährung der Säugling oder das Kleinkind der Eisen- und der Kalziumbedarf gedeckt werden soll, wird nicht vermerkt. Aus hygienischen Gründen muß die Empfehlung abgelehnt werden, Rohmilch oder Vorzugsmilch anstelle von pasteurisierter Milch zu verwenden. Immer wieder ist es durch den Einsatz von Rohmilch zu schweren bakteriellen Infektionen gekommen[4]. Daß H-Milch gesundheitsschädlich sei, wie von Bruker behauptet wird[5], kann ebenfalls nicht nachvollzogen werden. Sie ist länger haltbar als Rohmilch und weist den gleichen Calciumgehalt auf. Daß Fett nicht fettmachen soll und man von dem von Bruker empfohlenen Frischkornbrei größeren Mengen zu sich nehmen darf, ohne an Gewicht zuzunehmen, sind Behauptungen, die allem Basiswissen über den Zusammenhang zwischen Energiegehalt der Nahrung und der Entwicklung des Körpergewichts widersprechen. Die Behauptung, durch Vollwertkost könnten bestimmte Krankheiten wie Vitaminmangelzustände, Virusinfektionen, Rheuma oder Diabetes vermieden oder geheilt werden, ist nicht haltbar.

4.3.5 Anthroposophische Ernährung

Die anthroposophische Ernährungslehre beruht auf der philosophischen Grundanschauung Rudolf Steiners (1861–1925). Sie ist eine überwiegend ovo-lakto-vegetabile Kost, bevorzugt Lebensmittel aus biologisch dynamischem Anbau. Ernährungswissenschaftlich schwer verständlich ist die Beurteilung der Lebensmittelqualität nach ihrem Gehalt an ätherischen Bildekräften. Der Sinn einer guten Ernährung liegt in der Aktivierung des menschlichen Ätherleibes durch die Bildekräfte der Nahrung. In der Anthroposophie werden 4 elementare Bildekräfte unterschieden, wobei der Lebensäther die bedeutendste Bildekraft darstellt. Er wirkt im Wurzelbereich auf mineralische Umsetzungen. Ein Lebensmittel ist um so wertvoller, je mehr Bildekräfte es in sich zu vereinigen mag.

Verbote für einzelne Lebensmittel gibt es in der anthroposophischen Ernährung nicht, doch sollte z. B. auf Fleisch verzichtet werden. Auch der Kartoffelverzehr sollte eingeschränkt werden, ferner eine zu hohe Aufnahme von tierischem Eiweiß, weil infolge einer toxischen Wirkung nicht verwerteter Eiweißbestandteile das Auftreten einer Sklerose gefördert werden könnte. Kohlenhydrate dagegen in Form von Getreide, Obst und Gemüse werden als besonders wertvoll angesehen. Getreide gilt dabei als typische Kieselpflanze und genießt eine herausragende Wertschätzung.

Kritisch ist zu bemerken, daß aufgrund naturwissenschaftlich schwer nachvollziehbarer Ansichten über die Ursachen einiger Krankheiten, notwendige prophylaktische Maßnahmen wie eine regelmäßige Vitamin-D-Versorgung in der Säuglingszeit unterbleiben. Das führt nicht selten zu schweren Rachitiserkrankungen.

Davon abgesehen, handelt es sich jedoch bei der anthroposophischen Ernährung um eine vollwertige Mischkost mit ausreichender Zufuhr aller wichtigen Nährstoffe. Der geringere Verzehr von tierischem Eiweiß entspricht durchaus auch ernährungspsychologischen Vorstellungen, wenn auch aus anderen Gründen, denn für eine Förderung der Sklerose durch eine überhöhte Aufnahme gibt es keinen Beweis.

4.3.6 Die Schnitzer-Kost

Sie wurde von dem Zahnarzt Johann-Georg Schnitzer ursprünglich als sog. pflanzliche Urnahrung zur Gesunderhaltung der Zähne verstanden. Später wurde von der Schnitzer Intensiv- und Normalkost auch die Verhütung und Heilung verschiedener Stoffwechselkrankheiten erwartet[6].

Die Intensivkost ist eine reine Rohkost, bestehend aus Rohkostsalaten, versetzt mit frisch gemahlenem Getreideschrot, Zitronensaft (Naturmüsli) und angereichert mit einem Mineralstoffgemisch „Pulvin". Diese Intensivkost ist unter keinen Umständen für eine längere Ernährung geeignet, da ihr lebenswichtige Nährstoffe, wie auch Eisen, Iod und Vitamin B_{12} zum Teil völlig fehlen. Die Schnitzer Normalkost enthält zusätzlich Kartoffeln, Brot, Milch und Milchprodukte sowie Ei. Gefährlich ist der Vorschlag von Schnitzer, bei der Einführung zunächst mit der Intensivkost zu beginnen und später auf die Normalkost überzugehen. Unter Teilwertprodukten, die unbedingt zu vermeiden sind, versteht der Autor Haushaltszucker, Auszugsmehle und Obstsäfte. Gestattet ist Vorzugsmilch. Die Lebensmittel zur Herstellung der Dauerkost sollten nur aus kontrolliert biologischem Anbau stammen.

Die von Schnitzer angegebene Normalkost kann als Dauerkost eingesetzt werden. Ein längeres Verweilen auf der Intensivkost ist unter keinen Umständen anzuraten. Das Versprechen, manche Krankheiten (z. B. Insulinmangeldiabetes der Jugendlichen) seien durch die Schnitzer Intensivkost heilbar, ist falsch. Ein Versuch wäre höchst gefährlich.

4.3.7 Bircher-Benner-Kost

Sie wurde von dem Schweizer Arzt Maximilian-Oskar Bircher-Benner (1867–1939) begründet. In seiner Diätetik ordnete er alle Behandlungsarten einer naturgemäßen Heilweise zu, wie z. B. Sonnen-, Licht- und Luftbäder sowie Krankengymnastik. Es handelt sich um eine lakto-vegetabile Kost, die zu mehr als der Hälfte aus Rohkost besteht. Eine Besonderheit ist das Bircher-Müsli. Hier werden Haferflocken über Nacht in Wasser eingeweicht und später mit Kondensmilch, Honig, geriebenen Nüssen und zerkleinerten Früchten versetzt.

Bei sehr sorgfältiger Auswahl der Lebensmittel ist die Bircher-Benner-Diät auch als Dauerkost geeignet. Eine ausschließliche Rohkosternährung ist dagegen nur kurzfristig, bei Kleinkindern, schwangeren und stillenden Frauen gar nicht und nur unter ärztlicher Kontrolle möglich. Auch die 1930 eingeführte Fruchtmilch[7] zur Ernährung von gesunden und kranken Säuglingen und Kleinkindern ist stets nur kurzfristig, z. B. in der Ernährung von Kindern geeignet, bei denen Kuhmilch nicht verwendet werden soll. Sie wird aus feingemahlenen süßen Mandeln oder aus Mandelnuß hergestellt und soll noch mit verschiedenen Obst- und Gemüsesorten ergänzt werden. Hierbei handelt es sich um eine in ihrem Proteinanteil keinesfalls vollwertige Nahrung. Sie enthält zu wenig essentielle Aminosäuren, zumal auch deren Bioverfügbarkeit schlecht ist. Sehr schwere Gedeihstörungen sind bei Säuglingen unter einer längerdauernden Ernährung mit dieser Fruchtmilch gesehen worden[8]. Auch der Fettgehalt einer derartigen Säuglingsnahrung ist viel zu niedrig.

4.3.8 Schroth-Kur

Sie wurde von dem Landwirt Johann Schroth (1800–1856) entwickelt. Er war der Auffassung, daß feuchte Wärme die Grundlage aller Lebensvorgänge sei. Mit dem nach ihm benannten Schroth'schen feuchtwarmen Dunstwickel würde eine „Entschlackung" des Körpers über die Haut eintreten.
De Schroth-Kur-Diät ist eine Methode des Heilfastens, welches unter ärztlicher Leitung über 3–4 Wochen durchgeführt werden kann. Es handelt sich hierbei um eine fett-, eiweiß- und kochsalzarme Kost. Sie besteht aus Reis-, Gries- und Haferspeisen, ergänzt durch Gemüse, ferner ungesalzene Brötchen, Leinsamenbrot und Pflaumen. Sehr bedenklich ist schließlich die vor allem an den vorgeschriebenen „Trockentagen" geringe Flüssigkeitszufuhr, noch dazu in Form von Wein. Außerdem handelt es sich um eine sehr einseitige Kost, die bei längerer Dauer zu Mangelerscheinungen an Eiweiß, Vitaminen, Eisen und weiteren Spurenelementen führen kann. Der häufig auch in manchen Kurbetrieben gebräuchliche Begriff der „Entschlackung" schließlich, ist wissenschaftlich nicht begründbar, da sich bei normaler Flüssigkeitszufuhr und ungestörter Nierenfunktion keine „Schlacken" im Körper bilden.

4.3.9 May'sche Trennkost (Dr. Howard May)

Sie beruht auf der falschen Annahme, daß Eiweiße und Kohlenhydrate nicht gleichzeitig verdaut werden können, da Eiweiße saure und Kohlenhydrate basische Verdauungssäfte benötigen würden. Folgen einer gemeinsamen Verdauung würden Anhäufung unverdauter Kohlenhydrate, Gärung sowie Übersäuerung des Körpers sein. Nach May gibt es in der Natur eiweiß- bzw. kohlenhydratreiche Lebensmittel. Außerdem kennt er die Gruppe neutraler Lebensmittel, bestehend aus Fett, Gemüsesorten sowie Heidelbeeren, Rosinen und Nüssen. Es soll eine Trennung in eiweiß- und kohlenhydratbetonten Mahlzeiten erfolgen, z.B. eine Kombination eines kohlenhydratbetonten mit einem neutralen Lebensmittel, oder eiweißbetonten ebenfalls mit einem neutralen Lebensmittel.
Gerade diese Vorschriften der Hay'schen Trennkost sind ernährungsphysiologisch von Nachteil, weil ein gemeinsamer Verzehr von Eiweiß und Kohlenhydraten zur Energieproduktion und zum Gewebsaufbau sinnvoll erscheint und weil die Kombination von tierischen und pflanzlichen Eiweißquellen sich zu besonders wertvollem Protein ergänzen können, z. B. Eiweiß aus Milch und Kartoffeln. Außerdem ist eine gleichzeitige Verdauung von überwiegend eiweißhaltiger und überwiegend kohlenhydrathaltiger Nahrung physiologisch. Sie beginnt bereits beim gestillten Säugling mit der Muttermilch.
Der Anspruch auf Vorbeugung bzw. Heilung bestimmter Krankheiten wie Diabetes mellitus, Gicht oder Rheuma durch die Trennkost ist unhaltbar.

4.3.10 Waerland-Kost

Arc Waerland (1876–1955) aus Schweden begründete eine nach ihm benannte Kost. Sie ist eine lakto-vegetabile Kost. Bevorzugt werden Milch, Obst und Gemüse in Form von Rohkost, Getreide aus Vollkornbrei, Kartoffeln sowie gesäuerte Milch. Die Lebensmittel sollten aus alternativem Anbau stammen. Zu vermeiden sind alle Fleischarten, Haushaltszucker, ausgemahlene Mehle und Genußmittel.
Die Waerland-Kost ist bei sorgfältiger Auswahl der Lebensmittel als Dauerkost geeignet, zumal ausdrücklich eine reichliche Flüssigkeitszufuhr empfohlen wird.

4.3.11 Fasten

Fasten ist die gänzliche oder teilweise Enthaltung der Aufnahme von Lebensmitteln. Es geht ursprünglich auf religiöse Vorstellungen zurück als ein persönliches Opfer oder auch eine Sühne, die den Göttern dargebracht wird. Man fastete auch zur Abwehr von Naturkatastrophen. Allmählich entwickelten sich feste Fastenzeiten, die zur Zeit noch von der östlich-orthodoxen Kirche streng eingehalten, von der katholischen Kirche mehr und mehr gemildert werden.
Heute steht zumindest in den westlichen Industrieländern der medizinisch therapeutische Aspekt im Vordergrund. Hier wird das Fasten vielfach als eine „Entschlackung" des Körpers verstanden, ein Vorgang, den es beim gesunden Menschen nicht gibt, da die Stoffwechselendprodukte eliminiert werden.

Nulldiät. Das vollständige Fasten ist eine strenge Form, bei der nur energiefreie Getränke aufgenommen werden. Es darf nur unter Aufsicht eines erfahrenen Arztes erfolgen. Neben reichlicher Flüssigkeitszufuhr von etwa 2–3 l täglich beim Erwachsenen, müssen Vitamine und essentielle Mineralien aufgenommen werden, was besonders bei den fettlöslichen Vitaminen schwierig sein kann. Eine Nulldiät kann ohne größere Risiken nur unter klinisch stationären Bedingungen geschehen.

Modifiziertes Fasten. Mit der Nahrung werden täglich etwa 100 g eines biologisch vollwertigen Eiweißes verabfolgt und daneben ein Kohlenhydratminimum von etwa 90 g neben Vitaminen, essentiellen Fettsäuren und lebenswichtigen Mineralien. Diese als proteinsubstituierte Form des Fastens bekannte Methode wird z. B. als Einstieg in der Behandlung des Übergewichts evtl. bei gleichzeitiger Herzinsuffizienz unter ärztlicher Aufsicht durchgeführt.

Saftfasten. Das Buchinger-Fasten beginnt mit Obst-Reis oder Rohkosttagen und gleichzeitiger Verminderung der gesamten Nahrungszufuhr. Anschließend werden neben Vitaminen und essentiellen Mineralien nur noch Obst- und Gemüsesäfte sowie Gemüsebrühe und Kräutertee aufgenommen, also eine mit 150–300 kcal (600–1300 kJ) sehr geringe tägliche Energie zugeführt. Auch hierbei muß die Flüssigkeitsaufnahme mindestens 1,5–2 l betragen.

Heilfasten. Zur Behandlung von ernährungsbedingten Krankheiten erfolgt das Heilfasten. Die Energiezufuhr ist ähnlich gering wie beim Saftfasten. Heilfasten wird im Rahmen des Naturheilverfahrens vorgenommen. Eine Gewichtsreduktion wird nicht unbedingt angestrebt, sondern ist eher ein Nebeneffekt.
Fastenkuren fachgerecht durchgeführt, können z. B. bei der Behandlung der Fettsucht einen günstigen Effekt haben, auf Dauer aber nur, wenn die Patienten selbst motiviert werden, die Nahrungsmenge bis zum ausgeglichenen Energiestoffwechsel zu beschränken.

4.3.12 Beratungsempfehlungen

Wie soll der Arzt oder Apotheker sich beim Aufzeigen von Problemen der fehlernährten Patienten verhalten, insbesondere, wenn diese durch eine alternative Ernährung hervorgerufen worden sind? Nach allgemeinen Erfahrungen gelingt es fast nie, die Betroffenen von ihrer unkonventionellen Ernährungsform abzubringen. Es bleibt nur die Möglichkeit, sie auf die Gefahren hinzuweisen. Beachtet werden sollen vor allem extreme Formen einer alternativen Ernährung, wie sie bei Anhängern der Makrobiotik vorliegt. Hier hilft wirklich nur eine geduldige Beratung, ganz besonders auch bezüglich der erwähnten Risikogruppen. Vielfach entziehen sich die Patienten oder die Eltern betroffener Kinder der Aufklärung, zumindest solange noch nicht offenkundige Symptome einer Mangel- oder Fehlernährung aufgetreten sind.

4.3.13 Der ökologische Landbau

Agrarerzeugnisse und Lebensmittel aus ökologischem Anbau finden beim Verbraucher immer mehr Anklang. Dieser Trend schafft einen neuen Markt für landwirtschaftliche Erzeugnisse. Von der Europäischen Gemeinschaft wurden daher 1991, ergänzt 1993, detaillierte Richtlinien über den ökologischen Landbau, seine Durchführung und die für seine Überwachung erforderlichen Kontrollinstanzen erlassen. In diesen Richtlinien werden auch Einzelheiten über Etikettierung der Produkte, Vermarktung, erlaubte Zutaten sowie Einsatz von Pflanzenschutzmitteln und Düngemitteln aufgeführt, die für alle Betriebe mit ökologischem Anbau verbindlich sind. Dadurch soll einmal ein wirksamer Schutz des Verbrauchers gewährleistet sein, der solchen Erzeugnissen mehr Vertrauen entgegenbringt. Zweitens soll auf diese Weise zwischen den Herstellern ein fairer Wettbewerb sichergestellt werden.
Ziel des ökologischen Landbaus ist die Erzeugung von qualitativ hochwertigen Lebensmitteln unter möglichst weitgehender Schonung der Umwelt und Pflege der Bodenbeschaffenheit. Dieses soll erreicht werden durch Verzicht auf chemisch-synthetische Pflanzenschutz- und Düngemittel mit Bevorzugung organischer Düngung und biologischer Unkrautbekämpfung. Wichtig ist in dem Zusammenhang auch eine artenreiche Fruchtfolge sowie der Hülsenfrüchteanbau zur biologischen Bindung von Stickstoff und Verbesserung der Bodenstruktur.
Die Betriebe des ökologischen Landbaus sind in verschiedene Organisationen zusammengeschlossen, die die Aufgabe haben, die Einhaltung bestimmter Bewirtschaftungsmethoden zu überwachen. Mit der Vergabe von Markenschutzzeichen übernehmen diese Organisationen auch die Garantie für die Einhaltung vorgeschriebener Richtlinien. Andererseits sagen Produktbezeichnungen wie „biologisch, natürlich, Bio- oder Natur" nichts aus über die Qualität eines Lebensmittels und sind auch keine Garantie dafür, daß sie aus einem kontrolliert biologischen Anbau stammen.
Immer wieder ist versucht worden, Unterschiede zwischen Produkten aus kontrolliert biologischem Anbau und solchen aus konventioneller Landwirtschaft nachzuweisen. Bisher vorliegende Untersuchungen haben hinsichtlich des Gesundheits- oder Genußwertes von Lebensmitteln aus beiden Anbaumethoden kaum irgendwelche Unterschiede erkennen lassen. Die früher in großem Umfang in allen Erdteilen eingesetzten biologisch so schwer abbaubaren chlororganischen Substanzen dürfen in den westlichen Industrieländern in der Landwirtschaft nicht mehr eingesetzt werden, sondern im konventionellen Anbau nur noch Stoffe, die leicht abbaubar und daher unbedenklich sind. Lebensmittel aus kontrolliert ökologischer Landwirtschaft enthalten üblicherweise keine Rückstände zugelassener Pflanzenschutzmittel, es sei denn, solche befinden sich noch im Boden oder gelangen von Nachbaräckern auf den kontrolliert biologisch bearbeiteten Boden. Eindeutig günstiger ist der kontrolliert biologische Anbau für die Umwelt, für den Boden und die Gewässer, besonders natürlich für das Grundwasser.
Jeder muß für sich selbst entscheiden, ob er alternativ erzeugte Lebensmittel kaufen möchte oder nicht. Sie sind teurer als konventionell erzeugte Lebensmittel, bringen aber keine gesundheitlichen Vorteile.
Einzukaufen sind solche Produkte in Reformhäusern, Bio- oder Naturkostläden oder in besonders gekennzeichneten Abteilungen von Supermärkten. Geachtet werden sollte auf die besondere Warenkennzeichnung der Produkte.
Auch beim Kauf alternativer Erzeugnisse ist der Erwerber gegen Betrug nicht geschützt.

4.3.14 Halbsynthetische Nahrungsstoffe als Fettersatz

Fettersatzstoffe sind untoxische chemische Verbindungen, die sensorisch als Fette wahrgenommen werden, ernährungsphysiologisch jedoch einen deutlich geringeren Energiegehalt aufweisen[9].

Sie sollen möglichst viele Fetteigenschaften besitzen und aus ökologischer Sicht zu keiner zusätzlichen Belastung der Umwelt beitragen. Mehrere derartige Verbindungen sind inzwischen als Fettersatzstoffe zugelassen bzw. die Zulassung ist bei den zuständigen Gremien beantragt worden.

Saccharosepolyester. Mischungen der Ester zwischen Saccharose mit Fettsäuren aus Soja-, Mais- und Baumwollsaatöl werden gehandelt. Zu dieser Gruppe gehört OLESTRA (Procter & Gamble, USA). Bei sensorischen Tests sind damit hergestellte Speisen nicht von denen mit üblichen Fetten hergestellten zu unterscheiden. Saccharosepolyester sind enzymatisch weder durch körpereigene Fermente noch durch solche der Darmbakterien abbaubar. Sie werden unverdaut ausgeschieden. Eine toxische oder kanzerogene Wirkung konnte in umfangreichen Tierversuchen wie auch in klinischen Studien bisher nicht nachgewiesen werden. Die positiv zu bewertende verminderte Aufnahme von Fetten bedingt gleichzeitig in negativer Weise eine Verminderung der Resorption fettlöslicher Vitamine.

Hydrolyseprodukte auf Kohlenhydratbasis. Sie haben Gelcharakter und werden aus Stärke und Zellulose hergestellt. Auf dem Markt sind das MALTRIN (Grain Processing Corp. USA), ein aus Maisstärke hergestelltes Hydrolyseprodukt sowie PASELLI SA2 (Avebe, Holland), das aus Kartoffelstärke entwickelt wurde. Weitere Hydrolyseprodukte mit Gelcharakter sind N-OIL (National Starch Corp., USA), aus Tapiokastärke, NUTRIFAT C (Reach Assoc., USA), eine Mischung aus Weizen-, Kartoffel-, Mais- und Tapiokastärke sowie AVICEL (FMC Corp., USA), eine mikrokristalline Zellulose, die durch Wasser in eine hydrokolloide Form gebracht wird. Bei der Polydextrose handelt es sich um einen aus hochvernetztem synthetisierten und schlecht metabolisierbaren Zuckeraustauschstoff, der allerdings wegen seiner laxativen Wirkung nur in beschränktem Maße aufgenommen werden kann.

Mikropartikuläre Proteine. Durch Veränderungen der Teilchengröße von Proteinmischungen werden Verbindungen erstellt, die sich bezüglich Geschmack und Textur wie Fette verhalten. Simplesse (Nutrasweet, USA), diese Gruppe wird aus Hühnereiweiß, Magermilch oder Molkenprotein hergestellt. Zusätzlich enthält die Simplesse-Rezeptur außer Wasser noch Zucker, pflanzliche Bindemittel und lebensmittelrechtlich unbedenkliche Genußsäuren. Die Verbindung ist voll verdaulich, hat aber im Gegensatz zum Fett nur einen Energiegehalt von 4 Kcal/g (16,7 J/g). Sie wird in der industriellen Herstellung von fettreduzierten Lebensmitteln verarbeitet. Die Anwendung der Substanz in allen möglichen Formen zur Fettsubstitution könnte nach Menden[9] etwa 14 % des Gesamtfettes reduzieren und gleichzeitig die Cholesterolzufuhr deutlich vermindern.

Bedeutung der Fettersatzstoffe. Mit Hilfe der Fettersatzstoffe könnte der z. Zt. mit 38–40 % noch immer zu hohe Anteil des Fettes an der Gesamtenergiezufuhr deutlich vermindert werden. Fett spielt in der Nahrung eine wichtige Rolle als Geschmacksträger und Geschmacksvermittler. Es setzt Geschmacksreize und regt zur vermehrten Nahrungsaufnahme an. Der letzte Ernährungsbericht weist erneut darauf hin, daß in Deutschland die Hauptprobleme für die Gesundheit durch die weitverbreitete Überernährung entstehen. Dabei gilt das Übergewicht als Risikofaktor für verschiedene chronische Krankheiten insbesondere an Herz- und Kreislauf. Es begünstigt den Anstieg von Blutlipiden und Harnsäure (s. 4.1.1; 4.2.1). Vom ernährungsphysiologischen Standpunkt sind Fettstoffe in konventionellen Lebensmitteln zu bevorzugen, die durch technologische Eingriffe einen normalen Fettgeschmack aufweisen, z. B. mikropartikuläre Proteine.

4.3.15 Nahrungsmittel-Trends

Bequemwelle. Convenience foods heißen industriell hergestellte Fertig- oder Halbfertiggerichte, die die küchentechnische Arbeit im Haushalt erleichtern und verkürzen. Sie sind in der zubereiteten Form haltbar gemacht worden. Diese Produkte enthalten im allgemeinen viele Zusatz- und Konservierungsstoffe, um sie zu stabilisieren. Außerdem belastet der hohe Verpackungsaufwand dieser Gerichte die Umwelt. Für diese Produktgruppen besteht ganz offensichtlich ein stetig steigender Bedarf.

Leichtlebensmittel, Lightprodukte. Völlig uneinheitlich in der Aussagekraft ist die Werbung mit Lightprodukten. Der Verbraucher denkt im allgemeinen an kalorienarme Lebensmittel. „Light" kann aber ebenso heißen leichtbekömmlich oder gut verdaulich, alkoholfrei oder alkoholarm, coffeinarm, nikotinarm etc. Die Bezeichnung „Light" oder „Leicht" sind lebensmittelrechtlich keine definierten oder geschützten Begriffe. Mit einer solchen Kennzeichnung müssen nicht unbedingt bestimmte Eigenschaften eines Produktes verbunden sein. So werden Lebensmittel mit geringem Energiegehalt wie z. B. fettreduzierte Milchprodukte mit „light" gekennzeichnet, oder der Alkoholgehalt wie z. B. von Bier wird vermindert. Durch Aufschäumen und Stabilisierung des Schaumes wird das Volumen vergrößert wie bei Luftschokolade. Auch kann Wasser durch Quellstoffe oder Geliermittel in eine feste, kaubare Struktur gebracht werden, welche die Verdauungsorgane lange füllt. Auf dem Markt sind heute viele Erfrischungsgetränke mit hohem Zuckeranteil. In den Lightprodukten ist der Zucker durch verschiedene Süßstoffe ersetzt. Der ständige Genuß solcher Getränke ist besonders für Kinder problematisch, weil sie keine ungesüßten Erfrischungsgetränke mehr zu sich nehmen möchten, die den Durst bekanntlich viel besser löschen. In ähnlicher Weise können Light-Genußmittel wie

entcoffeinierter Kaffee oder alkoholfreies Bier, mit noch bis zu 0,5 Vol% Alkohol zu vermehrtem Konsum verführen.
In Light-Butter wird ein Teil des Fettes durch Wasser ersetzt und zur Verbesserung der Konsistenz mit Emulgatoren, Farbstoffen und Geschmacksverstärkern vermischt.
Für den Verbraucher besteht die Gefahr, daß solche Lightprodukte bedenkenlos und in viel größerer Menge verzehrt werden, so daß letztlich keine verminderte, sondern allzu oft sogar eher noch eine vermehrte Nährstoff- und Energieaufnahme resultiert.

Dieser Beitrag wurde der Herausgeberin am 30.06.1993 eingereicht.

Literatur

1. Storm W (1989) Hyperthyreose Jodmangelstruma und Rachitis als Folge einer laktovegetarischen Ernährung. Pädiat Prax 39:252–253
2. Stollhoff K, Schulte FJ (1987) Vitamin B_{12} and brain development. Eur J Paedit 146:201–207
3. Dagnelic PC: Nutritianal status and growth of children on macrobiotic diets: a population based study. Dissertation a. d. Landwirtschaftlichen Universität Wageningen Holland, 1988
4. Tolle A (1984) Rohmilch- und gesundheitliche Risiken des Verzehrs. Welt der Milch 38:961–964
5. Bruker MO, Gutjahr J: Biologischer Ratgeber für Mutter und Kind. Bioverlag Gesundleben, Hopferau 1989
6. Schnitzer IG: Der alternative Weg zur Gesundheit. Mosaik Verlag, München 1982
7. Bircher ME: Säuglingsernährung mit Fruchtmilch. Wendpunktverlag Basel, 1930
8. Niessen KH, Teufel M (1983) Gedeihstörung und Osteomalacie bei vegetarisch ernährten Kindern. Pädiatr Prax 28:639–647
9. Menden E (1991) Fettersatzstoffe – Zusammensetzung und praktische Bedeutung. Ernährungs-Umschau 38:311–315

5 Interaktionen zwischen Nahrungsmitteln und Arzneistoffen

E. J. Verspohl

5.1 Grundlagen

Wechselwirkungen sind ein Synonym für Interaktionen. Unter Interaktionen zwischen 2 Arzneistoffen versteht man die wechselseitige Beeinflussung ihrer Wirkungsstärke, die entweder zu einer Abschwächung der Wirkung führt, oder zu einer Steigerung der Wirkung bis hin zur Toxizität eines Arzneistoffes. Entsprechend können auch Wechselwirkungen zwischen einem Arzneistoff und einem Nahrungsbestandteil auftreten. Letztere sind aber weniger klinisch auffallend, da es sich meist um eine Abschwächung der Arzneistoffwirkung handelt; sie finden daher nicht die notwendige Beachtung.

Zeitliche Aufnahme von Arzneimitteln und Nahrung

Manchmal sind auch die Hinweise der Industrie (Beipackzettel) unpräzise und wenig hilfreich. Man sollte z.B. den Ausdruck „nach dem Essen" vermeiden, da damit nicht für den Patienten klar ist, ob er unmittelbar nach dem Essen oder mit einem gewissen Abstand nach dem Essen die Arzneimittel einnehmen soll. „Während der Mahlzeit" oder „zum Essen" heißt dagegen, der Arzneistoff ist während oder direkt nach der Mahlzeit einzunehmen. Wenn „vor der Mahlzeit" empfohlen wird, sollte lieber präzise aufgeführt sein ½ Std. oder 2 Std. vor dem Essen einzunehmen. Nach einer kürzlichen Untersuchung wird der Patient vom Arzt und Apotheker über Arzneistoff-Nahrungsmittel-Interaktionen immerhin häufiger aufgeklärt als über Arzneistoff-Nebenwirkungen. Nicht bei allen Arzneistoffen sind Wechselwirkungen mit Nahrungsbestandteilen zu erwarten, genaugenommen nur für einige wenige. Es fallen aber solche Arzneistoffe auf, die eine steile Dosis-Wirkungskurve aufweisen (Abb. 1.17, linker Teil). Jegliche Veränderung der Konzentration des Arzneistoffes durch eine Wechselwirkung mit Nahrungsbestandteilen führt zu enormen Konzentrationsänderungen und damit Wirkungsveränderungen. Anders ist das bei dem im rechten Teil der Abb. 1.17 gezeigten Arzneistoff B, der sich durch eine sehr flache Konzentrations-Wirkungskurve auszeichnet. Gerade bei chronotherapeutisch für die Asthmatherapie optimierten Arzneistoffformulierungen (Beispiel Euphylong® Retardkapseln) ist der Nachweis einer Nicht-Wechselwirkung mit Nahrung zu fordern und auch vom Hersteller erfüllt worden.

Bei der Klärung des Wirkungsmechanismus der Interaktion mit Nahrungsbestandteilen fallen vor allen Dingen Veränderungen der Resorption von Arzneistoffen auf und erst in zweiter Hinsicht Wechselwirkungen bezüglich des Metabolismus. Bezüglich der Wechselwirkungen bei der Resorp-

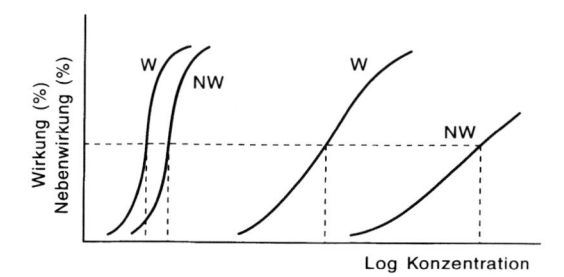

Abb. 1.17 Beispiele für steile und flache Dosis-Wirkungs-Kurven bzw. Dosis-Nebenwirkungs-Kurven

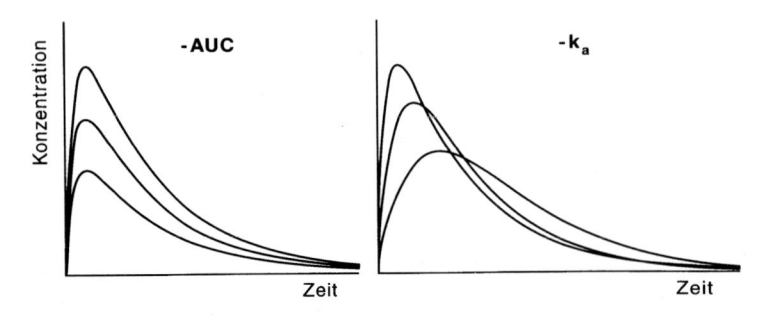

Abb. 1.18 Veränderung der AUC (area under the curve) und der k_a (Absorptionsgeschwindigkeitskonstante)

tion muß man unterscheiden, ob die AUC (area under the curve) oder die k_a beeinflußt ist (Abb. 1.18). Wenn die Resorptionsgeschwindigkeit durch Nahrungsaufnahme abnimmt, ist das bei einer Langzeittherapie ohne jegliche Bedeutung. Beispiel bildet Valproinsäure (Ergenyl®). Hier wird eine Langzeittherapie betrieben. Wobei es für das steady state des Plasmaspiegels des Patienten unerheblich ist, wie schnell der Arzneistoff resorbiert wird, sondern nur, daß er konstant und ausreichend resorbiert wird. Anders verhält es sich, wenn ein Arzneistoff für die Kurzzeittherapie eingesetzt wird, also z. B. Acetylsalicylsäure gegen Kopfschmerzen. In diesem Fall ist die Resorptionsgeschwindigkeit von eminenter Bedeutung für den Eintritt der Wirksamkeit (Beseitigung der Kopfschmerzen), die negativ durch gleichzeitige Nahrungsaufnahme beeinflußt werden kann. Die Konsequenzen aus einer Beeinträchtigung der Resorptionsgeschwindigkeit (k_a) durch Nahrungsbestandteile können sein,

a) daß niedertherapeutische Spiegel erreicht werden,
b) daß der therapeutische Spiegel zu spät erreicht wird und
c) daß der therapeutische Spiegel zu lang anhaltend ist („hang over").

Ein klassisches Beispiel für die Parallelität zwischen Nahrungsaufnahme, Magenentleerung und Arzneistoffwirksamkeit ist das Paracetamol. In Abb. 1.19 ist dargestellt, daß die Paracetamol-Konzentrationen parallel zur Magenentleerungsgeschwindigkeit verlaufen, die natürlich durch Nahrungsaufnahme verlangsamt sein kann. Dies liegt im Falle des Paracetamols und übrigens sehr vieler anderer Arzneistoffe daran, daß nicht der Magen, sondern der Darm der Hauptresorptionsort für die Arzneistoffe ist. In diesem Beispiel Paracetamol ist nur die Magenentleerungsgeschwindigkeit der bestimmende Schritt, die Nahrung beeinflußt die Gesamtresorption dagegen nicht. Deswegen wird Paracetamol auf nüchternen Magen wesentlich schneller resorbiert. Dieses Problem der Beeinflussung der Magenentleerung gilt nur bei Einzel-Dosis-Formen (Matrix-Tabletten), dagegen nicht bei Mehrfach-Dosis-Formen, in denen die Sub-Units sehr klein sind und mit ihrem Durchmesser von < 1 mm kontinuierlich den Magen auch bei geschlossenem Sphinkter verlassen können. Faktoren, die die Magenentleerungsgeschwindigkeit ungünstig beeinflussen, sind fettreiche Nahrung, gering zerkaute Nahrung, eine hohe Viskosität.

Mechanismen der Interaktionen

Kurz zusammengefaßt kann ein Arzneistoff mit Nahrungsmitteln nach folgenden Prinzipien interagieren:

1. Nahrung verzögert die Magenentleerung und evtl. auch die Darmpassage, was die Arzneimittelresorption beeinflussen kann.

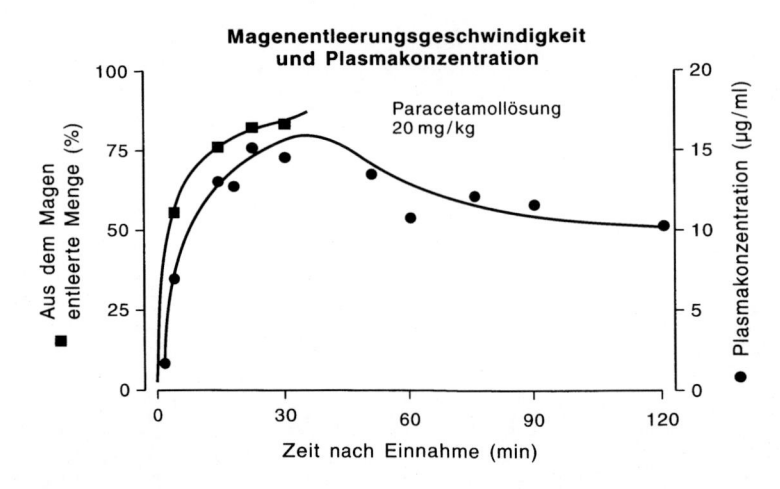

Abb. 1.19 Magenentleerungsgeschwindigkeit und Erscheinen des Wirkstoffs im Plasma nach Gabe von 20 mg/kg KG Paracetamol

2. Nahrungsmittel enthalten absorbierende Bestandteile, durch die Arzneistoffe an der Resorption gehindert werden.
3. Die Galleproduktion wird durch Nahrungsbestandteile angeregt (Fette), wodurch die Gallensäuremenge im Magen-Darm-Trakt zunimmt und die Löslichkeit gerade lipophiler Arzneistoffe verbessert wird.
4. Der Metabolismus von Arzneistoffen sowohl im Magen-Darm-Trakt als auch in der Leber wird beeinflußt; durch Nahrungsaufnahme wird die Metabolisierung in einem First-pass-Effekt vermindert.

Seltener vorkommende Mechanismen sind die Beeinflussung der Ausscheidungsgeschwindigkeit oder die direkte Wechselwirkung von Nahrungsmitteln mit dem pharmakologischen Effekt gleichzeitig verabreichter Arzneistoffe.

Wirksamkeitsmodifikation durch Genußmittel

Neben Nahrungsmitteln sind auch Genußmittel, wie z. B. das Zigarettenrauchen, an einer veränderten Arzneistoffwirksamkeit beteiligt. Beim Zigarettenrauchen entstehen u. a. polyzyklische Kohlenwasserstoffe (Benzo(a)pyrene, 1,2-Benzanthracen, 1,2,5,6-Dibenzanthracene), die alle enzyminduktorische Eigenschaften haben. Auch wenn im Rauch zusätzlich Enzyminhibitoren wie Kohlenmonoxid und Cadmium enthalten sind, so ist deren Wirkung nicht so stark wie die der Enzyminduktoren. In Tab. 1.53 ist gezeigt, bei welchen Pharmaka Zigarettenrauchen Blutspiegel und Wirkung vermindern kann.
Rauchen modifiziert z. B. die Wirksamkeit von Theophyllin; seine Halbwertszeit wird von sieben auf vier Stunden herabgesetzt, d. h. die Wirkung hält nicht so lange an, die Blutspiegel sind erniedrigt. Gleichzeitig ist die Gesamtclearance, bezogen auf die Körperoberfläche von 1,73 m², von 45

Tabelle 1.53 Verminderung der Blutspiegel und der Wirkung von Arzneistoffen durch Zigarettenrauchen

↓ Blutspiegel	Theophyllin Propranolol (Dociton®) Imipramin (Tofranil®) Pentazocin (Fortral®)
↓ Wirkung	Diazepam (Valium®) Chlordiazepoxid (Librium®) Chlorpromazin (Megaphen® a. H.) Propoxyphen

auf 100 ml/min erhöht. Theophyllin wird hauptsächlich in der Leber metabolisiert (N-Demethylierung und 8-Hydroxilierung durch verschiedene Formen von Cytochrom P_{450}). Stellen Raucher für drei Monate das Rauchen ein, so werden – als wenn der Patient nie geraucht hätte – wieder normale Blutspiegel für Theophyllin erreicht. Marihuana hat bezüglich der Metabolisierungssteigerung von Theophyllin den gleichen Effekt wie das Rauchen. Deswegen klagen Raucher über weniger Nebenwirkungen von Theophyllin (Abb. 1.20). Abb. 1.21 zeigt, daß nach Einmalanwendung von Propanolol die Spiegel gesenkt sind. Der Metabolismus kann durch die Art des Grillens, Zigarettenrauchen etc. beeinflußt werden. Enzymmindernd wirken auch Indolbestandteile in Brassicaceen (Kohl, Rosenkohl, Blumenkohl, weiße Rübe, Wirsing).

Zusammensetzung der Nahrung

Auch die qualitative Zusammensetzung der aufgenommenen Nahrung hat eine Bedeutung. Eine hohe Eiweißzufuhr bei isoenergetischer Ernährung steigert den oxidativen Arzneimittelstoff-

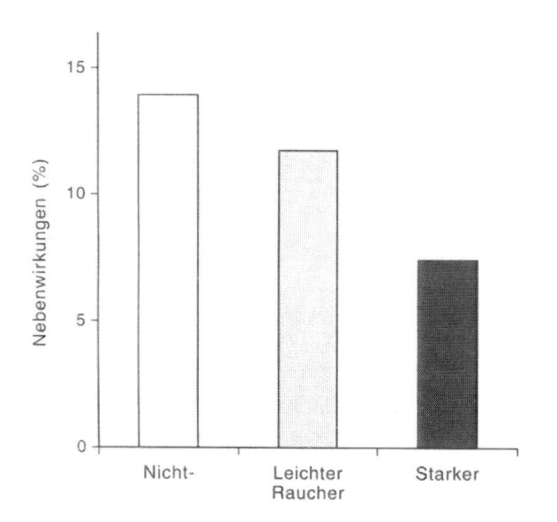

Abb. 1.20 Veränderung der Häufigkeit von Nebenwirkungen durch das Rauchen

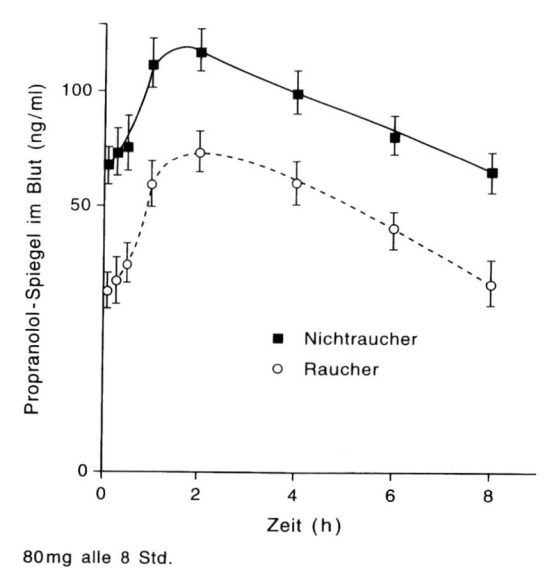

Abb. 1.21 Propanolol-Blutspiegel bei Rauchern und Nichtrauchern

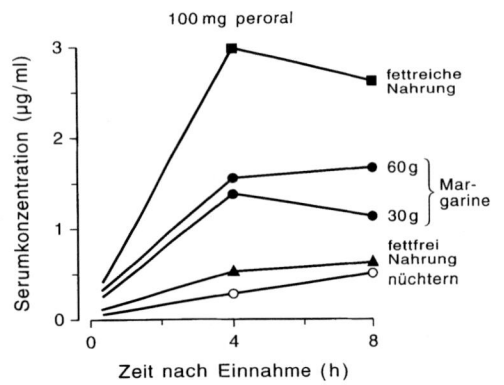

Abb. 1.22 Serumspiegel-Verläufe von Griseofulvin in Abhängigkeit vom Fettgehalt der Mahlzeit

wechsel (Abbau von z. B. Antipyrin® – Phenazon). Eine verringerte Proteinzufuhr liegt z. B. bei Lacto-Vegetariern vor. Dies führt zu einem verminderten renalen Plasma-Fluß mit der Folge einer verminderten Kreatinin-Clearance. Auch die Clearance einiger Arzneistoffe ist unter diesen Bedingungen vermindert, so z. B. von Phenazon (Eumed®; früher Antipyrin®) und Theophyllin (Euphyllin®).
Die Theophyllin-Plasmaspiegel können durch eine Diät beeinflußt werden: Die Substanz wird aufgrund ihrer gastrointestinalen Nebenwirkungen gern zur Mahlzeit eingenommen, man muß allerdings wissen, daß bei einer kohlenhydratreichen Nahrung die Blutspiegel eher erhöht sind; so ließ sich eine 33 %ige Steigerung der AUC feststellen. Durch eine proteinreiche Ernährung sinkt die Halbwertszeit von sieben bis neun Stunden auf fünf bis sechs Stunden.
Eine proteinreiche Nahrung vermindert die Levodopa-Bioverfügbarkeit, der First-pass-Effekt ist erhöht, die Mucosa-Absorption leicht vermindert. Ein kohlenhydratreiches Frühstück verringert die Paracetamol-Resorption. Für Indometacin gilt, daß kohlenhydratreiche Ernährung die niedrigsten AUC-Werte hervorruft, eine fettreiche und proteinreiche Diät eine nicht ganz so starke Erniedrigung hervorruft.
Eine Besonderheit bezüglich der Wechselwirkung aufgrund der qualitativen Zusammensetzung von Nahrungsbestandteilen stellt Griseofulvin dar (Fulcin®, Likuden®). Die Griseofulvin-Serumkonzentration ist nach fettreicher Nahrung deutlich erhöht (Abb. 1.22). Die Resorption von Griseofulvin wird durch seine Lösungsgeschwindigkeit begrenzt. Aufgrund des lipophilen Charakters von Griseofulvin ist eine fettreiche Nahrung für das Lösungsverhalten von Vorteil. Weitere Beispiele für eine Resorptionsverbesserung durch Nahrung oder Fett ist das Riboflavin (Beflavin®).
Im Falle des α-Methyldopa ist eine proteinreiche Nahrung nicht sinnvoll, da eine Konkurrenz bei der Resorption (Aminosäuretransport) besteht.

Tabelle 1.54 Einfluß von Mikronährstoffen/Spurenelementen als Übersicht

Chrom	↓ Hyperglykämie (Verstärkung einer Insulinwirkung)[73, 74, 75]	evtl. therapeutisch nutzbar
Chrom-Mangel	↓ Vit.-C-Resorption[76] ↓ Glucose-Resorption	
Selen (Selen plus®)	↑ Selenspiegel durch Corticosteroide ↓ Toxizität von Hg-, Cd-Salzen durch Selen[77] ↓ Anti-Krebs-Wirkung von Selen durch Zn, Ar (nur Tierversuch)[78, 79, 80]	
Zink (Zinkorotat®)	↓ Cu-Resorption durch Zn[81] ↓ Zn-Spiegel durch chelierende Arzneistoffe (Ethambutol – Myambutol®; Disulfiram – Antabus®; Penicillamin – Metalcaptase®)[82]	
Magnesiumcitrat/-oxid (Indikation: Ca-oxalat Nephrolithiasis)	↑ Resorption durch Nahrung	zusammen mit Nahrung

5.2 Tabellarische Zusammenstellung der Wechselwirkungen zwischen Arzneistoffen und Nahrungsmitteln

Tabelle 1.55 (↑ Steigerung, ↓ Verminderung; RL = Indikationsgruppe der Roten Liste)

Arzneistoff/Arzneistoffgruppe (Auswahl = Präparatename)	Art/Auswirkung der Wechselwirkung mit Nahrung	Maßnahme/Empfehlung
RL 2 *Aldosteronantagonisten* Spironolacton (Aldactone®)	↑ Resorption	↑ Konzentration der Spironolactonmetaboliten im Blut[1]
RL 5 *Analgetika/Antirheumatika* Acetylsalicylsäure (Aspirin®)	Resorptionssteigerung bei nüchternem Magen und in Wasser gelöst[2] (Lösung ist wichtiger als Konzentrationsabnahme durch Verdünnen in Wasser)	schneller Transport zum Resorptionsorgan Darm Akuttherapie: Schneller Wirkungseintritt erwünscht Chronische Therapie: Einnahme zu den Mahlzeiten
Paracetamol (Ben-u-ron®)	Vorsicht: verstärkte Ulcus-Gefahr schnelle Resorption auf nüchternen Magen (Übertritt in Darm, also Magenentleerungsgeschwindigkeit ist geschwindigkeitsbestimmender Schritt) Gesamt-Bioverfügbarkeit durch Nahrung unverändert[3]	nicht mit Zucker einnehmen
Antirheumatika D-Penicillamin (Metalcaptase®, Trolovol®)	↓ biologische Verfügbarkeit bei Einnahme zum Essen[4]	
Chloroquin (Resochin®)	↑ biologische Verfügbarkeit, wenn zum Essen eingenommen[5]	Einnahme zum Essen
Hydroxychloroquin (Quensyl®)		Einnahme zum Essen
Phenazon (Eu-med SC®)	↓ Clearance bei verringerter Proteinzufuhr (Lacto-Vegetarier)	
RL 6 *Anthelmintika*		für das jeweilige Wurmmittel spezifische Hinweise auf der Packungsbeilage lesen
RL 7 *Antiallergika* allgemein		zur Mahlzeit
Clemastin (Tavegil®)	↓ Bioverfügbarkeit, wenn mit gleichzeitiger Nahrungsaufnahme	Einnahme vor dem Essen
Astemizol (Hismanal®)	↓ (60 %) biologische Verfügbarkeit durch Nahrung	Einnahme vor dem Essen
RL 8 *Antianämika* Eisenpräparate	Resorptionsverminderung durch gleichzeitige Nahrungsaufnahme	häufig Einnahme zum Essen, um Magen-Darm-Störungen zu vermeiden Vermeidung von Gerbstoffen (Tee), Oxalaten, Milch, Sahne, eiweißreicher Nahrung, Phosphaten, Magnesium- u. Calciumsalzen
RL 9 *Antiarrhythmika* Amiodaron (Cordarex®)	↓ Magenbeschwerden	während der Mahlzeit
Chinidin (Cordichin®)	Verringerung gastrointestinaler Nebenwirkungen (Übelkeit, Durchfall)	Einnahme zum Essen[6,7]
Disopyramid (Norpace®, Rhythmodul®)	↓ Magenbeschwerden	Einnahme zum Essen
Mexiletin (Mexitil®)	Vermeidung gastrointestinaler und neurologischer Nebenwirkungen	Einnahme zum Essen
Procainamid (Procainamid Duriles®)	Verminderung von Magenbeschwerden	während der Mahlzeit[8]

Tabelle 1.55 Fortsetzung

Arzneistoff/Arzneistoffgruppe (Auswahl = Präparatename)	Art/Auswirkung der Wechselwirkung mit Nahrung	Maßnahme/Empfehlung
Tocainid (Xylotocan®)	Vermeidung gastrointestinaler Nebenwirkungen	Einnahme zur Mahlzeit
RL 10		
Penicilline	↓ biologische Verfügbarkeit bei gleichzeitiger Einnahme mit Nahrung	Einnahme zur Mahlzeit ist möglich (allerdings geringer Verlust der biologischen Verfügbarkeit) (Hinweis: häufig sind Präparate überdosiert)
Amoxicillin (Amoxicillat®)[9, 10, 11]		
Ampicillin (Binotal®)		
Dicloxacillin (Totocillin®)		
Epicillin (Spectacillin®)		
Flucloxacillin (Staphylex®)		
Oxacillin (Stapenor®)		
Cephalosporine	gilt das gleiche wie für die Penicilline (Resorptionsverzögerung von Cefaclor, Cefadoxil, Cefradin; zusätzlich Verminderung des Resorptionsausmaßes nach Cefalexin)	gilt das gleiche wie für die Penicilline
Cefaclor (Panoral®)		
Cefadroxil (Bidocef®)[12]		
Cefalexin (Ceporexin®, Oracef®)[13]		
Cefradin (Sefril®)[14]		
Makrolid-Antibiotika	↓ Resorption	vor dem Essen mit viel Wasser einnehmen
Erythromycin-Base (Pharyngocin®) -stearat (Erythrocin®), -propionat[15]		
Erythromycin-ethylsuccinat (Bisolvonat®, Erythromycin-ratiopharm®, Paediathrocin®)	↑ Resorption	zum Essen einnehmen
Spiramycin (Rovamycine®, Selectomycin®)	↓ Resorption[16]	Einnahme auf leeren Magen
Lincomycine	↓ biologische Verfügbarkeit[17]	1 Std. vor dem Essen mit viel Flüssigkeit
Lincomycin (Albiotic®, Cillimycin®)		
Clindamycin (Sobelin®)	nur geringfügige Verzögerung der Resorptionsgeschwindigkeit[18]	keine Empfehlung
Tetracycline	Vorsicht: Calcium, Milch und Milchprodukte	getrennt von der Mahlzeit Ausnahme: Doxycyclin und Minocyclin[19, 20]
Sonstige		
Clarithromycin (Cyllind®)	geringfügige Resorptionsverbesserung	kurz vor der Mahlzeit
RL 11		
Orale Antidiabetika		während der Mahlzeit (Frühstück), um GI-Nebenwirkungen zu reduzieren und um zu hohe Spitzenkonzentrationen im Blut zu vermeiden evtl. Einnahme der stark wirksamen Antidiabetika ½ Std. vor dem Frühstück[21, 22]
RL 14		
Antiepileptika	↑ Magen-Darm-Beschwerden bei nüchterner Einnahme ↑ Resorption bei Einnahme mit Nahrung	während der Mahlzeit
Carbamazepin (Tegretal®, Timonil®)		
Phenytoin (Epanutin®, Phenhydan®, Zentropil®)	↓ GI-Nebenwirkungen durch Nahrung (Resorption unbeeinflußt) ↓ Spiegel von Folsäure durch Phenytoin ↓ Wirkung von Vit. D (Osteomalazie)	während des Essens
Valproinsäure (Convulex®, Ergenyl®, Leptilan®, Mylproin®, Orfiril®)	↓ GI-Störungen	während des Essens
RL 16		
Antihypertensiva	↓ Resorption bei gleichzeitiger Nahrungsaufnahme[23]	1 Std. vor dem Essen
Captopril (Lopirin®, Tensobon®)		

Tabelle 1.55 Fortsetzung

Arzneistoff/Arzneistoffgruppe (Auswahl = Präparatename)	Art/Auswirkung der Wechselwirkung mit Nahrung	Maßnahme/Empfehlung
Hydralazin (Treloc®, Trepress®)	↑ biologische Verfügbarkeit[24, 25]	zusammen mit Nahrung, da First-pass-Effekt verringert wird
Labetalol (Trandate®)[26]	desgleichen wie bei Hydralazin	
α-Methyldopa (Presinol®, Sembrina®)	↓ Blutspiegel durch Nahrung[27]	Einnahme auf leeren Magen (vor allem proteinhaltige Nahrung) meiden, da Konkurrenz um Aminosäuretransport besteht
Prazosin (Minipress®)	Resorption sehr unterschiedlich, z. T. bei Nahrungsaufnahme erhöht	Einnahme immer zum gleichen Zeitpunkt
Reserpin (Serpasil®, Briserin®)	↓ gastrointestinale Nebenwirkungen	während der Mahlzeit
RL 20 *Antimykotika* Amphotericin B (Ampho-Moronal®, Amphotericin B®)	↓ GI-Beschwerden	Einnahme nach dem Essen oder Einnahme zum Essen möglich
Griseofulvin (Fulcin S®, Likuden M®, Polygris®)	↑ Resorption durch fettreiche Nahrung[28]	fettreiche Nahrung evtl.
Ketoconazol (Nizoral®)	↑ Resorption und ↓ Magen-Darm-Beschwerden[29]	zum Essen
RL 22 *Antiphlogistika* Benzydamin (Tantum®)		zum Essen
RL 24 *Arteriosklerosemittel* α-Tocopherolnicotinat (Renascin®)	↑ Resorption	mit Nahrung
RL 26 *β-Rezeptorenblocker* Metoprolol (Beloc®, Lopresor®, Prelis®)	↑ biologische Verfügbarkeit[30] (Verminderung des First-pass-Effektes in der Leber)	zum Essen (zumindest immer zum gleichen Zeitpunkt) einnehmen
Propranolol (Dociton®)	desgleichen wie bei Metoprolol[31]	β-Rezeptorenblocker ohne diesbezügliche Wechselwirkung, da ohne First-pass-Effekt (da hydrophil): Atenolol (Tenor-min®), Sotalol (Sotalex®)[32]
Ca-Kanal-Modulatoren Felodipin (Modip®)	Bioverfügbarkeit dreifach gesteigert (Flavonoide hemmen Felodipin-Metabolismus; Flavonoide (Quercetin-, Kämpferol-, Naringeninglykoside) kommen in Grapefruitsaft, aber nicht im Orangensaft vor)	Grapefruitsaft meiden (Orangensaft unproblematisch)[36]
	↑ Bioverfügbarkeit um 50 % (Verminderung des First-pass-Effektes in der Leber); die Bioverfügbarkeit liegt bei nur 15 %	mit der Nahrung
Verapamil (Cardibeltin®, Isoptin®)	↓ First-pass-Effekt durch Nahrungsaufnahme	Einnahme immer zum gleichen Zeitpunkt
RL 27 *Bronchospasmolytika/ Antiasthmatika* Theophyllin (Galenik beachten; jedes Präparat muß individuell betrachtet werden; Gefahr des „dose dumping) (Bronchoretard®)[33, 34, 35]	Proteinzufuhr: ↓ Blutspiegel (Halbwertszeit verkürzt) Kohlenhydratzufuhr: ↑ Blutspiegel (↓ metabol. Clearance) ↓ Clearance bei verringerter Proteinzufuhr (Lacto-Vegetarier)	ausgewogene und konstante Ernährung beachten

186 Ernährung und Diätetika

Tabelle 1.55 Fortsetzung

Arzneistoff/Arzneistoffgruppe (Auswahl = Präparatename)	Art/Auswirkung der Wechselwirkung mit Nahrung	Maßnahme/Empfehlung
RL 28 *Cholagoga Gallenwegstherapeutika* CDCA = Chenodesoxycholsäure (Chenofalk®) UDCA = Ursodesoxycholsäure (Ursofalk®)		während des Essens
RL 30 *Corticoide* Prednison (Decortin®, Hostacortin®, Ultracorten®) Prednisolon (Decortin H®, Deltacortril®, Hostacortin H®, Scherisolon®, Ultracorten H®)	Unterschiede in der Resorption ergeben sich eher durch die Galenik als durch den Zeitpunkt der Nahrungsaufnahme	
RL 31 *Dermatika* Ammoidin (Meladinine®)	↓ Magen-Darm-Beschwerden	während der Mahlzeit
Isotretinoin (Roaccutan®)	↑ biologische Verfügbarkeit	zum Essen
RL 34 *Diagnostika* Protirelin (Antepan®, Thyroliberin)		nüchtern unzerkaut mit Wasser
RL 35 *Diuretika* Hydrochlorothiazid (Dytide H®, Esidrix®)	↓ GI-Nebenwirkungen, ↑ Resorption[37]	zum Essen
Chlorothiazid (in Adelphan-Esidrix®)	↑ Resorption[38]	gleichzeitige Nahrungsaufnahme
Triamteren (Diucomp®)	↓ Übelkeit und Erbrechen	während der Mahlzeit
RL 36 *Durchblutungsfördernde Mittel* Dihydroergotoxin (Hydergin®, Orphol®)	↓ Magen-Darm-Beschwerden	vor der Mahlzeit oder zum Essen (Nachteil: ↓ biologische Verfügbarkeit)
Isoxsuprin (Duvadilan®)	↓ Übelkeit und Erbrechen	während der Mahlzeit
Nicotinsäure und Nicotinsäurederivate	↓ Nebenwirkungen im Magen	zum Essen
RL 43 *Gichtmittel* Allopurinol (Bleminol®, Foligan®, Zyloric®)	↓ Magen-Darm-Störungen	zum Essen
Benzbromaron (Uricovac®)	↓ Magen-Darm-Störungen	zum Essen
Sulfinpyrazon (Anturano®)	↓ Magen-Darm-Störungen	zum Essen (Nachteil: Verminderung der biologischen Verfügbarkeit um 1–38 %)[38]
RL 48 *Hypnotika/Sedativa* Barbiturate und Benzodiazepine	↑ Resorptionsgeschwindigkeit durch Nahrung (Barbiturate: keine Humandaten; bei Ratte Resorptionsverzögerung durch Nahrung)	nüchtern
RL 49 *Hypophysenhormonhemmstoff* Bromocriptin (Pravidel®)	↓ Magen-Darm-Störungen	zu den Mahlzeiten
RL 50 *Immunsuppressiva* Azathioprin (Imurek®)		zu den Mahlzeiten

Tabelle 1.55 Fortsetzung

Arzneistoff/Arzneistoffgruppe (Auswahl = Präparatename)	Art/Auswirkung der Wechselwirkung mit Nahrung	Maßnahme/Empfehlung
RL 52 *Kardiaka* Digoxin (Lanicor®)	Resorptionsgeschwindigkeit durch Nahrung verlangsamt, AUC jedoch unverändert	keine Empfehlung, da bei Dauertherapie Resorptionsgeschwindigkeit unbedeutend
Ibopamin (BR Deutschland nicht i. H.)	Wirkung nicht abgeschwächt	nicht zum Essen
RL 54 *Koronarmittel* Isosorbidmononitrat (Elantan®, Ismo®)		nach dem Essen
Lidoflazin (Clinium®)	↓ Magen-Darm-Störungen	Einnahme zum Essen
Pentraerythrityltetranitrat (Dilcoran®)		1 Std. vor der Mahlzeit
RL 55 *Laxantien* Bisacodyl (Dulcolax®)	Unwirksamkeit (frühzeitige Freisetzung) durch alkalische Nahrungsbestandteile	nicht zusammen mit Milch oder anderen, den Magen-pH erhöhenden Nahrungsbestandteilen, da magensaftresistenter Überzug von Dulcolax® aufgelöst wird
RL 59 *Magen-Darm-Mittel* Domperidon (Motilium®)		½ Std. vor dem Essen
Metoclopramid (Paspertin®)		vor dem Essen
Pirenzepin (Gastrozepin®)		½ Std. vor dem Essen
Sucralfat (Ulcogant®)	Schutzschicht über das Geschwür durch Bindung an Eiweißstrukturen vermindert durch Nahrung	auf leeren Magen
RL 60 *Migränemittel* allgemein	Magenentleerung verlangsamt durch Schmerz	
Methysergid (Deseril® retard)	↓ Magenbeschwerden	zum Essen
RL 63 *Muskelrelaxantien* Baclofen (Lioresal®)	↓ Übelkeit und Erbrechen	zum Essen
RL 69 *Parkinsonmittel und andere Antihyperkinetika* Levodopa (Madopar®)	↓ gastrointestinale Beschwerden bei Einnahme zur Mahlzeit gesteigerte intestinale Decarboxylierung (First-pass-Effekt) von Levodopa, so daß die Resorption abnimmt gesteigerte Metabolisierung, wenn Vitamin B_6 gleichzeitig aufgenommen wird (Vit. B_6 ist das Coenzym für die Decarboxylase, die Levodopa in Dopamin umwandelt)	zu den Mahlzeiten (Nachteil: siehe links) Vermeidung von Vitamin-B_6-haltigen Nahrungsmitteln (z. B. Walnüsse, Bohnen)
RL 70 *Psychopharmaka* Chlorpromazin (Propaphenin®; Megaphen® a. H.)	geringe und langsame Resorption (in wenigen Fällen auftretend); verstärkte Metabolisierung in der Darmwand[40]	nüchterne Einnahme
Clobazam (Frisium®)	↓ Resorptionsgeschwindigkeit, dagegen biologische Verfügbarkeit unverändert[41]	gleichzeitige Nahrungsaufnahme möglich
Dixyrazin (Esucos®)	↑ biologische Verfügbarkeit um 100 %	gleichzeitige Nahrungsaufnahme (auf jeden Fall Einnahme immer zum gleichen Tageszeitpunkt)
Lithiumsalze (Hypnorex®, Quilonum®)	kein abführender Effekt[42]	während des Essens

Tabelle 1.55 Fortsetzung

Arzneistoff/Arzneistoffgruppe (Auswahl = Präparatename)	Art/Auswirkung der Wechselwirkung mit Nahrung	Maßnahme/Empfehlung
Moclobemid	↓ biologische Verfügbarkeit durch Beeinflussung des First-pass-Effekts ↓ biologische Verfügbarkeit durch Beeinflussung der Gesamt-Clearance	Einnahme zur Mahlzeit möglich, da sich die Effekte ausgleichen
RL 73 *Schilddrüsentherapeutika* Levothyroxin-Natrium (Euthyrox®)	↓ Resorption[43]	nüchtern
Propylthiouracil (Propycil 50®, Thyreostat II®)	Resorption uneinheitlich	Einnahme immer zum gleichen Zeitpunkt[44]
RL 75 *Sexualhormone* Testosteron-undecanoat (Andriol®)	↑ Resorption bei Nahrungsaufnahme (vor allem Fett)[45]	zusammen mit Fett oder zum Essen
RL 76 *Spasmolytika* Mebeverin (Duspatal®)		vor dem Essen
RL 77 *Sulfonamide* Nitroimidazolderivate Metronidazol (Clont®, Flagyl®)	schnelle Resorption ↓ Übelkeit und Erbrechen	nüchtern mit viel Wasser[46, 47] während des Essens
RL 78 *Thrombozytenfunktionshemmer* Sulfinpyrazon (Anturano®)	↓ Magenbeschwerden	zum Essen (allerdings deutliche Verminderung der Bioverfügbarkeit)
Ticlopidin (Tiklyd®)	↓ Magenbeschwerden	zum Essen
RL 79 *Tuberkulosemittel* Ethambutol (EMB-Fatol®, Myambutol®)	↓ Magen-Darm-Störungen durch Nahrung[48]	nicht auf nüchternen Magen
Isoniazid (Isozid®, Tb-Phlogin®)	↓ biologische Verfügbarkeit durch Nahrung[49] ↓ gastrointestinale Störungen	nüchterne Einnahme oder: zum Essen
Rifampicin (Rifa®, Rimactan®)	↓ Resorption durch Nahrung[50]	leerer Magen[51]
RL 81 *Urologika* Cinoxacin (Cinobactin®) und Flavoxat (Spasuret®) und Nalidixinsäure (Nogram®) und Pipemidsäure (Deblaston®)	↓ Magenbeschwerden	zum Essen
Nitrofurantoin (Cystit®, Furadantin®, ituran®, Urolong®)	↓ Übelkeit und Erbrechen	zum Essen[52]
RL 83 *Vitamine* Vit. A (A-Mulsin®)	↓ Resorption durch Lipide[53] ↓ Leberspeicherung durch Ethanol[54, 55] ↓ Resorption durch Neomycinsulfat[56] ↓ Toxizität durch Vit. E[57]	keine Arzneistoffe, die die Lipidresorption hemmen: Mineralöl, Antacida, Breitspektrumantibiotika Ethanol vermeiden (chronisch) evtl. auch Benzodiazepine (z. B. Valium®), Phenothiazine (z. B. Atosil®), Phenytoin (z. B. Phenhydan®), α-Methyldopa (z. B. Methyldopa® Stada) Neomycinsulfat (Neomycin®) nicht verwenden

Tabelle 1.55 Fortsetzung

Arzneistoff/Arzneistoffgruppe (Auswahl = Präparatename)	Art/Auswirkung der Wechselwirkung mit Nahrung	Maßnahme/Empfehlung
Vit. D (Vigantoletten®)	↓ Wirkung durch Antikonvulsiva (Osteomalazie); Wirkungsmech. unbekannt[58] ↓ Wirkung durch Tuberkulostatika (Hypercalciämie)[59]	
Calcitriol (1,25-Dihydroxy-Vit. D$_3$)	↓ Synthese in der Niere	durch Glucocorticoide[60]
Vit. E (Evit® 200)	↓ Spiegel durch Antikonvulsiva[61] ↓ Resorption durch Eisenpräparate[62]	
Vit. B$_1$ (Thiamin)	↓ Blutspiegel durch Phenytoin[63]	
Vit. B$_2$ = Riboflavin (Vit. B$_2$-Jenapharm Riboflavin BVK „Roche"®)	↓ Einbau in FAD durch Phenothiazine[64] ↑ biologische Verfügbarkeit	unmittelbar nach dem Essen
Vit. B$_6$ (B$_6$-Vicotrat®)	Inaktivierung durch Arzneistoffe mit NH$_2$-Gruppen z. B. Hydralazin (TRI-Normin®) (Reaktion der Aldehydgruppen zu Schiff'schen Basen)[65] ↑ Metabolisierung von Levodopa (L-Dopa® ratiopharm) (ist ein Prodrug) durch die Decarboxylase zu Dopamin → ↑ Wirksamkeit durch niedrige Vit.-B$_6$-Dosen[65] ↓ Wirksamkeit von Levodopa durch hohe Vit.-B$_6$-Dosen (Bildung Schiff'scher Basen)[65]	
Folsäure (Folsan®)	↓ Spiegel (Megaloblastenanämie) durch Antiepileptika[66] ↓ Zn-Resorption durch Folsäure[67]	
Panthothensäure	↑ Panthotensäurebedarf durch orale Kontrazeptiva[68]	
Vit. C	↓ Resorption von Vit. C durch ASS, Ethanol[69] ↑ Metabolismus von oralen Kontrazeptiva durch Vit. C[70] ↑ Bioverfügbarkeit von Ethinylestradiol durch Vit. C[71] Oxidation im GI-Trakt von Vit. C durch Eisen-Präparate ↓ Toxizität von Co-, Se-, Vn-, Cd-Salzen durch Vit. C[72] ↑ Toxizität von Hg-Salzen durch Vit. C	
RL 85 *Zytostatika* Methotrexat (Methotrexat Lederle®)	↓ biologische Verfügbarkeit durch Nahrung und Milch	

Literatur

1. Melander A, Danielson K, Schersten B, Thulin T, Wahlin E (1977) Clin Pharmacol Ther 22:100
2. Koch PA, Schultz CA, Wills RJ, Hallquist SL, Welling PG (1978) Pharm Sci 67:1533
3. Divoll M, Grennblatt DJ, Ameer B, Abernethy DR (1982) J Clin Pharmocol 22:571
4. Osman MA, Patel RB, Schuna A, Sundstrom WR, Welling PG (1983) Clin Pharmacol Ther 33:465
5. Tulpule A, Krishnaswany K (1982) 23:271
6. Spenard J, Sirois G, Gagnon MA (1983) Int J Clin Pharmacol Ther Toxicol 21:1
7. Woo E, Grennblatt DJ (1980) Clin Pharmacol Ther 27:188
8. McKnight WD, Murphy ML (1976) South Med J 69:851
9. Eshelman FN, Spyker DA (1978) Antimicr Agents Chemotherap 14:539
10. Welling PG, Huang H, Koch PA, Craig WA, Madsen PO (1977) J Pharm Sci 66:549

11. Jackson D und Mitarbeiter (1982) Excerpta Medica Amsterdam 83
12. Henness DM, Richards D (1978) Clin Ther 1:263
14. Mischler TW, Sugermann AA, Willard DA, Brannik LJ, Neiss ES (1974) J Clin Pharmacol 14:604
13. Welling PG, Tse FLS (1982) J Antimicr Chemother 9:7
15. Malmborg AS (1979) J Antimicr Chemother 5:591
16. Kamme E, Kahlmeter G, Melander A (1978) Scand J Inf Dis 10:135
17. McCall CE, Steigbigel NH, Finland M (1967) Am J Med Sci 254:144
18. Haan RM de, van den Bosch WD, Metzler CM (1972) J Clin Pharmacol 12:205
19. Pierpaoli PG (1972) Drug Intell Clin Pharm 6:89
20. Kirby WMM, Evans Roberts C, Burdick RE (1961) Antimicr Agents Chemotherap 1:286
21. Wahlin-Boll E, Melander A, Sartor G, Schersten B (1980) Eur J Clin Pharmacol 18:279
22. Sartor G, Lundquist A, Melander A, Schersten B, Wahlin E (1982) Eur J Clin Pharmacol 21:403
23. Williams GM, Sugerman AA (1982) J Clin Pharmacol 22:4 Suppl 18A
24. Melander A, McLean A (1983) Clin Pharmacokinetics 8:286
25. Melander A, Danielson K, Hanson A, Rudell B, Schersten B, Thulin T, Wahlin E (1977) Clin Pharmacol Ther 22:104
26. Daneshmend TK, Roberts CJC (1982) Br J Clin Pharmacol 14:73
27. Stenback O, Myhre E, Rugstad HE, Arnold E, Hansen T (1982) Acta Pharmacol Toxicol 50:225
28. Crounse RG (1961) J Invest Dermatol 37:529
29. Daneshmend TK und Mitarbeiter (1984) Antimicr Agents Chemotherap 25:1
32. Lundborg P, Regardh CG (1979) International Conference on Drug Absorption, Edinburgh, Abstract 105
30. Melander A, Danielson K, Schersten B, Wahlin E (1977) Clin Pharmacol Ther 22:108
31. Vervloet E, Köhlen K, Cillisen J, Pluym BFM, Merkus FWHM (1977) Clin Pharmacol Ther 22:853
33. Heimann G, Muegescu J, Bergt U (1982) Eur J Clin Pharmacol 22:171
34. Leeds NH, Gal P, Purohit AA, Walter JB (1982) J Clin Pharmacol 22:196
35. Pedersen S, Möller Petersen J (1982) Allergy 37:531
36. Bailey G et al (1991) Lancet 337:268
37. Beermann B, Groschinsky-Grind M (1978) Eur J Clin Pharmacol 13:125
38. Welling PG, Barbhaiya RH (1982) J Pharm Sci 71:32
39. Sioufi A und Mitarbeiter (1981) In: First European Congress of Biopharmaceutics and Pharmacokinetics (Aiche I, Hirtz H Hrsg) 447, Technique et Documentation Paris
40. Parsons RL (1977) Clin Pharmacokinetics 2:45
41. Cenraud B und Mitarbeiter (1983) Brit J Clin Pharm 16:728
42. Jeppson J, Sjögren J (1975) Acta Psychiat Scand 51:285
43. Wenzel KW, Kirschsieper HE (1977) Metabolism 26:1
44. Melander A und Mitarbeiter (1977) Acta Med Scand 201:41
45. Frey H, Aakvaag A, Saanum D, Falch J (1979) Eur J Clin Pharmacol 16:345
46. MacDonald H, Place VA, Falk H, Darken MA (1967) Chemotherapia 12:282
47. Melander A, Wahlin E, Danielson K, Rerup C (1976) Acta Med Scand 200:497
48. Ameer B, Polk RE, Kline BJ, Grisafe JP (1982) Clin Pharm 1:156
49. Melander A, Danielson K, Hanson A, Jansson L, Rerup C, Schersten B, Thulin T, Wahlin E (1976) Acta Med Scand 200:93
50. Siegler DI und Mitarbeiter (1974) Lancet II 197
51. Gill GV (1976) Lancet II 1135
52. Bates TR, Sequeira JA, Tembo AV (1974) Clin Pharmacol Ther 16:63
53. Basu TK (1988) in: Crrom Helm-Methuen, Inc., 64
54. Sato M, Lieber CS (1981) J Nutr 111:2015
55. Grammer M, Erdman JW Jr (1983) J Nutr 113:350
56. Olson JA (1984) in Handbook of Vitamins. Marcel Dekker. 1–43
57. McCuaig LW, Motzok I (1970) Poult Sci 49:1050
58. Krause KH, Berlit P, Bonjour JP et al (1982) Int J Vit Nutr Res 52:375
59. Abbasei AA, Chemplavil JK, Farah S et al (1979) Ann Intern Med 90:324
60. Chesney RW, Hamstra AJ, Mazess RB et al (1978) Lancet 2:1123
61. Ogunmekan AO (1979) Am J Clin Nutr 32:2269
62. Draper HH (1980) In: Vitamin E, A Comprehensive Treatise. Marcel Dekker. 727
63. Botez MI, Joyal C, Maag U, Bachevalier J (1981) Nutr Rep Int 24:415
64. Rivlin RS (1979) Nutr Rev 37:241
65. Bhagavan JN (1985) In: Vitamin B-6: Its role in health and disease. Alan R Liss. 401
66. Theuer RC, Vitale IJ (1977) In: Nutritional Support of Medical Practice. Harper & Row. 297
67. Milne DB, Canfield WK, Mahalko JR, Sandstead HH (1984) Am J Clin Nutr 39:535
68. Fox HM (1984) In: Handbook of Vitamins. Marcel Dekker. 437
69. Ioannides C, Stone AN, Breacker PJ, Basu TK (1982) Biochem Pharmacol 31:4035
70. Weininger J, King JC (1982) Am J Clin Nutr 35:1408
71. Back DJ, Orme MLE (1983) 37:330
72. Hill CH (1979) J Nutr 109:84
73. Wallach S (1985) J Am Coll Nutr 4:107
74. Saner G (1986) Nutr Int 2:213
75. Mertz W (1982) In: Clinical, Biochemical, and Nutritional Aspects of Trace Elements. Alan R. Liss. 315
76. Stoecker BJ, Oladut WK (1985) Nutr Pep Int 32:399
77. Levander OA (1982) In: Clinical, Biochemical and Nutritional Aspects of Trace Elements. Alan R. Liss. 345
78. Schrauzer GN, Ishmael D (1974) Ann Clin Lab Sci 4:441
79. Schrauzer GN, White DA, Schneider DJ (1976) Bioinorg Chem 6:265
80. Schrauzer GN, Kuehn K, Hamm D (1981) Biol Trace Elem Res 3:185
81. Prasad AS, Brewer GJ, Shoomaker EB, Rabbani P (1978) J Am Med Assoc 240:2166
82. Leopold IH (1978) Am J Ophthalmol 85:871

Standard-Literatur

Merkus FWHM (1984) Arzneimittel vor, während oder nach der Mahlzeit? Wissenschaftliche Verlagsgesellschaft mbH Stuttgart

Flodin NW (1990) Micronutrient supplements: toxicity and drug interactions. Progress in food and nutrition science, vol. 14, 277

Kapitel 2

Infusionslösungen

H. Hehenberger, P. E. Heide,
I. Krämer, J. E. Schmitz

1 Erhaltung der Homöostase

J. E. SCHMITZ

Jedes Trauma und jede Erkrankung stellen eine Aggression gegen die Homöostase dar. Der amerikanische Physiologe Cannon führte für das Gleichgewicht der Körperfunktionen, d. h. für die Konstanterhaltung des von Claude Bernard definierten Milieu enterieur mittels komplizierter endogener Regulationsmechanismen den Begriff Homöostase in die medizinische Literatur ein[1]. Das Blut stellt dabei das zentrale Ver- und Entsorgungssystem des Organismus dar, aus dem sich die Organe nach ihrem Bedarf bedienen und in das sie ihre Stoffwechselprodukte abgeben. Die Zusammensetzung des Blutes stellt daher die Resultante der gesamten Stoffwechselabläufe im Organismus dar. Dabei wird die Versorgung der einzelnen Zellen um so günstiger sein, je weniger die Zusammensetzung des Blutes, d. h. seine Homöostase verändert ist. Je nach Ausprägung von Verletzung, Krankheit oder Operation kommt es zu mehr oder weniger deutlichen Abweichungen dieses physiologischen Profiles im Blut und damit zu einer Verschlechterung des Angebotes an einzelne Organe oder an den Gesamtorganismus, d. h. die Stoffwechselabläufe können im Organismus nur dann optimal ablaufen, wenn ein weitgehend physiologischer Flüssigkeits-, Elektrolyt- und Säuren-Basen- sowie Volumenstatus gewährleistet sind. Therapeutische Aufgabe ist daher, diese physiologischen Verhältnisse im Blut möglichst zu erhalten oder bei eingetretenen Störungen die Homöostase so schnell wie möglich wieder herzustellen[2]. Dies gibt der Flüssigkeits-, Elektrolyt- sowie Volumentherapie den Charakter einer Basisbehandlung, die ihrerseits wiederum Grundlage für jede weiterführende Therapie ist. Unter diesen Aspekten können die generellen Anwendungsgebiete einer Infusionstherapie mit Wasser, Elektrolyten und Volumenersatzmitteln wie folgt definiert werden:

- Aufrechterhaltung der Homöostase im Wasser-, Elektrolyt-, Säuren-Basen- und Volumenstatus sowie
- Korrektur bestehender Störungen bzw. gezielte Prophylaxe bei drohenden Störungen.

Es ist zu beachten, daß bei sehr schneller Korrektur der Hyponatriämie sich sehr zügig eine Isonatriämie bzw. Hypernatriämie entwickeln kann, mit der Folge einer zentralen pontinen Myelinolyse[4]. Diese Aufzählung deckt im Prinzip den gesamten Indikationsbereich ab, in dem Flüssigkeits-, Elektrolyt- und Volumenersatzlösungen zum Einsatz gebracht werden, wenn man einmal von einer örtlichen Behandlung, wie Spülung von Wunden, Verbänden und ähnlichem absieht[3].

1.1 Flüssigkeits- und Elektrolytstatus

1.1.1 Physiologie des Wasser-Natrium-Status

Alle Stoffe, die im Organismus transportiert oder biochemisch umgesetzt werden, sind in Wasser gelöst. Wasser ist daher der primäre Verteilungs- und Reaktionsraum. Die Aufrechterhaltung eines physiologischen Flüssigkeitsstatus ist vitale Voraussetzung für ein optimales Ablaufen aller Stoffwechselvorgänge im Organismus. Daher existieren eine Reihe von Regulationssystemen zur Aufrechterhaltung des sogenannten inneren Milieus (Homöostase), die die Konzentration und Zusammensetzung konstant halten sollen. Diese stehen miteinander in Wechselwirkung, und können sowohl synergetisch als auch antagonistisch miteinander reagieren. Zielgrößen dieser Regulation sind[4, 18]:

- Euhydratation (bedarfsgerechter Flüssigkeitsstatus)
- Isotonie (physiologische Zusammensetzung der gelösten Salze)
- Isoosmolalität (physiologische plasmatische Osmolalität)
- Isohydrie (physiologischer extrazellulärer pH) sowie
- Isovolämie (bedarfsgerechtes intravasales Volumen).

Die Menge der im Organismus vorhandenen Salze bestimmt bei intakter Osmoregulation den Flüssigkeitsstatus (Abb. 2.1). Der gesunde Organismus ist jederzeit in der Lage, durch die ihm zur Verfügung stehenden Regulationsmechanismen – bei einem entsprechenden Angebot – Volumen und Zusammensetzung der Körperflüssigkeit über einen weiten Bereich selbst zu regulieren. Der kranke oder verletzte Organismus hingegen unterliegt häufig erheblichen Einschränkungen, einen physiologischen Flüssigkeits- und Elektrolytstatus aufrecht zu erhalten.

Unter physiologischen Bedingungen werden Flüssigkeiten, Salze und Nährstoffe über den Darm resorbiert und in den Organismus aufgenommen. Bei einer eingeschränkten oder aufgehobenen oralen oder enteralen Flüssigkeitszufuhr kann durch die gezielte i. v. Infusionstherapie diese Aufgabe übernommen werden. Dabei ist zu beachten, daß bei der direkten Applikation von Flüssigkeiten in das Gefäßsystem der Darm als Regulations- und Steuerorgan umgangen wird und somit an die Infusionstherapie bezüglich der Menge und Zusammensetzung der applizierten Flüssigkeiten wesentlich strengere Anforderungen gestellt werden müssen als bei oraler oder enteraler Zufuhr. In den Regelkreis sind die Nieren mit eingeschaltet. Sie greifen direkt mit in die Flüssigkeitsbilanzierung ein. Gastrointestinaltrakt, Haut und Lungen tragen im Sinne der Flüssigkeitsbilanz zu einer weitgehend unregulierten Elimination

194 Infusionslösungen

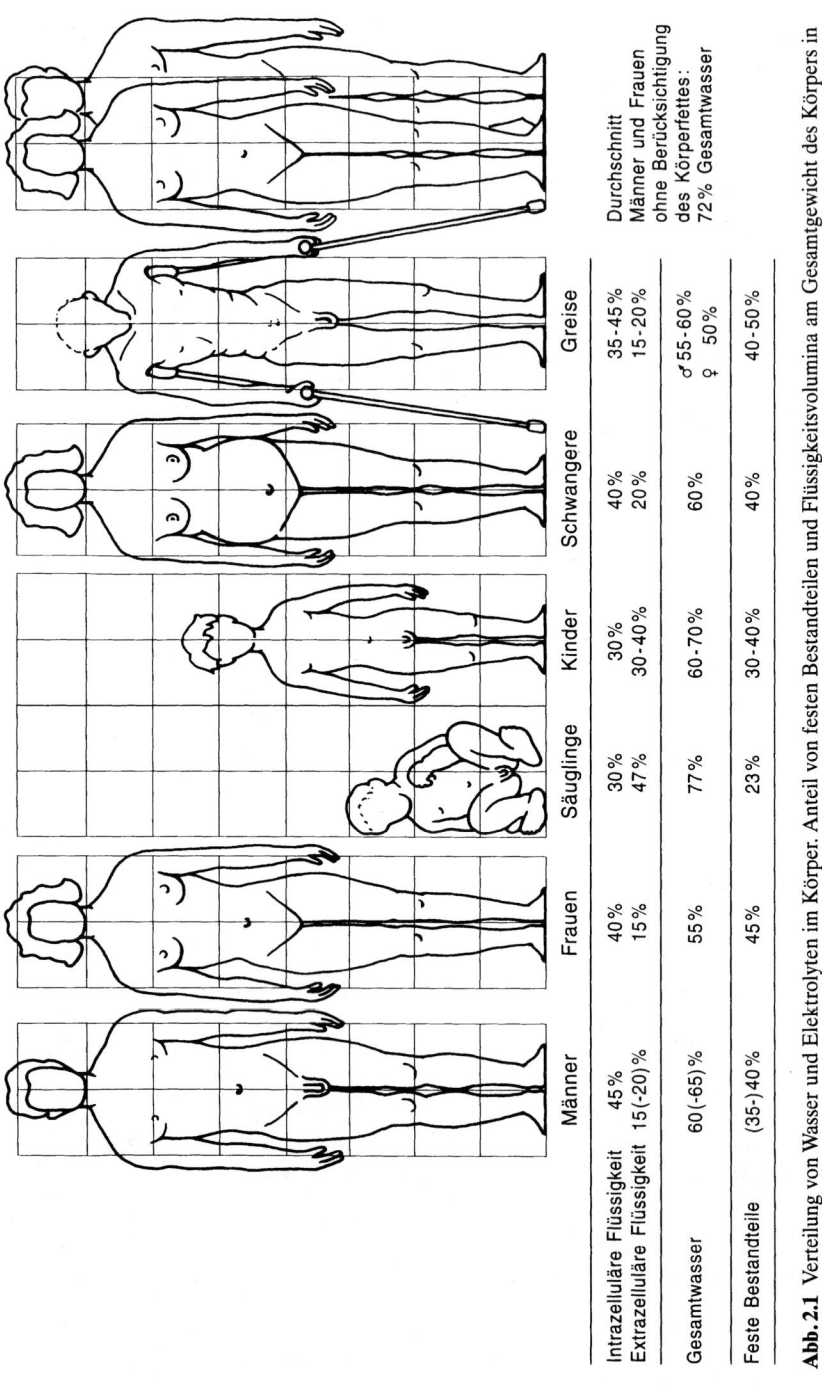

	Männer	Frauen	Säuglinge	Kinder	Schwangere	Greise	
Intrazelluläre Flüssigkeit	45%	40%	30%	30%	40%	35-45%	Durchschnitt Männer und Frauen ohne Berücksichtigung des Körperfettes: 72% Gesamtwasser
Extrazelluläre Flüssigkeit	15(-20)%	15%	47%	30-40%	20%	15-20%	
Gesamtwasser	60(-65)%	55%	77%	60-70%	60%	♂ 55-60% ♀ 50%	
Feste Bestandteile	(35-)40%	45%	23%	30-40%	40%	40-50%	

Abb. 2.1 Verteilung von Wasser und Elektrolyten im Körper. Anteil von festen Bestandteilen und Flüssigkeitsvolumina am Gesamtgewicht des Körpers in Prozent, nach Lit. 21)

bei. Als Indikator für ein zuviel oder zuwenig an Flüssigkeit dient das Blutvolumen. Im Herz- und Gefäßsystem sowie in der Leber existieren eine Reihe von Rezeptoren die den Flüssigkeitszustand registrieren und dementsprechend ihrerseits wiederum die Regulationsmechanismen steuern[5, 6, 7, 8]. Zu diesen zählen:

– *Das Renin-Angiotensin-Aldosteronsystem:* seine Aktivierung bewirkt Vasokonstriktionen, Sekretionen des antidiuretischen Hormons (ADH) sowie die Bereitstellung von Natriumchlorid für das extrazelluläre Flüssigkeitsvolumen.
– *Antidiuretisches Hormon (ADH)* oder *Argininvasopressin (AVP)*[11, 12]: Dieses wird auf osmoti-

sche und nichtosmotische Sekretionsreize hin an das Blut abgegeben. Bei akuten Blut- und Flüssigkeitsverlusten trägt dieses Hormon und Neuromodulator maßgeblich mit zur Aufrechterhaltung des Blutdruckes bei.
- *Atriales natriuretisches Hormon* (ANH) sogenannter „dritter Faktor"[13, 14]: Als Sekretionsreiz wird die Vorhofdehnung des Herzens angesehen. Natriurese und Wasserdiurese sind die Folge der von ANH ausgelösten renalen Vasodilatation. Darüber hinaus hemmt ANH die Aldosteronsekretion.
- *Endogener Hemmstoff der Natrium-Kalium-ATPasen* („vierter Faktor")[15, 16]: Dieser aus dem Gehirn isolierbare sogenannte vierte Faktor hat ähnliche Wirkungen wie herzwirksame Glykoside und stellt einen endogenen funktionellen Aldosteronantagonisten dar. Er hemmt die Aktivität der Natrium-Kalium-ATPasen, wodurch Natrium aus dem extrazellulären Raum entfernt wird. Die Größe des funktionellen extrazellulären Flüssigkeitsvolumens nimmt ab, wobei die extrazelluläre Kaliumkonzentration ansteigen kann.
- *Vegetatives Nervensystem*[4]: Bei allen Regelkreisen zur Aufrechterhaltung von Euhydratation und Isoosmolalität spielt das vegetative Nervensystem eine wesentliche Rolle. In der Niere wird die isoosmolare Flüssigkeitsresorption im proximalen Tubulus durch eine Alpha-1-Stimulation aktiviert, die Reninsekretion wird gesteigert und eine nichtosmotische ADH-Sekretion hervorgerufen. Die Hormone der Salz- und Wasserausscheidung werden durch den Sympathikus unterdrückt.

Störungen des Flüssigkeitsstatus[4, 18]

Nach Truniger muß jede Infusionstherapie den sogenannten Erhaltungs- sowie den Korrekturbedarf des Patienten berücksichtigen[17]. Entsprechend den auslösenden Ursachen werden die Veränderungen des Flüssigkeitsstatus des Organismus eingeteilt in:

- Bilanzstörungen, wie z. B. durch verminderte Zufuhr bei vermehrten Verlusten
- Verteilungsstörungen, z. B. durch Zufuhr wäßriger Lösungen ohne ausreichenden Elektrolytgehalt sowie
- Regulationsstörungen, z. B. durch renale, cardiale oder endokrine Erkrankungen.

Flüssigkeits- und Natriumstatus des Organismus stellen eine untrennbare Einheit dar. So gehen Veränderungen im Flüssigkeitsstatus des Patienten prinzipiell mit Veränderungen des Natriumbestandes des Organismus einher und umgekehrt[17]. Störungen können dabei die Gesamtflüssigkeit und Natriummenge betreffen sowie auch das Verhältnis von Flüssigkeits- und Natriumgehalt untereinander. Prinzipiell sind Störungen, die mit einem vermehrten Flüssigkeitsgehalt des Organismus *(Hyperhydratation)* und Zuständen, die mit einem verminderten Flüssigkeitsgehalt des Organismus *(Dehydratation)* einhergehen, zu unterscheiden.

Die weitere Differenzierung ergibt sich aus der Osmolalität des Extrazellulärvolumens (EZV), die ihrerseits weitgehend von der jeweiligen Natriumkonzentration bestimmt wird. Danach wird unterschieden zwischen *isotonen*, *hypertonen* und *hypotonen* Störungen des Flüssigkeitsstatus. Jede Abweichung der Plasmanatriumkonzentration vom physiologischen Soll-Wert (132–148 mmol/l) bedeutet ein relatives Wasserdefizit bzw. einen relativen Wasserüberschuß. Eine Bestimmung des Extrazellulärvolumens als absolute Größe hat jedoch keine klinische Relevanz. Wesentlich ist die Größe des extrazellulären Flüssigkeitsraumes im Verhältnis zur Kapazität des Gefäßsystems sowie zur Förderleistung des Herzens in Abhängigkeit zur momentanen Kreislaufsituation des Patienten. Zur klinischen Beurteilung benötigt man dafür den zentralen Venendruck (ZVD) sowie weitere Parameter, die die Situation im kleinen Kreislauf analysieren lassen, wie z. B. Röntgenbefund der Lunge oder Kenngrößen aus der pulmonalarteriellen Druckmessung. Darüber hinaus werden arterielles Blutdruckverhalten, Pulsfrequenz und Urinausscheidung zur Beurteilung des Flüssigkeits- und Volumenstatus des Patienten mit herangezogen. Ergänzende Informationen bieten Hautturgor, kurzfristige Veränderungen des Körpergewichts sowie die Plasmaharnstoffkonzentrationen und der Hämatokrit. Darüber hinaus können Urinelektrolyte, sofern eine entsprechende Beurteilbarkeit, d. h. keine Beeinflussung durch Pharmaka besteht, zur Differentialdiagnose von Störungen im Wasser- und Elektrolytstatus mit herangezogen werden[17].
Unter Einbeziehung dieser Überlegungen ist unter Erhaltungsbedarf diejenige Menge an Flüssigkeit und Elektrolyten zu verstehen, die zur Wahrung der Homöostase erforderlich ist. Der *Erhaltungsbedarf* setzt sich aus dem *Basisbedarf* und dem *korrigierten Basisbedarf* zusammen, d. h. aus dem Ersatz physiologischer Verluste (normale Perspiratio insensibilis, normale Urinverluste) sowie aus der bilanzierten Korrektur von unphysiologischen Verlusten, z. B. in Form von Durchfällen, Drainagen, Schwitzen. Ein Korrekturbedarf ist dann erforderlich, wenn bereits Störungen der Homöostase eingetreten sind und hier zusätzlich zum Erhaltungsbedarf korrigierend eingegriffen werden muß, um das Gleichgewicht des inneren Milieus des Organismus wieder herzustellen[18]. Gesamtbedarf = Erhaltungsbedarf + Korrekturbedarf.

Isotone Dehydratation. Eine Verminderung des funktionellen extrazellulären Volumens bei Isoosmolalität (isotone Dehydratation) ist die häufigste Störung des Flüssigkeitsstatus. Sie kann sowohl akut, subakut oder auch chronisch innerhalb von Tagen, Wochen oder Monaten entstehen. Ursächlich kommen in Frage:

- Flüssigkeitsverluste nach außen,
- osmotische Diurese, Diuretika, profuses Schwitzen, Hitzschlag,
- anhaltende Hyperventilation, mechanische Beatmung ohne entsprechende Befeuchtung,

- Blutungen, Verluste und Umverteilung von extrazellulären Flüssigkeiten,
- Flüssigkeitsverlust nach innen,
- Sequestration von Flüssigkeiten in den sogenannten „dritten Raum", der der Regulation durch den Organismus entzogen ist.

Therapeutische Maßnahmen sind:
- Flüssigkeits- und Elektrolytsubstitution entsprechend der Zusammensetzung der Flüssigkeitsverluste bzw. entsprechend der laborchemischen Untersuchung von Blut und Urin (i. a. isotone Elektrolytlösungen).

Isotone Hyperhydratation. Im Rahmen einer sogenannten isotonen Hyperhydratation kommt es zu einer isoosmolaren Ausweitung des extrazellulären Flüssigkeitsvolumens in der Regel als Bilanzierungsfehler bei Niereninsuffizienz oder iatrogen durch Überinfusion mit isotonen Elektrolytlösungen. Die klinischen Folgen sind interstitielles oder alveoläres Lungenödem.

Therapeutische Maßnahmen sind:
- Flüssigkeitsrestriktion,
- Diuresesteigerung,
- Hämodialyse oder Hämofiltration.

Die bei deutlich negativer Flüssigkeitsbilanz erforderliche Flüssigkeitssubstitution sollte auch hier in der Regel aus kohlenhydratfreien, isotonen Elektrolytlösungen, wie z. B. klassische Vollelektrolytlösung, Ringer-Laktatlösung, isotone Natriumchloridlösung bestehen.

Es muß beachtet werden, daß in der Klinik eine Reihe isotoner Hyperhydratationszuständen bei vermindertem funktionellen extrazellulären Flüssigkeitsvolumen bestehen können. Ursache für die häufig auch intensivmedizinisch bedeutenden Störungen ist eine Flüssigkeitssequestrierung, die gleichzeitig mit einer Abnahme des funktionellen extrazellulären Flüssigkeitsvolumens gekoppelt ist. Daraus resultiert, daß die gesamte im Organismus vorhandene Flüssigkeitsmenge vermehrt ist, jedoch funktionell eine isotone Dehydratation besteht. Herzinsuffizienz, Leberzirrhose und Störungen der Kapillarpermeabilität stellen die häufigsten Ursachen solcher Situationen dar.

Hypo- und hyperosmolare Syndrome[4]. Abweichungen der Osmolalität vom physiologisch geregelten Wert (295 ± 10 mosm/kg H_2O) bedeuten einen relativen Mangel bzw. Überschuß an Wasser und können sowohl mit De-, Eu- und Hyperhydratationszuständen einhergehen. In der Klinik hat es sich bewährt, daß die Natriumkonzentrationen im Plasma zur Definition und als Leitsymptom von hypotonen bzw. hypertonen Störungen herangezogen werden.

Hypotone Störungen[4, 19]

Hyponatriämie. Diese insbesondere auf Intensivstationen häufige Elektrolytentgleisung (cNa^+ unter 130 mmol/l) ist ein Indikator dafür, daß der Natriumbestand relativ geringer ist als der Wasserbestand. Dies ist zu unterscheiden von der sogenannten Pseudohyponatriämie, die bei ausgeprägter Hypoproteinämie und Hyperlipidämie (photometrisch) gemessen werden kann, da die molare Natriumkonzentration im Plasma erniedrigt ist. Die cNa^+ bei ionenselektiv gemessenen Proben ist hingegen normal. Als Folge eines hypoosmolaren diabetischen Komas oder eines sogenannten TUR-Syndroms im Rahmen einer Prostataresektion kann es zu erniedrigten Plasma-Natrium-Konzentrationen bei gleichzeitig normalen bis erhöhten Konzentrationen anderer osmotisch aktiver Stoffe kommen. Dies führt zu dem Bild der *isotonen* bzw. *hypertonen Hyponatriämie.* Im Rahmen terminaler, schwerer Erkrankungen, die mit einem verminderten zellulären Energiegehalt verbunden sind, kann es zu Transmineralisationsvorgängen kommen, die zu einer *isotonen Hyponatriämie* führen (sogenanntes *Sick-Cell-Syndrom.*)
Hypotone Dehydratationszustände entstehen durch eine Verminderung des Flüssigkeitsbestandes mit einem relativen Wasserüberschuß bei extrarenalen Flüssigkeitsverlusten. Ursächlich kommt eine vermehrte Aufnahme elektrolytfreier oder elektrolytarmer Lösungen, sei es oral, enteral oder intravenös, in Frage. Renale Flüssigkeitsverluste können ebenfalls zu einer hypotonen Dehydratation führen, wenn die Fähigkeit der Nieren, Salz und Wasser zu retinieren, gestört ist. Zu einer *hypotonen Euhydratation* kommt es, wenn der Natriumbestand bei annähernd normalen oder geringfügig erhöhtem Wasserbestand reduziert ist. Auch hier überwiegt die ADH-Aktivität funktionell oder durch inadäquate Sekretion diejenige des Renin-Aldosteron-Angiotensin-Systems insbesondere dann, wenn der Organismus im Überschuß mit freiem Wasser versorgt wird. Ödeme gehören nicht zu diesem Krankheitsbild. Dabei kommt es nur zu einer mäßigen Flüssigkeitseinlagerung in die Gewebe. Häufig iatrogen ausgelöst als Folge einer hypoosmolaren postoperativen Infusionstherapie ist die postoperative Hyponatriämie. Diese ist meist Folge der vielerorts noch angewendeten funktionell hypotonen 5 %igen Kohlenhydratlösungen gegebenenfalls in Kombination mit isotonen Elektrolytlösungen oder Halbelektrolytlösungen. Des weiteren können Nebenniereninsuffizienzen durch nichtosmotische ADH-Sekretion zu Hyponatriämien mit De- oder Euhydratation führen. Im Rahmen eines verminderten Herzzeitvolumens kann durch eingeschränkte Salz- und Wasserausscheidung infolge erhöhter ADH-Aktivität durch nichtosmotische Stimuli eine Wassereinlagerung erfolgen. Dies führt z. B. bei Hypothyreose zum Myxödem. Unterschiedliche Erkrankungen und medikamentöse Einflüsse können zu einer unphysiologisch erhöhten ADH-Sekretion führen. Insbesondere einige Malignome können ein ektopes ADH bilden und so hyponatriämische Zustände herbeiführen (Schwarz-Bartter-Syndrom). Die *hypotone Hyperhydratation* ist Folge einer akuten Überladung des Organismus mit Wasser (Wasserintoxikation), welche durch unkontrollierte Flüssigkeitsaufnahme (z. B. psychogene Polydipsie) durch Bei-

nahertrinken in Süßwasser, durch eine unkritische Infusionstherapie oder nach Einschwemmung hypotoner Lösungen (z. B. TUR-Syndrom) entstehen kann. Auch bei dekompensierter Herzinsuffizienz oder Leberzirrhose kann eine anhaltend negative freie Wasserclearance langsam zu einer hypotonen Hyperhydratation führen.

Als *therapeutische Maßnahmen* sind neben der Kausaltherapie der Grundkrankheit, wie die Entfernung eines ADH-produzierenden Tumors, Wasser- und Salzrestriktion in Verbindung mit einer diuretischen Therapie die Maßnahmen der Wahl. Eine erforderliche Flüssigkeitssubstitution sollte bei hypotoner Dehydratation in Form isotoner Natriumchlorid- oder klassischer Vollelektrolytlösungen erfolgen. Eine rasche Korrektur hyponatriämischer Zustände, insbesondere mit hypertonen NaCl-Lösungen, ist nur im Falle lebensbedrohlicher zerebraler Symptome gerechtfertigt. Als Faustregel gilt, daß die Plasmanatriumkonzentration um maximal 2–3 mmol/l und Stunde ansteigen sollte. Bei einer Überschreitung der Plasmanatriumkonzentration von 120 mmol/l sollte keine hypertone Lösung mehr appliziert werden. Es ist zu beachten, daß bei zu schneller Korrektur der Hyponatriämie sich sehr zügig eine Isonaträmie bzw. Hypernaträmie entwickeln kann mit der Folge einer zentralen pontinen Myelinolyse[4]. Bei gleichzeitiger Hyperhydratation ist die Anwendung zum Beispiel eines Schleifendiuretikums indiziert. Bei Hyperhydratationszuständen sollte die Wasserbilanz negativ sein, bei Dehydratation sollte eine Infusion isotoner Natriumchloridlösung erfolgen.

Hypertone Störungen

Hypernaträmie. Bei einem extrazellulären Anstieg osmotisch aktiver Stoffe können hypertone Störungen entstehen, dabei verliert das intrazelluläre Kompartiment Flüssigkeit und die Zellen werden dehydratisiert[4, 19]. Der Organismus reagiert auf die dadurch entstehende Erhöhung der Tonizität mit Durst, ADH-Sekretion sowie einer Verminderung der Freiwasserclearance. Die Niere ist nur begrenzt in der Lage, dem Organismus in solchen Zuständen freies Wasser zur Verfügung zu stellen (praerenales Nierenversagen). Störungen der Osmoregulation, Defekte der antidiuretischen Synthese oder Sekretion können sowohl angeboren wie auch erworben sein. Im Rahmen eines Diabetes insipidus z. B. nach Schädel-Hirn-Trauma, Apoplex, Encephalitis ist es gegebenenfalls erforderlich, die großen Flüssigkeitsverluste mit positiver Freiwasserclearance mit funktionell hypotonen Lösungen, wie z. B. Halbelektrolytlösungen oder isotonen 5 %igen Kohlenhydratlösungen zu ersetzen. Parallel dazu muß eine Substitution des ADH in Form von Desmopressin (Minirin®) erfolgen.

Hypertone Dehydratation. Bei hypotoner Dehydratation, z. B. im Schock und präerenalem Nierenversagen ist die Osmoregulation durch die Nieren aufgehoben. Die Summe aller extrarenalen Flüssigkeitsverluste über Gastrointestinaltrakt, Haut und Lungen ist hypoton. Bei solchermaßen anhaltenden extrarenalen Flüssigkeitsverlusten steigt die Tonizität der Körperflüssigkeiten, insbesondere wenn die Patienten eine Störung im Durstempfinden oder in der Flüssigkeitsaufnahme aufweisen (Alter, Krankheit etc.). Die Hypernaträmie entwickelt sich in der Regel schleichend und die Zeichen der Kreislaufinsuffizienz sind initial wenig ausgeprägt, da das extrazelluläre Flüssigkeitsvolumen auf Kosten des intrazellulären Flüssigkeitsvolumens aufgeweitet wird. Als *therapeutische Maßnahme* hat die Rehydratation mit isotonen Elektrolytlösungen prinzipiell Vorrang vor einer Korrektur der Tonizität.

Hypertone Hyperhydratation. Schwere hypertone Syndrome entwickeln sich in der Regel durch eine unbeabsichtigte hohe orale Natriumchloridzufuhr oder durch Infusionen hypertoner Kochsalz- oder Natriumhydrogencarbonat-Lösungen. Die daraus resultierende Hypervolämie und Hypernaträmie führen in kurzer Zeit zu einer zerebralen Dehydratation mit häufig bleibenden neurologischen Defiziten. Eine auf diese Weise entstandene Entgleisung des Natrium- und Flüssigkeitsbestandes bedarf einer schnellen Korrektur mit Schleifendiuretika sowie der Infusion hypotoner Lösungen, gegebenenfalls einer Hämodialyse oder Hämofiltration. Auch eine Wassersubstitution über eine Magensonde ist denkbar. Das *hyperosmolare hyperglykämische nichtketoazidotische Koma* stellt eine Sonderform der hypertonen Dehydratation dar. Sie entsteht häufig als Erstmanifestation einer Entgleisung eines bis dato nicht bekannten oder nicht behandelten Typ-II-Diabetes. Die durch die hohen Plasmaglukosekonzentrationen ausgelöste osmotische Diurese zusammen mit anderen Flüssigkeitsverlusten und einer oft extremen Hyperglykämie führen zu einer hypertonen Dehydratation. In der Regel entwickelt sich eine solche Störung schleichend im Verlauf von zwei oder drei Wochen, so daß die Dehydratation sehr ausgeprägt ist. Allerdings können auch akute Infekte bei gleichzeitig mangelnder Flüssigkeitsaufnahme zu einer schnellen Entstehung eines solchen Krankheitsbildes führen. *Als therapeutische Maßnahme* gilt die Faustregel, daß die Rehydratation mit isotonen Elektrolytlösungen in der Zeit erfolgen sollte, in der sie entstanden ist, wobei die Tonizität im Plasma nur langsam gesenkt werden soll, um einen Wassereinstrom in die Ganglienzellen, die sogenannte idiogene Osmole gebildet haben, zu verhindern. Bei einem zu schnellen Abfall der Plasmatonizität kann das Syndrom einer isotonen Wasserintoxikation auftreten.

1.1.2 Elektrolytstatus[4, 21, 22, 23]

Kalium

Kalium ist intrazellulär das wichtigste Kation. Bei einer Konzentration von ca. 150 mmol/l und einem Aktivitätskoeffizienten von 0,6 beträgt die intrazelluläre Kaliumaktivität 85–90 mmol/kg H_2O. Dem steht eine extrazelluläre Kaliumkonzentration von 3,5–5,5 mmol/l gegenüber. Bei einem Aktivitätskoeffizienten von 0,73 beträgt die aktive Kaliumkonzentration 2,5–4,5 mmol/kgH_2O. Der Gesamtkaliumbestand beim normalgewichtigen Erwachsenen beläuft sich auf etwa 50 mmol/kg, wobei eine starke Abhängigkeit von der Muskelmasse besteht. Veränderungen des intrazellulären Kaliumbestandes regulieren das Zellvolumen. Der Konzentrationsgradient zwischen intra- und extrazellulärem aktivem Kaliumgehalt stellt die Grundlage für das Ruhemembranpotential elektrisch aktiver Zellen dar. Der Körperkaliumbestand wird durch renale und extrarenale Mechanismen reguliert. Die Niere kann bei Kaliummangelzuständen durch vermehrte Kaliumreabsorption dieser Elektrolytstörung entgegenwirken, andererseits kann sie bei hohem Kaliumangebot Kalium eliminieren. Dabei kommt es zu Abhängigkeiten von der aldosterongesteuerten Volumenregulation sowie zu eventuellen Veränderungen im Säuren-Basen-Status. Unter diuretischer Therapie kommt es in der Regel zu einer gesteigerten renalen Kaliumelimination, welches zu einem Kaliummangel führen kann. Durch Oligurie, Hypoaldosteronismus, $β_2$-Blocker und $α_2$-Agonisten resultiert eine verminderte Kaliumausscheidung mit eventueller konsekutiver Hyperkaliämie.

Die Kaliumverteilung zwischen intra- und extrazellulär wird von extrarenalen Regulationsmechanismen gesteuert. So führt eine $β_2$-Stimulation zu einer Aktivierung der Ionenpumpen der Zellmembran. Sie fördert die zelluläre Kaliumaufnahme und senkt dadurch die extrazelluläre Kaliumkonzentration. $β_2$-Blocker hingegen hemmen die zelluläre Kaliumaufnahme. Eine $α_2$-Stimulation setzt aus der Leberzelle Kalium frei, an der Skelettmuskulatur kommt es zu einer zellulären Aufnahmehemmung für Kalium. Insulin steigert die Aktivität der Natrium-Kalium-ATPasen und fördert die zelluläre Kaliumaufnahme insbesondere in Leber und Skelettmuskulatur. Glucagon setzt Kalium aus der Leber frei, Aldosteron fördert den Kaliumeinstrom in die Zelle. Alle Mechanismen, die die zelluläre Kaliumaufnahme stimulieren, führen gleichzeitig zu einer vermehrten renalen Kaliumausscheidung. Andererseits führen alle Mechanismen, die die zelluläre Kaliumaufnahme hemmen, zu einer verminderten renalen Kaliumelimination.

Eine Verminderung (Hypokaliämie) bzw. eine Vermehrung (Hyperkaliämie) der extrazellulären Kaliumkonzentration kann bei jedem Kaliumstatus eintreten.

Hypokaliämie. Kaliummangelzustände sind in der Regel die Folge anhaltender renaler und/oder gastrointestinaler Kaliumverluste. Diese sind häufig mit Flüssigkeits- und/oder Volumenverlusten kombiniert. Dehydratation und Volumenmangel führen zu hyperreninämischem Hyperaldosteronismus und über eine Steigerung der renalen Kaliumexkretion zu einem verstärkten Kaliummangel.

Am deutlichsten ist eine Hypokaliämie dann, wenn ein Kaliummangel vorliegt bei gleichzeitig aktivierten Mechanismen, die die zelluläre Kaliumaufnahme fördern. Neben renalen Verlusten kommen gastrointestinale Kaliumverluste insbesondere durch Diarrhoe oder Laxantienabusus klinisch häufiger vor. Hypokaliämien durch Verteilungsstörungen kommen bei Insulintherapie, Alkalose, alkalisierender Therapie, $β_2$-Stimulation, Theophyllin-, Vitamin-B_{12}-Substitution, bei perniziöser Anämie sowie familiärer hypokaliämischer Paralyse oder thyreotoxischer Paralyse vor. Eine *metabolische Alkalose* kann als Leitsymptom eines schweren Kaliummangelzustandes interpretiert werden.

Mäßige Verteilungsphypokaliämien bedürfen in der Regel keiner besonderen *therapeutischen Maßnahmen*. Der Kaliumbedarf bei Intensivpatienten ist in der Regel deutlich höher als der normale Basisbedarf, der bei ca. 0,6 bis 0,8 mmol/kg und Tag liegt. Er liegt zwischen 1 und 3 mmol/kg pro Tag und ist entweder durch eine gezielte Kaliumsubstitution mit entsprechenden Elektrolytkonzentraten oder Infusionslösungen mit einem deutlich über den Plasma-Kalium-Konzentrationen liegenden Gehalt zu korrigieren. Die maximale Infusionsgeschwindigkeit sollte dabei 20 mmol/h nicht überschreiten. Ebenso sollte eine Gesamtkaliumzufuhr von mehr als 200 mmol/Tag nur in Ausnahmefällen und unter engmaschigen Kontrollen erfolgen. Bei diabetischer Ketoazidose sollte die Kaliumsubstitution grundsätzlich zusammen mit der Insulintherapie in einer Größenordnung von 0,2 mmol/kg und Stunde beginnen, wenn weder eine Hyperkaliämie noch eine Oligoanurie bestehen. Sollte dies der Fall sein, so ist mit der Kaliumsubstitution zu warten, bis die Plasmakaliumkonzentration in den Referenzbereich abgesunken und eine ausreichende Diurese vorhanden ist.

Hyperkaliämie. Lebensbedrohliche Hyperkaliämien treten nur auf, wenn die Niere nicht genügend Kalium ausscheiden kann und extrarenale Regulationsmechanismen gehemmt oder insuffizient sind. Hyperkaliämien kommen hauptsächlich beim akuten und chronischen Nierenversagen sowie bei einer akuten zellulären Kaliumfreisetzung, wie z. B. Crush-Syndrom, Hämolyse, repolarisierende Muskelrelaxantien vor und können in seltenen Fällen vital bedrohlich werden. Lebensbedrohliche Hyperkaliämien erfordern als *therapeutische Maßnahme* eine sofortige Senkung der Plasma-Kalium-Konzentration. Neben der Applikation von 10–30 ml Calciumgluconat 10 % (als Bolus in einer halben bis einer Minute) erfolgt die Applikation einer hypertonen Natriumchloridlösung (z. B. 60 bis 80 ml einer 5,9 %igen Infusionslösung oder 40 ml eines 9 %igen Konzentrates). Insbesondere bei gleichzeitig bestehender Hyponatriämie ist diese Therapie schnell wirksam. Weiterhin führt die Applikation einer 8,4 %igen Natriumhydrogencarbonatlösung zu einer schnelleren Besserung der Symptomatik. Diese Maßnahmen führen kurzfristig zu einer wirksamen Veränderung des Membranpotentials der Herzmuskelzelle und können damit akut lebensbedrohlichen Rhythmusstörungen entgegenwirken. Sie haben jedoch kaum Einfluß auf den gesamtextrazellulären Kaliumbestand. Daher muß die notfallmäßige Akuttherapie durch eine längerfristige Behandlung ergänzt werden. Als besonders wirksam hat sich die gleichzeitige Applikation von Glucose und Insulin erwiesen. Dabei ist für die Kaliumaufnahme in die Zelle das Insulin und nicht die Glucose entscheidend. Diese ist nur erforderlich, um eine mögliche insulininduzierte Hypoglykämie zu vermeiden[4]. Wegen der in solchen Situationen schnell wechselnden Blutglucosekonzentrationen wird eine getrennte Insulinapplikation in einer Größenordnung von 4–12 E Altinsulin kontinuierlich pro Stunde sowie eine Glucoseinfusion mit gleichzeitig häufigen Blutzuckerkontrollen empfohlen. Es ist dabei zu beachten, daß hohe Blutglucosekonzentrationen die zelluläre Kaliumaufnahme behindern. Darüber hinaus kommen Ionenaustauscher zur enteralen Anwendung. Als effektivste Maßnahme zur Kaliumsenkung steht die Hämodialyse zur Verfügung. Dabei können bis zu ca. 50 mmol Kalium/h eliminiert werden.

Calcium

Das Gesamtkörpercalcium beträgt ca. 1–2 % des Körpergewichtes, wobei der Hauptanteil sich im Skelett befindet. Im Plasma findet sich Calcium in drei Fraktionen wieder:

– in proteingebundener Form (ca. 50 % des Gesamtplasmacalciumgehaltes)
– in ionisierter Form (ca. 40–50 % des Gesamtplasmacalciumgehaltes als sogenanntes freies Calcium) sowie
– in komplexgebundener Form (ca. 5–10 % des Gesamtplasmacalciumgehaltes).

Das ionisierte oder freie Calcium ist dabei die bedeutendste Fraktion, da praktisch nur diese für die physiologischen Calciumeffekte im Organismus verantwortlich ist[82]. Parathormon und Azidose steigern den ionisierten Anteil. Calcitonin und Alkalose senken den ionisierten Anteil. Änderungen der Plasmaeiweißkonzentrationen gehen mit parallelen Veränderungen des Plasmacalciums einher ($\pm$ 10 g Protein/l entsprechen ca. $\pm$ 8 mg Calcium/l). Der Tagesbedarf unter einer parenteralen Ernährungstherapie beträgt ca. 0,2–0,5 mmol/kg.

Hypocalcämie. Die häufigste Ursache niedriger Calciumkonzentrationen im Plasma sind niedrige Gesamteiweißkonzentrationen. Dennoch fehlen oftmals die Symptome der Hypocalcämie, da der ionisierte Calciumanteil normal ist. Ursachen für eine erniedrigte Gesamtplasmacalciumkonzentration (ionisierter Calciumanteil unter ca. 0,9 mmol/l) sind Nebenniereninsuffizienz (oftmals kombiniert mit Hyperparathyreoidismus), darüber hinaus Vitamin-D-Mangel, akute Pankreatitis, Magnesiummangel, Massentransfusionen mit Citratblut sowie osteoplastische Malignome und operative Entfernung der Nebenschilddrüse. Wesentlich für die klinische Symptomatik ist das freie, nichtionisierte Calcium, welches definitionsgemäß weder an Eiweiß gebunden noch von niedermolekularen Substanzen (z. B. Chelatbildnern) umgeben ist. Das Auftreten von Bradycardien und Blutdruckabfällen, trotz ausreichender Volumensubstitution, sollte intraoperativ immer an eine Verminderung des freien Calciums denken lassen, insbesondere bei Leberinsuffizienz, massiver Transfusion von citrathaltigem Blut oder Blutbestandteilen, bei Sepsis, Alkalose oder nach Beendigung eines extrakorporalen Kreislaufes. Im Gegensatz zur Überwachung hypercalcämischer Syndrome, bei denen die Kontrolle des Gesamtcalciums ausreichend ist, muß bei Verdacht auf hypocalcämische Situationen das freie, diffusible Calcium mit ionenselektiven Elektroden bestimmt werden. Hierbei kann der Referenzbereich von Laboratorium zu Laboratorium schwanken. Nach Scheidegger und Drop beträgt der Referenzbereich 1,12 $\pm$ 0,02 mmol/l[82]. Häufig werden Konzentrationen freien Calciums unter 8 mmol/l gefunden, ohne daß klinische Symptome einer Kreislaufinsuffizienz zu beobachten sind. Daher sind Grenzwerte, bei nicht vorhandener klinischer Symptomatik, unterhalb derer eine Substitution erfolgen sollte, nicht festzulegen. Es hat sich bei besonders gefährdeten Patientengruppen, z. B. mit Leberinsuffizienz oder der Erfordernis massiv Blut zu substituieren bewährt, das freie Calcium zu überwachen und gegebenenfalls bei niedrigen Plasmakonzentrationen und gleichzeitiger Kreislaufinsuffizienz eine Substitution durchzuführen.

Die *therapeutischen Maßnahmen* umfassen neben der Behandlung der Grunderkrankung – insbesondere bei hypocalcämischer Tetanie – die Zufuhr von Calciumchlorid oder Calciumglukonat in einer Dosierung von 20–40 ml in 10–20 %iger Lösung langsam intravenös. Bei weiterhin bestehender neuromuskulärer Übererregbarkeit werden Infusionen mit 7,5 mmol Calcium/kg in 500 ml NaCl über 4 Stunden empfohlen. Die maximale Infusionsgeschwindigkeit sollte 0,2 g/min entsprechend 5 mmol/min nicht überschreiten. Im Rahmen der möglichen Wechselwirkungen ist zu beachten, daß die Zufuhr von Calcium die Digitalisempfindlichkeit des Herzens erheblich verstärken kann. Auch bei Patienten mit optimal eingestelltem Digitalisspiegel können nach intravenöser Calciumapplikation die Zeichen einer Digitalisintoxikation auftreten.

Hypercalcämie. Sie tritt als Hypercalcämiesyndrom oder hypercalcämische Krise (Plasmacalciumkonzentration über 4 mmol/l) klinisch in Erscheinung. Als Ursachen finden sich primärer Hyperparathyreoidismus, eine erhöhte Calciumzufuhr, Vitamin-D-Überdosierung, Knochenmetastasen maligner Tumoren, Sarkoidose, Immobilisationsosteoporose, paraneoplastische Syndrome, Plasmozytom und Milchalkalisyndrom. Bei der hypercalcämischen Krise ist zu beachten, daß in ca. 20–30 % eine akute hämorrhagische Pankreatitis das Krankheitsbild komplizieren kann. Der primäre Hyperparathyreoidismus (pHPT) gehört neben Schilddrüsenfunktionsstörungen und Diabetes mellitus zu den häufigsten endokrinen Erkrankungen. Die in der Literatur beschriebene klassische Symptomatik wie Nephrolithiasis, Skelettveränderungen, Pankreatitis sowie Ulcus duodeni ist in dieser typischen Konstellation kaum noch zu finden. Viel häufiger findet man heute Patienten mit asymptomatischer Hypercalcämie. Mit zunehmendem Altersquerschnitt nehmen bei Patienten mit primärem Hyperparathyreoidismus die Begleiterkrankungen zu. Am häufigsten sind hier Hypertonie, Angina pectoris bzw. Herzinfarkt, Diabetes mellitus, Hyperurikämie sowie zerebrale Durchblutungsstörungen bis hin zum zerebralen Infarkt als Begleiterkrankungen zu diagnostizieren. Seit ca. 10–15 Jahren stellt eine Operationsindikation zur Adenomresektion oder Parathyreoidektomie im Rahmen einer hypercalcämischen Krise eine absolute Seltenheit dar. Sie ist vielmehr heute bei ausgeglichenem Wasser- und Elektrolytstatus meist ein klassischer Wahleingriff. Aus jeder Hypercalcämie bzw. jedem Hypercalcämiesyndrom kann sich eine akute, lebensbedrohliche hypercalcämische Krise entwickeln, deren Letalität im Alter deutlich höher ist als bei jüngeren Patienten.

Die Beherrschung eines Hypercalcämiesyndroms mit hypercalcämischer Krise, die zu Multiorganversagen führen kann und unbehandelt eine hundertprozentige Letalität aufweist, ist eine interdisziplinäre Aufgabe von Internisten, Anaesthesisten und Operateuren. Als erste *therapeutische Maßnahme* hat die Rehydratation zu erfolgen, da immer eine isotone oder hypertone Dehydratation besteht. Zur Therapie wird eine isotone Natriumchloridlösung bevorzugt. Bei gleichzeitig bestehender hyperchlorämischer Azidose sind klassische Vollelektrolytlösungen oder Ringer-Laktat-Infusionen geeignet, sofern eine renale Calciumelimination noch möglich ist. Als therapeutische Überwachungsmaßnahme des Flüssigkeits- und Volumenstatus des Patienten ist ein zentraler Venenkatheter dringend zu empfehlen. Da im Rahmen der initialen Rehydratation häufig hypokaliämische Zustände auftreten können, ist die regelmäßige, engmaschige Kaliumkontrolle und gegebenenfalls Substitution obligat – insbesondere bei gleichzeitig durchgeführter forcierter Diurese. Letztere ist auch bei einer eingeschränkten Nierenfunktion in der Regel möglich. Hierbei ist, insbesondere bei Patienten mit cardiovaskulären Begleiterkrankungen und zu Oligurie neigender Niereninsuffizienz, jedoch Vorsicht geboten. Bewährt hat sich die kontinuierliche, mittels Infusionsspritzenpumpe applizierte Gabe von Furosemid in einer Dosierung von 10–50 mg/h. Dies erfordert eine kontinuierliche Harnableitung sowie eine stündliche Kontrolle der ausgeschiedenen Urinmenge. Die Gabe von Calcitonin gilt als nebenwirkungsarme Therapie – allerdings mit nicht genau vorhersehbarer Wirkung. Empfohlen werden ca. 400 E/Tag als kontinuierliche Infusion. Dabei kann die gleichzeitige analgetische Wirkung bei Knochenschmerzen ausgenutzt werden. Die einmalige Gabe von Mithramycin als mehrstündige Infusion in einer Größenordnung von 25 µg/kg gilt als Therapie der Wahl, um eine Hypercalcämie jedweder Genese innerhalb von 24 Stunden durch Hemmung der Osteoklastenaktivität zu korrigieren. Bei einer wiederholten Applikation besteht die Gefahr der Kumulation mit toxischen Effekten. Die früher häufig angewendete Infusion von Phosphat galt als wirksame aber risikoreiche Maßnahme und ist unter den heute verfügbaren Möglichkeiten obsolet anzusehen. Als schnelle wirksame Maßnahme kommt im Rahmen der hypercalcämischen Krise bzw. einer Operationsvorbereitung, eine Dialyse gegen ein calciumfreies Dialysat in Frage. Hierbei ist die Gefahr einer zu raschen Absenkung der Calciumkonzentrationen mit konsekutiver Auslösung einer Herzinsuffizienz ebenso zu beachten wie ein eventuelles Reboundphänomen nach Dialyseende. Ergänzend zu den genannten Maßnahmen können Kortikosteroide, Indomethazin und Acetylsalicylsäure sowie Dichlormethylendiphosphonat supplementierend angewendet werden.

Phosphat

Nach Hartig weist ein Erwachsener ca. 700 g Phosphor auf, wovon 70–80 % sich in Knochen und Zähnen befinden[23]. Phosphat findet sich überwiegend intrazellulär. Nur eine kleine Fraktion von ca. 2 % im extrazellulären Raum sind schnell austauschbar. Der extrazelluläre Phosphatanteil mit 0,8–1,6 mmol/l macht also einen nur sehr geringen Anteil des Gesamtphosphatbestandes des Organismus aus. Darüber hinaus stellt Phosphat als Hydroxyapatit zusammen mit Calcium die Stützmatrix für den Knochen dar. Weiterhin ist Phosphat als Puffer ein wesentlicher Bestandteil der Regulation des Säuren-Basen-Status. Zwischen der Phosphatrückresorption in der Niere und der enteralen Phosphataufnahme bestehen enge Beziehungen. Für die Infusionstherapie ist zu beachten, daß bei ausschließlicher parenteraler Ernährung insbesondere bei hoher Kohlenhydratapplikation eine verringerte Aufnahme von Phosphat erfolgt. Die Niere stellt den wichtigsten Regulator für die Konstanterhaltung der Plasmaphosphatkonzentrationen dar, da zusätzliches filtriertes Phosphat, das die Nierenschwelle überschreitet, quantitativ ausgeschieden wird.

Phosphatmangel. Eine Hypophosphatämie zeichnet sich durch eine Plasmakonzentration von anorganischem Phosphat unter 0,80 mmol/l aus. Ursächlich für eine Hypophosphatämie kommen Mangel- oder Fehlernährung, Hyperparathyreoidismus sowie ein entgleister Diabetes mellitus und anhaltende gastrointestinale Flüssigkeitsverluste in Frage. Darüber hinaus können neben einer verminderten Aufnahme erhöhte renale Verluste zu erheblichen Hypophosphatämien führen. Auch ein chronischer Alkoholabusus ist häufig mit niedrigen Plasmaphosphatkonzentrationen vergesellschaftet. Neben den genannten Bilanzstörungen durch verminderte Aufnahmen bzw. durch erhöhte renale Verluste können auch Verteilungsstörungen, z. B Verlagerung von Phosphat in den Knochen bzw. in die Zellen, zu Veränderungen des Plasmaphosphatspiegels führen. Klinisch manifeste Symptome, wie z. B. Paraesthesien, Fehlen von Reflexen, Muskelschwäche, Rhabdomyolyse, Muskelzuckungen, Krampfanfälle, Apathie und Cardiomyopathie treten in der Regel erst bei Plasmaphosphatkonzentrationen unter 0,3 mmol/l auf.

Bei den *therapeutischen Maßnahmen* ist bei einer über den Basisbedarf hinausgehenden Phosphatsubstitution zur Korrektur eventuell bestehender Defizite unbedingt die Nierenfunktion zu beachten. Dazu werden häufige Laborkontrollen über die ausgeschiedenen Phosphatmengen im 24-Stunden-Sammelurin sowie die tägliche Bestimmung der Plasmaphosphatkonzentration empfohlen. Ansonsten empfiehlt sich, unter Phosphatsubstitution mindestens ein Mal wöchentlich die Plasmakonzentrationen zu kontrollieren. Dies gilt selbstverständlich auch bei einer längerfristigen phosphatfreien Ernährungstherapie.

Hyperphosphatämie. Hyperphosphatämien sind Plasmaphosphatkonzentrationen von über 1,62 mmol/l. Ursächlich kommen Nierenfunktionsstörungen mit Verminderung der Filtrationsrate oder eine erhöhte Rückresorption sowie ein Hyperparathyreoidismus in Frage. Auch Verteilungsstörungen mit Verschiebungen vom intrazellulären in den extrazellulären Raum, z. B. bei malignen Tumoren, Diabetes mellitus, Mobilisation von Phosphat aus dem Knochen sowie verstärkter Zelluntergang können zur Erhöhung der Plasmaphosphatkonzentration führen. In seltenen Ausnahmen können eine übermäßige enterale oder parenterale Zufuhr sowie eine Vitamin-D-Intoxikation Ursache für erhöhte Plasmaphosphatspiegel sein. Hohe Phosphatkonzentrationen bei chronischer Niereninsuffizienz können zum sekundären Hyperparathyreoidismus führen.

Als *therapeutische Maßnahme* bei Hyperphosphatämien aufgrund chronischer Niereninsuffizienz wird in der Regel Calciumacetat oral gegeben, das die Phosphatresorption deutlich senkt. Neben phosphatbindenden Substanzen, wie Calciumacetat, Calciumcarbonat, Calciumcitrat sowie der Applikation von Magnesiumsalzen und Aluminiumhydroxid kommt eine Einschränkung der Phosphatzufuhr durch eine phosphatarme Diät zur Anwendung.

Magnesium

Magnesium findet sich hauptsächlich intrazellulär. Vom Gesamtbestand des Erwachsenen (ca. 1000 mmol) finden sich 99 % intrazellulär. Der tägliche Basisbedarf wird mit etwa 10–20 mmol angesetzt. Eine verstärkte Proteinzufuhr steigert den Magnesiumbedarf.

Hypomagnesiämie. Plasmakonzentrationen von 0,65 mmol/l und darunter führen zusammen mit der klinischen Symptomatik zur Diagnose der Hypomagnesiämie. Ursächlich kommen Alkoholismus, Leberzirrhose, akute Pankreatitis, längerfristige Zufuhr magnesiumfreier Infusionslösungen, vermehrte gastrointestinale Verluste, vermehrte renale Verluste sowie endokrine Erkrankungen wie z. B. Hyperthyreoidismus in Frage.

Therapeutische Maßnahme der Wahl bei chronischen Alkoholikern mit Delirium tremens und schwerer Hypomagnesiämie (unter 3 mmol/l) ist die Infusion von bis zu 60 mmol/Tag in Form eines Elektrolytkonzentratzusatzes. Weiterhin werden ca. 20 mmol/Tag zusätzlich bis zum Ausgleich des Defizits substituiert. Eine leichte bis mittlere Hypomagnesämie (0,3–0,65 mmol/l), die ohne ausgeprägte klinische Symptomatik einhergeht, wird mit ca. 10–20 mmol/Tag per infusionem als Elektrolytkonzentrat bis zur Normalisierung der Plasmamagnesiumkonzentration appliziert. Die Basissubstitution bei z. B. ausschließlicher parenteraler Ernährung beträgt 6–12 mmol/Tag, die maximale Infusionsgeschwindigkeit von 30–60 mmol/h sollte nicht überschritten werden. Vorsicht ist geboten bei Niereninsuffizienz, cardialen Überleitungsstörungen sowie Hypotonie. Bei Abschwächung oder Erlöschen der tiefen Sehnenreflexe sollte die Magnesiumzufuhr abgesetzt werden.

Hypermagnesiämie (selten). Bei Plasmamagnesiumkonzentrationen über 1,5 mmol/l kommt es zur Verminderung der neuromuskulären Erregbarkeit bis hin zur Atemlähmung und Koma. Ursächlich kommen eine Überdosierung im Rahmen einer Magnesiumtherapie einer EPH-Gestose in Frage, sowie eine Niereninsuffizienz bei gleichzeitig gesteigerter Magnesiumzufuhr, Abusus magnesiumhaltiger Antacida, unbehandelte diabetische Azidose und Nebennierenrindeninsuffizienz.

Die Unterbrechung jeglicher Magnesiumzufuhr bei gleichzeitiger Applikation von 10–20 ml 10 %iger Calciumglukonatlösung stellt die *therapeutische Maßnahme* der Wahl dar. Diese Maßnahme ist gegebenenfalls mehrfach zu wiederholen. In schweren Fällen kann eine Dialyse mit magnesiumfreier Dialyseflüssigkeit hilfreich sein. Ebenfalls magnesiumsenkend ist eine Glucose-Insulintherapie (500 ml Glucose 20–40 % sowie eine Einheit Altinsulin pro 3 g zugeführter Glucose) unter sorgfältiger Kalium- und Blutglucoseüberwachung.

Chlorid

Chlorid stellt das mengenmäßig bedeutendste Anion im Organismus dar. Die Gesamtmenge beträgt ca. 30–35 mmol/kg, wovon sich etwa 88 % extra- und 12 % intrazellulär befinden. Es besteht eine enge Verbindung mit dem Säuren-Basen-Status. Der Tagesbedarf liegt bei ca. 1,25–1,75 mmol/kg.

Hypochlorämie. Ursächlich für hypochlorämische Zustände mit Plasmachloridkonzentrationen unter 95 mmol/l sind gastrointestinale Verluste, aus-

gelöst durch massives Erbrechen, hohe Magensaftverluste über Magensonde, langfristige hochdosierte Behandlung mit Nebennierenrindenhormonen sowie chronisch obstruktive Lungenerkrankungen mit CO_2-Erhöhung und kompensatorischer metabolischer Alkalose.
Als *therapeutische Maßnahme* wird die Zufuhr isotoner Natriumchloridlösungen gegebenenfalls mit KCl-Zusatz empfohlen. Als Faustregel gilt, daß ca. 25% des angenommenen Chloriddefizits in Form von Kaliumchlorid appliziert werden sollten.

Hyperchlorämie. Übermäßige Zufuhr, Dehydratationszustände sowie Änderungen im Kochsalzstoffwechsel (hyperchlorämische Azidose – Lightwood-Albright-Syndrom) können zur Hyperchlorämie mit Plasmachloridkonzentrationen über 110 mmol/l führen.
Die *therapeutische Maßnahme* besteht in der Zufuhr chloridarmer oder chloridfreier Flüssigkeiten. Der Anionenanteil sollte dabei überwiegend aus metabolisierbaren Anionen, wie z. B. Acetat, Lactat oder Malat bestehen. Darüber hinaus bestehende metabolische Azidosen können, falls erforderlich, mit Hydrogencarbonat oder Trometamol behandelt werden.

Hydrogencarbonat (Bicarbonat)
(s. auch 1.2)

Das System Hydrogencarbonat/Kohlensäure ist der wichtigste extrazelluläre Puffer des Organismus[23, 29]. Dieses Puffersystem erhält seine Wirksamkeit im wesentlichen dadurch, daß die Säurekomponente des Systems nach Spaltung der Kohlensäure in CO_2 und H_2O als Kohlendioxid über die Lunge abgeatmet werden kann. Das im Rahmen der Endoxidation gebildete Kohlendioxid diffundiert aus den Zellen in das Plasma und wird dort physikalisch gelöst, ein sehr kleiner Teil zu H_2CO_3 hydratisiert. Der größte Teil des CO_2 diffundiert in die Erythrocyten, in denen mit Hilfe der Carboanhydrase H_2CO_3 gebildet wird. Das durch die Dissoziation der Kohlensäure freiwerdende Wasserstoffion wird durch Hämoglobin gepuffert. Die Anionenkomponente HCO_3^- diffundiert im Austausch gegen Chlorid bis zum Gleichgewicht ins Plasma. In der Lunge finden die umgekehrten Vorgänge statt. Somit fängt der sogenannte Hydrogencarbonatpuffer sowohl Veränderungen der Wasserstoffionenkonzentration im Intra- als auch im Extrazellulärraum ab. An der Konstanthaltung des sogenannten Hydrogencarbonatpools sind die Lunge, die Erythrocyten, die Leber und die Niere hauptsächlich beteiligt. Außer der direkten Infusion von Hydrogencarbonat bestimmen die sogenannten metabolisierbaren organischen Anionen wie Acetat, Lactat, Malat und Citrat in Abhängigkeit von der Leberfunktion entscheidend die Größe des HCO_3^--Pools, da diese Anionen als Essigsäure, Milchsäure, Äpfelsäure oder Zitronensäure verstoffwechselt pro mol jeweils 1 mol Wasserstoffionen (Acetat und Lactat), 2 mol Wasserstoffionen (Malat) sowie 3 mol Wasserstoffionen (Citrat) verbrauchen und somit entsprechende Mengen an HCO_3^- freisetzen[24]. Im Rahmen einer Infusionstherapie kann sowohl eine Dilutionsazidose[30] im Sinne einer Verdünnung von HCO_3^-, eine Infusionsazidose durch Zufuhr von Wasserstoffionen[31, 32] oder eine Infusionsalkalose durch Zufuhr von Hydrogencarbonat oder metabolisierbaren Anionen verursacht werden[33, 34, 35].

Störungen des Hydrogencarbonat/Kohlensäuresystems. Die sogenannte Dilutionsazidose kann immer dann auftreten, wenn größere hydrogencarbonatfreie Infusionslösungsmengen infundiert werden, da dies zu einer Verdünnung der HCO_3^--Konzentration im Plasma führt. Im Tierversuch konnten Shires und Holmal nachweisen, daß eine Infusion von 1500 ml physiologische Kochsalzlösung in 5 Minuten zu einer Abnahme des arteriellen pH auf 7,20 führte[30]. Spätere Versuche konnten nachweisen, daß diese Azidose auch ohne eine Chloridzufuhr auftreten kann[36]. Im klinischen Alltag dürfte durch die erforderlichen großen Mengen, die zur Auslösung einer solchen Dilutionsazidose benötigt werden, diese nur eine untergeordnete Rolle spielen. Nach Zander könnte eine durch hydrogencarbonat-freie Infusionslösungen hervorgerufene Dilutionsazidose jedoch in Situationen eines hämorrhagischen Volumenmangelschocks mit bereits bestehender Neigung zur metabolischen Azidose eine klinisch relevante Verstärkung dieser Azidose hervorrufen[24]. Mit einer Infusionsalkalose muß immer dann gerechnet werden, wenn eine Infusionslösung in größeren Mengen Hydrogencarbonat oder metabolisierbare Anionen enthält, die die mögliche ansäuernde Wirkung freier H-Ionen übertrifft (s. auch organische Anionen).
Änderungen im Hydrogencarbonatgehalt des Organismus sind grundsätzlich als Störungen des Säuren-Basen-Status anzusehen. Die *therapeutischen Maßnahmen* bei klinisch relevanten Störungen des Hydrogencarbonatgehaltes des Organismus bestehen dementsprechend darin, einer bestehenden Alkalose bzw. Azidose gegenzusteuern. Dies kann entweder durch die Zufuhr von Wasserstoffionen in Form von Salzsäure oder Argininhydrochlorid erfolgen oder durch die direkte Infusion von Hydrogencarbonat, meist in Form des entsprechenden Natriumsalzes oder aber bei ausreichender Leberfunktion durch die Gabe metabolisierbarer Anionen. Die bestehende Faustregel, die zur Ermittlung der erforderlichen Menge an H-Ionen bzw. Hydrogencarbonat-Ionen herangezogen wird, lautet:

mmol zu substituierendes Defizit = Basen bzw. (Säuren)defizit (BE) × kg KG × 0,3.

Die Erfahrung hat gezeigt, daß entsprechende Korrekturen im ersten Ansatz niemals nach dieser Berechnungsformel voll ausgeglichen werden sollten, sondern daß es sich bewährt hat, zunächst die Hälfte der berechneten erforderlichen Defizitmenge an Säuren bzw. Basen zu substituieren[3]. Darüber hinaus kann zu rasche Zufuhr von Natriumhydrogencarbonat, bedingt durch den akuten Anstieg der CO_2-Spannung, zu zerebralen Komplikationen wie Krampfanfällen oder Hirnödem führen[23, 26].

Lactat, Acetat, Malat, Citrat[24]

Anionen organischer Säuren wie Milchsäure, Essigsäure, Äpfelsäure oder Zitronensäure, sofern sie als Lactat, Acetat, Malat bzw. Citrat zugeführt werden, führen zu einer Alkalisierung des Organismus[37]. Ihre alkalisierende Wirkung resultiert daraus, daß diese Anionen nach der Broensted'schen Definition als Basen zu betrachten sind, da sie klassische Protonenakzeptoren sind, sofern sie in der Leber verstoffwechselt werden und nur unter Aufnahme von H^+-Ionen als Säuren in die Zellen eintreten und im Citratzyklus verstoffwechselt werden können bzw. im Falle des Lactats auch zur Glucosebildung (Gluconeogenese) verwendet werden können. Im Gegensatz zum anorganischen Chlorid werden diese Anionen als metabolisierbar bezeichnet und können daher dem extrazellulären Flüssigkeitsraum als Lactat oder Acetat pro mmol 1 mmol H^+-Ionen entziehen bzw. als Malat 2 mmol H^+-Ionen sowie in Form von Citrat 3 mmol H^{+} [24]. Die alkalisierende Wirkung dieser metabolisierbaren Anionen findet also nicht unmittelbar nach Applikation statt, sondern entsteht erst sekundär, wenn Lactat als Milchsäure in der Leber metabolisiert wird und dabei äquimolare H^+-Ionen im Extrazellulärraum entzieht und konsekutiv als Kohlensäure Hydrogencarbonat freigesetzt wird. Dies wiederum führt zu einem Anstieg des pH-Wertes im Blut. Das Ausmaß der alkalisierenden Wirkung hängt von der Geschwindigkeit und der Menge der zugeführten Anionen ab. Voraussetzung für die alkalisierende Wirkung ist in erster Linie die Metabolisierbarkeit der applizierten Anionen in der Leber[24, 26]. Störungen der Leberfunktion können daher zu erheblichen Veränderungen im Säuren-Basen-Status des Patienten führen, wenn metabolisierbare Anionen in größeren Mengen zugeführt werden. In welchem Ausmaß sich die Zufuhr metabolisierbarer Anionen auf den Säuren-Basen-Status des Patienten auswirkt, hängt nicht allein von dem Ausmaß und der Geschwindigkeit dieser Substrate sowie der Leberfunktion ab, sondern gleichermaßen von der Fähigkeit der Niere, Hydrogencarbonat auszuscheiden. Nach Zander kann ein Erwachsener mit 65 kg KG ca. 400 mmol Lactat, 475 mmol Malat sowie Acetat in einer Schwankungsbreite von 25–5800 mmol/h umsetzen, bzw. aus dem Plasma eliminieren. Zander zieht daraus den Schluß, daß die hepatische Hydrogencarbonatfreisetzung je nach metabolisierbarem Anion pro Stunde bei Lactat bis ca. 400 mmol, bei Malat bis ca. 1000 mmol und bei Acetat bis ca. 5000 mmol betragen kann[24]. Voraussetzung für den oxidativen Abbau ist eine entsprechende Steigerung des Sauerstoffverbrauchs[38, 39], insbesondere der Leber, was bei Zuständen einer Lactatazidose, die in der Regel aus dem anaeroben Stoffwechsel resultiert, oftmals nicht in gleichem Ausmaß erfolgen kann.

Infusionsalkalose. Eine sogenannte Infusionsalkalose ist immer dann zu erwarten, wenn durch eine Infusionstherapie metabolische Anionen, wie Lactat, Malat, Acetat oder Citrat in solchen Mengen zugeführt werden, daß die mögliche ansäuernde Wirkung durch das Fehlen des Hydrogencarbonates und/oder freie H^+-Ionen übertroffen wird. Die azidotische Wirkung zugeführter Essig-, Milch- oder Zitronensäure wird also durch die Metabolisierung des Anionenanteils aufgehoben bzw. in eine alkalisierende Wirkung umgewandelt. Dies gilt nicht für eine organische Säure, wie HCl, da Chlorid nicht metabolisierbar ist. Somit wird das Ausmaß der primären azidotischen und der sekundären alkalisierenden Wirkung von der Konzentration und dem pK-Wert des Substrates einerseits und dem pH-Wert der Infusionslösung andererseits bestimmt[24]. In einer Ringer-Lactatlösung mit einem pH von ca. 6,5 liegt Lactat in Form einer Base (Anion) vor, da der pK-Wert der Milchsäure deutlich unter 6,5 liegt. Die Titrationsazidität ist somit praktisch 0 mmol/l. Bei einer späteren Verstoffwechslung von Lactat werden 27 mmol H^+-Ionen/l verbraucht und somit aus Kohlensäure 27 mmol/l Hydrogencarbonat freigesetzt. Nach Zander ergeben sich bei Acetat insofern andere Aspekte, da hier nur dann eine gleiche Bilanz gezogen werden kann, wenn der pH-Wert der Lösung 2 pH-Einheiten oberhalb des pK-Wertes von 4,6 der Essigsäure, also oberhalb von 6,6 liegt[24]. Dies ist jedoch nicht in jeder Infusionslösung der Fall. Ein möglicher ansäuernder oder alkalisierender Effekt einer Infusionslösung kann damit nicht aus der Einwaage der Anionenkonzentration vorhergesagt werden, sondern nur aus der effektiv vorliegenden Konzentration von Säuren bzw. Basen bei dem jeweiligen aktuellen pH-Wert der fertigen Lösung. Im Falle von Malat kann diese Problematik besonders deutlich aufgezeigt werden. Je nach pH-Wert der fertigen Lösung kann die azidotische Wirkung von 100 mmol/l Malat theoretisch zwischen 0 und 200 mmol/l liegen, wohingegen die metabolisierende Wirkung, sofern es vollständig verstoffwechselt wird, immer 200 mmol/l beträgt. Somit kann der bilanzmäßige Summeneffekt der alkalisierenden Wirkung von 100 mmol/l eingewogenem Malat zwischen 0 und +200 mmol/l betragen. Nur der pH-Wert der fertigen Lösung entscheidet bei gleicher Einwaage von Malat über diesen späteren summatorischen Effekt[24].

Spurenelemente[4, 21, 28]

Man findet bestimmte Metalle und Nichtmetalle im Organismus in so geringer Konzentration, daß sie mit den Mitteln der klassischen Analytik, neben den Mengenelementen, nicht exakt bestimmt werden konnten. Sie sind in „Spuren" vorhanden. Erst mit modernen analytischen Verfahren (Atomabsorptionsspektrometrie, Neutronenaktivierungsanalyse, plasmagekoppelte Emissionsspektrometrie u. a.) ist es möglich, diese Elemente in Geweben und Körperflüssigkeiten exakt zu bestimmen und Aussagen über ihre biologische Funktion zu machen[4]. Spurenelemente mit biologischer Funktion sind „essentiell", andere, die zwar im Organismus gefunden werden, aber keine biologische Funktion haben, sind „akzidentelle"

Tabelle 2.1 Empfohlene tägliche Zufuhr essentieller Spurenelemente (e = empfohlen, aber ohne quantitative Angaben; RDA: Food and Nutrition Board 1980; DAKE: Bässler 1990; AMA: American Medical Association 1979)

		RDA enteral	DAKE parenteral	AMA parenteral
Eisen	µmol	180	10–75	e
	mg	10	0,55–4,0	e
Zink	µmol	230	21–75	38–92
	mg	15	1,4–4,9	2,5–6,0
Kupfer	µmol	32–48	7–23	8–24
	mg	2,0–3,0	0,5–1,5	0,5–1,5
Jod	µmol	1,2	0,8–1,2	–
	mg	0,15	0,1–0,15	–
Mangan	µmol	46–91	3–14	3–15
	mg	2,5–5,0	0,15–0,8	0,15–0,8
Fluor	µmol	79–210	49	–
	mg	1,5–4,0	0,9	–
Chrom	µmol	1–4	0,2–0,3	0,2–0,3
	mg	0,05–0,2	0,01–0,015	0,01–0,015
Selen	µmol	0,6–2,5	0,25–0,8	–
	mg	0,05–0,2	0,02–0,06	–
Molybdän	µmol	1,6–5,2	0,2	–
	mg	0,15–0,5	0,02	–

Spurenelemente. Essentielle Spurenelemente wirken in Metallenzymen, Metall-Enzymkomplexen und prosthetischen Gruppen. In der Intensivmedizin ist die Vergiftung mit Metallen (Hypermetallosen, Intoxikation, vgl. Kap. 6) meist relevanter als Mangelsituationen[28]. Eisen, Kupfer und Zink sind Spurenelemente, bei denen Mangelsituationen während langdauernder parenteraler Ernährung möglich und beschrieben sind. Eine Substitution dieser Metallionen ist notwendig. Entsprechende Lösungen stehen zur Verfügung.
Selen, Mangan, Kobalt, Molybdän sind essentiell, ein Mangel ist aber nur ausnahmsweise Ursache für eine Organfunktionsstörung. Eine Routinesubstitution bei parenteraler Ernährung scheint nicht notwendig.
Aluminium, Blei, Chrom, Cadmium, Fluor, Silicium, Nickel, Vanadium und Zinn wurden immer wieder als essentiell beschrieben, für alle ist dies aber mehr als fraglich. Empfehlungen zur Substitution dieser Elemente können nicht gegeben werden.

1.1.3 Perioperative Elektrolyt- und Flüssigkeitssubstitution

Präoperative Infusionstherapie

Unabhängig von sonstigen krankheitsbedingten Veränderungen ist die Ausgangssituation des zu operierenden Patienten, von Notfalleingriffen abgesehen, durch eine meist mehr als zehnstündige präoperative Nahrungskarenz gekennzeichnet. Dies führt nach Untersuchungen von Halmàgyi zu deutlichen Verlusten von Flüssigkeit und Elektrolyten[25].
Der sich daraus ergebende *präoperative Basisbedarf* unterscheidet sich nur geringfügig vom phy-

Tabelle 2.2 Wasser- und Elektrolytverluste nach 16stündiger Nahrungskarenz beim Erwachsenen. (nach Lit. 25)

Substanz		x	x̄
Wasser$_U$	ml	385,1	± 74,0
Na^+_U	mval	66,6	± 18,8
K^+_U	mval	22,4	± 10,9
Ca$^{++}_U$	mval	4,1	± 1,5
Cl^-_U	mval	69,7	± 26,5
Wasser persp. ins.	ml	786,5	± 236,0

n = 10

siologischen Basisbedarf, da der Organismus versucht, der reduzierten Zufuhr von Flüssigkeit und Elektrolyten in der präoperativen Phase entgegenzuwirken. Der so ermittelte Basisbedarf beträgt für den normalgewichtigen Erwachsenen[25]

– Flüssigkeit: ca. 30 ml/Tag
– Natrium: ca. 2 mmol/kg/Tag
– Kalium: ca. 1 mmol/kg/Tag.

Vielfach bestehen bei zu operierenden Patienten jedoch eine Reihe krankheitsbedingter Veränderungen, wie erhöhte Temperaturen, gastrointestinale Verluste, Sequestrationen, medikamentös beeinflußte Urinausscheidung, die eine Korrektur bereits in der präoperativen Phase erforderlich machen. Wegen der großen individuellen Unterschiede kann es für den sogenannten korrigierten präoperativen Basisbedarf keine allgemein gültigen Schemata geben. Art und Umfang der erforderlichen Korrekturen müssen sich am Ziel einer perioperativen Infusionstherapie orientieren. Hierzu zählen:

– Konstanz des intravasalen Volumens
– adäquates extrazelluläres Flüssigkeitsvolumen
– ausreichende Diurese
– optimale Sauerstofftransportkapazität
– physiologischer kolloidosmotischer Druck sowie
– physiologischer Säuren-Basen- und Elektrolytstatus.

Obwohl allgemeingültige Richtlinien für die Zufuhr kristalloider und kohlenhydrathaltiger Lösungen in der perioperativen Phase problematisch sind, lassen sich jedoch einige Grundregeln aufstellen, bei deren Einhaltung davon ausgegangen werden kann, daß grobe Fehler in der perioperativen Infusionstherapie vermieden werden:
Bei Patienten ohne vorbestehende Störungen im Wasser- und Elektrolytstatus erfolgt routinemäßig die Zufuhr von 500–1000 ml isotoner Elektrolytlösung (z. B. Ringer-Lactat oder klassische Vollelektrolytlösung) vor Narkoseeinleitung. Die Dosierung richtet sich dabei unter anderem nach der Dauer der präoperativen Flüssigkeitskarenz, nach dem Alter der Patienten, dem Hydratationszustand, der Funktion des Herz-Kreislauf-Systems[4].
Bei Patienten mit vorbestehenden Störungen im Wasser- und Elektrolytstatus erfolgt eine gezielte Substitution nach Laborkontrollen und nochmali-

ger präoperativer Erfolgskontrolle der entsprechenden Kenngrößen des Wasser- und Elektrolytstatus. Darüber hinaus wird routinemäßig präoperativ bei relativem Volumenmangel, wie bei älteren Patienten, Patienten mit reduziertem Allgemeinzustand sowie bei vorausgegangenen Operationen 500–1000 ml einer Ringer-Lactatlösung bzw. 500 ml eines isoonkotischen kolloidalen Volumenersatzmittels unmittelbar vor Narkoseeinleitung appliziert.

Intraoperative Infusionstherapie

Der intraoperative Flüssigkeits- und Elektrolytbedarf des „Normalpatienten" ist teilweise großen Schwankungen unterworfen und daher mit einem erheblichen Unsicherheitsfaktor versehen. Die Erfahrung hat gezeigt, daß pro Stunde eröffneten Abdomens bzw. eröffneten Thorax zusätzlich ca. 300 ml einer isotonen Vollelektrolytlösung (z. B. Ringer-Lactat infundiert werden sollten. Hinweise zur Flüssigkeits- und Elektrolytapplikation ergeben sich aus der Urinmenge, dem zentralvenösen Druck, dem Hämatokrit und dem systemischen Blutdruck. Bei sehr großen Eingriffen können die Flüssigkeitsverluste bis zu 4000 ml und mehr betragen. Nach Dick und Seeling kann man den korrigierten intraoperativen Basisbedarf für abdominalchirurgische Standardeingriffe mit ca. 2,5 ml/kg KG und Stunde ansetzen, wobei im Rahmen derartiger Eingriffe über die Folgen der präoperativen Flüssigkeitskarenz entstandene intraoperative Verluste bis zum Operationsende adäquat ersetzt werden sollten[45]. Bei den Elektrolyten spielt eine ausreichende Natriumzufuhr die entscheidende Rolle. Bei adäquater Volumen- und Flüssigkeitszufuhr (ausreichende Diurese) stellen klinisch bedeutsame Störungen des Säuren-Basen- und Kaliumstatus die Ausnahme dar. Dem Blutvolumenersatz geht die Infusion von Flüssigkeit parallel. Ein festes Verhältnis zwischen appliziertem Blut und Blutersatzmitteln und elektrolythaltigen Infusionen gibt es nicht. Als diagnostische Größe für die Flüssigkeitssubstitution muß insbesondere die stündliche Urinproduktion angesehen werden.

Postoperative Infusionstherapie[3, 23, 25]

Die postoperative Situation ist durch die „Adaptionsreaktion" auf den operativen Streß gekennzeichnet. Hier kommt es zu

– Steigerung der Sympathikusaktivität
– Aktivierung des Renin-Angiotensin-Aldosteron-Systems
– Stimulation der antidiuretischen Hormone (ADH-Sekretion) sowie
– Hemmung der Aktivität der natriuretischen Hormone.

Diese auf Wasser- und Kochsalzeinsparung ausgerichteten Reaktionen des Organismus werden zusätzlich durch eine vermehrte Energiegewinnung aus der Lipolyse sowie durch eine Verminderung kolloidosmotisch wirksamer Substanzen durch Eiweißverlust infolge von Blutung und Exsudation verstärkt. Dies kann in der Folge zu extrazellulärer Hypotonie sowie zu sekundär verstärkten Gegenregulationen des Organismus (sogenanter „sekundärer Hyperaldosteronismus") und dadurch bedingter Oligurie führen, insbesondere dann, wenn in der perioperativen Phase inadäquat oder falsch zusammengesetzte Infusionslösungen, wie z. B. die alleinige Applikation elektrolytarmer bzw. elektrolytfreier Flüssigkeiten (z. B. Glucose 5%) angewendet werden. Auch isotone Kochsalz- oder Ringer-Lösungen sind in der Regel nicht zum alleinigen postoperativen Flüssigkeitsersatz geeignet, da sie dem Organismus zuviel Chlorid und zu wenig Kalium zuführen. Wesentlich besser sind Elektrolytlösungen geeignet, die dem korrigierten postoperativen Basisbedarf angepaßt sind und eine Dehydratation vermeiden, so daß die Niere genügend Flüssigkeit erhält, um auch bei eingeschränkter postoperativer Konzentrationsfähigkeit die anfallenden harnpflichtigen Substanzen auszuscheiden. Für den korrigierten postoperativen Basisbedarf des normalgewichtigen Erwachsenen können routinemäßig folgende Richtwerte zum Ansatz gebracht werden:

– Flüssigkeit: ca. 40 ml/kg KG und Tag
– Natrium: ca. 4 mmol/kg KG und Tag
– Kalium: ca. 1–1,5 mmol/kg KG und Tag.

Selbstverständlich sind auch hier Korrekturen z. B. durch zusätzliche Flüssigkeitsverluste mit zu berücksichtigen. Zur Vermeidung von Risiken bei der Applikation von elektrolyt- und kohlenhydrathaltigen Lösungen als Basis- und Korrekturtherapie sollten folgende allgemeine Verhaltensmaßregeln – unabhängig vom Alter des Patienten – Beachtung finden[3]:

1. Die Korrekturen von Störungen des Flüssigkeits-, Elektrolyt- und Säure-Basen-Status sollten in der Zeit erfolgen, in der sie sich vermutlich entwickelt haben.
2. Zunächst sollte etwa nur die Hälfte des errechneten Korrekturausgleiches vorgenommen werden, danach sind vor weiteren Therapiemaßnahmen erneute Kontrollen des Wasser- und Elektrolytstatus durchzuführen und gegebenenfalls Korrekturen an der ursprünglichen Berechnung vorzunehmen.
3. Der Aufrechterhaltung und Wiederherstellung intravasalen Volumens sind die höchsten Prioritäten in der Gesamtbehandlung einzuräumen. Erst danach erfolgt die Korrektur von Abweichungen im Säuren-Basen-Status sowie von Kalium- und Calciumveränderungen. Die Therapie von Störungen des Natrium-, Magnesium-, Chlorid- und Phosphatstatus steht erst an dritter Stelle.
4. Jede Korrektur schwerer Störungen des Flüssigkeits-, Elektrolyt- und Säuren-Basen-Status erfordert grundsätzlich engmaschige Kontrollen des Gesamtsystems. Dabei sind die Faustregeln zur Berechnung des Korrekturbedarfs an Flüssigkeit und Elektrolyten bzw. zum Aus-

gleich des Säuren-Basen-Status, die in der Literatur angegeben werden, nur als grobe Anleitung für eine initiale Therapie zu verstehen.
5. Entsprechend der Symptomatik und der Schwere der zugrundeliegenden Störung (Abweichung vom physiologischen Referenzwert bezogen auf die Altersklasse) müssen unter der Korrekturtherapie engmaschige Laborkontrollen des gesamten Elektrolytstatus und gegebenenfalls des Säuren-Basen-Status, insbesondere bei Abweichung der Plasma-Kalium-Konzentrationen, sowie des Hydratationszustandes durchgeführt werden, um daraus abgeleitet die weitere Steuerung der Therapie vorzunehmen.

Besonderheiten der Basis- und Korrekturtherapie

Besondere Risiken im Bereich der perioperativen Verabreichung kristalloider und kohlenhydrathaltiger Lösungen ergeben sich bei Patienten in extremen Lebensaltersstufen, d. h. bei Neugeborenen, Säuglingen und Kleinkindern sowie bei alten Patienten[18]. Die Ursache hierfür liegt, wie Abb. 2.1 zeigt, zum einen in der physiologischen Veränderung der Verhältnisse von flüssigen und festen Bestandteilen im Organismus sowie in der Einschränkung von Organfunktionen.

Geriatrie. Auch beim scheinbar vitalen, gesunden alten Menschen können zum Teil erhebliche Veränderungen von Organfunktionen vorliegen[18]. Betrachtet man die Flüssigkeitsräume verschieden alter, gleich schwerer Menschen, so ist eine Abnahme des Gesamtkörperwassers auf Kosten des intrazellulären Volumens erkennbar. Dies beruht auf der Abnahme der Muskelmasse bei weitgehend unverändertem Plasmavolumen[21, 44].
Neben einer Abnahme des Herzzeitvolumens und der Vitalkapazität kommt es auch an der Niere zu erheblichen strukturellen und funktionellen Einschränkungen, die einen wesentlichen Einfluß auf die Infusionstherapie haben können und die insbesondere durch Einschränkung der Kompensationsbreite dieses „Regelorgans" zu sehr schnell eintretenden vital bedrohlichen Dysregulationen führen können.
Bedingt durch die Abnahme des Herzzeitvolumens, intrarenaler Veränderungen durch Reduktion des Nierenparenchyms, Abnahme der Nephrone sowie einer Umverteilung des Blutflusses zwischen Nierenmark und Rinde reduzieren sich der renale Plasmafluß und die glomeruläre Filtrationsrate um ca. 40–50 % beim Achtzigjährigen, obwohl die Plasmakreatininkonzentration in der Regel im Referenzbereich verbleibt. Die unveränderte, scheinbar normale Nierenfunktion anzeigende Plasmakreatininkonzentration ergibt sich durch eine verminderte endogene Produktion bei reduzierter Muskelmasse. Darüber hinaus aber auch, weil die Niere noch in der „kreatininblinden Phase" der Kompensation arbeitet, aber bereits bei einer geringen, das normale Maß an Anfall harnpflichtiger Substanzen überschreitender Situation, mit den Zeichen der Dekompensation reagiert. Während ein Jugendlicher seinen Urin auf bis zu 1400 mosmol/kg konzentrieren kann, ist dies beim alten Patienten fast auf die Hälfte reduziert[18]. Dies bedeutet in der Konsequenz, daß der alte Mensch relativ mehr Flüssigkeit benötigt, um seine harnpflichtigen Substanzen auszuscheiden, insbesondere, wenn es durch den operativen Streß zu einem vermehrten Anfall von harnpflichtigen Stoffwechselprodukten kommt.
Umgekehrt ist auch die Verdünnungsfähigkeit bei Wasserbelastung oder Kochsalzrestriktion herabgesetzt, so daß die Adaptation zur Minimierung renaler Natriumverluste beim alten Patienten eine wesentlich längere Zeit beansprucht als dies beim jungen Patienten der Fall ist. Dies führt dazu, daß der alte Patient sehr viel mehr Natrium über den Urin verliert als ein jüngerer Patient, andererseits aber das Natrium benötigt, um sein extrazelluläres Volumen aufrecht zu erhalten.
Weitere Veränderungen betreffen die hormonalen Regulationssysteme, wie z. B. das Renin-Angiotensin-Aldosteron-System und ADH-System. Die Abnahme der Plasmarenin- und Plasmaaldosteronkonzentrationen resultiert in einer Abnahme der Plasmanatriumkonzentration sowie in einer Zunahme der Plasmakaliumkonzentration. Die Veränderungen in dem ADH-System führen zu einer Störung des gleichgerichteten Verhaltens von Osmolalitätserhöhung und Durstempfinden. Dies führt, bedingt durch die mangelhafte Flüssigkeitsaufnahme und durch herabgesetztes Durstempfinden des älteren Patienten, oftmals zu erheblichen pathophysiologischen Veränderungen bereits in der präoperativen Phase. Postoperativ trifft man im Gegensatz zu dem Vorhergesagten, bedingt durch Schmerz, Hypovolämie, Druckabfall, Gewebstrauma, etc. gelegentlich auf eine inadäquat hohe ADH-Konzentration, die nicht an die Höhe der Plasmaosmolalität adaptiert ist. Dieses von Bartter und Schwartz 1967[27] erstmals beschriebene Syndrom ist beim alten Menschen relativ oft anzutreffen und zählt zu einer der häufigsten Ursachen von Hyponatriämie und Hypervolämie bei gleichzeitig vermehrter Urin-Natrium-Ausscheidung[26]. Unbeachtet führt dies intra- oder postoperativ bei Applikation natriumarmer Lösungen zu einer deutlichen Verstärkung dieser unphysiologischen Situation. In der Konsequenz bedeutet dies, daß auch beim alten Menschen intraoperativ isotone Vollelektrolytlösungen, z. B. vom Typ Ringer-Lactat, angeboten werden sollten und auch direkt postoperativ für den alten Menschen ein über dem Basisbedarf liegendes Angebot an Flüssigkeit und Natrium indiziert ist.
Durch veränderte Regulationen im Alter ist der alte Patient insbesondere durch die Hyperkaliämie, eine Hypo- wie Hypernatriämie sowie in erheblichem Maße durch Hypo- oder Hypervolämien gefährdet. Die Hyponatriämie stellt in der Geriatrie dabei die häufigste Störung dar, wobei nach Snyder und Mitarbeitern zwei Drittel der Störungen iatrogen bedingt sind[47]. Auch die etwas seltener anzutreffende Hypernatriämie ist, wie diese Studie belegt, eine nosokomiale Störung, die insbesondere aus der postoperativen Infusion

Tabelle 2.3 Täglicher Basisbedarf

Basisbedarf (Dosierungen pro kg Körpergewicht und Tag)		
1. Wasser		
1. Lebenstag	50– 70	ml
2. Lebenstag	70– 90	ml
3. Lebenstag	80–100	ml
4. Lebenstag	100–120	ml
5. Lebenstag	100–130	ml
1. Lebensjahr	100–140	ml
2. Lebensjahr	80–120	ml
3.– 5. Lebensjahr	80–100	ml
6.–10. Lebensjahr	60– 80	ml
10.–14. Lebensjahr	50– 70	ml
2. Elektrolyte		
Natrium	3–5	mmol
Kalium	1–3	mmol
Calcium	0,1–1–3*	mmol
Magnesium	0,1–0,7	mmol
Chlorid	3–5	mmol
Phosphat	0,5–1–2,5*	mmol
*bei wachsenden Frühgeborenen		
3. Kohlenhydrate		
Bei Kindern sollen grundsätzlich nur Lösungen mit Glucose als Kohlenhydrat angewendet werden. Dies gilt besonders für Notfälle: Vermeidung von tödlichen Zwischenfällen durch Fructose/Sorbitinfusionen bei unbekannter Fructosestoffwechselstörung!		

Der Wasserbedarf kann auf mehr als das Doppelte der angegebenen Richtwerte steigen bei sehr unreifen Frühgeborenen und niedriger relativer Luftfeuchte. In geringerem Maß steigert die Anwendung von Wärmestrahlern und Phototherapie den Wasserbedarf. Beatmung, Relaxierung, Sedierung, hohe Luftfeuchtigkeit und Abdeckfolien können den Wasserbedarf vermindern.

Der Bedarf an Natrium und Kalium ist besonders bei Neugeborenen stark von der Diurese abhängig. Bei geringer Wasserzufuhr kann z. B. der Kaliumbedarf auf 0,5 mmol absinken. Der Bedarf an Calcium und Phosphor ist besonders altersabhängig und bei Frühgeborenen am größten. Calcium und anorganisches Phosphat müssen in den angegebenen Dosierungen getrennt infundiert werden. Bei Mischung fällt Calciumphosphat aus, nicht jedoch, wenn Natriumglycerophosphat bzw. bei hoher Substitution (3 mmol Calcium und 2,5 mmol Phosphor) Glucose-1-Phosphat verwendet wird. Bei Wochen andauernder parenteraler Ernährung ist eine ausreichende Calcium- und Phosphatdosierung wichtig, um eine Demineralisierung des Skeletts zu verhindern. Dies gilt besonders für Neugeborene und Säuglinge.

---

isotoner Kochsalzlösungen resultiert[42, 47]. Festzuhalten bleibt, daß im Alter ganz unterschiedliche Verhältnisse des

- Volumenstatus
- Natriumbestandes
- Kaliumbestandes

vorliegen können, die einer schematisierten Therapie entgegenstehen. Ebenso wie Neugeborene, Säuglinge und Kleinkinder bewegen sich die alten Patienten bezüglich ihres Flüssigkeits- und Elektrolytbedarfs auf einem sehr schmalen Grat, der die allgemeinen Verhaltensregeln der Substitution von Flüssigkeit und Elektrolyten zur Basis- und Korrekturtherapie um so wichtiger erscheinen läßt.

Kindesalter[21, 40, 41, 48]. Ebenso wie alte Menschen unterscheiden sich Kinder hinsichtlich ihrer Physiologie und ihrer Organfunktion deutlich vom Erwachsenen. Dabei gilt, daß je jünger die Kinder sind, um so höher der Anteil des Extrazellulärraumes im Verhältnis zum Gesamtkörpergewicht anzusetzen ist[21]. Als Anhaltswerte können gelten, daß dieser Anteil beim Erwachsenen bei 20%, beim Neugeborenen bei 40% und beim Frühgeborenen bei ca. 60% liegt. Nachdem Medikamente und Infusionen in der Regel nach kg KG dosiert werden, muß diesen erheblichen Verschiebungen in den Flüssigkeitsräumen Rechnung getragen werden.

Weiterhin ist zu beachten, daß die Niere, insbesondere im frühen Kindesalter, einen im Verhältnis größeren Extrazellulärraum zu regulieren hat und dies, obwohl sie selbst bis zum Kleinkindesalter sowohl in ihrer glomerulären Filtration als auch in ihrer tubulären Rückresorption und Sekretion im Vergleich gegenüber der Erwachsenenniere Einschränkungen unterworfen ist. Daher benötigt die kindliche Niere mehr freies Wasser zur Ausscheidung harnpflichtiger Substanzen als der Erwachsenenorganismus zumal durch den erhöhten Grundumsatz der Kinder – bedingt allein durch den wachsenden Organismus – ein deutliches Mehr an harnpflichtigen Stoffwechselprodukten anfällt. So beträgt z. B. der Energiebedarf für die Aufrechterhaltung des Stoffwechsels beim Nullwachstum ca. 84 kcal/kg KG und Tag für ein Frühgeborenes mit einem zusätzlichen Bedarf von 4½ kcal für jedes zugenommene Gramm Körpergewicht[44]. Diese drei physiologischen Unterschiede gegenüber dem Erwachsenenalter

- größerer Extrazellulärraum
- unreife Niere und
- erhöhter Grundumsatz

sind bei gleichzeitig deutlich vergrößerter Relation von Körperoberfläche zu Körpergewicht dafür verantwortlich, daß Flüssigkeits- und Elektrolytumsatz im frühen Kindesalter wesentlich höher sind und Defizite daher sehr viel schneller zur De-

Tabelle 2.4 Intraoperative Basislösung

Natrium	100,0 mmol/l
Kalium	–
Calcium	2,0 mmol/l
Magnesium	3,0 mmol/l
Chlorid	90,0 mmol/l
Acetat	20,0 mmol/l
Glucose	50 g/l
Dosierung	
1.– 5. Lebensjahr	6–10 ml/kg KG/h
6.–10. Lebensjahr	4– 8 ml/kg KG/h
10.–14. Lebensjahr	2– 6 ml/kg KG/h

kompensation und zur vitalen Bedrohung führen als im Erwachsenenalter.

Diese Besonderheiten im Kindesalter muß die Flüssigkeits- und Elektrolytzufuhr berücksichtigen (Tab. 2.3). Als Faustregel kann dabei gelten, daß für kürzere Eingriffe ohne lange Flüssigkeitskarenz im ersten bis fünften Lebensjahr ca. 6–10 ml/kg KG und Stunde anzusetzen sind. Ab dem sechsten bis zum zehnten Lebensjahr kommen ca. 4–8 ml/kg KG und Stunde, darüber hinaus vom zehnten bis vierzehnten Lebensjahr ca. 2–6 ml/kg KG und Stunde zum Ansatz. Bedingt durch die Einflüsse der Operation kommt es auch bei Kindern zu den typischen endogenen Umstellungsreaktionen, in deren Folge eine Tendenz zur Wasserretention erfolgt[40, 41]. Daher müssen auch bei Kindern intraoperativ relativ natriumreiche Infusionslösungen für alle Altersstufen eingesetzt werden, wobei bis zum dritten Lebensjahr Halbelektrolytlösungen und danach Zweidrittel- bis Vollelektrolytlösungen zum Einsatz kommen. Kalium sollte wegen der erhöhten Empfindlichkeit junger Kinder in diesen Elektrolytlösungen nicht enthalten sein, sondern muß gezielt, nach Laborkontrollen, substituiert werden (Tab. 2.4).

Ein 5 %iger Kohlenhydratzusatz in Form von Glucose ist zur Herstellung der Isotonie bei den hypotonen Elektrolytlösungen erforderlich. Darüber hinaus kann durch die Zufuhr von Glucose Energie in sofort verwertbarer Form zugeführt werden. Da kleine Kinder insbesondere intraoperativ unter Narkosebedingungen den Gefahren erhöhter Wärmeverluste ausgesetzt sind, die zu Hypoglykämie führen können, weil insbesondere Säuglinge und Kleinkinder nur eine begrenzte Menge an Glykogen als akute Energiereserve zur Verfügung haben, erscheint ein 5 %iger Glucosezusatz unter diesen Aspekten sinnvoll[46]. Bei älteren Kindern oder Erwachsenen, die ohnehin eine Zweidrittel- oder Vollelektrolytlösung erhalten, ist es besser, die Glucosesubstitution vom aktuellen Blutzuckerverhalten abhängig zu machen. Insbesondere der immer wiederkehrende Fehler der Applikation einer reinen 5- oder 10 %igen Glucoselösung ohne Elektrolyte ist gerade im Kleinkindesalter wegen des erhöhten Elektrolytbedarfs mit der besonderen Gefahr der Auslösung einer Wasserintoxikation verbunden. Als Grundregeln können für die prä- und postoperative Dosierung im Kleinkindesalter gelten, daß die Flüssigkeitszufuhr an der unteren, die Natriumzufuhr an der oberen Dosierungsgrenze ausgerichtet werden sollte. Bei Neugeborenen und Frühgeborenen ist der Bedarf an Natrium und Kalium besonders stark von der Diurese abhängig, so daß unter Umständen bei geringer Flüssigkeitszufuhr der Kaliumbedarf dieser Kinder auf unter 0,5 mmol/kg KG und Tag absinken kann. Unter diesen Aspekten hat es sich bewährt, in ihrem Elektrolytgehalt speziell zusammengesetzte Infusionslösungen im Kindesalter für den intraoperativen Bereich und postoperativen Bereich anzuwenden[40]. Posttraumatisch oder postoperativ besteht in den ersten 12 oder 24 Stunden die Tendenz zur Wasserretention durch erhöhte ADH-Aktivität. Da sollte in diesen Fällen die Flüssigkeitszufuhr an der unteren und die Natriumzufuhr an der oberen Grenze des Basisbedarfs ausgerichtet werden (Tab. 2.3). Verluste über Drainagen oder Sonden müssen zusätzlich substituiert werden.

1.2 Säuren-Basen-Status[21]

In Anlehnung an die von Broensted bereits im Jahre 1923 publizierten Definitionen von Säuren und Basen sind Säuren als Substanzen charakterisiert, die Protonen abgeben und Basen Substanzen, die Protonen aufnehmen[49].

Der pH-Wert bestimmt in einem ganz erheblichen Maße die Reaktionsfähigkeit und die Charakteristik der Reaktionsabläufe im biologischen System. Die Wasserstoffionenkonzentrationen der Körperflüssigkeiten ist daher eine der am feinsten geregelten Größen im Organismus. Die Bandbreite der Wasserstoffionenkonzentration (H^+) im extrazellulären Flüssigkeitsraum beträgt weniger als 5 nmol/l und schwankt zwischen $1,6 \times 10^{-8}$ und $1,2 \times 10^{-8}$ mol/l. Dies entspricht einem pH zwischen 7,38 und 7,42. Die geregelte extrazelluläre Wasserstoffionenaktivität, die in der Regel für diagnostische Bestimmungen zur Verfügung steht, liegt um 40 nmol/l. Da in einem biologischen System wie dem menschlichen Organismus die Wasserstoffionenkonzentration in einer Größenordnung vorliegt, bei der der Aktivitätskoeffizient ungefähr 1 ist, kann man die Konzentrationen der Wasserstoffionen gleich ihrer Aktivität setzen.

Der mittlere pH-Wert des arteriellen Blutes liegt bei 7,4 während der pH-Wert im venösen Blut und in der interstitiellen Flüssigkeit im Mittel um 7,35 liegt. Als Extremwerte, die noch mit dem Leben vereinbar sind, werden pH-Werte zwischen 7,8 und 7,0 für den extrazellulären Flüssigkeitsraum angegeben. *Kompensierte Azidosen* bzw. *Alkalosen* sind Veränderungen des Säuren-Basen-Status, bei denen die Puffersysteme des Organismus noch in der Lage sind, den pH-Wert innerhalb der physiologischen Grenzen von 7,38 bis 7,42 halten zu können. Die intrazelluläre Wasserstoffionenkonzentration ist mit 160 nmol/l ca. 4 × höher als die extrazelluläre, was einem pH von etwa 6,8 entspricht. pH-Werte unter 7,38 werden definitionsgemäß als *Azidosen*, pH-Werte über 7,42 als *Alkalosen* bezeichnet.

1.2.1 Regulationsmechanismen[51, 52, 53, 54, 55, 56, 57, 58, 59]

Durch die permanente Produktion von Säuren, die einer täglichen Menge von 13–20 l einer ein molaren Salzsäure entsprechen, muß der Organismus über funktionsfähige Kompensationsmechanismen verfügen, um dennoch die physiologische Reaktionslage in engen Grenzen konstant halten zu können. Dazu liegen in allen Körperflüssigkeiten sogenannte Puffersysteme vor, die eine sofortige Reaktion mit Säuren oder alkalischen Substanzen ermöglichen, wodurch starke und schnelle Änderungen in den Wasserstoffionenkonzentrationen vermieden werden.

Ein weiterer Mechanismus, der insbesondere schnelle Veränderungen der Wasserstoffionenkonzentrationen verhindern soll, ist die Steuerung der Säurenbelastung über die Ventilation. Treten meßbare Veränderungen der Wasserstoffionenkonzentrationen ein, so wird dadurch das Atemzentrum in der Medulla oblongata aktiviert, wodurch es zu einer Änderung der pulmonalen Elimination von Kohlendioxid kommt. Entsprechend einer verstärkten Abatmung von Kohlendioxid, bzw. einer reduzierten Elimination, kann über Veränderungen im Kohlensäuregehalt des Organismus die Wasserstoffionenkonzentration unmittelbar beeinflußt werden. Der dritte Abwehrmechanismus, der im Organismus zur Kompensation von Störungen im Säuren-Basen-Status zur Verfügung steht, ist über die Regulation der Nieren gegeben, die durch Ausscheidung eines sauren oder alkalischen Urins, insbesondere im Sinne einer verzögerten Reaktion, Einfluß auf den Säuren-Basen-Status des Organismus nehmen können. Wenn man die zeitliche Abstufung der drei hauptsächlichen Kompensationsmechanismen, die die Homöostase des Säuren-Basen-Status gewährleisten, betrachtet, so sind die Puffersysteme die erste Maßnahme, da sie praktisch ohne zeitliche Verzögerung in Form biochemischer Sofortreaktionen Veränderungen der Wasserstoffionenkonzentrationen entgegenwirken. Daran schließen sich – mit einer zeitlichen Verzögerung von ca. 1–3 Minuten nach meßbarer Belastung des Säuren-Basen-Status die respiratorischen Kompensationsmaßnahmen an. Die metabolischen Regulationsmechanismen über die Nieren stellen demgegenüber Langzeitreaktionen dar, die bis zu mehrere Stunden benötigen, um effektiv Änderungen der H-Ionen-Konzentrationen entgegenzuwirken.

Die drei Hauptpuffersysteme der Körperflüssigkeiten sind das Kohlensäure/Hydrogencarbonat-, das Hydrogenphosphat- und das Dehydrogenphosphatsystem sowie das sogenannte Proteinpuffer. Der Hydrogencarbonatpool des Organismus stellt den wichtigsten Puffer der extrazellulären Flüssigkeit dar (s. auch 1.1.2). Er ist in seiner Wirksamkeit gleichbedeutend der Summe aller anderen chemischen Puffer des Organismus. Pufferbasen, wie Salze von Proteinen, Phosphat oder Trihydroxyethylaminomethan (TRIS) können als Protonenakzeptoren sowohl respiratorisch als auch nicht-respiratorisch anfallende H^+-Ionen puffern. Die Pufferbase Hydrogencarbonat (HCO_3^-) nimmt in diesem Zusammenhang eine Sonderstellung ein. Sie besitzt die Funktion einer potentiellen, nicht-respiratorischen vor allem extrazellulär vorkommenden Pufferbase, d. h. sie kann ausschließlich nicht-respiratorisch fixe H-Ionen puffern. Dem Hämoglobinpuffersystem ist zuzuschreiben, daß die Hydrogencarbonatkonzentration des Plasmas – bei einem pH von 7,4 und einem pCO_2 von 40 mmHg – 24 mmol/l beträgt. Nach Zander hängt die Bicarbonatkonzentration bei einem vorgegebenen CO_2-Partialdruck nur davon ab, in welchem Ausmaß die entstehenden H^+-Ionen gepuffert werden: je besser die Pufferung der H^+-Ionen, d. h. je höher der pH-Wert ist, desto höher sind die Plasmahydrogencarbonatkonzentrationen[24, 29]. Bei Belastung des Hydrogencarbonatpuffersystems entsteht immer CO_2 und H_2O. Sowohl Kohlendioxid als auch Wasser sind dabei in aller Regel unproblematisch über die Lunge bzw. die Nieren zu eliminieren. Dies ist der entscheidende Vorteil gegenüber den anderen Pufferbasen wie z. B. Phosphat oder TRIS, die nach dem Puffervorgang über die Nieren eliminiert werden müssen. Wegen der Wichtigkeit ist der Organismus bestrebt, den extrazellulären HCO_3^--Pool in seiner Größenordnung konstant zu halten. An dieser Regulation sind vor allen Dingen die Organsysteme Lunge unter Einbeziehung von Erythrocyten, Leber und Nieren beteiligt. Hämoglobin kann als respiratorische Pufferbase Wasserstoffionen aus Kohlensäure in großer Menge unter Bildung von Hydrogencarbonat puffern. Das in den Erythrocyten so entstandene Hydrogencarbonat, welches unter physiologischen Verhältnissen 24 mmol/l beträgt, steht im Gleichgewicht mit dem Extrazellulärraum. Damit ist die extrazelluläre Hydrogencarbonatkonzentration abhängig von der Ventilation, d. h. vom Kohlendioxidpartialdruck, dem Basenüberschuß, der Sauerstoffsättigung des Blutes und der Hämoglobinkonzentration. Im Rahmen der Säuren-Basen-Regulation des Organismus spielt neben den primären Regulationsorganen Lunge und Niere die Leber eine entscheidende Rolle.

Respiratorische Wasserstoffionen resultieren aus dem bei vollständiger Substratverbrennung anfallenden Stoffwechselendprodukt Kohlendioxid (CO_2), welches im Wasser des Organismus zu Kohlensäure (H_2CO_3) hydratisiert wird, wobei Kohlensäure in H^+ und HCO_3^- dissoziiert. Oberhalb eines pH von 7–8 ist diese Dissoziation vollständig. Diese H-Ionen werden unter physiologischen Bedingungen im Rahmen der Atmung über die Lunge eliminiert. *Nichtrespiratorische (fixe) Wasserstoffionen* stammen unter anderem aus einem anaeroben Glucoseabbau sowie aus dem oxidativen Abbau der schwefelhaltigen Aminosäuren Methionin und Cystein[50]. Nach Smith werden bei der Metabolisierung von 100 g Protein etwa 30 mmol Schwefelsäure gebildet[60]. Weiterhin fällt im Organismus Phosphorsäure bei der Verstoffwechselung von Fetten an, wobei aus 100 g Fett mit einem etwa 10 %igen Lecitingehalt rund 50 mmol Phosphorsäure liberiert werden. Über-

steigt die Produktion von Säuren die Elimination, so resultiert eine metabolische Azidose.
Bei normalem Energieumsatz werden pro Tag ca. 50 bis 100 mmol Wasserstoffionen im Überschuß produziert. Diese stammen insbesondere aus dem Proteinstoffwechsel, während die Wasserstoffionenbilanz des Abbaus von Kohlenhydraten und Fetten praktisch ausgeglichen ist. Nichtrespiratorische Bilanzstörungen, d. h. eine vermehrte Wasserstoffionenproduktion durch Verbrauch von extrazellulären HCO_3^- im Sinne einer metabolischen Azidose oder eine verminderte Wasserstoffionenproduktion mit Freisetzung von extrazellulärem HCO_3^- im Sinne einer metabolischen Alkalose können ihre Ursache durch die Nahrungszufuhr oder durch den Stoffwechsel haben. Nach Gerock und Häusinger wird Harnstoff im Rahmen des Proteinabbaus in der Leber aus NH_4^+ und HCO_3^- gebildet[54]. Bei Azidose kommt es zu einer Drosselung der Harnstoffsynthese mit Einsparung von Bicarbonat, da NH_4^+ im Rahmen einer Transaminierungsreaktion über Glutaminbildung entgiftet wird. Eine vermehrte Glutaminspaltung in der Niere führt dann zu einer vermehrten Ammoniumausscheidung über die Niere. Somit dient Glutamin als nichttoxische Transportform für Ammonium zwischen Leber und Niere[61]. Umgekehrt wird die Leber bei Alkalose mit einer erhöhten extrazellulären Hydrogencarbonatkonzentration zu einem glutaminverbrauchenden Organ und eliminiert extrazelluläres Hydrogencarbonat.

Anionen organischer Säuren, wie z. B. von Milchsäure, Essigsäure, Äpfelsäure, Zitronensäure, wenn sie als deren Salze mit der Nahrung aufgenommen werden, führen zu einer Alkalisierung des Organismus, wobei sie im Überschuß zugeführt eine metabolische Alkalose auslösen können. Die Ursache liegt darin, daß diese Anionen im Sinne der Broensted'schen Definition klassische Protonenakzeptoren sind, unter der Voraussetzung, daß sie verstoffwechselt werden. Dieser Vorgang findet hauptsächlich in der Leber statt. Sie diffundieren als Säuren in die Zellen und werden dort in den Citratzyklus oder die Gluconeogenese eingeschleust. Diese sogenannten metabolisierbaren Anionen entziehen somit dem extrazellulären Raum pro mol zugeführter Base 1 mol Wasserstoffionen (Lactat, Acetat), 2 mol Wasserstoffionen (Malat) oder 3 mol Wasserstoffionen (Citrat). Daher werden sie häufig auch als Hydrogencarbonatvorstufen bezeichnet[62].

Die unter hypoxischen Bedingungen im Gewebe vermehrt entstehende Milchsäure liegt bei pH-Werten zwischen 6 und 8 vollständig dissoziiert vor, d. h. als Lactat- und H^+. Bei einer starken Lactatproduktion im Rahmen des anaeroben Stoffwechsels, z. B. im Schockgeschehen, entsteht auf diese Weise eine *Lactazidose*[66, 67], die um so stärker ausgeprägt ist, je weniger die Leber in der Lage ist, die anfallende Milchsäure zu verstoffwechseln[50]. Bei physiologischem Anfall von Lactat und ungestörter Leberfunktion wird Milchsäure zu CO_2 und H_2O verstoffwechselt oder in die Gluconeogenese eingeschleust, wodurch dem Trend zum Absinken des pH-Wertes und damit die Tendenz zu einer verminderten extrazellulären Hydrogencarbonatkonzentration entgegengewirkt wird. Durch eine exogene Lactatzufuhr kann also primär keine Änderung des pH-Wertes und auch keine Veränderung der extrazellulären Hydrogencarbonatkonzentration entstehen[4, 50]. Erst sekundär, wenn exogen zugeführtes Lactat als Milchsäure im Stoffwechsel metabolisiert wird, werden äquimolar Wasserstoffionen dem Extrazellulärraum entzogen und damit Hydrogencarbonationen als H_2CO_3 freigesetzt, welches seinerseits wiederum zu einem Anstieg des pH-Wertes führt[24, 29]. Das Ausmaß des alkalisierenden Effektes, der durch die Zufuhr von Anionen organischer Säuren entsteht, hängt von der Geschwindigkeit und Menge sowie der Art der Anionen ab. Voraussetzung dafür ist eine Verstoffwechselung der Basen der organischen Säuren. In welchem Ausmaß die Zufuhr metabolisierbarer organischer Anionen zu einer Veränderung der extrazellulären HCO_3^--Pools führt, hängt darüber hinaus vom Umsatz dieser Basen ab, da eine mögliche Kompensation über die Hydrogencarbonatausscheidung der Niere mit in Betracht zu ziehen ist[62].

Die *dritte Regulationsebene*, die die Konstanz des „Milieu interieur" sichern soll, wird durch die Nieren repräsentiert. Die Regulationsmechanismen dieses Organsystems sind dabei primär so ausgelegt, daß sie die Wasserstoffionenkonzentrationen in erster Linie über eine Steuerung der Hydrogencarbonatkonzentrationen in den Flüssigkeitsräumen des Organismus regulieren. Bei einer Filtrationsrate des Primärharns von etwa 7,5 l/h mit einer Hydrogencarbonatkonzentration, die 24 mmol/l der Konzentration des Extrazellulärraumes entspricht, werden pro Tag etwa 4000 mmol Hydrogencarbonat unter physiologischen Bedingungen rückresorbiert. Damit der extrazelluläre HCO_3^--Pool konstant bleibt, muß die Niere, um das biochemische Gleichgewicht zu erhalten, 4500 mmol H^+-Ionen andererseits sezernieren. Dieser Vorgang beinhaltet eine Reihe komplexer Reaktionen in den Nierentubuli. Diese umfassen H^+-Ionen-Sekretion, Natrium-Rückresorption, Hydrogencarbonatsekretion sowie Ausscheidung von großen Wasserstoffionenmengen unter Mitwirkung des Phosphorsäurepuffersystems und des Ammoniaks. Die Nieren können somit einerseits Hydrogencarbonat ausscheiden, d. h. den Hydrogencarbonatpool reduzieren, z. B. im Rahmen einer Kompensation einer metabolischen Alkalose oder aber einen verminderten Hydrogencarbonatpool im Rahmen einer metabolischen Azidose durch Ausscheidung von Wasserstoffionen, die an NH_3 (NH_4^-) oder HPO_4^{2-} ($H_2PO_4^-$) gebunden werden, wieder ausgleichen. Eine Ausscheidung von Bicarbonat erfolgt dann, wenn die Plasma-HCO_3^--Konzentration die Kapazität der Niere zur vollständigen HCO_3^--Rückresorption überschreitet. Im Vordergrund steht jedoch die Sekretion von Wasserstoffionen, wobei die extrazelluläre CO_2-Konzentration die bestimmende Größe ist. Durch die hohe Aktivität der Carboanhydrase in den Epitelzellen der Nieren wird über die Hydratation von CO_2 Kohlensäure gebildet, wobei nach Sekretion des Wasserstoffions ein Hydrogencarbonation in das peritubuläre Gewebe abfließt[63]. Die Wasserstoffionen bilden in der Flüssigkeit der Tubuli zusammen mit Hydrogencarbonat Kohlensäure, wobei das dabei entstehende Kohlendioxid in die Tubuluszellen zurück diffundiert und dort erneut zur Carboanhydrasereaktion unter Bildung von Hydrogencarbonat zur Verfügung steht. Auf diese Weise wird unter physiologischen Bedingungen das gesamte glomeruläre Hydrogencarbonat total rückresorbiert.

1.2.2 Störungen[4, 21, 23, 50]

Wie bereits dargestellt, werden entsprechend dem pH-Wert des Blutes Störungen im Säuren-Basen-Status bei einem Wert unter 7,38 als Azidosen, bei pH-Werten über 7,42 als Alkalosen bezeichnet. Kompensierte Azidosen bzw. Alkalosen liegen bei Veränderungen der Basenkonzentrationen vor, solange die Puffersysteme den pH-Wert innerhalb des physiologischen Grenzbereiches von 7,38 bis 7,42 halten können. Entsprechend den Ursachen unterscheidet man metabolische von respiratorischen Störungen, wobei häufig Mischformen anzutreffen sind.

Metabolische Azidose

Die metabolische Azidose ist durch eine Störung im Stoffwechsel gekennzeichnet, die mit einem Abfall des pH-Wert des Blutes unter 7,38 einhergeht. Es kommt zu einer Abnahme der Plasmahydrogencarbonatkonzentration unter 20 mmol/l, einem Basendefizit (BE) von unter –3 mmol/l. Dies kann verursacht sein durch einen vermehrten Anfall von Ketosäuren, z. B. bei diabetischer Azidose oder im Hungerstoffwechsel, durch eine vermehrte Produktion von Milchsäure im Schock, durch Hypoxie oder im Rahmen einer ausgeprägten Stoffwechselsteigerung. Eine Additionsazidose kann weiterhin verursacht sein durch eine erhöhte Resorption von Chlorid mit konsekutiver Entwicklung einer hyperchloridämischen-hyperkalämischen Azidose. Auch Massentransfusionen mit ACD-Stabilisator können eine erhebliche Säurenbelastung für den Organismus bedeuten. Eine direkte exogene Säurenzufuhr, wie z. B. im Rahmen einer Salicylatvergiftung führt ebenfalls zur metabolischen Azidose. Zu den Retentionsazidosen zählen renal bedingte Störungen wie urämische Azidosen und renale tubuläre Azidosen, die zum einen durch eine Niereninsuffizienz, beispielsweise bei chronischer Glomerulonephritis oder Schrumpfniere, ausgelöst sein können, andererseits Störungen der Azido- und Ammoniogenese als Ursache haben (z. B. bei Pyelonephritis und Schockniere). Die dritte Form der metabolischen Azidose wird von den Verlustazidosen, die durch Verlust von Hydrogencarbonat entstehen, gebildet. Ursächlich dafür kommen Duodenal-, Gallen-, Pankreas- und Dünndarmfisteln, Durchfall, Laxantienabusus, Colitis ulcerosa sowie Therapie mit Kationenaustauschern oder Hormonstörungen, wie z. B. Hyperparathyreoidismus in Frage.

Die Symptomatik ist meistens durch das Grundleiden bestimmt und zeichnet sich durch eine Verstärkung der Atemtiefe und Steigerung der Atemfrequenz, eine Neigung zur Hyperkalämie, Herzrhythmusstörungen mit Tendenzen zu Tachycardien sowie verminderter Katecholaminwirksamkeit, Vasodilatation und Hypotonieneigung aus. Die Dissoziationskurve des Sauerstoffs unter Azidosebedingungen ist nach links verschoben, d. h. die Sauerstoffaufnahme in der Lunge ist erschwert, wohingegen die Sauerstoffabgabe an das Gewebe erleichtert ist. Metabolische Azidosen infolge vermehrter Produktion oder Retention von Säuren können gelegentlich von Hydrogencarbonatverlusten durch die sogenannte „Anionenlücke" (Summe aller routinemäßig nicht gemessenen Anionen im Plasma, wie z. B. Lactat, Aminosäuren) differenziert werden[4, 65]. Physiologischerweise beträgt die Differenz zwischen der Summe der Natrium- und Kaliumionen im Plasma und der Summe der Hydrogencarbonat- und Chloridionen im Plasma zwischen 10–15 mmol/l. Bei Patienten mit vermehrter Säurenproduktion bzw. -retention wird eine größere Anionenlücke gefunden, während Patienten mit Hydrogencarbonatverlusten eine normale Anionenlücke aufweisen.

Therapie
Um eine gezielte Therapie metabolisch azidotischer Zustände vornehmen zu können, sollten die diagnostischen Maßnahmen nicht nur die Feststellung einer metabolischen Azidose, sondern gleichermaßen die Ätiologie umfassen. Die grundlegende Therapie besteht in der Beseitigung der auslösenden Ursache. Über die Behandlung der Grunderkrankung hinaus kann bei massiven Störungen eine zusätzliche Korrekturtherapie angezeigt sein. Diese kann mit Hydrogencarbonat, Trometamol oder Lösungen, die sogenannte metabolisierbare Anionen enthalten, wie z. B. Lactat, Malat oder Acetat, erfolgen. Welche der angeführten Pufferbasen indiziert ist, hängt von den speziellen Wirkungen und Nebenwirkungen der zur Verfügung stehenden Korrektursubstrate ab. Generell gilt, daß eine Korrektur des Säuren-Basen-Status in der Regel erst bei Basenabweichungen (–BE; +BE) von mehr als ± 5 mmol/l bzw. einem pH von unter 7,20 bzw. von über 7,42 erforderlich ist. Physiologischerweise ist der Organismus eher darauf ausgerichtet, azidotische als alkalotische Stoffwechselsituationen zu tolerieren. Eine überschießende Korrektur von Azidosen (iatrogen ausgelöste Alkalosen) ist unbedingt zu vermeiden. Parallel zu jeder Korrekturtherapie sollte wenn möglich eine Beseitigung der auslösenden Ursache, bzw. eine Behandlung der Grunderkrankung erfolgen. Veränderungen im Säuren-Basen-Status bedingen gleichzeitig Verschiebungen im Elektrolytstatus, wovon insbesondere Kalium betroffen ist.

Natriumhydrogencarbonat (Natriumbicarbonat).
Natriumhydrogencarbonat ist die in der Klinik gebräuchlichste Substanz zur schnellen Korrektur metabolischer Azidosen. Ihr Einsatz erfolgt meist

als 8,4%ige (einmolare Lösung), wobei 1 ml 1 mmol Natrium und 1 mmol Hydrogencarbonat entspricht. Hydrogencarbonat führt zu einer Zunahme des Plasmahydrogencarbonatpools, wobei es eine schnelle Pufferwirkung entfaltet, die zunächst jedoch nur extrazellulär wirksam ist. Erst im Rahmen von Austauschvorgängen wird der intrazelluläre Bereich mit einer gewissen zeitlichen Verzögerung beteiligt. Nach Applikation von Natriumhydrogencarbonat erfolgt eine nahezu vollständige Dissoziation in Na^+ und HCO_3^-. Mit der Bildung von Kohlendioxid und Wasser erfolgt eine schnelle Elimination der Wasserstoffionen aus dem Extrazellulärraum:

$$HCO_3^- + H^+ = H_2CO_3 = H_2O + CO_2.$$

Unter physiologischen Bedingungen ist das Gleichgewicht dieser Reaktion stark nach rechts verschoben, d. h. bei Zufuhr von Hydrogencarbonat entsteht Kohlensäure respektive Kohlendioxid, welches abgeatmet werden muß. Dies setzt eine entsprechende ventilatorische Kapazität voraus, die, sofern sie nicht gegeben ist, zu einem Anstieg des pCO_2 führt. Zu beachten ist, daß im Rahmen der Zufuhr von Hydrogencarbonat äquimolare Mengen an Natrium zugeführt werden. Dies ist besonders bei solchen Patienten von Bedeutung, die durch eine hohe Natriumzufuhr, die eine entsprechende Volumenzunahme zur Folge hat, gefährdet sind, z. B. bei Herzinsuffizienz und Hypertonie. Bei einer chronischen metabolischen Azidose entspricht der pH des Liquors in etwa dem des Blutes. Bei einer medikamentösen Behandlung einer metabolischen Azidose bleibt der Blut-pH zunächst erhalten. Eine sehr rasche Zufuhr von Natriumhydrogencarbonat kann durch die massive CO_2-Bildung und dessen raschen Übertritt in den Liquorraum zu einer Verstärkung der cerebralen Azidose führen, die ihrerseits Komplikationen wie Krampfanfälle und Hirnödeme nach sich ziehen kann. Durch die enge Verknüpfung des Säuren-Basen-Haushaltes mit dem Elektrolytstatus begünstigen alkalisierende Therapiemaßnahmen das Auftreten von Hypokaliämien mit konsekutiven Herzrhythmusstörungen. Daher ist vor der Anwendung von Hydrogencarbonat ein vorheriges Kaliumdefizit auszugleichen.
Die maximale Infusionsgeschwindigkeit beträgt ca. 1,5 mmol/kg KG und Stunde entsprechend 1,5 ml der 8,4%igen Lösung. In der Klinik hat es sich bewährt, nicht sofort die Gesamtmenge an Natriumhydrogencarbonat zuzuführen, die rein rechnerisch einen Ausgleich des bestehenden Basendefizites herbeiführen würde. Es gilt die Faustregel, daß entsprechend der Formel: Basendefizit − BE (mmol) × 0,3 × kg = mmol Hydrogencarbonat zunächst nur etwa die Hälfte der errechneten Menge zugeführt werden soll. Danach muß eine erneute Kontrolle und gegebenenfalls eine weitere Korrekturtherapie erfolgen. Die maximale Tagesdosis ergibt sich durch den Korrekturbedarf, wobei die Belastung durch die Natriumzufuhr mit in die Überlegungen einbezogen werden muß.

Trometamol (Tris, THAM). Trometamol ist eine organische Base, die ionisierte Wasserstoffionen (H^+) aufnimmt, wobei der Wasserstoffionenanteil bei entsprechender Nierenfunktion schnell renal eliminiert wird. Bei einem pH-Wert von 7,4 können nach Hartig etwa 70% des Trometamols H^+-Ionen aufnehmen[23]. Der nicht ionisierte Anteil kann z. T. die Zellwände permeieren und damit im Vergleich zu Hydrogencarbonat den intrazellulären pH-Wert wesentlich mehr beeinflussen. Dabei verläßt Kalium die Zelle, so daß ein extrazellulärer Kaliumanstieg resultieren kann.
Der Einsatz von Trometamol erfolgt meist als Konzentrat zum Zusatz für Infusionslösungen, z. B. als 36,34%ige Lösung (dreimolar), wobei 1 ml 3 mmol Tris entsprechen (nur verdünnt anwenden!). Bei Anwendung der 3,6%igen Lösung, die 0,3-molar ist, entsprechen 1 ml 0,3 mmol Tris. Als Hauptanwendungsgebiet ergeben sich schwere metabolische Azidosen, insbesondere bei gleichzeitiger Indikation zur reduzierten Natriumzufuhr. Die Applikation von Tris kann mit erheblichen Nebenwirkungen wie Atemdepression behaftet sein. Bei der Therapie schwerer Azidosen, die mit Hilfe von Tris schnell ausgeglichen werden müssen, sollte daher die Möglichkeit zur Beatmung gegeben sein. Darüber hinaus können Hyperkaliämien, Hypoglykämien, Erbrechen und Hypotonie auftreten. Wegen des hohen pH-Wertes können Venenwandreizungen sowie Hämolyse auftreten. Die maximale Infusionsgeschwindigkeit beträgt etwa 1 mmol/kg KG und Stunde − entsprechend ca. 0,12 g Trometamol/kg KG und Stunde. Die Dosierung erfolgt nach der gleichen Korrekturberechnung wie bei Hydrogencarbonat. Auch hier ist zunächst etwa die Hälfte der errechneten Menge zuzuführen. Danach erfolgen eine erneute Kontrolle und gegebenenfalls weitere Korrekturmaßnahmen. Als maximale Tagesdosis werden ca. 5 mmol/kg entsprechend 0,6 g Trometamol/kg angegeben. Bei wiederholten Gaben kann es zur Kumulation kommen, da Tris erst nach einigen Tagen vollständig ausgeschieden ist. Besonders im Schock sowie bei cardiopulmonaler Reanimation kann die nach der üblichen Korrektur berechnete Menge zu hoch sein, da im Rahmen der Zentralisation ein veränderter, d. h. deutlich verminderter Verteilungsraum angenommen werden muß.

Metabolisierbare Anionen. Essigsäure, Milchsäure oder Äpfelsäure wirken nach ihrer Applikation azidotisch gemäß ihrer molaren H-Ionenkonzentration (vgl. 1.1.2)[64]. Die metabolische Wirkung der genannten Säuren kann die azidotische Wirkung aufheben, d. h. organische Säuren werden neutral metabolisiert, nachdem primär eine Säuerung durch die H^+-Ionen-Zufuhr erfolgt. Die dazu gehörigen Salze Acetat, Lactat und Malat führen zu keiner primären Säuerung, sondern im Gegenteil zu einer sekundären Alkalisierung entsprechend ihrer molaren Konzentration nach Metabolisierung in der Leber. Bei Mischung von Säuren und ihren Basen wird das Ausmaß der primären azidifizierenden und der sekundären alkalisierenden Wirkung von der Konzentration und dem pK-

Wert der Substanzen einerseits sowie dem pH-Wert der Infusionslösung andererseits bestimmt. Entscheidend für die Vorhersage eines möglichen ansäuernden oder alkalisierenden Effektes einer Infusionslösung ist somit nicht die Einwage der Substrate, sondern die beim aktuellen pH-Wert der fertigen Lösung effektiv vorliegende Konzentration von Säuren und Basen (Anionen). Bei einer Ringer-Lactatlösung mit einem pH von ca. 6,5 liegt Lactat als Anion (Base) vor, da der pK der Milchsäure deutlich darunter liegt. Die Titrationsazidität ist also praktisch 0 mmol/l. Bei einer späteren Verstoffwechselung von Lactat in der Leber kommt es zu einem Verbrauch von 27 mmol/l Wasserstoffionen und somit zu einer Freisetzung einer äquimolaren Menge an Hydrogencarbonat.

Dies gilt im Prinzip auch für Acetat, wobei beachtet werden muß, daß Acetat nur dann als Base (Anion) vorliegt, wenn der pH-Wert der Lösung mindestens 2 pH-Einheiten oberhalb des pK-Wertes von 4,6 liegt. Dies ist allerdings nicht bei allen im Handel befindlichen Infusionslösungen der Fall, so daß in unterschiedlichem Maße in acetathaltigen Infusionslösungen Essigsäure vorhanden ist[24].

Metabolische Alkalose

Eine metabolische Alkalose ist definiert als der Anstieg des pH-Wertes im Blut über 7,42, einen Anstieg der Plasmahydrogencarbonatkonzentration über 26 mmol/l sowie einen positiven „base excess" von über 3 mmol/l. Als Ursache steht an erster Stelle eine übermäßige exogene Zufuhr von Basen, daneben kommen vermehrte Säureverluste durch starkes Erbrechen, abnorme Magensaftverluste sowie eine vermehrte renale H-Ionen-Ausscheidung sowie Steroidtherapie in Betracht. Auch Kaliummangelzustände (hypokalämische Alkalosen) sind oftmals mit metabolischen Alkalosen vergesellschaftet. Die Symptomatik ist uncharakteristisch. Es kommt zu einer Abflachung der Atemtiefe sowie einer Senkung der Atemfrequenz, wobei die Kompensation meist unzureichend bleibt, da ein Anstieg des pCO_2 gleichzeitig einen vermehrten Atemantrieb bewirkt. Die neuromuskuläre Erregbarkeit ist gesteigert, da metabolische Alkalosen mit einem reduzierten Anteil ionisierten Calciums einhergehen und Verteilungsstörungen von Kalium und Magnesium zwischen intrazellulärem und extrazellulärem Raum diesbezüglich begünstigend wirken. Ab einem pH-Wert über 7,55 ist mit Rhythmusstörungen, insbesondere bei digitalisierten Patienten zu rechnen. Neben einer bestehenden Hypokalämie und Hypochlorämie ist ein pH-Wert über 7,42 bei positivem „base excess" und eine erhöhte Plasmahydrogencarbonatkonzentration über 26 mmol/l beweisend.

Postoperative metabolische Alkalosen treten insbesondere dann auf, wenn perioperativ eine eingeschränkte Leberfunktion vorliegt, und es zu einer unzureichenden Metabolisierung zugeführter Anionen kommt. Je nach Beatmungstherapie und Wahl des Anaesthetikums kann es zu Veränderungen der Durchblutung der Leber kommen und damit zu einer Änderung im Sauerstoffverbrauch und gegebenenfalls zu einer Reduzierung der Lactataufnahme durch die Leber. Eine Hypoventilation, die Alkalose meist nur teilweise kompensieren kann, sowie Hypokalämien durch vermehrte renale Elimination von Kalium können zu erheblichen klinischen Problemen werden. So führt die Hypoventilation oftmals zu einer Hypoxämie des Patienten mit einer Linksverschiebung der Sauerstoffverbindungskurve, zu einer deutlichen Abnahme ionisierten Calciums im extrazellulären Raum sowie einer Freisetzung von lipidlöslichem hirntoxischen NH_3 aus NH_4. Dies führt zu Somnolenz und Atemdepression. Die Hypokaliämie führt ihrerseits zu einer verminderten Wirksamkeit der Natrium-Kalium-Pumpe an der Zellmembran mit Anhäufung von Natrium in den Zellen und einer Hemmung der Natrium-Wasserstoff-Ionenpumpe. Die Folge ist eine intrazelluläre Azidose bei extrazellulärer Alkalose. Die intrazelluläre Azidose ist trotz bestehender metabolischer Alkalose häufig Ursache des sauren Urins bei Kaliummangelzuständen aus extrarenaler Ursache (paradoxe Acidurie). Sie verstärkt die Alkalose des Extrazellulärraumes. Über eine periphere Vasokonstriktion, insbesondere der Hirngefäße, kann es zu erheblichen Durchblutungseinschränkungen kommen. Weiterhin wird das Entstehen von Pneumonien gefördert.

Die *therapeutische Maßnahme* besteht neben der Behandlung der auslösenden Ursache in einer Substitution des Chloriddefizits, z.B. durch isotone Natriumchloridlösung (insbesondere bei gleichzeitiger Dehydratation) sowie in der Substitution von Kalium, wobei zu beachten ist, daß ein saurer Urin in Kombination mit einer metabolischen Alkalose immer ein Hinweis auf einen Kaliummangel ist. Darüber hinaus kann bei einer ausgeprägten metabolischen Alkalose mit einem pH-Wert über 7,45 und einem Basenüberschuß von mehr als 5 mmol/l sowie deutlichen klinischen Zeichen, wie tetanische Krämpfe oder Somnolenz die Gabe von HCl oder Argininhydrochlorid angezeigt sein. Die Dosierung folgt dabei der Faustregel, daß das auszugleichende Wasserstoffionendefizit in mmol entsprechend dem Basenüberschuß (+BE) multipliziert mit dem Körpergewicht × 0,3 erfolgen sollte. Ebenso wie bei der metabolischen Azidose ist auch beim Ausgleich einer metabolischen Alkalose zunächst nur die Hälfte des berechneten Defizites auszugleichen. In besonders problematischen Fällen, insbesondere bei Niereninsuffizienz, kann eine Hämodialyse erforderlich sein. Chloridresistente Alkalosen sind häufig durch chronische Hypokalämien sowie exzessive Hydro- oder Mineralcorticoidgabe hervorgerufen. Diese Patienten sind meist nicht dehydriert und bedürfen in der Regel einer erheblichen Zufuhr von Kaliumchlorid[68].

214 Infusionslösungen

1.3 Volumenersatzmittel

1.3.1 Pathophysiologie des Volumenmangels und des hämorrhagischen Schocks[70, 71]

Die häufigste Ursache des zirkulatorischen Notfalles ist der Verlust intravasalen Volumens. Die klinische Symptomatik eines akuten Volumenmangels richtet sich nach der Menge sowie nach der Geschwindigkeit des entstandenen Blutverlustes. Bei rapiden Volumenverlusten in einer Größenordnung von ca. 10–25 % des zirkulierenden Blutvolumens (beim Erwachsenen entsprechend ca. 500–1200 ml Blut) resultiert in der Regel ein sogenannter kompensierter Schock, der sich durch einen geringfügigen Blutdruckabfall, eine Herzfrequenzsteigerung und eine leichte periphere Vasokonstriktion bemerkbar macht[70]. Ein weitergehender Volumenverlust bis zu einer Größenordnung von ca. 35 % (entsprechend etwa 1200 bis 1800 ml beim Erwachsenen) führt zu einem klinisch manifesten Schock mit flachem Puls, Herzfrequenzsteigerung auf 100 bis 120 Schläge/min, einem systolischen Druck um 90 mmHg oder darunter sowie Schwitzen, Angst, Unruhe und verminderter Urinausscheidung[69]. Die Ursachen für ein solches Schockgeschehen können vielfältig sein (Tab. 2.5). Unabhängig von der Ursache ist ein Volumenmangelschock durch ein Mißverhältnis zwischen Volumenbedarf und Volumenangebot gekennzeichnet, d. h. das geförderte Herzzeitvolumen entspricht nicht mehr dem peripheren Bedarf. Die dadurch ausgelösten körpereigenen Kompensationsmechanismen bewirken eine sympathikoadrenerge Reaktion, die zu einer Verengung peripherer Gefäßgebiete führt und mit dem Verlust korrespondiert. Sie ist als Kreislaufzentralisation definiert. Massive Blutvolumenverminderungen können auf der Basis von Vollblutverlusten entstehen, wie z. B. bei akuten Blutungen nach innen oder außen oder sich vorwiegend auf den Verlust von Plasma beschränken, wie bei Verbrennungen, oder schließlich durch primäre Verluste an Flüssigkeit und Elektrolyten bedingt sein, wie bei schweren Durchfällen oder bei Ileus. In jedem Falle resultiert aus diesen Veränderungen ein hypovolämisches Schockgeschehen, welches sich in seiner Ausprägung in der Regel nach dem Volumenverlust richtet. Schockformen auf der Basis einer relativen Hypovolämie können septischer, bakteriotoxischer sowie neurogener oder anaphylaktoider Natur sein[71]. Alle Schockformen sind letztendlich klinische, pathophysiologische und biochemische Manifestationen eines Zustandes, bei dem das geförderte Blutvolumen absolut oder relativ nicht mehr zur Deckung des Sauerstoff- und Substratbedarfs der Gewebe ausreicht[70]. Selbst bei Patienten in cardiogenem Schock kann eine vorsichtige Erhöhung des intravasalen Volumens einen positiven Effekt haben[72]. Ein längerfristig bestehendes Volumendefizit resultiert in einer peripheren Mangelversorgung und führt zu zellulärer Azidose und nach kurzer Zeit zu einem irreversiblen zellulären Energiemangel mit konsekutivem Zelluntergang. Die zunächst vorhandene Störung der Makrozirkulation, die durch den akuten Volumenverlust entsteht, führt sekundär zu erheblichen Störungen der Mikrozirkulation.

Wird der in Abb. 2.2 dargestellte Circulus vitiosus des fortbestehenden Schockgeschehens nicht durch eine adäquate Volumentherapie unterbrochen, so kann ein irreversibler therapieresistenter Schock entstehen, der letztendlich den Tod des Organismus zur Folge hat[73].

Klinik und Diagnostik[70]. Die Diagnose „hypovolämischer Schock" ist eine klinische Diagnose, die sich aus der Anamnese, dem Verletzungsmuster, der klinischen Untersuchung sowie physikalischen und biochemischen Befunden ergibt. Neben den

Tabelle 2.5 Ursachen eines Volumenmangelschocks. (Nach Lit. 70)

I. Verlust von Blut
   – Hämorrhagisch-traumatischer Schock
   – Gastrointestinale Blutung
   – Intra- und postoperative Blutung
   – Ruptur eines Gefäßaneurysmas
   – Blutung bei Gerinnungsstörung
   – Geburtshilfliche Blutung
II. Verlust von Plasma
   – Verbrennung
   – Schwere Peritonitis oder Pankreatitis
III. Verlust von Wasser und Elektrolyten
   – Gastrointestinale Verluste bei Ileus, Erbrechen und Diarrhoe
   – Profuses Schwitzen

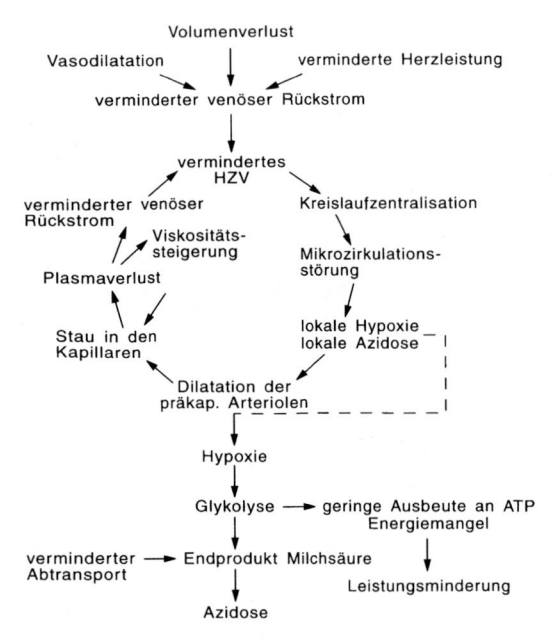

Abb. 2.2 Circulus vitiosus des protrahierten Schocks, nach Lit. 69)

bereits erwähnten klinischen Symptomen, wie Veränderungen der Bewußtseinslage, Steigerung der Herzfrequenz, Abfall von arteriellen und venösen Druckwerten, Verminderung der Hautdurchblutung, Absinken der Hauttemperatur und Rückgang der Urinmenge kommt es zu einem Abfall des Hämatokrits. Darüber hinaus kommt es zum Anstieg der Lactatproduktion und einer metabolischen Azidose. Das Ausmaß des entstandenen Volumenverlustes ist oftmals nur schwer abschätzbar, da die körpereigenen Regulations- und Kompensationsmechanismen sehr großen individuellen Schwankungen unterworfen sind und daher bei vergleichbaren Volumenverlusten erhebliche Differenzen in der Ausprägung der klinischen Schocksymptomatik vorhanden sein können. Wesentliches Kriterium für die Beurteilung des Volumenverlustes und die Effektivität der Therapie ist der zeitliche Verlauf der angegebenen Schockparameter sowie das Maß der Ansprechbarkeit auf die Volumensubstitution.

Therapie

Die Therapie des akuten Volumenmangels besteht in erster Linie in einer adäquaten Substitution des eingetretenen Volumendefizits. Dafür stehen prinzipiell Erythrocytenpräparationen, natürliche und künstliche kolloidale Infusionslösungen sowie Elektrolytlösungen zur Verfügung[70, 74, 75, 76]. Abgesehen von akut lebensbedrohlichen Notfallsituationen sollte die Therapie des akuten Volumenmangels entsprechend den unterschiedlichen Prioritäten und Qualitäten der Einzelkomponenten des Blutes als gezielte, rationale Therapie erfolgen. Die Therapieziele für die Substitution von Blutkomponenten in der Reihenfolge ihrer Wichtigkeit bei akuten Blutverlusten sind:

1. Aufrechterhaltung des intravasalen Volumens
2. Aufrechterhaltung der Transportfunktionen
3. Aufrechterhaltung des kolloidosmotischen Druckes
4. Aufrechterhaltung der plasmatischen Gerinnungsfunktion
5. Aufrechterhaltung der zellulären Gerinnungsfunktion.

Das therapeutische Vorgehen bei der Behandlung akuter Blutverluste ist großen individuellen Faktoren unterworfen und wird hauptsächlich von der Situation des Patienten und den sachlichen Gegebenheiten bestimmt. Vorerkrankungen der Patienten, wie z. B. koronare Herzkrankheit, Störungen der Lungenfunktion, Anämie, plasmatische Gerinnungsstörungen oder auch thrombocytäre Funktionsstörungen können den Behandlungsablauf entscheidend beeinflussen. Auch die momentane Verfügbarkeit von Blutkomponenten und äußere Umstände (z. B. Notarztwagen) können die Prioritäten im Einzelfall ebenso beeinflussen. Aus diesen Gründen ist das vielerorts verwendete „Berner Komponentenschema" nur als grobe Richtlinie aufzufassen, da neuere Erkenntnisse zu einer flexiblen Handhabung der dort festgelegten Grenzwerte bezüglich des Einsatzes der einzelnen Blutkomponenten geführt haben.

Bei einer Versorgung akuter Blutverluste hat die Sicherstellung des intravasalen Volumens die erste Priorität. Dies kann zunächst bis zu einem Verlust von 20 % des zirkulierenden Blutvolumens, entsprechend ca. 1–1,5 l beim Erwachsenen, mit kristalloiden Vollelektrolytlösungen bzw. mit künstlichen kolloidalen Volumenersatzmitteln erfolgen. Sinkt bei weiterbestehenden Blutverlusten der Hämatokrit auf Werte unter 25–30 Vol %, so wird – je nach Gesamtsituation des Patienten – die Gabe von Erythrocytenkonzentraten erforderlich, um Störungen der Sauerstofftransportfunktion des Blutes zu vermeiden. Bei fortgesetzten oder massiven Blutverlusten kann die für die Substitution von Dextran und Hydroxyethylstärke geltende Dosisobergrenze von 1,5 g/kg KG entsprechend ca. 1500 ml bzw. 2 g/kg KG entsprechend ca. 2000 ml beim Erwachsenen erreicht werden, wobei zu beachten ist, daß ein Teil der infundierten künstlichen Kolloide durch den in diesen Situationen nach wie vor vorhandenen Blutverlust bereits wieder verloren gegangen ist. In solchen Fällen kann mit Gelatine oder Humanalbuminlösungen die erforderliche Substitution von kolloidal wirksamen Substanzen fortgesetzt werden. Es ist allerdings zu bedenken, daß selbst bei einem Blutverlust von 5 l maximal 30–35 % des Gesamtalbuminbestandes des Organismus verloren werden und eine Humanalbuminsubstitution nur dem Zweck dienen kann, intravasales Volumen wieder herzustellen oder aufrecht zu erhalten.

Wenn die Gerinnungsfaktoren durch Verlust und/oder Dilution so weit abgesunken sind, daß eine nichtthrombocytär bedingte Gerinnungsstörung zu einer fortbestehenden Blutung führt, ist die Verabreichung von gefrorenem Frischplasma indiziert. In einem solchen Fall ist eine Substitution mit ausreichendem Volumen an gefrorenem Frischplasma, d. h. wenigstens 4 Einheiten erforderlich. Die Angabe einer festen Relation von Erythrocytenkonzentraten zu gefrorenem Frischplasma ist problematisch. Je nach Situation, Geschwindigkeit und Menge der Blutverluste kann ein Verhältnis von einem Gefrierplasma pro 3 bis 2 oder einem Erythrocytenkonzentrat erforderlich sein.

Thrombocyten sind immer dann zu verabreichen, wenn ihre Funktion oder Zahl (unter 30 000–50 000) nicht mehr ausreicht. Die Transfusion von Thrombocyten kann deswegen genauso gut am Anfang wie am Ende der rationalen Therapie akuter Blutverluste indiziert sein.

Generelle Möglichkeiten zur Volumensubstitution. Nach wie vor bestehen erhebliche Kontroversen in der Literatur, ob ein primärer Volumenersatz mit Elektrolytlösungen einer Therapie mit kolloidalen Volumenersatzlösungen vorzuziehen sei oder umgekehrt[110]. Umstritten ist insbesondere hierbei die Auswirkung der beiden unterschiedlichen Formen des Volumenersatzes auf die Lungenfunktion. Die Gegner der primären Volumentherapie, mit Elektrolytlösung oder Kolloiden,

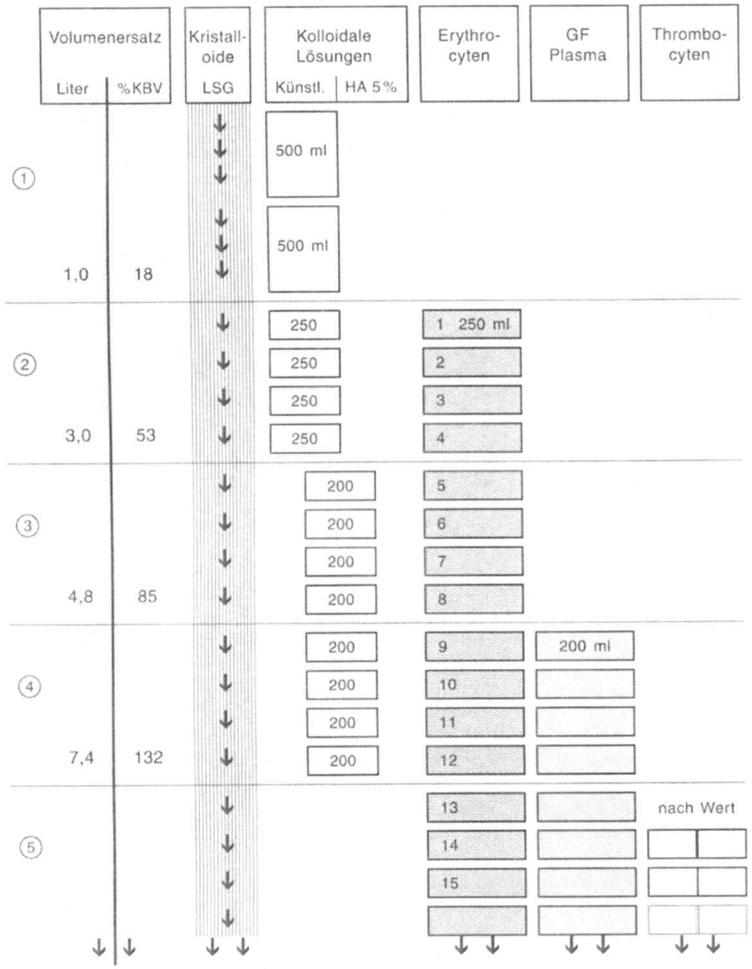

Infusionslösungen

Volumenersatz		Kristalloide	Kolloidale Lösungen		Erythrocyten	GF Plasma	Thrombocyten
Liter	%KBV	LSG	Künstl.	HA 5%			

Schema (schrittweise 1–5):

① 1,0 L / 18 %KBV: LSG ↓↓↓, Künstl. 500 ml, 500 ml

② 3,0 L / 53 %KBV: LSG ↓, Künstl. 250, 250, 250, 250; Erythrocyten 1 (250 ml), 2, 3, 4

③ 4,8 L / 85 %KBV: LSG ↓, HA 5% 200, 200, 200, 200; Erythrocyten 5, 6, 7, 8

④ 7,4 L / 132 %KBV: LSG ↓, HA 5% 200, 200, 200, 200; Erythrocyten 9, 10, 11, 12; GF Plasma 200 ml

⑤ LSG ↓, Erythrocyten 13, 14, 15; GF Plasma nach Wert; Thrombocyten

Abb. 2.3 Blutkomponententherapie bei normalgewichtigen Erwachsenen in einer Modifikation nach dem Berner Komponentenschema (nach Lit. 3)

führen als Argument gegen die Anwendung der jeweiligen Lösungen an, diese führe zu einer Erhöhung des extravaskulären Lungenwassers, zu einem Lungenödem sowie konsekutiv zu einer Störung des Gasaustausches[70]. Die große Unterschiedlichkeit der durchgeführten Studien lassen einen klinisch relevanten Vergleich zwischen den beiden Therapieschemata praktisch nicht zu[70]. Tendenziell scheint in Deutschland einer primären Volumensubstitutionstherapie mit kolloidalen Volumenersatzmitteln der Vorzug gegeben zu werden, insbesondere unter dem Aspekt, daß, um gleiche Volumenwirksamkeit zu erreichen, wesentlich größere Mengen (ca. das 3–4fache) an Elektrolytlösungen appliziert werden müssen als an kolloidalen Lösungen[80]. Die Anwendung großer Mengen von Elektrolytlösungen zur Substitution erheblicher Blutverluste kann zu erheblichen interstitiellen Ödemen führen, in deren Folge negative Einflüsse auf die jeweiligen Organfunktionen, wie z. B. Darmwand, Herzmuskel oder Lunge auftreten.

Shires und Mitarbeiter konnten nachweisen, daß durch die Infusionen von Ringer-Lactat in einer Größenordnung von 50 ml/kg KG neben der Substitution von Erythrocyten und Kolloiden gegenüber der alleinigen Retransfusion des entnommenen Blutes bzw. gegenüber einer zusätzlichen Gabe von Plasma (10 ml/kg KG) die Letalität eines schweren hypovolämischen Schocks im Tiermodell gesenkt werden konnte[81]. So ist es auch bei den Befürwortern einer primären Volumenersatztherapie mit kolloidalen Lösungen unbestritten, daß zur Therapie des Volumenmangelschocks neben der Zufuhr kolloidaler Lösungen die Zufuhr von Elektrolytlösungen in einer Größenordnung bis zu 5 % des Körpergewichtes unerläßlich ist[70]. Letztendlich sind daher die Differenzen zwischen den Befürwortern der Therapie des primären Volumenersatzes mit Elektrolytlösungen bzw. kolloidalen Infusionslösungen bei weitem nicht so groß, wie sie in der theoretischen Auseinandersetzung erscheinen. Ebenso wie im Rahmen eines protrahierten Schocks allgemeine Übereinstimmung darin besteht, daß hier der Verlust extrazellulärer Flüssigkeit mit Elektrolytlösungen zusätzlich zur Gabe von Kolloiden auszugleichen ist, verabreichen die Befürworter der Elektrolytlösungen im Rahmen einer heute üblicherweise angewendeten Komponententherapie durch die Applikation von Erythrocytenkonzentraten und Gefrierplasma (GFP) ihrerseits größere Mengen an kolloidal wirksamer Substanz.

Primärer Volumenersatz mit Elektrolytlösungen. Der Elektrolytgehalt einer kristalloiden Infusionslösung bestimmt den intravasalen Volumeneffekt. Elektrolytfreie isotonische Kohlenhydratlösungen (z. B. 5%ige Glucoselösung) stehen nach Verstoffwechslung der Kohlenhydratkomponente als „freies Wasser" zur Verfügung und verteilen sich über den gesamten intrazellulären wie extrazellulären Flüssigkeitsraum. Da dieser Ausgleich sehr rasch vonstatten geht, besitzen sie praktisch keinen intravasalen Volumeneffekt. Isotone Elektrolytlösungen hingegen verteilen sich ausschließlich im extrazellulären Flüssigkeitsraum, so daß sich ein Volumeneffekt in einer Größenordnung von ca. ⅓ bis ¼ der infundierten Flüssigkeitsmenge ergibt. Dieses bedeutet jedoch auch andererseits, daß, um den gleichen Volumeneffekt wie mit einer isotonen, isoosmotischen kolloidalen Infusionslösung zu erzielen, die Verabreichung einer ca. 3-4fachen Menge erforderlich ist und zudem aufgrund der kürzeren intravasalen Verweildauer bei protrahierten Volumenverlusten eine kontinuierliche Nachinfusion erforderlich ist. Mitentscheidend für den Einsatz isotoner Vollelektrolytlösungen, wie z. B. klassische Vollelektrolytlösungen, Ringer-Lactat oder 0,9%ige Kochsalzlösungen, ist daher die Art des Volumenverlustes und seine unmittelbare Auswirkung für den Gesamtorganismus. Ein subakut auftretender, „planbarer" Volumenverlust, wie z. B. im Rahmen elektiver operativer Maßnahmen kann initial in einer Größenordnung bis zu 1000 ml durchaus zunächst ausschließlich mit isotonen Elektrolytlösungen substituiert werden, wohingegen ein akuter Volumenverlust mit Schocksymptomatik wegen der Dringlichkeit der Volumenauffüllung bei gleichzeitiger maximaler Effizienz mit geeigneten kolloidalen Volumenersatzmitteln durchgeführt werden sollte. Aufgrund der Elektrolytzusammensetzung und der daraus resultierenden Einflüsse auf den Elektrolyt- und Säuren-Basen-Status eignen sich für eine Volumenersatztherapie besonders eine „klassische" Vollelektrolytlösung sowie Ringer- oder Ringer-Lactatlösungen. „Physiologische Kochsalzlösung" ist aufgrund ihres hohen Chloridanteils und der damit verbundenen azidifizierenden Wirkung auf den Stoffwechsel in Situationen, in denen ohnehin Tendenzen zu metabolischen Azidosen bestehen, weniger geeignet[3]. Wie bereits erwähnt ist es jedoch auch bei einer primären Volumenersatztherapie mit kolloidalen Volumenersatzlösungen erforderlich, für einen adäquaten Ersatz der Verluste an Extrazellulärflüssigkeit durch die Applikation von Elektrolytlösungen zu sorgen. Je nach Situation des Patienten sind hierbei sowohl sogenannte Halb-, Zweidrittel- oder Vollelektrolytlösungen geeignet.

Seit Jahren haben sich in diesem Indikationsbereich Infusionslösungen aus *Dextranen, Gelatine* und *Stärke* bewährt, wobei im Prinzip alle Substanzen gleichermaßen zum primären Volumenersatz geeignet sind. Graduelle Unterschiede bestehen letztendlich nur hinsichtlich initialem Volumeneffekt, intravasaler Verweildauer sowie eventueller Nebenwirkungs- und Komplikationsraten. Ein akuter oder subakuter Blutverlust infolge Trauma oder Operation kann durch einen sofortigen möglichst vollständigen Ausgleich des Volumens in seiner Prognose entscheidend verbessert werden. Diese Erkenntnis ist keineswegs neu. Bereits in seinen Kriegsbriefen von 1870/71[70] schreibt Ernst von Bergmann: „Viele Verwundete hätten überlebt, wenn es möglich gewesen wäre, schnell genug den Flüssigkeitsbestand des Körpers aufzufüllen. Wir glauben mit Sicherheit annehmen zu können, daß das erforderliche Flüssigkeitsvolumen nicht blutkörperchenhaltig zu sein braucht."
Die Argumente, die für einen primären Volumenersatz mit kolloidalen Lösungen sprechen, sind[70]:

1. Ein intravasaler Volumenmangel wird mit kolloidalen Volumenersatzmitteln einfacher, rascher und sicherer ausgeglichen.
2. Auch bei einer erhöhten Permeabilität der Lungenkapillaren bleibt die Lungenfunktion nach Behandlung eines Volumenmangelschocks mit kolloidalen Volumenersatzlösungen bei gleichem hydrostatischen Druck eher besser erhalten als nach Substitution mit Elektrolytlösungen.
3. Durch die zur Erreichung des gleichen Volumeneffektes notwendige größere Menge an Elektrolytlösungen bedingte höhere Flüssigkeitszufuhr kommt es zwangsweise zu einer Erhöhung des interstitiellen Flüssigkeitsgehaltes, vor allem von Myocard, Gastrointestinaltrakt, Gehirn und Haut mit konsekutiver Einschränkung der jeweiligen Organfunktion.

1.3.2 Homologe kolloidale Volumenersatzlösungen

Plasmaproteinlösung (PPL), Serumkonserve

Von den natürlichen kolloidalen Volumenersatzmitteln hat die 4-5%ige Albuminlösung, die bei weitem größte Bedeutung als primärer Volumenersatz. Im gleichen Indikationsbereich kommen 3,5-4%ige sogenannte Plasmaproteinlösungen (PPL) zum Einsatz, die mindestens 85% Albumin sowie onkotisch wirksame Alpha- und Beta-Globuline enthalten. Im Prinzip gelten die gleichen Ausführungen der Plasmaproteinlösungen wie für Infusionslösungen aus menschlichem Albumin, da es sich bei diesen Präparaten praktisch um rohgereinigte Albuminpräparationen handelt[73].
Albuminlösungen und Plasmaproteinlösungen (PPL) können, sofern die generellen Voraussetzungen gegeben sind, als Schnell- oder Druckinfu-

sionen appliziert werden. Darüber hinaus können sie praktisch unbedenklich gemeinsam mit anderen Infusionslösungen oder Blutprodukten infundiert werden. Auch die sogenannte Serumkonserve, die neben 5%igen Serumproteinen Elektrolyte in physiologischen Konzentrationen sowie die Immunglobuline der Klassen G, A und M enthalten, kann zur Volumensubstitution nach intravasalem Volumenmangel eingesetzt werden. Eine Standardisierung des Immunglobulingehaltes wird dadurch erreicht, daß als Ausgangsmaterial ein Serumpool von mehr als tausend Einzelspenden dient. Ebenso wie menschliches Albumin enthält die sogenannte Serumkonserve weder Isoagglutinine noch Blutgruppensubstanzen und kann daher unabhängig von der Blutgruppe des Empfängers appliziert werden. Darüber hinaus enthält die Serumkonserve weder aktives Komplement noch Gerinnungsfaktoren. Durch den zusätzlichen Gehalt an Immunglobulinen soll die Serumkonserve in Situationen herabgesetzter Immunabwehr einen zusätzlichen infektionsprophylaktischen Effekt besitzen. Die Serumkonserve soll wegen der Gefahr des Ausfalles von Proteinen nicht mit anderen Arzneimitteln gemischt werden[73] sowie die Gesamttagesinfusionsmenge bei Kindern auf 15–20 ml/kg und bei Erwachsenen auf 2000 ml begrenzt werden. Die initiale Infusionsgeschwindigkeit sollte 1 ml/min nicht überschreiten, wobei nach ca. 10 min eine maximale Infusionsgeschwindigkeit von 3–4 ml/min nach Herstellerangabe als Obergrenze der Infusionsgeschwindigkeit gilt.

Albumin

Albumin ist ein natürlicher Bestandteil des Blutes. Infusionslösungen aus menschlichen Albuminen sind sterile Präparationen humaner Plasmaproteine, die entsprechend der Monografie „Humanalbumin" bzw. nach dem deutschen Arzneibuch (DAB 10) einen Mindestanteil von 95 % Albumin enthalten müssen. Die zur Zeit verfügbaren Präparationen weisen neben Albumin einen annähernd isotonen Elektrolytgehalt mit einer Natriumkonzentration zwischen 120 und 160 mmol/l und einer Kaliumkonzentration unter 2 mmol/l sowie einen Kohlenhydratanteil von bis zu 50 g Glucose/l auf[74]. Als Stabilisatoren werden
– Natriumoctanoat bis 3,2 g/l und
– Acetyltryptophan bis 4,29 g/l
eingesetzt.
Albumin wird großtechnisch in einer Modifikation des von Cohn (→ Bd. 2, 678, 680) und Mitarbeitern in den 40er Jahren entwickelten Verfahrens durch alkoholische Fällungsmaßnahmen aus humanem Plasma hergestellt[83]. Präparationen aus plazentarem Gewebe sollten wegen ihrer unklaren Herkunft und der damit verbundenen möglichen infektiösen Belastung des Ausgangsmaterials nicht eingesetzt werden.
Albuminlösungen werden in 2 Präparationen als isoonkotische (4–5%ige) sowie hyperonkotische (20–25%ige) Infusionslösung hergestellt. Hauptwirkbestandteil ist menschliches Albumin mit einem Molekulargewicht von ca. 66 000 Dalton, bestehend aus 584 Aminosäuren bekannter Sequenz. Präparationen zum klinischen Gebrauch können neben Monomeren auch Dimere und in geringen Mengen Polymere des Albumins enthalten[84, 85]. Entsprechend DAB 10 ist ein Gehalt von maximal 5 % an Polymeren zulässig. Der physiologische Referenzbereich des Albumins liegt zwischen 3,3 und 5,2 g/dl (33–52 g/l). Die physiologischen Wirkungen des Albumins werden beeinflußt durch
– Synthese
– Metabolisierung
– Verteilung im Organismus.

Synthese. Die Synthese von Albumin findet ausschließlich in der Leber statt. Als regulierender Faktor für die Albuminsynthese wird der extravasale kolloidosmotische Druck in der Leber angesehen[86, 87]. Die normale Syntheserate von Albumin beträgt ca. 0,2 g/kg und Tag. Von klinischer Bedeutung ist, daß bei der exogenen Zufuhr kolloidosmotisch wirksamer Substanzen, d. h. natürlicher wie künstlicher Kolloide – insbesondere bei längerfristiger Applikation – eine Hemmung der Albuminsynthese resultiert[88]. Daher sind diese Substanzen bei gegebener Indikation nur für eine kurzfristige Anhebung des kolloidosmotischen Druckes indiziert. Eine langfristige Anhebung der Albuminkonzentration kann nur durch eine geeignete Ernährungstherapie erreicht werden[89, 90].

Metabolisierung. Unter physiologischen Verhältnissen besteht ein Fließgleichgewicht zwischen Synthese und Abbau von Albumin. Dabei ist die Albuminmenge, die täglich abgebaut wird, der Plasmakonzentration proportional, d. h. es wird täglich ein fester Prozentsatz von ca. 10% des Plasmaalbumingehaltes metabolisiert[91]. Die Halbwertszeit verändert sich umgekehrt proportional zur Plasmaalbuminkonzentration, d. h. mit sinkendem Albumingehalt verlängert sich die Halbwertszeit. Umgekehrt steigt bei Zufuhr von Albumin die Abbaurate von Albumin um bis zu 50%[92].

Verteilung. Die Verteilung von Albumin im Organismus entspricht einem Zweikompartimentmodell, wobei etwa 40% auf den intravasalen Flüssigkeitsraum (IZFR) und etwa 60% auf den extravasalen Flüssigkeitsraum (EZFR), insbesondere die Haut, entfallen[93, 94]. Die Gleichgewichtseinstellung zwischen Plasma und interstitiellem Raum erfolgt in unterschiedlichen Geschwindigkeiten entsprechend den beiden Subkompartimenten des extravaskulären Albuminpools[93]. Das erste Subkompartiment umfaßt die visceralen Organe. Wegen der vorhandenen relativ hohen Kapillarpermeabilität für Albumin erfolgt ein vergleichsweise schneller Austausch mit dem intravasal befindlichen Eiweiß ($t_{1/2}$ ca. 3 Std.). Das zweite Subkompartiment des extravasalen Albuminpools befindet sich in der Skelettmuskulatur und in der Haut und weist gegenüber den visceralen Organen eine deutlich geringere Kapillarpermeabilität für Albumin auf. Dies führt zu einer vergleichsweise reduzierten Austauschgeschwindigkeit mit dem intravasalen Albumin ($t_{1/2}$ ca. 24 Std.). Der Gesamtaustausch zwischen intra- und extravasalem Flüssigkeitsraum beträgt ca. 5 % der intravasalen Albuminmenge pro Stunde (transcapillary escape rate). Die transkapilläre Austauschrate von Albumin ist erhöht bei arterieller Hypertonie, beim Myxödem, Verbrennungen, Leberzirrhose und diabetischer Mikroangiopathie[95, 96]. Bei Streß und Hypertonie ist die transkapilläre Albuminsekretion ebenfalls gesteigert. Extravasculäres Albumin gelangt über das Lymphsystem zurück in den Blutstrom. Dies bedeutet, daß bereits unter physiologischen Bedingungen innerhalb eines Tages ein kompletter Austausch des intravasalen Eiweißpools stattfindet.

Pharmakologische Eigenschaften. Die pharmakologischen Eigenschaften des Albumins ergeben sich aus seinen physiologischen Wirkungen im Organismus und lassen sich wie folgt zusammenfassen:

1. Volumenwirkung
2. kolloidosmotischer Effekt
3. Transportfunktion.

Wegen seiner hohen Wasserbindungskapazität von ca. 18 ml/g[69], einer mindestintravasalen Verweildauer von 4 Std. bei physiologischer Kapillarpermeabilität[97] sowie einer In-vivo-Halbwertszeit von ca. 18 Tagen[69] ist exogen appliziertes Albumin in der Lage, einen erheblichen dauerhaften *Volumeneffekt* zu entfalten. Dieser richtet sich in erster Linie nach der Menge des zugeführten Albumins. Bei gleicher Massenkonzentration ist die *onkotische (kolloidosmotische) Wirkung* des Albumins etwa 2½mal größer als diejenige der Globuline mit einem durchschnittlichen Molekulargewicht von etwa 170 000 Dalton[98]. Obwohl Albumin nur etwa 50–60 % des Gesamtproteingehaltes des Plasmas ausmacht, ist es aufgrund seines relativ niedrigen Molekulargewichtes zu etwa 80 % des intravasalen kolloidosmotischen Druckes (Referenzbereich 26–28 mmHg) verantwortlich[99, 76].
Der isoelektrische Punkt des menschlichen Albumins liegt zwischen pH 4,4 und 5,4. Im Bereich des physiologischen pH-Wertes des Blutes ist Albumin daher stark negativ geladen und wandert im elektrischen Feld der Eiweißelektrophorese von allen Plasmaproteinen am schnellsten. Infolge seiner hohen Nettoladung besitzt Albumin eine ausgezeichnete Bindungsfähigkeit unter anderem für Wasser, Calcium, Natrium und Spurenelemente. Auch für Fettsäuren, Bilirubin und Hormone sowie viele Arzneimittel ist Albumin ein wichtiges *Transportprotein*. Diese Transporteigenschaften sind zwar physiologisch und pharmakologisch durchaus von Bedeutung, für eine Indikation sind sie jedoch mit der eventuellen Ausnahme der Anwendung beim Morbus haemolyticus neonatorum klinisch irrelevant[100]. Die *Anwendungsgebiete* von Albumin ergeben sich aus seinen physiologischen Funktionen:

1. als akuter Volumenersatz sowie zur
2. Anhebung des kolloidosmotischen Druckes.

3. Eine relative Indikation besteht im Rahmen eines therapeutischen Plasmaaustausches.

Indikation. 4–5 %ige Albuminlösungen sind isoonkotisch und führen zu keinen Flüssigkeitsverschiebungen zwischen Intravasal- und Extravasalraum. Durch diese Form des Volumenersatzes kann ein akut auftretender Volumenverlust im Verhältnis 1:1 mit einer 100 %igen Volumenwirkung substituiert werden. Die intravasale Volumenwirksamkeit beträgt, sofern keine massiven Kapillarpermeabilitätsstörungen für Albumin gegeben sind, ca. 4 Stunden, wobei jedoch erhebliche individuelle Unterschiede bestehen können[97, 101]. Sie sind als Alternative zu Elektrolytlösungen und künstlichen kolloidalen Volumenersatzlösungen, wie z.B. Dextran, Hydroxyethylstärke und Gelatine nur dann einzusetzen, wenn für diese Infusionslösungen bereits eine Dosisobergrenze erreicht ist, Gegenanzeigen für künstliche Kolloide bestehen oder nicht verdünnungsbedingte Gerinnungsstörungen unter einer Substitution mit künstlichen Kolloiden auftreten[71, 92]. Wegen unzureichendem Erkenntnismaterial ist darüber hinaus für den Einsatz künstlicher Kolloide bei Kindern sowie bei Schwangeren und in der Stillzeit Zurückhaltung geboten. Es ergibt sich daraus eine relative Indikation für den Einsatz von 4–5 %igen Albuminlösungen. Nicht zuletzt auch aus Kostengründen sollte der Einsatz von Albuminlösungen einer strengen Indikationsstellung unterworfen werden und nur solchen Patienten vorbehalten bleiben, deren Plasmaalbuminkonzentration auf unter 3 g/dl im Rahmen eines akuten oder subakuten Volumenmangels abgefallen ist, d.h. ab einem Blutvolumenverlust von mehr als 50 %. Die maximale Infusionsgeschwindigkeit richtet sich nach der jeweiligen cardiozirkulatorischen Situation. Dabei sind Schnell- oder Druckinfusionen möglich. Eine Dosisobergrenze gibt es prinzipiell nicht, sofern auf eine adäquate Substitution von Erythrocyten und Gerinnungsfaktoren geachtet wird.
Wegen der in Albuminpräparationen enthaltenen, z.T. unterschiedlichen Elektrolytkonzentration sind Kontrollen des Wasser-Elektrolytstatus erforderlich.

Pathophysiologie des Albuminmangels
Ursachen für ein Absinken des Gesamteiweiß und damit des Albumins sowie die daraus resultierende Verminderung des kolloidosmotischen Druckes können sein:

– eine verminderte Synthese
– ein verstärkter Abbau
– ein abnormer Verlust sowie
– eine veränderte Verteilung zwischen intra- und extravasculärem Flüssigkeitsraum.

Der kolloidosmotische Druck (KOD) sowie der entgegengesetzte hydrostatische Druck in Kapillare und Interstitium sind für die Verteilung der extrazellulären Flüssigkeit zwischen den Subkompartimenten, Intravasalraum und Interstitium verantwortlich[87]. Intravasales und interstitielles Flüssigkeitsvolumen sind im Gleichgewicht, wenn die entgegengerichteten onkotischen und hydrostatischen Druckgradienten gleich groß sind (c − i) = (pc − pi). Bei einer Abnahme des kolloidosmotische Kapillardruckes (c) kommt es zu einem Ungleichgewicht zwischen den beiden entgegengesetzten Gradienten und Wasser wird vermehrt ins Interstitium filtriert. Da die eigentliche Stellgröße für die Höhe des Lymphabflusses der interstitielle hydrostatische Druck ist [83], kommt es bei einer Erhöhung des kapillaren Druckes zu einer sekundären Erhöhung des interstitiellen hydrostatischen Druckes sowie zu einer massiven Erhöhung des Lymphflusses. Dies wiederum führt zu einem vermehrten Abtransport von Eiweiß aus dem Interstitium, wodurch sich der kolloidosmotische Gewebedruck (i) vermindert und so zu einer Annäherung der Gradienten (c − i) führt. Da die maximale Steigerung des Lymphflusses auf das 6–10fache der physiologischen Lymphflußmenge begrenzt ist, führt eine Überschreitung der lymphatischen Drainagekapazität zur Ödementstehung, welches bei einem Unterschreiten des kolloidosmotischen Drucks von etwa 18 mmHg bereits eintreten kann.

Entscheidend für die Ausprägung und Entwicklung von Ödemen ist dabei nicht nur der Absolutwert des kolloidosmotischen Druckes, sondern auch die Zeitspanne, in der die Veränderung entstanden ist. Ein langsames Absinken des kolloidosmotischen Druckes über Tage und Wochen wird dabei vom Organismus durch Angleichen der entgegengesetzt gerichteten Gradienten wesentlich länger ohne Ödembildung toleriert als ein akutes Absinken des intravasalen kolloidosmotischen Druckes. Die direkte osmometrische Bestimmung des kolloidosmotischen Druckes stellt bislang noch kein Verfahren für die klinische Routine dar[102]. Daher kann zur Abschätzung des kolloidosmotischen Druckes der Proteingehalt des Plasmas oder die Plasmaalbuminkonzentration annäherungsweise herangezogen werden. In der Literatur finden sich Angaben, die einen linearen Zusammenhang zwischen der Albuminkonzentration und dem kolloidosmotischen Druck erkennen lassen, wobei allerdings große individuelle Abweichungen bestehen.

KOD (mmHg) = 4 × Gesamteiweißkonzentration (g/dl) − 0,8

Diese von Lunsgaard-Hansen aufgestellte Faustregel ergibt einen nahezu linearen Zusammenhang zwischen kolloidosmotischem Druck in mmHg und der Gesamteiweißkonzentration in einem Bereich zwischen 3,5 und 8,0 g/dl, solange physiologische Verhältnisse vorliegen.

Therapie[76]. Bei sich subakut entwickelnden Hypalbuminämien mit Werten unter 45 g/l mit einem korrespondierenden kolloidosmotischen Druck unter 18 mmHg sowie der Ausbildung von Gewebsödemen kann, um eine zeitlich limitierte Anhebung des kolloidosmotischen Druckes zu erreichen, die Gabe von 20–25%igen Albuminlösungen indiziert sein. Die Therapie eines solchermaßen rasch entstandenen Albuminmangels sollte ausschließlich mit 20–25%igen Albuminlösungen erfolgen, wobei eine oftmals gleichzeitige Diuretikagabe zur Ausscheidung der durch die hyperonkotischen Albuminlösungen mobilisierten Ödeme indiziert ist[77, 103]. Sofern Kapillarpermeabilitätsstörungen ausgeschlossen werden können, kann ein akuter Eiweißmangel entsprechend der Substitutionsformel wie folgt korrigiert werden [78, 103]:

zuzuführende Menge Albumin (g) = (Gesamteiweißsoll g/dl) − (Gesamteiweiß ist in g/dl) × geschätztem Plasmavolumen (kg KG × 0,04) × 2.

Der nach dieser Formel erwartete Plasmaalbuminkonzentrationsanstieg wird meist nicht erreicht, da häufig zur Deckung der extravasalen Defizite eine schnelle Umverteilung des Albumins resultiert, eine Dilution in Ödeme erfolgt bzw. Albumin über die Nieren vermehrt ausgeschieden oder über die physiologische Steuerung abgebaut wird. Wie die klinische Erfahrung, insbesondere im intensivmedizinischen Bereich gezeigt hat, ist es nicht angezeigt, allein aufgrund niedriger Plasmaalbuminkonzentrationen die Indikation zur Applikation von Albumin zu stellen, da durch die häufig erhöhte Kapillarpermeabilität auch bei der Gabe großer Albuminmengen eine Anhebung der Albuminkonzentrationen auf Dauer oft nicht erreicht werden kann[102]. Daher stellt der chronische Albuminmangel mit Ausnahme einer akuten Verschlechterung der Situation keine Indikation zur Albuminapplikation dar.

Die Infusionsgeschwindigkeit ist der klinischen Situation und der Indikation anzupassen, wobei darauf geachtet werden muß, daß mit der Zufuhr von 20–25%igen Albuminlösungen stark hyperonkotische Lösungen zur Anwendung gebracht werden, die insbesondere bei schneller Infusionsgeschwindigkeit eine akute Volumenbelastung des Kreislaufes bedeuten können. Um auch bei deutlichen Kapillarpermeabilitätsstörungen, z. B. im Rahmen eines septischen Geschehens noch einen ausreichenden Effekt auf den kolloidosmotischen Druck zu erreichen und gleichzeitig eine Volumenüberlastung zu vermeiden hat sich in der Klinik die Applikation von 1–2 g Albumin/kg KG innerhalb von ca. 20–30 min bewährt.

Gegenanzeigen und unerwünschte Wirkungen. Da Albumin ein physiologisches Substrat des Organismus darstellt, bestehen prinzipiell keine absoluten Kontraindikationen. Relative Gegenanzeigen können Volumenüberladungen sowie klinische Zustände sein, die sich durch eine Albuminsubstitution nicht verbessern lassen. Zur letzteren zählen insbesondere chronisch hypoproteinämische Zustände, wie Nephrosen und Leberzirrhosen[69]. Aufgrund der Aminosäurenzusammensetzung mit niedrigen Anteilen essentieller Aminosäuren, wie Tryptophan, Methionin und Isoleucin sowie einer langen biologischen Halbwertszeit ist Albumin zu ernährungstherapeutischen Zwecken ungeeignet[77, 69].

In seltenen Fällen können anaphylaktoide Reaktionen, wie Fieber, Exanthem, Schüttelfrost, Urticaria, Blutdruckveränderungen, Tachycardie und Bronchospasmus auftreten[104, 105]. Äußerst selten sind anaphylaktoide Reaktionen beschrieben worden, die auf den Oktanoatzusatz bzw. auf den Gehalt an Polymeren zurückgeführt wurden[79, 104, 106]. Im Rahmen einer häufigen Albuminapplikation wie z. B. beim therapeutischen Plasmaaustausch scheint die Inzidenzrate an anaphylaktoiden Reaktionen auf menschliches Albumin anzusteigen [34]. Durch den Herstellungsprozeß können Kontaminationen mit Aluminium auftreten, die den normalen Aluminiumgehalt des menschliches Blutes von ca. 10 µg/l deutlich überschreiten. Hohe Aluminiumkonzentrationen können vor allen Dingen in Risikopatientengruppen, wie z. B. bei Patienten mit stark eingeschränkter Nierenfunktion, Dialysepatienten und Frühgeborenen akkumulieren, was zu Osteomalazie, Encephalopathie und mikrozellulärer Anämie führen kann[100, 101]. Im zweiten Nachtrag zur European Pharmacopeia (1990) wurde daher festgelegt, daß Präparate aus menschlichem Albumin zur Behandlung von Dialysepatienten und Frühgeborenen höchstens 200 µg/l Aluminium enthalten dürfen[108]. Da sich Aluminium mit Hilfe der Ultrafiltration nahezu vollständig aus Humanalbumin entfernen läßt, sollten heute bei allen Patienten prinzipiell nur Albuminlösungen mit einem deutlich unter 200 µg/l liegenden Aluminiumgehalt zum Einsatz kommen.

Albumin ist frei von Isoagglutininen und Blutgruppensubstanzen und kann daher unabhängig von der Blutgruppe des Empfängers appliziert werden. Albuminpräparationen gelten, sofern die Herstellungsrichtlinien eingehalten werden, als virussicher. Zur Virusinaktivierung wird Albumin mindestens 10 Stunden bei 60 °C pasteurisiert. Dieser physikalische Vorgang ist im Gegensatz zu anderen Virusinaktivierungsverfahren ständig voll kontrollierbar. Insbesondere, wenn er wie üblich in der flüssigen Phase vorgenommen wird, erfolgt im Gegensatz zur Trockenerhitzung ein optimaler Wärmeaustausch. Bisher wurde im Zusammenhang mit Albumin weder über embryofetale Toxizität noch über ein mutagenes oder cancerogenes Potential berichtet. Im Tierversuch ergaben sich keine Anzeichen einer akuten Toxizität.

1.3.3 Heterologe kolloidale Volumenersatzmittel[3, 23, 72, 73, 109]

Die körperfremden kolloidalen Volumenersatzmittel unterscheiden sich von Blut und Blutprodukten sowie den Elektrolytlösungen darin, daß sie im Prinzip körperfremde, kolloidosmotisch wirksame Substanzen enthalten, die vom Organismus abgebaut und/oder ausgeschieden werden müssen[109]. Die derzeit zur Anwendung kommenden kolloidalen Volumenersatzmittel stellen heterodisperse Gemische hydrophiler Kolloide dar[109]. Nach der Infusion übernehmen die Kolloide einen Anteil der Funktionen der Plasmaproteine, in dem sie vor allen Dingen entscheidend an der Flüssigkeits- und Elektrolythomöostase mitbeteiligt sind. Sie führen zu einer Hämodilution, die solange nachweisbar ist, bis die kolloidosmotisch wirksamen Teile abgebaut, in den Extravasalraum abgeströmt oder durch die Nieren ausgeschieden sind.

Es besteht Einigkeit darüber, daß eine objektive Beurteilung der einzelnen kolloidalen Substrate bezüglich ihrer pharmakologischen und klinischen Eigenschaften schwierig ist, da nicht nur die physikalisch-chemischen Eigenschaften der kolloidalen Ausgangssubstanzen unterschiedlich sind, sondern weil darüber hinaus in den handelsüblichen Präparaten die verschiedenen Kolloide in sehr unterschiedlicher Zusammensetzung bei gleicher oder ähnlicher Deklaration angeboten werden. Geben Angaben zum mittleren Molekulargewicht sowie zur Konzentration des Kolloids in der Lösung noch Rückschlüsse über die voraussichtliche Volumenwirkung des eingesetzten Präparates, so führen Unterschiede in der Molekulargewichtsverteilung und der Molekularstruktur dazu, daß selbst bei Vergleichsuntersuchungen an einem standardisierten Versuchsmodell keine präzisen Aussagen mehr über die generelle Wirkung einer künstlichen kolloidalen Lösung gemacht werden können, sondern daß lediglich Aussagen über das geprüfte Handelspräparat möglich sind. Diese Tatsache muß bei der Diskussion der einzelnen Kolloide grundsätzlich mit in Betracht gezogen werden[3, 73, 109].

Beurteilungskriterien
Die physikochemischen Eigenschaften der verschiedenen Volumenersatzmittel sind die Grundlage zur Beurteilung der voraussichtlichen Volumeneffekte der natürlichen wie künstlichen Volumenersatzmittel im Organismus[109]:

– ausreichender kolloidosmotischer Effekt
– kolloidosmotischer Druck der Infusionslösung entsprechend dem KOD des Plasmas
– keine Speicherung im Organismus (vollständige Ausscheidung bzw. vollständiger Abbau)
– ausreichende Molekülgröße für eine adäquate intravasale Verweildauer
– keine toxischen, allergischen, anaphylaktoiden oder antigenen Reaktionen
– Sterilisierbarkeit ohne Veränderung des Kolloids
– Viskosität entsprechend des Plasmas.

Die physikalisch-chemischen Eigenschaften der zur Verfügung stehenden Kolloide bestimmen Wirksamkeit und Eignung der betreffenden Infusionslösungen zum Volumenersatz.

Molekulargewicht, Verzweigungsgrad, Substitutionsgrad. Das Molekulargewicht stellt ein wesentliches Charakteristikum zur Beurteilung kolloidaler Infusionslösungen dar. Dabei ist zwischen den Zahlen und dem Gewichtsmittel zu unterscheiden. Bei monodispersen Kolloiden, wie z. B. Humanalbumin sind Zahlen und Gewichtsmittel gleich, da alle Moleküle ein Molekulargewicht von ca. 66 kD aufweisen. Künstliche kolloidale Infusionslösungen stellen hingegen polydisperse Kolloidgemische dar, bei denen das Gewichtsmittel (Mw) immer höher als das Zahlenmittel Mn ist. Je mehr der Quotient von Gewichts- und Zahlenmittel von 1 abweicht, um so größer ist die molekulare Streuung und um so schwieriger ist die daraus abzuleitende Volumenwirksamkeit zu beurteilen. Generell kann man davon ausgehen, daß das Zahlenmittel des Molekulargewichtes unmittelbar proportional der onkotischen Wirksamkeit ist, wohingegen dem Gewichtsmittel in erster Linie eine Bedeutung in Beziehung auf die intravasale Verweildauer zukommt[109]. Die spezifischen Eigenschaften einer kolloidalen Infusionslösung werden in großem Maß von der molekularen Struktur des verwendeten Kolloids bestimmt. Dabei besitzen Verzweigungs- und Substitutionsgrad des Moleküls eine besondere Bedeutung[111]. Ein niedriger Verzweigungsgrad führt bei Gelatine zu relativ hohen Gel-Schmelzpunkten, so daß bereits weit oberhalb des Gefrierpunktes eine Gelierung stattfindet. Bei den Dextranen führen hohe Verzweigungsgrade und hohe Molekulargewichte dazu, daß in höherer Zahl Nebenreaktionen ausgelöst werden können[112]. Hohe Substitutionsgrade bei Hydroxyethylstärkemolekülen können zu einer erheblichen Beeinträchtigung des Abbaus durch die Alpha-Amylase des Blutes führen und somit zur Speicherung von größeren Komplexen, über deren letztendliches Schicksal und Auswirkungen bislang keine exakten Angaben bestehen[111, 113].

Unerwünschte Wirkungen. Grundsätzlich kann jedes Kolloid zu anaphylaktoiden Reaktionen führen. Bei den Dextranen kann das Risiko einer anaphylaktoiden Reaktion dadurch wesentlich verringert werden, wenn vor seiner Infusion niedermolekulares Dextran 1, Molekülmasse 1000, appliziert wird[112]. Dabei ist vor Applikation der eigentlichen Dextraninfusion ca. 2–3 Minuten – entsprechend einer Kreislaufzeit – zu warten. Bei wiederholter Applikation über einen Zeitraum von mehreren Tagen muß jeweils nach 24 Stunden eine erneute Vorinjektion mit Dextran 1 erfolgen. Dieses niedermolekulare Dextran kann die dextranspezifischen Antikörper im Blut neutralisieren und damit eine Bildung der polyvalenten Immunkomplexe mit höhermolekularen Dextranen wie z. B. mit Dextran 40 oder Dextran 60–85 verhindern[109, 112].

Aufgrund ihrer Verfügbarkeit, der Virussicherheit, der relativ niedrigen Kosten sowie einer sicheren intravasalen Mindestverweildauer von ca. 3 Stunden hat die Verwendung künstlicher Kolloide in der Akutphase einer Hypovolämie ihre feste Indikation. Dazu stehen unterschiedliche Präparationen natürlicher wie künstlicher Kolloide zur Verfügung, deren Differentialindikation bzw. Kontraindikation sich aus den jeweiligen spezifischen Eigenschaften der Präparate ergibt. Es gilt der Grundsatz, daß die Applikation kolloidosmotisch wirksamer Substanzen zum Volumenersatz grundsätzlich mit Elektrolytlösungen kombiniert werden sollte, wobei die Faustregel zu einem Drittel Kolloide und zwei Drittel Elektrolytlösungen unter Beachtung der jeweiligen Höchstmengen vorsieht[112]. Dies gilt insbesondere bei Anwendung hyperonkotischer kolloidaler Lösungen, die zugunsten des Intravasalraums extravasale Flüssigkeitsdefizite erzeugen bzw. vorhandene Defizite verstärken, die mit kristalloiden Infusionslösungen ausgeglichen werden müssen[70, 110].

Eine Dauerbehandlung mit Kolloiden bedarf einer strengen Indikationsstellung. Abgesehen von der Dilution von Blutbestandteilen sind die spezifischen Nebenwirkungen, die Hemmung der körpereigenen Proteinsynthese, insbesondere von Albumin, sowie die z. T. noch nicht geklärten Speicherungs- und Kumulationsphänomene als limitierende Faktoren anzusehen.

Da alle Kolloide mögliche anaphylaktoide Sofortreaktionen nach sich ziehen können[105, 114], ist es wesentlich, während der ersten 10 Minuten nach Infusionsbeginn die Patienten durch kompetentes Personal unmittelbar zu überwachen und bei eintretenden Unverträglichkeitsreaktionen eine differenzierte Akuttherapie anaphylaktoider Reaktionen zu veranlassen.

Dextran[3, 73, 109, 112]

Infusionslösungen aus Dextran stellen eine sterile Präparation Alpha-1,6-glykosidisch verknüpfter Glucosemoleküle dar. Die zur Zeit erhältlichen Präparationen sind auf der Basis einer annähernd isotonen Elektrolytlösung hergestellt und weisen zumeist einen 0,9 %igen Anteil an Natriumchlorid auf. Die elektrolytfreien Präparationen enthalten einen 5 %igen Glucoseanteil. Dextran wird großtechnisch aus Zuckerrübensaft durch bakterielle Einwirkung (Leuconostoc mesenteroides) sowie durch Einwirkung von Dextransaccharase zunächst als sogenanntes Rohdextran gewonnen. Dieses hochmolekulare Nativdextran mit einem Molekulargewicht von mehr als 10 000 000 Dalton wird mit Methanol, Ethanol oder Aceton gefällt und mittels Säurehydrolyse partiell depolymerisiert. Danach erfolgt eine Fraktionierung mit unvergälltem Alkohol. Die Löslichkeit von Dextran nimmt mit steigendem Molekulargewicht ab. Daher kann durch die Wahl der Hydrolyse und der Fällungsbedingungen die Molekulargewichtsverteilung definiert werden. Die Wahl des Bakterienstammes ist entscheidend für den Umfang des Verzweigungsgrades, wobei heutzutage aus Verträglichkeitsgründen relativ geringe Verzweigungsgrade angestrebt werden.

Wirksame Bestandteile. Die in der Klinik zum Einsatz kommenden Dextraninfusionen enthalten Dextranmoleküle in einer Kettenlänge von etwa 200–450 Glucosemolekülen, die zum großen Teil durch eine Alpha-1,6-glykosidische Bindung miteinander verknüpft sind. Sie kann von der Serumamylase primär nicht gespalten werden. Entsprechend ihrem Indikationsbereich mit dem Schwerpunkt Volumenersatztherapie werden Dextranpräparationen entweder als leicht hyperonkotische bis isoonkotische Infusionslösungen mit einem Molekulargewicht zwischen 60 000 und 75 000 Dalton in einer Konzentration zwischen 4,5 und 6 % angeboten. Im Bereich der Therapie von

Mikrozirkulationsstörungen kommen sogenannte niedermolekulare Dextranpräparate mit einem mittleren Molekulargewicht (Mw) um 40 000 Dalton in der Regel als stark hyperonkotische Lösungen in 10%iger Konzentration zur Anwendung.

Pharmakologische Eigenschaften. Die pharmakologischen Eigenschaften der Dextrane werden beeinflußt durch die Molekülgröße, die Molekulargewichtsverteilung, den Verzweigungsgrad sowie die Konzentration der Lösung. Diese wiederum bestimmen Metabolisierung und Ausscheidung und damit Volumenwirksamkeit und intravasale Verweildauer.

Die *Elimination* und damit die intravasale Verweildauer hängen entscheidend vom Molekulargewicht des infundierten Dextrans ab. Bei Dextranpräparationen mit einem Molekulargewicht zwischen 60 000 und 75 000 Dalton werden ca. 60 % renal ausgeschieden, der Rest wird hauptsächlich in Leber, Milz und Niere bis zu CO_2 und H_2O abgebaut. Die Nierenschwelle für Dextran liegt bei einem Molekulargewicht um 50 000 Dalton[109]. Der Abbau von Dextran erfolgt hauptsächlich enzymatisch über sogenannte Dextranasen, wobei niedermolekulare Fraktionen rascher als höhermolekulare abgebaut werden. Eine längerfristige Speicherung von Dextran im Organismus ist nicht zu erwarten. Die pharmakologischen Eigenschaften der Dextrane lassen sich wie folgt zusammenstellen:

1. Volumenwirkung
2. rheologischer Effekt
3. antithrombotische Wirkung.

Dextran in einer Molekulargewichtsgröße zwischen 60 000 und 75 000 Dalton besitzt eine Wasserbindungskapazität von 20–25 ml/g. Der Volumeneffekt 6%iger Dextranlösung mit einem Molekulargewicht um 60 000 wird mit ca. 4–8 Stunden angegeben[3, 109, 112]. Die *Volumenwirkung* ist unmittelbar nach der Applikation am stärksten ausgeprägt, wobei das hochprozentige, niedermolekulare Dextran wesentlich stärker wirksam ist als das 6%ige höhermolekulare Dextran. Wegen der Gefahr der Volumenüberladung sollte das hochkonzentrierte niedermolekulare Dextran trotz seines erheblichen, bis zu 200 % reichenden volumenexpandierenden Effekts, nicht zur primären Volumensubstitution eingesetzt werden, zumal auch die intravasale Verweildauer mit etwa 3–4 Stunden Volumenwirksamkeit deutlich geringer ist als die der höhermolekularen Dextranpräparation mit einem mittleren Molekulargewicht um 60 000[3].

Durch die gute und relativ lang anhaltende Volumenwirkung der Dextranlösungen kann eine Steigerung des venösen Rückflusses des Herzzeitvolumens und damit des arteriellen Blutdruckes erreicht werden[109, 112]. Infolge der durch den kolloidalen Volumenersatz einsetzenden Hämodilution kommt es zu einer *Verminderung der Viskosität* des Blutes, die der Abnahme des Hämatokrits parallel verläuft. Dadurch resultiert eine erhebliche Steigerung der Blutströmung, wobei die optimierten Fließeigenschaften zu einer Verbesserung der peripheren Durchblutung und in Abhängigkeit der Verdünnung trotz Verminderung der Sauerstoffträger bis zu einem Hämatokrit um 30 % zu einer Verbesserung der Sauerstoffversorgung der Gewebe führen. Insbesondere die niedermolekularen hochkonzentrierten Dextranlösungen mit einem mittleren Molekulargewicht um 40 000 führen zu einer deutlichen Verbesserung der Mikrozirkulation, so daß sich daraus ihr spezifisches Indikationsgebiet ergibt.

Maßgeblich für die *antithrombotische Wirkung* von Dextranlösungen sind neben der Verbesserung der Durchblutung spezifische Dextraneffekte, die die Erythrocytenaggregation hemmen sowie der sogenannte Coating-Effekt des Dextrans[114a]. Dabei handelt es sich um spezielle physikochemische Eigenschaften des Dextrans, das sowohl auf der Gefäßintima als auch auf den Thrombocyten eine einmolekulare Schicht bildet. Dies verhindert insbesondere die Aggregation der Thrombocyten, die Freisetzung von Thrombocytenfaktoren sowie deren sogenannte visköse Metamorphose. Dies wiederum führt zu einer Störung des sogenannten primären Plättchenthrombus. Wie jedes andere Kolloid führen auch Dextraninfusionen je nach applizierten Mengen zu einer Verdünnungskoagulopathie. Darüber hinaus scheinen aber auch direkte gerinnungshemmende Effekte zu existieren, die jedoch erst bei größeren applizierten Mengen zu definitiven Gerinnungsstörungen führen können[109].

Die *Anwendungsgebiete* von Dextran ergeben sich aus seinen beschriebenen Funktionen:

1. als akuter Volumenersatz
2. Verbesserung der Mikrozirkulation
3. Thromboseprophylaxe
4. Durchblutungsförderung.

Gegenanzeigen. Die Gegenanzeigen gegen die Verwendung von Dextranpräparationen resultieren zum einen aus den spezifischen Wirkungen, aus ihrer Volumenwirkung sowie aus ihrer Elektrolytzusammensetzung. Eine absolute Gegenanzeige stellt eine bekannte Dextranallergie dar. Relative Gegenanzeigen können sowohl Zustände absoluter wie relativer Hypervolämien sein, die sich in hohen zentralvenösen Druckwerten, klinischen Zeichen der Herzinsuffizienz bis hin zum Lungenödem äußern können. Auch intrakranielle Blutungen sowie hämorrhagische Diathesen stellen eine Anwendungsbeschränkung für die Applikation von Dextraninfusionen dar. Darüber hinaus stellen Exsikkose und Niereninsuffizienz ebenfalls Einschränkungskriterien für die Anwendung von Dextranen dar[116]. So ist insbesondere die Applikation von niedermolekularem, hochkonzentriertem Dextran bei exsikkierten Patienten kontraindiziert, sofern nicht gleichzeitig eine adäquate Flüssigkeitstherapie mit elektrolythaltigen Lösungen erfolgt, da diese Präparationen einen massiven Flüssigkeitseinstrom aus dem umgebenden Gewebe in den Intravasalraum bewirken[115]. Des weiteren gilt die Hyperfibrinolyse als Kontraindikation zur Applikation von Dextranen. Dies gilt ebenso bei bekannten Störungen der plasmatischen Gerinnung wie auch bei qualitativen oder quantitativen Veränderungen der Thrombocyten[109].

Gelatine[3, 109, 112]

Gelatine stellt ein Abbauprodukt des Kollagens dar, wobei das Rohmaterial, das zur Herstellung von Gelatinepräparaten herangezogen wird, vorwiegend aus der Haut und den Knochen von Säugetieren stammt. Nach Spaltung der Gelatine in Peptidketten erfolgt eine Repolymerisation der Spaltprodukte zu Molekülen mit einer mittleren relativen Molekülmasse zwischen 30 000 und 40 000 Dalton. Im Herstellungsprozeß ist analytisch zwischen Säure- und Base-behandelten Gelatinen zu unterscheiden, wobei sich Unterschiede besonders im isoelektrischen Punkt der jeweiligen Gelatine widerspiegeln. So liegt der isoelektrische Punkt alkalisch behandelter Gelatine zwischen 4,5 und 5,1, der der säurebehandelnden Gelatine zwischen 8,8 und 9,3. Diese Unterschiede entstehen durch die höhere Anzahl von Carboxylgruppen, die von Amid- und Esterbindungen während des alkalischen Prozesses freigesetzt werden[109]. Die Lösungsverbesserung, die durch Abbau von unlöslichem Kollagen in lösliche Gelatine bis zu Polypeptiden mit einem mittleren Molekulargewicht um 12 000 erreicht wird, kann eine weitere Verbesserung der physikalisch-chemischen Eigenschaften der Gelatine durch den Einbau von Querverbindungen erfahren. Dabei werden zur Kopplung der einzelnen Moleküle hauptsächlich die im folgenden genannten 3 unterschiedlichen Vernetzungsmittel verwendet[109]:

1. Glyoxal
2. Bernsteinsäureanhydrid
3. Diisocyanat.

Daraus leiten sich die derzeit am häufigsten in Deutschland eingesetzten Gelatinepräparationen ab[3] (Tab. 2.6):

1. Lösungen aus Oxypolygelatine
2. Lösungen aus Polymerisaten abgebauter succinylierter Gelatine (modifizierter flüssiger Gelatine)
3. Harnstoffvernetzte Gelatine.

Die handelsüblichen Lösungen werden in einer Konzentration zwischen 3 und 5% angeboten.

Das Wasserbindungsvermögen von Gelatinekolloiden schwankt zwischen ca. 14 und über 40 ml/g Gelatine.

Bis zu einer Molekülmasse von etwa 50 000 können Moleküle durch glomeruläre Filtration über die Nieren ausgeschieden werden. Da der Gelschmelzpunkt der Gelatinekolloide nur dadurch gering gehalten werden kann, daß Konzentration und Molekülgröße relativ niedrig sind, enthalten Gelatineinfusionslösungen vor allem Molekülgrößen mit einem mittleren Molekulargewicht von 30 000–35 000. Die dadurch bedingte relativ früh einsetzende Ausscheidung durch die Niere, erkennbar auch an einer deutlichen Steigerung der Diurese, führt dazu, daß Gelatine im Vergleich zu Dextranen und Hydroxyethylstärke die geringste intravasale Verweildauer aufweist. Diese wird zwischen 2 und 4 Stunden angegeben. Neben der überwiegend renalen Elimination werden ca. 5–8% der Gelatine über den Darm ausgeschieden, 1% wird von körpereigenen Peptidasen abgebaut[112]. Eine Speicherung im RES findet offensichtlich nicht statt[112].

Indikation. Die Indikation für Gelatinepräparationen ist der Volumenmangel. Da im Prinzip keine Dosisobergrenzen für Gelatine im Gegensatz zu den anderen Substraten, wie Dextrane und Hydroxyethylstärke bestehen, wird der Einsatz von Gelatine praktisch nur durch das Ausmaß der Hämodilution sowie die dadurch gegebenenfalls hervorgerufenen Gerinnungseinflüsse (Verdünnungskoagulopathie) begrenzt. Ein spezifischer, auf die Blutgerinnung ausgerichteter Effekt wie für Dextrane bislang nicht nachgewiesen wurde, ergibt sich bei Anwendung größerer Gelatinemengen auch aus gerinnungsphysiologischer Sicht keine Dosiseinschränkung bzw. Gegenanzeigen bei vorbestehenden Gerinnungsstörungen. Lediglich über eine Abnahme der Thrombocytenzahlen unter Gelatineinfusionen ist gelegentlich berichtet worden, wobei jedoch auch hier ein Verdünnungseffekt nicht ausgeschlossen werden kann. Aufgrund ihrer isoonkotischen Eigenschaften besitzen Gelatinelösungen keinen volumenexpandierenden, sondern nur einen knapp isovolämischen Effekt. Dies sowie die Tatsache der relativ kurzen intravasalen Verweildauer haben dazu geführt, daß für die Anwendung von Gelatine sich ein Hauptschwerpunkt im Bereich der Überbrückung kurzfristig auftretender absoluter oder rela-

Tabelle 2.6 Physikalisch-chemische Eigenschaften der klinisch relevanten Gelatinederivate

Meßwert	Succinylierte Gelatine	Oxypolygelatine	Harnstoffvernetzte Gelatine
Gewichtsmittelwert ($\overline{M}w$)	35 000	30 000	35 000
Zahlenmittelwert ($\overline{M}n$)	22 600	20 000	15 000
Uneinheitlichkeit U ($\overline{M}w/\overline{M}n$)	1,5	1,5	2,3
Relative Viskosität (ηrel)	1,9	2,1	1,8
Isoelektrischer Punkt	4,95	4,3	4,6
pH der Infusionslösung	7,2	7,0	7,2
kolloidosmotischer Druck (mmH$_2$O)	–	–	350–390
Wasserbindung (ml H$_2$O/g)	42,8	41,7	39,7

tiver Volumenmangelzustände ergeben hat. Dazu zählen z. B. ein relativer Volumenmangel, ausgelöst durch eine rückenmarksnahe Leitungsanaesthesie, Prophylaxe von Blutdruckabfällen im Rahmen einer Narkoseeinleitung bei Patienten mit absolutem oder relativem Volumenmangel sowie Volumenauffüllung im Rahmen fremdbluteinsparender Maßnahmen insbesondere der akuten normo- oder isovolämischen Hämodilution. Darüber hinaus finden in zunehmendem Maße Gelatinepräparationen ihren Einsatz im Rahmen protrahiert verlaufender Volumenverluste, um Überschreiten der Dosisobergrenze, wie sie bei den anderen künstlichen Kolloiden bestehen, zu vermeiden bzw. als Alternative, wenn die Dosisobergrenze der anderen künstlichen Kolloide bereits ausgeschöpft ist. Ein weiteres Indikationsgebiet erschließt sich durch die rheologischen Eigenschaften von Gelatinelösungen. Ebenso wie nach Infusion anderer Kolloide kommt es nach Gelatineinfusionen zu einer Steigerung des venösen Rückstromes mit einer gleichzeitigen Anhebung des mittleren arteriellen Drucks sowie einer Zunahme des Herzzeitvolumens. Dies führt zusammen mit der Viskositätssenkung des Blutes zu einer Verbesserung der peripheren Durchblutung, die der von Hydroxyethylstärke 200 000 Substitutionsgrad 0,5 entspricht oder sogar übertrifft. Diese Durchblutungssteigerung ist über einen Zeitraum von 2–3 Stunden nachweisbar. Für die Anwendung im Rahmen des Blutvolumenersatzes mit Komponenten ist Gelatine ebenso geeignet, wie die übrigen zur Kolloidtherapie eingesetzten natürlichen wie künstlichen Präparate, wobei sie den gleichen Einsatzkriterien unterliegt[73, 109, 112].
Die maximale Infusionsgeschwindigkeit ist abhängig von der jeweiligen kardiozirkulatorischen Situation, wobei Druck- und Schnellinfusionen prinzipiell möglich sind. Außerhalb akuter Schocksituationen kann als Richtwert eine Dosierung von bis zu 20 ml/kg KG und Stunde gelten[3].

Gegenanzeigen und unerwünschte Wirkungen. Wie alle künstlichen Kolloide können auch gegen Gelatine Antikörper nachgewiesen werden. Präparate unterschiedlich können Infusionen zu anaphylaktoiden Reaktionen führen, so daß eine bekannte Gelatineallergie eine Kontraindikation ist[105].
Antikörper gegen Oxypolygelatine sind auch beim Menschen nachweisbar. Es wird auf eine Häufung insbesondere bei Rheumatikern, wobei eine Beziehung zum Abbau körpereigener Proteine diskutiert wird, hingewiesen. *Anaphylaktoide Reaktionen* sind in der Vergangenheit bei Gelatine, insbesondere bei den Polygelinen vermehrt beschrieben worden, allerdings sind schwere anaphylaktoide Reaktionen dabei wesentlich seltener als vergleichsweise bei Dextranen. Im Prinzip stellen Volumenersatzmittel auf Gelatinebasis nur schwache Antigene dar, wobei allerdings harnstoffvernetzte und modifizierte flüssige Gelatine eine relativ ausgeprägte Immunantwort hervorrufen können. Da Gelatineantikörper bei der Reaktion mit dem Antigen kein Komplement binden, sind in vivo zytotoxische Reaktionen nicht zu befürchten[109]. Ursächlich für Unverträglichkeitsreaktionen unter Gelatineinfusionen kommen auch Histaminfreisetzungen in Betracht. Insbesondere die nach rascher Infusion größerer Mengen harnstoffvernetzter Gelatine beobachteten anaphylaktoiden Reaktionen waren auf eine massive Histaminfreisetzung zurückzuführen. Eine Vorbehandlung mit H1- und H2-Rezeptorantagonisten konnte zu einer Verminderung von Häufigkeit und Ausprägung dieser Reaktionen führen. Nachdem für die Histaminliberation ursächlich die Vernetzungsmittel anzusehen sind, konnte durch eine Verbesserung in den Herstellungsverfahren der Überschuß an Vernetzungsmittel reduziert werden, so daß bei neueren Präparationen eine deutliche Reduktion anaphylaktoider Reaktionen zu beobachten ist[109].
Wie alle anderen kolloidal wirksamen Volumenersatzmittel führt auch Gelatine zu einer *Hemmung der Albuminsynthese* in den Hepatocyten. Obwohl bislang keine schwerwiegenden klinischen Nachteile dadurch beschrieben wurden, ist bei kritisch kranken Patienten mit Hypalbuminämien diese Überlegung eventuell mit in die Therapieplanung einzubeziehen.
Selbst nach der Schnellinfusion größerer Mengen Gelatinelösung wurden *keine klinisch relevanten Nierenfunktionsstörungen* beobachtet. Im Gegenteil, glomeruläre Filtration und renale Plasmadurchströmung erfahren unter Gelatineinfusion eher eine Verbesserung. Nachdem ebenso wie bei Dextranen und Hydroxyethylstärke auch nach Applikation von Gelatinepräparaten reversible vakuolige Veränderungen im Bereich der Nierentubuli beobachtet wurden, gilt auch für den Einsatz von Volumenersatzlösungen auf Gelatinebasis, daß sie bei exsikkierten Patienten sowie bei Patienten mit prärenaler Leistungsbehinderung infolge Flüssigkeitsmangels möglichst erst nach Behebung eines bestehenden Flüssigkeitsdefizits appliziert werden sollten.
Zu beachten ist, daß nach Gelatineinfusion ebenso wie nach Infusion anderer künstlicher Kolloide das spezifische Gewicht nicht als Beurteilungskriterium der Nierenfunktion herangezogen werden kann.

Wechselwirkungen. Mit Ausnahme von Oxypolygelatine enthalten Gelatinezubereitungen neben anderen Elektrolyten auch Calcium. Beim Vermischen mit Citratblut kann es durch Rekalzifizierung zu Störungen der Blutgerinnung kommen. Daneben kann durch die Infusion größerer Mengen calciumhaltiger Gelatinepräparate die Toxizität herzwirksamer Glykoside verstärkt werden. Außerdem können Inkompatibilitäten bei der Kombination mit phosphat- oder karbonathaltigen Arzneimitteln durch die Bildung unlöslicher Komplexe auftreten.

Hydroxyethylstärke[3, 109, 111, 112, 113]

Stärkepräparationen sind sterile Produkte auf der Basis hochverzweigten Amylopektins. Das Ausgangsmaterial der meisten handelsüblichen Hydroxyethylstärkepräparate (HES) ist Getreidestärke. Daneben kann Stärke auch aus Kartoffeln, Mais, Reis oder Hirse gewonnen werden. Durch Salzsäurehydrolyse sowie Ethylenoxidbehandlung kommt es zu einem Aufbruch der Stärke sowie zu einer ätherartigen Bindung von Hydroxyethylgruppen an unterschiedliche Stellen der Kohlenstoffatome der Glucose, die die Untereinheiten der Stärke bilden. Diese Hydroxyethylierung behindert den unmittelbaren Zugriff der Serumamylase, die ansonsten zu einer raschen Hydrolyse der Stärke führen würde. Das Ausmaß der Substituierung der Glucosemoleküle sowie der Ort der Bindung am Glucosering (C2, C3, C6), sind für die Eigenschaft der Stärkepräparation typische und wichtige Kriterien. Der Substitutionsgrad (DS) definiert die Verhältnisse, der mit einem oder mehreren Hydroxyethylgruppen versehene Glucosemoleküle. Da die theoretische Anzahl der substituierten Moleküle maximal gleich der Anzahl der vorhandenen Moleküle ist, kann der Substitutionsgrad höchstens 1 betragen[109, 111].

Wirksame Bestandteile. Die wirksamen Bestandteile von Hydroxyethylstärkelösungen sind hochverzweigte kompakte Kugelmoleküle aus Hydroxyethylstärke mit einer mittleren relativen Molekülmasse zwischen ca. 450 000 und 70 000. Handelsübliche Präparationen werden derzeit in Konzentrationen von 3, 6 und 10 % angeboten. Der Substitutionsgrad wird von den Herstellern zwischen 0,5 und 0,7 angegeben[73]. Präparateunterschiedlich können erhebliche Schwankungen in der Molekulargewichtsverteilung auftreten. Bei der höhermolekularen Stärke mit dem Molekulargewichtsmittel 450 000 liegen ca. 90 % der Moleküle im Molekulargewichtsbereich zwischen 10 000 und 1 Mill. Bei der niedermolekularen Stärke liegt das Zahlenmittel des Molekulargewichtes bei ca. 30 000 und das Gewichtsmittel bei etwa 40 000. Ca. 80 % der Moleküle liegen in einem Molekulargewichtsbereich zwischen ca. 5000 und 100 000. Die mittelmolekularen Stärkepräparate weisen eine relative Molekülgröße von 200 000 D sowie einen Substitutionsgrad von 0,5 auf. Die Wasserbindungskapazität beträgt ca. 10 bis 14 ml/g Stärke[112].

Elimination. Die Elimination und die damit verbundene intravasale Verweildauer hängen entscheidend vom Molekulargewicht bzw. der Molekulargewichtsverteilung sowie dem Substitutionsgrad ab. Die Hydroxyethylstärkekomplexe werden durch die Alpha-Amylase des Serums enzymatisch gespalten. Die weitere Elimination der Spaltprodukte erfolgt vor allen Dingen über die Niere[109, 119]. Darüber hinaus kann es auch zur Speicherung von HES-Molekülen im RES kommen[109]. In Abhängigkeit von der Molekülgröße und dem Substitutionsgrad lassen sich über längere Zeiträume in Hepatocyten, proxymalen Tubuluszellen der Niere, in den Phagocyten sowie in den Retikulumzellen speicherungstypische Vakuolen nach Stärkeapplikation nachweisen. Daher ist eine Kumulation bei Langzeitanwendung bzw. nach Applikation großer Mengen nicht auszuschließen[120, 121]. Klinisch relevante Auswirkungen sind jedoch bislang nicht dokumentiert worden. Darüber hinaus kann die Hydroxyethylstärke in allen Körperzellen kontinuierlich enzymatisch abgebaut werden, wobei die Hydroxyethylgruppen nicht von den Glucosemolekülen abgespalten werden.

Pharmakologische Eigenschaften. Die pharmakologischen Eigenschaften der Hydroxyethylstärkepräparationen werden beeinflußt durch die Molekülgröße, die Molekulargewichtsverteilung, den Substitutionsgrad sowie durch die Konzentration der Lösung. Volumenwirksamkeit und Dauer des Volumeneffektes werden entscheidend von jeder einzelnen dieser Größen mitbestimmt, da diese Metabolisierung und Ausscheidung gegebenenfalls auch die Speicherung im Organismus definieren[111, 119]. Die pharmakologischen Eigenschaften von Hydroxyethylstärkepräparationen lassen sich wie folgt zusammenfassen:

1. Volumenwirkungen
2. Rheologische Effekte
3. Antithrombotische Wirkungen.

Die *Volumenwirkung* der einzelnen Hydroxyethylstärkepräparationen entspricht in etwa der dextranhaltiger Volumenersatzlösungen[119]. In Abhängigkeit von Molekulargewicht und Substitutionsgrad sowie der jeweiligen Konzentration beträgt die akute Volumenwirkung einer 6 %igen Hydroxyethylstärkelösung, Molekulargewicht 200 000, Substitutionsgrad 0,5, ca. das 0,8fache der einer Dextranlösung, die einer 6 %igen Hydroxyethylstärkelösung mit einem mittleren Molekulargewicht von 450 000 und einem Substitutionsgrad von 0,7 etwa das 1,0 bis 1,1fache und die der hyperonkotischen 10 %igen Hydroxyethylstärkelösung mit einem mittleren Molekulargewicht von 200 000 und einem Substitutionsgrad von 0,5 etwa das 1,3 bis 1,4fache der einer entsprechenden Dextranlösung. Die mittlere Volumenwirksamkeit der hochmolekularen, hochsubstituierten Hydroxyethylstärke wird mit 8 bis 12 Stunden angegeben, die der mittelmolekularen Hydroxyethylstärkepräparationen mit einem Molekulargewicht von ca. 200 000 und einem Substitutionsgrad von 0,5 wird einheitlich mit 3,5 bis 6 Stunden veranschlagt. Halbwertszeiten für niedermolekulare Hydroxyethylstärkepräparationen mit einem angegebenen Molekulargewicht um 40 000 und einem Substitutionsgrad von 0,5 liegen in einer Größenordnung von ca. 2–3 Stunden. Die derzeit am häufigsten zur Volumensubstitution angewendeten niedermolekularen, mittelsubstituierten Präparationen mit einem Molekulargewicht von 200 000 und einer Substitution von 0,5 sowie einer Konzentration von 3 und 6 % weisen nach 24 Stunden eine Hydroxyethylstärkekonzentration im Serum auf, die weniger als 10 bis 15 % der Initialkonzentration beträgt.
Durch die effektive und relativ lang anhaltende Volumenwirkung der Hydroxyethylstärkelösungen kommt es zu einer Steigerung des venösen Rückflusses, des Herzzeitvolumens und damit zu

einer Steigerung des mittleren arteriellen Druckes. In Abhängigkeit von der Infusionsgeschwindigkeit und der Konzentration der eingesetzten Lösung kommt es zu zum Teil gegensinnigen *Veränderungen der Viskosität des Blutes*. Bei langsamer Infusionsgeschwindigkeit und isoonkotischen Konzentrationen führt die Abnahme des Hämatokrits und die parallel einsetzende Hämodilution zu einer Verminderung der Viskosität des Blutes und damit zu einer Verbesserung der Fließeigenschaften. Demgegenüber führen hochkonzentrierte Infusionslösungen, insbesondere bei schneller Infusion gegebenenfalls zu einer Viskositätsvermehrung und damit zu einer relativen Verschlechterung der rheologischen Parameter[109]. Nachgewiesenermaßen kann mittelmolekulare, mittelsubstituierte Hydroxyethylstärke (Molekulargewicht ca. 200 000, Substitutionsgrad 0,5) erfolgreich bei Patienten mit peripherer arterieller Verschlußkrankheit, insbesondere Stadium 2b eingesetzt werden[118].
Neben der belegten Wirksamkeit im Rahmen der therapeutischen Hämodilution bei Patienten mit peripherer arterieller Verschlußkrankheit Typ 2b kann Hydroxyethylstärke aufgrund der Hemmung der Erythrocytenaggregation sowie einer Umhüllung der Thrombocyten bei gleichzeitiger Verbesserung der Makro- und Mikrozirkulation *thromboseprophylaktische Eigenschaften* aufweisen[117]. Die dazu bislang vorliegenden Befunde reichen jedoch nicht aus, bei thrombosegefährdeten Patienten sich auf eine alleinige Infusion hydroxyethylstärkehaltiger Präparate zu verlassen und auf spezifische Pharmaka der Thromboseprophylaxe zu verzichten. Wegen der Gefahr der Volumenüberladung sollten hochkonzentrierte, hyperonkotische Hydroxyethylstärkelösungen trotz ihres echten volumenexpandierenden initialen Effektes nicht zur primären Volumensubstitution eingesetzt werden, zumal sie zu einer erheblichen akuten Exsikkose der extravasalen Flüssigkeitsräume führen können.

Indikation. Die Anwendungsgebiete für Hydroxyethylstärkelösungen ergeben sich aus den beschriebenen Funktionen:

1. als akuter Volumenersatz
2. Verbesserung der Mikrozirkulation
3. Durchblutungsförderung
4. Thromboseprophylaxe.

Eine therapeutische Hämodilution mit Hydroxyethylstärke 200 000, Substitutionsgrad 0,5 führt nachgewiesenermaßen zu einer Verbesserung bei peripherer arterieller Verschlußkrankheit, insbesondere im Stadium 2 b[118]. Eine therapeutische Hämodilution wird auch bei zerebralen Durchblutungsstörungen und Hörsturz sowie Ohrgeräuschen durchgeführt. Die letztgenannten Indikationen werden jedoch kontrovers diskutiert und müssen derzeit als nicht gesichert angesehen werden.

Gegenanzeigen. Die Gegenanzeigen gegen die Verwendung von Stärkepräparationen resultieren zum einen aus den spezifischen Wirkungen der Hydroxyethylstärke, aus der Volumwirkung sowie aus der Elektrolytzusammensetzung. Relative Gegenanzeigen können sowohl Zustände absoluter wie relativer Hypervolämie sein, die sich in hohen zentralvenösen Druckwerten, klinischen Zeichen der Herzinsuffizienz bis hin zum Lungenödem äußern können. Auch intrakranielle Blutungen sowie hämorrhagische Diathesen können eine Anwendungsbeschränkung für die Applikation von Hydroxyethylstärkeinfusionen sein. Vorsicht ist weiterhin bei ausgeprägten Nierenfunktionsstörungen geboten, wobei insbesondere exsikkierte Patienten mit ausgeprägtem Flüssigkeitsmangel durch eine schnelle Infusion hyperonkotischer Lösungen gefährdet werden[116].

Dosierung und Art der Anwendung. Die maximale Infusionsgeschwindigkeit ist abhängig von der jeweiligen kardiozirkulatorischen Situation. Außerhalb von akuten Notfallsituationen wird eine Infusionsgeschwindigkeit von bis zu 20 ml/kg KG und Stunde empfohlen. Bis zum Vorliegen neueren wissenschaftlichen Erkenntnismaterials gilt die Maximaldosierung von ca. 2 g Hydroxyethylstärke/kg KG und Tag. Bei Einhaltung der empfohlenen Dosisrichtlinien für Erwachsene gibt es bislang keinen Hinweis auf spezielle Unverträglichkeiten oder Nebenwirkungen während der Schwangerschaft oder Stillzeit. Andererseits liegt für die Anwendung am Menschen während Schwangerschaft und Stillzeit kaum wissenschaftliches Erkenntnismaterial vor. Daher wird empfohlen, in diesen Situationen die Applikation dieser Lösungen auf vitale Indikationsbereiche zu beschränken.

Unerwünschte Nebenwirkungen. Wie alle anderen körperfremden kolloidalen Infusionslösungen können Hydroxyethylstärkepräparationen zu *anaphylaktoiden Reaktionen* führen. Im Vergleich – insbesondere zu den Dextranen – sind jedoch schwere anaphylaktoide Reaktionen bei Anwendung von Hydroxyethylstärke selten[113, 119]. Die Gesamthäufigkeit anaphylaktoider Nebenwirkungen wird um 0,085 % angegeben, wobei in der Literatur stark streuende Werte zu finden sind.
Einzelfälle über Nierenfunktionsstörungen unter Hydroxyethylstärkeinfusionen sind berichtet worden. Eine genaue Analyse der Fälle ergab, daß es sich fast ausschließlich um eine nicht bestimmungsgemäße Anwendung bei vorbestehender Niereninsuffizienz handelte oder aber eine ausreichende Flüssigkeitszufuhr unterblieb. Eine direkte Verschlechterung der Nierenfunktion wird durch Hydroxyethylstärke nicht bewirkt. Da die renale Durchblutung ansteigt und die Diurese nach Infusion von Hydroxyethylstärke gesteigert ist, könnte eine Hydroxyethylstärkeapplikation sogar eher eine Stützung der Nierenfunktion darstellen.
Ebenso wie Dextran *erhöht* auch Hydroxyethylstärke die *Blutungszeit* sowie die *Blutungstendenz*. Dies beruht z. T. auf hämodilutionsbedingten Veränderungen sowie auf speziellen gerinnungshemmenden Einflüssen.

Die Gabe von Hydroxyethylstärke hat keinen oder nur geringen Einfluß auf die Thrombocytenzahl, die Plättchenaggregation sowie die Zahl der zirkulierenden Plättchenaggregate. Hydroxyethylstärke *verhindert* jedoch die collageninduzierte *Thrombocytenaggregation* durch dextranähnliche Coatingeffekte[117]. Auch die Auswirkungen von Hydroxyethylstärkepräparationen auf die plasmatische Gerinnung entsprechen weitgehend denen der Dextrane. Es kommt zu einer *Hemmung der Aktivitäten von Faktor 8* und Faktor 8 Ristocetinkofaktoraktivität (von Willebrand-Faktor). Die partielle Thromboplastinzeit nimmt zu und Fibrinogen bleibt über die Dilutionswirkung hinaus erniedrigt.

Insbesondere nach längerfristiger Anwendung von Hydroxyethylstärke bei Behandlung des Hörsturzes durch therapeutische Hämodilution trat dosisabhängig bei einigen Patienten Juckreiz auf. Hierbei konnte in den betroffenen Hautarealen Hydroxyethylstärke nachgewiesen werden. Der exakte Pathomechanismus des langanhaltenden und weitgehend therapierefraktären Juckreizes ist jedoch zur Zeit nicht eindeutig geklärt[120, 121].

Ähnlich ungeklärt sind Einzelberichte über sogenannten „Flankenschmerz" bei Patienten unter therapeutischer Hämodilution mit Hydroxyethylstärke.

Literatur

1. Cannon WB: The wisdom of the body, Norten, New York (1939)
2. Schmitz JE: Infusions- und Ernährungstherapie des Polytraumatisierten. In: Anaesthesiologie und Intensivmedizin Bd. 173. Springer. Berlin, Heidelberg, New York, Tokyo (1985)
3. Ahnefeld FW, Schmitz JD: Infusionstherapie – Ernährungstherapie. Kohlhammer. Stuttgart, Berlin, Köln, Mainz (1986)
4. Seeling W.-D, Ahnefeld FW: Störungen des Wasser-, Elektrolyt- und Säuren-Basen-Status. Wissenschaftliche Verlagsgesellschaft. Stuttgart pp 17–18 (1988)
5. Andersson B: Regulation of body fluids. Ann. Rev. Physiol 39: 185–200 (1977)
6. Gauer OH, Henry IP: Neurohormonal control of plasma volume. Intern. Rev. Physiol 9: 145–190 (1976)
7. Gauer OH, Henry IP, Behn C: The regulation of extracellular fluid volume. Ann. Rev. Physiol 32: 547–595 (1970)
8. Kirsch K, Gauer OH: Identification of receptor groups. Concept of two interacting volume control systems. J. Parent. Ent. Nutr 4: 71–76 (1980)
9. Davis JV, Freeman RH: Mechanisms regulating renin release. Physiol. Rev 56: 1–56 (1976)
10. Scherer R, Schoeppner H, Lawin P: Das Renin-Angiotensin-System und seine Bedeutung für Anästhesie und operativen Eingriff. Eine Übersicht – Teil 1. Anästh. Intensivmed 23: 425–430 (1982)
11. Scherbaum WA: Neue Erkenntnisse zur Ausschüttung und Wirkung von Vasopressin und Oxytocin. Dtsch. Med. Wsch 108: 1970–1975 (1983)
12. Swanson LW, Sawchenko PE: Paraventricular nucleus: A site for integration of neuroendocrine und autonomic mechanisms. Neuroendocrinology 31: 410–417 (1980)
13. Arendt RM, Gerbes AJ: Atrialer natriuretischer Faktor. Die endokrine Funktion des Herzens. Dtsch. Med. Wschr 111: 1849–1855 (1986)
14. Atlas SA, Lavagh JH: Atrial natriuretic peptide: a new factor in hormonal control of blood pressure and electrolyte homeostasis. Ann. Rev. Med 37: 397–414 (1986)
15. Hauptert GT, Sancho IM: Sodium transport inhibitor from bovine hypothalamus. Proc. Nat. Acad. Sci USA 76: 4658–4660 (1979)
16. Fishman MC: Endogenous digitalis-like activity in mammalian brain: Proc. Nat. Acad. Sci USA 76: 4661–4663 (1979)
17. Truniger B: Störungen des Elektrolythaushaltes – Meßgrößen, Nomenklatur und Störfaktoren. In: Ahnefeld FW, Bergmann H, Burri C, Dick W, Halmágyi M, Rügheimer E. (Hrsg.) Wasser-Elektrolyt- und Säuren-Basen-Haushalt. Klinische Anästhesiologie und Intensivtherapie. Springer, Berlin, Heidelberg, New York pp 38–53 (1977)
18. Schmitz JE, Stein B: Risiken der perioperativen Anwendung kristalloider und kohlenhydrathaltiger Lösungen als Basis- und Korrekturtherapie. In: Rügheimer E (Hrsg.) Konzepte zur Sicherheit in der Anästhesie. Teil 2: Risiken durch Pharmaka. Springer, Berlin, Heidelberg, New York, London, Paris, Tokyo, Hong Kong, Barcelona, Budapest pp 263–277 (1993)
19. Gross P, Handelmann W, Schrier RW: Differentialdiagnose und Behandlung bei Hyponatriämie. Klin. Wschr 53: 159–165 (1980)
20. Blair-West JR: Renin-angiotensin-system und sodium metabolism: In: Thurau (ed.) Int. Rev. Physiol. Kidney and Urinary tract physiology II Vol 11, 95–143 University Park Press Baltimore (1976)
21. Lang F, Dettjen P, Reissigl H: Wasser- und Elektrolythaushalt – Physiologie und Pathophysiologie. In: H Reissigl (ed.) Handbuch der Infusionstherapie und Klinischen Ernährung I. Karger. Basel, München, Paris, London, New York, Tokyo, Sydney (1984)
22. Zumkley A: Klinik des Wasser-Elektrolyt- und Säure-Basen-Haushalts. Thieme, Stuttgart 1977
23. Hartig W: Moderne Infusionstherapie – Künstliche Ernährung. Zuckschwerdt. München, Bonn, Wien, New York 1984
24. Zander R: Physiologie und Klinik des extrazellulären Biocarbonat-Pools: Plädoyer für einen bewußten Umgang mit HCO3⁻. Infusionsther. Transfus. Med 20: 217–235 (1993)
25. Halmágyi M, Müller-Suur N: Flüssigkeitsbedarf und Flüssigkeitsregulation in der perioperativen Phase. In: R Schlimgen, FG Müller, G Kalff (Hrsg.) Infusion, Transfusion, enterale und parenterale Ernährung. Perimed, Erlangen, pp 9–19 (1981)
26. Gill IR: Bartter's syndrome. Ann. Rev. Med 31: 405–419 (1980)
27. Bartter FC, Schwartz WB: The syndrome of inappropriate secretion of antidiuretic hormone. Ann. J. Med 42: 790–806 (1967)
28. Shenkin A: Störungen des Spurenelementhaushalts. In: W Hartig (Hrsg.), Moderne Infusionstherapie – künstliche Ernährung. Zuckschwerdt, München, Bern, Wien, New York, pp 138–151 (1994)
29. Zander R: Der extrazelluläre Biocarbonat-Pool: Klinische Bedeutung und therapeutische Beeinflus-

sung. In Lawin P, Peter K, Martes N, Möllemann M. (Hrsg.). Intensivmedizin, Thieme Stuttgart 1989, pp 85–96
30. Shires GT, Holmann J: Dilution acidosis. Ann. Intern. Med 28: 557–559, 1948
31. Manzke H, Manzke E: Untersuchungen über den pH-Wert und die Titrationsacidität von Infusionslösungen. Med. Welt 5: 268–269 (1969)
32. Asano S, Kato E, Yamauchi M, Ozawa Y, Iwasa M, Wada T, Hasegawa H: The mechanismm of the acidosis caused by infusion of saline solution. Lancet 1245–1246, 1966
33. Bichler KH, Sommerkamp H, Staib I: Iatrogene Alkalose durch Äpfelsäure-Arginin-Infusionen. Bruns Beitr. Klin. Chir 218: 326–331, 1971
34. Lawin P, Zander J: Störungen des Säure-Basen-Haushaltes, in Lawin P. (Hrsg.): Praxis der Intensivbehandlung. Stuttgart, Thieme, 1989
35. Simmerdinger HJ, Dietzel W: Die metabolische Alkalose während der Intensivbehandlung. Prakt. Anästh 6: 12–21, 1971
36. Seybold D, Gessler U: Säure-Basen-Haushalt und Blutgase. Springer, Berlin, Heidelberg, New York (1981)
37. Masoro EM, Siegel PD: Acid base regulation: Its physiology and pathophysiology. Philadelphia, Saunders. 1971
38. Brückner JB: Vergleichende Untersuchung der Wirkung von Natrium-Lactat-Acetat und -Malat bei metabolischer Acidose. Anaesthesist 19: 219–223, 1970
39. Karetzky MS, Cain SM: Oxygen uptake stimulation following Na-L-lactate infusion in anesthetized dogs. Am. J. Physiol 216: 1486–1490, 1969
40. Altemeyer KH, Kraus GB. (1990) Die perioperative Infusionstherapie im Kindesalter. Der Anaesthesist 39: 135–143
41. Altemeyer KH, Dick W, Grünert A. Aspekte des posttraumatischen Stoffwechsels im Kindesalter. In: Ahnefeld FW, Bergmann H, Burri C, Dick W, Halmágyi M, Rügheimer E. (Hrsg.) Grundlagen der Ernährungsbehandlung im Kindesalter. Springer, Berlin, Heidelberg, New York (1978) Bd. 16 pp 21–40
42. Anderson RJ, Chung HM, Kluge R, Schrier RW. A prospective analysis of its epidemiology and the pathogenetic role of vasopressin. Ann. Intern. Med 102: 164–168 (1985)
43. Baur H. Der Wasser- und Elektrolythaushalt des Kranken. In: Anaesthesiologie und Wiederbelebung, Springer, Berlin, Heidelberg, New York (1972)
44. Brook OG, Alvear J. and Arnold M. Energy retention, energy expenditure and growth in healthy immature infants. In: Pediat. Res 13: 215–219 (1979)
45. Dick W, Halmágyi M, Rügheimer E. (Hrsg.) Wasser-Elektrolyt- und Säuren-Basen-Haushalt. Klinische Anästhesiologie und Intensivtherapie. Springer, Berlin, Heidelberg, New York, Bd. 15, pp 54–74 (1977)
46. Heine W. Kohlenhydrate in parenteralen Nährlösungen für die Prädiatrie – eine kritische Bewertung. Infusionstherapie 18: 160–164 (1991)
47. Snyder NA, Feigal DW, Arieff AI. Hypernatremia in elderly patients. A heterogenous, morbid, and iatrogenic entity. Ann. Intern. Med 107: 309–319 (1987)
48. Deutsche Arbeitsgemeinschaft für künstliche Ernährung, Österreichische Arbeitsgemeinschaft für klinische Ernährung. Empfehlungen zur parenteralen Infusions- und Ernährungstherapie im Kindesalter. Intensivtherapie 14: 41–44 (1987)
49. Broenstedt IN: The conception of acids and bases. Rec. Trav. Chim 42: 718–722 (1923)
50. Grünert A: Dynamik und Regulation im Säuren-Basen-Haushalt. In: FW Ahnefeld, H Bergmann, C Burri, W Dick, M Halmágyi, E Rügheimer. Klinische Anästhesiologie und Intensivtherapie. Bd. 15. Wasser-Elektrolyt und Säuren-Basen-Haushalt. Springer, Berlin, Heidelberg, New York, pp 23–37 (1977)
51. Campbell EJM: Hydrogen ion (acid-base) regulation. In: Clinical Physiology (eds. EJM Campbell, CJ Dickinson, JDH Slater), 3. Aufl., p 202. Oxford: Blackwell Scientific Publications 1968
52. Davenport HW: Säure-Basen-Regulation. Stuttgart: Thieme 1973
53. Cohen RD: Roles of the liver and kidney in acid-base regulation and its disorders. Br. J. Anaseth 67: 154–164 (1991)
54. Gerok W, Häussinger D: Neukonzeption der systemischen Säurebasenregulation – die Bedeutung der Leber. Internist 27: 429–436 (1987)
55. Goldstein L: Ammonia production and excretion in the mammalian kidney; in Thurau (ed.), Int. Rev. Physiol vol 11, pp 283–316 University Park Press, Baltimore (1976)
56. Cohen MI: Central determinants of respiratory rhythm. Annu. Rev. Physiol 43: 91–104 (1981)
57. Dempsey JA, Forster HV: Mediation of ventilatory adaptations. Physiol. Rev 62: 262–346 (1982)
58. Loeschke HH, Koepchen HP, Gertz KH: Über den Einfluß von Wasserstoffionenkonzentration und CO_2-Druck im Liquor cerebrospinalis auf die Atmung. Pflügers Arch. Ges. Physiol 266: 569–585 (1958)
59. Tannen RL: Control of acid excretion by the kidney. Ann. Rev. Med 31: 35–49 (1980)
60. Smith HW: The kidney. Structure and Function in Health and Disease. Oxford Medical Publications (1951)
61. Ross B, Lowty M: Recent developments in renal handling of glutamine and ammonia. In Greger, Lang, Silbernagl (eds.), Renal transport of organic substances, pp 78–92 Springer, Berlin, Heidelberg, New York (1981)
62. Müller-Plathe O: Säure-Basen-Haushalt und Blutgase. Stuttgart, Thieme, 1982
63. Maren TH: Carbonic anhydrase: chemistry, physiology, and inhibition. Physiol. Rev 47: 597–781 (1967)
64. Brückner JB: Vergleichende Untersuchung der Wirkung von Natrium-Lactat, -Acetat und -Malat bei metabolischer Acidose. Anaesthesist 19: 219–223 (1970)
65. Kokko IP, Tannen RL: Fluids and elektrolytes. WB. Saunders: Philadelphia, London, Toronto, Mexico City, Rio de Janeiro, Sydney, Tokyo, Hong Kong (1986)
66. Kreisberg RA: Pathogenesis and management of lactic acidosis. Ann. Rev. Med 35: 181–193 (1984)
67. Poli S, Vincent A, Perret C: L'acidose lactique. Ann. Fr. Anesth. Réanim 4: 47–58 (1985)
68. Toto RD: Metabolic acid base disorders. In: Kokko JP, Tannen RL. (eds)-Fluids and electrolytes, pp 229. WB. Saunders: Philadelphia, London, Toronto, Mexico City, Rio de Janeiro, Sydney, Tokyo, Hong Kong (1986)

69. Reissigl H, Schönitzer D: Transfusionsmedizin. In: Handbuch der Infusionstherapie und Klinischen Ernährung III: Transfusionsmedizin und Schock. Hrsg.: H Reissigl, D Schönitzer, pp 19–111 Karger, Basel (1986)
70. Spilker D, Kilian I: Der hämorrhagisch-traumatische Schock. In: I Kilian, K Meßmer, FW Ahnefeld (Hrsg.) Klinische Anästhesiologie und Intensivtherapie Bd. 33 Schock. Springer: Berlin, Heidelberg, New York, London, Paris, Tokyo, pp 101–117 (1987)
71. Lutz H: Schock. In: Plasmatherapie, Indikationen zur Behandlung mit Plasmaproteinen. Hrsg.: H Lutz, K Rother, pp 41–54. Medizin. Verlagsgesellschaft Marburg/Lahn (1985)
72. Kilian J, Meßmer K, Ahnefeld FW: Schock. Klinische Anästhesiologie und Intensivtherapie. Bd. 33. Springer, Berlin, Heidelberg, New York, London, Paris Tokyo (1987)
73. Reissigl H: Schock. In: H Reissigl, Schönitzer (Hrsg.) Handbuch der Infusionstherapie und klinischen Ernährung III. Transfusionsmedizin und Schock. Karger. Basel, München, Paris, London, New York, Neu Delhi, Singapore, Tokyo, Sydney (1986)
74. Rackow EC, Falk JL, Fein IA, Siegel JS, Packman MI, Haupt MT, Kaufmann BS, Putnam D. Fluid resuscitation in circulatory shock: A comparison of the cardiorespiratory effects of albumin, hetastarch, and saline solutions in patients with hypovolemic and septic shock. Crit. Care Med 11, 839 (1983)
75. Schmitz JE: Wiederherstellung und Stabilisierung der zirkulatorischen Funktion. In: Klinische Anästhesiologie und Intensivtherapie, Band 30, Notfallmedizin, Hrsg.: FW Ahnefeld, W Dick, J Kilian, HP Schuster, pp 75–82, Springer, Berlin, Heidelberg, New York, London, Paris, Tokyo (1986)
76. Kluge A, Rother K: Plasmatherapie: Plasmaproteine und ihre Indikation. In: Plasmatherapie: Indikationen zur Behandlung mit Plasmaproteinen. Hrsg.: H Lutz, K Rother, pp 29–38, Medizin. Verlagsgesellschaft, Marburg/Lahn (1985)
77. Lundsgaard-Hansen P: Therapie mit Albumin. In: Müller-Eckart (Hrsg.) Transfusionsmedizin; Springer (1995)
78. Lundsgaard-Hansen P: Oncotic deficit and albumin treatment. In: Sgouris IT, René A (eds). Proceedings of the Workshop on Albumin, February 12–13, 1975, p 242–252. Bethesda, Maryland 1976; DHEW Publ. 76–925
79. Lundsgaard-Hansen P: Blutersatzstoffe. In: Kuemmerle HP, Goossens N. (Hrsg.): Klinik und Therapie der Nebenwirkungen, 3. Auflage, pp 1107–1125. Thieme, Stuttgart, New York (1984)
80. Hauser CJ, Shoemaker WD, Turpin J, Goldberg SJ: Oxygen transport responses to colloids and crystalloids in critically ill surgical patients. Surg. Gynec. Obstet 150: 1811–1817 (1980)
81. Shires T, Carrico J, Lightfoot S: Fluid therapy in haemorrhagic shock. Arch. Surg 88: 688–692 (1964)
82. Scheidegger D, Drop L: In: Anaesthesiologie und Intensivmedizin Bd. 163. Springer, Berlin, Heidelberg, New York, Tokyo (1984)
83. Cohn EJ, Oncley JL, Strong LE, Hughes WL jr, Armstrong SH jr. Chemical, clinical and immunologic studies on the products of human plasma fractionation. I. The characterization of the protein fractions of human plasma. J. Clin. Invest 23, 417 (1944)
84. Messerschmidt W: Über die Heterogenität von therapeutisch verwendeten Humanalbuminzubereitungen. Anaesthesist 32, 28 (1983)
85. Peters T: Serum Albumin: Recent progress in the understanding of its structure and biosyntheses. Clin. Chem 23, 1–5 (1977)
86. Dick J, Hansen SE, Thieden HID: Effect of albumin concentration and colloid osmotic pressure on albumin syntheses in the perfused rat liver. Acta Physiol. Scand 89, 352 (1973)
87. Weigand K: Synthese, Verteilung und Bedeutung von Serumalbumin. In: Klinische Anästhesiologie und Intensivtherapie. Band 21. Therapie mit Blutkomponenten. Hrsg. FW Ahnefeld, H Bergmann, D Burri, W Dick, M Halmágyi, G Hossli, E Rügheimer, pp 52–64, Springer, Berlin, Heidelberg, New York (1980)
88. Oratz M, Rothschild MA, Schreiber SS: Effect of dextran infusions on protein synthesis by hepatic microsomes. Am. J. Physiol 218, 1108 (1970)
89. Hartig W, Czarnetzki HD, Faust H. et al. Utilisation von oral appliziertem 15N-Glycin beim Menschen. Infusionstherapie 6: 6 (1979)
90. Hartig W, Czarnetzki HD, Faust H, Fickweiler E: Zur Verwertung von Aminosäuren-Infusionslösungen beim Gesunden und bei Patienten mit Streß, untersucht am 15N-Glycin. Infusionstherapie 3, 268 (1976)
91. Wood B.; Cornely A, Sherwell J: Effect of additional albumin administration during exchange on plasma albumin binding capacity. Arch. Dis. Child 45, 59 (1970)
92. Glück D, Kubanek B: Transfusionsmedizin. Blutkomponententherapie. Fischer, Stuttgart, New York (1989)
93. Matthews CME. The theory of tracer experiments with 131I-l-labelled plasma proteins. Phys. Med. Biol 2, 36 (1957)
94. Rossign N. Intra- und extravascular distribution of albumin and immunoglobulin in man. Lymphology 11, 138 (1978)
95. Parving HH, Ranek L, Lassen NA. Increased transcapillary excape rate of albumin in patients with cirrhosis of the liver. Scand. U. Clin. Lab. Invest 37, 643 (1977)
96. Parving HH, Rossing N: Simultaneous determination of the transcapillary escape rate of albumin and IgF in normal and long-term juvenile diabetic subjects. Scand. J. Clin. Lab. Invest 32, 239 (1973)
97. Ahnefeld FW, Halmágyi M, Ueberla K. Untersuchungen zur Bewertung kolloidaler Volumenersatzmittel. Anaesthesist 14, 137 (1965)
98. Ladegaard-Pedersen HJ: Plasma Volume and Plasma Colloid Osmotic Pressure. Scand. J. Clin. Lab. Invest 23, 153 (1969)
99. Beathard GA: Albumin Abnormalities. In: Ritzmann, Daniels eds, Serum Protein Abnormalities, Diagnostic und Clinical Aspects. pp 173–211, Boston, Little, Brown and Co (1978)
100. Comely A, Wood B. Albumin administration in exchange transfusion for hyperbilirubinaemia. Arch. Dis. Child 43, 151 (1968)
101. Ahnefeld FW, Schmitz JE: Infusionstherapie – Ernährungstherapie Manual 3, Kohlhammer, Stuttgart, Berlin, Köln (1991)
102. Grünert A: Onkometrie. Kohlhammer, Stuttgart (1985)
103. Pappova E, Bachmeider W, Crevoisier JL, Kollar J, Kollar M, Tobler P, Zahler HW, Zaugg D,

Lundsgaard-Hansen P. Acute hypoproteinemic fluid overload: its determinants, distribution, and treatment with concentrated albumin and diuretics. Vox. Sang. 33, 307 (1977)
104. Ring J: Allergische und pseudo allergische Reaktionen durch Stabilisatoren und Zusatzstoffe in Proteinlösungen. Allergologie 5; 216 (1982)
105. Ring J, Messmer K: Incidence and severity of anaphylactoid reactions to colloid volume substitutes. The Lancet 1; 466 (1977)
106. Ring J.; Richter W: Wirkungsmechanismus unerwünschter Reaktionen nach Hydroxyethylstärke (HÄS) und Humanalbumin. Allergology 3, 79 (1980)
107. Ring J, Rother K: Nebenwirkungen bei der Anwendung von Plasmaproteinpräparaten. In: Plasmatherapie, Indikationen zur Behandlung mit Plasmaproteinen. Hrsg.: H Lutz, K Rother, pp 401–418. Medizin. Verlagsgesellschaft, Marburg/Lahn (1985)
108. Bornkessel B: Humanalbumin. Europäisches Arzneibuch begrenzt Aluminiumgehalt. Krankenhauspharmazie 12, 2, 53 (1991)
109. Lutz H: Plasmaersatzmittel. Thieme, Stuttgart, New York (1986)
110. Meßmer K: Kristalloide oder Kolloide in der Volumenersatztherapie. In: G Kalff (Hrsg.) Beiträge zur Intensiv- und Notfallmedizin, Bd. 2, pp 105–112. Karger. Basel, München, Paris, London, New York, Tokyo, Sydney (1984)
111. Sommermeyer K, Cech F, Schmidt M, Weidler B: Klinisch verwendete Hydroxyethylstärke: Physikalisch-chemische Charakterisierung. Krankenhauspharmazie 8: 271–278 (1987)
112. Dieterich HJ, Groh J, Peter K: Volumenersatzlösungen. In: W Hartig (Hrsg.) Moderne Infusionstherapie – künstliche Ernährung, pp 561–572. W. Zuckerschwerdt. München, Bern, Wien, New York (1994)
113. Lawin P, Zander J, Weidler B: Hydroxyethylstärke – Eine aktuelle Übersicht. In: P Lawin, V v Loewenich, H.-P Schuster, H Stoeckel, V Zumtobel (Hrsg.) Intensiv – Notfallmedizin – Anästhesiologie Bd. 74. G. Thieme. Stuttgart, New York (1989)
114. Ring J. Anaphylaktoide Reaktionen. Anaesthesiologie und Intensivmedizin Bd. III. Springer-Verlag, Berlin, Heidelberg, New York 1978
114a. Rothmann S, Adelson E, Schwebel AI, Langdell RD: Adsorption of carbon-14-dextran to human blood platelets and red blood cells in vitro. Vox Sanguis 2: 104–107 (1957)
115. Schmitt M, Cremer W: Dextran 40 – induziertes akutes Nierenversagen. Nieren und Hochdruckkrankheiten 12: 301–305 (1983)
116. Köhler H, Zschiedrich H, Clasen R, Linfante A, Gramm H: Blutvolumen, kolloidosmotischer Druck und Nierenfunktion von Probanden nach Infusion mittelmolekularer 10 % Hydroxyäthylstärke 200/0,5 und 10 % Dextran 40. Anaesthesist 31: 61–67 (1982)
117. Popov-Cervic S, Müller N, Kladetzky R.-G, Hack G, Lang U, Safer A, Rahlfs VW: Durch Prämedikation, Narkose und Operation bedingte Änderungen des Gerinnungs- und Fibrinolysesystems und der Thrombozyten. Einfluß von Dextran und Hydroxyäthylstärke (HÄS) während und nach Operation. Anaesthesist 26: 77–84 (1977)
118. Kiesewetter H, Jung F: Rheologische Therapie bei der peripheren arteriellen Verschlußkrankheit. In: P Lawin, J Zander, Weidler B. (Hrsg.) Hydroxyethylstärke. Eine aktuelle Übersicht, Intensivmedizin Notfallmedizin, Anästhesiologie Bd. 74 pp 128–136, G. Thieme. Stuttgart, New York (1989)
119. Förster H. Pharmakologie von Hydroxyethylstärke: Verweildauer, Kinetik und klinische Folgerungen. In: P Lawin, J Zander, Weidler B. (Hrsg.) Hydroxyethylstärke. Eine aktuelle Übersicht. Intensivmedizin Notfallmedizin Anästhesiologie Bd. 74 pp 15–25, G. Thieme. Stuttgart, New York (1989)
120. Arzneimittelkommission der Deutschen Ärzteschaft: Vorsicht bei Hämodilutionstherapie mit Hydroxyethylstärke (HES) Unerwünschte Wirkungen erfordern eine sehr sorgfältige Indikationsstellung und Überwachung. Dt Ärzteblatt 90, B-1677 (1993)
121. Ehrly AM, Hörl WH, Schmitz JE, Staedt U: Hämodilution mit HES: Kritik zurückgewiesen. Münch. Med. Wschr. 136: 14 (1994)

2 Parenterale Lösungen zur Chemotherapie

I. KRÄMER

2.1 Grundprinzipien der Chemotherapie maligner Tumoren

Die Chemotherapie maligner Tumoren ist Teil der Tumorbehandlung, die chirurgische Maßnahmen, Bestrahlung und antineoplastische Chemotherapie jeweils alleine oder in Kombination umfaßt. Zur antineoplastischen Chemotherapie werden Arzneimittel eingesetzt, die die Entwicklung und Vermehrung von schnell wachsenden Zellen hemmen, indem sie die Zellen schädigen oder zerstören. Sie hemmen die DNA- oder RNA- oder Protein-Synthese und/oder -Funktion. Trotz der überwiegend zytoziden Wirkung werden diese Arzneistoffe als Zytostatika, gelegentlich auch als Antineoplastika, bezeichnet. Zur Zeit sind etwa 50 verschiedene Zytostatika zugelassen oder in klinischer Prüfung. Es handelt sich um eine heterogene Arzneistoffgruppe, die nach verschiedenen Kriterien (Herkunft, Wirkungsmechanismus, Wirkungsspektrum, Zellzyklus-/Phasenspezifität, Toxizitäten) eingestellt werden kann. Aufgrund des Wirkungsmechanismus werden u. a. Antimetaboliten, Alkylantien, Interkalantien und Mitosehemmstoffe unterschieden.

Die tumorizide Wirkung eines Zytostatikums folgt einer Kinetik 1. Ordnung (log-kill-Modell), d. h. eine definierte Menge eines Zytostatikums tötet unabhängig von der vorhandenen Tumorzellmasse eine konstante Fraktion von Tumorzellen ab. Eine Monotherapie, also Therapie mit einem Zytostatikum, kommt nur für wenige Tumoren in Betracht, denn es besteht die Gefahr, primär resistente Zellklone nicht abzudecken bzw. sekundäre Resistenz zu induzieren. In der Regel wird eine Polychemotherapie als intermittierende Stoßtherapie durch-

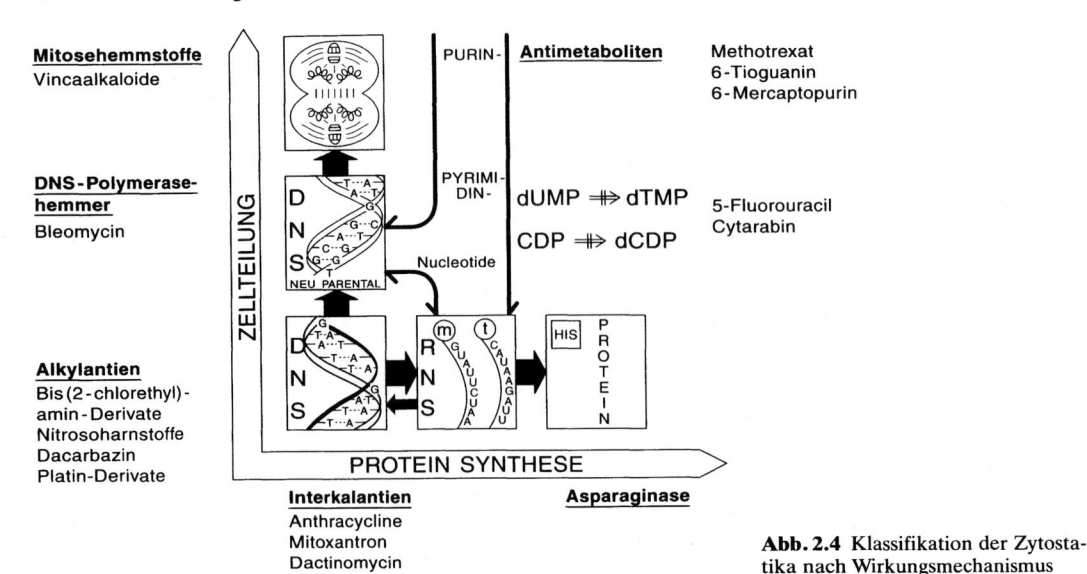

Mitosehemmstoffe
Vincaalkaloide

**DNS-Polymerase-
hemmer**
Bleomycin

Alkylantien
Bis(2-chlorethyl)-
amin-Derivate
Nitrosoharnstoffe
Dacarbazin
Platin-Derivate

PURIN- **Antimetaboliten** Methotrexat
6-Tioguanin
6-Mercaptopurin

PYRIMI-
DIN-   dUMP ⇒ dTMP   5-Fluorouracil
        CDP ⇒ dCDP   Cytarabin

Interkalantien   **Asparaginase**
Anthracycline
Mitoxantron
Dactinomycin

Abb. 2.4 Klassifikation der Zytostatika nach Wirkungsmechanismus

geführt. Hierbei werden Zytostatika in Kombination gleichzeitig oder in bestimmter zeitlicher Abfolge verabreicht und diese Therapiezyklen in definierten Zeitintervallen wiederholt. Als Kombinationspartner sind Zytostatika einzusetzen, deren klinische Wirksamkeit als Monosubstanz nachgewiesen ist und die aufgrund der zeitlichen Abfolge oder ihres Wirkungsmechanismus synergistisch wirken. Die Toxizitäten der Kombinationspartner sollen sich möglichst nicht addieren. Die Zytostatikagabe ist in Dosierung, Applikationsart und zeitlicher Reihenfolge in sogenannten Chemotherapieprotokollen oder Therapieschemata festgelegt. Diese sind in der Regel in überregionalen, prospektiv randomisierten Studien auf ihren Stellenwert untersucht. In Deutschland werden solche Studien z. B. vom Bundesministerium für Forschung und Technologie (BMFT) koordiniert und gefördert. Die Dosierung der Zytostatika erfolgt, aufgrund der geringen therapeutischen Breite der Zytostatika, individuell nach Körpergewicht oder häufiger Körperoberfläche der Patienten. Die Körperoberfläche wird aus Körpergröße und -gewicht errechnet. Im Therapieprotokoll ist daher die Dosierung pro m² Körperoberfläche oder kg Körpergewicht vorgegeben. Bei der parenteralen Gabe von Zytostatikalösungen steht die intravenöse Gabe mit Bolusinjektion, Kurzinfusion oder Dauerinfusion im Vordergrund. In Abhängigkeit von der Pharmakokinetik des Zytostatikums und seiner Wirkung als Zellphasen-spezifisches oder Zellphasen-unspezifisches Zytostatikum ist die Applikationsdauer für die Effektivität der Therapie von großer Bedeutung. Indikationsbezogen werden auch die subcutane, intramuskuläre, intraarterielle, intraperitoneale, intrapleurale, intravesikale und intrathekale Applikation praktiziert. Mit der lokoregionalen Applikation sollen höhere Konzentrationen des Zytostatikums in den Tumorzellen und damit bessere Wirksamkeit erzielt werden. Zu geringe Konzentrationen des Zytostatikums am Wirkort sind auf die Lokalisation des Tumors in für das Zytostatikum schwer zugänglichen Kompartimenten, wie ZNS oder Peritoneum, oder mangelnde Vaskularisation des Tumors zurückzuführen. Eine Zytostatikaresistenz des Tumors kann weitere verschiedene Ursachen haben. Die Resistenzentwicklung unter Chemotherapie wird als sekundäre Resistenz bezeichnet und beruht auf biochemischen Veränderungen des Tumorstoffwechsels. Die Mehrfach-Zytostatikaresistenz (pleiotrope Resistenz) ist beispielsweise auf einen erhöhten energieabhängigen Zytostatika-Efflux aus der Tumorzelle zurückzuführen.
Bei kurativer Chemotherapie sollen wirksame Zytostatikakombinationen in effektiver Dosis möglichst früh und in rascher Wiederholung appliziert werden. Dosisbegrenzend ist die toxische Wirkung der Zytostatika.

2.1.1 Zytostatikazubereitung

Die Herstellung von applikationsfertigen Lösungen zur Chemotherapie von Tumoren wird üblicherweise als Zytostatikazubereitung bezeichnet. Zytostatikazubereitung beinhaltet die Überführung von Zytostatika zur parenteralen Anwendung aus der handelsüblichen Form in die applikationsfertige Form in der individuell errechneten Dosis. Handelsüblich bietet die pharmazeutische Industrie die Zytostatika in Standarddosierungen und vielfach – aufgrund mangelnder Stabilität – als Pulver zur Herstellung von Parenteralia an. Bei Durchführung der Zytostatikazubereitung an einem zentralen Ort, wie der Apotheke eines Krankenhauses, spricht man von zentraler Zytostatikazubereitung. Die Zytostatikazubereitung in der Apotheke ist eine Arzneimittelherstellung, bei der insbesondere § 5, 8, 13 und 21 des Arzneimittelgesetzes zu beachten sind. Da die Herstellung individuell patientenbezogen erfolgt, handelt es sich im Sinne von § 7 Apothekenbetriebsordnung um eine Rezeptur. Behältnisse und Kennzeichnung haben § 13, 14 der Apothekenbetriebsordnung zu entsprechen. Von einer Prüfung des Rezepturarzneimittels kann abgesehen werden, wenn die Qualität durch das Herstellungsverfahren gesichert ist. Die anerkannten Regeln der pharmazeutischen Wissenschaft zur aseptischen Herstellung von Lösungen zur parenteralen Anwendung, wie die Methoden des Arzneibuchs (Sterilisationsmethoden: Produkte, die nicht in ihrem Endbehältnis sterilisiert werden können[1]) und die EG-Richtlinie einer Guten Herstellungspraxis für Arzneimittel[2], sollten entsprechend beachtet werden. Mutagene, cancerogene und teratogene Wirkungen der Zytostatika sind nicht auszuschließen. Bei der Zytostatikaherstellung ist daher Personenschutz zu gewährleisten. Für den Arbeitsschutz sind beim Umgang mit Zytostatika die gültigen Gesetze (Mutterschutz-, Jugendarbeitsschutzgesetz), Verordnungen (Gefahrstoffverordnung), Unfallverhütungsvorschriften (VBG 1 „Allgemeine Vorschriften", VBG 100 „Arbeitsmedizinische Vorsorge", VBG 103 „Gesundheitsdienst", VBG 113 „Umgang mit krebserzeugenden Arbeitsstoffen") sowie insbesondere das Merkblatt M 620 „Sichere Handhabung von Zytostatika" der Berufsgenossenschaft für Gesundheitsdienst und Wohlfahrtspflege (BGW) und das Merkblatt des Bundesverband der Unfallversicherungsträger der öffentlichen Hand (GUV 28. 3. 1986) zu beachten (s. Kap. 13). Die Empfehlungen und Merkblätter werden u. a. von den Gemeinde- und Haftpflichtversicherungsträgern als verbindliche Rechtsgrundlage betrachtet.

Die gleichzeitige Einhaltung von Personenschutz und Produktschutz in der zentralen Zytostatikaherstellung ist eine Herausforderung und auch eine Chance, denn aseptisches Arbeiten ist der beste Schutz vor Kontamination mit Zytostatika.

2.2 Sicherheit für zubereitendes und applizierendes Personal

2.2.1 Unterweisung

„Mit Zytostatika dürfen nur Personen umgehen, die unterwiesen sind", heißt es im Merkblatt 620 der BGW. Nur wer die Gefahren im Umgang mit Zytostatika und die Maßnahmen zur Abwehr von Gefahren kennt, kann einen sicheren Umgang mit Zytostatika pflegen. Die Unterweisung spielt eine wichtige Rolle bei der Verhütung von Unfällen und berufsbedingten Erkrankungen. In der Unterweisung sollten die Arzneimittelwirkungen einschließlich der unerwünschten Wirkungen und der potentiellen Gefahren dargestellt und diskutiert werden. Gesetze, Verordnungen, Unfallverhütungsvorschriften, berufsgenossenschaftliche Merkblätter und DIN-Normen, die im Umgang mit Zytostatika von Bedeutung sind, sollten erklärt werden. Es empfiehlt sich, das Tragen der Schutzkleidung, die technische Ausrüstung und deren Handhabung zu demonstrieren und zu trainieren. Alle Arbeitstechniken, besonders die Methoden des Druckausgleichs, sollen mit reinen Trägerlösungen und unbedenklichen Trockensubstanzen und Lösungsmitteln geübt werden. Eine Überprüfung der Arbeits- und Reinigungstechniken kann erfolgen, indem man Farblösungen oder fluoreszierende Lösungen verarbeiten läßt. Erst bei ausreichender Fertigkeit und Arbeitssicherheit sollte der Umgang mit Zytostatika beginnen. Die Erstellung einer Betriebsanweisung bzw. einer Dienstanweisung kann fakultativ in Ergänzung zur Unterweisung erfolgen. Sinnvoller ist, die korrekte Handhabung von persönlicher Schutzausrüstung und technischen Hilfsmitteln regelmäßig zu beobachten und gegebenenfalls zu korrigieren. Persönliche Schutzausrüstung und technische Hilfsmittel können nur im Zusammenspiel mit einer guten Arbeitstechnik und bewußtem Arbeiten einen wirksamen Schutz bilden. Die Unterweisung ist in angemessenen Zeitabständen, mindestens einmal jährlich, zu wiederholen. Sie ist für jede Art des Umgangs, also auch für den Transport, die Applikation und Entsorgung, erforderlich. Die Unterweisung auch sonstiger Berufsgruppen kann eine Aufgabe des Apothekers sein.

2.2.2 Gefahren im Umgang mit Zytostatika

Lokale Toxizität. Lokale Schäden, die Zytostatika bei direktem Kontakt mit Haut oder Schleimhäuten setzen, sind unterschiedlich ausgeprägt. Sie sind abhängig von den Substanzeigenschaften des Zytostatikums, der Konzentration der Lösungen und der Zeitdauer des Kontaktes. Die Anthracycline, Dactinomycin, Estramustinphosphat und Mitomycin wirken lokal reizend[3]. Hautirritationen sind teilweise auch auf den pH-Wert der Lösungen, Lösungsmittel (z. B. Ethanol) oder Lösungsvermittler (z. B. Dimethylacetamid), zurückzuführen. Für 5-Fluorouracil sind Kontaktekzeme beschrieben. Bleomycin und Cisplatin gelten als potentielle Allergene. Die lokale Irritation von Mund- und Nasenschleimhaut sowie Ulcerationen und Narbenbildung am Auge (z. B. durch Vinblastin) wurden beobachtet. Sofortiges Abspülen und Waschen mit größeren Mengen von Wasser (15–30 Minuten) sind bei akzidenteller Kontamination dringend zu empfehlen. Zusätzlich kann mit Eis gekühlt und subkutan ein Corticosteroid appliziert werden. Für Cyclophosphamid und Methotrexat ist die Resorption über die Haut nachgewiesen[4,5], so daß aus der lokalen Kontamination eine akute systemische Toxizität resultieren kann.

Akute Toxizität. Zytostatika schädigen nicht selektiv Tumorzellen. Besonders Zellen von Geweben mit hoher Zellteilungsrate, wie Haare, Darmschleimhaut, Knochenmark und Keimdrüsen, sind von der zytotoxischen Wirkung betroffen. Die nicht-selektive Schädigung führt beim Patienten zu den unerwünschten toxischen Wirkungen (Übelkeit, Erbrechen, Haarausfall, Leukopenie) und stellt bei Kontamination eine potentielle Gefährdung des zubereitenden und applizierenden Personals dar. So gab es, besonders in der Zeit als Sicherheitsmaßnahmen noch nicht eingehalten wurden, Berichte über Übelkeit, Haarausfall, Kopfschmerzen und Leberschädigungen bei Zytostatika-exponiertem Personal im Gesundheitswesen[6]. Die systemische Kontamination mit Zytostatika kann durch Inhalation, Verschlucken oder Absorption über die Haut erfolgen. Die Exposition resultiert aus der Freisetzung von Zytostatika als Aerosole (→ Bd. 2, 622) aus Lösungen oder Pulvern, aus Verspritzungen, Verschüttungen oder aus direktem Kontakt mit kontaminierten Materialien. Typische Tätigkeiten, bei denen es zur Exposition kommen kann, sind die Zytostatikazubereitung/-herstellung, die Applikation von Zytostatika, Reinigungsarbeiten bei verschütteten Zytostatika und der Umgang mit Exkrementen von Chemotherapiepatienten. Die Inzidenz akuter Erkrankungen im Zusammenhang mit beruflich ausgeübter Zytostatikazubereitung durch pharmazeutisches Personal ist im Vergleich zu einer Kontrollgruppe möglicherweise geringfügig erhöht[7]. Das Ergebnis beruht auf einer Fragebogenaktion, in der bei 738 pharmazeutischen Mitarbeitern 27 verschiedene akute Symptome in 3 Monaten erfaßt wurden. In Abhängigkeit von den verarbeiteten Mengen, der Zeitdauer der Exposition, den eingehaltenen Schutzmaßnahmen und Hautkontakten konnte lediglich der letzte Parameter als Risikofaktor für akute systemische Erkrankungen evaluiert werden.

Genotoxizität. Patienten, die mit hohen Dosen von Zytostatika, insbesondere Alkylantien kurativ behandelt werden, haben ein erhöhtes Risiko Sekundärtumoren zu entwickeln[8]. Mutagenität, Carcinogenität und Teratogenität sind auch beim Umgang mit Zytostatika nicht auszuschließen. Ein Mutagen ist ein chemisches oder physikalisches Agens, das eine bleibende genetische Veränderung verursacht. Mutagenität und Genotoxizität können gleichgesetzt werden. Genetische Veränderungen entstehen stochastisch. Mit sinkender Belastung wird das Schadensrisiko immer geringer, ohne daß jemals ein Schwellenwert erreicht wird unterhalb dessen keine Schädigung mehr eintritt[9]. Für genotoxisch wirksame Schadstoffe können daher keine MAK- (Maximale Arbeitsplatzkonzentration), TRK- (Technische Richtkonzentration) oder BAT- (Biologischer Arbeitsstoff-Toleranzwert) Werte definiert werden. Mutationen an Strukturgenen von Körperzellen wirken sich praktisch nicht aus. Mutationen an Steuergenen können zu einem ungehemmten und unkontrollierten Wachstum der Zelle und damit zu einer Krebserkrankung führen. Im Tierversuch wurde eine 75–95 %ige Korrelation zwischen Mutagenität und Cancerogenität festgestellt. Von der International Agency for Research on Cancer werden von den in Deutschland zugelassenen Zytostatika das Busulfan, Chlorambucil, Cyclophosphamid, Melphalan und Treosulfan als humancarcinogen eingestuft. Carmustin, Cisplatin, Doxorubicin, Lomustin, Procarbazin und Thiotepa sind als wahrscheinlich humancarcinogen eingeordnet. Alkylierenden Zytostatika werden auch in der TRGS 500 krebserzeugende Eigenschaften unterstellt. Mutationen in den Keimzellen können zu Schäden bei der nachfolgenden Generation führen. Beim Menschen kommt es unter mutagenen Einflüssen häufig zur Schädigung des Keimepithels und damit zur Infertilität. Schäden an der befruchteten Eizelle führen ebenfalls häufig zum Abort. Möglicherweise wird aus Gründen bei weltweiter Beobachtung von Schwangerschaften nach kurativer Zytostatikatherapie eine erhöhte Mißbildungsrate bei den Neugeborenen nicht gesehen. Unter Teratogenität ist die gametotoxische Wirkung sowie die Schädigung von Zellen des Ungeborenen zu verstehen. Die Schädigung ist in der Regel um so größer, je früher sie einsetzt. Verallgemeinernd kann man davon ausgehen, daß genotoxische Noxen auch teratogen sind[9]. In den 80er Jahren wurde über erhöhte Abort- und Mißbildungsraten bei Krankenschwestern mit Zystostatikaumgang im ersten Schwangerschaftstrimester berichtet[10]. Wenn auch die Validität dieser Beobachtungen unklar ist, führte sie in vielen Ländern zum Ausschluß Schwangerer vom Umgang mit Zytostatika. Auch das deutsche Mutterschutzgesetz sieht diese Regelung für Schwangere und Stillende vor. Die hohe Zahl spontan angeborener Fehlbildungen (2–4 %) und spontaner Aborte (50 %) erschwert die Gewinnung statistisch gesicherter Erkenntnisse ebenso wie die schlechte Dokumentation der eingehaltenen Schutzmaßnahmen. Die Frage, ob Beschäftigte mit unmittelbarem Kinderwunsch vom Umgang mit Zytostatika auszuschließen sind, bleibt ebenfalls offen. Die Expositionsprophylaxe aller Mitarbeiter, auch im Hinblick auf gametotoxische Effekte bei der Spermatogenese, scheint angezeigter als das Ergreifen von Maßnahmen nach Bekanntwerden der Schwangerschaft.

Das individuelle Risiko im Umgang mit Zytostatika umfaßt neben den chemischen Eigenschaften des Zytostatikums, der Art, Umfang und Dauer der Exposition auch das individuelle genotoxische Risiko. Auch ohne Schadstoffeinwirkung von außen finden ständig zahlreiche DNA-Modifikationen pro Tag und Mensch statt. Aufgrund wirksamer Schutzmechanismen, deren Funktion für das individuelle genotoxische Risiko eine wichtige Größe ist, wird die Integrität des Genoms jedoch weitgehend gewährleistet[9]. Endogene und umweltbedingte Veränderungen des Genoms kumulieren. Eine Festlegung maximaler Expositionszeiten scheint bisher nicht sinnvoll. Während in einer umfangreichen zentralen Zytostatikazubereitung die Dauer der Exposition von Relevanz sein kann, kann bei zeitlich geringerer Belastung durch mangelnde Kenntnis und Routine die Art der Belastung kritisch sein. Durch adäquate Arbeitsschutzmaßnahmen im Umgang mit Zytostatika sollte daher ein zusätzliches exogenes genotoxisches Risiko, soweit als vernünftigerweise erreichbar, reduziert werden.

2.2.3 Überwachungsuntersuchungen im Umgang mit Zytostatika

Zur Ermittlung der genotoxischen Belastung und Beanspruchung im Umgang mit Zytostatika werden verschiedene Testmethoden (s. Abb. 2.5) mit unterschiedlicher Sensitivität und Spezifität eingesetzt. Die Untersuchungen lassen sich unterteilen in das Environmental Monitoring (Umgebungskontrollen) und das Bio-Monitoring. Unter Bio-Monitoring versteht man in der Arbeitsmedizin die Messung des Gefahrstoffes, seiner Metaboliten und/oder seiner Wirkungen direkt im exponierten Organismus beziehungsweise in dem von ihm stammenden biologischen Material. Bei der Auswahl der Meßgrößen muß prinzipiell zwischen Belastungs- und Beanspruchungsparametern unterschieden werden. Mit Expositionskontrollen wird versucht, die Einwirkung genotoxischer Noxen nachzuweisen oder auszuschließen. Diagnostisch streng spezifisch für eine Exposition ist der Gehalt der unveränderten chemischen Noxe im biologischen Material. Mit Beanspruchungsprotokollen werden Wirkungen der Noxen auf den Organismus, im Falle der Zytostatika, Veränderungen des genetischen Materials untersucht. Diese Untersuchungen werden auch als Biological-Effect-Monitoring oder hier speziell als Gen-Monitoring bezeichnet.

Umgebungskontrollen

Mit Umgebungskontrollen (Environmental Monitoring) versucht man die Schadstoffbelastung durch systematische Messung in den umgebenden Medien, wie Luft oder Bedarfsgegenständen zu erfassen. Hieraus können Rückschlüsse auf die Belastung am Arbeitsplatz erfolgen, jedoch ist die effektive Belastung des Individuums damit nicht feststellbar. Entsprechende Untersuchungen in Räumen, in denen Zytostatika ohne raumlufttechnische Anlagen zubereitet wurden, haben meßbare Konzentrationen von Zytostatika in der Raumluft und angrenzenden Büroräumen ergeben[11]. 5-Fluorouracil und Cyclophosphamid wurden bei der Luftsammlung in Kopfnähe in ng-Mengen/m^3 Luft gemessen. Die aseptische Zubereitung von Zytostatika unter Reinraum-Bänken mit horizontaler laminarer Verdrängungsströmung führt, wie mit 5-Fluorouracil als Testsubstanz festgestellt wurde, ebenfalls zur meßbaren Kontamination der Raumluft. Hier muß sogar von einem erhöhten Risiko für die arbeitende Person ausgegangen werden, denn die potentiell mit Zytostatika kontaminierte Luft wird direkt in deren Atembereich geblasen. Zum Personenschutz müssen grundsätzlich Sicherheitswerkbänke eingesetzt werden. Bei aseptischer Verarbeitung von 5-Fluorouracil in einer Sicherheitswerkbank Klasse 2 wurde folgerichtig in der Raumluft keine meßbare Belastung festgestellt. Die Kontamination der Raumluft ist jedoch auch beim Arbeiten an Sicherheitswerkbänken Klasse 2 durch vorübergehende Leckagen des Luftvorhangs nicht auszuschließen. Für cancerogene Arbeitsstoffe versucht man sogenannte Expositionsäquivalente (EKA-Werte) zu definieren. Dazu werden die Stoffkonzentration in der Luft am Arbeitsplatz und der quantitative Nachweis des Arbeitsstoffes oder seiner Metabolite in biologischen Materialien in Beziehung gesetzt. Aus der aufgestellten Korrelation kann auf die interne Belastung rückgeschlossen werden, die sich bei ausschließlicher

Expositions- und Beanspruchungskontrollen im Umgang mit Zytostatika

	Externe Belastung	Umgebungskontrollen
Expositionskontrolle	Interne Belastung	Physikal./chem. Analysen von Blut, Urin Thioether im Urin, Urinmutagenität Repairenzyme
	Biologisch effektive Belastung	DNA-Addukte
Beanspruchungskontrolle	Genetisch effektive Belastung	Chromosomenaberration, Mikrokerne, Schwesternchromatidaustausch-Rate alkalische Filterelution

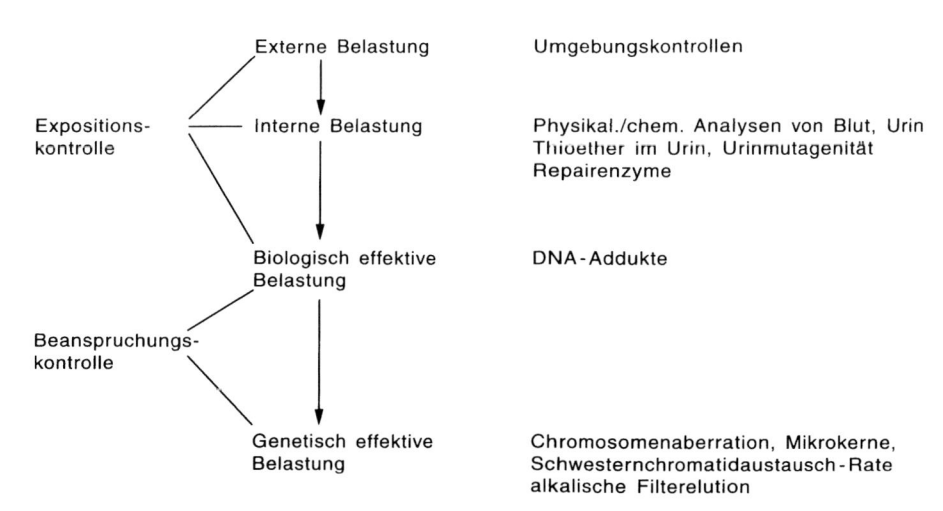

Abb. 2.5 Messung der genotoxischen Belastung im Umgang mit Zytostatika

inhalativer Stoffaufnahme ergeben würde. Mit Wischproben lassen sich Zytostatika-Kontaminationen an Gegenständen nachweisen. Berichte über positive Befunde außerhalb der Sicherheitswerkbank beinhalten in der Regel eine fehlende oder mangelnde Durchführung der Schutzmaßnahmen.

Physikalisch/chemische Analysen von Urin und Blut

Durch direkten Nachweis von Zytostatika im Blut oder Urin von Probanden sind für die Expositionskontrolle zuverlässige und reproduzierbare Ergebnisse zu erwarten. Als problematisch stellt sich bei den teilweise äußerst geringen Konzentrationen der Meßparameter die Sensitivität der Untersuchungsmethoden dar. Zudem kann jeweils nur eine Substanz gezielt untersucht werden. Für Cisplatin und andere Platinderivate eignet sich die Atomabsorptionsspektroskopie als Untersuchungsmethode zur Bestimmung von Platin. Mit dieser Methode wurden im unbehandelten Urin von exponiertem und nicht exponiertem Personal keine signifikant unterschiedlichen Platinkonzentrationen gefunden. Die gemessenen Werte lagen jedoch an der unteren Nachweisgrenze. Gaschromatographie, Hochdruckflüssigkeitschromatographie und Massenspektroskopie sind weitere geeignete Analysenmethoden. Die Resorption von Cyclophosphamid über die Haut bei Probanden sowie eine wahrscheinlich inhalative Absorption bei Zytostatika zubereitenden Schwestern wurde gaschromatographisch durch Urinuntersuchungen nachgewiesen. Auch negative Ergebnisse zum Nachweis von unverändertem Cyclophosphamid im Urin von zubereitendem pharmazeutischen Personal werden berichtet. Der Nachweis von Methotrexat mit einer speziellen HPLC-Methode im Urin von Hochdosis-Methotrexat zubereitenden und Osteosarkom-Patienten pflegenden Krankenschwestern wurde von den Untersuchern auf eine unsachgemäße Funktion und Handhabung der Schutzmaßnahmen zurückgeführt.

Thioether im Urin

Alkylierende Agenzien reagieren mit SH-Funktionen biologischer Moleküle zu Thioethern, die über den Urin ausgeschieden werden. Aus erhöhten Thioether-Konzentrationen kann auf eine erhöhte Belastung mit Alkylanzien rückgeschlossen werden. Die intraindividuellen Schwankungen der Thioether-Exkretion sind hoch. Es besteht eine positive Korrelation zum Rauchen. Diese Methode der Expositionskontrolle ist ebenso wie die Urinmutagenität eine unspezifische Methode, wodurch sich die unterschiedlichen Ergebnisse[3] von Untersuchungen bei onkologischen Krankenschwestern erklären.

Urinmutagenität

Zum Expositionsmonitoring von mutagenen/cancerogenen Chemikalien werden schon seit langer Zeit bakterielle In-vitro-Tests mit dem Urin von Probanden durchgeführt. Der bekannteste dazu eingesetzte Test ist der Ames-Test. Histidinabhängige Salmonella-typhimurium-Stämme können unter dem Einfluß von Mutagenen revertieren und damit auf Histidin-freien Nährböden wachsen. Die Rückmutationsrate wird als Maß für die mutagene Potenz eines Agens genutzt. Ende der 70er Jahre wurde erstmals über eine erhöhte Mutagenität im Urin von Zytostatika zubereitendem Personal im Ames-Test berichtet. Der in der Folge bei Zytostatika zubereitendem oder applizierendem Personal mit unterschiedlichen Schutzmaßnahmen, Vergleichskollektiven und sonstigen variierenden Bedingungen häufig durchgeführte Test führte zu widersprüchlichen Ergebnissen (Übersicht in[6]). Einige Erklärungen sind dafür möglich. Verschiedene Bakterienstämme haben eine unterschiedliche Sensitivität gegenüber den verschiedenen Zytostatika. Der Test ist zu wenig spezifisch; Rauchen und bestimmte Ernährungsgewohnheiten führen zu einem positiven Testergebnis. Möglicherweise ist der Test für die geringen akzidentell aufgenommenen und unvollständig ausgeschiedenen Zytostatikamengen zu wenig sensitiv, so daß ein negatives Testergebnis eine Exposition nicht ausschließen läßt. Zudem werden nicht alle Zytostatika unverändert und über den Urin ausgeschieden. Zeitpunkt der Urinsammlung, Proteinurie und Urinaufarbeitung beeinflussen das Testergebnis. Aus inaktiven ausgeschiedenen Metaboliten können durch die metabolisierenden Systeme der Bakterien selbst auch falsch positive Ergebnisse entstehen. Umgekehrt ist eine deutlich erhöhte Mutagenität erst nach der Absorption von Zytostatikamengen (Doxorubicin 0,2–2 mg, Cyclophosphamid 5–80 mg) zu erwarten, die akzidentell nicht aufgenommen werden. Als Screening-Test für die genotoxische Exposition am Zytostatikaarbeitsplatz eignet sich der Ames-Test daher nicht. Die wesentlichste Kritik bei allen bakteriellen Tests ist darüber hinaus die Frage der Übertragbarkeit der Befunde auf den Menschen. Die Mutagenitätstestung sollte möglichst an biologischem Material des Menschen durchgeführt werden. Derzeit existiert jedoch noch kein zuverlässiges Verfahren zur Bestimmung der In-vivo-Human-Mutagenität.

DNA-Repairenzyme

Zellen unterschiedlicher Spezies verfügen über unterschiedliche effektive DNA-Reparaturmechanismen. Diese können Veränderungen am Genom rückgängig machen, bevor sie zu einer genetisch stabilen Mutation führen. Die O^6-Alkylguanin-DNA-Alkyltransferase (AGT) ist ein Reparaturenzym, das niedrigkettige Alkylierungen in O^6-Position der DNA-Base Guanin entfernt. Die Alkylreste werden in einer inaktivierenden Reaktion auf das Enzym übertragen. Die Messung der Enzymaktivität kann Hinweise auf die Beanspruchung dieses Reparaturvorganges ergeben. Bei der Bewertung der Testergebnisse ist zu berücksichtigen, daß die Aktivität dieses Enzyms interindividuell sehr stark differiert und die Spezifität des Reparaturvorganges für Screening-Untersuchungen wahrscheinlich zu hoch ist. Bei 6 Probanden, die unter den empfohlenen Schutzmaßnahmen Zytostatika zubereiteten, wurde in einer einzelnen Untersuchung eine nicht signifikante Erniedrigung der AGT-Enzymaktivität im peripheren Blut gefunden[12].

DNA-Addukte

Die kovalente Bindung von chemischen Noxen an die DNA führt zu den sogenannten DNA-Addukten, die als Maß für die genotoxische Exposition und mit Einschränkung für die Beanspruchung gewertet werden können. Als Resultierende aus DNA-Modifikation und DNA-Reparatur stellen DNA-Addukte ein Maß dar für den Anteil der Belastung, der überhaupt genotoxisch wirksam werden kann[7]. In der Regel werden die Untersuchungen an Lymphocyten der Probanden durchgeführt. Die Addukte können chromatographisch (Gaschromatographie, Massenspektroskopie, P^{32}-Postlabelling) oder immunologisch (ELISA) nachgewiesen werden. Der Nachteil der sehr aufwendigen P^{32}-Postlabelling-Methode, die als Screening-Methode diskutiert wird, liegt in der unterschiedlichen Sensitivität für verschiedene Addukte. Auf monoklonalen Antikörpern basierende Methoden sind aufgrund ihrer Spezifität für Screening-Untersuchungen ungeeignet. Möglicherweise kann die DNA-Addukte-Messung zur Definition der Expositionsäquivalente (s. oben) genutzt werden.
Genotoxische Noxen können auch mit anderen nucleophilen Biopolymeren, z. B. Hämoglobin, Humanalbumin, Addukte bilden. Deren Nachweis kann lediglich als Expositionskontrolle dienen. Eine genotoxische Beanspruchung wird damit nicht erfaßt.
Mit Genmonitoring-Methoden werden direkt Veränderungen der Chromosomenstruktur erfaßt. Die Tests werden in der Regel an Lymphocyten aus peripherem Blut durchgeführt. Entsprechend der Lebenszeit der Lymphocyten (bis zu 3 Jahre und länger) können auch zurückliegende, möglicherweise kumulierte Defekte erfaßt werden.

Chromosomenaberrationen

Die Chromosomenanalyse ist sehr spezifisch. Sie setzt erfahrene Untersucher voraus, die die verschiedenen Schäden an Chromosomen richtig einordnen können. Um einen ausreichenden Stichprobenumfang zu erreichen, ist ein sehr großer Aufwand erforderlich. Unterschiedliche Untersuchungsergebnisse[3] derartiger Analysen bei mit Zytostatika umgehendem Personal könnten auf die Methodik, unterschiedliche Umgebungsfaktoren und unterschiedliche Arbeitsbedingungen zurückzuführen sein. In einer nationalen englischen Studie wurde die Häufigkeit von Chromosomenaberrationen bei mit Zytostatika umgehendem Apothekenpersonal und Krankenschwestern, onkologischen Patienten sowie sorgsam ausgewählten nicht-exponierten Kontrollpersonen verglichen. Eine erhöhte Chromosomenaberrationsrate wurden lediglich für die Patientengruppe gefunden[13]. Für das exponierte Personal konnte keine Korrelation zwischen der Menge verarbeiteter Zytostatika und der Chromosomenaberrationsrate festgestellt werden. Erhöhte Raten von Chromosomenaberrationen und Schwesterchromatid-Austausch sind für Chemotherapie-Patienten besonders unter Alkylantien-Therapie in zahlreichen Studien nachgewiesen (Übersicht in[14]).

Schwesterchromatid-Austauschrate (SCE, Sister chromatid exchange)

Der Schwesterchromatid-Austausch beruht, soweit heute bekannt, auf einem Reparaturvorgang bei Schädigung eines Chromatidstranges, der durch einen partiellen Austausch mit den Schwesterchromatiden in der S-Phase des Zellcyclus bewerkstelligt wird. Die Zahl der SCE's korreliert mit der Zahl der Einzelstrangbrüche und kann damit als Maß für den genotoxischen Streß gewertet werden. Ob es bei diesem Vorgang auch zu Mutationen, also genetischen Veränderungen kommt, muß offen bleiben. Färbt man die Tochterchromatiden mit Bromdesoxyuridin, so kann man die Austausche sichtbar machen und die Häufigkeit als Maß für die schädigende Einwirkung eines genotoxischen Stoffes heranziehen. Vorteile der SCE-Ratenbestimmung sind ihre Sensitivität für viele chemische Cancerogene und ihre Auswertbarkeit durch weniger geschultes Personal. In-vitro-Untersuchungen haben gezeigt, daß besonders Alkylantien erhöhte SCE-Raten induzieren. Nachteilig sind die hohen inter- und intraindividuellen Schwankungen. Hier könnten longitudinale Studien hilfreich sein, in denen man Probanden als ihre eigene Kontrolle, möglichst mit ersten Untersuchungen vor der potentiellen Exposition, nutzt. Die Induktion von SCE korreliert sicher positiv mit dem Rauchen, was bei der Auswahl der Probanden berücksichtigt werden muß. Die inkonsistenten Untersuchungsergebnisse bei potentiell Zytostatika-exponiertem Personal können auch auf die zu geringe Zahl von Probanden oder auszuwertenden Metaphasen zurückzuführen sein.

Mikrokerne

Im Mikrokern-Test werden azentrische Chromosomenfragmente (Mikrokerne) in postmitotischen, zweikernigen Zellen als Maß für die Chromosomenschädigung gesucht. Mikrokerne resultieren aus Chromosomenbrüchen. Der Test ist mit hoher Sensitivität einfach durchführbar. Die Wertigkeit des Tests wird uneinheitlich diskutiert. Für die gleiche Noxe kann sich das Ergebnis beim SCE- und Mikrokerntest unterscheiden. So wurde bei Krankenschwestern, die unter adäquaten Schutzmaßnahmen Umgang mit Zytostatika hatten, eine erhöhte SCE-Rate, jedoch keine erhöhte Zahl von Mikrokernen gefunden[15]. Bei der Untersuchung von pharmazeutischem Zytostatika-zubereitendem Personal fand sich mit der Kombination von SCE- und Mikrokern-Test in keinem der beiden Tests ein Hinweis auf eine genotoxische Beanspruchung.

Alkalische Filterelution

Die alkalische Filterelution gibt ein Maß für die Länge der im alkalischen Milieu in Einzelstränge aufgetrennten DNA. Einzelstrangbrüche erhöhen die Elutionsrate, Cross-links (Vernetzungen zwischen DNA-Strängen oder DNA und Proteinen) verringern die Elutionsrate. Die alkalische Filterelution weist Schäden der DNA nach, deren Bedeutung für Mutationen plausibel erscheinen. In Tier- und Zellkulturversuchen zeigte die Methode eine hohe Sensitivität für die im Tierversuch als cancerogen erkannten Substanzen. In eigenen Untersuchungen bei Zytostatika zubereitendem Personal wurde in zwei Messungen der alkalischen Filterelution auf dem 5 %-Niveau keine signifikante Erhöhung der Strangbrüche gefunden[17].

2.2.4 Arbeitsmedizinische Vorsorgemaßnahmen

Gemäß M 620 BGW sind hinsichtlich der Beschäftigung werdender und stillender Mütter die Bestimmungen des Mutterschutzgesetzes, des Jugendarbeitschutzgesetzes und der Gefahrstoffverordnung (GefStoffV) zu beachten. Nach § 26,6 GefStoffV (Beschäftigungsbeschränkungen) gilt: „Der Arbeitgeber darf werdende Mütter mit krebserzeugenden, fruchtschädigenden oder erbgutschädigenden Gefahrstoffen nicht beschäftigen. Satz 1 gilt nicht, wenn die werdenden Mütter bei bestimmungsgemäßem Umgang den Gefahrstoffen nicht ausgesetzt sind. Der Arbeitgeber darf stillende Mütter mit Gefahrstoffen nach Satz 1 nicht beschäftigen, wenn die Auslöseschwelle überschritten ist." Praktisch gilt damit für werdende Mütter ein absolutes Expositionsverbot. Für stillende Mütter und Jugendliche wird das Verbot insoweit gelockert, als die Auslöseschwelle nicht überschritten werden darf. Da aber keine Auslöseschwellen definiert sind, gilt, daß Schwangere, Stillende und Jugendliche vom Umgang mit Zytostatika auszuschließen sind.

Beschäftigte im Gesundheitsdienst sind nach VBG 103 „durch arbeitsmedizinische Vorsorgeuntersuchungen (Erstuntersuchung vor Aufnahme der Beschäftigung, Nachuntersuchungen während der Beschäftigung innerhalb bestimmter Fristen) gesundheitlich zu überwachen." Das Merkblatt M 620 der BGW gibt in der letzten Fassung von 1986 vor, im Rahmen dieser Untersuchungen auch die mögliche Gesundheitsgefährdung durch Zytostatika zu berücksichtigen. Nach den jüngsten Entwicklungen im Gesundheitsdienst handelt es sich bei den zu überwachenden Personen, neben Personen, die im stationären oder ambulanten Bereich Menschen medizinisch untersuchen, behandeln oder pflegen, in der Regel auch um pharmazeutisches Personal. Zu Art und Umfang der speziellen Untersuchungen werden keine Vorgaben gemacht. Als Methoden können heute die Erfassung und Dokumentation der Exposition und des Gesundheitsstatus mit Hilfe eines Fragebogens, die körperliche Untersuchung und Laboruntersuchungen genutzt werden. Die Vorsorgeuntersuchung soll sich am Berufsgenossenschaftlichen Grundsatz G 40 „Krebserzeugende Gefahrstoffe – allgemein" orientieren.

Dokumentation. Nach § 19 UVV „Arbeitsmedizinische Vorsorge" (VBG 100) sind die Ergebnisse arbeitsmedizinischer Vorsorgeuntersuchungen in einer Gesundheitskartei festzuhalten. Bei der Feststellung der Anamnese sollen Arbeitsanamnese, Raucheranamnese und Beschwerden wie ungewollte Gewichtsabnahme, Appetitverlust, chronischer Reizhusten, längerdauernde Heiserkeit, Blut in Auswurf, Urin oder Stuhl besondere Berücksichtigung finden. In der Kartei ist auch die Art der Gefährdung zu dokumentieren. Die EDV-gestützte zentrale Zytostatikaherstellung in der Apotheke bietet die Möglichkeit, den Umgang mit Zytostatika nach Art und Menge zu dokumentieren und auszuwerten. In der zentralen Zubereitung ist die Einhaltung der Schutzmaßnahmen leicht zu überwachen und zu dokumentieren. Alle Vorfälle, die zu einer akzidentellen Kontamination führen, wie größere Verschüttungen oder Nadelstiche, sollten dem Betriebsarzt gemeldet und dokumentiert werden. „Es ist Aufgabe des Unternehmers, dafür Sorge zu tragen, daß der Betriebsarzt bzw. der mit der arbeitsmedizinischen Betreuung der Beschäftigten beauftragte Arzt über die verwendeten Zytostatika unterrichtet wird. Dies ist besonders wichtig bei der Einführung neuer Medikamente, die z. B. bei Pilotstudien oder klinischen Prüfungen eingesetzt werden. Die Beschäftigten sollen von sich aus den Betriebsarzt über die verwendeten Zytostatika informieren. Dies gilt insbesondere beim Auftreten von Gesundheitsstörungen, die auf Zytostatikawirkungen zurückgeführt werden können" (M 620 BGW). Es ist jedoch bisher unklar, welche Gesundheitsschäden und in welchem Umfang solche zu erwarten sind. Derzeit gibt es keine epidemiologischen Daten, die ein erhöhtes cancerogenes oder teratogenes Risiko bei der chronischen Exposition gegenüber geringen Mengen von Zytostatika belegen. Es könnte sinnvoll sein, besonders solche Symptome zu beobachten, die bei Chemotherapiepatienten als unerwünschte Wirkungen bekannt sind[16]. Ausführlich sollte auch der Verlauf von Schwangerschaften, einschließlich Aborten, erfragt und dokumentiert werden.

Körperliche Untersuchung. Bei der körperlichen Untersuchung sind besonders Haut- und Schleimhaut auf Zeichen akuter lokaler Toxizität wie Rötungen oder Reizungen zu untersuchen.

Laboruntersuchungen. Veränderungen am hämatopoetischen System, Leber, Niere und urinableitenden System können über laborchemische Untersuchungen am ehesten erfaßt werden. Primär ist ein Blutbild, einschließlich Leukocytendifferenzierung, zu erstellen. Da bei onkologischen Schwestern über Leberschäden berichtet wurde und manche Zytostatika nephrotoxisch wirken, sollten Lebertransaminasen und Serumkreatinin bestimmt werden. Durch Zytostatika verursachte Schäden an Blase und ableitenden Harnwegen sind Grund für die Durchführung des Urinstatus.

Biomonitoring. Wie aus dem oben dargelegten zum Biomonitoring von Zytostatika exponiertem Personal hervorgeht, ist ein Untersuchungsprogramm zur Erkennung von genotoxischen Schäden noch nicht zu definieren. Die arbeits- und kostenintensiven Methoden eignen sich bisher nicht als Screening-Untersuchungen für die individuelle Gefährdung. Die Methoden sind zu wenig sensitiv oder zu wenig validiert. Manche Autoren empfehlen ein Biomonitoring durchzuführen, um frühzeitig Funktionsmängel der Schutzausrüstung, mangelhafte Schutzkleidung oder schlechte Arbeitstechniken aufzudecken. Andere wiederum warnen davor, da positive Ergebnisse nicht interpretiert werden können und den einzelnen Probanden übermäßig beunruhigen, solange der prognostische Wert nicht gesichert ist. Biomonitoring-Methoden können und sollten exemplarisch, wissenschaftlich begleitend als Gruppenuntersuchungen durchgeführt werden, um Kenntnisse über das wahre Ausmaß der Gefährdung im Umgang mit Zytostatika zu gewinnen. Dabei sind auch Langzeitstudien von großem Interesse.

Arbeitsmedizinische Vorsorgeuntersuchungen können mehr zu einer frühen Erkennung von Problemen beitragen, als Prävention leisten. Die Prävention beinhaltet eine Minimierung der Exposition durch sachgemäße Nutzung von technischen Hilfsmitteln und Schutzkleidung, wie in § 17 UVV „Gesundheitsdienst", VBG 103, gefordert: „Durch geeignete Maßnahmen ist dafür zu sorgen, daß eine Exposition gegenüber Zytostatika vermieden wird."

2.2.5 Räume

Die Auswahl der Räume, in denen Zytostatika zubereitet werden sollen, hat unter den Aspekten des Arbeitsschutzes und des Produktschutzes zu erfolgen (s. Kap. 13). Im Merkblatt 620 der BGW heißt es, daß Abzüge abseits stark frequentierter Verkehrsflächen so aufzustellen sind, daß sie ein sicheres und ungestörtes Arbeiten ermöglichen. Praktisch bedeutet dies, daß die Zytostatikazubereitung in einem separaten Raum durchzuführen ist. Nur berechtigtes Personal sollte Zutritt haben. In einem solchen Raum ist die Lagerung von Lebensmitteln, das Essen, Trinken und Rauchen nicht zulässig. Tageslicht ist wünschenswert. Der Raum sollte für die Anzahl der beschäftigten Personen ausreichend groß und die Einrichtung ergonomisch angeordnet sein. Für die zentrale Zubereitung in der Krankenhausapotheke ist ein Raum im reinen Bereich vorzusehen. Es handelt sich bei den Zytostatikazubereitungen zur parenteralen Anwendung um sterile Arzneimittel, die aseptisch herzustellen sind. Die Herstellung hat unter Bedingungen zu erfolgen, die jede mikrobielle Verunreinigung vermeiden. Dazu gehören geeignete Produktionsräume und Belüftungssysteme. Von den Räumen darf keine Gefahr für die Qualität der Produkte ausgehen. Die Oberflächen sollen glatt, undurchlässig, unbeschädigt und leicht zu desinfizieren und zu reinigen sein. Die Belüftung sollte mit filtrierter Luft und Anschluß an die Klimaanlage erfolgen. Die Wartung der Filter soll gewährleistet sein. Aus aseptischen Überlegungen sollte der Raum unter Überdruck stehen. Bei Verschütten einer größeren Zytostatikamenge sollte aber die Luftzufuhr abgestellt werden können, um das Risiko der Verteilung zytostatikakontaminierter Luft zu verringern. Die Teilung in einen Vorbereitungsraum und einen über Sichtkontakt verbundenen eigentlichen Zubereitungsraum ist empfehlenswert. In einem der beiden Räume soll die Möglichkeit zum Händewaschen (Seifenspender und Desinfektionsmittelspender) gegeben sein. Falls das Anlegen der Schutzkleidung im Vorbereitungsraum erfolgt, sollte dieser die Schleusenfunktion erfüllen, indem die Türen zwischen Zubereitungsraum und Vorbereitungsraum sowie zwischen Vorbereitungsraum und Außenräumen nicht gleichzeitig geöffnet werden können und selbstschließend sind.

Der Vorbereitungsraum sollte mit einem EDV-Arbeitsplatz, Telefon- und Telefax-Anschluß sowie Lagermöglichkeiten für Literatur und Dokumentation ausgestattet sein. Im Zubereitungsraum sind ausreichend Lagersysteme für die Fertigarzneimittel und technischen Hilfsmittel, ausreichend Arbeitsfläche, Kühlschrank und Sicherheitswerkbank in Ein- oder Mehrzahl erforderlich.

2.2.6 Sicherheitswerkbänke

Nach Merkblatt 620 der Berufsgenossenschaft für Gesundheitsdienst und Wohlfahrtspflege (BGW) sind Zytostatika in Abzügen zuzubereiten, die gewährleisten, daß Aerosole bzw. Stäube von Zytostatika nicht in den Atembereich der Beschäftigten gelangen (s. Kap. 13). „Dies schließt ein, daß abluftseitig Schwebstoffilter der Klasse S DIN 24184 eingebaut sind. Geeignet ist z. B. Sicherheitswerkbänke Klasse 1 nach DIN 12950" (Teil 10, ab dem 1. Oktober 1991). Klasse-1-Sicherheitswerkbänke dienen dem Personenschutz. Sie führen aus dem Raum angesaugte Luft über den Arbeitsbereich und nach Filtrierung über die geforderten Hochleistungs-Schwebstoffilter (Hosch-Filter) wieder in den Raum zurück. Diese Art der Luftführung ist in der Apotheke für die aseptische Herstellung steriler Arzneimittel, wie Zytostatikainjektions- oder -infusionslösungen nicht geeignet. Das Arzneibuch schreibt für Produkte, die nicht in ihrem Endbehältnis sterilisiert werden können[1], vor, daß Produktionsräume und Belüftungssysteme so beschaffen sein müssen, daß die mikrobielle Verunreinigung soweit wie möglich verringert wird. Im EG-Leitfaden einer Guten Herstellungspraxis für Arzneimittel, ist

240 Infusionslösungen

Raumluft | Kontaminierte Luft im Unterdruck | Sterilluft | Überdruckplenum

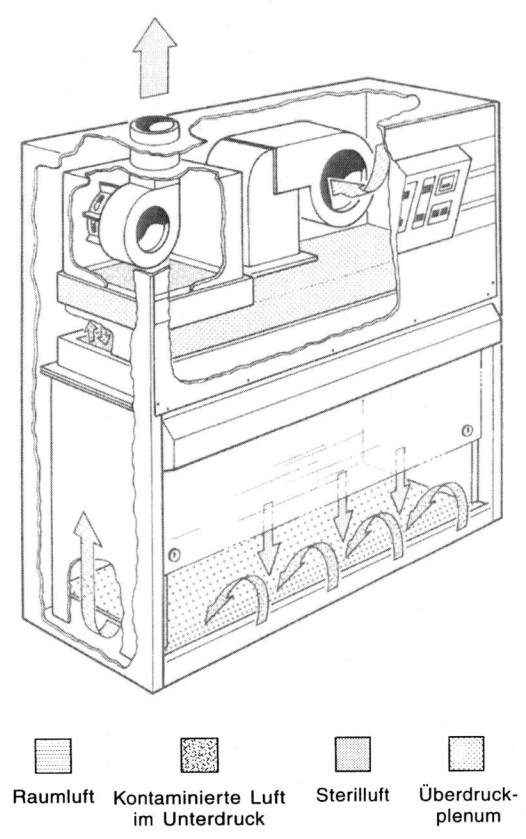

Abb. 2.6 Beispiel für die Luftführung in einer Sicherheitswerkbank Klasse 2

die „Handhabung und Abfüllung aseptisch zubereiteter Produkte, einschließlich klein- und großvolumiger Parenteralia, unter Bedingungen der Reinheitsklasse A in einem Raum der Reinheitsklasse B" vorgesehen. Fachkreise halten für den Raumhintergrund auch die früher geforderte Reinraumklasse C für ausreichend. Die Herstellung eines einwandfreien Produktes muß auch in der Krankenhausapotheke gewährleistet sein. Die Reinraumklasse A wird in Laminar-flow-Bänken (reinen Werkbänken mit horizontaler oder vertikaler turbulenzarmer Verdrängungsströmung) erreicht. Die Reinraumklasse des Raumhintergrundes sollte dem Umfang der Herstellung und den angestrebten Stabilitätszeiträumen angepaßt sein. Für die Herstellung von Zytostatika in besonders reiner Luft sieht die BGW Sicherheitswerkbänke der Klasse 2 nach DIN 12950 oder Zytostatika-Werkbänke gemäß Prüfgrundsatz GS-GES-04 vor. Sicherheitswerkbänke der Klasse 2 nach DIN 12950 Teil 10 gewähren neben dem Personenschutz auch Produktschutz und Verschleppungsschutz.

Filter. Wie bei Sicherheitswerkbänken der Klasse 1 wird die Abluft durch mindestens einen Hosch-Filter gereinigt, um Personal und Umwelt vor schädlichen Einflüssen durch beim Arbeiten freigesetzte Schwebstoffe zu schützen. Im Arbeitsbereich der Sicherheitswerkbank Klasse 2 herrscht eine vertikale turbulenzarme Verdrängungsströmung Hosch-filtrierter Luft, deren Geschwindigkeit 0,4 m/s ± 20% beträgt. Klasse-2-Sicherheitswerkbänke arbeiten üblicherweise mit Umluft. Die aus dem Arbeitsbereich abgeführte Luft wird filtriert und zu rund 70% rezirkuliert. Die zu 30% abgeführte Luft wird ersatzweise an der vorderen Arbeitsöffnung angesaugt. Dabei darf die durchschnittliche Lufteintrittsgeschwindigkeit in der Arbeitsöffnung nicht kleiner als 0,4 m/s sein. DIN 12950 Teil 10 ist dem Titel nach eine Norm für Sicherheitswerkbänke für mikrobiologische und biotechnologische Arbeiten. Sie ist vergleichbar mit dem British Standard BS 5726-1992, der Norme francaise NF X 44201-1984 und dem (US) NSF Standard 49-1980. Alle diese Standards sind erstellt für das mikrobiologische Arbeiten und nicht für den Umgang mit gefährlichen chemischen Arbeitsstoffen. Bei der Benutzung der mikrobiologischen Sicherheitswerkbank als Zytostatikawerkbank stellt sich daher die Frage nach der ausreichenden Filterleistung des Abluftfilters. Schwebstoffilter der Klasse S nach DIN 24184 haben für Partikel größer als 0,3 µm mindestens einen Abscheidegrad von 99,97%. Filter mit einem Abscheidegrad von 99,999% sind bereits im Einsatz. Bakterien haben im Unterschied zu den freigesetzten Zytostatika eine definierte Masse oder Größe. Bisher geht man davon aus, daß beim Arbeiten mit Zytostatika nicht mit gas- oder dampfförmigen Verunreinigungen zu rechnen ist. Freigesetzte Stäube oder Aerosole werden von den Schwebstoffiltern mit ausreichender Sicherheit zurückgehalten. Bei intaktem, dichtsitzendem Filter ist davon auszugehen, daß die abgesaugte Luft durch ein berufsgenossenschaftlich anerkanntes Verfahren und Gerät ausreichend gereinigt ist (s. auch VBG 113, § 16). Der Australian Standard AS 2567-1982 fordert aufgrund dieser Problematik abluftseitig einen Kohlefilter zur Absorption von flüchtigen Arbeitsstoffen und, daß alle potentiell kontaminierten Bereiche unter Unterdruck stehen. Die Zweckmäßigkeit eines Kohlefilters ist fraglich. Seine Absorptionskapazität kann nur in einer zerstörenden Prüfung überwacht werden. Wenn Zweifel an der ausreichenden Filtrationsleistung des Hosch-Filters bestehen, sollte eher eine Abluftführung nach außen in Erwägung gezogen werden.

Rückhaltevermögen. Sicherheitsbänke Klasse 2 haben an der Frontseite unterhalb der Sichtscheibe eine durchgehende Arbeitsöffnung. Das Rückhaltevermögen der mikrobiologischen Sicherheitswerkbank ist in DIN 12950 Teil 10 definiert als Eigenschaft, die verhindert, daß unzulässige Mengen von Substanzen aus dem Inneren der Bank durch die Arbeitsöffnung in die Umgebung gelangen. Die Prüfgrundsätze fordern, daß von einer im Arbeitsbereich vernebelten Sporensuspension höchstens ein Anteil von 3×10^{-7} außerhalb der Sicherheitswerkbank nachgewiesen werden darf. Auch hier stellt sich die Frage der Übertragbarkeit auf das Arbeiten mit Zytostatika. Im British Standard 5726 (1992) ist zur Prüfung des Rückhaltevermögens der KI-Discus Test aufgenommen. Bei diesem Test wird im Arbeitsfeld Kaliumiodid (KI) auf einer rotierenden Scheibe (spinning disc) vernebelt und dessen Austritt aus dem Arbeitsbereich entlang zwei normierten Metallzylindern, die die Arme eines Arbeitenden simulieren sollen, untersucht. Möglicherweise ist bei dieser Partikelregistrierung eines chemischen Stoffes eine bessere Korrelation zum Arbeiten mit Zytostatika gegeben. Im Gegensatz zu den mikrobiologischen Funktionstesten ist der KI-Discus in beliebigen Räumen und damit auch am Aufstellungsort der Sicherheitswerkbank durchführbar. In den deutschen Normen ist er bisher nicht etabliert. Die Luftströmungen im Bereich der Arbeitsöffnung müssen bei bestimmungsgemäßer Benutzung den Austritt von Partikeln sicher verhindern. Die in DIN 12950 Teil 10 geforderte durchschnittliche Lufteintrittsgeschwindigkeit größer als 0,4 m/s kann sich als unzureichend erweisen. Es wäre sinnvoller, wie bei Werkbänken der Sicherheitsklasse 1, eine Mindestströmungsgeschwindigkeit an der strömungstechnisch ungünstigsten Stelle, unterhalb der Sichtscheibe, im Prüfgrundsatz festzuschreiben. Unter dem Aspekt Personenschutz werden in den USA z. Z. Sicherheitswerkbänke Klasse 2 Typ B3 gemäß NSF 49 empfohlen[10]. Deren Zuluftgeschwindigkeit soll durchschnittlich minimal 0,5 m/s betragen, die Abluft nach außen abgeleitet werden und alle potentiell kontaminierte Luft führenden Bereiche unter Unterdruck stehen.

Verschleppungsschutz. Die Sicherheitswerkbank Klasse 2 erfüllt die strömungstechnischen Voraussetzungen für Produktschutz und Verschleppungsschutz. Es dürfen keine unzulässigen Substanzmengen aus der Umgebung durch die Arbeitsöffnung in den Arbeitsbereich gelangen (Produktschutz) und keine unzulässigen Substanzmengen im Arbeitsbereich hin und her übertragen werden (Verschleppungsschutz, Cross contamination-Schutz). Der Verschleppungsschutz ist unter Arbeitsschutz- und Produktschutzaspekten von größter Wichtigkeit. Als Aerosole freigesetzte Zytostatika sollen innerhalb des Arbeitsbereichs nicht verschleppt werden, um das Risiko der Zytostatika-Kontamination für eingebrachte Arbeitsmittel und die damit später mögliche Verschleppung nach draußen so gering wie möglich zu halten. Mikroorganismen sollen innerhalb des Arbeitsbereiches nicht verschleppt werden, um das Risiko der mikrobiologischen Kontamination für das Produkt so gering wie möglich zu halten. Die BGW unterscheidet in ihren vorläufigen „Grundsätzen für die Prüfung der Arbeitssicherheit von Zytostatika-Werkbänken GS-GES-04" halboffene Bänke, die nach DIN 12950 bewertet werden und Bänke mit einer geschlossenen Frontscheibe mit mindestens zwei verschließbaren Arbeitsöffnungen, die nach GS-GES-04 bewertet werden. Für letztere sind Verdrängungsströmung und Verschleppungsschutz nicht im Prüfgrundsatz enthalten. Sie können daher in der Apotheke für die Zubereitung steriler Zytostatikalösungen nach dem EG-Leitfaden einer Guten Herstellungspraxis für Arzneimittel nicht eingesetzt werden. Aktuelle Aufstellungen GS-geprüfter Sicherheitswerkbänke nach DIN 12950 können bei der BGW bezogen werden.

Isolatoren. Falsche Aufstellung oder falsches Verhalten beim Arbeiten können bei Zytostatikawerkbänken der Klasse 2 vorübergehend zum Austritt kontaminierter Luft führen. So können Bewegungen der Arme zu Verwirbelungen im Bereich des Luftvorhanges und zum Austritt der Luft aus dem Innenraum führen. In Großbritannien und Frankreich werden u. a aus diesem Grund für die Zytostatikazubereitung bevorzugt Sicherheitswerkbänke der Klasse 3 eingesetzt[17]. Nach DIN 12950 Teil 10 haben Sicherheitswerkbänke Klasse 3 einen geschlossenen, mit mindestens einer Materialschleuse versehenen Arbeitsbereich, in dem ein Unterdruck im Vergleich zur Umgebung herrscht. Die Zuluft wird durch einen, die Abluft durch mindestens zwei hintereinandergeschaltete Hosch-Filter gereinigt. Gearbeitet wird über dicht eingesetzte, armlange Handschuhe. In Deutschland ist die Isolatortechnik noch nicht etabliert. Isolatoren mit vertikaler Verdrängungsströmung im Arbeitsbereich, wie sie in Großbritannien zur Verfügung stehen, stellen jedoch eine zweckmäßige Alternative zur Sicherheitswerkbank Klasse 2 dar. Mit diesen Isolatoren ist aseptisches Arbeiten ohne Reinraumbedingungen im Raumhintergrund und ohne spezielle Schutzkleidung möglich. Arbeitsplatzergonomie und Handschuhwechsel am Isolator wurden in den letzten Jahren verbessert. Besonders wenn in der Krankenhausapotheke keine Reinräume zur Verfügung stehen und keine sehr hohe Zahl von Zytostatikazubereitungen zu erwarten ist, sollte dem Einsatz von Isolatoren der Vorzug gegeben werden.

Betrieb von Sicherheitswerkbänken Klasse 2

Bei der Anschaffung von Sicherheitswerkbänken ist darauf zu achten, daß diese über ein GS (Geprüfte Sicherheit)-Zeichen nach den aktuellen Prüfgrundsätzen verfügen. Die Aufstellung sollte in einem ausschließlich für die Zytostatikazubereitung reservierten Raum erfolgen, dessen Reinraumklasse den hygienischen Anforderungen entsprechend auszuwählen ist. Die Sicherheitswerkbank soll nicht in der Nähe von Türen, Fenstern, Zuluftschächten von Klimaanlagen, Ventilatoren oder an häufig begangenen Bereichen aufgestellt werden. Diese können Ursache starker Luftbewegungen sein und das Lüftungssystem der Sicherheitswerkbank beeinträchtigen. Durch Störung des „Luftvorhangs" an der Arbeitsöffnung könnte der Produktschutz eingeschränkt sein und/oder belastete Luft aus dem Arbeitsbereich der Werkbank freigesetzt werden. Negative Beeinflussungen der Luftströmungen ergeben sich auch aus dem Verdecken der Lüftungsschlitze in der Arbeitsplatte, dem Einbringen voluminöser Gegenstände oder Geräte mit starker Eigenbewegung, dem Überladen mit Gegenständen sowie schnellen Hand-, Arm-, oder Körperbewegungen der arbeitenden Person. Nach dem derzeitigen Erkenntnisstand und unter dem Aspekt der Wärmebelastung der Abluft kann, bei gesicherter Funktionalität eines geeigneten Fortluftsystems, die Abluftführung ins Freie empfohlen werden. Bei der Entscheidung für ein Fortluftsystem ist dringend darauf zu achten, daß die Lüftungssysteme der Sicherheitswerkbank und des Aufstellungsraumes nicht negativ beeinflußt werden. Es muß genügend Zuluft für die Sicherheitswerkbank gewährleistet sein. Die Installation des Fortluftsystems sollte nicht in Form eines geschlossenen Systems, sondern als Abzughaube erfolgen. Der Betrieb der Sicherheitswerkbank darf nur möglich sein, wenn gleichzeitig die Lüftung des Fortluftsystems in Betrieb ist.

Die Sicherheitswerkbank sollte grundsätzlich ohne Unterbrechung Tag und Nacht betrieben werden. Größere Partikel und Verschüttungen sind zu schwer, als daß sie mit der Umluft abgeführt werden. Sie sammeln sich in der Wanne unterhalb der Arbeitsplatte an. Beim Ausschalten der Sicherheitswerkbank besteht die Gefahr, daß Zytostatika-kontaminierter Staub aus dieser Wanne und aus den sonstigen potentiell kontaminierten Bereichen der Werkbank, die nur bei Betrieb unter Unterdruck stehen, in den Raum zurückgetragen wird. Sollte das Ausschalten der Sicherheitswerkbank, z. B. im Rahmen von Wartungsarbeiten erforderlich sein, müssen vorher alle zugänglichen Oberflächen „dekontaminiert" werden. Nach dem Ausschalten müssen für die gesamte Zeit des Nicht-Betriebs Arbeitsöffnung und Abluftstutzen, z. B. durch Abkleben mit undurchlässiger Kunststoffolie, abgedichtet werden. Für das Arbeiten an der Sicherheitswerkbank ist gemäß dem Merkblatt für das Arbeiten an und mit mikrobiologischen Sicherheitswerkbänken ZH 1/48 der Berufsgenossenschaft eine schriftliche Betriebsanweisung, einschließlich Hygieneplan, zu erstellen. Eine Betriebsanleitung und ein Gerätebuch müssen nach DIN 12950 mit der Sicherheitsbank mitgeliefert werden.

Reinigung, Desinfektion, Dekontamination. Reinigung und Desinfektion der Oberflächen im Arbeitsbereich der Sicherheitswerkbank müssen, um ein mikrobiologisch einwandfreies Produkt zu gewährleisten, regelmäßig erfolgen. Die Desinfektion sollte täglich vor Arbeitsbeginn und die Reinigung täglich nach Arbeitsende oder alternativ eine desinfizierende Reinigung in einem Arbeitsgang durchgeführt werden. Zur Reinigung werden fusselfreie Materialien, wie Tücher oder Kompressen, gereinigtes oder destilliertes Wasser, eventuell mit dem Zusatz eines für Edelstahl geeigneten Reinigers, benutzt. Die Desinfektion vor Beginn des aseptischen Arbeitens wird als Wischdesinfektion mit 70 % – 80 %igem Ethanol oder Isopropanol durchgeführt. Sprühdesinfektion mit Alkohol und übermäßiger Einsatz von Alkohol sollten wegen der Explosionsgefahr bei den Umluftbänken vermieden werden. Mikrobiologische Sicherheitswerkbänke werden durch Vernebeln von Formaldehyd dekontaminiert. Die Dekontamination einer Zytostatikawerkbank ist auf diese Weise nicht möglich. Die „Dekontamination" kann lediglich in Form einer Reinigung aller zugänglichen potentiell kontaminierten Bereiche in regelmäßigen Zeitabständen erfolgen. Anzustreben sind Zeiträume von wöchentlich[10] bis maximal monatlich. Während des „Dekontaminations"vorganges bleibt die Werkbank in Betrieb, alle beweglichen Teile werden innerhalb der Werkbank gereinigt. Die Arbeitsplatte wird angehoben und während der Reinigung der Wanne an die Rückwand des Arbeitsbereichs angelehnt. Die mit der Reinigung befaßte Person trägt die übliche Schutzkleidung (s. unten) einschließlich Brille und Atemschutz. Es empfiehlt sich wegen der scharfen Kanten unterhalb der Arbeitsplatte, über den Latexhandschuhen zusätzlich Haushaltshandschuhe zu tragen. Der Reinigungsvorgang ist nach der 1-Eimer-Methode durchzuführen. Die zur Reinigung benutzten Wischmaterialien dürfen nicht zu leicht sein, da ansonsten die Gefahr besteht, daß sie mit der Umluft abgesaugt werden und auf dem Hosch-Filter blockierend liegen bleiben. Die benutzten kontaminierten Artikel werden innerhalb der Werkbank in eine Plastikabfalltüte gegeben und in den Zytostatikamüll entsorgt.

Wartung und Prüfung. DIN 12950 Teil 10 sieht neben der Typprüfung (Prüfungsart 1) und der Stückprüfung (Prüfungsart 2), Prüfungen am Aufstellungsort (Prüfungsart 3) vor. Prüfungen nach Prüfungsart 3 sind durchzuführen nach Aufstellen vor Inbetriebnahme, nach Filterwechsel oder Änderung des Aufstellortes. Außerdem müssen in der Betriebsanleitung vom Hersteller Angaben über Wartungs- und Prüfintervalle gemacht sein, nach deren Ablauf z. B. die Prüfungen der Prüfungsart 3 zu wiederholen sind. Nach dem heutigen Erkenntnisstand sind die Prüfungen halbjährlich oder mindestens jährlich, alternativ nach einer definierten Betriebsstundenzahl, durchzuführen. Prüfungen nach Prüfart 3 sowie alle anderen wesentlichen Arbeiten sind, nach DIN 12950 Teil 10, in einem Gerätebuch zu dokumentieren. Prüfungen der Prüfungsart 3 sind die Prüfung auf Filterlecks nach VDI 2083 Blatt 3, die Besichtigung der Fortluftführung bei an Fortluftsysteme angeschlossenen Sicherheitswerkbänken, die Messung des austretenden Luftvolumenstroms und Berechnung der mittleren Strömungsgeschwindigkeit in der Arbeitsöffnung und Prüfung der Strömungsrichtung mit Rauch sowie die Leckprüfung an Teilen, die betriebsmäßig verunreinigte Luft unter Überdruck führen und mit der Umgebung in Berührung stehen. Da diese letzte Prüfung sehr aufwendig ist, sollte schon beim Kauf der Sicherheitswerkbank darauf geachtet werden, daß alle entsprechenden Teile unter Unterdruck stehen. Die Prüfung auf Filterlecks und Dichtsitz des Filters erfolgt durch Partikelzählung mit dem Partikelmeßgerät. Sie ist mit und ohne Zugabe von Prüfrauch in die Ansaugluft sowohl für den Umluftfilter, also im Arbeitsbereich, als auch für den Abluftfilter, durchzuführen. Bei an Fortluftsysteme angeschlossenen Werkbänken muß über eine eingebaute Meßöffnung die Prüfung der Luftgeschwindigkeit möglich sein. Die Messungen der Strömungsgeschwindigkeit haben mit einem richtungsunabhängigen, thermischen Anemometer zu erfolgen. Zusätzlich zu den vorgeschriebenen Prüfungen sollte zur Sicherung des Verschleppungsschutzes die Gleichmäßigkeit des Laminarstroms gemessen werden. Die Luftgeschwindigkeit soll in einer Höhe von 50 mm oberhalb der Oberkante der Eingriffsöffnung über die ganze Fläche 0,4 m/s ± 20 % betragen. Kann eine mittlere Geschwindigkeit von 0,4 m/s nicht mehr eingeregelt werden, muß ein Filterwechsel vorgenommen werden. Hierbei besteht für Personal und Umgebung die Gefahr der Kontamination mit Zytostatika-belastetem Staub. Vor dem Abschalten der Zytostatikawerkbank ist die „Dekontamination", wie oben beschrieben, vorzunehmen. Während des Filterwechsels muß der Ausführende Schutzkleidung, einschließlich Atemmaske, tragen. Beim Herausheben des Filters besteht die Gefahr der Raumkontamination. Der Filterwechsel sollte daher nicht oder nur nach Isolierung mit Schutzfolie am Standort durchgeführt werden. Die belasteten Filter sind in ausreichend dicke Plastiksäcke zu verpacken und entsprechend gekennzeichnet der Sondermüllverbrennung zuzuführen. In Deutschland stellt sich zur Zeit das Problem, daß die größeren Filter nicht in den normierten Aufgabebehältnissen für die Sondermüllverbrennung untergebracht werden können und deshalb keine ordnungsgemäße Entsorgung möglich ist.

2.2.7 Schutzkleidung

Beim Umgang mit Zytostatika ist eine geeignete persönliche Schutzausrüstung zu tragen. Der Arbeitgeber ist verpflichtet, diese zur Verfügung zu stellen und der Arbeitnehmer, sie zu tragen (Unfallverhütungsvorschriften, VBG 1). Je nach Tätigkeit und Arbeitsverfahren gehören zur persönlichen Schutzkleidung: flüssigkeitsdichte Einweghandschuhe, Schutzkittel, Schutzbrille und Atemschutz.

Flüssigkeitsdichte Einweghandschuhe

Flüssigkeitsdichte Einweghandschuhe dienen sowohl dem Personenschutz als auch dem Produktschutz. Idealerweise sollten die Handschuhe undurchlässig für chemische Substanzen und Mikroorganismen sein und diese Eigenschaft auch bei mechanischer Belastung beibehalten. Darüber hinaus sollten sich die Handschuhe anatomisch exakt anpassen und Motorik und Tastgefühl nicht beeinträchtigen. Die Länge des Handschuhschaftes muß ausreichend sein, um auch während des Arbeitens über dem Bündchen des Schutzkittels dicht abzuschließen.

Kein Handschuh ist vollkommen undurchlässig für Zytostatika. Die Durchlässigkeit ist abhängig von den Eigenschaften des Handschuhs selbst, der Art und Konzentration der einwirkenden Zytostatikalösung sowie der Dauer der Einwirkung. Die protektiven Eigenschaften des Handschuhs werden bestimmt von der Zugfestigkeit, der Dichtheit, der Art des Handschuhmaterials und dessen Dicke. Die Handschuhe dürfen bei Zugbelastung, wie beispielsweise dem Anziehen, keine Materialverdünnung oder Risse erleiden. Für die Prüfung der Dichtheit sind im DIN-Entwurf DIN EN 455 Teil 1 zwei Verfahren beschrieben. Es wird entweder der Austritt von Wasser aus einem wassergefüllten Handschuh oder unter Wasser der Austritt von Gas aus dem Handschuh geprüft. In Abhängigkeit vom Stichprobenumfang wird eine maximale Zahl von fehlerhaften Exemplaren akzeptiert. Dieser Wert wird als AQL-(Annehmbare Qualitätsgrenzlage)-Wert bezeichnet (→ Bd. 2, 1074) und soll bei OP-Handschuhen 1,5 nicht überschreiten. Wie Untersuchungen mit Viren gezeigt haben ist davon auszugehen, daß Handschuhe, die die Wasserhalteprüfung bestanden haben, auch für Mikroorganismen undurchlässig sind. Elektronenmikroskopisch können bei den Handschuhen Unregelmäßigkeiten in der Oberfläche festgestellt werden, die für die Durchlässigkeit gegenüber Zytostatika möglicherweise relevant sind. Das für „Zytostatikahandschuhe" eingesetzte Latexmaterial sollte daher auch elektronenmikroskopisch eine möglichst gleichmäßige, porenfreie Oberfläche aufweisen. Die Durchlässigkeit für Zytostatika wurde bei Handschuhen unterschiedlicher Materialien (Latex, PVC, Neopren, Nitrilkautschuk) mit biologischen (Mutagenitätstestung) und chemischen Methoden (HPLC, radioaktive Markierung, photometrische Methoden) geprüft. Das Handschuhmaterial wurde als Dialysemembran zwischen ein zytostatikahaltiges und zytostatikafreies Medium gespannt und die Diffusion mit verschiedenen Methoden gemessen. Die einzelnen Zytostatika permeieren u. a. in Abhängigkeit von Molekulargewicht, Lipophilie und Ionisationsgrad. Hohes Molekulargewicht, geringe Lipophilie und ein hoher Anteil an ionisiertem Zytostatikum verringern die Diffusion. Da Lipophilie und Ionisation auch von den umgebenden Medien unabhängig sind, beeinflußt die Art des Sammelmediums das Untersuchungsergebnis. Temperaturerhöhung und Rühren erhöhen die Diffusion. In allen Untersuchungen bewegte sich die Permeabilität der Handschuhe für Zytostatika im Mikrogramm-Bereich. Besonders schnell permeieren die Zytostatika Carmustin und Thiotepa. Latex scheint für Zytostatika weniger durchlässig zu sein als PVC. Grundsätzlich können Latexhandschuhe empfohlen werden. Sie bieten im allgemeinen auch bessere Trageeigenschaften als PVC-Handschuhe, sind aber mit einer höheren Allergisierungsrate behaftet. In allen Untersuchungen zeigt sich eine umgekehrte Korrelation zwischen der Dicke der Handschuhe und der Diffusion. Die bei der Zytostatikazubereitung benutzten Handschuhe sollten daher eine Mindestdicke haben. Dementsprechend ist für Handschuhe im Umgang mit Zytostatika in Österreich eine Mindestdicke von 0,17 mm, in der Schweiz von 0,2 mm vorgeschrieben. Unter dem Begriff „Zytostatikahandschuhe" werden in Deutschland Latexhandschuhe der Dicke 0,25–0,3 mm[18] angeboten. Es befinden sich auch OP-Handschuhe dieser Dicke auf dem Markt. Latex-Untersuchungshandschuhe sollten nicht eingesetzt werden. Die bisherigen Untersuchungen von Schutzhandschuhen zeigen sowohl Schwankungen der Materialstärke im einzelnen Handschuh als auch mangelnde Chargenkonformität. Als Schutzhandschuhe sollten, ungeachtet der Bezeichnung, qualitativ hochstehende Produkte angeboten und eingesetzt werden. Qualitätsmerkmale sind eine gleichmäßige, ausreichende Materialdicke sowie Zugfestigkeit und Dichtigkeit, speziell im besonders beanspruchten Fingerspitzenbereich.

Die Diffusion der Zytostatika korreliert positiv mit der Zeitdauer der Einwirkung. Die Handschuhe sind daher in regelmäßigen Zeitabständen zu wechseln. Empfehlenswert ist ein Zeitraum von 30–60 Minuten. Bei sichtbarer Verunreinigung oder Undichtigkeit müssen die Handschuhe sofort gewechselt werden. Auch nach der Verarbeitung von Carmustin sollen die Handschuhe gewechselt werden. Beim Ausziehen ist darauf zu achten, daß keine potentiell kontaminierten Oberflächen mit der Haut in Berührung kommen. Die benutzten Handschuhe sind sofort zu entsorgen. Sowohl vor dem Anziehen als auch nach dem Ausziehen der Handschuhe sind die Hände gründlich zu waschen. Verschiedene Aspekte machen puderfreie Handschuhe empfehlenswert. Puder führt zu einer unerwünschten, erhöhten Partikelbelastung für das Produkt und den Hosch-Filter der Sicherheitswerkbank. Puderrückstände auf benutzten Materialien und Produkten sind potentiell mit Zytostatika kontaminiert und können eine Verschleppung aus der Werkbank begünstigen. Auch unter aseptischen Aspekten sind sterile, nicht gepuderte Handschuhe einzusetzen. Letztendlich muß bei der Auswahl der Handschuhe ein Kompromiß zwischen dem Bestreben nach maximaler Protektion und ausreichender Tastsicherheit geschlossen werden. Das Tragen von zwei Paar Handschuhen übereinander erhöht unter dem Aspekt der Materialdicke und der Dichtheit unzweifelhaft die Schutzwirkung; Motorik und Tastgefühl sind aber möglicherweise vermindert. Puderfreie, sterile Handschuhe von ausreichender Dicke (> 0,2 mm), guter Griffigkeit und dokumentiertem hohen Qualitätsstandard könnten die Diskussion um das Tragen von einem oder zwei Paar OP-Handschuhen übereinander oder „Zytostatika"-Handschuhen beenden.

Schutzkittel, Schutzbrille, Atemschutz

Beim aseptischen Arbeiten soll grundsätzlich saubere, sterile Schutzkleidung getragen werden, die keine Fasern oder Partikel abgibt und vom Körper abgegebene Teilchen zurückhält. Im Umgang mit Zytostatika ist zusätzlich der Personenschutz zu berücksichtigen. Schutzkittel sollten daher so viel Körperoberfläche als möglich bedecken. Die BGW fordert im Merkblatt 620 Schutzkittel, die vorne hochgeschlossen sind und über lange Ärmel mit eng anliegenden Bündchen verfügen. Das Material ist nicht spezifiziert, sollte aber gemäß der obigen Anforderungen fusselfrei und von geringer Durchlässigkeit sein. International werden bevorzugt flüssigkeitsdichte Einwegkittel empfohlen[3, 10]. Für die Durchlässigkeit sind die gleichen Parameter wie bei den Schutzhandschuhen relevant. Im Dialysierungsversuch zeigten die in den USA angebotenen Materialien, Saranex- und Polyethylen-laminiertes Tyvek, die geringste Durchlässigkeit für 6 ausgewählte Zytostatika. Jedoch ist der Tragekomfort dieser luftundurchlässigen Einmalkittel sehr gering und das erzeugte Müllvolumen groß. Textile Schutzkittel sind dagegen (luft)durchlässig, bieten jedoch nicht genügend Schutz bei flüssigen Verschüttungen. Das Waschen dieser Kittel kann wegen des geschützten Transports und der besonderen Aufgabeverfahren zusammen mit der „infektiösen Wäsche" erfolgen. Eine spezielle Waschflotte ist nicht erforderlich. Die Schutzkittel dürfen nicht außerhalb der gekennzeichneten Räumlichkeiten getragen werden und sind mindestens täglich zu wechseln. Marktüblich werden auch flüssigkeitsabweisende Armstulpen mit anliegenden Bündchen für den Umgang mit Zytostatika angeboten. Für das Arbeiten an der Sicherheitswerkbank ist, nach Abwägen der Sicherheits- und Umweltschutzaspekte, das Tragen von textilen Kitteln zusammen mit undurchlässigen Armstulpen sehr vertretbar. In Deutschland werden flüssigkeitsundurchlässige Armstulpen aus Polypropylenvlies mit Polyethylenaußenbeschichtung angeboten.

Schutzbrille mit Seitenschutz. Beim Arbeiten an einer Sicherheitswerkbank ist das Tragen einer Schutzbrille nicht erforderlich. Ansonsten muß die Schutzbrille so beschaffen sein, daß keine Spritzer von Zytostatika in das Auge gelangen können und das Gesichtsfeld des Arbeitenden nicht eingeschränkt ist. Korbbrillen erfüllen diese Anforderungen.

Atemschutz. Ein Atemschutz ist beim Arbeiten an der Sicherheitswerkbank, unter dem Aspekt des Personenschutzes, ebenfalls nicht gefordert. Unter aseptischen Gesichtspunkten ist jedoch das Tragen einer Gesichtsmaske angezeigt, um eine Abgabe von Tröpfchen zu vermeiden. Die Gesichtsmaske sollte mindestens zu jeder Arbeitsperiode gewechselt werden. Alle OP-Atemschutzmasken stellen einen reinen Objektschutz dar. Feste und flüssige Aerosole der Zytostatika werden durch diese Atemmasken nicht zurückgehalten. Hinsichtlich ihrer Filtrationsleistung sind sie als Grobstaubmasken einzuordnen. Beim Arbeiten ohne Sicherheitswerkbank muß mindestens eine partikelfiltrierende Halbmaske nach DIN 58645 der Schutzstufe P2 getragen werden. P2-Masken sind Feinstaubmasken mit einem mittleren Rückhaltevermögen, die Schutz gegen feste und flüs-

Tabelle 2.7 Für den Personenschutz im Umgang mit Zytostatika zu empfehlende Schutzkleidung

Tätigkeit	Schutzkleidung
Zytostatikazubereitung an der Sicherheitswerkbank	textiler Schutzkittel, sterile, flüssigkeitsdichte Armstulpen sterile, puderfreie Latex-OP- oder Zytostatikahandschuhe
ohne Sicherheitswerkbank	flüssigkeitsdichter Schutzkittel puderfreie Latex-OP- oder Zytostatikahandschuhe Schutzbrille Partikelfiltrierende Halbmaske P2
vor- und nachbereitende Tätigkeiten außerhalb der Sicherheitswerkbank	textiler Schutzkittel flüssigkeitsdichte Einweghandschuhe
Entfernen von Verschüttungen „Dekontamination" der Sicherheitswerkbank	flüssigkeitsdichter Schutzkittel Latex-OP- oder Zytostatikahandschuhe in Kombination mit Haushaltshandschuhen Schutzbrille Partikelfiltrierende Halbmaske P2

sige Partikel bieten. Im Gegensatz zu Grobstaubmasken und Feinstaubmasken P1 sind sie für den Einsatz mit giftigen Stoffen normiert. Atemschutzhalbmasken der Schutzstufe P2 müssen auf jeden Fall vorrätig gehalten werden. Sie sind erforderlich beim Aufnehmen von größeren Verschüttungen und sonstigen Fällen, in denen Zytostatika außerhalb der Werkbank gehandhabt werden müssen, bei der „Dekontamination" der Werkbank und deren Filterwechsel.

2.2.8 Technische Hilfsmittel und Arbeitstechniken

Die parenterale Verabreichung von Zytostatikalösungen erfolgt als Injektion, Infusion oder Instillation aus dem Vorratsbehältnis – Spritze oder Infusionsbehältnis – heraus. Handelsüblich befinden sich die Zytostatika als konzentrierte Lösungen oder Trockensubstanzen in Spritzen, Ampullen oder Durchstechflaschen. Das geringste Risiko der Kontamination mit Zytostatika besteht bei der Verwendung von Fertigspritzen, die für die Applikation lediglich mit einer Einmalkanüle zu konnektieren sind oder vorzugsweise direkt in einen liegenden Zugang gespritzt werden können. Mangelnde physikalisch-chemische Stabilität der Zytostatika in Lösung und zu stark variierende Dosierungen begrenzen das Angebot an Fertigspritzen. Einzig Vincristin, mit einer Maximaldosierung von 2 mg pro Einzeldosis, befindet sich in dieser Darreichungsform auf dem Markt. Die in der Zytostatikazubereitung in individueller Dosierung befüllte Spritze oder Infusionslösung hat für die Applizierenden das Kontaminationsrisiko einer Fertigspritze. Die Zubereitung der applikationsfertigen Lösungen kann mit einigen als Einmalartikeln verfügbaren, technischen Hilfsmitteln mit reduziertem Kontaminationsrisiko durchgeführt werden.

Einmalspritzen. Einmalspritzen werden zum volumenorientierten Dosieren und als Primärbehältnisse für die applikationsfertigen Zytostatikalösungen genutzt. Für die Meßsicherheit gelten nach DIN 13098 bzw. DIN 13150 die in der Eichordnung (Anlage 15-3 Nr. 5) angegebenen Fehlergrenzen. Sie betragen abhängig vom gemessenen Volumen und Nennvolumen maximal 5 %. Die Spritzen werden in den Größen 1, 2, 5, 10, 20, 30, 50, 60 ml angeboten. Zur Sicherung der Dosiergenauigkeit sollten alle Größen genutzt und jeweils die dem abzumessenden Volumen am nächsten kommende Größe eingesetzt werden. Die Dosiergenauigkeit kann dann als ausreichend angesehen werden. Entsprechend den anerkannten pharmazeutischen Regeln soll der Wirkstoffgehalt unmittelbar nach der Herstellung nicht mehr als 5 % vom deklarierten Gehalt abweichen. Spritzenzylinder und -kolben sind in der Regel aus Polypropylen gefertigt und damit für die Aufnahme von Zytostatika geeignet. Der Kolbendichtring muß dicht schließen, um das Austreten von Zytostatikalösung, auch durch Entlangkriechen an der Zylinderwand, zu verhindern. Diese Anforderung wird am ehesten von Gummidichtringen erfüllt, wobei Leaching und Absorption ausgeschlossen sein müssen. Mangelnde Dichtigkeit des Kolbens kann bei längerer Lagerung mit der Verdunstung des Lösungsmittels Wasser und einer Konzentrierung des Inhaltes einhergehen. Auch beim Einfrieren applikationsfertiger Spritzen muß die Dichtigkeit gewährleistet sein. Hier besteht zusätzlich die Gefahr der mikrobiellen Kontamination der Lösung während des Auftauprozesses. Bei der Zytostatikazubereitung sollten zur Vermeidung der akzidentellen Diskonnektion grundsätzlich nur Spritzen mit dem verriegelbaren Luer-Lock-Ansatz eingesetzt werden. Somit können auch die applikationsfertigen Spritzen mit dem passenden Verschlußkonus sicher und dicht verschlossen werden.

Kanülen. Kanülen sind jeweils so auszuwählen, daß ein möglichst großer Durchfluß gewährleistet ist, andererseits aber die durchzustechenden Gummistopfen nicht übermäßig beansprucht werden. Integrierte Partikelfilter (5–15 μm) erhöhen den Widerstand und den erforderlichen Kraftaufwand. Entsprechende Kanülen sollten daher nur gezielt bei Brechampullen und bekanntermaßen partikelbelasteten Lösungen (z. B. 5-Fluorouracil) eingesetzt werden. Die Inkompatibilität einiger Zytostatika mit Aluminium stellt kein Problem dar, da die Kanülen in der Regel aus V2A-Stahl (Eisen, Nickel, Chrom) gefertigt sind. Kanülenschutzkappen sollen nach Beendigung des Arbeitsvorganges nicht wieder aufgesetzt werden, weil dabei die Gefahr einer Stichverletzung am größten ist. Auch sollen Einmalspritzen und Kanülen zur Entsorgung nicht diskonnektiert werden, da hierbei auch Aerosole entstehen können. Es muß jedoch gewährleistet sein, daß die ungeschützten Kanülen direkt oder nach Abdrehen mit umgelegter Kompresse in stichfesten Behältnissen entsorgt werden.

Druckentlastungseinrichtungen

Beim Auflösen von Trockensubstanzen in Durchstechflaschen kann durch Zuspritzen des Lösungsmittels Überdruck entstehen, der beim Herausziehen der Kanüle zu der unerwünschten Bildung von Zytostatikaaerosolen führt. Mit sorgfältiger Arbeitstechnik kann ein Druckausgleich manuell mit der Spritze geleistet werden. Für den automatischen Druckausgleich stehen verschiedene technische Hilfsmittel zur Verfügung. In der einfachsten Variante wird zusätzlich zur Zuspritzkanüle eine Belüftungskanüle mit hydrophobem Filter in den Stopfen der Durchstechflasche gesteckt. Der flüssigkeitsabweisende 0,2 µm-Filter aus Polytetrafluorethylen (PTEE, Teflon®) erlaubt den Druckausgleich mit Luft, die gleichzeitig sterilfiltriert wird, hält aber Zytostatikaaerosole zurück. Das Arbeiten mit zwei Kanülen ist besonders bei kleinen Durchstechflaschen problematisch. In der besser handhabbaren Variante (Cytosafe®, Ultrasafe®) ist der hydrophobe Belüftungsfilter in die Zuspritzkanüle integriert. Die Kanüle hat einen geringen Durchmesser (19 G) und ist damit nur für das Arbeiten mit kleinen Volumen geeignet. Eine größere Durchflußrate haben die sogenannten Minispikes (Chemoprotect®, Sterifix®), die wiederum für das Durchstechen kleiner Stopfen nicht geeignet sind. Ein größeres Lumen des Flüssigkeitskanals und ein großflächiges, hydrophobes Filter erlauben ein schnelles Füllen und Entnehmen größerer Volumen. Minispikes werden auch mit integriertem hydrophilen Partikelfilter (5 µm) angeboten. Einstichdorn und Filtergehäuse bestehen aus Kunststoff, wobei darauf zu achten ist, daß Etoposid mit ABS (Acrylnitril-Butadien-Styrol)-Plastik inkompatibel ist. Luft und Flüssigkeit werden in zwei getrennten Kanälen geführt, dennoch besteht beim Arbeiten die Gefahr, daß Flüssigkeit in den Filter gedrückt wird, diesen benetzt und damit die Filtereinheit unbrauchbar macht. Grundsätzlich ist die Filtereinheit auch unter hygienischen Gesichtspunkten zur sicheren Mehrfachentnahme[19] geeignet. Da das Risiko einer mikrobiellen Kontamination mit

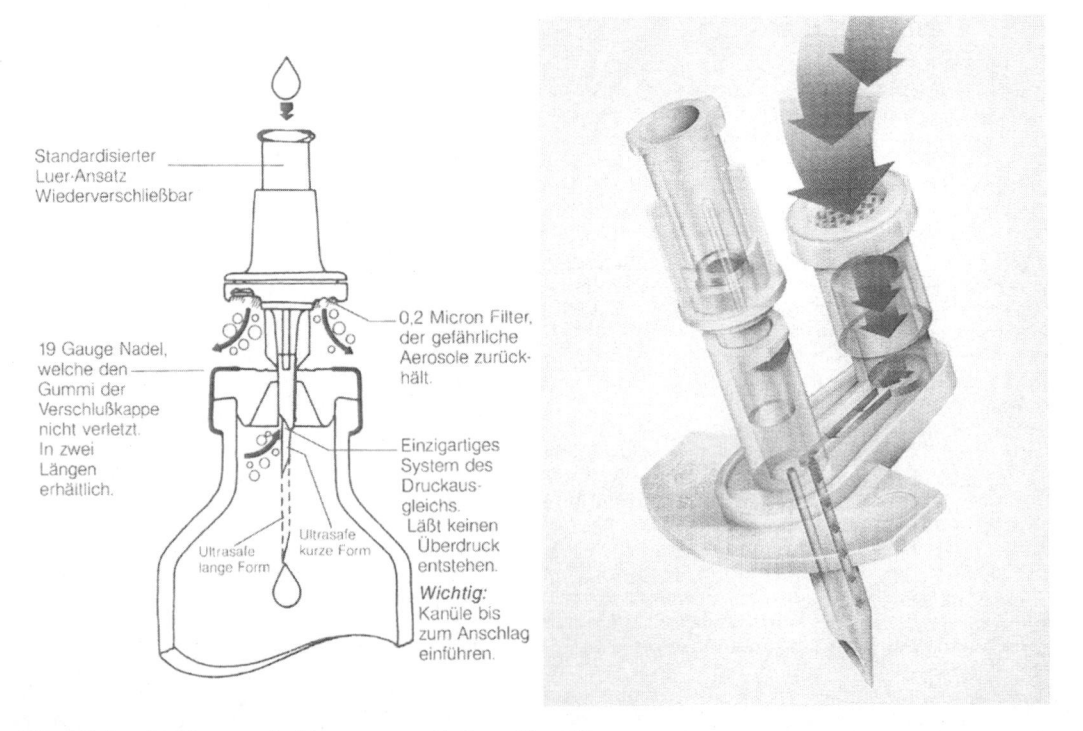

Abb. 2.7 Druckentlastungseinrichtungen verschiedener Hersteller

der Häufigkeit der Entnahmen korreliert, sollten die Filtereinheiten auch unter aseptischen Bedingungen zeitlich limitiert verwendet werden. Die Verwendung von Minispikes ist besonders zu empfehlen, wenn eine Mehrfachentnahme systematisch erfolgt und die Zytostatikalösungen gemäß ihrer physikalisch-chemischen und mikrobiologischen Stabilität aufbewahrt und aufgebraucht werden. Gemäß Merkblatt 620 der BGW kann beim Arbeiten unter Abzügen auf Druckentlastungseinrichtungen verzichtet werden. In der zentralen Zytostatikazubereitung ist zur Optimierung des Personen- und Produktschutzes der kosteneffektive Einsatz der Druckentlastungseinrichtungen dennoch zu empfehlen[20].

Geschlossene Systeme

Geschlossene Systeme bieten die Möglichkeit Trockensubstanzen oder Lyophilisate ohne Gefahr der Freisetzung von Aerosolen zu lösen, wenn der gesamte Inhalt einer Flasche überführt werden soll. Darüber hinaus leistet das geschlossene System auch einen Beitrag zum Produktschutz. Es wird aus drei Teilen zusammengesetzt: Durchstechflasche mit Zytostatikum, „Adapter", Behältnis mit Lösungsmittel oder Infusionsbasislösung. Im klinischen Alltag bekannt sind die Überleitungskanülen oder Transfernadeln mit denen man den Inhalt einer Lösungsmittel-Durchstechflasche in eine Trockensubstanz-Durchstechflasche überlaufen läßt. Die Zweiwegekanüle erlaubt einen internen Druckausgleich zwischen den zwei starren Behältern, wenn das Lösungsmittel der Schwerkraft folgend in den unteren Behälter fließt. Ist der Lösungsmittelbehälter flexibel, kann das Lösungsmittel durch Druck von außen über einen Adapter (auch Transferkappe) in die Trockensubstanzflasche überführt werden. Bei nachlassendem Druck weicht die unter Überdruck stehende Luft aus der Gasflasche in den Lösungsmittelbehälter aus. Nach Beendigung des Lösungsvorganges wird die Wirkstofflösung durch Zurückdrücken der Luft gegen diese ausgetauscht. Bei der Diskonnektion sind daher keine Druckdifferenzen zu erwarten. Flaschen, die ein Lyophilisat enthalten, stehen unter Unterdruck und müssen zu Arbeitsbeginn mit dem Adapter belüftet werden. International verbreitet ist das Viaflex Minibag System (Baxter). Die mit Natriumchlorid 0,9 % oder Glucose 5 % vorgefüllten Beutel der Größe 50, 100, 250, 500, 1000 ml bestehen aus PVC. Dies hat den Vorteil gut durchsichtig und sehr flexibel zu sein. Die Beutel können bis zum Doppelten des Nennvolumens befüllt werden. Sie besitzen einen Latex-Injektionsstutzen, der mit dem Adapter bzw. einer Kanüle durchstochen wird. Vom Hersteller ist dokumentiert, daß sich der Latexstopfen auch noch nach 12maligem Durchstechen mikrobiologisch dicht verschließt. Zusätzlich kann der Injektionsstutzen mit einer selbstklebenden Schlußkappe, im Sinne eines Originalitätsverschlusses, irreversibel verschlossen werden. Das Infusionsbesteck wird an einem getrennten Anschlußstutzen angebracht.

Nachteilig ist die Entsorgungsproblematik sowie die Gas- und Wasserdampfdurchlässigkeit der PVC-Beutel. Da die PVC-Beutel bei der Applikation kollabieren, ist im Vergleich zu Glas oder Polypropylen das Müllvolumen reduziert. Andererseits ist für die Lagerung eine zusätzliche, abfallvermehrende, dampfundurchlässige Schutzfolie erforderlich, ohne die sich der Beutelinhalt konzentriert. Die Beutel sind konstant mit 8–10 % des Nennvolumens überfüllt, was bei der Flüssigkeitsbilanzierung des Patienten berücksichtigt werden muß. Unzählige Stabilitäts- und Kompatibilitätsuntersuchungen von Zytostatikalösungen werden in den Viaflex-Beuteln durchgeführt, was zusammen mit dem konstanten pH-Wert der Lösungen die Stabilitätsdeterminierung der applikationsfertigen Lösungen erleichtert. Adsorption von Zytostatika an PVC und Leaching des Weichmachers Dihydroxyethylphthalat aus PVC durch nicht-wäßrige Lösungsmittel oder Lösungsvermittler müssen berücksichtigt werden. Eine Alternative stellen Plasco®-Flaschen (Braun) mit den dazugehörigen Adaptern dar. Sie bestehen aus Polyethylen, sind damit umweltfreundlicher, standfest, aber weniger flexibel und wenig durchsichtig. Das Zuspitzen größerer Volumen ist aufgrund mangelnder Flexibilität nicht möglich. In den Viaflex®-Beuteln können auch größere Mengen fertiger Zytostatikalösungen sicher mit dem Adapter überführt werden, wenn vorher die äquivalente Menge Luft in das Behältnis gespritzt wurde. Ebenfalls im geschlossenen System können größere Mengen von Zytostatikalösung und Basisinfusionslösung über Mischinfusionsbestecke per Schwerkraft, manuellem oder maschinellem Unter- oder Überdruck in leere Mischinfusionsbeutel überführt werden. Die Benutzung von Pumpen kann bei hohem Arbeitsaufkommen unter ergonomischen Aspekten sowie verringertem Kontaminationsrisiko und erhöhter Dosierungsgenauigkeit sinnvoll sein.

Textile Materialien

Nach dem Merkblatt 620 der BGW soll die Arbeitsfläche bei der Zytostatikazubereitung mit einer saugfähigen Unterlage auf flüssigkeitsdichter Folie abgedeckt sein. Der Vorteil ist die einfache Entfernung möglicher Kontaminationen nach Beendigung des Arbeitsvorganges oder sichtbaren Verschüttungen. Beim üblichen Reinigungsvorgang besteht die Gefahr, daß die Zytostatika nicht vollständig aufgenommen, sondern nur verteilt werden. Zu dicke und unebene Unterlagen können sich nachteilig auf die Standfestigkeit von Ampullen und kleinen Durchstechflaschen auswirken. Nachteilig kann sich auch das Abdecken der Arbeitsfläche in einer Sicherheitswerkbank auswirken, wenn dadurch der Laminarstrom gestört wird. Aus Gründen der Asepsis muß die Unterlage steril und fusselfrei sein. Für einige Arbeitsgänge werden sterile Tupfer und sterile Kompressen benötigt. Brechampullen stellen unter Sicherheitsaspekten eine ungünstige Darreichungsform für Zytostatikalösungen dar. Beim

248 Infusionslösungen

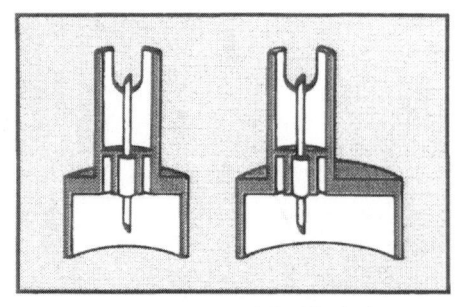

1 Für den Minibag ist ein spezieller Mischadapter mit dünner Durchstechnadel verfügbar.

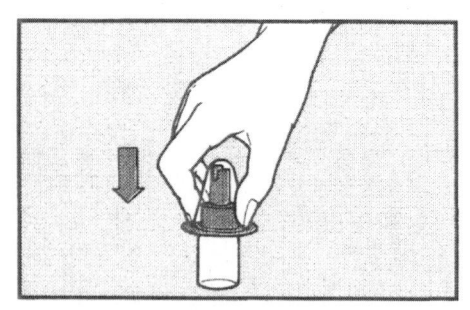

2 Der Adapter wird direkt auf die Kappe des Arzneimittelbehälters aufgesetzt und der Verschluß unter leichtem Druck durchstochen.

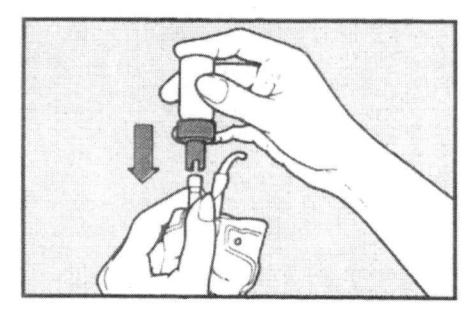

3 Dann wird der Injektionsstutzen des Minibag durchstochen.

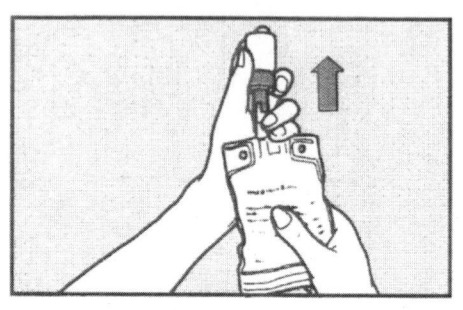

4 Durch Druck auf den Minibag strömt die Lösung in den Arzneimittelbehälter und die Substanz wird aufgelöst.

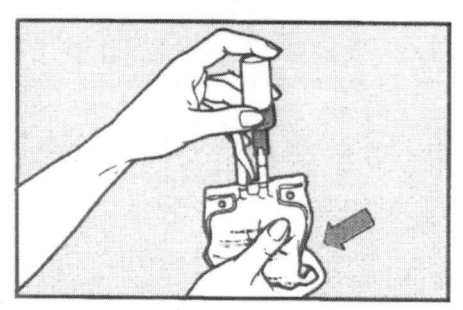

5 Die Wirkstofflösung fließt nach mehrfachem Pumpen wieder in den Minibag zurück.

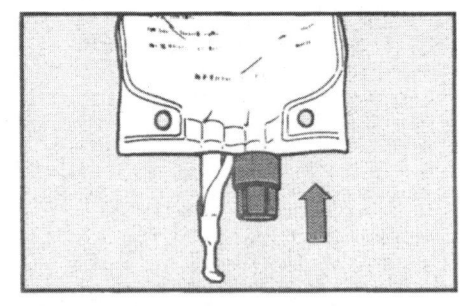

6 Die spezielle Verschlußkappe sichert den Injektionsstutzen und zeigt an, daß der Medikamentenzusatz erfolgt ist.

Abb. 2.8 Handhabung des Minibag® Mischadapters

Aufbrechen besteht die Gefahr der Splitterbildung und des Verspritzens von Zytostatikalösung sowie Verletzungsgefahr. Die Ampullen müssen so geöffnet werden, daß Verletzungen, Bildung von Aerosolen und Kontaminationen der Haut vermieden werden. Zunächst muß die Lösung aus der Ampullenspritze und dem Ampullenhals sorgfältig nach unten geklopft werden. Zum Aufbrechen wird eine sterile Kompresse um den desinfizierten Ampullenhals gelegt. Häufig entstehen am Brechring Glassplitter, die zu einer Partikelbelastung der Lösung führen. Es empfiehlt sich die Lösungen durch einen Partikelfilter aufzuziehen, auch wenn bei der Applikation als Infusionslösung

die eingesetzten Infusionsbestecke in der Regel einen Partikelfilter integriert haben. Zum genauen Abmessen der aufgezogenen Zytostatikalösungen muß die aspirierte Luft entfernt werden. Dazu wird diese gesammelt, die Spritze mit dem Konus nach oben gerichtet und die Luft in einen Tupfer oder eine Kompresse gedrückt. Überschüssige Lösung wird in ein geschlossenes Behältnis, in der Regel das Originalbehältnis, zurückgespritzt. Sorgfältig entlüftete Spritzen können dem Patienten ohne Gefahr einer Luftembolie direkt appliziert werden, so daß für das applizierende Personal dieser Arbeitsvorgang und die Kontaminationsgefahr entfällt. Die Stopfen von Durchstechflaschen müssen vor dem Anstechen ebenfalls einer Wischdesinfektion unterzogen werden. Immer wenn Kanülen aus Stopfen herausgezogen werden, sollte eine Kompresse darüber gelegt werden, um Tropfen aufzufangen. Alle Entnahmestellen und gegebenenfalls sichtbare Kontaminationen sind mit einer alkoholgetränkten Kompresse zu reinigen, um Verschleppungen von Zytostatika aus der Sicherheitswerkbank zu verhindern.

Verpackung und Transport

Die Primärbehältnisse der applikationsfertigen Zytostatikalösungen müssen dicht verschlossen sein. Bei Infusionsflaschen kann der Stopfen mit einem sterilen, semipermeablen Folienverband geeigneter Größe zugeklebt werden. Jedes Primärbehältnis ist einzeln in eine gas- und flüssigkeitsdichte Folie ausreichender Dicke, bevorzugt Polyethylen oder dessen Copolymerisate, zu verpacken. Der Verschluß der Beutel muß das Austreten von Flüssigkeit verhindern, was am besten durch Thermoversiegelung zu erreichen ist. Beim Folienschweißgerät ist darauf zu achten, daß es für eine Folie stärkerer Qualität geeignet ist. Ist die Folie opak, gewährt sie gleichzeitig Lichtschutz. Andererseits sollte die Identifizierung des Inhalts unschwer möglich sein. Diese Art der Verpackung verhindert das Austreten von Zytostatikalösung bei defektem Primärbehältnis und die Kontamination von Personal und Umgebung. Andererseits dient sie auch als Originalitätsverschluß. Original verpackte Zubereitungen können innerhalb des Stabilitätszeitraumes zurückgenommen und evtl. weiterverarbeitet werden. Der Transport kann wie bei den übrigen Arzneimitteln, vor dem Zugriff Unbefugter geschützt, in stoß- und schlagfesten Behältnissen mit inerter Oberfläche erfolgen. Falls als Primärbehältnisse Glasflaschen eingesetzt werden, müssen diese zusätzlich durch geeignete Einsätze oder Füllmaterial gegen Schlag und Stoß gesichert werden. Die Behältnisse sollten für den Zytostatikatransport reserviert und entsprechend gekennzeichnet sein. Bei längeren Transportzeiten können, insbesondere für temperaturempfindliche Lösungen, Styroporverpackungen oder Isoliertaschen incl. Kühlelemente gewählt werden. Für den Transportierenden ist keine spezielle Schutzkleidung erforderlich.

2.2.9 Sicherheitsvorkehrungen bei der Applikation

Auch für das applizierende Personal besteht die Gefahr der Kontamination mit Zytostatika, so daß Schutzkleidung getragen werden muß. Aerogene Kontamination ist beim Entlüften von Injektionen oder beim Belüften von Infusionsbestekken möglich. Injektionen sollten von der zentralen Zubereitung so sorgfältig entlüftet geliefert werden, daß sie direkt in einen liegenden Zugang, wie Venenverweilkanüle, Butterfly-Perfusionsbesteck oder Dauerkatheter gespritzt werden können. Bei der Injektion über eine Kanüle ist wegen der geringen Luftmenge in der Kanüle kein zusätzliches Entlüften erforderlich. Infusionsbestecke sollten mit einer kompatiblen Basisinfusionslösung gefüllt und erst danach an die Zytostatikainfusion angeschlossen werden. Wenn Luft aus Zytostatikalösungen entfernt werden muß, ist sie in sterile Tupfer zu drücken. Alle Konnektionsstellen, bevorzugt Luer-Lock, sollten so sorgfältig zusammengefügt werden, daß keine Lösung austreten kann. Diese Tätigkeiten sind an einem ungestörten Arbeitsplatz auf einer flüssigkeitsdichten Unterlage durchzuführen. Bei der Vorbereitung und Applikation ist direkter Hautkontakt durch das Tragen eines langärmeligen Kittels und Einmal-Latexhandschuhen zu vermeiden. Das Tragen der Schutzbrille ist empfehlenswert. Die Haut des Patienten ist vor direkter Kontamination zu schützen, indem eine sterile Kompresse an der Konnektionsstelle untergelegt wird. Alle Verabreichungssysteme sind unzerlegt der Entsorgung zuzuführen. Die Exkremente der Patienten sind mindestens bis 48 Stunden nach der Chemotherapie mit Handschuhen zu entsorgen, auch um eine Kontamination mit Zytostatika zu vermeiden. Bettwäsche kann direkt oder über Schweiß, Erbrochenem sowie Exkrementen der Patienten mit Zytostatika kontaminiert sein und ist wie infektiöse Wäsche zu behandeln. Nach allen Tätigkeiten sind die Hände gründlich zu waschen. Kontaminationen von Auge, Haut oder Schleimhaut müssen sofort mit ausreichend kaltem Wasser abgespült werden. Kontaminationen sind dem Betriebsarzt zu melden und zu dokumentieren.

2.2.10 Verschüttungen

Nach dem Merkblatt 620 der BGW, sind Verunreinigungen durch verschüttete Zytostatika (Trockensubstanzen, zerbrochene Tabletten, Zubereitungen) auf Arbeitsflächen oder auf dem Boden unverzüglich und sachgerecht zu beseitigen. Um diesem Anspruch gerecht zu werden, kann es sinnvoll sein, alle erforderlichen Materialien, incl. einer Anweisung, in einem Set bereitzustellen. Die erforderliche Schutzkleidung besteht aus einem flüssigkeitsdichten, langärmeligen Kittel, Einmal-Latexhandschuhen und darübergezogenen Haushaltshandschuhen, Schutzbrille und bei trockenen Verschüttungen zusätzlich eine partikelfiltrierende Halbmaske P2. Bei Verschüttungen auf dem Fußboden ist darauf zu achten, daß keine weitere Verbreitung mit dem Schuhwerk erfolgt. Die Beseitigung sollte, von weniger kontaminierten Bereichen hin zu massiver kontaminierten Bereichen, durch eine im Umgang mit Zytostatika geschulte Person erfolgen. Die Aufnahme nasser Verschüttungen erfolgt mit trockenen Einmaltüchern, evtl. mit flüssigkeitsdichter Unterseite. Bei trockenen Verschüttungen muß eine Aufwirbelung, die mit erhöhter Kontaminationsgefahr verbunden ist, vermieden werden. Pulvrige Substanzen sind daher mit feuchten Einmaltüchern oder Zellstoff aufzunehmen. Glasbruchstücke sind vorsichtig aufzunehmen und in ausreichend widerstandsfähigen Einwegbehältnissen zu entsorgen. Ist die Verschüttung soweit wie möglich beseitigt, folgt ein Aufwischen mit Wasser und Einmaltüchern und erst anschließend der übliche Reinigungsvorgang durch Reinigungspersonal. Alle kontaminierten Materialien sind in einem verschließbaren Plastikeinwegbehältnis der Entsorgung zuzuführen. Kontaminierte Kleidung ist unter Tragen von Handschuhen vorzureinigen und anschließend in die Wäsche zu geben. Größere Verschüttungen sowie Kontaminationen sind zu dokumentieren.

2.3 Sicherheit für den Patienten

Die zentrale Zytostatikaherstellung in der Apotheke sollte sich nicht auf den sicheren Umgang mit den Zytostatika beschränken, sondern darüber hinaus als ergebnisorientierte klinisch-pharmazeutische Dienstleistung die Therapiesicherheit für den Patienten erhöhen. Zytostatika sind Arzneimittel geringer therapeutischer Breite. Zu niedrige Dosen können die Effektivität und den Therapieerfolg gefährden. Zu hohe Dosen können zu unangemessener Akut-, Spät- oder chronischer Toxizität und mangelnder Sicherheit der Therapie führen. In den letzten Jahren wurde auch erkannt, daß die Dosisintensität (Dosis pro Zeiteinheit) für das Therapieergebnis von großer Bedeutung ist. Als Ursache der Unter- oder Überdosierungen sind mangelnde Toleranz oder Compliance des Patienten, Verordnungsirrtümer und Applikationsirrtümer zu identifizieren. Durch Therapie-Monitoring und -Controlling in der zentralen Zytostatikaherstellung können die Verordnungsirrtümer reduziert werden. Hierzu muß auch der Apotheker spezifische pharmakologische Kenntnisse auf dem Gebiet der Onkologie haben. Sensibel gehandhabt, leistet das Therapie-Monitoring und -Controlling einen wertvollen Beitrag zu der allgemein anzustrebenden Qualitätssicherung und Qualitätskontrolle in der Arzneimitteltherapie.

2.3.1 Anforderung

Die Anordnung einer Zytostatikatherapie hat grundsätzlich schriftlich zu erfolgen. Bei zentraler Zytostatikaherstellung in der Krankenhausapotheke ist auch gemäß Apothekenbetriebsordnung eine schriftliche Anforderung und, da es sich generell um verschreibungspflichtige Arzneimittel handelt, eine Verschreibung erforderlich. Die Anforderung muß so konzipiert sein, daß Irrtümer bei Interpretation und Ausführung der Verordnung ausgeschlossen sind. Dazu bietet sich ein patientenbezogenes, normiertes Anforderungsformular an, das individuell gestaltet sein kann (Beispiel in Abb. 2.9.)
Für ein optimales Therapie-Monitoring sind neben dem Applikationsdatum, Arzneistoff und den persönlichen Daten des Patienten die Angabe von Diagnose, Chemotherapieprotokoll, Körper-

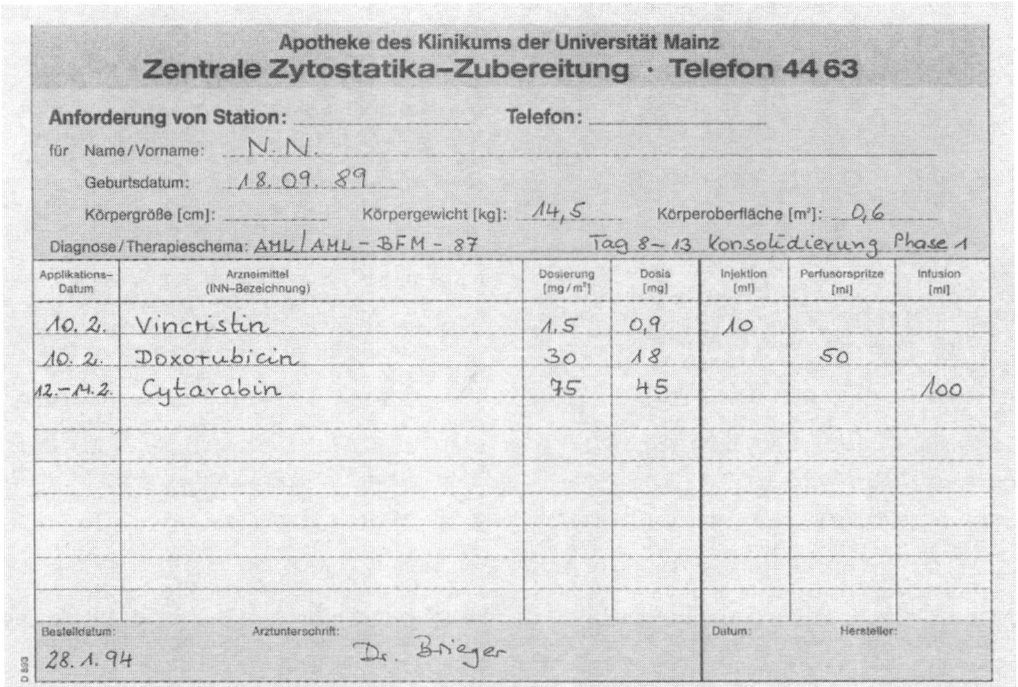

Apotheke des Klinikums der Universität Mainz
Zentrale Zytostatika-Zubereitung · Telefon 4463

Anforderung von Station: Telefon:

für Name/Vorname: N. N.

Geburtsdatum: 18.09.89

Körpergröße [cm]: Körpergewicht [kg]: 14,5 Körperoberfläche [m²]: 0,6

Diagnose/Therapieschema: AML / AML-BFM-87 Tag 8–13 Konsolidierung Phase 1

Applikations-Datum	Arzneimittel (INN-Bezeichnung)	Dosierung [mg/m²]	Dosis [mg]	Injektion [ml]	Perfusorspritze [ml]	Infusion [ml]
10.2.	Vincristin	1,5	0,9	10		
10.2.	Doxorubicin	30	18		50	
12.–14.2.	Cytarabin	75	45			100

Bestelldatum: 28.1.94 Arztunterschrift: Dr. Brieger Datum: Hersteller:

D 893

Abb. 2.9 Beispiel eines Anforderungsformulars für die zentrale Zytostatikaherstellung größe, -gewicht, -oberfläche, Dosierung, Dosis, Häufigkeit und Applikationsart wünschenswert. Zu einem hohen Prozentsatz wird die Chemotherapie diagnosebezogen in Standardtherapieprotokollen oder kontrollierten, multizentrischen Studien durchgeführt. Die Angabe der Diagnose und/oder die Benennung der beabsichtigten Therapie erleichtert die Überprüfung der Anforderung auf Richtigkeit. Die Dosierung der Zytostatika erfolgt üblicherweise auf Basis der Körperoberfläche (KOF), die aus Körpergröße und Körpergewicht nach einer empirischen Formel errechnet wird (z. B. nach Du Bois KOF (m^2) = Gewicht (kg)^{0,425} × Größe (cm)^{0,725} × 0,007184) oder auch Nomogrammen entnommen werden kann. Körperoberflächenbezogen sind speziesspezifische Unterschiede in Aktivität und Toxizität bestimmter Zytostatika weniger groß, so daß präklinische Ergebnisse leichter übertragbar sind. Auch interindividuell wird bei Dosierung nach der Körperoberfläche eine geringere Variabilität in den resultierenden Plasmakonzentrationen gefunden, denn die meisten Arzneistoffe verteilen sich nicht im Gesamtkörperwasser, das dem Körpergewicht proportional ist, sondern im extracellulären Flüssigkeitsraum, der der Körperoberfläche proportional ist. Dosierungsberechnungen nach der Oberflächenregel scheinen daher sicherer zu sein. Die Körperoberfläche eines durchschnittlichen männlichen Erwachsenen beträgt 1,73 m^2. Aus der im Therapieprotokoll festgelegten Dosierung und der Körperoberfläche errechnet sich die individuelle Dosis. Die häufigsten Verordnungsirrtümer ergeben sich aus einer fehlerhaften Bestimmung der Körperoberfläche oder einer falschen Berechnung der Dosis. Bei zentraler Zytostatikaherstellung ist keine Anpassung der errechneten Dosis an die handelsübliche Dosis erforderlich. Jedoch sollten keine exakteren Dosierungen als abmeßbar verordnet werden. Bei Dosierungs- und Dosisabweichungen von mehr als 10 % vom Originalschema sollte immer eine telefonische Rücksprache mit dem verordnenden Arzt erfolgen. Bei Abweichungen zwischen 5 und 10 % kann die Rückfrage in das Ermessen des zuständigen Apothekers gestellt werden. Dezimalfehler sind besonders bei niedrigen Dosierungen, wie sie im pädiatrischen Bereich vorkommen, für den unerfahrenen Anwender unkenntlich und müssen durch besondere Sorgfalt ausgeschlossen werden. Individuelle Dosisreduktionen können aufgrund des Blutbildes sowie der eingeschränkten Leber- oder Nierenfunktion des Patienten erforderlich werden. Ein entsprechender Hinweis im Rahmen der Anforderung erspart die Rückfrage. Besonders zu beachten sind auch Maximaldosierungen und Grenzdosen. Von Vincristin dürfen in einer Einzeldosis maximal 2 mg gegeben werden. Anthracycline und Mitoxantron verursachen dosisabhängig eine chronische Kardiomyopathie. Es sind daher kumulative Grenzdosen definiert, bei deren Überschreitung mit einem überproportional ansteigenden Kardiotoxizitätsrisiko zu rechnen ist. Die Grenzdosen haben Richtliniencharakter. Sie liegen für Doxorubicin bei 550 mg/m^2 ohne Bestrahlung, 450 mg/m^2 mit mediastinaler Vorbestrahlung, Epirubicin 1000 mg/m^2, Daunorubicin 20 mg/kg und Mitoxantron 140 mg/m^2. Für diese Zytostatika ist in das Therapiemonitoring die bereits applizierte, kumulative Gesamtdosis einzubeziehen. Besonders bei umfangreichen Therapieblöcken ist auch die Häufigkeit der Applikation, die sich aus den angegebenen Applikationsdaten ergibt, ein Zielparameter des Monitorings. Die gängigsten Applikationsformen – Injektion, Dauerinjektion und Infusion – können im Anforderungsformular vorgegeben werden, so daß die gewünschten Volumina vom Verordner entsprechend einzutragen sind. Wirksamkeit und Nebenwirkungsrate einer Chemotherapie werden auch von der Reihenfolge und Applikationsdauer der einzelnen Zytostatika determiniert. Phasenspezifisch wirkende Zytostatika sind in ihrer Wirkung zeitpunktabhängig. Die fraktionierte Gabe einer bestimmten Gesamtdosis tötet eine größere Zellzahl, als die einmalige Gabe der Gesamtdosis. Differenzen in Applikationszeitpunkt und -form zum Originalschema sind daher immer mit dem Verordner abzuklären. Aus Stabilitäts- und Kompatibilitätsgründen sollten als Basisinfusionslösungen ausschließlich NaCl 0,9 % und Glucose 5 % eingesetzt werden. In seltenen Fällen müssen aufgrund der Stoffwechsellage des Patienten Kompromisse in bezug auf die Trägerlösung geschlossen werden. Zur Überprüfung aller Zielparameter sollte in der zentralen Zytostatikaherstellung eine Sammlung der Originalprotokolle für die hausüblichen Therapien angelegt sein und gepflegt werden. Alle Daten der Anforderung fließen in die Dokumentation ein. Bei EDV-gestützter Zubereitung können Dokumentation und Plausibilitätsprüfung auch gleichzeitig mit Hilfe geeigneter Software erfolgen. Üblicherweise arbeiten diese auf der Basis verschiedener Dateien, wie Patienten-, Arzneimittel-, Therapieschemadateien zur Erstellung von Therapieprotokollen, Herstellungsprotokollen und Etiketten. Darüber hinaus sollten sie umfangreiche Abfragemöglichkeiten, einen Materialbewirtschaftungsteil und Abrechnungsmodule beinhalten. Abhängig vom technischen Entwicklungsstand kann die Übermittlung der Anforderung in die Apotheke auch per Telefax oder online im Netzwerk erfolgen. Das Übermittlungsverfahren bestimmt die Anzahl der erforderlichen Kopien. Eine Hardcopy verbleibt immer als Bestellunterlage beim Verordner, erleichtert die Kommunikation bei Rückfragen und wird der Patientenakte zugefügt.

2.3.2 Paravasation

Unter Paravasation oder Extravasation ist die versehentliche Injektion oder das Austreten von Zytostatikalösung aus der Vene in das umliegende Gewebe während einer i. v. Applikation zu verstehen. Anthracycline und einige andere Zytostatika führen dabei zu massiven lokalen Komplikationen. Zytostatika werden auch unter diesem Aspekt in der Regel über peripher- oder zentral-

Tabelle 2.8 Vorschlag für die Zusammensetzung eines Zytostatika-Paravasate-Sets

Artikel	Anzahl
Einmalspritzen 1 ml	3
2 ml	1
5 ml	2
10 ml	1
Einmalkanülen 18 G	5
26 G	5
Watteträger mit Watte	2
Kombiverschlüsse rot	3
Kälte-/Wärmepack 13 × 14 cm	1
Kompressen, steril 10 × 10 cm	5
Pflaster	1 Rolle
Latexhandschuhe, steril, mittel	1 Paar
Ampullensäge	1
Hydrocortisoncreme 1 %	30 g
Natriumhydrogencarbonat 8,4 % 20 ml	1 Ampulle
Fortecortin Mono 4 mg	2 Ampullen
Hylase 150 I. E. und	1 Ampulle
NaCl 0,9 % 1 ml als Lösungsmittel	1 Ampulle
Dimethylsulfoxid (DMSO) reinst M 16743	50 ml

venöse Dauerzugänge, über Butterfly-Kanülen und im Bypass mit einer laufenden Infusion appliziert. Doch auch bei Einhaltung aller Vorsichtsmaßnahmen ist die Paravasation nicht auszuschließen. Es empfiehlt sich für diese Notfälle ein Paravasate-Set bereitzustellen[21]. Dieses sollte eine Anleitung zur Behandlung von Paravasaten nekroseinduzierender Zytostatika sowie alle erforderlichen Antidote und Einmalartikel enthalten. Lokale Toxizität nach Paravasation tritt bevorzugt auf, wenn die Zytostatika direkt an die DNA binden, direkt zytotoxisch wirken, eine lokale Gewebeischämie verursachen, ihre Lösungen einen pH außerhalb 5-9 haben oder eine Auskristallisation wahrscheinlich ist. Art und Umfang der lokalen Schädigung von interstiellem Gewebe nach Paravasation sind abhängig von den Substanzeigenschaften des Zytostatikums sowie von der Substanzmenge, also von der Konzentration der Lösung und der Menge des Extravasates. Bei der lokalen Toxizität werden die Reizung (Irritation) und die nekrotisierende Wirkung unterschieden. Die Klassifikation der Zytostatika nach Art der lokalen Schädigung stimmt in der Literatur vielfach nicht überein.
Ein lokal reizendes Zytostatikum erzeugt Schmerzen an der Injektionsstelle, ein brennendes Gefühl und/oder eine lokale Entzündung (Phlebitis). Hier können Carmustin und Dacarbazin eingeordnet werden. Carmustin kann auch bei fachgerechter Applikation ein Brennen entlang der Vene hervorrufen, was vermutlich auf das als Lösungsvermittler eingesetzte wasserfreie Ethanol zurückzuführen ist. Die Applikation verdünnter Lösungen ist weniger reizend. Die Alkylierung von Endothelzellen der Gefäßwand durch Carmustin führt möglicherweise zur verzögert eintretenden Phlebitis. Nekrotisierende Zytostatika führen zu lokalem Gewebsuntergang, Nekrosen und Ulzerationen. Hier können eingeordnet werden die Anthracycline, Vincaalkaloide, Dactinomycin, Plicamycin, Amsacrin, Mitomycin und Streptomycin. Die Sofortmaßnahmen gliedern sich in Allgemeinmaßnahmen und spezifische Maßnahmen. Ob und welche spezifischen Antidote eingesetzt werden sollen, ist sehr umstritten. Der Nutzen des Antidots sollte möglichst in vitro und/oder am Tiermodell nachgewiesen und klinisch dokumentiert sein und das Risiko der Anwendung überwiegen. Keinesfalls darf das Antidot zusätzlichen Schaden verursachen.

Anthracycline. Die Paravasate von Anthracyclinen verursachen sehr schmerzhafte, tiefe Ulcerationen, die erst im Laufe von Monaten abheilen. Zur Behandlung werden verschiedene spezifische Antidote diskutiert, jedoch noch keine abschließend. Corticosteroide wurden aufgrund ihrer antiphlogistischen Wirkung empirisch in die Behandlung von Doxorubicinparavasaten eingeführt. Am Tiermodell gibt es widersprüchliche Ergebnisse zur Wirksamkeit der Corticoidbehandlung. Wahrscheinlich ist die Wirksamkeit am Menschen von nachgeordneter Bedeutung. Die Wirksamkeit von Kälte ist am Tiermodell nachgewiesen und auch klinisch dokumentiert. Jedoch blieben bei Hochlegen der betroffenen Extremität und ausschließlicher Behandlung mit Kälte 24 % der Paravasatpatienten operationsbedürftig. In Untersuchungen an der Ratte mit unterschiedlichsten Antidoten konnte eine Verringerung der Nekrosen durch die kombinierte Applikation von Natriumhydrogencarbonat 8,4 % und Methylprednisolon sowie von Heparin und Methylprednisolon nachgewiesen werden. Heparin bildet mit Doxorubicin einen Komplex. Natriumhydrogencarbonat induziert über die pH-Wert Erhöhung die chemische Zersetzung von Doxorubicin, so daß die Wirkung in beiden Fällen mit einer verminderten Doxorubicin-Konzentration und -Aufnahme in die Zelle erklärt werden kann. Lange Zeit galt Natriumhydrogencarbonat 8,4 % als Antidot der Wahl bei Doxorubicinparavasaten. Jedoch wirkt es aufgrund seines pH-Wertes und seiner Hyperosmolarität selbst nekrotisierend. Auch eine erhöhte passive Diffusion von Doxorubicin in die Zelle durch vermehrte Freisetzung der Base bei höherem pH wird als Argument gegen die Natriumhydrogencarbonatapplikation angeführt. Klinisch und am Tiermodell ist die Wirksamkeit von topisch appliziertem Dimethylsulfoxid (DMSO) dokumentiert. Sie wird auf die Eigenschaft als Radikalfänger zurückgeführt. Daneben hat DMSO analgetische, antiinflammatorische und vasodilatatorische Eigenschaften. Es kann selbst ein leichtes Brennen und Erythem verursachen, gilt aber dennoch als einfaches und wirksames Antidot. Es soll an der Luft trocknen. Die Wirksamkeit einer kombinierten Behandlung von Anthracyclinparavasaten mit Corticoiden, Natriumhydrogencarbonat, DMSO und Kühlen ist beschrieben. Beim derzeitigen Wissensstand scheint nach Nutzen-Risiko-Abwägung diese Kombination von Antidoten indiziert. Priorität soll die topische Anwendung von DMSO und Kälte haben, Natriumhydrogencarbonat ist nur in kleinen Mengen, eventuell 1:4 verdünnt, und zur unmittelbaren Sofortbehandlung geeignet!

Vincaalkaloide. Die Wirksamkeit der intradermalen Hyaluronidaseapplikation zur Behandlung von Vincaalkaloidparavasaten ist am Tiermodell belegt. Hyaluronidase löst die intrazelluläre Kittsubstanz Hyaluronsäure auf und beschleunigt damit die Absorption der Vincaalkaloide. Im allgemeinen wird die Infiltration von 150 I. E. Hyaluronidase empfohlen, jedoch sind auch größere Mengen nicht schädigend. Trockene, milde Wärme wirkt synergistisch mit der Hyaluronidase. Corticoide und Kälte verstärken die Toxizität der Vincaalkaloide und sind daher nicht indiziert.

Etoposid, Teniposid. Wärme scheint für die Absorption von Etoposid und Teniposid ebenfalls vorteilhaft zu sein.

Dactinomycin. Paravasate von Dactinomycin entsprechen in ihrer Symptomatik Anthracyclinparavasaten. Die Wirksamkeit von Ascorbinsäure- oder Natriumthiosulfatlösung als Antidot konnte am Mausmodell nicht nachgewiesen werden. Eine signifikante Verringerung der lokalen Toxizität konnte ausschließlich mit lokaler Kälteanwendung erzielt werden.

Mitomycin. In-vitro wird Mitomycin durch starke Reduktionsmittel wie Natriumthiosulfat- oder Ascorbinsäurelösung inaktiviert. Eine klinische Dokumentation dieser Wirkung im Rahmen der Paravasatbehandlung erfolgte nicht. Gleichermaßen verhält es sich mit der Inaktivierung von Mitomycin durch pH-Wert-Verschiebung mit Natriumhydrogencarbonat. Einen Schutz vor experimentell erzeugten Mitomycinnekrosen bei der Maus bildete unter einer Vielzahl von getesteten Substanzen lediglich die sofortige topische Applikation von Dimethylsulfoxid 100 %. Über die klinische Wirksamkeit von α-Tocopherol 10 % und Dimethylsulfoxid 90 % nach Paravasation von Mitomycin wurde berichtet.

Behandlung von Paravasaten

Ziel der Sofortmaßnahmen muß es sein eine weitere Paravasation zu verhindern und die Gewebeschädigung zu begrenzen. Alle Maßnahmekataloge sind weitgehend empirisch zusammengestellt. Es wird allgemein empfohlen den i. v. Zugang zu belassen, um rasch so viel wie möglich Zytostatikum, Gewebeflüssigkeit und Blut zu aspirieren und gegebenenfalls durch anschließende Instillation eines spezifischen Antidotes (s. Tab. 2.9.) das verbleibende Zytostatikum chemisch zu inaktivieren. Dabei soll die Lage der Kanüle eher eine paravasale als eine intravasale Applikation ermöglichen. Falls der i. v. Zugang nicht mehr vorhanden ist oder die Infiltration empfohlen ist, soll das Antidot intra- und subkutan sternförmig von peripher nach zentral im Paravasatgebiet mit Kanülen 26 G injiziert werden. Wenn kein spezifisches Antidot vorgegeben ist, sind im Paravasatgebiet 4–8 mg Dexamethason zu infiltrieren. In allen Fällen ist im Paravasatgebiet Hydrocortisoncreme 1 % 2mal täglich aufzutragen, bis das Erythem abgeklungen ist. Die Abdeckung erfolgt mit sterilen Kompressen. Die betroffene Extremität ist hochzulagern, bis die Schwellung abgeklungen ist. Physikalische Maßnahmen in Form von Kältepackungen oder Wärme müssen differenziert eingesetzt werden. Wärme führt zur Vasodilatation und damit zur schnelleren Verteilung und Absorption des Paravasates. In den meisten Fällen ist damit eine verstärkte Gewebeschädigung verbunden. Nach derzeitigem Kenntnisstand kann die Anwendung von trockener, milder Wärme einmalig über 60 Minuten bei Paravasation von Vincaalkaloiden, Etoposid und Teniposid empfohlen werden. Feuchte Wärme führt zu Mazerationen und Nekrosen. Die Anwendung von Kälte bewirkt eine Vasokonstriktion und damit eine örtliche Begrenzung des Paravasates, was für die Anwendung eines spezifischen Antidotes von Vorteil sein kann. Eispackungen werden intermittierend 4mal täglich für 15 Minuten mindestens 3 Tage lang aufgelegt. Das Paravasatgebiet muß sorgfältig beobachtet werden. Kommt es zu Ulzerationen,

Tabelle 2.9 Spezifische Antidote zur Behandlung von Zytostatikaparavasaten

Zytostatikum	Antidot
Doxorubicin	1. Natriumhydrogencarbonat 8,4 % 2 bis 5 ml nur zur unmittelbaren Sofortbehandlung geeignet. Cave: Auch nekrotisierende Wirkung möglich, allenfalls geringe Mengen applizieren 2. Dexamethason 4 bis 8 mg ins Paravasatgebiet infiltrieren 3. Dimethylsulfoxid (DMSO) alle 3 bis 4 Stunden für mindestens 3 Tage (bis zu 14 Tagen) mit Watteträger im gesamten Paravasatgebiet auftragen und abtrocknen lassen
Daunorubicin	Siehe Doxorubicin
Epirubicin	Siehe Doxorubicin
Idarubicin	Siehe Doxorubicin
Vincristin	Hyaluronidase 150 I. E. (1 ml) ins Paravasatgebiet infiltrieren
Vinblastin	Siehe Vincristin
Vindesin	Siehe Vincristin
Dactinomycin	Sofort lokale Anwendung von Kälte
Mitomycin	Dimethylsulfoxid (DMSO) sofort und alle 3 bis 4 Stunden für wenigstens 3 Tage mit Watteträger im gesamten Paravasatgebiet auftragen und abtrocknen lassen

Die exakten Volumina der zu applizierenden Antidote müssen individuell in Abhängigkeit vom Ausmaß des Paravasates und des Alters des Patienten festgelegt werden!

sollte frühzeitig mit einem plastischen Chirurgen über die operative Abtragung des Nekrosebereiches beraten werden. Alternativ oder ergänzend zur plastischen Deckung können Fibrinkleber angewendet werden. Als Sofortmaßnahmen scheinen konservative Maßnahmen besser geeignet zu sein als die chirurgische Intervention. Anhaltende schmerzhafte Ulzerationen, die auf eine konservative Behandlung nicht ansprechen, sind chirurgisch zu behandeln. Bei infizierten Nekrosen muß insbesondere der neutropenische Patient antibiotisch abgedeckt werden.

2.4 Sicherheit für das Produkt

Die Herstellung applikationsfertiger Zytostatikazubereitungen ist eine Arzneimittelherstellung, die nach anerkannten pharmazeutischen Regeln erfolgen muß. Die pharmazeutische Qualität in Form von Identität, Gehalt und Reinheit muß sichergestellt sein. Unter dem Aspekt der parenteralen Applikation sind der mikrobiologischen Reinheit und Freiheit von partikulären und toxischen Verunreinigungen besondere Aufmerksamkeit zu widmen. Nach der Apothekenbetriebsordnung handelt es sich um eine rezepturmäßige Herstellung, also eine Einzelanfertigung aufgrund einer Verschreibung, für die Herstellungsanweisung und Herstellungsprotokoll nicht erforderlich sind. Doch ist zur Qualitätssicherung und Qualitätskontrolle eine adäquate Dokumentation und Kennzeichnung der Herstellung zu fordern. Für den angegebenen Verwendbarkeitszeitraum müssen Kompatibilität und Stabilität gesichert sein (s. 2.4.3).

2.4.1 Qualitätssicherung

Für die Herstellung ist der EG-Leitfaden einer guten Herstellungspraxis (GMP)[2] zu berücksichtigen. Als Ausgangsstoffe werden zugelassene Zytostatika-Fertigarzneimittel und Infusionsträgerlösungen eingesetzt, die stichprobenweise einer Sinnesprüfung zu unterziehen sind. Um die Partikelbelastung zu minimieren, sind die Verpackungsmaterialien, ausgenommen die Primärverpackungen bei Sterilgütern, außerhalb des Zubereitungsraumes zu entfernen. Die Herstellung der applikationsfertigen Zytostatikalösungen kann volumenorientiert (volumetrisches Messen von Rekonstituens und Lösungen mit Einmalspritzen) oder masseorientiert (zusätzliches Wiegen von Rekonstituens und Lösungen) erfolgen. Lyophilisate und Trockensubstanzen müssen vor dem Abmessen klar gelöst sein. Bei der Entnahme aus Ampullen ist für Injektionslösungen eine Partikelfiltration vorzusehen, beim Durchstechen von Gummistopfen darauf zu achten, daß keine Partikel ausgestanzt werden. Da es sich nicht um eine chargenmäßige Herstellung handelt, muß die Dokumentation des Herstellungsvorganges als wesentlicher Teil der Qualitätssicherung angesehen werden. Die Dokumentation erfolgt in der Regel EDV-gestützt. Durch Anschluß des EDV-Programmes an die Materialwirtschaft geben die Herstellungsprotokolle die Chargenbezeichnungen der im Lager befindlichen und einzusetzenden Fertigarzneimittel vor, was im Abgleich zur Sicherung der Identität beiträgt. Die charakteristische Färbung einiger Zytostatikalösungen kann bei einer Sinnesprüfung zur Kontrolle der Identität genutzt werden. Beim masseorientierten Arbeiten wird der Gehalt einer Zytostatikazubereitung über eine Schnittstelle zwischen Waage und EDV-Programm dokumentiert. Beim volumenorientierten Arbeiten wird das abgemessene Volumen subjektiv festgestellt und dokumentiert. Zur Sicherung des Gehaltes muß mit Standardkonzentrationen gearbeitet werden. Bei unverdünnten Injektionslösungen ist damit eine Endkontrolle möglich. Für Infusionslösungen kann eine Plausibilitätsprüfung des Gehaltes auch über eine Wägung des Endproduktes erfolgen. Besonders beim volumenorientierten Arbeiten ist zur Sicherung von Identität und Gehalt eine Arbeitsteilung mit gegenseitiger Kontrolle zwischen vorbereitender und zubereitender Person anzustreben. Art, Chargenbezeichnung und Menge der eingesetzten Fertigarzneimittel, zubereitende und kontrollierende Person müssen aus der Herstellungsdokumentation erkennbar sein. Vor der Abgabe hat der verantwortliche Apotheker eine Endkontrolle vorzunehmen. Bei der visuellen Inspektion ist auf eine klare Lösung, Partikelfreiheit, Farbe, Integrität des Behältnisses und Volumen der Lösung zu achten. Identität und Gehalt der Zubereitung sind z. B. über Wägeprotokolle, Überprüfung der entleerten Behältnisse, dokumentierte Volumenberechnungen und Mengenangaben in den Herstellungsprotokollen oder Überprüfung der Kolbenstellung bei unverdünnten Injektionslösungen zu verifizieren. Anforderung, Herstellungsprotokoll und Kennzeichnung der Herstellung müssen auf Übereinstimmung und Richtigkeit überprüft werden. Anforderung und Herstellungsprotokoll sind über einen angemessenen Zeitraum zu archivieren.

Kennzeichnung. Zur Kennzeichnung der applikationsfertigen Zubereitung sind auf dem Etikett mindestens die nach § 14 Apothekenbetriebsordnung geforderten Angaben zu machen. Darüber hinaus ist die Angabe von Lagerbedingungen und die Angabe des Verfalldatums mit dem Hinweis „verwendbar bis" angezeigt. Die Etiketten werden aus den üblicherweise eingesetzten EDV-Programmen generiert. Sie sollten möglichst übersichtlich und ansprechend gestaltet sein.

2.4.2 Aseptische Herstellung

Nach dem Arzneibuch hat die Herstellung von Produkten, die nicht in ihrem Endbehältnis sterilisiert werden können, unter Bedingungen zu erfolgen, die geeignet sind, jede mikrobielle Verunreinigung zu verhindern. Durch geeignete Produktionsräume und Belüftungssysteme soll die

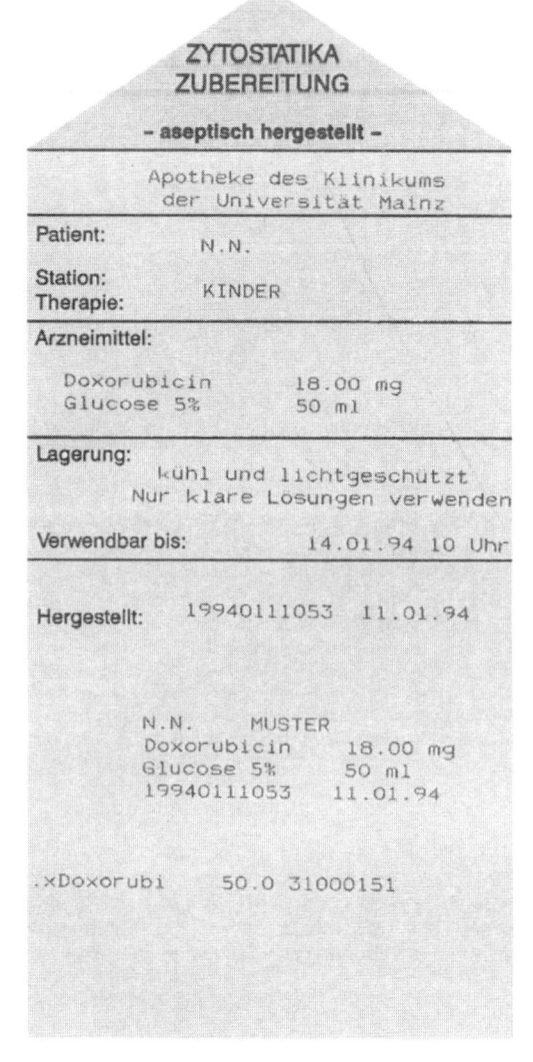

```
       ZYTOSTATIKA
       ZUBEREITUNG

    - aseptisch hergestellt -

       Apotheke des Klinikums
       der Universität Mainz
Patient:       N.N.
Station:
Therapie:      KINDER
Arzneimittel:
    Doxorubicin      18.00 mg
    Glucose 5%       50 ml

Lagerung:
       kühl und lichtgeschützt
       Nur klare Lösungen verwenden
Verwendbar bis:      14.01.94 10 Uhr

Hergestellt:  19940111053  11.01.94


         N.N.    MUSTER
    Doxorubicin       18.00 mg
    Glucose 5%        50 ml
    19940111053       11.01.94


 .xDoxorubi       50.0 31000151
```

Abb. 2.10 Beispiel für die Kennzeichnung einer Zytostatikazubereitung

mikrobielle Verunreinigung soweit wie möglich verringert werden. Die aseptische Herstellung von Zytostatika zur parenteralen Anwendung muß daher unter Bedingungen der Reinheitsklasse A in einem Raum der Reinheitsklasse B oder C erfolgen. Sicherheitswerkbänke der Klasse 2 nach DIN 12950 erfüllen die Anforderungen der Reinheitsklasse A. Reinräume der Klasse B oder C sind konventionell steril belüftete Räume mit turbulenter Mischlüftung. Es sollen mehr als 20 Luftwechsel pro Stunde erfolgen. Luft ist eine indirekte Kontaminationsquelle. In ihr muß mit Keimen gerechnet werden, die von Oberflächen (Räume, Einrichtungen) und Personal ausgehen. Die Oberflächen im Reinraum (Boden, Tische, Stühle, Außenwände der Werkbank, etc.) sind täglich desinfizierend zu reinigen. Transportverpackungen dürfen nicht in den Reinraum eingebracht werden. Tätigkeiten wie das Entfernen von Lagerverpackungen, Bearbeitung der Anforderungen, EDV-Arbeiten und Dokumentation sollten zur Reduktion der Partikel- und Keimbelastung in einem abgetrennten Vorbereitungsraum erfolgen.

Funktionskontrollen. Im Reinraumbereich sind regelmäßig Kontrollen zur mikrobiologischen Qualität durchzuführen und deren Ergebnisse zu dokumentieren. Die Funktionskontrollen sind für die nichtchargenmäßige Herstellung von besonderer Bedeutung. In dem Reinraum ist die Einhaltung des Überdruckes gegenüber den umgebenden Räumen (Differenzdruck 10 Pa), die Strömungsrichtung und die Luftwechselzahl zu überprüfen. In der reinen Werkbank ist die Strömungsrichtung und die Luftgeschwindigkeit zu messen. Mindestens monatlich ist in beiden Bereichen die Oberflächenkeimzahl mit Abklatschtests und die Luftkeimzahl mit der Sedimentationsplattenmethode zu bestimmen. Absolute, maximal tolerierbare Keimzahlen können hier nur schwer angegeben werden, zumal Sedimentationsplatten als halbquantitative Luftkeimzahlbestimmungsmethode zu werten und Ergebnisse bei der Bestimmung der Oberflächenkeimzahl methodenabhängig sind[22, 23]. Oberflächen, die direkt mit dem sterilen Produkt in Kontakt kommen, sollten selbstverständlich steril sein. Als Richtgröße für aufgestellte Sedimentationsplatten können in der Werkbank bis 1 KBE, im Reinraum bis 10 KBE/Platte und Stunde angesehen werden. Relative Veränderungen der Untersuchungsergebnisse bei gleichbleibenden Methoden müssen Anlaß zur Ursachenuntersuchung sein.

Partikelzählung. Routinemäßig sind in größeren Abständen Partikelzählungen und quantitative Luftkeimzahlbestimmungen (Filtration, Impac-

Tabelle 2.10 Klassifizierung der Luftqualität für die Herstellung steriler Produkte

Reinheitsklasse	Max. erlaubte Zahl von Partikeln pro m^3		Max. erlaubte Zahl an lebensfähigen Mikroorganismen pro m^3
	$\geq 0,5$ µm	≥ 5 µm	
A laminarer Luftstrom im Arbeitsbereich	3500	keine	weniger als 1
B	3500	keine	5
C	350 000	2000	100
D	3 500 000	20 000	500

tionverfahren, Impingerverfahren) durchzuführen (→2, 1087). Die mikrobiologischen Prüfungen sollten Aerobier und Anaerobier berücksichtigen. In Tabelle 2.10 sind die erlaubten Partikel und Keimzahlen in Abhängigkeit von der Reinraumklasse dargestellt.

Personal. Besondere Aufmerksamkeit ist dem Personal als Kontaminationsquelle zu widmen. Für die mikrobiologische Reinheit des Produktes ist das Verhalten des Personals im Reinraumbereich entscheidend. Zum Reinraum sollte nur autorisiertes, geschultes Personal Zugang haben. Für das Arbeiten im Reinraum ist eine spezielle Schutzkleidung anzulegen, die mindestens täglich zu wechseln ist. Der beim Arbeiten mit Zytostatika aus Personenschutzgründen geforderte Schutzkittel und die flüssigkeitsdichten Handschuhe sollten steril sein und um Haarbedeckung und Gesichtsmaske ergänzt werden. Die Handschuhe sind bei der geringsten Beschädigung zu wechseln und die behandschuhte Hand sollte keinesfalls mit unbedeckter Haut oder dem Mundschutz in Berührung kommen (s. auch Personenschutz). Es ist bereichsbezogenes, ggf. desinfiziertes oder sterilisiertes Schuhwerk zu tragen. Zur mikrobiologischen Kontrolle der Personalhygiene bieten sich Abklatschtests der Fingerkuppen an (→2, 1089). Es sollen nicht mehr als 0–2 KBE pro Fingerkuppe gefunden werden[22]. Aufgrund der unterschiedlichen Strömungsrichtung des Laminarstroms unterscheidet sich das aseptische Arbeiten an Reinraumbänken mit Vertikalstrom vom Arbeiten an Horizontalstrombänken. Grundregeln des Arbeitens sind im folgenden chronologisch zusammengestellt:

1. Ablegen der üblichen Schutzkleidung und von Schmuck; Schuhwechsel.
2. Gründliche Seifenwäsche der Hände.
3. Anlegen der Reinraumkleidung (Schutzkittel, Haube, Gesichtsmaske).
4. Chirurgische Händedesinfektion, Anlegen von sterilen Schutzhandschuhen.
5. Wischdesinfektion der Innenflächen der Sicherheitswerkbank mit sterilen, fusselfreien textilen Materialien, die mit 70–80 %igem Ethanol oder Isopropylalkohol tropfnaß getränkt sind. Zuerst werden Rückwand und Seitenwände abwärts in sich seitwärts überlappenden Bahnen sorgfältig und systematisch gewischt. Die Arbeitsfläche wird von hinten nach vorne in sich seitwärts überlappenden Bahnen gewischt. Zum Schluß wird die Innenseite der Frontscheibe systematisch gewischt.
6. Vor Arbeitsbeginn alle für eine oder mehrere Zubereitungen benötigten Materialien in die Werkbank einbringen; dabei unsterile Oberflächen einer Wischdesinfektion unterziehen. Sterilgutverpackungen von sterilen Einmalartikeln mit geschützten Konnektionsstellen im Frontbereich der Werkbank öffnen und in den reinen Bereich fallen lassen. Sterile Einmalartikel ohne geschützte Konnektionsstellen mit Sprühdesinfektion einbringen und erst unmittelbar vor der Verwendung aus der Verpackung entnehmen.
7. An der Werkbank Platz nehmen. Handschuhe außerhalb der Werkbank wechseln; Außenseite der Handschuhe beim Aus- und Anziehen nicht mit Haut in Berührung bringen.
8. Alle Materialien dem Arbeitsablauf entsprechend anordnen. Seitlicher und hinterer Bereich können genutzt werden, einen zentralen Arbeitsbereich freihalten.
9. Alle kritischen Arbeiten sind etwa 10–15 cm oberhalb der Arbeitsfläche durchzuführen. Kritische Positionen müssen sich im nicht-unterbrochenen von oben nach unten geführten Laminarstrom befinden. Bei allen Handhabungen sollen sich die Hände möglichst unterhalb der kritischen Positionen befinden.
10. Gummistopfen von Durchstechflaschen sind vor dem Durchstechen und Ampullenhälse vor dem Öffnen einer Wischdesinfektion zu unterziehen.
11. Verbindungen sind so herzustellen, daß die Gegenstände senkrecht zum Luftstrom gehalten werden und sich die Hände unterhalb der Gegenstände befinden. Konnektionsstellen dürfen nicht berührt werden.
12. Die Bewegungen innerhalb und außerhalb der Werkbank sind möglichst gering zu halten.
13. Keine Tätigkeiten mit spitzen Gegenständen in der Nähe des Hosch-Filters ausführen.
14. Die fertige Zubereitung dicht verschließen und sofort kennzeichnen, um Verwechslungen auszuschließen.
15. Nach Arbeitsende die Werkbank reinigen.

Das Personal ist vor Arbeitsbeginn in diesen Arbeitsabläufen zu schulen. Die korrekte Durchführung ist zu überwachen. Personal, das sowohl an Horizontal- als auch an Vertikalstrombänken arbeitet, muß sich der unterschiedlichen Anforderungen bewußt sein. Zur Prozeßkontrolle können geeignete Nährmedien in Simulation des üblichen Arbeitsvorganges verarbeitet, anschließend bebrütet und auf eventuelle Verunreinigungen untersucht werden[1].

Zur Erzielung mikrobiologischer Reinheit bedarf es des Zusammenspiels steriler Ausgangslösungen und Gegenstände, einer reinen Umgebung und guter aseptischer Arbeitstechnik.

Endproduktkontrolle. Als Endproduktkontrolle fordert das Arzneibuch für Parenteralia die Prüfung auf Sterilität. Jedoch handelt es sich bei der Herstellung applikationsfertiger Zytostatikalösungen zur parenteralen Anwendung um eine nichtchargenmäßige Herstellung, so daß der Probenentnahmeplan gemäß Arzneibuch nicht umgesetzt werden kann. Vielmehr muß eine kontinuierliche Probenentnahme nach einem statistisch gesicherten Plan, beispielsweise Continuous Sampling Plan CSP-1 oder CSP-2[24], erfolgen. Als Prüfmethode kommt die Membranfiltration, die Direktbeschickung oder das Transferieren von Nährmedien in Frage. Jede dieser Methode hat ihre Vor-

und Nachteile, so daß eine individuelle Entscheidung auf Grundlage von Sicherheit, Praktikabilität und Kosten getroffen werden muß. Die Direktbeschickungsmethode unter Benutzung eines Blutkulturflaschensystems wird häufig praktiziert. Zytostatikalösungen sind keinesfalls autosteril. Untersuchungen zum Wachstumsverhalten ausgewählter fakultativ pathogener Mikroorganismen in applikationsfertigen Zytostatikalösungen zeigen, daß nur wenige Zytostatika antimikrobielle Wirksamkeit besitzen[25]. Diese sind Cisplatin, 5-Fluorouracil, Dacarbazin und Mitomycin. Für Lösungen dieser Zytostatika können mit der Direktbeschickungsmethode falsch negative Ergebnisse produziert werden. Insgesamt dokumentieren die Untersuchungsergebnisse ein unerwartetes hohes Hygienerisiko für Zytostatikazubereitungen. Eine Korrelation zwischen chemischer Struktur oder pharmakologischem Wirkprinzip der Zytostatika und antibakterieller oder antimykotischer Wirksamkeit konnte nicht gefunden werden.

2.4.3 Stabilität und Kompatibilität

Stabilität und Kompatibilität eines Arzneimittels sind Voraussetzungen für eine wirksame und sichere Arzneimitteltherapie. Instabilität und Inkompatibilität bestimmen die Haltbarkeit eines Arzneimittels. Diese ist definiert als gleichbleibende Eigenschaften des Arzneimittels hinsichtlich Qualität, Wirksamkeit und Unbedenklichkeit innerhalb bestimmter Grenzen über einen festgelegten Zeitraum. Nach den anerkannten pharmazeutischen Regeln gilt als Grenze für den Wirkstoffgehalt ein Minimum von 90 %. Haltbarkeit ist für jedes Arzneimittel experimentell festzulegen. Auch für die applikationsfertig hergestellten Zytostatikalösungen muß eine Haltbarkeitsfrist festgesetzt werden. Viele der Zytostatika sind in Lösung wenig stabil, so daß sie in Form von Trockensubstanzen oder Lyophilisaten im Handel sind. In den Gebrauchsinformationen der Zytostatika-Fertigarzneimittel findet sich in der Regel der pauschale Hinweis, daß die Lösungen unmittelbar nach der Überführung in die anwendungsgerechte Form zu applizieren sind, oder es wird eine Aufbrauchfrist von maximal 24 Stunden angegeben. Die Aufbrauchfrist ist definiert als Zeitraum, innerhalb dessen man ein Arzneimittel, nach Anbruch der Packung, unter Berücksichtigung chemischer, physikalischer und mikrobiologischer Aspekte verwenden darf. Die mit maximal 24 Stunden angegebenen Aufbrauchfristen resultieren aus dem Risiko der mikrobiellen Kontamination während der Vorbereitung zur Anwendung durch den Arzt oder unter seiner Aufsicht.
Bei Herstellung applikationsfertiger Zytostatika-Zubereitungen durch die Apotheke entstehen Rezepturarzneimittel, für die eine sachgerechte Haltbarkeitsdeterminierung durch den Apotheker zu erfolgen hat. Erfolgt die Herstellung unter validierten und kontrollierten aseptischen Bedingungen, kann die Haltbarkeit, sofern physikalisch-chemische Stabilität gegeben ist, über 24 Stunden hinaus determiniert werden. Liegt eine solche Validierung nicht vor, sollte die Stabilität der Zubereitungen auf maximal 24 Stunden begrenzt werden. Physikalisch-chemisch sind vielfach weit darüber hinausgehende Haltbarkeitszeiträume vertretbar. Eigene systematische Untersuchungen zur Haltbarkeit applikationsfertiger Zytostatikalösungen sind nur in den wenigsten Fällen möglich. In der Regel wird man versuchen, entsprechende Informationen aus der Literatur zu erhalten und zu übertragen. Dabei ist stets auf die Vergleichbarkeit der stabilitätsdeterminierenden Parameter für die Untersuchungslösungen und für die eigenen Lösungen zu achten.

Stabilität wird determiniert von den Eigenschaften des Arzneistoffs selbst sowie von dem komplexen Zusammenspiel mit energetischen und stofflichen Umweltfaktoren wie Temperatur, Licht, Bewegung, Feuchte, Sauerstoff und Mikroorganismen. Zur Evaluierung der Haltbarkeitsfrist müssen alle Stabilitätsaspekte gleichermaßen berücksichtigt werden. Die USP[26] fordert chemische Stabilität, physikalische Stabilität, mikrobiologische Stabilität, therapeutische Stabilität und toxikologische Stabilität. Die bedeutendsten chemischen Zersetzungsreaktionen sind Hydrolyse, Oxidation, Reduktion, Photolyse, Racemisierung und Epimerisierung.

Zytostatika lassen sich in sehr unterschiedliche chemische Stoffklassen, wie beispielsweise Nitrosoharnstoffe, N-Lost-Derivate, Purin- und Pyrimidinanaloga, Anthracycline, Antibiotika und Alkaloide einordnen, woraus sehr unterschiedliche Zersetzungsreaktionen resultieren. Deren wichtigste Einflußfaktoren sind pH-Wert, Konzentration und Ionengehalt der Lösung, Temperatur und Licht. Besonders lichtempfindlich ist Dacarbazin, das lichtgeschützt gelagert und appliziert werden muß. Der Einfluß der Temperatur auf die Zersetzung läßt sich bei den meisten Zytostatika mit der Arrhenius-Gleichung beschreiben. Besonders temperaturempfindlich sind Alkylantien wie Melphalan, Carmustin und Bendamustin. Ausmaß und Geschwindigkeit einer Zersetzungsreaktion können in konzentrierten Lösungen (Injektionslösungen) und verdünnten Lösungen (Infusionslösungen) unterschiedlich sein. Einige Zytostatika werden als schwache Säuren (Methotrexat, 5-Fluorouracil) oder Basen (Anthracycline, Vincaalkaloide) in Form ihrer Salze in Lösung gebracht, woraus entsprechend hohe oder niedrige pH-Werte resultieren. Diese und die pH-Werte der Trägerlösungen (Glucose 5 % pH 3,5–6,5, NaCl 0,9 % pH 4,5–7) sind in vielen Zersetzungsreaktionen der wichtigste stabilitätsdeterminierende Faktor. Doxorubicin und Mitomycin seien hier als Beispiel genannt.

Kompatibilität. Instabilität und Inkompatibilität sind nicht immer gegeneinander abzugrenzen. Inkompatibilitäten sind Folge von In-vitro-Wechselwirkungen zwischen den einzelnen Komponenten eines Arzneimittels oder verschiedener Arzneimittel während Herstellung und Applikation. Die

Wechselwirkungen können chemische, physikalisch-chemische oder physikalische Ursachen haben. Zu den Inkompatibilitäten zählen Auskristallisationen, Trübungen, Farbveränderungen und Gasentwicklungen. Sie entstehen z. B. durch Überschreitung des Löslichkeitsproduktes (Etoposid), Säure-Basen-Reaktionen (Anthracycline in Natriumhydrogencarbonat-haltigen Trägerlösungen) und Komplexierungsreaktionen (Anthracycline, Dacarbazin oder Mitoxantron und Heparin). Inkompatibilitäten mit Behältnismaterial, Applikationssystemen und Filtermaterialien müssen ebenfalls bedacht werden. Die bedeutendsten Reaktionen sind Absorption von Wirk- und Hilfsstoffen an das Behältnismaterial sowie Leaching von Bestandteilen des Behältnisses in die Lösung. Absorption muß besonders bei Carmustin beachtet werden. Das Herauslösen des Weichmachers Dihydroxyethylphthalat aus PVC-Beuteln ist zu berücksichtigen bei Etoposid, Teniposid und Paclitaxel, die mit größeren Mengen von Lösungsvermittlern und organischen Lösungsmitteln solubilisiert sind. Mikrobiologische Stabilität kann nicht grundsätzlich für Zytostatikalösungen impliziert werden. Sie erfolgt aus einer validierten und kontrollierten aseptischen Herstellung. Therapeutische oder toxikologische Instabilität ist gegeben, wenn unwirksame oder toxikologisch bedenkliche Zersetzungsprodukte entstehen, die den Stabilitätszeitraum begrenzen. Toxikologische Instabilität ist bei der Haltbarkeitsdeterminierung von Dacarbazin zu bedenken.

Die in den folgenden Monographien angegebenen Empfehlungen zur Stabilität und (In)Kompatibilität von Zytostatika erfolgen aufgrund eingehender Literaturrecherchen, Herstellerangaben und eigenen Beobachtungen. Eine umfangreiche Datenbank zur Stabilität und (In)Kompatibilität applikationsfertiger Zytostatikalösungen wird über die Serviceabteilung des Bundesverbandes Deutscher Krankenhausapotheker (ADKA e.V.) angeboten.

2.4.4 Monographien

Aclarubicin

Sonstige Bezeichnungen: Aclacinomycin A, ACM
Fertigarzneimittel: Aclaplastin® (außer Handel), (Lyophilisat von Aclarubicinhydrochlorid)
Rekonstituens: NaCl 0,9 %
Konzentration der Stammlösung: 2 mg/ml
Physikalisch-chemische Stabilität: Die wichtigsten stabilitätsdeterminierenden Faktoren für wäßrige Aclarubicin-Lösungen sind pH-Wert und Temperatur. pH 5–6 ist für Löslichkeit und Stabilität am günstigsten. Die sauer katalysierte Hydrolyse der glykosidischen Bindung und die damit verbundene Inaktivierung werden durch pH-Werte <5 beschleunigt. Bei Einsatz von Glucose 5 % als Trägerlösung ist auf einen pH >5 zu achten. Vom Hersteller wird für die Aufbewahrung Lichtschutz empfohlen. Systematische Untersuchungen zur Photolyse sind nicht bekannt.
Empfehlungen zur Haltbarkeitsfrist:
Stammlösung: RT: 72 h
Stammlösung: 2–8 °C: 14 d
Infusionslösung: RT: 72 h
Infusionslösung: 2–8 °C: 7 d
Empfehlung zur Aufbewahrung der applikationsfertigen Lösung:
Lichtgeschützt und kühl
(In)Kompatibilität: Kompatibel mit den üblichen Behältnismaterialien. Inkompatibel mit Heparin-Na.

Literaturauswahl
Herrera, A (1987) Aclacinomycin. In: Droz JP, Cvitkovic E, Armand JB, Khoury S (Hrsg.) Handbook of Chemotherapy in Clinical Oncology. F. I. I. S., S. 133–135
Poochikian GK, Cradock JC, Flora KP (1981) Stability of anthracycline antitumor agents in four infusion fluids. Am J Hosp Pharm 38: 483–486

Amsacrin

Sonstige Bezeichnungen: AMSA
Fertigarzneimittel: Amsidyl®, (1,7 ml orange Lösung von Amsacrin in N,N,-Dimethylacetamid; 13,5 ml 0,0353 m Milchsäure als Verdünnungslösung)
Rekonstituens: –
Konzentration der Stammlösung: 5 mg/ml
Physikalisch-chemische Stabilität: Durch Überführung in die Milchsäurelösung entsteht das wasserlösliche Amsacrinlactat. Zur Applikation wird diese Amsacrin-Stammlösung in Glucose 5 % als Trägerlösung überführt. Raumtemperatur und Tageslicht beeinträchtigen die Stabilität der Infusionslösung nicht nachhaltig. Als Zersetzungsprodukte können 9-Aminoacridin und Acridon entstehen.
Empfehlungen zur Haltbarkeitsfrist:
Stammlösung: RT: 48 h
Stammlösung: 2–8 °C: nicht bekannt
Infusionslösung: RT: 72 h
Infusionslösung: 2–8 °C: nicht bekannt
Empfehlung zur Aufbewahrung der applikationsfertigen Lösung:
Raumtemperatur
(In)Kompatibilität: Da Dimethylacetamid mit Plastikmaterialien inkompatibel ist, muß die konzentrierte Amsacrinlösung mit einer Glasspritze (spezielle Bevorratung erforderlich) in die Verdünnungslösung überführt werden. Verdünnte Infusionslösungen sind mit Plastikmaterialien kompatibel. Jeder Kontakt mit chloridhaltigen Lösungen muß ausgeschlossen werden, da es ansonsten zur Ausfällung von schwerlöslichem Amsacrinhydrochlorid kommt. Inkompatibilitäten sind beschrieben mit Aciclovir, Amphotericin B, Aztreonam, Ceftazidim, Ceftriaxon, Cimetidin, Furosemid, Ganciclovir, Heparin-Na, Methylprednisolon-succinat-Na, Metoclopramid und Ondansetron. Kompatibilität ist beschrieben mit Amikacin, Chlorpromazin, Clindamycin, Cytarabin, Dexamethason, Diphenhyramin, Famotidin, Fludarabin, Gentamicin, Haloperidol, Hydrocortison, Hydromorphon, Lorazepam, Morphin, Prochlorperazin, Promethazin, Ranitidin, Sargramostim, Tobramycin und Vancomycin.

Literaturauswahl
Cartwright-Shamoon JM, McElnay JC, D'Arcy PF (1988) Examination of sorption and photodegradation of amsacrine during storage in intravenous burette administration sets. Int J Pharm 42: 41–46

Trissel LA, Chandler SW, Folstad JT (1990) Visual compatibility of amsacrine with selected drugs during simulated Y-site injection. Am J Hosp Pharm 47: 2525–2828

L-Asparaginase

Sonstige Bezeichnungen: Colaspase
Fertigarzneimittel: Asparaginase medac (Lyophilisat)
Rekonstituens: Wasser für Injektionszwecke
Konzentration der Stammlösung: 2000 E/ml
Physikalisch-chemische Stabilität: Das Auflösen des Lyophilisats sollte ohne Schütteln erfolgen, um Schaumbildung zu vermeiden. In Lösung können die für Proteine typischen chemischen (z. B. Proteolyse, Oligomerisation, cross-linking) und physikalischen (z. B. Aggregation, Denaturierung) Zersetzungsreaktionen ablaufen. Rekonstituierte, leicht getrübte Lösungen besitzen volle Enzymaktivität.
Empfehlungen zur Haltbarkeitsfrist:
Stammlösung: RT: 5 d
Stammlösung: 2–8 °C: 5 d
Infusionslösung: RT: 24 h
Infusionslösung: 2–8 °C: 24 h
Empfehlung zur Aufbewahrung der applikationsfertigen Lösung: Kühl
(In)Kompatibilität: Asparaginase ist kompatibel mit Glucose 5 % und NaCl 0,9 %. Kompatibilität mit Doxapram in einer Mischspritze ist beschrieben.

Literaturauswahl
(1989) Colaspase. In: Reynolds JEF (Hrsg.) Martindale: The extra pharmacopoeia, 29th ed. The Pharmaceutical Press London, p. 198

Bleomycin

Sonstige Bezeichnungen: Bleomycinsulfat, Bleo
Fertigarzneimittel: Bleomycinum Mack (Lyophilisat), standardisiert auf eine biologische Aktivität von 15 mg Bleomycin.
Rekonstituens: NaCl 0,9 %!
Konzentration der Stammlösung: 3 mg/ml
Physikalisch-chemische Stabilität: Bleomycin ist gut wasserlöslich. Als Rekonstituens und Trägerlösung für Infusionslösungen sollte NaCl 0,9 % eingesetzt werden. In Glucoselösungen werden rasch Addukte in Form von Schiff'schen Basen gebildet, deren biologische Aktivität nicht untersucht ist. Bleomycin ist lichtempfindlich.
Empfehlungen zur Haltbarkeitsfrist:
Stammlösung: RT: 14 d
Stammlösung: 2–8 °C: 28 d
Infusionslösung: RT: 14 d
Infusionslösung: 2–8 °C: 28 d
Empfehlung zur Aufbewahrung der applikationsfertigen Lösung:
Lichtgeschützt und kühl

(In)Kompatibilität: Bleomycin ist kompatibel mit Glas und PVC-Behältnissen sowie verschiedenen Filtermaterialien (Celluloseester, Teflon). Es ist Kompatibilität beschrieben mit Amikacin, Calciumfolinat, Cisplatin, Cyclophosphamid, Cytarabin, Dacarbazin, Dexamethason-phosphat-Na, Diphenhydramin, Doxorubicin, Droperidol, Fludarabin, 5-Fluorouracil, Gentamicin, Heparin-Na, Hydrocortison-phosphat-Na, Melphalan, Metoclopramid, Ondansetron, Paclitaxel, Phenytoin, Sargramostim, Streptomycin, Vinblastin, Vincristin und Vindesin. SH-Gruppen-haltige Substanzen, wie Glutathion, inaktivieren Bleomycin. Mit 2- und 3-wertigen Kationen bildet Bleomycin Chelatkomplexe. Bleomycin ist als inkompatibel beschrieben mit Aminosäuren, Aminophyllin, Ascorbinsäure, Cefazolin, Dexamethason, Diazepam, Hydrocortison-succinat-Na, Penicillin G, Riboflavin und Terbutalin. Mit Furosemid, Mitomycin und Methotrexat werden in der Literatur sowohl Kompatibilität als auch Inkompatibilität berichtet.

Literaturauswahl
Koberda M, Zieske PA, Neervalur VR, Payton RJ (1990) Stability of bleomycin sulfat reconstituted in 5 % dextrose injection or 0,9 % sodium chloride injection stored in glass vials or polyvinyl chloride containers. Am J Hosp Pharm 47: 2528–2529

Dorr RT, Peng YM, Alberts DS (1982) Bleomycin compatibility with selected intravenous solutions. J Med 13: 121–130

Carboplatin

Sonstige Bezeichnungen: CBDCA, JM8
Fertigarzneimittel: Carboplat-Lösung, Ribocarbo (Lyophilisat), Ribocarbo-L (Lösung)
Rekonstituens: Wasser für Injektionszwecke oder Glucose 5 %
Konzentration der Stammlösung: 10 mg/ml
Physikalisch-chemische Stabilität: In wäßrigen Lösungen unterliegt Carboplatin einer pH-abhängigen Hydrolyse, die bei pH 4–6,5 am geringsten ist. Die Geschwindigkeitskonstante der Hydrolysereaktion nimmt oberhalb pH 6,5 rasch zu. Als Reaktionsprodukte entstehen, analog der In-vivo-Aktivierung, unter Substitution der organischen Liganden die aktiven, toxischen Aquo- und Hydroxykomplexe. In Gegenwart von Chloridionen werden durch nucleophile Substitution die Mono- und Dichlorokomplexe gebildet. Der cis-Diamindichloroplatin-Komplex entspricht dem, ebenfalls als Zytostatikum eingesetzten, Cisplatin. Aufgrund des unterschiedlichen Toxizitätsprofils von Carboplatin und Cisplatin muß die Zersetzung zu Cisplatin als toxische Instabilität gewertet werden. Als Rekonstituens und Trägerlösung sollten daher keine chloridhaltigen Lösungen eingesetzt werden. Die Photolyse scheint von untergeordneter Bedeutung zu sein.
Empfehlungen zur Haltbarkeitsfrist:
Stammlösung: RT: 7 d
(Lösung in G5 aus Lyophilisat)
Stammlösung: 2–8 °C: 28 d
(Lösung in G5 aus Lyophilisat)

Infusionslösung: RT: 7 d (G5)
Infusionslösung: 2–8 °C: 28 d (G5)
Empfehlung zur Aufbewahrung der applikationsfertigen Lösung: kühl
(In)Kompatibilität: Carboplatin ist kompatibel mit Glas und PVC-Behältnissen. Kompatibilität ist beschrieben mit Etoposid, Fludarabin, Ifosfamid, Melphalan, Ondansetron, Paclitaxel und Sargramostim. Chloridhaltige und alkalische Trägerlösungen (z. B. Natriumhydrogencarbonat-haltig) beschleunigen die Zersetzungsreaktion. Inkompatibilität ist beschrieben mit 5-Fluorouracil (alkalisch) und Mesna (nucleophile SH-Funktion).

Literaturauswahl
Cheung YW, Cradock JC, Vishnuvajjala BR, Flora KP (1987) Stability of cisplatin, iproplatin, carboplatin and tetraplatin in commonly intravenous solutions. Am J Hosp Pharm 44: 124–130
Allsopp MA, Sewell GJ, Rowland CG, Riley CM, Schowen RL (1991) The degradation of carboplatin in aqueous solutions containing chloride or other selected nucleophiles. Int J Pharm 69: 197–210

Carmustin

Sonstige Bezeichnungen: BCNU
Fertigarzneimittel: Carmubris® (Trockensubstanz)
Rekonstituens: 3 ml Ethanol, absolut; klare Lösung mit 27 ml Wasser für Injektionszwecke verdünnen.
Konzentration der Stammlösung: 3,33 mg/ml
Physikalisch-chemische Stabilität: Carmustin ist eine sehr lipophile Verbindung von geringer Wasserlöslichkeit. Die Löslichkeit beträgt 150 mg/ml in Ethanol 95 % und 4 mg/ml in Wasser. In 95 %iger ethanolischer Lösung ist Carmustin bei 2–8 °C über 2–3 Monate stabil. Für die parenterale Anwendung wird zunächst eine Stammlösung in Form einer 10 %igen ethanolischen Lösung mit einem pH-Wert von 5,6–6,0 hergestellt. Carmustin zersetzt sich in wäßriger Lösung in Abhängigkeit von pH-Wert, Temperatur, Licht und Behältnismaterial in einer komplexen chemischen Reaktion u. a. zu 2-Chlorethylaminhydrochlorid, Acetaldehyd, Stickstoff und Kohlendioxid. Oberhalb pH 5 nimmt die Zersetzungsgeschwindigkeit rasch zu. Die Stabilität der Carmustin-Lösungen ist stark temperaturabhängig. Kühllagerung ist dringend zu empfehlen. Für die Lagerung ist auch Lichtschutz angezeigt. PVC-, Polyurethan- und EVA-haltige Behältnis- und Applikationsmaterialien müssen wegen der Absorptionsgefahr vermieden werden. Zur Verbesserung der Stabilität sollten Infusionslösungen mit Glucose 5 % als Trägerlösung und Glas als Behältnismaterial hergestellt, sowie Lichtschutz und Kühllagerung eingehalten werden.
Empfehlungen zur Haltbarkeitsfrist:
Stammlösung: RT: 6 h
Stammlösung: 2–8 °C: 24 h
Infusionslösung: RT: 6 h
Infusionslösung: 2–8 °C: 48 d
Empfehlung zur Aufbewahrung der applikationsfertigen Lösung: Lichtgeschützt und kühl
(In)Kompatibilität: Carmustin ist inkompatibel mit PVC, Polyurethan, EVA und Natriumhydrogencarbonat-Lösungen. Kompatibilität ist beschrieben mit Cisplatin, Dacarbazin, Fludarabin, 5-Fluorouracil, Melphalan, Ondansetron, Sargramostim und Vinorelbin.

Literaturauswahl
Fredriksson K, Lundgren P, Landersjö L (1986) Stability of carmustine-kinetics and compatibility during administration. Acta Pharm Suecica 23: 115–124
Laskar PA, Ayers JW (1977) Degradation of carmustine in aqueous media. J Pharm Sci 66: 1073–1076

Cisplatin

Sonstige Bezeichnungen: DDP, cisDDP
Fertigarzneimittel: Cisplatin Lösung verschiedener Hersteller, Platinex® (Lösung), Platiblastin® (Lyophilisat oder Lösung), (mit NaCl, z. T. mit Mannit oder HCl).
Rekonstituens: mindestens 0,3 %ige NaCl-Lösung
Konzentration der Stammlösung: 0,5 mg/ml
Physikalisch-chemische Stabilität: In wäßrigen Lösungen entstehen durch Substitution der Chlorid-Liganden aus dem Dichlorokomplex in einer Gleichgewichtsreaktion die Mono- und Di-Aquobzw. Hydroxykomplexe und deren Oligomere. Überwiegend entsteht der Monoaquo-monochloro-Komplex. Die Reaktion verläuft abhängig von der Chloridionen-Konzentration als Reaktion 1. Ordnung. In einer 0,9 %igen NaCl-Lösung stellt sich ein Gleichgewicht von 97 % Cisplatin ein. Die Reaktion verläuft relativ temperaturunabhängig. Stabilitätsbegünstigend ist ein pH-Wert von 3,5–5,5. Cisplatin ist schlecht wasserlöslich. Bei Raumtemperatur beträgt die Löslichkeit in NaCl 0,9 % 1 mg/ml; bei Kühllagerung kann es bei Konzentrationen >0,5 mg/ml zu Auskristallisationen kommen. Während der üblichen Applikationszeit ist kein Lichtschutz erforderlich. Jedoch kommt es unter Einfluß von intensivem Sonnenlicht zur Abspaltung eines Ammoniakliganden und einem pH-Wert-Anstieg in der Lösung. Als Photolyseprodukt entsteht der Trichloroplatinkomplex, der nach der USP maximal zu 1 % in Cisplatin-Lösungen enthalten sein darf.
Empfehlungen zur Haltbarkeitsfrist:
Stammlösung: RT: 28 d
Stammlösung: 2–8 °C: 28 d
Infusionslösung: RT: 21 d
Infusionslösung: 2–8 °C: 21 d
Empfehlung zur Aufbewahrung der applikationsfertigen Lösung: Lichtgeschützt und kühl
(In)Kompatibilität: Cisplatin ist kompatibel mit gängigen Behältnis- und Filtermaterialien. Einige der Fertigarzneimittel enthalten Mannit zur Diuresesteigerung unter der Cisplatintherapie. Mischinfusionslösungen mit zusätzlichem Mannit, Magnesiumsulfat und Kaliumchlorid in NaCl 0,9 % sind bei Kühllagerung über mindestens 72 Stunden stabil. Cisplatinlösungen sind als kompatibel beschrieben mit Benzylalkohol, Bleomycin, Calciumfolinat, Carmustin, Cyclophosphamid, Doxapram, Doxorubicin, Droperidol, Etoposid, Ifosfamid, Fludarabin, Furosemid, Heparin-Na,

Hydroxyzin, Ifosfamid, Melphalan, Methotrexat, Mitomycin, Ondansetron, Paclitaxel, Parabenen, Sargramostim, Vinblastin und Vincristin. In alkalischen Lösungen verläuft die Zersetzung von Cisplatin beschleunigt. Die Inkompatibilität mit 5-Fluorouracil- und Thiotepa-Lösungen ist als pH-Wert-Effekt zu werten. Sulfit- und Thiosulfat-haltige Lösungen führen zur raschen Inaktivierung von Cisplatin, was bei Lösungen, die Sulfit als Antioxidans enthalten, zu berücksichtigen ist. Mesna ist aufgrund seiner SH-Funktion inkompatibel mit Cisplatin. Aluminium-haltige Applikationssysteme sind zu vermeiden, da auch hier eine chemische Inkompatibilitätsreaktion abläuft.

Literaturauswahl
Zieske PA, Koberda M, Hines JL, Cory C, Sriram R, Rhagavan NV, Rabinow BE (1991) Characterization of cisplatin degradation as affected by pH and light. Am J Hosp Pharm 48: 1500–1506
Cheung YW, Cradock JC, Vishnuvajjala BR, Flora KP (1987) Stability of cisplatin, iproplatin, carboplatin and tetraplatin in commonly intravenous solutions. Am J Hosp. Pharm 44: 124–130
Williams DA (1990) Stability and compatibility of admixtures of antineoplastic drugs. In: Lockich JJ (ed) Cancer chemotherapy by infusion, 2. Aufl., Percept Press, Chicago, S. 68
Montserrat PJ, Aixela JP, Brumos VG, Pou SD, Flaque MV (1993) Stability of cisplatin in sodium chloride 0,9 % intravenous solution related to the container material. Pharm World Sci 15: 34–36

Cyclophosphamid

Sonstige Bezeichnungen: CP, CYC, CTX
Fertigarzneimittel: Cyclostin®, Endoxan®, (Trockensubstanz)
Rekonstituens: Wasser für Injektionszwecke
Konzentration der Stammlösung: 20 mg/ml
Physikalisch-chemische Stabilität: Cyclophosphamid ist in wäßriger Lösung relativ stabil. Die Zersetzungsreaktion zu einem ringoffenen Etylendiaminderivat verläuft weitgehend unabhängig von pH-Wert und der Art der Trägerlösung. Benzylalkohol katalysiert die Zersetzungsreaktion. Der stabilitätsdeterminierende Faktor für wäßrige Cyclophosphamidlösungen ist die Temperatur. Bei 35 °C beträgt die t_{90} 24 Stunden, während bei Kühllagerung Stabilität über 17–19 Wochen gegeben ist. Für diese Zeiträume ist auch Stabilität bei Tiefkühllagerung nachgewiesen. Systematische Untersuchungen zum Einfluß von Licht auf die Stabilität von Cyclophosphamidlösungen liegen nicht vor.
Empfehlungen zur Haltbarkeitsfrist:
Stammlösung: RT: 3 d
Stammlösung: 2–8 °C: 28 d
Infusionslösung: RT: 2 d
Infusionslösung: 2–8 °C: 28 d
Empfehlung zur Aufbewahrung der applikationsfertigen Lösung: kühl
(In)Kompatibilität: Cyclophosphamid ist u. a. als kompatibel beschrieben mit Amikacin, Ampicillin, Azlocillin, Bleomycin, Calciumfolinat, Cefamandol, Cefazolin, Cefoperazon, Cefotaxim, Cefoxitin, Cefuroxim, Chloramphenicol, Cisplatin, Clindamycin, Cotrimoxazol, Dacarbazin, Daunorubicin, Doxorubicin, Doxycyclin, Droperidol, Erythromycin, Etoposid, Fludarabin, 5-Fluorouracil, Furosemid, Gentamicin, Heparin, Idarubicin, Kaliumchlorid, Melphalan, Mesna, Methotrexat, Metoclopramid, Metronidazol, Mezlocillin, Mitomycin, Mitoxantron, Ondansetron, Paclitaxel, Parabene, Penicillin G, Piperacillin, Sargramostim, Tetracyclin, Ticarcillin und Clavulansäure, Tobramycin, Vancomycin, Vinblastin, Vincristin, Vindesin und Vinorelbin. Cyclophosphamid ist als inkompatibel beschrieben mit Aluminium und Benzylalkohol.

Literaturauswahl
Brooke D, Bequette RJ, Davis RE (1973) Chemical stability of cyclophosphamide in parenteral solutions. Am J Hosp Pharm 30: 134–137
Kirk B, Melia CD, Wilson JV, Sprake JM, Denyer SP (1984) Chemical stability of cyclophosphamide injection. Br J Parent Ther 90–97
Trissel LA (1992) Handbook on injectable drugs, 7th Edition, American Society of Hospital Pharmacists, Inc., Bethesda, p. 260–266

Cytarabin

Sonstige Bezeichnungen: Cytosin-Arabinosid, Ara-C
Fertigarzneimittel: Alexan (Lösung), Udicil (Trockensubstanz)
Rekonstituens: NaCl 0,9 %
Konzentration der Stammlösung: 100 mg/ml
Physikalisch-chemische Stabilität: Cytarabin-Lösungen sind am stabilsten bei neutralem bis schwach saurem pH-Wert. Zunehmende saure pH-Werte korrelieren mit einer beschleunigten Desaminierung zum unwirksamen Arabinosyl-uracil. Im Alkalischen erfolgt, etwa 10mal schneller als die sauer katalysierte Desaminierung, die hydrolytische Öffnung des Pyrimidinrings. Eine Photolyse ist nicht bekannt. Als Trägerlösungen für Infusionslösungen sind NaCl 0,9 % und Glucose 5 % geeignet.
Empfehlungen zur Haltbarkeitsfrist:
Stammlösung: RT: 14 d
Stammlösung: 2–8 °C: 14 d
Infusionslösung: RT: 14 d
Infusionslösung: 2–8 °C: 28 d
Empfehlung zur Aufbewahrung der applikationsfertigen Lösung: kühl
(In)Kompatibilität: An gängige Behältnis- und Filtermaterialien wird Cytarabin nicht absorbiert. Kompatibilität ist für Cytarabin beschrieben mit Amsacrin, Corticotropin, Dacarbazin, Daunorubicin, Etoposid, Fludarabin, Hydroxyzin, Idarubicin, Kaliumchlorid, Melphalan, Metoclopramid, Mitoxantron, Natriumhydrogencarbonat, Ondansetron, Paclitaxel, Prednisolon-phosphat-diNa, Sargramostim, Vincristin und Vinorelbin. Nicht zweifelsfrei ist die Kompatibilität mit Gentamicin, Heparin-Na, Hydrocortison-succinat-Na, Methotrexat und Methylprednisolon-succinat-Na. Cytarabin ist inkompatibel mit Gallium(III)nitrat und Insulin.

Literaturauswahl
Notari RE, Chin ML, Wittebort R (1972) Arabinosylcytosine stability in aqueous solutions: pH profile and shelflife predictions. J Pharm Sci 61: 1189–1196
Weir PJ, Ireland DS (1990) Chemical stability of cytarabine and vinblastine injection. Br J Pharm Pract 12: 53–56

Dacarbazin

Sonstige Bezeichnungen: DTIC
Fertigarzneimittel: D.T.I.C, Detimedac (Lyophilisat mit Citronensäure)
Rekonstituens: NaCl 0,9 %
Konzentration der Stammlösung: 10 mg/ml
Physikalisch-chemische Stabilität: Die rekonstituierte Lösung hat einen pH-Wert von 3,5–4,0. Dacarbazin ist äußerst lichtempfindlich. Die Photolyse wird sehr stark von Sonnenlicht, weniger stark von diffusem Tageslicht oder Fluoreszenzlicht induziert. Bei starkem Tageslicht ist innerhalb von 90 Minuten mit 12 % Zersetzung zu rechnen. Primär entsteht als Photolyseprodukt unter Abspaltung von Dimethylamin das toxische 5-Diazoimidazol-4-carboxamid. Aus dessen weiterer Zersetzung resultieren das 2-Azahypoxanthin und rosa gefärbte Polymere (Indikator für die Zersetzung). Zur Applikation sollte ein lichtundurchlässiges Infusionsbesteck benutzt werden.
Empfehlungen zur Haltbarkeitsfrist:
Stammlösung: RT: 8 h
Stammlösung: 2–8 °C: 72 h
Infusionslösung: RT: 8 h
Infusionslösung: 2–8 °C: 24 h
Empfehlung zur Aufbewahrung der applikationsfertigen Lösung: Lichtgeschützt und kühl
(In)Kompatibilität: Dacarbazin ist als kompatibel beschrieben mit PVC, Amberset (Avon Medical Ltd.), Aluminium, Bleomycin, Carmustin, Cyclophosphamid, Cytarabin, Dactinomycin, Doxorubicin, Fludarabin, 5-Fluorouracil, Hydrocortisonphosphat-Na, Lidocain, Melphalan, Methotrexat, Metoclopramid, Ondansetron, Paclitaxel, Sargramostim, Vinblastin und Vinorelbin. Dacarbazin ist als inkompatibel beschrieben mit Cystein, Hydrocortison-succinat-Na, Na-hydrogencarbonat und in Abhängigkeit von der Konzentration mit Heparin-Na.
Literaturauswahl
Kirk B (1987) The evaluation of a light-protective giving set. The photosensitivity of intravenous dacarbazine solutions. Intensive Ther & Clin Monitor 8: 78–86
Horton JK, Stevens MFG (1979) Search for drug interactions between the antitumor agent DTIC and other cytotoxic agents. J Pharm Pharmacol 31 (Suppl.): 64P

Dactinomycin

Sonstige Bezeichnungen: Actinomycin D, ACTD, ACD, AMD
Fertigarzneimittel: Lyovac-Cosmegen (Trockensubstanz)
Rekonstituens: Wasser für Injektionszwecke
Konzentration der Stammlösung: 0,5 mg/ml (= 500 µg/ml)
Physikalisch-chemische Stabilität: Dactinomycin ist in wäßriger Lösung stabil. Im Alkalischen findet eine Zersetzung unter Öffnung des Phenoxazin-Grundgerüst statt. Die rekonstituierte Lösung hat einen pH-Wert von 5,5–7,0. Dactinomycin ist lichtempfindlich.
Empfehlungen zur Haltbarkeitsfrist:
Stammlösung: RT: 28 d
Stammlösung: 2–8 °C: 28 d
Infusionslösung: RT: 28 d
Infusionslösung: 2–8 °C: 28 d
Empfehlung zur Aufbewahrung der applikationsfertigen Lösung: Lichtgeschützt und kühl
(In)Kompatibilität: Dactinomycin ist als kompatibel beschrieben mit Dacarbazin, Fludarabin, Melphalan, Ondansetron, Sargramostin und Vinorelbin. Dactinomycin wird an Celluloseester- und Teflonfilter absorbiert. Es ist als inkompatibel beschrieben mit Benzylalkohol und Parabenen.
Literaturauswahl
Trissel LA (1992) Handbook on injectable drugs, 7th Edition, American Society of Hospital Pharmacists, Inc., Bethesda, p. 272–274

Daunorubicin

Sonstige Bezeichnungen: Daunomycin, DNR
Fertigarzneimittel: Daunoblastin®, Daunorubicin R.P., (Lyophilisat von Daunorubicinhydrochlorid)
Rekonstituens: NaCl 0,9 % oder G5
Konzentration der Stammlösung: 2 mg/ml
Physikalisch-chemische Stabilität: In wäßrigen Daunorubicinlösungen findet die sauer oder alkalisch katalysierte Hydrolyse der glykosidischen Bindung statt. Im schwach sauren bis schwach alkalischen Milieu entstehen das unwirksame Aglykon Daunorubicinon und dessen Anhydroprodukte. Bei pH 5 ist die Hydrolysegeschwindigkeit am geringsten. Eine pH-Wert-Änderung zum Neutralen hin steigert die Hydrolysegeschwindigkeit nicht maßgeblich. Als Trägerlösungen für Infusionslösungen sind Glucose 5 % und NaCl 0,9 % Lösungen geeignet. Die Hydrolysegeschwindigkeit korreliert positiv mit der Temperatur. Die Photolyse ist bei Daunorubicin-Konzentrationen unter 0,1 mg/ml von Bedeutung.
Empfehlungen zur Haltbarkeitsfrist:
Stammlösung: RT: 28 d
Stammlösung: 2–8 °C: 28 d
Infusionslösung: RT: 28 d
Infusionslösung: 2–8 °C: 28 d
Empfehlung zur Aufbewahrung der applikationsfertigen Lösung: Lichtgeschützt und kühl
(In)Kompatibilität: Bei Konzentrationen von >0,5 mg/ml sind Absorptionsverluste an Glas vernachlässigbar. Daunorubicin ist als kompatibel beschrieben mit Cyclophosphamid, Cytarabin, Etoposid, Hydrocortison-succinat-Na, Melphalan, Ondansetron und den Vincaalkaloiden. Daunorubicin ist als inkompatibel beschrieben mit Aluminium, Dexamethason, Fludarabin, 5-Fluorouracil, Heparin und Methotrexat.

Literaturauswahl
Beijnen JH, van der Houwen OAGJ, Voskuilen MCH, Underberg WJM (1986) Aspects of the degradation kinetics of daunorubicin in aequeous solution. Int J Pharm 31: 75–82
Wood MJ, Irwin WJ, Scott DK (1990) Stability of doxorubicin, daunorubicin and epirubicin in plastic syringes and minibags. J Clin Pharm Ther 15: 278–289

Doxorubicin

Sonstige Bezeichnungen: Adriamycin, ADR, ADM
Fertigarzneimittel: Adriblastin® (Lösung von Doxorubicinhydrochlorid), Doxorubicin R. P.Rekonstituens: (Lyophilisat von Doxorubicinhydrochlorid)
Rekonstituens: bevorzugt Glucose 5%
Konzentration der Stammlösung: 2 mg/ml
Physikalisch-chemische Stabilität: In wäßriger Lösung erfolgt die Hydrolyse der glykosidischen Bindung unter Einfluß des pH-Wertes, der Temperatur und des Ionengehaltes der Lösung. Bei pH <4 entstehen die unwirksamen Hydrolyseprodukte Doxorubicinon und Daunosamin. Am geringsten ist die Hydrolysegeschwindigkeit bei pH 4. Bei steigendem pH-Wert findet zusätzlich eine Abbaureaktion der Alpha-Ketostruktur in Position 9 des Aglykons statt. Wegen der optimalen Stabilität bei pH 4 sollte Glucose 5% zur Rekonstitution und als Trägerlösung für Doxorubicin-Infusionslösungen eingesetzt werden. Beim Lösen mit Glucose 5% ist die ansonsten so störende Selbstaggregation stark reduziert. Photolyse und Absorption sind nur in Lösungen der Konzentration <0,1 mg/l bzw. <0,5 mg/ml von Bedeutung.
Empfehlungen zur Haltbarkeitsfrist:
Stammlösung: RT: 28 d
Stammlösung: 2–8°C: 28 d
Infusionslösung: RT: 28 d
Infusionslösung: 2–8°C: 28 d
Empfehlung zur Aufbewahrung der applikationsfertigen Lösung: Lichtgeschützt und kühl
(In)Kompatibilität: Doxorubicin ist als kompatibel beschrieben mit Bleomycin, Calciumfolinat, Cisplatin, Cyclophosphamid, Dacarbazin, Fludarabin, Melphalan, Methotrexat, Metoclopramid, Mitomycin, Ondansetron, Paclitaxel, Sargramostim, Vinblastin und Vincristin. Doxorubicin ist als inkompatibel beschrieben mit Aminophyllin, Dexamethason, Diazepam, Furosemid, Heparin-Na, Hydrocortison-succinat-Na, Methotrexat und in einer Infusionsmischung mit Cisplatin und 5-Fluorouracil.
Literaturauswahl
Beijnen JH, van der Houwen OAGJ, Underberg WJM (1986) Aspects of the degradation kinetics of doxorubicin in aequeous solution. Int J Pharm 32: 123–131
Wood MJ, Irwin WJ, Scott DK (1990) Stability of doxorubicin, daunorubicin and epirubicin in plastic syringes and minibags. J Clin Pharm Ther 15: 278–289

Epirubicin

Sonstige Bezeichnungen: 4-Epidoxorubicin
Fertigarzneimittel: Farmorubicin® (Lösung von Epirubicinhydrochlorid)
Rekonstituens: für die Trockensubstanz bevorzugt G5
Konzentration der Stammlösung: 2 mg/ml
Physikalisch-chemische Stabilität: Die Hydrolyse der glykosidischen Bindung stellt die dominierende Abbaureaktion dar. Die Hydrolysegeschwindigkeit ist am geringsten bei pH 4 und bei steigenden pH-Werten identisch mit der Hydrolysegeschwindigkeit von Doxorubicin. Im sauren Milieu ist die Hydrolysegeschwindigkeit geringer als für Daunorubicin und Epirubicin. Als Rekonstituens und Trägerlösung bietet sich wegen des für die Stabilität günstigen pH-Wertes Glucose 5% an. Photolyse und Absorption sind nur in Lösungen der Konzentration <0,1 bzw. <0,5 mg/ml von Bedeutung.
Empfehlungen zur Haltbarkeitsfrist:
Stammlösung: RT: 28 d
Stammlösung: 2–8°C: 28 d
Infusionslösung: RT: 28 d
Infusionslösung: 2–8°C: 28 d
Empfehlung zur Aufbewahrung der applikationsfertigen Lösung: Lichtgeschützt und kühl
(In)Kompatibilität: Epirubicin ist als kompatibel beschrieben mit Ifosfamid. Mischinfusionen aus Epirubicin, Ifosfamid und Mesna sind nicht stabil. Epirubicin ist als inkompatibel beschrieben mit 5-Fluorouracil und Heparin-Na.
Literaturauswahl
Beijnen JH, Resing H, De Vries PA, Underberg WJM (1985) Stability of anthracycline antitoumor agents in infusion fluids. J Parenter Sci Technol 39: 220–222
Wood MJ, Irwin WJ, Scott DK (1990) Stability of doxorubicin, daunorubicin and epirubicin in plastic syringes and minibags. J Clin Pharm Ther 15: 278–289

Erwinase

Sonstige Bezeichnungen: Erwinia-Asparaginase, Crisantaspase
Fertigarzneimittel: Erwinase TM (Lyophilisat)
Rekonstituens: NaCl 0,9%
Konzentration der Stammlösung: 5000 E/ml
Physikalisch-chemische Stabilität: Die Erwinase ist in Lösung relativ stabil. Kontakt mit dem Gummistopfen der Injektionsflasche führt lokal zur Denaturierung. Für eine längere Lagerung soll die rekonstituierte Lösung daher in eine Glas- oder Polypropylenspritze überführt werden. Zur Stabilität in Einmalspritzen mit einem Kolbendichtring aus Gummi sind keine Untersuchungen bekannt.
Empfehlungen zur Haltbarkeitsfrist:
Stammlösung: RT: 20 d
Stammlösung: 2–8°C: 20 d
Infusionslösung: RT: 7 d
Infusionslösung: 2–8°C: 7 d
Empfehlung zur Aufbewahrung der applikationsfertigen Lösung: kühl
(In)Kompatibilität: Erwinase ist kompatibel mit Glucose 5% und NaCl 0,9%.
Literaturauswahl
Oakes JM (1993) Asparaginase. In: Allwood M, Wright P (eds) The Cytotoxics Handbook, 2nd Ed., Radcliffe Medical Press, Oxford

Wade HE (1986) Development of Erwinase (Erwinia Asparaginase). Lecture presented at a Symposium: Erwinia Asparaginase in the treatment of leukaemia. Frankfurt

Estramustin

Sonstige Bezeichnungen: –
Fertigarzneimittel: Estracyt®, (Trockensubstanz von Estramustin-dihydrogenphosphat-Megluminsalz)
Rekonstituens: Wasser für Injektionszwecke
Konzentration der Stammlösung: 37,5 mg/ml
Physikalisch-chemische Stabilität: Die Zersetzungsreaktion ist charakterisiert durch eine Verseifung des Nor-N-Lost-Esters. Das Ausmaß der Zersetzung kann über die Bestimmung des freien Chlorids erfaßt werden. Als Trägerlösung für Infusionslösungen soll ausschließlich Glucose 5 % eingesetzt werden.
Empfehlungen zur Haltbarkeitsfrist:
Stammlösung: RT: 10 d
Stammlösung: 2–8 °C: 10 d
Infusionslösung: RT: 24 h
Infusionslösung: 2–8 °C: 24 h
Empfehlung zur Aufbewahrung der applikationsfertigen Lösung: Raumtemperatur und lichtgeschützt
(In)Kompatibilität: Estramustin ist als inkompatibel mit Natriumchlorid- und Ringer-Lösung beschrieben.

Etoposid

Sonstige Bezeichnungen: VP 16
Fertigarzneimittel: Vepesid® J (Lösung in Polyethylenglykol 300, Ethanol, Polysorbat 80, Benzylalkohol und Citronensäure)
Rekonstituens: –
Konzentration der Stammlösung: 20 mg/ml
Physikalisch-chemische Stabilität: Etoposid ist sehr schlecht wasserlöslich. Im Fertigarzneimittel ist es in einer Mischung von Alkoholen und Lösungsvermittlern solubilisiert. Vor der Applikation ist das Konzentrat in einer Trägerlösung, z. B. NaCl 0,9 % oder Glucose 5 % in Glas oder Plastikbehältnissen, mindestens 1:20 zu verdünnen. Die physikalische Stabilität der verdünnten Lösungen ist konzentrationsabhängig. Bei Konzentrationen > 0,4 mg/ml muß verstärkt mit Auskristallisationen gerechnet werden. Kristallisationskeime, die aus den Behältnissen oder Applikationssystemen stammen, können auch bei niedrigeren Konzentrationen unvorhergesehen zur Auskristallisation führen. Kühllagerung verringert die Löslichkeit und ist daher für die verdünnten Lösungen nicht zu empfehlen. Über mindestens 4 Tage ist bei Raumtemperatur auch chemische Stabilität der verdünnten Infusionslösungen gegeben. An chemischen Zersetzungsreaktionen laufen die Hydrolyse der glykosidischen Bindung sowie die Epimerisierung und Hydrolyse des Lactonrings ab. Diese Reaktionen verlaufen säure- und basenkatalysiert, mit der geringsten Geschwindigkeit bei pH 4–5. Bei Verwendung der oben genannten Trägerlösungen stellt sich ein für die Stabilität günstiger pH ein. Andere Trägerlösungen sollten nicht eingesetzt werden. Normales Tageslicht beeinflußt die Stabilität nicht.
Empfehlungen zur Haltbarkeitsfrist:
Stammlösung: RT: 28 d
Stammlösung: 2–8 °C: 28 d
Infusionslösung: RT: 0,4 mg/ml 4d; 0,2 mg/ml 7 d
Infusionslösung: 2–8 °C: Nicht zu empfehlen.
Empfehlung zur Aufbewahrung der applikationsfertigen Lösung: Raumtemperatur und lichtgeschützt.
(In)Kompatibilität: Unverdünnte Vepesid® J-Lösung ist inkompatibel mit ABS(Acrylnitril-Butadien-Styrol)-Plastik. Aufgrund des Gehalts an Lösungsvermittlern ist für die konzentrierte Lösung auch mit sonstigen Plastikmaterialien Vorsicht hinsichtlich der Kompatibilität geboten. Kompatibilität ist für Etoposid beschrieben mit Carboplatin, Cisplatin, Cyclophosphamid, Cytarabin, Daunorubicin, Fludarabin, Hydroxycin, Ifosfamid, Kaliumchlorid, Mannitol, Melphalan, Mitoxantron, Ondansetron, Paclitaxel, Sargramostim und Vinorelbin. Inkompatibilität ist für Etoposid beschrieben mit Gallium(III)nitrat und Idarubicin.

Literaturauswahl
Beijnen JH, Beijnen-Bandhoe AU, Dubbelman AC, van Gijn R, Underberg WJM (1991) Chemical and physical stability of etoposide and teniposide in commonly used infusion fluids. J Parenter Sci Technol 45: 108–112

5-Fluororuracil

Sonstige Bezeichnungen: 5-FU
Fertigarzneimittel: Fluorouracil-Lösungen verschiedener Hersteller, Fluoroblastin (Lösungen mit NaOH)
Rekonstituens: –
Konzentration der Stammlösung: 50 mg/ml
Physikalisch-chemische Stabilität: Die Fluoruracil-Fertigarzneimittel-Lösungen sind zur Verbesserung der Löslichkeit auf pH 8,6–9 eingestellt. pH-Werte <8,6 begünstigen die Auskristallisation. Bei pH 9 ist mit 50 mg/ml die Sättigungslöslichkeit erreicht. Besonders bei niedrigen Temperaturen kann es zur Auskristallisation kommen. Die Niederschläge können durch Erwärmen auf 60 °C im Wasserbad oder in der Mikrowelle und Schütteln wieder in Lösung gebracht werden. Die thermische Stabilität von Fluorouracil-Lösungen ist gut und gilt als optimal bei pH 8,6–11. pH-Werte über 11 verstärken die Hydrolyse. Verdünnte Lösungen können tiefgefroren werden. UV-Licht bewirkt eine Photolyse, die durch Gelb- bis Braunfärbung sichtbar wird. Normales Fluoreszenzlicht hat keinen negativen Einfluß auf die Stabilität von Fluorouracil-Lösungen.
Empfehlungen zur Haltbarkeitsfrist:
Stammlösung: RT: 28 d
Stammlösung: 2–8 °C: Nicht zu empfehlen
Infusionslösung: RT: 28 d
Infusionslösung: 2–8 °C: 28 d
Empfehlung zur Aufbewahrung der applikationsfertigen Lösung: Konzentrierte Lösungen: Raumtemperatur
Verdünnte Lösungen: kühl

(In)Kompatibilität: An gängige Plastikbehältnis- und Filtermaterialien findet keine Absorption statt. Die Adsorption an nicht-vergütete Glasoberflächen wurde beschrieben. 5-Fluorouracil ist als kompatibel beschrieben mit Bleomycin, Calciumfolinat, Carmustin, Cyclophosphamid, Cytarabin, Dacarbazin, Etoposid, Fludarabin, Furosemid, Heparin-Na, Hydrocortison-succinat-Na, Ifosfamid, Kaliumchlorid, Mannitol, Melphalan, Methotrexat, Metoclopramid, Mitomycin, Mitoxantron, Paclitaxel, Prednisolon-phosphat-diNa, Sargramostim, Streptozocin, Vinblastin und Vincristin. 5-Fluorouracil ist als inkompatibel beschrieben mit Carboplatin, Chlorpromazin, Cisplatin, Daunorubicin, Diazepam, Doxorubicin, Droperidol, Epirubicin, Metoclopramid, Ondansetron, Vindesin und Vinorelbin.

Literaturauswahl
Stiles ML, Allen LV, Tu YH (1989) Stability of fluorouracil administered through four portable infusion pumps. Am J Hosp Pharm 46: 2036–2040
Vincke BJ, Verstraeten AE, El Eini DID, McCarthy TM (1989) Extended stability of 5-fluorouracil and methotrexate solutions in PVC containers. Int J Pharm 54: 181–189

Ifosfamid

Sonstige Bezeichnungen: Ifo
Fertigarzneimittel: Holoxan® (Trockensubstanz)
Rekonstituens: NaCl 0,9 % oder Wasser für Injektionszwecke
Konzentration der Stammlösung: 40 mg/ml
Physikalisch-chemische Stabilität: Mechanismus und Reaktionsprodukt der Zersetzungsreaktion erfolgen analog der Hydrolyse von Cyclophosphamid. Die Zersetzungsreaktion verläuft weniger stark temperaturabhängig. Art und pH-Wert der Trägerlösung sind für die Stabilität von Ifosfamidlösungen ohne Bedeutung. Mischinfusionslösungen von Ifosfamid und dem Uroprotektor Mesna sind kompatibel und über mindestens 48 Stunden stabil.
Empfehlungen zur Haltbarkeitsfrist:
Stammlösung: RT: 14 d
Stammlösung: 2–8 °C: 28 d
Infusionslösung: RT: 14 d
Infusionslösung: 2–8 °C: 28 d
Empfehlung zur Aufbewahrung der applikationsfertigen Lösung: kühl
(In)Kompatibilität: Ifosfamid ist als kompatibel beschrieben mit Carboplatin, Cisplatin, Epirubicin, Etoposid, Fludarabin, 5-Fluorouracil, Gallium (III)-nitrat, Kaliumionen, Melphalan, Mesna, Ondansetron, Paclitaxel, Sargramostim und Vinorelbin. Ifosfamid ist inkompatibel mit Benzylalkohol.

Literaturauswahl
Kaijser GP, Beijnen JH, Bult A, Hogeboom MH, Underberg WJM (1991) A systematic study on the chemical stability of ifosfamide. J Pharm Biomedical Analysis 9: 1061–1067
Munoz M, Girona V, Pujol M, Duran S, Vicente P, Sole LA (1992) Stability of ifosfamide in 0,9 % sodium chloride solution or water for injection in a portable i. v. pump cassette. 49: 1137–1139

Trissel LA (1992) Handbook on injectable drugs, 7th Edition, American Society of Hospital Pharmacists, Inc., Bethesda, p. 498–500

Melphalan

Sonstige Bezeichnungen: L-PAM, L-Sarcolysin
Fertigarzneimittel: Alkeran® i. v. (Trockensubstanz mit Polyvidon und HCl)
Rekonstituens: Lösungsmittel bestehend aus Natriumcitrat, Ethanol, Propylenglycol, Wasser für Injektionszwecke
Konzentration der Stammlösung: 5 mg/ml
Physikalisch-chemische Stabilität: Die praktisch wasserunlösliche Substanz ist löslich in verdünnten anorganischen Säuren. Die rekonstituierte Fertigarzneimittel-Lösung hat den pH-Wert 6,5. In wäßriger Lösung zersetzt sich Melphalan rasch. In einer Hydrolysereaktion entstehen die unwirksamen Zersetzungsprodukte Mono- und Dihydroxymelphalan. Als stabilitätsdeterminierende Faktoren für die Zersetzungsreaktion haben zu gelten: pH-Wert, Temperatur, Art und Konzentration der anwesenden Ionen sowie Ausgangskonzentration des Melphalan. Optimal für die Stabilität ist ein pH-Wert von 3. Auch bei höherem pH-Wert wirken Anwesenheit und steigende Konzentration von Chloridionen stabilisierend. Dies ist als Konkurrenzreaktion der Chloridionen und Hydroxylionen um ein intermediär gebildetes Carbeniumion oder Aziridiniumion zu verstehen. Aus der Reaktion mit Chloridionen resultiert dabei die Regeneration des Melphalan. Für Infusionslösungen ist daher ausschließlich NaCl 0,9 % als Trägerlösung zu verwenden. Die Stabilität von Melphalanlösungen ist stark temperaturabhängig. Jedoch führt die stabilitätsverbessernde Kühllagerung der Stammlösung zu einer raschen Auskristallisation. Verdünntere Melphalanlösungen sind weniger stabil als konzentrierte Lösungen.
Empfehlungen zur Haltbarkeitsfrist:
Stammlösung: RT: 19 h
Stammlösung: 2–8 °C: Auskristallisation!
Infusionslösung: RT: 3 h
Infusionslösung: 2–8 °C: 20 h
Empfehlung zur Aufbewahrung der applikationsfertigen Lösung: Für die Stammlösung Raumtemperatur, für die Infusionslösung kühl
(In)Kompatibilität: An Behältnis- und gängige Filtermaterialien wurde Adsorption beobachtet. Melphalan ist u. a. als kompatibel beschrieben mit Aciclovir, Amikacin, Aminophyllin, Ampicillin, Aztreonam, Bleomycin, Buprenorphin, Calciumgluconat, Carboplatin, Carmustin, Cefazolin, Cefoperazon, Cefotaxim, Ceftazidim, Ceftizoxim, Ceftriaxon, Cefuroxim, Cilastatin und Imipenem, Cimetidin, Cisplatin, Clavulansäure und Ticarcillin, Clindamycin, Cotrimoxazol, Cyclophosphamid, Dacarbazin, Dactinomycin, Daunorubicin, Dexamethason-dihydrogenphosphat, Diphenhydramin, Doxorubicin, Etoposid, Famotidin, Fluconazol, Fludarabin, 5-Fluorouracil, Furosemid, Ganciclovir, Gentamicin, Haloperidol, Heparin-Na, Hydrocortison, Idarubicin, Ifosfamid, Kaliumchlorid, Lorazepam, Mesna, Methotrexat, Me-

toclopramid, Metronidazol, Mitomycin, Mitoxantron, Morphin, Ondansetron, Piperacillin, Ranitidin, Thiotepa, Tobramycin, Vancomycin, Vinblastin, Vincristin und Vinorelbin. Melphalan ist als inkompatibel beschrieben mit Amphotericin B, Chlorpromazin und Glucoselösungen.

Literaturauswahl
Bosanquet AG (1985) Stability of melphalan solutions during preparation and storage. J Pharm Sci 74: 348–351
Tabibi SE, Cradock JC (1984) Stability of melphalan in infusion fluids. Am J Hosp Pharm 41: 1380–1382
Trissel LA (1993) Supplement to Handbook on injectable drugs, 7th Edition, American Society of Hospital Pharmacists, Inc., Bethesda, p. 5–14

Methotrexat

Sonstige Bezeichnungen: MTX, Amethopterin
Fertigarzneimittel: Methotrexat Lösung verschiedener Hersteller, Farmitrexat®, (Lösung in NaCl und NaOH)
Rekonstituens: –
Konzentration der Stammlösung: 2,5 mg/ml, 25 mg/ml oder 100 mg/ml
Physikalisch-chemische Stabilität: Methotrexat ist eine Dicarbonsäure und als solche schlecht wasserlöslich. Die Fertigarzneimittel-Lösungen enthalten Methotrexat-Dinatrium und sind auf pH 8–9 eingestellt. Stabilitätsdeterminierende Faktoren für wäßrige Lösungen sind pH, Temperatur und Licht. Bei erhöhten pH-Werten und Temperaturen entsteht Methopterin (N10-Methyl-folsäure) als Hauptzersetzungsprodukt. Minimiert ist die Hydrolyse bei pH 6,6–8,2. Sie verläuft als Reaktion 1. Ordnung. Die Photolyse verläuft als Reaktion 0. Ordnung. Als Photolyseprodukte entstehen p-Amino-benzoyl-glutaminsäure und 2,4-Diamino-6-pteridin-carbonsäure. Die Lagerung von Methotrexat-Lösungen sollte lichtgeschützt erfolgen und bei längerer Infusionszeit der Einfluß starken Sonnenlichts vermieden werden.
Empfehlungen zur Haltbarkeitsfrist:
Stammlösung: RT: 28 d
Stammlösung: 2–8 °C: 28 d
Infusionslösung: RT: 7 d
Infusionslösung: 2–8 °C: 28 d
Empfehlung zur Aufbewahrung der applikationsfertigen Lösung: Lichtgeschützt und kühl
(In)Kompatibilität: Bei sauren pH-Werten kann es zur Ausfällung der freien Methotrexat-Säure kommen. Methotrexat ist als kompatibel beschrieben mit Calciumfolinat, Cisplatin, Cyclophosphamid, Dacarbazin, Fludarabin, 5-Fluorouracil, Furosemid, Hydroxyzin, Melphalan, Mitomycin, Natriumhydrogencarbonat, Ondansetron, Paclitaxel, Sargramostim, Vancomycin, Vincristin, Vindesin und Vinorelbin. Die Kompatibilität ist nicht zweifelsfrei mit Bleomycin, Daunorubicin, Doxorubicin, Heparin, Metoclopramid, Vinblastin und in einer Infusionsmischung mit Cytarabin und Hydrocortison-succinat-Na. Methotrexat ist inkompatibel mit Droperidol, Idarubicin, Prednisolonphosphat-diNa und Ranitidin.

Literaturauswahl
Chatterji DC, Galleli JF (1978) Thermal and photolytic decomposition of methotrexate in aqueous solutions. J Pharm Sci 67: 526–531
Wright MP (1993) Methotrexate. In: Allwood M, Wright P (eds) The Cytotoxics Handbook, 2nd Ed., Radcliffe Medical Press, Oxford

Mitomycin

Sonstige Bezeichnungen: Mitomycin C, MMC
Fertigarzneimittel: Mitomycin medac (Trockensubstanz)
Rekonstituens: Wasser für Injektionszwecke
Konzentration der Stammlösung: 0,5 mg/ml
Physikalisch-chemische Stabilität: Mitomycin ist 1:1 löslich in Wasser. Die Stabilität in wäßriger Lösung ist stark pH abhängig und optimal bei pH 7–8. Bei pH-Werten <7 kommt es zur Abspaltung der Methoxyfunktion in Position 9 und zur Öffnung des Aziridinrings. Glucoselösungen sind daher als Trägerlösungen für Mitomycininfusionslösungen nicht geeignet. Im Alkalischen erfolgt eine Desaminierung an C7 unter Erhalt des Mitomycin-Grundgerüstes. Phosphatgepufferte Lösungen von Mitomycin mit pH 7,8 sind bei Kühllagerung über mehrere Monate stabil. Die Abbaureaktionen sind temperaturabhängig. Bei der stabilitätsverbessernden Kühllagerung ist auf die verminderte Wasserlöslichkeit und Auskristallisation zu achten. Tiefgefrieren ist zur Stabilitätsverbesserung von Mitomycinlösungen möglich, wenn die Temperaturerniedrigung rasch auf −30 °C (!) erfolgt.
Empfehlungen zur Haltbarkeitsfrist:
Stammlösung: RT: 5 d
Stammlösung: 2–8 °C: 7 d
Infusionslösung: RT: 48 h (pH 7)
Infusionslösung: 2–8 °C: 5 d (pH 7)
Empfehlung zur Aufbewahrung der applikationsfertigen Lösung: kühl
(In)Kompatibilität: Mitomycin ist als kompatibel beschrieben mit gängigen Behältnismaterialien, Bleomycin, Calciumfolinat, Cisplatin, Cyclophosphamid, Doxorubicin, 5-Fluorouracil, Furosemid, Heparin, Melphalan, Methotrexat, Metoclopramid, Ondansetron, Streptozocin, Vinblastin und Vincristin. Inkompatibilität ist beschrieben für eine Infusionsmischung aus Mitomycin, Doxorubicin und Streptozocin sowie für Mitomycin mit Bleomycin, Sargramostim und Vinorelbin.

Literaturauswahl
Beijnen JH, van Gijn R, Underberg WJM (1990) Chemical stability of the antitumor drug mitomycin C in solutions for intravesical instillation. J Parenter Sci Technol 44: 332–335
Stolk LML, Fruijtier A, Umans R (1986) Stability after freezing and thawing of solutions of mitomycin in plastic minibags for intravesical use. Pharm Weekblad Sci Ed 8: 286–288

Mitoxantron

Sonstige Bezeichnungen: MXN
Fertigarzneimittel: Novantron® (Lösung mit Na-sulfat, Na-acetat, Essigsäure)

Rekonstituens: –
Konzentration der Stammlösung: 2 mg/ml
Physikalisch-chemische Stabilität: Die Fertigarzneimittel-Lösung hat einen pH-Wert von 2,0–4,5, der die Stabilität begünstigt. Im Alkalischen findet die Oxidation der p-Phenylendiaminstruktur zum Chinonimin und anschließende Hydrolyse zum Chinon statt. Licht beeinflußt die Stabilität von Mitoxantronlösungen nicht. Niedrige Temperaturen begünstigen die Auskristallisation.
Empfehlungen zur Haltbarkeitsfrist:
Stammlösung: RT: 7 d
Stammlösung: 2–8 °C: 28 d
Infusionslösung: RT: 28 d
Infusionslösung: 2–8 °C: 28 d
Empfehlung zur Aufbewahrung der applikationsfertigen Lösung: Raumtemperatur
(In)Kompatibilität: Mitoxantron ist als kompatibel beschrieben mit Cyclophosphamid, Cytarabin, Etoposid, Fludarabin, 5-Fluorouracil, Hydrocortison-succinat-Na, Melphalan, Metoclopramid, Ondansetron, Sargramostim, Vincristin und Vinorelbin. Mitoxantron ist als inkompatibel beschrieben mit Heparin, Paclitaxel und Thiotepa. Die Kompatibilität mit Hydrocortison-phosphat-Na ist nicht zweifelsfrei.
Literaturauswahl
Northcott M, Allsopp MA, Powell H, Sewell GJ (1991) The stability of carboplatin, diamorphin, 5-fluorouracil and mitoxantrone infusions in an ambulatory pump under storage and prolonged ‚in-use' conditions. J Clin Pharm Ther 16: 123–129
Trissel LA (1992) Handbook on injectable drugs, 7th Edition, American Society of Hospital Pharmacists, Inc., Bethesda, p. 620–630

Nimustin

Sonstige Bezeichnungen: ACNU
Fertigarzneimittel: ACNU® 50 (Trockensubstanz von Nimustinhydrochlorid)
Rekonstituens: Wasser für Injektionszwecke
Konzentration der Stammlösung: 5 mg/ml
Physikalisch-chemische Stabilität: Die Lösung des Nimustinhydrochlorids in Wasser für Injektionszwecke hat einen pH-Wert von 3,9, der für die Stabilität günstig ist. Als Trägerlösungen für Infusionen sind NaCl 0,9 %-Lösungen mit niedrigem pH-Wert und Glucose 5 %-Lösungen geeignet. Unter Lichteinfluß findet eine beschleunigte Zersetzung statt.
Empfehlungen zur Haltbarkeitsfrist:
Stammlösung: RT: 6 h
Stammlösung: 2–8 °C: 72 h
Infusionslösung: RT: 6 h
Infusionslösung: 2–8 °C: 72 h
Empfehlung zur Aufbewahrung der applikationsfertigen Lösung: Lichtgeschützt und kühl
(In)Kompatibilität: An die gängigen Behältnis- und Filtermaterialien wurde keine Absorption beobachtet.
Literaturauswahl
De Vroe C, De Muynck C, Remon JP, Samsom M (1990) A study on the stability of three antineoplastic drugs and on their sorption by i. v. delivery systems and endline filters.

Teniposid

Sonstige Bezeichnungen: VM 26
Fertigarzneimittel: VM-26 Bristol (Lösung in Benzylalkohol, N,N-Dimethylacetamid, Macrogolrizinolat, Maleinsäure, Ethanol)
Rekonstituens: –
Konzentration der Stammlösung: 10 mg/ml
Physikalisch-chemische Stabilität: Teniposid ist sehr schlecht wasserlöslich. Im Fertigarzneimittel ist es in einer Mischung von Alkoholen und Lösungsvermittlern gelöst. Vor der Applikation ist das Konzentrat in einer Trägerlösung, z. B. NaCl 0,9 % oder Glucose 5 % in Glas oder Plastikbehältnissen, mindestens 1:10 bis 1:20 zu verdünnen. Die physikalische Stabilität der verdünnten Lösungen ist konzentrationsabhängig. Bei Konzentrationen >0,7 mg/ml muß verstärkt mit Auskristallisationen gerechnet werden. Kristallisationskeime, die aus den Behältnissen oder Applikationssystemen stammen, können auch bei niedrigeren Konzentrationen unvorhergesehen zur Auskristallisation führen. Kühllagerung verringert die Löslichkeit und ist daher für die verdünnten Lösungen nicht zu empfehlen. Über mindestens 4 Tage ist bei Raumtemperatur auch chemische Stabilität der verdünnten Infusionslösungen (0,4 mg/ml) gegeben. Die thermischen Abbaureaktionen verlaufen für Teniposid analog zum Etoposid. Normales Tageslicht beeinflußt die Stabilität nicht.
Empfehlungen zur Haltbarkeitsfrist:
Stammlösung: RT: 28 d
Stammlösung: 2–8 °C: 28 d
Infusionslösung: RT: 0,4 mg/ml 48 h
Infusionslösung: 2–8 °C: Nicht zu empfehlen
Empfehlung zur Aufbewahrung der applikationsfertigen Lösung: Raumtemperatur und lichtgeschützt
(In)Kompatibilität: Teniposid ist als kompatibel beschrieben mit Ondansetron und Sargramostim. Teniposid ist als inkompatibel beschrieben mit Heparin.
Literaturauswahl
Beijnen JH, Beijnen-Bandhoe AU, Dubbelman AC, van Gijn R, Underberg WJM (1991) Chemical and physical stability of etoposide and teniposide in commonly used infusion fluids. J Parenter Sci Technol 45: 108–112

Thiotepa

Sonstige Bezeichnungen: TESPA, TSPA; nicht TEPA!
Fertigarzneimittel: Thiotepa „Lederle" (Trockensubstanz mit Na-hydrogencarbonat)
Rekonstituens: Wasser für Injektionszwecke
Konzentration der Stammlösung: 10 mg/ml
Physikalisch-chemische Stabilität: Thiotepa unterliegt in wäßriger Lösung einer sauer katalysierten Hydrolyse der Aziridiniumstrukturen. In Gegenwart von Chloridionen entstehen die Chlorethylderivate. Das Fertigarzneimittel enthält zur pH-Einstellung und damit Verbesserung der Stabilität Natriumhydrogencarbonat. Die rekonstituierte

Lösung hat einen pH-Wert von 7,6. Die photokatalysierte Polymerisation von Thiotepa wird durch Trübung der Lösung oder Auskristallisationen sichtbar. Solche Lösungen sind zu verwerfen. Als Trägerlösungen für Infusionslösungen sind bevorzugt neutrale oder schwach alkalische Lösungen zu empfehlen.
Empfehlungen zur Haltbarkeitsfrist:
Stammlösung: RT: –
Stammlösung: 2–8 °C: 5 d
Infusionslösung: RT: 7 d
Infusionslösung: 2–8 °C: 15 d
Empfehlung zur Aufbewahrung der applikationsfertigen Lösung: Lichtgeschützt und kühl
(In)Kompatibilität: Thiotepa ist als kompatibel beschrieben mit PVC, Melphalan, Procain und Adrenalin (0,1 %). Thiotepa ist als inkompatibel beschrieben mit Cisplatin, Mitoxantron und Vinorelbin.
Literaturauswahl
Cohen BE, Egorin MJ, Nayar MSB, Gutierrez PL (1984) Effects of pH and temperature on the stability and decomposition of N,N',N''-Triethylenthiophosphoramide in urine and buffer. Cancer Research 44: 4312–4316

Vinblastin

Sonstige Bezeichnungen: Vincaleukoblastin, VLB
Fertigarzneimittel: Velbe®, Vinblastin R. P. (Trockensubstanz von Vinblastinsulfat)
Rekonstituens: NaCl 0,9 %
Konzentration der Stammlösung: 1 mg/ml
Physikalisch-chemische Stabilität: In wäßriger Lösung ist Vinblastinsulfat relativ stabil. Die rekonstituierte Lösung hat einen pH von 3,5–5 und befindet sich damit im für die Stabilität optimalen Bereich von pH 2–4. Stabilitätsdeterminierende Faktoren sind Temperatur und Licht. Durch Hydrolyse entstehen in Abhängigkeit vom pH-Wert unterschiedliche thermische Zersetzungsprodukte. Licht verringert zusätzlich die Stabilität. Die photolytischen Zersetzungsprodukte unterscheiden sich von den thermischen.
Empfehlungen zur Haltbarkeitsfrist:
Stammlösung: RT: 28 d
Stammlösung: 2–8 °C: 28 d
Infusionslösung: RT: 21 d
Infusionslösung: 2–8 °C: 21 d
Empfehlung zur Aufbewahrung der applikationsfertigen Lösung: Lichtgeschützt und kühl
(In)Kompatibilität: Das Ausmaß der Adsorption von Vinblastinsulfat an PVC wird unterschiedlich beschrieben. Die Vinblastin-Base ist wasserunlöslich, so daß aus pH-Werten >6 Ausfällungen resultieren können. Vinblastinsulfat ist als kompatibel beschrieben mit Bleomycin, Calciumfolinat, Cisplatin, Cyclophosphamid, Daunorubicin, Doxorubicin, Droperidol, Fludarabin, 5-Fluorouracil, Melphalan, Methotrexat, Metoclopramid, Mitomycin, Ondansetron, Paclitaxel, Sargramostim, Vincristin und Vinorelbin. Inkompatibilität ist beschrieben mit Furosemid und Methotrexat. Die Kompatibilität mit Heparin ist nicht zweifelsfrei.

Literaturauswahl
Beijnen JH, Vendrig DEMM, Underberg WJM (1989) Stability of vinca alkaloid anticancer drugs in three commonly used infusion fluids. J Parenter Sci Technol 43: 84–87

Vincristin

Sonstige Bezeichnungen: Oncovin, VCR
Fertigarzneimittel: Vincristin Bristol (Trockensubstanz), Vincristinsulfat R. P.-Lösung, Vincristin Liquid Lilly (Fertigspritze), (Trockensubstanz oder Lösung von Vincristinsulfat z. T. mit Konservierungsmitteln und Säuren zur pH-Einstellung).
Rekonstituens: NaCl 0,9 %
Konzentration der Stammlösung: 1 mg/ml
Physikalisch-chemische Stabilität: Für die Stabilität von Vincristinsulfat ist ein pH von 4,8 optimal. Eine rekonstituierte Lösung hat einen pH von 3,5–5,5. Die thermischen Zersetzungsprodukte variieren in Abhängigkeit vom pH. Vincristinsulfat ist photolyseempfindlich.
Empfehlungen zur Haltbarkeitsfrist:
Stammlösung: RT: 28 d
Stammlösung: 2–8 °C: 28 d
Infusionslösung: RT: 28 d
Infusionslösung: 2–8 °C: 28 d
Empfehlung zur Aufbewahrung der applikationsfertigen Lösung: Lichtgeschützt und kühl
(In)Kompatibilität: Vincristin ist als kompatibel beschrieben mit Bleomycin, Calciumfolinat, Cisplatin, Cyclophosphamid, Cytarabin, Daunorubicin, Doxorubicin, Droperidol, Fludarabin, 5-Fluorouracil, Heparin, Melphalan, Methotrexat, Metoclopramid, Mitomycin, Mitoxantron, Ondansetron, Paclitaxel, Sargramostim, Vinblastin und Vinorelbin. Mischinfusionslösungen von Vincristin mit Doxorubicin oder Mitoxantron sind stabil. Inkompatibilität ist beschrieben mit Furosemid und Idarubicin.

Literaturauswahl
Beijnen JH, Vendrig DEMM, Underberg WJM (1989) Stability of vinca alkaloid anticancer drugs in three commonly used infusion fluids. J Parenter Sci Technol 43: 84–87
Vendrig DEMM, Beijnen JH, van der Houwen OAGJ, Holthuis JJM (1989) Degradation kinetics of vincristine sulphate and vindesine sulphate in aqueous solutions. Int J Pharm 50: 189–196

Vindesin

Sonstige Bezeichnungen: VDS
Fertigarzneimittel: Eldisine® (Trockensubstanz von Vindesinsulfat mit NaOH und/oder Schwefelsäure)
Rekonstituens: NaCl 0,9 % (mit Benzylalkohol)
Konzentration der Stammlösung: 1 mg/ml
Physikalisch-chemische Stabilität: Vindesin ist in wäßriger Lösung stabil. pH 1,9 ist für die Stabilität optimal. Die rekonstituierte Lösung ist auf einen pH von 4,2–4,5 eingestellt.
Empfehlungen zur Haltbarkeitsfrist:
Stammlösung: RT: 28 d
Stammlösung: 2–8 °C: 28 d
Infusionslösung: RT: 21 d
Infusionslösung: 2–8 °C: 21 d

Empfehlung zur Aufbewahrung der applikationsfertigen Lösung: Lichtgeschützt und kühl
(In)Kompatibilität: Bei pH >6 kann es zu Ausfällungen der Vindesin-Base kommen. Vindesin ist als kompatibel beschrieben mit Bleomycin, Cyclophosphamid, Daunorubicin, Doxorubicin und Methotrexat. Vindesin ist als inkompatibel beschrieben mit 5-Fluorouracil.

Literaturauswahl
Beijnen JH, Vendrig DEMM, Underberg WJM (1989) Stability of vinca alkaloid anticancer drugs in three commonly used infusion fluids. J Parenter Sci Technol 43: 84–87
Vendrig DEMM, Beijnen JH, van der Houwen OAGJ, Holthuis JJM (1989) Degradation kinetics of vincristine sulphate and vindesine sulphate in aqueous solutions. Int J Pharm 50: 189–196

2.5 Sicherheit für die Umwelt

Konzentrierte und verdünnte Zytostatikalösungen, die einer bestimmungsgemäßen Verwendung nicht mehr zugeführt werden können oder dürfen, mit Zytostatika kontaminierte Materialien und Patientenausscheidungen, die Zytostatika oder aktive Metaboliten enthalten, müssen sicher entsorgt werden. Dem Grundsatz der Abfallvermeidung und gegebenenfalls -verwertung wird mit einer zentralen Zytostatikaherstellung Rechnung getragen, indem „Restmengen" von Zytostatika entsprechend ihrer Stabilität aufgebraucht werden und der Verbrauch an Einmalartikeln durch Zentralisierung und Arbeiten in Serie reduziert wird. Der nicht-vermeidbare Abfall ist gemäß den gesetzlichen Bestimmungen zu sammeln und zu entsorgen.

2.5.1 Zytostatika-Abfall

Das Merkblatt der Länder-Arbeitsgemeinschaft Abfall (LAGA-AG) „über die Vermeidung und die Entsorgung von Abfällen aus öffentlichen und privaten Einrichtungen des Gesundheitsdienstes" gibt, auf den abfallrechtlichen Bestimmungen aufbauend, praktische Hinweise auch für die Entsorgung von „Zytostatika-Abfall" (s. Kap. 12). Zytostatika-Abfälle zählen zu Abfällen der Gruppe D, an deren Entsorgung aus umwelthygienischer Sicht innerhalb und außerhalb der Einrichtungen des Gesundheitsdienstes besondere Anforderungen zu stellen sind. Aus arbeitsmedizinischen Gründen sind Zytostatika (Abfallschlüssel 53502) getrennt von Altmedikamenten zu erfassen und vorzugsweise einer Sonderabfallverbrennung zuzuführen. Die Entsorgung von Zytostatikaabfall der Gruppe D muß unter Beachtung der Bestimmungen des Abfall- und Verkehrsrechts (z. B. Technische Anleitung/Abfall Teil 1, ggf. Abfall- und Reststoffüberwachungs-Verordnung, Straßen- und Gefahrgutveränderungsordnung) erfolgen. „Dies gilt nicht für Materialien, wie beispielsweise Tupfer und Handschuhe, die als Abfälle beim Umgang mit Zytostatika anfallen oder nur gering mit Zytostatika kontaminiert sind. Diese Abfälle sollten zwar getrennt erfaßt werden, können aber wie Abfälle der Gruppe B gemeinsam mit Hausmüll entsorgt werden". Die Differenzierung in Zytostatika-„Sonder"Abfall und mit Zytostatika kontaminierten Abfall ist international üblich. Von der amerikanischen Environmental Protection Agency werden leergelaufene Behältnisse und Applikationssysteme sowie Behältnisse, die weniger als 3 % ihres Volumens als Restvolumen enthalten, als geringfügig kontaminiert bezeichnet. Als B-Müll sind auch Einwegschutzkleidung, Reinigungsmaterialien, Arbeitsunterlage und technische Hilfsmittel einzuordnen. Die geringfügig kontaminierten Materialien fallen bei der Zytostatikaherstellung fast ausnahmslos innerhalb der Sicherheitswerkbank an. Es empfiehlt sich bereits hier eine getrennte Sammlung vorzunehmen, den gesammelten Abfall noch innerhalb der Werkbank in eine Abfalltüte zu geben und zu verknoten. Für die weitere Sammlung, Kennzeichnung, Lagerung und Transport als B-Müll sind die hausinternen bzw. örtlichen Bestimmungen einzuhalten. Spitze und scharfe Gegenstände müssen in stichfesten Behältnissen gesammelt werden. Nicht-kontaminierte Papier-, Glas- und Plastik-Verpackungsmaterialien können getrennt gesammelt und der Wiederverwertung zugeführt werden. Die Trennung von nicht-kontaminierten Materialien sowie des Zytostatika-Abfalls in Abfälle der Gruppe B und D kann analog auch im Rahmen der Applikation am Patienten erfolgen. Ob die Entsorgung von Zytostatika-Abfall der Gruppe D sicherer dezentral oder zentral über die Apotheke erfolgen kann, ist Krankenhaus-intern zu überlegen und zu entscheiden. Körperausscheidungen (Urin, Faeces, Erbrochenes) von zytostatisch behandelten Patienten können hohe Konzentrationen unveränderter Zytostatika oder aktiver Metaboliten enthalten. Die Dauer der Ausscheidung über Urin und Faeces ist für die verschiedenen Zytostatika unterschiedlich lang (1–7 Tage). Sofern örtliche Vorschriften (Untere Wasserbehörde) nicht entgegenstehen, können die Exkremente mit Wasser verdünnt in die Kanalisation geleitet werden. Für die Waschflotte von kontaminierter Mehrwegkleidung oder Bettwäsche gibt es keine Entsorgungsvorschriften. Die Kontamination von Abwasser, Grundwasser oder Trinkwasser mit Zytostatika und/oder Metaboliten und potentielle genotoxische Gefahren sind bisher kaum untersucht. Bezüglich Sensitivität und Spezifität der Untersuchungsmethoden ergibt sich die gleiche Problematik wie beim Umgebungs- und Biomonitoring im Umgang mit Zytostatika.

2.5.2 Entsorgungskonzepte

Hochtemperaturverbrennung. Für die Entsorgung wird vorzugsweise die energieaufwendige Verbrennung bei 1000–1200 °C empfohlen. Detaillierte Kenntnisse zur thermischen Inaktivierung der einzelnen Zytostatika, den erforderlichen Temperaturen, der Sauerstoffzufuhr und der Bewegungsintensität sind erforderlich. Die Hochtemperaturverbrennung ist sehr teuer.

Chemische Inaktivierung. Methoden der chemischen Inaktivierung sind für die einzelnen Zytostatika beschrieben[27]. Diese scheinen geeignet für die gezielte Inaktivierung einzelner Zytostatika z. B. im Rahmen der pharmazeutischen Produktion oder Arbeiten im Labormaßstab. Die Inaktivierungsmittel müssen im Überschuß zugegeben werden, teilweise sind längere Einwirkzeiten und Wärmeanwendung erforderlich. Nach Abschluß der Inaktivierung stellt sich das Problem der Entsorgung der Inaktivierungslösung (starke Säuren, Laugen, Hypochloridlösungen) und die Frage, ob genotoxische Inaktivierungsprodukte enthalten sind. Die Kontrolle auf quantitative Inaktivierung und mutagene Abbauprodukte wird für einzelne Zytostatika mit einem Biolumineszenz-Test mit Photobacterium phosphorium untersucht. Für Zytostatikaabfall aus Mischungen diverser Zytostatika müßte ein geeignetes Inaktivierungsmittel gefunden oder eine getrennte Sammlung für Zytostatika mit gleicher Inaktivierungsmethode durchgeführt werden.

Autoklavieren, Mikrowellenbehandlung. Obwohl viele Zytostatika thermolabil sind, scheinen die beim Autoklavieren und der Mikrowellenbehandlung unter Überdruck erreichbaren Temperaturen für die quantitative thermische Inaktivierung nicht ausreichend zu sein. Die Reaktionszeit für die chemische Inaktivierung läßt sich in einem Mikrowellengerät unter Überdruck stark reduzieren.

Deponie unter kontrollierten Bedingungen. Viele Zytostatika sind instabil und zersetzen sich bereits unter Umgebungsbedingungen zu unwirksamen Produkten. Vielleicht könnte die Deponie unter kontrollierten Bedingungen eine Alternative zu chemikalien- und energieaufwendigen sonstigen Methoden darstellen, zumal bei zentralisierter Zytostatikaherstellung der Zytostatika-Abfall der Gruppe D minimiert ist und vermutlich größere Zytostatikamengen mit den Patientenausscheidungen in die Umwelt gelangen. In den Vereinigten Staaten ist die lizenzierte Deponie von Zytostatikaabfall alternativ zur Verbrennung zugelassen.

Literatur

1. DAB 10, S. 744
2. EG-Zeitfaden einer Guten Herstellungspraxis für Arzneimittel (1990), Pharm Ind 52: 853–874
3. D'Arcy PF (1983) Drug Intell Clin Pharm 17: 532–538
4. Hirst M, Tse S, Mills DG (1984, I) Lancet 186–188
5. Siddiqui O, Roberts M, Polack AE (1985) Int J Pharm 27: 193–203
6. Kaijser GP, Underberg WJM, Beijnen JH (1990) Pharm Weekbl [Sci] 12: 217–227
7. Valanis BG, Vollmer WM, Labuhn KT, Glass AG (1993) Am J Hosp Pharm 50: 455–462
8. Rüdiger HW (1987) Fortschr Med 15: 283–286
9. Rüdiger HW, Lehnert G (1988) Arbeitsmedizin Sozialmedizin Präventivmedizin (Sonderheft) 11: 13–16
10. ASHP technical assistance bulletin on handling cytotoxic and hazardous drugs (1990) Am J Hosp Pharm 47: 1033–1049
11. McDiarmid MA, Egan T, Furio M, Bonacci M, Watts SR (1986) Am J Hosp Pharm 43: 1942–1945
12. Jung D, Klein S, Fuchs J, Engel-Jung J, Krämer I, Beyermann P, Oesch F, Konietzko J (1992) Krankenhauspharmazie 13: 101–104
13. Cooke J, Williams J, Morgan RJ, Cooke P, Calvert RT (1991) Am J Hosp Pharm 48: 1199–1205
14. Sorsa M, Hemminki K, Vainio H (1985) Mutation Research 154: 135–149
15. Thiringer G, Granung G, Holmen A, Högstedt B, Järvholm B, Jönsson D, Persson L, Wahlström J, Westin J (1991) Scand J Work Environ Health 17: 133–138
16. McDiarmid M (1990) Am J Hosp Pharm 47: 1061–1066
17. Allwood M, Wright P (1993) The Cytotoxics Handbook, 2nd Ed., Radcliffe Medical Press, Oxford, p. 13
18. Dinter-Heidorn H, Carstens G (1992) Pharm Weekbl [Sci] 14: 180–184
19. Ohgke H, Muhr F, Becker J (1984) Hyg + Med 9: 476–478
20. Hoy RH, Stump LM (1984) Am J Hosp Pharm 41: 324–326
21. Krämer I (1992) Krankenhauspharmazie 13: 154–160
22. Seyfarth H (1988) Pharm Ind 49: 1176–1183
23. Lingna J, Riniker HP (1990) Pharm Ind 52: 1001–1005
24. National Coordinating Committee on Large Volume Parenterals (1980) Am J Hosp Pharm 37: 645–655
25. Krämer I, Wenchel HM, (1991) Eur J Hosp Pharm 1: 14–19
26. USP, XXII S. 1703
27. Castegnaro M, Adams J, Armour MA (1985) International Agency for Research on Cancer Scientific Publication No. 73. Oxford University Press, Fair Lawn NJ

3 Mischinfusionen zur parenteralen Ernährung

3.1 Herstellung von Mischinfusionen

P. E. HEIDE

Die künstliche Ernährung eines Patienten wird durch die parenterale Zufuhr verschiedener Lösungen von Aminosäuren, Kohlenhydraten, eventuell auch von Fettemulsionen, Elektrolytlösungen sowie Spurenelementen und Vitaminen durchgeführt. Man kann diese Regime entweder mit einzelnen Infusionsflaschen oder mit einer Mischinfusion applizieren. Die Technik des Einzel-Flaschen-Systems verursacht zwar weniger Kunststoffabfälle als die Mischbeutelmethode, dem stehen aber einige Nachteile gegenüber.

Einzelflaschen	Mischbeutel
Mehrere Infusionssysteme	Ein Infusionssystem
Mehrere Infusionspumpen	Eine Infusionspumpe
Häufige Kontrolle der Zuleitungen und der Pumpen	Gelegentliche Kontrolle
Verschiedene Tropfgeschwindigkeiten der diversen Lösungen	Eine Tropfgeschwindigkeit
Keine optische Kontrolle von Inkompatibilitäten	Kontrolle möglich
Erhöhtes Risiko der mikrobiellen Kontamination beim Anstechen u. Zuspritzen	Deutlich geringeres Risiko

Der auf den ersten Blick zunächst günstigere Kostenfaktor der Einzelflaschenmethode durch Wegfall des relativ teuren Kunststoffbeutels wird in einigen Punkten deutlich geschmälert. Der Mischbeutel erfordert nur ein einziges Infusionssystem, eine Infusionspumpe und weniger personalintensive Kontrollen. Bei einem möglichen Umfallen des Infusionsständers gehen die Glasflaschen zu Bruch, Kunststoffbeutel überstehen einen Sturz jedoch unversehrt. Ferner ist die Verwechslungsmöglichkeit beim Aufhängen und Anstechen der einzelnen Infusionsflaschen, sowie fehlerhaftes Einstellen der Tropfgeschwindigkeiten eher gegeben als beim All-in-one-System. Die Mischung aus Glucose und Aminosäuren wird effektiver verstoffwechselt als die Einzelgabe dieser Lösungen, d. h. Stoffwechselimbalancen durch nicht konstante Zufuhr von Nährlösungen treten nicht auf. Der Patient verträgt die Mischinfusion besser als das Einzelflaschen-Regime, dies äußert sich im geringeren Auftreten von Schmerzen, Thrombophlebitis, Rötungen und besserem Allgemeinzustand. Die Beweglichkeit des gehfähigen Patienten ist mit dem Mischbeutel weniger eingeschränkt als durch einen mit vielen Flaschen behängten Infusionsständer. Das zentrale Herstellen der Mischinfusionen in der Krankenhausapotheke entlastet das Pflegepersonal, so daß dieses sich auf seine eigentlichen, berufsspezifischen Aufgaben konzentrieren kann. Ein Herstellen von Nährregimen auf Vorrat ist gesetzlich und vom Stand der Technik her (kühle Lagerung, Reinraumbänke, chemo-physikalische und mikrobiologische Untersuchungen) nur in der Apotheke möglich. Auch die häusliche parenterale Ernährung von Patienten, die beispielsweise an Krebs, Morbus Crohn oder Darmerkrankungen leiden, geht sinnvoll nur mit Mischinfusionen, die durch Fachpersonal lege artis bereitet werden (s. 3.2.).

Das aseptische Vermengen verschiedenartiger Nährlösungen, kalorienreicher Fettemulsionen, eventuell auch von Elektrolytkonzentraten, Vitaminzubereitungen und Spurenelementen zu einer Einheit geschieht manuell mit Dosierspritzen oder Büretten. Beim Abfüllen größerer Volumina Mischinfusionen und bei höheren Stückzahlen empfiehlt sich der Einsatz spezieller Maschinen, welche die Arbeit erleichtern, die Abfüllgenauigkeit optimieren und das keimfreie Herstellen der empfindlichen parenteralen Zubereitungen sicherstellen.

Eine mögliche Alternative stellen industrie- oder eigengefertigte Zwei- bzw. Dreikammerbeutel dar, bei denen die Glucose- und Aminosäurelösung durch ein Septum voneinander getrennt in einer Einheit zusammengefaßt sind. Erst kurz vor Anwendung wird der Trennverschluß geöffnet, so daß eine Mischinfusion entsteht. Ein weiterer Schnellbehelf sind halbgefüllte und evakuierte Infusionsflaschen mit Aminosäuren, die bei Bedarf über ein Verbindungsstück mit einer entsprechenden Menge Glucoselösung aufgefüllt werden.

Die Herstellung von Mischinfusionen in großer Stückzahl ist effektiv nur mit maschinellen Abfüllhilfen möglich. Der Flüssigkeitstransport aus den Originalflaschen in den Leerbeutel kann auf drei verschiedenen Wegen geschehen:

1. Schlauchpumpen mit oder ohne Wägesystem.
2. Schwerkraft/Vakuum mit Waage.
3. Dosierpumpen.

Alle Geräte besitzen eine eigene kleine Recheneinheit, die das Steuern des Arbeitsvorganges übernimmt. Zusätzlich können sie über EDV-Anschlüsse mit Computer und Drucker verbunden werden, so daß mit spezieller Software Daten gespeichert und auch beschleunigt an die Maschine weitergegeben werden.

Für den Hersteller von Mischinfusionen ist das Einhalten bestimmter Vorschriften Voraussetzung, qualitativ hochwertige Infusionsprodukte zu fertigen. Die bekanntesten Richtlinien finden sich in den „Grundregeln für die sachgemäße Herstellung pharmazeutischer Produkte", der Pharmazeutischen Inspektions-Convention (PIC) und auch in den „Grundregeln für die Herstellung und Qualitätskontrolle von Arzneimitteln" (GMP-Regeln) der Weltgesundheitsorganisation. Beschrieben sind Anforderungen an Arbeitsräumen, Hygienemaßnahmen, Qualitätssicherung und Dokumentation. Zweckmäßig werden die Mischinfusionen in einer Reinraum-Werkbank hergestellt, die für Personen- und Produktschutz ausgelegt ist (s. 2.2.6). Arbeitsgeräte, Abfüllmaschinen und zumindest die Anstichstellen der benötigten Infusionsflaschen bzw. -beutel werden mit den üblichen Desinfektionsmitteln auf Alkoholbasis gereinigt und entkeimt. Die Herstellungsmethoden lassen sich in mehrere Klassen einteilen:

1. Ohne technische Hilfsmittel (z.B. Schwerkraftbefüllung)
2. Mit einfachen Geräten (z.B. Dosierspritze, Bürette)
3. Mit mechanischen, elektronisch gesteuerten Geräten.

Für das Abfüllen nach der Schwerkraftmethode benötigt man einen Infusionsständer, einen Zuleitungsschlauch mit Anstichdornen, Belüftungsfiltern und Luer-Lock-Anschlußstellen sowie den Leerbeutel. Nach dem Anstechen der Infusionsflaschen strömt der Inhalt in den tieferliegenden

272 Infusionslösungen

Mischbeutel. Die Abfüllgeschwindigkeit hängt außer von der Schwerkraft auch von der Höhendifferenz Infusionsflasche – Beutel, vom Durchmesser und der Kunststoffart der Zuleitung, dem Belüftungssystem und der Viskosität der Nährlösungen ab. Nach dem Befüllen wird der Beutel mit einer Permanentklemme am Einfüllstutzen gesichert und vom Luer-Lock-Teil des Zuleitungsschlauches dekonnektiert. Ein neuer Beutel kann jetzt an das alte System angeschraubt werden. Mit dieser Herstellungstechnik lassen sich Mischinfusionen abfüllen, die sich in ihrer Zusammensetzung nach den handelsüblichen Infusionsflaschengrößen richten, da die Entnahme von Teilmengen zu ungenau ist.

Pädiatrische Mischinfusionen

Drei Firmen haben Gerätesysteme in ihrem Programm, die mit Hilfe einer 50 ml-Dosierspritze, einer speziellen Zuleitung mit Rückschlagventil und einem Luer-Lock-Anschluß das Herstellen individueller Mischinfusionen ermöglichen. Clintec-Salvia nennt seine Abfüllhilfe Benjamix. Das auf den Spritzkörper aufgeschraubte Rückschlagventil besitzt drei Zuleitungen mit Anstichdornen und Belüftungsfiltern sowie drei Klemmen. An dem vorderen Teil des Zwischenstücks schraubt man den Leerbeutel fest. Nach dem Anstechen der Infusionsflaschen werden nacheinander mit der Dosierspritze die gewünschten Flüssigkeitsmengen herausgezogen und direkt in den Mischbeutel injiziert. Nach dem gleichen Prinzip funktioniert das Freka-Mix-infant von der Firma Fresenius (Abb. 2.11) und das Baby Mix-System der Mediform Medizintechnik. Komplettiert werden die Zubehörteile mit Überleitungssets, Leerbeuteln von 150 ml bis zu 1000 ml Volumen, Permanentverschlußklemmen und Filtereinheiten. Die Abfüllarbeit wird durch ein Handhebelgerät (Clintec-Salvia), durch Injectomaten (Clintec-Salvia, Fre-

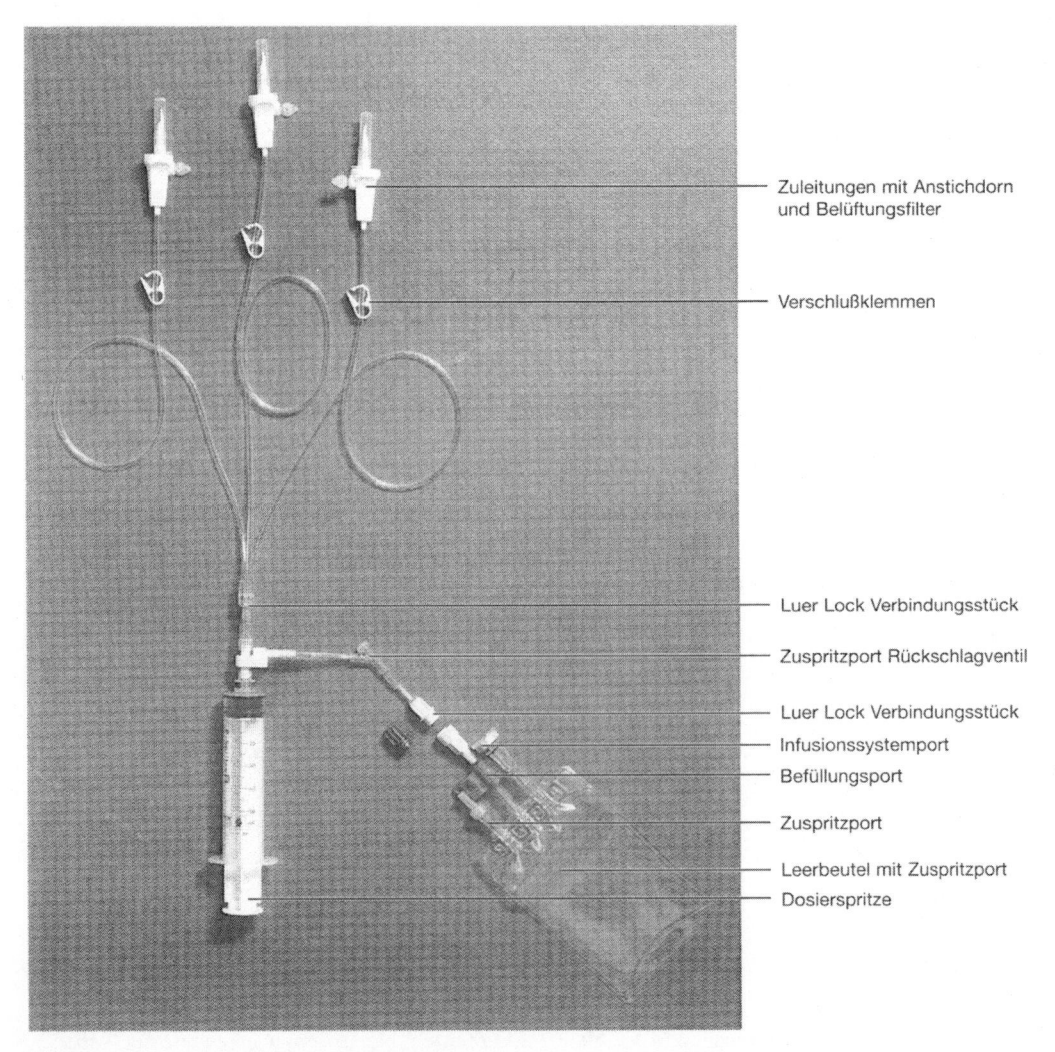

Abb. 2.11 System Freka-Mix-infant, Fa. Fresenius

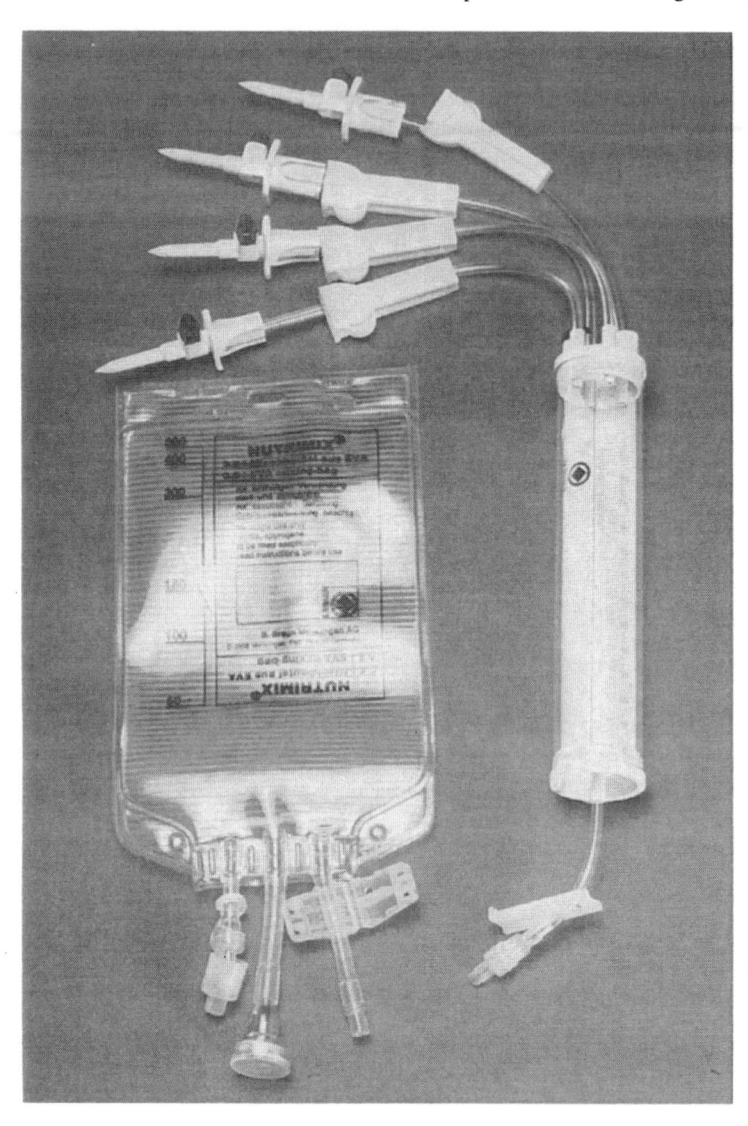

Abb. 2.12 System Paedifix bzw. Nutrimix, Fa. Braun

senius) oder durch spezielle, vollmechanische Apparate wie Medi Mix 2001 bzw. Medi Mix 4001 erleichtert (s. 3.1.1).
Eine Alternative bietet die Firma Braun mit dem Paedifix N bzw. Nutrimix paed an (Abb. 2.12). Das Paedifix N besteht im wesentlichen aus einer Kunststoffbürette (Material PVC) mit 150 ml Fassungsvermögen. Auf dem Kopfteil befindet sich ein Zuspritzbeutel für Medikamente, ein Belüftungsfilter und insgesamt vier Zuleitungen mit Einstichdornen, Belüftungsfiltern und Rollenklemmen. Am unteren Ende führt ein Schlauch, versehen mit einer Schiebeklemme und einem Luer-Lock-Anschluß, zum Nutrimix-paed-Mischbeutel, der wahlweise ein Volumen von 500- oder 1000 ml aufweist. Zu Abfüllbeginn werden zunächst alle fünf Rollenklemmen verschlossen und die Infusionsflaschen angestochen. Dann öffnet man die Rollenklemmen der ersten Infusionsflasche, läßt die gewünschte Flüssigkeitsmenge in die Bürette einfließen und verschließt die Klemme wieder. Die Rollenklemme des Ablaufschlauches wird jetzt geöffnet, um den Büretteninhalt in den Mischbeutel einströmen zu lassen. Diese Arbeitsweise wiederholt sich bei den nächsten Infusionsflaschen. Nach dem Befüllen wird der Beutel mit einer Permanentklemme verschlossen, vom Paedifix dekonnektiert und der Einfüllstutzen mit einem sterilen Schraubverschluß gesichert. Eine Variante zum Herstellen pädiatrischer Mischinfusionen bietet die Firma Braun mit dem Micro-Comp-Mischsystem an. Auf einem Metallrahmen sind fünf (optional zehn) Anstichdorne befestigt, auf die Infusionsflaschen mit Volumina bis 100 ml aufgesteckt werden. Am unteren Ende dieser Spikes sind Dosierspritzen über einen Luer-Lock-Ko-

nus angeschraubt, so daß die gewünschte Menge an Flüssigkeit aus der Flasche herausgezogen und dann über ein Ventilsystem und eine kommunizierende Kunststoffleitung direkt in den angeschlossenen Nutrimix-Beutel gespritzt werden kann. Seitlich ist an dieses Mischsystem eine 50 ml-Dosierspritze montiert. Mit ihr holt man aus einem größeren Vorratsbehälter mit einer Standardlösung (z. B. Glucose oder vorgefertigte Mischinfusion) die benötigte Infusionsmenge heraus, legt sie in den Mischbeutel vor und spült mit einem kleinen Restvolumen das Leitungssystem frei.

3.1.1 Befüllsysteme

Schlauchpumpensysteme

Abbott Nutrimix Macro Compounder
Hersteller: Abbott Laboratories, Hospital Products Division, Abbott Park, IL 60064, USA.
Die Abbott Laboratories haben ein zur Zeit in Europa noch nicht eingeführtes Abfüllgerät im Programm, das mit fünf Schlauchpumpen und sechs Wägesystemen arbeitet. Die Infusionsflaschenhalter sind gleichzeitig Waagschalen, die über ein Display angesteuert werden. Der Mischbeutel hängt an einer als Endkontrolle dienenden Wägezelle und ist über ein Schlauchzwischenstück mit einem Konnektor verbunden. In diesem bündeln sich die fünf Schlauchsegmente, die um die Pumpenrollen gelegt und mit einem Anstichdorn plus Belüftungsfilter versehen sind. Nach dem Einschalten des Gerätes werden die Waagen der Pumpen eins bis fünf mit Hilfe eines 1 kg Gewichtsstückes kalibriert. Über ein Bedienungsfeld werden die gewünschten Abfüllmengen in Millimeter für jede Pumpe mit dem dazugehörigen Dichtewert der jeweiligen Infusionslösung eingegeben. Werte von 0,80 bis zu 1,99 werden akzeptiert, wobei die Volumina von 10 bis 4000 ml reichen. Ziffern, die außerhalb dieses Bereichs liegen, lösen einen optischen und akustischen Alarm aus. Ein Barcodeleser vergleicht das Fassungsvermögen des Mischbeutels mit dem abzufüllenden Gesamtvolumen, bei Unstimmigkeit (zu kleiner Beutel) kann die Maschine nicht in Gang gesetzt werden. Bis zu einhundert Standardrezepturen werden im eingebauten Rechner aufgenommen und bei Bedarf wieder abgerufen. Die einzelnen Abfüllschritte lassen sich über einen angeschlossenen Drucker dokumentieren. Da alle Schlauchpumpen nach dem Befehl „Start" gleichzeitig arbeiten, ergeben sich günstige Abfüllzeiten bei durchschnittlichen Fehlerquoten von ± 3 ml pro Pumpe. Komplettiert wird das Zubehör durch Infusions-Leerbeutel, Zuleitungs- und Infusionssysteme sowie Aminosäuren- und Glucoselösungen in 2 l-Beuteln.

Baxa Repeater Pump, MicroMacro Compounding System (Abb. 2.13)
Hersteller: Baxa Corporation, 13760 E Arapahoe RD, Englewood, CO 80112-3903, USA; Vertrieb für Deutschland: Baxa Limited, M. P. Bruuns Gade 26, DK 8000 Aarhus C, Dänemark

Gerätebeschreibung			
Baxa Repeater Pump		MicroMacro Compounder 12	MicroMacro Compounder 23
Breite:	24,1 cm	39,1 cm	35,6 cm
Tiefe:	17,8 cm	23,8 cm	35,6 cm
Höhe:	25,4 cm	26,0 cm	26,0 cm
Gewicht:	12,61 kg	16,9 kg	19,5 kg
Energie:	220 V; 50 Hz		

Wenn die Ansteuerung über Computer gewünscht ist, sollte dieser folgende Voraussetzungen erfüllen:
Prozessor ab 80286, 640 kB Speicher, DOS ab 3.3., Festplatte, Bildschirm, Epson-kompatibler Drucker, eine freie serielle Schnittstelle zur Ansteuerung des MicroMacro Compounder 12/23; die Anwendersoftware ist auf IBM-kompatiblen Rechnern lauffähig. Die Baxa Repeater Pump ist das Grundgerät, das selbst für verschiedene Einsatzgebiete verwendet werden kann, überwiegend aber als Laborpumpe eingesetzt wird. Ampullen mit Trockensubstanz können mit Hilfe der Pumpe und einem Lösungsmittel zu gebrauchsfertigen Arzneimitteln bereitet werden. Ferner ist über einen Adapter das Befüllen von Spritzen möglich. Einmaldosis-Arzneimittel mit Volumina von 1 ml bis zu 20 ml werden mit einem Schnell-Füll-Zusatzgerät befüllt, wobei die Konsistenz von flüssig bis gelartig reichen kann. Flüssigkeiten, die oral einzunehmen sind, werden mit der Kwik-Vial-Erweiterung schnellstens dispensiert. Bei niederviskosen Lösungen ist das Abfüllen über einen Sterilfilter möglich. Die Pumpen fördern von 0,2 bis zu 9999 ml.
Der MicroMacro Compounder kann wahlweise mit zwölf oder dreiundzwanzig Anschlußstellen für die benötigten Ausgangslösungen arbeiten. Die größte Abfüllgeschwindigkeit liegt bei 72 s für 1000 ml (Abfüllmedium Wasser). Die Reproduzierbarkeit wird mit ± 3 % bei einem Milliliter, bei Volumina über 2 ml mit ± 1 % angegeben. Die Steuerung geschieht zweckmäßig mit einem Computer, die ausgereifte Software umfaßt alle Bereiche der Datenverwaltung. Mit dem ASCribe Direct Entry steuert man die Hardware, verwaltet Patientendaten, druckt Etiketten, führt eine Liste mit den Infusionslösungen, speichert Rezepturen und erstellt Herstellungsprotokolle. Mit den Upgrades können noch spezielle Programme durchgeführt werden. ASCribe TPN System, ASCribe Barcode, ASCribe Stock Control und ASCribe Reporting Module kontrollieren die Herstellung der Mischinfusionen. Der Barcodeleser verhindert Verwechslungen und ermöglicht ein Identifizieren der Rezepturen. Ferner ist mit dem Reporting Module das Führen und Darstellen von Statistiken möglich. Die sensiblen Bereiche der Software sind mit einem Passwort geschützt. Der Computer, die Patientendaten und der Bereich Infusionslösungen, Additive sind nur befugten Personen zugänglich. Der Protokollausdruck „erzieht" den verantwortlichen Produzenten zur häufigen Kontrolle, da sowohl für das Prüfen der Re-

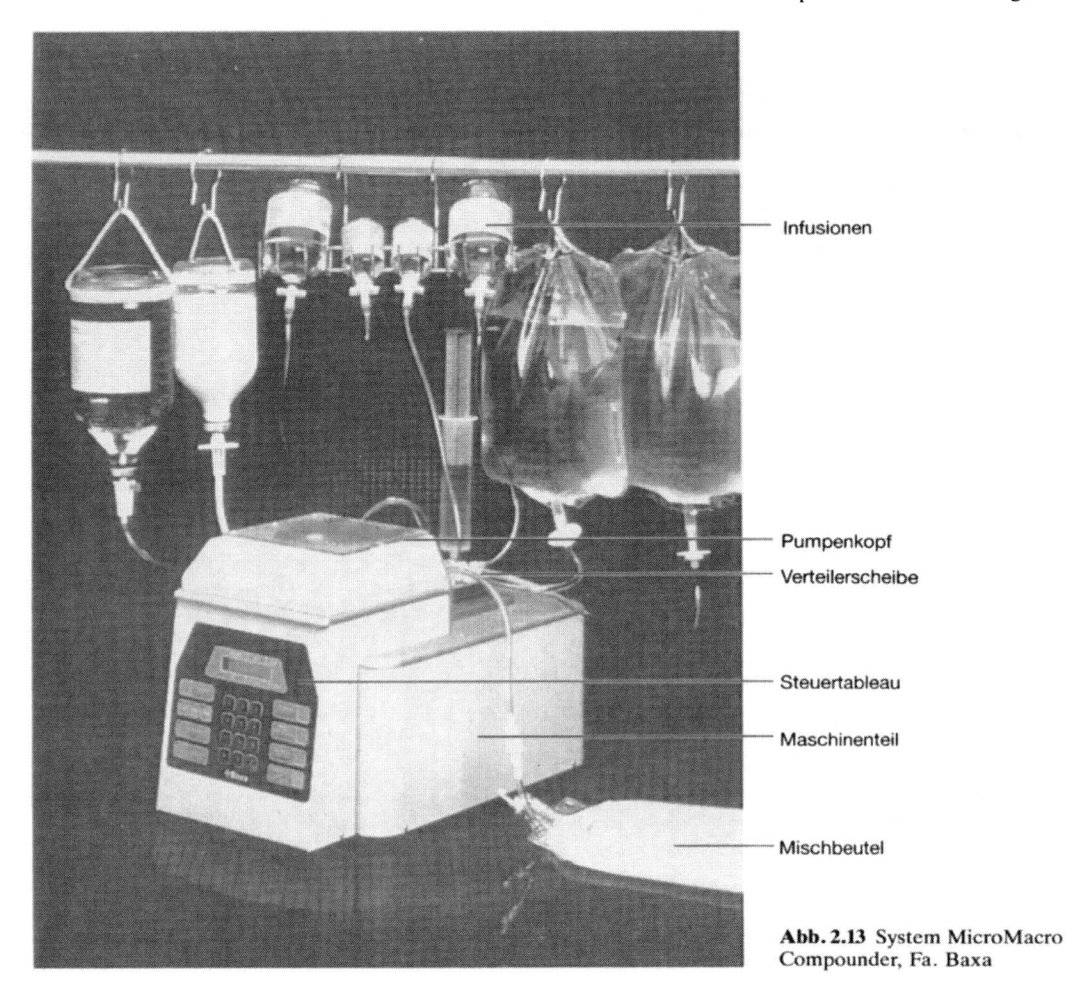

Mischinfusionen zur parenteralen Ernährung 275

Abb. 2.13 System MicroMacro Compounder, Fa. Baxa

Labels: Infusionen, Pumpenkopf, Verteilerscheibe, Steuertableau, Maschinenteil, Mischbeutel

zeptur, des Endgewichtes der Mischinfusion als auch der Auswahl des Infusionssystems eine verbindliche Unterschrift verlangt wird. Das Kalibrieren geschieht über eine vergleichende Kontrolle mit einem Präzisionsmeßzylinder. Der neue Wert wird in den Rechner eingegeben. Dieser korrigiert die fehlerhafte Einstellung und übermittelt an das Antriebsaggregat den verbesserten Impuls. Eine besondere Luftdetektion, die das Einpumpen von Luft in den Mischbeutel verhindern soll, ist beim Baxa-System nicht notwendig. Man gibt vor dem Start die Volumina der Infusionsflaschen, Ampullenfläschchen bzw. der Dosierspritzen ein, der Computer vergleicht diese Zahlen mit den tatsächlich benötigten Flüssigkeitsmengen und unterbricht gegebenenfalls den Pumpvorgang bis eine neue, volle Infusionsflasche (Ampulle, Spritze) angeschlossen ist. Die Baxa Limited bietet an weiterem Zubehör Infusionsbeutel von 125 bis zu 4000 ml Fassungsvermögen an. Die Zuleitungen sind aus dem Kunststoff Polyethylen, im Bereich des Pumpenkopfes aus Silikonkautschuk, die Beutel aus EVA gefertigt.

Automix, Micromix
Hersteller: Clintec-Salvia GmbH & Co. OHG, Westenstaße 195, D 80686 München. Die Firma Clintec-Salvia führte 1993 den Automix 3+3 Compounder in Deutschland ein. Insgesamt füllen sechs Schlauchpumpen Infusionslösungen in einen Mischbeutel ab, der an einer Wägezelle hängt. Das Gerät setzt sich aus zwei Teilen zusammen:

	Bedienermodul	Pumpenstation
Breite:	47 cm	52 cm
Tiefe:	15 cm	32 cm
Höhe:	19 cm	55 cm
Gewicht:	3,2 kg	14 kg
Energie:	220 V, 60 Hz.	

Software: ab MS DOS 3.3; benötigter Speicherplatz etwa 5 KB.
Der Automix kann als Einzelgerät betrieben werden oder mit Computerunterstützung arbeiten. Über das Bedienermodul werden die gewünsch-

276 Infusionslösungen

ten Flüssigkeitsmengen für jede Pumpe einzeln eingegeben, die jeweiligen Dichtewerte der Infusionen vervollständigen die Eingabe. Der Leerbeutel hängt an einer Wägezelle des Pumpenmoduls, über ein Zwischenstück ist er mit dem übrigen Schlauchsystem verbunden. Ein Kalibrieren des Apparates ist durch mitgeliefertes Eichgewicht möglich. Die sechs Zuleitungen sind verschiedenfarbig markiert, ebenso die dazugehörigen Pumpenrotoren sowie die sechs Bedienungsfelder des Operatortableaus. Dieser Farbcode verhindert ein falsches Anbringen des Schlauchsystems an die Pumpenstation und ein Verwechseln der Dateneingabe am Bedienungsfeld. Infusionsmengen von 20 bis zu 5000 ml werden abgefüllt; die akzeptierten Dichtewerte beginnen bei 0,5 und enden bei 3,00 g/ccm mit einer Abstufung von 0,01. Fehler beim Abfüllen wie z. B. das Leerlaufen von Infusionsflaschen oder eine Blockade im Leitungssystem registriert der Apparat durch Gewichtsdifferenzmessungen. Sie führen gegebenenfalls zum Abschalten des Pumpenvorganges. Nach Beheben der Störung kann an gleicher Stelle fortgefahren werden. Bei einer Computersteuerung werden die ärztlich vorgegebenen Volumina in abfüllbare Grammengen umgerechnet. Der Ausdruck von Nährwert und Osmolarität der hergestellten Mischinfusionen, von Herstellungsprotokollen und Etiketten ist ebenso möglich wie das Durchführen von Kostenberechnungen und die Datenübertragung zum Compounder.

Die Clintec Nutrition Company USA führt den in Deutschland noch nicht erhältlichen Micromix Compounder (Abb. 2.14). Zum Zumischen von Elektrolytkonzentraten, Vitaminlösungen und Spurenelementen werden bei diesem Gerät bis zu zehn Infusionsflaschen mit maximalen Volumina bis 100 ml eingesetzt. Die Eingabe der Abfüllmengen und Dichtezahlen geschieht analog zum Automix. Die Genauigkeit liegt nach Firmenangabe im 1 ml-Bereich. Mit Hilfe einer Transferleitung mit Anstichnadel gelangen die Flüssigkeiten über den Zuspritzport des Mischbeutels in die Nährlösung. Unterstützt wird der Arbeitsvorgang durch das rechnersteuernde Multitask Operating System. Das Produktangebot umfaßt auch das zuvor beschriebene pädiatrische Abfüllset „Benjamix", ferner Verbindungsschläuche, Infusionssysteme und Mischbeutel aus dem Polymer EVA mit Volumina von 250 bis zu 3000 ml.

Die Firma Diffuplast/Mailand stellt neben Medizinkunststoffprodukten auch Abfüllhilfen für Mischinfusionen her. Mit einer schnellaufenden Schlauchpumpe werden über sechs Zuleitungen die Infusionen in einen Leerbeutel transportiert. Eine Wägezelle, an der dieser Beutel befestigt wird, kontrolliert und steuert den Mischvorgang.

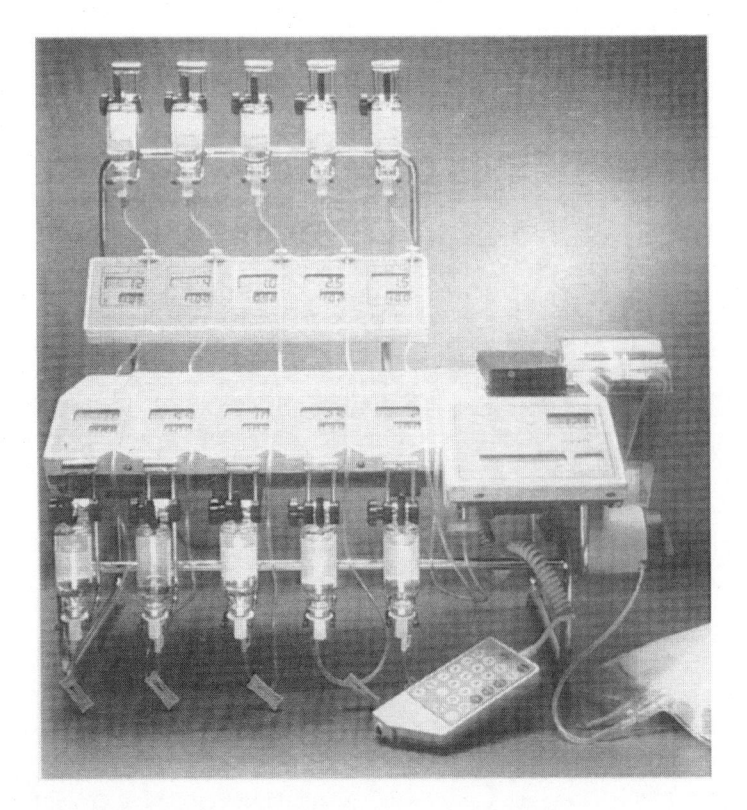

Anzeigefelder mit Mengenangabe + Dichte

Kassette mit 10 Zuleitungen

Mischbeutel mit Zuleitung und Anstichdorn

Bedienungstableau

Abb. 2.14 System Micromix-Compounder, Fa. Clintec-Salvia

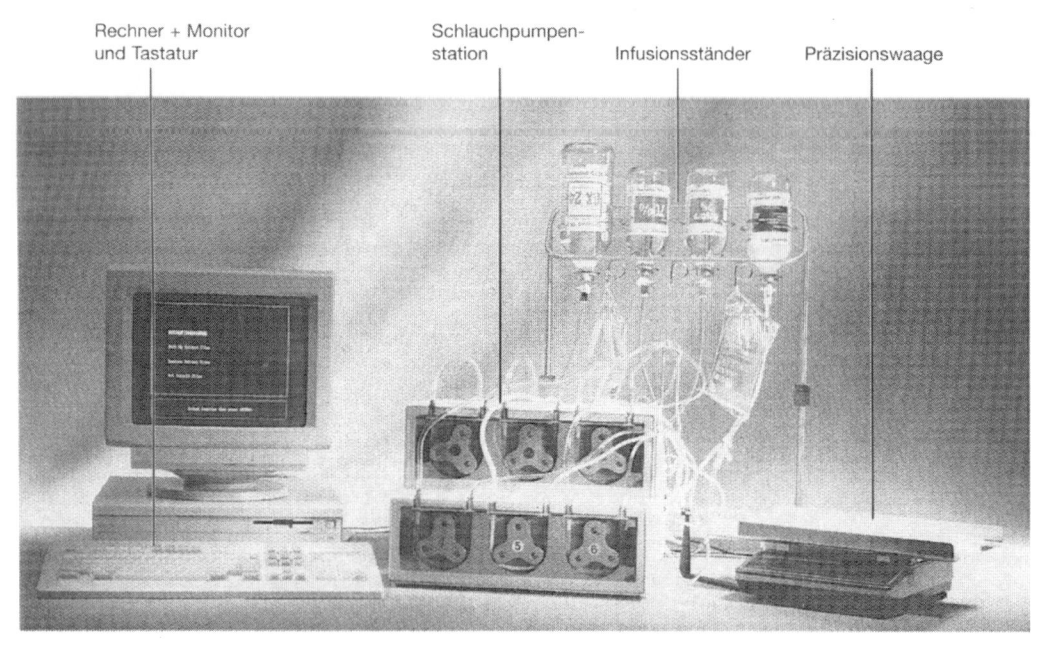

Abb. 2.15 System Multicomp, Fa. Fresenius

MultiComp
Hersteller: Fresenius AG, Borkenberg 14, D 61440 Oberursel.
Die Firma Fresenius bietet unter dem Namen MultiComp ein Abfüllgerät für das Herstellen von Mischinfusionen an, das sich aus drei Segmenten zusammensetzt (Abb. 2.15).

Präzisionswaage (Sartorius)		Pumpenstation
Breite:	37,5 cm	37,5 cm
Höhe:	12,50 cm	26,25 cm
Tiefe:	27,5 cm	43,75 cm
Gewicht:	4,077 kg	22,65 kg
Wägebereich:	bis 6,10 kg	sechs Schlauchpumpen

Zentraleinheit	Monitor
Rechner der AT-Klasse mit 80396 Prozessor, 40 MB Festplatte, 1,44 MB 3,5"Floppy Drive, 1 MB RAM, Tastatur: 101 Tasten, Energie: 220 V, 50 Hz	13"EGA Color

Vorgeformte verschiedenfarbige Teile erleichtern das Befestigen der insgesamt sechs Schläuche um die Pumpenköpfe. Der Leerbeutel ruht auf einer planen Waagschale. Über ein Luer-Lock-Verbindungsstück ist er mit dem Kollektor der Pumpenstation verknüpft. Die Daten der Waage werden direkt an den Rechner weitergegeben, dort ausgewertet und umgewandelt als Befehle an die Pumpenstation übermittelt. Der Computer wandelt die ärztliche Verschreibung mit ihren volumetrischen Angaben in Gewichtseinheiten um; farbige übersichtliche Dialogfelder auf dem Bildschirm erleichtern die Eingabe erheblich. Die benötigten Pumpen werden nacheinander aktiviert, wobei cirka 95% der errechneten Infusionsmenge schnell in den Leerbeutel transferiert werden, an die letzten 5% tastet sich die Pumpe vorsichtig heran. Danach wird in gleicher Verfahrensweise die nächste Infusionslösung mit der dazugehörigen Pumpe abgefüllt. Werden weitere Beutel mit identischer Rezeptur produziert, beschleunigt sich das Befüllen erheblich, da der Computer die benötigten Abfüllschritte pro Milliliter Infusionslösung gespeichert hat. Durch permanente Vergleiche und Rückmeldungen Waage – Rechner optimiert sich die Herstellung fortwährend. Der schnelle Rechner ermöglicht in Verbindung mit der Präzisionswaage ein genaues Befüllen von 1 bis zu 6000 g. Die flache Bauweise des Sartorius-Gerätes erlaubt ein präzises Arbeiten auch unter Reinraumbedingungen, eine mitgelieferte Kunststoffabdeckung verhindert eventuell störende Einflüsse des laminaren Luftstromes. Die Station Nr. 5 ist bei Bedarf für Fettemulsionen reserviert, so daß mit fünf Millimeter einer Lösung (z. B. Glucose 5%), die auf der Station nachgeschaltet ruht, der Zuleitungsschlauch automatisch freigespült wird. An Zubehör bietet die Fa. Fresenius Leerbeutel aus EVA von 150 bis zu 3000 ml Fassungsvermögen mit entsprechenden Verbindungsstücken und Infusionssystemen an. Für die Pädiatrie gibt es das Freka-Mixinfant wie in 3.1 beschrieben.

Gri-Fill
c./ de la Marina 16–18 Planta 27, 05005 Barcelona/Spain.
Die spanische Firma führt in ihrem Programm In-

fusionslösungen, Infusionszubehör, Leerbeutel von 100 ml bis zu mehreren Litern und Abfüllmaschinen. Der Gri-Fill ermöglicht unter aseptischen Bedingungen aus einer größeren Einheit mehrere kleinere Infusionsbeutel sterilfiltriert herzustellen. Dabei hängt der Leerbeutel, der am Einfüllstutzen mit einem Sterilfilter versehen ist, an einer Präzisionswaage. Nach dem Befüllen überprüft der Apparat automatisch die Integrität des Membranfilters mit der Blasendruckpunkt-Bestimmungsmethode. Der Beutel wird dekonnektiert, mit Hilfe eines Folienschweißgerätes versiegelt und vom Einmalfilter abgetrennt. Für das Herstellen von Mischinfusionen steht eine Schlauchpumpenmaschine bereit, die mit sechs Pumpen die Flüssigkeiten aus den Vorratsbehältern in den Mischbeutel transportiert. Dieser hängt wiederum an einer kontrollierenden Wägezelle. Derzeit wird die Maschine noch nicht mit den üblichen EDV-Anschlüssen angeboten.

Autocomp 6, Autocomp SVC
Hersteller: Secure Medical Products Inc., 1000 Allanson Road Mundelein, Illinois 60060 USA; Repräsentation Europa: Cheshire Ltd., Nassauer Str. 2, D 61440 Oberursel. Die amerikanische Firma Secure führt in ihrem Programm eine rechnergesteuerte Abfüllstation, die aus sechs Schlauchpumpen und einer Wägezelle besteht, an welcher der Leerbeutel befestigt wird, bzw. die wahlweise mit zehn Dosierspritzen mit 60 oder 10 ml Volumen arbeitet.
Gerätebeschreibung des Autocomp 6 (Abb. 2.16).
Breite: 61,25 cm; Verlängerung durch Pumpenstation: 37,5 cm. Tiefe: 26,0 cm, Höhe: 15,0 cm, Gewicht: 4,50 kg.
Der Autocomp SVC (Abb. 2.17) besitzt die gleiche Steuereinheit wie der Autocomp 6, hinzu kommt jetzt ein Antriebsaggregat für Spritzen; es hat folgende Dimensionen:
Breite: 42,5 cm, Tiefe: 17,5 cm, Höhe: 25,0 cm bzw. 30 cm mit Dosierspritzen, Energie: Niedervolt 24 V.
Ein einfacher Rechner (speichert bis zu einhundert Rezepturen) mit einem Vierzeilen-Display übermittelt die eingegebene Flüssigkeitsmenge an die jeweilige Pumpenstation. Die Arbeitsvorgänge können über einen Drucker dokumentiert werden. Optionell kann auch ein Computer die Daten beschleunigt übertragen. Die kleinste Abfüllmenge für den Autocomp 6 beträgt 10 g, die Abfüllkapazität reicht bis zu 4000 ml. Die Genauigkeit wird mit ± 3 g bei Mischungen bis 100 g bzw. ± 3 % bei Herstellungen über 100 g angegeben. Die Füllgeschwindigkeit beträgt laut Firma 1000 ml/80 s. Das Kalibrieren wird mit einem 1 kg Gewichtsstück an der Wägezelle vorgenommen. Der Autocomp SVC kann mit zehn Dosierspritzen (10 oder 60 ml Volumen) pädiatrische Mischungen bereiten bzw. Elektrolytkonzentrate oder Arzneilösungen in den Mischbeutel transferieren. Über ein Rückschlagventilsystem werden die Spritzen aus Vorratsbehältnissen wieder befüllt. Volumina von 0,2 bis zu 60 ml werden bei einer Präzision von ± 5 % pro Pumpenstation abgefüllt. Die Füllgeschwindigkeit liegt bei cirka 2 bis 3 ml/s. Angeboten werden dazu noch die üblichen Medizinprodukte aus Kunststoff sowie sieben verschieden große Infusionsbeutel.

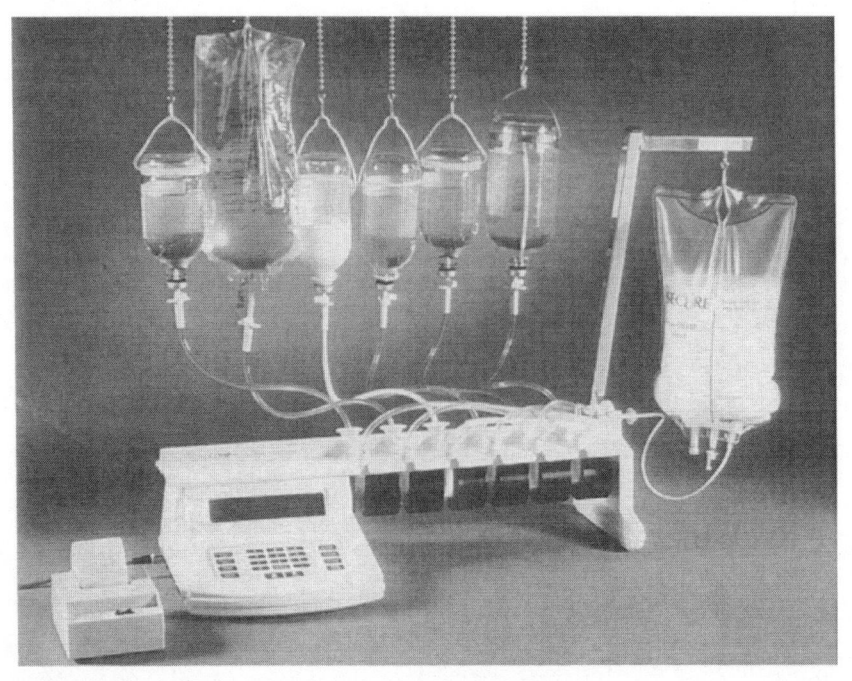

Abb. 2.16 System Autocomp 6, Fa. Secure Medical Products Inc.

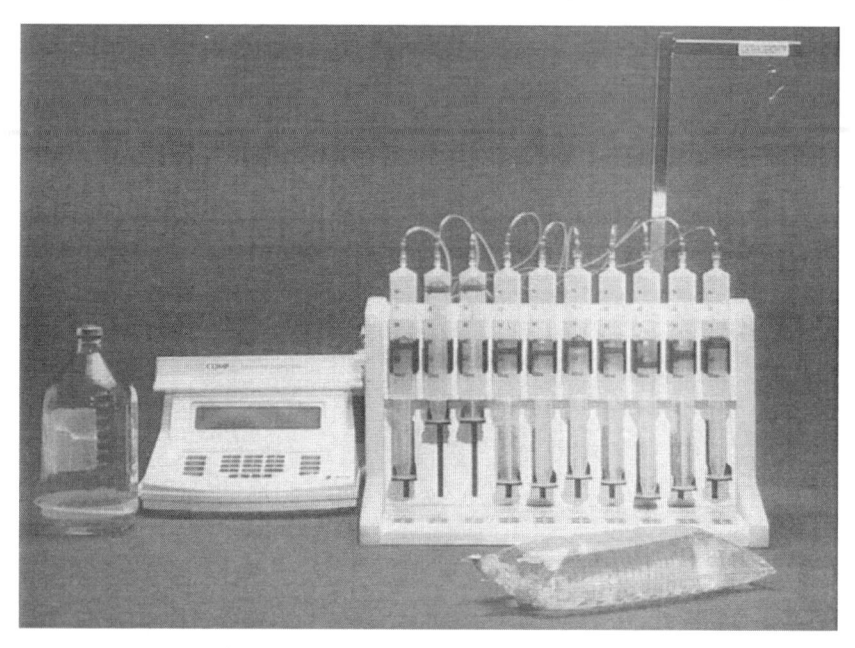

Mischinfusionen zur parenteralen Ernährung 279

Abb. 2.17 System Autocomp SUC, Fa. Secure Medical Products Inc.

Siframix
Hersteller: Societa Italiana Farmaceutici RAVIZZA, Divisione Nutrizione, 37063 Isola della Scala-Verona, Italien (Abb. 2.18). Die italienische Firma stellt neben Arzneimitteln, Infusionslösungen, Elektrolytkonzentraten auch Abfüllmaschinen für Mischinfusionen und über die Tochtergesellschaft ERVIN (41030 S. Giacomo Roncole, Mirandola-MO) medizinische Kunststoffartikel her.
Drei verschiedene Grundmodelle erlauben die Produktion von Mischinfusionen sowohl für den

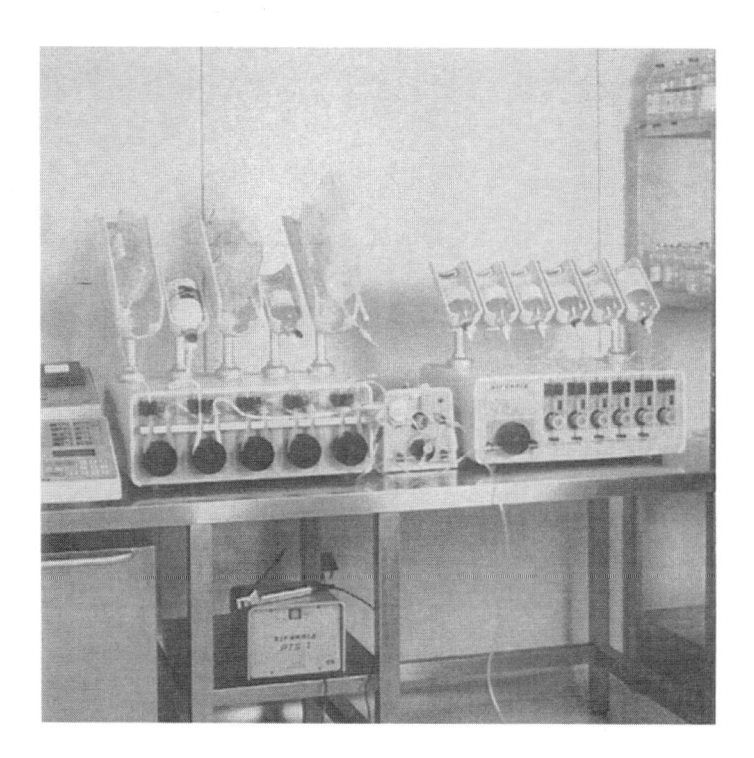

Abb. 2.18 System Siframix M31 und M32, Fa. Societa Italiana Farmaceutici, RAVIZZA

Erwachsenen als auch für den pädiatrischen Bereich, die Maschinen können bei Bedarf miteinander kombiniert werden. Das Gerät M 31 ist ausgelegt für Flüssigkeitstransporte von 6 bis 5000 ml in 1 ml-Schritten, ebenso das Modell M 33 beginnend bei 10 bis zu 5000 ml. Die Maschine M 32 füllt wahlweise von 3,0 bis 99,9 ml in Schritten von 0,1 ml oder bei 100 bis 500 ml in Einheiten zu 1 ml ab.

Gerätebeschreibung:	M 31	M 32	M 33
Breite:	59 cm	59 cm	59 cm
Tiefe:	48 cm	48 cm	48 cm
Höhe:	64 cm	48 cm	64 cm
Gewicht:	35 kg	26 kg	27 kg
Energie: 220 V, 50 Hz			

Der Gerätetyp 31 besitzt fünf Infusionshalterungen, die gleichzeitig jede für sich eine Wägevorrichtung besitzen. Diese Anordnung erlaubt nach Eingabe der entsprechenden Daten über eine Operatortastatur ein gleichzeitiges Abfüllen mit allen aktivierten Schlauchpumpen. Die fünf Zuleitungen sind mit Partikelfilter (45 oder 100 µm) versehen. Über einen Seitenstrang wird die Vakuumpumpe angeschlossen, um vor Abfüllbeginn Luft aus dem Schlauchsystem und dem Leerbeutel herauszuziehen. Gleichzeitig können über einen parallelen Zugang beispielsweise mit dem Modell 32 Elektrolytlösungen zu der Mischinfusion zugepumpt werden. Der Hauptstrang besitzt einen Zuspritzport für Medikamente und einen endständigen Partikelfilter. Das Leerlaufen der Infusionsflaschen wird mittels Luftdetektion angezeigt, wobei hier eine Ultraschalltechnik verwendet wird, die präzise arbeitet und gegenüber störenden Einflüssen wie Licht, Erschütterungen und gefärbten Lösungen unempfindlich ist. Der gefüllte Beutel wird mit einer Permanentklemme gesichert, zusätzlich kann mit einer Elektrozange der überstehende Zuleitungsteil des Mischbeutels abgesiegelt werden. Zuvor wird der Infusionsbeutel mit Hilfe der Vakuumpumpe luftleer gesaugt. Die Software führt alle in Italien gebräuchlichen Infusionslösungen, Elektrolytkonzentrate und Arzneilösungen (Vitamine, Spurenelemente) mit den dazugehörigen Daten (spezifisches Gewicht, Osmolarität, Nährwert etc.) auf. Wenn benötigt, kann durch Eingeben von Patientendaten, Laborwerten und klinischen Parametern ein optimaler Vorschlag für die Zusammensetzung der All-in-one-Infusion ausgedruckt werden. Ein intelligentes Rechensystem verhindert das gleichzeitige Leerlaufen der Infusionsflaschen, indem die Pumpenrotoren unterschiedlich abgebremst werden, so daß der Operator im Bedarfsfall korrigierend eingreifen kann. Die Abfüllgenauigkeit und -geschwindigkeit wird firmenseits wie folgt angegeben:
M 31   1000 ml/min.   ± 1,0 g Alarm
bei Differenz von 3,0 ml vom Sollwert.
M 32   1000 ml/min.   ± 0,5 g Alarm
bei Differenz von 1,5 ml vom Sollwert.
M 33   1000 ml/min.   ± 2,0 g Alarm
bei Differenz von 6,0 ml vom Sollwert.
Durch die Kombinationsmöglichkeit der Geräte miteinander werden alle Bereiche der Mischinfusionsherstellung abgedruckt. Die Produktpalette enthält auch Infusionsbeutel von 250 bis zu 5000 ml aus dem Polymer EVA, sowie einen

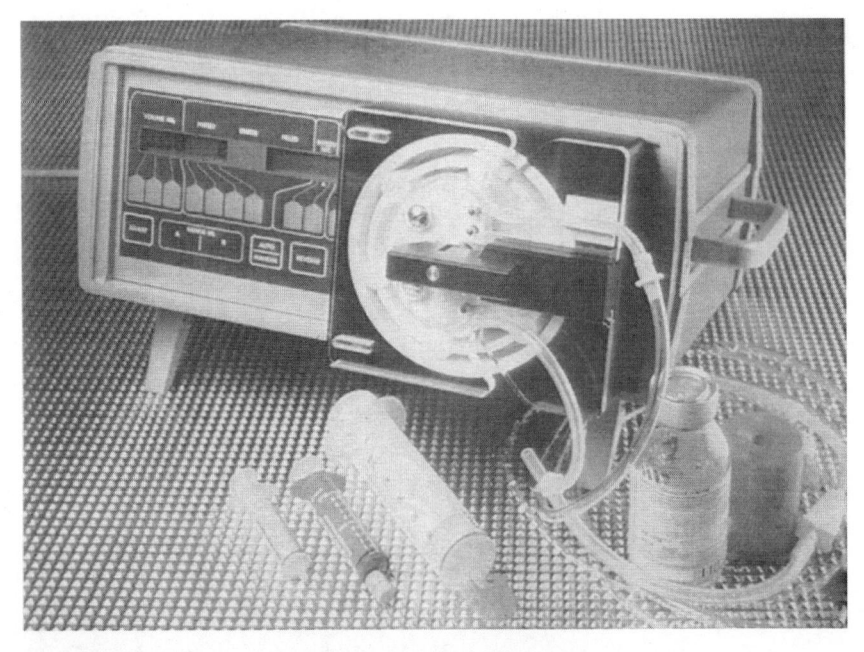

Abb. 2.19 System Exacta + Plus Pump, Fa. Schoch Electronic

Zweikammerbeutel mit 3,5 l Volumen. Dieser wird in dem größeren Segment mit den klaren Infusionslösungen befüllt, in die kleinere 0,5 l fassende Kammer wird die Fettemulsion separat abgefüllt. Erst unmittelbar vor Gebrauch wird der Trennverschluß zerbrochen und die endgültige Mischung bereitet.

Exacta + Plus Pump
Hersteller: Fa. Schoch Electronics AG, Pumpwerkstraße 15, CH 8105 Regensdorf-Zürich, Schweiz (Abb. 2.19).

Gerätebeschreibung

Breite: 36,7 cm, mit Transportgriff: 39 cm
Tiefe: 34,5 cm
Höhe: 15,8 cm
Gewicht: 8,55 kg
Schrittmotorantrieb: 400 Schritte, auf Option 200 Schritte
Energie: 220/110 V, 50–60 Hz

Reproduzierbarkeit: unter 0,3 %.
Abfüllgeschwindigkeit: bis zu 720 ml/min, auf Option bis zu 1350 ml/min.
Das Schlauchpumpensystem ist anders aufgebaut als das der bisher beschriebenen Maschinen. Ein Spezialpumpenkopf (Hex-Pumpenkopf) arbeitet durch seine besondere Konstruktion besonders pulsationsarm. Sechs Rollen drücken von außen die Zuleitungen auf eine feststehende, kreisförmige Scheibe. Diese Anordnung verlängert durch geringere Belastung die Lebensdauer der Kunststoffleitungen, und der Flüssigkeitsdurchfluß ist exakt einstellbar. Das Schlauchsystem benötigt nicht wie bei anderen Geräten spezielle Halterungen. Der hohe Druck, welcher mit Hilfe des hochelastischen Silikonschlauches und der besonderen Rollenanordnung erreicht wird, erlaubt bei langsamer bis mittlerer Abfüllgeschwindigkeit den Einsatz von Filtern. Da diese Maschine ohne Wägesystem arbeitet, können die gewünschten Abfüllwerte direkt über ein 16stelliges LCD-Display eingegeben werden. Hier werden ferner die Abfüllgeschwindigkeiten, die Intervallzeiträume (0,1 bis 9,9 s) bei Automatikbetrieb, Anzahl der Dosiervorgänge und einige Sonderbefehle eingestellt. Dazu zählen „Backup", mit dieser Aufforderung wird ein Nachtropfen verhindert, wobei nach jedem Abfüllschritt die Pumpe etwas zurückgedreht wird. Mit der Reserve-Taste kann die Saug- und Druckrichtung umgekehrt werden. Eine sehr wichtige Anweisung wird durch „Adjust" gegeben. Hiermit ist ein genaues Kalibrieren des Apparates

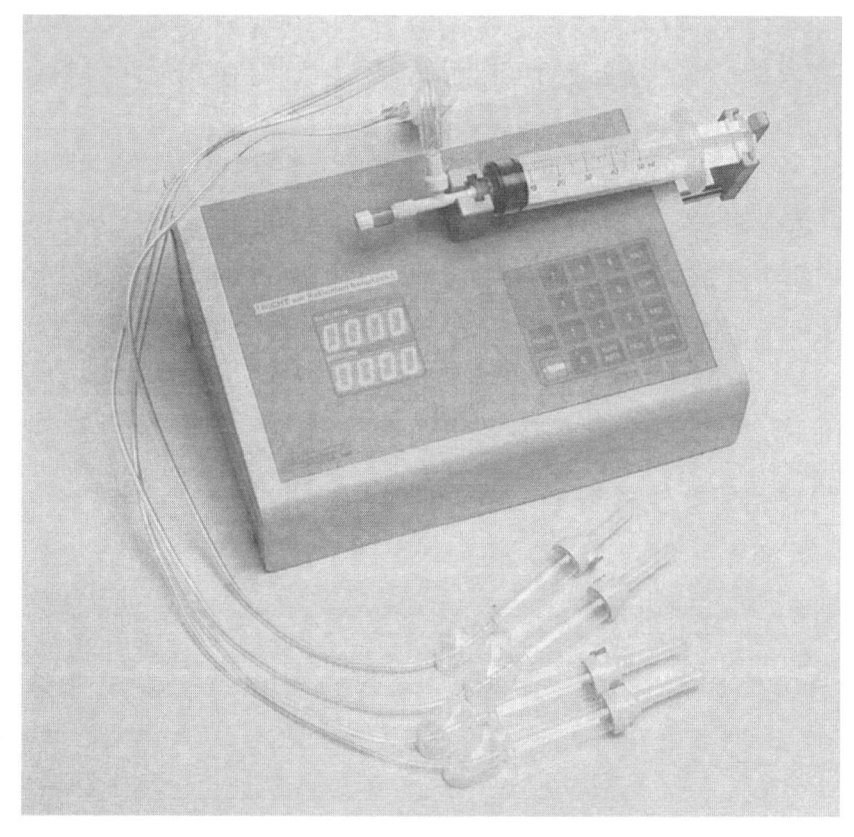

Abb. 2.20 System Medimix 2001, Fa. Mediform GmbH

282 Infusionslösungen

Abb. 2.21 System Medifix 4001, Fa. Mediform GmbH

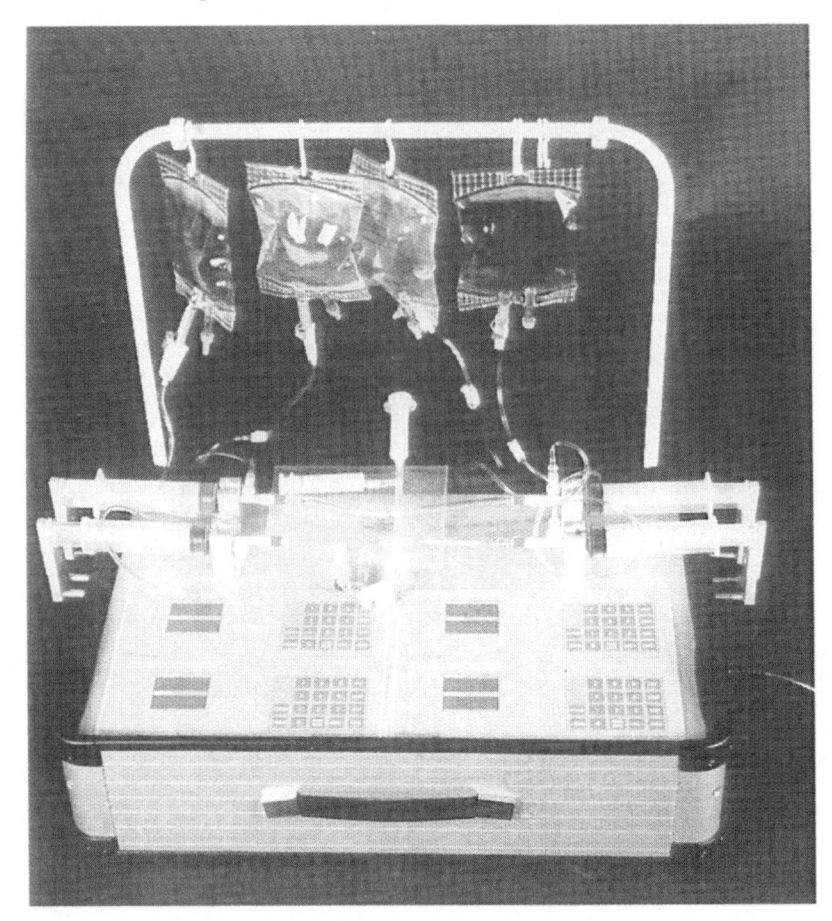

Infusionsständer mit Halterungen

Dosierspritze mit Spüllösung

Dosierspritze mit Rückschlagventil und Luer Lock Anschluß

Zuleitung zum Hauptstrang

Leerbeutel am Hauptstrang angeschraubt

Bedienungsfelder zur Maschinensteuerung

möglich, wobei eine vorgegebene Flüssigkeitsmenge in ein Meßgefäß gepumpt wird. Nach einer Wägung werden die ermittelten Daten in das Display eingegeben und diese zur eventuell notwendigen Neueinstellung an die Maschine weitergeleitet. Auf Wunsch kann der Start- und Stoppvorgang mit einem Fußschalter getätigt werden. Wahlweise wird mit Silikonschläuchen mit dem Durchmesser 6 mm oder 3 mm gearbeitet, wobei natürlich mit dem kleineren Schlauchquerschnitt bessere Abfüllgenauigkeiten bei langsamerer Geschwindigkeit erzielt werden als mit dem größeren. Die Geschwindigkeiten sind stufenlos von 0–99 einstellbar. Die Ziffer 99 als schnellste Produktionsstufe sollte nur bei niederviskosen Flüssigkeiten verwendet werden. Eine Schnittstelle IEEE 488 ermöglicht auch eine Steuerung über einen externen Computer, in Verbindung mit einem Drucker sind alle Daten dokumentationsfähig.

Spritzensysteme

Medi Mix 2001, Medi Mix 4001
Hersteller: Mediform GmbH Medizintechnik, Altenaer Str. 136, D 58513 Lüdenscheid (Abb. 2.20,

2.21). Im breitgefächerten Angebot an Kunststoffartikeln für die Medizin vertreibt die Firma auch Infusionsleerbeutel mit Fassungsvermögen von 150 ml bis 3000 ml wahlweise aus den Polymeren PVC oder EVA sowie das vorne beschriebene Babymix-System zum Mischen pädiatrischer Lösungen.

Gerätebeschreibung			
Medi Mix 2001		Medi Mix 4001	
Breite:	50,0 cm	Breite:	81 cm
Höhe:	20,0 cm	Höhe:	28 cm
Tiefe:	30,0 cm	Tiefe:	42 cm
Gewicht:	4,56 kg	Gewicht:	20,5 kg

Die Breite versteht sich bei ausgefahrenem(n) Halterarm(en) für die Dosierspritze(n).
Energie: 220 V, 50 Hz; Abfüllbereich: 1 ml – 9999 ml; Abfüllbereich: 1 ml – 39 996 ml.
Der Medi Mix 2001 ist eher für das Mischen pädiatrischer Lösungen geeignet; der Medi Mix 4001 setzt sich aus vier Medi Mix 2001-Apparaten zusammen und ist für die Herstellung größerer Volumina in kürzeren Pumpzeiten gedacht. In eine Hal-

Mischinfusionen zur parenteralen Ernährung

terung wird die 50 ml-Dosierspritze eingelegt; am Vorderteil des Spritzenkörpers wird ein Rückschlagventil aufgeschraubt, von dem wahlweise vier Zuleitungen (Medi Mix 2001) oder nur eine (Medi Mix 4001) zu den Infusionsflaschen führen. Über ein Luer-Lock-Ansatzstück wird der Infusionsleerbeutel mit dem Ventil verbunden. Auf einem Bedienerfeld werden die gewünschten Flüssigkeitsmengen eingegeben. Mit zwei verschiedenen Geschwindigkeitsstufen können die Geräte arbeiten:
Stufe 1, Abfüllgeschwindigkeit für 50 ml 17 sec. Hub, 1 sec. Pause, 17 sec. Schub;
Stufe 2, Abfüllgeschwindigkeit für 50 ml 7 sec. Hub, 1 sec. Pause, 7 sec. Schub jeweils pro Maschine.
Der größere Apparat besitzt Schnittstellen für eine Computersteuerung sowie für den Datendruck. Statt der bisher relativ schweren und sperrigen Kofferform wird das Gerät in leichtere und handlichere Teile gegliedert. Unter der Laminarflow-Einheit wird sich nur noch das Antriebsaggregat mit seinen Dosierspritzenhalterungen befinden, während Transformator und Steuerteil außerhalb aufgestellt werden können. Über einen Verbindungsstrang, an dem die vier Antriebsaggregate mit ihren Dosierspritzen konnektiert sind, werden an der vorderen Öffnung die Infusionsbeutel angeschraubt, an der hinteren eine 50 ml-Spritze, die mit einer Spüllösung (z. B. Glucose 5%) befüllt ist. Luftdetektoren an allen vier Zuleitungen verhindern das Einsaugen von Luft, falls die Infusionsbehältnisse unkorrekt angestochen oder leergelaufen sind. Über einen Zentralschalter können alle vier Pumpen gleichzeitig aktiviert oder gestoppt werden.

Vakuumsysteme

Vacumat SB
Hersteller: Pfrimmer Infusionen, Geschäftsbereich der Kabi Pharmacia GmbH, Hofmannstraße 26, D 91052 Erlangen (Abb. 2.22).

Gerätebeschreibung Vakuumkammer		Infusionsständer	
Breite:	32,0 cm	Durchmesser Standfuß:	25,0 cm
Tiefe:	38,0 cm		
Höhe:	96,5 cm	Höhe:	49,0 cm
Gewicht:	48,0 kg	Gewicht:	5,18 kg

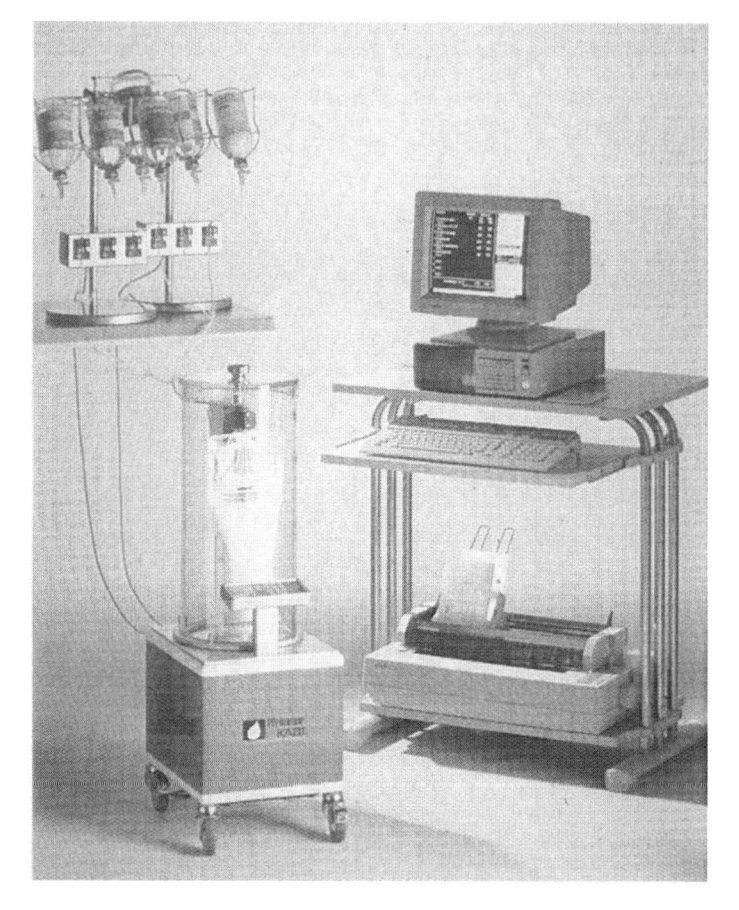

Infusionsbeutelhalterungen

Infusionsflaschenhalterungen

Infusionsständer + Sensoren

Monitor

Rechner + Laufwerk + Tastatur

Beutelhalterung + Schnellwaage + Verschließstation

VACUMAT + INFUMIX-Beutel

Drucker

Abb. 2.22 System VACUMAT mit 2 Infusionsständern, Rechner, Monitor, Drucker und INFUMIX-Beutel Fa. Pharmacia

Energie: 220 V, 50 Hz; Vakuumpumpe: 0,5 bar; Software: ab MS-DOS 3,2.
Die Fördermengen werden mit 2000 ml/min für 2l- und 3l-Beutel, 750 ml/min. für 1l-Beutel und 270 ml/min. bei 150 ml–500 ml-Beutel angegeben. Die mittlere Abfüllgenauigkeit liegt bei 1,5 %. Zum Herstellen von Mischinfusionen wird ein spezieller Leerbeutel (Infumix SB) in der Vakuumkammer an einen Wägearm eingehängt. Dieses Teil besitzt ferner eine Abklemmvorrichtung, die nach erfolgreichem Befüllen des Infumix SB den versiegelten Beutel vom integrierten Zuleitungssystem abtrennt. Der Zentralschlauch verästelt sich außerhalb der Kammer in drei, sechs oder neun Leitungen, die über einzelne Sensoren am(n) Infusionsständer(n) zu den Infusionsflaschen führen. Die Abfüllmengen werden in Gramm über ein Steuerpult eingegeben. Nach dem Befehl „Start" (optionell mit einem Fußschalter) schließt automatisch der Kammerdeckel, die Vakuumpumpe springt an, und die Flüssigkeitsmengen werden nacheinander – durch die Waage kontrolliert – in den Mischbeutel eingefüllt. Läßt es die ärztliche Verschreibung und die handelsübliche Infusionsflaschengröße zu, können auch über ein besonderes Steuerzeichen alle Sensoren gleichzeitig geöffnet werden, was die Abfüllzeit gegenüber Einzelwägungen wesentlich verkürzt. Ist der Füllvorgang beendet, verschließt die Abklemmvorrichtung die zwei Aluminiumhülsen um den Zentralschlauch und trennt den Mischbeutel vom Zuleitungssystem. Die Festigkeit dieser Plomben ist bis zu 7 bar druckgeprüft.

Verschiedene Kontrolleinrichtungen erhöhen die Sicherheit beim Arbeiten mit dem Vacumaten SB. Alarmeinrichtung: Das Gerät besitzt eine automatische Luftdetektion (Lichtschrankenprinzip). Laufen die Infusionsflaschen leer, verhindern die Luftblasendetektoren durch Schließen der jeweiligen Sensorstation das Einsaugen von Luft und damit ein Platzen des Mischbeutels. Nach Beheben des Fehlers kann mit dem Füllvorgang an alter Stelle wieder fortgefahren werden. Einklemm-Alarmanzeige: Sollte beim Schließen des Kammerdeckels sich der Zentralschlauch nicht korrekt in der Ausbohrung des Deckels befinden, wird dies akustisch und optisch angezeigt. Nach Schadensbehebung wird der Startvorgang wiederholt. Abklemm-Alarmanzeige: Reicht der Druck der Klemm- und Schneidevorrichtung zum vollständigen Versiegeln des Beutels nicht aus, erfolgt ein Warnhinweis. Der Arbeitsvorgang wird durch Betätigen der Taste „Abklemmen" erneut vorgenommen. Die Waage wird mit 100- und 1000-g-Gewichten geeicht.

Ein externer Anschluß für Computer und Drucker ermöglichen den Einsatz von Firmensoftware, die Dokumentation des Mischvorganges und den Etikettenausdruck. Zusätzlich führt Kabi Pharmacia die üblichen Infusionsbestecke, Infusionsleerbeutel aus EVA sowohl für die Schwerkraft- als auch Vakuumbefüllung mit Fassungsvermögen von 150 bis 3000 ml, mit drei, sechs oder bei Kleinbeuteln auch neun Zuleitungen. Die Leerbeutel können einzeln oder in-line im Dreier- oder Sechser-Pack, pädiatrische Beutel sogar im Vierundzwanziger-

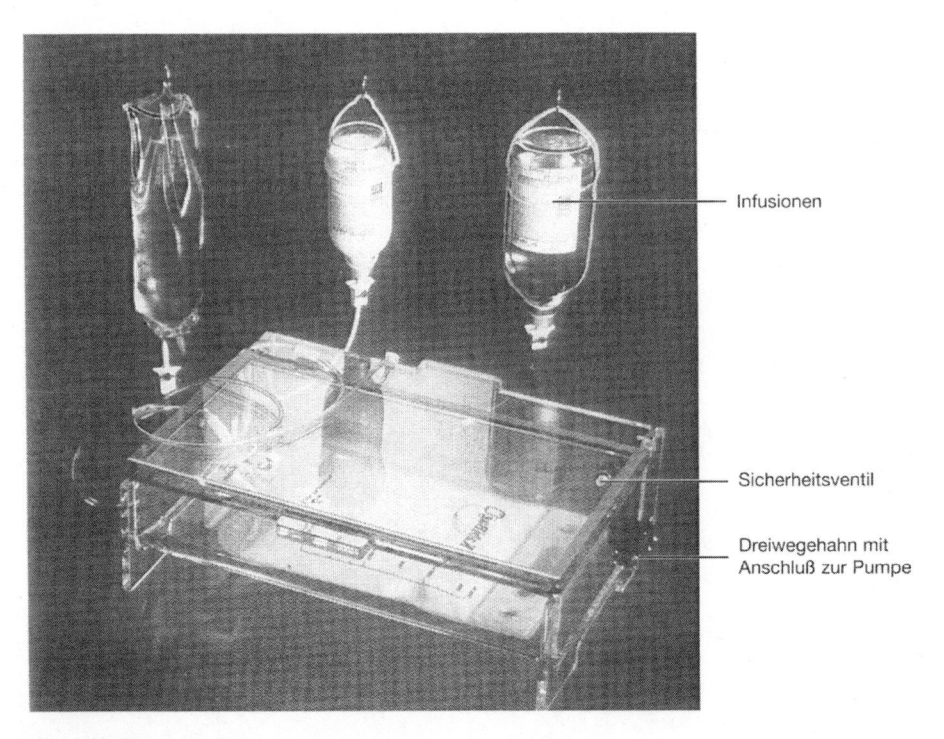

Abb. 2.23 System Kabi Vac II, Fa. Pharmacia

Verbund befüllt werden. Zum beschleunigten Abfüllen von Schwerkraftinfusionsbeuteln eignet sich eine einfache Vakuumkammer (Abb. 2.23).

3.1.2 Mischbeutel

Die Qualität der Mischinfusion hängt nicht nur von der Arbeitstechnik des Produzenten, sondern auch stark von den verwendeten Geräten, den Zuleitungen und Infusionsbeuteln sowie anderem Zubehör ab. Überwiegend wird für die sogenannten Medizinprodukte der Kunststoff Ethylenvinylacetat (EVA) eingesetzt, auf Polyvinylchlorid (PVC) kann in einigen Bereichen nicht ganz verzichtet werden. Die Ansprüche, die an das Primärpackmittel gestellt werden, sind vielfältig. Zum einen muß die Mischinfusion vor dem Einfluß der Luft (Sauerstoff, Kohlendioxid), dem Verlust von Wasserdampf, vor mikrobiellen und mechanischen Belastungen geschützt werden. Zum anderen soll eine Migration, also der Übergang von Polymerbestandteilen in die Mischinfusionen, und umgekehrt eine Sorption – das Anlagern von Wirkstoffen an das Polymer – möglichst nicht stattfinden. Alle Firmen führen Infusionsleerbeutel aus dem weichmacherfreien Kunststoff EVA, Mediform bietet zusätzlich PVC-gefertigte Primärpackmittel an. Die Probleme der Gasdurchlässigkeit und der hilfsstoffarmen Folien führen zur Suche nach neuen Polymeren. Bis jetzt werden neben PVC und EVA die Kunststoffe Polyurethan, Polyethylen, Nylon, Polyvinylidenchlorid und Polypropylen einzeln und im Verbund eingesetzt. Umweltfreundliche Kunststoffe auf der Basis von Zuckerpolymeren (Fa. Zeneca/Plankstadt) sind nach dem derzeitigen Stand der Technik vorerst nur als Sekundärpackmittel bzw. als Primärpackmittel für Kosmetika geeignet. Um sauerstoffempfindliche Aminosäuren und Vitamine im Mischbeutel zu schützen, bietet z. B. Kabi Pharmacia den Kabi Bag an, einen dreilagigen Leerbeutel, der als innere Schicht eine EVA-Folie besitzt, auf die als zweite Schicht die fast gasundurchlässige Sperrschicht aus Polyvinylidenchlorid (PVDC) kommt. Die äußere Lage besteht aus Polyethylen. Die Firma Bieffe Medital (Via G. Stephenson 43/A; I-20157 Milano) führt ebenfalls einen dreilagigen Infusionsbeutel mit der Polymerenzusammensetzung: Innenschicht: Polyethylen; Zwischenlage: Nylon 6; Außenhaut: Polypropylen. Polyethylen ist ein „neutraler" Kunststoff, Nylon besitzt eine sehr gute mechanische Festigkeit und stellt eine Barriere für alle Gase dar. Polypropylen reduziert deutlich die Wasserdampfdurchlässigkeit. Dieser Clear-Flex-Beutel übersteht auch ein Autoklavieren unbeschadet.
Neben den üblichen Einkammerbeuteln sind auch Zweikammer- (Sifra) bzw. Dreikammerbeutel (Mediform) erhältlich (Abb. 2.24). Sie ermöglichen ein getrenntes Befüllen von klaren Lösungen und Fettemulsionen bzw. von Aminosäuren, Glucoselösungen und Fettemulsionen in den Mehrkammerbeutel. Erst unmittelbar vor Anwendung wird durch Öffnen der Trennverschlüsse die Mischinfusion hergestellt. Die Vorteile dieser Produkte sind eine bessere optische Kontrolle der Lösungen, erhöhte Lagerfähigkeit und eine Minderung chemo-physikalischer Instabilitäten.
Da die Beutel heute fast ausschließlich aus einem Schlauch und nur noch selten aus zwei Lagen Folien gefertigt werden, sind sie partikelarm. Die Sterilisation erfolgt entweder mit Ethylenoxid oder mit Hilfe energiereicher Strahlen. Die Zuleitungssysteme sind von Firma zu Firma verschieden. Bei der Schwerkraftbefüllung werden vor allem Materialien aus EVA eingesetzt. Die Schnellbefüllung des Leerbeutels mit Hilfe des Vacumaten geschieht über ein integriertes Verbundsystem Zuleitung – Beutel, das ebenfalls aus EVA gefertigt ist. Dosierspritzen und ihr Zubehör sind zumeist aus Polyethylen hergestellt. Probleme können hier bei dem Kolben der Spritze auftreten. In der Regel ist dieser aus Kautschuk geformt und mit einer dünnen Schicht aus Silikon überzogen, um den Reibungswiderstand bei den Hub- und Schubvorgängen zu mindern. Besonders beim Abfüllen von Fettemulsionen löst sich auf Dauer dieser Schutzfilm ab, was spätestens durch vermehrten Kraftaufwand beim Abfüllen bzw. an der Blockade des Antriebsmotors bemerkt wird. Bei den Schlauchpumpenleitungen gibt es Fabrikatsunterschiede. Clintec-Salvia, Fresenius, Secure Medicale und Schoch verwenden Silikonkautschuk, Baxa Polyethylen, Sifra dagegen führt PVC-haltige Schläuche um die Pumpenköpfe ihrer Maschinen.
Die starke mechanische Belastung stellt bei Dauerbetrieb höchste Ansprüche an den Kunststoff, weshalb die Sifra-Mix-Zuleitungssysteme Strang für Strang einen Filter (100 bzw. 45 μ Porendurchmesser) als zusätzlichen Partikelschutz besitzen.
Die Firmen Braun, Fresenius und Kabi Pharmacia haben in ihrem Infusionssortiment Zweikammerbeutel, die in getrennten Segmenten Aminosäuren- bzw. Glucose-Lösungen mit unterschiedlichen Konzentrationen und Volumina führen. Eine zweite Produktreihe ermöglicht zusätzlich das Mischen von Fettemulsionen. Bei dem Doppelkammerbeutel sind die zwei unterschiedlich großen Kammern meist nebeneinander (beim Nutri Twin/Kabi Pharmacia und Nutriflex/Braun übereinander) angeordnet. Nach dem Aufbrechen des Trennverschlusses wird auf einer festen Unterlage der Inhalt der kleineren Kammer durch Druck in die größere überführt und so eine Mischinfusion hergestellt. Beim Nutri Twin und Nutriflex wird der Zweikammerbeutel an einer Halterung befestigt, so daß es durch die Schwerkraft zum Vermischen der Lösungen kommt.
Eine andere Methode stellt das VitriMix der Fa. Kabi Pharmacia dar. Hier ist eine größere Flasche mit Aminosäuren nur halbgefüllt und evakuiert. Eine zweite Flasche mit einer Glucose-Lösung gewünschter Konzentration wird mit einem Kunststoffverbindungsstück (VitriMix) angestochen und unter einen Überleitungsständer (VitriFix) gestellt. Auf die andere Seite dieser Stahlhalterung kommt die evakuierte Flasche, die jetzt über den VitriMix mit der ersten Lösung verbunden ist.

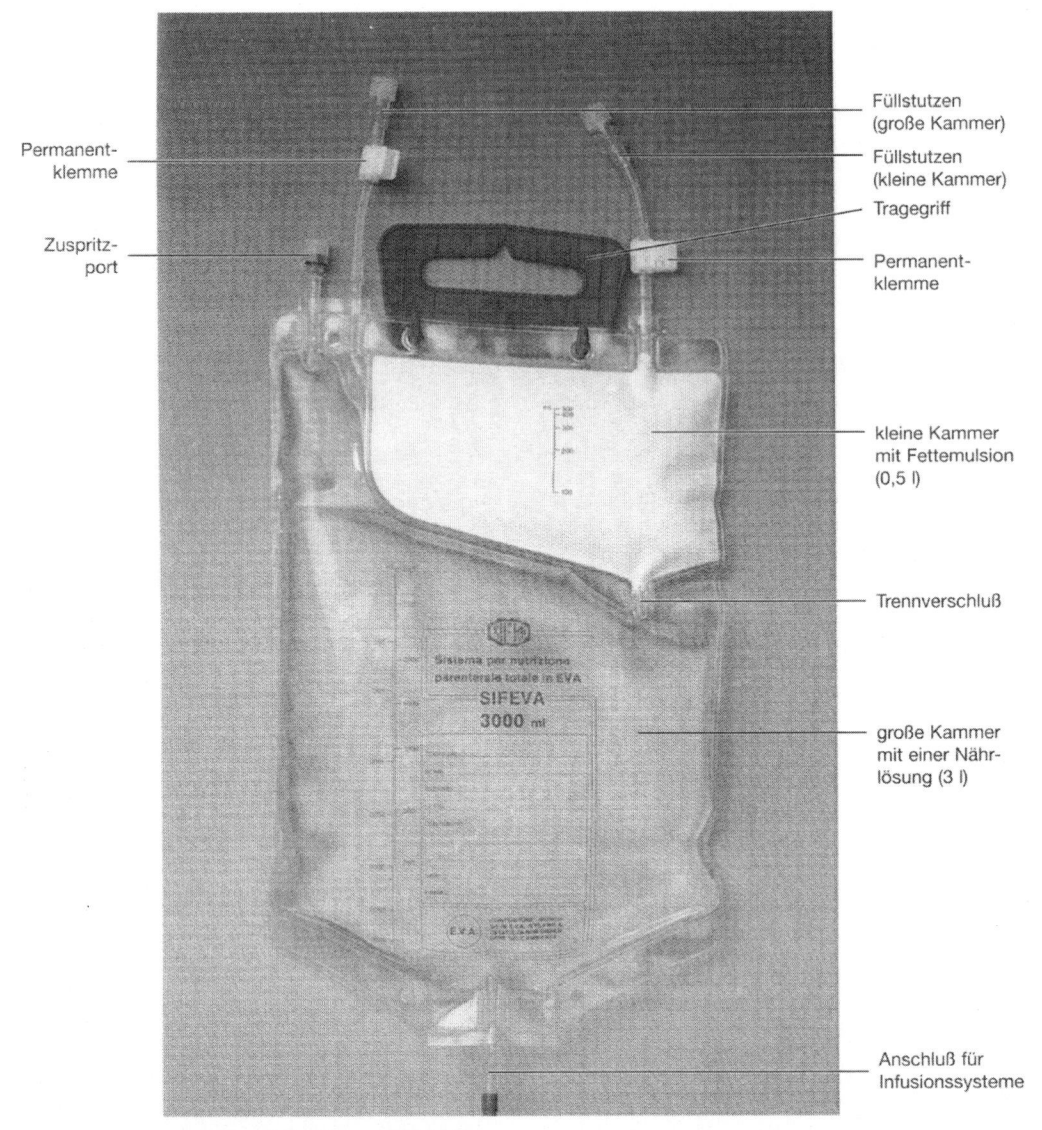

Abb. 2.24 Zweikammerbeutel der Firma SIFRA/Verona

Nach dem Umdrehen dieses Systems fließt der Flascheninhalt der oberen in die evakuierte Flasche. Die leere Flasche wird zusammen mit dem Überleitungsstück und der Halterung von der fertigen Mischinfusionsflasche entfernt. Ein ähnliches System hat die Firma Fresenius im Programm. Hier ist die Glucose-Flasche halbgefüllt und evakuiert.

3.2 Prüfung von Mischinfusionen

H. HEHENBERGER

Mischinfusionen zur totalen parenteralen Ernährung (TPE), die den Tagesbedarf an Aminosäuren, Kohlenhydraten, Fett, Elektrolyten, Spurenelementen und Vitaminen in einem einzigen Beutel enthalten (All-in-one-Mischungen), sind nur einen bis wenige Tage haltbar. TPE-Mischungen, die z. B. nur aus Glucose, Aminosäuren und einem Basisbedarf an Elektrolyten bestehen, können einige Wochen bis mehrere Monate stabil sein. Vorhersagen zur Stabilität sind schwierig. Er-

stens sind die vielfältigen Einflüsse der Komponenten aufeinander noch nicht genügend aufgeklärt, zweitens sind Stabilitätsdaten auf TPE-Mischungen mit ähnlicher Zusammensetzung nicht übertragbar. Die komplexe Zusammensetzung stellt hohe Anforderungen an die Herstellung und erfordert umfangreiche Prüfungen zur Sicherstellung der Qualität.
Abbildung 2.25 gibt die zwei häufigsten Arten der klinischen TPE-Applikation wieder. Folgende Methoden zur Herstellung haben sich herausgebildet:

1. Patientenbezogene fettfreie oder fetthaltige TPE-Mischungen werden individuell frisch zubereitet, ggf. für das Wochenende vorproduziert. Bei fetthaltigen Regimen werden Haltbarkeiten von vier bis sieben Tagen im Kühlschrank, gefolgt von einem bis zwei Tagen bei Raumtemperatur angestrebt.
2. Standardisierte fettfreie Regime, bestehend aus Kohlenhydraten und Elektrolyten mit oder ohne Aminosäurenanteil, werden entweder als Halbfertigware oder als eigenständige TPE-Mischung vorproduziert und bis zu mehreren Wochen kühl oder tiefgefroren gelagert.
3. Standardisierte fetthaltige Regime mit Aminosäuren und Kohlenhydraten ohne Elektrolyte werden vorproduziert und kühl gelagert.

Die individuelle Anfertigung kann nach § 7 ApBetrO als Rezeptur eingeordnet werden. Bei mehreren Anfertigungen hintereinander ist die Einordnung als Defektur nach § 8 nicht eindeutig möglich. Vor allem ist die Definition der Charge schwierig. Die Lösungen werden nicht aus einem gemeinsamen Ansatz in Einzelbehältnisse abgefüllt, sondern das Befüllen jedes Beutels ist ein eigener in sich abgeschlossener Arbeitsgang. Es ergibt sich insofern ein ähnliches mikrobielles und kompatibilitätsbezogenes Risiko, als mehrere dieser Herstellungsvorgänge in kurzen zeitlichen Abständen aufeinander folgen. Herstellungs- und Prüfungsprotokolle werden in allen Fällen empfohlen.
Nach DAB 10 hat das Produkt steril, pyrogenfrei und praktisch frei von Teilchen zu sein. Fetthaltige Regime dürfen keine Anzeichen einer Phasentrennung zeigen, und der Durchmesser der dispergierten Teilchen muß unter Berücksichtigung der Anwendung der Zubereitung geprüft werden. Die Haltbarkeit, die nach der APV-Richtlinie[1] definiert ist als spezifikationsgerechte Qualität bis zum Ende der Laufzeit, ist experimentell festzustellen.
Die Maßnahmen umfassen
– Sterilität
– Partikelfreiheit und Kompatibilität.

Sterilität. Zur Gewährleistung der Sterilität und der Abwesenheit von Pyrogenen erfolgt die Befüllung der Mischbeutel aseptisch in Laminar-flow-Werkbänken der Reinraumklasse A bzw. der Klasse 100 des US Federal Standard 209 C. Idealerweise arbeitet man dabei in reinen Bereichen[2]. Als Ausgangsprodukte werden sterile und pyro-

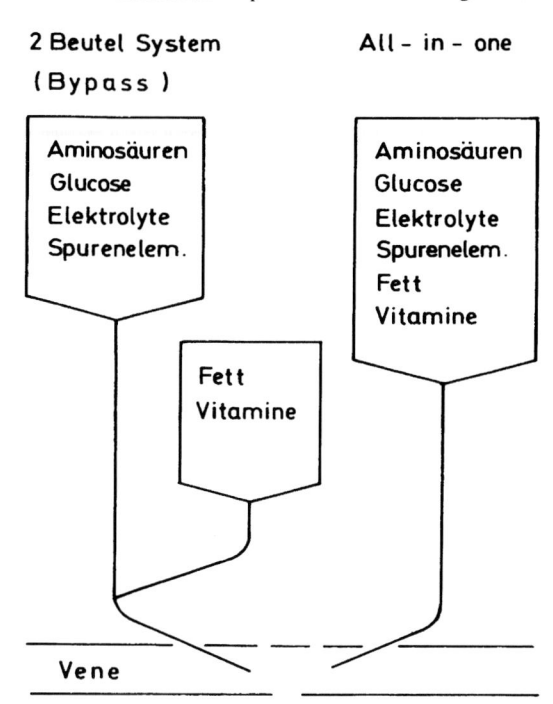

Abb. 2.25 Arten der TPE-Anwendung

genfreie Infusions- und Injektionslösungen verwendet. Hilfsmittel sind sterile Einmalartikel und zunehmend der Einsatz steriler Apparaturen (s. 3.1.1).
Das Produkt kann anschließend nicht mehr im Endbehältnis sterilisiert werden, also muß auf Sterilität geprüft werden. Die Prüfung erfolgt als Validierung, die experimentell nachweist, daß die Herstellungsmethode sterile Endprodukte liefert. Beispiele sind nach der EG-GMP-Leitlinie die parallele Abfüllung von flüssigen Nährmedien unter Herstellungsbedingungen sowie in regelmäßigen Abständen die Entnahme von Proben als zerstörende Prüfung mit Hilfe der Membranfiltermethode DAB 10.

3.2.1 Partikelfreiheit und Kompatibilität

Alle Einzelkomponenten haben eine produkt- und chargenabhängige Partikelbelastung und Stabilität. Eine weitere Belastung mit exogenen Partikeln während des Herstellungsvorgangs muß vermieden werden. Die Kompatibilität nach Überführen in einen Mischbeutel läßt sich nicht generell voraussagen. Sie hängt ab von

– der Gesamtzusammensetzung
– den Beutelmaterialien und deren Gasdurchlässigkeit
– der Reihenfolge beim Mischen
– der manuellen wie maschinellen Qualität des Herstellungsverfahrens

Infusionslösungen

– der Lagertemperatur und -dauer
– den Bedingungen bei der Anwendung.

Typische Reaktionen inkompatibler Mischungen sind Hydrolyse, Komplexbildung, Oxidation, Reduktion, Photolyse, Umlagerung, Racemisierung, Polymerisation. Sie sind erkennbar als Aciditätsänderungen und pH-Verschiebungen, Verfärbung, Partikelbildung im Sinne von Trübungen und Niederschlägen, Gehaltsverluste. Fettemulsionen können zerstört werden. Negative Folgen für den Patienten sind Phlebitis, Embolie und Granulome, sowie Fettpneumonie und bronchopulmonale Dysplasie. Die jüngste Forderung der Food und Drug Administration (FDA) unterstreicht die Notwendigkeit absolut sicherer Qualität: „Da lebensbedrohliche Zwischenfälle auftreten können, sollten bei Mischinfusionen zur parenteralen Ernährung Maßnahmen getroffen werden, die sicherstellen, daß sich keine Ausfällungen gebildet haben" (übersetzt aus[3]).

Die Stabilitätsprüfung unterscheidet aus systematischen Gründen zwischen fettfreien und fetthaltigen Mischinfusionen. Unter den fettfreien ist genauso die wäßrige Phase der fetthaltigen Mischinfusion zu verstehen.

Fettfreie Mischinfusionen

Das analytische Augenmerk richtet sich auf folgende Hauptprobleme:

Problem:	Erkennbar als:
Calciumphosphat-Bildung	Niederschlag
Maillard-Reaktion	Verfärbung, Trübung
Zersetzung von Aminosäuren	Verfärbung, Trübung, Gehaltsverlust
Zersetzung von Glucose	Gelbfärbung, Gehaltsverlust, deutl. pH-Änderung
Spurenelemente	Niederschlag
Vitamine	Gehaltsverlust

Calciumphosphatniederschlag: Calcium und Phosphat sind entweder Bestandteile der großvolumigen Einzelkomponenten, oder sie werden in Form von Elektrolytkonzentraten zugesetzt. Das Kristallisationsrisiko in TPE-Lösungen hängt von der Temperatur und vom pH-Wert nach folgender Gleichung ab[4]:

$pK_2 = (H^+) (HPO_4^{2-}) / H_2PO_4^- = 7.2$

Löslichkeit der Calciumsalze:
130 mmol/l H_2O / 2,1 mmol/l H_2O

Bei höherem pH liegt das Gleichgewicht auf seiten des unlöslichen sekundären Phosphats HPO_4^{2-}, das bei Überschreitung des Löslichkeitsproduktes als $CaHPO_4 \times 2\ H_2O$ ausfällt. Das Löslichkeitsprodukt wird bei dem stärker dissoziierten Calciumchlorid-Konzentrat eher erreicht, als bei dem weniger dissoziierten Calciumgluconat. Ebenso verhält es sich zwischen den Natrium- oder Kalium-

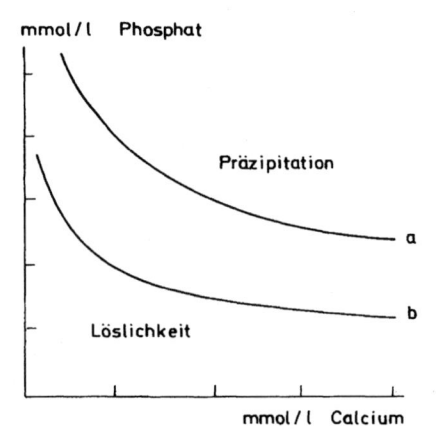

Abb. 2.26 Schematisierte Kompatibilitätskurven von Calcium- und Phosphationen in wäßrigen TPE-Lösungen. Das Kurvenpaar a/b symbolisiert jeweils: niedriger pH/höherer pH, weniger/stärker dissoziiertes Calciumsalz, weniger/stärker dissoziiertes Phosphat, niedere (z. B. RT)/höhere Temperatur (nach[5])

hydrogenphosphat-Konzentraten und dem organisch gebundenen Glycerophosphat-Natrium. Da dieses nicht ganz frei ist von anorganischem Phosphat, kann bei höheren Dosierungen trotzdem sekundäres Calciumphosphat ausfallen.

Maillard-Reaktion: Bei der Lagerung von Kohlenhydrat- und Aminosäuren-haltigen Infusionslösungen kommt es zur Kondensation zwischen reduzierenden Zuckern und Aminosäuren mit Umlagerung und Polymerisation[6]. Sie zeigt sich als Gelb- bis Braunfärbung mit nachfolgender Trübung, verbunden mit einer Gehaltsabnahme der Aminosäuren. Die Reaktion begrenzt die Lagerzeit der Beutel auf einen Zeitraum von 4 Wochen bis einigen Monaten[7, 8]. Geringere Aminosäuren- und Zuckerkonzentrationen, niedrigerer pH-Wert, sowie kühle und dunkle Aufbewahrung unter Ausschluß von Sauerstoff erlauben eine längere Lagerung.

Zersetzung von Aminosäuren: Aminosäurenlösungen entwickeln beim Sterilisieren und Lagern eine mehr oder weniger intensive Gelbfärbung. Verglichen mit anderen Infusionslösungen haben sie besonders hohe Partikelzahlen[9]. Hauptursache neben der Anwesenheit reduzierender Zucker ist die durch Sauerstoff, Licht und erhöhte Temperaturen bedingte Zersetzung von Tryptophan, Cystein und Methionin.

Kohlenhydratzersetzung: Saurer pH-Wert und Gelbfärbung der glucosehaltigen Infusionslösungen sind Ausdruck der sterilisations- und lagerungsbedingten Zersetzung über Hydroxymethylfurfural zu Lävulinsäure und Ameisensäure sowie zu gefärbten Polymerisationsprodukten.

Vitaminabbau: Die Vitamine sind in TPE-Mischungen unterschiedlich stabil[10, 11, 12, 13, 14, 15, 16, 17, 18]. Die mit vielen Arzneistoffen inkompatible

Ascorbinsäure ist in allen Nährlösungen am labilsten. Innerhalb von 2–4 Stunden können 100–200 mg zu inaktiven Produkten oxidiert werden. Die Oxidation wird beschleunigt durch erhöhte Temperaturen, Licht, Sauerstoff, katalytisch wirkendem Kupfer, sowie in geringerem Ausmaß durch Zink. Ohne Kupferanteil, bzw. bei dessen Chelatisierung durch Cystein beträgt der Verlust nur etwa 10–20% dieser Menge. Während einer 24stündigen Infusion können 50% verlorengehen, ebensoviel wie bei einer 96stündigen kühlen und dunklen Lagerung. Fett hat keinen Einfluß. Thiamin wird nur durch konzentriertes Bisulfit abgebaut, was in verdünnten TPE-Mischungen von untergeordneter Bedeutung ist. Dagegen zersetzt direktes Sonnenlicht Vitamin B_1 innerhalb von 8 Stunden zu etwa 25%, bei höheren pH-Werten und Temperaturen erfolgt in 24 Stunden fast quantitative Zersetzung.
Riboflavin wird ebenfalls durch Licht zersetzt. Während künstliches Licht wenig Einfluß hat, kann der Gehaltsverlust bei indirektem und direktem Sonnenlicht bereits nach 8 Stunden schon fast 50% bzw. 100% betragen. In fettfreien voluminöseren 3l-Mischungen verläuft die Zersetzung langsamer. Einen über mindestens 8 Stunden ausreichenden Schutz bieten dagegen fetthaltige Mischungen.
Pyridoxin wird von direktem Sonnenlicht in 8 Stunden zu über 80% abgebaut, ist aber relativ stabil gegenüber normalem Tageslicht oder Kunstlicht.
Cyanocobalamin, Biotin und Panthothenat sind bei kühler und lichtgeschützter Lagerung bis zu 96 Stunden haltbar. Eine durch Ascorbinsäure und Thiamin beschleunigte leichte Zersetzung von Vitamin B_{12} ist ohne Bedeutung.
Nicotinamid ist instabil in Anwesenheit von Oxidantien, bei unterschiedlichen Lichtverhältnissen aber mehr als 8 Stunden stabil.
Folsäure kann bei pH-Werten unterhalb 5 ausfallen, was vor allem durch Glucosekonzentrationen über 20% verursacht wird. Generell stabiler sind die wasserlöslichen Vitamine bei dunkler und kühler Lagerung vor allem in fetthaltigen TPE-Mischungen.
Vitamin A wird von Sonnenlicht und Phototherapie-UV-Licht schon nach den ersten zwei bis drei Stunden zu annähernd 50% zersetzt, nicht aber von dem wenig UV-Anteile enthaltenden künstlichen Licht. Verluste bis über 75% in 24 Stunden oder bis zu 88% in 5 Stunden entstehen durch sehr schnelle Sorption an PVC-Infusionsleitungen (und PVC-Beutel). Der Zusatz von Fettemulsionen schützt vor Zersetzung und Sorption an Kunststoffe. Beispielsweise wurden nach 24 Stunden nur etwa 20% Verlust in fetthaltigen TPE-Mischungen beobachtet, aber bis zu 90% in fettfreien Mischungen.
Vitamin D ist lichtempfindlich und zersetzt sich bei Sauerstoffeinfluß. Gehaltsverluste, die bis 30 Prozent betragen können, sind aber mehr auf eine Adsorption an PVC-Infusionsleitungen, vor allem bei langsamer Applikation, zurückzuführen.
Vitamin E wird trotz seiner Empfindlichkeit gegenüber UV-Licht als unproblematisch angesehen. Entgegen früherer Studien scheint es nicht an Materialien zu adsorbieren oder durch Licht zersetzt zu werden.
Die Verluste an Vitamin K in Höhe von 10–20% durch direktes Sonnenlicht sind für die Praxis nicht relevant.
Insgesamt sind die fettlöslichen Vitamine in fetthaltigen Regimen bei richtiger Lagerung mehr als 24 Stunden ausreichend stabil.

Spurenelemente: Inkompatibilitäten existieren hauptsächlich in Form von Ausfällungen. Problematisch sind die schwer detektierbaren Kleinstmengen. Messungen mit Hilfe der Atomabsorption zeigen Zink, Kupfer, Chrom und Mangan als kompatibel in verschiedenen TPE-Lösungen. Andererseits sind Mikropräzipitationen von Eisenphosphat und von metallischem Selen in Gegenwart erhöhter Mengen von Ascorbinsäure oder Umsetzungen von Kupfer mit Aminosäuren bekannt. Mit Hilfe der energiedispersen Röntgenspektroskopie wurde gezeigt, daß Mikropräzipitationen bestehend aus einer Mischung aller Spurenelemente induziert werden können, wenn gleichzeitig das Löslichkeitsprodukt von sekundärem Calciumphosphat überschritten ist[19].

Prüfung fettfreier Mischinfusionen
Die Stabilitätsprüfung ist mit Hilfe der Arzneibuchmethoden möglich:

– Prüfung auf Klarheit
– Prüfung auf visuelle Partikel
– Prüfung auf subvisuelle Partikel
– Bestimmung des pH-Wertes
– Prüfung der Färbung von Flüssigkeiten
– Photometrie
– Bestimmung der optischen Drehung
– Atomabsorption / Flammenphotometrie
– Chromatographie.

Klarheit. Die Arzneibuchforderung nach Klarheit bezieht sich auf die Kontamination mit Fremdpartikeln, die unbeabsichtigt bei der Herstellung eingeschleppt wurden.
Die Prüfung der TPE-Mischungen ist demnach sowohl auf die exogenen Partikel ausgerichtet, als auch auf Kompatibilität hinsichtlich einer Partikelzunahme. Die nachstehenden Arzneibuchlimits sind vor diesem Hintergrund zu sehen[20].
a) *Visuelle Prüfung:* Das DAB 10 bietet die Kontrolle mit Hilfe zweier Neßlerzylinder an, der DAC[21] beschreibt eine geeignete Beleuchtungseinrichtung, die Durchführung und macht Angaben zur statistischen Bewertung. Eine bewährte Methode ist die Beurteilung im Gegenlicht ggf. mit Hilfe eines Polarisationsfilters und einer Vergrößerungslupe, wie sie bei der Durchsichtskontrolle von Injektions- und Infusionslösungen üblich ist. Ein einfaches Gerätebeispiel ist das Allen 1, P & W Allen, GB, ein komfortableres das Partikelsichtgerät PK1, Concept. Neben der Beuteldurchsicht ist eine zerstörende Prüfung notwendig, die zusätzlich als Typprüfung durchgeführt werden sollte.

b) Subvisuelle Prüfung: Als subvisuell gelten Partikel bis zu einer Größe von etwa 50 µ. Das BP 88 schreibt für diesen Bereich entweder die Coulter-Methode mit Limitierung der Partikelzahlen für die Größen >2 µ und >5 µ auf maximal 1000/ml bzw. 100/ml vor, oder die Methode der Lichtblokkade mit Limitierung auf maximal 500/ml bzw. 80/ml. Das DAB 10[22] fordert ein Gerät, das auf der Lichtblockade basiert, bei einer Kalibrierung von 5 bis 25 µ. Beim Coulter-Counter (Leitfähigkeitsverfahren) durchströmt die Probe eine kleine Öffnung, an der ein elektrisches Feld liegt. Dazu muß die Probe je Öffnungsdurchmesser mit ca. 0,9- bis 5%iger Kochsalzlösung etwa 1:1000 verdünnt werden. In Abhängigkeit vom Einzelpartikelvolumen wird die Veränderung des elektrischen Widerstandes registriert. Moderne Geräte, wie der Coulter Multisizer, können die gesamte Bandbreite in bis zu 256 Kanäle aufteilen und auf dem Monitor darstellen[23]. Beim Durchfluß-Photometer-Verfahren passieren die Partikel eine Lichtschranke. Geräte-Anbieter sind z. B.: HIAC/Royco, bzw. Kratel, Stuttgart (Partoscop F). Die veränderte Lichtintensität wird hier in Abhängigkeit von der Partikelfläche registriert. Die analogen Sensorsignale können digitalisiert, gespeichert und zur Darstellung verschiedener Größenklassen ebenfalls in Kanäle aufgeteilt werden. Die meisten neuen Geräte haben 1–60 Sensoren für weißes Licht, d. h. sie können Partikel im Bereich von 1 bis 60 µ darstellen. Die neuesten Geräte werden mit Laser-Licht angeboten[23]. Die Membranfiltermethode nach USP XXII mit mikroskopischer Auswertung hat bei TPE-Untersuchungen keine große Bedeutung.

pH-Wert. Der zu allen Meßzeitpunkten mitbestimmte pH-Wert wird mit einer üblichen Glaselektrode ermittelt. Aus dem Ausgangswert kann auf die zu erwartende Stabilität der Mischung geschlossen werden. Veränderungen während des Prüfzeitraumes, die über 0.2 pH-Einheiten hinausgehen, deuten erfahrungsgemäß auf Inkompatibilität hin. In Gegenwart von Aminosäuren muß man berücksichtigen, daß die Mischungen eine hohe Titrationsacidität (Pufferkapazität) haben, die eine Bewertung erschwert.

Verfärbung. Geprüft wird visuell auf Farbänderung hauptsächlich bei langen Lagerzeiten. 10 ml der unverdünnten Lösung werden bevorzugt nach Methode II des DAB 10 geprüft. Farbvergleichsprobe ist die Ausgangslösung. Als Farbvergleichslösungen kommen hauptsächlich BG, B und G in Frage. Der Parameter ist orientierend und sollte im Zusammenhang mit den anderen Prüfungen gesehen werden. Veränderungen, die über zwei und mehr Farbstufen gehen, schlagen sich in der Praxis meist auch in Veränderungen anderer Parameter nieder.

Photometrie. UV-Vis-spektroskopisch geprüft wird auf 5-Hydroxymethylfurfural und ähnliche Zersetzungsprodukte reduzierender Zucker direkt bei 284 nm oder z. B. nach der Seliwanow-Farbreaktion des PhEur I bei 296 und 400 nm. Der Glucosegehalt kann direkt enzymatisch z. B. mit der GOD-Methode bei Verwendung von Aminophenazon und 2,4-Dinitrophenol bei etwa 515 nm bestimmt werden. Bei 325 nm und 400 nm können Verfärbungen z. B. der Aminosäurenlösungen[20, 24, 25] gemessen werden. Indirekte Transmissionsmessungen bei 540 oder 550 nm können ergänzend zur visuellen Prüfung auf Phosphatniederschläge durchgeführt werden. Zur direkten Streulichtphotometrie etwa bei Aminosäurenlösungen[25] dienen entsprechende Trübungsphotometer.

Optische Drehung. Wird verwendet zur routinemäßigen Gehaltsbestimmung von Kohlenhydraten in Kohlenhydrat/Elektrolytmischungen.

Atomabsorption/Flammenphotometrie. Ist üblich zur routinemäßigen Gehaltsbestimmung der Elektrolyte.

HPLC. Das Verfahren dient in erster Linie zur Gehaltsbestimmung von Vitaminen und Aminosäuren. Die Trennung der Aminosäuren erfolgt bei Gradienten-Elution entweder als Vorsäulen- oder als Nachsäulenderivatisierung, die Detektion geschieht spektralphotometrisch oder durch Fluoreszenzmessung. Eine vereinfachte Vorsäulenderivatisierung ohne zusätzlichen apparativen Aufwand wurde in[27] vorgestellt. In[7] wird ein einfaches HPLC-Verfahren für den Nachweis der Maillard-Reaktion beschrieben.

Fetthaltige Mischinfusionen

Bei gesicherter Qualität der wäßrigen Phase steht nun die Stabilität der Emulsion im Vordergrund. Parenterale Fettemulsionen haben eine mittlere Tropfengröße von 0,2 bis 0,4 µ, die sich auch in der TPE-Mischung nicht wesentlich verändern sollte. Obwohl die im PhEur I oder im BP 80 geforderte obere Grenze der dispergierten Öltröpfchen auf 5 µ in den neuen Arzneibüchern nicht mehr enthalten ist, orientiert man sich in der Praxis an diesem Wert. Nach Abbildung 3 können kleinere Tröpfchen flocculieren um Aggregate zu bilden, oder sie können zu größeren Tropfen koaleszieren. Beide Prozesse können simultan ablaufen. Mit Aufrahmen oder „creaming" bezeichnet man die Bildung einer opaleszierenden oberen weißen Schicht, bestehend aus aggregierten Tröpfchen, die nicht koalesziert sein müssen, und die überwiegend ihre ursprüngliche mittlere Tröpfchengröße von ca. 300 nm noch haben. Wenn eine obere Schicht freien koaleszenten Öls sichtbar wird, ist das System gebrochen.

Einfluß von Elektrolyten und pH-Wert. Neben der sterischen Abstoßung sind unverdünnte parenterale Emulsionen bei neutralem pH durch eine Oberflächenladung ihrer Tröpfchen von −40 bis −50 mV stabilisiert. Indirekt meßbar als die Oberflächenladung als Zetapotential (→ Bd. 2, 106). Die Komponenten der TPE-Lösungen reduzieren dieses Potential wahrscheinlich durch eine Kombi-

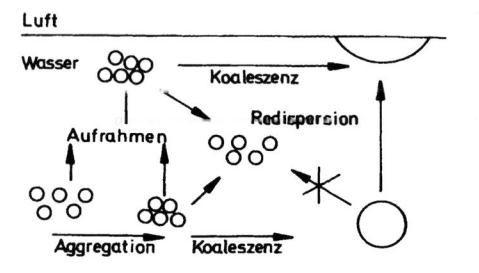

Abb. 2.27 Schematische Darstellung des Aufrahmens und der Koaleszenz von O/W-Emulsionen, nach [27]

nation spezifischer und unspezifischer Effekte auf die die Tröpfchen umgebenden elektrischen Doppelschichten. So liegt das Zetapotential von TPE-Mischungen bereits nahe dem Nullpunkt. Am stärksten reduziert oder umgekehrt wird es durch Zugabe von Kationen und durch pH-Erniedrigung. Kationen der wäßrigen Phase können nach der DLVO-Theorie (→ Bd. 2, 108, 700) die Ausdehnung der Doppelschichten soweit reduzieren, bis deren Van-der-Waal'schen Anziehungskräfte zur Flocculation führen. Eine Voraussage unter Errechnen kritischer Flocculationskonzentrationen ist im Einzelfall schwierig[28].

Der Einfluß des pH-Wertes macht sich bereits in nativen Fettemulsionen bemerkbar. Besonders gegen Ende der Lagerzeit, wenn der pH-Wert wegen zunehmender Bildung freier Fettsäuren unter etwa 5.5 sinkt, wird das thermodynamische Gleichgewicht der Emulsion labiler. Abbildung 2.28 zeigt schematisch die Veränderung des Zetapotentials durch pH-Wert-Senkung sowie durch ein- und zweiwertige Elektrolyte. Dreiwertige Kationen kehren das Zetapotential bereits in kleinsten Mengen um. Neuere systematische Untersuchungen in TPE-Mischungen[29] belegen, daß dieser Effekt der Elektrolyte additiv ist.

Einfluß von Kohlenhydraten. Bei alleiniger Zugabe von Glucoselösung können Fettemulsionen wegen der pH-Erniedrigung innerhalb weniger Stunden destabilisiert werden[31, 32]. Als Substanz selbst hat Glucose in schwach elektrolythaltigen Mischungen eher einen stabilisierenden Effekt auf die Flocculation[33, 34, 35].

Einfluß der Aminosäuren. Aminosäuren stabilisieren die Emulsion gegen die Wirkung von Kationen. Die Mechanismen sind nicht genau bekannt. Diskutiert werden bei unterschiedlichem pH-Wert der wäßrigen Phase je nach isoelektrischem Punkt der Aminosäure sowohl eine spezifische als auch eine unspezifische Bindung und Abstoßung an der negativen Emulgatoroberfläche. Eine Rolle spielt dabei das Verhältnis der Konzentration von basischen zu sauren Aminosäuren[35, 36, 37]. Zusätzlich stabilisierend wirken sie durch Puffern der sauren Glucoselösungen.

Sonstige Einflüsse. Ein nennenswerter Einfluß von wasserlöslichen oder fettlöslichen Vitaminen auf die Stabilität des Emulsionssystems ist nicht bekannt. Insulin, das zur Vermeidung von Hyperglykämien besonders bei hohen Glucosegaben zugesetzt wird, stört die Dispersität nicht. Das zur Vermeidung von Katheterverschlüssen oft zugesetzte Heparin ist vielfach selbst Anlaß für Ausflockungen und Verstopfung von Infusionsleitungen und Kathetern. Es beschleunigt die Flocculation, wenn bereits durch hohe Calciumkonzentrationen eine Ladungsumkehr erfolgt war. Andere Arzneimittel können prinzipiell über pH-Änderungen das Zetapotential empfindlich beeinflussen.

Prüfung fetthaltiger Mischinfusionen
Die Qualität der TPE-Mischung ist charakterisiert durch Aggregationszustand, Partikelgröße und Zetapotential. Folgende Prüfmethoden sind üblich:

– Makroskopische Prüfung
– Lichtmikroskopie
– Quantitative Partikelanalysen
  Photonen-Korrelationsspektroskopie
  Laserbeugungsspektrometrie
  Coulter-Counter-Methode
  HIAC/Royco-Verfahren
– Zetapotentialmessung

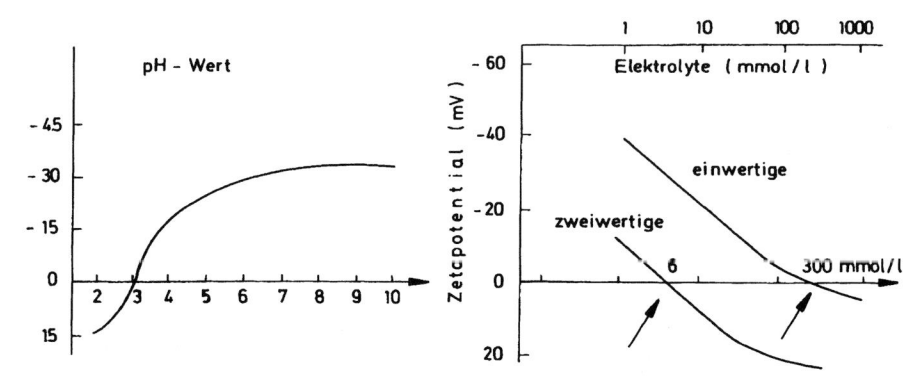

Abb. 2.28 Einfluß von pH-Wert und Elektrolyten auf das Zetapotential bei einer Fettemulsion, nach [30]

- Andere Methoden:
pH-Wert-Messung
Peroxidzahl, Osmolalität
Turbidimetrie
Elektronenmikroskopie
Belastungsversuche.

Makroskopische (Sinnes-)Prüfung und Lichtmikroskopie sind die im Apothekenlabor leicht durchführbaren Methoden.

Makroskopische (visuelle) Beurteilung. Die Probe ist im Idealfall homogen. Sie kann einige Millimeter aufgerahmt sein, bei gleichzeitiger Ausbildung luzider, optisch dünnerer Zonen am Boden der Probenbehältnisse. Die Aufrahmung muß aber durch leichtes Umschwenken redispergierbar sein. Anschließend muß die Probe homogen aussehen. Es dürfen weder Anzeichen einer Phasentrennung zu sehen sein, noch eine Abscheidung von Fetttröpfchen, Ausbildung von Agglomeraten oder ausgeprägte Verfärbung. Öltröpfchenbildung wird durch Beobachten im schrägen Winkel festgestellt. Aufrahmen und Phasentrennung lassen sich bei seitlicher Ansicht erkennen. Ein Teil der Mischung kann zur besseren Beobachtung in einen graduierten Zylinder überführt werden[38]. Prüfen sollte man auch auf eine veränderte Benetzung der Beutelinnenseiten. Eine einfache aber aussagekräftige Methode ist der Sudan Rot Test[39]. Sudan Rot B, als gut fettlöslicher Azofarbstoff, läßt, ohne das System zu destabilisieren, makroskopisch sichtbare Öltröpfchen als rote Flecken erkennen. Besonders deutlich treten Öltropfen an den Behälterwandungen auf. Durchführung: Zu etwa 2 ml unverdünnter Probe werden eine winzige Spatelspitze (ca. 0.1 mg) Sudan-Rot B gegeben. Nach leichtem Schwenken während einer Minute und anschließendem Stehenlassen während drei Minuten wird die Emulsion beurteilt.

Lichtmikroskopie. Man benutzt idealerweise ein Mikroskop von 1000- bis 1250facher Vergrößerung mit Skaleneinteilung sowie mit Polarisations- und Phasenkontrasteinrichtung. Zur Dokumentation kann ein geeigneter Kameraaufsatz mit Mikroblitz verwendet werden. Die Apothekenbetriebsordnung schreibt ein Mikroskop mit mindestens 600facher Vergrößerung, Polarisations- und Längenmeßeinrichtung vor. Das ist für die Routineprüfung ausreichend. Von Vorteil ist, daß die Proben nicht verdünnt werden müssen und daß das Ergebnis direkt sichtbar ist. Eine Flocculierung ist leicht erkennbar. Man kann sehen, daß dieser Vorgang extrem schnell, oft innerhalb weniger Minuten nach dem Mischen erfolgen kann. Das Aufrahmen sieht man in Folge des Stoke'schen Gesetzes aber erst Stunden später. Die Lichtmikroskopie stellt ein geeignetes direktes Verfahren zur Beurteilung von Partikelgröße, -verteilung und Aggregationszustand dar. Geprüft wird halbquantitativ auf Anwesenheit größerer Tropfen. Verbindliche Verfahren gibt es nicht. Man kann z. B. aus einer Probe von 0,001 ml nach 5-10 Minuten, wenn das System sich beruhigt hat, pro Objektträger willkürlich randomisiert mehrere Gesichtsfelder auswerten, ggf. fotografisch dokumentieren. Daneben ist die Intensität der Brown'schen Bewegung, die in umgekehrtem Verhältnis zur Größe der Teilchen steht, subjektiv bewertbar. Kompatible Proben aus dem Zentrum der Mischung enthalten bei sehr starker Eigenbewegung nur vereinzelt Partikel in der Größenordnung von etwa 0.5 bis 2 µ. Tropfen, die bereits 3 µ groß sind, deuten auf eine instabile Mischung hin. Oberflächenproben zeigen einen erhöhten Anteil größerer Fetttröpfchen, verbunden mit langsamerer Bewegung. Als inkompatibel sind Mischungen zu werten, deren Tropfengrößenverteilung sich während des Prüfzeitraumes deutlich zu größeren Tröpfchen hin verschiebt und Tropfen, die die Grenze von 5 µ überschreiten, zählbar werden. Wie aus Abbildung 2.30 hervorgeht, ist zur richtigen Beurteilung eine differenzierte Probenahme notwendig.

Mit Hilfe von Einmalspritzen und dicker Kanüle sollten Proben sowohl aus dem Zentrum des Beutels als auch von der Oberfläche entnommen werden. Damit werden - nach erschütterungsfreier und hängender Lagerung - die nach oben flotierten und dort angereicherten Aggregate und größeren Tropfen erfaßt. Wenn die Fettemulsion als Bypass-Infusion gegeben wird, kann man mit Hilfe der entsprechenden Applikationssysteme die Gegebenheit nach Abb. 2.25 simulieren. Proben der stets oben schwimmenden, sich nicht homogen vermischenden Emulsion werden am Ende des Systems direkt auf den Objektträger aufgebracht.

Partikelanalysen. Eine Ergänzung zur mikroskopischen Teilchengrößenanalyse stellen die Laserlight scattering-Methoden und die direkten Zählmethoden dar. Ein typisches Design über den gesamten Größenbereich zeigt Abbildung 2.29.

Photonen-Korrelationsspektroskopie (PCS) (→ Bd. 2, 46, 929). Die Methode zur Partikelanalyse pharmazeutischer Suspensionen und Emulsionen[23, 41, 42, 43] liefert die durchschnittliche Partikelgröße der Fetttröpfchen und kann die Größenverteilung in einem Meßbereich von etwa 3 nm bis

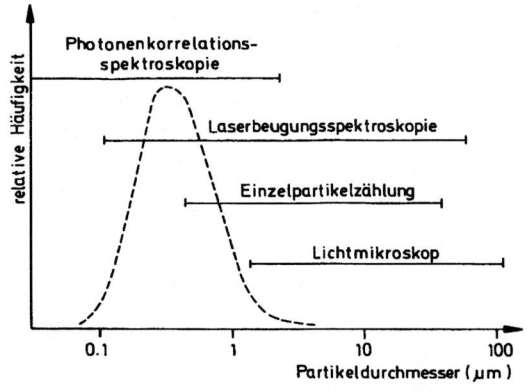

Abb. 2.29 Größenverteilung und Meßmethoden von Fetttröpfchen, nach[38]

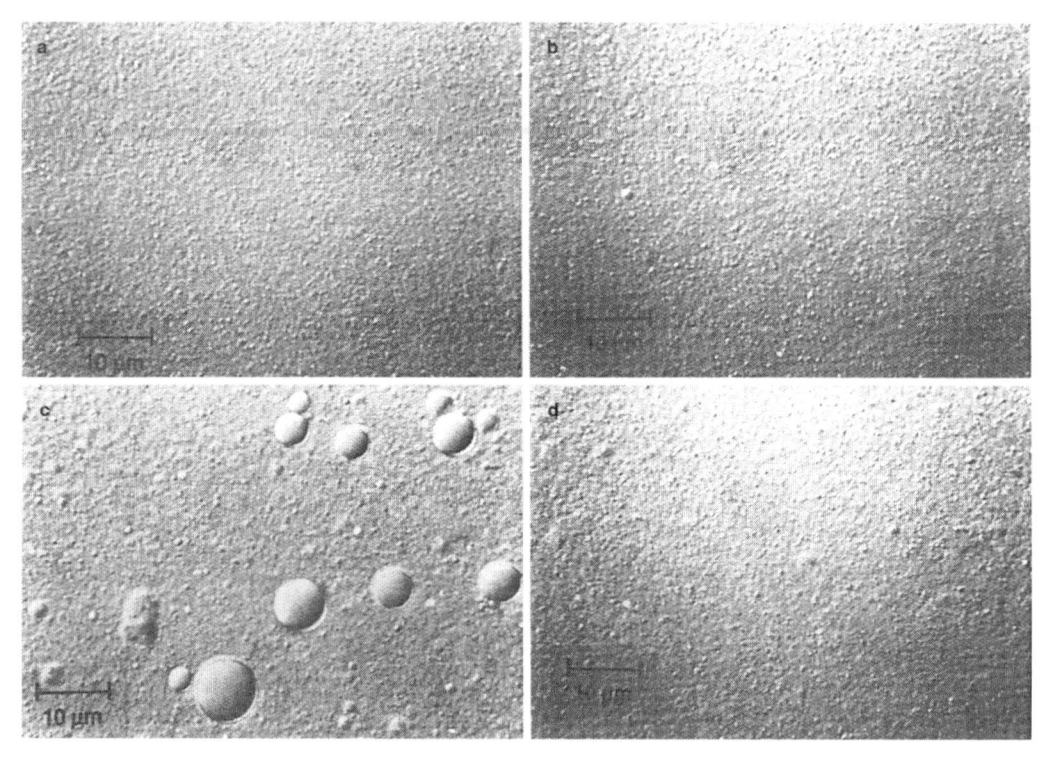

Abb. 2.30 Mikroskopische Aufnahmen von Mischbeuteln mit hohen und niedrigen Salzgehalten bei unterschiedlicher Probenahme, aus[40]. *Oben* Salzgehalt niedrig, Oberflächenprobe, **a** direkt nach Herstellung, **b** nach 21 Tagen. *unten* Salzgehalt hoch, nach 21 Tagen, **c** Oberflächenprobe, **d** Probe aus Beutelmitte nach Durchmischen

3 my errechnen. Die „Dynamic laser light scattering"-Methode beruht auf der von der Brown'schen Bewegung erzeugten Oszillation der Fetttröpfchen. Die von der Größe der Partikel abhängigen Bewegungen sind als Fluktuationen der Lichtintensität meßbar. Detektiert wird Laserstreulicht im Winkel von 90° oder bei verschiedenen Winkeln in stark verdünnten Proben. Gerätebeispiele sind Autosizer IIc oder Zetasizer 3, Malvern Instruments. Die Methode ist hervorragend geeignet zur Beurteilung der Qualität parenteraler Fettemulsionen, ihre Grenze zeigt sich aber bei instabilen TPE-Proben am oberen Meßbereich. Für Kompatibilitätsaussagen bei fetthaltigen Mischinfusionen ist die Kombination mit weiteren Methoden notwendig.

Laserbeugungsspektrometrie. Die Methode bestimmt ebenfalls Mittelwert und Größenverteilung von Emulsionspartikeln[23, 44, 45]. Im Unterschied zur PCS beruht das Verfahren darauf, daß die von der Partikelgröße abhängige unterschiedliche Krümmung der Oberfläche eine verschieden starke Beugung von Laserlicht verursacht. Große Partikel ergeben kleine Beugungswinkel, kleine Partikel ergeben große Beugungswinkel. Das System fokussiert die Diffraktionsringe über Fourier-Transformation auf einen Sensor. Aus der gemessenen Intensität kann die Verteilung errechnet und in verschiedenen Größenklassen dargestellt werden. Neue Geräte (Malvern Mastersizer) messen Partikel im Bereich von 0,1 bis 80 Mikrometer.

Coulter-Counter und HIAC/Royco-Verfahren ($\rightarrow$ Bd. 2). Diese echten Zählverfahren werden für den Größenbereich von Fetttröpfchen mit 0,5 μ bis etwa 50 μ oder nur einem Ausschnitt daraus eingesetzt. Wegen der unterschiedlichen Meßprinzipien sind die erhaltenen Werte vor allem im unteren Größenbereich nicht vergleichbar.
Zu berücksichtigen ist außerdem das kleine Volumen. Typischerweise nimmt man bei der Coulter-Analyse z. B. eine 100 μl Probe und verdünnt sie zu 100 ml. 0,5 ml davon werden analysiert.

Zetapotential. Das Zetapotential ($\rightarrow$ Bd. 2, 106) wird als Maß für die elektrostatische Stabilisierung der Fetttröpfchen und somit als prognostisches Kriterium ermittelt. Größe und Vorzeichen des Zetapotentials erhält man aus der elektrophoretischen Mobilität der Fetttröpfchen in stark verdünnten Proben. Die Verdünnung geschieht interessanterweise mit einer Mischung, die dieselbe Zusammensetzung wie die Mischinfusion hat, in der aber der Fettanteil durch Wasser ersetzt wurde. Auf diese Weise werden bei voller Ionenstärke die elektrokinetischen Verhältnisse zum

Zeitpunkt der Messung trotz der Verdünnung besser widergespiegelt als durch bloßes Verdünnen mit Wasser.
Die Mobilität der geladenen Partikel wird bei älteren Geräten (Zeta-Meter) direkt unter dem Mikroskop beobachtet. Modernere Geräte arbeiten auf der Grundlage der elektrophoretischen Laser-Doppler-Anemometrie (LDA), (Malvern Zetasizer, Coulter Delsa[44]). Vorteil der Methode ist, daß sie eine beginnende Instabilität durch eine veränderte Größenverteilung erkennen läßt.

pH-Wert. Der pH-Wert wird bei allen Untersuchungen mitbestimmt. Er soll die Fettsäurenverseifung und andere Zersetzungen erfassen. Eine große Änderung ist bei Pufferung durch Aminosäuren nicht zu erwarten. Wie bei den fettfreien Regimen sollten Veränderungen während des Prüfzeitraumes, die mehr als 0,2 Einheiten betragen, als Hinweis auf Unverträglichkeiten gewertet werden.

Peroxidzahl. Nach DAB 10, kolorimetrisch, oder gaschromatographisch bestimmt, kann sie bei Langzeitlagerung als Maß für die Oxidation des Fettsäuren- und Lecithinanteils dienen.

Unveresterte Fettsäuren. Die Bestimmung der unveresterten Fettsäuren kann vor allem in den von Aminosäuren gepufferten TPE-Systemen besser Auskunft über das Maß der Verseifung geben als der pH-Wert.

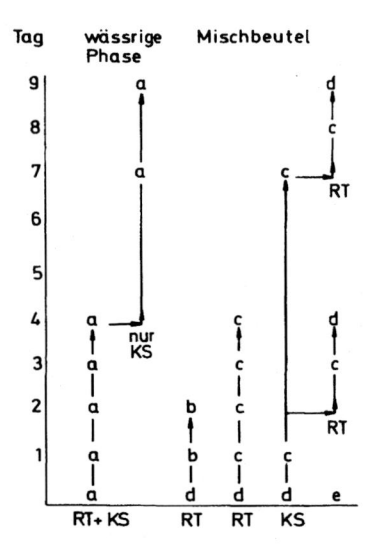

Abb. 2.31 Prüfschema und Prüfintervalle für TPE-Mischungen, nach [38]. *RT* = Lagerung bei Raumtemperatur, *KS* = Kühlschranklagerung, **a** Visuelle Partikelbelastung, subvisuelle Partikelbelastung, pH-Wert, UV-Vis-Spektroskopie; **b** Reagenzglastest auf Aufrahmen; **c** Makroskopische Prüfung, Coulter-Partikelzählung, pH-Wert; **d** PCS, Coulter-Partikelzählung, Zetapotential, makroskopische Prüfung, Lichtmikroskopie, pH-Wert, Peroxidzahl, unveresterte Fettsäuren; **e** PCS, Coulter-Partikelzählung, Lichtmikroskopie der nativen Fettemulsion

Osmolalität. Sie wird in vielen Untersuchungen mitbestimmt, ist aber wegen der hohen Standardabweichung bei emulsionshaltigen Systemen wenig aussagekräftig.

Turbidimetrie. Sie wird unter Verwendung entsprechender Trübungsphotometer vor allem zu exemplarischen Flocculationsprüfungen eingesetzt[46].

Elektronenmikroskopie. Sie erlaubt in wenig verdünnten Proben die exemplarische Analyse von Partikelgrößen in dem sehr weiten Bereich von 0,01 µ bis > 20 µ. Von Vorteil ist der Gewinn grundsätzlicher Erkenntnisse über die verschiedenen Einflüsse von pH-Wert, Kohlenhydraten, Elektrolyten oder Aminosäuren auf die Strukturen der Oberflächenlamellen der Fetttröpfchen. Zur Analyse von TPE-Mischungen werden sowohl Raster-Elektronenmikroskopie als auch Transmissionselektronenmikroskopie eingesetzt[32, 47, 48, 49].

Belastungsversuche. Zentrifugation, Frier-Tau-Verfahren, mehrmaliges Autoklavieren[44] oder Schüttelversuche erlauben zusätzliche Aussagen über die voraussichtliche physikalische Stabilität von TPE-Mischungen bei Normalbedingungen.
Zur sicheren Beurteilung der Haltbarkeit von TPE-Mischungen ist eine Kombination mehrerer Methoden notwendig. Zetapotential, Zahl und Größenverteilung der Fetttröpfchen werden bei der Validierung der Haltbarkeit ermittelt. Dabei liegt das Problem dieser Methoden in der notwendigen Verdünnung. Die Verdünnung verändert die Umgebung der Tropfen und führt oft zur Redispergierung eventuell entstandener Flocken. Deshalb können Partikelzähler keine Flocculierung erkennen, sondern nur Teilchengrößenverschiebung und Koaleszenz zu kleinen Tropfen. Die makroskopische Prüfung und die Lichtmikroskopie sind deshalb gerade im Apothekenlabor wichtige ergänzende Parameter[50].
Ein Beispiel für eine umfangreiche Validierung zeigt Abbildung 2.31. Die parallelen Prüfungen, insbesondere unter Einschluß des wäßrigen Anteils, erlauben eine fundierte Beurteilung mit dem Erfassen potentieller larvierter Ausfällungen.

3.2.2 Stabilitätsrichtlinien für die Herstellung

Elektrolyte oder Glucose bzw. Fructose dürfen nicht direkt zu Fettemulsionen gegeben werden. Im Prinzip werden zuerst Glucose- und Aminosäurenlösung gemischt, eventuell gefolgt von Wasser, anschließend Elektrolytlösungen bzw. -konzentrate. Fett wird zuletzt zugemischt. Vitamine und Spurenelemente sollten erst vor der Anwendung zugegeben werden. Ein partikelfreies Zumischen wird bei aseptischer Arbeitsweise durch Verwendung von Membranfiltern erreicht. Auch für die Applikation werden in die Infusionsleitung integrierte Membranfilter empfohlen.

Glucose. Angestrebt wird eine Endkonzentration von 10% bis maximal 20%.

Elektrolyte. Allgemeingültige Grenzwerte für die Konzentration der Elektrolyte können grundsätzlich nicht angegeben werden. Für jedes Regime sollten Grenzkonzentrationen für Calcium und Phosphat unter Erstellung doppeltlogarithmisch aufgetragener Kompatibilitätskurven vor allem bei verschiedenen Temperaturen (vgl. Abb. 2.26) ermittelt werden. Die Elektrolytzugabe sollte in der Praxis aus Sicherheitsgründen 80 Prozent der so ermittelten Grenzkonzentrationen nicht überschreiten.

Darüber hinaus kann das Risiko von Niederschlägen reduziert werden durch:
- Vorlage von Phosphat, dann erst Zugabe von Calcium
- Vormischen von Calciumkonzentrat in der Glucoselösung und Phosphatkonzentrat in der Aminosäurenlösung, dann erst gefolgt von den restlichen Elektrolyten in den vereinten Lösungen
- Täglich alternierende Gabe von Calcium und Phosphat
- Verwendung von wenig dissoziierenden Salzen
- Separate Gabe über zentrale Mehrlumenkatheter oder peripheren Zugang.

Bei Stoffwechselimbalanzen oder in der Pädiatrie kann der Bedarf an Calcium und Phosphat die ermittelten Grenzen weit übersteigen. Da in der Pädiatrie z. T. mehr als 6 mmol Calcium/kg KG/Tag und mehr als 2.5 mmol Phosphat/kg KG/Tag benötigt werden, sollte man den Kontakt mit der Fettemulsion besser meiden.

Vitamin- und Spurenelementzugabe. Vitamine sollten nur in Ausnahmefällen zum gesamten Volumen gegeben werden. Die wasserlöslichen Vitamine sind entweder stabil bei etwa zweistündiger Bypass-Infusion in Glucose 5% bzw. in NaCl 0,9%, oder bei Simulation einer Kurzinfusion durch Zuspritzen in die letzten 50–100 ml der laufenden TPE-Infusion. Vitaminpräparate enthalten in der Regel beträchtliche Stabilitätszuschläge. Eine pragmatischere, dem Stationsablauf und auch der Heimernährung angepaßte Praxis ist daher das Zuspritzen aller Vitamine zum TPE-Beutel bei etwa der Hälfte der Laufzeit, obwohl die stabileren fettlöslichen Vitamine auch gut zum gesamten Volumen des Mischbeutels gegeben werden könnten. Eine weitere Möglichkeit ist die periphere oder Bypass-Kurzinfusion aller Vitamine in zusätzlicher nativer Fettemulsion, bei neueren Multivitaminpräparaten auf Basis micellarer Lösungen auch in fettfreier Umgebung. Spurenelemente sollten ebenfalls erst kurz vor der Anwendung zugegeben werden, im Falle sehr hoher Vitamin-C-Konzentrationen evtl. alternierend mit den Vitaminen. Bei hohen Konzentrationen von Vitamin C und Calcium besteht darüber hinaus die Gefahr der Calciumoxalat-Bildung.

Andere Arzneimittel. Über die Kompatibilität von fettfreien TPE-Lösungen mit Injektabilia gibt es eine Reihe von Untersuchungen und Reviews, über die Kompatibilität mit fetthaltigen Regimen ist wenig bekannt.

Additive sollten nach Martindale[57] nur zugegeben werden, wenn ihre Kompatibilität bekannt ist. Dann aber nur aseptisch unmittelbar vor der Anwendung. Aufgrund praktischer Erfahrung sollten Arzneimittel vom Stationspersonal nicht in den Mischbeutel zugespritzt werden. Alternativen sind Bypass-Infusionen, Verwendung mehrlumiger Katheter oder intermittierende Gaben bei zwischenzeitlichem Abstellen der TPE, wobei vorher und nachher gespült werden muß. In allen Fällen muß die Kompatibilität abgeklärt sein. Zur Beurteilung der Kompatibilitätsfrage stehen dem Apotheker Untersuchungen der Infusionshersteller und entsprechende Literatur, z. B.[53, 54, 55, 56, 57, 58] zur Verfügung.

Lagerung. Beim Herstellungsvorgang in die Beutel verbrachte Luft muß vor der Lagerung entfernt werden. Die Mischbeutel werden kühl und vor Licht geschützt gelagert oder werden ggf. eingefroren. Sie müssen innerhalb der Haltbarkeitsfrist aufgebraucht werden.

Literatur

1. APV-Richtlinie (1985): Pharm Ind 47: 627–629
2. Oeser/Sander (1993): EG-GMP-Leitlinien Sterile Produkte, PharmBetrV-Kommentar
3. Food and Drug Administration (1994): Safety alert: Hazards of prezipitation associated with parenteral nutrition, April 18
4. Eggert LD, Rusho WJ, MacKay W, Chan GM (1982): Calcium and phosphorus compatibility in parenteral nutrition solutions for neonates, Am J Hosp Pharm 39: 49–53
5. Allwood MC (1987): The compatibility of calcium phosphate in pediatric tpn infusions, J Clin Pharm Ther 12: 293–301
6. Fry KL, Stegink LD (1982): Formation of Maillard reaction products, J Nutr 112: 1631–1637
7. Huber B, Krämer H, Ledl, Vogel L (1989): Maillard-Produkte. Nachweis in Glucose- und Aminosäuren-haltigen Infusionslösungen, Krankenhauspharmazie 10: 168–172
8. Nordfjield K, Rasmussen M, Gauno Jensen V (1983): Storage of mixture for total parenteral nutrition. Long-term stability of a total parenteral nutrition mixture, J Clin Hosp Pharm 8: 265–274
9. Messerschmidt W (1984): Ausmaß und Akzeptanzgrenzen partikulärer Verunreinigungen in Infusionslösungen, Krankenhauspharmazie 5: 277–283
10. Messerschmidt W (1987): Stabilität einiger wasserlöslicher Vitamine in Abhängigkeit von Infusionsmilieu und Infusionsdauer, Pharm Ztg 132: 2820–2822
11. Martens HJM (1989): Stabilität wasserlöslicher Vitamine in verschiedenen Infusionsbeuteln, Krankenhauspharmazie 10: 359–361
12. Van der Horst A, Martens HJM, de Goede PNFC (1989): Analysis of water-soluble vitamins in total parenteral nutrition solution by high pressure liquid chromatography, Pharm Weekbl Sci 11: 169–174
13. Billionrey F, Guillaumont M, Frederich A, Aulagner G (1993): Stability of fat-soluble vitamins A (reti-

nol palmitate), E (tocopherol acetate) and K1 (Phylloquinone) in total parenteral nutrition at home, J Parenter Enter Nutr 17: 56–60
14. Dahl GB, Jeppson RI, Tengborn HJ (1986): Vitamin stability in a tpn mixture stored in an EVA plastic bag, J Clin Hosp Pharm 11: 271–279
15. Nordfjeld K, Rasmussen M, Gauno Jensen V (1984): Storage of mixture for parenteral nutrition III. Stability of vitamins in tpn mixtures, J Clin Hosp Pharm 9: 293–301
16. Chen MF, Boyce HW, Triplett L (1983): Stability of B vitamins in mixed parenteral nutrition solution, J Parenter Enter Nutr 7: 462–464
17. Allwood MC (1984): Factors influencing the stability of ascorbic acid in total parenteral nutrition infusions, J Clin Hosp Pharm 9: 75–85
18. Greene HL, Phillips BL, Franck L (1987): Persistently low blood retinol levels during and after parenteral feeding of very low birth weight infants: Examination of losses into intravenous administration sets and a method of prevention by addition to a lipid emulsion, Pediatrics 79: 894–900
19. Allwood MC, Greenwood M (1992): Assessment of trace element compatibility in total parenteral nutrient infusions, Pharm Weekbl Sci Ed 14 (5): 298–324
20. Bickel H, Brandhuber M, Kachler F, Meyer KH (1983): Stabilität von Mischlösungen (Aminosäuren, Kohlenhydrate, Elektrolyte, Vitamine), Krankenhauspharmazie 4: 337–342
21. Deutscher Arzneimittel-Codex (DAC) (1986) Bundesvereinigung Deutscher Apotheker Verbände (ABDA), Deutscher Apotheker Verlag Stuttgart
22. DAB 10 2. Nachtrag 1993
23. Barber TA (1994): Pharmaceutical particulate matter. Analysis and control, Interpharm Press Buffalo Grove, IL
24. von Stein C (1988): Elektrolyt- und Kohlenhydratfreie Aminosäureninfusionslösung, Entwicklung eines validierten Verfahrens zur Herstellung, Krankenhauspharmazie 9: 399–405
25. von Stein C (1991): Gelbfärbung von Aminosäureninfusionslösungen. Nur ein ästhetisches Problem? Krankenhauspharmazie 12: 250–252
26. Vogel L (1988): Analyse von Aminosäuren in Infusionslösungen, Krankenhauspharmazie 9: 394–398
27. Lucks JS, Müller BW (1994): Parenterale Fettemulsionen. Struktur, Stabilität, Verwendung und In-vitro-Schicksal, Krankenhauspharmazie 15: 51–57
28. Barnett MI, Cosslett AG, Duffield JR, Evans DA, Hall SB, Williams DR (1990): Parenteral nutrition. Pharmaceutical problems of compatibility and safety, Drug Safety 5 (Suppl. 1): 101–106
29. Washington C (1992): The electrokinetic properties of phospholipid stabilized fat emulsions. VI: Zeta potentials of intralipid 20 % in TPN mixtures, Int. J Pharm 87: 167–174
30. Davis SS (1982): The stability of fat emulsion for intravenous administration in Johnston IDA (ed): Advances in clinical nutrition, MTP Press The Hague
31. Black DC, Popovich NG (1981): A study of intravenous emulsion compatibility: effects of dextrose, amino acids, and selected electrolytes. Drug Intell Clin Pharm 15: 908–909
32. Pamperl H, Kleinberger G (1981): In-vitro-Kompatibilität von Fettemulsionen mit Aminosäuren, Kohlenhydraten und Elektrolyten. In Eckart J, Wolfram (Hrsg). Fett in der parenteralen Ernährung 2, Zuckschwerdt Verlag München, S. 77–82
33. Washington C (1990): The electrokinetic properties of phospholipid stabilized fat emulsions. IV: The effect of glucose and of pH, Int J Pharm 64: 217–222
34. Jeppson RI, Sjöberg B (1984): Compatibility of parenteral nutrition solutions when mixed in a plastic bag, Clin Nutr 2: 149–158
35. Takamura A, Ishii F, Noro S, Tanifuji M, Nakajima S (1984): Study of intravenous hyperalimentation: Effects of selected amino acids on the stability of intravenous fat emulsions, J Pharm Sci 73: 91–94
36. Washington C (1991): The electrokinetic properties of phospholipid stabilized fat emulsions. V: The effect of amino acids on emulsion stability, Int J Pharm 77: 57–63
37. Brown R, Quercia RA, Sigman R (1986): Total parenteral nutrition: A review, J Parenter Enter Nutr 10: 650–658
38. Semler P, Sommermeyer K (1987): Bedeutung und Prüfung der Kompatibilität von Mischlösungen mit Fettemulsionen für die parenterale Ernährung, Infusionstherapie 14: 274–282
39. Mühlebach S, Graf RB, Sommermeyer K (1987): Stabilitätsuntersuchungen an parenteralen Lipidemulsionen nach thermischer und mechanischer Belastung. Der Sudanrot-Test als einfache Testmethode, Pharm Acta Helv 62: 130–133
40. Müller RH, Smal R, Heinemann S (1990): Fettemulsionen. Stabilitätsprüfung von Fettemulsionen zur parenteralen Ernährung. Dtsch Apoth Ztg 130: 282–284 (1990).
41. Müller RH (1983): Beilage der Deutschen Apotheker Zeitung, Pharmazeutische Verfahrenstechnik heute 1: 87–89, 91–94
42. Müller BW, Müller RH (1983): Bestimmung von mittleren Durchmessern und Größenverteilungen an Teilchen im submikroskopischen Bereich mit der Photonenkorrelationsspektroskopie, Pharm Ind 45: 1150–1153
43. Westesen K, Wehler T (1993): Investigation of the particle size distribution of a model intravenous emulsion, J Pharm Sci 82: 1237–1244
44. Steffens KJ, Schreiber J, Meibohm B (1992): TPN-Regime und parenterale Fettemulsionen. Untersuchungen zur physikalischen Stabilität, Krankenhauspharmazie 13: 426–430
45. Washington C, Sizer T (1992): Stability of TPN mixtures compounded from Lipofundin S and Aminoplex amino acid solutions: Comparison of laser diffraction and coulter counter droplet size analysis, Int J Pharm 83: 227–231
46. Washington C, Davis SS (1987): Ageing effects in parenteral fat emulsions: the role of fatty acids, Int J Pharm 39: 33–37
47. Hamilton-Atwell VL, Du Plessis J, Van Wyck CA (1987): A new scanning electron microscope (SEM) method for the determination of particle size in parenteral fat emulsions, J Microsc 145: 347–349
48. Du Plessis J, Tiedt LR, Van Wyck CJ, Ackermann C (1986): A new transmission electron microscope method for the determination of particle size in parenteral fat emulsions, Int J Pharm 34: 173–174
49. Kleinberger G, Pamperl H (1983): Allgemeine Charakteristika und Fragen zur Galenik von Fettemulsionen, Infusionstherapie 10: 108–117
50. Blessington B, Goulding J, O'Sullivan J (1989): Monitoring emulsion stability in tpn admixtures, Br J Pharm Pract 11: 150–157
51. Morf K (1991): Calciumsalze und Phosphat in Mischinfusionen. Larvierte Inkompatibilitäten zwischen

Glycerophosphat-Natrium und Calciumgluconat, Krankenhauspharmazie 12: 337–338
52. Mart 30, 1034
53. Niemiec PW, Vanderveen TW (1984): Compatibility considerations in parenteral nutrition solutions, Am J Hosp Pharm 41: 893–911
54. Trissel LA (1985): Evaluation of the literature on stability and compatibility of parenteral admixture, NITA 8: 365–369
55. Ross J, Cochran EB, Phelps SJ (1987): Intravenous drug delivery problems in the pediatric patient, Hosp Pharm 22: 714, 717–718
56. Trissel LA (1994): Handbook on injectable drugs, 8th ed., Am Soc Hosp Pharm, Bethesda, MD
57. King JC (1971–1994): King guide to parenteral admixtures, Pacemarq, St. Louis, MO
58. Haas DP, Fresco LA, ASHP Annual Meeting 1994: Total nutrient admixtures and drug compatibility 51: 1–12

Kapitel 3

Natürliche Mineralwässer und Heilwässer

A. Rabitz

1 Klassifikation der Mineral- und Heilwässer

Alle auf der Erde vorkommenden natürlichen Wässer haben einen gewissen Gehalt an gelösten Stoffen. Bei der Klassifikation zur Verwendung als Lebensmittel oder Arzneimittel spielt dieser Stoffbestand eine wesentliche Rolle. Die Grenzen zwischen Trinkwasser, natürlichem Mineralwasser, Quellwasser, Tafelwasser und Heilwasser sind durch Verordnungen festgelegt und im Beitrag von Kluthe & Quirin erläutert (Bd. 1, S. 243). Für die Verwendung als Lebensmittel gilt die Verordnung über natürliches Mineralwasser, Quellwasser und Tafelwasser vom 1. August 1984 in der Fassung vom 5. Dezember 1990.
Heilwässer werden nach ihrem Gehalt an Mineralstoffen gekennzeichnet. In absteigender Reihenfolge werden alle Ionen herangezogen, die mit mindestens 20 Äquivalent-% an der Gesamtmineralisation beteiligt sind. Die wichtigsten Wassertypen sind[1,2]:

Chlorid-Wässer
- Natrium-Chlorid-Wässer
- Calcium-Chlorid-Wässer
- Magnesium-Chlorid-Wässer

Sulfat-Wässer
- Natrium-Sulfat-Wässer
- Calcium-Sulfat-Wässer
- Magnesium-Sulfat-Wässer
- Eisen-Sulfat-Wässer

Hydrogencarbonat-Wässer
- Natrium-Hydrogencarbonat-Wässer
- Calcium-Hydrogencarbonat-Wässer
- Magnesium-Hydrogencarbonat-Wässer

Wässer mit mehr als 240 mmol Na und Cl/kg = 14g NaCl/kg werden als Solen bezeichnet.
In den folgenden Kapiteln über die Genese und regionale Verbreitung mineralisierter Wässer sind diese in ihrer Gesamtheit zu verstehen. Deshalb schließt in diesem Falle der Begriff Mineralwässer auch die Heilwässer ein.
Eine zusätzliche Kennzeichnung der Mineral- und Heilwassertypen kann erfolgen, wenn besonders wirksame Bestandteile in bestimmten Mindestmengen vorhanden sind. Sie werden als Attribut mit der Endung ...haltig vorangestellt. Es müssen folgende Werte erreicht werden[3]:

Eisenhaltige Wässer	20 mg/kg Eisen
Iodhaltige Wässer	1 mg/kg Iodid
Schwefelhaltige Wässer	1 mg/kg Sulfidschwefel
Radonhaltige Wässer	18 nCi/kg (Ci = Einheit Curie)
Kohlensäure-Wässer oder Säuerlinge	1000 mg/kg freies gelöstes Kohlenstoffdioxid
Fluoridhaltige Wässer	1 mg/kg Fluorid

In der Natur gibt es zahlreiche Mischtypen dieser Wässer. Das drückt sich entsprechend in der Nomenklatur aus, z. B. Natrium-Sulfat-Chlorid-Thermal-Säuerling.

Für balneologische Zwecke ist die Temperatur der Heilquellen von Bedeutung. Die Bezeichnung Thermalwasser setzt eine Mindesttemperatur von 20 °C voraus. Bei Thermalwässern handelt es sich z. T. um Grundwasser, das meist auf natürlichen oder künstlichen Aufstiegsbahnen zutage tritt. Eine geothermische Anomalie kann es durch erhöhte Wärmezufuhr aus der Tiefe heben. Es kann sich auch um Grundwasser mit normaler oder Erschließungstiefe entsprechender Temperatur handeln, das durch Pumpen an die Oberfläche gefördert wird. Die Mindestwerte der Eigenschaften, die zur Charakterisierung als Heilwasser führen, müssen am Orte der Anwendung erreicht bzw. überschritten werden. Mit zahlreichen neuen Bohrungen hat man die Anzahl von Thermalquellen in den letzten Jahrzehnten erheblich vergrößert.
Bei Wasseranalysen werden die Inhaltsstoffe heute in mg/l statt in mg/kg angegeben. Nur bei höher konzentrierten Wässern kann dies zu einer Änderung der Zahlenwerte führen[4]. Darüber hinaus ist es vorteilhaft, die Äquivalentkonzentration (meq) als Quotient der Ionenkonzentration in mg/kg und des betreffenden Äquivalentgewichtes zu berechnen. Sie wird in mmol/l (früher mval/l) angegeben. Bei der Mineral- und Heilwasseranalyse sind die Zahlenwerte aber die gleichen[5]. Damit bekommt man eine Übersicht über die Ionenbindungsverhältnisse und die Möglichkeit der Analysenkontrolle. Denn die Summe der Kationen muß gleich der Summe der Anionen sein[6]. Zur Typisierung der Wässer ist die Umrechnung in Äquivalent(eq)-% erforderlich. Hierfür setzt man die Summe der Kationen und der Anionen – jeweils = 100.

2 Genese

Aus geologischer Sicht sind die Grenzen zwischen den genannten Wässern fließend. Es handelt sich stets um Grundwasser, das in natürlichen Quellen zutage tritt oder künstlich erschlossen ist. Das oberflächennahe Grundwasser wird durch die Niederschläge gespeist. Generell nimmt der Mineralgehalt des Grundwassers mit der Tiefe zu, da die Löslichkeit der meisten Salze bei Erhöhung von Druck und Temperatur höher ist. In wenigen Hundert Metern Tiefe können verschiedenenorts mineralreiche Tiefengrundwässer mit einem Gehalt an gelösten Stoffen angetroffen werden, der über dem des Meerwassers, ca. 35 000 mg/kg, liegen kann[4]. Die Zunahme der Mineralisierung der Grundwässer mit der Tiefe ist aus zahlreichen Bohrungen für die verschiedensten Zwecke sowie auch aus tiefreichenden Bergbauaufschlüssen bekannt.
Bei der Darstellung einer Grenzfläche zwischen Süßwasser und Salzwasser mit Tiefenlinien ergibt sich eine Topographie mit Relief. Die Geologie

des Untergrundes ist hierfür entscheidend: Die Ausbildung der Gesteine und ihre Lagerungsverhältnisse bestimmen die Wasserwegsamkeit und damit den Wasserinhalt. Unter bestimmten Bedingungen treten salzreiche Tiefengrundwässer in Mineralquellen bzw. Solequellen zutage. Derartige Wässer sind zwar spezifisch schwerer als Süßwasser, trotzdem kann es nach dem Prinzip des artesischen Aufstiegs zum Aufsteigen kommen. Das ist der Fall, wenn versickernde Niederschlagswässer in relativ hoch gelegenen Einzugsgebieten hydrostatischen Druck auf Tiefenwässer ausüben und in tieferliegenden Gebieten entsprechende Aufstiegs- und Austrittsmöglichkeiten auf tektonischen Störungen oder an Schichtgrenzen vorhanden sind. Dieses Prinzip *artesischer Quellen* setzt gegen die Erdoberfläche abdichtende Gesteinsschichten zwischen Einzugs- und Quellgebiet voraus.

Kohlendioxid. Viele Mineralwässer, insbesondere in den Festgesteinen und dort in deren Mobilitätszonen, enthalten gelöstes Kohlenstoffdioxid (CO_2), das aus dem Erdmantel aufsteigt und in den Grundwässern in Lösung geht. Seine Herkunft wird kontrovers diskutiert: Früher wurde es als „Restexhalation" meist jüngerem Vulkanismus zugerechnet, während neuere Anschauungen die Herkunft aus tiefen Erwärmungszonen an Plattengrenzen, als Austreibung aus Karbonatgesteinen annehmen. Dies erklärt auch das Vorkommen von gasförmigem CO_2 in nicht evidenten Vulkanzonen.

Subrosion. Wasser als gutes Lösungsmittel nimmt die verschiedenartigsten Stoffe aus dem umgebenden Gestein auf, wobei die Temperaturzunahme mit der Tiefe den Prozeß begünstigt. Diese beträgt in weiten Teilen Deutschlands ca. 3° Celsius je 100 m. Salzlager im Untergrund werden besonders leicht von eindringenden Niederschlagswässern angelöst.

Chlorid-Wässer. Die Subrosion hat im Laufe der Jahrmillionen die meisten in Mitteleuropa vorhandenen Salzlagerstätten und -vorkommen im Bereich günstiger Angriffsmöglichkeiten erfaßt. Das ist sowohl bei flacher Lagerung der Fall wie in den Lagerstätten Mittel- und Süddeutschlands als auch an den steilen Flanken der Salzstöcke in Norddeutschland. Es handelt hierbei um kuppelartig steil aus dem Untergrund in jüngere Schichten ragende Salzmassen aus der Perm-Zeit. Deren Bewegungen haben auf Grund tektonischen Druckes vor allem während des Mesozoikums (Erdmittelalter) stattgefunden. Die vorwiegend aus der Trias-Zeit stammenden Salzlagerstätten und -vorkommen in den nördlichen Kalkalpen zwischen Innsbruck und Wien sind durch die alpine Gebirgsbildung zur Kreide-/Tertiär-Zeit ebenfalls erheblich disloziert worden. Dadurch wurde die Subrosion begünstigt.
In der Nachbarschaft von Steinsalzlagerstätten befinden sich die konzentriertesten Natriumchlorid-Solen. Stellenweise sind auch die Brom- und Iodgehalte erhöht.

Sulfat-Wässer. Weniger gut, aber doch noch rel. leicht löslich sind Anhydrit ($CaSO_4$) und Gips ($CaSO_4 \cdot 2\,H_2O$). Sie liefern Calciumsulfat-Wässer. Treffen diese auf Gesteine mit organogener Substanz, wie z. B. Bitumen oder fossile Pflanzenreste, kann es unter Beteiligung von Bakterien zur Sulfatreduktion und Bildung von „Schwefelwasser" mit Schwefelwasserstoff und Sulfiden kommen.

Hydrogencarbonat-Wässer. Weit verbreitet sind in Mitteleuropa Kalk- und Mergelsteine. Bei ihrer Verwitterung entstehen Calcium-Hydrogencarbonat-Wässer. Bei Anwesenheit von Kohlensäure wird die Löslichkeit des Calciumcarbonats durch Bildung von Hydrogencarbonat stark erhöht. Damit steigt die Wasserhärte. Trinkwässer mit einer hohen Gesamthärte (GH) bedingt durch Erdalkali-Ionen sind in Mitteleuropa weit verbreitet, Mineralwässer mit Carbonathärte (KH) nur in bestimmten Regionen.

Mineralarme Wässer und Wässer mit Radioaktivität. Mineralärmere, sog. weiche Wässer, trifft man meistens in Gebieten mit kristallinen Gesteinen an, wie sie in den Kernen mancher Mittelgebirge und der Alpen vorliegen. Auch in Sandsteinen zirkulieren meistens mineralarme Wässer, sofern das Bindemittel nicht kalkig ist. In Bezirken, die reich an Erzlagerstätten sind, wie z. B. im Erzgebirge, bestimmen oft gelöste Schwermetalle den Charakter eines Heilwassers. Radioaktive Wässer sind auf Uranvorkommen zurückzuführen.

Mineralgehalt und Herkunft. Die Beziehungen zwischen Mineralgehalt der Wässer und der Umgebung sind oft recht kompliziert. Gründe hierfür sind die Mobilität des Wassers und Austauschvorgänge. Bei hoher Wasserwegsamkeit der Gesteine kommt es zu erheblichen Wanderungen. Die Klüftigkeit, in Carbonatgesteinen der Grad der Verkarstung, tiefreichende tektonische Störungen und auch Faltenstrukturen spielen eine Rolle. Bei Lockergesteinen ist die Wasserwegsamkeit je nach Korngröße verschieden: Sande und Kiese sind in der Regel sehr gute Grundwasserleiter, Tone dichten ab. Jedoch steigt das Durchdringungsvermögen des Grundwassers mit wachsendem Gehalt an gelösten Stoffen.
Es ist bekannt, daß Sole aus dem Vorland von Gebirgen auf größeren tektonischen Störungen weit in Gebirgskörper eindringen kann. Dies ist im Mittel- und Oberrheingebiet, im Schwarzwald, im Ostthüringischen Schiefergebirge und im nördlichen Harz der Fall. „Bäderlinien" wie am Taunussüdrand sind so zu erklären.
Die Herkunft mineralisierter Wässer ist komplex und von vielen Einflußgrößen abhängig. Das im Laufe der erdgeschichtlichen Entwicklung in marinen Sedimenten verbliebene Meerwasser hat bei deren Verfestigung unter höheren Drücken und Temperaturen Veränderungen durch verschiedene Reaktionen erfahren. Ionenaustausch ist bedeutend. Das Vorherrschen von Natrium gegenüber Kalium ist dadurch zu erklären, daß Kalium leichter von Tonmineralien adsorbiert wird. Der im

Vergleich zum Magnesium höhere Calciumgehalt beruht auf dem breiteren Vorkommen dieses Elementes in den Gesteinen. Im Meerwasser dagegen übertrifft Magnesium wegen der besseren Löslichkeit seiner Salze das Calcium um das Dreifache. In Sedimenten eingeschlossenes fossiles Meerwasser wird auch als „connate water" bezeichnet. Die salzhaltigen Tiefenwässer im bayerisch-österreichischen und im Pannonischen Becken mit seinen Teilbecken wie dem Wiener Becken sind als diagenetisch veränderte Meerwässer aus der Zeit der tertiären Meeresbedeckung anzusehen.

Vor ca. 20 Jahren machten Tiefseeforscher eine überraschende Entdeckung: Auf untermeerischen Rücken finden bei hohen Temperaturen komplexe chemische Reaktionen zwischen in die Tiefe versinkendem Meerwasser und heißem neugebildeten Krustengestein statt.[7] 350° Celsius heiße Quellen sind umgeben von ungewöhnlichen Mineralneubildungen. Es ist ein dynamischer Grenzbereich zwischen Meer und Erdkruste im Gebiet des Auseinanderdriftens großer Platten (sea floor spreading der Plattentektonik).

Im Laufe der erdgeschichtlichen Entwicklung mit der wechselnden Verteilung von Land und Meer, den unterschiedlichen Ablagerungsbedingungen und den verschiedenen Gebirgsbildungsphasen gab es vielfältige Möglichkeiten für die Entstehung, Wanderung und Veränderung mineralisierter Wässer. Es herrschte ein Wechselspiel zwischen den von der Oberfläche her einwirkenden vadosen Wässern und den aus der Tiefe aufsteigenden und von dort ihren Lösungsinhalt beziehenden juvenilen Wässern. Beispielsweise hat man die Herkunft der Sole im Ruhrgebiet mit der gedanklichen Rekonstruktion von vier paläohydrogeologischen Zyklen erklärt, die im Oberkarbon, d. h. vor etwa 300 Millionen Jahren begannen[8].

3 Regionale Verbreitung

Norddeutsches Tiefland. In der Großlandschaft des norddeutschen Tieflandes gibt es kaum Austrittsstellen von Mineralwässern. Es fehlt an den Aufstiegsmöglichkeiten der Tiefengrundwässer. Der tiefere Untergrund aus Felsgesteinen ist von mächtigen flachgelagerten tertiären und quartären Lockergesteinen verhüllt. Kuppelförmige Aufwölbungen von Salzgesteinen in Form der sog. Salzstöcke sind Solespender im Untergrund. In ihrer Nähe treten hochkonzentrierte Solen infolge der Ablaugung (Subrosion) auf. Örtlich ragen solche Strukturen bis an die Oberfläche, z. B. bei Lüneburg und Bad Segeberg. Sie bringen ein horizontales Nebeneinander verschiedener Wassertypen.

In Norddeutschland werden nur an wenigen Orten durch Bohrungen erschlossene Tiefengrundwässer, als Mineral- oder Heilwässer, die meistens reich an Natriumchlorid sind, genutzt. Versalzenes oberflächennahes Grundwasser gibt es in einem wechselnd breiten Steifen entlang der Küste von Nord- und Ostsee. Es wird – wenn überhaupt noch – nur örtlich gewonnen.

An das norddeutsche Tiefland schließen sich im Süden die Mittelgebirge an. Hier gibt es zahlreiche Mineralwasservorkommen und entsprechende Nutzungen in Heilbädern und z. T. als Versandbrunnen. Den Kern der Mittelgebirge bilden aus gefalteten Schichten des Paläozoikums (Erdaltertums) bestehende Rumpfgebirge wie die Ardennen, das Rheinische Schiefergebirge, der Harz, der Thüringer Wald, die Böhmische Masse und ihre Umrandung. Zum Mittelgebirgsraum sind die Höhenzüge und Beckenlandschaften zu rechnen, die vorwiegend aus mesozoischen Gesteinen aufgebaut sind: Der Teutoburger Wald, die Egge, der Solling, das Münsterländer Kreidebecken, das Thüringer Becken und weitere. Salzlagerstätten aus der Permzeit sind im Untergrund weit verbreitet. Gips- und Anhydritschichten stehen auch an der Oberfläche an. In Süddeutschland gibt es wirtschaftlich wichtige Steinsalzvorkommen aus der Triaszeit (Mittlerer Muschelkalk). In Nordwestdeutschland kommt Steinsalz aus der Jura-Zeit vor. Demnach gibt es genügend leicht lösliches Gestein für die Bildung von Mineralwässern bei entsprechender Verwitterung oder unterirdischer Subrosion. Einen besonderen Motor für den Aufstieg von Mineralwässern stellen die zahlreichen Kohlensäurevorkommen in verschiedenen Regionen der Mittelgebirge dar.

Folgende Bauelemente und entsprechende Mineralwasserprovinzen lassen sich im Mittelgebirgsraum unterscheiden:

Münsterländer Kreidebecken und Ruhrgebiet. Der Untergrund besteht aus gefalteten Karbon-Schichten. Darüber liegen flach gelagerte Oberkreide-Gesteine, die am nördlichen Beckenrand z. T. steil aufgerichtet sind. Die Sole tritt an verschiedenen Stellen in den Randgebieten des Beckens zutage. Badeorte liegen im Norden am Rande des Teutoburger Waldes, im Süden reihen sie sich am Hellweg auf. Die Chlorid- und Sulfatwässer werden vor allem zu Badezwecken genutzt. Im Ruhrgebiet hat in den letzten Jahren die Mineralwassergewinnung erheblich zugenommen. Die starke Beanspruchung der Oberfläche durch die Industrie etc. wird aber voraussichtlich zu einer Einschränkung der Nutzung führen. Die meisten Brunnen fördern aus relativ geringen Tiefen (i. a. bis zu 100 m) aus den Oberkreide-Schichten Calciumsulfat- und Hydrogencarbonat-Wässer mit unterschiedlichem Gehalt an Natriumchlorid. Die Zunahme der Mineralisierung ist durch den Steinkohlenbergbau besonders gut bekannt. Während die erwähnten Mineralwässer einen Gehalt an gelösten Stoffen von 1000–1500 mg/l haben, fließt in der Steinkohlengrube Auguste Victoria in Marl seit Jahrzehnten in einer Tiefe von –975 m NN eine Thermalsole mit 183 000 mg/l gelösten Stoffen, das ist mehr als das Fünffache des Mineralgehaltes von Meerwasser (Tab. 1). Die Temperatur von 55 °C an der Austrittsstelle des Grubenwassers beweist, daß es etwa aus einer Tiefe von 2000 m unter der Erdoberfläche aufsteigt[9].

Niedersächsisches, ostwestfälisches und hessisches Bergland, Thüringer Becken. Diese Gebiete lassen sich zu einer großen Mineralwasserprovinz zusammenfassen. Vorkommen, die reich an Natriumchlorid und Calciumsulfat sind, werden zu Badezwecken und bei entsprechend geringerer Konzentration als Heilwässer für Trinkkuren verwendet. Die Mineralisation ist zum großen Teil auf die Subrosion der im Untergrund weit verbreiteten Salzlagerstätten aus der Perm-Zeit zurückzuführen. Sie bilden auch die Grundlage für den umfangreichen Bergbau auf Stein- und Kalisalze. Sulfatwässer sind vor allem auf die Lösung der weit verbreiteten permischen und mesozoischen Anhydrite und Gipse zurückzuführen. Bei Reduktionsmöglichkeiten an bituminösen Gesteinen bilden sich Schwefelwässer, die im Westfälisch-Niedersächsischen Bergland zwischen Bad Bentheim und Göttingen verbreitet sind. In Ostwestfalen und dem Hessischen Bergland mit dem Vogelsberg und der Rhön begünstigt Kohlensäure den Soleaufstieg und die Bildung von Hydrogencarbonat-Mineralwässern. Entsprechend groß ist die Anzahl der Heilbäder.

Eifel, rechtsrheinisches Schiefergebirge, Harz, Thüringer Wald. Intensiv gefaltete Gesteine der älteren Paläozoikums treten hier an die Oberfläche. Salzablagerungen fehlen in diesen Schichten. Sie sind aber neuerdings aus den Ardennen bekannt. Mineralwasservorkommen sind vor allem an Gebiete mit tiefreichenden tektonischen Störungen gebunden und dann besonders häufig, wenn Kohlensäure den Aufstieg fördert. Das ist vor allem in der Eifel, im Westerwald und im Mittelrheingebiet zwischen Bonn und Koblenz der Fall. Auf Störungszonen wandern sowohl aus der Niederrheinischen Bucht als auch aus dem Oberrheintalgraben Natriumchlorid-Wässer in das Schiefergebirge ein. Im Kern der Gebirge gibt es – wenn auch seltener – Calcium-Magnesium-Hydrogencarbonat-Wässer, z. B. in Bad Wildungen.

Die Mineralwasservorkommen am Harznordrand sind weitgehend an die Harznordrandstörung gebunden, während die Mineralisation am Harzsüdrand ebenso wie in der Umgebung des Thüringer Waldes auf die verbreitet angelagerten Zechstein-Salzlagerstätten zurückzuführen ist. Zwischen beiden bestehen durch weit- und tiefreichende Störungszonen Verbindungen quer über das Thüringer Becken, an denen ebenfalls Mineralwasservorkommen und Bäder aufgereiht sind. Zum Teil stammt die Mineralisation der Wässer auch aus Salzlagern in Trias-Schichten.

Oberpfälzer Wald, Frankenwald, Fichtelgebirge, Erzgebirge, Vogtland. Die Gebirge am West- und Nordwestrand der Böhmischen Masse bestehen vorwiegend aus kristallinen Gesteinen, z. T. aus gefalteten Ablagerungen des Altpaläozoikums. Hier werden in verschiedenen Bädern vorwiegend Calcium- und Magnesium-Hydrogencarbonat-Wässer genutzt, die je nach der Erzführung des Untergrundes auch erhöhte Schwermetallgehalte haben können. Die Brunnen von Bad Elster sind reich an Eisen. Bei Bad Brambach befindet sich eine starke frei zutage tretende Radium-Emanationsquelle.

Eine bedeutende Mineralwasserprovinz ist das Becken von Eger in der Tschechischen Republik. Es liegt innerhalb des kristallinen Grundgebirges der Böhmischen Masse und ist von Tertiär-Schichten bedeckt. Die Aufstiegswege für die thermalen Mineralwässer sind tiefreichende tektonische Störungen. Der Mineralgehalt stammt z. T. aus den kristallinen Gesteinen und Gangfüllungen des Untergrundes. Über die Herkunft der hohen Natriumchlorid-Gehalte gibt es unterschiedliche Auffassungen[10]. Der hohe Kohlensäureanteil kann hier vielleicht mit magmatischen Tiefenherden des tertiären und quartären Vulkanismus erklärt werden.

Die Mineralwasserprovinzen Süd- und Südwestdeutschlands sowie des Alpenraumes sind genetisch vielfältiger als diejenigen des norddeutschen Tieflandes und der Mittelgebirge. Deshalb werden sie hier im einzelnen aufgeführt.

Saarland und Pfalz. Der Untergrund besteht vorwiegend aus kontinentalen Sedimenten des Karbons und Perms, die keine Salzlager führen. Im Saarland gibt es aber steinsalzführende Gesteine des Muschelkalks. Die hier beheimatete Mineralwasserindustrie nutzt entweder NaCl-haltige Grundwässer aus dem Mittleren Muschelkalk oder dem Rotliegenden, teils mineralisierte Grundwässer aus dem Schiefergebirge oder Buntsandstein. Das Rotliegende ist eine untere Einheit des Perm mit überwiegend roten Sandsteinen. Heilbäder liegen im Osten des Pfälzer Berglandes nahe dem Oberrheintalgraben.

Schwäbisch-fränkisches Schichtstufenland. Es ist vorwiegend aus flachliegenden Sedimenten des Mesozoikums aufgebaut, die markante Geländekanten, sog. Schichtstufen, bilden. Im Westen dieser Provinz gibt es vom Rand der Rhön über das Neckar-Tauber-Gebiet bis nach Südschwaben zahlreiche Mineralwasservorkommen, die in Heilbädern und für Versandzwecke genutzt werden. Es handelt sich um Natriumchlorid-Natriumsulfat-Calciumsulfat-Wasser in unterschiedlichen Mischungsverhältnissen. Die Mineralisation stammt z. T. aus Salzlagern um fossiles Tiefengrundwasser. Das Auftreten von Kohlensäure an der Rhön, auf der Schwäbischen Alb und im Hegau ist eine Folge des tertiären Vulkanismus.

Oberrheintalgraben, Vogesen, Schwarzwald und Odenwald. Der Oberrheintalgraben ist eine mehrere 1000 m tief eingesunkene Scholle. Die in ihrem Kern aus kristallinen Gesteinen bestehende Gebirge der Vogesen, des Schwarzwaldes und des Odenwaldes begrenzen sie. Die Randverwerfungen des Grabens sind tiefreichende Aufstiegsspalten für thermale Mineralwässer. Dementsprechend reihen sich in ihrem Bereich Heilbäder auf, die z. T. schon in der Römerzeit bestanden, z. B. Badenweiler. Die an Natriumchlorid reichen Wässer verdanken ihre Salzfracht teilweise den tertiären Lagerstätten im Graben. Im Mittelschwarzwald werden vorwiegend Calcium-Natrium-Hydrogencarbonat-Wässer in Bädern und auch für Versandzwecke genutzt. Das Sulfat stammt aus sulfidischen Gangerzen und aus Baryt.

Schweizer Faltenjura. Seine Höhenzüge sind vorwiegend aus Jura-Schichten aufgebaut. In den darunterliegenden Trias-Schichten kommen Salz- und Gipslager vor. Von ihnen stammen hochkonzentrierte Chloridwässer und weniger konzentrierte Sulfatwässer. Tiefreichende Querstörungen begünstigen den Wasseraufstieg. An der Bildung der Natriumsulfat-Wässer sind Ionenaustauschvorgänge beteiligt. Die Mineralwässer des Juras sowie des Schweizer Mittellandes werden in etlichen Bädern genutzt und z. T. auch versendet.

Bayrisches und österreichisches Alpenvorland. Der Untergrund besteht aus mächtigen, weitgehend flach gelagerten, teils marinen Tertiärschichten mit mineralisiertem Tiefengrundwasser. Sein Mineralgehalt ist auf das Tertiär-Meer, das zeitweise bis in diesen Raum vordrang, zurückzuführen. Die Umwandlung der Gesteine während der sogenannten Diagenese unter erhöhten Druck- und Temperaturverhältnissen hat auch die in ihnen zirkulierenden Wässer chemisch verändert. Die Nutzung teils thermaler Tiefengrundwässer aus Tiefbohrungen hat eine Reihe von Badeorten entstehen lassen. Aber auch Mineralwasserbetriebe haben sich, allerdings außerhalb der Bäder, angesiedelt.

Schweizer Alpen. Die Alpen sind ein kompliziert gebautes Falten- und Deckengebirge. Sie bestehen aus einer kristallinen Zentralzone, im Norden und Süden vorwiegend aus mächtigen Sedimentgesteinsfolgen, die vor allem während des Mesozoikums im Tethysmeer, einem heute nicht mehr bestehenden Ozean im Bereich der eurasischen alpinen Gebirge, abgelagert wurden. Tiefreichende tektonische Störungen begünstigen das Eindringen von Oberflächenwässern, die aufgeheizt und mit gelösten Stoffen befrachtet, als thermale Mineralquellen zutage treten. Hohe Natriumchlorid- und Sulfatgehalte sind auf die Auslaugung steinsalzführender Gipse der Trias-Zeit zurückzuführen. Verschiedenenorts treten Schwefelwässer auf. Die Mineralwasservorkommen, die in Heilbädern und z. T. auch zum Versand genutzt werden, liegen vor allem im Bereich des oberen Rhônetales und in Graubünden. Die starke tektonische Beanspruchung der Gesteine im Unterengadin begünstigt das Aufdringen von Kohlenstoffdioxid aus der Tiefe. Etliche Säuerlinge zeugen davon.

Bayrisch-österreichische Alpen. Sie sind im Prinzip ähnlich gebaut wie die Schweizer Alpen. In den Nördlichen Kalkalpen gibt es zwischen Innsbruck und Wien Salzlagerstätten aus der Trias-Zeit. Durch Subrosion ist die Entstehung der Solen zu erklären, die in verschiedenen Bädern genutzt und bei entsprechend geringer Konzentration auch versendet werden. An verschiedenen Orten der Alpen werden auch Sulfatwässer balneologisch und zum Versand gewonnen. Der Sulfatgehalt ist auf die Lösung von Gips zurückzuführen, der vor allem in Schichten der Trias vorkommt. Die durch Reduktion des Sulfats an organischen Substanzen entstandenen Schwefelwässer werden in erster Linie für Badezwecke genutzt. Eine Besonderheit sind iodhaltige Wässer. Das Iod stammt aus organogenen Bestandteilen tertiärer Tonsteine.

Steirisches und Wiener Becken. In diesem Raum gibt es bis nach Nordslowenien etliche Mineralwasservorkommen und eine entsprechende Mineralbrunnenindustrie. Am Ostrand der Alpen laufen die Gebirgsketten allmählich aus, Beckenlandschaften stellen sich ein. Im Steirischen und Wiener Becken, das als Westteil des großen Pannonischen Beckens anzusehen ist, liegen tertiäre z. T. marine Gesteine auf dem älteren Untergrund. Der Salzgehalt der Wässer läßt sich mit dem Tertiär-Meer erklären. Spätere diagenetische Umwandlungen der Gesteine haben auch den Stoffbestand der Wässer verändert. Solen sind nicht nur in den Becken vorhanden, sondern auch auf tiefreichenden Störungszonen in den Gebirgskörper der Alpen eingedrungen. Heilbäder erstrecken sich deshalb vom östlichen Kärnten über die Steiermark ins Burgenland und nach Niederösterreich. Als Nachwirkung des tertiären Vulkanismus kommt Kohlenstoffdioxid vor, das den Aufstieg der Wässer begünstigt. Verschiedene Mineralwässer werden für Versandzwecke genutzt.

4 Zusammensetzung einzelner Wässer

Tabelle 3.1 Meerwasser und die darin gelösten Stoffe[24]

Gehalte über 1 mg/kg:

	mg kg	mval	mval-%
Natrium	10 752	467,56	77,6
Kalium	390	9,98	1,6
Magnesium	1295	106,50	17,5
Calcium	416	20,76	3,5
Strontium	13	0,30	–
		605,10	100
Chlorid	19 345	545,59	90,5
Bromid	66	0,83	0,1
Fluorid	1,3	0,07	–
Sulfat	2701	56,23	9,0
Hydrogencarbonat	145	2,38	0,4
	35 124	605,10	100
Metaborsäure	27		
	35 151		

Tabelle 3.2 Meerwasser-Spurenstoffe

Gehalte unter 1 mg/kg (Spurenstoffe) in mg m^3:

Si	1000	U	2
Ni	1000	Cs	2
Rb	200	Mo	0,7
Al	120	Ce	0,4
Li	70	Th	0,4
Ba	54	V	0,3
Fe	50	Y	0,3
I	50	La	0,3
As	15	Ag	0,3
Cu	5	Ni	0,1
Mn	5	Sc	0,03
Zn	5	Au	0,004
Se	4	Ra	0,000 000 1

Tabelle 3.3 Trinkwasser und die darin gelösten Stoffe, Stadtwerke Krefeld

Parameter	Grenzwert lt. TVO		Wasserwerk 1
pH-Wert	6,5–9,5		7,36
Härtebereich/-grad	–/*dH		4/26,1
Calcium	400	mg/l	154
Magnesium	40	mg/l	19,8
Natrium	150	mg/l	25,8
Kalium	12	mg/l	3,7
Eisen	0,2	mg/l	n.n.
Mangan	0,05	mg/l	n.n.
Nitrat	50	mg/l	2,6
Nitrit	0,1	mg/l	n.n.
Ammonium	0,5	mg/l	n.n.
Chlorid	250	mg/l	56,7
Sulfat	240	mg/l	147
Phosphat	6,7	mg/l	0,05
freies Chlor	–	mg/l	0,04
Arsen*	40	µg/l	0,1
Blei*	40	µg/l	1
Cadmium*	5	µg/l	n.n.
Chrom*	50	µg/l	n.n.
Cyanid*	50	µg/l	n.n.
Fluorid*	1500	µg/l	140
Nickel*	50	µg/l	n.n.
Quecksilber*	1	µg/l	n.n.
leichtfl. org. HKW*	25	µg/l	n.n.
PBSM a Einzelwert**	0,1	µg/l	n.n.
PBSM b. Summenwert**	0,5	µg/l	n.n.

Erläuterungen zur Analyse vom Januar 1993: n.n. = nicht nachweisbar, mg/l = Milligramm pro Liter, µg/l = Mikrogramm pro Liter
 * Diese Werte wurden aus der TVO-Analyse vom 9.11.92 entnommen. Die Untersuchungen wurden durch das IWW (Rheinisch-Westfälisches Institut für Wasserchemie und Wassertechnologie GmbH, Mülheim) durchgeführt.
 ** PBSM = Pflanzenbehandlungs- und Schädlingsbekämpfungsmittel (Pestizide) – Untersuchung vom 9.11.92 durch das IWW Mülheim

4.1 Analysen von Mineral- und Heilwässern

Die Liste enthält eine Auswahl von Mineral- und Heilwasseranalysen. Die Auswahl wurde vorwiegend nach regionalen und genetisch-geologischen Gesichtspunkten getroffen und stellt keine Wertung dar. Die Anordnung erfolgt nach chemischen Einteilungsprinzipien.

Bei allen Analysen mit mehr als 1000 mg gelösten Mineralstoffen je kg (l) wurde der Chemismus zur Charakterisierung angegeben. Auf die Angabe der Indikationen wurde verzichtet, da diese bei den Analysen in der Literatur z.T. nicht angegeben waren und der Eindruck einer Wertung vermieden werden soll. Eine generelle Übersicht der Indikationen bezogen auf den Chemismus von Heilwässern vermittelt die Tab. 3.4. Ein Zusammenwirken ist zu beachten.

Zur Übersicht wurden in die Analysentabelle auch einzelne gering mineralisierte Wässer aufgenommen. Damit kann keine Anerkennung als Heil- oder Mineralwasser verbunden sein, da diese in den einzelnen Ländern nach behördlichen Regelungen erfolgt.

Zwecks Vergleichbarkeit der Analysen mit denen im Beitrag von Kluthe & Quirin, → Bd. 1, S. 243, sind die Kationen und Anionen in gleicher Reihenfolge angeordnet. Lediglich CO_2 wurde herausgestellt.

Leerstellen in der Analysentabelle bedeuten, daß der entsprechende Zahlenwert aus den vorliegenden Unterlagen nicht zu ermitteln war. Er kann aber existieren. Die Buchstaben n.n. bedeuten „nicht nachgewiesen".

In dem Verzeichnis der Analysen wurden folgende Abkürzungen verwendet:

Ch Chemismus
Dt Datum (Jahr) der Entnahme bzw. Analyse
Hk Herkunft der Analysenwerte

Bei der Herkunft der Analysenwerte bedeutet
1 Angaben der Brunnenbetriebe
2 Angaben der Brunnenbetriebe auf Flaschenetikett
3 Deutscher Bäderkalender (1989). Deutscher Bäderverband e.V. Hrsg, Flöttmann, Gütersloh, 636 S.
4 Bäderbuch der Deutschen Demokratischen Republik (1967) Jordan H Hrsg, VEB Georg Thieme, Leipzig, 264 S. + 52 S. Beilage
5 Alberts B, Funk G, Michel G (1982) Mineralwasser-Nutzung im Ruhrgebiet. Der Mineralbrunnen Bd. 32, S. 294–315
6 Carle W (1975) Die Mineral- und Thermalwässer von Mitteleuropa. Wissenschaftliche Verlagsgesellschaft mbH Stuttgart, 644 S. + Tafelband
7 Strick M (1989) Mineralwasser und Heilwasser, 2. Aufl. Heyne, München, 464 S.

In der vergleichenden Übersicht sind aufgeführt:
1. Spalte: Gelöste Mineralstoffe in mg/kg bzw. mg/l
2. Spalte: Ionenäquivalent(meq)-Prozent

4.1.1 Wässer mit weniger als 1000 mg Mineralstoffen/l (kg)

1. Renate-Heilquelle, H.J. Strauch, 64757 Rothenberg Finkenbach/Odenwald. Dt.: 1985. Hk: 1.
2. Bad Liebenwerda Mineralwasser. Mineralquellen Bad Liebenwerda GmbH, Am Brunnenpark 1–5, 04924 Bad Liebenwerda. Dt.: 1991. Hk: 1.
3. Lichtenauer Mineralquelle. Mineralquellen Niederlichtenau GmbH, 09244 Niederlichtenau bei Chemnitz. Dt: 1990. Hk: 1.
4. Evian. – 74500 Evian-les-Bains. Hk: 7.
5. Chaudfontaine. SA Chaudfontaine Monopole NV, B-4930 Chaudfontaine. Hk: 2.
6. Henniez. Mineralquellen Henniez SA, CH-1525 Henniez. Dt: 1986. Hk: 7.
7. Thüringer Waldquell. Thüringer Waldquell Mineralbrunnen GmbH, 98574 Schmalkalden. Dt: 1991. Hk: 2.
8. Aqui Zürich. Brauerei Hürlimann AG, Brandschenkenstraße 150, CH-8002 Zürich. Hk: 7.

4.1.2 Chlorid-Wässer und Wässer mit Chlorid-Vormacht

9. Paracelsus-Quelle Bad Liebenzell. Kurverwaltung GmbH, 75378 Bad Liebenzell. Ch: Natrium-Chlorid-Hydrogencarbonat-Wasser. Dt: 1982. Hk: 3.
10. Reinbeker Schloßquelle. 21465 Reinbek. Ch: Natrium-Calcium-Chlorid-Wasser. Dt: 1984. Hk: 7.
11. Bad Harzburger, Juliushaller. 38667 Bad Harzburg. Ch: Natrium-Chlorid-Wasser. Dt: 1986. Hk: 7.
12. KurSelters. OberSelters Mineral- und Heilquellen GmbH, Brunnenstraße 1, 65520 Bad Camberg. Ch: Natrium-Chlorid-Hydrogencarbonat-Säuerling. Dt: 1981. Hk: 3.
13. Karl-Marien-Quelle Plaue (bei Arnstadt), von Schierholzsche Brunnenverwaltung 99338 Plaue. Ch: Natrium-Chlorid-Wasser. Dt.: 1992. Hk: 1.
14. Staatl. Bad Kissinger Rakoczy. Verwaltung der Staatlichen Bäder oHG, Schloßstraße 4, 97688 Bad Kissingen. Ch: Natrium-Chlorid-Säuerling. Dt: 1987. Hk: 3.

4.1.3 Sulfat-Wässer und Wässer mit Sulfat-Vormacht

15. Grand Source Vittel. F-88800 Vittel (Lothringen). Ch: Calcium-Magnesium-Hydrogencarbonat-Sulfat-Wasser. Dt: 1970. Hk: 6.
16. Neuer Brunnen Bad Lauchstädt. Bad Lauchstädter Heil- und Mineralbrunnen GmbH, Querfurther Straße 1–13, 06246 Bad Lauchstädt. Ch: Calcium-Magnesium-Hydrogencarbonat-Sulfat-Wasser. Dt: 1990. Hk: 1.
17. Alpquell Münster. Rieders Quellenbetriebe GmbH, A-6230 Münster/Tirol. Ch: Calcium-Magnesium-Sulfat-Hydrogencarbonat-Wasser. Dt: 1 1988. Hk: 2.
18. Römerquelle Edelstal/Burgenland. Römerquelle, Holzmanngasse 3, A-1210 Wien 21. Ch: Calcium-Magnesium-Sulfat-Hydrogencarbonat-Wasser. Dt: 1989. Hk: 7.
19. Lullusbrunnen Bad Hersfeld. Hessisches Staatsbad, Abt. Heilwasserversand. 36251 Bad Hersfeld. Ch: Natrium-Calcium-Sulfat-Hydrogencarbonat-Wasser. Dt: 1984. Hk: 3.
20. Bad Pyrmonter Katharinenquelle. Mineral- und Heilquellen GmbH & Co. 31797 Bad Pyrmont. Ch: Natrium-Calcium-Hydrogencarbonat-Sulfat-Chlorid-Wasser. Dt: 1984. Hk: 1.
21. Valser St. Peterquelle. Walter St. Peterquelle GmbH, CH-7988 Wangen. Ch: Calcium-Sulfat-Hydrogencarbonat-Wasser. Dt: 1963. Hk: 6.
22. Staatl. Bad Meinberger Mineralbrunnen GmbH & Co. KG. 32805 Bad Meinberg. Ch: Calcium-Magnesium-Sulfat-Wasser. Dt: 1985. Hk: 2.
23. St. Anna Quelle, Bad Windsheim. Franken-Mineral- und Heilbrunnenbetriebe Hufnagel GmbH & Co. KG, 91413 Neustadt/Aisch, Ch: Calcium-Magnesium-Natrium-Sulfat-Chlorid-Hydrogencarbonat-Wasser. Dt: 1980. Hk: 3.
24. Adelbodner Spezial. Mineral- und Heilquellen AG, CH-3715 Adelboden. Ch: Calcium-Sulfat-Wasser. Dt: 1983. Hk: 2.
25. Contrex. F-88140 Contrexeville (Vogesen). Ch: Calcium-Magnesium-Sulfat-Wasser. Dt: 1986. Hk: 7.
26. Goethe-Brunnen. 99438 Bad Berka. Ch: Calcium-Sulfat-Wasser. Dt: 1955. Hk: 4.
27. Marienquelle 1, Staatsbad Elster. Sächsische Staatsbäder GmbH, Badstraße 6, 08645 Bad Elster. Ch: Eisenhaltiger Natrium-Sulfat-Chlorid-Hydrogencarbonat-Säuerling; keine Abfüllung, da 1,2 nCi/l. Dt: 1991. Hk: 1.

4.1.4 Hydrogencarbonat-Wässer und Wässer mit Hydrogen-Vormacht

28. Prinz-Ludwig-Quelle Kondrau. Kondrauer Mineral- und Heilbrunnen GmbH & Co. KG, 95652 Waldsassen. Ch: Natrium-Calcium-Hydrogencarbonat-Säuerling. Dt: 1968. Hk: 3.
29. Fortis-Mineralbrunnen. Quellenhof-Brunnenbetriebe, Bochum-Wattenscheid. Ch: Calcium-Natrium-Hydrogencarbonat-Sulfat-Wasser. Dt: 1980. Hk: 5.
30. Peterstaler Mineralquellen Huber GmbH. 77740 Peterstal. Ch: Calcium-Natrium-Hydrogencarbonat-Wasser. Dt: 1986. Hk: 7.
31. Rhäzünser. Passugger Heilquellen AG, CH-7062 Passugg. Ch: Calcium-Natrium-Hydrogencarbonat-Säuerling. Dt: 1973. Hk: 7.
32. Güssinger Vitaquellen. Güssinger Mineralwasser GmbH, A-7542 Gerersdorf-Sulz bei Güssing. Ch: Natrium-Calcium-Hydrogencarbonat-Säuerling. Dt: 1988. Hk: 2.

33. **Bad Neuenahrer Heilwasser.** Apollinaris Brunnen AG, 53474 Bad Neuenahr-Ahrweiler. Ch: Natrium-Magnesium-Hydrogencarbonat-Säuerling. Dt: 1962. Hk: 3.
34. **Rippoldsauer Mineralwasser** Huber GmbH & Co. 77776 Bad Rippoldsau. Ch: Calcium-Natrium-Hydrogencarbonat-Sulfat-Wasser. Dt: 1986, Hk: 7.
35. **Peterquelle Deutsch-Goritz.** Peterquelle Mineralwasser, A-8483 Deutsch Goritz/Steiermark. Ch: Natrium-Calcium-Hydrogencarbonat-Säuerling. Dt: 1985. Hk: 7.
36. **St. Gero-Heilwasser.** Gerolsteiner Sprudel GmbH & Co. KG, 54568 Gerolstein. Ch: Calcium-Magnesium-Hydrogencarbonat-Säuerling. Dt: 1981. Hk: 3.
37. **Radenska Königsquelle, Slowenien.** Sichelsdorfer Radenska Vertriebs-Handels- und Produktionsges. mbH, Sichelsdorf 8, A-8490 Bad Radkersburg. Ch: Natrium-Calcium-Hydrogencarbonat-Säuerling. Dt: 1986. Hk: 2.
38. **Preblauer.** Preblauer Brunnenversendung, A-9461 Preblau/Kärnten. Ch: Natrium-Hydrogencarbonat-Säuerling. Dt: 1980. Hk: 7.
39. **Karlsbader Mühlbrunn.** CSFR Karlovy Vary. Ch: Fluorid-haltiges Natrium-Hydrogencarbonat-Sulfat-Wasser. Hk: 7.

Nach Aussagen der Herausgeberin gilt als das in deutschen Apotheken meist verkaufte Mineralwasser die Wildunger Helenenquelle. Es folgt deswegen hier eine vollständige Analyse dieses Wassers mit allen Spurenelementen lt. dt. Bäderkalender, Sekt. Wasserchemie u. chem. Balneologie, Universität Gießen.

40. **Wildunger Helenenquelle.** Hessisches Staatsbad, 34537 Bad Wildungen. Ch: Natrium-Magnesium-Calcium-Hydrogencarbonat-Chlorid-Säuerling.

	mg/kg	meq/%		mg/kg	meq/%
Li^+	0,60	0,13	F^-	0,22	0,02
Na^+	724,4	46,34	Cl^-	608,4	25,25
K^+	15,07	0,57	Br^-	1,28	0,02
Rb^+	0,04	–	I^-	0,095	–
Cs^+	0,01	–	SO_4^{2-}	22,06	0,68
NH_4^+	0,95	0,08	NO_3^-	0,002	
Be^{2+}	0,005	–	NO_2^-	0,001	
Mg^{2+}	244,5	29,59	HPO_4^{2-}	0,061	
Ca^{2+}	312	22,90	$HAsO_4^{2-}$	0,001	
Sr^{2+}	1,36	0,05	HCO_3^-	3068	74,04
Ba^{2+}	0,22	–	H_2SiO_3	32,07	
Al^{3+}	0,033	0,01	H_2TiO_3	0,004	
Mn^{2+}	0,40	0,02	HBO_2	3,88	
Fe^{2+}	6,21	0,33			
Co^{2+}	0,001	–	Summe	5042	
Ni^{2+}	0,009		CO_2	2041	
Cu^{2+}	0,007				
Ag^+	0,001				
Zn^{2+}	0,002				
Pb^{2+}	0,023				
Sn^{2+}	0,01				

4.1.5 Vergleichende Übersicht von Mineral- und Heilwässern

Tabelle 3.4

	1 mg/kg (l)	1 meq/%	2	2	3	3	4	4
Na^+	1,85	14,84	3,9	19,62	12,0	12,60	5,6	3,77
Mg^{2+}	0,82	12,44	1,7	16,19	9,1	18,07	25,7	33,18
Ca^{2+}	7,1	65,30	10,4	60,05	56,0	67,43	79,9	62,73
K^+	1,55	7,30	1,4	4,14	1,6	1,00	1,0	0,31
Fe^{2+}					} 0,42	} 0,36		
Fe^{3+}								
Sr^{2+}	0,017	0,07			0,33	0,18		
Ba^{2+}	0,023	0,06			0,17	0,06		
NH_4^+					0,08	0,11		
Li^+					0,050	0,17		
Mn^{2+}	0,001	–			0,040	0,04		
Al^{3+}								
Cl^-	3,7	18,29	6,0	16,69	15,3	10,41	3,6	1,57
SO_4^{2-}	3,5	12,77	1,6	3,28	52,0	26,13	11,0	3,60
HCO_3^-	18	52,27	48,8	78,93	160,0	63,22	365,0	93,89
H_2SiO_3								
HPO_4^{2-}	0,08	0,30						
I^-								
F^-	0,02	0,19	0,12	0,62	0,18	0,23		
Br^-	0,02	0,05			0,03	0,01		
NO_2^-								
NO_3^-	5,6	15,82	0,3	0,47			3,8	0,94
HBO_3^{2-}								
	42		74		308		490	

Zusammensetzung einzelner Wässer

Tabelle 3.4 Fortsetzung

	5	5	6	6	7	7	8	8
Na^+	44	28,48	10,0	5,61	28,4	11,48	318,0	98,36
Mg^{2+}	18	22,29	18,2	19,56	50,0	38,46	0,84	0,50
Ca^{2+}	65	48,27	114,0	74,18	106,0	49,39	2,45	0,85
K^+	2,5	0,95	1,1	0,39	2,9	0,65	1,75	0,28
Fe^{2+}			} 0,005				} 0,01	
Fe^{3+}								
Sr^{2+}			0,270	0,13				
Ba^{2+}								
NH_4^+								
Li^+			0,080	0,13				
Mn^{2+}			0,001	–				
Al^{3+}								
Cl^-	35	14,42	16,0	6,22	39,4	10,34	144,0	30,32
SO_4^{2-}	40	12,16	18,8	5,39	241,0	46,69	129,0	20,01
HCO_3^-	305	73,11	368,4	83,54	281,0	42,96	395,0	48,39
H_2SiO_3								
HPO_4^{2-}								
I^-			0,01	–			0,2	–
F^-	0,4	0,31	0,10	–			3,20	1,27
Br^-								
NO_2^-								
NO_3^-			22,0	4,84				
HBO_3^{2-}								
	509		560		765		990	

Tabelle 3.4 Fortsetzung

	9	9	10	10	11	11	12	12
Na^+	298,0	79,22	347,0	73,64	395,0	82,51	504,0	76,15
Mg^{2+}	9,72	4,89	14,5	5,82	11,0	4,32	30,0	8,58
Ca^{2+}	40,08	12,22	83,0	20,21	50,0	11,95	79,2	13,73
K^+	16,60	2,59	3,0	0,37	10,0	1,20	12,8	1,14
Fe^{2+}	0,02	–					} 0,039	} 0,005
Fe^{3+}								
Sr^{2+}	0,44	0,06					1,2	0,10
Ba^{2+}							0,017	0,001
NH_4^+	0,016	–					0,05	0,01
Li^+	1,10	0,97					0,52	0,26
Mn^{2+}	0,15	0,03					0,29	0,04
Al^{3+}								
Cl^-	322,0	55,52	609,9	83,86	530,0	72,03	506,4	49,65
SO_4^{2-}	64,2	8,17	11,1	1,12	152,0	15,23	27,3	1,98
HCO_3^-	355,0	35,57	188,5	15,07	161,0	12,73	840,2	47,88
H_2SiO_3	33,9						18,1	
HPO_4^{2-}	0,16						0,016	0,001
I^-							0,028	0,001
F^-	2,08	0,67	0,20				0,58	0,11
Br^-							0,48	0,02
NO_2^-								
NO_3^-	0,45	0,04					6,5	0,36
HBO_3^{2-}							0,93	
	1143		1270		1310		2029	
CO_2	19,6				11,1		2760 ca.	

Tabelle 3.4 Fortsetzung

	13	13	14	14	15	15	16	16
Na^+	753	75,18	2470	70,91	5	1,53	44,8	14,11
Mg^{2+}	41,0	7,74	157,1	8,53	41	23,47	40,9	24,36
Ca^{2+}	143	16,38	558,6	18,40	215	74,65	159	57,59
K^+	9,6	0,56	91,0	1,54	2	0,35	12,7	2,35
Fe^{2+}	} 0,16	} 0,01	4,93	0,12			} 4,25	} 1,10
Fe^{3+}			6,09	0,22				
Sr^{2+}	1,53	0,08	5,0	0,08			1,12	0,18
Ba^{2+}								
NH_4^+	0,06	0,01	0,37	0,01			0,20	0,08
Li^+	0,03	0,01	2,00	0,19			0,158	
Mn^{2+}	0,32	0,03	0,027	–			0,15	
Al^{3+}								
Cl^-	1181	76,56	3914	73,20	6	1,23	46,1	9,31
SO_4^{2-}	320	15,31	891,3	12,31	352	53,16	286	42,63
HCO_3^-	215	8,10	1324	14,39	383	45,60	409	47,97
H_2SiO_3	14,7		16,6		12		14,3	
HPO_4^{2-}	–						0,05	
I^-	–		0,10	–			0,34	
F^-	0,21	0,02	0,28	0,01			0,16	
Br^-	0,35	0,01	9,72	0,08			n.n.	
NO_2^-	–						n.n.	
NO_3^-	–		0,63	0,01			n.n.	
HBO_3^{2-}	1,20		6,57				0,839	
	2681		9458		1016		1020	
CO_2	35		3258				102	

Tabelle 3.4 Fortsetzung

	17	17	18	18	19	19	20	20
Na^+	3,79	1,14	15,2	4,21	229,4	51,76	234	49,01
Mg^{2+}	38,91	22,77	77,9	40,90	12,0	5,12	44	17,43
Ca^{2+}	214	76,01	171,1	54.50	157,6	40,79	136	32,67
K^+	2,15	0,07	2,1	0,32	11,0	1,46	4,8	0,59
Fe^{2+}					0,65	0,12	} 0,01	
Fe^{3+}								
Sr^{2+}			0,49	0,06	6,3	0,74	1,9	0,21
Ba^{2+}								
NH_4^+							0,19	0,05
Li^+								
Mn^{2+}							0,21	0,04
Al^{3+}								
Cl^-	2,91	0,51	4,5	0,83	129,7	18,30	176	23,63
SO_4^{2-}	550,25	73,66	397,5	52,81	483,5	50,32	378	37,44
HCO_3^-	242,62	25,63	442,7	46,36	377,1	30,94	488	38,11
H_2SiO_3					17,0			
HPO_4^{2-}								
I^-								
F^-	0,16	0,06			1,4	0,37	0,19	0,05
Br^-								
NO_2^-							<0,02	
NO_3^-	1,49	0,13	0,35		0,85	0,07	10	0,77
HBO_3^{2-}								
	1092		1112		1427		1470	
CO_2			5000					

Zusammensetzung einzelner Wässer

Tabelle 3.4 Fortsetzung

	21	21	22	22	23	23	24	24
Na^+	9,91	1,97	27	4,69	159,0	24,38	6,0	0,85
Mg^{2+}	34,63	13,07	68	22,45	84,8	24,59	39	10,46
Ca^{2+}	348,40	79,38	363	72,61	279,6	49,16	540	87,81
K^+	0,98	1,14	2,5	0,24	18,1	1,63	2,1	0,16
Fe^{2+}	} 0,94	} 0,15			0,13	0,02	} 0,05	
Fe^{3+}								
Sr^{2+}	4,78	0,50			0,51	0,04	9,7	0,72
Ba^{2+}							0,12	
NH_4^+					0,44	0,08	0,024	
Li^+	5,31	3,49			0,15	0,08		
Mn^{2+}	0,18	0,30			0,14	0,02	0,007	
Al^{3+}	0,05						0,021	
Cl^-	4,61	0,59	13	1,45	332,2	33,18	11	1,01
SO_4^{2-}	764,46	72,74	978	79,98	525,2	38,70	1230	83,46
HCO_3^-	354,22	26,53	287	18,52	476,0	27,61	390	15,53
H_2SiO_3	17,94				15,9		7,6	
HPO_4^{2-}	0,03							
I^-	0,04						0,021	
F^-	0,58	0,14	0,27	0,04	0,40	0,07	0,094	
Br^-					1,43	0,06		
NO_3^-	0,11				6,57	0,38	0,14	
HBO_3^{2-}	0,31				1,58		0,15	
	1547		1790		1902		2136	
CO_2	96				2015			

Tabelle 3.4 Fortsetzung

	25	25	26	26	27	27	28	28
Na^+	7,5	1,06	11,41	1,31	781	81,28	130,02	43,25
Mg^{2+}	85,0	22,62	74,37	16,09	39,2	7,71	28,79	18,11
Ca^{2+}	471,0	76,05	627,3	82,30	56,4	6,73	89,83	34,28
K^+	3,1	0,26	3,209	0,22	18,5	1,13	15,20	2,97
Fe^{2+}			0,846	0,08	} 26,2	} 2,24		
Fe^{3+}								
Sr^{2+}					0,350	0,02		
Ba^{2+}								
NH_4^+					0,40	0,05		
Li^+					2,19	0,75	0,31	0,34
Mn^{2+}					0,72	0,63		
Al^{3+}								
Cl^-	7,2	0,64	20,44	1,52	552	37,35	60,99	13,19
SO_4^{2-}	1202,0	79,72	1464	80,15	832	41,55	91,39	14,59
HCO_3^-	373,3	19,51	425,2	18,33	534	20,99	567,97	71,39
H_2SiO_3			8,987		35,2			
HPO_4^{2-}					0,038			
I^-					0,32	0,01		
F^-	0,26	0,13			0,35	0,04	0,19	0,08
Br^-					1,41	0,04		
NO_2^-								
NO_3^-					0,6	0,02		
HBO_3^{2-}					1,43			
	2150		2636		2883		1033	
CO_2			93		2289		1402	

Tabelle 3.4 Fortsetzung

	29	29	30	30	31	31	32	32
Na^+	115,7	34,1	180,0	39,03	160,0	31,56	310,5	61,66
Mg^{2+}	25,8	7,6	37,1	15,20	41,1	15,33	26,4	9,90
Ca^{2+}	184,8	54,4	177,0	44,02	227,2	51,43	117,3	26,70
K^+	9,0	2,6	13,9	1,74	9,0	1,04	14,7	1,73
Fe^{2+}	} 3,3	} 1,0			} 4,0	} 0,63		
Fe^{3+}								
Sr^{2+}	0,9	0,3						
Ba^{2+}								
NH_4^+								
Li^+								
Mn^{2+}	0,1							
Al^{3+}								
Cl^-	59,9	6,6	24,6	3,43	23,2	2,81	134,9	17,19
SO_4^{2-}	296,3	32,7	188,0	19,44	163,0	15,98	7,4	0,68
HCO_3^-	551,0	60,7	946,0	77,12	1140,0	80,99	1107,5	82,13
H_2SiO_3	36,0						42,0	
HPO_4^{2-}								
I^-					0,050			
F^-					0,800			
Br^-								
NO_2^-								
NO_3^-					0,16			
HBO_3^{2-}							6,63	
	1247		1560		1760		1772	
CO_2	113							

Tabelle 3.4 Fortsetzung

	33	33	34	34	35	35	36	36
Na^+	300,0	51,92	201,0	30,07	566,0	66,58	174,7	19,84
Mg^{2+}	87,9	28,76	48,8	13,83	41,0	9,11	120,5	25,89
Ca^{2+}	78,4	15,56	321,0	55,13	172,0	23,20	407,3	53,05
K^+	24,0	2,44	11,1	0,96	16,0	1,11	14,1	0,94
Fe^{2+}	} 7,77	} 1,11					0,061	0,01
Fe^{3+}								
Sr^{2+}							3,49	0,21
Ba^{2+}								
NH_4^+							0,06	0,01
Li^+								
Mn^{2+}	0,59	0,09					0,58	0,06
Al^{3+}								
Cl^-	61,5	6,90	30,0	2,59	217,0	16,11	72,3	5,32
SO_4^{2-}	65,3	5,40	489,0	41,99	0,72		37,9	2,06
HCO_3^-	1342	87,43	1102,0	55,02	1943,0	83,89	2161	92,43
H_2SiO_3	25,7						52,2	
HPO_4^{2-}	0,54	0,02					0,05	–
I^-								
F^-	0,8	0,17	2,40	0,39	0,100		0,18	
Br^-								
NO_2^-								
NO_3^-	0,5	0,03					3,9	0,16
HBO_3^{2-}								
	1998		2200		2950		3048	
CO_2	1223				5000		1900	

Tabelle 3.4 Fortsetzung

	37	37	38	38	39	39
Na^+	551	53,58	813,0	80,56	1713,0	85,26
Mg^{2+}	92,8	17,08	17,38	3,26	37,33	3,51
Ca^{2+}	200,6	22,37	119,0	13,53	135,9	7,76
K^+	110	6,30	44,1	2,57	98,4	2,88
Fe^{2+}	}<0,05		}1,0	}0,07	}1,26	}0,04
Fe^{3+}						
Sr^{2+}	1,75	0,09			0,780	
Ba^{2+}						
NH_4^+	1,58	0,20				
Li^+	0,91	0,29			3,280	0,54
Mn^{2+}	0,10					
Al^{3+}	0,34	0,09				
Cl^-	55,4	2,22	63,0	4,01	607,7	19,69
SO_4^{2-}	107,9	4,31	101,0	4,73	1639,0	39,18
HCO_3^-	2336	93,43	2468,1	91,21	2163,0	40,76
H_2SiO_3	66,1					
HPO_4^{2-}	0,62					
I^-	0,04		0,010		0,004	
F^-	0,80	0,03	0,320	0,04	6,070	0,37
Br^-	0,24					
NO_2^-						
NO_3^-	2,60		0,14		n.n.	
HBO_3^{2-}	6,48					
	3437		3620		6400	
CO_2	4930		2100		630	

Die wichtigsten Angaben auf dem Heilwasser-Etikett entsprechen denjenigen des Verbandes Deutscher Heilbrunnen[8]:

- Name des natürlichen Heilwassers sowie Anschrift des abfüllenden Heilbrunnen-Unternehmens.
- Wirksame Bestandteile nach Art und Menge mit Angabe des Untersuchungsinstitutes.
- Anwendungsgebiete und Gegenanzeigen.
- Hinweise zur Dosierung und Trinkkur.

5 Allgemeine Indikationen

Tabelle 3.5 Anwendungsmöglichkeiten von Heilwässern, Angaben des Verbandes Deutscher Heilbrunnen[8, 12]

Beschwerden	Heilwasser	Wirkung
Chronische Magenschleimhautentzündung	Natrium- und Calcium-Hydrogencarbonat-haltige Heilwässer	Schleimhautschonung und Entzündungshemmung
Magensäureproduktion a) zu viel	Hydrogencarbonathaltige Heilwässer	Pufferung der überschüssigen Magensäure Normalisierung der Säureproduktion
b) zu wenig	Natrium-Chlorid- und kohlensäurehaltige Heilwässer	Anregung der Säureproduktion und Durchblutungsförderung
Funktionsstörungen von Leber, Gallenblase und Bauchspeicheldrüse	Sulfathaltige Heilwässer	Anregung und Normalisierung der Produktion und Absonderung von Galle und Verdauungssaft der Bauchspeicheldrüse, Förderung der Entleerung der Gallenblase
Chronische Stuhlverstopfung	Sulfathaltige Heilwässer	Anregung der Darmtätigkeit, Verminderung der Stuhlhärte
Diabetes mellitus	Natrium-Hydrogencarbonat-haltige Heilwässer	Unterstützend durch Verbesserung der Insulinwirkung und verbesserte Glykogenspeicherung

Tabelle 3.5 Fortsetzung

Beschwerden	Heilwasser	Wirkung
Erhöhter Blutharnsäurespiegel und Gicht	Natrium-Hydrogencarbonat-haltige Heilwässer	Steigerung der Harnsäureausscheidung aus dem Blut, Verbesserung der Harnsäurelöslichkeit im Harn, Vermeidung von Harnsteinbildung
Calciummangel, Knochenschwund, Allergien	Calciumhaltige Heilwässer	Ausgleich des Calciummangels, Dämpfung der allergischen Reaktion
Magnesiummangel	Magnesiumhaltige Heilwässer	Ausgleich des Magnesiummangels
Chronische Harnsteinbildung: Calcium-Oxalsäuresteine	Heilwässer mit einem Calciumgehalt, der maximal das 2,5fache des Magnesiumgehaltes beträgt und hohem Hydrogencarbonatgehalt	Verhinderung der Oxalataufnahme im Darm durch Calcium, steinbildungshemmende Wirkung von Magnesium und Hydrogencarbonat
Harnsäuresteine, Cystin- und Xanthin-Harnsteine	Hydrogencarbonat-haltige Heilwässer	Erhöhung des pH-Wertes des Harns, Vorbeugung von Auskristallisationen
Carbonat- und Phosphat-Harnsteine	Sulfathaltige Heilwässer	Senkung des pH-Wertes des Harns, Vorbeugung von Auskristallisationen
Eisenmangelzustände z. B. nach Blutverlust und Infekten	Eisenhaltige Heilwässer	Ausgleich des Eisenmangels
Harnwegsinfekte	Calcium-Magnesium-Hydrogencarbonathaltige Heilwässer	Entzündungshemmende Wirkung von Calcium und Magnesium, Neutralisierung des Entzündungsmilieus durch Hydrogencarbonat
Vorbeugung von Zahnkaries	Fluoridhaltige Heilwässer	Zahnschmelzhärtende Wirkung, Hemmung der Säurebildung von Mundbakterien

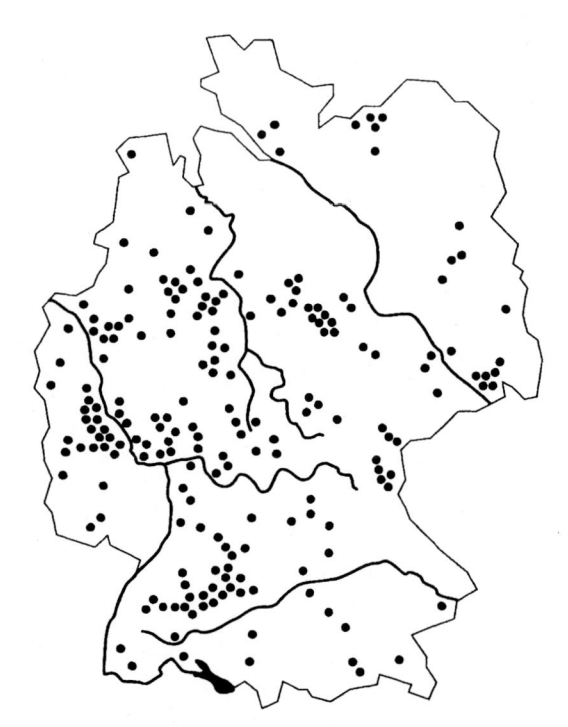

Abb. 3.1 Verteilung der Mineralbrunnen in Deutschland [aus[15]]

Literatur

1. Bäderbuch der Deutschen Demokratischen Republik, Jordan H Hrsg (1967), VEB Thieme, Leipzig, 264 S. + 52 S. Beilage
2. Carlé (1975) Die Mineral- und Thermalwässer von Mitteleuropa. Wissenschaftliche Verlagsgesellschaft mbH Stuttgart, 644 S. + Tafelband
3. Deutscher Bäderkalender, Deutscher Bäderverband e. V. Hrsg (1989), Flöttmann, Gütersloh, 636 S.
4. Dienemann W, Fricke K (1961) Mineral- und Heilwässer, Peloide und Heilbäder in Niedersachsen und seinen Nachbargebieten, Veröff niders Inst Landeskunde Uni Göttingen, Bd. 5, 5. Abt, Göttingen Hannover 476 S.
5. Fresenius W, Kußmaul H (1989) Einführung in die Chemie und Charakteristik der Heilwässer und Moore. Deutscher Bäderkalender, Deutscher Bäderverband e. V. Hrsg Flöttmann Gütersloh, S. 33–60
6. Fresenius W, Quentin KE (1969) Untersuchung der Mineral- und Heilwässer, Hdb Lebensmittelchemie Bd. 8 Teil 2, Springer Berlin Heidelberg New York S. 862–1042
7. Fricke K (1969) Hydrogeologie, Hdb Lebensmittelchemie Bd. 8, Teil 1, Springer Berlin Heidelberg New York S. 53–118
8. Gesundheit zum Trinken (1992) Verband deutscher Heilbrunnen Hrsg Bonn 16 S.
9. Kluthe R, Quirin H (1990) Trinkwasser, natürliches Mineralwasser, Quellwasser, Tafelwasser und Heilwasser, Hagers Hdb Pharmazeut. Praxis, 5. Aufl., Bd. 1, S. 243–252, Springer Berlin Heidelberg New York

10. Grahmann R (1958) Die Grundwässer der Bundesrepublik Deutschland und ihre Nutzung, Forsch deutsch Landeskunde Bd. 105, Remagen 198 S.
11. Heyl KE (1972) Hrsg. Bäderarbeitsgemeinschaft Rheinland-Pfalz Mainz 198 S.
12. Högl O (1980) Die Mineral- und Heilquellen der Schweiz, Haupt Bern Stuttgart 302 S.
13. Hoppe W (1972) Die Mineral- und Heilwässer Thüringens, Geologie Bd. 21 Beiheft 75 183 S.
14. Hütter LA (1979) Wasser und Wasseruntersuchung, Laborbücher Chemie, Diesterweg Frankfurt, Sauerländer Aarau, 224 S.
15. Mineralwasser macht Schule, Inform-Zentrale deutsch Mineralwasser (IDM) Hrsg (1991) München 32 S.
16. Österreichisches Heilbäder- und Kurortbuch, Bundesminist. Gesundheit Umweltschutz Hrsg (1975) Bohmann, Wien
17. Quentin KE (1969) Beurteilungsgrundsätze und Anforderungen an Mineral- und Heilwässer, Hdb Lebensmittelchemie, Bd. 8, Teil 2, Springer Berlin Heidelberg New York, S. 1043–1056
18. Quentin KE (1970) Die Heil- und Mineralquellen Nordbayerns, Geologica Bavarica Bd. 62, 312 S.
19. Die Schweizerische Mineralwasserindustrie, Verband Schweizerischer Mineralquellen Hrsg (1979) 2. Aufl., Bern, 56 S.
20. Seibold E, Berger WH (1982) The Sea Floor – An Introduction to Marine Geology, Springer Berlin Heidelberg New York, 288 S.
21. Strick M (1989) Mineralwasser und Heilwasser, 2. Aufl., Heyne München, 464 S.
22. Zötl J, Goldbrunner JE (1993) Die Mineral- und Heilwässer Österreichs: geologische Grundlagen und Spurenelemente, Springer Wien New York, 324 S.
23. Alberts B, Funk G, Michel G (1982) Mineralwassernutzung im Ruhrgebiet. Der Mineralbrunnen, Bd. 32, S. 294–315
24. Carlé W (1960) Das Weltmeer, seine Entstehung und die Bildung von Mineralwässern, Heilbad und Kurort, Bd. 12, S. 26–31
25. Fricke K, Michel G (1974) Mineral- und Thermalwässer der Bundesrepublik Deutschland, Der Mineralbrunnen, Bd. 24, S. 70–89
26. Michel G (1988) Wie kommt das Salz ins Meer? Heilbad und Kurort, Bd. 40, S. 42–48
27. Michel G (1992) Entstehung natürlicher Kohlensäure, Der Mineralbrunnen Bd. 42, S. 194–202
28. Michel G, Rabitz A, Werner H (1974) Betrachtungen über die Tiefenwässer im Ruhrgebiet, Fortschr Geol Rheinld Westf, Bd. 20, S. 215–236

Kapitel 4

Diagnostische Möglichkeiten des kleinen Labors

R. S. Ross, D. Paar

1 Einführung

Das folgende Kapitel ist als Ergänzung zu dem von O. Sonntag im ersten Band vorgelegten Beitrag „Diagnostik für das kleine klinische Laboratorium"[1] entstanden. Es geht auf weitere Möglichkeiten der laboratoriumsmedizinischen Diagnostik mit Hilfe des „kleinen Labors" ein.

Während der niedergelassene Arzt im „kleinen Labor" ausschließlich technisch einfache und schnell durchzuführende Untersuchungen vornimmt, die ihm in bestimmten Fällen eine labormedizinische Basisdiagnostik „vor Ort" erlauben, verbindet der im Krankenhaus tätige Arzt und auch der Labormediziner selbst mit dem Begriff des „kleinen Labors" im wesentlichen die Akut- oder Präsenzdiagnostik. Sie gestattet ihm bei einem eingeschränkten, aber für alle klinischen Fragestellungen geeigneten Methodenspektrum während des gesamten Tages die schnelle Ermittlung jener Laborbefunde, aus denen – gemeinsam mit anderen Untersuchungsergebnissen – unmittelbare und nicht selten für den Patienten lebenswichtige diagnostische und therapeutische Konsequenzen gezogen werden[2]. Die so im „kleinen Labor" vorgenommenen Analysen dienen einerseits im Sinne einer vermutungsbezogenen Untersuchung der Erstellung einer Verdachtsdiagnose, die sich zunächst auf relativ viele überwiegend indiskriminiert angeforderte Parameter stützt; andererseits werden im Rahmen der Therapieüberwachung und Verlaufsbeurteilung im „kleinen Labor" häufig auch einzelne Parameter von vitaler medizinischer Bedeutung gezielt bestimmt.

Diese Funktionen des „kleinen Labors", das im folgenden als Akut- oder Präsenzlabor verstanden werden soll, entsprechen die eingesetzten Analysengeräte und -verfahren. Abhängig von den Aufgaben der zur versorgenden klinischen Bereiche finden sich „kleine Laboratorien" mit nur sehr einfacher Ausstattung, z. B. Handphotometern, Mikropipetten und Dilutoren, zur ausschließlich manuellen Durchführung labormedizinischer Analysen neben solchen, deren häufig aufwendige Instrumentierung teil- und vollmechanisierte Notfall-Untersuchungen „rund um die Uhr" gestattet.

2 Blutbildveränderungen

2.1 Grundlagen

Blut ist ein komplex zusammengesetztes „flüssiges Organ", das aus Plasma (ohne Fibrinogen: Serum) und darin aufgeschwemmten Zellen (Blutkörperchen) besteht. Der Anteil des Blutes am Körpergewicht des Erwachsenen beträgt etwa 8 %, was einem Blutvolumen von vier bis sechs Litern entspricht[3].

Eine der Hauptaufgaben des Blutes ist der Transport vieler Stoffe (Abb. 4.1), insbesondere der Atemgase Sauerstoff, O_2, und Kohlendioxid, CO_2[4]. Das beim Stoffwechsel gebildete CO_2 gelangt aus den Zellen über das Interstitium in die Blutkapillaren und wird zu einem kleinen Teil physikalisch im Plasma gelöst, größtenteils jedoch intraerythrozytär in Bicarbonat umgewandelt, das als leichte im Plasma transportierte Verbindung dann auf dem Blutweg die Lungen erreicht. Hier diffundiert das CO_2 im Austausch gegen O_2 in die Alveolen und wird abgeatmet. Als Transportmedium erfüllt das Blut auch eine „Verteiler-Funktion": Es transportiert körpereigene Wirkstoffe, wie z. B. Enzyme, Hormone und Spurenelemente, an ihre spezifischen Wirkungsorte und bringt Stoffwechselzwischen- und endprodukte z. B. zu den entsprechenden Ziel- oder Ausscheidungsorganen.

Die Milieufunktion des Blutes beruht wesentlich auf seinen unterschiedlichen Puffersystemen, insbesondere dem Bicarbonat-CO_2-System, und gewährleistet einen Zustand der Homöostase des inneren Milieus (s. a. Störungen des Säure-Basenhaushaltes), der eine Grundvoraussetzung für die normale Zellfunktion ist.

Die Fähigkeit des Blutes zur Gerinnung (s. a. Hämostasestörungen) stellt einen wichtigen funktionellen Schutzmechanismus dar. Besondere Bedeutung kommt dem Blut auch als Träger der körpereigenen Abwehr gegen eingedrungene Fremdkörper und Krankheitserreger zu, die von phagocytierenden und antikörperbildenden Blutzellen angegriffen werden.

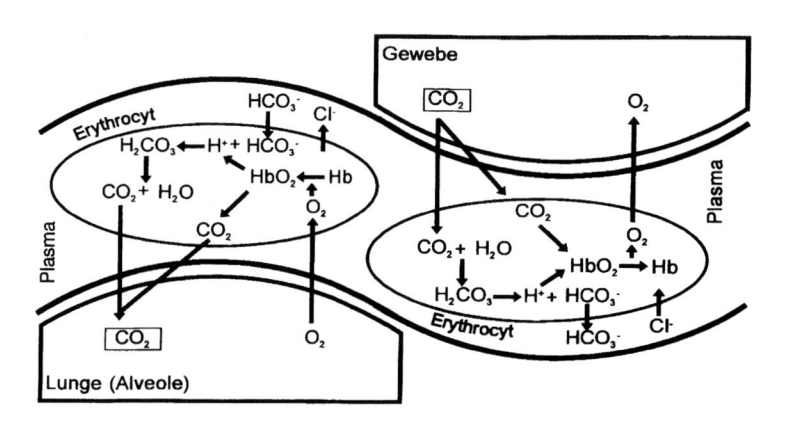

Abb. 4.1 Schematische Darstellung des O_2- und CO_2-Transportes mit den im Blut ablaufenden Hauptreaktionen (nach Lit. 4)

Die korpuskulären Bestandteile des Blutes, auf denen die Diagnostik von Blutbildveränderungen im „kleinen Labor" hauptsächlich beruht, bestehen aus drei Zellklassen; den im Knochenmark aus kernhaltigen Vorstufen gebildeten Erythrocyten (rote Blutkörperchen, Tab. 4.1), den im Dienste der Infektabwehr stehenden unterschiedlichen Leukocyten-Populationen (weiße Blutkörperchen, Tab. 4.2)[5] und den für die primäre Hämostase mitverantwortlichen Thrombocyten (Blutplättchen). Der prozentuale Anteil der gepackten roten Blutkörperchen am Blutvolumen wird Hämatokrit genannt[6]. Im Sprachgebrauch des Klinikers gehört er – gemeinsam mit der Erythrocytenzahl, der Hämoglobinkonzentration und den sogenannten „Erytrocyten-Indices" (s. u.) – zu den Parametern des „Roten Blutbildes". Neben dem „Roten Blutbild" und der Thrombocytenzahl gibt das „Weiße Blutbild" als dritte Kenngröße der korpuskulären Bestandteile des Blutes Auskunft über die Gesamtzahl der Leukocyten (weiße Blutkörperchen) und ermöglicht bei Anfertigung eines Differentialblutbildes eine Aufschlüsselung in neutrophile, eosinophile und basophile Granulocyten sowie Lympho- und Monocyten (Tab. 4.2)[5].

2.2 Analytik

Untersuchungsmaterial
EDTA-Vollblut

Zellzahlen
Die Bestimmung der Erythrocytenzahl aus verdünntem Blut kann direkt mikroskopisch durch Kammerzählung erfolgen. Desgleichen können die Leukocyten- und Thrombocytenzahlen nach Erythrocytolyse mit einer geeigneten hypotonen Lösung durch Zellzählung in der Kammer mikroskopisch direkt bestimmt werden[7].

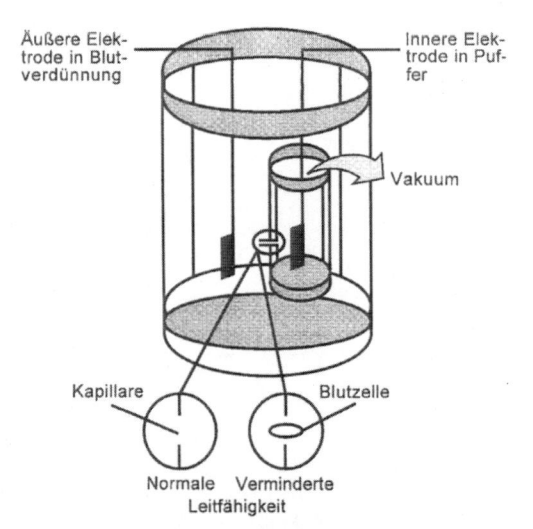

Abb. 4.2 Schematische Darstellung der mechanisierten Blutkörperchenzählung mit Hilfe der Impedanzmessung (nach Lit. 6)

In klinischen Laboratorien werden heute aber überwiegend mechanisierte Verfahren zur Bestimmung der Blutzellzahlen eingesetzt. Viele der elektronischen Zählgeräte arbeiten nach dem Impedanz-Prinzip (Abb. 4.2) mit zwei Platinelektroden; die äußere der beiden Elektroden befindet sich direkt in einer stark verdünnten EDTA-Vollblutsuspension; die innere liegt in einem mit isotoner Salzlösung gefüllten Glaszylinder, der eine kapilläre Öffnung besitzt und an ein Vakuum angeschlossen ist. Die kapilläre Öffnung verengt das zwischen beiden Elektroden liegende elektrische Feld und gestattet unter der Einwirkung des Vakuums während des Meßvorganges den Durchtritt einzelner Blutzellen in den Zylinder der inneren Elektrode. Da die elektrische Leitfähigkeit der durchtretenden Zellen im Vergleich zu der isotonen Salzlösung geringer ist, bewirkt jede die kapilläre Öffnung passierende Zelle eine Änderung des Widerstandes (Impedanz), die dem Zellvolumen proportional ist und so eine elektrische Zählung von Erythrocyten und – nach Erythrocytolyse mittels eines Detergens – auch von Leuko- und Thrombocyten ermöglicht[8].
Ein weiteres mechanisiertes Verfahren zur Blutzellzählung ist die Streulichtmessung. Beim kontinuierlichen Durchfluß erzeugt jede durchfließende Zelle einen Streulichtimpuls. Die Intensität der Streuung eines monochromatischen Licht- oder eines Laserstrahles korreliert dabei mit der Zellgröße[8].
Die mechanisierten Verfahren zur Blutzellzählung weisen gegenüber den manuellen mikroskopischen eine höhere Präzision und Praktikabilität auf. Während bei Kammerzählungen lediglich intraserielle Variationskoeffizienten von etwa 10 % erreicht werden, liegen sie bei der mechanisierten Erythrocytenzählung um 3 %[9]. Für die mechanisierte Bestimmung der Leukocyten[9] und Thrombocytenzahl[10] wurden relative Standardabweichungen von < 2 % bzw. 2 % ermittelt.

Hämatokrit
Referenzmethode für die Ermittlung des Hämatokrits ist die Zentifugationsmethode[11]. Bei mechanisierten Analysengeräten wird der Hämatokrit aus der Erythrocytenzahl, N_E, und dem mittleren Zellvolumen der Erythrocyten, MCV, nach $N_E \times$ MCV berechnet, wobei sich MCV aus den Impulshöhen bei der Impedanzmessung ergibt[3].

Hämoglobinkonzentration
Hämoglobin (Fe^{2+}) wird zu Hämiglobin (Fe^{3+}) oxidiert, das mit Kaliumcyanid Hämiglobincyanid bildet. Die photometrische Messung erfolgt bei 546 mm[12].

„Erytrocyten-Indices" (MCV, MCH, MCHC)
Die Ermittlung der „Erytrocyten-Indices" – MCV: mittleres Zellvolumen des Einzelerythrocyten, MCH: mittlerer Hämoglobingehalt des Einzelerythrocyten, MCHC: mittlere Hämoglobinkonzentration der Erythrocyten – erfolgt rechnerisch. Voraussetzung hierfür ist die Bestimmung der Erythrocytenzahl, des Hämatokrits und der

Hämoglobinkonzentration. Zur Berechnung gelten folgende Formeln:

$$MCV = \frac{\text{Hämatokrit (l/l)}}{\text{Erythrocytenzahl }(10^6/\mu l)} \times 1000 \; [fl]$$

$$MCH = \frac{\text{Hämoglobinkonzentration (g/dl)}}{\text{Erythrocytenzahl }(10^6/\mu l)} \times 10 \; [pg]$$

$$MCHC = \frac{\text{Hämoglobinkonzentration (g/dl)}}{\text{Hämatokrit (l/l)}} \; [g/dl]$$

2.3 Bewertung

2.3.1 „Rotes Blutbild"

Referenzbereich. In Tabelle 4.1 sind die altersabhängigen Referenzwerte für die Parameter des „Roten Blutbildes" zusammengestellt[6,9,13,14].
Die häufigste Fragestellung der hämatologischen Labormedizin ist die Abklärung des Symptoms „Anämie", das Ausdruck einer eigenständigen Bluterkrankung, aber auch nur die Begleiterscheinung eines anderen Grundleidens sein kann. Eine Anämie besteht nach klinisch-chemischer Definition, wenn die Hämoglobinkonzentration unterhalb des jeweils altersspezifischen Referenzbereiches liegt. Ursächlich kommt eine Anämie durch akute oder chronische Blutverluste, Hämolysen mit verkürzter mittlerer Erythrocytenüberlebenszeit, eine gestörte Zellreifung oder durch Proliferationsstörungen im erythropoetischen Knochenmark zustande[15].
Zur Klassifikation der Anämien hat sich die morphologische Einteilung bewährt, die sich unmittelbar aus den Laborbefunden, insbesondere den „Erythrocyten-Indices", ergibt (Abb. 4.3). Bei normochromen, normocytären Anämien ist die Zahl der Erythrocyten normal oder allenfalls leicht vermindert. Die Werte für die „Erythrocyten-Indices" liegen innerhalb der Referenzbereiche. Normochrome, normocytäre Anämien finden sich beispielsweise während der ersten Stunden nach akuten Blutverlusten, weil es durch eine hämodynamische Kompensation mit Verkleinerung des Blutverteilungsraumes zunächst nicht unbedingt zu einer Verringerung der Erythrocytenzahl und der Hämoglobinkonzentration kommt. Diese Veränderungen stellen sich erst später im Zuge der plasmatischen Kompensation durch Albumin- und Flüssigkeitseinstrom aus dem Extravasalraum ein. Hämolytische Anämien unterschiedlicher Genese, die auch mit einer medikamentös induzierten Insuffizienz des Knochenmarks einhergehen können[16], imponieren ebenso meist als normochrome, normocytäre Anämien. Hypochrome, mikrocytäre Anämien sind durch eine Abnahme des mittleren erythrocytären Hämoglobingehaltes und eine Reduktion des mittleren Erythrocytenvolumens gekennzeichnet. Sie lassen sich als Symptom bei chronischen, okkulten Blutungen mit konsekutivem Eisenmangel, als Folge von Infekten und malignen Erkrankungen und bei den seltenen Hämoglobinopathien beobachten. Hyperchrome,

Tabelle 4.1 Altersabhängige Referenzwerte für die Parameter des „Roten Blutbildes" (nach Lit. 6, 9, 13) mit Angabe der Faktoren für die Umrechnung von konventionellen (KE) in SI-Einheiten

Alter	Referenzwerte								
	Erythrocyten		Hämoglobin		Hämatokrit		MCV	MCH	MCHC
	KE $\xrightarrow{1,0}$ SI		KE $\xrightarrow{0,6206}$ SI		KE $\xrightarrow{0,01}$ SI		KE $\xrightarrow{1,0}$ SI	KE $\xrightarrow{0,062}$ SI	KE $\xrightarrow{0,6206}$ SI
	$10^6/\mu l$	$10^{12}/l$	g/dl	mmol/l	%	l/l	μm^3 \quad fl	pg \quad fmol	g/dl \quad mmol/l
Neugeborene									
1.–4. Tg.	4,5–5,8	4,5–5,8	16,2–21,2	10,0–13,1	52–68	0,52–0,68	108–123	34–40 \quad 2,1–2,5	30–34 \quad 18,6–21,1
1.–2. Wo.	4,3–5,8	4,3–5,8	15,5–19,6	9,6–12,2	47–63	0,47–0,63	102–126	33–39 \quad 2,0–2,4	30–34 \quad 18,6–21,1
2.–4. Wo.	3,5–4,7	3,5–4,7	12,6–17,2	7,8–10,7	38–51	0,38–0,51	100–116	33–40 \quad 2,0–2,5	32–36 \quad 19,6–22,3
Säuglinge	3,2–3,9	3,2–3,9	10,5–12,6	6,5–7,8	30–38	0,30–0,38	86–106	30–36 \quad 1,9–2,2	32–37 \quad 19,6–23,0
Ältere Kinder	3,5–5,2	3,5–5,2	11,0–14,4	6,8–8,9	31–40	0,31–0,40	83–96	28–34 \quad 1,7–2,1	32–36 \quad 19,6–22,3
Frauen	3,8–5,2	3,8–5,2	11,7–15,7	7,3–9,7	36–46	0,36–0,46	80–94	26–34 \quad 1,6–2,1	31–37 \quad 19,2–23,0
Männer	4,4–5,9	4,4–5,9	13,3–17,7	8,2–11,0	41–53	0,41–0,53	80–94	26–34 \quad 1,6–2,1	31–37 \quad 19,2–23,0

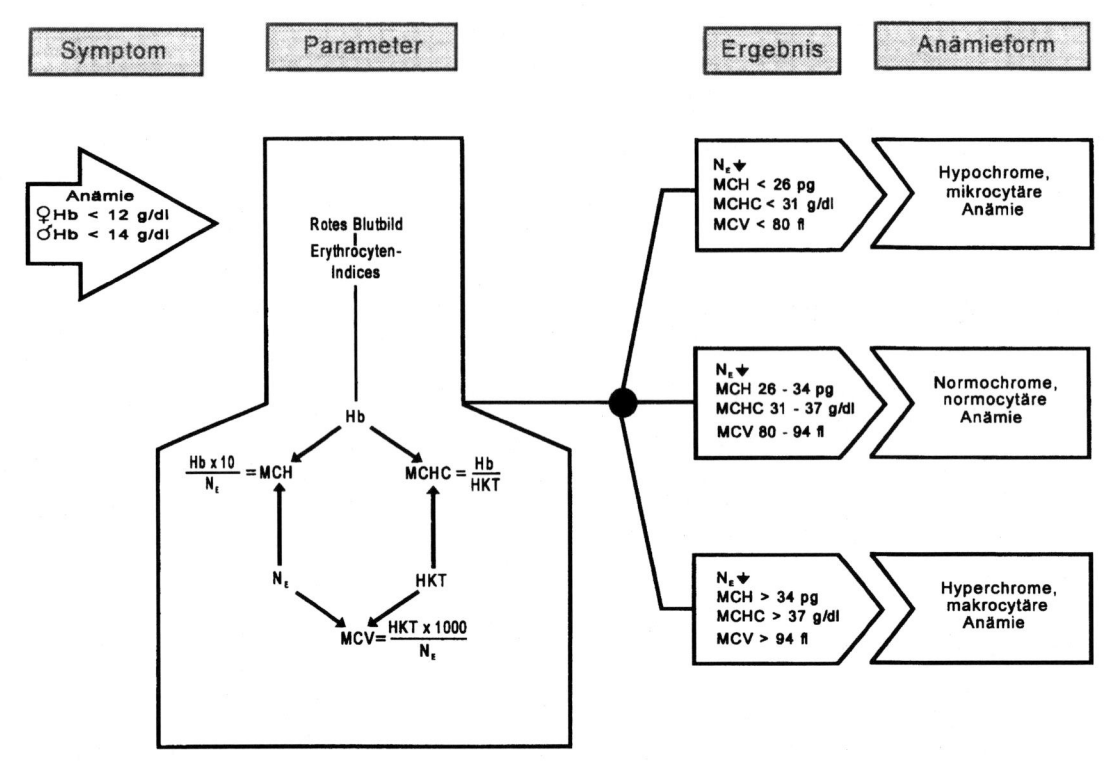

Abb. 4.3 Basis-Diagnostik und Differenzierung des Symptoms Anämie. N_E: Erythrocytenzahl, Hb: Hämoglobinkonzentration, HKT: Hämatokrit, MCV: mittleres Zellvolumen des Einzelerythrocyten, MCH: mittlerer Hämoglobingehalt des Einzelerythrocyten, MCHC: mittlere Hämoglobinkonzentration der Erythrocyten

makrocytäre Anämien zeichnen sich durch große, vermehrt Hämoglobin enthaltene Erythrocyten aus. Sie sind durch eine Störung der Erythrocytenreifung, z. B. durch Mangel an Vitamin B_{12} oder Folsäure bedingt, die beide in ausreichenden Mengen für eine normale DNA- und RNA-Synthese verfügbar sein müssen.

Während Anämien durch eine Verringerung der Erythrocytenzahl und eine Abnahme der Hämoglobinkonzentration gekennzeichnet sind, charakterisiert eine gleichsinnige Erhöhung von Erythrocytenzahl, Hämatokrit und Hämoglobinkonzentration die Polyglobulie[5]. Polyglobulien kommen durch eine verstärkte Stimulation der medullären Erythropoese oder durch autonome Proliferation eines pluripotenten Stammzellklones bei der Polycythaemia vera mit gleichzeitiger Leuko- und Thrombocytose zustande. Reaktive Polyglobulien sind Ausdruck von O_2-Mangel-Zuständen. Als Pseudoform können sie infolge schwerer Flüssigkeitsverluste mit Reduktion des Plasmavolumens, aber normaler Erythrocytenzahl, z. B. bei chronischen Durchfällen, andauerndem Erbrechen, starkem Schwitzen oder unkontrollierter Diuretikaeinnahme beobachtet werden.

2.3.2. „Weißes Blutbild"

Referenzbereich

Das Blut Erwachsener enthält 4000 bis 9000 Leukocyten/µl (4 bis 9 G/l). Kinder und Säuglinge verfügen über 8000 bis 12000/µl (8 bis 12 G/l) bzw. 9000 bis 15000/µl (9 bis 15 G/l)[5]. Aus Tabelle 4.2 sind die altersabhängigen Referenzwerte für die unterschiedlichen Leukocyten-Populationen des peripheren Blutes zu entnehmen.

Die alleinige Bestimmung der Gesamtleukocytenzahl läßt lediglich eine globale diagnostische Unterscheidung in Leukocytenerhöhungen, Leukocytosen und Leukocytenverminderungen, Leukopenien zu. Leukocytosen sind als Leitsymptom vieler hauptsächlich bakterieller Entzündungen Ausdruck einer Reaktion des Organismus gegen eingedrungene Krankheitserreger. Sie finden sich als Begleiterscheinung aber auch nach physikalischem oder emotionalem Streß, bei metabolischen Erkrankungen, wie z.B. bei diabetischem Koma, oder nach Intoxikationen mit Hormonen oder Drogen. Proliferative Leukocytosen im Rahmen von Leukämien und sogenannten myeloproliferativen Erkrankungen gehen mit erheblichen Leukocytenvermehrungen häufig bis über 50000/µl einher. Um das ätiologisch vielgestaltete Symptom der „Leukocytose" abzuklären, sind neben der Anfertigung und Beurteilung eines Blutaus-

Tabelle 4.2 Altersabhängige Referenzwerte für die Parameter des „Weißen Blutbildes" (nach Lit. 5)

Alter		Neutrophile	Leukocyten Granulocyten		Eosinophile	Basophile	Mononukleäre Zellen	
			Stabkernige	Segment-kernige			Monocyten	Lympho-cyten
Säuglinge	%	25–65	0–10	25–65	1–7	0–2	7–20	20–70
	Abs. KE (/µl)	2250–9750	0–1500	2250–9750	90–1050	0–300	630–3000	1800–10500
	SI (G/l)	2,25–9,75	0–1,5	2,25–9,75	0,09–1,1	0–0,3	0,63–3,0	1,8–10,5
Kinder	%	35–70	0–10	25–65	1–5	0–1	1–6	25–50
	Abs. KE (/µl)	2800–8400	0–1200	2000–7800	80–600	0–120	80–720	2000–6000
	SI (G/l)	2,8–8,4	0–1,2	2,0–7,8	0,08–0,6	0–0,12	0,08–0,72	2,0–6,0
Erwachsene	%	55–70	3–5	50–70	2–4	0–1	2–6	25–40
	Abs. KE (/µl)	2200–6300	120–450	2000–6300	80–360	0–90	80–540	1000–3600
	SI (G/l)	2,2–6,3	0,12–0,45	2,0–6,3	0,08–0,36	0–0,09	0,08–0,54	1,0–3,6

striches[17] zusätzliche umfangreiche und aufwendige Untersuchungen notwendig, die auch die cytochemische und immunologische Zelldifferenzierung einschließen[13].
Leukopenien treten bei bestimmten bakteriellen (z. B. Typhus abdominalis, Brucellose) und auch viralen (z. B. Influenza, Masern, Röteln) Infektionen auf. Häufigste Ursache für Leukopenien sind jedoch Bildungsstörungen infolge Chemotherapie maligner Tumoren oder Gabe cytotoxischer und immunsuppressiver Pharmaka[16]. Darüber hinaus sind die medikamentös-allergisch bedingten Leukopenien zu erwähnen, die sich entweder – wie beim Aminopyrin-Typ – sehr schnell nach der Exposition oder – wie im Falle des Phenothiazin-Typs – erst allmählich und dosisabhängig entwickeln[16].

2.3.3 Thrombocyten

Referenzbereich
Im Blut gesunder Erwachsener finden sich bei elektronischer Zählung (Impedanzprinzip) 150 bis 440 × 10^9 Thrombocyten/l.
Verminderungen der Thrombocytenzahl, Thrombocytopenien, sind häufiger als erhöhte Thrombocytenzahlen. Je nach Schweregrad können die Thrombocytopenien eingeteilt werden in leichte: 100 bis 150 × 10^9/l, mittelschwere: 50 bis 100 × 10^9/l und schwere Formen; unter 50 × 10^9/l[18]. Bei Thrombocytenwerten unter 30 × 10^9/l muß mit einer spontanen Blutungsneigung gerechnet werden. Sofern gleichzeitig Störungen der Thrombocytenfunktion vorliegen, können auch bei höheren Thrombocytenzahlen schon Blutungskomplikationen auftreten. Neben seltenen angeborenen Störungen der Thrombocytenbildung und -reifung im Knochenmark kommen vor allem erworbene Knochenmarkstörungen als Ursachen für Thrombocytopenien in Betracht (s. a. Hämostasestörungen). Im einzelnen sind hier zu erwähnen: Markschädigungen z. B. durch ionisierende Strahlen, Zytostatica und andere Medikamente sowie Alkoholabusus und Markinfiltrationen z. B. bei Leukämien, Lymphomen oder Karzinomen sowie generell bei Pancytopenien, d. h. Krankheitsbildern, bei denen die Störung die Bildung aller Blutzellen betrifft. Auch ein erhöhter Umsatz von Thrombocyten in der Peripherie kann zu Verminderungen der Thrombocytenzahl führen. Peripher verursachte Thrombocytopenien finden sich z. B. infolge von Autoantikörpern bei der idiopathischen thrombocytopenischen Purpura (Morbus Werlhof), dem systemischen Lupus erythematodes und lymphoproliferativen Erkrankungen sowie als Folge von Alloantikörpern, wie z. B. HLA-Antikörpern, bei fetomaternaler Inkompatibilität und medikamentös induzierter Antikörperbildung. Nicht immunologisch ausgelöste periphere Thrombocytopenien können beobachtet werden bei infektiös-toxischen Zuständen, bei Splenomegalie (Milzvergrößerung) mit pathologischer Thrombocytenspeicherung („pooling") in der Milz sowie infolge mechanischer Schädigung z. B. bei extrakorporaler Zirkulation. Von besonderer Bedeutung ist die bei einer Verbrauchskoagulopathie[19] als Folge einer Umsatzsteigerung im Hämostasesystem auftretende Thrombocytopenie. Speziell im Rahmen der Intensivmedizin wird sie als sehr sensitiver diagnostischer Indikator für eine disseminierte intravasale Gerinnung gewertet (s. a. Hämostasestörungen). Bei differentialdiagnostischen Erwägungen ist zu berücksichtigen, daß im Verlaufe massiver Blutungen Verminderungen der Thrombocytenzahlen sowohl durch den „Gebrauch" der Thrombocyten zur Blutstillung am Ort der Blutung als auch durch Dilution infolge Blutersatzes mit plättchenarmem Material wie Plasmaexpandern verursacht werden können. Dauerhafte (Thrombocythämien) und vorübergehende (Thrombocytosen) Erhöhungen der Thrombocytenzahl sind auf eine vermehrte Produktion zurückzuführen. Obwohl thromboembolische Komplikationen, z. B. bei Thrombocytose nach operativer Milzentfernung bei der idiopathischen thrombocytopenischen Purpura (Morbus

Werlhof) möglich sind, werden nicht selten gerade bei den Thrombocythämien hämorrhagische Diathesen infolge von Funktionsstörungen der Blutplättchen beobachtet.

Weiterführende Untersuchungen

Klinisch-chemische Parameter: Lactatdehydrogenase, direktes und indirektes Bilirubin, freies Hämoglobin, Haptoglobin, Serumeisen, Transferrin (Eisenbindungskapazität), Ferritin, Vitamin B_{12}, Folsäure. „Rotes Blutbild": Erythrocytenverteilungskurve und -morphologie, osmotische Resistenz, Retikulocytenzahl, Hämoglobin-Elektrophorese, Knochenmarkuntersuchung. „Weißes Blutbild": Differentialblutbild, cytochemische und immunologische Differenzierung, Knochenmarkuntersuchung. Thrombocyten: Morphologie, Blutungszeit, Funktionsteste.

3 Hämostasestörungen

3.1 Grundlagen

Der lebenswichtige Vorgang der Hämostase (Blutstillung), mit dem sich der Organismus gegen Blutverluste schützen kann, beruht auf komplexen Wechselwirkungen zwischen Gefäßwand, Thrombocyten und plasmatischem Gerinnungssystem[10,20-24]. Er kann in zwei allerdings fließend ineinander übergehende Systeme unterteilt werden: das der primären und das der sekundären Hämostase (Abb. 4.4). Die primäre Hämostase ermöglicht unter dem Einfluß des Blutgefäß- und Blutplättchensystems ein Sistieren der Blutung, wobei die Fibrinbildung zunächst noch ohne Bedeutung ist. Durch die sekundäre Hämostase wird die endgültige Blutstillung erreicht. Als Folge einer Reihe kaskadenförmig ablaufender proteolytischer Prozesse im Plasma entsteht schließlich ein quervernetztes Fibringerinnsel.

Nach einer Verletzung kontrahieren sich im Verletzungsgebiet Arterien und Arteriolen reflektorisch und können so die Schadstellen in kleinen Gefäßen temporär abdichten. Vasokonstriktorische, aus den Blutplättchen freigesetzte Substan-

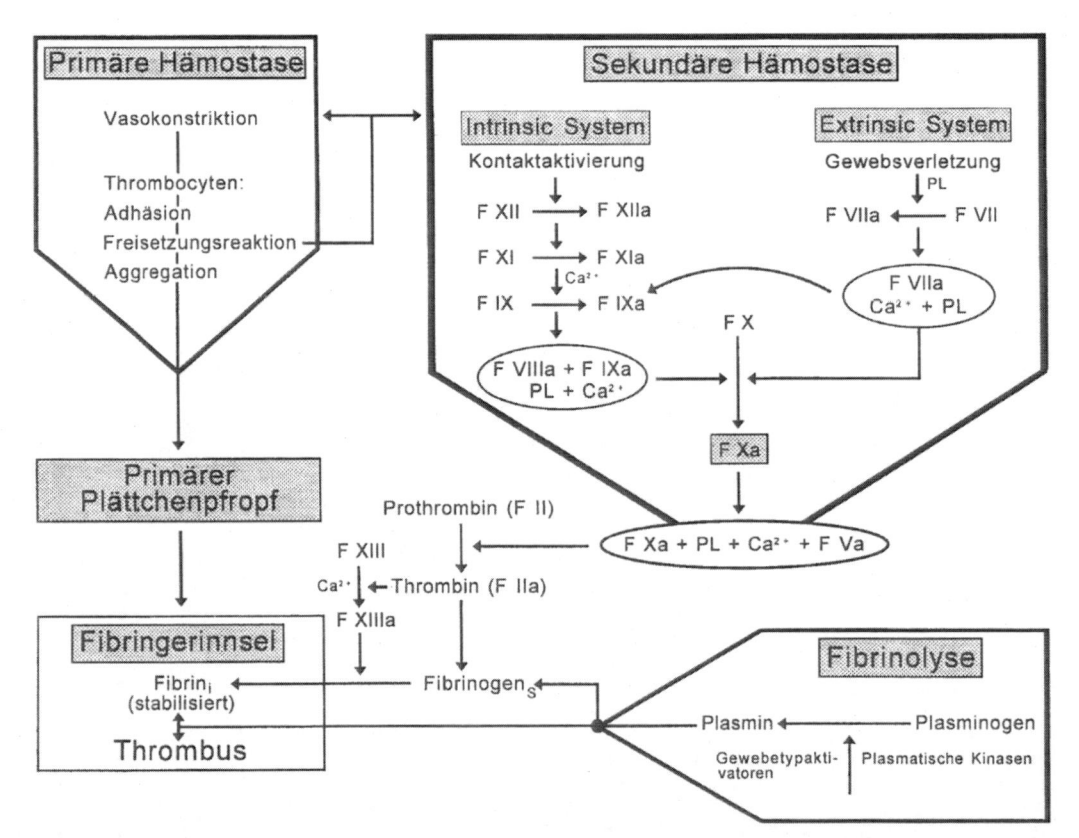

Abb. 4.4 Schematische Darstellung der primären und sekundären Hämostase. PL: Phospholipide

zen wie z. B. Serotonin, Katecholamine oder Thromboxan A_2 sowie weitere aus dem verletzten Gefäßendothel stammende Mediatoren unterstützen die vaskuläre Blutstillung. Die Engstellung der Gefäße führt zu einer Drosselung und Verlangsamung des Blutstromes im Verletzungsgebiet. Dies wirkt sich günstig auf die thrombocytäre und plasmatische Hämostase aus. Über Membranglykoproteine adhärieren die Blutplättchen an freigelegten subendothelialen Strukturen wie z. B. Kollagenfasern. Für die Plättchenadhäsion ist der von-Willebrand-Faktor von besonderer Bedeutung. Er fungiert als Brücke zwischen Plättchen und Gefäßsubendothel. Bei der Adhäsion gehen die Thrombocyten in einen aktivierten Zustand über und verändern ihre Gestalt (shape change). Die aktivierten Blutplättchen lagern sich zusammen (Aggregation) und bilden den primären Plättchenpfropf, der die Verletzungsstelle zunächst provisorisch abdichtet. Innerhalb weniger Minuten wird das Plättchengerinnsel dann durch den endgültigen Fibrinpfropf stabilisiert, der während der sekundären Hämostase im Rahmen der plasmatischen Gerinnung aus Fibrinogen entsteht. Insgesamt sind an der Fibrinogen-Fibrinumwandlung mindestens 15 Gerinnungsfaktoren beteiligt. Hierbei handelt es sich um Proteine mit meist enzymatischem Charakter, die im Plasma zunächst in inaktiver Form vorliegen. Sie werden durch „limitierte Proteolyse" kaskadenartig jeweils durch den aktiven Faktor der vorangehenden Reaktion aktiviert (Abb. 4.4). Je nach Art des Aktivierungsmechanismus unterscheidet man das endogene (intrinsische) und das exogene (extrinsische) plasmatische Gerinnungssystem. Zwischen beiden Systemen und auch zur primären Hämostase bestehen die verschiedensten Wechselwirkungen. Das exogene System der plasmatischen Gerinnung wird unter anderem durch Gewebethromboplastin aktiviert. Hierbei handelt es sich um einen aus den Mikrosomen zerstörter Zellen freigesetzten Phospholipid-Protein-Komplex, der das im Blut zirkulierende Zymogen des Faktors VII in Faktor VIIa überführt. Faktor VIIa seinerseits aktiviert gemeinsam mit Phospholipiden und Ca^{2+}-Ionen Faktor X zu Faktor Xa. Dieser wiederum bewirkt über die Prothrombinaktivierung die Fibrinbildung (Abb. 4.4). Im endogenen System der plasmatischen Gerinnung kommt es zunächst durch Kontakt mit Fremdoberflächen zu einer Aktivierung des Faktors XII zu Faktor XIIa, der dann einerseits das komplexe Kallikrein-Kinin-System, andererseits den Faktor XI zu Faktor XIa aktiviert. Nach dieser Kontaktaktivierungsphase und der durch Faktor XIa ausgelösten Bildung von Faktor IXa entsteht ein Komplex aus Faktor IXa, Faktor VIIIa, Phospholipiden und Ca^{2+}-Ionen (Tenasekomplex), an dem als eine der zentralen Reaktionen des plasmatischen Gerinnungssystems die Aktivierung des Faktors X zu Faktor Xa erfolgt (Abb. 4.4). Faktor Xa überführt im Komplex mit Faktor Va, Phospholipiden und Ca^{2+}-Ionen (Prothrombinasekomplex) Prothrombin in Thrombin. Wie der Faktor VIII, so besitzt auch der Faktor V keine enzymatische Aktivität, sondern wirkt lediglich als Cofaktor der Thrombinbildung. Thrombin wandelt das lösliche Fibrinogen in Fibrin um. Der durch Thrombin und Ca^{2+}-Ionen aktivierte Faktor VIIIa katalysiert als Plasmatransglutaminase die Quervernetzung des Fibrins durch Bildung kovalenter Querverbindungen zwischen bestimmen Lysin- und Glutaminsäureresten. Hierdurch wird die mechanische Festigkeit des Fibringerinnsels erhöht. Gleichzeitig dient die Quervernetzung des Fibroblasten zur Orientierung im Rahmen der Narbenbildung.

Neben dem geschilderten System der Aktivatoren sind für die Homöostase des Hämostasesystems auch das Fibrinolyse- und Inhibitor-Potential von Bedeutung. Aufgabe des fibrinolytischen Systems (Abb. 4.4) ist es, den Gerinnungsvorgängen entgegenzuwirken und entstandenes Fibrin wieder abzubauen. Dies geschieht in vivo durch die Endopeptidase Plasmin, die aus einer inaktiven Vorstufe, dem Plasminogen, entsteht. Die Aktivierung des Plasminogens erfolgt durch Plasminogenaktivatoren. Die wichtigsten physiologischen Plasminogenaktivatoren sind der Gewebetyp-Plasminogenaktivator (t-PA) und der Urokinasetyp-Plasminogenaktivator (u-PA). Der Gewebetyp-Plasminogenaktivator wird von Endothelzellen, Leukocyten und Thrombocyten synthetisiert. Die Bildung des Urokinasetyp-Plasminogenaktivators erfolgt vor allem in den Nieren. Er zirkuliert im Plasma als einkettiges Proenzym (scu-PA). Nach seiner Aktivierung liegt er als Zweikettenmolekül (tcu-PA), d. h. als Urokinase, vor.

Wichtige Inhibitoren des plasmatischen Hämostasesystems sind vor allem das Antithrombin III (AT III) sowie das Protein C und sein Cofaktor Protein S. AT III bildet bevorzugt mit Thrombin und Faktor Xa, aber auch mit anderen aktivierten Gerinnungsfaktoren inaktive Komplexe. Protein C und S haben eine wichtige Bedeutung für die Inaktivierung der aktivierten Gerinnungsfaktoren V und VIII sowie die Neutralisation des Plasminogenaktivator-Inhibitors 1 (PAI-1). Neben den verschiedenen Inhibitoren der Plasminogenaktivierung, wie z. B. dem PAI-1, einem Akut-Phaseprotein, ist der Plasmininhibitor α_2-Antiplasmin der wohl wichtigste Inhibitor des Fibrinolysesystems.

Die Diagnostik von Störungen der Hämostase umfaßt in kleinen bzw. Notfall-Labor[25-28] als Suchteste der primären Hämostase die Prüfung der Gefäßresistenz z. B. gegen Überdruck mit Hilfe des Rumpel-Leedeschen Stauungsversuches, die Bestimmung der Blutungszeit, die Ermittlung der Thrombocytenzahl und die mikroskopische Beurteilung der Thrombocytenmorphologie im Kapillarblutausstrich. Als Suchteste der sekundären Hämostase sind die Bestimmung der aktivierten partiellen Thromboplastinzeit (aPTT, endogenes System), der Thromboplastinzeit (TPZ, exogenes System), der Thrombinzeit (TZ) sowie des Fibrinogens und des AT III zu nennen.

3.2 Analytik

Untersuchungsmaterial
Für Gerinnungsuntersuchungen wird in der Regel plättchenarmes Plasma aus Citrat-Vollblut (9 Teile Blut, 1 Teil 0,11 mol/l Natriumcitrat-Lösung als Antikoagulans) verwandt. Die Probennahme erfolgt überwiegend venös. Bestimmungen aus Kapillarblut sind auch möglich[10,29]. Da es sich bei den Gerinnungsfaktoren um nichtultrafiltrierbare Blutbestandteile handelt, muß nach länger dauernder aufrechter Körperhaltung mit einem Konzentrationsanstieg im Plasma gerechnet werden (s. a. Störungen des Eiweißhaushaltes). Körperliche Belastung steigert die Aktivität des fibrinolytischen Systems und führt zu einer Freisetzung von Faktor VIII und anderen Proteinen[29]. Deshalb wird auch für Gerinnungsuntersuchungen empfohlen, die Blutentnahme am liegenden und ruhenden Patienten durchzuführen. Die Venenstauung sollte möglich kurz zwischen systolischem und diastolischem Blutdruck erfolgen. Eine zu lange Stauung vor der Punktion bewirkt neben einer Hämostaseaktivierung eine Hämolyse und eine Hämokonzentration. Besonderer Wert ist auf eine einwandfreie Venenpunktion zu legen. Einige Autoren schlagen vor, die ersten Milliliter des gewonnenen Blutes zu verwerfen, um eine Beimischung von Gewebethromboplastin zur Probe zu verhindern[29]. Nach der Blutentnahme muß unverzüglich eine vorsichtige Durchmischung von Blut und Antikoagulans erfolgen. Außerdem ist auf eine exakte und ausreichende Füllung der Abnahmesysteme sowie ein korrektes Mischungsverhältnis von Blut und Antikoagulanz zu achten. Unterfüllungen können zu fälschlichen Verlängerungen, Überfüllungen zu artefiziellen Verkürzungen der gemessenen Gerinnungszeiten führen. Das abgenommene Blut sollte möglichst schnell nach der Entnahme zentrifugiert und weiterverarbeitet werden. Längere Lagerung bei Zimmertemperatur kann zu einem Aktivitätsverlust vor allem von Faktor V und VIII führen. Eine Aufbewahrung der Proben bei 4 °C aktiviert den Faktor VII und führt zu Verkürzungen der Thromboplastinzeit (TPZ). Hämolytische Plasmen sind wegen einer eventuellen Gerinnungsaktivierung von der Untersuchung auszuschließen.

3.2.1 Suchteste der primären Hämostase

Prüfung der Kapillarresistenz
Zur Prüfung der Kapillarresistenz mit dem Stautest nach Rumpel-Leede wird beim liegenden Patienten mit Hilfe einer Blutdruckmanschette am Oberarm für die Dauer von 10 Minuten eine Stauung in der Mitte zwischen diastolischem und systolischem Blutdruck vorgenommen[29,30]. Anschließend zählt man die Zahl der punktförmigen Blutaustritte (Petechien) distal der Manschette.

Blutungszeit
Zur Ermittlung der Blutungszeit existieren verschiedene Modifikationen[31]. Besonders bewährt hat sich die subaquale Blutungszeit[32]. Mit einer sterilen Lanzette wird in die Fingerbeere gestochen und danach der Finger in ein Gefäß mit z. B. körperwarmer 0,9 %iger Kochsalzlösung getaucht[29]. Durch dieses Vorgehen werden der hämostyptische Effekt des Filterpapiers durch das Absaugen des Blutes zu definierten Zeiten[24] und die Einschwemmung von Gewebethromboplastin vermieden. Meßgröße ist die Zeit von Beginn bis zum Sistieren der Blutung, d. h. bis zum Abreißen des „Blutfadens".

Bestimmung der Thrombocytenzahl
Die Bestimmung der Thrombocytenzahl aus EDTA-Blut erfolgt überwiegend mechanisch mit elektronischen Zählgeräten (s. a. Blutbildveränderungen).

Beurteilung der Thrombocytenmorphologie
Die Beurteilung der Thrombocytenmorphologie erfolgt mikroskopisch anhand eines z. B. nach Wright gefärbten Kapillarblutausstriches.

3.2.2 Suchteste der sekundären Hämostase

Methodik
Die „klassischen" Gerinnungsbestimmungen basieren auf der Fibringerinnung als Meßsignal[33,34]. Es wird diejenige Zeit ermittelt, in der die Aktivierung des Gerinnungssystems der Probe zu einem meßbaren Gerinnsel führt[29].
Automatisierte Methoden sind heute in der Mehrzahl als mechanische oder optische Endpunktbestimmungen ausgelegt[34]. Bei den weitverbreiteten mechanischen Kugelkoagulometer-KC®-Systemen beispielsweise (Abb. 4.5) dreht sich eine schräg gelagerte Küvette innerhalb eines Thermoblocks um ihre Längsachse. Sie enthält eine Stahlkugel, die infolge der Schwerkraft so lange an der vorgegebenen Stelle verharrt, bis sie in das sich bildende Fibringerinnsel „eingebacken" und aus

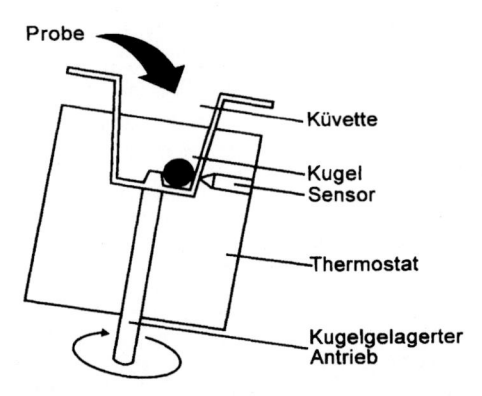

Abb. 4.5 Schematische Darstellung des Aufbaus einer Meßstelle bei dem Kugelkoagulometer-System KC®

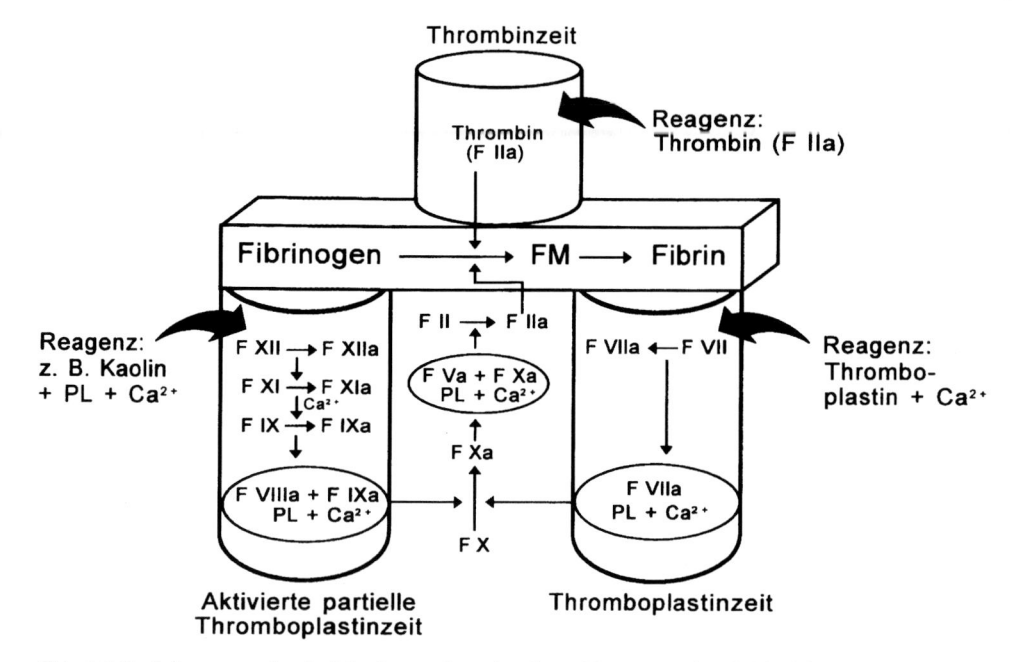

Abb. 4.6 Reaktionswege der drei Suchteste der sekundären Hämostase (nach Lit. 39). PL: Phospholipide, FM: lösliche Fibrinmonomerkomplexe

ihrer ursprünglichen Lage ausgelenkt wird. Hierbei entsteht in einem magnetischen Sensor ein Impuls. Optisch messende Geräte registrieren die Veränderung der optischen Dichte durch die Fibrinbildung in der Probe während des Gerinnungsvorganges. Die photometrische Bestimmung der entstehenden Trübung kann turbidimetrisch oder nephelometrisch erfolgen.

Neben diesen „klassischen" Gerinnungsbestimmungen gewinnen in den letzten Jahren für die hämostaseologische Diagnostik zunehmend auch photometrische Bestimmungen mit Hilfe der sogenannten chromogenen Substrate an Bedeutung. Meßsignal ist die „Farbstoffbildung"[34] durch die von den Gerinnungsenzymen katalysierte Freisetzung z. B. von p-Nitroanilin aus einem synthetischen Substrat.

Aktivierte partielle Thromboplastinzeit (aPTT)
Die Zugabe von Ca^{2+}-Ionen, gerinnungsaktiven Phospholipiden z. B. aus Thrombocyten (partielle Thromboplastine) und von oberflächenaktiven Substanzen wie Kaolin zum Plasma führt zur Aktivierung des intrinsischen Gerinnungssystems (Abb. 4.6) und löst die Fibrinbildung aus. Mit der aPTT werden die Faktoren XII, XI, IX, VIII, X, V, II sowie das Fibrinogen, das hochmolekulare Kininogen und das Präkallikrein erfaßt[10,22,24].

Thromboplastinzeit (TPZ), Quick-Test, Prothrombinzeit (PTZ)
Die Fibrinbildung in der zu untersuchenden Plasmaprobe wird durch Zugabe von Gewebethromboplastin und Ca^{2+}-Ionen ausgelöst (Abb. 4.6). Die Gerinnungszeit spiegelt die Aktivität des exogenen plasmatischen Gerinnungssystems wider und ist abhängig von den Faktoren VII, X, V, II sowie der Fibrinogenkonzentration[10,22,24].

Thrombinzeit (TZ)
Nach Versetzen der Plasmaprobe mit dem Enzym Thrombin bildet sich aus Fibrinogen Fibrin (Abb. 4.6). Da die Thrombinbildung aus den Komponenten des Patientenplasmas entfällt, erfaßt die Thrombinzeit die für die Thrombinbildung erforderlichen Faktoren nicht[10,22,24].

Fibrinogenbestimmung
Die von Clauss[35] als Schnellmethode entwickelte Fibrinogenbestimmung ist eine Modifikation der Thrombinzeit. Sie basiert auf der Beobachtung, daß bei Fibrinogenkonzentrationen zwischen 0,1 und 0,4 g/l nach Zufügen einer standardisierten Thrombinmenge die Gerinnungszeit der Fibrinkonzentration proportional ist[24]. Das zu untersuchende Plasma wird in diesen optimalen Meßbereich verdünnt. Aufgrund methodischer Modifikationen gilt das Verfahren heute als ausreichend zuverlässig[24,26].

Antithrombin-III-Bestimmung
Die Aktivitätsmessung des AT III mit Hilfe chromogener Substrate beruht auf der Fähigkeit des AT III, mit Heparin einen Komplex zu bilden, der Thrombin wesentlich schneller inhibiert als das AT III allein. Der zu untersuchenden Probe werden definierte Mengen Heparin und Thrombin im Überschuß zugegeben. Das im Plasma vorhandene AT III reagiert mit Heparin. Der so entstandene Sofortinhibitor neutralisiert unter Bildung

des Thrombin-Antithrombin III-Komplexes (TAT) eine äquivalente Thrombinaktivität. Mittels des chromogenen Substrats wird die Aktivität des verbliebenen Thrombins gemessen. Die registrierte Extinktionsänderung verhält sich umgekehrt proportional zur AT III-Aktivität[22].

3.3 Bewertung

3.3.1 Rumpel-Leede-Stautest

Referenzbereich
Es sollten beim Rumpel-Leede-Stautest nicht mehr als fünf Petechien distal der Blutdruckmanschette auftreten[29]. Die qualitative Auswertung kann nach folgendem Schema erfolgen[30]: Wenige Petechien unterhalb der Manschette: (+), mäßig viele flohstichartige Blutungen auf der Höhe der Ellenbeuge: +, zahlreiche Petechien bis zum Unterarm: + +, bzw. bis zum Handgelenk reichend: + + +, massenhafte Blutungen, die den Handrücken einschließen: + + + +.
Der positive Stautest beruht auf einer Extravasation von Erythrocyten durch Anschoppung des kapillären Netzwerkes bei der venösen Kompression[30]. Er weist auf eine verminderte Kapillarresistenz hin, die ein Leitsymptom bei gefäß- oder thrombocytärbedingten Störungen der Hämostase darstellt. Zur Sicherung einer gefäßbedingten Blutungsneigung als Ursache eines positiven Stautests müssen Störungen der Thrombocytenzahl und -funktion ausgeschlossen werden.

3.3.2 Blutungszeit

Referenzbereich
Bei der subaqualen Blutungszeit sollte der „Blutfaden" in 1,5 bis 5 Minuten abreißen[24]. Frauen können physiologischerweise längere Blutungszeiten aufweisen als Männer; Personen über 50 Jahre zeigen eine signifikante Verkürzung der Blutungszeit[36]. Schock und Unterkühlung können zu fälschlichen Verkürzungen der Blutungszeit führen.
Die Blutungszeit gilt als der Globaltest der primären Hämostase. Neben einer vaskulär bedingten Blutungsneigung können auch Verminderungen der Thrombocytenzahl und z. B. Störungen der Thrombocytenaggregation oder -adhäsion Ursachen einer verlängerten Blutungszeit sein. Allerdings besteht keine sehr enge Korrelation zwischen dem Ausmaß einer Thrombocytopenie und der zu beobachtenden Verlängerung der Blutungszeit. Besonders charakteristisch sind Verlängerungen der Blutungszeit infolge medikamentös bedingter Thrombocytenfunktionsstörungen, wie z. B. nach Einnahme von Acetylsalicylsäure. Rund ein Drittel aller pathologisch verlängerten Blutungszeiten[36] läßt sich auf ein von-Willebrand-Syndrom zurückführen. Hierbei handelt es sich um die wohl häufigste angeborene Hämostasestörung. Pathogenetisch liegt ein Defekt im Bereich des sogenannten Faktor VII/von-Willebrand-Faktor-Komplexes vor, der sich als thrombocytär-plasmatische Störung manifestiert[37].

3.3.3 Thrombocytenzahl

Bezüglich der allgemeinen medizinischen Bewertung wird auf den Abschnitt „Blutbildveränderungen" verwiesen.

3.3.4 Thrombocytenmorphologie

Die mikroskopische Beurteilung der Thrombocytenmorphologie kann einen Beitrag zur Diagnostik seltener angeborener Thrombocytopenien oder Thrombocytenfunktionsstörungen[5,18] leisten. So geht die Verminderung der Thrombocytenzahl bei der May-Hegglinschen Anomalie mit dem Auftreten von „Riesenplättchen" und beim Wiskott-Aldrich-Syndrom mit einer Verkleinerung der Thrombocyten einher. Beim Bernard-Soulier-Syndrom, einer angeborenen Störung der Thrombocytenadhäsion, findet sich eine Vergrößerung der einzelnen Thrombocyten bei gleichzeitig aber normaler Thrombocytenzahl. Charakteristisch für die hereditäre Thrombasthenie (Morbus Glanzmann-Naegeli), bei der ein Aggregationsdefekt der Thrombocyten vorliegt, ist die Einzellagerung der Thrombocyten im Blutausstrich.

3.3.5 Aktivierte partielle Thromboplastinzeit (aPTT)

Referenzbereich
Da die zur aPTT-Bestimmung eingesetzten Reagenzien bis heute nicht international standardisiert sind, ergeben sich stark methodenabhängige Gerinnungszeiten, die eine allgemeingültige Festlegung eines Referenzbereiches nicht zulassen[29]. Abhängig von der Art des Reagenzes beträgt die Gerinnungszeit bei der aPTT-Bestimmung ungefähr 40 Sekunden[10]. Neugeborene weisen mit durchschnittlich 70 Sekunden physiologischerweise eine längere aPTT auf, die sich innerhalb der ersten zwei bis sechs Lebensmonate auf Erwachsenenwerte normalisiert[38].
Die aPTT erfaßt die Aktivität des endogenen plasmatischen Gerinnungssystems. Ihre volle diagnostische Aussagekraft erhält sie erst in Verbindung mit den Resultaten der übrigen Suchteste (Tab. 4.3). Sie fällt in 90 % der angeborenen Faktorenmangelzustände des endogenen Gerinnungssystems pathologisch aus[26]. Dies gilt besonders für den angeborenen Faktor-VIII- (Hämophilie A) und Faktor-IX-Mangel (Hämophilie B) sowie das von-Willebrand-Syndrom (s. a. Bewertung Blutungszeit). Verminderungen des Vorphasenfaktors XII, des Präkallikreins und des hochmolekularen Kininogens (HMWK) führen ebenfalls zu Verlängerungen der aPTT. Klinisch sind diese Faktorenmangelzustände aber nur in Ausnahmefällen mit einer Blutungsneigung assoziiert. Auch Aktivitätsminderungen der Faktoren II, V und X gehen mit einer aPTT-Verlängerung einher. Das gleiche gilt

Tabelle 4.3 Befundkonstellationen bei verschiedenen Hämostasestörungen (nach Lit. 50)

Blutungs-neigung	aPTT	TPZ (%)	TZ	Blutungszeit	Thrombo-cytenzahl	Mögliche Ursachen
Meist fehlend	Verlängert	Normal	Normal	Normal	Normal	F XII-, Präkallikrein-, HMWK-Mangel
Vorhanden	Verlängert	Normal	Normal	Normal	Normal	F XI-, F IX, F VIII-Mangel
Vorhanden	Verlängert	Vermindert	Normal	Normal	Normal	F V-, F X-, F II-Mangel
Vorhanden	Normal	Vermindert	Normal	Normal	Normal	F VII-Mangel
Vorhanden	Variabel	Normal	Normal	Verlängert	Normal	von-Willebrand-Syndrom
Vorhanden	Normal	Normal	Normal	Normal	Normal	F XIII-Mangel
Vorhanden	Verlängert	Vermindert	Verlängert	Verlängert	Vermindert	Verbrauchskoagulopathie, Leberversagen
Vorhanden	Normal	Normal	Normal	Variabel	Normal	Vasopathie
Vorhanden	Normal	Normal	Normal	Verlängert	Vermindert	Thrombocytopenie
Vorhanden	Normal	Normal	Normal	Verlängert	Normal	Thrombocyten-funktionsstörung

für Dys- und Hypofibrinogenämien bei koagulometrischer Bestimmung des Gerinnungseintritts. Auch bei komplexen Gerinnungsstörungen wie z. B. bei einer Verbrauchskoagulopathie[19,39] infolge einer generalisierten Umsatzsteigerung im Hämostasesystem mit disseminierter intravasaler Gerinnung oder einer schweren Defektkoagulopathie z. B. beim akuten Leberversagen gehört die aPTT-Verlängerung zu den typischen Befunden. Bezüglich der Interpretation der Testergebnisse ist zu beachten, daß die kommerziell verfügbaren aPTT-Reagenzien unterschiedliche Faktorenempfindlichkeiten besitzen und sich daher in ihrer Fähigkeit, vor allem milde Faktorenmangelzustände aufzudecken, teilweise erheblich voneinander unterscheiden. Eine Verlängerung der aPTT findet sich auch nach Gabe von unfraktioniertem Heparin. Deshalb stellt die Überwachung einer Therapie mit konventionellem Heparin eine weitere Indikation zur Bestimmung der aPTT gerade im Notfall-Labor dar[26]. Im Bereich von 0,2–1,0 E Heparin/ml ist die zu beobachtende aPTT-Verlängerung streng dosisabhängig. Niedrigere Heparinkonzentrationen, z. B. im Rahmen einer Low-dose-Therapie zur Thromboseprophylaxe, werden von der aPTT nicht immer sicher erfaßt; höhere Konzentrationen bedingen oftmals sprunghafte aPTT-Verlängerungen[24]. Im Rahmen der allgemeinen Thromboseprophylaxe und auch zur Therapie bei tiefen Beinvenenthrombosen[40] und Lungenembolien[41] wird heute zunehmend fraktioniertes, niedermolekulares Heparin (LMWH) eingesetzt. Zur Monitorisierung dieser Therapieform ist die aPTT wegen des geringen anti-Faktor IIa (Thrombin)-Effektes des LMWH nur bedingt geeignet. Unter den derzeit üblichen Dosierungen finden sich in der Regel keine ausgeprägteren aPTT-Verlängerungen[42]. Hier müssen zur Therapieüberwachung Methoden zur Erfassung einer anti-X a-Aktivität z. B. mit Hilfe von chromogenen Substraten eingesetzt werden.

Weiterhin können inaktivierende und interferierende Hemmstoffe eine Verlängerung der aPTT verursachen[18]. Typische Beispiele sind die Entwicklung einer Hemmkörperhämophilie[43] unter Substitutionstherapie bei einem Hämophilie-Patienten und das Auftreten sogenannter Lupus-Antikoagulanzien. Hierbei handelt es sich um erworbene, gegen gerinnungsaktive Phospholipide gerichtete Antikörper. Sie werden z. B. bei Autoimmunerkrankungen wie dem systemischen Lupus erythematodes gefunden. Zum Nachweis dieser inhibitorbedingten Störungen hat sich der Plasmaaustauschversuch bewährt[24,25].

3.3.6 Thromboplastinzeit (TPZ), Quick-Test, Prothrombinzeit (PTZ)

Referenzbereich
Es gibt verschiedene Möglichkeiten, die Ergebnisse der TPZ-Bestimmung anzugeben[10,29]. Die Aktivität der Patientenprobe wird nach entsprechender Umrechnung der Gerinnungszeit entweder in Prozent der Norm, bezogen auf einen Plasma-Pool (100 % Gerinnungsaktivität) gerinnungsgesunder Probanden, oder als Quotient (Prothrombinratio, PR) Gerinnungszeit des Patientenplasmas durch Gerinnungszeit eines Normalplasma-Pools ausgedrückt. Als Referenzbereich für Erwachsene gelten 70 bis 100 % der Norm, bzw. eine Prothrombinratio von 0,9 bis 1.15[10]. Reife, gesunde Neugeborene können vor allem in den ersten Lebenstagen Verminderungen des Quick-Wertes bis zu 30 % der Norm aufweisen[24]; eine Normalisierung auf Erwachsenenwerte tritt oft schon bis zum vierten Lebenstag ein.
Die Thromboplastinzeit erfaßt die Aktivität des exogenen plasmatischen Gerinnungssystems (Abb. 4.4 u. Abb. 4.6). Auch ihre Aussagekraft wird durch den Vergleich mit den Resultaten der übrigen Suchteste (Tab. 4.3) erhöht. Sie fällt bei

angeborenen und erworbenen Mangelzuständen der Gerinnungsfaktoren II, V, VII und X pathologisch aus. Diese Faktoren werden alle in der Leber gebildet. Somit kann eine Verlängerung der Thromboplastinzeit auf eine hepatogene Hämostasestörung hinweisen. Deshalb wird die TPZ auch als Suchtest bei Verdacht auf Hepatopathien eingesetzt (s. a. Diagnostik von Lebererkrankungen). Da die Faktoren II, VII und X zu ihrer Synthese Vitamin K benötigen, muß bei einer Verminderung des Quick-Wertes auch an das Vorliegen von Vitamin-K-Mangelzuständen z. B. im Rahmen einer Cholestase oder einer Cumarintherapie (s. u.) gedacht werden. In gleicher Weise wie bei der aPTT führen komplexe Gerinnungsstörungen infolge generalisierter Umsatzsteigerungen im Hämostasesystem zu Verlängerungen der Thromboplastinzeit. Bei koagulometrischer Bestimmung des Gerinnungseintritts gilt dies auch für Dys- und Hypofibrinogenämien. Weiterhin können bei Gabe von unfraktioniertem Heparin in Dosen von mehr als 1 E/ml Plasma Verminderungen des Quick-Wertes beobachtet werden[24]. Wegen seiner Empfindlichkeit für eine Verminderung der Vitamin-K-abhängigen Faktoren stellt der Quick-Test den meist verbreiteten Kontrolltest bei einer oralen Antikoagulanzientherapie mit Vitamin-K-Antagonisten vom Cumarintyp, z. B. Phenprocoumon, dar. Aber – ähnlich wie bei der aPTT – muß bei der Interpretation eines Quick-Wertes auch der Einfluß der zur Bestimmung verwandten Reagenzien berücksichtigt werden. Die eingesetzten Thromboplastine (Abb. 4.6) stammen z. B. aus Hirn-, Plazenta- oder Lungengewebe verschiedener Spezies und besitzen unterschiedliche Faktorenempfindlichkeiten. Neuerdings werden sie auch rekombinant hergestellt[29]. Deshalb lassen sich die mit unterschiedlichen Thromboplastinen ermittelten Quick-Werte und Prothrombinratios nicht ohne weiteres vergleichen. Dies ist von besonderer Bedeutung bei der Überwachung der oralen Antikoagulanzientherapie. Zur besseren Standardisierung hat die WHO daher bereits 1983 die sogenannte INR (International Normalized Ratio) empfohlen[24,29]. Die INR ergibt sich durch Potenzieren der Prothrombinratio, PR, mit dem Internationalen Sensitivitätsindex, ISI:

$$INR = PR^{ISI}$$

Der ISI-Wert wird durch Kalibration des jeweiligen Thromboplastins an einem Referenzthromboplastin ermittelt. Er ist eine für jedes Thromboplastin charakteristische und auch geräteabhängige Konstante. Eine ausreichende Antikoagulation mit Cumarinen („therapeutischer Bereich") ist bei Verwendung der meisten handelsüblichen Thromboplastine bei Quick-Werten zwischen 15 und 25 % der Norm gegeben. Zur Behandlung von venösen Thrombosen und Lungenembolien wird eine INR von 2,0 bis 3,0 als hinreichend effektiv angesehen; im arteriellen Bereich soll eine INR von 2,5 bis 4,5 angestrebt werden[24,29]. Seit kurzem wird eine orale Antikoagulanzien-Therapie niedriger Intensität mit INR-Werten kleiner als 2,0 z. B. im Rahmen der Schlaganfall-Prophylaxe bei Vorhofflimmern, bei implantierten Herzklappenprothesen sowie in der chirurgischen Thrombose- und der primären Herzinfarkt-Prophylaxe erprobt[44]. Erste Erfahrungen deuten darauf hin, daß bei dieser niedrig dosierten oralen Antikoagulation eine sichere Therapieüberwachung nicht mehr allein durch TPZ-Bestimmungen möglich ist. Als zusätzliche Untersuchung wird z. B. die Messung des Prothrombinfragmentes $_{1+2}$ empfohlen[44].
Erhöhungen des Quick-Wertes sind diagnostisch wenig informativ. Sie können auf eine fehlerhafte Blutentnahme hindeuten, finden sich aber auch bei Umsatzsteigerungen im Hämostasesystem.

3.3.7 Thrombinzeit (TZ)

Referenzbereich
Abhängig von der verwandten Meßtechnik, dem Reagenz und der eingesetzten Thrombinmenge finden sich unterschiedliche Werte für den Referenzbereich. Bei Einsatz von 1,5 IU Thrombin/ml (Test-Thrombin-Reagenz®, Behring Werke, Marburg) gelten 14 bis 21 Sekunden als Referenzbereich. Physiologischerweise sind bei reifen Neugeborenen leichte Verlängerungen der TZ nachweisbar, die sich während der ersten 45 bis 60 Lebenstage normalisieren[38].
Mit der Thrombinzeit wird die thrombin-induzierte Fibrinbildung erfaßt (Abb. 4.6). Sie ist verlängert bei Hypo- und Dysfibrinogenämie sowie z. B. bei Anwesenheit von Heparin (Heparin-Antithrombin-III-Wirkung) und von Fibrin(ogen)spaltprodukten (Antifibrinpolymerisationswirkung). In der Notfall-Diagnostik dient die TZ vor allem der Überwachung einer Heparin- und Thrombolysetherapie[26,45]. Für eine volle Heparinisierung wird eine zwei- bis dreifache Verlängerung der Thrombinzeit, bezogen auf den Ausgangswert vor Therapiebeginn empfohlen[10]. Bei einer thrombolytischen Therapie z. B. mit Strepto- oder Urokinase verläuft die TZ-Verlängerung parallel zum Auftreten von Fibrinogen- und Fibrinspaltprodukten. Eine ausbleibende oder ungenügende Verlängerung der Thrombinzeit kann auf einen ungenügenden Effekt einer Lysetherapie oder ein erhöhtes Risiko für eine Rethrombose infolge unzureichender Fibrin(ogen)spaltproduktwirkung hindeuten[10,45].

3.3.8 Fibrinogen

Referenzbereich
Im Plasma finden sich 1,6 bis 4,5 g Fibrinogen/l[46].
Bei der medizinischen Bewertung der Plasma-Fibrinogenkonzentration sind neben den selteneren angeborenen vor allem erworbene Dys- oder Hypofibrinogenämien zu berücksichtigen. Fibrinogensynthesestörungen finden sich z. B. bei Hepatopathien. Fibrinogenverminderungen infolge eines gesteigerten Fibrinogenumsatzes werden bei Verbrauchskoagulopathien mit oder ohne sekundärer Fibrinolysesteigerung sowie im Verlaufe primärer Hyperfibrinolysen z. B. bei Prostataneoplasmen, akuten myeloischen Leukämien und geburtshilflichen Komplikationen beobachtet[26].

Während einer thrombolytischen Therapie kann die Fibrinogenkonzentration als zusätzlicher Kontrollparameter dienen. Da das Fibrinogen zu den sogenannten positiven Akute-Phase-Proteinen gehört, finden sich Erhöhungen der Fibrinogenkonzentration bei allgemein reaktiven, z. B. auch entzündlichen Veränderungen. Fälschlich erhöhte Fibrinogenwerte können Folge einer präanalytischen durch Flüssigkeitsverschiebungen in das Interstitium bei länger dauernder aufrechter Körperhaltung sein. Eine Verdünnung des Blutplasmas durch massive Infusionstherapie oder ein „Angerinnen" der Blutprobe vor der Untersuchung sind häufige Ursachen fälschlich zu niedriger Fibrinogenwerte.

3.3.9 Antithrombin III (AT III)

Referenzbereich
Die AT III-Aktivität im Plasma Erwachsener beträgt 70 bis 120 % der Norm. Dies entspricht einer Konzentration von 0,14 bis 0,39 g/l[22]. Reife Neugeborene besitzen Plasma-Spiegel mit durchschnittlich 60 % der Norm. Eine Normalisierung auf Erwachsenenwerte erfolgt innerhalb der ersten sechs Monate[38].
AT III-Mangel-Zustände können angeboren oder erworben sein. Sie gehen mit einer erhöhten Thrombosegefährdung einher. Beim heterozygoten AT III-Mangel besteht eine Aktivitätsminderung auf 50 bis 60 % der Norm. Neben der Typ-I-Störung, bei der die AT III-Aktivität und -Konzentration vermindert sind, kommen auch familiäre AT III-Verminderungen infolge von Dysproteinämien des AT III-Moleküls vor. Bei diesen sogenannten Typ II-Störungen ist die AT III-Aktivität vermindert, aber die Konzentration normal. Als Ursachen erworbener AT III-Verminderungen sind zu nennen: eine verminderte Synthese, z. B. bei Hepatopathien, ein gesteigerter Umsatz, z. B. bei Verbrauchskoagulopathie oder Sepsis, ein vermehrter Verlust, z. B. im Urin beim nephrotischen Syndrom, sowie ein erhöhter „Gebrauch" bei einer Heparintherapie. In diesem Zusammenhang verdient das Ausbleiben einer Heparinwirkung beim Patienten trotz optimaler Heparindosierung infolge eines Antithrombin III-Mangels besondere Erwähnung.
Anstiege der AT III-Konzentration werden z. B. bei Phenoprocoumontherapie, Cholestase, Niereninsuffizienz und der akuten Phase-Reaktion beobachtet[10,22].

Weiterführende Untersuchungen

Primäre Hämostase: Thrombozytenfunktionsuntersuchungen[47,48], z. B. Bestimmung der Aggregation und Adhäsion sowie von Plättcheninhaltsstoffen wie β-Thromboglobulin, Plättchenfaktor 4, Prüfung der Gerinnselretraktion, flußzytometrische Untersuchungen.

Sekundäre Hämostase: Endogenes und exogenes System: Einzelfaktorenanalysen, Nachweis von hemmkörperbedingten Störungen und Prüfung der Substituierbarkeit bei Faktorenmangelzuständen mit Hilfe von Plasma-Austauschversuchen[27].

Umsatzsteigerungen im Gerinnungs- und Fibrinolysesystem sowie Thromboseneigung[49]: Prothrombinfragment$_{1+2}$ Thrombin-Antithrombin III-Komplex, Fibrinopeptid A, lösliche Fibrinmonomer-Komplexe (FM), Plasminogen, Plasmin, Fibrin(ogen)spaltprodukte, D-Dimer-Fibrinspaltprodukte, α_2-Antiplasmin, Plasmin-α_2-Antiplasminkomplex, Gewebetyp-Plasminogenaktivator (tPA), Plasminogen-Aktivator-Inhibitor (PAI), Protein C, Protein S, Heparincofaktor II und Antiphospholipid-Antikörper.

4 Störungen des Eiweißhaushaltes

4.1. Grundlagen

Das menschliche Blutplasma enthält eine Vielzahl von Proteinen, von denen etwa 100 biochemisch charakterisiert und nur rund 50 hinsichtlich ihrer biologischen Funktion beschrieben sind[51]. Strukturell bestehen Plasmaproteine wie alle anderen Proteine aus kovalent über Peptidbindungen miteinander verbundenen L-α-Aminosäuren (außer der α-Iminosäure Prolin) mit der allgemeinen Struktur.

$$H_2N-\underset{\underset{R_1}{|}}{\overset{\overset{H}{|}}{C}}-\overset{\overset{O}{\|}}{C}-\underset{\underset{H}{|}}{\overset{\overset{R_2}{|}}{N}}-\underset{\underset{|}{|}}{\overset{\overset{H}{|}}{C}}-\overset{\overset{H}{|}}{\underset{\underset{O}{\|}}{C}}-\underset{\underset{R_3}{|}}{\overset{\overset{H}{|}}{N-C}}-COOH$$

Die Aminosäuren unterscheiden sich lediglich in ihren Seitenketten, R, und rekrutieren sich aus einem Pool von 20 verschiedenen Molekülen, von denen acht als „essentielle Aminosäuren" nicht vom menschlichen Körper selbst synthetisiert werden können und daher mit der Nahrung aufgenommen werden müssen. Die Abfolge, Sequenz, der einzelnen Aminosäuren ist genetisch für die unterschiedlichen Proteine festgelegt und bestimmt die sogenannte Primärstruktur. Sie ist aber auch Basis für die „Faltung" der Proteine in eine definierte dreidimensionale Struktur oder Konformation, die eine Voraussetzung für die biologische Aktivität der Proteine darstellt. Die physikalisch-chemischen Eigenschaften der Peptidbindung und sterische Gründe führen dazu, daß sich die Hauptkettenatome der Aminosäurekette (Sekundärstruktur) häufig schraubenartig in Form einer rechtsgängigen α-Helix oder gestreckt als β-Faltblattstruktur zusammenhängen. Die Tertiärstruk-

tur wird bestimmt durch die räumliche Anordnung der gesamten Polypeptidkette; als Quartärstruktur bezeichnet man die Zusammensetzung eines Proteins aus verschiedenen Untereinheiten[52].
Viele Eiweiße enthalten zusätzlich Nichtaminosäurekomponenten. Dementsprechend können z. B. Lipoproteine (s. a. Störungen des Fettstoffwechsels), Glykoproteine, Metalloproteine und Phosphoproteine unterschieden werden. Zur Klassifikation der Proteine hat sich aus klinischer wie klinisch-chemischer Sicht jedoch eine funktionelle Einteilung bewährt[53]: Transportproteine binden unspezifisch bluteigene Ionen in nichtdiffusibler Form und dienen als spezifische „Carrier" für eine Vielzahl von Molekülen. Von B-Lymphocyten produzierte Immunglobuline sind die Träger der humoralen körpereigenen Infektabwehr; die Enzyme und Anti-Enzyme (Proteinaseinhibitoren) spielen eine entscheidende Rolle im Metabolismus. Die Proteohormone regulieren viele Stoffwechselvorgänge. Wichtige physikochemische Funktionen der Plasmaeiweiße sind die Pufferwirkung und die Aufrechterhaltung des kolloidosmotischen Drucks, der an der Regulation der Wasserverteilung zwischen Plasma und Interstitium beteiligt ist (s. a. Störungen des Säure-Basen-Haushaltes und des Wasser- und Elektrolythaushaltes). Die Gesamtkonzentration der Plasmaproteine ist eine dynamische Größe. Bei einem täglichen „Eiweiß-Turnover" von etwa 25 g wird sie im wesentlichen beeinflußt durch:

- die Proteinbiosynthese hauptsächlich im rauhen endoplasmatischen Retikulum der Leberparenchymzellen,
- die Sekretion der synthetisierten „Exporteiweiße" in den Extrazellulärraum,
- die von der Gefäßpermeabilität und vom kolloidosmotischen Druck regulierte Verteilung der Proteine zwischen intra- und extravasalem Flüssigkeitskompartiment
- und den Abbau der Eiweiße, der mit Ausnahme des Albumins maßgeblich von der Integrität der äußeren Zuckersequenzen abhängt und nach enzymatischer Abspaltung von Sialinsäure über den Asialoglycoproteinrezeptor verläuft[53].

Als orientierende Untersuchung zur Beurteilung des Proteinhaushaltes dient im „kleinen Labor" die Bestimmung der Gesamteiweißkonzentration im Blut.

4.2 Analytik

Untersuchungsmaterial
Als Untersuchungsmaterial wird Serum eingesetzt. Bei Modifikation der Probenvorbereitung können z. B. auch Urin (s. a. Nierenerkrankungen) und Punktionsflüssigkeiten wie Liquor cerebrospinalis untersucht werden.

Gesamteiweißkonzentration
Für die Gesamtproteinbestimmung im Serum hat sich die Biuret-Methode durchgesetzt. Sie ist nicht standardisiert und wird in vielen Modifikationen durchgeführt; es gibt jedoch ein als „candidate" Referenzmethode vorgeschlagenes Verfahren[54].
Prinzip der Biuret-Reaktion ist die Anlagerung von Kupferionen im alkalischen pH-Bereich an die Peptidbindungen von Proteinen und Peptiden. Biuret ist die einfachste Substanz, die bei der Bestimmung positiv reagiert (Abb. 4.7)[55]. Die Intensität der entstehenden Violettfärbung ist proportional der Zahl der Peptidbindungen und damit der Proteinkonzentration. Die Messung erfolgt photometrisch bei 546 nm. Das Biuret-Reagenz enthält Kupfersulfat, Natrium-Kalium-Tartrat, Kaliumjodid und Natronlauge. Cu^{2+} wird im alkalischen Milieu als Tartrat-Komplex in Lösung gehalten; Kaliumjodid verhindert die Autoreduktion des Cu^{2+}.
Obwohl mit der Biuret-Reaktion neben den Proteinen auch alle Poly- und Oligopeptide erfaßt werden, ist die Methode weitgehend spezifisch für Proteine, weil die Serumkonzentrationen niedermolekularer Peptide im Vergleich zur Serumproteinkonzentration vernachlässigbar gering sind[56].
Die Blutentnahme für eine Gesamtproteinbestimmung sollte am liegenden Patienten erfolgen, um einer Erhöhung der Meßwerte um bis zu 10 % entgegenzuwirken, die bei Probennahme in aufrechter Körperhaltung oder zu langer Stauung der Extremität infolge intravasaler Flüssigkeitsänderungen auftreten kann. Proteinhaltige Bestandteile von Infusionslösungen reagieren als Störfaktoren in der Biuret-Reaktion praktisch wie Serumproteine[6]. Trübungen nach Lipämie oder z. B. als Folge einer Infusionstherapie mit Dextranen führen ebenfalls zu fälschlich erhöhten Werten[6,53]. Desgleichen können Sorbit, Mannit sowie hohe Glucose- und Fructosekonzentrationen im Serum

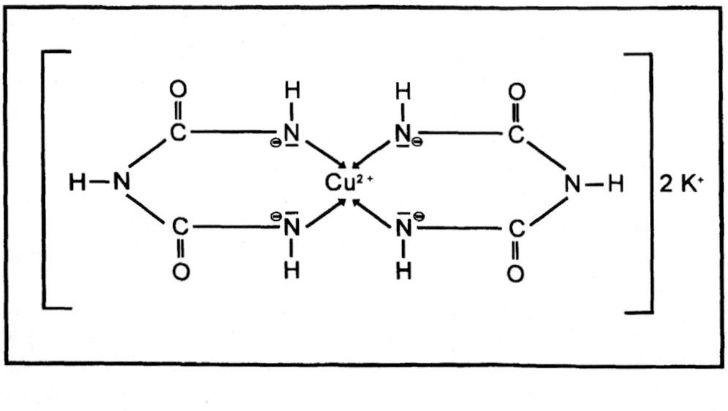

Abb. 4.7 Biuret-Reaktion. Dargestellt ist exemplarisch die Bildung des Kupferkomplexsalzes mit zwei Molekülen Biuret (nach Lit. 55)

falsch hohe Eiweißkonzentrationen vortäuschen[6]. Auch Hämolysen mit freien Hämoglobinkonzentrationen von mehr als 1 g/l und Serum-Bilirubinwerte von über 5 mg/dl (85 µmol/l) verursachen falsch hohe Eiweißwerte[53].
Andere analytische Methoden zur Bestimmung des Gesamtproteins[57] wie die Stickstoff-Bestimmung nach Kjeldahl, die Mikromethode von Lowry, Farbstoffbindungsreaktionen, Streulicht-Verfahren nach Fällung des Proteins oder spektrometrische Messungen der UV-Absorption bei 280 nm spielen in der klinisch-chemischen Routinediagnostik zur Ermittlung der Gesamtproteinkonzentration des Serums praktisch keine Rolle.

4.3 Bewertung

Referenzbereich
Das Serum Erwachsener enthält pro Liter 66 bis 83 g Protein. Neugeborene und Säuglinge verfügen über 46 bis 68 g/l bzw. 48 bis 76 g/l. Im Serum von Kindern jenseits des ersten Lebensjahres finden sich 60 bis 80 g/l Gesamtprotein[53].
Die Abb. 4.8 gibt einen Überblick über Erkrankungen und Zustände, die mit einer pathologisch veränderten Serumgesamtproteinkonzentration einhergehen.
Erniedrigungen der Gesamtproteinkonzentration beruhen entweder auf einer tatsächlich verminderten intravasalen Proteinmenge, echten Hypoproteinämien, oder auf Überwässerung des Intravasalraumes, Pseudohypoproteinämien.
Mögliche Ursachen echter Hypoproteinämien sind eine Proteinmangelernährung durch unzureichende Aufnahme tierischen Proteins und bestimmter essentieller Aminosäuren, die sich klinisch z. B. als Marasmus oder Kwashiorkor manifestieren, sowie Störungen der Proteinsynthese, -resorption oder Protein-Verlust-Syndrome. Unter den Proteinsynthesestörungen dominieren die erworbenen Hypoproteinämien aufgrund akutnekrotisierender oder chronisch-aktiver Lebererkrankungen. Proteinabsorptionsstörungen mit dem Leitsymptom der chronischen Diarrhoe sind meist durch ein Malassimilations-Syndrom verursacht. Dabei liegt zusätzlich neben der stark verminderten intestinalen Resorption ein entzündlich bedingter Proteinverlust im Darm vor. Als Verlust-Syndrome entstehen Hypoproteinämien bei pathologisch erhöhter Proteinausscheidung über den Gastrointestinaltrakt (z. B. exsudative Enteropathie bei Morbus Crohn oder Colitis ulcerosa), die Niere (z. B. nephrotisches Syndrom) oder die Haut bei nässenden großflächigen Ekzemen oder flächenhaften Verbrennungen.
Pseudohypoproteinämien kommen z. B. innerhalb der ersten 24 Stunden nach massiven Blutungen durch den Einstrom proteinarmer Flüssigkeit aus dem Interstitium in den Intravasalraum mit entsprechender Verdünnung der verbliebenen Blutmenge zustande. Sie finden sich aber auch bei allen hypervolämischen Zuständen, z. B. iatrogen durch eine intensive Infusionstherapie. Neben der Bestimmung des zentralvenösen Druckes und an-

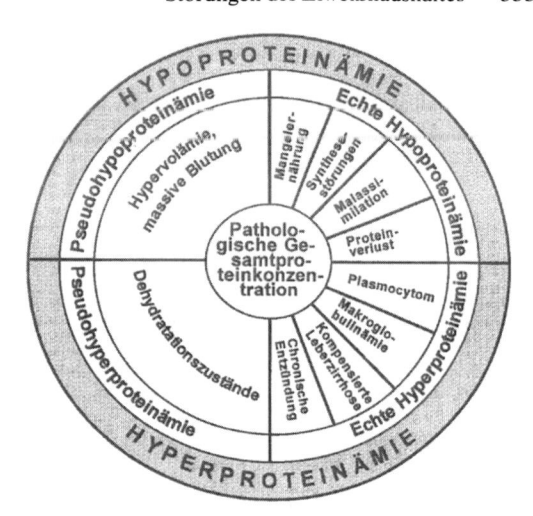

Abb. 4.8 Erkrankungen und Zustände mit pathologischer Serumgesamteiweißkonzentration

derer hämodynamischer Parameter können wiederholte Messungen der Gesamteiweißkonzentration in diesen Fällen zusätzlich zur Überwachung des Patienten eingesetzt werden.
Echte Erhöhungen des intravasalen Gesamtproteingehaltes, Hyperproteinämien, sind seltener zu diagnostizieren. Sie werden manifest bei starker Zunahme der Immunglobulinsynthese im Rahmen monoklonaler Gammopathien (z. B. Plasmocytom, Makroglobulinämie Waldenström), chronisch-entzündlicher Vorgänge (z. B. Kollagenosen, Tuberkulose, rheumatoide Arthritis) sowie im Stadium der kompensierten aktiven Leberzirrhose. Besonders ausgeprägte Hyperproteinämien verursachen eine Viskositätserhöhung des Blutes, die rheologisch zu hämodynamischen Komplikationen führen kann.
Pseudohyperproteinämien werden bei Dehydratationszuständen mit Verringerung des intravasalen Plasmavolumens beobachtet. Ursachen sind beispielsweise starkes Dursten, anhaltende Durchfälle, gehäuftes Erbrechen und Polyurien.

Weiterführende Untersuchungen

Blutkörperchensenkungsgeschwindigkeit[58], Elektrophoretische Eiweißtrennung, z. B. auf Celluloseacetatfolien (CAF-Elektrophorese) zum qualitativen Nachweis von Dysproteinämien, immunnephelometrische oder -turbidimetrische durchgeführte Einzelproteinbestimmungen[59] z. B. im Rahmen der „Entzündungsdiagnostik"[60].

5 Störungen des Fettstoffwechsels

5.1 Grundlagen

Die im menschlichen Organismus vorkommenden Lipide, Fette, sind niedermolekulare, primär nicht wasserlösliche Substanzen mit hoher Heterogenität. Aufgrund chemischer Kriterien und im Hinblick auf ihre klinische Bedeutung lassen sich unterscheiden[6,61]:

- Cholesterin und Cholesterinester, die ausschließlich im tierischen und menschlichen Organismus vorkommen und integrale Bestandteile der Zellmembranen sowie Ausgangsstoffe für die Synthese beispielsweise von Steroidhormonen und Gallensäuren sind,
- Glycerinester, die aus Glycerin und verschiedenen Fettsäuren bestehen und als Triglyceride die wichtigsten Energieträger der Nahrung darstellen bzw. als Phosphoglyceride (Phospholipide) von Bedeutung für den Aufbau der Zellmembranen und elektrisch isolierender Schichten sind,
- Fettsäuren sowie
- Sphingolipide und Isoprenpolymere, z. B. die Vitamine A, E, K.

Wegen ihrer geringen Wasserlöslichkeit liegen die Lipide im Serum in einer speziellen Transportform, den Lipoproteinpartikeln, vor, deren Kern aus apolaren Lipiden besteht, während ihre Schale von speziellen Eiweißen, den sogenannten Apolipoproteinen, gebildet wird. Die Benennung der Hauptlipoproteinklassen erfolgt vornehmlich nach ihrem Verhalten bei der Ultrazentrifugation, so daß neben Chylomikronen (Dichte $< 0,95$ g/l) Lipoproteine sehr geringer (VLDL, very low density lipoproteins, Dichte $< 1,006$ g/l), geringer (LDL, low density lipoproteins, Dichte 1,019 bis 1,063 g/l) und hoher Dichte (HDL, high density lipoproteins, Dichte 1,063 bis 1,21 g/l) unterschieden werden.

Aus Abb. 4.9 ist der komplizierte Stoffwechsel der Lipoproteine ersichtlich. Er wird über die Apolipoproteine reguliert und ist für das Verständnis von Fettstoffwechselstörungen von grundlegender Bedeutung[62-64]. Nach einer fettreichen Mahlzeit werden die „exogenen" Lipide, Cholesterin und Triglyceride, aus dem Darm resorbiert und an die in den intestinalen Mucosazellen synthetisierten Chylomikronen gekoppelt. Die Chylomikronen mit einem Apolipoproteingehalt von nur 1 bis 2 % enthalten 86 bis 94 % Triglyceride und einen Anteil an freiem, nicht verestertem Cholesterin von lediglich 0,5 bis 1 %. Nachdem die Chylomikronen über die Lymphbahn an das Blut eingetreten sind, werden sie von der extrahepatischen, durch Apolipoprotein C-II aktivierbaren Lipoproteinlipase umgesetzt. Hierbei entstehen Chylomikronenreste („Remnants"), die einerseits als „Oberflächen-Remnants" teilweise auf die HDL-Fraktion übertragen werden, andererseits als „Core-Remnants" innerhalb weniger Minuten – über den E- bzw. B, E-Receptor vermittelt – in die Hepatocyten gelangen. Dort werden die noch an die „Core-Remnants" gebundenen Fettsäuren gemeinsam mit neusynthetisierten in VLDL-Partikel

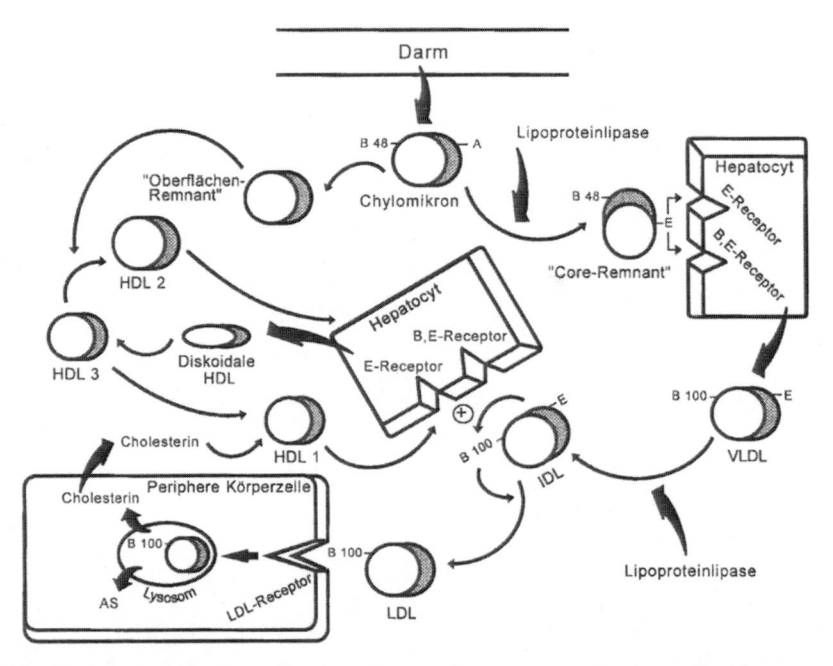

Abb. 4.9 Schematische Darstellung des Lipoproteinstoffwechsels (nach Lit. 62–64)

eingebaut. Die VLDL, deren Proteinanteil durchschnittlich zwischen 5 und 10 % liegt, tragen 89 bis 94 % Lipide, davon 55 bis 65 % im wesentlichen „endogene" Triglyceride, 6 bis 8 % freies und 12 bis 14 % verestertes Cholesterin. Der erste Stoffwechselschritt der VLDL ähnelt dem der Chylomikronen: auch VLDL werden durch die Lipoproteinlipase hydrolysiert. Die entstehenden intermediären Lipoproteinpartikel, IDL, unterliegen jedoch keinem sofortigen Abbau, sondern werden in Lipoproteine geringer Dichte, LDL, umgeformt. Der Apolipoprotein-B-Anteil der LDL-Partikel beträgt 20 bis 24 %; Triglyceride machen nur noch 8 bis 12 % aus. Der Anteil an Cholesterin und Cholesterinester beträgt bis zu 50 %. Die triglyceridarmen und cholesterinreichen LDL werden über das Apolipoprotein B 100 an den LDL-Receptor peripherer Körperzellen gebunden, internalisiert und im Zellinneren durch lysomale Enzyme hydrolysiert. Das dabei freigesetzte Cholesterin beeinflußt die zelluläre Cholesterinbiosynthese, indem es das Schlüsselenzym dieses Syntheseweges, die sogenannte HMG-CoA-Reductase, hemmt. Das in den Zellen anfallende Cholesterin wird schließlich über die HDL abtransportiert und zur Leber geführt. Wegen des unterschiedlichen Verhaltens der drei Subfraktionen (HDL 1–3) wird der Katabolismus der HDL noch nicht vollständig verstanden. Sie wirken aber in vieler Hinsicht den LDL funktionell entgegen und haben daher eine antiatherogene Wirkung (s. u.).

Da die Vermehrung der „Blutfette" aufgrund der Ergebnisse umfangreicher epidemiologischer Studien als ein ganz wesentlicher Risikofaktor für die Entwicklung kardiovaskulärer Erkrankungen anzusehen ist, gehört die Suche nach Hyperlipidämien heute zum Basisprogramm auch des „kleinen Labors". In 95 % der Fälle wird eine Hyperlipoproteinämie allein durch die simultane Bestimmung von Gesamtcholesterin und Triglyceriden erkannt[61]. Die Messung dieser „Blutfette" sowie die Fahndung nach Chylomikronen bei lipämischen Proben mit Hilfe des sogenannten Kühlschranktests, d. h. dem Nachweis des Aufrahmens von Chylomikronen bei Aufbewahrung des Plasmas oder Serums über Nacht bei 4 °C, wird insbesondere notwendig, wenn bereits andere gesicherte kardiovaskuläre Risikofaktoren bestehen. Hierzu gehören z. B. Zigarettenrauchen, Übergewicht, arterielle Hypertonie, Diabetes mellitus sowie klinische Zeichen einer koronaren oder zerebralen Durchblutungsstörung oder eine positive Familienanamnese[64,65]. Falls bei der ersten Untersuchung Erhöhungen des Gesamtcholesterins und/oder der Triglycerid-Konzentration gefunden werden, ist zunächst eine Kontrolle notwendig. Erst danach sind die auch im „kleinen Labor" noch möglichen Messungen des HDL- und LDL-Cholesterins sowie der klinische Ausschluß einer sekundären Fettstoffwechselstörung durch Zusatzuntersuchungen angezeigt.

5.2 Analytik

Untersuchungsmaterial
Als Untersuchungsmaterial für die Diagnostik von Fettstoffwechselstörungen dienen Serum oder Plasma. Die Blutabnahme sollte am liegenden Patienten erfolgen (s. a. Störungen des Eiweißhaushaltes). Vor der Untersuchung ist auf möglichst konstante Ernährungsbedingungen zu achten. Medikamente sind – soweit möglich – abzusetzen oder zumindest anamnestisch zu erfragen. Vor der Untersuchung muß der Patient nach neueren Empfehlungen[65] für 14 Std. nüchtern bleiben. Lediglich für die Bestimmung des Gesamtcholesterins und seiner Fraktionen gilt das Gebot der Nahrungskarenz nicht so streng; die Halbwertszeit der Hauptträger des Cholesterins ist zu lang und die Bildungsgeschwindigkeit zu langsam, als daß ein sogenanntes kontinentales Frühstück, z. B. Brot, etwas Butter und Konfitüre, zu Veränderungen führt.

Gesamtcholesterin
In Europa wird Cholesterin heute vollenzymatisch bestimmt. Allen Methoden gemeinsam ist die Spaltung der Cholesterin-Ester mit Cholesterin-Esterase sowie die Oxydation des Cholesterins mit Cholesterin-Oxydase[66]. Das bei dieser Reaktion unter Sauerstoffverbrauch entstehende H_2O_2 kann durch eine Reihe von Verfahren nachgewiesen werden, wobei die Trinder-Reaktion als Peroxydase-katalysierte Bildung eines roten Farbstoffes aus Phenol und 4-Aminoantipyrin die am weitesten verbreitete Routinebestimmung ist[64].

HDL-Cholesterin
HDL-Cholesterin wird nach selektiver Fällung Apolipoprotein-B-haltiger Lipoproteine (VLDL, LDL) als im Fällungsüberstand gemessene Cholesterinkonzentration bestimmt[61]. Die Fällung beruht auf der Bildung unlöslicher Komplexe zwischen Apolipoprotein-B-haltigen Lipoproteinen und den verwandten Polyanionen in Gegenwart divalenter Kationen. Als Fällungsreagenzien dienen hauptsächlich Phosphorwolframsäure/$MgCl_2$ und Dextransulfat/$MgCl_2$.

LDL-Cholesterin
Die LDL-Cholesterin-Bestimmung ist möglich nach Ultrazentrifugation und entsprechender Trennung der unterschiedlichen Cholesterinfraktionen oder durch spezifische Fällung der LDL-Partikel mit hochmolekularem Dextransulfat, polycyclischen Anionen, Polyvinylsulfat oder Heparin[64]. Häufig wird jedoch noch der Cholesteringehalt der LDL-Fraktion rechnerisch nach der sogenannten Friedewald-Formel ermittelt[67]:

$$\text{LDL-Chol.} = \text{Gesamt-Chol.} - \left(\text{HDL-Chol.} + \frac{\text{Triglyceride}}{5}\right)$$

Die Berechnung darf nicht vorgenommen werden bei Chylomikronämie, einer Gesamt-Triglycerid-Konzentration des Serums von > 400 mg/dl (> 4,6 mmol/l) und bei Erkrankungen, bei denen die VLDL-Fraktion abnormal stark mit Cholesterin beladen ist. Zudem hat sich das in der Berechnungsformel mit 0,2 als konstant angenommene Verhältnis von Cholesterin- und Triglyceridkonzentrationen in der VLDL-Fraktion als problematisch erwiesen[68]. Die Friedewald-Formel kann deshalb heute allenfalls noch zur näherungsweisen Berechnung des LDL-Cholesterins dienen.

Triglyceride
Triglyceride werden meist durch Bestimmung des freien Glycerins nach hydrolytischer Spaltung mit Lipase/Esterase erfaßt. Besonders gebräuchlich ist der vollenzymatische UV-Test; die Bildung von NAD^+ in der Nachweisreaktion wird bei 334 oder 366 nm über die eintretende Extinktionsabnahme verfolgt[69].

5.3 Bewertung

5.3.1 Cholesterin

Referenzbereich
Die Referenzbereiche für das Gesamtcholesterin im Serum und seine Fraktionen, HDL- und LDL-Cholesterin, zeigen eine ausgeprägte Alters- und Geschlechtsabhängigkeit. Für das Gesamtcholesterin werden bei stoffwechselgesunden, normalgewichtigen Erwachsenen zwischen 20 und 49 Jahren Werte zwischen 130 mg/dl (3,36 mmol/l) und 260 mg/dl (6,72 mmol/l) gefunden[70]. Für das HDL-Cholesterin (5. und 95. Perzentile) werden Angaben bei Männern von 27 bis 65 mg/dl (0,7 bis 1,68 mmol/l) und bei Frauen von 33 bis 77 mg/dl (0,85 bis 1,99 mmol/l) gemacht[62]. Das LDL-Cholesterin beträgt bei Männern unter 40 Jahren 80 bis 190 mg/dl (2,07 bis 4,92 mmol/l); bei Frauen derselben Altersgruppe werden 70 bis 170 mg/dl (1,81 bis 4,4 mmol/l) gemessen[6]. Für beide Geschlechter nimmt die LDL-Cholesterin-Konzentration mit dem Alter zu. Die Referenzbereiche für das Gesamtcholesterin und seine unterschiedlichen Fraktionen sind allerdings keineswegs identisch mit den hinsichtlich des koronaren Risikos wünschenswerten „Idealbereichen" (s. u. und Tab. 4.4 und Tab. 4.5), sondern sie liegen teilweise erheblich höher als diese. Daher sind Cholesterin-Konzentrationen im Bereich der statistischen er-

mittelten Normalität nicht notwendigerweise gleichbedeutend mit dem Kriterium „gesund".
Erhöhungen des Serum-Gesamtcholesterins haben sogenannte primäre Hypercholesterinämien entweder eine genetische Ursache oder sind durch einen noch nicht näher charakterisierten exogenen Auslösemechanismen bedingt. Bei den primären Hypercholesterinämien ist die relativ häufigste Form die familiäre Hypercholesterinämie des Typs II a in der Klassifikation nach Frederickson[61], die – im Gegensatz zum Typ II b – durch ein erhöhtes Gesamtcholesterin mit normaler Triglycerid-Konzentration und durch eine isolierte LDL-Vermehrung charakterisiert ist. Denn Typ-II-Hyperlipoproteinämien liegt ein Mangel an LDL-Receptoren an der Zelloberfläche zugrunde[64]. Sehr viel seltener kommen die mit einer HDL-Erhöhung ohne Krankheitswert einhergehende Hyperalphalipoproteinämie und die Typen III und V nach Frederickson vor, die neben einer Hypercholesterinämie als kombinierte Hyperlipämien auch mit einer Hypertriglyceridämie einhergehen.
Die zahlenmäßig häufigeren sekundären Hypercholesterinämien sind alimentär bedingt oder Folge einer Grundkrankheit. Als Beispiele seien zahlreiche Nephropathien genannt, besonders das nephrotische Syndrom, aber auch Erkrankungen wie der Diabetes mellitus, der Morbus-Cushing oder eine Hyperthyreose, die alle durch eine gesteigerte Lipolyse wegen des Überwiegens insulinantagonistischer Hormone (s. a. Diagnostik der diabetischen Stoffwechselstörung) gekennzeichnet sind.
Nach Stellungnahme der European Artherosclerosis Society[65,71] sind Hypercholesterinämien von über 200 mg/dl mit einem erhöhten Risiko für die koronare Herzkrankheit behaftet. LDL ist das am stärksten atherogen wirkende Lipoprotein; HDL dagegen ist antiartherogen und wirkt den LDL-Partikeln funktionell entgegen. Tab. 4.4 gibt Richtwerte für die Gesamt- sowie LDL- und HDL-Cholesterin-Konzentrationen an, die eine ungefähre Abschätzung des artherogenen Risikos von Hypercholesterinämien erlauben.
Die generelle Behandlungsbedürftigkeit und die Entscheidung des Arztes darüber, ob zur Senkung der „Blutfette" konservativ-diätetisch oder medikamentös verfahren wird, ergeben sich jedoch keineswegs allein aus diesen Richtwerten für das

Tabelle 4.4 Lipidbestimmungen und Beurteilung des artherogenen Risikos (nach Lit. 61, 71)

Kenngröße		Kein Risiko	Mäßiges Risiko	Hohes Risiko
Gesamtcholesterin		< 200 mg/dl < 5,2 mmol/l	200–239 mg/dl 5,2–6,2 mmol/l	> 240 mg/dl > 6,2 mmol/l
LDL-Cholesterin		< 150 mg/dl < 3,9 mmol/l	150–190 mg/dl 3,9–4,9 mmol/l	> 190 mg/dl > 4,9 mmol/l
HDL-Cholesterin	Männer	> 54 mg/dl > 1,4 mmol/l	35–54 mg/dl 0,9–1,4 mmol/l	< 35 mg/dl < 0,9 mmol/l
	Frauen	> 66 mg/dl > 1,7 mmol/l	66–46 mg/dl 1,7–1,2 mmol/l	< 46 mg/dl < 1,2 mmol/l

Tabelle 4.5 Zielwerte für Serum-Gesamtcholesterin und -LDL-Cholesterin (nach Lit. 65, 72)

	Zielwerte			
	Reduktion des Cholesterins auf:		Reduktion des LDL-Cholesterins auf.	
Gesamtrisiko	mg/dl	mmol/l	mg/dl	mmol/l
Leicht erhöhtes Risiko z. B. Cholesterin vor Behandlung 200–300 mg/dl (5,2–7,8 mmol/l)	195–230	5,0–6,0	155–175	4,0–4,5
Keine weiteren Risikofaktoren				
Serum-Chol./HDL-Chol.: 4,5–5,0				
Mäßig erhöhtes Risiko z. B. Cholesterin vor Behandlung 200–300 mg/dl (5,2–7,8 mmol/l) und ein weiterer Risikofaktor	195	5,0	135–155	3,5–4,0
oder				
Cholesterin vor Behandlung 200–300 mg/dl (5,2–7,8 mmol/l) und HDL-Cholesterin < 39 mg/dl (1 mmol/l)				
Hohes Risiko z. B. koronare Herzkrankheit oder peripheres Gefäßleiden	175–195	4,5–5,0	115–135	3,0–3,5
oder			Einige Experten schlagen bei Patienten mit koronarer Herzkrankheit für das LDL-Cholesterin 95–115 mg/dl (2,0–3,0 mmol/l) vor.	
familiäre Hypercholesterinämie				
oder				
Cholesterin > 300 mg/dl (> 7,8 mmol/l)				
oder				
Cholesterin 200–300 mg/dl (5,2–7,8 mmol/l) und zwei weitere Risikofaktoren				
oder				
Cholesterin 200–300 mg/dl (5,2–7,8 mmol/l) und ein ausgeprägter weiterer Risikofaktor				
Beachte: Als Zielwert für die Triglyceride werden 200 mg/dl (2,3 mmol/l) vorgeschlagen.				

Symptom Hypercholesterinämie. Sie basieren vielmehr auf einer stets individuell vorzunehmenden globalen Risikoabschätzung, die neben der Hyperlipämie vor allem auch das Alter und die spezielle „kardiovaskuläre" Familienanamnese des Patienten sowie das eventuelle Vorliegen weiterer Risikofaktoren (s. o.) berücksichtigt. Zu nennen ist hier auch die Hyperfibrinogenämie als thrombogener Faktor[65]. Je nach dem Grad des individuell abgeschätzten globalen Risikos für die Entwicklung einer koronaren Herzkrankheit ergeben sich für das Gesamt- und LDL-Cholesterin die derzeit therapeutisch anzustrebenden Zielkonzentrationen, die in Tab. 4.5 angegeben sind[65,72].

5.3.2 Triglyceride

Referenzbereich

Im Serum von Männern finden sich 50 bis 280 mg/dl Triglyceride (0,57 bis 3,19 mmol/l); bei Frauen 50 bis 200 mg/dl (0,57 bis 2,28 mmol/l. Wie beim Cholesterin, so gelten auch diese Werte für normalgewichtige, stoffwechselgesunde Personen im Alter zwischen 20 und 49 Jahren[70]. Der Referenzbereich für die Triglyceride ist ebenfalls nicht identisch mit dem wünschenswerten „Idealbereich" (s. u.).

Primäre Hypertriglyceridämien sind die Hyperlipoproteinämie Typ I nach Frederickson (Chylomikronämie) auf dem Boden eines seltenen Lipoproteinlipasemangels sowie die häufigere familiäre Hypertriglyceridämie (Typ IV nach Frederickson), die nicht eine spezifische Erkrankung, sondern eher Ausdruck eines metabolischen Ungleichgewichts mit vermehrter endogener VLDL-Synthese ist. Auch die seltenen Hyperlipoproteinämien des Typs III und V nach Frederickson sind, wie bereits erwähnt, mit einer Hypertriglyceridämie verbunden.

Sekundäre Hypertriglyceridämien stellen den häufigsten Nebenbefund bei laboratoriumsmedizinischen Untersuchungen[6] dar. Sie sind hauptsächlich auf eine Hyperalimentation zurückzuführen, finden sich aber auch als Begleitsymptome bei einer Vielzahl von Krankheiten. Als wichtige Auslösemechanismen kommen der Diabetes mellitus, die Niereninsuffizienz, Hepatopathien und chro-

nischer Alkoholabusus in Frage. Auch viele Medikamente können eine Hypertriglyceridämie induzieren.
Ob die Hypertriglyceridämie einen eigenständigen Risikofaktor für die Entwicklung eines kardiovaskulären Leidens darstellt, wird z. Z. noch diskutiert[72-74]. Daher wurde bis heute auch der „Triglycerid-Zielwert" von 200 mg/dl (2,3 mmol/l) lediglich vorgeschlagen und nicht ausdrücklich empfohlen[65]. Als behandlungsbedürftig gelten milde Hypertriglyceridämien bis 400 mg/dl (4,6 mmol/l), wenn gleichzeitig LDL-Cholesterin-Erhöhungen oder eine Verminderung des HDL-Cholesterins mit dann verstärktem kardiovaskulärem Risiko bestehen[65,74,75]. Als weitere Behandlungsindikationen bereits milder Hypertriglyceridämien gelten z. B. eine positive „kardiovaskuläre" Familienanamnese, eine koronare Herzkrankheit, ein Diabetes mellitus, chronische Nierenleiden und kombinierte familiäre Hyperlipämien[75].

Weiterführende Untersuchungen

Bestimmung der verschiedenen Apolipoproteine, der LDL-Rezeptoren und der Aktivitäten der Lipoproteinlipase und der hepatischen Triglyceridlipase sowie eventuell zur Klassifizierung bestimmter Fettstoffwechselstörungen die Durchführung einer Lipoprotein-Elektrophorese. Zunehmende Bedeutung gewinnt neuerdings die Bestimmung des zur IDL-Fraktion gehörenden Lipoproteins (a). Es weist strukturelle Gemeinsamkeiten mit dem Plasminogen auf. Dadurch kann es Plasminogenbindungsstellen an Molekülen, Zellen und im Fibrin kompetitiv besetzen und den Ablauf der physiologischen Fibrinolyse verlangsamen[29]. Dies wirkt sich möglicherweise als zusätzlicher Risikofaktor für cardio- und cerebrovaskuläre Erkrankungen aus[29,65].

6 Störungen des Säure-Basen-Haushaltes

6.1 Grundlagen

Die Wasserstoffionenkonzentration der Flüssigkeitsräume stellt einen bestimmenden Faktor für das „innere Milieu" des Organismus dar. Die Konstanz des pH-Wertes ist für die Aufrechterhaltung der Organfunktionen von außerordentlicher Bedeutung: so hängt beispielsweise die dreidimensionale Struktur der Proteine (s. a. Störungen des Eiweißstoffwechsels) und damit die normale Ordnung und Funktion der Zellbestandteile entscheidend vom pH-Wert ab. Auch die optimale Wirksamkeit der Enzyme ist an einen normalen pH-Wert gebunden. Daher kommt es bei stärkeren Abweichungen des pH-Wertes von der Norm, die

sich als Acidämie oder Alkaliämie manifestieren[76], zu Störungen des Stoffwechsels, zu einer erhöhten Durchlässigkeit der Zellmembranen und zu klinisch bedeutsamen Elektrolytverschiebungen.
Im Stoffwechsel fallen laufend überwiegend saure Metaboliten an. Deshalb muß der Organismus, um die Konstanz des pH-Wertes zu erhalten, ständig einer drohenden Übersäuerung entgegensteuern. Hauptquelle der endogenen Säureproduktion ist die oxydative Umsetzung von Glucose und Fettsäuren zu Kohlendioxyd und Wasser oder – anders ausgedrückt – die durch Hydratisierung des CO_2 verursachte Bildung von etwa 22 000 mmol flüchtiger Kohlensäure[77,78]. Sie wird durch die Abatmung von Kohlendioxyd über die Lungen reguliert (s. a. Blutbildveränderungen). Zusätzlich zur flüchtigen Kohlensäure entstehen im Stoffwechsel noch eine Vielzahl nichtflüchtiger, fixer Säuren. Sie stammen hauptsächlich aus dem Metabolismus schwefelhaltiger Aminosäuren wie Cystein und Methionin, werden aber auch bei der Oxydation von Phosphoproteinen und -lipiden, dem Abbau von Nukleinsäuren sowie der unvollständigen Verstoffwechselung von Kohlenhydraten und Fettsäuren gebildet. Die täglich produzierte Menge an nichtflüchtigen Säuren beträgt unter Normalbedingungen etwa 1 mmol/kg Körpergewicht[79]. Sie macht rund zwei Drittel aller aktuell im Organismus vorhandenen Protonen (ca. 105 mmol) aus und ist etwa 30 000mal größer als die freie Wasserstoffionenmenge[78]. Dies vermittelt einen ungefähren Einblick in die Größenordnung des reinen Protonenumsatzes, der über die Nieren verläuft. Um die täglich in Form fixer Säuren gebildeten etwa 70 mmol H^+-Ionen „frei" in den Urin auszuscheiden, müßten die Nieren einen Urin-pH-Wert von 1–2 aufbauen[80]. Da sie zu einer derartigen H^+-„Konzentrierung" nicht in der Lage sind, existieren folgende Mechanismen, die eine – wenn auch verzögerte – Ausscheidung der H^+-Ionen ermöglichen[80] (Abb. 4.10):

– die Bicarbonat-Reabsorption, bei der für jedes in den Urin sezernierte H^+-Ion ein HCO_3^--Ion in die Tubuluszellen aufgenommen wird,
– die Phosphatpufferung mit Bildung und anschließender Ausscheidung von $H_2PO_4^-$ aus HPO_4^{2-} und H^+ sowie
– die Ammoniogenese, bei der H^+-Ionen nach Reaktion mit renal aus dem Abbau von Aminosäuren gebildetem Ammoniak als NH_4^+ ausgeschieden werden.

Die Kohlendioxydbildung und -abatmung über die Lungen einerseits sowie die im Metabolismus entstehenden nichtflüchtigen Säuren und deren renale Ausscheidung andererseits stellen zunächst zwei getrennte Wege des Säure-Basen-Haushaltes dar. Erst durch die unterschiedlichen Puffersysteme des Blutes (s. a. Blutbildveränderungen) werden sie zu einem echten funktionellen Gleichgewicht verknüpft[78].
Die Konzentration aller zur H^+-Aufnahme befähigten Valenzen im Blut, die auch als Summe der Pufferbasen bezeichnet wird, beträgt 48 mmol. Etwa die Hälfte dieser Pufferbasenkonzentration

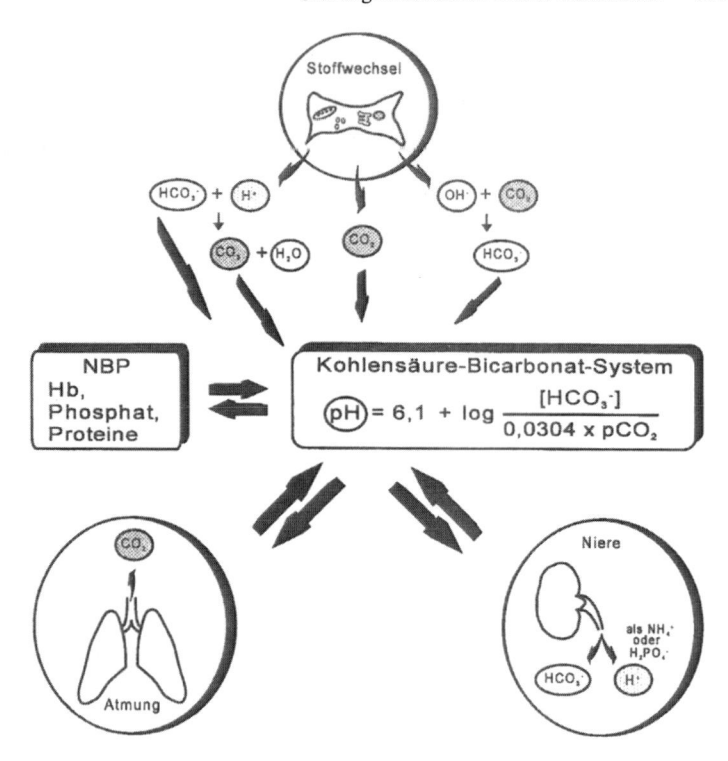

Abb. 4.10 Schematische Darstellung der Regulation des Blut-pH-Wertes. NBP: Nicht-Bicarbonat-Puffer (nach Lit. 77)

entfällt auf das im Plasma vorliegende Bicarbonat. Über das System

$$CO_2 + H_2O \leftrightarrows HCO_3^- + H^+$$

wird es zum Hauptpuffer des Blutes und macht etwa 75 % der gesamten Pufferkapazität der chemischen Puffer des Vollblutes aus. Die andere Hälfte der Gesamtpufferbasen-Konzentration mit einer Pufferkapazität von etwa 25 % liegt in Form von sogenannten Nicht-Bicarbonat-Puffern (NBP) vor. Neben dem Hämoglobin, dem hier überwiegende Bedeutung zukommt, spielen in dieser Gruppe auch Proteine und Phosphate eine Rolle. Die pK_a-Werte der Nicht-Bicarbonat-Puffer sind deutlich höher als der des Bicarbonatsystems. Der Hauptanteil der NBP liegt in den Erythrocyten. Das Bicarbonat- und NBP-System stehen – unter anderem über die Erythrocytenmembran – miteinander in Verbindung, puffern gemeinsam, teilweise sogar parallel und reagieren untereinander im Sinne einer „wechselseitigen Blutpufferreaktion"[78].

Die Kenngrößen des Säure-Basen-Gleichgewichts und der Blutgase sind typische Parameter der Akutmedizin. Ihre Bestimmung gehört daher zum Untersuchungsspektrum des „kleinen Labors". Mit Hilfe der modernen Analysatoren werden der pH-Wert und die Partialdrücke des Kohlendioxyds (pCO_2) sowie des Sauerstoffes (pO_2), meist direkt gemessen. Die Plasmabicarbonatkonzentration ($cHCO_3^-$), die die metabolische Komponente des Säure-Basen-Gleichgewichts ausdrückt, und die Basenabweichung der Extrazellulärflüssigkeit (BA_{ECF}), auch als standardisierter Basenüberschuß bezeichnet, sind abgeleitete Größen aus den gemessenen Parametern. Die Basenabweichung der Extrazellulärflüssigkeit ist definiert als extrazelluläre Basenkonzentration, gemessen durch Titration mit Säure oder Base bis zum Endpunkt pH 7,4 bei einem pCO_2 von 40 mmHg (5,33 kPa) und 37 °C[81].

6.2 Analytik

Untersuchungsmaterial
Zur Bestimmung der Kenngrößen des Säure-Basen-Haushaltes und der Blutgase dient Vollblut mit Heparinzusatz, das durch arterielle Punktion oder kapilläre Blutentnahme aus zuvor hyperämisierten Gebieten gewonnen wird[80]. Es ist darauf zu achten, daß die Probe nicht in Kontakt mit Luft kommt und umgehend verarbeitet wird.

pH-Wert-Messung
Die pH-Wert-Bestimmung erfolgt potentiometrisch mit einer pH-sensitiven Glaselektrode. Als Referenzelektrode wird meist eine Kalomelelektrode verwandt[82].

Messung des CO_2-Partialdruckes (pCO_2)
Bei der direkten Messung mittels einer CO_2-Elektrode wird eine Glaselektrode eingesetzt, die mit einer CO_2-permeablen Teflonmembran überzogen ist. Zwischen der Glasoberfläche und der Membran befindet sich eine Bicarbonatlösung definier-

ter Konzentration. Sobald CO_2-Moleküle durch die Teflonmembran in diese Lösung diffundieren, ändert sich ihr pH-Wert entsprechend der Henderson-Hasselbalchschen-Gleichung proportional zum pCO_2 des Meßgutes nach der Beziehung d pH/d log $pCO_2 = 1$[56,81].

Messung des O_2-Partialdruckes (pO_2)
Zur polarographischen Messung des Sauerstoffs dient eine Platinelektrode, die mit einer für Sauerstoffmoleküle durchlässigen Membran überzogen ist (Clark-Elektrode). An der Elektrode wird molekularer Sauerstoff, der proportional zum pO_2 der Probe durch die O_2-permeable Membran tritt, mittels der angelegten Reduktionsspannung reduziert:

$$O_2 + 2H_2O + 4e^- \rightarrow 4OH^-$$

Infolge des Elektronenflusses zur Bezugselektrode entsteht ein Reduktionsstrom, dessen Größe dem pO_2 der Probe proportional ist[56,83].

Plasmabicarbonatkonzentration ($cHCO_3^-$)
Die aktuelle Plasmabicarbonatkonzentration wird in modernen Analysatoren nach der Henderson-Hasselbalchschen-Gleichung für das Kohlensäure-Bicarbonat-System berechnet. In die Berechnung gehen ein der pK-Wert als empirische Konstante der unterschiedlichen Formen des gebundenen Kohlendioxyds und durch Multiplikation von pCO_2 mit dem molaren Löslichkeitskoeffizienten die Konzentration der gesamten freien Kohlensäure[78,84]:

$$pH = 6{,}10 + \log[cHCO_3^-/(0{,}0304 * pCO_2)]$$

Durch Umformung und entsprechende Auflösung ergibt sich die aktuelle Plasmabicarbonatkonzentration, $cHCO_3^-$, nach:

$$cHCO_3^- \text{ (mmol/l)} = 0{,}0304 * pCO_2 \text{ (mmHg)} * 10^{(pH-6,1)}$$

Basenabweichung der Extrazellulärflüssigkeit (BA_{ECF})
BA_{ECF} berechnet sich aus dem pH-Wert und der Plasmabicarbonatkonzentration gemäß:

$$BA_{ECF} \text{ (mmol/l)} = (cHCO_3^- - 24{,}25) + 14{,}6 \text{ (pH} - 7{,}4)$$

Der Wert 14,6 leitet sich von der Pufferkapazität der Extrazellulärflüssigkeit ab. Dabei wird für die gesamte extrazelluläre Flüssigkeit einschließlich des Blutes eine Hämoglobinkonzentration von 3 mmol/l unterstellt[84].

6.3 Bewertung

Referenzbereiche
Die Referenzbereiche der Kenngrößen des Säure-Basen-Haushaltes und der Blutgase Erwachsener sind in Tab. 4.6 angegeben.
Bei der Bewertung der Parameter des Säure-Basen-Haushaltes muß zunächst eine Zuordnung zu den grundsätzlich möglichen Störungen erfolgen. Zu unterscheiden sind Acidosen mit einer Zu-

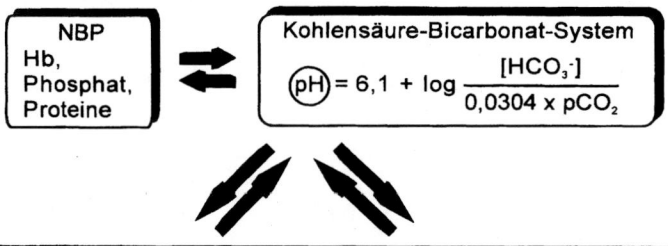

Störung	Primäre Veränderung	Kompensation				
		pH	pCO_2	HCO_3^-	BA_{ECF}	ungefährer Grad
Metabolische Acidose	$HCO_3^-\downarrow$	↘	↘		↘	pCO_2: 1,2 mm Abfall pro 1 mmol HCO_3^--Abfall
Metabolische Alkalose	$HCO_3^-\uparrow$	↗	↗		↗	pCO_2: 0,7 mm Anstieg pro 1 mmol HCO_3^--Anstieg
Respiratorische Acidose	$pCO_2\uparrow$	↘		↗	↗	HCO_3^-: 1 mmol Anstieg pro 10 mm pCO_2-Anstieg
Respiratorische Alkalose	$pCO_2\downarrow$	↗		↘	↘	HCO_3^-: 2 mmol Abfall pro 10 mm pCO_2-Abfall

Abb. 4.11 Primäre Veränderungen, Kompensationsmechanismen und Erwartungswerte bei den vier Primärstörungen des Säure-Basen-Gleichgewichts. Durchgezogene schräge Pfeile kennzeichnen die Tendenzen der kompensatorischen Veränderungen. Die Pfeilrichtung der unterbrochenen Kreisbögen gibt an, wie sich die einzelnen Kenngrößen mit fortschreitender Kompensation verändern. NBP: Nicht-Bicarbonat-Puffer, BA_{ECF}: Basenabweichung der Extracellulärflüssigkeit (nach Lit. 76, 78)

Tabelle 4.6 Referenzbereiche der Kenngrößen des Säure-Basen-Haushaltes und der Blutgase Erwachsener. BA_{ECF}: Basenabweichung der Extracellulärflüssigkeit (nach Lit. 80)

Kenngröße	Konv. Einheiten	SI-Einheiten
pH-Wert	7,35–7,45	7,35–7,45
pCO_2	35–45 mm Hg	4,67–6,00 kPa
pO_2	65–100 mm Hg	8,66–13,30 kPa
HCO_3^-	22,0–26,0 mmol/l	22,0–26,0 mmol/l
BA_{ECF}	–3,0–+3,0 mmol/l	–3,0–+3,0 mmol/l

nahme der H^+-Konzentration des Blutes (Acidämie) und einer Abnahme des pH-Wertes sowie Alkalosen mit einer Abnahme der H^+-Konzentration (Alkaliämie) und einer Zunahme des pH-Wertes[76]. Sowohl Acidosen wie Alkalosen können eine metabolische oder respiratorische Ursache haben. Metabolische Störungen sind primär gekennzeichnet durch einen Abfall oder Anstieg der Plasmabicarbonatkonzentration (Abb. 4.11); respiratorische Störungen imponieren zunächst durch Zu- oder Abnahme des CO_2-Partialdruckes (Abb. 4.11). Insgesamt sind Acidosen häufiger als Alkalosen und metabolisch bedingte Abweichungen öfter anzutreffen als respiratorische. Die Häufigkeit der Störungen des Säure-Basen-Haushaltes läßt sich daher wie folgt charakterisieren: metabolische Acidose an erster Stelle, danach respiratorische Acidose, metabolische Alkalose und respiratorische Alkalose. Diese primären Störungen setzen über die Atmung und die Nieren Kompensationsmechanismen in Gang, deren Ausmaß bei der Beurteilung von Verschiebungen des Säure-Basen-Gleichgewichts in einem nächsten Schritt erfaßt werden muß. Für die Kompensation der primären Störungen kann als Faustregel gelten, daß metabolischen Entgleisungen respiratorisch begegnet wird und respiratorischen auf metabolischem Wege. Im kompensierten Zustand sind metabolische Acidosen daher mit einem verringerten bzw. erhöhten pCO_2 vergesellschaftet, wobei sich die zu erwartende Veränderung des CO_2-Partialdruckes ungefähr kalkulieren läßt (Abb. 4.11). Kompensierte respiratorische Störungen weisen dagegen eine regulatorische Zu- oder Abnahme der Plasmabicarbonatkonzentration auf. Auch hier ist eine ungefähre Berechnung der zu erwartenden Bicarbonatveränderungen möglich (Abb. 4.11). Weichen die aktuell bei einer Störung des Säure-Basen-Gleichgewichts gemessenen pCO_2- und HCO_3^--Werte stark von den nach der Berechnung theoretisch zu erwartenden Werten ab, so liegt mit hoher Wahrscheinlichkeit keine primäre, sondern eher eine gemischte Störung vor. Ein Beispiel stellt die kombinierte metabolisch-respiratorische Acidose dar, die sich bei Patienten mit schweren pulmonalen Ventilationsstörungen und konsekutiv auftretendem Sauerstoffmangel entwickeln kann. Die Beurteilung des Kompensationsgrades und die Zuordnung zu einfachen oder kombinierten Störungen kann durch diagnostische Nomogramme erleichtert werden[85]. Nach Klassifikation der vorliegenden Störung des Säure-Basen-Haushaltes und der Beurteilung des bereits erreichten Kompensationsgrades muß – vor allem aus therapeutischen Gründen – die Ursache der Entgleisung eruiert werden. Dies ist nur möglich, wenn man die Ergebnisse der laboratoriumsmedizinischen Untersuchungen in das klinische Gesamtbild einordnet. Hier sollen nur die vier primären Störungen besprochen und ihre möglichen Ursachen kurz aufgezeigt werden[76,78,80,81,86].

Bei den klinisch am häufigsten anzutreffenden metabolischen Acidosen kommt es auf verschiedenen Wegen zu einem massiven Anfall nichtflüchtiger Säuren. Additionsacidosen sind durch die übermäßige Produktion saurer Valenzen gekennzeichnet. Beispiele sind zum einen Ketoacidosen bei Hungerzuständen oder ketoacidotischem diabetischen Coma (s. a. Diagnostik der diabetischen Stoffwechselstörung) sowie Lactacidosen, meistens als Folge einer Hypoxie mit entsprechender Konzentrationszunahme anaerober Stoffwechselprodukte. Subtraktionsacidosen (Verlustacidosen) entstehen durch anhaltenden Basenverlust, z. B. durch Dünndarmfisteln oder starke Diarrhoen. Retentionsacidosen beruhen auf einer eingeschränkten Fähigkeit der Niere zur H^+-Sekretion, während schließlich den Verteilungsacidosen Hyperkaliämien oder im Rahmen intensiver Infusionstherapien die rasche Zufuhr größerer Volumina iso- bzw. hypertoner Lösungen zugrunde liegen[76,78,80,81,86].

Bei den respiratorischen Acidosen kann der Organismus das im Stoffwechsel entstandene CO_2 nur unzureichend abatmen; es liegt daher primär eine Erhöhung des pCO_2 vor. Als Auslöser für eine respiratorische Acidose kommen verschiedene Ursachen in Betracht. Sie manifestieren sich letztlich alle in Form von Diffusions- bzw. Belüftungsstörungen. Im einzelnen sind hier zu nennen z. B. Störungen des Atemzentrums oder Schädigungen des peripheren Nervensystems und der Thoraxmuskulatur sowie vor allem Lungenveränderungen (z. B. Pneumonie, Lungenödem und -emphysem).

Bei den metabolischen Alkalosen haben besonders die Verlustalkalosen Bedeutung. Sie entstehen durch Magensaftverluste infolge anhaltenden Erbrechens und seltener durch Hypokaliämien und endokrine Grunderkrankungen.

Die respiratorische Alkalose ist gekennzeichnet durch eine primäre Abnahme des pCO_2, einen erhöhten pH-Wert und variable Abnahmen der Plasmabicarbonatkonzentration. Die dabei ursächliche Hyperventilation kommt entweder zustande durch direkte Reizung des Atemzentrums beispielsweise bei emotionaler Belastung, Schädel-Hirn-Traumen, Infektionen des zentralen Nervensystems oder medikamentöser Stimulation oder sie kann auch reflektorisch bedingt sein, wobei Sauerstoffmangel die Ursache ist.

Weiterführende Untersuchungen

Ermittlung der Sauerstoffsättigung, der arteriovenösen Sauerstoffdifferenz, der arterioalveolären Sauerstoffdifferenz, Errechnung der Anionenlücke, Bestimmung von Lactat und Acetessigsäure im Blut, Ketonkörpernachweis im Urin.

7 Störungen des Wasser- und Elektrolythaushaltes

7.1 Grundlagen

Alle biochemischen Reaktionen des menschlichen Organismus laufen im flüssigen Milieu ab. Hierbei ist die Menge und Verteilung von Wasser und Elektrolyten in den einzelnen Flüssigkeitsräumen des Organismus, den Kompartimenten, von vitaler Bedeutung. Das Körperwasser Erwachsener macht rund 60 %, also drei Fünftel des Körpergewichts aus; beim Säugling sind es sogar 75 %[87].

Die tägliche Wasseraufnahme von etwa zwei Litern setzt sich zusammen aus der individuell sehr verschiedenen Trinkmenge, die sich beim Erwachsenen mit 1000 bis 1500 ml veranschlagen läßt, der Flüssigkeitszufuhr in Form halbfester und fester Nahrungsmittel (ca. 700 ml) und der endogenen Bildung von Oxydationswasser (ca. 300 ml) bei der Verbrennung von alimentären und körpereigenen Fetten, Kohlenhydraten und Proteinen[87-89].

Das durch Trinken und über die Nahrung aufgenommene Wasser wird teilweise in Dünn- und hauptsächlich im Dickdarm resorbiert und verteilt sich dann auf die unterschiedlichen Flüssigkeitsräume des Organismus (Abb. 4.12)[6,88,89]. Im einzelnen können der Extrazellulärraum (ECR) und der Intrazellulärraum (ICR) unterschieden werden. Der extrazelluläre Raum gliedert sich weiter auf in den Intravasalraum, den Interstitialraum und die transzellulären Räume, wie z.B. Liquorraum, Pleura-, Pericard- und Peritonealhöhle.

Unter physiologischen Bedingungen hat der Extrazellulärraum bei normalgewichtigen Erwachsenen eine Kapazität für rund 15 l Wasser. Plasma und interstitieller Raum sind durch zelluläre Basalmembranen voneinander getrennt und weisen charakteristische Ionenverteilungen auf. Das Hauptkation des Extrazellulärraums ist das Natrium, gefolgt von seinem „Gegenion", dem Chlorid. Die Flüssigkeiten der transzellulären Räume besitzen recht unterschiedliche ionale Zusammensetzungen. Viele Krankheitszustände sind mit Störungen und Veränderungen des Flüssigkeitsvolumens und der Zusammensetzung gerade in diesem dritten Raum („third space") verbunden (s.u.).

Die Menge des intrazellulären Wassers beträgt bei einem 70 kg schweren Erwachsenen etwa 25 l. Semipermeable Zellmembranen trennen den intrazellulären Raum, in dem sämtliche Stoffwechselvorgänge ablaufen, vom extrazellulären Kompartiment. Hauptkation des intrazellulären Raums ist das Kalium. Da es aber für den gesamten Intrazellulärraum keine einheitliche repräsentative Zellart gibt, kann die Ionen-Verteilung von Zellart zu Zellart sehr unterschiedlich sein[87].

Um die verschiedene Verteilung der Ionen zwischen extra- und intrazellulärem Raum, die eine der Hauptvoraussetzungen für die funktionelle Integrität der Körperzellen ist, dauerhaft aufrecht zu erhalten, ist ein energieverbrauchender Transportprozeß über die Zellmembran hinweg notwendig. Dabei werden passiv in die Zellen einströmende Natriumionen durch einen ATP-konsumierenden Vorgang und das Enzym Na-K-ATPase wieder aus der Zelle „gepumpt" und so eine Potentialdifferenz mit insgesamt negativem Zellinneren aufgebaut[87-89].

Die tägliche Wasserabgabe (Abb. 4.12) von durchschnittlich zwei Litern kommt hauptsächlich durch die Urinausscheidung zustande. 500 ml gehen durch die Haut in Form der sichtbaren Schweißabsonderung oder durch bloße Verdunstung, die sogenannte Perspiratio insensibilis, verloren. Über die Lungen werden – ebenfalls in „insensibler" Weise – 400 ml „ausgeschieden". Im Magen-Darm-Kanal findet ein ausgedehnter Wasser- und Elektrolytstoffwechsel statt. Von den etwa 8200 ml[89] Verdauungssäften wird jedoch ein Großteil resorbiert, so daß sich unter physiologischen Bedingungen die fäkale Wassermenge auf nur angenähert 100 ml beläuft.

Das Volumen und die Osmolarität des Extrazellulärraums, die ein Maß für die Gesamtheit aller osmotisch wirksamen Teilchen darstellt, sind wechselseitig sehr fein reguliert (Abb. 4.13). Da die Zellmembranen für die meisten der gelösten Bestandteile nahezu undurchdringlich, für Wasser jedoch frei permeabel sind, führen Schwankungen der extrazellulären Osmolarität aufgrund des entstehenden Konzentrations-Gradienten zu Wasserverschiebungen zwischen den Flüssigkeitskompartimenten. Die extrazelluläre Osmolarität ist dabei der bestimmende Faktor des intrazellulären Flüssigkeitsvolumens. Größere Schwankungen werden vom Organismus im Sinne der Homöostase durch unterschiedliche Mechanismen kompensiert, in deren Zentrum die Niere als das wichtigste Regulationsorgan des Wasser- und Elektrolyt-Haushaltes steht (s.a. Diagnostik von Nierenerkrankungen)[87,89]:

- Eine Abnahme des extrazellulären Flüssigkeitsvolumens und eine konsekutive Zunahme der Osmolarität bewirken eine Reizung hypothalamischer Osmo-Rezeptoren und die Freisetzung von Adiuretin (ADH) aus dem Hinterlappen der Hypophyse. ADH erleichtert am distalen Tubulus und vor allem an den Sammelrohren der Niere die Rückresorption von Wasser. Verminderte renale Wasserexkretion und durch Reizung des Durstzentrums induzierte Wasseraufnahme führen zu einer Zunahme des Körperwassers und damit zu einer Senkung des osmotischen Druckes im Plasma.
- Eine Verminderung des zirkulierenden Blutvolumens, die durch viele unterschiedliche Erkrankungen verursacht werden kann, führt zur Stimulation spezieller extra- und intrarenaler Druckrezeptoren. Die extrarenalen Barorezeptoren im Bereich des linken Vorhofs des Herzens, der großen Thoraxvenen und der Bifurkation der A. carotis bewirken eine Freisetzung von Catecholaminen aus dem Nebennierenmark und ermöglichen so durch eine Abnahme des hydrostatischen Drucks in den Kapillaren

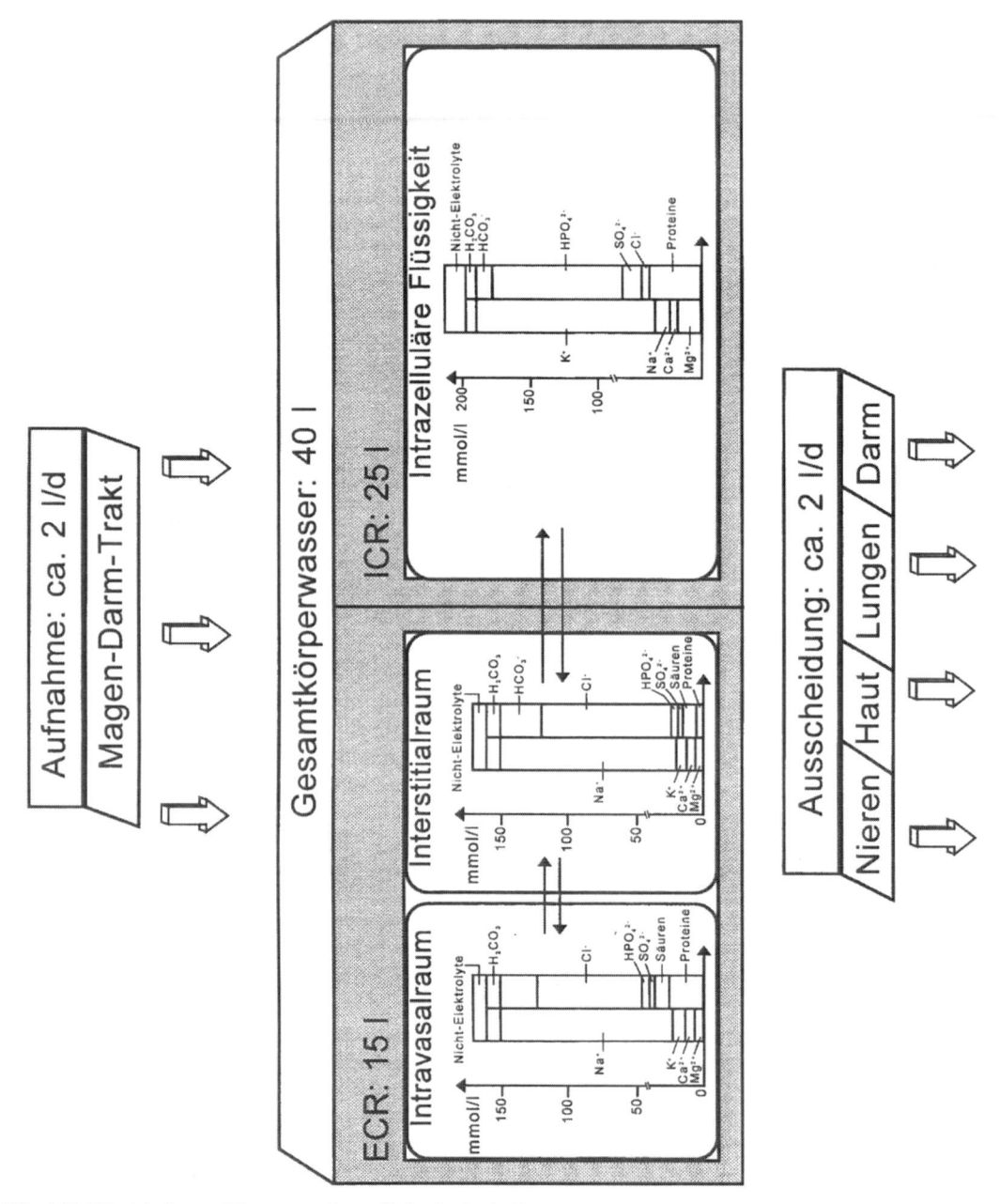

Abb. 4.12 Flüssigkeits- und Ionenverteilung (linke Säulenhälfte: Kationen, rechte Säulenhälfte: Anionen) in den Körperkompartimenten (nach Lit. 6, 88, 89). ECR: Extracellulärraum, ICR: Intracellulärraum

den verstärkten Einstrom von Flüssigkeit in das Gefäßsystem[88]. Zusätzlich wird über die Baroreceptoren die ADH-Sekretion aus der Hypophyse angeregt. Die intrarenalen Drucksensoren induzieren eine Aktivierung des komplexen Renin-Angiotensin-Aldosteron-Systems, an deren Ende die Bildung des hochgradig gefäßwirksamen Angiotensins II steht. Angiotensin II führt neben der Steigerung des arteriellen Drucks durch Gefäßkontraktion zu einer Aldosteron-Ausschüttung aus der Nebennierenrinde. Das Aldosteron seinerseits ist verantwortlich für die Rückresorption des Natriums am distalen Tubulus und erhöht damit die Plasmaosmolarität.

Die Elektrolyte des menschlichen Organismus und ihre unter anderem vom Wasserhaushalt ab-

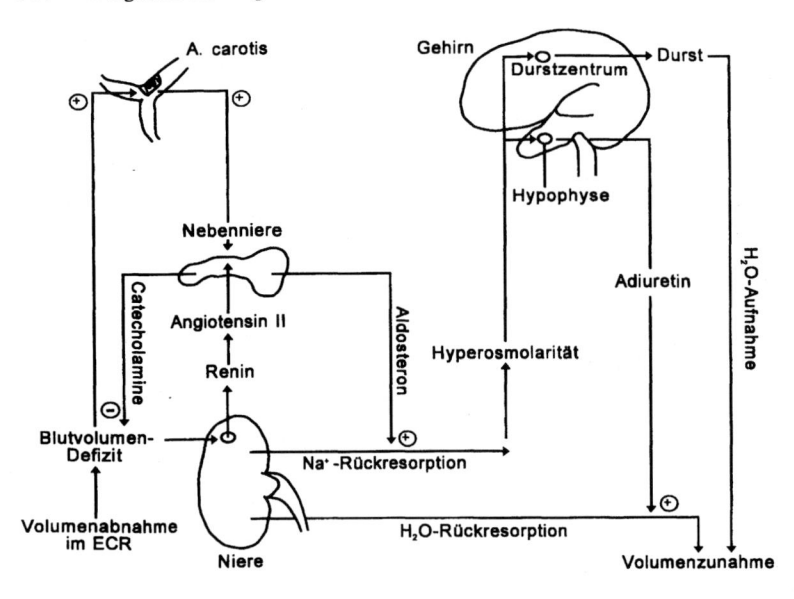

Abb. 4.13 Schematische Darstellung der Regulation des Wasser- und Elektrolythaushaltes. ECR: Extracellulärraum (nach Lit. 87)

hängige Verteilung zwischen den einzelnen Flüssigkeitskompartimenten spielen eine überragende Rolle bei so elementaren Prozessen wie der Homöostase, des osmotischen Drucks und des pH-Wertes, der Muskelerregung, dem zellulären Energiestoffwechsel und nicht zuletzt der enzymatischen Katalyse, auf die sie als Aktivatoren vieler Enzyme einwirken[90]. Da Störungen des Elektrolytstoffwechsels und des Wasserhaushaltes sowohl Ursache als auch Folge vieler Erkrankungen sein können, kommt der Diagnostik von Elektrolytimbalancen große klinische Bedeutung zu[91]. Die Bestimmungen der Konzentrationen bzw. Aktivitäten einzelner Elektrolyte, hauptsächlich des Natriums, Kaliums und Calciums sowie unter speziellen klinischen Fragestellungen auch des Magnesiums und Chlorids, gehören daher zu den häufigsten Untersuchungen im klinisch-chemischen Laboratorium überhaupt. Dies gilt besonders auch für die Notfallanalytik.

7.2 Analytik

Untersuchungsmaterial
Als Untersuchungsmaterialien für die Bestimmung der Konzentrationen bzw. Aktivitäten der Elektrolyte Natrium, Kalium, Calcium, Magnesium und Chlorid eignen sich Serum, Plasma und andere Körperflüssigkeiten.

Natrium
Die Natriumkonzentration kann mit der Flammenemissionsspektrometrie (FES)[92,93] (→ Bd. 2, S. 330 ff.) und der Atomabsorptionsspektrometrie (AAS)[93] ermittelt werden; potentiometrische Aktivitätsbestimmungen erfolgen mit ionenselektiven Elektroden (ISE)[94,95] (→ Bd. 2, S. 491 ff.). Bei der FES wie AAS wird die Natriummenge auf das analysierte Plasmavolumen einschließlich der darin enthaltenen Proteine, Lipide usw. bezogen, während bei der potentiometrischen Messung mittels ISE ausschließlich das Plasmawasser als Bezugsgrundlage dient. Daher führen abnormal hohe Lipid- und Proteinkonzentrationen flammenemissions- und atomabsorptionsspektrometrisch zu fälschlich niedrigen Natriumwerten.
Zusätzlich zu den genannten Verfahren läßt sich die Natriumaktivität auch mit einfach durchzuführenden photometrischen Testen „chromogen" und „enzymatisch-optisch" ermitteln: bei den „chromogenen" Verfahren[96] reagiert das Natrium hochselektiv mit einem Ionophor, der eine ionisierbare Chromophorgruppe trägt. Die Bindung des Natriums an den farbstoffmarkierten Ionophor bewirkt eine Verschiebung des Absorptionsmaximums. Die bei 500 nm gemessene Extinktionszunahme ist der Natriumaktivität proportional. Die „enzymatisch-optische" Natriumbestimmung beruht auf der konzentrationsabhängigen Aktivierbarkeit des Enzyms β-Galactosidase durch Natriumionen (Abb. 4.14)[97]. Die Menge des unter der Natriumwirkung enzymatisch gebildeten Reaktionsprodukts (o-Nitrophenol) wird durch Messung bei 450 nm ermittelt und ist der Natriumaktivität in der Probe proportional.

Kalium
Auch die Messung der Konzentrationen bzw. Aktivitäten des Kaliums ist mit FES, AAS und ISE möglich. „Chromogene" Methoden[96] stehen in Form kommerziell erhältlicher Testpackungen ebenso zur Verfügung wie eine „enzymatisch-optische", die das durch Kaliumionen stimulierbare Enzym Pyruvatkinase verwendet (Abb. 4.14)[97].

Calcium
Als Referenzmethode dient die AAS. Meist wird jedoch im klinisch-chemischen Labor die FES oder die photometrische Kresolphthaleinmethode

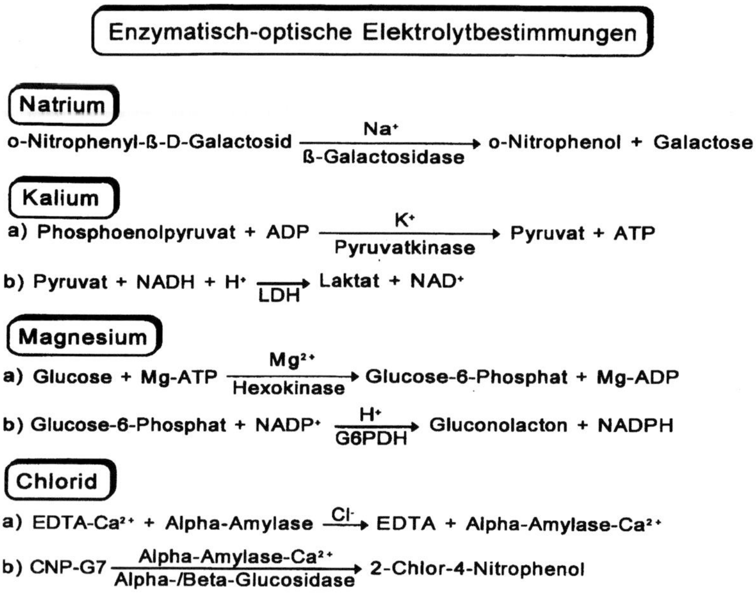

Enzymatisch-optische Elektrolytbestimmungen

Natrium

o-Nitrophenyl-ß-D-Galactosid $\xrightarrow[\text{ß-Galactosidase}]{Na^+}$ o-Nitrophenol + Galactose

Kalium

a) Phosphoenolpyruvat + ADP $\xrightarrow[\text{Pyruvatkinase}]{K^+}$ Pyruvat + ATP

b) Pyruvat + NADH + H$^+$ $\xrightarrow{LDH}$ Laktat + NAD$^+$

Magnesium

a) Glucose + Mg-ATP $\xrightarrow[\text{Hexokinase}]{Mg^{2+}}$ Glucose-6-Phosphat + Mg-ADP

b) Glucose-6-Phosphat + NADP$^+$ $\xrightarrow[\text{G6PDH}]{H^+}$ Gluconolacton + NADPH

Chlorid

a) EDTA-Ca^{2+} + Alpha-Amylase $\xrightarrow{Cl^-}$ EDTA + Alpha-Amylase-Ca^{2+}

b) CNP-G7 $\xrightarrow[\text{Alpha-/Beta-Glucosidase}]{\text{Alpha-Amylase-Ca}^{2+}}$ 2-Chlor-4-Nitrophenol

Abb. 4.14 Vereinfachte Darstellung der Reaktionsabläufe bei enzymatisch-optischen Elektrolytbestimmungen. Abkürzungen: LDH: Lactatdehydrogenase, G6PDH: Glucose-6-Phosphat-Dehydrogenase, CNP-G7: 2-Chlor-4-Nitrophenol-β-D-Maltoheptaosid (nach Lit. 97)

eingesetzt. Bei der Reaktion des o-Kresolphthalein-Komplexons mit Calciumionen bei pH 10–12 entsteht ein roter Komplex, der bei 570–575 nm gemessen wird. Die Anwesenheit von 8-Hydroxychinolin im Ansatz eliminiert potentielle Störungen durch Magnesiumionen[98]. Für die Bestimmung des „ionisierten", ungebundenen Calciums (s. u.) gibt es zwei verschiedene Meßgrößen: das auf den aktuellen pH-Wert des anaerob gewonnenen Blutes bezogene „ionisierte" Calcium sowie das auf einen pH-Wert von 7,4 korrigierte, das keine besonderen Abnahmekautelen erfordert, allerdings auch nur dann einen validen Einblick in die Calcium-Homöostase vermittelt, wenn erhebliche Verschiebungen des pH-Wertes ausgeschlossen sind[87]. Die Messung erfolgt potentiometrisch mit einer calciumselektiven Elektrode, deren Membran aus Organophosphaten oder anderen Ionenaustauschern in einer Trägersubstanz wie PVC besteht.

Magnesium
Die Bestimmung des Magnesiums wird mittels AAS oder photometrisch mit Komplexbildnern wie Xylidylblau oder Titangelb durchgeführt[99]. Verschiedene kommerziell erhältliche Testpackungen zur „enzymatisch-optischen" Magnesiummessung arbeiten mit „magnesiumabhängigen" Enzymen, die – wie z. B. die Hexokinase (Abb. 4.14) – der oxydativen Phosphorylierung mit ATP dienen. Die Konzentration des in Abhängigkeit von der Magnesiumaktivität in der Probe enzymatisch gebildeten Reaktionsproduktes wird photometrisch ermittelt[97].

Chlorid
Methode der Wahl für die Bestimmung des Chlorids ist heute die Coulometrie[93,100]. Moderne mechanisierte Analysengeräte arbeiten jedoch meist mit ionenselektiven Elektroden oder photometrischen Verfahren, z. B. der Reaktion mit Quecksilberthiocyanat, bei der es durch Chloridionen zur Freisetzung von Thiocyanat und zur Bildung eines roten Eisen-Thiocyanat-Komplexes kommt[101]. Die Methode zur „enzymatisch-optischen" Chloridbestimmung bedient sich des Enzyms α-Amylase, dessen enzymatische Aktivität von der Konzentration seines allosterischen Effektors Chlorid reguliert wird (Abb. 4.14)[97].

7.3 Bewertung

7.3.1 Natrium

Referenzbereich
Die Natriumkonzentration im Plasma oder Serum beträgt 135–145 mmol/l; im Urin 40–300 mmol/d[87].
Hypo- und Hypernatriämie sind häufige Befunde bei stationären Patienten. Kaum eine andere Elektrolytstörung wird jedoch so oft fehlinterpretiert wie Veränderungen der Serumnatrium-Konzentration, weil sie meist nicht Folge einer Verschiebung in der Natriumbilanz selbst sind, sondern vielmehr Zeichen einer beeinträchtigten Wasserbilanz. Daher ist eine Hyponatriämie in der Mehrzahl der Fälle auf eine positive sowie entsprechend eine Hypernatriämie auf eine negative Wasserbilanz zurückzuführen und keineswegs automatisch gleichzusetzen mit einem Natriummangel bzw. einer Vermehrung des Natriumbestandes im Körper[102]. Die Differentialdiagnose gestaltet sich wegen dieser überaus engen Beziehung zur Wasserbilanz und -verteilung im Einzelfall schwierig und muß stets die klinische Situation mit einbeziehen.

Kann eine Hyponatriämie aufgrund fehlerhafter Gewinnung des Untersuchungsmaterials oder aus technischen Gründen, wie z. B. bei ausgeprägter Hyperlipidämie und Hyperproteinämie (s. 4.3), ausgeschlossen werden, lassen sich pathogenetisch Verdünnungshyponatriämien von Verlusthyponatriämien unterscheiden. Die Verdünnungshyponatriämie, charakterisiert durch eine hypotone Hyperhydratation mit vergrößertem Extrazellulärvolumen, ist beispielsweise zu beobachten bei Herzinsuffizienz, Wasserretention infolge akuter oder chronischer Nierenschädigung, nach Infusion großer Mengen hypotoner Lösungen und bei erheblichem Eiweißmangel (s. a. Störungen des Eiweißhaushaltes) mit einer Verminderung des onkotischen Drucks und einer Flüssigkeitsverlagerung vom Intravasal- in den Interstitialraum. Häufige Ursachen extrarenaler Verlusthyponatriämien sind Erbrechen, anhaltende Durchfälle und Blutverluste, aber auch der sogenannte „Third-space"-Effekt, die Sequestration von Flüssigkeiten in den Darm (Ileus), in große Körperhöhlen (Exsudate, Transudate) oder durch das subkutane Gewebe (Verbrennungen)[87,102]. Renaler Natriumverlust findet sich bei chronischen Nephropathien, langdauernder Diuretikagabe oder dem Mangel an Mineralcorticoiden, vor allem an Aldosteron.

Der selteneren Hypernatriämie, die klinisch nur durch uncharakteristische Symptome imponiert und lediglich bei schweren Formen mit zunehmender Verwirrung des Patienten einhergeht, liegt ursächlich, wie bereits erwähnt, ganz überwiegend eine negative Wasserbilanz zugrunde. Wesentliche kausale Faktoren sind hier starkes Schwitzen und Diarrhoen, die vor allem dann zu Hypernatriämien führen, wenn gleichzeitig eine über das Durstverhalten gesteuerte Flüssigkeitsaufnahme nicht mehr ausreichend möglich ist. Ätiologisch kommen zudem ein gestörtes Trinkverhalten bei cerebralen Erkrankungen und die vielgestaltigen Krankheitsbilder mit renalem Wasserverlust in Betracht, von denen als Beispiel die osmotische Diurese durch Glucosurie beim Diabetes mellitus und als endokrinologische Ursache der Diabetes insipidus genannt seien. Hypernatriämien mit positiver Natriumbilanz schließlich entstehen iatrogen oder beim primären Hyperaldosteronismus[102].

7.3.2 Kalium

Referenzbereich
Die Kaliumkonzentration im Serum oder Plasma beläuft sich auf 3,6–4,8 mmol/l; im Urin auf 25–125 mmol/d[87].
Kalium ist das Hauptkation des Intrazellulärraumes. Neben seiner Bedeutung für die Osmoregulation liegt seine Hauptfunktion in der Aufrechterhaltung des Membranruhepotentials der Körperzellen, das fast ausschließlich ein K^+-Potential ist. Entgleisungen im Kalium-Haushalt vermag der Organismus vergleichsweise nur schlecht zu kompensieren, so daß wegen der zentralen elektrophysiologischen Rolle des Kaliums jegliche Störung des Kalium-Stoffwechsels unbehandelt lebensbedrohlich verlaufen kann.

Hypokaliämien sind wesentlich häufiger als Hyperkaliämien. Während mäßige Hypokaliämien klinisch meist symptomlos verlaufen, stehen bei ausgeprägten Erniedrigungen des Serumkaliums Adynamie, Obstipation bis hin zu Zeichen des paralytischen Ileus und Beeinträchtigungen der kardialen Erregungsleitung im Vordergrund[103]. Eine Hypokaliämie wird vor allem beobachtet bei erhöhtem Kaliumverlust über den Magen-Darm-Trakt (chronisches Erbrechen, Durchfälle, Laxantienabusus) oder über die Nieren, kommt aber auch bei ungenügender intestinaler Kaliumresorption während längerer Hungerperioden oder parenteraler Ernährung mit unzureichender Kaliumsubstitution vor. Eine Verlagerung des Kaliums aus dem intravasalen in den intrazellulären Raum als Ursache für eine Hypokaliämie ist bedeutsam nach Gabe großer Insulinmengen bei diabetischer Stoffwechselentgleisung und kompensatorisch im Rahmen einer Alkalose mit entsprechenden Veränderungen im Säure-Basen-Haushalt[103].

Hyperkaliämien über 6,5–7,0 mmol/l rufen Schwächezustände mit Muskellähmungen und Parästhesien und am Herzen terminal Kammerflimmern hervor[104]. Häufigste Ursache ist eine ungenügende Kaliumelimination meist auf dem Boden einer akuten oder chronischen Niereninsuffizienz. Auch an medikamentös beispielsweise durch Spironolacton, Triamteren, Amilorid oder ACE-Hemmer induzierte Hyperkaliämien, ist zu denken. Seltener beruhen Hyperkaliämien auf einer Umverteilung des Kaliums aus dem kaliumreichen Zellinneren in den Extrazellulärraum kompensatorisch im Austausch gegen H^+-Ionen bei Acidosen oder als Zeichen des Kaliumverlustes aus zerstörten Zellen bei intravasaler Hämolyse und Polytraumata[104]. Differentialdiagnostisch zu erwägen ist schließlich besonders in jenen Fällen, bei denen die Hyperkaliämie nicht zum klinischen Bild paßt, eine sogenannte Pseudohyperkaliämie. Man versteht darunter eine artifizielle In-vitro-Erhöhung der Kaliumkonzentration im Serum, die sich in Citrat- oder Ammoniumheparinat-Plasmen nicht reproduzieren läßt. Sie kann auftreten bei falscher Abnahmetechnik und kommt insbesondere bei verschiedenen myeloproliferativen Erkrankungen mit stark erhöhten und qualitativ zumeist abnormalen Thrombocyten vor, aus denen das Kalium während des Gerinnungsvorganges nach der Blutabnahme überschießend freigesetzt wird[105].

7.3.3 Calcium

Referenzbereich
Die Konzentration des Gesamtcalciums im Serum Erwachsener liegt bei 2,2–2,6 mmol/l; im Urin bei normaler Ernährung zwischen 2,5 und 7,5 mmol/d[87].
Anders als Natrium und Kalium ist Calcium zu circa 35 % an Protein gebunden. Weitere 15 % liegen als organische und anorganische Komplexe

vor, so daß nur etwa 50 % des gesamten Serumcalciums „ionisiert" und damit auch biologisch aktiv sind. Alle typischen Calciumwirkungen wie die Aktivierung von Hormon- und Enzymsystemen einschließlich wesentlicher Schritte in der plasmatischen Gerinnungskaskade (s. a. Hämostasestörungen) sowie auch die Beeinflussung der neuromuskulären Erregbarkeit werden allein durch die „ionisierte" Calcium-Fraktion des Serums vermittelt[87,98].
Stoffwechselstörungen des Calciums sind in der Klinik sehr viel seltener als Veränderungen im Natrium- oder Kalium-Haushalt. Ursachen für eine Hypercalciämie mit entsprechend vielschichtiger klinischer Symptomatik sind im wesentlichen ein primärer Hyperparathyreoidismus, Medikamenteneinnahme und – über die ektope Sekretion parathormonähnliche Peptide vermittelt[106] – paraneoplastische Phänomene bei einer Reihe von Malignomen.
Hypocalciämien lösen eine erhöhte neuromuskuläre Erregbarkeit aus und können bis zu Tetanien der Extremitätenmuskulatur und Spasmen des Larynx führen. Echte hypocalciämische Tetanien beruhen auf einer ungenügenden Sekretion des Parathormons bzw. einer endogenen Resistenz gegenüber diesem „calciummobilisierenden" Hormon. Sie können aber auch Ausdruck eines Vitamin-D-Mangels infolge verminderter Zufuhr oder mangelhafter Resorption sein[107]. Diagnostisch abzugrenzen ist die hypocalciämische Tetanie von dem häufigen Hyperventilationssyndrom, bei dem in der Regel normale Calciumspiegel vorliegen.

7.3.4 Magnesium

Referenzbereich
Die Magnesiumkonzentration des Serums beträgt 0,7–1,1 mmol/l[99].
Magnesium beeinflußt die neuromuskuläre Erregbarkeit und aktiviert mehr als 300 Enzyme, die überwiegend im Dienste des zellulären Energiestoffwechsels stehen[108].
Eine Hypermagnesiämie, meist Folge von Dehydrationen bei Kleinkindern und alten Menschen, manifestiert sich klinisch - oft mit einer Hyperkaliämie kombiniert - in Lethargie, Muskelschwäche, Obstipation und erheblichen Beeinträchtigungen der kardialen Reizleitung bis hin zum Herzstillstand.
Hypomagnesiämien führen ähnlich wie Hypocalciämien zu einer gesteigerten neuromuskulären Erregbarkeit. Eine klinische Indikation zur auch notfallmäßigen Magnesium-Bestimmung kann daher im Einzelfall im Rahmen der Differentialdiagnose tetanischer Symptome gegeben sein. Verminderungen der Magnesiumkonzentration im Serum finden sich gelegentlich auch bei der Insulintherapie eines diabetischen Komas, weil mit Glucose auch Magnesium in die Zellen aufgenommen wird[88].

7.3.5 Chlorid

Referenzbereich
Die Chloridkonzentration im Serum Erwachsener beläuft sich auf 87–108 mmol/l[101]
Die Bestimmung des Chlorids ist im klinisch-chemischen Labor besonders zum Nachweis von Verminderungen des Chlorids bedeutsam, z. B. bei massivem Erbrechen, besonders im Kindesalter. Außerdem geht der Chloridwert in die Berechnung der sogenannten Anionenlücke ein, die in der Intensivmedizin noch immer ein wichtiges Hilfsmittel zur Differenzierung metabolischer Acidosen darstellt[76].

Weiterführende Untersuchungen

Osmolarität und Gesamteiweißkonzentration im Serum (s. a. Störungen des Eiweißhaushaltes), Hämatokritwert (s. a. Blutbildveränderungen).

8 Diagnostik der diabetischen Stoffwechselstörung

8.1 Grundlagen

50 % bis 60 % der vom Organismus benötigten Energie nimmt der Mensch in Form von Kohlenhydraten zu sich. Neben Fructose und Galactose als kleinsten Untereinheiten der Kohlenhydrate stellt die Glucose das wichtigste Monosaccharid des Blutes dar[109].
Die vor allem für die Funktion des zentralen Nervensystems existentielle Konstanz der Glucosekonzentration wird durch die wechselnde Glucoseaufnahme mit der Nahrung und die variable Oxydationsrate ständig bedroht. Zur Aufrechterhaltung einer Homöostase der Glucosekonzentration bedarf es des Zusammenspiels vieler unterschiedlicher Faktoren, die in Abb. 4.15 vereinfacht skizziert sind[6,88]. Die Bestimmung der Glucosekonzentration im peripheren Blut erfaßt lediglich das extrazelluläre Reservoir und läßt deshalb nur bedingt Rückschlüsse auf den intrazellulären Metabolismus der Glucose zu. Als Regelgröße wird der Glucosespiegel im Blut wesentlich von den Inselzellhormonen der Bauchspeicheldrüse beeinflußt. Die Plasmakonzentrationen der in den Langerhans'schen Inseln gebildeten hormonellen Regelsubstanzen Insulin und Glucagon schwankt in Abhängigkeit von der Glucosekonzentration. Insulin, das die Glucosekonzentration senkt, bewirkt die Aufnahme der Glucose in Muskel- und Fettgewebszellen, stimuliert den hepatischen Glycogenaufbau und vermindert die Bildung von Glucose in Leber und Niere. Glucagon, der hauptsächliche Gegenspieler des Insulins, wird durch einen Abfall des Blutglucosespiegels über Sympathicusstimulation und Reizung von Glucoreceptoren im vorderen Hypothalamus aus den α-Zellen

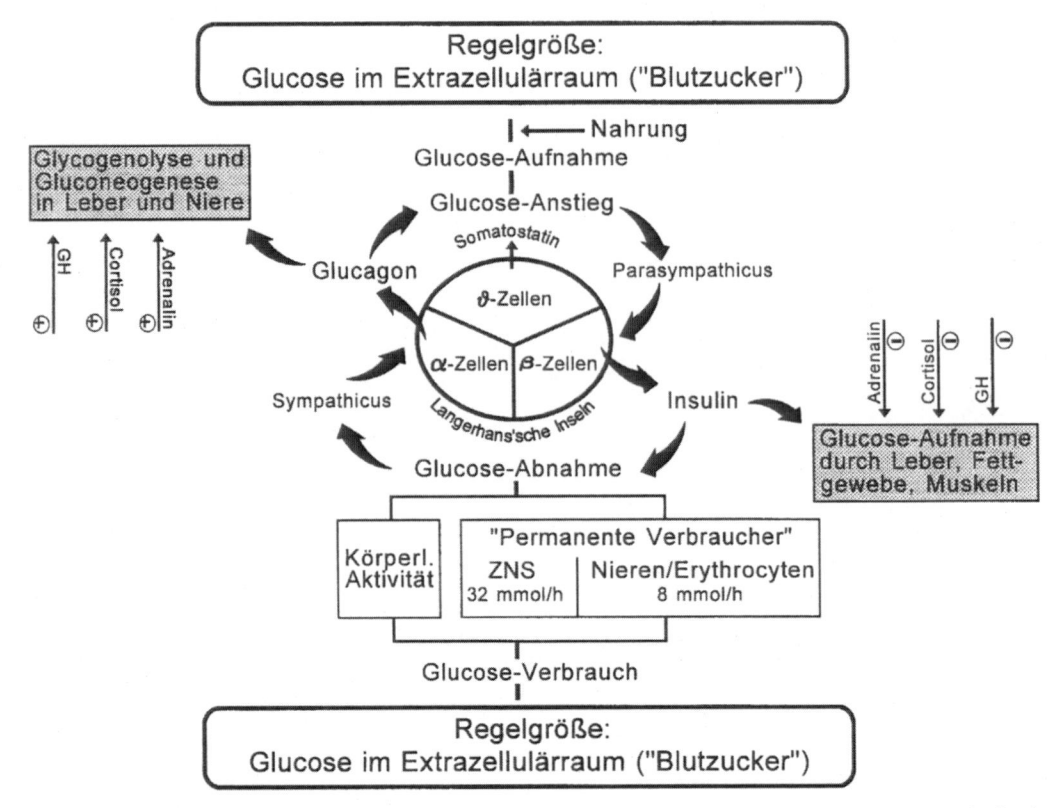

Abb. 4.15 Regulation der Blutglucosekonzentration. Fördernde Einflüsse sind durch ein Plus-, hemmende durch ein Minuszeichen kenntlich gemacht. GH: Wachstumshormon (nach Lit. 6, 88)

des Pankreas freigesetzt. Es steigert den Glycogenabbau in der Leber, wirkt fördernd auf die Gluconeogenese und führt zur Lipolyse. Gemeinsam mit den Hormonen Adrenalin, Cortisol und Wachstumshormon (GH) erhöht also das Glucagon den Blutglucosespiegel.

Wird das komplexe Zusammenspiel der blutzuckerregulierenden Mechanismen, das sich aus der Interaktion verschiedener Regelkreise ergibt, gestört, treten Störungen des Kohlenhydratstoffwechsels in Form von Erhöhungen bzw. Verminderungen der Blutglucosekonzentration, Hyper- bzw. Hypoglycämien, auf. Unbehandelt können sie bei entsprechender Ausprägung, z. B. bei der diabetischen Stoffwechselstörung, dem Diabetes mellitus, in Form des Coma diabeticum oder des hypoglycämischen Schocks zum Tode führen.

Die Bestimmung der Glucosekonzentration gehört im „kleinen Labor" zu den am häufigsten durchgeführten Untersuchungen überhaupt. Außerdem ist auch der qualitative und quantitative Nachweis der Glucose im Harn für die Diagnostik von Störungen des Kohlenhydratstoffwechsels unerläßlich.

8.2 Analytik

Untersuchungsmaterial

Zur besseren Vergleichbarkeit der Ergebnisse empfiehlt die WHO, für die Bestimmung der Glucosekonzentration im Blut arterialisiertes Kapillar(voll)blut zu verwenden, das mit Natriumfluorid, Monojodacetat oder Maleinimid zur Hemmung der Glycolyse versetzt sein sollte[110]. Die Entnahme des Kapillarblutes erfolgt aus der Fingerbeere, dem Ohrläppchen, beim Neugeborenen aus der Ferse[111]. Auch arterielles oder venöses Vollblut mit Glycolysehemmstoffen sowie Serum oder Plasma sind als Untersuchungsmaterial für die Ermittlung der Blutglucosekonzentration geeignet. Eine weitere Möglichkeit zur Vermeidung einer artifiziellen, zellulär bedingten Glycolyse ist die sofortige Hämolyse von Vollblut und der Einsatz des Hämolysates als Probe[86,109]. Im Urin wird Glucose qualitativ im Spontanurin und quantitativ in Urinen bestimmt, die während definierter Sammelperioden gewonnen wurden (s. a. Nierenerkrankungen).

Blutglucose

Zur photometrischen Messung der Blutglucosekonzentration stehen mit der Hexokinase-Me-

thode als Referenzmethode, der Glucose-Dehydrogenase-Methode und der Glucoseoxydase-Methode, die vor allem in Analysatoren zur Hämolysat-Messung angewandt wird, mehrere enzymatische Verfahren zur Verfügung[112]. In den letzten Jahren haben reflektometrische Glucosebestimmungen mit Hilfe von Teststreifen zunehmend Bedeutung erlangt[113].
Im Kapillarblut kann der Nüchternglucosewert wegen des größeren Glucosegehaltes arteriellen Blutes um bis zu 10 % höher liegen als im venösen Blut[114]. Die Hexokinase-Methode weist Glucose spezifisch nach; bei der Glucose-Dehydrogenase-Methode wird Xylose miterfaßt. Dies sollte besonders bei Patienten mit Pentosurie oder nach einer Xylosebelastung[114] berücksichtigt werden. Die Glucoseoxydase-Methode liefert – bedingt durch erythrocytäres Glutathion – zu niedrige Werte, wenn Kapillar- oder Vollblut eingesetzt werden[114]. Als analytische Arzneistoffinterferenz muß bei der Glucoseoxydase-Methode die reduzierende Wirkung zahlreicher Substanzen bedacht werden[16]. Die unterschiedlichen Teststreifen-Systeme liefern, abhängig auch vom eingesetzten Reflektometer der Hexokinase- und Glucose-Dehydrogenase-Methode vergleichbare Ergebnisse[115].

Glucose im Urin
Qualitativ wird die Uringlucose mit Teststreifen bestimmt. Reaktionsprinzip ist die Glucoseoxydase-Peroxydase-Reaktion mit einem Redoxindikator. Quantitative Glucosemessungen im Urin werden mit der Hexokinase- oder Glucose-Dehydrogenase-Methode durchgeführt (s. a. Nierenerkrankungen).

8.3 Bewertung

Referenzbereich
Im Kapillarblut finden sich 55 bis 100 mg/dl (3,05 bis 5,55 mmol/l) Glucose. Gleiche Werte werden im venösen Vollblut bestimmt; venöses Plasma enthält 55 bis 115 mg/dl (3,05 bis 6,38 mmol/l) Glucose[114].
Eine beim nüchternen Patienten im venösen Vollblut oder Kapillarblut bei mehreren Messungen wiederholt nachgewiesene Blutglucosekonzentration von über 120 mg/dl (über 6,66 mmol/l) und postprandiale Werte über 180 mg/dl (über 9,99 mmol/l) im venösen Vollblut bzw. über 200 mg/dl (über 11,1 mmol/l) im Kapillarblut machen einen Diabetes mellitus wahrscheinlich[116].
Das Krankheitsbild des Diabetes mellitus mit den Leitsymptomen Hyperglycämie und Glucosurie setzt sich pathogenetisch aus verschiedenen Entitäten zusammen. Wichtigste primäre Diabetesmellitus-Formen sind der insulinabhängige Typ II oder Altersdiabetes mit den Unterformen mit und ohne Übergewicht[6]. Die große Gruppe der sekundären Diabetesformen umfaßt medikamentös und durch Streß induzierte Hyperglycämien ebenso wie beispielsweise durch verschiedene Pankreaserkrankungen, vor allem Pankreatitiden, und Stoffwechselstörungen oder Endokrinopathien verursachte Erhöhungen der Blutglucosekonzentration[117,118].
Generelles Ziel der Diabetestherapie ist eine Einstellung des diabetischen Patienten auf möglichst normoglycämische Blutzuckerwerte. Dies hilft, die diabetesspezifischen vaskulären Spätkomplikationen zu verringern. Voraussetzungen hierfür sind fortlaufende Kontrollen der Blut- und Uringlucosekonzentration im Laboratorium oder durch Eigenuntersuchungen des Patienten. Da das anzustrebende Therapieziel im Einzelfall neben dem Diabetestyp und der gewählten Methoden zur Einstellung des Blutglucosespiegels auch entscheidend vom Alter des Patienten abhängt, sind generelle Kriterien für eine „gute" Diabeteseinstellung nur sehr schwer zu formulieren. Als Richtwerte können neben der Aglucosurie aber Nüchternblutzuckerwerte von 60 bis 90 mg/dl (ideal) bzw. 90 bis 140 mg/dl (akzeptabel)[119] sowie postprandiale Konzentrationen (2 Std.) von < 120 mg/dl (ideal)[116] resp. < 200 mg/dl (akzeptabel)[119] gelten.
Akute Stoffwechselentgleisungen lassen sich auch bei ansonsten ausreichend therapierten Diabetikern grundsätzlich nicht immer verhindern. Durch die hierbei eintretende starke Hyperglykämie kann es zu einer lebensbedrohlichen Stoffwechseldekompensation kommen, die sich als ketoacidotisches oder hyperosmolares diabetisches Koma manifestiert. Beim ketoacidotischen Koma des entgleisten Typ-I-Diabetikers imponiert besonders neben der klinischen Symptomatik im Unterschied zu allen übrigen diabetischen Komata die ausgeprägte metabolische Acidose mit teilweiser respiratorischer Kompensation (s. a. Störungen des Säure-Basen-Haushaltes) und der starke Ketonkörperanstieg. Dagegen ist das hyperosmolare, nicht-ketotische diabetische Koma, das vorwiegend ältere Menschen mit mildem Diabetes mellitus betrifft und meist eher protrahiert verläuft, durch exzessive Hyperglycämien mit Konzentrationen häufig über 1000 mg/dl (über 55 mmol/l) gekennzeichnet. Eine metabolische Acidose und die Bildung von Ketonkörpern fehlen[117].
Bei den Hypoglycämien mit Blutglucosekonzentrationen unter 45 mg/dl (unter 2,5 mmol/l) empfiehlt sich zur Bewertung aus ätiologischer und diagnostischer Sicht eine Einteilung in exogene und reaktive Formen[120]. Die exogene Hypoglycämie, Nüchternhypoglycämie, ist die klinisch bei weitem häufigste Form. Es handelt sich fast immer um die Folge einer Überdosierung im Rahmen einer antidiabetischen Therapie besonders mit Insulin, aber auch mit Sulfonylharnstoffen. Vereinzelt kommen medikamentös z. B. durch Salicylate, INH, Hydantoine, Propanolol und Dicumarol induzierte exogene Hypoglycämien vor. Nüchternhypoglycämien liegen ursächlich zugrunde pankreatische Inselzelltumoren mit exzessiver Insulinproduktion, schwere Leberparenchymschäden, die mit einer Beeinträchtigung der Gluconeogenese vergesellschaftet sind, ein Mangel an insulinantagonistischen Hormonen beispielsweise bei Nebennierenrindeninsuffizienz oder ausgedehnte extrapankreatische Tumoren mit einem hohen Glucoseverbrauch. Die reaktive

Hypoglycämie mit postprandialen Blutglucosekonzentrationen unter 45 mg/dl (unter 2,5 mmol/l) kann durch eine überschießende Insulinfreisetzung nach Nahrungsaufnahme bedingt sein. Auch sie geht mit einer entsprechenden Hypoglycämie-Symptomatik einher, die Ausdruck einer Stimulation des sympathischen Nervensystems mit vermehrter Katecholaminausschüttung und der Unterversorgung des zentralen Nervensystems mit Glucose (Neuroglycopenie) ist. Zusätzlich kommen eine Reihe von sehr seltenen Stoffwechselerkrankungen als Auslöser reaktiver Hypoglycämien in Frage[120].

Weiterführende Untersuchungen

Oraler Glucosetoleranztest, Bestimmung der sogenannten Glycämie-Langzeitparameter in Form glycierter Serumproteine (Fructosamine) und des glycosylierten Hämoglobins (HbA$_{1c}$) sowie von Insulin, C-Peptid, Glucagon, Somatotropin und Katecholaminen[114].

9 Diagnostik des Myocardinfarktes

9.1 Grundlagen

Das menschliche Herz bezieht die für seine mechanische Arbeit notwendige Energie überwiegend aus dem oxydativen Katabolismus von Nährstoffen. Im Gegensatz zum Skelettmuskel, der kurzzeitig seinen Energiebedarf auch durch anaerobe Stoffwechselprozesse decken kann, vermag das menschliche Myocard keine nachträglich wieder ausgleichbare „Sauerstoff-Schuld" einzugehen[121]. Bezüglich des Nährstoffverbrauches des Herzens ist besonders der hohe Anteil an freien Fettsäuren bemerkenswert. Erwähnung verdient aber auch die Fähigkeit der Herzmuskulatur zur Gewinnung von Energie aus Lactat, das durch anaerobe Glycolyse bei schwerer körperlicher Arbeit in der Muskulatur entsteht. Außerdem weist das Herz eine beachtenswerte Anpassungsfähigkeit an die jeweils im arteriellen Blut zur Verfügung stehenden Nährstoffe auf, deren Abbau zur Bildung von energiereichem ATP als unmittelbarem Energieträger für den Kontraktionsvorgang führt[121]. Da der ATP-Gehalt des Herzmuskels mit etwa 4 bis 6 µmol/g gemessen am tatsächlichen Bedarf gering ist und so vom sich kontrahierenden Herzmuskel innerhalb weniger Sekunden mehrfach vollständig zu ADP und anorganischem Phosphat gespalten wird, spielt die Resynthese des ATP im Energiestoffwechsel des Myocards eine entscheidende Rolle. Sie wird durch das Enzym Creatin-Kinase (CK) möglich, das unter Verbrauch von Creatinphosphat die Reaktion

$$MgATP^- + Creatin \rightleftharpoons MgADP + Creatinphosphat^{2-} + H^+$$

katalysiert[122]. Wegen der ausgeprägten Anpassungsfähigkeit des Herzens an das aktuelle Substratangebot wird das Myocard bei unzureichender Durchblutung nicht in erster Linie durch die eintretende Substratverknappung, sondern vielmehr durch den entstehenden Sauerstoff-Mangel bedroht. Bei einem mittleren O$_2$-Verbrauch von etwa 0,08 bis 0,1ml/g/min entspricht der O$_2$-Bedarf eines 300 g schweren Herzens bei körperlicher Ruhe rund 10 % des gesamten Ruhe-O$_2$-Verbrauches eines Erwachsenen[121]. Bei Mehrbelastung muß das Myocard seinen steigenden Sauerstoff-Bedarf durch eine erhöhte Durchblutung decken, was normalerweise durch eine Dilatation der Herzkranzgefäße möglich ist. Das normale, nicht arteriosklerotisch veränderte Coronarsystem besitzt eine ausreichende Reservekapazität, die sogenannte Coronarreserve, die sicherstellt, daß die bei maximaler Durchblutung und O$_2$-Extraktion für das Myocard verfügbare O$_2$-Menge rund 4 bis 5mal höher ist als der Ruhebedarf des Herzens. Eine stärkere Beeinträchtigung der Coronardurchblutung und die daraus resultierende Unterversorgung des Myocards mit Sauerstoff machen sich klinisch in Form pectanginöser Beschwerden bemerkbar. Die plötzliche Unterbrechung der Durchblutung führt zur Infarzierung des betroffenen Herzmuskelareals. Pathogenetisch geht der Infarzierung als häufigste Ursache ein arteriosklerotischer Umbau der Coronararterienwand mit nachfolgender Thrombenbildung voraus[123].

Im ischämischen Myocardareal verlieren die Zellen innerhalb weniger Minuten weitgehend ihre Funktion. Unter fortschreitendem Verlust der Kontraktionskraft des Herzens bei großen infarzierten Bezirken und einer drastischen Konzentrationsabnahme energiereicher Phosphate in den Herzmuskelzellen werden Makromoleküle aus den Myocyten freigesetzt. Begünstigend wirkt hierbei die sich entwickelnde zelluläre Acidose, die das Sarkolemm zunehmend für cytoplasmatische Bestandteile permeabel macht. Über die Lymphe und das Kapillarsystem gelangen diese freigesetzten myocardialen „Verlustmarker" in die Zirkulation. Die Geschwindigkeit des Übertritts in den Kreislauf hängt neben dem Molekulargewicht der Makromoleküle und der gegebenenfalls über Kollateralen noch spärlich regionalen Myocardperfusion im infarzierten Bezirk entscheidend ab von dem für das entsprechende Makromolekül bestehenden Konzentrationsgradienten und dem Ausmaß seines extrazellulären Abbaus[124,125].

Ein idealer „Verlustmarker" zur klinisch-chemischen Diagnostik eines Myocardinfarktes müßte myocardspezifisch sein und – aufgrund der vorangegangenen Überlegungen – eine weit höhere Myocard- als Serum-Konzentration besitzen. Außerdem sollte er ein breites „diagnostisches Zeitfenster" aufweisen, um Früh- und Spätdiagnosen von Myocardinfarkten zu ermöglichen[125,126]. Analytisch müßten ausreichend sensitive und spezifische Methoden zur Verfügung stehen, die es erlauben, auch kleine Änderungen in der Serum-Konzentration eines entsprechenden Analyten sicher zu erkennen. Zudem sollte eine „notfalltaugliche" Methode zur Bestimmung eines derartigen Markers existieren, da die Überlebenschancen des Patienten steigen, wenn der Myocardinfarkt schnell diagnostiziert und unverzüglich eine thrombolytische oder coronarinvasive Therapie begonnen werden kann[124].

Obwohl keine der bisher vorgeschlagenen Kenngrößen zur klinisch-chemischen Diagnostik des Myocardinfarktes alle diese Kriterien erfüllt, werden gegenwärtig in der „Notfall-Analytik" vor allem die Aktivitäten resp. Konzentrationen der Creatin-Kinase (CK) und ihres Isoenzyms CK-MB, die Aktivität der Lactat-Dehydrogenase (LDH) und ihrer Isoenzyme 1 und 2 (α-Hydroxybutyrat-Dehydrogenase, α-HBDH) sowie die Konzentration des Myoglobins bestimmt. Die Messung der herzspezifischen Myosinleichtketten, des ebenfalls cardioselektiven Troponins T[125,127] und die Bestimmung von CK-MB-Isoformen[125,128,129] sind derzeit noch nicht im Notfall-Laboratorium durchführbar.

9.2 Analytik

Untersuchungsmaterial
Die genannten Kenngrößen zur klinisch-chemischen Diagnostik des Myocardinfarktes werden nach venöser Blutentnahme im hämolysefreien Serum bestimmt.

Creatin-Kinase (CK)
Die Bestimmung der Aktivität der Creatin-Kinase erfolgt meist nach der optimierten Standardmethode der Deutschen Gesellschaft für Klinische Chemie im optischen Test. Die durch Bildung von NADPH verursachte Extinktionszunahme bei 334 nm ist der CK-Aktivität proportional[130]. Da die CK sehr schnell oxydativ inaktiviert wird, ist im Testansatz mit N-Acetylcystein ein Thiol-Donator enthalten, der eine nahezu vollständige Reaktivierung des Enzyms gestattet. Mögliche positive Interferenzen durch das Enzym Adenylat-Kinase, das in großen Mengen in der Leber und den Erythrocyten vorkommt und die Bildung von ATP aus zwei Molekülen ADP katalysiert, werden durch Zugabe von Diadenosinpentaphosphat und AMP weitgehend vermieden[122]. Bereits eine mäßiggradige Hämolyse des Untersuchungsmaterials kann zu fälschlich hohen Meßwerten führen.

Creatin-Kinase-MB (CK-MB)
Die Bestimmung der katalytischen Aktivität des Creatin-Kinase-Isoenzyms CK-MB erfolgt im allgemeinen im sogenannten Immuninhibitionstest. Antikörper, die gegen die M-Untereinheit des Isoenzyms gerichtet sind, inhibieren diese vollständig, so daß im Immuninhibitionstest lediglich die Aktivität der B-Untereinheit im optimierten optischen Test analog zur CK-Gesamt-Aktivität bestimmt wird. Durch Multiplikation der ermittelten CK-B-Aktivität mit dem Faktor 2 erhält man die gesuchte Aktivität des Isoenzyms CK-MB[122,126]. Außerdem ist auch eine Bestimmung über die elektrophoretische Trennung der CK-Isoenzyme möglich.

Darüber hinaus haben in der Zwischenzeit auch Bestimmungen der immunreaktiven CK-MB-Konzentration, auch als CK-MB-Massenbestimmungen bezeichnet, Eingang in die Notfall-Analytik gefunden. Die entwickelten Doppelantikörpertechniken kommen ohne Radioaktivität aus und liefern bei ausreichender analytischer Sensitivität und akzeptabler Inpräzision bereits innerhalb von 15 bis 30 Minuten Ergebnisse[131]. Obwohl auch vollmechanisierte Verfahren zur CK-MB-

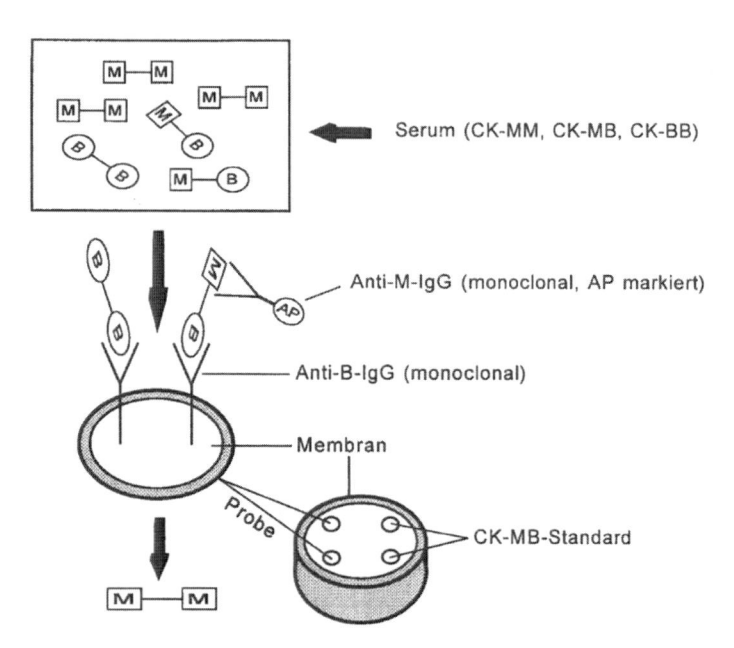

Abb. 4.16 Bestimmung der immunreaktiven CK-MB-Konzentration mit der Icon®-Methode

Massenbestimmung existieren, ist für das Notfall-Labor die Icon®-Methode besonders geeignet (Abb. 4.16). Sie arbeitet mit zwei monoklonalen Antikörpern. Der gegen die B-Untereinheit des CK-MB-Isoenzyms gerichtete ist auf einer Filtermembran fixiert, der für die M-Untereinheit spezifische Antikörper trägt das Enzym Alkalische Phosphatase (AP). Die alkalische Phosphatase reagiert im letzten Testschritt mit einem zugegebenen Substrat. Nach dem Stoppen der Reaktion wird der Reflexionsgrad der Test- und Standard-Zonen der Membran bei 585 nm ermittelt. Der Umfang des Substratumsatzes ist der immunreaktiven CK-MB-Konzentration proportional.

Lactat-Dehydrogenase (LDH)
Das Enzym Lactat-Dehydrogenase setzt Pyruvat unter NADH-Verbrauch zu Lactat und NAD^+ um. Die LDH-Aktivität biologischer Proben wird über die Extinktionsabnahme bei 334, 340 oder 365 nm nach der optimierenden Standardmethode ermittelt[122].

LDH-Isoenzyme 1 und 2 ($LDH_{1/2}$, α-Hydroxybutyrat-Dehydrogenase, α-HBDH)
Die photometrische Aktivitätsbestimmung der überwiegend im Myocard, der Niere und den Erythrocyten vorkommenden Isoenzyme LDH_1 und LDH_2 macht sich die hohe Affinität dieser beiden Isoenzyme zum Substrat α-Ketobutyrat zunutze[122]:

α-Ketobutyrat + NADH +
$H^+ \leftrightarrows$ α-Hydroxybutyrat + NAD^+

Eine Quantifizierung von LDH_1 und LDH_2 ist auch nach elektrophoretischer Trennung möglich.

Myoglobin
Für die Bestimmung der Myoglobin-Konzentration stehen neben aufwendigen und nicht „notfalltauglichen" radio- und enzymimmunologischen Methoden heute auch einfache und schnell durchzuführende turbidimetrische Verfahren zur Verfügung. Mit anti-Human-Myoglobin-Antikörpern beladene Polystyrol-Partikel bilden dabei mit dem in der Probe enthaltenen Myoglobin Agglutinate. Die resultierende Trübung des Ansatzes wird photometrisch gemessen und die vorhandene Myoglobin-Konzentration durch Ermittlung sowohl der maximalen Reaktionsgeschwindigkeit als auch der Reaktionszeit quantitativ erfaßt. Hierdurch wird automatisch ein Antigenüberschuß erkannt.

9.3 Bewertung

Herz-Kreislauf-Erkrankungen sind bekanntlich in der Bundesrepublik Deutschland die häufigste Todesursache. Unter den ischämischen Herzerkrankungen ist der Myocardinfarkt mit über 60 % die wichtigste Manifestationsform[132]. Mit zunehmendem Alter sind deutlich steigende Neuerkrankungsraten bekannt, die sich beispielsweise in der Altersgruppe von 55 bis 64 Jahren für Männer auf 650 und für Frauen auf 155 pro 100 000 belaufen[132].

Das durchschnittliche Alter bei Infarkteintritt (Erstinfarkt) beträgt bei den Männern 55, bei den Frauen 65 Jahre, so daß die Herz-Kreislauf-Erkrankungen insgesamt auch die häufigste Diagnose bei der Gewährung einer Rente wegen Berufs- und Erwerbsunfähigkeit darstellen[133].
Eine wünschenswerte Senkung der Myocardinfarkt-Morbidität wie -Mortalität läßt sich einerseits sicherlich durch Maßnahmen der primären Prävention auf Bevölkerungsebene erreichen, ist andererseits aber auch durch eine schnell nach dem Infarktereignis einsetzende gezielte Therapie möglich, die die Überlebenschancen der Patienten deutlich verbessert[124]. Daher kommt einer effizienten und zeitgerechten Diagnostik bei Patienten mit Verdacht auf einen Myocardinfarkt eine zentrale Bedeutung zu. Richtungsweisenden Charakter haben hierbei vor allem die Ergebnisse des Elektrokardiogramms und der klinisch-chemischen Diagnostik. Generell sollte bei dem Verdacht auf einen Myocardinfarkt ein Beobachtungszeitraum von mindestens 12 Stunden eingehalten werden, wobei sich elektrokardiographische und klinisch-chemische Kontroll-Untersuchungen in Abständen von zwei bis drei Stunden bewährt haben. Stellt sich bei den Patienten innerhalb dieser ersten 12 Stunden nach dem akuten Schmerzereignis keine erneute Ischämiesymptomatik ein und liegen auch die Aktivitäten bzw. Konzentrationen der genannten myocardialen Marker innerhalb der jeweiligen Referenzbereiche, so beträgt die Rate der bei diesem Vorgehen nicht diagnostizierten Myocardinfarkte ca. 0,5 %[134].

9.3.1 Creatin-Kinase (CK) und Creatin-Kinase-MB (CK-MB)

Referenzbereich
Die Aktivität des Enzyms Creatin-Kinase beträgt im Serum Erwachsener bei Männern 10 bis 80 U/l (25 °C), bei Frauen 10 bis 70 U/l (25 °C)[126]. Die Aktivität des Isoenzyms CK-MB liegt bei 25 °C unter 5 U/l[126]. Für die immunreaktive Konzentration der CK-MB werden methodenabhängig stark schwankende Werte angegeben, die zwischen < 3,4 µg/l und < 6,0 µg/l liegen[126]. Für die Icon®-Methode werden Werte von 0 bis 18 µg/l mitgeteilt[131].
Die alleinige Bestimmung der Gesamt-CK-Aktivität im Serum ist heute zur klinisch-chemischen Diagnostik des Myocardinfarktes obsolet. Vielmehr sollte eine erhöhte Gesamt-CK-Aktivität grundsätzlich nur in Verbindung mit dem simultan ermittelten Wert für die CK-MB-Aktivität interpretiert werden. Erhöhungen der CK- und CK-MB-Aktivitäten lassen sich drei bis zwölf Stunden nach dem Infarktereignis nachweisen und erreichen nach 24 Stunden bei fehlender Reperfusion ihre maximalen Werte, um danach mit großen interindividuellen Schwankungen im Laufe von zwei bis drei Tagen wieder auf ein normales Niveau abzusinken[125].

Tabelle 4.7 Zustände, bei denen eine CK-MB-Erhöhung ohne Myocardinfarkt auftreten kann (nach Lit. 135)

Freisetzung nicht-myocardialer CK

  Muskeltraumen
    „Crush"-Verletzungen
    Verbrennungen
    Stromverletzungen
    Nicht-cardiovasculäre Chirurgie
    Starke körperliche Belastung
    i. m. Injektionen

  Epileptische Anfälle

  Entzündliche und nicht-entzündliche Myopathien

  Kollagenosen

  Hyper-, Hypothermie

  Cardiopulmonale Wiederbelebung

  Chirurgische Eingriffe
    Gehirn
    Prostata
    Uterus
    Darm
    Zunge
    Diaphragma

Freisetzung cardialer CK ohne Infarkt

  Herzkontusion

  Cardiovasculäre Chirurgie

  Myocarditis

Verminderte „CK-MB-Clearance"

  Hyper-, Hypothyreoidismus

Die medizinische Beurteilung hat zu berücksichtigen, daß weder die Gesamt-CK noch ihr Isoenzym CK-MB myocardspezifisch sind und sich meßbare CK-MB-Aktivitäten z. B. auch im Skelettmuskel und im Darm nachweisen lassen. Daher müssen bei der Interpretation von CK-MB-Erhöhungen differentialdiagnostisch eine Reihe von krankhaften Zuständen nicht-myocardialen Ursprungs berücksichtigt werden, die exemplarisch in Tab. 4.7 aufgeführt sind[135]. Hinzu kommt, daß bei der immuninhibitorischen CK-MB-Bestimmung in der Zirkulation vorhandene CK-BB als die dritte Isoenzym-Form der Gesamt-CK und auch sogenannte atypische Isoenzyme der CK positiv interferieren können. Die als „Gehirnform" bezeichnete CK-BB liegt in hoher Konzentration im Gehirn, dem Darm, dem Uterus, aber auch in der Blase und der Prostata vor[126]. Normalerweise läßt sie sich bei einer Serumhalbwertszeit von nur rund drei Stunden nicht in der Zirkulation nachweisen. Nach neurochirurgischen Eingriffen, Prostata- oder Uterus-Operationen sowie im mütterlichen Blut nach der Entbindung und bei cerebralen Erkrankungen können aber nicht unerhebliche Aktivitäten im Serum gefunden werden. Bei der immuninhibitorischen CK-MB-Bestimmung führt dies zu fälschlich zu hohen Werten, weil die CK-BB-Aktivität durch den im Ansatz enthaltenen anti-M-Antikörper nicht gehemmt wird. Im Extremfall können auf diese Weise CK-MB-Aktivitäten resultieren, die die Gesamt-CK-Aktivität um den Faktor 2 übersteigen. Bei den erwähnten atypischen Isoenzymen der CK handelt es sich einerseits um sogenannte Makro-Creatin-Kinasen, die ihre Entstehung meist der Bildung eines Komplexes zwischen dem CK-Isoenzym-BB und Immunglobulinen verdanken[136]. Andererseits kommen atypische CK-Isoenzyme in Form von Aggregaten mitochondrialer CK vor[136]. Weder die Makro-Creatin-Kinase noch die mitochondriale CK zeigen eine Hemmbarkeit durch anti-M-Antikörper und gehen so – ähnlich der CK-BB – ebenfalls in das Ergebnis einer immuninhibitorischen CK-MB-Aktivitätsbestimmung ein. Ergeben sich immuninhibitorisch CK-MB-Aktivitäten von mehr als 15 % der Gesamt-CK-Aktivität, so ist eine Differenzierung dieser durch CK-BB oder atypische CK-Formen verursachten „non-CK-M"-Aktivität notwendig[122]. Dies kann vorzugsweise durch elektrophoretische Trennung oder im Notfall-Labor durch die Bestimmung der immunreaktiven CK-MB-Konzentration geschehen.

Unter Berücksichtigung der geschilderten Möglichkeiten für Fehlinterpretationen erhöhter CK-MB-Aktivitäten orientiert sich die klinische Praxis überwiegend an der sogenannten 6 % Regel. Danach gilt bei einer auf über 100 U/l (25 °C) erhöhten Gesamt-CK-Aktivität, die wegen der geringen Präzision des immuninhibitorischen CK-MB-Meßverfahrens im unteren Meßbereich und der genannten methodischen Störgrößen aus analytischer Sicht zu fordern ist[122], eine gleichzeitig erhöhte Serum-CK-MB-Aktivität von mehr als 6 % der Gesamt-CK-Aktivität als nahezu beweisend für einen Myocardinfarkt. Hilfreich und bei unklaren Fällen unerläßlich sind dynamische Aktivitäts-Zeit-Kurven, die den Verlauf der Gesamt-CK- und CK-MB-Aktivitäten bei wiederholten Kontrollen berücksichtigen[126,137]. Die Ergebnisse der CK-MB-Bestimmungen besitzen eine diagnostische Sensitivität von über 99 % und eine Spezifität von 98 %. Dadurch sind sie neben den klinischen Daten und insbesondere den EKG-Befunden mit einer Sensitivität von 74 % und Spezifität von 100 %[126] ein wichtiges diagnostisches Hilfsmittel. Neuere Untersuchungen deuten darauf hin, daß die bereits erwähnte immunreaktive CK-MB-Konzentration ein noch besserer diagnostischer Früh-Parameter ist, als die CK-MB-Aktivität[125,138]. Die Bestimmung der Creatin-Kinase-MB-Subformen[128], die eine Myocardinfarkt-Diagnose bereits nach zwei bis sechs Stunden[125] und damit durchschnittlich sechs Stunden früher als mit dem herkömmlichen CK-MB-Assay erlauben soll[129], ist zur Zeit methodisch noch zu aufwendig, um „notfalltauglich" zu sein.

9.3.2 Lactat-Dehydrogenase (LDH) und $LDH_{1/2}$ (α-Hydroxybutyrat-Dehydrogenase, α-HBDH)

Referenzbereich
Die LDH-Aktivität liegt im Serum Erwachsener zwischen 120 und 240 U/l; die der α-HBDH zwischen 68 und 135 U/l[122].
Bei der Interpretation erhöhter Gesamt-LDH-Aktivitäten im Verlaufe eines Myocardinfarktes muß das ubiquitäre Volumen dieser enzymatischen Aktivität mit ihren 5 Isoenzymen berücksichtigt werden. Deshalb wird auch die selektive Messung der α-HBDH-Aktivität bei einem vor mehr als 48 Stunden eingetretenen Myocardinfarkt empfohlen, weil die Isoenzyme $LDH_{1/2}$ eine lange Halbwertszeit von rund 54 Stunden besitzen und daher „Peak"-Konzentrationen erst drei bis sechs Tage nach dem Infarktereignis erreicht werden[122].

9.3.3 Myoglobin

Referenzbereich
Die Myoglobin-Konzentration beläuft sich im Serum von Männern auf 20 bis 70 µg/l, bei Frauen auf 16 bis 60 µg/l[122].
Bei Myocardinfarkten konnten Erhöhungen des Serum-Myoglobin-Spiegels bereits eine Stunde nach dem Ereignis nachgewiesen werden; die höchsten Konzentrationen lassen sich vier bis zwölf Stunden nach dem Infarkt messen[139]. Das Myoglobin ist in der Frühphase des Infarktes ein „Verlustmarker", dessen diagnostische Sensitivität in diesem Stadium lediglich von der CK-MB-Massenbestimmung erreicht wird[140]. Die geringe diagnostische Spezifität des Myoglobins, das eine allgemeine Kenngröße der quergestreiften Muskulatur ist und daher bei einer Vielzahl ätiologisch unterschiedlicher Myopathien Erhöhungen zeigt, bedingt jedoch einen vergleichsweise niedrigen positiven prädiktiven Wert von 0,64[140]. Da allerdings der negative prädiktive Wert bei 0,94 liegt[140], eignet sich das Myoglobin besonders zum Ausschluß eines Myocardinfarktes.

Weiterführende Untersuchungen

Elektrophoretische CK-Isoenzym-Differenzierung, Bestimmung der CK-MB-Isoformen, Bestimmung der Myosinleichtketten und des Troponin T. In der klinischen Routine werden in der Regel zusätzlich die Aktivitäten der GOT und GPT (s. a. Diagnostik von Lebererkrankungen) bestimmt. Hierbei gilt die Konstellation einer GOT-Erhöhung bei normaler GPT als Myocardinfarkt verdächtig.

10 Diagnostik von Lebererkrankungen

10.1 Grundlagen

Die Leber ist das bedeutsamste Stoffwechselorgan des menschlichen Körpers. Man nimmt an, daß in der einzelnen Leberzelle bis zu 500 unterschiedliche metabolische Funktionen ablaufen[141]. In die meisten Stoffwechselwege ist die Leber an entscheidender Stelle eingeschaltet[142]:

- Im Rahmen des Kohlenhydratstoffwechsels kommt vor allem der Glycogenspeicherung und der Gluconeogenese aus Aminosäuren und Milchsäure eine entscheidende Bedeutung zu.
- Im Eiweißstoffwechsel nimmt die Leber durch die Synthese nahezu aller Plasmaproteine einschließlich der hepatischen Gerinnungsfaktoren und auch wegen des überwiegend hepatischen Katabolismus der Proteine eine entscheidende Stellung ein. Für den Aminosäurenstoffwechsel ist die Harnstoffsynthese in der Leber zur endgültigen Ammoniakentgiftung von vitaler Wichtigkeit. Dabei wird die mit geringer Affinität für Ammoniumionen ablaufende eigentliche Harnstoffsynthese im sogenannten Harnstoffzyklus unterstützt durch eine passagere Ammoniakentgiftung mittels hepatischer Glutaminsynthese sowie eine in den Mitochondrien lokalisierte glutaminspaltende Glutaminase, die als pH- und hormongesteuerter „Ammoniakverstärker" wirkt[143].
- Den Lipidstoffwechsel beeinflußt die Leber zunächst durch die Synthese der Lipoproteine (s. a. Störungen des Fettstoffwechsels), aber auch die Bildung der Ketonkörper Acetacetat und β-Hydroxybutyrat. Zudem ist die Leber Hauptort der endogenen Cholesterinbiosynthese, der Veresterung des Cholesterins durch das Enzym Lecithin-Cholesterin-Acyl-Transferase und schließlich der Cholesterin-Degradation zu Gallensäuren.
- Eine weitere wichtige Aufgabe der Leber liegt in der Biotransformation. Mikrosomale Enzymsysteme mit überaus geringer Substratspezifität ermöglichen durch oxydierende, reduzierende oder hydrolytische Prozesse und den häufig sich anschließenden Einbau polarer Gruppierungen im Zuge beispielsweise von Glucoronidierungen, Sulfatierungen oder Acetylierungen eine Inaktivierung zahlreicher endo- und exogener Substanzen. Diese Konjugationsreaktionen sind für die Ausscheidung der entsprechenden Stoffwechselprodukte unerläßlich. Andererseits können über das hepatische Biotransformationssystem endogen äußerst reaktive und die Zelle schädigende Intermediärprodukte auftreten. Als Beispiel sei hier das Methanol genannt, dessen Giftigkeit erst durch die hepatische Oxydation zu Formaldehyd entsteht.

Mit den komplexen funktionellen Aufgaben der Leber korrespondiert auf der morphologischen Ebene eine weitreichende zelluläre Differenzierung. Die Leber setzt sich aus Parenchymzellen, den Hepatocyten, und aus Sinuszellen zusammen, die eine morphologisch heterogene Zellpopulation darstellen und neben Endothel- und Kupfferschen Sternzellen noch perisinusoidale Fettspeicherzellen sowie die sogenannten „large granular lymphocytes" (PIT-Zellen) umfassen[144]. Die Hepatocyten machen 73 bis 83 % des gesamten hepatischen Zellvolumens aus[144]. Sie sind im wesentlichen die Träger der zuvor skizzierten metabolischen Partialfunktionen der Leber. Den Sinuszellen kommen wichtige auxiliäre Aufgaben zu, die sie unter anderem zu bedeutsamen Elementen der Clearance partikulärer und sonstiger Komponenten des Blutes werden lassen. In Form der immunkompetenten PIT-Zellen stellen sie möglicherweise eine erste Barriere gegen virus-infizierte und metastasierende Zellen dar[144].

Neben der zellulären Differenzierung der Leber ist für das Verständnis hepatozellulärer Störungen (s. u.) zusätzlich auch die topographische zonale Gliederung ihrer mikrofunktionellen Einheit, des Leberacinus, wichtig (Abb. 4.17). Im Zentrum des Acinus liegt die aus den terminalen Verzweigungen der Portalvene, der Leberarterie und des Gallenganges gebildete Acinusachse. Die um die Achse gruppierten Hepatocyten sind je nach dem Abstand zum Acinuszentrum unterschiedlich konzentrischen Zonen zugeordnet, die von Blut verschiedener Qualitäten durchströmt werden (Abb. 4.17). In der achsennahen, periportalen ersten Zone ist das Blut mit Sauerstoff, Nährstoffen und Hormonen angereichert. Als Ausdruck der zonalen metabolischen Spezialisierung finden sich hier überwiegend Enzyme des Proteinstoffwechsels, der gallensäureabhängigen Gallebildung und der Gluconeogenese. Im Areal um die Zentralvene (Zone 3) spielen sich dagegen bevorzugt glycogenolytische und lipogenetische Prozesse sowie die Harnstoffbildung aus NH_3 und zahlreiche Biotransformationen ab. Dem entspricht die hepatozelluläre Enzymausstattung der Zone 3, wo hauptsächlich Glutamat-Dehydrogenase (GLDH), Pyruvatkinase (PK), Glucokinase und Alkoholdehydrogenase lokalisiert sind (Abb. 4.17). Die zonal-funktionelle Heterogenität der Hepatocyten ändert sich unter physiologischen wie pathologischen Bedingungen[141].

Der hohe Grad der zellulären Differenzierung und funktionellen Spezialisierung bedingt eine ausgeprägte Vulnerabilität der Leber. Ihre mannigfaltigen pathologischen Veränderungen als Antwort auf ebenso vielfältige pathogenetische Faktoren lassen sich in vier prinzipiellen pathobiochemischen Partialreaktionen zusammenfassen: der Zellnekrose, der Cholestase, der metabolischen Insuffizienz und schließlich der Fibrose[141]. Die klinisch-chemische Diagnostik erfaßt die pathobiochemischen Reaktionsweisen. Sie kann dadurch einen wichtigen Beitrag zur Erkennung und Überwachung von Therapiemaßnahmen und in begrenzterem Maße auch zur differentialdiagnostischen und ätiologischen Abklärung sowie zur prognostischen Beurteilung von Lebererkrankungen leisten.

Die Prüfung der hepatozellulären Integrität erfolgt – auch im Notfallabor – vorwiegend durch

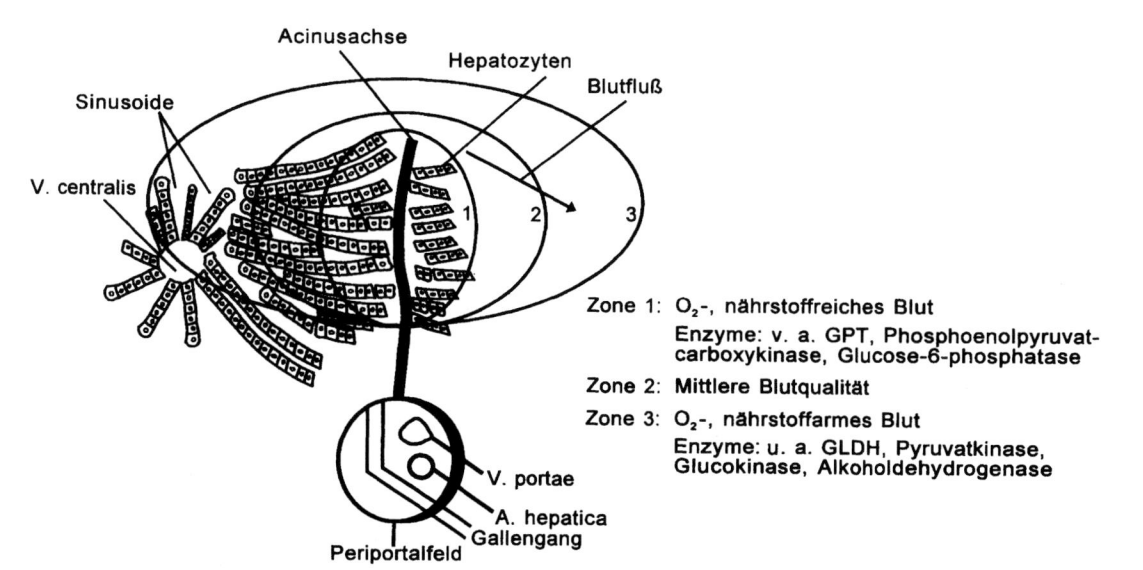

Abb. 4.17 Bedeutung der mikroanatomischen Lokalisation von Zellschädigungen zur Interpretation der Serum-Aktivitäten von Leberenzymen (nach Lit. 141)

Bestimmung der „Serumtransaminasen" Glutamat-Pyruvat-Transaminase (GPT, Alanin-Aminotransferase, ALAT) und Glutamat-Oxalacetat-Transaminase (GOT, Aspartat-Aminotransferase, ASAT) sowie durch das mitochondriale Enzym Glutamat-Dehydrogenase (GLDH). Parameter, die eine bei Cholestase eingeschränkte hepatische Exkretionsleistung anzeigen, sind neben dem direkt und indirekt reagierenden Bilirubin auch die „Cholestase-Enzyme" Alkalische Phosphatase (AP) und Gamma-Glutamyl-Transferase (-Transpeptidase) (GGT). Zur orientierenden Prüfung der hepatischen Syntheseleistung hat sich allgemein die Bestimmung der Pseudocholinesterase (PCHE) im Serum bewährt. Eine annähernde Abschätzung möglicher hepatischer Entgiftungseinschränkungen ist durch die Messung des Ammoniak-Spiegels möglich. Untersuchungen zu Grad und Aktivität leberfibrotischer Umbauvorgänge sind in der Notfall-Analytik nicht angezeigt und spielen bisher auch in der Routine-Diagnostik allenfalls eine untergeordnete Rolle.

10.2 Analytik

Untersuchungsmaterial
Die genannten Parameter zur Prüfung der hepatozellulären Integrität sowie hepatischer Exkretions- und Syntheseleistungen werden im Serum bestimmt. Lediglich die Ermittlung der Ammoniak-Konzentrationen erfordert EDTA-Plasma.

10.2.1 Parameter der Zellintegrität (GPT, GOT, GLDH)

Glutamat-Pyruvat-Transaminase, GPT (Alanin-Aminotransferase, ALAT)
Bei der empfohlenen Standardmethode der Deutschen Gesellschaft für Klinische Chemie handelt es sich um einen zusammengesetzten optischen Test mit Indikatorreaktion bei 25 °C[141,145]. Die GPT katalysiert die Übertragung einer Aminogruppe von Alanin auf 2-Oxoglutarat. Das entstehende Pyruvat wird unter NADH-Verbrauch mit Lactat-Dehydrogenase zu Lactat und NAD^+ umgesetzt. Meßgröße ist die der GPT-Aktivität proportionale Absorptionsabnahme bei 334, 340 oder 366 nm[141]. Die in der Bundesrepublik bis spätestens zum 1. Januar 1996 zwingend vorgeschriebene Umstellung der Meßtemperatur auf 37 °C bei Standard-Enzymmethoden macht für die GPT-Bestimmung eine Optimierung auf diese neue Meßtemperatur erforderlich. Als wichtige Änderung zum bisherigen Ansatz bei 25 °C wird bei der 37 °C-Standardmethode eine Aktivierung durch Pyridoxal-5'-Phosphat erfolgen[146]. Eine Hämolyse der Probe führt als Störfaktor der GPT-Aktivitätsbestimmung ab einer Serum-Hämoglobin-Konzentration von 2,5 g/l zu einer Erhöhung der GPT-Meßwerte um etwa 10 %[147].

Glutamat-Oxalacetat-Transaminase, GOT (Aspartat-Aminotransferase, ASAT)
Auch die Aktivitätsbestimmung der GOT erfolgt im zusammengesetzten optischen Test mit Indikatorreaktion bei 25 °C[141,148]. Durch die GOT-katalysierte Übertragung einer Aminogruppe von Aspartat auf 2-Oxoglutarat entsteht Glutamat und Oxalacetat, das mit Malat-Dehydrogenase unter NADH-Verbrauch zu Malat und NAD^+ umgesetzt wird. Meßgröße ist die der GOT-Aktivität proportionale Absorptionsabnahme bei 334, 340 oder 366 nm. Die für die GOT-Bestimmung notwendige Optimierung der Reaktionsbedingungen für die Meßtemperatur 37 °C macht auch hier eine Aktivierung des Enzyms durch den Cofaktor Pyridoxal-5'-Phosphat erforderlich, wie es nach einschlägigen IFCC-Empfehlungen in vielen Ländern bereits geschieht[146]. Da die intraerythrocytäre GOT-Konzentration die plasmatische um rund das 40fache übersteigt, führt eine Hämolyse zu falsch hohen Aktivitätswerten[147].

Glutamat-Dehydrogenase, GLDH
Grundlage der GLDH-Aktivitätsbestimmung ist der einfache optische Test. GLDH bewirkt NADH-abhängig die Übertragung von Ammoniak auf α-Ketoglutarat unter Bildung von Glutamat und NAD^+[141]. Die Abnahme der Absorption pro Zeiteinheit ist bei 334, 340 oder 366 nm der GLDH-Aktivität proportional. Um häufig auftretende unspezifische Störreaktionen zu eliminieren, empfiehlt sich eine fünfminütige Vorinkubation, während der inaktivierte GLDH durch ADP-Zusatz reaktiviert und serumeigenes Pyruvat umgesetzt wird. Aktivitätsbestimmungen bei 37 °C erfordern die Zugabe von Oxamat zur Hemmung des Störeinflusses der Lactat-Dehydrogenase (LDH)[146]. Spezifische Störeinflüsse sind bei der GLDH-Aktivitätsbestimmung nicht zu erwarten.

10.2.2 Parameter der Exkretionsleistung (Gesamtbilirubin, direktes Bilirubin, AP, GGT)

Bilirubin
Nahezu alle der zahlreichen Methoden zur Bestimmung des Bilirubins gründen auf der bereits 1883 von Ehrlich beschriebenen Kopplung des Bilirubins mit p-Aminobenzolsulfonsäure zu einem Azofarbstoff mit Indikatoreigenschaften[141,149]. Eine der gebräuchlichsten Modifikationen ist das Verfahren nach Jendrassik und Grof (1938). Hier wird das Gesamtbilirubin nach Zugabe des Akzelerators Coffein-Natriumbenzoat bestimmt. Der Akzelerator setzt das unkonjugierte, nicht an Glucuronsäure gebundene, indirekt reagierende Bilirubin (s. u.) aus seiner Albuminbindung frei und macht es so für die Diazotierungsreaktion verfügbar. Die Kopplungsreaktion wird durch Ascorbinsäure, die überschüssiges Diazoreagenz zerstört, gestoppt und nach Zugabe einer alkalischen Tar-

tratlösung die Extinktion des entstandenen blauen Azobilirubins bei 600 nm gegen einen Leerwert gemessen[141,149]. Die Konzentrationsbestimmung des direkt reagierenden, mit Glucuronsäure konjugierten Bilirubins erfolgt in analoger Weise, jedoch ohne die Zugabe des Akzelerators Coffein. Der Anteil des indirekten, nicht-konjugierten Bilirubins ergibt sich aus der Differenz des Gesamtbilirubins minus des direkt reagierenden Bilirubins. Wichtige Störfaktoren der Bilirubinbestimmung sind Lichtexposition mit Oxydation und Zerfall des Bilirubins in Dipyrrole, Hämolysen, die zu einer Beeinträchtigung der Diazotierungsreaktion führen, stärkere Lipämien und zahlreiche Arzneimittelinterferenzen beispielsweise durch α-Methyldopa, p-Aminosalicylsäure, gewisse Tetracyline oder Propanolol, die unspezifisch in die Farbreaktion eingehen und falsch hohe Werte vortäuschen[141,150].

Alkalische Phosphatase, AP
Bei der optimierten Standardmethode der Deutschen Gesellschaft für Klinische Chemie[141] dient der organische Monophosphatester 4-Nitrophenylphosphat als Substrat der enzymatischen Umsetzung. Die Alkalische Phosphatase hydrolysiert in Anwesenheit aktivierender Mg^{2+}-Ionen in Diethanolamin-Puffer das farblose 4-Nitrophenylphosphat zu Phosphat und 4-Nitrophenol, das in alkalischem Milieu intensiv gelb gefärbt ist. Die Bildungsrate des 4-Nitrophenols, kontinuierlich über die Absorptionszunahme bei 405 nm registriert, ist der Aktivität der Alkalischen Phosphatase proportional. Für die Messung bei 37 °C wird zukünftig N-Methyl-D-Glucamin-Puffer verwandt werden[146]. Die Methode der AP-Bestimmung ist wenig störanfällig. Plasmen, die Citrat, Oxalat oder EDTA enthalten, sind aber als Untersuchungsmaterial nicht geeignet.

Gamma-Glutamyl-Transferase (-Transpeptidase), GGT
Substrate für die GGT-Aktivitätsbestimmung sind entweder Gamma-Glutamyl-4-Nitroanilid oder L-Gamma-Glutamyl-3-Carboxy-4-Nitroanilid, das die Möglichkeit zum Start der Reaktion mit dem Substrat bietet. Es soll in den neuen für Bestimmungen bei 37 °C optimierten Testpackungen ausschließlich verwandt werden[146]. Die GGT transferiert die Gamma-Glutamylgruppe des Substrates auf den Akzeptor Glycylglycin. Es entsteht 4-Nitroanilin, dessen gelbe Farbe bei 405 nm zu einem der GGT-Aktivität proportionalen Absorptionsanstieg führt[141,151]. Höhere Hämoglobin-Konzentrationen in der Probe führen zu Aktivitätsminderungen.

10.2.3 Parameter der Synthese- und Entgiftungsleistung (PCHE, Ammoniak)

Pseudocholinesterase, PCHE
Die substratunspezifischen hepatischen Pseudocholinesterasen hydrolysieren außer Acetylcholin auch Butyrylcholin, Propionylcholin, Benzoylcholin und Succinylcholin[141]. Von den zahlreichen Methoden zur PCHE-Aktivitäts-Messung wird die kinetisch colorimetrische am häufigsten eingesetzt. Dabei katalysiert die PCHE die Hydrolyse synthetischer Thiocholinester zu Thiocholin und je nach Substrat zu unterschiedlichen Säureresten. In einer zweiten Reaktion entsteht aus Thiocholin und 5,5'-Dithio-bis-2-Nitrobenzoat das gelb gefärbte 5-Thio-2-Nitrobenzoat, dessen Bildung bei 405 nm kontinuierlich erfaßt wird und der PCHE-Aktivität proportional ist[141]. Die auf 37 °C optimierte Meßmethode sieht ausschließlich Butyrylcholin als Substrat und eine geänderte Indikatorreaktion mit Hexacyanoferrat-III vor[146].

Ammoniak
Die Methode der Wahl ist heute die direkte enzymatische Bestimmung im Plasma ohne Enteiweißung[152]. Glutamat-Dehydrogenase, durch Zusatz von ADP stabilisiert und aktiviert, katalysiert unter NADPH-Verbrauch die Bildung von L-Glutamat aus 2-Oxoglutarat und Ammoniak. Die bei 334, 340 oder 366 nm registrierte Absorptionsabnahme ist der Ammoniak-Konzentration im Ansatz proportional. Als positive Störfaktoren sind vor allem die Freisetzung von Desaminasen aus Erythrocyten bei zu später Plasmagewinnung und starker Hämolyse zu nennen. Auch eine zu lange Aufbewahrung der Probe bei Raumtemperatur kann durch enzymatische Desamidierungen labiler Amide und Nucleotide zu einer artifiziellen Erhöhung der Ammoniak-Konzentration führen. Daher sollte die Probe sofort in Eis gekühlt und innerhalb 20 Minuten nach Probennahme analysiert werden.

10.3 Bewertung

10.3.1 Parameter der hepatozellulären Integrität

Referenzbereiche
Der Referenzbereich der GPT wird bei 25 °C für Männer mit 5 bis 23 U/l, für Frauen mit 5 bis 19 U/l angegeben[141]. Die GOT-Aktivitäten liegen bei Männern zwischen 5 und 17 U/l, bei Frauen zwischen 5 und 15 U/l (25 °C)[141]. Die Referenzbereiche der GLDH betragen bei Männern ≤ 4 U/l, bei Frauen ≤ 3 U/l[141].
Es gibt vielfältige Ursachen für eine hepatozelluläre Schädigung. Neben seltenen Gendefekten sind Infektionen mit bakteriellen, viralen und mykotischen Erregern, toxische Fremdstoffe, autoaggressive Prozesse und hämodynamische Beeinträchtigungen mit Ausbildung einer Stauungsleber sowie hypoxischen Veränderungen infolge einer verminderten Leberperfusion wesentliche pathogenetische Faktoren[143]. Jeweils abhängig von der auslösenden Noxe können mehrere Mechanismen zur Zellschädigung beitragen[143]. Störungen des Energiestoffwechsels bedingen eine reduzierte ATP-Synthese. Der vermehrte Anfall reaktiver Sauerstoffmetabolite und die zusätzliche Deple-

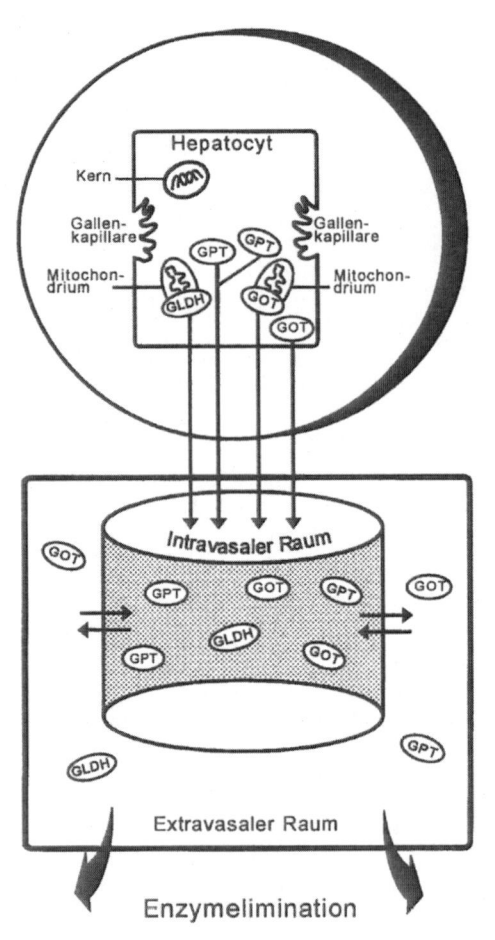

Abb. 4.18 Bedeutung der hepatocellulären Lokalisation von Zellschädigungen zur Interpretation der Serum-Aktivitäten von Leberenzymen (nach Lit. 141)

tion protektiver Antioxydanzien wie Glutathion, Tocopherol und Ascorbinsäure ermöglichen eine Lipidperoxydation sowie eine Schädigung der DNA. Konsekutiv stellen sich Veränderungen der Plasmamembranen einschließlich der intrazellulären Membrankompartimente mit Freisetzung auch lysosomaler, autodigestiver Enzyme ein. Schließlich kommt es in einem Zusammenbruch der zellulären Calcium-Homöostase zu einer lawinenartigen Erhöhung der cytoplasmatischen Calcium-Konzentration. Die Ca^{2+}-Ionen aktivieren ihrerseits viele Enzymsysteme, unter anderem Phospholipasen, Proteasen und Endonucleasen, die eine zentrale Rolle bei der sich dann selbst perpetuierenden Zellschädigung spielen.
Da das Leberparenchym circa 90 bis 100 mg Enzyme pro Gramm Feuchtgewicht enthält, treten schon bei mäßiggradigen Zellschädigungen, die initial lediglich als eine Steigerung der Membranpermeabilität anzusprechen sind, hepatozelluläre Enzyme in den intra- und extravasalen Raum über (Abb. 4.18)[153].
Die Interpretation einer in der Zirkulation nachweisbaren Aktivität eines enzymatischen hepatozellulären „Verlustmarkers" muß die Lokalisation der Schädigung sowohl auf mikroanatomischer wie hepatozellulärer Ebene ebenso berücksichtigen wie die unterschiedlichen Serum-Halbwertszeiten der einzelnen Marker, die sich als Resultante der Enzymelimination in Leber, Niere, Lunge und Gastrointestinaltrakt ergeben[141,154]. Als unmittelbare Folge der bereits beschriebenen zonalen Differenzierung und funktionellen Spezialisierung der Hepatocyten manifestieren sich hypoxische Störungen, toxische durch Biotransformation induzierte Effekte und nicht zuletzt die hepatischen Wirkungen des Alkohols bevorzugt acinofugal in der zentralvenennahen Zone 3, während direkt hepatotoxische Agenzien vor allem periportale Hepatocyten nahe der Acinusachse schädigen[154]. Anhand der Relation kurz- und langlebiger Enzyme, der Höhe des Aktivitätsanstieges und des Verhältnisses von leicht freisetzbaren cytoplasmatischen Enzymen wie GPT und teilweise GOT zu schwer freisetzbaren mitochondrial lokalisierten Enzymen wie GLDH ist es möglich, die Akuität, den Umfang, die Aktivität sowie auch die Schwere eines leberzellnekrotischen Geschehens orientierend zu beurteilen[141,154].
Erhöhungen der „Serumtransaminasen" GPT und GOT finden sich bei vielen ätiologisch unterschiedlichen Lebererkrankungen (Tab. 4.8). GOT-Veränderungen kommen aber auch wegen der fehlenden Leberspezifität dieses Enzyms bei ausgedehnten myocardialen und skelettmuskulären Schädigungen vor. Die absolute Höhe des Transaminasen-Anstieges bei Lebererkrankungen besitzt nur einen geringen prognostischen Wert[155]. Exorbitante Ausschüttungen, teilweise bis zu Werten von 10 000 U/l und mehr, werden bei der Virus-Hepatitis und bei toxisch induziertem Parenchymzerfall beobachtet. Bei Verschlußicterus oder Lebercirrhose werden selten Transaminasen-Werte über 500 U/l, bei alkoholisch bedingten Lebererkrankungen sogar meist nicht mehr als 300 U/l gefunden[155]. Die GLDH erlaubt als weitgehend leberspezifisches mitochondriales Enzym in Kombination mit der Bestimmung der GOT- und GPT-Aktivitäten eine annähernde Abschätzung des Schweregrades der Einzelzellschädigung und ist bei tiefgreifender Zellzerstörung deutlich erhöht. So gehen beispielsweise eine akute Leberdystrophie, nekrotisierende Hepatitiden und multiple Lebermetastasen mit hohen GLDH-Werten einher[141].
Die Bestimmungen der Lactat-Dehydrogenase, Sorbitol-Dehydrogenase und Ornithin-Carbamyl-Transferase bieten gegenüber den Markern GPT, GOT und GLDH keine wesentlichen Vorteile und sind daher im allgemeinen zur Beurteilung einer hepatozellulären Schädigung entbehrlich[155].

Diagnostik von Lebererkrankungen 359

Tabelle 4.8 Typische klinisch-chemische Befundmuster bei unterschiedlichen Hepatopathien (nach Lit. 153)

Erkrankung	Zellintegrität (GPT, GOT, GLDH)	Exkretionsleistung (AP, Bilirubin, GGT)	Syntheseleistung (Albumin, PCHE, Quick)	Gamma-Globuline
Akute Hepatitis	↑↑↑	↑ (a)	↓ (b)	n
Chronisch aktive Hepatitis	↑	↑ (a)	↓ (b)	↑
Aktive Cirrhose	(↑)	↑ (a)	↓	↑↑
Inaktive Cirrhose	n	n	n	(↑)
Cholestase, primär biliäre Cirrhose	↑	↑↑	↓	↑↑
Alkoholische Fettleber	n	(↑) AP	n	n
Alkoholische Hepatitis	↑↑	↑ GGT	↓ (b)	n
Leberschädigung, toxisch-nekrotisch	↑↑	(↑)	↓ (b)	n
Leberschädigung, cholestatisch	↑	↑↑	n	n
Akute Stauungsleber	↑ (GLDH)	n	n	n

↑↑↑: stark erhöht   ↑↑: mäßig stark erhöht   ↑: leicht erhöht   (↑): bedingt erhöht   ↑ (a): erhöht bei cholestatischem Verlauf   ↓ erniedrigt   ↓ (b): erniedrigt bei schwerem Verlauf, n: normal

10.3.2 Parameter der hepatischen biliären Exkretionsleistung

Referenzbereiche
Die Bilirubinkonzentration im Serum ist altersabhängig. Neugeborene weisen physiologischerweise einen Icterus (Gelbsucht) auf. Für Erwachsene werden folgende Werte angegeben: Gesamtbilirubin 0,2 bis 1,0 mg/dl (3,4 bis 17,1 µmol/l), unkonjugiertes Bilirubin 0,2 bis 0,8 mg/dl (3,4 bis 13,7 µmol/l), konjugiertes Bilirubin 0 bis 0,2 mg/dl (0 bis 3,4 µmol/l)[141]. Bei der stark vom Knochenwachstum beeinflußten Aktivität der Alkalischen Phosphatase (AP) müssen ebenfalls altersspezifische Referenzwerte berücksichtigt werden. Die Festsetzung eines Referenzbereiches im Alter zwischen 16 und 22 Jahren ist nicht möglich. Erwachsene weisen eine AP-Aktivität von 40 bis 190 U/l auf (25 °C)[141]. Die GGT-Aktivität beträgt für Männer 6 bis 28 U/l, für Frauen 4 bis 18 U/l (25 °C)[141].

Störungen der biliären Exkretion, die klinisch als Icterus imponieren, lassen sich biochemisch durch die Bestimmung des Serumbilirubins und der „cholestase-anzeigenden" Enzyme Alkalische Phosphatase (AP) sowie Gamma-Glutamyl-Transferase (-Transpeptidase) (GGT) erkennen.

Die Hyperbilirubinämie ist ein vieldeutiges Symptom (Tab. 4.8). Pathogenetisch können ihr sehr verschiedene Mechanismen zugrunde liegen, je nachdem, auf welcher Stufe der physiologische Bilirubinstoffwechsel gestört ist. Die übermäßige Bilirubinproduktion bei intravasaler Hämolyse oder dem Abbau massiver Hämatome ist Ursache der prähepatischen Hyperbilirubinämie. Sie manifestiert sich erst, wenn die Bilirubineliminationskapazität der Leber von rund 1700 µmol/Tag, was circa dem Vierfachen der normalen täglichen Bilirubinbildung entspricht, überschritten wird. Der nicht-cholestatische prähepatische Icterus ist gekennzeichnet durch eine Erhöhung des nicht-glucuronidierten, unkonjugierten Bilirubins im Serum und folglich einem Verhältnis des konjugierten zum unkonjugierten Bilirubin von $< 0,2$[141] sowie durch eine Urobilinogenurie (Abb. 4.19). Dagegen überwiegt beim cholestatischen posthepatischen Icterus auf dem Boden einer Obstruktion der ableitenden Gallenwege z. B. bei einer Cholelithiasis oder einem obturierenden Pancreas-Karzinoms das direkte, hepatisch bereits glucuronidierte Bilirubin. Bei fehlender Urobilinogenurie und einem acholischen, entfärbten Stuhl erscheint es im Harn und färbt ihn bierbraun (Abb. 4.19). Die hepatozelluläre Hyperbilirubinämie beruht entweder auf Störungen der Bilirubinaufnahme in die Hepatocyten, einer verminderten Kopplung des Bilirubins an Glucuronsäure oder aber auf einer beeinträchtigten Ausschleusung des bereits konjugierten Bilirubins aus den Hepatocyten (Abb. 4.19). Die Anteile konjugierten Bilirubins sind daher je nach Art des hepatozellulären Defektes unterschiedlich; eine sichere Abgrenzung des hepatozellulären vom obstruktiv posthepatischen Icterus und damit eine Differenzierung dieser beiden Cholestaseformen ist allein mit Hilfe klinisch-chemischer Untersuchungen schwierig, gelegentlich sogar unmöglich. Ein intra- wie extrahepatisch ausgelöster Gallenaufstau ist auch von Erhöhungen der AP- und GGT-Aktivitäten im Serum begleitet. Da die AP keineswegs leberspezifisch ist, sondern sich in relativ hohen Konzentrationen auch in den Knochen, dem Dünndarm, der Placenta und den Leukocyten nachweisen läßt, erlangt sie bei hepatobiliären Erkrankungen mit cholestatischer Komponente

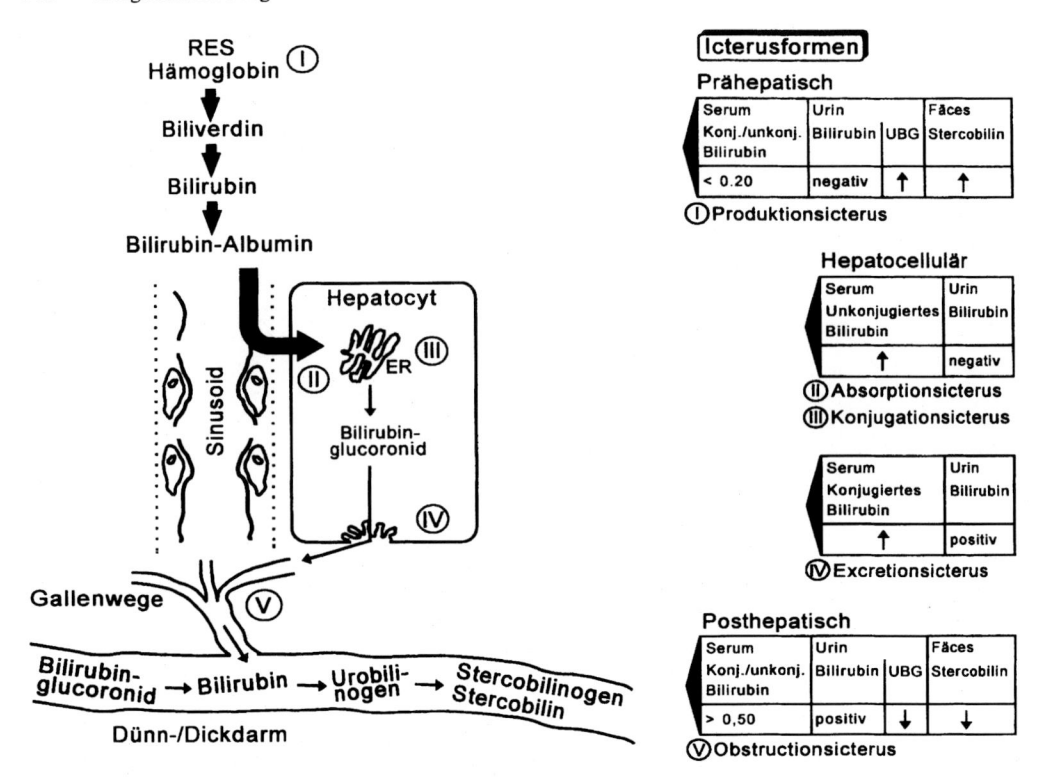

Abb. 4.19 Pathogenese von Hyperbilirubinämien einschließlich verschiedener Icterusformen. ER: endoplasmatisches Reticulum, UBG: Urobilinogen, RES: Reticuloendotheliales System (nach Lit. 141, 143)

ihre diagnostische Bedeutung erst in der Zusammenschau mit einer gleichfalls erhöhten GGT-Aktivität oder durch eine methodisch aufwendige Differenzierung ihrer Isoenzyme[156]. Die GGT, deren Serumaktivität trotz eines nahezu ubiquitären Vorkommens dieses Enzyms fast ausschließlich durch die Leber bestimmt wird, gilt als der sensitivste Indikator einer hepatobiliären, cholestatischen Erkrankung. Sie hat – ebenso wie die diagnostisch seltener genutzte Leucinaminopeptidase (LAP) und 5'-Nucleotidase – Bedeutung vor allem bei der Abklärung von Erhöhungen der AP, die bei normaler GGT praktisch nicht hepatobiliären Ursprungs sein können. Ansonsten ist die GGT wegen ihrer weitgehend unspezifischen Erhöhung bei vielen Hepatopathien (Tab. 4.8) differentialdiagnostisch nicht hilfreich.

10.3.3 Parameter der Synthese- und Entgiftungsleistung

Referenzbereiche
Der Referenzbereich für die Pseudocholinesterase (PCHE) hängt vom verwendeten Substrat ab. Für Butyrylcholin werden bei Männern 2300 bis 7400 U/l, bei Frauen 2100 bis 6700 U/l angegeben[141]. Die Ammoniak-Konzentration im venösen Plasma beträgt bei Männern 15 bis 60 µmol/l, bei Frauen 11 bis 51 µmol/l. Neugeborene weisen höhere Werte auf[141].
Die von der Leber synthetisierten substratunspezifischen Pseudocholinesterasen, die in zahlreichen genetisch determinierten Varianten vorliegen, spielen in der Diagnostik der Leberzellinsuffizienz eine Rolle, weil viele Hepatopathien mit einer Hypocholinesterasämie vergesellschaftet sind (Tab. 4.8). Bei einer Serumhalbwertszeit von circa 10 Tagen reagiert die PCHE schneller und sensibler auf eine Leberzellinsuffizienz als das Albumin. Zur notfallanalytischen Aufdeckung einer akuten metabolischen Leberinsuffizienz ist sie aber nur bedingt geeignet. Hier ist neben der Bestimmung weiterer Hilfskenngrößen insbesondere zur Erkennung und Überwachung möglicherweise eintretender Komplikationen, die Durchführung globaler Gerinnungstests, vor allem der Thromboplastinzeit (s. a. Hämostasestörungen), und im Einzelfall die Messung kürzerlebiger Plasmaproteine wie der Gerinnungsfaktoren V oder VII und des Präalbumins angezeigt[157]. Die klinisch wünschenswerte Ermittlung der Octopamin-Konzentration bei Verdacht auf akute Leberinsuffizienz ist derzeit in der Notfall-Analytik noch nicht möglich[157].
Fulminante zur synthetischen Leberzellinsuffizienz führende Hepatopathien sind in der überwiegenden Mehrzahl der Fälle chronische Leber-

erkrankungen zumindest häufig zusätzlich mit einer Hyperammoniämie verbunden. Allerdings korreliert die Höhe des Ammoniak-Spiegels als Parameter der hepatischen Entgiftungsleistung nur mäßig mit der Schwere neuropsychiatrischer Symptome bei einer eventuellen hepatogenen Encephalopathie[141].

Weiterführende Untersuchungen

AP-Isoenzym-Differenzierung, Leberfunktionsteste, Gerinnungsuntersuchungen (s. a. Hämostasestörungen), bakteriologische und virologische Diagnostik bei Infektionen.

11 Diagnostik der akuten Pankreatitis

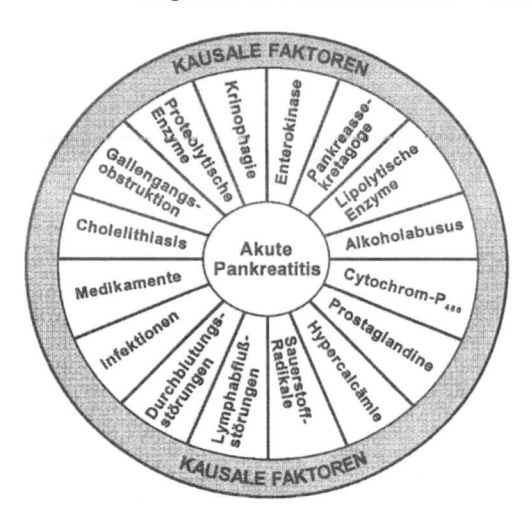

Abb. 4.20 Ätiologisch und pathogenetisch bedeutsame Faktoren der akuten Pankreatitis (nach Lit. 159)

11.1 Grundlagen

Das retroperitoneal gelegene Pankreas (Bauchspeicheldrüse) sezerniert unter nervaler und humoraler Kontrolle innerhalb von 24 Stunden etwa ein bis zwei Liter eines alkalischen, proteinreichen Bauchspeichels, der über den Pankreasgang in das Duodenum gelangt. Die Alkalität des Bauchspeichels ist bedingt durch den hohen Gehalt an Bicarbonat-Ionen; die sezernierten digestiven Enzyme stammen aus den Acinus-Zellen der Drüse. Es handelt sich um eine Reihe von Hydrolasen wie die α-Amylase und die Lipase, die im Sekret bereits als aktive Enzyme vorliegen, sowie vor allem um Proteinasen, Peptidasen und Phospholipase A_2, die zunächst als inaktive Vorstufen, sogenannte Zymogene, von der Bauchspeicheldrüse abgegeben werden und einer Aktivierung unterliegen. Erst danach werden sie digestiv wirksam. Bei dieser Aktivierung der Zymogene im Darmlumen nimmt das Pankreasenzym Trypsin eine Schlüsselstellung ein, weil es nach Einwirkung einer geringen Menge Enterokinase sämtliche übrigen Zymogene und – autokatalytisch – auch das noch vorhandene Trypsinogen aktivieren kann[158].
Unter den vielfältigen Erkrankungen des endo- wie exokrinen Pankreas kommt der akuten Pankreatitis klinisch und laboratoriumsmedizinisch eine besondere Bedeutung zu, weil sie einen gastroenterologischen Notfall in der Akutdiagnostik darstellt. Die Diagnose einer akuten Pankreatitis ist generell bei allen Patienten in Erwägung zu ziehen, bei denen plötzlich schwere, nicht-kolikartige Schmerzen im mittleren Oberbauch auftreten.
Ätiologisch ist die akute Pankreatitis in circa der Hälfte der Fälle mit Gallensteinen assoziiert, in ungefähr einem Drittel mit Alkoholabusus. Die restlichen Fälle lassen sich auf einen oder mehrere der in Abb. 4.20 genannten Faktoren zurückführen, die hinsichtlich ihrer pathogenetischen Bedeutung für die akute Pankreatitis allerdings teilweise noch kontrovers diskutiert werden[159]. So vielfältig die auslösenden Ursachen der Erkrankung sind, so uniform stellen sich die Mechanismen dar, die wahrscheinlich den Entzündungsprozeß letztlich in Gang setzen. Viele tierexperimentell-morphologische und biochemische Befunde sprechen dafür, daß eine Autodigestion durch zu früh bereits im Organ selbst aktivierte pankreaseigene Enzyme eine entscheidende Rolle spielt. Vermutlich findet die autodestruktive Enzymaktivierung in den Acinus-Zellen des Pankreas statt. Bei einem pH-Wert von < 4,5 könnte das lysosomale Enzym Kathepsin B Trypsinogen aktivieren und so die kaskadenartige intrapankreatische Aktivierung weiterer Enzyme einleiten[159,160].
Morphologische Korrelate dieser „Fermententgleisung" sind – abhängig von der Schwere der Erkrankung – peri- und intrapankreatische Fettnekrosen mit und ohne Einblutung in das Gewebe und ein interstitielles Ödem[160]. 90 % der akuten Pankreatitiden manifestieren sich lediglich als ödematöse Form mit einem gutartigen Verlauf und einer Letalität von weniger als 1 %. 10 % stellen hämorrhagisch-nekrotisierende Varianten dar mit einer Letalität von 20–50 %[159]. Hierbei bestimmen Schockzustände mit renaler und pulmonaler Insuffizienz häufig das Schicksal der Patienten.
Die Diagnose der akuten Pankreatitis ist oft schwierig. Bis zu einem Drittel der schließlich tödlich verlaufenden hämorrhagisch-nekrotisierenden Formen bleibt bis zur Obduktion unerkannt[161]. Daher ist eine Verbesserung auch der laboratoriumsmedizinischen Akutdiagnostik der Pankreatitis wünschenswert[162]. Sie basiert derzeit vorwiegend auf der Bestimmung der Amylase- und Lipase-Aktivität im Serum und schließt „notfallanalytisch" nur wenige Zusatzkenngrößen zur Verlaufskontrolle und Monitorisierung eventuell aufgetretener Komplikationen ein (Tab. 4.9).

Tabelle 4.9 Basis- und Zusatzkenngrößen zur notfallmedizinischen Diagnostik und Verlaufskontrolle bei akuter Pankreatitis (nach Lit. 157)

Basiskenngrößen Indikation: Diagnostik	Zusatzkenngrößen Indikation: Verlaufskontrolle
Gesamt-Amylase Pankreas-Amylase Lipase	Calcium Glucose Gesamtprotein Säure-Basen-Status Creatinin Elektrolyte Kleines Blutbild Gerinnungsstatus „Cholestase"-Parameter

11.2 Analytik

Untersuchungsmaterial
Als Untersuchungsmaterial zur Ermittlung der α-Amylase-Aktivität sind Serum oder Heparinplasma sowie Spontan- oder Sammelurin, ggf. auch andere Körperflüssigkeiten geeignet. Die Lipase-Aktivität wird im Serum bestimmt.

Gesamt-α-Amylase und Pankreas-α-Amylase
Die Aktivität der α-Amylase wird heute überwiegend mit kontinuierlich messenden Bestimmungen ermittelt. Die α-Amylase hydrolysiert dabei definierte nitrophenylierte Oligosaccharide, die anschließend durch Glucosidasen enzymatisch umgewandelt werden. Meßgröße ist die Extinktionszunahme pro Minute bei 405 nm durch die gebildeten Nitrophenole[158,163].
Da Ca^{2+}-Ionen die α-Amylase aktivieren, stören Antikoagulantien wie Oxalat, Citrat, Fluorid oder EDTA die Bestimmung. Als ein weiterer wichtiger Störfaktor ist eine Verunreinigung des Testansatzes mit humaner Speichel-α-Amylase zu nennen. Seit einigen Jahren kann auch eine spezifische Bestimmung der Pankreas-Isoamylase mit der monoklonalen Immuninhibitionstechnik erfolgen[164]. Sie hat ältere und schlecht automatisierbare Verfahren mit Weizenkeim-Inhibitoren abgelöst und basiert auf der synergistischen Hemmung der Speichel-Isoamylase durch zwei monoklonale Antikörper. Die nach dreiminütiger Vorinkubation und Teststart im Ansatz erreichte Inhibition der Speichel-Isoamylase beläuft sich auf mehr als 97 % der Ausgangsaktivität. Die Antikörper beeinflussen die pankreatische α-Amylase nicht[164]. Die Methode ist automatisierbar und kann wegen ihrer Praktikabilität und Schnelligkeit sowohl im Notfall- wie Routine-Labor eingesetzt werden[165]. Zudem stehen auch Teststreifen zur Verfügung, die selektiv die pankreasspezifische Amylase erfassen[166].

Lipase
Als Referenzmethode für die Bestimmung der Lipase-Aktivität gilt der kinetisch-titrimetrische Test („pH-stat-Methode")[167], bei dem Lipase bei 25 °C und pH 8,6 aus einer Triolein-Emulsion H^+-Ionen freisetzt, die mit 0,01 mmol/l Natronlauge unter Stickstoffspülung titriert werden.

Da sich dieses Verfahren jedoch wegen des hohen methodischen Aufwandes und fehlender Mechanisierbarkeit nicht zur Routineanwendung eignet, wird die Lipase-Aktivität meist mit dem sogenannten turbidimetrischen Test ermittelt. Auch er verwendet eine Triolein-Emulsion, deren Trübung infolge der Lipasewirkung abnimmt. Meßgröße ist die Zunahme der Lichtdurchlässigkeit des Testansatzes. Natrium-Desoxycholat in hoher Konzentration verhindert die Entemulgierung des Ansatzes, inhibiert aber gleichzeitig die Lipase, so daß der Hemmeffekt des Gallensalzes durch Colipase-Zusatz aufgehoben werden muß. Die Berechnung der Ergebnisse erfolgt über einen mitgeführten Lipasestandard, da eine direkte Umrechnung des Absorptionssignals in eine Aktivität nicht möglich ist[158]. Vorteile des Verfahrens sind seine Spezifität, die gute Präzision an der Entscheidungsgrenze, die einfache Technik und die Möglichkeit zur Mechanisierung. Als Nachteile sind zu nennen, die Notwendigkeit einen Standard mitzuführen, vereinzelte Absorptionszunahmen bei Seren mit normalen Aktivitäten sowie die untere Meßgrenze von 180 U/l (25 °C)[168].

11.3 Bewertung

11.3.1 α-Amylase

Referenzbereich
Der Referenzbereich für die Aktivität der α-Amylase ist substratabhängig. Für das Subtrat p-Nitrophenylmaltoheptaosid beträgt er bei 25 °C im Serum 40 bis 130 U/l, im Harn bis 560 U/l. Für p-Nitromaltopenta-/hexaosid werden im Serum 20 bis 60 U/l, im Harn bis zu 300 U/l angegeben[158]. Die Serum-Aktivität für die pankreasspezifische α-Amylase beläuft sich auf 13 bis 64 U/l (25 °C)[165].
Innerhalb weniger Stunden nach dem Auftreten der akuten Abdominalschmerzen steigt die α-Amylase im Serum und – wenig später – auch im Urin bei akuter Pankreatitis an. Es werden im allgemeinen Werte bis maximal zum 30fachen der oberen Grenze des Normbereiches gemessen[158].
Die medizinische Beurteilung von α-Amylase-Gesamtaktivitäten muß berücksichtigen, daß mit diesem Bestimmungsverfahren auch Amylase-Isoenzyme aus den Speicheldrüsen, dem Dünndarm, den Brustdrüsen und den Eileitern erfaßt werden. Darüber hinaus gibt es zahlreiche weitere Ursachen für eine extrapankreatische Hyperamylasämie (Tab. 4.10),[157,169]. Durch die selektive Bestimmung der pankreasspezifischen Isoamylase entfallen die extrapankreatisch verursachten Hyperamylasämien bei den differentialdiagnostischen Überlegungen. Hierdurch ergibt sich bei optimiertem „cutoff" eine im Vergleich zur Gesamt-Amylase-Bestimmung verbesserte diagnostische Spezifität[170]. Da zusätzlich auch die diagnostische Sensitivität der Pankreas-α-Amylase deutlich erhöht ist[165], sollte aus klinisch-chemischer Sicht zukünftig bevorzugt die Pankreas-α-Amylase in der Diagnostik der akuten Pankreatitis eingesetzt werden[157,162].

Tabelle 4.10: Ursachen der Hyperamylasämie bei Bestimmung der Gesamtamylase-Aktivität (nach Lit. 157, 169)

Pankreatische Ursachen
Akute Pankreatitis
Schub einer chronischen Pankreatitis
Obstruktive chronische Pankreatitis
Endoskopisch-retrograde Choledochopankreaticographie (ERCP)
Extrapankreatische Ursachen
Speicheldrüsenerkrankungen (z. B. Parotitis, Sialolithiasis)
Niereninsuffizienz
Paraneoplastische Hyperamylasämien (z. B. bei Bronchial-, Kolon-, Prostata- und Ovarial-Karzinomen)
Intoxikationen (z. B. Opiate, Nikotin, Heroin)
Makroamylasämie (Immunkomplexe aus α-Amylase und Ig A oder Ig G)

Neben dem Nachweis einer akuten Pankreatitis eignet sich die α-Amylase-Bestimmung auch zur Erkennung des Rezidivs bei chronischer Pankreatitis, während sie im asymptomatischen Intervall diagnostisch wertlos ist[169]. Eine Beziehung zwischen dem Ausmaß des Amylase-Anstieges und der Schwere der akuten Pankreatitis besteht nicht, weil eine progrediente Parenchymnekrose bei schwerer Entzündung häufig sogar mit einer Abnahme der Enzymaktivität einhergeht[158].

11.3.2 Lipase

Referenzbereich
Die obere Grenze des Referenzbereiches wird bei 25 °C für die Lipase-Aktivität mit 190 U/l angegeben[158].
Obwohl die Lipase ebenso wie die α-Amylase nicht pankreasspezifisch ist und sich geringe Lipase-Aktivitäten auch in Leber- und Dünndarm-Extrakten und dem Magensaft nachweisen lassen, sind extrapankreatische Ursachen für eine Hyperlipasämie differentialdiagnostisch mit Ausnahme von Erhöhungen bei Niereninsuffizienz nicht von Bedeutung. Die diagnostische Spezifität der Lipase-Bestimmung bei akuter Pankreatitis wird bei optimiertem „cutoff" mit 97 % angegeben[170]. Sie ist damit der pankreatischen Isoamylase ebenbürtig; hinsichtlich der Sensitivität erweist sie sich jedoch mit 100 % als überlegen[170]. Mitbedingt durch eine gesteigerte renale Amylase-Clearance bei akuter Pankreatitis bleibt die Lipase-Aktivität im Serum im Krankheitsverlauf länger erhöht als die Amylase-Aktivität. Auch das Maximum des Aktivitätsanstieges der Lipase übersteigt im allgemeinen das der Amylase um etwa das Dreifache[157]. Die Höhe der Lipase-Aktivität im Serum läßt ebenfalls keine Rückschlüsse auf die Schwere und den Verlauf der Erkrankung zu.
Gewisse Informationen über den Schweregrad einer akuten Pankreatitis können unter Umständen der Anstieg der Phospholipase A_2 und des C-reaktiven Proteins (CRP) geben[171]. Die Leistungsfähigkeit dieser Hilfskenngrößen wird jedoch zunehmend in Frage gestellt[162]. Auch eine Unterscheidung von ödematöser und hämorrhagisch-nekrotisierender Pankreatitis ist mit klinisch-chemischen Kenngrößen allein nicht möglich. Hier erweist sich die Computertomographie mit einer Treffsicherheit von über 90 % als die Methode der Wahl[172]. Prognostische Aussagen über den Krankheitsverlauf besonders hämorrhagisch-nekrotisierender Pankreatitiden sind generell schwierig und nicht mit Hilfe einzelner Parameter möglich. Sie erfordern vielmehr umfangreiche „Scores", die neben den in Tab. 4.9 genannten Zusatzkenngrößen weitere klinisch-chemische und anamnestische Daten einbeziehen müssen, um einigermaßen valide zu sein[173].

Weiterführende Untersuchungen

CRP, Phospholipase A_2, immunreaktives Trypsin, immunreaktive Elastase.

12 Diagnostik von Nierenerkrankungen

12.1 Grundlagen

Die Niere ist eines der zentralen Regulationsorgane des menschlichen Körpers. Sie reguliert die Salz- und Wasserausscheidung und damit die Osmolarität und das Volumen des Extracellulärraumes (s. a. Störungen des Wasser- und Elektrolythaushaltes). Durch die renale H^+- und HCO_3^--Ausscheidung wird der pH-Wert des Blutes konstant gehalten (s. a. Störungen des Säure-Basen-Haushaltes). Zusätzlich hat die Niere die Aufgabe, die zum Teil toxischen Endprodukte des Katabolismus zu eliminieren, gleichzeitig aber für den Organismus wertvolle Blutbestandteile wie Glucose oder Aminosäuren zu retinieren. Schließlich kommen ihr auch „anabole Funktionen" als Produktionsort von Hormonen (z. B. Renin, Erythropoetin) und als Stätte der Gluconeogenese zu[77].
Diesen außerordentlich komplexen Aufgaben der Niere entspricht ihr komplizierter mikroanatomischer Bau, dessen funktionelle Einheit das Nephron darstellt (Abb. 4.21). In den Glomerula der Nephrone entsteht zunächst durch Filtration ein Primärharn. Die reine Filtrationsrate und damit die Menge des gebildeten Primärfiltrats hängen von der zur Verfügung stehenden Filtrationsfläche ebenso wie von den kolloidosmotischen und hydrostatischen Druckdifferenzen zwischen Primärfiltrat und glomerulärem Kapilarinhalt ab. Die qualitative Zusammensetzung des Primärharnes ist dagegen keine ausschließlich physikalische

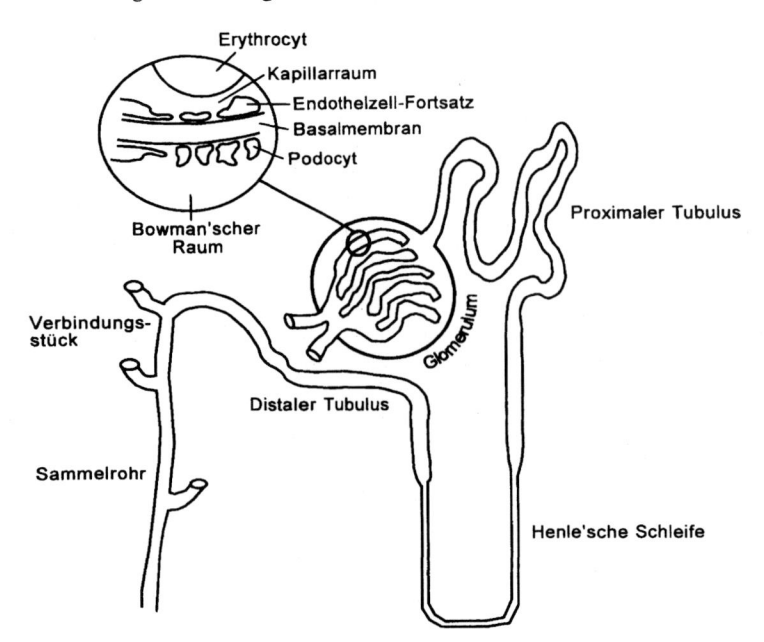

Abb. 4.21 Schematische Darstellung der Morphologie des Nephrons (nach Lit. 174)

Funktion, sondern wird entscheidend beeinflußt von den Eigenschaften und dem Aufbau der filtrierenden Strukturen selbst[174]. Sein morphologisches Korrelat findet der „Harnfilter" in verschiedenen spezialisierten Elementen des Glomerulums: den luminal zum Kapillarraum orientierten Endothelzellen, einer doppelschichtigen Basalmembran und den zum Bowman'schen Raum hin gelegenen Epithel-Fußfortsätzen, den sogenannten Podocyten. Die Basalmembran, der eine zentrale Bedeutung für die Filtrationsfunktion der Niere zukommt, enthält Typ-IV-Kollagen, Proteoglycane und Glycoproteine wie Laminin und besitzt eine insgesamt negative Oberflächenladung, die insbesondere durch das polyanionische Heparansulfat zustande kommt[175]. Durch diese Eigenschaften wirkt die glomeruläre Basalmembran einerseits als mechanisches Sieb; alle im Plasma gelösten Stoffe mit einem Molekülradius < 1,8 nm, entsprechend einem Molekulargewicht von angenähert 15 000 kD, sind frei filtrierbar, während Stoffe mit einem Molekülradius > 4,4 nm, also einem Molekulargewicht von rund 80 000 kD und mehr, normalerweise das Glomerulum nicht passieren können und sich daher nicht im Harn nachweisen lassen[77]. Andererseits ist die Basalmembran, bedingt durch die negativen Ladungen der polyanionischen Glucosaminoglycane, auch eine Art Ionenaustauschfilter, der sich für negativ geladene Teilchen weit weniger durchlässig erweist als für elektroneutrale Stoffe. Beeinträchtigungen der Integrität der glomerulären Basalmembran und insbesondere der progrediente Verlust der negativen Membranladung haben sich in jüngster Zeit als außerordentlich relevant für die Pathogenese der glomerulären Funktionsstörungen herausgestellt[174].
Den Glomerula sind anatomisch in den Nephronen unterschiedliche Tubulusabschnitte nachge-

schaltet, in denen bei differenzierter Aufgabenteilung aus den täglich durchschnittlich erzeugten 180 Litern Glomerulumfiltrat der Endharn bereitet wird. Im proximalen Tubulusabschnitt spalten Enzyme der luminalen Bürstensaum-Membran glomerulär filtrierte Proteine hydrolytisch auf. Spezifische „Carrier-Systeme" der Tubuluszellen ermöglichen den Transport niedermolekularer Substanzen in die Zelle. So werden im proximalen Tubulus beispielsweise Glucose und andere Monosaccharide, Aminosäuren und Phosphat isotonisch aus dem Primärfiltrat reabsorbiert. Größere und komplexere Peptide und Proteine unterliegen im proximalen Tubulus keiner hydrolytischen Spaltung mehr, sondern gelangen direkt über endocytotische Prozesse in das Zellinnere, wo sie schließlich durch lysosomale Enzyme bei saurem pH-Wert abgebaut werden[174]. Auch rund 70 % des initial filtrierten Wassers und Kochsalzes sind am Ende des proximalen Tubulus nach isotonischer Resorption bereits wieder in das Blut zurückgekehrt. In den Zellen der auf den proximalen Tubulus folgenden Henle'schen Schleife wird Kochsalz aktiv resorbiert. Mit diesem im Gegenstromprinzip summierten Mechanismus gelangen weitere 20 % der zunächst filtrierten NaCl-Menge in die Zirkulation zurück. Im distalen Tubulus wird die Zusammensetzung des Endharns dann durch das Zusammenspiel weiterer regulierter Transportsysteme endgültig bestimmt. Hier liegt auch der Angriffsort des Aldosterons und die Regulation der Kaliumsekretion. Das Sammelrohrsystem schließlich dient unter dem Einfluß des hypophysären Adiuretins der nochmaligen Reabsorption von Wasser und damit einer weiteren Konzentrierung des Harns, so daß das Volumen des Endharns durchschnittlich nur etwa 1 % des Glomerulumfiltrat-Volumens ausmacht[174].

Renale Erkrankungen führen zu Störungen der Urinausscheidung und einer Akkumulation harnpflichtiger Substanzen in der Zirkulation. Sie schädigen die Funktionen vieler Organe und Organsysteme des Körpers und bedürfen daher einer rechtzeitigen Diagnose sowie einer zuverlässigen Verlaufskontrolle. Anamnestische Daten und die Ergebnisse der direkten Untersuchung reichen meist nur zur groben Abschätzung der Nierenfunktion aus, so daß die Laboruntersuchungen häufig einen zentralen Stellenwert im diagnostischen Vorgehen besitzen[176]. Die Bestimmungen der „Retentionsparameter" Creatinin und Harnstoff im Serum sind integrale Bestandteile des diagnostischen Basisprogramms bei Erkrankungen der Nieren. Zusätzlich werden – besonders auch im Notfall-Laboratorium – einfache qualitative klinisch-chemische und mikroskopische Harnuntersuchungen durchgeführt. Die Bestimmung der Creatinin-[177,178] und Harnstoff-Clearance[178] erlauben beide nur eine approximative Beurteilung der glomerulären Filtrationsrate. Ihre diagnostische und klinische Wertigkeit wird kontrovers beurteilt[179]. In der Notfall-Diagnostik spielen sie wegen des umständlichen und langwierigen Testablaufes mit einer 24stündigen Urinsammelperiode keine Rolle. Desgleichen ist die Messung von Elektrolyt-Konzentrationen und -Aktivitäten im Harn notfallanalytisch von untergeordneter Bedeutung. Sie wird allenfalls vereinzelt bei besonderen klinischen Fragestellungen durchgeführt wie beispielsweise zur Ermittlung der fraktionellen Natrium-Ausscheidung, die sich als differentialdiagnostisches Kriterium bei der Unterscheidung einer prärenalen Niereninsuffizienz vom akuten Nierenversagen bewährt hat[180].

12.2 Analytik

Untersuchungsmaterial
Für die Bestimmungen von Creatinin und Harnstoff werden Serum oder Sammelurin eingesetzt. Für die qualitativen Harnuntersuchungen und die mikroskopische Beurteilung des Urinsediments eignet sich frisch gelassener Spontanurin. Hierbei hat sich für den größten Teil der qualitativen Analysen der erste Morgenurin bewährt.

Creatinin
Bei der schon seit über 100 Jahren bekannten Jaffé-Reaktion bildet Creatinin mit Pikrinsäure im alkalischen Milieu einen rot-orangen Farbkomplex, dessen genaue chemische Struktur bis heute nicht geklärt ist[181,182]. Die Bildung des Farbstoffs wird photometrisch verfolgt. Da in die Jaffé-Reaktion auch sogenannte Pseudo-Creatinine wie z. B. Harnsäure, Proteine, Ketonkörper oder Cephalosporine eingehen und die chemisch gemessenen Creatinin-Werte in unterschiedlichem Maße erhöhen, ist die Spezifität der Jaffé-Methode gering. Zur Erhöhung ihrer Spezifität werden sowohl Endpunktverfahren mit Enteiweißung als auch kinetische Modifikationen vorgeschlagen[182]. Die Endpunktmessungen mit Enteiweißung sind methodisch aufwendig und nur teilweise mechanisierbar; sie konnten sich daher in der Routine-Analytik nicht durchsetzen. Hier herrschen kinetische Verfahren vor, die die Tatsache ausnutzen, daß Creatinin und die unterschiedlichen Nicht Creatinin-Chromogene verschieden schnell mit alkalischem Pikrat reagieren. Nach Zugabe der Probe lassen sich drei Phasen unterscheiden: zunächst reagieren innerhalb der ersten 30 Sekunden die schnellen Nicht-Creatinin-Chromogene, im zweiten circa 2minütigen Intervall dann hauptsächlich das „wahre" Creatinin, bevor schließlich die langsamen Nicht-Creatinin-Chromogene in die Reaktion eingehen. Die Absorptionsänderung während der zweiten Phase, bei 509 nm gemessen, ist proportional zur Creatinin-Konzentration der Probe[178]. Zusätzlich zu den Pseudo-Creatininen sind noch eine Reihe weiterer Störfaktoren der Jaffé-Reaktion bekannt[183]. Besondere klinische Bedeutung besitzt die negative Interferenz des Bilirubins, die – abgängig vom jeweiligen Analysengerät – unterschiedlich stark ausgeprägt ist[184].

Die zahlreichen enzymatischen Verfahren zur Creatinin-Bestimmung[182,185] zeichnen sich im Vergleich zur Jaffé-Reaktion durch eine höhere Spezifität aus, unterliegen aber ebenfalls einer Vielzahl von Störfaktoren[174,183]. Beim Creatinin-PAP-Farbtest wird Creatinin durch Creatininase zu Creatin umgewandelt, das in einer Indikator-Reaktion mit Phenol-Aminophenazon (PAP) zu einem roten Farbstoff reagiert. Dessen Absorption wird bei 546 nm gemessen. Da körpereigenes Creatin mit in die Reaktion eingeht, muß es durch Abzug eines Probenleerwertes berücksichtigt oder bei einigen trägergebundenen Applikationen durch Vorbehandlung der Probe eliminiert werden.

Der Creatinin-UV-Test basiert auf der desamidierenden Oxidation des Creatinins mit Creatinin-iminohydrolase. Der entstehende Ammoniak wird unter NADH-Verbrauch mit Glutamat-Dehydrogenase umgesetzt; Meßgröße ist die Extinktionsabnahme bei 340 oder 366 nm.

Harnstoff
Die Harnstoff-Konzentration wird heute meist mit dem Urease-GLDH-UV-Test ermittelt[178,186]. Nach Hydrolyse des Harnstoffs mit Urease entsteht Ammoniak, der unter NADH-Verbrauch mit Glutamat-Dehydrogenase (GLDH) mit 2,2-Oxoglutarat umgesetzt wird. Meßgröße ist die nach dem Endpunkt-Verfahren oder dem kinetischen Prinzip bestimmte Extinktionsabnahme bei 340 nm. Da die Ammoniak-Konzentration im Serum normalerweise weniger als 1% des „Harnstoffammoniaks" beträgt, kann auf eine Leerwertmessung verzichtet werden[174]. Der Harnstoff-N-Gehalt ergibt sich aus dem Harnstoff durch Multiplikation mit 0,46, die Harnstoff-Konzentration erhält man aus dem Harnstoff-N-Wert durch Multiplikation mit 2,14.

Qualitative Urinuntersuchung mit Teststreifen
Die Untersuchung des Urins mit Teststreifen[187] stellt eine typische „Bedside"-Analyse dar. Sie

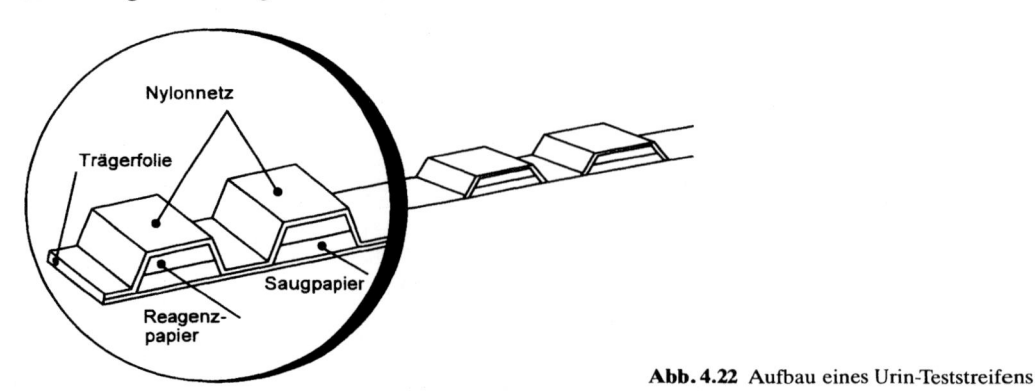

Abb. 4.22 Aufbau eines Urin-Teststreifens

kann auch vom Patienten selbst durchgeführt werden (z. B. Selbstkontrolle des Diabetikers) und hat die klassischen qualitativen Nachweisreaktionen für Harnbestandteile vollständig abgelöst.
Ein typischer Urin-Teststreifen (Abb. 4.22) mit z. B. bis zu neun unterschiedlichen Testfeldern besteht aus einem dünnen Nylonnetz, dem darunter befindlichen Reagenz- und Saugpapier sowie einer stabilen Trägerfolie. Das Reagenzpapier enthält die für die jeweiligen Nachweisreaktionen notwendigen Reagenzien in imprägnierter Form; das Saugpapier nimmt überschüssigen Urin auf und hilft so Störungen zu verhindern. Die während der Reaktion eintretenden Farbumschläge in den einzelnen Testfeldern sind vor dem meist weißen Untergrund der Trägerfolie gut ablesbar. Zu den „Screening"-Untersuchungen bei Verdacht auf Nierenerkrankungen gehören die Schnellteste auf Leukocyten, Erythrocyten/Hämoglobin, Protein, Nitrit und Glucose. Sie basieren auf folgenden Reaktionen: Esterasen der Granulocyten spalten einen Indoxylester zu Indoxyl, das mit einem Diazoniumsalz zu einem violetten Farbstoff reagiert. Hämoglobin, aber auch Myoglobin, katalysieren als Pseudoperoxydasen die Oxydation eines zunächst gelben Farbindikators zu einem grünen Farbstoff. Der Proteinnachweis beruht auf dem sogenannten Eiweißfehler von pH-Indikatoren. In saurem Milieu binden die positiv geladenen Aminogruppen der Proteine an den anionischen Indikator und täuschen so einen pH-Wert über dem Umschlagspunkt vor. Der resultierende Farbumschlag verläuft von Gelb bis intensiv Grün. Als Indikatoren werden Tetrabromphenolblau oder Mischindikatoren benutzt. Nitrit reagiert wie bei der Griess'schen Probe mit Sulfanilsäure und α-Naphthylamin bei saurem pH-Wert zu einem roten Farbkomplex. Für den Glucose-Nachweis wird die Glucoseoxydase-Peroxydase-Methode ($\rightarrow$ Bd. 1, 475) eingesetzt. Die Farbe des Testfeldes schlägt von Gelb bis zu einem dunklen Grün um.
Zur Durchführung der Schnellteste werden die Teststreifen kurz in den unzentrifugierten, gut durchmischten Urin eingetaucht und alle Reaktionsfelder vollständig benetzt. Die Farbe der Testfelder wird entweder visuell durch Vergleich mit einer Bezugsskala nach von Hersteller zu Hersteller variierenden Reaktionszeiten oder automatisiert reflektometrisch ausgewertet. Die visuelle Ablesung durch geschultes Personal ist dabei in bezug auf die Schnelligkeit der Analyse und vor allem hinsichtlich der Fehlerrate der reflektometrischen Messung gleichwertig[188].

Urinsediment
Zur Herstellung des Harnsedimentes[189,190] werden etwa zehn Milliliter frisch gelassener, gut durchgemischter Harn fünf Minuten bei 1500 bis 2000 U/min zentrifugiert. Nach Dekantieren des Überstandes in einem Zug und Aufschütteln des verbliebenen Sedimentes bringt man einen Tropfen auf einen Objektträger und versieht ihn mit einem Deckglas. Die Beurteilung und Auswertung des Sediments erfolgt mit dem Objektiv 40:1 durch Auszählen von mindestens 20 bis 30 Gesichtsfeldern. Die Präzision der Sediment-Beurteilung kann mittels eines Systems mit graduierten Zentrifugenröhrchen, Pipette sowie Einmalobjektträgern mit Raster und volumenkonstanter Kammer gesteigert werden. Die zahlreichen für Harnsedimente vorgeschlagenen Färbemethoden sind in der Routinediagnostik entbehrlich, weil sie im Vergleich zur Untersuchung des Nativharnes im Hellfeld keine zusätzlichen Informationen liefern[191].

12.3 Bewertung

12.3.1 Creatinin

Referenzbereich
Für das Serum-Creatinin werden bei Neugeborenen und Kindern, erwachsenen Männern und Frauen sowie während der Schwangerschaft jeweils unterschiedliche und zudem methodenabhängige Referenzbereiche angegeben[179]. Bei Männern beläuft sich das Serum-Creatinin, mit der Jaffé-Methode gemessen, auf 0,7 bis 1,2 mg/dl (62 bis 106 µmol/l). Enzymatisch werden 0,55 bis 1,1 mg/dl (49 bis 97 µmol/l) bestimmt. Frauen weisen mit der chemischen Methode 0,6 bis 1,1 mg/dl (53 bis 97 µmol/l) und mit der enzymatischen Modifikation 0,49 bis 0,9 mg/dl (42 bis 80 µmol/l)

auf. Im Urin finden sich bei beiden Geschlechtern mit der Jaffé-Methode 7 bis 20 mmol/24 Stunden[174].

Leber, Pankreas und Nieren bilden Creatin, das über den Blutweg die Muskulatur erreicht und dort durch Creatin-Kinase (CK) zu energiereichem Creatinphosphat umgesetzt wird. Creatinin seinerseits entsteht nicht-enzymatisch aus Creatin und Phosphocreatin in der Muskulatur. Die gebildete Creatinin-Menge und damit auch die Serumkonzentration des Creatinins sind deshalb von der jeweiligen Muskelmasse abhängig. Normalgewichtige 30- bis 60jährige bilden rund 15 bis 20 mg Creatinin pro Kilogramm Körpergewicht innerhalb von 24 Stunden[178].

Die konstante endogene Syntheserate des Creatinins, seine ungehinderte glomeruläre Filtration und fehlende tubuläre Reabsorption sowie die Tatsache, daß Creatinin erst ab einer Serumkonzentration von über 3 mg/dl in nicht mehr zu vernachlässigendem Maße aktiv tubulär sezerniert wird, machen es zu einem Parameter, der eine annähernde Abschätzung der glomerulären Filtrationsrate (GFR) erlaubt. Bei gleichbleibender Bildung und Elimination des Creatinins besteht eine hyperbole Beziehung zwischen glomerulärer Filtrationsrate und dem Serum-Creatinin-Wert (Abb. 4.23)[192]. Allerdings liegt das Serum-Creatinin bis zu einer Einschränkung auf etwa 50% der normalen glomerulären Filtration noch innerhalb des Normbereiches, so daß bei einer glomerulären Filtrationsrate zwischen 90 und 50 Millilitern pro Minute ein „creatininblinder Bereich" besteht[178]. Als Ursache hierfür wird die bei zunehmender Einschränkung der Nierenfunktion abnehmende renale Creatinproduktion angeführt, die zunächst einem der Funktionseinbuße proportionalen Creatininanstieg entgegenwirkt[174].

Neben dem akuten Nierenversagen, der prärenalen Niereninsuffizienz, postrenalen Harnwegsobstruktionen und insbesondere dem sich über Jahre entwickelnden chronischen Nierenversagen muß die Bewertung von Creatinin-Erhöhungen im Serum differentialdiagnostisch auch eine Rolle extrarenaler Ursachen berücksichtigen. Zu nennen sind exemplarisch eine erhöhte Muskelmasse, unterschiedliche Myopathien mit gesteigertem Muskelstoffwechsel und hormonelle Störungen wie Akromegalie oder Thyreotoxikose[178]. Erniedrigte Serum-Creatinin-Werte bei Muskelschwund, juvenilem Diabetes mellitus und während der Schwangerschaft haben klinisch im allgemeinen keine Bedeutung.

12.3.2 Harnstoff

Referenzbereich
Als Referenzbereich des Harnstoffs im Serum werden 20 bis 50 mg/dl (3 bis 8 mmol/l) angegeben[174].

Harnstoff entsteht als Endprodukt des Eiweiß- und Aminosäuren-Stoffwechsels in der Leber. Anders als beim Creatinin hängt die Serum-Harnstoff-Konzentration neben der Nierenfunktion noch von weiteren Faktoren ab. Zunächst besteht zwischen der nutritiven Proteinaufnahme und der Harnstoff-Menge im Serum eine gesicherte Beziehung: aus 2,9 g Protein entsteht 1 g Harnstoff. Eine proteinreiche Hyperalimentation oder eine katabole Stoffwechsellage mit Abbau körpereigenen Proteins, wie sie sich beispielsweise postoperativ, bei Diabetes mellitus, Fieberzuständen, unter Glucocorticoid-Behandlung oder bei metastasierenden Tumoren einstellen kann, führen daher trotz intakter Nierenfunktion zu vorübergehenden Erhöhungen der Harnstoff-Konzentration im Serum. Bei einer Einschränkung des Leberstoffwechsels mit konsekutiver Beeinträchtigung des hepatischen Harnstoffzyklus finden sich erniedrigte Harnstoff- und gleichzeitig erhöhte Ammoniak-Spiegel. Die Nierenfunktion beeinflußt die Harnstoff-Konzentration auf komplexe Weise. Nach ungehinderter glomerulärer Filtration diffundieren 40 bis 60% des initial filtrierten Harnstoffs im proximalen Tubulus in die Zirkulation zurück, und zwar unabhängig von der Urinflußrate. Im distalen Tubulus wird die Reabsorption

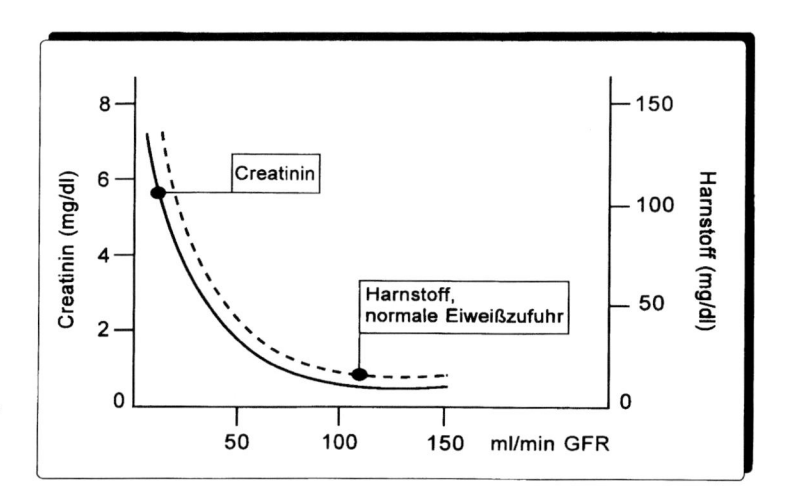

Abb. 4.23 Beziehung zwischen glomerulärer Filtrationsrate (GFR) und Serum-Creatinin bzw. Serum-Harnstoff (nach Lit. 192)

über die Urinflußrate vom hypophysären Adiuretin gesteuert. Bei Diurese werden etwa 40 % des verbliebenen Harnstoffs im distalen Tubulus rückresorbiert; unter antidiuretischen Bedingungen sind es sogar 70 %[178]. Aufgrund dieser komplizierten renalen „Clearance" wird der obere Normwert des Harnstoffs im Serum erst überschritten, wenn die glomeruläre Filtrationsrate bereits auf rund ein Viertel ihres Normalwertes abgesunken ist und nur noch etwa 30 Milliliter pro Minute beträgt (Abb. 4.23)[178]. Daher eignet sich die Bestimmung des Serum-Harnstoff-Wertes weniger zur Diagnostik globaler renaler Funktionseinbußen, wohl aber zur Verlaufsbeurteilung bei stärker eingeschränkter glomerulärer Filtrationsrate. Allerdings müssen gleichzeitig bestehende extrarenale Ursachen für eine veränderte Harnstoff-Konzentration ausgeschlossen sein. Wegen der ausgeprägten Abhängigkeit der Harnstoff-Rückresorption vom tubulären Harnfluß kommt es beim prä- und postrenalen Nierenversagen durch die starke tubuläre Flußminderung im Vergleich zum akuten Nierenversagen zu einem überproportionalen Anstieg der Harnstoff-Konzentration im Serum und zur Erhöhung des Quotienten Harnstoff/Creatinin auf über 10. Dies kann als differentialdiagnostisches Kriterium benutzt werden[178].
Subnormale Harnstoff-Werte sind diagnostisch weniger relevant als erhöhte. Sie finden sich bei schweren Lebererkrankungen, eiweißarmer Kost und physiologischerweise bei Kindern und Schwangeren.

12.3.3 Qualitative Harnuntersuchungen und Harnsediment

Referenzbereiche
Die Teststreifenbefunde für Leukocyten, Erythrocyten/Hämoglobin, Protein, Nitrit und Glucose sind bei Gesunden in der Regel negativ. Bei der Sedimentuntersuchung finden sich pro Gesichtsfeld physiologischerweise bis zu fünf Leukocyten, bis zu zwei Erythrocyten und lediglich hyaline Zylinder[178].
Die praktische Nachweisgrenze resp. Entscheidungsgrenze des Leukocyten-Testfeldes liegt bei 20 Granulocyten/µl[178]. Die diagnostische Sensitivität und Spezifität werden im Vergleich zur Sedimentuntersuchung mit 97 und 86 % angegeben[193], wobei allerdings eine starke Abhängigkeit von der gewählten Reaktionszeit und wahrscheinlich auch der Urin-Osmolarität besteht[194]. Daher eignet sich die Teststreifen-Untersuchung zum Ausschluß einer Leukocyturie nur bei asymptomatischen Patienten[194]. Die Entscheidungsgrenze des Erythrocyten-Feldes liegt bei 10 Erythrocyten/µl und wird allgemein als ausreichend angesehen, um eine signifikante Hämaturie auszuschließen[194]. Zu beachten ist, daß Myoglobin in Konzentrationen über 300 µg/l positiv interferiert. Die praktische Empfindlichkeit der semiquantitativen Proteinbestimmung mittels Teststreifen beträgt, bezogen auf Albumin, etwa 60 mg/l, ist jedoch für niereneigene und postglomeruläre Proteine weitaus geringer[195]. Der Streifentest erfaßt im Vergleich mit der Polyacrylamid-Gelelektrophorese zwar 100 % der glomerulären Proteinurien, läßt aber nur 77 % der gemischten und sogar nur 50 % der tubulären Proteinurien erkennen[196]. Er eignet sich aber zur überaus wichtigen Erfassung der sogenannten Mikroalbuminurie bei beginnender diabetischer Nephropathie und sollte daher als „Screening"-Untersuchung bei Diabetikern großzügig durchgeführt werden[197]. Die weitere Abklärung einer Proteinurie erfordert jedoch die differenzierte Bestimmung typischer glomerulärer und tubulärer Markerproteine oder elektrophoretische Untersuchungen[198,199]. Die Empfindlichkeit des Nitrit-Nachweises liegt bei 0,5 ml/l. Eine negative Reaktion schließt eine bakterielle Infektion nicht aus, weil zwar die wichtigsten, aber keineswegs alle harnpathogenen Keime Nitrat zu Nitrit reduzieren. Als negativ interferierende Faktoren sind zu nennen die Bildung von Stickstoff aus Nitrit bei starker Keimbesiedlung in schon länger gewonnenen Urinen, hohe Dosen an reduzierenden Substanzen wie beispielsweise Ascorbinsäure, eine bereits begonnene antibakterielle Therapie und eine Blasenverweildauer des Urins von weniger als vier Stunden. Das Testfeld für Glucose weist eine Empfindlichkeit von 0,4 g/l auf. Der Nachweis kann z. B. durch Reste stark oxydierender Desinfektionsmittel im Sammelgefäß falsch positiv, durch Ascorbinsäure falsch negativ beeinflußt werden.
Liegen keine anamnestischen und klinischen Hinweise auf eine Erkrankung der Nieren oder der ableitenden Harnwege vor und fallen die genannten Suchreaktionen bei der Teststreifen-Untersuchung alle negativ aus, so kann im Rahmen des prophylaktischen „Screenings" auf die Anfertigung eines Harnsediments verzichtet werden. Fällt dagegen mindestens einer der beschriebenen Suchteste positiv aus, sollten das Sediment beurteilt und gegebenenfalls weiterführende Untersuchungen eingeleitet werden[200].
Die häufigsten pathologischen Sedimentbestandteile[189] besitzen nur einen relativ unspezifischen Charakter und finden sich bei den verschiedensten Erkrankungen der Niere und der ableitenden Harnwege (Tab. 4.11). Trotzdem können bestimmte Befundkonstellationen im Harnsediment wichtige diagnostische Hinweise geben. Der bloße mikroskopische Nachweis von Erythrocyten und Leukocyten im Hellfeld bietet gegenüber den Teststreifen kaum Vorteile. Allenfalls erlaubt ihre mikroskopische Quantifizierung eine gewisse Verlaufskontrolle. Die auch im Notfall-Laboratorium mögliche phasenkontrastoptische Beurteilung der Erythrocytenmorphologie kann mitunter entscheidend zur Lokalisationsdiagnostik bei unklarer Blutungsquelle beitragen, so daß sich invasive Maßnahmen erübrigen. Eine Unterscheidung zwischen Erythrocyten aus Blutungsquellen der Harnwege und solchen renaler Herkunft ist dadurch möglich, daß „nicht-glomeruläre", postrenale Erythrocyten im Phasenkontrast weitgehend

Tabelle 4.11 Wichtige pathologische Formbestandteile (ohne Bakterien) des Harnsedimentes und mit ihnen häufig assoziierte Krankheiten (nach Lit. 191)

Formbestandteile	Krankheiten
Erythrocyten	Glomerulonephritiden, Konkremente, Nierenbeteiligung bei Systemerkrankungen, benigne und maligne Tumoren der Niere und der ableitenden Harnwege, Traumen, hämorrhagische Diathesen, Harnwegsinfekte
Leukocyten	Pyelonephritis, alle anderen entzündlichen Erkrankungen der ableitenden Harnwege, Glomerulonephritiden
Plattenepithelien	Beimischung aus dem äußeren Genitale bei Frauen (ohne Krankheitswert)
Übergangsepithelien	Entzündungen der ableitenden Harnwege
Nierenepithelien	Generalisierte Viruserkrankungen, toxische Nierenschäden
Hyaline Zylinder	Ohne Krankheitswert bei körperlichen Anstrengungen, alle akuten und chronischen Nierenerkrankungen
Granulierte Zylinder	Alle akuten und chronischen Nierenerkrankungen
Erythrocytenzylinder	Alle Formen der Glomerulonephritis, Nierenbeteiligung bei Systemerkrankungen
Leukocytenzylinder	Akute und chronische Pyelonephritis
Epithelzylinder	Generalisierte Viruserkrankungen
Fettzylinder	Alle Nierenerkrankungen mit nephrotischem Syndrom
Wachszylinder	Alle fortgeschrittenen Nierenerkrankungen
Leucin, Tyrosin	Leberkoma (selten)
Cystin	Cystinurie (selten)

gleichförmig erscheinen, während renale, „glomeruläre" Erythrocyten entweder als Ringformen mit und ohne Ein-/Ausstülpungen oder als destruierte Elemente imponieren[201]. Legt man für die Diagnose einer renalen, glomerulären Hämaturie einen Anteil von mindestens 80 % typischer „dysmorpher" Erythrocyten an der Gesamtzahl roter Blutkörperchen im Harn zugrunde, so beträgt die Sensitivität erythrocytenmorphologischer Untersuchungen zur Unterscheidung renaler und postrenaler Blutungen 99 %, die Spezifität 93 %[202]. Die diagnostische Bedeutung der unterschiedlichen Zylinderformen im Harnsediment ergibt sich daraus, daß sie sozusagen Ausgüsse des renalen Tubulusapparates sind und der Nachweis von Zylindern somit die renale Genese eines Prozesses beweist. Die vielfältigen polymorphen Kristalle sind primär ohne diagnostische Bedeutung. Der immer wieder postulierte kausale Zusammenhang zwischen Kristallurie und Harnsteinbildung ist nur sehr vage. Die Übersättigung des Harns mit einer bestimmten Kristallphase führt keineswegs automatisch zur Urolithiasis, da der Harnsteinbildung ein spezifisches Inhibitor-Potential entgegenwirkt. So sind beispielsweise Citrate, Pyrophosphate, Chondroitinsulfat und Ribonucleinsäuren potente Hemmer der Bildung von Calciumoxalat-Steinen[194]. Dies erklärt zumindest teilweise, warum manche Personen mit einer hohen Calciumoxalat-Übersättigung des Urins keine Steine bilden, andere aber schon bei normaler Calcium- und Oxalat-Exkretion zu Steinträgern werden.

Weiterführende Untersuchungen

Creatinin- und Harnstoff-Clearance, Ermittlung fraktioneller Elektrolytausscheidungen, Proteinurie-Diagnostik.

Literatur

1. s. ds. Hsb. B. 1, S. 427–524
2. Gressner AM (1987) Qualitätskontrolle im Notfall-Labor. In: Henkel E (Hrsg.) Das Notfall-Labor. Organisation und Management, GIT Verlag, Darmstadt, S. 103–111
3. Zeile G, Baake M, Henrici G (1983) Kompendium der praktischen Hämatologie, 2. Aufl., GIT Verlag, Darmstadt
4. Thews G (1987) Atemgastransport und Säure-Basen-Status des Blutes. In: Schmidt RF, Thews G (Hrsg.) Physiologie des Menschen, 23. Aufl., Springer, Berlin, Heidelberg, New York, London, Paris, Tokyo, S. 611–632
5. Begemann H, Begemann M (1989) Praktische Hämatologie. Diagnose, Therapie, Methodik, 9. Aufl., Thieme, Stuttgart, New York
6. Dörner K (1992) Klinische Chemie, 2. Aufl., Enke, Stuttgart
7. s. ds. Hdb. Bd. 1, S. 490–493
8. Bucher U (1988) Labormethoden in der Hämatologie, Huber (Laborreihe 5), Bern, Stuttgart, Toronto
9. Kleesiek K (1989) Blutzellen und blutbildende Organe. In: Greiling H, Gressner AM (Hrsg.) Lehrbuch der Klinischen Chemie und Pathobiochemie, 2. Aufl., Schattauer, Stuttgart, New York, S. 635–713
10. Witt I (1989) Hämostase- und Fibrinolysesystem. In: Greiling H, Gressner AM (Hrsg.) Lehrbuch der

Klinischen Chemie und Pathobiochemie, 2. Aufl., Schattauer, Stuttgart, New York, S. 714–765
11. s. ds. Hdb. Bd. 1, S. 501–502
12. s. ds. Hdb. Bd. 1, S. 500–501
13. Bodemann HH, Thomas L (1992) Blutbild. In: Thomas L (Hrsg.) Labor und Diagnose, 4. Aufl., Medizinische Verlagsgesellschaft, Marburg, S. 579–653
14. s. ds. Hdb. Bd. 1, S. 492
15. Rhyner K (1988) Anämien. In: Siegenthaler W (Hrsg.) Differentialdiagnose innerer Krankheiten, 16. Aufl., Thieme, Stuttgart, New York, S. 4.1–4.34
16. Hagemann P, Reimann IW (1992) Arzneimittel und Laborwerte. Ein Leitfaden bei „falschen" medizinischen Laborwerten, Wissenschaftliche Verlagsgesellschaft, Stuttgart
17. s. ds. Hdb. Bd. 1, S. 493–500
18. Lechner K (1982) Laboratoriumsdiagnose hämatologischer Erkrankungen 2, Blutgerinnungsstörungen, Springer, Berlin, Heidelberg, New York
19. Lasch HG, Krecke H-J, Rodriguez-Erdmann F, Sessner HH, Schütterle G (1961) Folia Haemat (Frankfurt) 6: 325–330
20. Colman RW, Marder VJ, Salzmann EW, Hirsh J (1987) Overview of hemostasis. In: Colman RW, Hirsh J, Marder VJ, Salzmann (EW) (Eds.) Hemostasis and thrombosis. Basic principles and clinical practice, 2nd ed., Lippincott, Philadelphia, London, Mexiko City, New York, St. Louis, Sao Paulo, Sydney, pp 3–17
21. Hiller E, Riess H (1988) Hämorrhagische Diathese und Thrombose. Grundlagen, Klinik, Therapie, Wissenschaftliche Verlagsgesellschaft, Stuttgart
22. Thomas L, Trobisch H (1992) Blutstillung und Fibrinolyse. In: Thomas L (Hrsg.) Labor und Diagnose, 4. Aufl., Medizinische Verlagsgesellschaft, Marburg, S. 654–745
23. Spaethe R (1992) Hämostase, Teil A. Physiologie, Pathophysiologie, Therapie, Baxter Deutschland GmbH, Unterschleißheim
24. Barthels M, Polliwoda H (1993) Gerinnungsanalysen. Interpretation, Schnellorientierung, Therapiekontrollen, 4. Aufl., Thieme, Stuttgart, New York
25. Paar D (1986) Dtsch Zahnärztl Z 41: 377–380
26. Barthels M, Polliwoda H (1987) Die Gerinnungsanalytik im Notfall-Labor. In: Henkel E (Hrsg.) Das Notfall-Labor. Organisation und Management, GIT Verlag, Darmstadt, S. 33–37
27. Paar D (1991) Diagnostik und Therapie von Hämostasestörungen in der Intensivmedizin. In: Luboldt W, Maurer C (Hrsg.) Entwicklungen in der Transfusionsmedizin. Arbeitsgemeinschaft der Ärzte staatlicher und kommunaler Bluttransfusionsdienste, Jahrestagung 1990, Ecomed, Landsberg, S. 85–91
28. Scherer R, Paar D, Stöcker L, Kox WJ (1994) Anaesthesist, im Druck
29. Kolde H-J (1992) Hämostase, Teil B. Hämostase-Diagnostik, Baxter Deutschland GmbH, Unterschleißheim
30. Kappert A (1985) Lehrbuch und Atlas der Angiologie, 11. Aufl., Huber, Bern, Stuttgart, Toronto
31. Scharrer I (1985) Hämostaseologie 5: 8–16
32. Marx R (1968) Therapiewoche 18: 2103–2108
33. Williams CE, Short PE, George AJ, Entwistle MBP (1988) Critical factors in hemostasis, VCH Verlagsgesellschaft, Cambridge, New York, Basel, Weinheim
34. Paar D (1991) Hämostaseologie 11: 1–3

35. Claus A (1957) Acta Haemat (Basel) 17: 237–246
36. Burns ER, Lawrence C (1989) Arch Pathol Lab Med 113: 1219–1224
37. Eller Th (1994) Lab Med 18: 168–176
38. Stuart MJ (1987) Bleeding in the newborn and pediatric patient. In: Colman RW, Hirsh J, Marder VJ, Salzman EW (Eds.) Hemostasis and thrombosis. Basic principles and clinical practice, 2nd ed., Lippincott, Philadelphia, London, Mexiko City, New York, St. Louis, Sao Paulo, Sydney, pp 942–959
39. Himmelreich G, Riess H (1993) Klin Lab 29: 25–30
40. Pradoni P, Lensing AWA, Büller HR, Carta M, Cogo A, Vigo M, Casara D, Ruol A, ten Cate JW (1992) Lancet 339: 441–445
41. Théry C, Simonneau G, Meyer G, Hélénion O, Bridey F, Armagnac C, d'Azemar P, Coquart JP (1992) Circulation 85: 1380–1389
42. Poniewierski M, Barthels M, Kuhn M, Polliwoda H (1988) Med Klin 83: 241–245
43. Deutsch E (1950) Klin Wochenschr 28: 326–329
44. Bruhn HD, Zurborn K-H (1993) Hämostaseologie 13: 167–171
45. Tilsner V (1988) Dtsch Wochenschr 113: 1416
46. Paar D (1971) Blut 23: 1–6
47. Schneider W, Scharf RE (1985) Hämostaseologie 5: 32–41
48. George JN, Shattil SJ (1991) N Engl J Med 324: 27–39
49. Paar D (1993) Gynecol Endocrinol 7, Suppl: 9–12
50. White GC II, Marder VJ, Colman RW, Hirsh J, Salzmann EW (1987) Approach to the bleeding patient. In: Colman RW, Hirsh J, Marder VJ, Salzman EW (Eds.) Hemostasis and thrombosis. Basic principles and clinical practice, 2nd ed., Lippincott, Philadelphia, London, Mexiko City, New York, St. Louis, Sao Paulo, Sydney, pp 1048–1060
51. Thomas L (1992) Plasmaproteine and „passenger" proteins. In: Thomas L (Hrsg.) Labor und Diagnose, 4. Aufl., Medizinische Verlagsgesellschaft, Marburg, S. 747–794
52. Alberts B, Bray D, Lewis J, Raff M, Roberts K, Watson JD (1989) Molecular biology of the cell, 2nd ed., Garland Publishing, New York, London
53. Gressner AM, Thomas L (1989) Proteinstoffwechsel. In: Greiling H, Gressner AM (Hrsg.) Lehrbuch der Klinischen Chemie und Pathobiochemie, 2. Aufl., Schattauer, Stuttgart, New York, S. 135–185
54. Doumas BT, Bayse DD, Carter RJ, Peters jr D, Schaffer R (1981) Clin Chem 27: 1642–1650
55. Beyer H (1976) Lehrbuch der organischen Chemie, 18. Aufl., Hirzel, Stuttgart
56. Rick W (1990) Klinische Chemie und Mikroskopie, 6. Aufl., Springer, Berlin, Heidelberg, New York
57. Karlson P, Doennecke D, Koolmann J (1994) Kurzes Lehrbuch der Biochemie für Mediziner und Naturwissenschaftler, 14. Aufl., Thieme, Stuttgart, New York
58. s. ds. Hdb. Bd. 1, S. 520–521
59. Gressner AM (1990) GIT Lab Med 13: 419–429
60. Thomas L, Messinger M (1993) Lab Med 17: 179–194
61. Kattermann R (1989) Lipid- und Lipoproteinstoffwechsel. In: Greiling H, Gressner AM (Hrsg.) Lehrbuch der Klinischen Chemie und Pathobiochemie, 2. Aufl., Schattauer, Stuttgart, New York, S. 223–265
62. Assmann G (1982) Lipidstoffwechsel und Arteriosklerose, Schattauer, Stuttgart

63. Kostner GM (1984) Physiologie und Pathophysiologie der Lipoproteine. In: Kaffarnik H, Schneider J (Hrsg.) Hyperlipoproteinämie. Pathophysiologie, Diagnostik, Therapie. Perimed Fachbuch-Verlagsgesellschaft, Erlangen, S. 36–48
64. Riesen WF (1992) Fettstoffwechsel. In: Thomas L (Hrsg.) Labor und Diagnose, 4. Aufl., Medizinische Verlagsgesellschaft, Marburg, S. 199–229
65. International Task Force for the Prevention of Coronary Heart Disease (1992) Nutr Metab Cardiovasc Dis 2: 113–156
66. s. ds. Hdb. Bd. 1, 469–471
67. Friedewald WT, Levy RI, Fredrickson DS (1972) Clin Chem 18: 499–502
68. Gonzales-Estrada M, Rodriguez Ferrer CR, Astarloa IR, Lahera EM (1990) Clin Chem 36: 1673–1675
69. s. ds. Hdb., Bd. 1, S. 481–482
70. Kattermann R, Köhring B, Bunne B (1972) Dtsch Med Wochenschr 101: 953–957
71. Assmann G, Lewis B, Mancini M, Stein Y (1987) Europ Heart J 9: 571–600
72. Assmann G (1993) Dtsch Ärztebl 90: B-2260–B-2270
73. Assmann G, Gotto AM jr, Paoletti R (1991) Am J Cardiol 68: 1A–4A
74. Assmann G, Schulte H (1993) Dtsch Ärztebl 90: B-2057–B-2062
75. Assmann G, Betterridge DJ, Gotto AM jr, Steiner G (1991) Am J Cardiol 68: 30A–34A
76. Heidbreder E, Heidland A (1992) Dtsch Ärztebl 89: B-1925–B-1929
77. Silbernagl S, Despopoulos A (1991) Taschenatlas der Physiologie, 4. Aufl., Thieme, Stuttgart, New York
78. Müller-Plathe O (1982) Säure-Basen-Haushalt und Blutgase, 2. Aufl., Thieme, Stuttgart, New York
79. Andreoli TE, Carpenter CCJ, Plum F, Smith LH jr (1992) Cecil's-Kompendium der Inneren Medizin, 1. dt. Aufl., McGraw-Hill Medical Publ., Nürnberg
80. Paschen K (1989) Säure-Basen-Stoffwechsel, Blutgase. In: Greiling H, Gressner AM (Hrsg.) Lehrbuch der Klinischen Chemie und Pathobiochemie, 2. Aufl., Schattauer, Stuttgart, New York, S. 391–403
81. Müller-Plathe O (1992) Säure-Basen-Gleichgewicht und Blutgase. In: Thomas L (Hrsg.) Labor und Diagnose, 4. Aufl., Medizinische Verlagsgesellschaft, Marburg, S. 319–340
82. s. ds. Hdb., Bd. 1, S. 460–461 und Bd. 2, S. 490–499
83. s. ds. Hdb., Bd. 2, S. 500–523
84. Siggard-Anderson O, Wimberley PD, Fogh-Anderson N, Gothgen IH (1988) Scand J Clin Lab Invest 48, Suppl 189: 7–15
85. Müller-Plathe O (1987) J Clin Chem Clin Biochem 25: 795–798
86. Krück F (1987) Säure-Basen-Haushalt. In: Siegenthaler W (Hrsg.) Klinische Pathophysiologie, 6. Aufl., Thieme, Stuttgart, New York, S. 238–250
87. Paschen K, Lammers M, Müller-Plathe O (1989) Wasser- und Elektrolythaushalt. In: Greiling H, Gressner AM (Hrsg.) Lehrbuch der Klinischen Chemie und Pathobiochemie, 2. Aufl., Schattauer, Stuttgart, New York, S. 368–390
88. Keller H (1991) Klinisch-chemische Labordiagnostik für die Praxis. Analyse, Befund, Interpretation, 2. Aufl., Thieme, Stuttgart, New York
89. Kuhlmann U, Siegenthaler G (1987) Wasser- und Elektrolythaushalt. In: Siegenthaler W (Hrsg.) Klinische Pathophysiologie, 6. Aufl., Thieme, Stuttgart, New York, S. 209–237
90. Tietz NW, Pruden EL, Siggard-Anderson O (1986) Electrolytes. In: Tietz NW (Eds.) Textbook of clinical chemistry, Saunders, Philadelphia, London, Toronto, pp 1172–1191
91. Wepler R, Franz HE (1977) Diagnostik der Störungen des Wasser- und Elektrolythaushaltes. In: Zumkley H (Hrsg.) Klinik des Wasser-, Elektrolyt- und Säure-Basen-Haushaltes, Thieme, Stuttgart, New York, S. 49–57
92. s. ds. Hdb. Bd. 1, S. 459–460
93. Haeckel R, Schumann G (1989) Verfahren der Meßwerterfassung. In: Greiling H, Gressner AM (Hrsg.) Lehrbuch der Klinischen Chemie und Pathobiochemie, 2. Aufl., Schattauer, Stuttgart, New York, S. 88–107
94. s. ds. Hdb. Bd. 1, S. 460–461
95. Schwedt G (1992) Taschenatlas der Analytik, Thieme, Stuttgart, New York
96. Kunmar A, Chapoteau E, Czech BP, Gebauer CR, Chimenti MZ, Raimondo O (1988) Clin Chem 34: 1709–1712
97. Roß RS, Gressner AM (1992) Med Welt 43: 102–107
98. Schmidt-Gayk H, Thomas L (1992) Mineralhaushalt und Nebenschilddrüse. In: Thomas L (Hrsg.) Labor und Diagnose, 4. Aufl., Medizinische Verlagsgesellschaft, Marburg, S. 341–375
99. Günther TH (1989) Magnesium-Stoffwechsel. In: Greiling H, Gressner AM (Hrsg.) Lehrbuch der Klinischen Chemie und Pathobiochemie, 2. Aufl., Schattauer, Stuttgart, New York, S. 404–408
100. s. ds. Hdb. Bd. 2, S. 366–368
101. Walb D, Thomas L (1992) Wasser- und Elektrolythaushalt. In: Thomas L (Hrsg.) Labor und Diagnose, 4. Aufl., Medizinische Verlagsgesellschaft, Marburg, S. 277–318
102. Hummerich W (1991) Hyponatriämie und Hypernatriämie. In: Kaufmann W (Hrsg.) Internistische Differentialdiagnostik. Entscheidungsprozesse in Flußdiagrammen, 2. Aufl., Schattauer, Stuttgart, New York, S. 975–983
103. Wambach G (1991) Hypokaliämie. In: Kaufmann W (Hrsg.) Internistische Differentialdiagnostik. Entscheidungsprozesse in Flußdiagrammen, 2. Aufl., Schattauer, Stuttgart, New York, S. 991–996
104. Wambach G (1991) Hyperkaliämie. In: Kaufmann W (Hrsg.) Internistische Differentialdiagnostik. Entscheidungsprozesse in Flußdiagrammen, 2. Aufl., Schattauer, Stuttgart, New York, S. 985–990
105. Mödder B, Meuthen I (1986) Dtsch Med Wochenschr 111: 329–332
106. Rizzoli R (1993) Ann Biol Clin 51: 298
107. Wambach G (1991) Hypocalcämie. In: Kaufmann W (Hrsg.) Internistische Differentialdiagnostik. Entscheidungsprozesse in Flußdiagrammen, 2. Aufl., Schattauer, Stuttgart, New York, S. 1003–1006
108. Elin RD (1987) Clin Chem 33: 1965–1970
109. Kruse-Jarres JD, Schüttler A, Witt I (1989) Kohlenhydratstoffwechsel. In: Greiling H, Gressner AM (Hrsg.) Lehrbuch der Klinischen Chemie und Pathobiochemie, 2. Aufl., Schattauer, Stuttgart, New York, S. 186–222
110. s. ds. Hdb. Bd. 1, S. 474
111. s. ds. Hdb. Bd. 1, S. 432–433

112. s. ds. Hdb. Bd. 1, S. 474–476
113. s. ds. Hdb. Bd. 1, s. 463–465
114. Henrichs HR, Petzoldt R, Thomas L (1992) Kohlenhydratstoffwechsel. In: Thomas L (Hrsg.) Labor und Diagnose, 4. Aufl., Medizinische Verlagsgesellschaft, Marburg, S. 161–198
115. Seiler D, Nagel D, Tritschler W (1987) Lab Med 11: 297–306
116. Knick B, Knick J (1985) Diabetologie für praktische Ärzte und Kliniker, Kohlhammer, Stuttgart, Berlin, Köln, Mainz
117. Allolio B (1991) Hyperglycämie. In: Kaufmann W (Hrsg.) Internistische Differentialdiagnostik. Entscheidungsprozesse in Flußdiagrammen, 2. Aufl., Schattauer, Stuttgart, New York, S. 951–957
118. World Health Organization (WHO) (1985) Diabetes mellitus. Report of a WHO study-group. Technical report series No 727, Geneva
119. Nolte MS (1992) Endocrinol Metab Clin North Am 21: 281–312
120. Allolio B (1991) Hypoglycämie. In: Kaufmann W (Hrsg.) Internistische Differentialdiagnostik. Entscheidungsprozesse in Flußdiagrammen, 2. Aufl., Schattauer, Stuttgart, New York, S. 959–966
121. Antoni H (1987) Funktion des Herzens. In: Schmidt RF, Thews G (Hrsg.) Physiologie des Menschen, 23. Aufl., Springer, Berlin, Heidelberg, New York, London, Paris, Tokyo, S. 461–504
122. Neumeier D (1989) Herz- und Skelettmuskulatur. In: Greiling H, Gressner AM (Hrsg.) Lehrbuch der Klinischen Chemie und Pathobiochemie, 2. Aufl., Schattauer, Stuttgart, New York, S. 605–634
123. Fuster V, Badiman L, Cohen M, Ambrose JA, Badiman JJ, Chesebro J (1988) Circulation 77: 1213–1220
124. Califf RM, Ohman EM (1992) Chest 101, Suppl.: 106 S–115 S
125. Adams JE III, Abendschein DR, Jaffe AS (1993) Circulation 88: 750–763
126. Stein W (1992) Creatin-Kinase (CK), Creatin-Kinase (MB). In: Thomas L (Hrsg.) Labor und Diagnose, 4. Aufl., Medizinische Verlagsgesellschaft, Marburg, S. 89–106
127. Katus HA, Remppis A, Neumann FJ, Scheffold T, Diederich KW, Vinar G, Noe A, Matern G, Kuebler W (1991) Circulation 83: 902–912
128. Wu AHB (1989) Clin Chem 55: 7–13
129. Puelo PR, Guadagno PA, Roberts R, Scheel MV, Marian AJ, Churchill D, Perryman MB (1990) Circulation 82: 759–764
130. s. ds. Hdb. Bd. 1, S. 484–485
131. Wu AHB, Gornet TG, Harker CC, Chen HL (1989) Clin Chem 35: 1752–1756
132. Weber I, Abel M, Altenhofen L, Bächer K, Berghof B, Bergmann KE, Flatten G, Klein D, Michelis W, Müller PJ (1990) Dringliche Gesundheitsprobleme der Bevölkerung in der Bundesrepublik Deutschland. Zahlen, Fakten, Perspektiven, Nomos Verlagsgesellschaft, Baden-Baden
133. Hoeltz J, Bormann C, Schroeder E (1990) Subjektive Morbidität, Gesundheitsrisiken, Inanspruchnahme von Gesundheitsleistungen. Gesundheitsberichterstattung auf der Basis des 1. Nationalen Gesundheitssurveys der Deutschen Herz-Kreislauf-Präventionsstudie, Bd. 1: Bericht, Infratest Gesundheitsforschung, München
134. Lee TH, Juarez G, Cook EF, Weisberg MC, Rouan GW, Brand DA, Goldman LG (1991) N Engl J Med 324: 1239–1246
135. Chan KM, Ladenson JH, Pierce GF, Jaffe AS (1986) Clin Chem 32: 2044-2051
136. Bayer PM, Wider G, Unger W, Köhn H, Hajdusich P, Hotschek H (1982) Klin Wochenschr 60: 365–369
137. Stein W (1989) Laboratory diagnosis of acute myocardial infarction. GIT Verlag, Darmstadt
138. Collinson PO, Rosalki SB, Kuwana T, Garratt HM, Ramhamadamy EM, Baird IM Greenwood TW (1992) Ann Clin Biochem 29: 43–47
139. Stone MJ, Willerson JT (1983) Int J Cardiol 4: 49–52
140. Puschendorf B (1992) Myoglobin. In: Thomas L (Hrsg.) Labor und Diagnose, 4. Aufl., Medizinische Verlagsgesellschaft, Marburg, S. 830–833
141. Gressner AM (1989) Leber und Gallenwege. In: Greiling H, Gressner AM (Hrsg.) Lehrbuch der Klinischen Chemie und Pathobiochemie, 2. Aufl., Schattauer, Stuttgart, New York, S. 421–507
142. Lang F (1990) Pathophysiologie. Klinische Chemie. Eine Einführung, 4. Aufl., Enke, Stuttgart
143. Tauber R, Häussinger D, Reutter W (1991) Leber und Galle. In: Hierholzer K, Schmidt RF (Hrsg.) Pathophysiologie des Menschen, VCH Verlagsgesellschaft, Weinheim, Basel, Cambridge, New York, S. 7.1–7.21
144. Geerts A, Wisse E (1992) Ultrastructure and function of normal liver cells, with special reference to their role in connective tissue metabolism. In: Gressner AM, Rumadori G (Eds.) Molecular and cell biology of liver fibrogenesis, Kluwer Academic Publishers, Dordrecht, Boston, London, pp 15–26
145. s. ds. Hdb. Bd. 1, S. 488–489
146. Reinauer H, Büttner J, Bundesärztekammer (1993) Dtsch Ärztebl 90: B-1899–B-1901
147. Thomas L (1992) Glutamat-Oxalacetat-Transaminase (GOT), Glutamat-Pyruvat-Transaminase (GPT). In: Thomas L (Hrsg.) Labor und Diagnose, 4. Aufl., Medizinische Verlagsgesellschaft, Marburg, S. 121–136
148. s. ds. Hdb. Bd. 1, S. 486–488
149. s. ds. Hdb. Bd. 1, S. 467–469
150. Thomas L (1992) Bilirubin. In: Thomas L (Hrsg.) Labor und Diagnose, 4. Aufl., Medizinische Verlagsgesellschaft, Marburg, S. 233–246
151. s. ds. Hdb. Bd. 1, S. 485–486
152. da Fonseca-Wollheim F (1973) J Clin Chem Clin Biochem 11: 426–431
153. Häussinger D, Gerok W (1987) Klinisch-chemische Untersuchungen. In: Gerok W (Hrsg.) Hepatologie, Innere Medizin der Gegenwart, Bd. 1, Urban & Schwarzenberg, München, Wien, Baltimore, S. 145–162
154. Blum HE, Weizsäcker F v (1991) Internist 32: 239–243
155. Reichling JJ, Kaplan MM (1988) Dig Dis Sci 33: 1601–1614
156. Thomas L (1992) Alkalische Phosphatase. In: Thomas L (Hrsg.) Labor und Diagnose, 4. Aufl., Medizinische Verlagsgesellschaft, Marburg, S. 50–66
157. Gressner AM (1991) Klin Lab 37: 313–319
158. Rick W (1989) Pankreas. In: Greiling H, Gressner AM (Hrsg.) Lehrbuch der Klinischen Chemie und Pathobiochemie, 2. Aufl., Schattauer, Stuttgart, New York, S. 544–562
159. Mössner J (1989) Internist 30: 705–717
160. Fölsch UR (1991) Exokrines Pankreas. In: Hierholzer K, Schmidt RF (Hrsg.) Pathophysiologie des Menschen, VCH Verlagsgesellschaft, Weinheim, Basel, Cambridge, New York, S. 8.1–8.8

161. Thomson JH, Obekpa PO, Smith AN, Brydon WG (1987) Scand J Gastroenterol 22: 719–724
162. Schmidt E, Schmidt FW (1990) Clin Biochem 23: 383–394
163. s. ds. Hdb. Bd. 1, S. 482–484
164. Gerber M, Wulff K (1988) Lab Med 12: 110–113
165. Tietz NW, Burlina A, Gerhardt W, Junge W, Malfertheiner P, Murai T, Otte M, Stein W, Gerber M, Klein G, Poppe WA (1988) Clin Chem 34: 2096–2102
166. s. ds. Hdb. Bd. 1, S. 484
167. Rick W (1969) J Clin Chem Clin Biochem 7: 530–539
168. Lorentz K (1992) Lipase. In: Thomas L (Hrsg.) Labor und Diagnose, 4. Aufl, Medizinische Verlagsgesellschaft, Marburg, S. 149–154
169. Lorentz K (1992) α-Amylase. In: Thomas L (Hrsg.) Labor und Diagnose, 4. Aufl., Medizinische Verlagsgesellschaft, Marburg, S. 66–74
170. Ventrucci M, Pezzili R, Gulio L, Platé L, Sprovieri G, Barbara L (1989) Dig Dis Sci 34: 39–45
171. Puolakkainen P, Valtonen V, Paananen A, Schröder T (1987) Gut 28: 764–771
172. Büchler M, Malfertheiner P, Schoethensack C, Uhl W, Scherbaum W, Berger HG (1986) Z Gastroenterol 24: 100–109
173. Moossa AR (1984) N Engl J Med 311: 639–642
174. Guder WG (1989) Niere und ableitende Harnwege. In: Greiling H, Gressner AM (Hrsg.) Lehrbuch der Klinischen Chemie und Pathobiochemie, 2. Aufl., Schattauer, Stuttgart, New York, S. 563–604
175. Kanwar YS (1984) Lab Invest 51: 7–21
176. Cohen EP, Lemann J jr (1991) Clin Chem 37: 785–796
177. s. ds. Hdb. Bd. 1, S. 471
178. Thomas L, Walb D (1992) Niere und Harnwege. In: Thomas L (Hrsg.) Labor und Diagnose, 4. Aufl., Medizinische Verlagsgesellschaft, Marburg, S. 445–488
179. Payne RB (1986) Ann Clin Biochem 23: 243–250
180. Gross P, Ritz E (1984) Dtsch Med Wochenschr 109: 1289–1292
181. s. ds. Hdb. Bd. 1, S. 471–472
182. Sonntag O (1991) DG Klin Chem Mitt 22: 235–251
183. Weber JA, van Zanten AP (1991) Clin Chem 37: 695–700
184. s. ds. Hdb. Bd. 1, S. 472–474
185. s. ds. Hdb. Bd. 1, S. 477–479
186. s. ds. Hdb. Bd. 1, S. 502–505
188. Marx AM, Kropf J, Gressner AM (1989) J Clin Chem Clin Biochem 27: 433–443
189. s. ds. Hdb. Bd. 1, S. 505–514
190. Colombo JP, Richterich R (1977) Die einfache Harnuntersuchung. Schnelltests, Sediment, Interpretation, Huber, Bern, Stuttgart, Wien
191. Heintz R, Althof S (1989) Das Harnsediment. Atlas, Untersuchungstechnik, Beurteilung, 4. Aufl., Thieme, Stuttgart, New York
192. Kuhlmann U, Truninger B (1988) Pathologische Urinbefunde und Zeichen abnormer Nierenfunktion. In: Siegenthaler W (Hrsg.) Differentialdiagnostik innerer Krankheiten, 16. Aufl., Thieme, Stuttgart, New York, S. 25.1–25.63
193. Häfner J, Hermann R, Hefti M, Binswanger U (1984) Schweiz Med Wochenschr 114: 1883–1886
194. Guder WG, Heidland A (1986) J Clin Chem Clin Biochem 24: 611–620
195. Thomas L (1988) Lab Med 12: 290–292
196. Alt J, Hacke M, Heyde M, Jänig H, Junge PM, Olbricht C, Schurek HJ, Stolte H (1983) Klin Wochenschr 61: 641–648
197. Hasslacher C, Ritz E (1985) Dtsch Med Wochenschr 43: 1662–1663
198. Hofmann W, Guder WG (1989) J Clin Chem Clin Biochem 27: 589–600
199. Waller KV, Ward KM, Mahan JD, Wismatt DK (1989) Clin Chem 35: 755–765
200. Boege F, Schmidt-Rotte H, Scherberich JE (1993) Dtsch Ärztebl 90: B-1185–B-1192
201. Thiel G, Bielmann D, Wegmann W, Brunner FP (1986) Schweiz Med Wochenschr 116: 790–797
202. Birch FB, Fairley KF, Whitewort JA, Forbes IK, Fairley JK, Cheshire GR, Ryan GB (1983) Clin Nephrol 20: 78–84

Kapitel 5

Therapeutisches Drug Monitoring

R. Batty, J. Cope, S. Dhillon, R. Kilian,
A. Kostrewski, G. Mould, Ch. Ward

1 Allgemeine Grundlagen

Dieser Beitrag soll genügend Grundkenntnisse auf dem Gebiet der angewandten Pharmakokinetik vermitteln, um einen pharmakokinetischen Beratungsdienst aufbauen zu können.
Jedoch kann und soll es nicht das Ziel dieser Einführung in die Angewandte Pharmakokinetik sein, gleich voll kompetente Praktiker in den klinischen Alltag zu entlassen.
Leser, die ihre pharmakokinetischen Kenntnisse vertiefen wollen, sollten deshalb weiterführende Literatur durcharbeiten.
Die Pharmakokinetik liefert die mathematischen Grundlagen für das Verständnis der zeitabhängigen Konzentrationsänderungen eines applizierten Arzneistoffes und seiner Wirkung im Körper. Sie ermöglicht die Quantifizierung folgender Prozesse:

- Absorption
- Distribution
- Metabolismus
- Elimination

Diese pharmakokinetischen Prozesse, welche die Arzneistoffkonzentration im Körper bestimmen, werden oft unter der Bezeichnung ADME zusammengefaßt.
Idealerweise sollte die Arzneistoffkonzentration am Wirkort bestimmt werden, d. h. am Rezeptor. Da dieser aber im allgemeinen schwer zugänglich ist, werden Arzneistoffkonzentrationen normalerweise im Gesamtblut bestimmt bzw. in dem daraus gewonnenen Serum oder Plasma. Gelegentlich werden Speichel, Urin und Liquor verwendet. Vorausgesetzt wird dabei, daß die Arzneistoffkonzentration in diesen Flüssigkeiten im Gleichgewicht mit der jeweiligen Arzneistoffkonzentration am Rezeptor steht.
Die gemessenen Plasma- oder Serumkonzentrationen werden im weiteren Text als Plasma- oder Serumspiegel bezeichnet. Damit wird die Gesamtkonzentration des Arzneistoffes beschrieben, d. h. der gebundene und der ungebundene Anteil, die miteinander im Gleichgewicht stehen.

1.1 Reaktionsgeschwindigkeiten

Die Geschwindigkeit, mit der eine Reaktion oder ein Prozeß abläuft, im Angloamerikanischen als „rate" bezeichnet, kann als Reaktion erster oder nullter Ordnung beschrieben werden.

1.1.1 Reaktion nullter Ordnung

Wenn bei der Elimination eines Arzneistoffes A aus dem Körper die Menge des Arzneistoffes mit einer konstanten Geschwindigkeit abnimmt, kann die Geschwindigkeit der Elimination wie folgt beschrieben werden:

$$\frac{dA}{dt} = -k_o$$

k_o ist die Geschwindigkeitskonstante nullter Ordnung und hat die Einheit Menge/Zeit (z. B. mg/min).
Die Reaktion läuft mit einer konstanten Geschwindigkeit ab und ist unabhängig von der Konzentration von A. Ein Beispiel ist die Elimination von Alkohol.

1.1.2 Reaktion erster Ordnung

Wenn die Menge des Arzneistoffes A mit einer Geschwindigkeit abnimmt, die der im Körper verbliebenen Menge von A proportional ist, dann kann die Elimination des Arzneistoffes A folgendermaßen beschrieben werden:

$$\frac{dA}{dt} = -kA$$

k ist die Geschwindigkeitskonstante erster Ordnung und hat die Einheit Zeit^{-1} (z. B. h^{-1}).
Es wird vorausgesetzt, daß die ADME-Prozesse einer Kinetik erster Ordnung folgen; die meisten Arzneistoffe werden auf diese Weise eliminiert.

1.2 Pharmakokinetische Modelle

Pharmakokinetische Modelle stellen hypothetische Strukturen dar, mit deren Hilfe der Weg eines Arzneistoffes durch ein biologisches System nach seiner Verabreichung beschrieben werden kann.

1.2.1 Ein-Kompartiment-Modell

k_a ist die Absorptionsgeschwindigkeitskonstante (h^{-1});
k ist die Eliminationsgeschwindigkeitskonstante (h^{-1}).
Der Körper verhält sich gegenüber dem verabreichten Arzneistoff als homogene Einheit. Es wird unterstellt, daß sich der Arzneistoff sofort im ganzen Körper verteilt und daß sich sofort ein Gleichgewicht zwischen den Geweben einstellt. Folglich zeigt das Arzneistoff-Konzentrations-Zeit-Profil einen monophasischen Verlauf, d. h. es ist monoexponentiell.
Wichtig ist hierbei, daß die Arzneistoffkonzentration in Plasma nicht notwendigerweise gleich seiner Konzentration in den Geweben ist. Jedoch reflektieren Änderungen der Plasmakonzentration Änderungen der Gewebskonzentration.

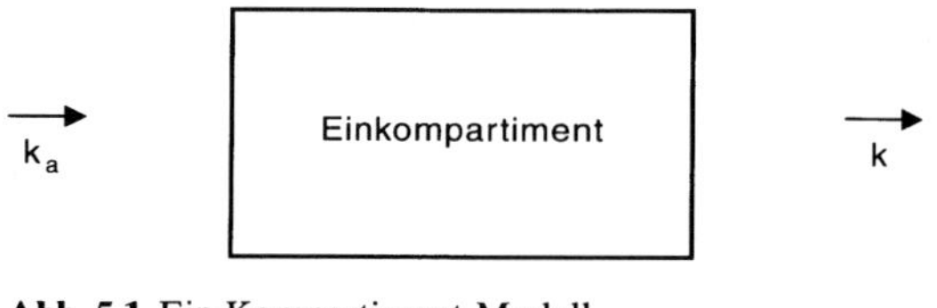

Abb. 5.1 Ein-Kompartiment-Modell

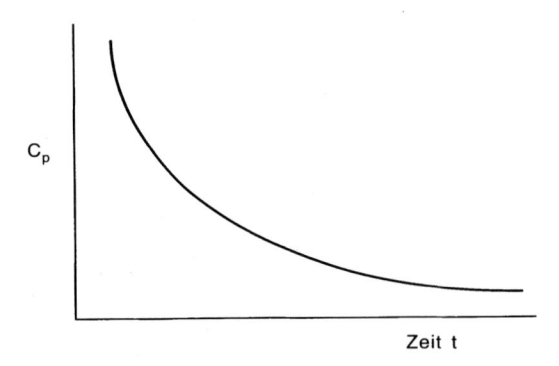

Abb. 5.2 Konzentration-Zeit-Profil im Ein-Kompartiment-Modell

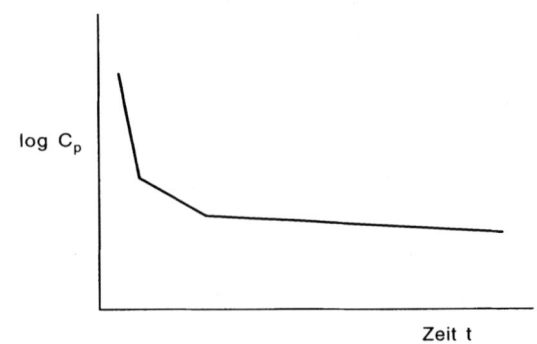

Abb. 5.4 Konzentration-Zeit-Profil im Multi-Kompartiment-Modell

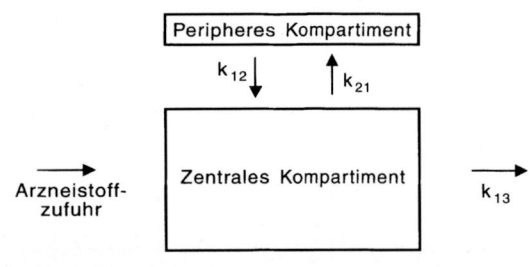

1.2.2 Zwei-Kompartiment-Modell

Dieses Modell teilt den Körper in ein zentrales und ein peripheres Kompartiment auf. Diese Kompartimente haben keine physiologische oder anatomische Bedeutung. Man zählt jedoch die stark durchbluteten Gewebe wie Herz, Lunge, Niere, Leber und Gehirn zum zentralen Kompartiment, die geringer durchbluteten Gewebe, wie Muskel, Fett und Haut zum peripheren Kompartiment.
k_{12}, k_{21} und k_{13} sind Geschwindigkeitskonstanten erster Ordnung.

k_{12} = Geschwindigkeitskonstante des Transfers vom zentralen zum peripheren Kompartiment

k_{21} = Geschwindigkeitskonstante des Transfers vom peripheren zum zentralen Kompartiment

k_{13} = Geschwindigkeitskonstante der Elimination aus dem zentralen Kompartiment.

Das Zwei-Kompartiment-Modell setzt voraus, daß der Arzneistoff in das zentrale Kompartiment verabreicht wird und sich anschließend zwischen diesem und dem peripheren Kompartiment verteilt. Dabei wird jedoch nicht sofort ein Gleichgewicht zwischen den beiden Kompartimenten erreicht. Das Arzneistoffkonzentrations-Zeit-Profil zeigt einen biphasischen Verlauf. Anfangs erfolgt ein rascher Abfall der Arzneistoffkonzentration aufgrund der Elimination aus dem zentralen Kompartiment und der Verteilung in das periphere Kompartiment. Folglich nimmt die Arzneistoffkonzentration während dieser initialen Phase im zentralen Kompartiment anfangs rasch ab, erreicht ein Maximum in den peripheren Kompartimenten und fällt dann ab.
Nach einem gewissen Zeitintervall (t) wird ein Gleichgewicht zwischen zentralem und peripherem Kompartiment erreicht, und man geht davon aus, daß die Arzneistoffelimination aus dem zentralen Kompartiment erfolgt. Wie beim Ein-Kompartiment-Modell werden alle diese Geschwindigkeitsprozesse als Reaktionen erster Ordnung beschrieben.

1.2.3 Multi-Kompartiment-Modell

Bei diesem Modell verteilt sich der Arzneistoff in mehr als einem Kompartiment, und das Arzneistoffkonzentrations-Zeit-Profil zeigt mehrere Stufen von abnehmender Steilheit. Jede Stufe des Konzentrations-Zeit-Profils beschreibt ein Kompartiment.
Gentamicin kann z. B. nach einer i. v. Einzeldosis mit einem Drei-Kompartiment-Modell beschrieben werden.

1.3 Pharmakokinetische Parameter

1.3.1 Eliminationsgeschwindigkeitskonstante

Ein Arzneistoff A wird als i. v. Bolusinjektion verabreicht (Abb. 5.2). Innerhalb eines bestimmten Zeitraums wird die Gesamtmenge dieses Arzneistoffes aus dem Körper ausgeschieden. Damit kann die Geschwindigkeit der Elimination wie folgt beschrieben werden, wobei eine Elimination 1. Ordnung vorausgesetzt wird.

$$\frac{dA}{dt} = -k \cdot A$$

Durch Umformen und Integration erhält man daraus:

$$A = A_0 \, e^{-k \cdot t}$$

A = Menge an Arzneistoff; A_0 = Dosis; k = Eliminationsgeschwindigkeitskonstante 1. Ordnung.

Abb. 5.3 Zwei-Kompartiment-Modell

1.3.2 Verteilungsvolumen

Das Verteilungsvolumen (V) hat keine direkte physiologische Bedeutung, es ist kein „reales" Volumen und wird normalerweise als scheinbares Verteilungsvolumen bezeichnet. Definitionsgemäß ist es das Plasmavolumen, in welchem die Gesamtmenge des Arzneistoffs im Körper aufgelöst werden müßte, um überall die gleiche Konzentration wie im Plasma zu erreichen. Der Körper ist keine homogene Einheit, obwohl bei einer Reihe von Arzneistoffen ein Ein-Kompartimentmodell zur Beschreibung des Plasmakonzentrations-Zeit-Profils verwendet werden kann. Man muß sich darüber im klaren sein, daß die Konzentration des Arzneistoffs im Plasma (C_p) nicht notwendigerweise gleich seiner Konzentration in der Leber, den Nieren oder anderen Geweben ist.

Daher gilt: $C_p \neq C_{Niere} \; C_{Leber} \; C_{Gewebe}$

Jedoch sind Änderungen der Arzneistoffkonzentration im Plasma proportional den Änderungen der Arzneistoffkonzentration und -menge in den Geweben.

Da $\quad C_{Plasma} \triangleq C_{Gewebe}$

gilt $\quad C_{Plasma} \triangleq V \cdot C_{Gewebe}$

Das Verteilungsvolumen V ist folglich eine Proportionalitätskonstante, welche die Gesamtmenge des Arzneistoffs zu einer gegebenen Zeit in Beziehung zu der korrespondierenden Plasmakonzentration setzt.

Folglich gilt:

$$V = \frac{A}{C_p}$$

V kann verwendet werden, um die Gesamtmenge des Arzneistoffes in die Plasmakonzentration umzurechnen:

Da $\quad A = A_o \cdot e^{-k \cdot t}$

ist $\quad \dfrac{A}{V} = \dfrac{A_o \cdot e^{-k \cdot t}}{V}$

und folglich $C_p = C_p(0) \cdot e^{-k \cdot t}$

Diese Formel beschreibt einen monoexponentiellen Abfall (s. Abb. 5.2), wobei C_p bzw. $C_p(t)$ die Plasmakonzentration zu einer beliebigen Zeit t darstellt.
Die Kurve läßt sich in eine Gerade umwandeln (Abb. 5.5), indem die Zeit linear und die Konzentration logarithmisch unter Verwendung des dekadischen Logarithmus (log) aufgetragen werden. Bei den Berechnungen wird in der Praxis der natürliche Logarithmus (ln) verwendet (2,303 log = ln):

$\ln C_p(t) = \ln C_p(0) - k \cdot t$

Steigung der Geraden = $\dfrac{-k}{2,303}$, der negative Wert der Eliminationsgeschwindigkeitskonstanten; Achsenabschnitt auf der Ordinaten (y-Intercept) = log $C_p(0)$.

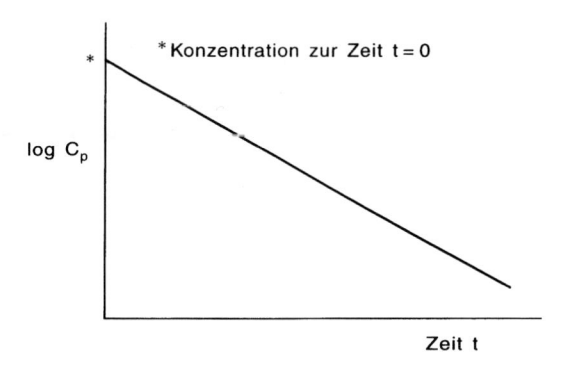

Abb. 5.5 Halblogarithmische Darstellung des Konzentration-Zeit-Profils

Da $\quad V = \dfrac{A}{C_p}$,

gilt $\quad C_p(0) = \dfrac{D}{V}$;

D ist die verabreichte Dosis, $C_p(0)$ die Arzneistoffkonzentration zum Zeitpunkt 0.

1.3.3 Halbwertszeit

Die Zeit, die notwendig ist, um die initiale Plasmakonzentration auf die Hälfte zu reduzieren, wird als Halbwertszeit ($t_{1/2}$) bezeichnet.

Man nimmt die Formel $\ln C_p(t) = \ln C_p(0) - k \cdot t$, läßt die Konzentration $C_p(0)$ auf $\dfrac{C_p(0)}{2}$ abfallen und löst die Gleichung nach $t = t_{1/2}$ auf:

$\ln C_p(t) = \ln C_p(0) - k \cdot t_{1/2}$,

daraus folgt $k = \ln C_p(0) - \ln (C_p(0)/2)$

$t_{1/2} = \dfrac{\ln 2}{k}$

$t_{1/2} = \dfrac{0,693}{k}$

1.3.4 Clearance

Die Clearance (CL) kann als das Plasmavolumen des vaskulären Kompartiments definiert werden, das pro Zeiteinheit durch die Prozesse des Metabolismus und der Exkretion vom Arzneistoff befreit wird. Die Clearance ist eine Konstante für alle Arzneistoffe, die mit einer Kinetik 1. Ordnung eliminiert werden. Arzneistoffe können durch renale Exkretion und/oder durch Metabolismus ausgeschieden werden. Was die Niere, die Leber etc. betrifft, so sind deren Clearance-Werte additiv, d. h.:

$CL = CL_R + CL_{NR}$

(CL = totale Körperclearance des Arzneistoffes aus dem Plasma; CL_R = renale Plasmaclearance; CL_{NR} = nicht-renale Plasmaclearance).

Therapeutisches Drug Monitoring

Mathematisch ist die Clearance das Produkt der Eliminationsgeschwindigkeitskonstante 1. Ordnung (k) und des scheinbaren Verteilungsvolumens (V).

Daher gilt $CL = k \cdot V$;

es besteht folgende Beziehung zur Halbwertszeit

$$t_{1/2} = \frac{0{,}693 \cdot V}{CL}$$

1.4 Pharmakokinetische Anwendung

1.4.1 I.V. Einmaldosierung

Patient D hat einen toxischen Digoxin-Plasmaspiegel von 4,5 µg/l. Es werden eine $t_{1/2}$ von 60 h vorausgesetzt, eine stabile Nierenfunktion und eine abgeschlossene Absorption. Wie lange sollte mit einer weiteren Einnahme gewartet werden, d. h. wann ist der toxische Spiegel auf 1,5 µg/l abgefallen?

a) Berechnen Sie die Eliminationsgeschwindigkeitskonstante (k)

$$k = \frac{0{,}693}{60 \text{ h}} = 0{,}0116 \text{ h}^{-1}$$

b) Zeit (t), die notwendig ist für das Abfallen der Serumkonzentration von C(1) auf C(2):

$$t = \frac{\ln C(1) - \ln C(2)}{k}$$

$$t = \frac{\ln 4{,}5 - \ln 1{,}5}{0{,}0116 \text{ h}^{-1}} = 94{,}7 \text{ h} = 4 \text{ Tage}.$$

1.4.2 I.V. Mehrfachdosierung

Einige Arzneimittel können klinisch als Einzeldosis verabreicht werden; die meisten Arzneimittel werden jedoch über einen längeren Zeitraum gegeben. Wenn ein Arzneimittel in regelmäßigen

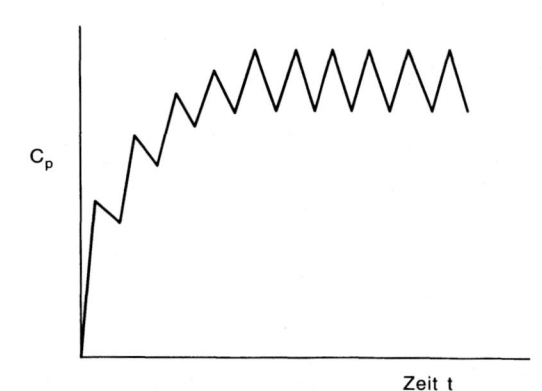

Abb. 5.6 Konzentration-Zeit-Profil bei I.V. Mehrfachdosierung

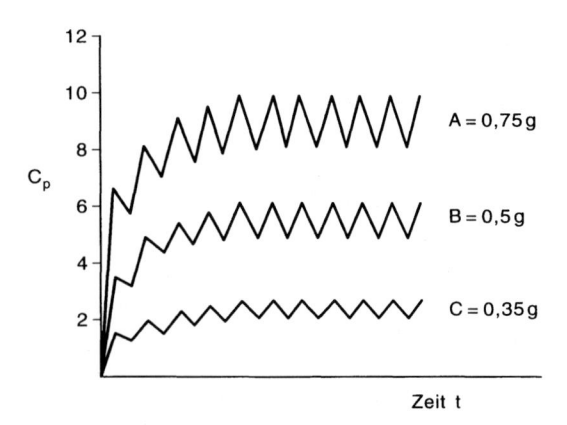

Abb. 5.7 Einfluß der Dosis (g) auf das Konzentration-Zeit-Profil bei I.V. Mehrfachdosierung

Dosierungsintervallen verabreicht wird, kommt es zu einer Kumulation des Arzneistoffs im Körper. Die Serumkonzentration steigt so lange an, bis das Fließgleichgewicht (steady state) erreicht ist. Dies setzt voraus, daß die Einnahme des Arzneimittels erfolgt, bevor die gesamte vorherige Dosis eliminiert ist.

Fließgleichgewicht (steady state)

Das Fließgleichgewicht ist erreicht, wenn die in einem bestimmten Zeitraum zugeführte Menge an Arzneistoff gleich der Menge an Arzneistoff ist, die während dieses Zeitraums eliminiert wird, d. h. die Geschwindigkeit der Zufuhr ist gleich der Geschwindigkeit der Ausscheidung (input = output bzw. rate$_{in}$ = rate$_{out}$). Im Fließgleichgewicht weisen die Plasmakonzentrationen zu einem bestimmten Zeitpunkt t des Dosierungsintervalls $C_p^{ss}(t)$ bei sämtlichen Dosierungsintervallen gleiche Werte auf. Auch verändern sich die Spitzen- und Talkonzentrationen nicht.

Einfluß der Dosis

Je höher die Dosis, desto höher sind die Serumspiegel im Fließgleichgewicht; die Zeit bis zum Erreichen des Fließgleichgewichtes bleibt jedoch gleich. Das Ausmaß der Fluktuationen zwischen C_{max}^{ss} und C_{min}^{ss} nimmt bei den höheren Dosen zu.

Einfluß des Dosierungsintervalls

Angenommen wird ein Arzneistoff mit einer Halbwertszeit von 3 h. Bei einem Dosierungsintervall $\tau < t_{1/2}$ ist die Kumulation ausgeprägter, d. h. es zeigen sich höhere Fließgleichgewicht-Serumspiegel und geringere Fluktuationen zwischen C_{pmax}^{ss} und C_{pmin}^{ss} (s. Abb. 5.8 Kurve A). Bei einem Dosierungsintervall $\tau > t_{1/2}$ tritt eine geringere Kumulation auf mit größeren Fluktuationen zwischen C_{max}^{ss} und C_{min}^{ss} (s. Abb. 5.8 Kurve C). Ist das Dosierungsintervall (τ) viel größer als die Halbwertszeit ($t_{1/2}$) des Arzneistoffs, so erreicht C_{min}^{ss} den Wert 0. Unter diesen Bedingungen wird

Allgemeine Grundlagen 381

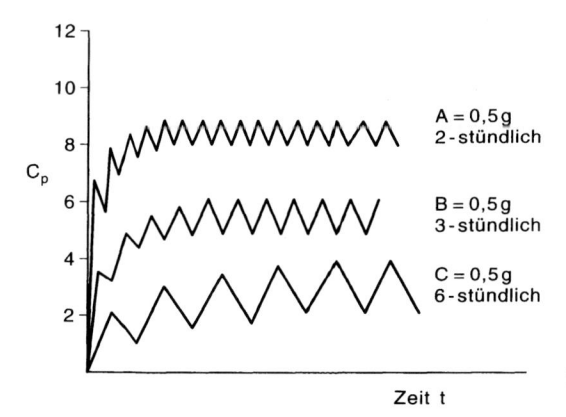

Abb. 5.8 Einfluß des Dosierungsintervalls auf das Konzentration-Zeit-Profil bei I.V. Mehrfachdosierung

keine Kumulation auftreten, und das Plasmakonzentrations-Zeit-Profil ist das Ergebnis der Verabreichung einer Reihe von Einzeldosen.

Zeitdauer bis zum Erreichen des Fließgleichgewichts

Beim Vorliegen eines Ein-Kompartiment-Modells ist die Zeit bis zum Erreichen des Fließgleichgewichts unabhängig von der Dosis (D), von der Anzahl der verabreichten Dosen und von dem Dosierungsintervall. Sie ist jedoch direkt proportional der Halbwertszeit. Nach 4–5 Halbwertszeiten ist in der klinischen Praxis das Fließgleichgewicht erreicht.

Vor Erreichen des Fließgleichgewichts (Abb. 5.9)

Beispiel: Berechnen Sie die Plasmakonzentration 12 h nach Therapiebeginn, wenn 500 mg Arzneistoff A dreimal täglich gegeben werden.
Betrachten Sie jede Dosis unabhängig von der anderen und berechnen Sie den Beitrag jeder Dosis zum Plasmaspiegel 12 h nach der ersten Dosis.

Beitrag der 1. Dosis (D)
$$C_p(1) = C_p(0) \cdot e^{-k \cdot 12}$$

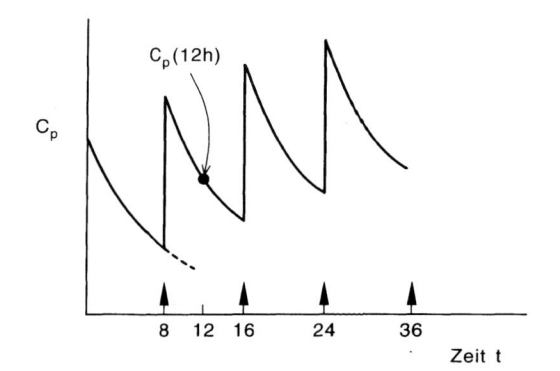

Abb. 5.9 Konzentration-Zeit-Profil bei Mehrfachdosierung vor Erreichen des Fließgleichgewichtes

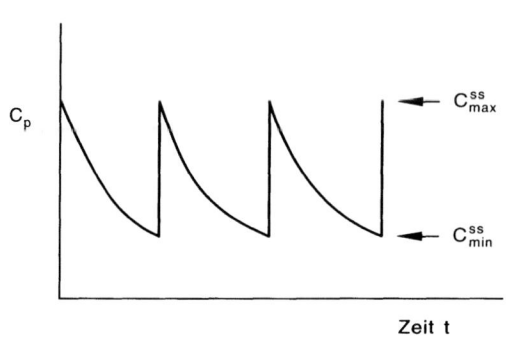

Abb. 5.10 Maximale C_{max}^{ss} und minimale Plasmakonzentration C_{min}^{ss} im Fließgleichgewicht

Beitrag der 2. Dosis (D)
$$C_p(2) = C_p(0) \cdot e^{-k \cdot 4}$$

Folglich ist die Gesamtkonzentration nach 12 h
$$C_p(t) = C_p(0) \cdot e^{-k \cdot 12} + C_p(0) \cdot e^{-k \cdot 4}$$

Im Fließgleichgewicht (Abb. 5.10)

Die Plasmakonzentration (Cp) zu einem Zeitpunkt t innerhalb eines Dosierungsintervalls τ im Fließgleichgewicht kann folgendermaßen beschrieben werden:

$$C_p^{ss}(t) = \frac{D}{V} \cdot \frac{e^{-k \cdot t}}{1 - e^{-k \cdot \tau}}$$

Für die maximale Plasmakonzentration (C_{max}^{ss}), den Spitzenspiegel im Fließgleichgewicht (d. h. t = 0 und $e^{-k \cdot t} = 1$) gilt:

$$C_{max}^{ss} = \frac{D}{V} \cdot \frac{1}{1 - e^{-k \cdot \tau}}$$

Für die minimale Plasmakonzentration (C_{min}^{ss}), den Talspiegel im Fließgleichgewicht (d. h. t = τ) gilt:

$$C_{min}^{ss} = \frac{D}{V} \cdot \frac{e^{-k \cdot \tau}}{1 - e^{-k \cdot \tau}}$$

Die durchschnittliche Plasmakonzentration im Fließgleichgewicht (C^{ss}) wird wie folgt beschrieben:

$$C^{ss} = \frac{D / \tau}{CL}$$

Da
$$t_{1/2} = \frac{0{,}693 \cdot V}{CL},$$

gilt
$$C^{ss} = \frac{1{,}44 \cdot (D / \tau) \cdot t_{1/2}}{V}$$

1.4.3 Intravenöse Infusion

Einige Arzneistoffe werden nicht als intravenöser Bolus, sondern als intravenöse Infusion verabreicht.
Der zeitliche Verlauf der Arzneistoffkonzentration im Plasma vor Erreichen des Fließgleichgewichts läßt sich wie folgt beschreiben (Abb. 5.11):

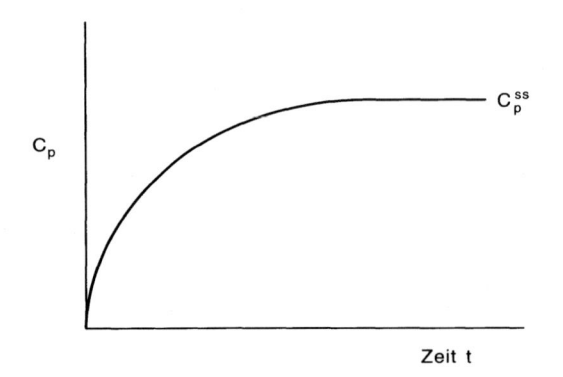

Abb. 5.11 Konzentration-Zeit-Profil bei intravenöser Infusion

$$Cp(t) = \frac{R_o}{CL} \cdot (1 - e^{-k \cdot t})$$

R_o ist hierbei die Infusionsgeschwindigkeit = D / τ oder $R = S \cdot D / \tau$, wenn der Arzneistoff in Salzform (S) gegeben wird.

Im Verlauf einer kontinuierlichen Infusion nimmt die Plasmakonzentration so lange zu, bis die Geschwindigkeit der Elimination (rate out) gleich der Infusionsgeschwindigkeit (rate in) ist. Die Plateau-Konzentration, d. h. C^{ss} ist die Fließgleichgewichtskonzentration. Das Fließgleichgewicht wird nach 4–5 Halbwertszeiten erreicht. Betrachtet man die Gleichung, die den Verlauf der Plasmakonzentration vor Erreichen des Fließgleichgewichts beschreibt, dann gilt im Fließgleichgewicht:

$$e^{-k \cdot t} = 0$$

Weiterhin gilt:

Zufuhr (Invasion) = Elimination (Evasion) und

$$R_o = CL \cdot C^{ss}$$

$$C^{ss} = \frac{D / \tau}{CL}$$

Hierbei gilt R_o = Infusionsgeschwindigkeit (D / h).

Wenn eine konstante Infusion beendet wird, erfolgt ein exponentieller Abfall der Plasmakonzentration, wie in Abb. 5.12 dargestellt.
Um die Plasmakonzentration $C(t')$ zur Zeit t' zu berechnen, muß die Formel für das Abfallen von C^{ss} zur Zeit t bis zur Konzentration C' zur Zeit t' angewandt werden.

Es gilt $\quad C^{ss} = \frac{D / \tau}{CL}$

Um das Abfallen von C^{ss} während $t - t'$ zu beschreiben, verwendet man die Formel für die i.v. Bolusinjektion

$$C(t) = C(0) \cdot e^{-k \cdot t}.$$

Da $C(0) = C^{ss}$, gilt $\quad C(t') = \frac{D / \tau}{CL} \cdot e^{-k \cdot (t' - t)}$

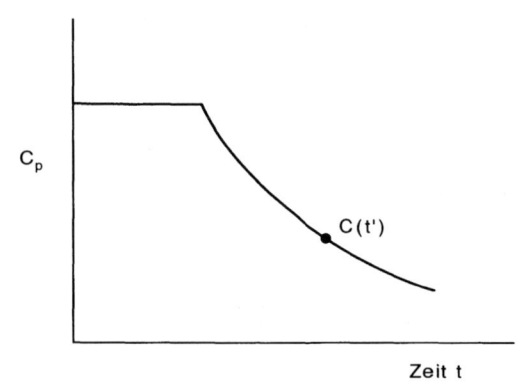

Abb. 5.12 Konzentration-Zeit-Profil nach Beendigung einer konstanten Infusion

Initialdosis

Die Zeitdauer bis zum Erreichen des Fließgleichgewichts der Plasmakonzentration durch eine i.v Infusion ist bei einer langen Halbwertszeit des Arzneistoffes entsprechend groß. In diesem Fall kann es aus klinischen Gründen notwendig sein, daß die gewünschte Plasmakonzentration mit Hilfe einer Initialdosis sofort erreicht und durch eine kontinuierliche Infusion aufrechterhalten wird.
Zur Berechnung der Initialdosis (DL) oder Startdosis dient folgende Gleichung:

$$DL = V \cdot C^{ss}$$

Wenn der Patient den Arzneistoff schon vorher enthalten hat, sollte die Initialdosis angepaßt werden:

$$DL = V \cdot (C^{ss} - C_{initial})$$

bzw. $DL = \dfrac{V \cdot (C^{ss} - C_{initial})}{S}$,

wenn die Salzform des Arzneistoffes (S) verwendet wird.
Die Abb. 5.13 zeigt das Plasmakonzentrations-Zeit-Profil nach Verabreichung der Initialdosis und dem Beginn der Erhaltungsdosis (DM):

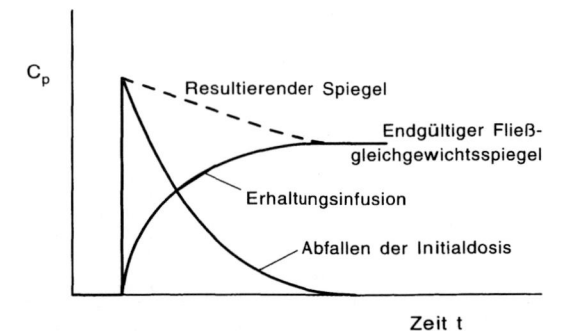

Abb. 5.13 Konzentration-Zeit-Profil nach Verabreichung einer Initialdosis und Beginn einer Erhaltungsdosis

Die Gleichung, die den zeitlichen Verlauf der Plasmakonzentration des Arzneistoffs nach Gabe einer i.v. Initialdosis (DL) und bei gleichzeitigem Beginn der Infusion (D) beschreibt, ist die Summe der beiden Gleichungen, welche individuell diese beiden Prozesse beschreiben:

$$C(t) = \frac{DL}{V} \cdot e^{-k \cdot t} + \frac{D/\tau}{CL} \cdot (1 - e^{-k \cdot t})$$

Die damit erreichte Plasmakonzentration ist nicht die „echte" Fließgleichgewichtskonzentration, da dafür dennoch 4–5 Halbwertszeiten benötigt werden. Je genauer die Initialdosis berechnet werden kann, um so näher kommt man der angestrebten Fließgleichgewichtskonzentration, und der gewünschte therapeutische Bereich wird rascher erreicht. Bei der Verwendung der Salzform gilt:

$$C(t) = \frac{S \cdot DL}{V} \cdot e^{-k \cdot t} + \frac{S \cdot D/\tau}{CL} \cdot (1 - e^{-k \cdot t})$$

1.4.4 Orale Einzeldosis

Das Plasmakonzentrations-Zeit-Profil einer großen Zahl von Arzneistoffen kann mit einem Einkompartiment-Modell und einer Absorption und Elimination 1. Ordnung beschrieben werden.
Die Abb. 5.14 enthält das Konzentrations-Zeit-Profil nach einer oralen Einzeldosis.
Unter der Voraussetzung einer Absorption und Elimination 1. Ordnung gilt für die Geschwindigkeit der Veränderung der Arzneimittelmenge A im Körper:

$$\frac{dA}{dt} = k_a Aa - kA$$

k_a = Absorptionsgeschwindigkeitskonstante
k = Eliminationsgeschwindigkeitskonstante
A = Arzneistoffmenge im Körper
Aa = Arzneistoffmenge am Absorptionsort; Ao, wenn alles verfügbar ist.

Durch Integration ergibt sich

$$A = Ao \left(\frac{k_a}{k_a - k}\right) (e^{-k \cdot t} - e^{-k_a \cdot t})$$

Um A in C(t) umzuwandeln, benötigt man das scheinbare Verteilungsvolumen V. Weiterhin müssen bei oraler Gabe die Bioverfügbarkeit (f) und der Salzfaktor (S) berücksichtigt werden.

Bioverfügbarkeit

f ist der Anteil einer oralen Dosis, der die systemische Zirkulation erreicht, was nach einer oralen Gabe weniger als 100 % sein kann. Wenn also f = 0,5, dann sind 50 % bioverfügbar. Bei parenteralen Dosierungsformen (i. m. und i. v.) setzt man eine 100 %ige Bioverfügbarkeit voraus (Ausnahme Chloramphenicolhemisuccinat, vor allem bei pädiatrischen Patienten), f wird 1 und wird bei den Berechnungen normalerweise weggelassen. Wenn die Initialdosis oral verabreicht wird, muß der Terminus Bioverfügbarkeit (f) berücksichtigt werden. Dann gilt

$$DL = \frac{V \cdot C^{ss}}{f}$$

Salzfaktor

S ist der aktive Anteil der Dosis eines als Ester oder Salz verabreichten Arzneistoffs. Aminophyllin ist das Ethylendiaminsalz des Theophyllins, S ist in diesem Falle 0,79. Folglich entspricht 1 g Aminophyllin 790 mg Theophyllin.
Daher müssen f und S bei der Berechnung einer oralen Initialdosis berücksichtigt werden, ebenso bei der Berechnung der Plasmakonzentration C(t) zu jeder beliebigen Zeit t nach der Einnahme einer oralen Dosis:

$$DL = \frac{V \cdot C^{ss}}{S \cdot f}$$

$$C(t) = \frac{S \cdot f \cdot D}{V} \cdot \left(\frac{k_a}{k_a - k}\right) \cdot (e^{-k \cdot t} - e^{-k_a \cdot t})$$

Wichtig: Es kann notwendig sein, den S-Faktor während einer i.v. Infusion zu berücksichtigen.

1.4.5 Orale Mehrfachdosierung

Vor Erreichen des Fließgleichgewichtes (Abb. 5.15)

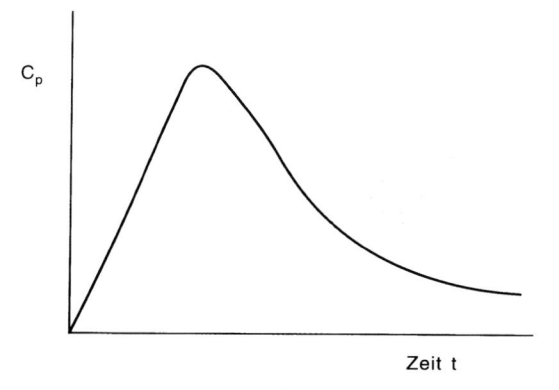

Abb. 5.14 Konzentration-Zeit-Profil nach oraler Einzeldosis

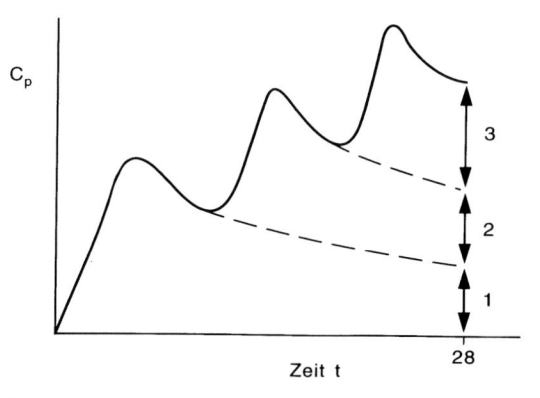

Abb. 5.15 Konzentration-Zeit-Profil nach oraler Mehrfachdosierung vor Erreichen des Fließgleichgewichtes

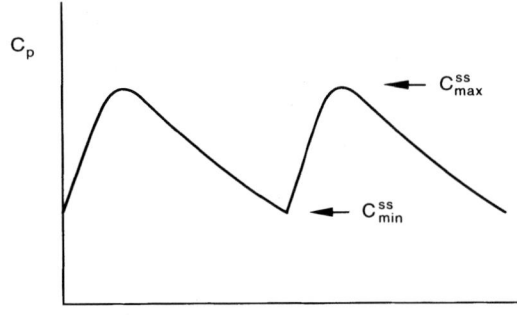

Abb. 5.16 Konzentration-Zeit-Profil nach oraler Mehrfachdosierung im Fließgleichgewicht

Um die Plasmakonzentration C_p 28 h nach der ersten Dosis zu berechnen, muß die Gleichung für die orale Einzeldosis verwendet und der Beitrag jeder weiteren Dosis zu diesem Wert berücksichtigt werden.

Beitrag der Dosis 1; hierbei ist $t_1 = 28$ h:

$$C_p(1) = \frac{S \cdot f \cdot D}{V} \cdot \left(\frac{k_a}{k_a - k}\right) \cdot (e^{-k \cdot t_1} - e^{-k_a \cdot t_1})$$

Beitrag der Dosis 2; hierbei ist $t_2 = 18$ h:

$$C_p(2) = \frac{S \cdot f \cdot D}{V} \cdot \left(\frac{k_a}{k_a - k}\right) \cdot (e^{-k \cdot t_2} - e^{-k_a \cdot t_2})$$

Beitrag der Dosis 3; hierbei ist $t_3 = 8$ h:

$$C_p(3) = \frac{S \cdot f \cdot D}{V} \cdot \left(\frac{k_a}{k_a - k}\right) \cdot (e^{-k \cdot t_3} - e^{-k_a \cdot t_3})$$

Folglich ist $C_p(28\text{ h}) = C_p(1) + C_p(2) + C_p(3)$

Im Fließgleichgewicht

Im Fließgleichgewicht (Abb. 5.16) kann das Plasmakonzentrations-Zeit-Profil mit folgender Gleichung beschrieben werden:

$$C_p^{ss}(t) = \frac{S \cdot f \cdot D}{V} \cdot \left(\frac{k_a}{k_a - k}\right) \cdot \left(\frac{e^{-k \cdot t}}{1 - e^{-k \cdot \tau}} - \frac{e^{-k_a \cdot t}}{1 - e^{-k_a \cdot \tau}}\right)$$

Innerhalb eines Dosierungsintervalls τ fluktuiert im Fließgleichgewicht die Plasmakonzentration zwischen einer maximalen C_{max}^{ss} und einer minimalen Konzentration (C_{min}^{ss}).

Zur Berechnung von C_{max}^{ss} muß zuerst die Zeit bis zum Erreichen des Spitzenspiegels bestimmt werden:

$$t_{max} = \frac{1}{k_a - k} \cdot \ln \frac{k_a(1 - e^{-k \cdot \tau})}{k(1 - e^{-k_a \cdot \tau})}$$

Wichtig: t_{max} ist unabhängig von der verabreichten Dosis.

Damit kann der Spitzenspiegel berechnet werden:

$$C_{max}^{ss} = \frac{S \cdot f \cdot D}{V} \cdot \left(\frac{k_a}{k_a - k}\right) \cdot \left(\frac{e^{-k \cdot t_{max}}}{1 - e^{-k \cdot \tau}} - \frac{e^{-k_a \cdot t_{max}}}{1 - e^{-k_a \cdot \tau}}\right)$$

Die minimale Plasmakonzentration im Fließgleichgewicht tritt unmittelbar vor der nächsten Dosis auf, d. h. wenn $t = \tau$:

$$C_{min}^{ss} = \frac{S \cdot f \cdot D}{V} \cdot \left(\frac{k_a}{k_a - k}\right) \cdot \left(\frac{e^{-k \cdot \tau}}{1 - e^{-k \cdot \tau}} - \frac{e^{-k_a \cdot \tau}}{1 - e^{-k_a \cdot \tau}}\right)$$

Bei der Anwendung dieser Formeln sollten die Abschnitte einzeln berechnet werden, da sie bei weiteren Berechnungen wieder verwendet werden können und somit Zeit gespart werden kann.

1.5 Übungen

1.5.1 Beispiel 1 – mehrfache i. v. Bolusgabe

Patient D erhält das kodierte Arzneimittel XR2, 100 mg alle 8 Stunden. Im Fließgleichgewicht werden 2 Plasmakonzentrationen gemessen:
Probe I 1 Stunde nach Verabreichen der Dosis; Konzentration = 9,6 mg/l
Probe II unmittelbar vor der Applikation der Dosis; Konzentration = 2,9 mg/l
Da die Serumproben im Fließgleichgewicht abgenommen werden, stellt die Prädosis den Talspiegel dar (Abb. 5.17). C_{max}^{ss}, C_{min}^{ss} und $C^{ss}(t)$ weisen innerhalb jedes Dosierungsintervalls die gleichen Werte auf.

Berechnung der Eliminationsgeschwindigkeitskonstante (k)

$$k = \frac{\ln C(1) - \ln C(2)}{t_2 - t_1}$$

Nun sind $C(1) = 9{,}6$ mg/l und $C(2) = 2{,}9$ mg/l; die Blutentnahmezeiten sind 1 h und 8 h (extrapoliert)
Dann ist $t_2 - t_1 = 7$ h,

$$k = \frac{\ln 9{,}6 - \ln 2{,}9}{7} = \frac{1{,}197}{7} = 0{,}1710 \text{ h}^{-1}$$

und die Halbwertszeit ($t_{1/2}$)

$$t_{1/2} = \frac{0{,}693}{0{,}1710} = 4{,}1 \text{ h}$$

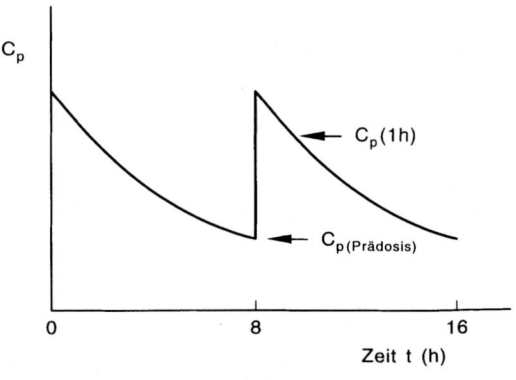

Abb. 5.17 Konzentration-Zeit-Profil nach I.V. Mehrfachdosierung im Fließgleichgewicht

Berechnung des Verteilungsvolumens (V)

Das Verteilungsvolumen kann entweder aus dem Prädosisspiegel oder dem Postdosisspiegel 1 h nach der Dosis berechnet werden.

Bei Verwendung des 1-h-Postdosisspiegels beschreibt die folgende Gleichung die Plasmakonzentration 1 h nach Verabreichung der Dosis im Fließgleichgewicht:

$$C^{ss}(1) = \frac{D}{V} \cdot \frac{e^{-k \cdot t_1}}{1 - e^{-k \cdot \tau}}$$

Daraus folgt:

$$V = \frac{D}{C(1)} \cdot \frac{e^{-k \cdot t_1}}{1 - e^{-k \cdot \tau}}$$

$$V = \frac{100}{9,6} \cdot \frac{e^{-0,1710 \cdot 1}}{1 - e^{-0,1710 \cdot 8}} = \frac{100}{9,6} \cdot \frac{0,8428}{0,7454} = 11,8 \text{ l}$$

Mit einer *Prädosisprobe* beschreibt die folgende Gleichung den Talspiegel im Fließgleichgewicht:

$$C^{ss}_{min} = \frac{D}{V} \cdot \frac{e^{-k \cdot \tau}}{1 - e^{-k \cdot \tau}}$$

$$V = \frac{D}{C^{ss}_{min}} \cdot \frac{e^{-k \cdot \tau}}{1 - e^{-k \cdot \tau}}$$

$$V = \frac{100}{2,9} \cdot \frac{e^{-0,1710 \cdot 8}}{0,7454} = 11,8 \text{ l}$$

Berechnung der Clearance

$CL = k \cdot V = 0,1710 \cdot 11,8 = 2,02$ l/h

Individualisierte pharmakokinetische Parameter

Der Patient hat folgende individuellen Parameter:

Eliminationsgeschwindigkeitskonstante (k)	0,1710 h^{-1}
Verteilungsvolumen (V)	11,8 l
Clearance (CL)	2,02 l/h
Halbwertszeit ($t_{1/2}$)	4,1 h
Zeit bis zum Erreichen des Fließgleichgewichts (t_{ss})	18,5 h

1.5.2 Beispiel 2 – Orale Dosierung

Patient H, 40 Jahre alt, 60 kg, erhält alle 12 Stunden eine orale Dosis von 500 mg eines Arzneimittels mit der Kodierung XR4. Die Plasmakonzentration befindet sich im Fließgleichgewicht. 10 Stunden nach der Dosis wird ein Plasmaspiegel von 18,2 mg/l gemessen.
Vorausgesetzt wird ein Ein-Kompartiment-Modell, alle Dosen wurden pünktlich eingenommen und f ist 1,0. Berechnen Sie die individuellen pharmakokinetischen Daten von Patient H.
Vorliegende Daten:

V	=	0,4 l/kg
CL	=	0,05 l/h/kg
k_a	=	0,4 h^{-1}
S	=	1,0

Verwendung von Populationsdaten zur Berechnung der Startparameter

V	=	0,4 · 60
	=	24 l
CL	=	0,05 · 60
	=	3,0 l/h
k	=	0,125 h^{-1}
$t_{1/2}$	=	5,5 h

Berechnung von $C^{ss}_p(t)$ zur Zeit der Blutentnahme (d. h. $C_{p \text{ erwartet}}$)

$$C^{ss}_p(t) = \frac{S \cdot f \cdot D}{V} \cdot \left(\frac{k_a}{k_a - k}\right) \cdot \left(\frac{e^{-k \cdot t}}{1 - e^{-k \cdot \tau}} - \frac{e^{-k_a \cdot t}}{1 - e^{-k_a \cdot \tau}}\right)$$

Es gilt $S \cdot f \cdot D \cdot k_a = 1 \cdot 1 \cdot 500 \cdot 0,4$,
$V (k_a - k) = 24 (0,4 - 0,125)$

und für den exponentiellen Teil:

$$\left(\frac{e^{-0,125 \cdot 10}}{1 - e^{-0,125 \cdot 12}} - \frac{e^{-0,4 \cdot 10}}{1 - e^{-0,4 \cdot 12}}\right)$$

Ergebnis:

$$C^{ss}_p(t) = \frac{200}{6,6} \cdot \left(\frac{0,2865}{0,7769} - \frac{0,0183}{0,9918}\right) = 10,6 \text{ mg/l}$$

Vergleich von $C_{p \text{ erwartet}}$ mit $C_{p \text{ gemessen}}$

Es gilt herauszufinden, ob der Patient den Arzneistoff schneller oder langsamer „klärt", als nach den initialen Populationsdaten zu erwarten ist. Es wird vorausgesetzt, daß das Verteilungsvolumen den Populationsdaten entspricht. Der Vergleich des erwarteten Plasmaspiegels von 10,6 mg/l mit dem gemessenen von 18,2 mg/l weist auf eine schnellere Clearance des Patienten hin als mit den Populationsdaten zu erwarten wäre.

Veränderungen von k nach der Iterationsmethode

Mit k = 0,10 h^{-1}
wird CL = 2,4 l/h

Berechnung des damit zu erwartenden 10h-Postdosisspiegel; k_a bleibt unverändert:

$V \cdot (k_a - k) = 24 \cdot (0,4 - 0,10)$

und den exponentiellen Teil:

$$\left(\frac{e^{-0,10 \cdot 10}}{1 - e^{-0,10 \cdot 12}} - \frac{e^{-0,4 \cdot 10}}{1 - e^{-0,4 \cdot 12}}\right)$$

Dann ist $C_p(t) = 14,1$ mg/l

Der erwartete Wert ist immer noch geringer als der gemessene.

Mit k = 0,08 h^{-1}
wird CL = 1,92 l/h

Berechnung von $C_p(t)$ 10 h nach der Dosis:

$V \cdot (k_a - k) = 24 \cdot (0,4 - 0,08)$

und des exponentiellen Teils:

$$\left(\frac{e^{-0,08 \cdot 10}}{1-e^{-0,08 \cdot 12}} - \frac{e^{-0,4 \cdot 10}}{1-e^{-0,4 \cdot 12}}\right)$$

Dann ist $C_p(10\ h) = 18{,}4$ mg/l
Damit liegt $C_{p\ gemessen}$ sehr nahe bei $C_{p\ erwartet}$.

Zusammenfassung.

k (h^{-1})	CL (l/h)	$C_{p\ erwartet}$ (mg/l)
0,125	3,0	10,6
0,10	2,4	14,1
0,08	1,92	18,4

Wenn also mit $k = 0{,}08$ h^{-1} gerechnet wird, ist die erwartete Plasmakonzentration 18,4 mg/l und entspricht nahezu der gemessenen Konzentration von 18,2 mg/l.

Individualisierte pharmakokinetische Parameter

CL = 1,92 l/h
V   = 24 l
k   = 0,08 h^{-1}
$t_{1/2}$ = 8,7 h

Wichtig: Es wurde vorausgesetzt, daß das Verteilungsvolumen von 0,4 l/kg konstant bleibt.

Zur *Beurteilung der individualisierten Daten* und der Frage, ob die berechneten Daten akzeptabel sind, sollten entsprechende Monographien herangezogen werden, denn beim TDM müssen die individuellen Parameter unter Berücksichtigung der Dosierungsangaben, des klinischen Bildes des Patienten etc. interpretiert werden. Vergleiche die Monographien in den folgenden Kapiteln.

Literatur

1. Basic Clinical Pharmacokinetics, 2nd ed, ME Winter, 1988
2. Applied Pharmacokinetics: Principles of Therapeutic Drug Monitoring, 3rd ed, edited by WE Evans, JJ Schentag, WJ Jusko & H Harrison, Applied Therapeutics Inc, Vancouver, 1992
3. Handbook of Clinical Pharmacokinetics, edited by M Gibaldi & L Prescott, 1983
4. A Textbook for the Clinical Application of Therapeutic Drug Monitoring, edited by WJ Taylor & HD Caviness, 1986
5. Individualizing Drug Therapy: Practical Applications of Drug Monitoring Volumes 1 and 2, Edited by WJ Taylor & AL Finn, 1981

2 Aminoglycoside

2.1 Gentamicin

Der akzeptierte therapeutische Bereich liegt bei Spitzenspiegeln zwischen 5–10 mg/l und Talspiegeln unter 2 mg/l. Neuere Erkenntnisse zur Pharmakodynamik der Aminoglycoside könnten zur Empfehlung höherer Spitzenspiegel und niedrigerer Talspiegel führen (s. Einmaldosierung).

2.1.1 Beziehung zwischen Serumkonzentration und Wirkung

Klinische Wirkung

Aminoglycoside wirken bakterizid sowohl im Ruhe- als auch im Wachstumsstadium vieler Mikroorganismen. Durch einen energieverbrauchenden Mechanismus werden sie durch die bakterielle Zellmembran transportiert und binden sich irreversibel an die 30S- und 50S-Untereinheiten der Ribosomen. Dies führt zur Falschablesung des genetischen Codes, zur Kumulation nichtfunktioneller Proteine sowie zum Zelltod.
Die Aminoglycoside zeigen eine konzentrationsabhängige Tötungskinetik im Gegensatz zu den β-Lactam-Antibiotika, die eine konzentrationsunabhängige, d. h. zeitabhängige Tötungskinetik aufweisen[44].
Noone und Mitarbeiter[32] untersuchten die Therapieerfolge bei Patienten mit gram-negativer Sepsis. Spitzenspiegel über 5 mg/l bei Patienten mit Weichteilinfektionen, gram-negativer Sepsis oder Harnwegsinfektionen und über 8 mg/l bei Patienten mit gram-negativer Pneumonie innerhalb der ersten 72 Stunden führten bei 84 % der Patienten zum Therapieerfolg. Im Gegensatz dazu war die Behandlung bei nur 23 % der Patienten erfolgreich, wenn diese Spitzenspiegel nicht erreicht wurden.
Zaske und Mitarbeiter[54] erreichten bei Verbrennungspatienten durch die Individualisierung der Gentamicinbehandlung einen Anstieg der Überlebensrate auf 64 % im Vergleich zu 33 % bei einer konventionellen Dosierung von 3–5 mg/kg/Tag. Nach Moore et al.[29] ist die Heilungsrate abhängig von einem optimalen Verhältnis des Spitzenspiegels zum MHK-Wert. Ebenso sind die ionische Bindung der Aminoglycoside und der postantibiotische Effekt konzentrationsabhängig[21]. Ein großes bakterielles Inokulum weist unterschiedliche MHK-Werte auf, was sich am besten mit einer Gauß-Normalverteilung darstellen läßt. Eine Vergrößerung des Verhältnisses C_{max}/MHK erhöht den Anteil der eliminierten bakteriellen Population und begrenzt so die Anzahl überlebender bakterieller Subvarianten[44].
Die empfohlenen und klinisch bewährten Serumkonzentrationen für Gentamicin sind[58]:

Spitzenspiegel 6–8 mg/l bei schweren Infektionen.
Spitzenspiegel 8–10 mg/l bei lebensbedrohlichen Infektionen.
Talspiegel 0,5–1 mg/l bei schweren Infektionen.
Talspiegel 1–2 mg/l bei lebensbedrohlichen Infektionen.

Dies sind nur Richtlinien. Bei der Entscheidung für die gewünschten Spitzen- und Talspiegel sind der klinische Zustand des Patienten, der Infektionsort und der vermutete oder gefundene Mikroorganismus zu berücksichtigen. Bei Infektionen mit einem hohen Morbiditäts- bzw. Mortalitätsrisiko sollen höhere Serumkonzentrationen erreicht werden.

Empfohlen wird die Verabreichung in einer 30 bis 60minütigen Kurzinfusion wegen einer möglicherweise erhöhten Gefahr otoxischer Nebenwirkungen durch höhere Spitzenspiegel bei Bolusgabe.

Aufgrund eines signifikanten postantibiotischen Effektes gegenüber gram-negativen Erregern[50] wird seit einiger Zeit die *Einmaldosierung* der Aminoglycoside empfohlen[11]. Die Rückbildung der adaptiven Resistenz[16] spricht für ein längeres Dosierungsintervall, d. h. einen längeren antibiotikafreien Zeitraum. Andererseits sollte die Gefahr einer „Durchbruchs"-Bakteriämie beachtet werden[2]. Der Transportmechanismus der Aminoglycoside in die Nierenrinde und das Innenohr hinein scheint sättigbar zu sein[5]; die Einmalgabe der Tagesdosis würde so zu einer geringeren Kumulation führen. Bei Patienten mit lebensbedrohlicher Sepsis und/oder eingeschränkter Nierenfunktion sollte diese Dosierung sehr kritisch gesehen werden, bevor sorgfältige klinische Studien bei entsprechenden Patientenzahlen die generelle Anwendbarkeit dieser Methode bestätigen.

Toxische Wirkung

Obwohl die Beziehung zwischen Serumkonzentration und Toxizität kontrovers beurteilt wird, besteht ein höheres Risiko bei erhöhten Tal- und Spitzenspiegeln. Wichtig ist hierbei die Gesamtmenge, die im Verlauf der Behandlung verabreicht wird, da es zur Kumulation im Innenohr und in der Niere kommt.

Jedoch ist die Toxizität nicht alleine mit der AUC (Area under plasma concentration-time curve from zero to infinity = Fläche unter der Plasmakonzentrations-Zeit-Kurve von t = 0 bis unendlich [Masse · Zeit/Volumen]) assoziiert. Studien bei Hunden zeigten, daß die Nephrotoxizität schwerer ist, wenn Gentamicin oder Tobramycin als Dauerinfusion im Gegensatz zur Einmaldosierung verabreicht werden[37]. Daraus läßt sich schließen, daß die Talspiegel einen besseren Hinweis auf eine toxische Wirkung geben als die Spitzenspiegel.

Folgende Serumkonzentrationen weisen auf ein erhöhtes oto- bzw. nephrotoxisches Risiko hin:

Spitzenkonzentrationen ständig über 12–15 mg/l
Talspiegel ständig über 2 mg/l.

Nephrotoxizität

Nach ihrer glomerulären Filtration bindet sich ein Anteil der kationischen Aminoglycoside an Phospholipid-Rezeptoren der Bürstensäume des proximalen Tubulus. Vor allem durch Pinocytose erfolgt eine Aufnahme in die Lysosomen und andere subzelluläre Kompartimente der Tubuluszellen. Dies führt zu einer Kumulation in der Nierenrinde und bildet einen langsam austauschbaren Arzneistoff-Pool, wobei die Halbwertszeit im Nierengewebe mehrere hundert Stunden beträgt im Vergleich zu der nur wenige Stunden betragenden Serumhalbwertszeit. Die Anreicherung in den Lysosomen kann zu einer Funktionseinschränkung führen, eine Schädigung der Mitochondrien vermindert die ATP-Bildung. Letztendlich kommt es zum Zelltod, wobei der genaue Mechanismus noch ungeklärt ist[3]. Bei einer signifikanten Schädigung der Tubuluszellen nimmt die glomeruläre Filtrationsrate (GFR) ab, was zu einem normalerweise nonoligurischen Nierenversagen führen kann. Dieses akute Nierenversagen kann jedoch auch durch Hypotension oder Schock aufgrund einer Sepsis verursacht sein. Weder histologisch noch klinisch läßt sich diese krankheitsbedingte Form des Nierenversagens von einer aminoglycosidbedingten unterscheiden. Das Nichtbeachten einer Einschränkung der Nierenfunktion durch die Grunderkrankung kann zu erhöhten Serumkonzentrationen und einer weiteren Schädigung der Niere führen.

Eine aminoglycosidbedingte Nephrotoxizität tritt frühestens 5 Tage nach Therapiebeginn auf. Typische Befunde sind eine eingeschränkte GFR, ein Ansteigen des Serumkreatinins und Blutharnstoffs und eine eingeschränkte Harnkonzentrierung. Weiterhin zeigen sich eine Proteinurie, eine Aminoacidurie, eine Glycosurie und Elektrolytstörungen. Das Serumkreatinin ist eine retrospektive Markersubstanz für eine Nierenschädigung; frühe Markersubstanzen wie β_2-Mikroglobulin, Alaninaminopeptidase, N-Acetylglucosaminidase, Harnzylinder sind nicht spezifisch für eine aminoglycosid-induzierte Nephrotoxizität[58]. Bei den meisten Patienten sind die nephrotoxischen Schädigungen reversibel aufgrund der ausgeprägten Regenerationsfähigkeit der Zellen des proximalen Tubulus. Allerdings kann es 20–60 Tage dauern, bis die Ausgangswerte wieder erreicht sind. Risikofaktoren für eine Nephrotoxizität sind Alter, eingeschränkte Nierenfunktion, Dehydratation, Gesamtdosis, Behandlungsdauer, vorausgegangene Aminoglycosidbehandlung, überhöhte Spitzen- und Talspiegel und Verabreichung mit anderen nephrotoxischen Arzneimitteln. Durch Dosisanpassung läßt sich die Bedeutung dieser Risikofaktoren reduzieren.

Ototoxizität

Als Wirkmechanismus vermutet man Störungen der Natrium-Kalium-Pumpen, was zu Veränderungen des endocochlearen Potentials und des osmotischen Gradienten der Innenohrflüssigkeiten führt, sowie eine Interaktion mit den Zellmembranlipiden, welche die Permeabilität und die respiratorischen Funktionen verändern[6]. Die Ototoxizität, die im Gegensatz zur Nephrotoxizität häufig irreversibel ist, tritt in Form von vestibulären und cochlearen Schädigungen auf. Audiometrische und elektronystagmographische Kontrollen zur Überwachung der Funktion des 8. Hirnnerven sind bei vielen Patienten nur schwer oder gar nicht durchführbar. Vestibuläre Störungen äußern sich als Nausea, Erbrechen, Vertigo, Schwindel und durch einen unsicheren Gang. Sie können durch Kompensationsmechanismen ausgeglichen werden. Tinnitus und der Hörverlust für höhere Frequenzen weisen auf cochleare Schädigungen hin. Sie sind reversibel, wenn die Aminoglycoside rechtzeitig abgesetzt werden. Wird die Therapie fortgesetzt, kommt es zu weiteren Schädigungen der Haarzellen des Cortischen Organs und zu Hörverlust auch hinsichtlich niederer Frequenzen und möglicherweise zur Ertaubung. Die Beziehung zwischen Spitzenspiegeln über 12 mg/l und einem erhöhten Ototoxizitätsrisiko wurde untersucht[31]. Vermutlich stehen Talspiegel in engerer Beziehung zur Ototoxizität als Spitzenspiegel. Nordstrom et al.[33] berichteten von einer signifikanten Beziehung zwischen Talspiegeln von 3 mg/l und einem erhöhten Ototoxizitätsrisiko. Pharmakokinetisch gesehen bedeuten über den normalen Serumkonzentrationen liegende Spitzen- und Talspiegel eine Zunahme der AUC. Dies führt zu einer Zunahme der Diffusion in die Innenohrflüssigkeiten, wo es wegen der langen Eliminationshalbwertszeiten zu einer progressiven Kumulation kommt.

Neuromuskuläre Blockade
Diese potentiell gefährliche Nebenwirkung tritt häufiger auf als man anfangs angenommen hatte[34]. Die gleichzeitige Verabreichung von Aminoglycosiden mit Narkosemitteln und Skelettmuskelrelaxanzien kann die neuromuskuläre Blockade verstärken. Die Patienten sollten sorgfältig im Hinblick auf eine Atemwegsdepression beobachtet werden.

Determinanten einer Aminoglycosidtoxizität
Die Toxizität scheint abhängig zu sein von:
Spitzenkonzentrationen über 12 mg/l.
Talkonzentrationen über 2 mg/l.
Der Plasmakonzentrations-Zeit-Kurve (AUC) in den Grenzen Null bis Unendlich. Die Fläche unter der Talkonzentration scheint einen besseren Hinweis auf die Toxizität zu geben.
Interaktionen mit oto- bzw. nephrotoxischen Arzneimitteln.
Höheres Alter.
Eingeschränkte Nierenfunktion. Da die renale Kumulation erst nach der glomerulären Filtration auftritt und die Gesamtdosis bei diesen Patienten normalerweise gering ist, besteht ein erhöhtes Risiko nur dann, wenn keine Dosisanpassung durchgeführt wird.
Dehydratation bei fehlender Dosisanpassung.
Gesamtdosis.
Behandlungsdauer.

2.1.2 Klinische Pharmakokinetik

Absorption
Die Absorption der Aminoglycoside aus dem Gastrointestinaltrakt ist gering, kann jedoch bei schwerer Niereninsuffizienz zu toxischen Serumkonzentrationen führen.
Nach i. m. Verabreichung und normaler Nierenfunktion werden Spitzenspiegel nach 0,5–2 Stunden erreicht.
Mit Ausnahme der Harnblase werden die Aminoglycoside aus chirurgischen Spüllösungen rasch und vollständig absorbiert; dies kann zu schweren Nebenwirkungen führen. Auch aus dem Bronchialbaum, aus Wunden und Gelenken erfolgt eine rasche Absorption; bei höheren Dosen werden wesentliche Serumkonzentrationen erreicht.
Üblicherweise werden Aminoglycoside intravenös als 30- bis 60minütige Kurzinfusion verabreicht.

Verteilung
Die im Weichteilgewebe, der Peritoneal-, Perikardial-, Pleural- und Synovialflüssigkeit und der Galle zu findenden Aminoglycosidkonzentrationen genügen für die Behandlung der meisten Infektionen. Die geringen Konzentrationen im Auge nach systemischer Gabe erfordern eine lokale oder periokulare Verabreichung. Ähnlich gering ist, auch bei entzündeten Meningen, die Konzentration im Liquor, so daß nur die intrathekale oder intraventrikuläre Applikation ausreichende Konzentrationen garantiert[41]. Aminoglycoside sind plazentagängig; die fetale Serumkonzentration beträgt 21–37 % der mütterlichen Serumkonzentration.

Proteinbindung
Aminoglycoside sind zu 10–30 % proteingebunden. Veränderungen der Proteinbindung sind daher klinisch nicht relevant.

Verteilungsvolumen
Wegen ihrer Verteilung in einem der Extrazellulärflüssigkeit sehr ähnlichen Raum wird das Verteilungsvolumen mit V = 0,20–0,25 l/kg bei normalen Patienten angegeben. Bei Pleuraerguß, Herzinsuffizienz, Ödemen, Aszites nimmt das Verteilungsvolumen zu; eine Dehydratation verkleinert das Verteilungsvolumen. Neugeborene weisen häufig ein Verteilungsvolumen von 0,5–0,7 l/kg auf. Beim Verteilungsvolumen tritt eine ausgeprägte Inter- und Intrapatientenvariabilität auf, auch bei Patienten mit normaler Nierenfunktion. Da das Verteilungsvolumen der entscheidende Parameter für die Dosis ist, tritt auch eine entsprechend große Variabilität bei den einzelnen Dosen auf[55].

Elimination
Aminoglycoside werden nicht metabolisiert und zu 85–95 % unverändert durch glomeruläre Filtration ausgeschieden. Vermutlich wird ein kleiner Anteil aktiv tubulär sezerniert; ein weiterer kleiner Anteil wird im proximalen Tubulus reabsorbiert. Bei normaler Nierenfunktion liegen die

Konzentrationen im Urin häufig über 300 mg/l, bei eingeschränkter Nierenfunktion deutlich niedriger.

Halbwertszeit

Die Halbwertszeit wurde bei normalen Probanden mit 2,5-4 Stunden angegeben. Zaske et al.[55] fanden jedoch eine ausgeprägte Interpatientenvariabilität dieses Parameters auch bei normaler Kreatinin-Clearance. Die Halbwertszeiten von Gentamicin lagen bei Patienten mit normaler Nierenfunktion zwischen 0,4 und 32,7 Stunden. Diese Variabilität scheint bei Patienten mit gram-negativer Sepsis ausgeprägter zu sein als bei normalen Probanden; auch ist sie größer im Anfangsstadium der Behandlung als später, wenn sich die physiologischen Parameter klinisch stabilisiert haben. Die Halbwertszeit geht in die Berechnung der Clearance ein:

$$CL = k \cdot V = \frac{0,693}{t_{1/2}} \cdot V$$

Dies soll jedoch nicht zu der falschen Folgerung führen, daß die Clearance (CL) von der Eliminationsgeschwindigkeitskonstante (k) bzw. der Halbwertszeit ($t_{1/2}$) und dem Verteilungsvolumen (V) bestimmt wird. In Wirklichkeit sind k bzw. $t_{1/2}$ von der Clearance und dem Verteilungsvolumen abhängig. Wenn nur $t_{1/2}$ und damit k bekannt sind, erlaubt dies keine Rückschlüsse auf CL oder V. Eine Veränderung des Verteilungsvolumens beeinflußt die Halbwertszeit und damit das Dosierungsintervall nach folgender Gleichung:

$$t_{1/2} = \frac{0,693 \cdot V}{CL}$$

Eine Vergrößerung des Verteilungsvolumens bei gleichbleibender Clearance führt zu einer Zunahme der Halbwertszeit und erfordert eine entsprechende Verlängerung des Dosierungsintervalls (τ).

Pharmakokinetisches Modell

Gentamicin wird durch ein lineares 3-Kompartiment-Modell beschrieben. Nach einer einzelnen i.v. Bolusinjektion wird folgendes beobachtet:
Die *Verteilungsphase oder α-Phase* hat eine Halbwertszeit von 5-15 Minuten als Ergebnis einer raschen Verteilung in die stark durchbluteten Organe und die Extrazellulärflüssigkeit.
Die *β-Phase* entspricht der konventionellen Eliminationsphase eines Ein-Kompartiment-Modells. Die Halbwertszeit wird mit 2-3 Stunden beim Patienten mit normaler Nierenfunktion angegeben; sie nimmt bei eingeschränkter Nierenfunktion und sich vergrößerndem Verteilungsvolumen zu. Diese Phase wird beim therapeutischen Drug Monitoring nach der Sawchuck-Zaske-Methode verwendet, um die Clearance und das Verteilungsvolumen auf der Basis eines Ein-Kompartiment-Modells zu berechnen.
Die *γ-Phase* oder *terminale Phase* mit einer Halbwertszeit von ca. 100 Stunden repräsentiert die Elimination der Aminoglycoside aus dem Gewebskompartiment; sie tritt schon nach einer Einzeldosis auf. Bei Mehrfachdosierung kann sie erst nach Therapieende gesehen werden, nicht während der Behandlung. In dieser terminalen Phase wird intrazellulär gebundenes Aminoglycosid freigesetzt und aus Geweben mit einer hohen Bindungsaffinität - wie der Nierenrinde - eliminiert. Im allgemeinen bildet die Plasmakonzentrations-Zeit-Kurve (AUC) dieser Phase nur einen kleinen Anteil der Gesamt-AUC. Bei sich verschlechternder Nierenfunktion nimmt ihr Anteil an der Gesamt-AUC immer mehr zu. Dies muß beachtet werden, um falsche Voraussagen der Spitzen- und Talspiegel zu vermeiden.
In der Praxis kann jedoch sehr gut mit einem Ein-Kompartiment-Modell gearbeitet werden, bei dem man mit 2 oder 3 Serumproben auskommt, während ein Zwei- oder Drei-Kompartiment-Modell 6-9 Serumproben benötigt. In der Initialphase der Behandlung wird die Eliminationsgeschwindigkeitskonstante besser als Dispositionskonstante bezeichnet, da sie sowohl die Elimination aus dem Körper als auch die Verteilung in das tiefe Kompartiment beschreibt. Sie wird kleiner, sobald ein Gleichgewicht zwischen dem zentralen und dem tiefen Kompartiment eingetreten ist, was Tage bis Wochen dauern kann. Das darauf beruhende Ansteigen der Tal- und Spitzenspiegel - auch bei gleichbleibender Nierenfunktion - kann durch Dosierungsanpassung mit Hilfe des TDM vermieden werden.

2.1.3 Pharmakokinetik und Dosierung beeinflussende Faktoren

Interaktionen
Bei der gleichzeitigen Gabe von β-Lactam-Antibiotika und Aminoglycosiden kann in vitro und in vivo eine gegenseitige Inaktivierung in unterschiedlichem Ausmaß in Abhängigkeit von dem verwendeten Aminoglycosid und β-Lactam-Antibiotikum erfolgen[49]. Bei Patienten mit normaler Nierenfunktion scheint dies in vivo von keiner klinischen Bedeutung zu sein; Halstenson et al.[20] fanden jedoch bei Untersuchungen an Hämodialyse-Patienten bei gleichzeitiger Gabe von Piperacillin und Tobramycin eine Zunahme der Tobramycin-Clearance von 3,6 ml/min auf 8,3 ml/min bzw. eine Abnahme der Halbwertszeit von 73 auf 22 Stunden. Die Netilmicin-Clearance dieser Patienten zeigte keine Veränderungen.

Nierenfunktion
Patienten mit eingeschränkter Nierenfunktion haben bei Aminoglycosidtherapie längere Halbwertszeiten und geringere Eliminationsgeschwindigkeitskonstanten.
Gyselynck et al.[19] konnten bei gesunden Probanden ca. 80-90 % der Varianz (r^2) in der Elimination von Aminoglycosiden durch Veränderung der Nierenfunktion erklären; während Kaye und Mitarbeiter[22a] nur 50 % der Variation der Gentamicinelimination durch Veränderung der Kreatinin-Clearance bei septischen Patienten erklären konnten.

Dialyse
Die Elimination der Aminoglycoside während der Hämodialyse hängt von mehreren Faktoren ab, wie dem Wirkungsgrad des Gerätes, der Geschwindigkeit des Blutflusses und des Dialysatflusses sowie der Dauer der Dialyse[13,25]. Die bei der Dialyse entfernte Menge an Aminoglycosid unterliegt einer ausgeprägten Inter- und Intrapatienten-Variabilität. Es ist wichtig, das nach der Dialyse auftretende Reboundphänomen zu beachten, um zu große Ergänzungsdosen zu vermeiden.

Aszites
Patienten mit Aszites haben, auch bei normaler Nierenfunktion, ein deutlich größeres Verteilungsvolumen und eine längere Halbwertszeit[18]. Es kann mehrere Stunden dauern, bis die maximale Konzentration in der Aszites-Flüssigkeit erreicht ist[45]. Daher können nach einer Stunde abgenommene Serumspiegel das Verteilungsvolumen unterschätzen. Entsprechendes gilt für Pleuraergüsse. Bei der Berechnung des Verteilungsvolumens kann für die Flüssigkeitsansammlung der Wert 1 l/kg eingesetzt werden im Gegensatz zu den 0,25 l/kg des übrigen Körpers.
Nach Bestimmung des Flüssigkeitsvolumens (FV) kann das Normalgewicht berechnet werden:
Normales Gewicht = Aktuelles Körpergewicht (AKG) – Flüssigkeitsvolumen (FV)
Berechnung des Verteilungsvolumens (V):

$$V (l) = (0{,}25 \cdot NG) + FV$$

Alter
Bei Neugeborenen und noch stärker bei Frühgeborenen finden ausgeprägte physiologische Reifeprozesse statt, so beim Herzminutenvolumen, der Nierendurchblutung und bei der Extrazellulärflüssigkeit[30], wodurch sich das Verteilungsvolumen, die Clearance und die Halbwertszeit wesentlich von Tag zu Tag verändern können, und es deshalb sehr schwierig ist, therapeutische Serumspiegel aufrechtzuerhalten. Bei Neugeborenen[15] führt das größere Verteilungsvolumen dieser Altersgruppe zusammen mit der Unreife der Nieren zu längeren Halbwertszeiten und somit längeren Dosierungsintervallen.
Pädiatrische Patienten eliminieren Aminoglycoside schnell[17], vor allem Kinder mit Mucoviszidose, Verbrennungen und Leukämie.
Beim geriatrischen Patienten ist eine fortschreitende Abnahme der glomerulären Filtrationsrate zu beobachten. Zu berücksichtigen ist zudem die altersbedingte Abnahme der Muskelmasse, was eine verminderte Kreatininproduktion und damit relativ niedrige Kreatininwerte zur Folge hat. Dies sollte nicht zu einer falschen Beurteilung der Nierenfunktion führen. Auch bei dieser Altersgruppe tritt – wie bei Früh- und Neugeborenen, Kinder und jüngeren Erwachsenen – eine ausgeprägte interindividuelle Variabilität der Halbwertszeit und des Verteilungsvolumens auf[55].

Körpergewicht
Die Verteilung der Aminoglycoside entspricht nicht allein dem idealen Körpergewicht (IKG), es findet ebenso eine Verteilung in das Fettgewebe statt, wenn auch in geringerem Ausmaß (siehe 2.1.4). Wegen der interindividuellen Variabilität ist eine genaue Bestimmung des Verteilungsvolumens nur über Serumspiegelkontrollen möglich[47].

Geschlecht
Zaske et al.[55] untersuchten die Daten von 1640 Patienten, wobei sich zwischen Männern und Frauen mäßig signifikante Unterschiede in der Pharmakokinetik der Aminoglycoside bei der Halbwertszeit, der Eliminationsgeschwindigkeitskonstanten, beim Verteilungsvolumen und der Clearance zeigten, vermutlich wegen der geringeren Muskelmasse, dem höheren Fettanteil und dem geringeren Anteil an Extrazellulärflüssigkeit bei der Frau.

Fieber
Bei Patienten mit Fieber werden niedrigere Aminoglycosid-Serumspiegel beobachtet[35], besonders bei Kindern[17]. Die physiologische Erklärung dürfte in der Zunahme der Herzfrequenz, des Herzminutenvolumens und der daraus resultierenden Zunahme der Nierendurchblutung und der glomerulären Filtrationsrate liegen.

Hämatokrit
Zwischen dem Kehrwert des Hämatokrits und der Halbwertszeit des Gentamicins zeigt sich eine lineare Beziehung[4]. Eine Zunahme des Hämatokrits führt zu einer Abnahme der Halbwertszeit. Ebenso wurde eine statistisch signifikante Beziehung zwischen Hämatokrit und Verteilungsvolumen gefunden: ein zunehmender Hämatokrit kann auf ein abnehmendes Verteilungsvolumen hinweisen.

Schwangerschaft
In der Schwangerschaft finden physiologische Veränderungen statt, welche die Pharmakokinetik der Aminoglycoside beeinflussen können. Vor allem im dritten Trimenon nehmen die Extrazellulärflüssigkeit, das Gesamtkörperwasser, das Herzminutenvolumen, die Nierendurchblutung und die glomeruläre Filtrationsrate zu. Dies führt zu einer sehr raschen Elimination der Aminoglycoside. Zudem tritt auch hier eine Interpatientenvariabilität des Verteilungsvolumens und der Halbwertszeit auf. 2–5 Tage nach der Geburt normalisieren sich diese Parameter wieder. Auch bei dieser Patientengruppe ist daher die Individualisierung der Therapie notwendig[52].
Nach AHFS[1] sollen Aminoglycoside in der Schwangerschaft nur bei vitaler Indikation verwendet werden, wenn sicherere Antibiotika nicht verabreicht werden können oder unwirksam sind. Aminoglycoside überschreiten die Plazentaschranke. Bei Neugeborenen von Streptomycinbehandelten Müttern wurde eine bilaterale, kongenitale Taubheit beobachtet. Derart schwere Nebenwirkungen wurden bei den anderen Aminoglycosiden bisher nicht festgestellt; dennoch besteht ein erhöhtes Risiko.

Verbrennungspatienten
Sie befinden sich in einem hypermetabolischen Zustand, vor allem bei gleichzeitiger gramnegativer Sepsis und Fieber. Unmittelbar nach der Verbrennung ist das extrazelluläre Kompartiment sehr groß, was zu einem entsprechend großen Verteilungsvolumen und einer längeren Halbwertszeit führt, auch bei normaler Nierenfunktion. Nach der diuretischen Phase erreicht das Verteilungsvolumen wieder Normalwerte, obwohl die hämodynamisch bedingte erhöhte Clearance weiterbesteht[53,54,57].

Endokarditis
Bei der Kombinationstherapie mit Benzylpenicillin bei einer Endokarditis, bedingt durch Streptococcus viridans bzw. Enterokokken, empfiehlt die British National Formulary wegen des ausgeprägten Synergismus dieser beiden Antibiotika eine Gentamicindosierung von 2mal 80 mg bzw. 2mal 60 mg bei leichteren oder älteren Patienten.
Eine andere Situation liegt jedoch bei einer Pseudomonas-Endokarditis vor. Hier muß auch bei der Kombinationstherapie hoch dosiert werden. Reyes und Mitarbeiter[38,39] konnten zeigen, daß bei Dosen < 5 mg/kg/Tag Gentamicin die Überlebensrate 25 % betrug, bei zusätzlichem Herzklappenersatz 50 %. Bei hohen Dosen ≥ 8 mg/kg/Tag erhöhte sich die Überlebensrate auf 65 %, bei zusätzlichem Herzklappenersatz auf 86 %.

Intensivpatienten
Schwerkranke Patienten sind entweder hypermetabolisch oder zeigen Zeichen eines Organversagens. Der Hypermetabolismus äußert sich in einem erhöhten Sauerstoffverbrauch, einer Zunahme des Herzminutenvolumens und damit der renalen Durchblutung, was wiederum die Aminoglycosid-Clearance erhöht.
Patienten, bei denen Zeichen eines Organversagens vorhanden sind, zeigen eine abnehmende Aminoglycosid-Clearance aufgrund der verminderten renalen Durchblutung.
Die Mehrzahl der chirurgischen Patienten weist ein erhöhtes Verteilungsvolumen auf. Dies beruht auf einer Vergrößerung des Extrazellulärraums infolge des chirurgischen Eingriffs und der Maximierung der Sauerstoffversorgung[58].

Mucoviszidose
Die pharmakokinetischen Parameter der Mucoviszidosepatienten variieren ausgeprägt; auch treten Intrapatientenvariationen während akuter pulmonaler Exacerbationen auf[8]. Im allgemeinen werden bei den schweren Verlaufsformen höhere Dosierungen benötigt, jedoch nicht bei den leichten[12]. Obwohl die glomeruläre Filtrationsrate und die Nierendurchblutung gleiche Werte wie bei Kontrollpersonen ohne Mucoviszidose[47a] aufweisen, ist die Gesamtkörper-Clearance erhöht; es werden extrarenale Eliminationswege diskutiert[27]. Das höhere Verteilungsvolumen wird entweder auf ein durch das Cor pulmonale oder Veränderungen der arteriellen Blutgase vergrößertes Extrazellulärvolumen oder auf einen relativ geringe-

ren Anteil an Körperfett zurückgeführt[23]. Diese Probleme erfordern dringend das TDM der Aminoglycoside bei dieser Patientengruppe.

2.1.4 TDM-Richtlinien

Gründe für Serumspiegelkontrollen

Nach der British National Formulary sollten Plasmakonzentrationen der Aminoglycoside nach Möglichkeit bei allen Patienten gemessen werden. Sie *müssen* gemessen werden:
– bei Kindern bis zu einem Jahr,
– bei Älteren,
– bei Mucoviszidose,
– bei Übergewicht,
– wenn hohe Dosen verabreicht werden,
– bei eingeschränkter Nierenfunktion,
– bei Behandlungsdauer länger als 7 Tage.

Es ist darauf zu achten, daß die eine Stunde nach Infusionsende zu messende Serumkonzentration vom Arzt nicht als Spitzenspiegel interpretiert wird.

Dosierung

Nomogramme
Die bekanntesten Methoden zur Nomogrammdosierung sind die „Rule of Eights", die Chan-Methode, die Dettli-Methode und die Sarubbi-Hull-Methode. Lesar et al.[26] verglichen diese Methoden noch zusätzlich mit der Individualisierung und fanden, daß ein großer Anteil der Patienten subtherapeutische oder toxische Serumkonzentrationen aufwies; auch zeigten sich toxische Spitzenspiegel bei subtherapeutischen Talspiegeln und lange Perioden mit subtherapeutischen Spiegeln. Die individualisierte Dosierung dagegen, die im Gegensatz zu den Nomogrammen der Inter- und Intrapatientenvariabilität der Halbwertszeit und des Verteilungsvolumens gerecht wird, ergab bei 90 % der Patienten therapeutische Serumkonzentrationen.

Initialdosierung
Für die Dosierung bei Behandlungsbeginn, wenn die individuellen pharmakokinetischen Parameter des Patienten noch nicht bekannt sind, muß auf Populationsdaten zurückgegriffen werden[43]. Zuerst wird das ideale Körpergewicht (IKG) berechnet bzw. aus Tabellen entnommen:

$IKG_{Mann} = 50$ kg + (Größe − 152,4 cm) · $\frac{0,89 \text{ kg}}{}$

$IKG_{Frau} = 45,5$ kg + (Größe − 152,4 cm) · $\frac{0,89 \text{ kg}}{}$

Nach Matzke et al.[28] wird, wenn das aktuelle Körpergewicht (AKG) 30 % über dem Idealgewicht liegt, das sog. Dosierungsgewicht (DG) zugrunde gelegt:

$DG = (AKG - IKG) \cdot 0,4 + IKG$.

Für die Clinical Pharmacokinetics Society, Großbritannien, liegt die Grenze für eine Berücksichtigung des Übergewichtes z. Zt. bei ≥ 15 %.

Übergewicht = $\frac{(AKG - IKG) \cdot 100}{IKG}$ %

Die Kreatinin-Clearance wird nach Cockcroft und Gault berechnet:

$CL_{CR(Mann)} = \frac{(140 - Alter) \cdot IKG}{72 \cdot Serumkreatinin (mg/dl)}$ ml/min

$CL_{CR(Frau)} = 0,85 \cdot CL_{CR(Mann)}$

Danach berechnet man nach Dettli die Eliminationsgeschwindigkeitskonstante:

$k = (0,0024 \cdot CL_{CR}) + 0,01$ h^{-1}

und die Halbwertszeit:

$t_{1/2} = \frac{0,693}{k}$

Das erwartete Verteilungsvolumen beträgt:

- bei normalem Hydratations-
  zustand   V = 0,20 l/kg
- bei Dehydratation   V = 0,15 l/kg
- bei Ödemen, Überwässerung   V = 0,30 l/kg

Der ideale Zeitabstand zwischen der Entnahme von zwei Postinfusionsspiegeln liegt bei ≥ 1,5 Halbwertszeiten.
Das erwartete Dosierungsintervall (τ) wird mit 2–3 · $t_{1/2}$ berechnet und den klinischen Erfordernissen angepaßt. Auf eine höhere Initialdosis wird im allgemeinen verzichtet, da das Fließgleichgewicht rasch erreicht wird, d. h. nach ca. 4–5 Halbwertszeiten.
Zaske und Rotschafer verwenden am St. Paul-Ramsey Medical Center folgende Initialdosierung:

	Gentamicin Tobramycin mg/kg	Amikacin mg/kg
Schwere Infektionen	1,75–2,0	7,0–8,0
Mittelschwere Infektionen	1,5	6,0
Harnwegsinfektionen	1,25–1,5	5,0–6,0

Die Dosierungen beruhen auf dem IKG und sollten für Gentamicin und Tobramycin 6,0 mg/kg/Tag bzw. 15 mg/kg/Tag für Amikacin nicht überschreiten. Höhere Dosen sollten nur nach korrekten Serumspiegelkontrollen sowie nach pharmakokinetischen Berechnungen und der Notwendigkeit einer aggressiven Therapie aufgrund des klinischen Bildes des Patienten verabreicht werden. Die berechneten Werte werden grundsätzlich auf 10 mg genau, bei Amikacin auf 100 mg genau auf- oder abgerundet.
Das Dosierungsintervall (τ) orientiert sich an den Berechnungen der Kreatinin-Clearance (CL_{CR}):

CL_{CR} (ml/min)	Dosierungsintervall τ (h)
> 70	8
50–70	12
30–50	18
15–30	24
< 15	verabreiche eine Initialdosis und kontrolliere engmaschig die Serumkonzentration

Bei älteren Patienten über 70 Jahren wird alle 12 Stunden und länger dosiert. Bei jüngeren Patienten mit guter Nierenfunktion (CL_{CR} > 100 ml/min) kann ein sechsstündiges Dosierungsintervall verwendet werden.
Wegen der ausgeprägten Inter- und Intrapatienten-Variabilität der Halbwertszeit und des Verteilungsvolumens sollten die Ergebnisse dieser Berechnungen sehr kritisch interpretiert werden und so rasch wie möglich mit Hilfe von Serumkonzentrationsbestimmungen die Aminoglycosiddosierung individualisiert werden.

Individualisierung der Aminoglycosiddosierung nach Sawchuck und Zaske
Der Inter- und Intrapatienten-Variabilität der Halbwertszeit und des Verteilungsvolumens wird die seit 1974 bewährte Sawchuck-Zaske-Methode[46] gerecht. Reese und Betts[36] beurteilen sie in der 3. Auflage von „A Practical Approach to Infectious Diseases" folgendermaßen:
„Es besteht eine ausgeprägte Variabilität des Verteilungsvolumens und der Fähigkeit des Patienten, Aminoglycoside auszuscheiden. Daher besteht auch eine ausgeprägte Variabilität bei den Serumkonzentrationen, die bei konventioneller Dosierung erreicht werden. Das Alter des Patienten, die Nierenfunktion, der Hydratationszustand, das Vorhandensein oder Nichtvorhandensein von Fieber und eine eventuelle Obesität scheinen letztendlich die Spitzen- und Talspiegel sowie Halbwertszeiten zu beeinflussen. Die Individualisierung erlaubt eine Anpassung der Dosierung für jeden Patienten durch Messung der Serumkonzentrationen und Berechnung der Halbwertszeiten. Die Autoren glauben, daß dies der ideale Weg sein kann, die Dosierung der Aminoglycoside in den Griff zu bekommen. Diese Methode verhilft zu geeigneten Serumkonzentrationen und vermeidet dennoch toxische Konzentrationen, die zur Oto- oder Nephrotoxizität beitragen können".

Verwendete Abkürzungen

R_o = Infusionsgeschwindigkeit: Dosis (mg)/Infusionszeit (h)
k = Eliminationsgeschwindigkeitskonstante (h^{-1})
$t_{1/2}$ = Halbwertszeit (h)
T = Dauer einer konstanten Infusionsgeschwindigkeit (h)
V = Verteilungsvolumen (l)
Δ' = Verteilungskoeffizienz (l/kg)
τ = Dosierungsintervall (h)
C(1) = 1. Postinfusionsspiegel
C(2) = 2. Postinfusionsspiegel
C'_{max} = rückextrapolierter Spitzenspiegel, unmittelbar nach Infusionsende
C'_{max-g} = gewünschter Spitzenspiegel (mg/l)
C_{min} = Talspiegel, unmittelbar vor Infusionsbeginn
C_{min-g} = gewünschter Talspiegel (mg/l)
C_{pd} = Prädosisspiegel, der in einem für die Berechnung relevanten Abstand vor Infusionsbeginn abgenommen wurde.

t_1 = Entnahmezeit der 1. Postinfusionsblutprobe

t_2 = Entnahmezeit der 2. Postinfusionsblutprobe

t_{ip} = $t_{Infusionsbeginn} - t_{Prädosis}$

t_{ss} = Zeit bis zum Erreichen des Fließgleichgewichts

t_p = Zeitpunkt der Entnahme des Prädosisspiegels

$\tau - T$ = Zeit zwischen Spitzen- und Talspiegel eines i. v. verabreichten Arzneistoffs

Die *Sawchuck-Zaske-Methode* arbeitet mit einem offenen Ein-Kompartiment-Modell und folgenden Formeln:

a) *Berechnung der Eliminationsgeschwindigkeitskonstanten k*

$$k = \frac{\ln \frac{C(1)}{C(2)}}{t}; \text{ es gilt } t = t_2 - t_1$$

Wenn die Halbwertszeit bekannt ist, gilt:

$$k = \frac{0{,}693}{t_{1/2}}$$

b) *Berechnung des Spitzenspiegels C'_{max}:*

$$C'_{max} = \frac{C(1)}{e^{-k \cdot t_1}}$$

oder

$$C'_{max} = \frac{C(2)}{e^{-k \cdot t_2}}$$

Obwohl sich der C'_{max} einfach berechnen läßt, ist es anschaulicher, mit Hilfe von semilogarithmischem Papier diesen Wert zu bestimmen, dazu die Halbwertszeit $t_{1/2}$ sowie die Eliminationsgeschwindigkeitskonstante k, die den negativen Wert der Steigung der Geraden darstellt (Grafik 5.1).

Graphik 5.1
Nachdem k und C'_{max} bekannt sind, kann das Verteilungsvolumen berechnet werden.

c) *Berechnung des Verteilungsvolumens V:*

$$V = \frac{R_o}{k} \cdot \frac{1 - e^{-k \cdot T}}{C'_{max} - (C_{min} \cdot e^{-k \cdot T})}$$

$(C_{min} \cdot e^{-k \cdot T})$, die Prädosiskonzentration am Ende der neuen Kurzinfusion wird 0, falls schon nach der ersten Dosis die Serumspiegel bestimmt werden bzw. wenn die Prädosiskonzentration unter der Meßgrenze liegt.

Nun kann das neue Dosierungsintervall berechnet werden.

d) *Berechnung des neuen Dosierungsintervalls:*

$$\tau = \frac{-1}{k} \cdot \ln \frac{C_{min-g}}{C'_{max-g}} + T$$

Die neue Infusionsgeschwindigkeit, welche die gewünschten Serumkonzentrationen erbringen soll, wird nach folgender Formel errechnet:

e) *Berechnung der neuen Infusionsgeschwindigkeit:*

$$R_o = k \cdot V \cdot C'_{max-g} \cdot \frac{1 - e^{-k \cdot \tau}}{1 - e^{-k \cdot T}}$$

f) Die Berechnung der neuen Infusionsgeschwindigkeit R_o und des neuen Dosierungsintervalls τ ergeben normalerweise Werte, die für die Praxis ungeeignet sind. Dosis und Dosierungsintervall

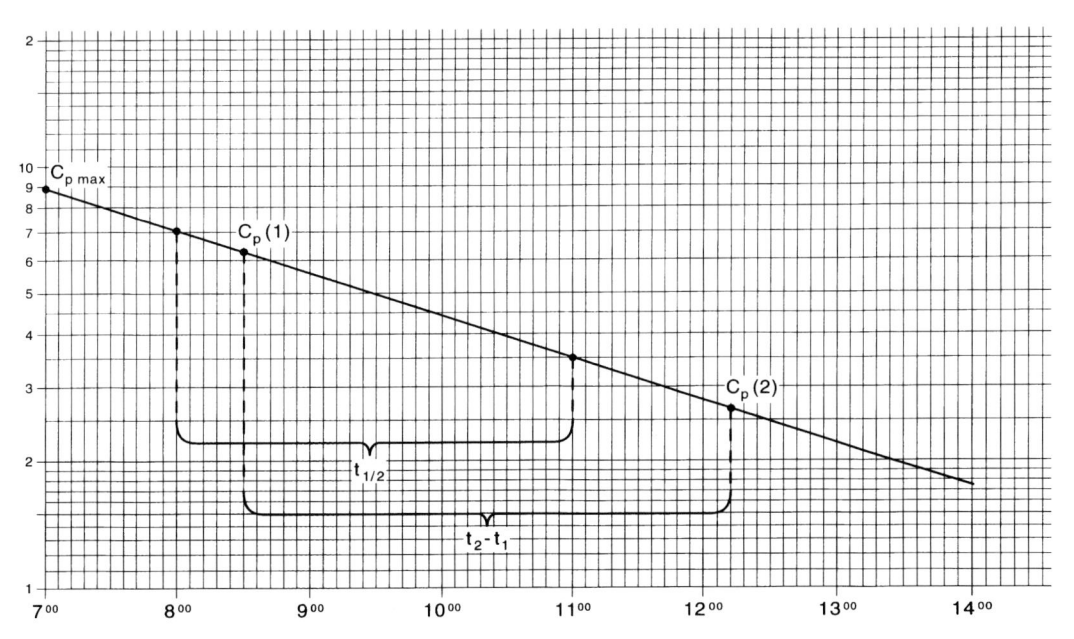

Graphik 5.1 Graphische Bestimmung des Spitzenspiegels C'_{max} und der Halbwertzeit $t_{1/2}$ aus der halblogarithmischen Darstellung des Konzentration-Zeit-Profils

müssen praxisgerecht auf- oder abgerundet werden, bei Gentamicin, Tobramycin und Netilmicin die Dosis auf 10 mg genau, bei Amikacin auf 100 mg, τ auf 6, 8, 12, 18 etc. Stunden. Dann lassen sich die daraus resultierenden Spitzen- und Talspiegel durch Umwandlung der obigen Gleichung berechnen:

$$C'_{max} = \frac{R_o}{k \cdot V} \cdot \frac{1 - e^{-k \cdot T}}{1 - e^{-k \cdot \tau}}$$

$$C_{min} = C'_{max} \cdot e^{-k \cdot (\tau - T)}$$

Die *Trough-Peak-Methode* wird von kostenbewußten Pharmakokinetikern nach Möglichkeit verwendet. Hierbei werden nur zwei Blutproben entnommen, und zwar ein Prädosisspiegel und ein Postinfusionsspiegel. Der Prädosisspiegel dient auch als zweiter Postinfusionsspiegel und wird somit sowohl zur Berechnung von $t_{1/2}$ und k, als auch zur Berechnung des Verteilungsvolumens verwendet. Diese Methode darf jedoch nur unter folgenden Voraussetzungen angewandt werden:

a) $t_{1/2}$ und V ändern sich nicht wesentlich.
b) Die korrekte Dosis wird zur korrekten Zeit gegeben; d. h. das Dosierungsintervall wird genau eingehalten.
c) Der Patient muß sich im Fließgleichgewicht (steady state) befinden.

Erläuterungen zu den Formeln

$e^{-k \cdot t}$ = Anteil, der am Ende einer Eliminationsphase übrigbleibt = Persistenz- oder Retentionsfaktor

$1 - e^{-k \cdot t}$ = Anteil, der während der Eliminationsphase verlorengeht = Verlustfaktor

$1 - e^{-k \cdot T}$ = Anteil am Fließgleichgewicht (steady state), der während der Infusionszeit erreicht wird

$\frac{1}{1 - e^{-k \cdot \tau}}$ = Kumulationsfaktor zur Berechnung der pharmakokinetischen Parameter im Fließgleichgewicht

Eliminationsgeschwindigkeitskonstante k:

$$k = \frac{\ln \frac{C(1)}{C(2)}}{t}; \text{ es gilt } t = t_2 - t_1$$

Da die Aminoglycoside einer Kinetik erster Ordnung unterliegen, sind $t_{1/2}$ und k dosisunabhängige Parameter. Wenn durch irgendwelche Umstände der Patient nicht die korrekte Dosis erhält, verändert das die Berechnung von $t_{1/2}$ und k nicht.

Mit k läßt sich die *Halbwertszeit* berechnen:

$$t_{1/2} = \frac{0{,}693}{k}$$

und die *Zeit bis zum Erreichen des Fließgleichgewichts*:

$$t_{ss} = 4{,}5 \cdot t_{1/2}$$

Die Formel zur Berechnung des *Verteilungsvolumens*:

$$V = \frac{R_o}{k} \cdot \frac{1 - e^{-k \cdot T}}{C'_{max} - (C_{min} \cdot e^{-k \cdot T})}$$

berücksichtigt:

a) die Menge an Arzneistoff, die während der Infusionszeit eliminiert wird;
b) den Anteil an Arzneistoff, der von der vorherigen Dosis übriggeblieben ist.

Faktoren, die verhindern, daß der Patient die angegebene Dosis erhält, führen zu Fehlern bei der Berechnung von V.
Wenn sofort bei der ersten Dosierung die Serumspiegelkontrollen beginnen, ist $C_{min} = 0$. Wird der Prädosisspiegel C_{pd} in einem für die Berechnung signifikanten zeitlichen Abstand zum Infusionsbeginn abgenommen, so muß er auf den Zeitpunkt des Infusionsbeginns berechnet werden:

$$C_{min} = C_{pd} \cdot e^{-k \cdot t_{ip}}$$
$$t_{ip} = t_{Infusionsbeginn} - t_{Prädosis}$$

Mit dem Verteilungsvolumen V und der Eliminationsgeschwindigkeitskonstanten k läßt sich die Aminoglycosid-Clearance (CL) berechnen:

$$CL = k \cdot V$$

Die Formel zur Berechnung des Dosierungsintervalls τ ist eine Umwandlung der Gleichung zur Berechnung der Eliminationsgeschwindigkeitskonstanten, wobei die Infusionsdauer T dazugerechnet werden muß:

$$\tau = \frac{-1}{k} \cdot \ln \frac{C_{min-g}}{C'_{max-g}} + T$$

Bei einer Kinetik 1. Ordnung beträgt der Zeitraum zwischen Spitzenspiegel und Talspiegel eines i. v. verabreichten Arzneistoffes τ − T.
Bei stark eingeschränkter Nierenfunktion und entsprechend langsamer Elimination und bei toxischen Serumkonzentrationen kann es notwendig sein auszurechnen, wann der Talspiegel erreicht ist:

$$t = \frac{-1}{k} \cdot \ln \frac{C_{min-g}}{C_{erhöht}}$$

Dies gibt bei sich verändernder Nierenfunktion selbstverständlich nur grobe Anhaltspunkte. Mit dieser Formel läßt sich der Zeitraum berechnen, in dem die Serumkonzentration über dem MHK-Wert liegt:

$$t = \frac{-1}{k} \cdot \ln \frac{MHK}{C'_{max}}$$

Die Formel zur Berechnung der neuen Infusionsgeschwindigkeit R_o berücksichtigt:

a) den Anteil des Arzneistoffes, der von der vorhergehenden Dosis noch übriggeblieben ist,
b) den Anteil der Dosis, der während der Infusionszeit eliminiert wird.

$$R_o = k \cdot V \cdot C'_{max-g} \cdot \frac{1 - e^{-k \cdot \tau}}{1 - e^{-k \cdot T}}$$

Wichtig: R_o ist die Infusionsgeschwindigkeit, nicht die Dosis!
Die Dosis (D) errechnet sich aus: $D = R_o \cdot T$

Berechnung von Patientenparametern

Ideales Körpergewicht (IKG):

$IKG_{Mann} = 50,0 \text{ kg} + (Größe - 152,4 \text{ cm}) \cdot 0,89 \text{ kg}$

$IKG_{Frau} = 45,5 \text{ kg} + (Größe - 152,4 \text{ cm}) \cdot 0,89 \text{ kg}$

Dosierungsgewicht (DG):

$DG = (AKG - IKG) \cdot 0,4 + IKG.$
(AKG = Aktuelles Körpergewicht)

% Übergewicht ÜG:

$ÜG \% = \dfrac{(AKG - IKG) \cdot 100}{IKG}$

Kreatinin-Clearance nach Cockcroft und Gault:

$CL_{CR(Mann)} = \dfrac{(140 - \text{Alter}) \cdot IKG}{72 \cdot \text{Serumkreatinin (mg/dl)}}$ ml/min

$CL_{CR(Frau)} = 0,85 \cdot CL_{CR(Mann)}$

Verteilungskoeffizient Δ':

$\Delta' = \dfrac{V (l)}{KG (kg)}$ bzw. $\Delta' = \dfrac{V (l)}{DG (kg)}$

Empfohlene Blutentnahmezeiten

Die Bestimmung der Serumspiegel sollte möglichst früh erfolgen; dadurch kann schon innerhalb der ersten 12–24 Stunden mit der Individualisierung der Aminoglycosidtherapie begonnen werden. Die Patienten weisen rasch therapeutische Serumkonzentrationen auf, und es wird ein erhöhtes Risiko toxischer Nebenwirkungen vermieden. Zeitpunkte der Blutentnahme sind:

- Prädosisprobe: Unmittelbar vor neuer Infusion. Sie entfällt, wenn bei der ersten Dosis schon kontrolliert wird. Wird der Prädosisspiegel in einem für die Berechnung zeitlich signifikanten Abstand zum Infusionsende abgenommen, so muß der Talspiegel auf den exakten Zeitpunkt des Infusionsbeginns berechnet werden.
- Erste Postinfusionsserumprobe: Etwa eine Stunde nach einer 30minütigen Infusion, 15–30 Minuten nach einer 60minütigen Infusion, wobei die Infusionszeit noch die für das Durchspülen des Infusionsbesteckes notwendige Zeit mit einschließen sollte. Bei stark eingeschränkter Nierenfunktion bis zwei Stunden nach Infusionsende, um dem Aminoglycosid eine vollständige Verteilung vor dem Zeitpunkt der Blutentnahme zu ermöglichen.
- Zweite Postinfusionsserumprobe: Ca. 1,5 Halbwertszeiten nach Infusionsende. Die Abnahme der zweiten Serumprobe – 1,5 Halbwertszeiten nach Infusionsende – ist wichtig für die Berechnung von k. Vor allem bei Schwerkranken werden drei Postinfusionsspiegel empfohlen, wobei die dritte Abnahme nach ca. 3 Halbwertszeiten erfolgen soll[58]. Bei der Berechnung wird die Methode der kleinsten Quadrate angewandt.

Interpretation der Berechnungen

Von größter Bedeutung ist es, die errechneten pharmakokinetischen Parameter und die Dosierung im Zusammenhang mit anderen Laborwerten und dem klinischen Bild des Patienten zu sehen. Zu beachten sind hierbei die Körpertemperatur, Größe und Gewicht des Patienten, Hämoglobin/Hämatokrit, Flüssigkeitsaufnahme und -ausscheidung, Leukocytenzählung mit Differentialbild, Blutharnstoff, Serumkreatinin bzw. die Kreatinin-Clearance, bakteriologischer Befund und Röntgenbefund, sowie mögliche Interaktionen. Diese Parameter geben wichtige Hinweise auf den Hydratationszustand des Patienten, auf Änderungen der Nierenfunktion und auf den Verlauf der Infektion. Sie spielen eine wichtige Rolle bei der Empfehlung der Dosis, des Dosierungsintervalls und für die Auswahl zusätzlicher Antibiotika als Kombinationspartner. Überschreitet die Einzeldosis 2 mg $\cdot$ kg IKG^{-1} bzw. 6 mg $\cdot$ kg $IKG^{-1} \cdot d^{-1}$, d. h. das Verteilungsvolumen weicht wesentlich von 0,20–0,25 l/kg ab, so muß nach möglichen Ursachen gesucht werden.

Verteilungsvolumen > als normal	
reale Gründe	Artefakte
Anasarka Ödeme Pleuraerguß Aszites Chirurgische Drainage Signifikante Blutungen Fisteln	falsches Körpergewicht Inaktivierung Patient erhält geringere Dosis

Verteilungsvolumen < als normal	
reale Gründe	Artefakte
Dehydratation	falsches Körpergewicht Patient erhält höhere Dosis

Bei Verweilkanülen oder Venenkathetern (liegender Zugang) ist es wichtig, daß vor der eigentlichen Blutentnahme eine genügend große Blutmenge entnommen wird, die garantiert, daß das Analysenblut dem zirkulierenden Blut entspricht. Findet sich kein spezieller Hinweis bei einer sehr abweichenden Dosierung, so sollte am nächsten Tag erneut kontrolliert werden.

Meßmethoden

Es gibt eine Reihe von automatisierten Bestimmungsmethoden wie Enzymimmunoassay, HPLC, FPIA ($\rightarrow$ Bd. 2), die schnell zuverlässige Ergebnisse liefern.
Man sollte sich vergewissern, daß alle Serumspiegelmessungen nach der gleichen Methode durchgeführt werden, da verschiedene Analysenmethoden zu signifikanten Unterschieden zwischen den pharmakokinetischen Parametern und den Dosierungsempfehlungen führen[42].

Störungen der Bestimmung
Nach der Hitzebehandlung der Blutproben von HIV-Patienten können bis zu 10 % höhere Gentamicinwerte gemessen werden[14]. Die semisynthetischen Penicilline und möglicherweise auch die Cephalosporine bilden mit Aminoglycosiden einen Komplex, was zu falsch niedrigen Werten führt. Dieser Prozeß findet in vitro und in vivo statt. Das Ausmaß ist von der Konzentration, der Kontaktzeit und der Temperatur abhängig[49].
In-line-Filter können Gentamicin zurückhalten und zu Therapieversagen führen[40]. Bei Patienten mit Ikterus und Bilirubinwerten über 68,4 µmol/l können bei einigen Bestimmungsmethoden falsch hohe Werte gefunden werden[51].

2.2 Amikacin

Klinische Pharmakokinetik
Das Verteilungsvolumen wird von Bennett et al.[7] mit 0,22–0,29 l/kg angegeben. Die Proteinbindung ist sehr niedrig (3,6 %). Es wird durch glomeruläre Filtration ausgeschieden, aber die Geschwindigkeit der renalen Kreatinin-Clearance ist größer als die von Amikacin, was auf eine renale Reabsorption hinweist[24].

TDM-Richtlinien
Die intrinsische Aktivität von Amikacin ist geringer als die von Gentamicin, Netilmicin und Tobramycin. Daher sind höhere Serumkonzentrationen erforderlich.
Die optimalen Spitzenkonzentrationen sollten bei schweren Infektionen zwischen 20 und 25 mg/l liegen, die Talspiegel zwischen 1–4 mg/l. Bei lebensbedrohlichen Infektionen werden Spitzenspiegel zwischen 25 und 30 mg/l und Talspiegel zwischen 4 und 8 mg/l empfohlen[58].

Klinische Anwendung
Amikacin wird bei schweren Infektionen durch gram-negative Bakterien, die resistent gegenüber Gentamicin sind, eingesetzt[9]. Es ist stabil gegenüber 8 der 9 klassifizierten aminoglycosid-inaktivierenden Enzyme, von denen 5 Gentamicin inaktivieren können.

Nebenwirkungen
Die Ototoxizität verursacht in erster Linie cochleare Schädigungen, obwohl bei einigen Patienten auch Vestibularis-Schäden beobachtet wurden. Die Häufigkeit entspricht der von Gentamicin. Wenn das Medikament nicht rechtzeitig abgesetzt wird, sind diese Nebenwirkungen irreversibel.
Die Risikofaktoren entsprechen denen des Gentamicins.
Das klinische Bild der Nephrotoxizität und das nephrotoxische Potential sind ähnlich wie bei Gentamicin.

2.3 Netilmicin

Klinische Pharmakokinetik
Netilmicin verhält sich ähnlich wie die anderen Aminoglycoside. Die Proteinbindung wird mit < 5 %, das Verteilungsvolumen mit 0,16–0,30 l/kg angegeben[7]. Es dringt rasch in Gewebe, Sputum und in die Perikard-, Synovial- und Peritonealflüssigkeit. Wie bei den anderen Aminoglycosiden ist die Liquorgängigkeit schlecht, und es kommt zur Kumulation in der Nierenrinde und im Innenohr. Es wird glomerulär filtriert und in geringem Maß tubulär reabsorbiert. Durch die Peritonealdialyse wird es nicht so gut eliminiert wie durch Hämodialyse.
Eine gute Übersichtsarbeit stammt von Campoli-Richards et al.[10].

TDM-Richtlinien
Bei schweren Infektionen sollten die Spitzenspiegel zwischen 6 und 8 mg/l und die Talspiegel zwischen 0,5 und 1 mg/l liegen, bei lebensbedrohlichen Infektionen die Spitzenspiegel zwischen 8 und 10 mg/l und die Talspiegel zwischen 1 und 2 mg/l[58].

Klinische Anwendung
Netilmicin ist wirksam gegen eine Reihe von gram-negativen Bakterien, die resistent gegen Gentamicin und/oder andere Aminoglycoside sind, vor allem wenn die Resistenz durch adenylierende oder phosphorylierende Enzyme hervorgerufen wird. Die Aktivität ist bei der Bildung von acetylierenden Enzymen variabel. Wie die anderen Aminoglycoside ist es jedoch nicht aktiv, wenn die Resistenz auf einer verminderten Permeabilität beruht.
Die Aktivität gegen Pseudomonas aeruginosa ist geringer als die von Gentamicin und Tobramycin.

Nebenwirkungen
Klinische Studien weisen auf ein eventuell geringeres ototoxisches Potential hin[22]. Die BNF empfiehlt daher die Verwendung von Netilmicin, wenn die Behandlung länger als 10 Tage dauert. Weitere Studien sind jedoch notwendig, um die relative Toxizität im Vergleich zu den anderen Aminoglycosiden zu bestimmen.
Das nephrotoxische Potential des Netilmicin scheint dem der anderen Aminoglycoside zu entsprechen.

2.4 Tobramycin

Klinische Pharmakokinetik
Die Proteinbindung ist < 5 %, das Verteilungsvolumen wird mit 0,22–0,33 l/kg angegeben[7]. In der Gewebsgängigkeit und der Elimination entspricht es den anderen Aminoglycosiden.

Aminoglycoside

TDM-Richtlinien
Bei schweren Infektionen werden Spitzenspiegel zwischen 6 und 8 mg/l und Talspiegel zwischen 0,5 und 1 mg/l empfohlen, bei lebensbedrohlichen Infektionen Spitzenspiegel zwischen 8 und 10 mg/l und Talspiegel zwischen 1 und 2 mg/l[58].

Klinische Anwendung
Tobramycin zeigt niedrigere MHK-Werte gegenüber Pseudomonas aeruginosa als Gentamicin und Netilmicin, jedoch ist die Aktivität gegen einige andere gram-negative Bakterien geringer.

Nebenwirkungen
Die Überprüfung von Studien durch Kahlmeter und Dahlager[22] zeigte ein ähnliches nephrotoxisches Potential für Gentamicin wie für Tobramycin.
Bei beiden sind die vestibulären Schädigungen häufiger als die cochlearen.

2.5 Übungen

2.5.1 Beispiel 1

Patientin F. M., 165 cm, 63 kg, 59 Jahre, wurde wegen eines Adeno-Ca des Coecalpols mit Bauchwandinfiltration operiert. Postoperativ zeigt sich eine Nachblutung aus dem Retroperitonealbereich. Neben einer seit längerem bestehenden posthepatitischen Leberzirrhose entwickelt sich eine kompensierte Niereninsuffizienz und eine respiratorische Insuffizienz. Wegen Pseudomonas aeruginosa im Trachealsekret soll sie mit 3mal täglich 4 g Piperacillin und Gentamicin behandelt werden.
Ihr Serumkreatinin liegt bei 0,8 mg/l; nach Berechnung der Kreatinin-Clearance nach Cockcroft und Gault wird mit einer Initialdosierung von 120 mg 2mal täglich begonnen, was 2mal täglich 1,9 mg/kg DG entspricht.

Folgende Daten wurden zunächst errechnet:

Ideales Körpergewicht:
$IKG_{Frau} = 45,5 \text{ kg} + (\text{Größe} - 152,4 \text{ cm}) \cdot 0,89 \text{ kg}$
$IKG_{Frau} = 45,5 \text{ kg} + (165 - 152,4 \text{ cm}) \cdot 0,89 \text{ kg} = 57 \text{ kg}$

% Übergewicht ÜG:
$$\text{ÜG \%} = \frac{(AKG - IKG) \cdot 100}{IKG}$$
$$\text{ÜG \%} = \frac{(63 - 57) \cdot 100}{57} = 10,5 \%$$

Beim Gespräch mit dem behandelnden Arzt stellt sich heraus, daß das Übergewicht teilweise auf Wassereinlagerungen, bedingt durch die posthepatitische Leberzirrhose mit Aszites, beruht. Kreatinin-Clearance korrigiert auf 1,72 m²

$$CL_{CR(Frau)} = 0,85 \cdot \frac{(140 - \text{Alter}) \cdot IKG}{72 \cdot \text{Serumkreatinin (mg/dl)}} \text{ (ml/min)}$$

$$CL_{CR(Frau)} = 0,85 \cdot \frac{(140 - 59) \cdot 57}{72 \cdot 0,8} \text{ (ml/min)} = 68 \text{ ml/min}$$

Am folgenden Tag wird das TDM durchgeführt: 120 mg Gentamicin werden von 8.00–8.30 Uhr infundiert. Folgende Serumkonzentrationen werden gemessen:

	Zeit	Serumkonzentration
Prädosisspiegel	6.00	1,9 mg/l
1. Postinfusions-Serumprobe	9.30	4,6 mg/l
2. Postinfusions-Serumprobe	13.45	2,19 mg/l

Daraus lassen sich nach der Sawchuck-Zaske-Methode folgende pharmakokinetische Parameter errechnen:

1. a) *Eliminationsgeschwindigkeitskonstante k:*
$$k = \frac{\ln \frac{C(1)}{C(2)}}{t}; \text{ es gilt } t = t_2 - t_1$$

$$k = \frac{\ln \frac{4,6}{2,19}}{4,25 \text{ h}} = 0,1746 \text{ h}^{-1}$$

1. b) *Halbwertszeit*
$$t_{1/2} = \frac{0,693}{k}$$
$$t_{1/2} = \frac{0,693}{0,1746} = 3,97 \text{ h}$$

1. c) *Zeit bis zum Erreichen des Fließgleichgewichts:*
$t_{ss} = 4,5 \cdot t_{1/2}$
$t_{ss} = 4,5 \cdot 3,97 = 17,9 \text{ h}$

2. *Spitzenspiegel C'_{max}*
$$C'_{max} = \frac{C(1)}{e^{-k \cdot t_1}}$$
bzw.
$$C'_{max} = \frac{4,6}{e^{-0,1746 \cdot 1}} = 5,48 \text{ mg/l}$$

Graphisch läßt sich der Spitzenspiegel durch Rückextrapolation ermitteln (Grafik 5.2).

3. *Verteilungsvolumen V:*
$$V = \frac{R_o}{k} \cdot \frac{1 - e^{-k \cdot T}}{C'_{max} - (C_{min} \cdot e^{-k \cdot T})}$$

Da der Prädosisspiegel schon um 6.00 abgenommen wurde, muß vorher der Talspiegel zur Zeit des Infusionsbeginns berechnet werden:

$C_{min} = C_{pd} \cdot e^{-k \cdot t_{ip}}$
$t_{ip} = t_{\text{Infusionsbeginn}} - t_{\text{Prädosis}}$
$C_{min} = 1,9 \cdot e^{-0,1746 \cdot 2} = 1,34 \text{ mg/l}$

$$V = \frac{120/0,5}{0,1746} \cdot \frac{1 - e^{-0,1746 \cdot 0,5}}{5,478 - (1,34 \cdot e^{-0,1746 \cdot 0,5})} = 27,04 \text{ l}$$

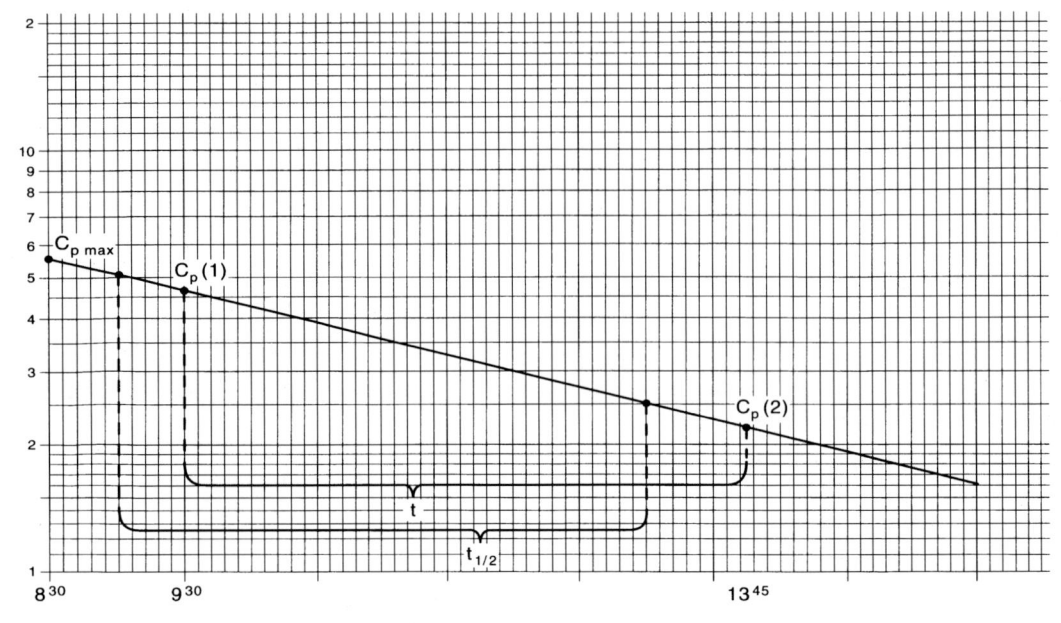

Graphik 5.2 Graphische Bestimmung des Spitzenspiegels C'_{max} durch Rückextrapolation aus der halblogarithmischen Darstellung des Konzentration-Zeit-Profils

3. a) Die *Gentamicin-Clearance* kann damit errechnet werden:

$CL = V \cdot k = 27{,}04 \, l \cdot 0{,}1746 \, h^{-1} = 4{,}722 \, l \cdot h^{-1} = 78{,}7 \, ml/min$

4. *Neues Dosierungsintervall* τ:

$\tau = \dfrac{-1}{k} \cdot \ln \dfrac{C_{min\text{-}g}}{C'_{max\text{-}g}} + T$

$\tau = \dfrac{-1}{0{,}1746} \cdot \ln \dfrac{1}{7} + 0{,}5 = 11{,}64 \, h.$

5. *Berechnung der neuen Infusionsgeschwindigkeit:*

$R_o = k \cdot V \cdot C'_{max\text{-}g} \cdot \dfrac{1 - e^{-k_{el} \cdot \tau}}{1 - e^{-k_{el} \cdot T}}$

$R_o = 0{,}1746 \cdot 27{,}04 \cdot 7 \cdot \dfrac{1 - e^{-0{,}1746 \cdot 11{,}64}}{1 - e^{-0{,}1746 \cdot 0{,}5}} = 343{,}44 \, mg/h$

d. h. 171,8 mg sollen in einer 30minütigen Kurzinfusion alle 11,64 h verabreicht werden, um einen Spitzenspiegel von 7 mg/l und einen Talspiegel von 1 mg/l zu erreichen.

6. Eine Dosis von 180 mg alle 12 Stunden würde folgende Spitzen- und Talspiegel ergeben:

$C'_{max} = \dfrac{R_o}{k \cdot V} \cdot \dfrac{1 - e^{-k \cdot T}}{1 - e^{-k \cdot \tau}}$

$C'_{max} = \dfrac{180/0{,}5}{0{,}1746 \cdot 27{,}04} \cdot \dfrac{1 - e^{-0{,}1746 \cdot 0{,}5}}{1 - e^{-0{,}1746 \cdot 12}} = 7{,}27 \, mg/l$

$C_{min} = C'_{max} \cdot e^{-k \cdot (\tau - T)}$

$C_{min} = 7{,}27 \cdot e^{-0{,}1746 \cdot 11{,}5} = 0{,}98 \, mg/l$

Der Verteilungskoeffizient berechnet auf das Dosierungsgewicht beträgt $\Delta' = 0{,}43 \, l/kg$ und liegt somit deutlich über 0,25 l/kg. Da wegen mangelnder Spontandiurese und deutlicher Wassereinlagerung eine Furosemiddauerinfusion durchgeführt wird, ist zu erwarten, daß das Verteilungsvolumen bzw. der Verteilungskoeffizient kleiner werden. In der Diskussion mit dem behandelnden Arzt wird daher eine Dosierung von 140 mg alle 12 Stunden festgelegt, bei der ein Spitzenspiegel von 5,65 mg/l und ein Talspiegel von 0,76 mg/l zu erwarten sind.

Zwei Tage später wird wieder kontrolliert; die Diurese hat inzwischen eingesetzt:
Dosis: 140 mg; Dosierungsintervall τ = 12 Stunden; Infusionszeit von 7.45–8.15 Uhr.
Folgende Serumkonzentrationen werden gemessen:

	Zeit	Serum-konzentration
Prädosisspiegel	6.00	2,6 mg/l
1. Postinfusions-Serumprobe	9.45	6,4 mg/l
2. Postinfusions-Serumprobe	12.15	4,0 mg/l

Folgende Parameter werden errechnet:

C'_{max} = 8,49 mg/l
C_{min} = 1,87 mg/l
k = 0,1880 h^{-1}
V = 19,7 l
Δ' = 0,32 $l \cdot kg^{-1}$ berechnet auf das neue aktuelle Körpergewicht von 61 kg
CL = 61,74 ml/min
$t_{1/2}$ = 3,69 h
t_{ss} = 16,6 h

Dosierung für einen Spitzenspiegel von 7 mg/l und einen Talspiegel von 1,0 mg/l:
125,71 mg Gentamicin alle 10,85 Stunden.

Die bisherige Dosierung von 140 mg alle 12 Stunden würde einen Spitzenspiegel von 7,58 mg/l und einen Talspiegel von 0,87 mg/l ergeben. Die errechneten Spitzen- und Talspiegel liegen jedoch höher. Die Ursache dafür könnte sein, daß das Dosierungsintervall von 12 Stunden zwischen der letzten Dosis und der gegenwärtigen kürzer war. Da sich das klinische Bild der Patientin sehr gebessert hat, wird eine Dosis von 120 mg Gentamicin alle 12 Stunden verordnet. Zu erwarten ist damit ein Spitzenspiegel von 6,49 mg/l und ein Talspiegel von 0,75 mg/l. Die Serumkonzentration liegt somit 9,9 Stunden über dem vom Labor gemessenen MHK-Wert von 1,0 mg/l, 2,1 Stunden unter diesem Wert. Nachdem drei Tage später die Patientin fieberfrei ist und im Sessel mobilisiert wird, kann die Antibiotikatherapie beendet werden.

2.5.2 Beispiel 2

Patient W.H., 185 cm, 85 kg, Serumkreatinin 0,9 mg/dl, wird mit akuten Schmerzen im rechten Ober- und Mittelbauch und einer Körpertemperatur von 40°C eingewiesen. Die sonographische Untersuchung zeigt eine akute Cholecystitis, die Gastroskopie eine Corpusgastritis. Das CT bestätigt diese Befunde. Wegen des Auftretens einer Sepsis erhält der Patient zunächst 2 g Ceftriaxon 1mal täglich und 3mal 80 mg Gentamicin. Nach Vorliegen des bakteriologischen Befundes wird Ceftriaxon durch Piperacillin 4 g alle 8 Stunden ersetzt.
Der behandelnde Arzt veranlaßt das TDM des Gentamicins:
Dosis: 80 mg; Dosierungsintervall τ = 8 Stunden; Infusionszeit T von 10.25–10.45 Uhr.
Folgende Serumkonzentrationen werden gemessen:

	Zeit	Serumkonzentration
Prädosisspiegel	8.30	1,1 mg/l
1. Postinfusionsspiegel	12.10	1,9 mg/l
2. Postinfusionsspiegel	14.40	0,8 mg/l

Berechne die neue Dosis, um therapeutische Serumspiegel für diesen septischen Patienten zu erhalten.

2.5.3 Beispiel 3

Da das Fieber nicht zurückgeht, wird der Patient in die Chirurgische Klinik verlegt und operiert. Dabei zeigt sich eine sehr schwere Cholecystitis mit Gallenblasenhydrops. Postoperativ erfolgt eine langsame Entfieberung. Der Patient wird mit Piperacillin und Gentamicin weiterbehandelt. Die Chirurgen ordnen das TDM des Gentamicins an. Der Patient wiegt jetzt 83 kg, das Serumkreatinin ist 1,1 mg/dl.

Dosis 200 mg; Dosierungsintervall τ = 12 Stunden; Infusionszeit von 7.15–7.45 Uhr.
Folgende Serumkonzentrationen werden gemessen:

	Zeit	Serumkonzentration
Prädosisspiegel	7.15	< 0,5 mg/l
1. Postinfusionsspiegel	8.45	5,6 mg/l
2. Postinfusionsspiegel	9.55	4,2 mg/l

Welche Dosierung empfehlen Sie?

2.5.4 Ergebnisse

Zu Beispiel 2
Ideales Körpergewicht = 79 kg
Kreatinin-Clearance = 85 ml/min.
Eliminationsgeschwindigkeitskonstante
k = 0,3459 h^{-1}
Halbwertszeit $t_{1/2}$ = 2 h
Verteilungsvolumen = 29,10 l
Verteilungskoeffizient berechnet auf das ideale Körpergewicht Δ' = 0,368 l/kg.
Verteilungskoeffizient berechnet auf das aktuelle Körpergewicht Δ' = 0,342 l/kg.
Clearance = 167 ml/min
Neue Dosis für einen Spitzenspiegel von 7 mg/l und einen Talspiegel von 1 mg/l: 195,14 mg alle 6,12 Stunden.
Empfohlen wird eine Dosis von 200 mg alle 12 Stunden. Dies sind 5,1 mg · kg^{-1} berechnet auf das IKG, bzw. 4,7 mg · kg^{-1} berechnet auf das AKG. Zu erwarten ist damit ein Spitzenspiegel von 6,41 mg/l und ein Talspiegel von 0,12 mg/l.

Zu Beispiel 3
Ideales Körpergewicht 79 kg
Kreatinin-Clearance = 69,8 ml/min
Eliminationsgeschwindigkeitskonstante
k = 0,2466 h^{-1}
Halbwertszeit $t_{1/2}$ = 2,81 h
Verteilungsvolumen = 26,26 l
Verteilungskoeffizient berechnet auf das ideale Körpergewicht Δ' = 0,332 l/kg.
Verteilungskoeffizienz berechnet auf das aktuelle Körpergewicht Δ' = 0,316 l/kg.
Clearance = 107,9 ml/min
Neue Dosis für einen Spitzenspiegel von 7 mg/l und einen Talspiegel von 1 mg/l: 170,69 mg alle 8,39 Stunden
Da sich das klinische Bild gebessert hat, wird eine Dosis von 180 mg alle 12 Stunden empfohlen. Dies sind 4,34 mg · kg^{-1} berechnet auf das AKG, bzw. 4,56 mg · kg^{-1} berechnet auf das IKG. Zu erwarten ist damit ein Spitzenspiegel von 6,8 mg/l und ein Talspiegel von 0,4 mg/l.
Der Patient entfiebert, nach 4 Tagen kann die Antibiotikabehandlung beendet werden.

Literatur

1. AHFS Drug Information 1994. American Society of Hospital Pharmacists, Bethesda, 1994
2. Anderson ET et al. Simultaneous antibiotic levels in „break-through" gram-negative rod bacteremia. Am J Med 1976; 61: 493–497
3. Appel GB. Aminoglycoside nephrotoxicity. Am J Med 1990; 88 (suppl 3C): 3C–20S
4. Barza et al. Predictability of blood levels of gentamicin in man. J Infect Dis 1975; 132: 165–174
5. Beaubien AR et al. Evidence that amikacin ototoxicity is related to total perilymph area under the concentration-time curve regardless of concentration. Antimicrob Agents Chemother 1991: 35: 1070–1074
6. Bendush CL. Ototoxicity: Clinical considerations and comparative information. In: The Aminoglycosides. Microbiology, clinical use, and toxicology. Whelton A, Neu HC (eds). Marcel Dekker, New York 1982
7. Bennett et al. Drug Prescribing in Renal Failure: Dosing Guidelines for Adults. American College of Physicians, Philadelphia, 1991
8. Bosso JA et al. Intrapatient variations in aminoglycoside disposition in cystic fibrosis. Clin Pharma 1985; 6: 54–58
9. British National Formulary (BNF) Number 27 (March 1994). The Pharmaceutical Press, London, 1994
10. Campoli-Richards DM et al. Netilmicin. A review of its antibacterial activity, pharmacokinetic properties and therapeutic use. Drugs 1989;38: 703–756
11. Daikos GL, Lolons VT, Jackson GG. First-exposure adaptive resistance to aminoglycoside antibiotics in vivo with meaning for optimal clinical use. Antimicrob Agents Chemother 1991; 35: 117–123
12. Delage G et al. Individualized aminoglycoside dosage regimens in patients with cystic fibrosis. DICP Ann Pharmacother 1988; 22: 386–389
13. Dijkmans BAC, Mattie H. Predictability of serum concentrations of aminoglycosides after hemodialysis. Eur J Clin Pharmacol 1987; 33: 179–183
14. Eley A et al. Effect of heat on gentamicin assays. Lancet 1987; ii: 335–336
15. Fellhauer et al. Therapeutisches Drug Monitoring bei mit Gentamicin behandelten Früh- und Neugeborenen. Pädiat Prax 1993; 45: 575–581
16. Gilbert DN. Once daily aminoglycoside therapy. Antimicrob Agents Chemother 1991; 35: 399–405
17. Evans WE et al. Use of gentamicin serum levels to individualize therapy in children. J Pediatr 1978; 93: 133–137
18. Gill MA, Kern JW. Altered gentamicin distribution in ascitic patients. Am J Hosp Pharm 1979; 36: 1704–1706
19. Gyselynck AM et al. Pharmacokinetics of gentamicin: distribution of plasma and renal clearance. J Infect Dis 1971; 124: S70–76
20. Halstenson CE et al. Netilmicin disposition is not altered by concomitant piperacillin administration. Clin Pharmacol Ther (1985); 41: 210
21. Jackson GG, Lolans VT, Daikos GL. The inductive role of ionic binding in the bactericidal and postexposure effects of aminoglycoside antibiotics with implications for dosing. J Infect Dis 1990; 162: 408–413
22. Kahlmeter G, Dahlager JI. Aminoglycoside toxicity; A review of clinical studies published between 1975 and 1982. J Antimicrob Chemother 1984; 13 (SupplA): 9
22 a. Kaye D, Levison ME, Labovitz ED. The unpredicatability of serum concentrations of gentamicin; pharmacokinetics of gentamicin in patients with normal and abnormal renal function. J Infect Dis 1974; 130: 150–154.
23. Kelly HB et al. Pharmacokinetics of tobramycin in cystic fibrosis. J Pediatr 1982; 100: 318–321
24. Kirby WMM et al. Clinical pharmacology of amikacin and kanamycin. J Infect Dis 1976; 134 (suppl): 312.
25. Kunzendorf U et al. Multivariate analysis of aminoglycoside levels in hemodialysis patients. Chemotherapy 1989: 35: 1–6
26. Lesar TS et al. Gentamicin dosing errors with four commonly used nomograms. JAMA 1982; 248/10: 1190–1193
27. Levy J et al. Disposition of tobramycin in patients with cystic fibrosis: A prospective controlled study. J Pediatr 1984; 105: 117–124
28. Matzke GR et al. Gentamicin and tobramycin dosing guidelines. Drug Intell Clin Pharm 1983; 17: 425–432
29. Moore RD, Lietman PS, Smith CR. Clinical response to aminoglycoside therapy: Importance of the ration of peak concentration to minimal inhibitory concentration. J Infect Dis 1987; 155: 93–99
30. Milsap RL, Malcolm RH, Szefler SJ: Special Pharmacokinetic Considerations in Children. In: Applied Pharmacokinetics. Principles of Therapeutic Drug Monitoring. 3rd ed, Evans WE, Schentag JJ, Jusko WJ (eds), Applied Therapeutics, Vancouver, 1992
31. Neu HC, Bendush CI. Survey of tobramycin ototoxicity. J Infect Dis 1976, 134 (Suppl): S206–S218
32. Noone P et al. Experience in monitoring gentamicin therapy during treatment of serious gram-negative sepsis. Br Med J 1974;1: 477–481
33. Nordstrom L et al. Prospective study of the ototoxicity of gentamicin. Acta Pathologica et Microbiologica Scandinavica B. 1973; 81(Suppl 241): 58–61
34. Pittinger CB et al. Antibiotic-induced paralysis. Anesth Analg 1970; 49: 487–501
35. Pennington JE et al. Gentamicinsulfate pharmacokinetics: Lower levels of gentamicin in blood during fever. J Infect Dis 1975;132: 270–275
36. Reese RE, Betts RF. Aminoglycosides. In: A Practical Approach to Infectious Diseases. 3rd ed, Reese RE, Betts RF (eds) 1991
37. Reiner NE, Bloxham DD, Thompson WL. Nephrotoxicity of gentamicin and tobramycin given once daily or continuously in dogs. J Antimicrob Chemother, 1978; 4: 85–101
38. Reyes et al. Treatment of patients with pseudomonas endocarditis with high dose aminoglycoside and carbenicillin therapy. Medicine 1978; 57: 57–67
39. Reyes MP et al. Current problems in the treatment of infective endocarditis due to pseudomonas aeruginosa. Rev Infect Dis 1983; 5: 314–321
40. Richards et al. Failure of gentamicin when injected through 0.2 μm filter. Lancet 1988; ii: 1309–1310
41. Rotschafer JC, Lalonde RL. Intralumbar and intraventricular aminoglycoside therapy for gram-negative bacillary meningitis. Minn Pharm. Nov. 1980
42. Rotschafer JC et al. Observed differences in gentamicin pharmacokinetics by fluorescent polarization immunoassay und radio immunoassay methods. Ther Drug Monit 1983; 5: 443–447

43. Rotschafer JC, Steinberg I. A rational approach to aminoglycoside therapy. Minnesota Pharmacist, July 1985
44. Rotschafer JC, Zabinski RA, Walker KJ. Pharmacodynamic factors of antibiotic efficacy. Pharmacotherapy 1992; 12: 64–74
45. Sampliner R et al. Influence of ascites on tobramycin pharmacokinetics. J Clin Pharmacol 1984; 24(1): 43–46
46. Sawchuck et al. Kinetic model for gentamicin dosing with the use of individual patient parameters. Clin Pharmacol Ther 1977; 21: 362–369
47. Sketris I, Lesar T, Zaske DE, Cipolle RJ. Effect of obesity on gentamicin pharmacokinetics. J Clin Pharmacol 1981; 21: 288–293
47 a. Spino M, Chai RP, Isles AF, Balfe JW, Brown RG, Thiessen JJ, MacLeod SM. Assessment of glomerual filtration rate and effective renal plasma flow in cystic fibrosis. J Pediatr 1985; 107 (1)
48. St. Paul-Ramsey Medical Center. St. Paul, Minnesota, USA. Department of Clinical Pharmacy, Leitung: Prof. Dr. DE Zaske
49. Trissel LA. Handbook on Injectable Drugs. 7th ed. American Society of Hospital Pharmacists, Bethesda, 1992
50. Vogelman BS, Craig WA. Postantibiotic effects. J Antimicrob Chemother 1985; 15: 37–46
51. Wagner JC et al. Falsely elevated aminoglycoside serum levels in jaundiced patients. Drug Intell Clin Pharm 1983; 17 (7–8): 544–546
52. Zaske DE et al. Rapid gentamicin elimination in obstetric patients. Obstet Gynecol 1980; 56: 559–564
53. Zaske DE et al. Rapid individualization of gentamicin dosage regimens in 66 burn patients. Burns 1981; 7: 215–220
54. Zaske DE et al. Increased burn patient survival with individualized dosages of gentamicin. Surgery 1982; 91 (2): 142–149
55. Zaske DE et al. Gentamicin pharmacokinetics in 1640 patients: method for control of serum concentrations. Antimicrob Agents Chemother 1982: 21 (3). 407–411
56. Zaske DE et al. Wide interpatient variations in gentamicin dose requirements for geriatric patients. Am Med Assoc 1982; 248: 3122–3126
57. Zaske DE et al. Necessity of increased doses of amikacin in burn patients. Surgery 1987; 84: 603
58. Zaske DE. Aminoglycosides. In: Applied Pharmacokinetics: Principles of therapeutic drug monitoring. 3rd ed Evans WE et al. (eds); Applied Therapeutics, Vancouver, 1992

3 Vancomycin

Der akzeptierte therapeutische Bereich liegt bei Spitzenspiegeln zwischen 20–40 mg/l und Talspiegeln zwischen 5–10 mg/l.

3.1 Beziehung zwischen Serumkonzentration und Wirkung

3.1.1 Klinische Wirkung

Vancomycin wirkt bakterizid gegen penicillin-resistente Stämme von Staphylococcus aureus, gegen koagulasenegative Staphylokokken, A-Streptokokken, Pneumokokken, Streptococcus viridans, Corynebacterium diphtheriae, gegen die Corynebacterium JK-Gruppe, gegen Clostridien, einschließlich C. perfringens und C. difficile. Gramnegative Keime sind völlig resistent.
Hervorzuheben ist vor allem die Aktivität gegen methicillin-resistente Staphylokokken, wobei in seltenen Fällen jedoch Resistenzen beobachtet wurden. Da es gegen einige Enterokokkenstämme nur bakteriostatisch wirkt, wird bei Enterokokken-Endokarditis die syngergistische, bakterizide Kombination mit Gentamicin empfohlen.
Vancomycin hat drei Angriffspunkte. Es hemmt einmal die Zellwandsynthese durch Bindung an das freie Carboxylende von D-alanyl-alanin-haltigen Peptiden, d. h. über einen anderen Mechanismus als die β-Lactam-Antibiotika. Vermutlich durch sterische Hinderung wird die Bindung von Substrat an die Peptidoglycansynthetase verhindert, wodurch die Synthese von Peptidoglycan unterbunden wird. Weiterhin verändert Vancomycin die Permeabilität der Zellmembran und hemmt schließlich selektiv die RNA-Synthese[51].
Vancomycin weist eine konzentrationsunabhängige, d. h. zeitabhängige Tötungskinetik auf mit einem mäßig ausgeprägten postantibiotischen Effekt gegen Staphylokokken[12]. Daher scheint der Zeitraum, während dessen die Serumspiegel über dem MBK-Wert liegen, der entscheidende Faktor für die antimikrobielle Aktivität zu sein. Die Spitzenkonzentrationen sind vermutlich nicht so wichtig, da einmal die Gewebegängigkeit gut ist, zum anderen die Abtötung der Bakterien mit höheren Konzentrationen nicht besser wird. Rodvold et al.[35] fanden beim Studium der Literatur, daß sowohl die 15 Minuten, als auch die 1 Stunde, 3 Stunden und mehr nach Infusionsende gemessenen Serumkonzentrationen als die jeweiligen Spitzenspiegel bezeichnet wurden. Sie empfehlen, die von Geraci[16] vorgeschlagenen Spitzenkonzentrationen von 30–40 mg/l und Talkonzentrationen von 5–10 mg/l als tatsächliche Spitzen- und Talspiegel zu verwenden. Wichtig sind hierbei vor allem die Talspiegel von 5–10 mg/l, die das 5–100fache der üblichen bakteriellen MHK-Werte betragen[33] und somit ausreichen sollten. Nach Sorrell et al.[45] ist das Verhältnis von MBK zu MHK entscheidend für die therapeutische Wirksamkeit;

Werte > 32 führten zu einer schlechten Wirksamkeit. Bei Frühgeborenen im Alter von 13–183 Tagen konnten Lisby-Sutch und Nahata[20] eine gute Korrelation zwischen Vancomycin-Serumspiegeln und bakteriziden bzw. inhibitorischen Serumtitern zeigen. Therapeutische Spitzenkonzentrationen von 25–35 mg/l und Talkonzentrationen von 5–10 mg/l entsprachen Titern von ≥ 1:8 bzw. 1:2 bis 1:8, die zu einer verbesserten klinischen Wirkung führten.

3.1.2 Toxische Wirkungen

Eine Reihe von Nebenwirkungen sind in der Literatur beschrieben wie Oto- und Nephrotoxizität, Fieber, Exantheme, Neutropenie, interstitielle Nephritis, Phlebitis und Fieber. Unklar ist, wie viele dieser Reaktionen auf die Verunreinigungen der älteren Vancomycin-Präparate zurückzuführen sind und wie viele durch die Grunderkrankung und die Begleitmedikation verursacht oder beeinflußt wurden.

Ototoxizität
Ototoxische Nebenwirkungen werden lt. Geraci et al.[15] mit Spitzenspiegeln von 80–100 mg/l in Zusammenhang gebracht, wobei „Spitzenspiegel" von 80–95 mg/l 3–6 Stunden nach der Infusion gemessen wurden. Die tatsächlichen Spitzenspiegel müssen folglich weit höher gewesen sein. Auch bei dem von Traber und Levine[48] beschriebenen Fall einer Ototoxizität wurde der Spitzenspiegel > 50 mg/l eine Stunde nach Infusionsende abgenommen. In den älteren Publikationen erhielten die Patienten häufig gleichzeitig Aminoglycoside, hatten Nierenerkrankungen und/oder lebensbedrohliche Staphylokokken-Infektionen mit Organversagen. Es ist also noch nicht möglich, den Beginn des toxischen Bereiches des Vancomycins festzulegen. Brummet und Fox[7] vermuten, daß Vancomycin nur durch Interaktion mit ototoxischen Arzneimitteln ototoxisch wirkt. Insgesamt werden ototoxische Nebenwirkungen selten beschrieben. Dieses geringe Risiko läßt sich durch ein korrektes therapeutisches Drug Monitoring unter Verwendung der von Rodvold und Mitarbeitern empfohlenen tatsächlichen Spitzen- und Talspiegel noch weiter reduzieren, wenn nicht sogar vermeiden.

Nephrotoxizität
Die meisten Berichte über nephrotoxische Nebenwirkungen stammen aus den frühen 60er Jahren und stehen vermutlich teilweise in Zusammenhang mit den Verunreinigungen der damaligen Vancomycin-Präparate. Moellering und Farber[26] untersuchten retrospektiv 98 Behandlungen mit Vancomycin, bei denen 34 Patienten gleichzeitig Aminoglycoside erhielten. Wenn Vancomycin allein verabreicht wurde, betrug die Nephrotoxizität 5 % bei Talspiegeln zwischen 30–65 mg/l und Spitzenspiegeln von 49–76 mg/l. Bei der Kombination mit Aminoglycosiden stieg die Nephrotoxizität auf 35 % bei Talspiegeln zwischen 12 mg/l bis 48 mg/l und Spitzenkonzentrationen von 19 mg/l bis 124 mg/l. Ototoxische Nebenwirkungen wurden dabei nicht beobachtet. Nahata[28] fand jedoch bei pädiatrischen Patienten keinen Anstieg der Nephrotoxizität, wenn die Aminoglycosid-Serumkonzentrationen im therapeutischen Bereich blieben.
Da die Nephrotoxizität häufiger bei Talspiegeln über 10 mg/l beobachtet wurde, sollten diese Werte vermieden werden. Normalerweise gehen die erhöhten Kreatininwerte nach Dosisanpassung auf die Ausgangswerte zurück. Ein erhöhtes Risiko besteht für ältere und männliche Patienten, Patienten mit Neutropenie, Peritonitis, Lebererkrankung und bei gleichzeitiger Gabe von Amphotericin B.

Histamin-vermittelte Reaktionen
Die i.v. Gabe von Vancomycin kann durch Histaminfreisetzung zu Flushing, Urtikaria, Pruritus, Tachykardie und Erythembildung in Gesicht, Nacken, Oberkörper und Armen kommen[32]. Auch Schockreaktionen und eine Abnahme des systolischen Blutdruckes um 25–50 % wurden beobachtet. Die Reaktion beginnt 10 Minuten nach Beginn der Infusion und endet 15–20 Minuten nach Infusionsende. Dieses sog. Red-neck- oder Redman-Syndrom wurde bei 80–95 % der Probanden beobachtet, jedoch bei nur 47 % der Patienten bzw. bei 24 % nach Antihistaminvorbehandlung[50]. Da eine engere Beziehung zur Infusionsgeschwindigkeit und der Vancomycin-Konzentration in der Infusionslösung als zur Serumkonzentration besteht[32], wird die Verabreichung über einen Zeitraum von 60–90 Minuten, bei Dosen von 1000 mg über 2 Stunden empfohlen[18].

Neutropenie
In der retrospektiven Studie von Faber und Moellering[14] wird das Auftreten einer Neutropenie bei 2 % der untersuchten Fälle angegeben. Die Autoren weisen jedoch darauf hin, daß diese Nebenwirkung sich häufiger zeigt, als bisher vermutet. Neftel[30] berichtete über die Entwicklung einer dosis- und zeitabhängigen Neutropenie bei 17 % der Patienten, die länger als 14 Tage behandelt und signifikant höher dosiert wurden. Morris und Ward[27] beobachteten bei 18 % von 50 Behandlungsfällen einer Klinik für Herzthoraxchirurgie das Auftreten einer reversiblen Leukopenie oder Neutropenie; 8 % wiesen eine schwere Neutropenie auf. Die Autoren empfehlen regelmäßige Blutbildkontrollen.

3.2 Klinische Pharmakokinetik

3.2.1 Absorption

Nach einer oralen Gabe wird Vancomycin schlecht resorbiert. Matzke et al.[24] weisen darauf hin, daß es bei stark eingeschränkter Nierenfunktion und/oder bei pseudomembranöser Colitis zu potentiell toxischen Serumkonzentrationen kommen kann. Trotz der relativ geringen Gefahr oto- und nephro-

toxischer Nebenwirkungen werden bei oraler Vancomycingabe bei dieser Patientengruppe periodische Serumspiegelkontrollen empfohlen.
Die sehr schmerzhafte i.m. Gabe sollte vermieden werden.

3.2.2 Verteilung

Die Serumkonzentrations-Zeit-Kurve des Vancomycins zeigt einen biexponentiellen Verlauf. (s. Abb. 5.18). Die Halbwertszeit der ersten Verteilungsphase beträgt ca. 0,4 h; die Halbwertszeit der zweiten Verteilungsphase reicht bei Erwachsenen mit normaler Nierenfunktion von 1,6 h bis zu 3,6 h bei schwersten Formen des Nierenversagens. Die terminale Halbwertszeit umfaßt bei Erwachsenen mit normaler Nierenfunktion einen Bereich von 2,6–9,1 h[25].
Vancomycin wird in der Literatur mit einem Ein-, Zwei- und Drei-Kompartiment-Modell beschrieben. Das zentrale Verteilungsvolumen (Vc) beträgt beim Zwei-Kompartiment-Modell ca. 0,2–0,6 l/kg, beim Drei-Kompartiment-Modell ca. 0,13 l/kg. Das scheinbare Verteilungsvolumen im Fließgleichgewicht zeigt eine große Variabilität und umfaßt einen Bereich von 0,5–0,9 l/kg[25]. Die Serumproteinbindung beträgt bei gesunden Probanden und Patienten mit normaler Nierenfunktion 30–55 %[1]. Bei terminalen Nierenerkrankungen reicht sie von 0–30,6 % mit einem Durchschnittswert von 18,5 %[47]. Albrecht et al.[2] fanden eine Proteinbindung von 23–59 %.
In der Pleura-, Perikard-, Aszites- und Gelenkflüssigkeit werden ebenso wie in Lunge, Fäzes, Galle, Knochen und Herzklappen therapeutische Konzentrationen erreicht.
Die Liquorgängigkeit ist unzuverlässig, so daß die intrathekale Gabe notwendig wird[10]. Swayne[46] verabreichte bei Shuntinfektionen Vancomycin intraventrikulär.

3.2.3 Metabolismus

Entgegen den älteren Publikationen über eine rein renale Elimination scheint die nicht-renale Elimination eine, wenn auch untergeordnete Rolle zu spielen. Das Molekulargewicht und die funktionellen Gruppen lassen auf eine partielle hepatische Elimination schließen[39]. Rodvold et al.[35] konnten jedoch keine signifikante Beeinflussung der pharmakokinetischen Parameter durch Lebererkrankungen bei Patienten mit unterschiedlicher Nierenfunktion feststellen. Daher ist bei Lebererkrankung keine Dosisanpassung erforderlich.

3.2.4 Elimination

Vancomycin wird in erster Linie durch glomeruläre Filtration eliminiert. Golper et al.[17] fanden ein Verhältnis von 0,89 ± 0,06 zwischen der Vancomycin-Clearance und der Inulin-Clearance. Da auch bei anderen Untersuchungen die renale Clearance des Vancomycins geringere Werte als die Kreatinin-Clearance aufwies, könnte dies entweder auf einer relevanten Proteinbindung oder einer tubulären Reabsorption beruhen. Rybak et al.[42] konnten bei ihren Patienten zeigen, daß ein beträchtlicher Anteil des Vancomycins durch tubuläre Sekretion eliminiert wird, was die Dosierung anhand der Kreatinin-Clearance erschwert.

3.3 Pharmakokinetik und Dosierung beeinflussende Faktoren

Alter
Das Alter des Patienten spielt bei der Disposition des Vancomycins eine wichtige Rolle.

Säuglinge und Kleinkinder
Schaad et al.[44] fanden bei Frühgeborenen eine Zunahme der Gesamtkörper-Clearance im Zusammenhang mit dem Gestationsalter, verbunden mit einer Abnahme der terminalen Eliminationshalbwertszeit ohne signifikante Änderungen des Verteilungsvolumens. Bei älteren Säuglingen und Kindern zeigte sich eine fortschreitende Zunahme der Clearance mit zunehmendem Alter, während das Verteilungsvolumen sich nicht signifikant änderte. Bei pädiatrischen Patienten hängt folglich die Vancomycin-Clearance in erster Linie von dem Grad der Reifung der Nieren ab. Allerdings zeigt sich nach Berücksichtigung der Nierenfunktion keine altersspezifische Veränderung der Vancomycin-Clearance in dieser Patientengruppe. Eine signifikante Interpatienten-Variabilität sollte Anlaß für eine vorsichtige Interpretation der Dosierungsempfehlungen sein[24].

Ältere Patienten
Cutler et al.[13] fanden bei älteren männlichen Patienten mit normaler Nierenfunktion im Vergleich zu jüngeren Patienten mit normaler Nierenfunktion eine deutliche Zunahme der Eliminationshalbwertszeit. Während sich beim initialen Verteilungsvolumen keine Unterschiede zeigten, waren das scheinbare Verteilungsvolumen und die Gesamtkörper-Clearance bei den geriatrischen Patienten deutlich erhöht. Die Serumproteinbindung zeigte keine signifikanten Unterschiede, so daß das größere Verteilungsvolumen der älteren Patienten vermutlich auf einer stärkeren Gewebsbindung beruht.

Obesität
Blouin et al.[4] fanden keinen signifikanten Unterschied im zentralen Verteilungsvolumen (Vc) zwischen normalgewichtigen (Vc = 0,11 ± 0,02 l/kg) und übergewichtigen Patienten (Vc = 0,11 ± 0,03 l/kg) berechnet auf das ideale Körpergewicht. Letztere hatten jedoch ein deutlich geringeres V_{ss} von 0,26 ± 0,03 l/(kg · AKG) im Vergleich zu 0,39 l/(kg · AKG) bei Normalgewichtigen. Die Eliminationshalbwertszeiten waren bei den Übergewichtigen signifikant kürzer. Wenn die Gesamtkörper-Clearance auf das aktuelle Körpergewicht umgerechnet wurde, zeigte sich kein Unterschied

zwischen den beiden Gruppen, jedoch eine gute Korrelation zwischen Kreatinin-Clearance und Gesamtkörper-Clearance der Übergewichtigen. Nach Vance-Bryan et al.[49] sind das aktuelle Körpergewicht (AKG) und Prozent Übergewicht über dem Idealgewicht signifikante und unabhängige Parameter zur Berechnung des Verteilungsvolumens. Eine Zunahme des Körpergewichtes um 10 kg führt zu einer Zunahme des Verteilungsvolumens um 8,1 l. Das aktuelle Körpergewicht ist daher bei der Berechnung der Initialdosierung dem idealen Körpergewicht überlegen.

Verbrennungspatienten
Verbrennungspatienten benötigen höhere Vancomycindosen als normale Patienten. Es besteht eine enge Beziehung zwischen Vancomycin- und Kreatinin-Clearance, ähnlich wie bei anderen Populationen[5]. Rybak et al.[40] fanden eine weit höhere Vancomycin-Clearance bei Verbrennungspatienten, die eine Individualisierung der Dosierung und ein engmaschiges TDM erforderlich macht. Zudem erschwert die tubuläre Sekretion wesentlicher Mengen an Vancomycin die Dosierung anhand der Kreatinin-Clearance.

IV-Drogenabhängige
Rybak et al.[40] beschreiben eine um 31 % erhöhte Vancomycin-Clearance bei Rauschgiftsüchtigen, die jedoch statistisch nicht signifikant war.

Eingeschränkte Nierenfunktion
Da Vancomycin vor allem unverändert renal eliminiert wird, führt eine zunehmende Einschränkung der Nierenfunktion zu einer Verlängerung der Halbwertszeit der β-Phase und einer Verminderung der Gesamtkörper-Clearance. Das Verteilungsvolumen im Fließgleichgewicht wird jedoch nicht signifikant verändert. 77–85 % der Variabilität der Vancomycin-Clearance kann Veränderungen der Kreatinin-Clearance zugeordnet werden[22]. Macias et al.[21] fanden im Frühstadium des akuten Nierenversagens eine wesentliche Aktivität der nichtrenalen Clearance, die jedoch bei Fortschreiten der Erkrankung sich den Werten von Patienten mit chronischem Nierenversagen anglich.

Dialyse
Die Dialyse stellt einen zusätzlichen Weg der Vancomycin-Elimination dar, deren Ausmaß von den physikalisch-chemischen und den pharmakokinetischen Eigenschaften des Arzneistoffes, den mechanischen Eigenschaften der Dialyse-Apparatur und von der Geschwindigkeit des Blut- und Dialyseflusses abhängt. Entscheidend ist bei den Berechnungen, welcher Anteil der Gesamtmenge des Arzneistoffes im Körper durch die Dialyse entfernt wird, weniger dagegen die Veränderungen der $t_{1/2\beta}$ oder der Gesamtkörper-Clearance während oder zwischen den Dialysen[23].

Hämodialyse. Laut Salem[43] werden nur 7,6 % Vancomycin bei der Verwendung von Cuprophan-Filtermembranen entfernt, so daß keine Dosisergänzung nach der Dialyse erforderlich ist. Cellulo-seacetat-Filter sind etwas effizienter, während Polysulfon-, Polyamid-, Polyacrylnitril- und Polymethylmethacrylat-Filter die Vancomycin-Clearance in einem Ausmaße erhöhen, daß eine Individualisierung der Dosierung erforderlich ist[23,25]:

Kontinuierliche arteriovenöse Hämofiltration (CAVH) und kontinuierliche arteriovenöse Hämodialyse (CAVHD). Obwohl diese Methoden an sich weniger effizient sind als die Hämodialyse, wirken sie sich durch ihre kontinuierliche Anwendung signifikant auf die Vancomycin-Disposition aus und erfordern eine Individualisierung der Dosierung[3].

Intermittierende (IPD) und kontinuierliche ambulante Peritonealdialyse (CAPD). Da die IPD-CAPD-Clearance von Vancomycin sehr variabel ist, kann sie die Gesamtkörper-Clearance signifikant beeinflussen – vor allem in Gegenwart einer Peritonitis –, so daß eine Individualisierung der Dosierung empfehlenswert ist[23].

Interaktionen
Interaktionen, welche die Pharmakokinetik des Vancomycins beeinflussen, sind nicht bekannt.

3.4 TDM-Richtlinie

Gründe für Serumspiegelkontrollen
Die Notwendigkeit einer Individualisierung der Vancomycintherapie wird kontrovers beurteilt[9]. Rodvold et al.[35] bringen vier wichtige Gründe für die Notwendigkeit des TDM vor, auch wenn weitere Studien erforderlich sind:

1. Verbesserung der therapeutischen Wirksamkeit.
2. Verminderung toxischer Nebenwirkungen.
3. Kostenverminderung beim Arzneimittel und bei der Verabreichung, sowie durch Reduzierung der Fälle von Therapieversagen und Nebenwirkungen.
4. Qualitätssicherung durch Dokumentation des Erreichens des therapeutischen Zieles und Verminderung juristischer Probleme.

Freeman et al.[11] fordern weitere, prospektive Studien und bessere Dosierungsrichtlinien, halten aber das TDM erforderlich bei Dialysepatienten, Verbrennungspatienten, Rauschgiftsüchtigen und bei Patienten, die gleichzeitig oto- und nephrotoxische Arzneimittel erhalten.
Die British National Formulary empfiehlt die Kontrolle der Plasmakonzentrationen vor allem bei Patienten mit eingeschränkter Nierenfunktion.

3.4.1 Dosierung

Moellering-Nomogramm
Das Moellering-Nomogramm[26] gibt die Dosierung in mg/kg/Tag an und strebt eine mittlere Fließgleichgewichtskonzentration C_p^{ss} = 15 mg/l an, was bei einem Zwei-Kompartiment-Modell ein unklarer Begriff ist. Folgende Formeln werden verwendet:

Clearance im Fließgleichgewicht =

$$\frac{\text{Erhaltungsdosis}}{V_{(area)}} = \frac{DM}{V_{(area)}}$$

$$C_p^{ss} = \frac{\text{Dosis}/\tau}{CL_{\text{Vancomycin}}} \text{ bzw. Dosis}/\tau = CL_{\text{Vancomycin}} \cdot C_p^{ss}$$

Das Nomogramm selbst beruht auf der linearen Beziehung zwischen Kreatinin- und Vancomycin-Clearance; Dosierungsintervalle werden nicht angegeben.

Nielsen-Nomogramm
Die Nielsen-Methode[31] arbeitet ebenfalls mit der linearen Beziehung zwischen Kreatinin-(CL_{CR}) und Vancomycin-Clearance ($CL_{\text{Vancomycin}}$). Sie verwendet die Populationsdaten von 18 Patienten, von denen 4 Dialyse-Patienten waren. Mit der berechneten Kreatinin-Clearance erhält man die Erhaltungsdosis.
Erhaltungsdosis = [CL_{CR}(ml/min) · 1440 (min/Tag) · 20 (mg/l)].
Daraus errechnet sich die Vancomycin-Clearance:
$CL_{\text{Vancomycin}} = CL_{CR} \cdot 0{,}53$.
Angestrebt wird eine Fließgleichgewichtskonzentration $C_p^{ss} = 20$ mg/l.

Lake-Peterson-Nomogramm
Die Lake-Peterson-Methode[19] berechnet unter Berücksichtigung von Alter, Geschlecht, Gewicht und Nierenfunktion die Dosierung zu Beginn der Behandlung. Sie war bei 76 % der 205 Patienten erfolgreich und führte zudem noch zu Kosteneinsparungen.
Zunächst wird das ideale Körpergewicht (IKG) des Patienten ausgerechnet:

IKG_{Mann} = 50 kg + (Größe – 152,4 cm) · 0,89 kg

IKG_{Frau} = 45.5 kg + (Größe – 152,4 cm) · 0,89 kg

Falls erforderlich, wird die Obesität berechnet:
% Übergewicht ÜG:

$$\text{ÜG \%} = \frac{(AKG - IKG) \cdot 100}{IKG}$$

Ist das ÜG >30 %, wird das korrigierte Körpergewicht ausgerechnet und verwendet. Es entspricht dem Dosierungsgewicht (DG) bei der Initialbehandlung mit Aminoglycosiden.
Korrigiertes Körpergewicht = DG = (AKG – IKG) · 0,4 + IKG.
Die Kreatinin-Clearance wird nach Cockcroft und Gault berechnet:

$$CL_{CR(Mann)} = \frac{(140 - \text{Alter}) \cdot IKG}{72 \cdot \text{Serumkreatinin}^* \text{ (mg/dl)}} \text{ ml/min}$$

$CL_{CR(Frau)} = 0{,}85 \cdot CL_{CR(Mann)}$

---

* Wenn das Serumkreatinin <1,0 mg/dl ist, sollte der Wert 1,0 eingesetzt werden.

Berechnete Kreatinin-Clearance (ml/min)	Dosierungsintervall (in Stunden)
≤90	6 h
70–89	8 h
45–69	12 h
30–44	18 h
15–29	24 h

Die Dosis beträgt 8 mg/kg korrigiertes Körpergewicht und wird auf die nächste 50 mg-Stufe ab- oder aufgerundet.

Matzke-Nomogramm
Die Matzke-Methode[22] verwendet eine Initialdosis von 25 mg/kg, gefolgt von einer Erhaltungsdosis von 19 mg/kg pro Dosierungsintervall. Die Vancomycin-Clearance wird nach folgender Formel berechnet:
$CL_{\text{Vancomycin}} = 3{,}66 + 0{,}689 \cdot CL_{CR}$
Mit ihrer Hilfe wurde das Nomogramm entwickelt, aus dem das Dosierungsintervall abgelesen werden kann, das der jeweiligen Nierenfunktion entspricht.

Vergleich der Nomogramme
Zokufa et al.[53] verglichen diese fünf Methoden. Alle lieferten geringere Clearance-Werte als die tatsächlich gemessenen; am niedrigsten lagen die Werte der Nielsen-Methode. Die Matzke-Methode errechnete die höchsten Dosierungen; nur 3–16 % der Patienten hätten die empfohlenen Spitzen-Tal-Konzentrationen erreicht. Insgesamt führte keine Methode zu zufriedenstellenden Ergebnissen. Empfohlen wird die Lake-Peterson-Methode unter der Voraussetzung, daß anschließend ein korrektes TDM durchgeführt wird.

3.4.2 Bayes-Methode

Schon bei der monoexponentiellen Bayes-Methode wurden gute Ergebnisse bei der Dosierungsberechnung von Vancomycin erzielt[8]. Auch die biexponentielle Bayes-Methode wurde von mehreren Arbeitsgruppen untersucht. Pryka et al.[33] verglichen die beiden Modelle. Das Zwei-Kompartiment-Modell war überlegen, wenn Populationsdaten oder Non-steady-state-Serumkonzentrationen für die Vorausberechnungen verwendet wurden. Bei der Verwendung von Fließgleichgewichtskonzentrationen war kein Unterschied festzustellen. Dies wurde durch eine neuere Arbeit von Rodvold et al.[36a] bestätigt. Matzke[25] empfiehlt die biexponentielle Bayes-Methode als optimal für die meisten klinischen Fälle.

3.4.3 Computerprogramme

Da Vancomycin sich besser mit einem Zwei-Kompartiment-Modell beschreiben läßt, sollte dies auch bei der Dosierungsberechnung berücksichtigt werden. Wegen der komplizierten Berechnungsmethoden sind hier im Klinikalltag Computerprogramme wertvoll, die nach der Bayes-Methode bzw. mit Populationsdaten arbeiten und für die 2–3 Blutentnahmen genügen.

3.4.4 Empfohlene Blutentnahmezeiten

Rotschafer[38] empfiehlt die Blutabnahme immer zur gleichen Zeit. Beispielsweise sollte, falls keine Computerprogramme verwendet werden, auf keinen Fall der 1. Postinfusionsspiegel einmal 15 Minuten nach Infusionsende, am nächsten Tag dann 30 Minuten nach Infusionsende abgenommen und anschließend diese Werte miteinander unkritisch verglichen werden. Der Talspiegel sollte unmittelbar vor der neuen Dosis abgenommen werden. Falls erforderlich, kann die Dosis nach der Versuch-und-Irrtum-Methode angepaßt werden.
Die Nierenfunktion sollte sorgfältig überwacht und 2–3mal wöchentlich das Serumkreatinin bestimmt werden. Bei Patienten mit stabiler Nierenfunktion sollte das TDM einmal pro Woche durchgeführt werden, bei instabiler Nierenfunktion öfters entsprechend dem klinischen Bild.

3.4.5 Pharmakokinetische Berechnungen

Symbole für das Zwei-Kompartiment-Modell[34]
Da die alte Schreibweise noch in vielen Lehrbüchern verwendet wird, werden alte und neue Symbole nebeneinander aufgeführt:

α	= λ_1 = schnellste bzw. größte Dispositionsgeschwindigkeitskonstante; negativer Wert der Steigung der Geraden α (h^{-1})
β	= λ_z = langsamste bzw. kleinste Dispositionsgeschwindigkeitskonstante; negativer Wert der Steigung der Geraden β (h^{-1})
k_{21}	= Transfergeschwindigkeitskonstante (1. Ordnung) vom peripheren (2) zum zentralen (1) Kompartiment (h^{-1})
k_{12}	= Transfergeschwindigkeitskonstante (1. Ordnung) vom zentralen (1) zum peripheren (2) Kompartiment (h^{-1})
k_{10}	= Eliminationsgeschwindigkeitskonstante (1. Ordnung) des zentralen Kompartiments (h^{-1})
A	= C_1 = Interzept der Distributionsgeraden α bzw. λ_1 mit der Ordinate (mg/l)
B	= C_z = Interzept der rückextrapolierten monoexponentiellen Eliminationsgeraden β bzw. λ_z mit der Ordinate (mg/l)
$C_p(t)$	= Plasmakonzentration zur Zeit t (mg/l)
C(0)	= Arzneistoffkonzentration am Ende der Infusion = Zeitpunkt t_0 (mg/l) (erhalten aus A + B = C(0) bzw. $C_1 + C_z$ = C(0)).
C(1), C(2)	= Plasmakonzentrationen zur Zeit t_1 bzw. t_2 der Eliminationsphase (mg/l)
C(1)$'$, C(2)$'$	= tatsächliche Plasmakonzentrationen zu den entsprechenden Zeitpunkten t_1' bzw. t_2' (mg/l).
C(1)$''$, C(2)$''$	= graphisch gefundene hypothetische Arzneistoffkonzentrationen auf der rückextrapolierten Geraden β zu den Zeitpunkten t_1' bzw. t_2' (mg/l).
C(1)$_{\text{diff}}$	= Differenz zwischen der tatsächlichen Plasmakonzentration C(1)$'$ der Verteilungsphase und dem entsprechenden Wert C(1)$''$ zur Zeit t_1 auf der rückextrapolierten monoexponentiellen Geraden (mg/l).
C(2)$_{\text{diff}}$	= Differenz zwischen der tatsächlichen Plasmakonzentration C(2)$'$ der Verteilungsphase und dem entsprechenden Wert C(2)$''$ zur Zeit t_2 auf der rückextrapolierten monoexponentiellen Geraden (mg/l).
T	= Gesamtdauer der Infusion (h)
t	= die seit Infusionsende vergangene Zeit (h)
V_c	= Volumen des zentralen Kompartiments (l)
R_o	= Infusionsgeschwindigkeit (mg/h)

a) *Mit folgender Formel wird die Serumkonzentration eines Zwei-Kompartiment-Modells während und nach einer Infusion bei Einmaldosierung beschrieben:*

$$C_p(t) = \frac{R_o}{V_c} \cdot \left\{ \frac{(1 - e^{-\alpha \cdot T})(k_{21} - \alpha)}{\alpha(\alpha - \beta)} \cdot e^{-\alpha \cdot t} + \frac{(1 - e^{-\beta \cdot T})(k_{21} - \beta)}{\beta(\beta - \alpha)} \cdot e^{-\beta \cdot t} \right\}$$

In der neuen Schreibweise lautet die Formel:

$$C_p(t) = \frac{R_o}{V_c} \cdot \left\{ \frac{(1 - e^{-\lambda_1 \cdot T})(k_{21} - \lambda_1)}{\lambda_1(\lambda_1 - \lambda_z)} \cdot e^{-\lambda_1 \cdot t} + \frac{(1 - e^{-\lambda_z \cdot T})(k_{21} - \lambda_z)}{\lambda_z(\lambda_z - \lambda_1)} \cdot e^{-\lambda_z \cdot t} \right\}$$

Für die Serumkonzentration nach Ende der Infusion gilt:

$$C_p(t) = \frac{A}{\alpha \cdot T} \cdot (1 - e^{-\alpha \cdot T}) \cdot e^{-\alpha \cdot t} + \frac{B}{\beta \cdot T} \cdot (1 - e^{-\beta \cdot T}) e^{-\beta \cdot t}$$

Neue Schreibweise:

$$C_p(t) = \frac{C_1}{\lambda_1 \cdot T} \cdot (1 - e^{-\lambda_1 \cdot T}) \cdot e^{-\lambda_1 \cdot t} + \frac{C_z}{\lambda_z \cdot T} \cdot (1 - e^{-\lambda_z \cdot T}) e^{-\lambda_z \cdot t}$$

b) *Eine weitere, einfachere Gleichung beschreibt die Arzneistoffkonzentration im Plasma als Funktion der Zeit:*

$$C_p(t) = A \cdot e^{-\alpha \cdot t} + B \cdot e^{-\beta \cdot t}$$

Neue Schreibweise:

$$C_p(t) = C_1 \cdot e^{-\lambda_1 \cdot t} + C_z \cdot e^{-\lambda_z \cdot t}$$

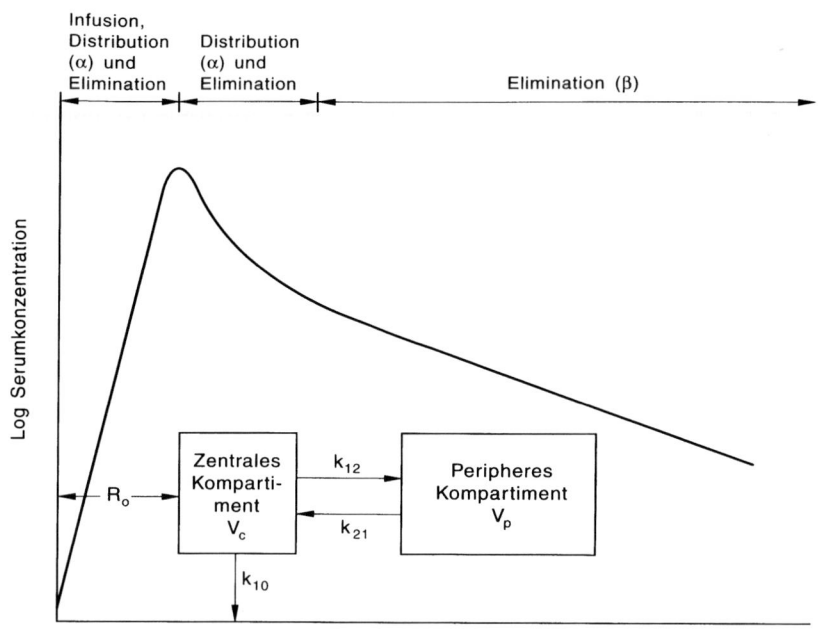

Abb. 5.18 Biexponentielles Konzentration-Zeit-Profil. Nach[37]

Um mit den Werten der ersten Dosierung die Serumkonzentration zur Zeit t nach n Applikationen zu messen, wird folgende Formel verwendet:

$$C_p(t) = A \cdot e^{-\alpha t} \left(\frac{1 - e^{-n \cdot \alpha \tau}}{1 - e^{-\alpha \tau}} \right) + B \cdot e^{-\beta t} \left(\frac{1 - e^{-n \cdot \beta \tau}}{1 - e^{-\beta \tau}} \right)$$

bzw.

$$C_p(t) = C_1 \cdot e^{-\lambda_1 t} \left(\frac{1 - e^{-n \cdot \lambda_1 \tau}}{1 - e^{-\lambda_1 \tau}} \right) + C_z \cdot e^{-\lambda_z t} \left(\frac{1 - e^{-n \cdot \lambda_z \tau}}{1 - e^{-\lambda_z \tau}} \right)$$

Für die Berechnung der Fließgleichgewichtskonzentrationen vereinfacht sich die Formel dann:

$$C_p^{ss}(t) = \frac{A \cdot e^{-\alpha t}}{1 - e^{-\alpha \tau}} + \frac{B \cdot e^{-\beta t}}{1 - e^{-\beta \tau}}$$

Neue Schreibweise:

$$C_p^{ss}(t) = \frac{C_1 \cdot e^{-\lambda_1 t}}{1 - e^{-\lambda_1 \tau}} + \frac{C_z \cdot e^{-\lambda_z t}}{1 - e^{-\lambda_z \tau}}$$

Die Summe der beiden monoexponentiellen Teilfunktionen läßt sich in Form einer semilogarithmischen Serumspiegelkurve graphisch darstellen:

3.5 Übungen

Wichtige pharmakokinetische Parameter lassen sich auch graphisch ermitteln bzw. berechnen, wenn genügend Serumkonzentrationen gemessen wurden.

3.5.1 Beispiel 1

Patient S. H., 185 cm, 77 kg, 47 Jahre, dessen i.v. Drogenabusus seit längerem bekannt ist, wird mit einer Trikuspidalklappenendokarditis eingeliefert. Zudem zeigen sich beidseits einschmelzende Pneumonien. Der behandelnde Arzt ordnet die einstündige Infusion von 1000 mg Vancomycin alle 12 Stunden an. Infusionszeit 7.00–8.00 Uhr. Serumkreatinin vom Vortag 0,8 mg/dl.
Folgende Konzentrationen werden nach Erreichen des Fließgleichgewichts gemessen:

Zeit		Serumkonzentration (mg/l)	
t_0	= 8.00		
t_1'	= 8.15	$C(1)'$	= 32,5
	8.30		27,2
t_2'	= 9.00	$C(2)'$	= 21,3
	9.30		18,5
t_1	= 12.00	$C(1)$	= 13,7
	16.00		9,6
t_2	= 19.00	$C(2)$	= 7,3

Basisdaten. Zunächst werden das ideale Körpergewicht und die Kreatinin-Clearance berechnet, die für eine Initialdosierung mit Hilfe von Nomogrammen und die Interpretation der gemessenen Serumkonzentrationen wichtig sind:

Ideales Körpergewicht:

$IKG_{Mann} = 50 \text{ kg} + (\text{Größe} - 152,4 \text{ cm}) \cdot 0,89 \text{ kg}$
$IKG_{Mann} = 50 \text{ kg} + (185 - 152,4 \text{ cm}) \cdot 0,89 = 79 \text{ kg}$

Folglich wird das aktuelle Körpergewicht verwendet.

Kreatinin-Clearance korrigiert auf 1,72 m²

$$CL_{CR(Mann)} = \frac{(140 - \text{Alter}) \cdot \text{AKG}}{72 \cdot \text{Serumkreatinin (mg/dl)}} \text{ (ml/min)}$$

$$CL_{CR(Mann)} = \frac{(140 - 47) \cdot 77}{72 \cdot 0{,}8} \text{ (ml/min)} = 124{,}3 \text{ ml/min}$$

Graphische Auswertung. Nach Auftragung der Serumkonzentrationen auf semilogarithmisches Papier können graphisch wichtige pharmakokinetische Parameter ermittelt werden (Graphik 5.3)

Graphik 5.3
Berechnung. Die Berechnung der pharmakokinetischen Parameter ist ebenfalls möglich:

a) *Mit 2 Werten der β-Phase läßt sich β bzw. λ_z berechnen:*

$$\lambda_z = \beta = \frac{\ln \frac{C(1)}{C(2)}}{t}; \text{ es gilt } t = t_2 - t_1$$

$$\lambda_z = \beta = \frac{\ln \frac{13{,}7}{7{,}3}}{7{,}0 \text{ h}} = 0{,}0899 \text{ h}^{-1}$$

b) *Daraus erhält man die terminale Halbwertszeit:*

$$t_{1/2\lambda_z} = t_{1/2\beta} = \frac{0{,}693}{\beta} \text{ bzw. } \frac{0{,}693}{\lambda_z} = \frac{0{,}693}{0{,}0899} = 7{,}71 \text{ h}$$

und die Zeit bis zum Erreichen des Fließgleichgewichts:

$$t_{ss} = 4{,}5 \cdot t_{1/2}$$
$$t_{ss} = 4{,}5 \cdot 7{,}71 = 34{,}7 \text{ h}$$

c) *Die Werte $C(1)''$ und $C(2)''$ zu den Zeitpunkten t_1' und t_2' auf der Distributionsgeraden $\beta = \lambda_z$ werden folgendermaßen berechnet:*

$$C(1)'' = \frac{C(2)}{e^{-\beta \cdot (t_2 - t_1')}} \text{ bzw. } \frac{C(2)}{e^{-\lambda_z \cdot (t_2 - t_1')}}$$

$$C(1)'' = \frac{7{,}3}{e^{-0{,}0899 \cdot 10{,}75}} = 19{,}2 \text{ mg/l}$$

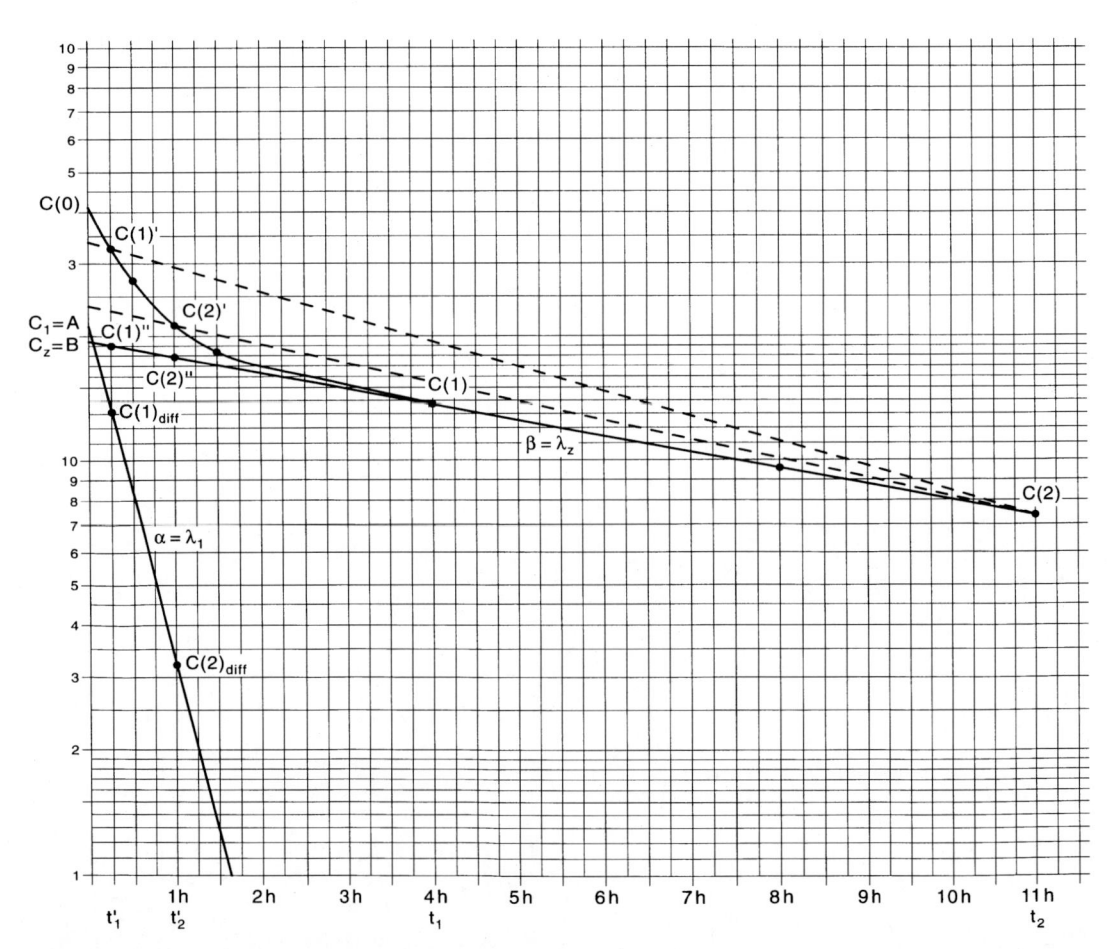

Graphik 5.3 Graphische Bestimmung wichtiger pharmakokinetischer Parameter beim Zwei-Kompartiment-Modell

$$C(2)'' = \frac{C(2)}{e^{-\beta \cdot (t_2 - t_2')}} \text{ bzw. } \frac{C(2)}{e^{-\lambda_z \cdot (t_2 - t_2')}}$$

$$C(2)'' = \frac{7{,}3}{e^{0{,}0899 \cdot 10}} = 17{,}9 \text{ mg/l}$$

d) *Berechnung von α bzw. λ_1:*
Mit Hilfe des Abschälverfahrens, d. h. durch Subtraktion, erhält man die Werte für $C(1)_{diff}$ und $C(2)_{diff}$:

$C(1)_{diff} = C(1)' - C(1)'' = 32{,}5 - 19{,}2 = 13{,}3$ mg/l
$C(2)_{diff} = C(2)' - C(2)'' = 21{,}3 - 17{,}9 = 3{,}4$ mg/l

$$\lambda_1 = \alpha = \frac{\ln \frac{C(1)_{diff}}{C(2)_{diff}}}{t}; \text{ es gilt } t = t_2' - t_1'$$

$$= \frac{\ln \frac{13{,}3}{3{,}4}}{0{,}75 \text{ h}} = 1{,}82 \text{ h}^{-1}$$

e) *$A = C_1$ bzw. $B = C_z$ und $C(0)$ lassen sich jetzt berechnen:*

$$C_1 = A = \frac{C(2)_{diff}}{e^{-\alpha \cdot (t_0 - t_2')}} \text{ bzw. } \frac{C(2)_{diff}}{e^{-\lambda_1 \cdot (t_0 - t_2')}}$$

$$= \frac{3{,}4}{e^{-1{,}82 \cdot 1}} = 21{,}0 \text{ mg/l}$$

$$C_z = B = \frac{C(2)}{e^{-\beta \cdot (t_0 - t_2)}} \text{ bzw. } \frac{C(2)}{e^{-\lambda_z \cdot (t_0 - t_2)}}$$

$$= \frac{7{,}3}{e^{-0{,}0899 \cdot 11}} = 19{,}6 \text{ mg/l}$$

$C(0) = A + B = C_1 + C_z = 21{,}0 + 19{,}6 = 40{,}6$ mg/l.

f) *Welch et al.*[52] verwendeten die Sawchuck-Zaske-Methode zur Berechnung der pharmakokinetischen Parameter von Vancomycin und fanden keine signifikanten Unterschiede zwischen den berechneten und aktuellen Werten. *Rotschafer*[38] weist jedoch darauf hin, daß unter keinen Umständen die Werte von Serumproben aus der α-Phase und solche aus der β-Phase in monoexponentiellen Gleichungen zur Analyse der pharmakokinetischen Daten verwendet werden sollten.

Wird ein Ein-Kompartiment-Modell zugrundegelegt und werden die Werte $C(1)'$ und $C(2)$ verwendet, so ergeben sich folgende Werte:

$$k = \frac{\ln \frac{C(1)'}{C(2)}}{t}$$

$$k = \frac{\ln \frac{32{,}5}{7{,}3}}{11{,}75 \text{ h}} = 0{,}1271 \text{ h}^{-1}$$

Berechnung des Spitzenspiegels C'_{max}:

$$C'_{max} = \frac{C(1)}{e^{-k \cdot t_1}}$$

$$C'_{max} = \frac{32{,}5}{e^{-0{,}1271 \cdot 0{,}25}} = 33{,}5 \text{ mg/l}$$

Die Verwendung der Serumkonzentrationen $C(2)'$ und $C(2)$ ergibt folgende Werte:

$$k = \frac{\ln \frac{21{,}3}{7{,}3}}{10 \text{ h}} = 0{,}1071 \text{ h}^{-1}$$

$$C'_{max} = \frac{21{,}3}{e^{-0{,}1071 \cdot 1}} = 23{,}7 \text{ mg/l}$$

Auch graphisch läßt sich der Sinn der Warnung von Rotschafer veranschaulichen (Graphik 5.3).

3.5.2 Beispiel 2

Patient M. J., 72,5 kg, 179 cm, 64 Jahre, wird mit subfebrilen Temperaturen unter Verdacht einer Endokarditis stationär aufgenommen. Die Echokardiographie zeigt die für eine Endokarditis typischen Veränderungen an den Herzklappen. Die Blutkulturen weisen Staphylococcus epidermidis nach, der nur gegenüber Vancomycin empfindlich ist. Daher wird eine Behandlung mit diesem Antibiotikum begonnen.
Das Serumkreatinin vom Vortag ist 0,8 mg/l, daher ordnet der Arzt eine Dosierung von 500 mg Vancomycin alle 8 Stunden an.

Basisdaten. Folgende Daten werden zunächst berechnet:

Ideales Körpergewicht:

IKG_{Mann} = 50 kg + (Größe – 152,4 cm) · 0,89 kg
IKG_{Mann} = 50 kg + (179 – 152,4 cm) · 0,89 kg = 73,7 kg

Folglich muß das aktuelle Körpergewicht verwendet werden.
Kreatinin-Clearance korrigiert auf 1,72 m²

$$CL_{CR(Mann)} = \frac{(140 - \text{Alter}) \cdot IKG}{72 \cdot \text{Serumkreatinin (mg/dl)}} \text{ (ml/min)}$$

$$CL_{CR(Mann)} = \frac{(140 - 64) \cdot 72{,}5}{72 \cdot 0{,}8} \text{ (ml/min)} = 95{,}7 \text{ ml/min}$$

TDM. Nach 3 Tagen wird das TDM durchgeführt:
500 mg Vancomycin werden von 9.30–10.30 Uhr infundiert.
Folgende Serumkonzentrationen werden gemessen:

	Zeit	Serumkonzentration
Prädosisspiegel	9.00	12,9 mg/l
1. Postinfusions-Serumprobe	10.40	26,5 mg/l
2. Postinfusions-Serumprobe	13.15	17,6 mg/l

Um mit möglichst wenig Blutnahmen auszukommen, wird nach der Trough-Peak-Methode gerechnet. Hierbei werden nur drei Blutproben entnommen und zwar ein Prädosisspiegel $C_{Prädosis}$ = C(3), dessen Wert dann auch als dritter Postinfusionsspiegel – und somit sowohl zur Berechnung der terminalen Halbwertszeit $t_{1/2}$ und der Dispositionskonstante β, als auch zur Berechnung des Verteilungsvolumens V dient –, der erste Postinfusionsspiegel C(1), möglichst bald nach Infusionsende noch in der α-Phase und der zweite Postinfusionsspiegel C(2).

Diese Methode darf, wie auch bei den Aminoglycosiden, jedoch nur unter folgenden Voraussetzungen angewandt werden:

a) $t_{1/2}$ und V ändern sich nicht wesentlich.
b) Die korrekte Dosis wird zur korrekten Zeit gegeben; d. h. das Dosierungsintervall wird genau eingehalten.
c) Der Patient muß sich im Fließgleichgewicht (steady state) befinden.

Berechnung. Folgende pharmakokinetischen Parameter lassen sich errechnen:

a) *Dispositionsgeschwindigkeitskonstante β:*

$$\lambda_z = \beta = \frac{\ln \frac{C(2)}{C(3)}}{t}; \text{ es gilt } t = t_3 - t_1$$

$$\lambda_z = \beta = \frac{\ln \frac{17,6}{12,9}}{3,75 \text{ h}} = 0,08285 \text{ h}^{-1}$$

b) *Terminale Halbwertszeit:*

$$t_{1/2\lambda_z} = t_{1/2\beta} = \frac{0,693}{\beta} = \frac{0,693}{t_{1/2\lambda_z}} = \frac{0,693}{0,08285} = 8.36 \text{ h}$$

c) *Zeit bis zum Erreichen des Fließgleichgewichts:*

$t_{ss} = 4,5 \cdot t_{1/2}$
$t_{ss} = 4,5 \cdot 8,36 = 37,6 \text{ h}$

d) *Berechnung des Interzept $B = C_z$, was der Berechnung von C'_{max} beim Einkompartimentmodell entspricht:*

$$B = C_z = \frac{C(2)}{e^{-\beta \cdot t_2}} \text{ bzw. } \frac{C(2)}{e^{-\lambda_z \cdot t_2}}$$

bzw.

$$= \frac{17,6}{e^{-0,08285 \cdot 2,75}} = 22,1 \text{ mg/l}$$

e) *Der Talspiegel am Ende des 8stündigen Dosierungsintervalls kann berechnet werden:*

$C_{min} = C(2) \cdot e^{-k \cdot t}$
$C_{min} = 17,6 \cdot e^{-0,08285 \cdot 4,25} = 12,3 \text{ mg/l}$

Dieser Wert ist etwas zu hoch, daher muß das Dosierungsintervall verlängert werden.

f) *Das scheinbare Verteilungsvolumen kann nach der Sawchuck-Zaske-Methode berechnet werden:*

$$V = \frac{R_o}{k} \cdot \frac{1 - e^{-k \cdot T}}{C'_{max} - (C_{min} \cdot e^{-k \cdot T})}$$

$$V = \frac{500/1}{0,08285} \cdot \frac{1 - e^{-0,08285 \cdot 1}}{22,1 - (12,3 \cdot e^{-0,08285 \cdot 1})} = 44,5 \text{ l}$$

Dies ergibt einen Verteilungskoeffizienten von Δ' = 0,61 l/kg.

g) *Bei der Verwendung von Populationsdaten, z. B. dem Wert 1,160 h^{-1} für $\alpha = \lambda_1$, kann $A = C_1$ berechnet werden. Idealerweise sollten eigene Populationsdaten verwendet werden:*

$C_p(t) = A \cdot e^{-\alpha \cdot t} + B \cdot e^{-\beta \cdot t}$

bzw. $C_p(t) = C_1 \cdot e^{-\lambda_1 \cdot t} + C_z \cdot e^{-\lambda_z \cdot t}$

$26,5 = A \cdot e^{-1,160 \cdot 0,1667} + 22,1 \cdot e^{-0,08285 \cdot 0,1667}$

$26,5 = A \cdot e^{-1,160 \cdot 0,1667} + 21,8$

$C_1 = A = \frac{4,7}{e^{-1,160 \cdot 0,1667}} = 5,7 \text{ mg/l}$

h) *Damit kann der Spitzenspiegel am Infusionsende berechnet werden:*

$C(0) = A + B = C_1 + C_z = 22,1 + 5,7 = 27,8 \text{ mg/l}$.

Diese Berechnungen sollen einen Einblick in das komplizierte Zwei-Kompartiment-Modell geben. Die für eine vollständige Berechnung der pharmakokinetischen Parameter erforderliche Anzahl von Serumproben sind für den klinischen Alltag zu hoch. Um jedoch aus 2–3 Serumproben verwertbare Dosierungsempfehlungen zu erhalten, muß mit Populationsdaten, idealerweise mit eigenen, und/oder nach der Bayes-Methode gerechnet werden. Dafür stehen verschiedene gute Computerprogramme zur Verfügung.
Bleiben Nierenfunktion und Wasserhaushalt stabil, so genügt für weitere Kontrollen die Bestimmung des Talspiegels, was zur Akzeptanz des TDM bei diesem Antibiotikum beiträgt.
Im Beispiel dieses Patienten wurde mit Hilfe eines nach der Bayes-Methode arbeitenden Computerprogrammes eine Dosierung von 1000 mg alle 24 Stunden errechnet. Spätere Kontrollen und der klinische Verlauf bestätigen die Korrektheit der Dosis.

Literatur

1. Ackermann BR et al. Vancomycin serum protein binding determination by ultrafiltation. Drug Intell Clin Pharm 1988; 22: 300
2. Albrecht LM et al. Vancomycin protein binding in patients with infections caused by Staphylococcus aureus. DICP, The Ann Pharmacother 1991; 25: 713–715
3. Bickley SK. Drug dosing during continuous arteriovenous hemofiltration. Clin Pharm 1988; 7: 198
4. Blouin et al. Vancomycin pharmacokinetics in normal and morbidly obese subjects. Antimicrobial Agents and Chemotherapy 1982; 21: 575–580
5. Brater DC et al. Vancomycin elimination in patients with burn injury. Clin Pharmacol Ther 1986; 39: 631–634
6. British National Formulary Number 25. The Pharmaceutical Press, London, 1994

7. Brummet RE, Fox KE. Vancomycin- and erythromycin-induced hearing loss in humans. Antimicrob Agents Chemother 1989; 33: 791
8. Burton ME et al. Evaluation of a bayesian method for predicting vancomycin dosing. DICP-Annal Pharmacother. 1989; 23: 294-299
9. Cantú TG, Yamanaka-Yuen NA, Lietman PS. Serum Vancomycin Concentrations: Reappraisal of Their Clinical Value. CID 1994; 18: 533-543
10. Chan GLC, Joy ME. Vancomycin in the treatment of central nervous system infections. Drug Intell Clin Pharm 1988; 22: 486-488
11. Freeman CD et al. Vancomycin therapeutic drug monitoring: is it necessary? Ann Pharmacother 1993; 27: 594-598
12. Craig WA, Ebert SC. Killing and regrowth of bacteria in vitro: a review. Scand J Infect Dis 1991; 74(suppl): 63-70
13. Cutler NR et al. Vancomycin disposition: the importance of age. Clin Pharmacol Ther 1984; 36: 803-810
14. Farber BF, Moellering RC. Retrospective study of the toxicity of preparations of vancomycin from 1974 to 1981. Antimicrob Agents Chemother 1983; 23: 138-141
15. Geraci et al. Antibiotics therapy for bacterial endocarditis: VI. Vancomycin for acute micrococcal endocarditis. Proc Staff Meet Mayo Clin 1958; 33: 172-181
16. Geraci JE. Vancomycin. Mayo Clin Proc 1977; 52: 631-634
17. Golper TA et al. Vancomycin pharmacokinetics, renal handling, and nonrenal clearance in normal human subjects. Clin Pharmacol Ther 1988; 43: 565
18. Healy et al. Vancomycin-induced histamine release and „red man syndrome": comparison of 1- and 2-hour infusions. Antimicrobial Agents and Chemotherapy 1990; 34: 550-554
19. Lake KD, Peterson CD. A simplified dosing method for initiating vancomycin therapy. Pharmacotherapy 1985; 5: 340-344
20. Lisby-Sutch SM, Nahata MC. Dosage guidelines for the use of vancomycin based on its pharmacokinetics in infants. Eur J Clin Pharmacol 1988; 35: 637-642
21. Macias WL et al. Vancomycin pharmacokinetics in acute renal failure: Preservation of nonrenal clearance. Clin Pharmacol Ther 1991; 50(6): 688-694
22. Matzke GR et al. Pharmacokinetics of vancomycin in patients with various degrees of renal function. Antimicrobial Agents and Chemotherapy 1984; 25: 433-437
23. Matzke GR et al. Disposition of vancomycin during hemofiltration. Clin Pharmacol Ther 1986; 40: 425-430
24. Matzke GR et al. Clinical pharmacokinetics of vancomycin. Clinical Pharmacokinetics 1986; 11: 257-282
25. Matzke GR: Vanomycin. In: Applied Pharmacokinetics: Principles of therapeutic drug monitoring. 3rd ed Evans WE et al. (eds); Applied Therapeutics, Vancouver, 1992
26. Moellering RC et al. Vancomycin therapy in patients with impaired renal function: A nomogram for dosage. Ann Intern Med 1981; 94: 343-346
27. Morris A, Ward C. High incidence of vancomycin-associated leucopenia and neutropenia in a cardiothoracic surgical unit. Journal of Infection 1991; 22: 217-223.
28. Nahata MC. Lack of nephrotoxicity in pediatric patients receiving concurrent vancomycin and aminoglycoside therapy. Chemotherapy 1987; 33: 302-304
29. Narang PK et al. Vancomycin multiple-dose kinetics in critically ill patients. Clin Pharmacol Ther. 1985; 37: 216
30. Neftel K et al. Vancomycin induced neutropenie impact of duration of therapy and blood level monitoring. Paper presented at 28th Interscience Conference on Antimicrobial Agents and Chemotherapy Meeting, Los Angeles, CA: 1988 October 24.
31. Nielsen HE et al. Renal excretion of vancomycin in kidney disease. Acta Med Scand 1975; 197: 261-264
32. Polk RE et al. Vancomycin and the red-man syndrome: pharmacodynamics of histamine release. J Infect Dis 1988; 156: 502
33. Pryka RD et al. An updated comparison of drug dosing methods: part IV – vancomycin. Clin Pharmakokinet 1991; 20: 463-476
34. Ritschel WA. Handbook of Basic Pharmacokinetics. 4th ed. Drug Intelligence Publications, Hamilton 1992. 204-209
35. Rodvold KA et al. Rountine monitoring of serum vancomycin concentrations: Can waiting be justified. Clin Pharm 1987; 6: 655-658
36. Rodvold KA et al. Vancomycin pharmacokinetics in patients with various degrees of renal function. Antimicrobial Agents Chemother 1982; 32: 848
36 a. Rodvold KA, Rotschafer JC, Gilliand SS, Guay DRP, Vance-Bryan K. Bayesian forecasting of serum concentrations with non-steady-state sampling strategies. Ther Drug Monit 1994: 16: 37-41.
37. Rotschafer JC, Bailie G. Vancomycin: a Twenty-Five Year Perspective. Minnesota Pharmacist, February /1984; 6-9
38. Rotschafer JC in: Taylor WJ, Diers Caviness MH, A Textbook for the Clinical Application of Therapeutic Drug Monitoring, Abbott Laboratories, Diagnostics Division, Irving, Texas 1986
39. Rotschafer et al. Pharmacokinetics of vancomycin: observations in 28 patients and dosage recommendations. Antimicrob Agents Chemother 1982; 22: 391-394
40. Rybak MJ et al. Vancomycin pharmacokinetics in burn patients and intravenous drug abusers. Antimicrob Agents Chemother 1990; 34: 792
41. Rybak MJ et al. Vancomycin pharmacokinetics in burn patients and intravenous drug abusers. Antimicrobial Agents Chemother 1990; 34: 792-795
42. Rybak MJ et al. Nephrotoxicity of vancomycin, alone and with an aminoglycoside. Journal of Antimicrobial Chemotherapy 1990; 25: 679-687
43. Salem NG et al. Clearance of vancomycin by hemodialysis. 30th Annual Meeting, American Society for Artificial Internal Organs. Washington, DC: 1984
44. Schaad UB et al. Clinical pharmacology and efficacy of vancomycin in pediatric patients. J Pediatr 1980; 96: 119-126
45. Sorrell et al. Vancomycin therapy for methicillin-resistent staphylococcus aureus. Ann Intern Med 1982; 97: 344-350
46. Swayne R et al. Intraventricular vancomycin for treatment of shunt-associated ventriculitis. J Antimicrob Chem 1987; 19: 249-253
47. Tan CC et al. Pharmacokinetics of intravenous vancomycin in patients with end-stage renal failure. Ther Drug Monit 1990; 12: 29
48. Traber PG, Levine DP. Vancomycin ototoxicity in a

patient with normal renal function. Ann Int Med 1981; 95: 458–459
49. Vance-Bryan et al. Effect of obesity on vancomycin pharmacokinetic parameters as determined by using a Bayesian forecasting technique. Antimicrob Agents Chemother 1993; 37: 436 440
50. Wallace MR et al. Incidence of vancomycin induced red man syndrome in hospitalized patients. Paper presented at 29th Interscience Conference on Antimicrobial Agents and Chemotherapy Meeting. Houston, TX: 1989 September 19
51. Watanakunakorn C. The antibacterial action of vancomycin. Rev Infect Dis 1981; 3: 210–215
52. Welch LP et al. Predicting vancomycin pharmacokinetics by using aminoglycoside pharmacokinetics. Clin Pharm 1993; 12: 909–913
53. Zokufa HZ et al. Simulation of vancomycin peak and trough concentrations using five dosing methods in 37 patients. Pharmacotherapy 1989; 9 (1): 10–16

4 Theophyllin

Der akzeptierte therapeutische Bereich bei Asthma liegt zwischen 10–20 mg/l (55–110 µmol/l)

4.1 Beziehung zwischen Serumkonzentration und Wirkung

4.1.1 Klinische Wirkung

Die bronchodilatatorische Wirkung von Theophyllin erhöht sich im Verhältnis zum Logarithmus der Serumkonzentration innerhalb des Bereiches von 5–20 mg/l[30,33]. Theophyllin verhindert anstrengungsinduzierte Bronchospasmen bei Serumkonzentrationen über 10 mg/l[9]. Die Symptome des chronischen Asthmas bessern sich, wenn Serumkonzentrationen beständig zwischen 10–20 mg/l gehalten werden[43].
Die Rolle des Theophyllins bei der Behandlung des Asthmas wurde von der British Thoracic Society[10] beschrieben.
Wenig Hinweise für eine Wirksamkeit des Theophyllins gibt es für die chronische Bronchitis und Emphysem; sie beruhen auf einer subjektiven Beurteilung[3]. Auch in neueren Arbeiten wird dies kontrovers beurteilt[12,16]. Bei der Verwendung von Theophyllin bei Patienten mit chronischen obstruktiven Atemwegserkrankungen (COAD) werden normalerweise Serumkonzentrationen zwischen 10 und 12 mg/l angestrebt. Die Rolle des Theophyllins bei der Behandlung der Atemwegsobstruktion wurde neuerdings von Addis und Johnston[1] diskutiert.
Theophyllin wird auch bei der Behandlung der Apnoe der Frühgeborenen verwendet. Serumkonzentrationen im Bereich zwischen 5–10 mg/l verminderten die Anzahl der apnoeischen Phasen[17].

Bei der Behandlung der bronchopulmonalen Dysplasie (BPD) von Säuglingen werden Theophyllinkonzentrationen von 10–14 mg/l empfohlen[37].

4.1.2 Toxische Wirkung

Im allgemeinen besteht eine Korrelation zwischen der Serumkonzentration und den Nebenwirkungen. Bei einigen Patienten jedoch scheint keine eindeutige Beziehung zwischen der Konzentration und dem Schweregrad der toxischen Wirkungen zu bestehen[2,8]. Den lebensbedrohlichen toxischen Wirkungen (z. B. Konvulsionen) müssen nicht die geringeren Nebenwirkungen wie Nausea und Erbrechen vorangehen. Daher kann nur die Bestimmung der Serumkonzentration vor einer lebensbedrohlichen Toxizität warnen.
Die Auswirkung von theophyllin-induzierten metabolischen Abnormalitäten (z. B. Hypokaliämie) auf die Toxizität dieses Arzneimittels wurde von Memon[32] sowie Aronson und Reynolds[5] diskutiert.
Die harmlosen, koffeinähnlichen Nebenwirkungen scheinen nur eine geringe direkte Beziehung zur Serumkonzentration zu haben und sind vorübergehend.

Konzentration	Nebenwirkungen	Häufigkeit
< 5 mg/l	fehlen normalerweise	
5–20 mg/l	Nausea, Erbrechen	5–10 %
20–35 mg/l	die oben aufgeführten + Diarrhoe, Arrhythmien, Reizbarkeit	25 %
> 35 mg/l	die oben aufgeführten + zentrale Krämpfe	80 %

Über Todesfälle wurde am häufigsten bei Kleinkindern berichtet, die mehrfach Erwachsenendosen erhielten. Reizbarkeit, Erbrechen und Krämpfe, bei denen der Patient das Bewußtsein nicht wiedererlangt, charakterisieren das übliche klinische Bild in diesen Fällen. Ein ähnlicher Verlauf wurde bei Erwachsenen beobachtet mit einer Zunahme der Inzidenz. Bis zu 35 % der in der Literatur beschriebenen Fälle mit zentralen Krämpfen endeten tödlich oder führten zu schweren Folgeerscheinungen[22].

4.2 Klinische Pharmakokinetik

4.2.1 Absorption

Ursprünglich dachte man, daß die orale Absorption von Theophyllin aufgrund der schlechten Löslichkeit unberechenbar sei. Dies führte zur Einführung von wasserlöslicheren Salzformen, denen man eine bessere Absorption und geringere Magenreizung zuschrieb. Es konnte allerdings gezeigt werden, daß die Magenreizung von der Serumkonzentration abhängig ist und die Absorption von einfachen Tabletten ohne Retardierung 100 % beträgt. Die Geschwindigkeit der Absorption kann bei bestimmten Formulierungen durch eine Reihe von Faktoren wie Nahrung, Tageszeit und gleichzeitiger Antacidagabe beeinflußt werden.

Das Ausmaß der Absorption von Retardformen wurde ausführlich von Hendeles et al.[25a] beschrieben. In den zitierten Studien betrug die durchschnittliche Bioverfügbarkeit 100%, es bestand jedoch eine signifikante Interpatienten Variabilität (bis zu zweifach) um den Mittelwert.
Es wurde eine Verminderung der Absorptionsgeschwindigkeit während der Nacht beschrieben, ebenso eine Abnahme der Bioverfügbarkeit einiger Retardformen (Theo-Dur, Uniphyllin, Phyllocontin und Theo 24). Je kürzer das Zeitintervall zwischen Tabletteneinnahme und dem Zubettgehen, desto ausgeprägter ist die circadiane Variation[38]. Die Verzögerung der Absorption während der Nacht ist klinisch hilfreich, da dadurch bei Patienten, die unter morgendlichen Attacken leiden, hohe Serumkonzentrationen von Theophyllin in der Morgenzeit erreicht werden.
Die Einnahme mit dem Essen kann auch bei einigen Retardformen die Absorption beeinflussen. Die Ergebnisse diesbezüglicher Studien sind widersprüchlich. Einige Veröffentlichungen zeigen eine Verminderung der Geschwindigkeit und/oder des Ausmaßes der Absorption. Andere beschreiben eine Zunahme der Geschwindigkeit und/oder des Ausmaßes oder es kann keinerlei Beeinflussung festgestellt werden. Die Ursachen dieser Diskrepanzen werden in der Freisetzungskinetik der verschiedenen Produkte, im Einfluß des pHs und im Fettgehalt der Nahrung vermutet. Nahrung kann auch zu dem sog. dose dumping, d. h. zur raschen Freisetzung potentiell toxischer Mengen an Theophyllin aus einem Retardpräparat führen. Dies scheint ein spezielles Problem bei dem amerikanischen Präparat Theo-24 zu sein, dessen Zerfall pH-abhängig ist. So kann es zu einer beträchtlichen Intrapatienten-Variation der Geschwindigkeit und des Ausmaßes der Absorption kommen, besonders bei Patienten mit kürzeren Halbwertszeiten und höheren Clearance-Werten. Zusätzlich besteht eine signifikante Variabilität im Absorptionsverhalten der verschiedenen Theophyllin-Produkte. Daher ist ein Austausch von Theophyllin-Präparaten nicht empfehlenswert[6].
Suppositorien aus Kakaobutter führen zu einer langsamen und nicht vorhersehbaren Absorption. Aus einem Retentionseinlauf wird Theophyllin rasch, aber unvollständig absorbiert. Ein Aminophyllin-Gel kann eine wertvolle Alternative bei Neugeborenen sein[14].
Bei der Bioverfügbarkeit (f) wird der Wert 1,0 zugrundegelegt, beim Salzfaktor (S) der Wert 1,0 für Theophyllin und 0,79 für Aminophyllin.

Zubereitung	% absorbiert	$t_{max}(h)$
Orale Lösung	100%	1–2
Einfache Tabletten	100%	1–2
Retardierte Formen	bis zu 100% (verändert durch Nahrung)	4–6
Retentionseinlauf	100%, wenn zurückgehalten	1–2
Orale Suspension	89%	2,1–4,7

$t_{max}(h)$ = Zeit bis zum Erreichen des Spitzenspiegels

Absorptionsgeschwindigkeitskonstante (k_a)
In Großbritannien liegen für die meisten Theophyllinpräparate Populationswerte der Absorptionsgeschwindigkeitskonstanten vor. Im allgemeinen sind es Durchschnittswerte aus Studien mit einer normalerweise geringen Probandenzahl, die zudem von Studie zu Studie variieren können. Des weiteren kann eine beträchtliche interindividuelle Variation bei diesem Parameter vorliegen. In Deutschland läßt man sich am besten vom Hersteller diese Werte geben. Bei einigen Präparaten liegen gute Ergebnisse aus der Praxis vor. Je niedriger der Wert von k_a, desto langsamer ist die Geschwindigkeit der Absorption, und folglich treten weniger Fluktuationen der Serumspiegel bei gleichem Dosierungsintervall auf. Doch gibt es dafür einen optimalen Wert, da ein sehr niedriger Wert für k_a zu einer schlechten Bioverfügbarkeit führen kann.

4.2.2 Verteilung

Die Theophyllin-Kinetik wird am besten mit einem Zweikompartiment-Modell beschrieben. Die Verteilungsphase ist normalerweise 30–45 Minuten nach einer i.v. Dosis abgeschlossen. Die Eliminations-Halbwertszeit ist stark variabel; 5 Stunden sind ein Durchschnittswert. Theophyllin scheint sich in keinem Gewebe zu konzentrieren. Die Proteinbindung im Plasma liegt bei ca. 40%, daher werden kleine Veränderungen der Proteinbindung normalerweise nicht klinisch signifikant. Die Proteinbindung nimmt bei fallendem pH und bei nicht korrigierter Acidose ab. Jede Abnahme des pH um 0,10 Einheiten reduziert die Theophyllinbindung um 4%. Wenn also der Patient eine ausgeprägte Acidose entwickelt, wird nach Erreichen des neuen Fließgleichgewichtes der freie Anteil an Theophyllin unverändert sein, obwohl die Gesamtkonzentration vermindert ist.
Das scheinbare Verteilungsvolumen (V) kann mit folgender Gleichung beschrieben werden:

V = 0,5 l/kg Gesamtkörpergewicht.

Bei übergewichtigen Patienten wird damit jedoch das Verteilungsvolumen überschätzt. Theophyllin verteilt sich in das Fettgewebe, aber in geringerem Ausmaß (80%) im Vergleich zum idealen Körpergewicht (IKG).
Bei übergewichtigen Patienten sollte folgende Gleichung verwendet werden, die die verminderte, aber dennoch signifikante Verteilung von Theophyllin in das Fettgewebe berücksichtigt:

V (l) = 0,45 · IKG + 0,4 · ÜG

ÜG = Übergewicht = Aktuelles Körpergewicht (AKG) – IKG.

Da diese Gleichungen nur Schätzungen von V auf der Basis von Populationsdaten liefern, wird die Wahl der Gleichung von der Menge an vorhandener Information über den jeweiligen Patienten abhängen, wie Größe, Geschlecht, Alter. Jedoch sollte obige Formel verwendet werden, wenn die Obesität > 20% ist.

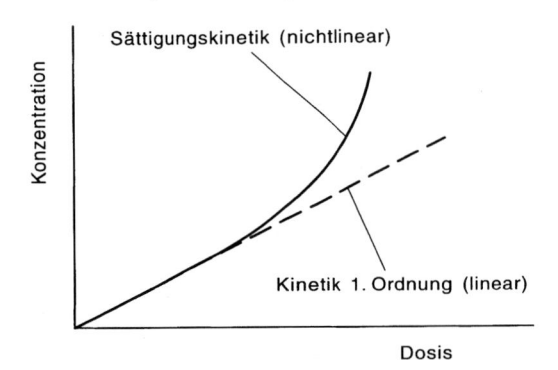

Abb. 5.19 Übergang einer linearen in eine nichtlineare Kinetik bei Dosiserhöhung

4.2.3 Clearance

Ca. 10 % einer Dosis werden unverändert im Urin ausgeschieden. 90 % werden durch den Lebermetabolismus als relativ inaktive Metabolite ausgeschieden. Der Metabolismus verläuft über mehrere Wege, die von Cytochrom P450 und P448 abhängig sind. Sie stellen eine Mischung von Prozessen 1. Ordnung und Sättigungsprozessen dar (Abb. 5.19). Bei den sättigbaren Abbauwegen führt eine geringe Dosiserhöhung zu einer unverhältnismäßig größeren Zunahme der Serumkonzentration.

4.2.4 Kinetische Modelle

Die nicht-lineare Kinetik des Theophyllins ist widersprüchlich[39]. Obwohl Tang Liu et al.[40] sättigbare Abbauwege des Theophyllinmetabolismus nachgewiesen haben, zeigen eine Anzahl von Studien, daß mit Hilfe der linearen Pharmakokinetik Voraussagen über Serumkonzentrationen von Patienten gemacht werden können.
Bei einigen Patienten scheint eine nicht-lineare Kinetik vorzuliegen, es können jedoch keine Faktoren mit diesem Phänomen in Verbindung gebracht werden. Obwohl die lineare Kinetik bei den meisten Patienten anwendbar ist, ist es nicht möglich vorauszusagen, welche Patienten die Ausnahme bilden.
Verschiedene Theorien wurden entwickelt, um diese Diskrepanzen in der Literatur zu erklären:

- Koffein oder Theobromin können kompetitiv den Theophyllinmetabolismus hemmen, da sie einen gemeinsamen Abbauweg haben, die 1-Demethylierung, die potentiell sättigbar ist.
- Die meisten Berichte betreffen jüngere Kinder und hohe Serumkonzentrationen bei Erwachsenen[44].
- Der Breakpoint von linear zu nicht-linear liegt vermutlich bei höheren Serumkonzentrationen; daher zeigen die meisten Patienten innerhalb des therapeutischen Bereiches eine lineare Kinetik.

Es wird empfohlen, bei Dosiserhöhungen vorsichtig vorzugehen, um der Möglichkeit einer nicht-linearen Kinetik gewisser Patienten gerecht zu werden.

4.3 Pharmakokinetik und Dosierung beeinflussende Faktoren

Arzneimittelinteraktionen
Phenytoin führt zu einer 35–50 %igen Zunahme der Theophyllin-Clearance[15]. *Rifampicin* und *Phenobarbital* verursachen ebenfalls eine Enzyminduktion beim Theophyllin, obwohl das Ausmaß stark variiert. Die Unterschiede beruhen vermutlich darauf, daß diese Arzneistoffe für eine maximale Induktion nicht lange genug gegeben wurden.
Der Metabolismus des Theophyllins wird kompetitiv gehemmt durch *Cimetidin*, wenn die Therapie begonnen wird, von *Erythromycin* bei einer Therapiedauer von über einer Woche, von *Clarithromycin*, diätetischen *Methylxanthinen*, z. B. *Koffein*, sowie von *Ciprofloxacin*. *Propranolol* kann die Theophyllin-Clearance durch Verminderung des Leberblutflusses reduzieren. *Interferon* kann die Aktivität mikrosomaler Enzyme herabsetzen und so den Metabolismus von Theophyllin einschränken.
Eine Verminderung der Theophyllin-Clearance durch *Fluvoxamine* wurde beschrieben[41].

Tabelle 5.1: Die Wirkung von Arzneistoffen auf die Theophyllin-Clearance (nach 20)

Clearance erhöht	Clearance vermindert	
um > 25 %	um 10–25 %	um > 25 %
Phenytoin	Erythromycin	Cimetidin
Rifampicin	Verapamil	Ciprofloxacin
Phenobarbital	Diltiazem	Orale Kontrazeptiva
	Norfloxacin	Propranolol
		Fluvoxamin

Rauchen
Rauchen induziert die hepatischen mikrosomalen Enzyme und erhöht die Clearance von Theophyllin. Diese Wirkung zeigt sich noch bis zu 6 Monate nach Beenden des Rauchens, obwohl eine Abstinenz von 1 Woche eine Abnahme der Theophyllin-Clearance um 37,6 % bewirkte[31]. Passives Rauchen kann die Theophyllin-Clearance um 47 % erhöhen[31] im Vergleich zum Nichtraucher. Daher müssen, im Hinblick auf die erwartete Clearance, die Patienten sorgfältig in Raucher oder Nichtraucher eingeteilt werden.

Alter
Kinder und Kleinkinder von 1–16 Jahren metabolisieren Theophyllin rascher als Erwachsene aufgrund einer erhöhten metabolischen Kapazität. Frühgeborene und reife Neugeborene haben eine verminderte Befähigung zur Metabolisierung von Theophyllin, bedingt durch die Unreife ihrer Leber. Sie erreichen die Werte von Kindern und Kleinkindern nach 6–8 Monaten.

Frühgeborene und Neugeborene. Diese Gruppe bildet aus Theophyllin Koffein (ca. 10%) aufgrund der Koexistenz der metabolischen Aktivität der N-Methylase und einer mangelhaften N-Demethylierung. Koffein wirkt ebenfalls gegen die Apnoe des Frühgeborenen, was den niedrigeren therapeutischen Bereich von Theophyllin (5–10 mg/l) bei diesen Patienten erklärt[20]. Die Pharmakokinetik von Theophyllin wurde bei den Frühgeborenen umfassend untersucht. Bei einem Vergleich der Studien weist die Literatur eine große Variation der Werte bei der Clearance und dem Verteilungsvolumen auf. Arbeitswerte, die bei Neugeborenen im Northwick Park Hospital, London, verwendet werden, sind in der Tabelle 5.2 aufgeführt.

Das Verteilungsvolumen ist bei Frühgeborenen höher als bei Kindern und Erwachsenen. Dies kann mit einer geringeren Proteinbindung und einem höheren Anteil des extrazellulären Wassers im Vergleich zum Körperfett erklärt werden. Die veröffentlichten Werte umfassen einen weiten Bereich von 0,18–1,13 l/kg; beim Erwachsenen reichen die Werte von 0,44–0,5 l/kg.

Die Clearance-Werte sind ebenfalls stark variabel. Die Theophyllin-Clearance ist beim Frühgeborenen aufgrund der Unreife der Leber geringer, nimmt jedoch mit dem Alter während des ersten Lebensjahres stetig zu.

Säuglinge, Kleinkinder und Kinder. Diese Altersgruppe hat ein scheinbares Verteilungsvolumen wie die Erwachsenen. Die Clearancegeschwindigkeiten übertreffen die der Erwachsenen und variieren mit dem Alter. Wie bei den Neugeborenen weisen die einzelnen Studien eine gewisse Variation der Werte innerhalb einer bestimmten Altersgruppe auf.

Diät
Eine Ernährung mit einem hohen Anteil an Protein und einem geringen Anteil an Kohlenhydraten erhöht den Metabolismus von Theophyllin.

Krankheitsfaktoren
Verschiedene Krankheitsfaktoren können die Theophyllin-Serumkonzentrationen beeinflussen.

Virusinfektionen und Pneumonie. Diese Infektionen können den Theophyllinmetabolismus durch eine Abnahme der Konzentration der hepatischen Mischfunktionsoxidasen beeinflussen.

Schwere pulmonale Obstruktion. Der Theophyllinmetabolismus ist vermindert, wenn das forcierte Exspirationsvolumen in der 1. Sekunde (FEV_1) < 1 Liter ist.

Schwere Stauungsinsuffizienz. Eine Leberstauung und ein verminderter Leberblutfluß wegen einer Stauungsinsuffizienz führen zu einer Abnahme des Metabolismus. Die Einschränkung der Clearance steht in Beziehung zum Schweregrad der Insuffizienz.

Zirrhose und eingeschränkte Leberfunktion. Eine signifikante Leberschädigung führt zu einem verminderten Metabolismus.

4.4 TDM-Richtlinien

4.4.1 Populationsdaten

Tabelle 5.3 Krankheitsfaktoren

Krankheit	Faktor
Nichtraucher	1,0
Raucher	1,6
Stauungsinsuffizienz	0,4
Akutes Lungenödem	0,5
Leberzirrhose	0,5
Schwere pulmonale Obstruktion	0,8
Obesität	Verwenden Sie IKG

4.4.2 Berechnung der pharmakokinetischen Parameter

Initialdosis für die intravenöse Therapie
Richtlinien für die Verwendung einer Initialdosis wurden von der British Thoracic Society[10] aufgestellt. Es ist jedoch möglich, die Initialdosis für den einzelnen Patienten zu optimieren.

Tabelle 5.2 Pharmakokinetische Arbeitswerte des Northwick Park Hospitals, London, nach Tabelle 32–34 in Hendeles et al.,[25] und von Hilligross et al.[26]

Alter	Clearance (CL) (l/h/kg)	Verteilungsvolumen (V) (l/kg)	Mittleres Verteilungsvolumen (V) (l/kg)
Neugeborene (Frühgeborene bis zu 6 Wochen)	0,0229	0,18–1,13	0,63
Säuglinge < 6 Monate	0,048	0,16–0,83	0,50
6–11 Monate	0,12		
Kinder 1– 4 Jahre	0,102	0,20–0,68	0,44
5–12 Jahre	0,096		
13–15 Jahre	0,054		
Erwachsene	0.04*	0,44–0,50	0,50

* Die berechnete Clearance für Erwachsene = 0,04 l/h/kg. Krankheitsfaktor (s. Tab. 5.3)

Das initiale Ziel der Therapie ist das Erreichen einer Plasmakonzentration zwischen 10–15 mg/l. V = 0,5 l/kg und S = 1 = für Theophyllin; bei Aminophyllin ist der Salzfaktor 0,79.
Es gilt:

$$DL = \frac{V \cdot C_p}{S \cdot f} = 5 \text{ mg/kg Theophyllin}$$

Daher gilt folgende Empfehlung:

- Geben Sie 5,5 mg/kg Theophyllin bzw. 7 mg/kg Aminophyllin unter Verwendung des aktuellen Körpergewichtes (AKG), um eine Plasmakonzentration von 11 mg/l zu erreichen.
- Geben Sie die Initialdosis über 30–45 Minuten, um der Verteilungsphase gerecht zu werden und so vorübergehende toxische Wirkungen in Zusammenhang mit hohen Konzentrationen im zentralen Kompartiment zu vermeiden.
- Verwenden Sie bei adipösen Patienten die Formel
  V (l) = = 0,45 · IKG + 0,4 · ÜG,
  um die verminderte Verteilung von Theophyllin in das Fettgewebe zu berücksichtigen.
  (Übergewicht ÜG = AKG – IKG).
- Nimmt der Patient schon ein Theophyllinpräparat, so muß die aktuelle Serumkonzentration berücksichtigt werden.

Wenn eine Blutprobe vor der Verabreichung der Initialdosis abgenommen werden kann, so gilt:

$$DL = \frac{V \cdot (C_{p \text{ (gewünscht)}} - C_{p \text{ (gemessen)}})}{S \cdot f}$$

oder, da V = 0,5 l/kg, erhöht jedes zusätzliche 1 mg/kg Theophyllin die Serumkonzentration um ca. 2 mg/l.

Ist die Ausgangsserumkonzentration nicht bekannt, so sollte vorsichtig eine Initialdosis von 2,5 mg/kg gegeben werden.

Infusionsgeschwindigkeiten der Erhaltungsdosis
Allgemeine Richtlinien wurden von der British Thoracic Society[10] herausgegeben. Spezifischere Situationen werden unten beschrieben. Wenn der Patient vorher Theophyllin oral bekam und bei ihm damit therapeutische Serumkonzentrationen erreicht wurden, so muß das orale Regime in eine einstündliche Infusionsgeschwindigkeit umgewandelt werden, d. h. D/τ, wobei τ = 1 Stunde ist. Wenn zum Beispiel ein Patient bisher 350 mg eines Theophyllinpräparates alle 12 Stunden eingenommen hat, und der vor einem Monat gemessene morgendliche Talspiegel („Nüchternspiegel") 12 mg/l betrug, dann wird die stündliche Infusionsgeschwindigkeit wie folgt berechnet:

Stündliche Infusionsgeschwindigkeit = 350/12 = 29 mg/h Theophyllin i. v.

Es sei daran erinnert, daß hierbei eine 100%ige Bioverfügbarkeit des orales Präparats vorausgesetzt wird. Bei einem intravenösen Aminophyllinpräparat müßte der Salzfaktor S = 0,79 eingesetzt werden. Neu auftretende Krankheitsfaktoren sind zu berücksichtigen. Ist keine sichere Dosierung bekannt, so muß die Clearance aus Populationsdaten berechnet werden.

$$DM = \frac{CL \cdot C_p^{ss} \cdot \tau}{S \cdot f}$$

Clearance im Fließgleichgewicht
Verwendung von Populationsdaten:

$$t_{1/2} = \frac{0,693 \cdot V}{CL}$$

Für eine Patientin mit 55 kg und einer Populationsclearance von 3,5 l/h, die 35 mg Theophyllin pro Stunde erhält, gilt

$$t_{1/2} = \frac{0,693 \cdot 0,5 \cdot 55}{3,5} = 5,4 \text{ h}$$

Daher ist auf der Basis von Populationsdaten die Zeit bis zum Erreichen des Fließgleichgewichts:

$t_{ss} = 4 \cdot 5,4$ h
$= 21,6$ h

Die Messung der Serumkonzentration ergab einen Wert von 12 mg/l.

$$C_p^{ss} = \frac{S \cdot f \, D/\tau}{CL}$$

Dann ist die beobachtete Clearance der Patientin:

$$CL = \frac{1,0 \cdot 1,0 \cdot 35/l}{12}$$

$CL_{\text{beobachtet}} = 2,9$ l/h

Diese Clearance kann nun verwendet werden, um die Dosierungsanpassung zu berechnen. Dabei muß bedacht werden, daß bei der Messung der Serumkonzentration das Erreichen des Fließgleichgewichtes vorausgesetzt wurde. Wenn die Patientin weiterhin Symptome einer Dyspnoe aufweist, so kann eine Dosiserhöhung hilfreich sein. Die Erhaltungsdosis für einen Serumspiegel von 15 mg/l wird folgendermaßen berechnet:

$$DM = \frac{CL \cdot C_p^{ss} \cdot \tau}{S \cdot f} = \frac{2,9 \cdot 15 \cdot 1}{1 \cdot 1}$$

Infusionsgeschwindigkeit = 43,5 mg/h.

Clearance vor Erreichen des Fließgleichgewichtes
Nach Methode 1: OPT[27]

Nachteile
- Es handelt sich um ein kompliziertes Computerprogramm und setzt die notwendige Ausrüstung voraus.
- Es erfordert Berechnungen von pharmakokinetischen Parametern anhand von Populationsdaten.
- Es gibt ein optimales Zeitintervall zwischen den Entnahmen der Blutproben.

Vorteile
- Dies ist ein sehr bewegliches Programm.
- Es berücksichtigt auch unregelmäßige Dosierungsintervalle.
- Es funktioniert bei unterschiedlichen Applikationswegen (oral, i. v., Infusion, i. m.).

– Unterschiedliche Dosen können eingegeben werden.
– Die Blutproben können vor Erreichen des Fließgleichgewichts abgenommen werden.

Nach Methode 2: Chiou-Methode
Die Methode nach Chiou[11] berechnet die Clearance vor Erreichen des Fließgleichgewichtes. Folgende Voraussetzungen sind erforderlich:

– Zwei Serumproben müssen während einer konstanten Infusion abgenommen werden.
– Das Zeitintervall zwischen den beiden Plasmaproben ist kritisch und sollte mindestens 30–50 % der Halbwertszeit des Patienten betragen. Für Theophyllin wurde ein Intervall von 4 Stunden empfohlen[42].
– Das Verteilungsvolumen kann aus Populationsdaten berechnet werden.

$$CL = \frac{2 R_o}{C_p(1) + C_p(2)} + \frac{2 V (C_p(1) - C_p(2))}{(t_2 - t_1)(C_p(1) + C_p(2))}$$

Nach Methode 3: Koup-Methode

$$C_p(2) = C_p(1) \cdot e^{-\frac{Cl \cdot (t_2 - t_1)}{V}} + \frac{R_o}{Cl} \cdot \left[1 - e^{-\frac{Cl \cdot (t_2 - t_1)}{V}}\right]$$

Diese Gleichung nach Koup[28] ähnelt der der Chiou-Methode, indem sie V aus Populationsdaten bestimmt; es handelt sich jedoch um ein iteratives Verfahren. Daher löst man nach der Clearance auf, indem man nach der Versuch-und-Irrtum-Methode rechnet, bis die errechnete und die gemessene $C_p(2)$ gleiche Werte zeigen. Hierfür gibt es ein Computerprogramm (Texas Model 59). Die Chiou- und die Koup-Methode sind klinisch durch Anderson et al.[4] verglichen worden, die eine gute Korrelation zwischen der vorausgesagten und der beobachteten Serumkonzentration fanden. Beim Vergleich beider Methoden fanden sich keine signifikanten Unterschiede.

Beide, die Chiou- und die Koup-Methode, haben Nachteile
– Beide benötigen zwei Serumproben während einer konstanten Infusion.
– Es gibt einen optimalen Zeitabstand zwischen den Blutentnahmen, d. h. 30–50 % der Halbwertszeit des Patienten. Bei Theophyllin wird ein Minimum von 4 Stunden empfohlen.
– Beide Methoden haben höhere Abweichungen, wenn signifikante Unterschiede zwischen $C_p(1)$ und $C_p(2)$ bestehen.

Anderson et al.[4] halten die Koup-Methode für die zuverlässigere und damit für die Methode der Wahl.
Eine weitere Methode zur Bestimmung der Clearance vor Erreichen des Fließgleichgewichtes besteht darin, dem Patienten eine Initialdosis zu geben. Mit Hilfe der Plasmakonzentrations-Zeitkurve werden dann die Eliminationsgeschwindigkeitskonstante und das Verteilungsvolumen berechnet. Pancorbo et al.[36] verabreichten eine Initialinfusion von 8 mg/kg Aminophyllin über 30–60 Minuten und entnahmen nach 1, 4 und 8 Stunden Blutproben. Der Nachteil dieser Methode ist, daß eine Erhaltungsinfusion nicht vor der Entnahme der 3 Blutproben begonnen werden kann. Während dieser Zeit können die Serumkonzentrationen auf subtherapeutische Werte abgefallen sein.

Berechnung der oralen Dosierung mit Retardpräparaten
Viele Retardpräparate setzen Theophyllin offensichtlich nach einer Kinetik 1. Ordnung frei, aber mit einer deutlich langsameren Geschwindigkeit als konventionelle Tabletten oder Kapseln.
Bei den meisten oralen Darreichungsformen ist $k_a \gg k$. Jedoch kann bei Berechnungen mit Retardpräparaten k_a nicht ignoriert werden.
Diese Gleichung beschreibt die Plasmakonzentration $C_p^{ss}(t)$ im Fließgleichgewicht zur Zeit t innerhalb eines Dosierungsintervalls τ:

$$C_p^{ss} = \frac{S \cdot F \cdot D \cdot k_a}{V \cdot (k_a - k)} \cdot \left[\frac{e^{-k \cdot t}}{1 - e^{-k \cdot \tau}} - \frac{e^{-k_a \cdot t}}{1 - e^{-k_a \cdot \tau}}\right]$$

Beim $C_{p\,min}^{ss}$ ist t = τ; bei $C_{p\,max}^{ss}$ ist t = t_{max}.
Falls eine Verzögerungszeit (lag-Zeit) (t_{lag}) berücksichtigt werden soll, gilt t = t − t_{lag}.
Die Zeit bis zum Erreichen des Spitzenspiegels (t_{max}) wird nach folgender Formel berechnet:

$$t_{max} = \frac{1}{k_a - k} \cdot \ln \frac{k_a \cdot (1 - e^{-k \cdot \tau})}{k \cdot (1 - e^{-k_a \cdot \tau})}$$

4.4.3 Empfohlene Blutentnahmezeiten

Bei Retardpräparaten empfiehlt sich eine Kontrolle 8 Stunden nach der letzten Dosis. Dieser Serumspiegel gibt den besten Hinweis auf die mittlere Fließgleichgewichtskonzentration.
Andernfalls soll unmittelbar vor einer oralen Dosis kontrolliert werden. Die Werte für k_a variieren stark. Die Messung der Serumkonzentration nach Abschluß von Absorption und Verteilung reduziert die Fehler, die durch Abweichungen der k_a-Werte entstehen können.
Während einer kontinuierlichen Infusion wird nach 1 und 6 Stunden gemessen, um die Clearance zu bestimmen; wenn das in der Praxis nicht möglich ist, nach 6 und 18 Stunden.

4.4.4 Meßmethoden

Zu den Methoden zur Messung der Theophyllinkonzentrationen gehören Ultraviolett-Spektrophotometrie, Immunoassay und chromatographische Methoden. Da Theophyllin strukturell mit Koffein verwandt ist, das vielfach im Rahmen der normalen Ernährung zugeführt wird, darf die Bestimmungsmethode nicht durch Interferenzen mit Koffein oder anderen Metaboliten gestört werden. Immunoassays werden häufig zur Theophyllinbestimmung eingesetzt, wie das Abbott TDX Fluoreszenz-Polarisationsimmunoassay und das

EMIT (enzyme multiplied immunotechnique)-Verfahren von Syva. Immunoassays können in gewissem Maße von Interferenzen beeinflußt werden in Abhängigkeit von der Spezifität der Antikörper.
Mitte der 80er Jahre wurden Schnelltests eingeführt, welche die Messung der Theophyllinkonzentration am Patientenbett ermöglichen, wie der Seralyzer reagent-strip Test (Ames) und der Acculevel Test von Syva.

4.4.5 Klinische Anwendung

Empfohlene Dosierungen. Initialdosis – 5 mg/kg für alle Altersgruppen bis zum Erwachsenenalter.

Alter	Erhaltungsdosis (mg/kg/h)
Neugeborene	0,13 (in 2–3 geteilten Dosen)
Säuglinge 2– 6 Monate	0,4
6–11 Monate	0,7
(oder Dosis mg/kg/24 h = 0,3 · Alter in Wochen + 8)	
Kinder 1– 9 Jahre	0,8
9–16 Jahre	0,6
Erwachsene (Nichtraucher)	0,4

4.5 Übungen

4.5.1 Beispiel 1

Die Initialdosis und die Erhaltungsinfusion für eine Asthmapatientin, die mit akutem Asthma eingeliefert wurde, soll berechnet werden. Die Patientin wiegt 55 kg, ist 168 cm groß, raucht 20 Zigaretten pro Tag und hat vorher kein Theophyllinpräparat eingenommen.

$IKG = 45,4 + (168 - 152,4) \cdot 0,89 = 59,3$ kg

Da das aktuelle Körpergewicht geringer ist als das ideale Körpergewicht, wird das aktuelle Körpergewicht verwendet.

$$\text{Initialdosis } DL = \frac{V \cdot C_p}{S \cdot f} = \frac{(0,5 \cdot 55) \cdot 10}{1 \cdot 1}$$

i. v. DL = 275 mg Theophyllin

Empfohlen wird eine Initialdosis von 275 mg Theophyllin und eine Infusionsdauer von 45 Minuten.
Da die Patientin vorher kein Theophyllinpräparat eingenommen hat, kennen wir ihre tatsächliche Clearance nicht und müssen die Clearance (CL) anhand von Populationsdaten errechnen:

CL = 0,04 l/h/kg · Krankheitsfaktor
   = 0,04 · 55 · 1,6
   = 3,5 l/h

Die Erhaltungsinfusion wird auf eine Fließgleichgewichtsserumkonzentration von 10 mg/l berechnet:

$$DM = \frac{CL \cdot C_p^{ss} \cdot \tau}{S \cdot f} = \frac{3,5 \cdot 10 \cdot 1}{1 \cdot 1}$$
$$= 35 \text{ mg Theophyllin pro Stunde}$$

4.5.2 Beispiel 2

Ein 60jähriger Patient, 88 kg, 173 cm, wird mit pfeifender Atmung, Dyspnoe und eitrigem Sputum in die Notfallambulanz eingeliefert. Die Anamnese ergibt eine chronische Bronchitis. Er wird mit Salbutamol und wiederholten Antibiotikazyklen behandelt; wegen einer Stauungsinsuffizienz erhält er Furosemid. Verordnet werden eine Initialdosis von 275 mg Theophyllin und eine 12stündliche Erhaltungsinfusion von 400 mg. Zwei Blutproben werden 1 Stunde und 6 Stunden nach Infusionsbeginn entnommen. Die Stauungsinsuffizienz verschlechtert sich.

Geben Sie eine Empfehlung.

IKG = 50 + (173 – 152,4) · 0,89
    = 68,3 kg

$$\text{Obesität \%} = \frac{(88 - 68,3) \cdot 100}{68,3}$$
$$= 28,8\%$$

Erwartetes V = (0,45 · IKG) + (0,4 · ÜG)
            = (0,45 · 68,3) + [0,4 · (88 – 68,3)]
            = 38,6 l ≅ 39 l

Man beachte, daß die Verwendung von V = 0,5 l/kg einen Wert von 44 l ergibt)

CL = 0,04 l/h/kg · Krankheitsfaktor
   = 0,04 · 68,3 · 0,4
   = 1,1 l/h

$$t_{1/2} = \frac{0,693 \cdot V}{CL}$$
$$= \frac{0,693 \cdot 39}{1,1}$$
$$= 24,6 \text{ h}$$

Zeit bis zum Erreichen von $C_p^{ss} = t_{ss} = 4 \cdot 24,6 = 98$ h.

Hier kann gezeigt werden, daß es bei Patienten mit einer verlängerten Halbwertzeit ungünstig ist, mit der Berechnung der Clearance bis zum Erreichen des Fließgleichgewichtes zu warten.

R_o = Dauerinfusion oder Infusion 0. Ordnung
    = 400 mg / 12 h
    = 33,3 mg / h

Nach der Chiou-Methode läßt sich nun die Clearance berechnen (V = 39 l, $C_p(1) = 10$ mg/l, $C_p(2) = 12,5$ mg/l):

$$CL = \frac{2 R_o}{C_p(1) + C_p(2)} + \frac{2 V(C_p(1) - C_p(2))}{(t_2 - t_1)(C_p(1) + C_p(2))}$$

$$CL = \frac{2 \cdot 33,3}{10 + 12,5} + \frac{(2 \cdot 39) \cdot (10 - 12,5)}{(6 - 1) \cdot (10 + 12,5)}$$

= 1,22 l/h

$$t_{1/2} = \frac{0{,}693 \cdot V}{CL}$$

$$t_{1/2} = \frac{0{,}693 \cdot 39}{1{,}22} = 22{,}2 \text{ h}$$

$$t_{ss} = 4 \cdot 22{,}2 = 89 \text{ h}$$

Damit wird die erwartete Serumkonzentration im Fließgleichgewicht:

$$C_p^{ss} = \frac{S \cdot f \cdot D/\tau}{CL}$$

$$= \frac{1 \cdot 1 \cdot 33{,}3/1}{1{,}22}$$

$$= 27{,}3 \text{ mg/l}$$

Somit kann anhand der beiden gemessenen Plasmaspiegel, die vor Erreichen des Fließgleichgewichts abgenommen wurden, vorausgesagt werden, daß bei Fortsetzen der Infusion von 33,3 mg/h Theophyllin nach 4 Tagen eine Plasmakonzentration von 27,3 mg/l zu erwarten ist.
Dieser erwartete Spiegel ist zu hoch, daher muß die Infusionsgeschwindigkeit reduziert werden. Die neue Infusionsgeschwindigkeit (R_o) für eine Plasmakonzentration C_p^{ss} von 12 mg/l wird mit folgender Gleichung beschrieben:

$$R_o = C_p^{ss} \cdot CL$$
$$= 12 \cdot 1{,}22$$
$$= 14{,}6 \text{ mg / h}$$

Eine neue Infusionsgeschwindigkeit von 14,6 mg/h (350 mg / 24 h) würde eine Plasmakonzentration von 12 mg/l ergeben.

Man bedenke, daß die Plasmaspiegel nach Beginn der Infusion über mehrere Tage nicht gemessen worden wären und eine Plasmakonzentration von 27 mg/l im Fließgleichgewicht vorliegen würde. Diese Konzentration ist oberhalb des therapeutischen Bereiches und potentiell toxisch. Die Infusion sollte während einer Zeit (t) unterbrochen werden, um die Plasmakonzentration auf therapeutische Werte abfallen zu lassen.
Die Zeit (t), während der die Infusion unterbrochen werden muß, um die Konzentration auf den Wert C_p absinken zu lassen, wird nach folgender Gleichung berechnet:

$$C_p(t) = C_p(0) \cdot e^{-k \cdot t}$$
$$15 = 27 \cdot e^{-0{,}0313 \cdot t}$$

Die Eliminationsgeschwindigkeitskonstante k muß vorher berechnet werden:

$$k = \frac{CL}{V}$$
$$= \frac{1{,}22}{39}$$
$$= 0{,}0313 \text{ h}^{-1}$$

Somit gilt $t = \dfrac{\ln \dfrac{27}{15}}{0{,}0313}$

$$= 19 \text{ h}$$

Daher wird dem Arzt empfohlen, die Infusion für 19 Stunden einzustellen, damit die Konzentration auf 15 mg/l abfällt. Dann sollte mit der neuen Infusionsgeschwindigkeit von 14,6 mg/h Theophyllin weiterbehandelt werden.
Die Koup-Gleichung kann auch zur Voraussage von $C_p(2)$ eingesetzt werde, obwohl sie zur Berechnung der Clearance dient. Somit läßt sich der korrekte Wert der Clearance bestätigen. Normalerweise würde man anfangs mit dem initialen Populationswert der Clearance (1,1 l/h) arbeiten, wir wollen jedoch den mit Hilfe der Chiou-Methode gewonnenen Clearance-Wert (1,22 l/h) einsetzen. R_o ist 33,3 mg h und $t_2 - t_1 = 5$ h.

$$C_p(2) = C_p(1) \cdot e^{-\left\{\frac{CL \cdot (t_2 - t_1)}{V}\right\}} + \frac{R_o}{CL}\left[1 - e^{-\left\{\frac{CL \cdot (t_2 - t_1)}{V}\right\}}\right]$$

$$C_p(2) = 10 \cdot e^{-\left\{\frac{1{,}22 \cdot 5}{39}\right\}} + \frac{33{,}3}{1{,}22} \cdot \left[1 - e^{-\left\{\frac{1{,}22 \cdot 5}{39}\right\}}\right]$$

$$= 12{,}5 \text{ mg/l}$$

Da dieser Wert gleich dem erwarteten $C_p(2)$ ist, wenn eine Clearance von 1,22 l/h verwendet wird, können wir diesen Clearancewert akzeptieren und bei der Dosisanpassung verwenden.

4.5.3 Beispiel 3

Eine 42jährige Asthmapatientin klagt in der Ambulanz über die schlechte Wirksamkeit ihrer Asthmatherapie. Sie raucht 20 Zigaretten pro Tag, wiegt 52,5 kg, ist 150 cm groß und nimmt gegenwärtig 2mal täglich 350 mg eines retardierten Theophyllinpräparates mit einer Absorptionsgeschwindigkeitskonstanten $k_a = 0{,}35$ h^{-1}. Eine Blutprobe, die 8 Stunden nach der Einnahme abgenommen wird, ergibt einen Serumspiegel von 7,1 mg/l.
Nach Geigy's Wissenschaftlichen Tabellen ist das Idealgewicht für diese 150 cm große Frau über 25 Jahren 44,5–49,9 kg. Da sie nicht adipös ist, verwenden wir das aktuelle Körpergewicht.

V = 0,5 l/kg · 52,5 kg
   = 26,5 l

CL = 0,04 l/h/kg · Krankheitsfaktor
   = 0,04 l/h/kg · 52,5 kg · 1,6
   = 3,36 l/h

$$k = \frac{CL}{V}$$
$$= \frac{3{,}36}{26{,}25} = 0{,}128 \text{ h}^{-1}$$

Weiterhin gilt:

k_a = 0,35 h^{-1}
f = 1,0 (wir setzen eine 100 %ige Bioverfügbarkeit voraus)

S = 1,0; bei dem von den Angloamerikanern noch verwendeten Aminophyllin müßte S = 0,79 eingesetzt werden.
t = 8 h, da die Blutprobe 8 Stunden nach der letzten Dosis abgenommen wurde.
τ = 12 h, da das Präparat 2mal täglich eingenommen wird.
Dosis = 350 mg.

Somit gilt:

$$C_p^{ss}(t) = \frac{S \cdot F \cdot D \cdot k_a}{V \cdot (k_a - k)} \cdot \left[\frac{e^{-k \cdot t}}{1 - e^{-k \cdot \tau}} \cdot \frac{e^{-k_a \cdot t}}{1 - e^{-k_a \cdot \tau}}\right]$$

$$C_p^{ss}(t) = \frac{1 \cdot 1 \cdot 350 \cdot 0{,}35}{26 \cdot (0{,}35 - 0{,}128)} \cdot \left[\frac{e^{-0{,}128 \cdot 8}}{1 - e^{-0{,}128 \cdot 12}} - \frac{e^{-0{,}35 \cdot 8}}{1 - e^{-0{,}35 \cdot 12}}\right] = 8{,}4 \text{ mg/l}$$

Folglich ist bei der Berechnung der pharmakokinetischen Parameter aufgrund von Populationsdaten (z. B. k = 0,128 h^{-1}) die erwartete Plasmakonzentration 8 Stunden nach der Einnahme der letzten Dosis 8,4 mg/l. Die gemessene Konzentration ist 7,1 mg/l. Wir haben also die Clearance unterschätzt; der Wert von k sollte erhöht werden. Eine Versuch und Irrtum-Methode muß angewendet werden, bis ein Wert für k gefunden wird, der zu einer guten Übereinstimmung zwischen erwarteter und gemessener Plasmakonzentration führt.

Zum Beispiel:

Wenn k = 0,14 h^{-1} eingesetzt wird, ist $C_p^{ss}(8\text{ h})$ = 7,6 mg/l.

Wenn k = 0,15 h^{-1} eingesetzt wird, ist $C_p^{ss}(8\text{ h})$ = 7,05 mg/l.

Wenn k = 0,149 h^{-1} eingesetzt wird, ist $C_p^{ss}(8\text{ h})$ = 7,1 mg/l.

Daher kann der Wert 0,149 h^{-1} für k akzeptiert werden.

Daraus läßt sich errechnen:

beobachtete CL = k · V = 3,9 l/h

$$t_{max} = \frac{1}{k_a - k} \cdot \ln \frac{k_a \cdot (1 - e^{-k \cdot \tau})}{k \cdot (1 - e^{-k_a \cdot \tau})}$$

$$t_{max} = \frac{1}{0{,}35 - 0{,}149} \cdot \ln \frac{0{,}35 (1 - e^{-0{,}149 \cdot 12})}{0{,}149 \cdot (1 - e^{-0{,}35 \cdot 12})}$$

= 3,4 h

Diese Parameter können für Dosierungsempfehlungen verwendet werden:

Mit Hilfe dieser Werte:

k = 0,149 h^{-1}
CL = 3,9 l/h
V = 26 l
t_{max} = 3,4 h, bei einem Dosierungsintervall (τ) von 12 h

t_{max} = 2,8 h, bei einem Dosierungsintervall (τ) von 8 h

kann folgendes vorausgesetzt werden:

Eine Dosis von 500 mg alle 12 Stunden ergibt:
$C_{p\,max}^{ss}$ = 13,9 mg/l
$C_{p\,min}^{ss}$ = 6,2 mg/l
C_p^{ss} = 10,7 mg/l

Eine Dosis von 350 mg alle 8 Stunden ergibt:
$C_{p\,max}^{ss}$ = 12,8 mg/l
$C_{p\,min}^{ss}$ = 8,7 mg/l
C_p^{ss} = 11,2 mg/l

Eine Dosis von 350 mg alle 8 Stunden wäre angebracht. Obwohl der $C_{p\,min}^{ss}$ nahe bei der minimalen therapeutischen Plasmakonzentration liegt, wird wegen der Möglichkeit einer nicht-linearen Kinetik eine vorsichtige Dosiserhöhung empfohlen. Dabei wird auch an die Möglichkeit von Fehlern bei der Bestimmung und der Interpretation des gemessenen Plasmaspiegels gedacht wie Noncompliance, unregelmäßige Dosierungsintervalle, unvollständige Absorption oder fehlerhafte Messungen. Das Vorhandensein irgendeines dieser Faktoren würde die Voraussetzungen ändern, aufgrund deren diese Dosierungsempfehlung gegeben wurde.

Alternative Methode

Serumproben, die 8 Stunden nach der Einnahme abgenommen werden, stellen bei einem 12stündlichen Dosierungsschema die mittlere Serumkonzentration im Fließgleichgewicht dar. Daher gilt in diesem Beispiel für diese Patientin:

$$C_p^{ss} = \frac{S \cdot f \cdot D/\tau}{CL}$$

$$CL = \frac{S \cdot f \cdot D/\tau}{C_p^{ss}}$$

$$CL = \frac{1 \cdot 1 \cdot 350/12}{7{,}1}$$

= 4,1 l/h

Folglich gibt eine Dosis von 350 mg alle 8 Stunden eine mittlere Plasmakonzentration im Fließgleichgewicht von:

$$C_p^{ss} = \frac{1 \cdot 1 \cdot 350/8}{4{,}1}$$

= 10,7 mg/l

Offensichtlich ist diese Methode einfacher; sie gilt aber nur, wenn die beobachtete Plasmakonzentration die mittlere Plasmakonzentration im Fließgleichgewicht darstellt. Dies ist normalerweise 8 Stunden nach Einnahme eines Retardpräparates der Fall bei 12stündlicher Dosierung.

4.5.4 Beispiel 4

Patient D., 60 Jahre, 86 kg, 173 cm, leidet unter chronischem Asthma und klagt über sich wiederholende Asthmaanfälle, auch wenn er 500 mg seines Theophyllinpräparates vorschriftsmäßig 2mal täglich einnimmt. Eine Serumprobe, die 8 Stunden nach der Einnahme entnommen wurde, ergibt den Wert 5 mg/l. Geben Sie eine Empfehlung.

$$\text{IKG} = 50 + (173 - 152{,}4) \cdot 0{,}89$$
$$= 68{,}3 \text{ kg}$$

$$\text{Obesität} = \frac{(86 - 68{,}3) \cdot 100}{68{,}3}$$
$$= 26\%$$

Da die Obesität über 20 % liegt, wird das IKG verwendet.

$$\text{CL} = 0{,}04 \cdot 68{,}3 \cdot 1{,}0$$
$$= 2{,}7 \text{ l/h}$$

$$V = (0{,}45 \cdot \text{IKG}) + (0{,}4 \cdot \text{ÜG})$$
$$= (0{,}45 \cdot 68{,}3) + (0{,}4 \cdot 17{,}7)$$
$$= 37{,}8 \text{ l}$$

Unter der Voraussetzung, daß der beobachtete Serumspiegel von 5 mg/l 8 Stunden nach der Einnahme die mittlere Serumkonzentration im Fließgleichgewicht darstellt, gilt:

$$\text{CL} = \frac{S \cdot f \cdot D/\tau}{C_p^{ss}}$$
$$= \frac{1 \cdot 1 \cdot 500/12}{5}$$
$$= 8{,}3 \text{ l/h}$$

Diese „scheinbare" Clearance ist weit höher als die erwartete Clearance aus Populationsdaten. Mögliche Erklärungen dafür sind:

Non-Compliance
Verminderte Bioverfügbarkeit
Starkes Rauchen.

Da der Patient seit 5 Tagen stationär behandelt wird, ist Non-Compliance sehr unwahrscheinlich. Der Patient behauptet, nicht zu rauchen, aber sogar bei Berücksichtigung des Rauchens wäre die erwartete Clearance nur 4,4 l/h, also eine signifikante Diskrepanz zwischen beobachteter und vorausgesagter Clearance.
In den Krankenunterlagen des Patienten findet sich jedoch der Hinweis, daß der Patient vor 10 Jahren eine Dünndarmresektion hatte. Dies könnte die unvollständige Absorption erklären, da eine veränderte Transitzeit die Vorteile von Retardpräparaten aufheben kann, so daß sie keinen Vorteil gegenüber konventionellen Tabletten haben. Daher sollte ein Präparat mit einer größeren Absorptionsgeschwindigkeitskonstanten versucht werden mit einer Kontrolle nach 14 Tagen. Die erwarteten Clearance-Werte sollten für die Dosierungsempfehlung verwendet werden. Die Gabe von 250 mg dieses Präparates müßte eine mittlere Fließgleichgewichtskonzentration von 11,6 mg/l ergeben:

$$C_p^{ss} = \frac{S \cdot f \cdot D/\tau}{\text{CL}}$$

$$C_p^{ss} = \frac{1 \cdot 1 \cdot 250/8}{2{,}7}$$
$$= 11{,}6 \text{ mg/l}$$

4.5.5 Beispiel 5

Herr T. D., 35 Jahre, 178 cm, 70 kg, wird nach einem akuten Asthmaanfall stationär in der Medizinischen Klinik aufgenommen. Er hat in der Notfallambulanz 275 mg Theophyllin i. v. erhalten; anschließend wird mit einer Erhaltungsinfusion von 26 mg/h die Behandlung fortgesetzt. Der Patient zeigt wenig Besserung. Das Klinische Labor mißt eine Serumkonzentration von 8,5 mg/l, wobei angenommen wird, daß sich der Patient im Fließgleichgewicht befindet. Der Patient ist Nichtraucher, trinkt keine größeren Mengen an Alkohol, seine Herzfunktionen sind normal.
Berechnen Sie die Erhaltungsinfusionsgeschwindigkeit für einen Serumspiegel von 15 mg/l Theophyllin.

4.5.6 Beispiel 6

Herr E. T., 36 Jahre, 160 cm, 75,3 kg, wird mit einer akuten Exacerbation seines Asthmas und einer pulmonalen Obstruktion in die Notfallambulanz gebracht. Er erhält eine Initialdosis von 400 mg Theophyllin (über 30 Minuten), anschließend eine Erhaltungsinfusion von 40 mg pro Stunde.
Nach einer anfänglichen Verbesserung seines klinischen Zustands am Tag der Einweisung wird er reizbar, klagt über gastrointestinale Symptome und schläft schlecht während seiner ersten Nacht im Krankenhaus. Eine Blutprobe, die im Fließgleichgewicht abgenommen wurde, ergibt eine Serumkonzentration von 27,6 mg/l Theophyllin.
Versuchen Sie, einen Theophyllinspiegel von ca. 10 mg/l mit der Initialdosis zu erhalten und passen Sie dann die Serumkonzentration durch Kontrolle der Infusionsgeschwindigkeit an die klinischen Bedürfnisse des Patienten an. Die Erfahrung hat gelehrt, daß Serumkonzentrationen um 15 mg/l wirksam sind und von der Mehrzahl der Patienten gut vertragen werden.
Beurteilen Sie die verordnete Initialdosis und die Erhaltungsdosis von Theophyllin für diesen Patienten in Hinblick auf obige Empfehlungen der „normalen Praxis". Welche Empfehlungen würden Sie in Hinblick auf die gemessene Serumkonzentration geben?

4.5.7 Ergebnisse

Beispiel 5
1. *Berechnen Sie das ideale Körpergewicht*

$$\text{IKG} = 50 + (178 - 152{,}4) \cdot 0{,}89$$
$$= 72{,}8 \text{ kg}$$

Verwenden Sie daher das aktuelle Körpergewicht von 70 kg.

2. Berechnen Sie die beobachtete Clearance aus dem Serumspiegel von 8,5 mg/l, der im Fließgleichgewicht bestimmt wurde:

$$C_p^{ss} = \frac{S \cdot f \cdot D/\tau}{CL}$$

$$CL = \frac{1 \cdot 1 \cdot 26/1}{8,5}$$

$$CL = 3,06 \text{ l/h}$$

3. Berechnen Sie die Populations-Clearance:

$$CL_{erwartet} = 0,04 \cdot IKG \cdot 1,0 = 2,8 \text{ l/h}$$

Die beobachtete Clearance ist ähnlich der erwarteten unter der Voraussetzung, daß die Blutprobe im Fließgleichgewicht entnommen wurde und die Infusionsgeschwindigkeit kontinuierlich war.

4. Berechnen Sie die neue Infusionsgeschwindigkeit unter Verwendung der beobachteten Clearance des Patienten:

$$R_o = D/\tau = \frac{3,06 \cdot 15}{1 \cdot 1}$$

$$= 45,9 \text{ mg/h}$$

Beispiel 6
1. Berechnen Sie das ideale Körpergewicht und die Obesität:

$$IKG = 50 + (160 - 152,4) \cdot 0,89$$
$$= 56,8 \text{ kg}$$

Das aktuelle Körpergewicht des Patienten ist 75,3 kg

$$\text{Obesität} = \frac{(75,3 - 56,8) \cdot 100}{56,8}$$

$$= 32,6\%$$

2. Berechnen Sie das Verteilungsvolumen:

$$V = (0,45 \cdot IKG) + (0,4 \cdot ÜG)$$
$$= (0,45 \cdot 56,8) + 0,4 \cdot (75,3 - 56,8)$$
$$= 32,96 \text{ l}$$

3. Berechnen Sie die erwartete C_p^{ss} aus der Initialdosis von 400 mg:

$$C_p^{ss} = \frac{S \cdot f \cdot DL}{V}$$

$$= \frac{1 \cdot 1 \cdot 400}{32,96}$$

$$= 12,13 \text{ mg/l}$$

Normalerweise wird in der Praxis mit der Initialdosis eine Serumkonzentration von 10 mg/l angestrebt, so daß diese Dosis in Ordnung ist.

4. Berechnen Sie die Clearance aus Populationsdaten mit dem Krankheitsfaktor schwere pulmonale Obstruktion:

$$CL = 0,04 \cdot 56,8 \cdot 0,8$$
$$= 1,82 \text{ l/h}$$

5. Berechnen Sie die erwartete C_p^{ss} aus der Erhaltungsdosis von 40 mg/h:

$$C_p^{ss} = \frac{S \cdot f \cdot D/\tau}{CL}$$

$$= \frac{1 \cdot 1 \cdot 40/1}{1,82}$$

$$= 22,0 \text{ mg/l}$$

In der Praxis wird normalerweise eine mittlere Plasmakonzentration im Fließgleichgewicht von 15 mg/l angestrebt. *Die tatsächlich gemessene Konzentration war 27,6 mg/l*; die aufgrund von Populationsdaten erwartete Serumkonzentration ist 22 mg/l. Daher war die verabreichte Erhaltungsdosis zu hoch. Vermutlich wurde auf nicht korrekte Weise das aktuelle Körpergewicht bei der Dosierung zugrundegelegt. Nun können jedoch die individuellen pharmakokinetischen Parameter des Patienten bestimmt werden.

6. Berechnen Sie die beobachtete Clearance:

$$CL = \frac{1 \cdot 1 \cdot 40/1}{27,6}$$

$$= 1,45 \text{ l/h}$$

7. Berechnen Sie die Eliminationsgeschwindigkeitskonstante:

$$k = \frac{1,45}{32,96}$$

$$= 0,044 \text{ h}^{-1}$$

8. Berechnen Sie die Zeit, die erforderlich ist, bis der Wert von $C_p(1)$ (27,6 mg/l) auf $C_p(2)$ (15 mg/l) abgefallen ist:

$$C_p(2) = C_p(1) \cdot e^{-k \cdot t}$$

$$t = \frac{\ln \frac{C_p(1)}{C_p(2)}}{k}$$

$$t = \frac{\ln \frac{27,6}{15}}{0,044}$$

$$= 13,86 \text{ h}$$

Somit sollte die Infusion für 14 Stunden unterbrochen werden.

9. Berechnen Sie die neue Infusionsgeschwindigkeit mit Hilfe der beobachteten Clearance (1,45 l/h):

$$C_p^{ss} = \frac{S \cdot f \cdot D/\tau}{CL}$$

$$R_o = D/\tau = \frac{CL \cdot C_p^{ss}}{S \cdot f}$$

$$= \frac{1,45 \cdot 15}{1 \cdot 1}$$

$$= 21,75 \text{ mg pro Stunde}$$

Dies wird als neue Infusionsgeschwindigkeit (22 mg/h) empfohlen.

Literatur

1. Addis GL, Johnston DA. Controversies in Therapeutics: Theophylline in the management of airflow obstruction. Br Med J 1990; 300: 928–931
2. Aitken SL, Martin TR. Life-threatening theophylline is not predictable by serum levels. Chest 1987; 91: 10–14
3. Alexander MR et al. The treatment of chronic obstructive pulmonary disease with oral theophylline: a double-blind controlled study. Clin Pharmacol Therap 1980; 27: 243–244
4. Anderson G et al. Evaluation of two methods for estimating theophylline clearance prior to achieving steady state. Ther Drug Monit 1981; 3: 325–332
5. Aronson JK, Reynolds DJM. Monitoring theophylline treatment. Br Med J 1993; 306: 457–461
6. Baker JR et al. Clinical relevance of the substituting different brands of sustained release theophylline. J Allergy Clin Immunol 1988; 81: 664
7. Belle LL et al. Cigarette abstinence, nicorette gum, and theophylline disposition. Ann Intern Med 1987: 106: 553
8. Bertino JS, Walker JW. Reassessment of theophylline toxicity. Serum concentrations, clinical cource and treatment. Arch Intern Med 1987: 147: 757–760
9. Bierman et al. Acute and chronic theophylline therapy in exercise-induced bronchospasm. Pediatrics 1977; 60: 845–849
10. British Thoracic Society. Guidelines for the management of asthma in adults: a summary. Br Med J 1993; 306: 776–782
11. Chiou WL et al. Method for the rapid estimation of the total body drug clearance and adjustment of dosage regimens in patients during a constant-rate intravenous infusion. J Pharmacokinet Biopharm 1978; 6: 135–151
12. Chrystyn H et al. Dose response relationship to oral theophylline in severe chronic obstructive airways disease. Br Med J 1988; 297: 1506–1510
13. Clinical Pharmacokinetics Society Newsletter, No 1, August 1986
14. Cooney SJ et al. Rectal aminophylline gel in the treatment of apnoea in premature newborn babies. Lancet 1991; 337: 1351
15. Crowley JJ et al. Aging and drug interactions II. Effect of phenytoin and smoking on the oxidation of theophylline in healthy men. J Pharmacol Exp Ther 1988; 245: 513
16. Davidson AC, Cooper CB. Response to oral theophylline in severe chronic obstructive airways disease. Br Med J 1989; 298: 523–524
17. Dietrich J et al. Alterations in state in apnoeic preterm infants receiving theophylline. Clin Pharmac Therap 1978; 24: 474–478
18. Eaton ML, Niewoehner DE. Efficacy of theophylline in irreversible airway obstruction. Clin Pharmacol Therap 1980; 27: 251
19. Edwards C et al. The comparative bioavailability of slow release oral theophylline preparations. J Clin Hosp Pharm 1983; 8: 63–67
20. Edwards C. Theophylline and caffeine. Pharm J 1986; 237: 128–129
21. Edwards DJ, Zarowitz BJ, Slaughter RL. Theophylline. In: Applied Pharmacokinetics: Principles of Therapeutic Drug Monitoring. 3rd Ed. Evans WE et al. (Eds). 1992
22. Gaildreault P, Guay J. Theophylline poisoning; pharmacological consideration and clinical management. Med Tox 1986; 1: 169–191
23. Hambleton G et al. Comparison of cromoglycate and theophylline in controlling symptoms of chronic asthma. Lancet 1977; 1: 381–385
24. Hendeles L, Iafrate RP, Weinberger M. A clinical and pharmacokinetic basic for the selection and use of slow release theophylline products. Clin Pharmacokin 1984; 9: 95–135
25. Hendeles L et al. Theophylline. In: Applied Pharmacokinetics: Principles of therapeutic drug monitoring. 2nd ed Evans WE et al. (eds) 1986
25a. Hendeles L, Hochhaus G, Kazerounian S, Generic and alternative brand-name pharmaceutical equivalents: select with caution. Am J Hosp Pharm 1993; 50(2): 323–329
26. Hilligoss DM et al. Factors affecting theophylline pharmacokinetics in premature infants with apnoea. Dev Pharmacol Therap 1980; 1: 6–15
27. Kelman AW et al. OPT: A package of computer programmes for parameter optimisation in clinical pharmacokinetics. Br J Clin Pharmacol 1982; 14: 247–256
28. Koup JR et al. System for clinical pharmacokinetic monitoring of theophylline therapy. Am J Hosp Pharm 1976; 33: 949–956
29. Lesko LJ. Dose-dependent elimination kinetics of theophylline. Clin Pharmacokin 1979; 4: 449–459
30. Levy G, Koysooko R. Pharmacokinetic analysis of the effect of theophylline on pulmonary function in asthmatic children. J Pediatr 1975; 86: 789–793
31. Matsunga SR et al. Effect of passive smoking on theophylline clearance. Clin Pharmacol Ther 1989; 46: 399
32. Memon MA, Monitoring Theophylline therapy. Br Med J 1993; 306: 456–457
33. Mitenko PA, Ogilvie RI. Rational intravenous doses of theophylline. N Engl J Med 1973; 289: 600–603
34. OPT: Drug Optimisation Package, Version 4, Nodecrest Ltd, 1985
35. Pancorbo S et al. Evaluation of the effect of non-linear kinetics on dosage adjustments of theophylline. Ther Drug Monit 1983; 5: 173–177
36. Pancorbo S et al. Use of a pharmacokinetic method for establishing doses of aminophylline to treat acute bronchospasm. Am J Hosp Pharm 1981; 38: 851–856
37. Prevost RR. Respiratory distress syndrome and bronchopulmonary dysplasia in newborns. Hospital Pharmacy 1991; 26: 549–552
38. Regazzi MB et al. A theophylline dosage regimen which reduces round the clock variations in plasma concentrations resulting from diurnal pharmacokinetic variation. Europ J Clin Pharmacol 1987; 33: 243
39. Sarrazin E et al. Dose dependent kinetics for theophylline: Observations among ambulatory asthmatic children. J Pediatr 1980; 97: 825–828
40. Tang-Liu DD, William RL, Riegelman S. Nonlinear theophylline elimination. Clin Pharmacol Ther 1982; 31: 358–369
41. Thomson AH et al. Interaction between fluvoxamine and theophylline. Pharm J 1992; 249: 137.
42. Vozeh S et al. Rapid prediction of steady state serum theophylline concentration in patients treated with intravenous aminophylline. Europ J Clin Pharmacol 1980; 18: 473–477
43. Weinberger MM, Bronsky EA. Evaluation of oral bronchodilator therapy. J Pediatr 1974; 84: 421–427

44. Weinberger MM, Ginchansky E. Dose dependent kinetics of theophylline disposition in astmatic children. J Pediatr 1977; 91: 820–824
45. Weinberger MM, Hendeles L. Slow release theophylline: Rationale and basis for product selection. N Engl J Med 1983; 308: 760–764

5 Digoxin

Der akzeptierte therapeutische Bereich ist 1–2 µg/l 6 Stunden nach einer oralen Dosis.

5.1 Beziehung zwischen Serumkonzentration und Wirkung

5.1.1 Klinische Wirkung

Smith[23] berichtet, daß das Ausmaß der Hemmung der Na^+/K^+/ATPase durch Digoxin in Beziehung zur Serumkonzentration und daß diese wiederum in Relation zur Dosis steht. Weitere klinische Studien von Hoeschen und Cuddy[10] weisen auf die enge Korrelation der Serumkonzentration von Digoxin zur Wirkung auf das Myokard hin, indem sie zeigen konnten, daß Veränderungen des linksventrikulären Herzschlagvolumens in guter Beziehung zur Serumkonzentration des Digoxin im Fließgleichgewicht standen. Dies waren Patienten mit Herzinsuffizienz. Andere Arbeitsgruppen[2,18] fanden aber auch bei Patienten mit Vorhofflimmern eine gute Relation zwischen der Serumkonzentration und der Verlangsamung der ventrikulären Frequenz.
Obwohl noch nicht endgültig bewiesen werden konnte, daß die Plasmakonzentrationen von Digoxin zu den verschiedenen klinischen Wirkungen von Digoxin in Beziehung stehen, bevorzugen die meisten Arbeitsgruppen eine Einstellung der Fließgleichgewichtskonzentration zwischen 1,0 und 2,0 µg/l (1,3–2,6 nmol/l). Weiterhin weisen mehrere Studien darauf hin, daß ein signifikanter Unterschied zwischen den durchschnittlichen Digoxinkonzentrationen mit und ohne Toxizität besteht, jedoch mit einer variablen Überlappung. Dennoch beginnt der positive inotrope Effekt bei niedrigen Konzentrationen und nimmt mit steigenden Konzentrationen zu. Der übliche Bereich für die inotrope Wirkung liegt bei 1,0–1,5 µg/l, wohingegen die chronotrope Wirkung bei Serumkonzentrationen über 1,5 µg/l beobachtet werden kann. Einige Patienten tolerieren höhere Serumkonzentrationen und können bis zu 2,5 µg/l und noch höhere Serumspiegel benötigen.
Im allgemeinen besteht daher eine deutliche Beziehung zwischen der Serumkonzentration und der therapeutischen Wirkung von Digoxin. Toxische Wirkungen können sich schon bei Serumkonzentrationen über 1,5 µg/l zeigen, treten jedoch mit Sicherheit über 3,0 µg/l auf[3].

5.2 Klinische Pharmakokinetik

5.2.1 Absorption

Die Bioverfügbarkeit (f) von Digoxin ist variabel. Bei Tabletten wurde ein Wert von 0,70 vorgeschlagen mit einem Bereich von 0,55 bis 0,78[21]. Normalerweise wird jedoch der Wert von 0,63 verwendet. Chirurgische Eingriffe in den Gastrointestinaltrakt scheinen wenig Einfluß auf die Digoxinabsorption zu haben. Die intramuskuläre Gabe von Digoxin ist schmerzhaft und führt zu muskulärer Nekrose; nach Möglichkeit sollte diese Applikationsart vermieden werden. Der Bioverfügbarkeitsfaktor f scheint hier 0,82 zu betragen, wie bei einer Studie an 8 Probanden berechnet wurde[8].
Der Salzfaktor (S) für Digoxin ist 1,0.
Eine Absorptionshalbwertszeit von 27,1 ± 6,8 min wurde bei fastenden Probanden gemessen[13]. Dies zeigt, daß die Absorption schnell erfolgt, wobei Spitzenkonzentrationen im zentralen Kompartiment ca. 1 h nach Einnahme auftreten. Diese hohen initialen Konzentrationen im Blut führen nicht notwendigerweise zur Toxizität, obwohl einige diesbezügliche periphere Wirkungen registriert werden können. Die kardiale Digoxintoxizität steht eher in Beziehung zu den Gewebskonzentrationen und daher zur Postdistributionsphase.

5.2.2 Verteilung

Die Pharmakokinetik des Digoxin wird durch ein Zwei-Kompartiment-Modell beschrieben. Das Herz verhält sich, als ob es sich in dem zweiten oder Gewebs-Kompartiment befände. Die Digoxinkonzentrationen sind unterschiedlich über den ganzen Körper verteilt, am höchsten sind sie im Myokard. Das Verhältnis der Myokardgewebskonzentration zur Plasmakonzentration ist 24:1[5], obwohl Sheiner et al.[21] ein Verhältnis von 57:1 angeben. Das Verhältnis im Muskel beträgt 16:1. Die Proteinbindung ist gering und liegt bei 26 %[16].
Die Verteilungsphase ist normalerweise 6–8 h nach einer oralen Gabe abgeschlossen. Nur während der Beta- oder Eliminationsphase besteht ein Gleichgewicht zwischen Serum und Gewebe. Um daher die besten Hinweise auf die kardiale Aktivität und die Clearance aus der Serumkonzentration zu erhalten, ist es wichtig, die Blutproben während der Betaphase abzunehmen, d. h. mindestens 6 h nach einer oralen Gabe oder 4 h nach i.v. Verabreichung. Die ideale Zeit ist jedoch 11 h nach einer oralen Dosis[15], wobei das nicht praxisgerecht ist, besonders wenn die Dosierung morgens erfolgt. Üblicherweise liegt der am häufigsten empfohlene Zeitpunkt der Blutentnahme bei 6 h nach der Verabreichung.
Das scheinbare Verteilungsvolumen (V) wurde mit 476 l angegeben[11], obwohl Sheiner et al.[21] nach Durchsicht der vorhandenen Literatur Werte von 8,5 ± 3,5 l/kg vorgeschlagen haben. Winter verwendet in seinem Lehrbuch 7,3 l/kg. Das Verteilungsvolumen ist wegen der ausgeprägten Bin-

dung an die Skelettmuskulatur und an das myokardiale Gewebe so groß. Digoxin verteilt sich schlecht in das Fettgewebe[6]; daher ist das ideale Körpergewicht (IKG) (s. 2.1.4) ein besserer Parameter zur Berechnung des Verteilungsvolumens. Bei Herzinsuffizienz und fortgeschrittenem Nierenversagen ist V vermindert; Werte von 3 l/kg und niedriger wurden gefunden[2], obwohl der Durchschnittswert mit $4,2 \pm 1,6$ l/kg angegeben wird.

Es gibt zwei Methoden zur Berechnung von V anhand von Populationsdaten:

1. $V = 3{,}12 \cdot CL_{CR} + 3{,}84 \cdot IKG$,

wobei CL_{CR} die Kreatinin-Clearance in ml/min ist[22].

2. $V = Va + \dfrac{Vn \cdot CL_{CR}}{k + CL_{CR}}$

Va = 226 l/1,73 m²
Vn = 298 l/1,73 m²
k = 29,1 ml/min/1,73 m²
CL_{CR} = ml/min/1,73 m²

Die 2. Formel ist von Jusko et al.[11]; V wird hierbei als Funktion der Kreatinin-Clearance definiert unter Verwendung einer Gleichung vom Michaelis-Menten-Typ. Diese Arbeitsgruppe fand eine bessere Korrelation bei Kreatinin-Clearance-Werten unter 25 ml/min bei der Anwendung dieser Formel zur Berechnung des Verteilungsvolumens als bei der Verwendung eines Wertes von 510 l. Unter Berücksichtigung der beiden Formeln für V sollte bei nicht bekannter Kreatinin-Clearance der Wert 7,3 l/kg eingesetzt werden. Ist die Kreatinin-Clearance jedoch bekannt, sollte die Sheiner-Formel verwendet werden, auch wenn die Nierenfunktion eingeschränkt ist. In letzterem Fall kann die Jusko-Formel gleichermaßen geeignet sein.
Mit dem idealen Körpergewicht (IKG) des Patienten sollte gerechnet werden, wenn die Obesität über 15 % liegt. Ist das aktuelle Körpergewicht (AKG) geringer als das IKG, sollte das AKG eingesetzt werden.

5.2.3 Elimination

Digoxin wird über die Niere ausgeschieden, sowohl das unveränderte Glykosid als auch die Metabolite. Die biliäre Ausscheidung und der hepatische Metabolismus machen 25 % der Digoxin-Clearance aus. Bei ca. 10 % der Patienten kann die Clearance größer sein, da bei diesen Digoxin sehr rasch zu dem inaktiven Dihydrodigoxin metabolisiert wird.
Die renale Clearance ist ungefähr gleich der Kreatinin-Clearance.

$CL = CL_{metabolisch} + CL_{CR}$

Verschiedene Arbeitsgruppen haben die Clearance berechnet[4,12,22]. Am häufigsten wird die Formel von Sheiner et al.[22] verwendet, der die Serumdigoxinkonzentration im Fließgleichgewicht bei zwei Patientengruppen bestimmte. 99 stationäre Patienten mit einer gewissen Ausprägung einer Herzinsuffizienz und einer eingeschränkten Nierenfunktion bildeten eine Gruppe. Die andere Gruppe bestand aus 42 ambulanten Patienten. Folgende Beziehungen zeigten sich aus den Regressionsgleichungen und der Umrechnung der Körperoberfläche auf Körpergewicht:
bei einer gewissen Ausprägung einer Herzinsuffizienz

$CL\ (l/h) = 0{,}053 \cdot CL_{CR} + 0{,}02 \cdot IKG$

und ohne Herzinsuffizienz

$CL\ (l/h) = 0{,}06 \cdot CL_{CR} + 0{,}05 \cdot IKG$

In der Praxis können diese Gleichungen zu hohe Clearancewerte ergeben, besonders bei älteren Patienten ohne Herzinsuffzienz. Die Kreatinin-Clearance wird in ml/kg, das Gewicht in kg angegeben; bei einer Obesität über 15 % sollte das IKG eingesetzt werden. Hierbei zeigt sich deutlich die Abhängigkeit der Digoxin-Clearance von der Nierenfunktion. Eine Verschlechterung der Kreatinin-Clearance sollte daher beachtet und die neue Digoxin-Clearance daraus berechnet werden. Die Halbwertszeit von Digoxin bei Patienten mit normaler Nierenfunktion beträgt ca. 40 h. Sie kann bei verminderter Nierenfunktion wesentlich größer sein.

5.3 Pharmakokinetik und Dosierung beeinflussende Faktoren

Arzneimittelinteraktionen
Eine Anzahl von Arzneistoffen kann die Disposition von Digoxin verändern und seine Plasmakonzentration beeinflussen[20].

Digoxin-Absorption vermindernde Arzneimittel
Gleichzeitige Gabe von flüssigen *Aluminium- oder Magnesiumhydroxid*präparaten oder von *Kaolin- und Pektin*präparaten kann die Absorption vermindern. *Colestyramin* beeinflußt die Digoxinabsorption, und von *Colestipol* ist bekannt, daß es Digoxin bindet und die Halbwertszeit von Digoxin reduziert bei Patienten, die Colestipol alle 6 h einnehmen. Bei *Neomycin* und *Kleipräparaten* wurde ebenfalls eine Einschränkung der Digoxinabsorption nachgewiesen.

Digoxin-Bioverfügbarkeit erhöhende Arzneimittel
Von einigen Antibiotika ist bekannt, daß sie bei Patienten mit einem speziellen Digoxinmetabolismus im Darm die bakterielle Umwandlung von Digoxin in inaktive Metabolite hemmen. *Erythromycin*[14] erhöht die Digoxinkonzentration bei ca. 10 % der Patienten. Dieser Effekt kann bis zu 2 Wochen nach der Beendigung der Antibiotikatherapie anhalten.

Interaktionen mit Antiarrhythmika
Bei den meisten Patienten läßt sich ein 2–3facher Anstieg der Serumkonzentration nach Chinidin- und Digoxingabe nachweisen. Eine Abnahme des scheinbaren Verteilungsvolumens von Digoxin um

10–35 % und eine verminderte Eliminationsgeschwindigkeit stellen den akzeptierten Mechanismus dar. Das Ergebnis ist eine Abnahme der Digoxin-Clearance um Werte zwischen 36 und 64 %[25]. Von Digoxin und *Amiodaron* ist eine weitere gut dokumentierte Interaktion bekannt, die in ihrem Ausmaß bei Kindern größer als bei Erwachsenen zu sein scheint. Eine Verminderung sowohl der renalen als auch der nicht-renalen Clearance und eine Zunahme der Bioverfügbarkeit von Digoxin sind die wahrscheinlichsten Erklärungen. *Verapamil* (> 160 mg/Tag) vermindert die totale Körperclearance um bis zu 30 %; diese Wirkung kann zeitlich variieren. Widersprüchliche Ergebnisse wurden über Interaktionen zwischen Digoxin und *Diltiazem* sowie *Nifedipin* berichtet. Daher muß die zusätzliche Verabreichung eines Antiarrhythmikums bei Patienten, die schon Digoxin erhalten, mit der notwendigen Vorsicht geschehen.

Interaktionen mit Diuretika
Furosemid kann aufgrund seiner hypokalämischen Wirkung die renale tubuläre Ausscheidung von Digoxin vermindern. *Spironolacton* kann ebenfalls die renale Clearance von Digoxin hemmen und damit zu erhöhten Konzentrationen führen. Zusätzlich wurden, wenn auch geringe Störungen der Digoxinbestimmungsmethoden durch Spironolacton und seine Metabolite beschrieben[19].

Pharmakokinetische Interaktionen
Einige nichtsteroidale antiinflammatorische Arzneimittel führen zu einem Anstieg der Digoxinspiegel, z. B. *Indometacin* und *Ibuprofen*. Der Nachweis dieser Interaktionen bei anderen nichtsteroidalen antiinflammatorischen Substanzen ist nicht überzeugend.

Nieren- und Leberfunktion
Da die Digoxin-Clearance auf beiden Wegen erfolgt, führt jede Änderung dieser Organfunktionen zu Änderungen der Clearance. Die renale Ausscheidung ist jedoch die dominierende Route, und die Digoxin-Clearance ist äußerst empfindlich gegenüber Änderungen der glomerulären Filtrationsrate (GFR).

Herzinsuffizienz
Eine Stauungsinsuffizienz kann zu einer Abnahme der Nierenfunktion führen, welche die Elimination von Digoxin vermindert. Bei schweren Formen kann auch aufgrund von Ödemen das Verteilungsvolumen zunehmen. Wenn dies auftritt, führt es zu niedrigeren Konzentrationen, obwohl Ohnhaus et al.[17] über keine Veränderungen der Digoxinkinetik bei Patienten mit schwerer Rechtsherzinsuffizienz berichteten.

Malabsorptionssyndrom
Hierbei wird eine verminderte Absorption vermutet[9].

5.4 TDM-Richtlinien

5.4.1 Gründe für Serumspiegelkontrollen

Es gibt unterschiedliche Ansichten bezüglich des Nutzens von Serumkonzentrationsbestimmungen im allgemeinen und für Digoxin im speziellen. Jedoch lehrt die Erfahrung, daß die Bestimmung der Digoxinkonzentration wertvolle Hinweise geben kann, wenn sie korrekt durchgeführt wird[24]. Indikationen für Messungen sind:

Verdacht auf subtherapeutische Serumkonzentrationen
Sie können vorliegen, wenn trotz einer anscheinend korrekt errechneten therapeutischen Erhaltungsdosis weder eine Verbesserung oder Verschlechterung einer Herzinsuffizienz noch von Vorhofflimmern zu sehen ist.

Verdacht auf Non-Compliance
Mangelnde Compliance stellt ein Problem vor allem bei älteren Patienten dar. Hierbei ist das therapeutische Drug Monitoring (TDM) unter Umständen sehr hilfreich. Dies kann ein zusätzliches Problem bei der Einweisung ins Krankenhaus darstellen, wobei die Serumkonzentrationsbestimmung zu einem rein zufälligen Zeitpunkt erforderlich sein kann.

Verdacht auf zu hohe Serumkonzentrationen
Diese Konzentrationen können durch klinische Nebenwirkungen wie der Entwicklung einer ungewöhnlichen Ermüdbarkeit, einer Anorexie, von Nausea und Erbrechen entdeckt werden. Kardiale Nebenwirkungen, die evtl. schwer von den Symptomen der Grundkrankheit selbst unterschieden werden können, bestehen vor allem aus ventrikulären Arrhythmien, die durch EKG-Aufzeichnungen charakterisiert werden können. Die Intoxikation äußert sich im Auftreten gekoppelter Extrasystolen im Sinne des Bigeminus oder Trigeminus, im Auftreten von Rhythmusstörungen jeglicher Art: Knotentachykardien, AV-Dissoziation, Vorhoftachykardie mit Block, bidirektionale Tachykardie, Vorhofflimmern, Vorhofflattern, VA- oder AV-Blockierungen der verschiedensten Schweregrade.
In diesen Fällen sollte sofort gehandelt und das Arzneimittel abgesetzt oder die Dosis reduziert werden. Eine Serumspiegelbestimmung wird die Diagnose der Digoxintoxizität bestätigen und wird helfen, die zukünftige Therapie mit einem geeigneten alternativen Dosierungsschema durchzuführen oder die Zeit, die notwendig ist für die Elimination des Arzneistoffes, berechnen zu können. Es sei nochmals darauf hingewiesen, daß in Ausnahmefällen eine zu einem beliebigen Zeitpunkt abgenommene Serumprobe wertvolle Informationen geben kann.

*Veränderung der Nieren- oder
Schilddrüsenfunktion*
Veränderungen der Nierenfunktion zeigen sich in einer Zu- bzw. Abnahme des Serumkreatinins. Die Schilddrüsenfunktion kann durch Thyroxinbestimmungen gemessen werden.

Zusätzliche Gabe anderer Arzneimittel
Bei Ergänzung des bisherigen Behandlungsschemas mit Amiodaron, Chinidin oder hohen Dosen von Verapamil sollte der Patient sorgfältig überwacht werden.

5.4.2 Den therapeutischen Bereich verändernde Faktoren

Eine Anzahl von Faktoren sollte bei der Beurteilung der Digoxinserumkonzentration berücksichtigt werden. Der wichtigste Faktor ist die bei Hypokaliämie, aber auch bei Hypomagnesiämie und Hypercalciämie erhöhte Empfindlichkeit des Myokards gegenüber Digoxin. Viele Diuretika führen zu niedrigen Kaliumwerten (besonders Indapamid) und wenn das Kalium unter 3 mmol/l abfällt, können bei jeder Digoxinkonzentration toxische Nebenwirkungen auftreten. Zu den anderen Faktoren gehören schwere Erkrankungen der Koronararterien oder ein vorangegangener Myokardinfarkt, der eine Prädisposition für eine Digoxintoxizität darstellt.
Goldmann et al.[7] berichten, daß Patienten mit stabilem, chronischem Vorhofflimmern mit Spiegeln unter 2,0 µg/l gut eingestellt waren. Dies traf jedoch nicht zu bei Patienten mit akutem oder chronischem Vorhofflimmern und einem instabilen Zustand aufgrund eines postoperativen Zustandes, einer Sepsis oder Lungenembolie. Bei dieser Gruppe waren oft Serumspiegel über 2,0 µg/l für eine therapeutische Wirksamkeit notwendig; toxische Wirkungen traten dabei nicht auf.
Hyperthyroide Patienten verhalten sich besonders resistent gegenüber Digoxin, während hypothyroide Patienten äußerst empfindlich sind. Der Grad der veränderten Digoxinempfindlichkeit variiert zwischen den Patienten.

5.4.3 Meßmethoden

Eine Reihe von Analysemethoden für Digoxin stehen zur Verfügung. Die Radioimmunoassay-Methode (RIA) gilt bzw. galt als das am häufigsten verwendete Analysenverfahren, obwohl die neueren FPIA-Reagenzien wie das Abbott TDX zu einer vermehrten Anwendung dieser Methode geführt haben. Der Hauptnachteil der letzteren Methode ist die Notwendigkeit eines vorher durchzuführenden Zentrifugierschrittes. Oft haben diese Verfahren Metabolite und die digoxinähnliche immunoreaktive Substanz (DLIS) nachgewiesen, eine Substanz, welche im Plasma von Neugeborenen gefunden wurde, die nie mit diesem Arzneimittel behandelt wurden. Weiterhin finden sich bei Patienten mit Nierenfunktionsstörungen, Lebererkrankungen, Hypertension und Schwangerschaft ebenfalls meßbare Mengen an DLIS[23a]. Diese Störungen sind wahrscheinlich häufiger beim RIA als beim FPIA.
Andere potentiell störende Substanzen sind die Fab-Antikörperfragmente (Digitalis-Antidot BM®), die nach einer Digoxinüberdosierung gegeben werden[24a]. Sie sind sehr teuer und sollten nur verwendet werden, wenn eine signifikante Überdosis eingenommen wurde. Die Digoxinkonzentrationen können vor der Gabe von Digitalis-Antidot BM® gemessen werden, da nach dessen Verabreichung die Blutbestimmungen aufgrund der ausgeprägten Störung sinnlos sind.

5.5 Übungen

5.5.1 Beispiel 1

Berechnen Sie die i. v. Initialdosis (DL) und die orale Erhaltungsdosis (DM) für eine 65 kg schwere, 160 cm große, 50jährige Patientin mit akutem Vorhofflimmern. Ihr Serumkreatinin ist 180 µmol/l.

1. Berechnen Sie die Obesität

$IKG_{Frau}(kg) = 45,5 + (Größe \text{ in } cm - 152,4) \cdot 0,89$
$IKG = 52,26 \text{ kg}$

$\text{Obesität \%} = \dfrac{(65 - 52) \cdot 100}{52}$
$= 25 \%$

Folglich sollte das ideale Körpergewicht eingesetzt werden, da die Obesität über 15 % liegt.

2. Berechnen Sie die Kreatinin-Clearance CL_{CR}

$CL_{CR} = \dfrac{1,04 \cdot (140 - \text{Alter in Jahren}) \cdot IKG}{\text{Serumkreatinin in µmol/l}}$
$= 27,0 \text{ ml/min}$

3. Berechnen Sie das Verteilungsvolumen unter Verwendung der Formel für eingeschränkte Nierenfunktion

$V = 3,12 \cdot CL_{CR} + 3,84 \cdot IKG$
$= 3,12 \cdot 27 + 3,84 \cdot 52$
$V = 284 \text{ l}$

4. Berechnen Sie die Initialdosis (Zielvorgabe 1,5 µg/l)

$DL = \dfrac{V \cdot C}{S \cdot f}$

$DL = \dfrac{284 \cdot 1,5}{1,0 \cdot 1,0}$
$= 426 \text{ µg}$

Daher sollte eine i. v. Initialdosis von 500 µg gegeben werden. Damit würde eine Serumkonzentration von 1,8 µg/l erreicht, die somit im oberen therapeutischen Bereich liegt. Da die Patientin ein akutes Vorhofflimmern aufweist, ist dies wahrscheinlich erforderlich. Wenn ein V von 7,3 l/kg verwendet würde, wäre die berechnete Dosis 570 µg und 500 µg wäre noch immer die Dosis der Wahl, obwohl die endgültige Serumkonzentration 1,3 µg/l wäre.

6. *Berechnen Sie die Digoxin-Clearance*

$$CL_{Dig} = 0,06 \cdot CL_{CR} + 0,05 \cdot IKG$$
$$= 0,06 \cdot 27 + 0,05 \cdot 52$$
$$CL_{Dig} = 4,22 \text{ l/h}$$

7. *Berechnen Sie die Digoxin-Erhaltungsdosis (Zielvorgabe 1,5 µg/l)*

$$DM = \frac{CL_{Dig} \cdot C^{ss} \cdot \tau}{S \cdot f}$$
$$= \frac{4,22 \cdot 1,5 \cdot 24}{1,0 \cdot 0,63}$$

DM = 241 µg pro Tag

Folglich wird eine Erhaltungsdosis von 250 µg empfohlen.

8. *Berechnen Sie die Halbwertszeit*

$$t_{1/2} = \frac{0,693 \cdot V}{CL}$$
$$= \frac{0,693 \cdot 284}{4,22}$$

$$t_{1/2} = 46,6 \text{ h}$$

Die Zeit bis zum Erreichen des Fließgleichgewichtes liegt bei ungefähr 3,5 Halbwertszeiten, d. h. 7 Tagen. Daher wird empfohlen, nach 12 Tagen die Serumkonzentrationen im Fließgleichgewicht zu messen. Wenn toxische Wirkungen oder ein Mangel an therapeutischer Wirkung vermutet werden, sollte früher gemessen werden.

5.5.2 Beispiel 2

Bei Patient E., der unter einer Stauungsinsuffizienz mittleren Grades leidet, soll mit der Digoxinbehandlung begonnen werden. Geben Sie Empfehlungen für eine Initial- und eine Erhaltungsdosis, um eine mittlere Fließgleichgewichtskonzentration C^{ss} von 1,5 µg/l zu erreichen. Der Patient ist 65 Jahre alt, wiegt 72 kg und ist 175 cm groß. Sein Serumkreatinin ist 86 µmol/l (Normalbereich 60–120 µmol/l); das Serumkalium ist normal.
Nach Ansprechen der Behandlung wird Herr E. wenige Tage später mit einer verordneten Tagesdosis von 250 µg Digoxin entlassen. Er kommt 3 Wochen später in die Ambulanz zur Nachkontrolle. Eine Blutprobe zur Bestimmung der Digoxin-Serumkonzentration wird 8 Stunden nach der Dosis abgenommen. Die Messungen ergeben ein Serumkreatinin von 85 µmol/l und einen Digoxinspiegel von 0,5 µg/l. Beurteilen Sie die Ergebnisse und geben Sie die notwendigen Empfehlungen.

5.5.3 Beispiel 3

Sie werden vom Arzt nach einer geeigneten Digitalisierungsdosis und Erhaltungsdosis für Frau C. gefragt, die soeben wegen Vorhofflimmern (AF) eingeliefert worden ist. Sie ist 75 Jahre alt, 163 cm groß und wiegt 50 kg. Schlagen Sie ein geeignetes Behandlungsschema vor.

5.5.4 Ergebnisse

Beispiel 2

1. *Berechnen Sie das ideale Körpergewicht (IKG) zur Bestimmung der Obesität*

IKG = 50 + (175 − 152,4) · 0,89
    = 70 kg

Das aktuelle Körpergewicht (AKG) wird verwendet.

2. *Berechnen Sie die Kreatinin-Clearance (CL_{CR})*

$$CL_{CR} = \frac{1,23 \cdot (140 - \text{Alter in Jahren}) \cdot IKG}{\text{Serumkreatinin in µmol/l}}$$

$$CL_{CR} = \frac{1,23 \cdot (140 - 65) \cdot 72}{86}$$

= 77,2 ml/min

3. *Berechnen Sie das Verteilungsvolumen (V)*

V = 7,3 l/kg
  = 7,3 · 72
  = 526 l

4. *Berechnen Sie die Initialdosis (DL)*

$$DL = \frac{526 \cdot 1,5}{0,63}$$

= 1251 µg

5. *Empfehlung*

1,25 mg Digoxin sollten als Initialdosis über 24 Stunden gegeben werden. In der Praxis würde eine 500 µg Dosis vermutlich initial gegeben werden, gefolgt von drei 250 µg Dosen in Abständen von 8 Stunden.

6. *Berechnen Sie die Digoxin-Clearance (CL_{Dig})*
Da eine Stauungsinsuffizienz mittleren Grades vorliegt, gilt

$$CL_{Dig}(\text{l/h}) = 0,053 \cdot CL_{CR} + 0,02 \cdot IKG$$
$$= 0,053 \cdot 77,2 + 0,02 \cdot 72$$
$$= 4,09 + 1,44$$
$$= 5,5 \text{ l/h}$$

7. *Berechnen Sie die Erhaltungsdosis (DM)*

$$DM = \frac{CL_{Dig} \cdot C^{ss} \cdot \tau}{S \cdot f}$$

$$DM = \frac{5,5 \cdot 1,5 \cdot 24}{1 \cdot 0,63}$$

= 314 µg

8. Empfehlung
Der Patient sollte entweder 250 µg erhalten, wobei eine mittlere Serumkonzentration im Fließgleichgewicht von 1,2 µg/l zu erwarten ist bzw. von 1,8 µg/l, wenn 375 µg gegeben werden. In der Praxis würde der Patient wahrscheinlich mit einer Dosierung von 250 µg täglich entlassen und nach 3 Wochen kontrolliert werden.

9. Berechnen Sie die Digoxin-Clearance anhand der neuen Serumkonzentration

$$CL_{Dig} = \frac{S \cdot f \cdot D/\tau}{C^{ss}}$$

$$= \frac{1 \cdot 0,63 \cdot 250/24}{0,5}$$

$$= 13,1 \text{ l/h}$$

Die beobachtete Clearance weist einen mehr als doppelt so hohen Wert wie die berechnete Clearance des Patienten (5,5 l/h) auf. Man könnte logischerweise annehmen, daß die beobachteten Clearancewerte wahrscheinlich nicht richtig sind, da das Serumkreatinin gleich geblieben ist. Dennoch sind verschiedene Erklärungen möglich.

a) Die Stauungsinsuffizienz ist nicht mehr vorhanden und die Clearance ist dramatisch angestiegen.
   ABER es ist unwahrscheinlich, daß die Clearance dermaßen beeinflußt wird.
b) Arzneimittelinteraktionen können zu einer Zunahme des Metabolismus führen.
   ABER Digoxin wird bei den meisten Patienten in nur geringem Ausmaß metabolisiert.
c) Es könnte sich nur um eine „scheinbare" Clearance handeln, d. h. der Patient nimmt die verordnete Dosis nicht oder absorbiert den Arzneistoff nicht. Diese Interpretation ist MÖGLICH.
d) Die Blutprobe wurde vor dem Erreichen des Fließgleichgewichtes abgenommen.
   ABER dies ist unwahrscheinlich, da die Zeit bis zum Erreichen des Fließgleichgewichtes ungefähr 12 Tage (Zeit bis zum Erreichen des Fließgleichgewichtes 3–4 · $t_{1/2}$; Digoxinhalbwertszeit gleich 65 h) beträgt. Die Blutprobe wurde 3 Wochen nach Behandlungsbeginn abgenommen.

Von den oben angeführten Argumenten ist c) vermutlich zutreffend und eine schlechte Compliance die wahrscheinlichste Erklärung. Man sollte jedoch immer kontrollieren, ob nicht eine Malabsorption vorliegt oder eine verminderte Absorption aufgrund einer ballaststoffreichen Ernährung (Kleiepräparate) oder ob Interaktionen mit Arzneimitteln wie Antacida aufgetreten sind.

10. Empfehlung
Die Serumkonzentration ist geringer als erwartet. Aufgrund von Populationsdaten sollte eine mittlere Serumkonzentration im Fließgleichgewicht von 1,2 µg/l erreicht werden. Da jedoch eine Serumkonzentration von 0,5 µg/l gemessen wurde, sollte die Compliance des Patienten überprüft werden und, wenn klinisch erforderlich, die bisherige Dosis beibehalten werden. Nach 2–3 Wochen sollte erneut kontrolliert werden.

Beispiel 3

1. Berechnen Sie das ideale Körpergewicht (IKG)

IKG = 45,4 + (163 − 152,4) · 0,89
    = 54,8 kg

Die Patientin ist nicht übergewichtig und das aktuelle Körpergewicht (AKG) wird verwendet.

2. Berechnen Sie das Verteilungsvolumen (V)

V = 7,3 · 50
  = 365 l

3. Berechnen Sie die i. v. Initialdosis (DL)

$$DL = \frac{365 \cdot 1,5}{1 \cdot 1}$$

$$= 548 \text{ µg}$$

Eine i. v. Initialdosis wurde berechnet, weil der Arzt in dieser klinischen Situation wahrscheinlich diesen Weg vorziehen wird.

4. Berechnen Sie die Digoxin-Clearance (CL_{Dig})
Das Serumkreatinin ist nicht bekannt, was ungewöhnlich ist. Daher wird das Serumkreatinin geschätzt. Da lt. Auskunft des behandelnden Arztes die Nierenfunktion normal ist, kann eine Kreatinin-Clearance von 40 ml/min angenommen werden.

CL_{Dig} = 0,06 · 40 + 0,05 · 50
       = 4,9 l/h

5. Berechnen Sie die orale Erhaltungsdosis (DM)

$$DM = \frac{1,5 \cdot 4,9 \cdot 24}{1 \cdot 0,63}$$

$$= 280 \text{ µg}$$

250 µg pro Tag sollten verabreicht werden unter der Voraussetzung, daß das Serumkreatinin nach seiner Bestimmung normal ist.

6. Empfehlung
500 µg sollten bei Behandlungsbeginn als Initialdosis i. v. verabreicht werden. Kontrollieren Sie während der ersten Stunden, ob die Patientin über Nausea klagt. Eine orale Erhaltungsdosis von 125 µg sollte gegeben werden. Wenn aber das Serumkreatinin normal ist, sollten 250 µg versucht werden, wobei nach einer Woche die Serumkonzentration des Digoxins gemessen werden sollte.

Literatur

1. Aronson JK, Grahame-Smith DG. Altered distribution of digoxin in renal failure – a cause of digoxin toxicity? Br J Clin Pharmacol 1976; 3: 1045–1051
2. Aronson JK, Grahame-Smith DG, Hallis KF, Hibble A, Wigley FM. Monitoring digoxin therapy; 1. Plasma concentrations and an in vitro assay of tissue response. Br J Clin Pharmacol 1977; 4: 213–221
3. Aronson JK, Grahame-Smith DG, Wigley FM. Monitoring digoxin therapy; The use of plasma digoxin concentration measurements in the diagnosis of digoxin toxicity. Quart J Med 1978; 47: 112–113
4. Dobbs SM, Mawer GE, Rogers EM, Woodcock BG. Can digoxin dose requirements be predicted? Br J Clin Pharmacol 1976; 3: 231–237
5. Doherty JE, Perkins WH, Flanagan WJ. The distribution and concentration of titriated digoxin in human tissues. Ann Int Med 1967; 66: 116–124
6. Ewy GA, Groves BM, Ball MF, Nimmo L, Jackson L et al. Digoxin metabolism in obesity. Circulation 1971; 44: 810–814
7. Goldman S, Probst P, Selzer A, Cohn K. Inefficacy of therapeutic serum levels of digoxin in controlling the ventricular rate in atrial fibrillation. Amer J Cardiol 1975; 35: 651–655
8. Greenblatt DJ, Duhme DW, Koch-Weser J, Smith TW. Evaluation of digoxin bioavailability in single-dose studies. N Engl J Med 1973; 289: 651–654
9. Hall WH, Doherty JE. Titriated digoxin XXII. Absorption and excretion in malabsorption syndromes. Amer J Med 1974; 56: 437–442
10. Hoeschen RJ, Cuddy TE. Dose-response relation between therapeutic levels of serum digoxin and systolic time intervals. Am J Cardiol 1975; 35: 469–472
11. Jusko WJ, Szefler SJ, Goldfarb AL. Pharmacokinetic design of digoxin dosage regimens in relation to renal function. J Clin Pharmacol 1974; 14: 525–535
12. Koup JR, Greenblatt DJ, Jusko WJ, Smith TW, Koch-Weser J. Pharmacokinetics of digoxin in normal subjects after intravenous and infusion doses. J Pharmacokin Biopharm 1975; 3: 181–192
13. Lloyd BL, Greenblatt DJ, Allen MD, Harmatz JS, Smith TW. Pharmacokinetics and bioavailability of digoxin capsules, solution and tablets after single and multiple doses. Am J Cardiol 1978; 42: 129–135
14. Maxwell DL, Gilmour-White SK, Hall SR. Digoxin toxicity due to interaction of digoxin with erythromycin. Br Med J 1989; 298: 572
15. Nicholson PW, Dobbs SM, Rodgers EM. Ideal sampling time for drug assays. Br J Clin Pharmacol 1980; 9: 467–470
16. Ohnhaus E, Spring P, Dettli L. Protein binding of digoxin in human serum. Europ J Clin Pharmacol 1972; 5: 34–36
17. Ohnhaus EE, Vozeh S, Nuesch E. Absorption of digoxin in severe right heart failure. Europ J Clin Pharmacol 1979; 15: 115–120
18. Redfors A. Plasma digoxin concentration – its relation to digoxin dosage and clinical effects in patients with atrial fibrillation. Br Heart J 1972; 34: 383–391
19. Pleasants RA, Williams DM, Porter RS, Gadsden Sr RH. Reassessment of cross-reactivity of spironolactone metabolites with four digoxin immunoassays. Ther Drug Monit 1989; 11: 200–204
20. Rodin SM, Johnson BF. Pharmacokinetic interactions with digoxin. Clin Pharmacokinet 1988; 15: 227–244
21. Sheiner LB, Benet LZ, Pagliaro LA. A standard approach to complying clinical pharmacokinetic data. J Pharmacokin Biopharm 1981; 9: 59–127
22. Sheiner LB, Rosenberg B, Maranthe VB. Estimation of population characteristics of pharmacokinetic parameters from routine clinical data. J Pharmacokin Biopharm 1977; 5: 445–479
23. Smith JW. Digitalis, Part 1. N Engl J Med 1973; 289: 945–1010
23a. Stone J, Bentur Y, Zalstein E, Soldin S, Giesbrecht E, Koren G. Effect of endogenous digoxinlike substances on the interpretation of high concentrations of digoxin in children. J Pediatr 1990; 117: 321–325
24. Vozeh S. Therapeutic drug monitoring of digoxin. Europ J Clin Pharmacol 1987; 33: 107–108
24a. Wells TG, Young RA, Kearns GL. Age-related differences in digoxin toxicity and its treatment. Drug Saf 1992; 7(2): 135–151
25. Williams PJ, Lane J, Murray W, Mergener MA, Kamigaki M. Pharmacokinetics of the digoxin-quinidine interaction via mixed-effect modelling. Clin Pharmacokinet 1992; 22(1): 66–74

6 Antiepileptika

6.1 Phenytoin

Der allgemein anerkannte therapeutische Bereich ist 10–20 mg/l (40–80 µmol/l), obwohl eine Anzahl von Patienten innerhalb des Bereiches von 5–20 mg/l gut eingestellt werden kann.

6.1.1 Beziehung zwischen Serumkonzentration und Wirkung

Klinische Wirkung
Die Konzentrationen an freiem Phenytoin korrelieren besser mit der pharmakologischen Wirkung und der Toxizität, da es der ungebundene Anteil ist, der durch die Zellmembran dringt und den Wirkort erreicht. Auch bei unveränderter Gesamtkonzentration kann eine Zunahme des freien Anteils zu toxischen Wirkungen führen. Der therapeutische Bereich des freien Anteils ist noch nicht definiert worden, obwohl 1–2 mg/l (4–8 µmol/l) vorgeschlagen wurden aufgrund von Studien, bei denen die Konzentration im Speichel gemessen wurde.

Toxische Wirkungen
Die ZNS-Nebenwirkungen stehen in Beziehung zur Serumkonzentration und entwickeln sich im allgemeinen bei Konzentrationen über 20 mg/l. Mit der Zunahme der Konzentration nehmen auch der Schweregrad und die Häufigkeit der Nebenwirkungen zu.

Nystagmus ist normalerweise das erste Symptom, das gefunden wird; er beginnt bei Konzentrationen zwischen 15 und 30 mg/l. Ataxie tritt gewöhnlich bei Konzentrationen über 30 mg/l auf, obwohl sie auch bei niedrigeren Konzentrationen gefunden werden kann. Bewußtseinsveränderungen und Dysarthrie zeigen sich bei Konzentrationen über 40 mg/l.

6.1.2 Klinische Pharmakokinetik

Phenytoin wurde 1908 von Biltz synthetisiert und seine antikonvulsiven Eigenschaften durch Merritt und Putnam 1938 entdeckt. Seither wird es in der klinischen Praxis zur Behandlung von vielen Formen von Anfallsleiden verwendet mit Ausnahme der Absencen und Myoklonusepilepsie. Der Arzneistoff wird auch klinisch bei kardialen Arrhythmien und bestimmten zentralen Schmerzformen eingesetzt.
Phenytoin ist ein weißes, kristallines, bitter schmeckendes Pulver (MG 252.3). Es ist eine schwache Säure mit einem pK$_a$-Wert von 8,3–8,1. Phenytoin ist erhältlich als freie Säure (MG 252.3 und als Natriumsalz (MG 274.3).

Perorale Applikation
Aus oralen Präparaten erfolgt eine 85–95%ige Absorption. Gugler et al.[7a] beschrieben eine Absorptiongeschwindigkeitskonstante von $0{,}569 \pm 0{,}134\ h^{-1}$. Obwohl die Unlöslichkeit von Phenytoin im sauren Milieu des Magens zu einer Ausfällung führt, erlaubt die anschließende Lösung im Dünndarm die Absorption. Bei Epanutin wird der Hauptanteil 3–9 Stunden nach der Einnahme absorbiert, jedoch kann die Absorption noch weitere 12 Stunden andauern[6]. Die Nahrungsaufnahme kann die Geschwindigkeit der Absorption erhöhen[9].
Veränderungen bei den Hilfsstoffen können die Bioverfügbarkeit von Phenytoin beeinflussen durch Veränderung der Geschwindigkeit des Zerfalls des Granulates. Heutzutage wird Lactose verwendet. Tyrer[18] berichtete 1970 vom Auftreten toxischer Wirkungen, als bei den Hilfsstoffen Calciumsulfat gegen Lactose ausgetauscht wurde. Kautabletten werden normalerweise besser absorbiert als Standardtabletten. Wenn wäßrige Suspensionen nicht gut umgeschüttet werden, ergeben sich ungenaue Dosierungen. Die schlechte Wasserlöslichkeit von Phenytoin bei einem physiologischen pH führt zu Bioverfügbarkeitsproblemen. Es ist daher nicht ratsam, die Präparate gegeneinander auszutauschen.

Parenterale Applikation
Die parenteralen Zubereitungen enthalten Propylenglykol und 10% Alkohol, um den Arzneistoff bei einem pH von 12 in einer Konzentration von 50 mg/ml in Lösung zu halten. Propylenglykol kann allerdings zu kardialen Arrhythmien und Atemdepression führen. Das Risiko ist vermindert, wenn die Infusionsgeschwindigkeit 50 mg/min nicht überschreitet. Zudem kann die parenterale Form wegen der Gefahr von Ausfällungen nicht in größeren Volumina gegeben werden; es muß daher als langsame Injektion verabreicht werden. Bei kleinvolumigen Infusionen wurden diese Nebenwirkungen nicht beschrieben[5].
Intramuskuläre Gaben sind nicht empfehlenswert aufgrund der nicht vorhersagbaren Absorption, da Phenytoin dazu neigt, bei dem intramuskulären pH auszukristallisieren. Die Absorption kann sich über mehrere Tage hinziehen[3,22].

Rektale Applikation
Phenytoin wird schlecht aus dem Rektum absorbiert[10a].

Verteilung
Phenytoin verteilt sich rasch in die Gewebe, innerhalb von 30–60 Minuten nach einer langsamen i.v. Dosis.
Das Verteilungsvolumen beträgt ca. 0,65 l/kg, was mit dem Gesamtkörperwasser vergleichbar ist[21]. Diese Angabe ist jedoch irreführend, da Phenytoin stark an Albumin und Gewebe gebunden ist (zu ca. 90%). Der freie Anteil liegt bei ca. 0,1. Die Konzentration im Gehirn ist ähnlich der des Plasmas, was auf eine ähnlich hohe Bindung an das Hirngewebe hinweist.

Elimination
Phenytoin wird in erster Linie durch Metabolisierung (80%) zu mehreren inaktiven Metaboliten eliminiert. Ca. 5% werden im Urin unverändert ausgeschieden.

Lebermetabolismus
Der Metabolismus von Phenytoin stellt einen sättigbaren, enzymatischen Eliminationsprozeß dar. Wenn die Dosis erhöht wird, wird anfänglich die Fähigkeit des Körpers zur Elimination des Arzneistoffs zunehmen, d. h. der Metabolismus folgt zunächst einer Kinetik 1. Ordnung und erreicht dann ein Maximum. Folglich variieren Clearance und Halbwertszeit des Arzneistoffs entsprechend der Menge an Arzneistoff im Plasma. Weiterhin führt eine geringe Erhöhung der Dosis zu einer unverhältnismäßig großen Zunahme der Serumkonzentration. Bei Phenytoin tritt diese Sättigungskinetik schon innerhalb des therapeutischen Bereiches auf, so daß geringe Dosiserhöhungen zu toxischen Serumkonzentrationen führen können.
Die Beziehung zwischen der Serumkonzentration im Fließgleichgewicht C_p^{ss} und der Dosis, sowie der Geschwindigkeit der Elimination und der Dosis werden in Abb. 5.20 dargestellt. Man sieht, daß die Clearance (d. h. die Geschwindigkeit der Elimination) abhängig ist von der Dosis, da die Clearance abnimmt, sobald die Dosis zunimmt. Das führt zu einer nicht-linearen Zunahme der Serumkonzentration im Fließgleichgewicht, wenn die Dosis erhöht wird.

Pharmakokinetisches Modell
Das Modell, das der metabolischen Elimination von Phenytoin gerecht wird, ist nicht linear und entspricht dem von Michaelis und Menten vorge-

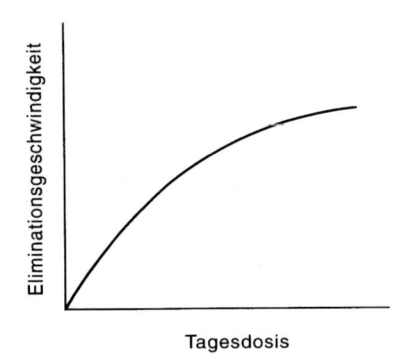

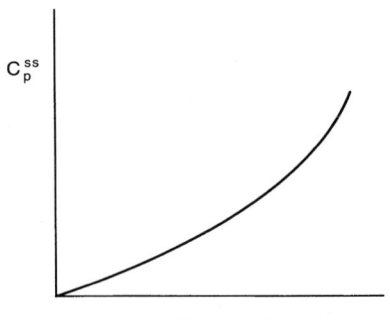

Abb. 5.20 Abhängigkeit der Eliminationsgeschwindigkeit (Clearance) von der Dosis sowie das Konzentration-Zeit-Profil im Falle einer Sättigungskinetik

schlagenen. Die Geschwindigkeit (V) (velocitas), mit der ein Enzym ein Substrat (S) metabolisieren kann, wird durch folgende Gleichung beschrieben:

$$V = \frac{V_{max} \cdot S}{Km + S}$$

Hierbei ist V die Geschwindigkeit des Metabolismus und V_{max} (manchmal als Vm bezeichnet) die maximale Geschwindigkeit des Metabolismus. Km ist die Konzentration von S, bei der V = $0,5 \cdot V_{max}$ ist, d.h. wenn die Hälfte der Enzyme mit dem Substrat einen Komplex bilden.
Wird die obige Formel in klinischen Situationen angewandt, so wird statt der Geschwindigkeit V die Tagesdosis R (oder D) verwendet, und statt der Substratkonzentration S die Plasmakonzentration von Phenytoin im Fließgleichgewicht C_p^{ss} eingesetzt.

$$S \cdot f \cdot R_o = \frac{V_{max} \cdot C_p^{ss}}{Km + C_p^{ss}}$$

$$C_p^{ss} = \frac{Km \cdot (S \cdot f \cdot R_o)}{V_{max} - (S \cdot f \cdot R_o)}$$

$$S \cdot f \cdot R = V_{max} - \frac{Km \cdot S \cdot f \cdot R_o}{C_p^{ss}}$$

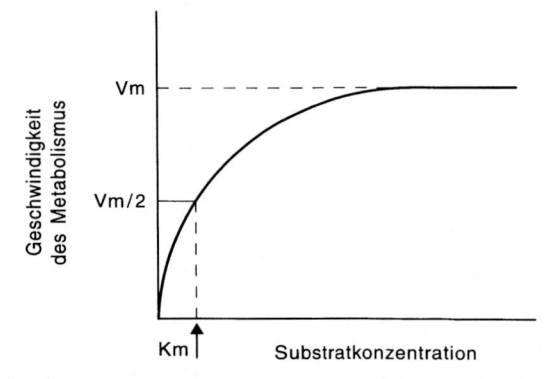

$$C_p^{ss} = \frac{V_{max} \cdot C_p^{ss}}{S \cdot f \cdot R_o} - Km$$

oder

$$C_p^{ss} = \frac{D_{max} \cdot C_p^{ss}}{D} - Km$$

Beachte. Die letzten drei Gleichungen weisen lineare Beziehungen auf.

$$S \cdot f \cdot R_o = S \cdot f \cdot D/\tau$$

Die Clearance CL ist der Parameter, der die Geschwindigkeit der Elimination in Beziehung zur Plasmakonzentration setzt.

$$CL = \frac{R_o}{C_p^{ss}}$$

$$CL = \frac{V_{max}}{Km + C_p^{ss}}$$

$$\text{Scheinbare } t_{1/2} = \frac{0,693 \cdot V}{CL}$$

$$\text{oder } t_{1/2} = \frac{0,693 \cdot V \cdot (Km + C_p^{ss})}{V_{max}}$$

Aus den obigen Gleichungen wird ersichtlich, daß die Clearance und Halbwertszeit sich in Abhängigkeit von der Plasmakonzentration im Fließgleichgewicht verändern. Es sind also V_{max} und Km, mit denen die Kinetik von Phenytoin beschrieben werden sollte und nicht die Clearance und die Halbwertszeit.

6.1.3 Pharmakokinetik und Dosierung beeinflussende Faktoren

Arzneimittelinteraktionen
Cimetidin, Phenobarbital (hohe Konzentrationen), *Chloramphenicol, Disulfiram, Isoniazid* (besonders bei langsamen Acetylierern) und *Dicoumarol* können den hepatischen Metabolismus von Phenytoin hemmen und so die Fließgleichgewichtskonzentration erhöhen. Dies trat auch bei *Sultiam* (Ospolot) auf. Es finden sich vereinzelt Berichte von *Sulfonamiden* und *Chlorpheniramin*.

Abb. 5.21 Konzentration-Zeit-Profil einer Michaelis-Menten-Kinetik

Andererseits können *Alkohol* (hoher Verbrauch), *Phenobarbital* (niedrige Konzentrationen) und *Carbamazepin* den hepatischen Metabolismus von Phenytoin stimulieren und so zu niedrigeren Fließgleichgewichtskonzentrationen führen. Bei *Vigabatrin* konnte eine Verminderung der Phenytoinkonzentration um 20–30 % nachgewiesen werden[16].
Phenytoin kann auch die Disposition anderer Arzneistoffe beeinflussen[4]. Die Plasmaproteinbindung von *Folsäure, Thyroxin, Valproinsäure* und *tricyclischen Antidepressiva* kann verändert werden.
Phenytoin beeinflußt sowohl die Synthese als auch die Biotransformation von *Cortisol* und *Dexamethason*. In letzterem Falle kann eine Steigerung der Dosierung auf das Dreifache erforderlich werden. Die Halbwertszeit von *Prednisolon* ist auch vermindert, was zu einer Zunahme seiner Clearance führt.
Andere Arzneistoffe, deren Metabolismus beeinflußt wird sind *Antipyrin, Dipipanon, Digitoxin, Doxycyclin, Haloperidol, Oxazepam, Paracetamol* und *Theophyllin*.
Wenn *Folsäure* einem Epilepsiepatienten mit Folsäuremangel verabreicht wird, kann dies dessen Phenytoinkonzentrationen vermindern, vermutlich durch Beeinflussung der Absorption oder durch eine Enzyminduktion. Der Mechanismus ist noch unklar.

Proteinbindung

Da Phenytoin stark proteingebunden ist (90 %), üben Veränderungen der Proteinbindung einen signifikanten Einfluß auf den freien oder ungebundenen Anteil im Plasma aus. In den meisten Fällen wird eine Abnahme der Bindung beobachtet, was zu einem Anstieg des freien Anteils führt. Dies kann, auch wenn die Gesamtkonzentration innerhalb des therapeutischen Bereiches bleibt, zu toxischen Nebenwirkungen führen. Zu den Arzneistoffen, die Phenytoin aus seiner Eiweißbindung verdrängen, gehören *Salicylsäure, Valproinsäure, Phenylbutazon* und *Sulfonylharnstoffe* (z. B. *Glibenclamid*).
Die Verdrängung von Phenytoin aus seiner Plasmaproteinbindung durch einen anderen Arzneistoff führt initial zu einem Anstieg des freien Anteils. Wenn der Metabolismus noch ungesättigt ist, steht wegen des vorübergehenden Anstiegs des freien Anteils mehr Arzneistoff für den Metabolismus zur Verfügung. Nach der Biotransformation des Überschusses an freiem Arzneistoff stellt sich wieder ein Gleichgewicht ein, was dazu führt, daß der freie Anteil und damit die pharmakologische Wirkung trotz der verminderten Gesamtkonzentration wieder die Ausgangswerte aufweisen. In dieser Situation kann bei den Patienten eine therapeutisch wirksame freie Plasmakonzentration bei einer „scheinbar" subtherapeutischen Gesamtkonzentration gefunden werden.
Ist der Metabolismus gesättigt, kann der initiale Anstieg der freien Konzentration nicht durch eine Zunahme der Clearance kompensiert werden. Folglich bleibt der freie Anteil erhöht und toxische Wirkungen können sich entwickeln, obwohl die Gesamtkonzentration unverändert bleibt.

Dies ist eine sehr vereinfachte Version der Wirkungen einer veränderten Proteinbindung. Änderungen können sowohl bei der Verteilung als auch beim Metabolismus des Phenytoins nach Änderungen der Proteinbindung auftreten. Die Art des Gleichgewichtes, die sich aus diesen Änderungen ergibt, ist schwer vorherzusagen und schwierig allein anhand der Gesamtkonzentration zu beurteilen. Die Bestimmung des freien Anteils erklärt diese Auswirkungen besser.
Die Bindung von Phenytoin wird unter folgenden Bedingungen abnehmen: Hypalbuminämie, Hyperbilirubinämie und Urämie. In letzterem Fall wird Phenytoin aus der Proteinbindung verdrängt.

6.1.4 TDM-Richtlinien

Gründe für Serumspiegelkontrollen

Die Bestimmung der Plasmakonzentration von Phenytoin wird als unverzichtbarer Teil seiner Verwendung als Antikonvulsivum bei der Behandlung der Epilepsie angesehen wegen folgender Beobachtungen:
Es besteht eine schlechte Korrelation zwischen der Dosierung und der pharmakologischen Wirkung aufgrund einer 50fachen Interpatientenvariation der Dosis, die für eine maximale Wirksamkeit und eine minimale Toxizität erforderlich ist.
Die Serumkonzentrationen können nicht anhand der verabreichten Dosis vorausgesagt werden wegen der großen interindividuellen Unterschiede der Serumkonzentrationen bei Patienten, welche die gleiche Dosis erhalten[15].
Der Metabolismus von Phenytoin ist sättigbar, was schon innerhalb des therapeutischen Bereiches auftritt. Es gibt keine physiologischen Markersubstanzen für den Sättigungspunkt eines bestimmten Patienten.
Bei Serumkonzentrationen innerhalb des therapeutischen Bereichs besteht, wie Studien bewiesen haben, eine größere Wahrscheinlichkeit einer optimalen Kontrolle der Anfälle bei vermindertem Auftreten toxischer Nebenwirkungen und einer geringeren Notwendigkeit für eine zusätzliche Antikonvulsivatherapie. Buchthal et al.[2] berichten über eine Abnahme der Anfälle bei 50 % der Patienten bei Konzentrationen unter 10 mg/l und bei 86 % der Patienten bei Konzentrationen unter 15 mg/l.

Populationsdaten

Folgende Populationsdaten liegen vor[7]:

$$V_{max} = 450 \text{ mg/Tag} \cdot \left(\frac{AKG}{70}\right)^{0,6}$$

Somit kann V_{max} für einen 60 kg Patienten berechnet werden:

$$V_{max} = 450 \cdot \left(\frac{60}{70}\right)^{0,6}$$
$$= 450 \cdot 0,912$$
$$= 410 \text{ mg/Tag}$$

K_m = 5,7 mg/l bei Erwachsenen
K_m = 5,6–6,6 mg/l bei pädiatrischen Patienten[1]

Kinetische Parameter

Die hauptsächlichen Parameter für Phenytoin sind V_{max} (V_m) und Km, für die es mehrere Berechnungsmethoden gibt.

V_{max} und Km bei Verwendung einer Serumkonzentration im Fließgleichgewicht

Wir nehmen einen Patienten, der seit mehreren Monaten täglich 200 mg Phenytoin einnimmt. In der Ambulanz wird ein Talspiegel abgenommen und eine Konzentration von 10 mg/l gemessen. Der Patient klagt über Zuckungen, obwohl er keine Anfälle hat. In der Anamnese finden sich keine Nieren- oder Lebererkrankung, und er nimmt keine anderen Antikonvulsiva ein. Geben Sie eine Dosierungsempfehlung.

Berechnung bei Verwendung von Populationsdaten

$$(\text{Dosis}) \; R_o = \frac{V_{max} \cdot C_p^{ss}}{Km + C_p^{ss}}$$

$$200 = \frac{V_{max} \cdot 10}{5{,}7 + 10}$$

$$V_{max} = 314 \; \text{mg/Tag}$$

Somit würde eine Tagesdosis von 225 mg Phenytoin-Natrium eine Serumkonzentration im Fließgleichgewicht von

$$C_p^{ss} = \frac{Km \cdot R_o}{V_{max} - R_o}$$
$$= \frac{5{,}7 \cdot 225}{314 - 225}$$
$$= 14{,}4 \; \text{mg/L} \quad \text{ergeben.}$$

Berechnung unter Verwendung des Rambeck-Nomogramms[13] (Abb. 5.22)

Eine Tagesdosis von 225 mg Phenytoin-Natrium würde bei diesem Patienten eine Konzentration von 14,5 mg/L ergeben. Diese Methode hat auch einen repräsentativen Wert für Km gewählt.

Berechnung unter Verwendung des Vozeh-Nomogramms[19,20] (Abb. 5.23)

Diese Methode verwendet die direkte lineare Diagrammtechnik von Mullen[12] (Abb. 5.23), liefert jedoch auch eine Bayes-Schätzung der „wahrschein-

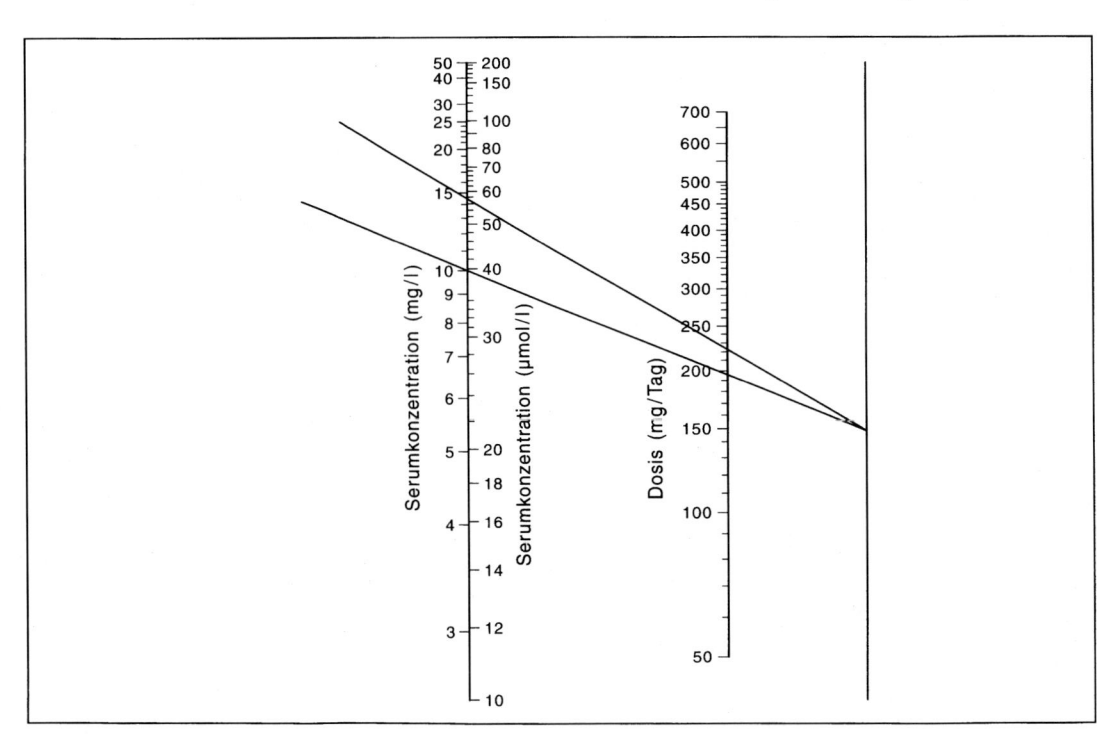

Phenytoin-Nomogramm

Unter Verwendung einer einzigen zuverlässigen Serumkonzentration bei einer bestimmten Tagesdosis kann die Dosis vorausgesagt werden, die eine gewünschte Serumkonzentration an Phenytoin liefert. Man zieht eine Linie von der beobachteten Serumkonzentration (linke Skala) zu der verabreichten Dosis (mittlere Skala) und weiter bis zum Schnittpunkt mit der vertikalen Geraden auf der rechten Seite. Von diesem Schnittpunkt wird nun eine zweite Linie zu der gewünschten Serumkonzentration gezogen (auf der linken Skala). Die Dosis, die für diese Serumkonzentration erforderlich ist, kann auf der mittleren Skala abgelesen werden.

Vorsicht: Dieses Nomogramm wird zu falschen Voraussagen führen, wenn die Bestimmung der Serumkonzentration nicht korrekt durchgeführt wurde, bei zweifelhafter Compliance oder wenn Änderungen bei der Begleitmedikation nach der Bestimmung der Serumkonzentration erfolgten.

Abb. 5.22 Rambeck-Nomogramm

Antiepileptika 435

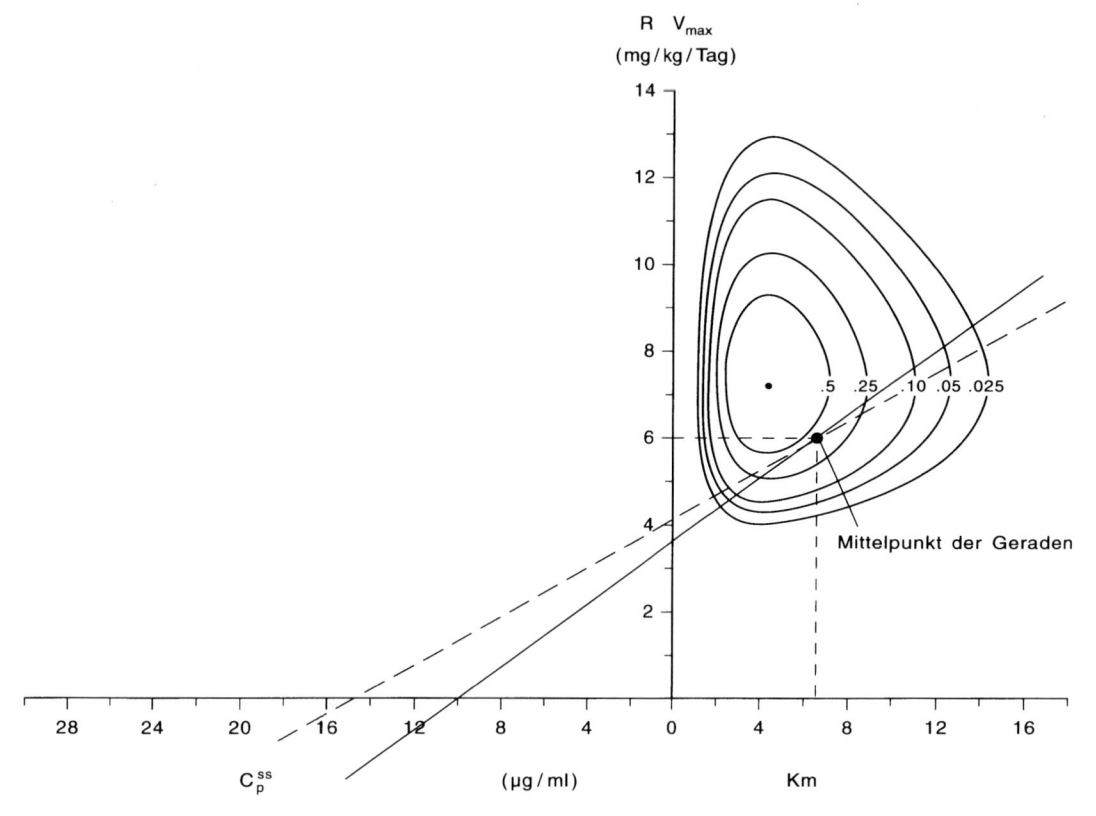

Abb. 5.23 Vozeh-Nomogramm

licheren" Werte für Km und V_{max} unter Verwendung von Populationsdaten. Die Umrißlinien zeigen den jeweiligen Anteil der untersuchten Population, deren Km- und V_{max}-Werte innerhalb einer bestimmten Umrißlinie liegen.
Wir nehmen den gleichen Patienten wie vorher. Da sein Gewicht 55 kg beträgt, entsprechen 200 mg/Tag 3,6 mg/kg/Tag.
Zieht man eine Gerade durch die y-Achse bei 3,6 mg/kg/Tag und die x-Achse bei 10 mg/l, schneidet sie die Umrißlinie, die mit 0,25 markiert ist. Nimmt man den Mittelpunkt der Geraden durch die Umrißlinie, so kann man voraussagen, daß eine Tagesdosis von 225 mg Phenytoin-Natrium (4,1 mg/kg/Tag) eine Serumkonzentration von 15 mg/l im Fließgleichgewicht ergeben wird.
Der Mittelpunkt der Geraden, welche die Umrißlinie schneidet, gibt den wahrscheinlichsten Wert für Km (6,5) und V_{max} (6,0). Man erhält diese Werte durch Fällen des Lotes auf die x- bzw. y-Achse. Die Tatsache, daß die Gerade durch die mit 0,25 bezeichnete Umrißlinie geht, bedeutet, daß 1 − 0,25 = 0,75 oder 75 % der Population näher bei dem Populationsdurchschnittswert für Km und V_{max} liegen als der Patient in dem Beispiel. Eine Gerade, die völlig an den Umrißlinien vorbeiführt, legt den Verdacht der Non-Compliance nahe. Denn 1 − 0,025 = 0,975, was bedeutet, daß 97,5 % der Patienten näher bei den Populations-

durchschnittswerten liegen als dieser betreffende Patient.

Verwendung von zwei oder mehr Serumkonzentrationen im Fließgleichgewicht
Als Beispiel nehmen wir einen Patienten, Gewicht 70 kg, der 350 mg/Tag Phenytoin-Natrium einnimmt. Die Serumkonzentration im Fließgleichgewicht beträgt 20 mg/l. Vorher war eine Dosis von 300 mg/Tag verordnet gewesen; die Serumkonzentration war 8 mg/l. Der Patient klagt über zentralvenöse Nebenwirkungen. Was sind die Werte für Km und V_{max} dieses Patienten? Welche Dosierung empfehlen Sie?

Berechnung unter Verwendung des Ludden-Diagramms[8] (Abb. 5.24)
Wie oben beschrieben, kann die Michaelis-Menten-Gleichung zu folgender Formel umgeformt werden:

$$R_o = V_{max} - \frac{Km \cdot R_o}{C_p^{ss}}$$

Durch Auftragen der Tagesdosis R gegen R/C_p^{ss} erhält man aus dem Schnittpunkt mit der y-Achse die maximale Tagesdosis V_{max} oder D_{max} (D_m); die Steigung der Geraden ist -Km.
In der Graphik ergibt der Schnittpunkt einen Wert von 390 mg des Natriumsalzes von Phenytoin für

436 Therapeutisches Drug Monitoring

$V_{max} = 390$ mg Phenytoin-Natrium/Tag

300 mg/Tag → 8 µg/ml
Dosis/C_p^{ss} = 37,5 l/Tag

350 mg/Tag → 20 µg/ml
Dosis/C_p^{ss} = 17,5 l/Tag

Steigung = $-K_m$

Clearance $\left(\dfrac{R_o}{C_p^{ss}}\right)$

Steigung = $\dfrac{350-300}{17,5-37,5}$ = $-2,5$ mg/l

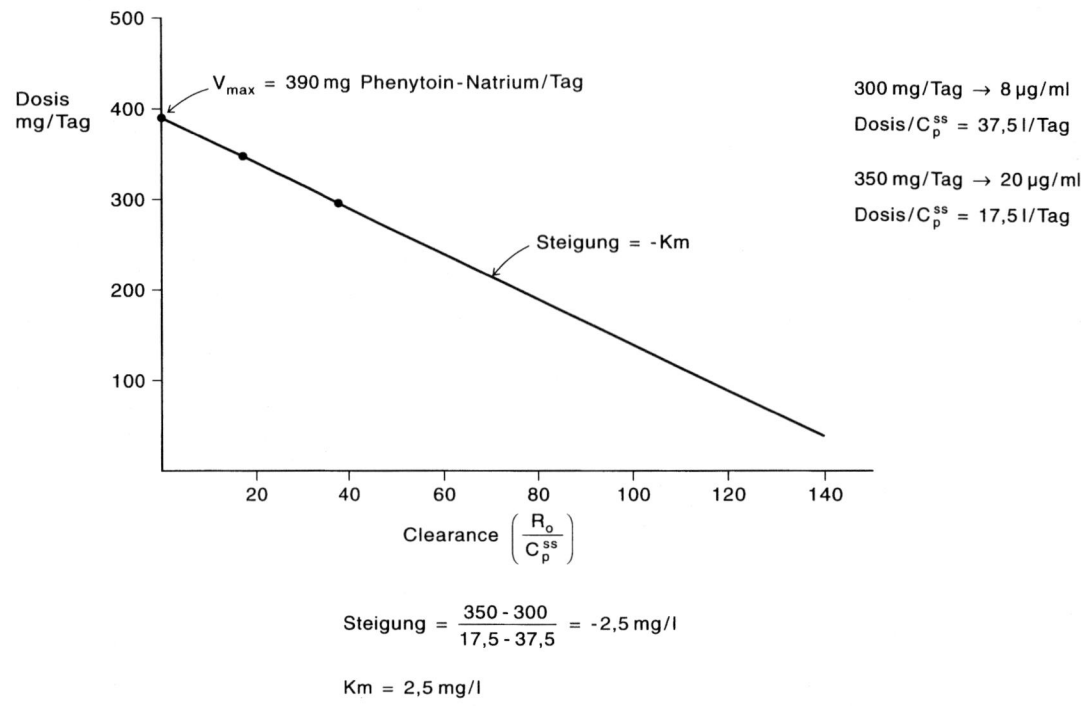

$K_m = 2,5$ mg/l

Abb. 5.24 Ludden-Diagramm

V_{max}. Die Steigung ergibt einen Wert von 2,5 mg/l für K_m. Unter Verwendung dieser Parameter kann eine neue Erhaltungsdosis berechnet werden, die zu einer Fließgleichgewichtskonzentration von 15 mg/l führt.

$$R_o = \dfrac{V_{max} \cdot C_p^{ss}}{K_m + C_p^{ss}} = \dfrac{390 \cdot 15}{2,5 + 15}$$

Neue Dosis = 334 mg Phenytoin-Natrium

Lineares Diagramm nach Mullen[11] (Abb. 5.25)
Hier wird die Michaelis-Menten-Gleichung umgeformt zu folgender linearer Gleichung:

$$C_p^{ss} = \dfrac{V_{max} \cdot C_p^{ss}}{R_o} - K_m$$

oder

$$C_p^{ss} = \dfrac{D_{max} \cdot C_p^{ss}}{D} - K_m$$

Wird C_p^{ss} gegen C_p^{ss} geteilt durch die Tagesdosis R_o (C_p^{ss}/R_o) aufgetragen, so ergibt der Schnittpunkt mit der y-Achse den Wert für K_m, und die Steigung der Geraden ist V_{max} oder D_{max}. Die Steigung der Geraden ergibt einen Wert von 396 mg Phenytoin-Natrium für V_{max} und der Schnittpunkt mit der y-Achse einen Wert von 2,6 mg/l für K_m. Um eine neue Erhaltungsdosis zu berechnen für eine Fließgleichgewichtskonzentration von 15 mg/l, wird dieselbe Gleichung wie im vorigen Beispiel eingesetzt:

$$\text{Dosis, } R_o = \dfrac{396 \cdot 15}{2,5 + 15}$$

Neue Tagesdosis = 339 mg Phenytoin-Natrium

Direktes lineares Diagramm nach Mullen[12] (Abb. 5.26)
Die Tagesdosis R_o in mg/kg/Tag wird gegen V_{max} aufgetragen. Der Schnittpunkt der beiden (oder mehr) Geraden ergibt auf der vertikalen Achse V_{max} und K_m auf der horizontalen Achse. Für diesen Patienten wird eine Gerade durch 4,3 mg/kg/Tag und 8 mg/l gezogen und eine Gerade durch 5,0 mg/kg/Tag und 20 mg/l. Die Schnittpunkte ergeben einen Wert von 5,7 mg/kg/Tag (399 mg) für V_{max} und einen Wert von 2,6 mg/l für K_m.
Um die Tagesdosis vorauszusagen für eine Fließgleichgewichtskonzentration von 15 mg/l, wird eine Gerade durch C_p^{ss} = 15 und den Schnittpunkt der beiden Geraden gezogen. Die neue Tagesdosis ist 4,9 mg/kg/Tag (343 mg) Phenytoin-Natrium.

Verwendung des Nomogramms von Vozeh[19,20] (Abb. 5.27)
Es verwendet das direkte lineare Diagramm von Mullen[12]. Daher sind die Geraden und die Schnittpunkte genau die gleichen wie im vorigen Beispiel. Der Schnittpunkt der beiden Geraden liegt innerhalb der mit 0,25 bezeichneten Umrißlinie. Daher liegen 75 % der Population näher beim Populationsdurchschnittswert von K_m und V_{max} als der Patient in dem Beispiel. In Anbetracht der Tatsache, daß man bestenfalls ein Ergebnis von

Antiepileptika 437

C_p^{ss} µg/ml (mg/l)

Steigung = D_{max}

C_p^{ss}/Dosis

-Km

300 mg/Tag → 8 µg/ml
C_p^{ss}/Dosis = 0,0267 l

350 mg/Tag → 20 µg/ml
C_p^{ss}/Dosis = 0,0571 l

Km = 2,505 mg/l

$$\text{Steigung} = \frac{8-20}{0{,}0267 - 0{,}057} = +396 \text{ mg}$$

D_{max} = 396 mg Phenytoin-Natrium

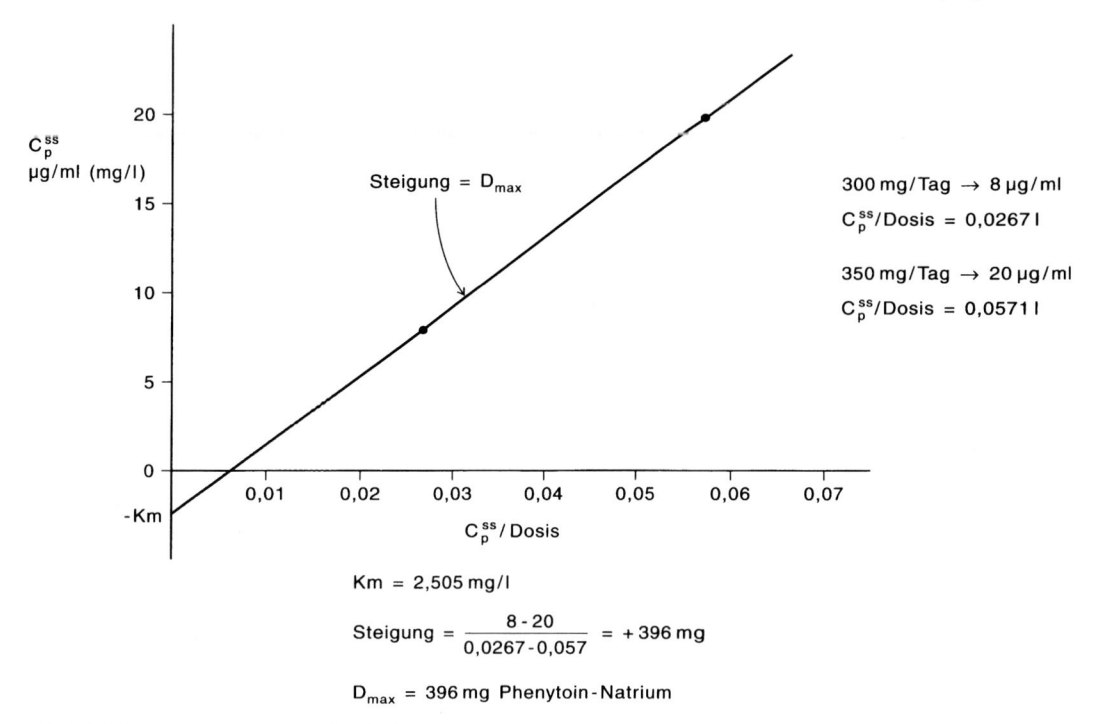

Abb. 5.25 Lineares Diagramm nach Mullen

Gewicht 70 kg
300 mg/Tag ≙ 4,28 mg/kg/Tag
C_p^{ss} = 8 mg/l

350 mg/Tag ≙ 5,0 mg/kg/Tag
C_p^{ss} = 20 mg/l

R_o V_{max} (mg/kg/Tag)

V_{max} = 5,7 mg/kg/Tag
= 399 mg/Tag

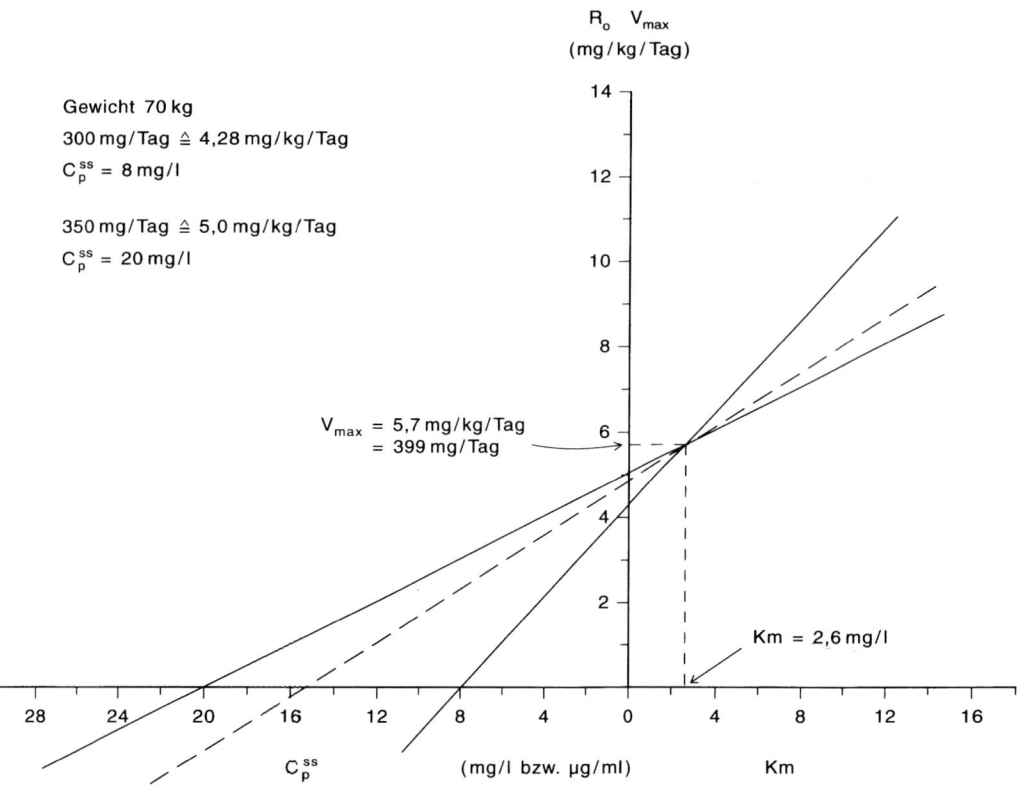

Km = 2,6 mg/l

C_p^{ss} (mg/l bzw. µg/ml) Km

Abb. 5.26 Direktes lineares Diagramm nach Mullen

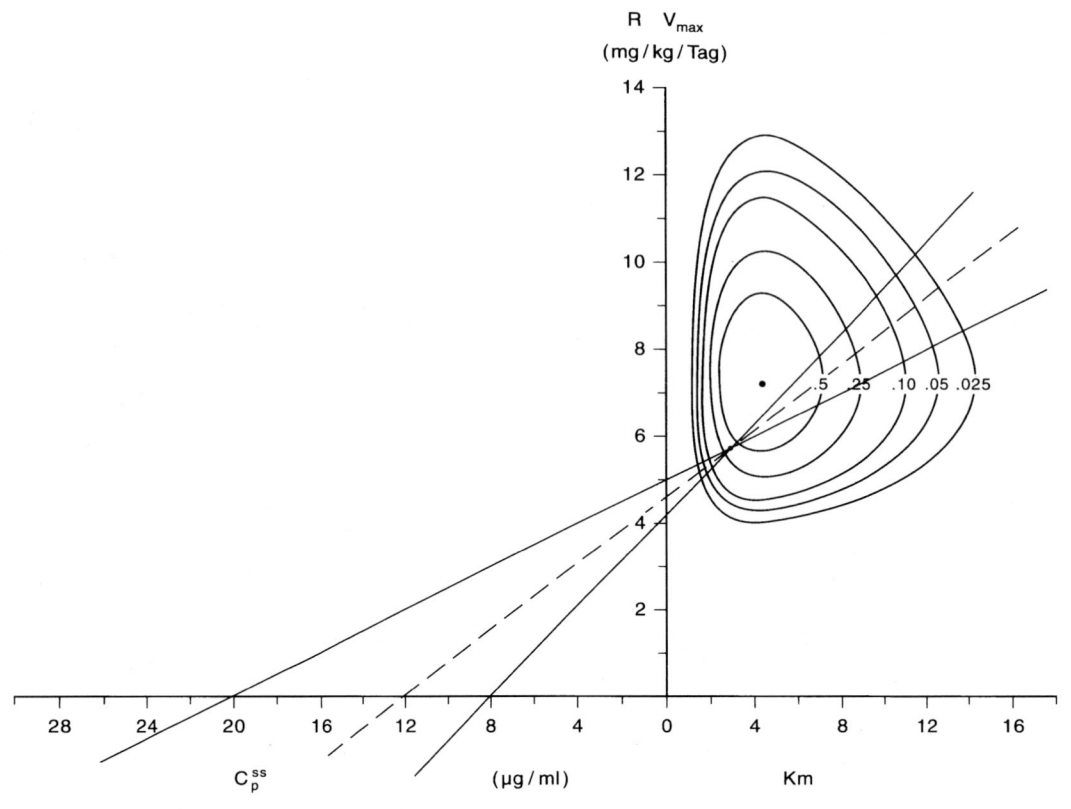

Abb. 5.27 Verwendung des Vozeh-Nomogramms

50% erzielen kann, sind die Werte für Km und V_{max}, die man der horizontalen bzw. vertikalen Achse abliest, unter Berücksichtigung der vorhandenen Daten recht „wahrscheinlich".
Beachte: Die obigen Beispiele wurden in der Absicht aufgeführt, die verschiedenen in der Literatur beschriebenen Methoden zur Berechnung von Km und V_{max} darzustellen. Es wird dringend empfohlen, sich mit der Originalliteratur zu befassen, bevor eine dieser Methoden in konkreten Fällen der klinischen Praxis angewandt wird.
Offensichtlich wären bei dem Patienten in diesem Beispiel 325 mg Phenytoin-Natrium die nächstliegende Dosis.
Alle diese Methoden beinhalten wesentliche Fehlerquellen, wenn folgendes zutrifft:

Non-Compliance
Ungenaue Meßmethode
Veränderung der Begleitmedikation, die mit Phenytoin interagiert.

Das Nomogramm von Vozeh[19,20], das mit der Bayes-Methode arbeitet, gibt Hinweise auf die Compliance. Die linearen Diagramm-Methoden wurden von Mullen[11] und Schumacher[17] bewertet. Nach Mullen liefert die lineare Form der Michaelis-Menten-Gleichung von Mullen[11] genauere Schätzwerte von Km und V_{max} als die Methode von Ludden[8]. Laut Schumacher besteht jedoch kein signifikanter Unterschied zwischen den drei Methoden, wie sie unter „Kinetische Parameter" beschrieben sind. Beide Autoren stimmen darin überein, daß die direkte lineare Diagramm-Methode die Methode der Wahl ist aufgrund ihrer Einfachheit, trotz der geringen Vorteile der Methode von Mullen.

Beachte: Wenn die Änderung der Serumkonzentration proportional der Änderung der Tagesdosis erfolgt, dann sind diese Verfahren nicht anzuwenden, da nicht mehr von einer nichtlinearen Pharmakokinetik ausgegangen werden kann.
Diese Methoden sind am zuverlässigsten, wenn die gewünschte Serumkonzentration zwischen den beiden beobachteten Serumkonzentrationen liegt.

d. h. $C_p^{ss} < C_{p\ \text{gewünscht}}^{ss} < C_p^{ss}$ (2)

Diese Methoden sind am wenigsten zuverlässig, wenn die gewünschte Serumkonzentration größer ist als die beiden beobachteten Serumkonzentrationen,

d. h. $C_p^{ss}(1) < C_p^{ss}(2) < C_{p\ \text{gewünscht}}^{ss}$.

Beachte: Bei keinem der oben aufgeführten Beispiele wurde der Salzfaktor für Phenytoin-Natrium berücksichtigt.
Bei Berücksichtigung des Salzfaktors in den obigen Berechnungen hätte sich der gleiche Wert für

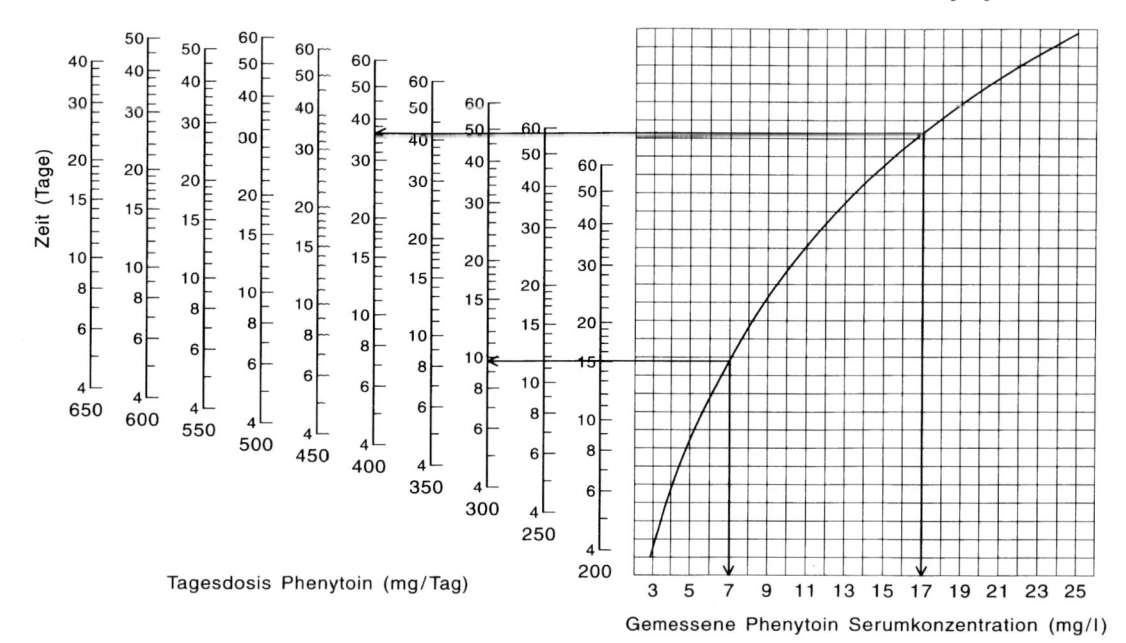

Abb. 5.28 Zeit bis zum Erreichen des Fließgleichgewichtes

Km, jedoch ein etwas niedrigerer Wert für V_{max} oder D_{max} ergeben. Da jedoch für die neue Erhaltungsdosis wieder Phenytoin-Natrium verwendet wird, wäre nach Anpassung an den Salzfaktor die gleiche Dosierung berechnet worden.
Bei der Umstellung von einem Phenytoin-Natrium- auf ein Phenytoin-Präparat (oder umgekehrt) muß jedoch der Salzfaktor bei den Berechnungen verwendet werden, um Fehler zu vermeiden.

Berechnung der Zeit bis zum Erreichen des Fließgleichgewichts
Das Nomogramm von Vozeh[20] beschreibt die Beziehung zwischen der Serumkonzentration von Phenytoin und der Zeit bis zum Erreichen des Fließgleichgewichts bei verschiedenen Tagesdosen. Es wird vorausgesetzt, daß die Plasmakonzentration 83% der Fließgleichgewichtskonzentration beträgt. Wenn der Zeitraum vom Beginn der Therapie (bei konstanter Dosierung) gleich oder größer ist als die Zeit, die am Nomogramm abgelesen werden kann, dann ist es sehr unwahrscheinlich, daß die Serumkonzentration um mehr als 20% ansteigt, wenn die gleiche Dosierung beibehalten wird.
Als Beispiel nehmen wir einen Patienten, der 300 mg/Tag seit 2 Wochen einnimmt (Abb. 5.28). Eine Blutprobe, die vor der nächsten Dosis abgenommen wurde, ergibt eine Serumkonzentration von 7 mg/l. Stellt dies die Konzentration im Fließgleichgewicht dar oder wird die Konzentration weiter ansteigen?
Aus dem Nomogramm wird auf der Zeitskala ein Wert von 10 Tagen abgelesen, wenn die Tagesdosis 300 mg und die Serumkonzentration 7 mg/l betragen. Da der Patient seit 14 Tagen gleichbleibende Dosierung erhält, kann vorausgesagt werden, daß die Serumkonzentration um nicht mehr als 20% ansteigen kann. Daher wird der Patient wahrscheinlich eine geringe Erhöhung der Dosis benötigen, da seine Fließgleichgewichtskonzentration nahe bei der minimalen therapeutischen Konzentration liegt.
Ein Patient nimmt täglich 400 mg Phenytoin ein. Eine Blutprobe ergibt 28 Tage nach Therapiebeginn eine Serumkonzentration von 17 mg/l. Ist dies die Konzentration im Fließgleichgewicht?
Aus dem Nomogramm von Vozeh[20] wird auf der Zeitskala ein Wert von 36 Tagen abgelesen, wenn die Tagesdosis 400 mg und die Serumkonzentration 17 mg/l betragen (Abb. 5.28). Daher wird erwartet, daß die Serumkonzentration weiter ansteigt. Nach 26 Tagen ist eine erneute Kontrolle erforderlich um sicherzugehen, daß die maximale therapeutische Konzentration nicht überschritten wird.

Beachte: Alle oben aufgeführten Nomogramme gehen von der Voraussetzung aus, daß die Gesamtkonzentration in Beziehung zur normalen freien Konzentration steht. Bei Änderungen der Proteinbindung kann diese Annahme falsch sein und die Anwendung dieser Voraussagemethoden kann so zu unerwarteten klinischen Wirkungen führen.

Abklingen (Absinken) der toxischen Konzentrationen
Das Absinken der toxischen Konzentration von Phenytoin unterliegt einer nichtlinearen Pharmakokinetik.

t sei die erforderliche Zeit bis zum Erreichen der gewünschten therapeutischen Konzentration. Dann gilt:

$$t = \frac{(C(1) - C(2)) + \left(K_m \cdot \ln \frac{C(1)}{C(2)}\right)}{V/V_{max}}$$

C(1) ist hierbei der toxische Serumspiegel und C(2) die gewünschte Konzentration im therapeutischen Bereich.
Obige Gleichung sollte nur als Anhaltspunkt dienen. In Abhängigkeit vom Schweregrad der Toxizität müssen die Serumkonzentrationen alle 24–48 Stunden gemessen werden, um das Absinken der Konzentration zu überwachen. Bei schweren Intoxikationen kann es vorkommen, daß die Serumkonzentrationen während der ersten drei Tage nicht signifikant abnehmen. Sobald die Konzentrationen in signifikanter Weise abnehmen, d. h. um 5–10 mg/l alle 24 Stunden, kann obige Gleichung verwendet werden. Nach Erreichen der therapeutischen Konzentrationen kann, falls erforderlich, die Behandlung wieder begonnen werden.
Wichtig ist bei Langzeitbehandlung, daß nur bei Patienten mit toxischen Nebenwirkungen Phenytoin so lange abgesetzt wird, bis der therapeutische Bereich erreicht ist. Einige Patienten benötigen für eine klinische Wirkung allerdings Konzentrationen über 20 mg/l.

6.1.5 Klinische Anwendung

Phenytoin ist ein wirksames Antikonvulsivum für alle Arten der Epilepsia partialis mit oder ohne sekundäre Generalisation. Es ist ein wertvolles Medikament bei primären tonisch-klonischen oder klonischen Anfällen, kann jedoch weniger wirksam als die Antikonvulsiva vom Barbiturattyp sein. Schlecht lassen sich damit Absencen und myoklonische Anfälle bei Kleinkindern und Kindern unter Kontrolle bringen.

Präparate
108 mg Phenytoin-Natrium entsprechen 100 mg Phenytoin.
Phenytoin-Präparate (f = 1,0)

Suspension	30 mg in 5 ml
Tabletten	100 mg

Phenytoin-Natrium-Präparate (f = 0,92)

Kapseln	100 mg
Injektionslösung	50 mg/ml

Nebenwirkungen
Zu den Nebenwirkungen, die keine Beziehung zur Serumkonzentration zu haben scheinen, gehören Gingiva-Hyperplasie, Vergröberung der Gesichtszüge, Akne, Hirsutismus, Lupus, Hautrötungen, Folsäure- und Vitamin D-Mangel. Zusätzlich zur Plasmakonzentration hängen manche Nebenwirkungen von der Behandlungsdauer ab.

6.1.6 Übungen

Patient E. F. ist ein 68jähriger Epileptiker und wiegt 65 kg. Der Therapieplan wurde während der letzten beiden Monate nicht verändert und besteht aus 0,25 mg Digoxin morgens, Furosemid 40 mg morgens, einem retardierten Kaliumchloridpräparat (8 mmol K^+) zweimal täglich und 300 mg Phenytoin abends. Eine neurologische Untersuchung und eine hämatologische und biochemische Routineuntersuchung des Blutes wird angeordnet.

Ergebnis:
Natrium	= 142 (136 – 147 mmol/l)
Kalium	= 4,5 (3,5 – 5,2 mmol/l)
Calcium (korrigiert)	= 2,32 (2,18 – 2,58 mmol/l)
Kreatinin	= 104 (45 – 125 mmol/l)
Harnstoff	= 5,4 (2,5 – 6,5 mmol/l)
Albumin	= 24 (30 – 50 g/l)
Protein	= 57 (57 – 80 g/l)

Der Patient hatte eine Zunahme der Anfälle bemerkt. Die Serumkonzentration an Phenytoin 10 Stunden nach der Einnahme beträgt 6,5 mg/l. Berechnen Sie den erwarteten C_p^{ss} für Herrn E. F. bei einer Dosis von 325 mg und 350 mg Phenytoin täglich, schreiben Sie eine Dosierungsempfehlung und einen Kommentar.

6.1.7 Ergebnisse

1. *Kommentar*
Der Patient hat eine normale Nierenfunktion, aber niedrige Serumalbuminwerte. In Gegenwart einer Hypalbuminämie beträgt der therapeutische Bereich 5–10 mg/l. Nach dem ersten Eindruck ist der Phenytoinspiegel in Ordnung.

Weitere Überlegungen:

Was war der Grund für die Laborkontrolle?
Der Apotheker setzt sich mit dem behandelnden Arzt in Verbindung, nachdem er aufgrund der vorliegenden Daten die gemessene Serumkonzentration interpretiert hat. Der Patient ist durch die gegenwärtige Dosierung schlecht eingestellt, so daß klinisch eine Erhöhung der Dosierung indiziert ist.

Was ist die Diagnose?
Der Patient leidet unter tonisch-klonischen Anfällen infolge eines Verkehrsunfalles vor zwei Jahren. Die gegenwärtige Therapie erhält er seit einem Jahr.

Erhält der Patient das richtige Medikament und befindet er sich im Fließgleichgewicht?
Vom Hausarzt erfährt der Apotheker, daß der Patient an partial-komplexen Anfällen leidet. Er wurde vorher mit Carbamazepin, Carbamazepin plus Valproinsäure behandelt, seit dem letzten Jahr jedoch mit Phenytoin. Die Hypalbuminämie wurde erst kürzlich entdeckt, obwohl der Patient unauffällig ist und keine eingeschränkte Nierenfunktion aufweist. Was ist die Ursache des niedrigen Albumins? Der Patient ist nicht übergewichtig und hat keine Stauungsinsuffizienz. Der Patient ist Vegetarier.

2. *Berechnen Sie V_{max} des Patienten mit Hilfe von Populationsdaten*

$$V_{max} = 450 \text{ mg/Tag} \cdot \left(\frac{AKG}{70}\right)^{0,6}$$

$$= 450 \text{ mg/Tag} \cdot \left(\frac{65}{70}\right)^{0,6}$$

$$= 430 \text{ mg/Tag}$$

Berechnen Sie V_{max} mit Hilfe der Serumkonzentration. Berechnen Sie aber vorher die korrigierte Serumkonzentration, welche die niedrige Albuminkonzentration berücksichtigt.

$$C_{p \text{ angepaßt}} = \frac{C_p(1)}{(1-\alpha)(P1/P) + \alpha}$$

$C_p(1) = 6,5$ mg/l
$P1 = 24$ g/l
$P = 40$ g/l
$\alpha = 0,1$

$$C_{p \text{ angepaßt}} = \frac{6,5}{(1-0,1)(24/40) + 0,1}$$

$$= \frac{6,5}{0,64} \text{ (0,64 ist der „Korrektions"faktor)}$$

$$= 10,16 \text{ mg/l}$$

Da $$V_{max} = \frac{S \cdot f \cdot R_o (K_m + C_p^{ss})}{C_p^{ss}}$$

Verwenden Sie $C_p^{ss} = 10,16$ mg/l
und $V_{max} = 468,3$ mg/Tag

Dieser Wert stimmt recht gut mit dem vorausgesagten überein, dennoch sollte die Compliance überprüft werden.

3. *Berechnen Sie die neuen Serumspiegel bei Dosierungen von 325 und 350 mg pro Tag*

$$C_p^{ss} = \frac{K_m \cdot S \cdot f \cdot R_o}{V_{max} - S \cdot f \cdot R_o}$$

$$C_p^{ss} = \frac{5,7 \cdot 325}{468,3 - 325}$$

$$= 12,9 \text{ mg/l}$$

$$C_p^{ss} = \frac{5,7 \cdot 350}{468,3 - 350}$$

$$= 16,9 \text{ mg/l}$$

Beachten Sie, daß diese Serumkonzentration den angepaßten Wert darstellen. Der tatsächlich gemessene Serumspiegel wird das 0,64fache des angepaßten Wertes sein, d. h. 8,3 mg/l bzw. 10,8 mg/l.

4. *Empfehlungen*
Fragen Sie nach dem Grund für das TDM des Phenytoins bei diesem Patienten.
Da der Patient schlecht durch diese Dosis kontrolliert wird, ist eine Erhöhung der Dosis auf 350 mg klinisch gerechtfertigt. Sie sollten eine schrittweise Erhöhung der Dosis empfehlen.
Empfehlen Sie regelmäßige Kontrollen der Serumalbuminwerte, erklären Sie den Grund dafür und passen Sie zukünftigen Veränderungen die Dosierung an.

6.2 Valproinsäure

Der akzeptierte therapeutische Bereich ist eine Prädosiskonzentration von 50–100 mg/l (350–700 µmol/l).

6.2.1 Beziehung zwischen Serumkonzentration und klinischer Wirkung

Klinische Wirkung
Obwohl die therapeutischen Serumkonzentrationen der Valproinsäure noch erforscht werden, besteht dennoch eine Übereinstimmung, daß die minimale therapeutische Konzentration 50 mg/l beträgt.
In einer Studie von Gram et al.[27] wurden 13 Patienten bei unterschiedlicher Dosierung untersucht. Eine signifikante progressive Reduktion der Anfallshäufigkeit konnte bei einem Anstieg der Serumkonzentration von 18 mg/l auf 45 mg/l beobachtet werden.
Jedoch besteht weniger Übereinstimmung bezüglich der maximalen therapeutischen Konzentration aufgrund des Mangels an klinisch relevanten Symptomen der Toxizität. Auch konnte nicht gezeigt werden, daß Konzentrationen über 50 mg/l zu einer besseren klinischen Wirkung führen. Im Zusammenhang mit akutem Leberversagen traten Serumkonzentrationen über 150 mg/l auf, bei abnormal niedrigen Fibrinogenwerten lagen diese im Durchschnitt bei 100 mg/l. Auf der Grundlage dieser Werte wurde die maximale therapeutische Serumkonzentrationen auf 100 mg/l festgelegt.
Möglicherweise steht die antiepileptische Wirkung in bezug zu aktiven Metaboliten, da eine klinische Wirkung erst nach mehreren Behandlungstagen gesehen werden kann.
Die freie Konzentration wird als der pharmakologisch aktive Anteil der Gesamtkonzentration angesehen. Valproinsäure zeigt eine nichtlineare Bindung, wobei bei steigenden Gesamtkonzentrationen der freie Anteil zunimmt. Zudem beschreibt Levy[31] bei Affen eine lineare Beziehung zwischen der freien Serumkonzentration und der Liquorkonzentration, was darauf hinweist, daß freie Plasmakonzentrationen bessere Indikatoren einer klinischen Wirkung sind.
Es liegen mehrere Studien vor, die nicht nur von täglichen Fluktuationen der Gesamtkonzentration berichten, sondern auch von unverhältnismäßig großen Fluktuationen der freien Konzentrationen während des Dosierungsintervalls[32,35,36]: Freie Fettsäuren verdrängen die Valproinsäure von ihren Bindungsstellen, was möglicherweise für die Fluktuationen der freien Konzentrationen verantwortlich ist. Daher muß die Frage, ob die freien Konzentrationen einen besseren Indikator der klinischen Wirkung darstellen, noch geklärt werden.

Toxische Wirkung
Bei der Therapie mit Valproinsäure wurden wenig Nebenwirkungen beobachtet. Eine gute Beziehung zwischen Serumkonzentration und Toxizität konnte nicht nachgewiesen werden.
Gastrointestinale Störungen sind am häufigsten. Valproinsäure kann Magenreizungen hervorrufen, weshalb einfache Tabletten Nausea und Erbrechen hervorrufen können. Dies zeigte sich in geringerem Ausmaß auch beim Sirup. In den meisten Fällen können diese Nebenwirkungen durch eine entsprechende Dragierung verhindert werden. Alle Zubereitungsformen sollten mit oder nach dem Essen eingenommen und die Tabletten unzerkaut geschluckt werden.
Anhaltendes schweres Erbrechen und abdominelle Schmerzen beruhen möglicherweise auf einer durch Valproinsäure induzierten Pankreatitis, was jedoch selten auftritt. Müdigkeit und Sedation wurden beschrieben, normalerweise bei Patienten, die mehrere Antikonvulsiva erhielten. Gewichtszunahme und Haarausfall wurden bei Konzentrationen über 100 mg/l beobachtet.
Da auch Fälle von Thrombocytopenien beschrieben wurden, sollten Thrombocytenaggregationshemmer nur mit Vorsicht zusätzlich angewendet werden.
Die Hepatotoxizität ist die schwerste Nebenwirkung der Valproinsäure. Vorübergehende Anstiege der Leberwerte und Todesfälle aufgrund der Hepatotoxizität wurden beschrieben, ebenso ein niedriges Plasmafibrinogen, Thrombocytopenien und verlängerte Blutungszeiten. Diese Nebenwirkungen waren nach Absetzen oder Dosisreduktion in den meisten Fällen reversibel, was auf eine dosisbezogene Toxizität schließen läßt, obwohl dies auch nur auf einer leichten hepatozellulären Schädigung beruhen kann. In einem Fall einer tödlichen Hepatitis lagen die Serumkonzentrationen über 150 mg/l. Symptome entwickeln sich normalerweise innerhalb der ersten 6 Monate nach Therapiebeginn.
Der Mechanismus der Hepatotoxizität ist unklar. Die Valproinsäure wird stark metabolisiert. Es wurde vermutet, daß einer der Metabolite für die Hepatotoxizität verantwortlich ist. Vielleicht besteht für Patienten, die Valproinsäure rasch metabolisieren und hohe Konzentrationen des Metaboliten aufweisen, ein höheres Risiko. Valproinsäure ist kontraindiziert bei Patienten mit Lebererkrankungen oder eingeschränkter Leberfunktion.

6.2.2 Klinische Pharmakokinetik

Absorption
Die Bioverfügbarkeit liegt bei ca. 100%. Die Geschwindigkeit der Absorption hängt von der Darreichungsform ab. Bei einfachen Tabletten und bei Lösungen treten die Spitzenkonzentrationen nach 1–3 Stunden auf. Bei magensaftresistenten Tabletten werden Spitzenkonzentrationen nach 5–6 Stunden erreicht. Nahrung kann die Geschwindigkeit der Absorption verzögern, jedoch nicht das Ausmaß.

Verteilung
Das scheinbare Verteilungsvolumen liegt zwischen 0,1 bis 0,5 l/kg.
Die Valproinsäure verteilt sich rasch in die stark durchbluteten Gewebe und die Extrazellulärflüssigkeit. Sie ist stark an Plasmaproteine gebunden (87–97%), vor allem an Albumin. Daher haben Veränderungen der Proteinbindung einen starken Einfluß auf den freien Anteil und können dadurch die klinische Wirkung beeinflussen.
Die Speichelkonzentrationen korrelieren schlecht mit den Serumkonzentrationen, weshalb die Bestimmung der Speichelkonzentration nicht empfohlen werden kann.

Proteinbindung. Die Proteinbindung wird durch die Zunahme der Serumkonzentrationen verändert, da mit der Zunahme der Serumkonzentrationen die Bindungsstellen gesättigt werden. Der freie Anteil nimmt mit steigender Gesamtkonzentration zu. Andere Faktoren, welche die Bindung beeinflussen, sind Nieren- und Lebererkrankungen und die Hypoalbuminämie.
Freie Fettsäuren sind strukturell mit der Valproinsäure verwandt und können sie aus ihrer Proteinbindung verdrängen, sowohl in vivo als auch in vitro. Ein Anstieg des freien Anteils bei fastenden Patienten steht in Beziehung zum Anstieg der freien Fettsäuren[23,25].

Elimination
Weniger als 5% werden unverändert im Urin ausgeschieden. Valproinsäure wird stark metabolisiert durch Glucuronidierung und Oxidation. Über 10 Metabolite wurden identifiziert, einige von ihnen können aktiv sein. Der Extraktionsquotient der Leber ist gering, daher ist die Clearance unabhängig von der Leberdurchblutung. Nur der freie Anteil wird metabolisiert. Valproinsäure scheint keine Enzyminduktion hervorzurufen.
Valproinsäure läßt sich am besten mit einem Zwei-Kompartiment-Modell beschreiben, wobei die β-Eliminationsphase nicht vor 12 Stunden beginnt. Die Eliminationshalbwertszeit liegt zwischen 8–15 Stunden; sie verringert sich zu einem Durchschnittswert von 9 Stunden bei Patienten mit einer multiplen Antikonvulsivtherapie, vermutlich bedingt durch eine Enzyminduktion. Kinder zeigen höhere Clearancewerte für die Valproinsäure und benötigen folglich höhere Erhaltungsdosen und häufigere Dosierungen.

Pharmakokinetisches Modell
Die Valproinsäure scheint sich im Sinne einer nichtlinearen Pharmakokinetik zu verhalten, wobei bei einer Erhöhung der Dosis eine geringere als die erwartete Zunahme der Fließgleichgewichtskonzentration auftritt; d. h. die Clearance „scheint" zuzunehmen.

Mögliche Erklärungen dafür sind:
– Verminderung der Absorption mit steigender Dosis.
– Autoinduktion der Leberenzyme (unwahrscheinlich).

- Geringere Proteinbindung mit zunehmenden Serumkonzentrationen (die wahrscheinlichste Erklärung).

Obwohl einige Studien eine lineare Beziehung zwischen Dosis und Serumkonzentrationen gefunden haben[26,33,34], scheint diese Beziehung bei Serumkonzentrationen über 79 mg/l (550 µmol/l) nichtlinear zu werden, bedingt durch die Sättigung der Bindungsstellen[24]. Bei höheren Serumkonzentrationen steht mehr ungebundener Arzneistoff für den Metabolismus zur Verfügung. Dies führt zu einer niedrigeren Gesamtkonzentration, als sie bei einer linearen Clearance zu erwarten wäre.

6.2.3 Pharmakokinetik und Dosierung beeinflussende Faktoren

Wirkung der Valproinsäure auf andere Arzneimittel
*Phenobarbital*konzentrationen nehmen um 20–50% zu, wenn das Behandlungsschema mit Valproinsäure erweitert wird. Dies scheint auf einer Inhibition des Phenobarbitalmetabolismus zu beruhen. *Phenytoin* wird durch Valproinsäure aus der Proteinbindung verdrängt. Zusätzlich scheint Valproinsäure den Metabolismus von Phenytoin zu hemmen. Jedoch ist die darauf beruhende Wirkung der Valproinsäure auf die freie und die Gesamtkonzentration von Phenytoin nicht vorhersehbar, weshalb sowohl die freie als auch die Gesamtkonzentration bestimmt werden sollte. Normalerweise muß die Phenytoindosis anfangs nicht reduziert werden, trotz einer Verminderung der Gesamtkonzentration. Wenn jedoch die Gesamtkonzentration im Laufe der Zeit auf Prävalproinsäurewerte ansteigt, können toxische Wirkungen aufgrund der erhöhten Konzentration an freiem Arzneistoff auftreten[30]. Die Konzentration von *Carbamazepin* nehmen zu, vermutlich aufgrund einer Enzyminhibition, was jedoch nicht klinisch signifikant zu sein scheint. Ein Anstieg der Serumkonzentrationen des neuen Antikonvulsivums *Lamotrigin* bei gleichzeitiger Verabreichung von Valproinsäure wurde beschrieben.

Wirkung anderer Arzneimittel auf die Valproinsäure
Andere Antikonvulsiva z. B. *Carbamazepin, Phenobarbital* und *Phenytoin* induzieren die hepatischen mikrosomalen Enzyme und vermindern so die Fließgleichgewichtskonzentration von Valproinsäure.
Phenylbutazon und *Salicylsäure* verdrängen Valproinsäure aus ihrer Proteinbindung, was bei hohen Konzentrationen signifikant sein kann.

6.2.4 TDM-Richtlinien

Gründe für Serumspiegelkontrollen
Es bestehen folgende wichtige Gründe:

2–4 Tage nach Therapiebeginn oder nach Änderung der Dosierung.
Zusätzliche Verabreichung oder Absetzen anderer Antikonvulsiva.
Vermutete toxische Nebenwirkungen.
Fehlende klinische Wirkung.
Verdacht auf Non-Compliance.

Routinekontrollen werden empfohlen, um sicherzugehen, daß die Serumkonzentrationen über der akzeptierten therapeutischen Minimalkonzentration von 50 mg/l liegen. Die Kontrolle der freien Konzentrationen wird bei höheren Serumkonzentrationen empfohlen, wo die Proteinbindung nichtlinear ist und bei Patienten mit einer antikonvulsiven Mehrfachtherapie. Daher wird die Kontrolle der freien und der Gesamtkonzentration als sinnvoll angesehen, zumindest bis mehr Informationen bezüglich des therapeutischen Bereiches des freien Anteils und seiner Beziehung zur klinischen Wirkung vorliegen.

Empfohlene Blutentnahmezeiten
Die Gesamtkonzentrationen variieren beträchtlich im Laufe des Tages. Dies beruht auf einer schnellen Absorption und den dadurch bedingten Spitzenkonzentrationen bei den meisten Patienten. Bei magensaftresistenten Tabletten ist dies vermindert. Eine rasche Elimination, besonders bei gleichzeitiger Gabe von enzyminduzierenden Arzneimitteln, wird auch die Variabilität der Konzentrationen erhöhen.
Zudem fluktuieren die freien Konzentrationen beträchtlich im Laufe des Tages, vermutlich aufgrund einer Verdrängung von den Bindungsstellen durch freie Fettsäuren. Roman et al.[36] beschrieben bei einem Patienten einen Spitzenspiegel der Gesamtkonzentration, der 3,2mal höher als die Talkonzentration war, beim freien Anteil lag er sogar 6,4mal höher. Die Notwendigkeit einer Standardisierung der Blutentnahmezeiten ist offensichtlich, wenn eine Interpretation der Serumkonzentrationen darauf beruhen soll. Dies ist besonders wichtig, wenn verschiedene Ergebnisse der Laborbestimmungen bei einem individuellen Patienten verglichen werden sollen.
Daher sollte ein Talspiegel unmittelbar vor der nächsten Dosis abgenommen werden, vorzugsweise vor der Morgendosis.

Meßmethoden
Am häufigsten ist die Immunoassay-Methode. In einigen Zentren werden auch gaschromatographische Verfahren angewandt.

Empfohlene Dosierung
Erwachsene:
Initialdosis 600 mg/Tag
Die Dosis sollte jeden dritten Tag um 200 mg erhöht werden, bis therapeutische Konzentrationen erreicht sind.
Die Erhaltungsdosis liegt im allgemeinen bei 1000 bis 1600 mg/Tag.

Kinder:
Initialdosis 400 mg/Tag
Erhaltungsdosis normalerweise
20–30 mg/kg/Tag (20 mg/kg/Tag wenn < 20 kg)

6.3 Phenobarbital

Der akzeptierte therapeutische Bereich für Erwachsene ist 15–40 mg/l (64–172 µmol/l); bei Säuglingen mit Fieberkrämpfen liegt er über 15 mg/l (64 µmol/l); bei Kindern (1–15 Jahren) beträgt er 10–25 mg/l (43–107 µmol/l) und bei Neugeborenen 12–30 mg/l (52–129 µmol).

6.3.1 Beziehung zwischen Serumkonzentration und Wirkung

Klinische Wirkung
Der normale therapeutische Bereich von 15–40 mg/l des Erwachsenen sollte vorsichtig interpretiert werden wegen der Entwicklung einer Toleranz gegenüber gewissen pharmakologischen Wirkungen des Arzneistoffes, wie z. B. der Sedation. Ob sich aber eine Toleranz gegenüber der antikonvulsiven Wirkung entwickelt, ist weniger sicher.
Einige Studien haben erfolglos versucht, die toxischen Wirkungen in Beziehung zur Serumkonzentration des Arzneistoffes zu setzen[37]. Die Unterschiede im Auftreten von Toxizität innerhalb dieser Studien entstanden aufgrund der Kriterien, mit denen die toxischen Nebenwirkungen gemessen wurden. Das obere Ende des therapeutischen Bereiches ist fragwürdig und hängt von der Toleranz des Patienten gegenüber den Nebenwirkungen ab. Buchthal et al.[38] beschreiben Grand-mal-Anfälle bei Serumkonzentrationen bis zu 4 mg/l, die mit Serumkonzentrationen von 10–30 mg/l beherrscht werden konnten. Weiterhin zeigten Patienten, bei denen durch eine Titration der Dosis höhere Konzentrationen erreicht werden konnten, einen guten klinischen Erfolg; nach dem Absetzen des Phenobarbitals traten jedoch bei 3 Patienten bei Konzentrationen von 8–9 mg/l Anfälle auf.
Die progressive Entwicklung der Toleranz konnte bei 5 Patienten beobachtet werden, die bei Therapiebeginn unter einer ausgeprägten Müdigkeit litten[39,40]. Dennoch zeigten diese Patienten 12 Tage später bei 5mal höheren Serumkonzentrationen keine Anzeichen einer Toxizität.
Phenobarbital wird als Mittel der Wahl zur Prophylaxe von Fieberanfällen gesehen. Es wird weithin akzeptiert, daß Serumkonzentrationen zwischen 15–20 mg/l für eine optimale Prophylaxe von sich wiederholenden Fieberanfällen erforderlich sind[41,53,54]. Mehrere dieser Autoren haben den günstigen Einfluß einer individualisierten Dosierung auf adäquate Serumkonzentrationen bestätigt. Jedoch sollte beachtet werden, daß Phenobarbital nicht nebenwirkungsfrei ist und nur für Hochrisikopatienten verwendet werden sollte, bei denen zusätzliche Fieberabfälle zur Entwicklung einer Epilepsie im späteren Leben führen könnten.
Phenobarbital wird im allgemeinen zur Behandlung von Neugeborenenkrämpfen verwendet. Der normale therapeutische Bereich bei Neugeborenen beträgt 12–30 mg/l[44]. Neurologische, das Verhalten betreffende, und kognitive Nebenwirkungen wurden bei Serumkonzentrationen über 30 mg/l beobachtet, aber diese klinischen Befunde sind schwierig zu beurteilen, folglich kann das TDM eine vermutete Toxizität bestätigen. Bei einigen Neugeborenen waren jedoch Serumkonzentrationen von bis zu 40 mg/l für die Kontrolle der Anfälle erforderlich ohne Zeichen toxischer Nebenwirkungen[46]. Gal et al.[42] beschreiben die Verwendung von Phenobarbital zur Behandlung von Neugeborenenkrämpfen, wobei einige Patienten Konzentrationen > 30 mg/l, einige wenige sogar Konzentrationen bis zu 46 mg/l benötigten. Es ist wichtig, die Dosis zu titrieren, um eine optimale Kontrolle zu erreichen und eine dosisabhängige Toxizität zu vermeiden.

Toxische Wirkungen
Bei Erwachsenen treten Zeichen einer Toxizität und Symptome wie Müdigkeit, Sedierung, Nystagmus, Ataxie und Dysarthrie häufig bei Serumkonzentrationen über 40–45 mg/l auf. Regelmäßiger können sie bei Konzentrationen über 80 mg/l gesehen werden[45].
20–60 % der mit Phenobarbital behandelten kleinen Kinder zeigen Verhaltensstörungen, allgemeine Reizbarkeit und Hyperaktivität. Bei bis zu 20 % der Fälle können diese Störungen schwer sein. Phenobarbital führte bei diesen Kindern zu Einschränkungen des Kurzzeitgedächtnisses, der Konzentrationsfähigkeit und des Auffassungsvermögens.

6.3.2 Klinische Pharmakokinetik

Absorption
Die Absorption von Phenobarbital variiert in Abhängigkeit von der Darreichungsform, der Magenentleerungszeit und der Anwesenheit von Nahrung; sie beträgt jedoch 80–90 %[43]. Spitzenserumkonzentrationen werden nach 1–6 Stunden erreicht, obwohl auch langsamere Absorptionsgeschwindigkeiten beschrieben wurden. Der Arzneistoff wird nach i.m. Gabe rasch absorbiert, wobei die Zeit bis zum Erreichen der Spitzenkonzentration 0,5–2 Stunden beträgt[47,48].

Verteilung
Phenobarbital verteilt sich rasch in die meisten Gewebe, jedoch ist die Penetration in das Gehirn relativ langsam. Es ist nur zu 45 % an Plasmaproteine gebunden, hauptsächlich an Albumin und Globuline[52]. Die relativ geringe Plasmaproteinbindung verringert seine Empfindlichkeit gegenüber Veränderungen der Plasmaproteinkonzentration, Nierenerkrankungen und entsprechenden Interaktionen. Die Verteilung von Phenobarbital ist jedoch aufgrund des pK_a-Wertes von 7,2 empfindlich gegenüber Veränderungen des Plasma-pHs. Die Liquorkonzentrationen reflektieren die Konzentration des freien Anteils des Arzneistoffes im Plasma, während die Konzentration im Speichel variabel und empfindlich gegenüber pH-Veränderungen ist[51]. Das scheinbare Verteilungsvolumen beträgt 0,7–1,0 l/kg.

Elimination

Phenobarbital wird in der Leber metabolisiert (45–65 %) und in unveränderter Form über die Niere ausgeschieden. Die Ausscheidung über die Niere ist pH-abhängig, so daß ein alkalischer Urin die Elimination des unveränderten Phenobarbitals erleichtert. Die relative Bedeutung der verschiedenen Ausscheidungswege ist unbekannt. Der Hauptmetabolit ist p-Hydroxyphenobarbital, wovon 40–45 % unverändert und 55–60 % als Glucuronid ausgeschieden werden. Der Metabolit ist inaktiv.

Phenobarbital wird nach einer Kinetik 1. Ordnung eliminiert; die scheinbare Plasmahalbwertszeit beträgt beim Erwachsenen zwischen 50 und 160 Stunden.

6.3.3 Pharmakokinetik und Dosierung beeinflussende Faktoren

Interaktionen. Die Absorption von Phenobarbital kann durch gleichzeitige Gabe von *Antacida* und *Aktivkohle* (50 g) eingeschränkt werden. Die zusätzliche Verabreichung von *Phenytoin* beeinflußt auf nie vorhersagbare Weise die Phenobarbitalkonzentrationen. Der Nettoeffekt kann sich in einer Abnahme, einer Zunahme oder keinerlei Veränderung der Phenobarbitalkonzentration im Fließgleichgewicht äußern.

Eine Zusammenfassung potentieller Arzneimittelinteraktionen mit Phenobarbital[49,50] ist im folgenden aufgezeigt:

Interagierendes Arzneimittel	Wirkung auf die Phenobarbitalspiegel im Fließgleichgewicht	Postulierter Mechanismus
Valproinat	Zunahme	Enzymhemmung
Phenytoin	Nicht vorhersagbar	Enzyminduktion
Folsäure	Abnahme	Verminderte Absorption
Chloramphenicol	Zunahme	Enzymhemmung
Isoniazid	Zunahme	Enzymhemmung
Propoxyphen	Zunahme	Enzymhemmung

6.3.4 TDM-Richtlinien

Gründe für Serumspiegelkontrollen
Phenobarbital wurde als Antiepileptikum 1912 in die klinische Praxis eingeführt, wird aber gegenwärtig nicht mehr viel verwendet.
Die Bestimmung der Phenobarbitalkonzentration ist bei Erwachsenen von beschränktem Wert wegen der schlechten Korrelation zwischen Serumkonzentration und klinischer Wirkung und wegen der Toleranzentwicklung. Viele Patienten benötigen hohe Serumkonzentrationen dieses Arzneistoffes. Bei richtiger Wertung der Einschränkung dieser Serumkonzentrationsbestimmungen sind sie jedoch zur Beurteilung der Compliance und der Bestätigung der klinischen Diagnose von toxischen Nebenwirkungen bei Erwachsenen und Kindern nützlich.

Phenobarbital wird häufig zur Prophylaxe von Fieberanfällen verwendet. Da hierbei eine weite Interpatientenvariabilität der erzielten Serumkonzentrationen und der verabreichten Dosis pro kg Körpergewicht besteht, ist die Kontrolle der Serumkonzentration von größter Bedeutung und sollte als unverzichtbarer Teil der Behandlung dieser Patienten angesehen werden. Das TDM ist auch wertvoll bei der Behandlung der Krämpfe von Neugeborenen. Verschiedene Faktoren betonen die Notwendigkeit einer Individualisierung des Phenobarbitaldosierungsschemas zur Behandlung von Neugeborenenkrämpfen ohne unnötige, dosisabhängige Nebenwirkungen.

Empfohlene Blutentnahmezeiten
Wegen der langen Halbwertszeit von Phenobarbital ist der Zeitpunkt der Blutentnahme nicht so wichtig. Idealerweise sollten die Blutproben unmittelbar vor der Verabreichung einer neuen Dosis und im Fließgleichgewicht abgenommen werden. Nach Beginn der Behandlung sollte die Serumkonzentration nach 3–4 Wochen gemessen werden, da dann das Fließgleichgewicht erreicht und die Enzyminduktion maximal ist.

Empfohlene Dosierung
Gemeinsame Verabreichung mit Primidon (s. 6.5)

	Phenobarbital	(Primidon)
Erwachsene	2–4 mg/kg/Tag	
Kinder	3–8 mg/kg/Tag	10–25 mg/kg/Tag
Kleinkinder (Fieberkrämpfe)	5 mg/kg/Tag	Keine Indikation

Nebenwirkungen
Die wichtigsten, konzentrationsunabhängigen Nebenwirkungen von Phenobarbital sind Folsäuremangel, Knochenerkrankungen, Vitamin D-Mangel und die Entwicklung einer Dupuytren-Kontraktur. Die Entwicklung dieser Nebenwirkungen hängen von der Therapiedauer und zusätzlich von hohen Serumkonzentrationen ab.

6.4 Carbamazepin

Patienten, die mit Carbamazepin als Monotherapie behandelt werden, benötigen normalerweise Serumkonzentrationen zwischen 8–12 mg/l, während Patienten, die mehrere Antikonvulsiva erhalten, normalerweise bei Konzentrationen zwischen 4–8 mg/l gute klinische Ergebnisse zeigen.

6.4.1 Beziehung zwischen Serumkonzentration und Wirkung

Klinische Wirkung
Der akzeptierte therapeutische Bereich beträgt 4–12 mg/l (17–51 µmol/l). Jedoch kann der therapeutische Bereich unterteilt werden, je nachdem

ob der Patient Carbamazepin als Monotherapie oder im Rahmen einer multiplen Antikonvulsivatherapie erhält[55,60,61].

Der Hauptmetabolit ist das 10,11-Epoxid, das im Tierversuch antikonvulsive Eigenschaften gezeigt hat, die jedoch beim Menschen nicht nachgewiesen werden konnten. Die Konzentrationen des Epoxidmetaboliten sind bei Patienten mit einer multiplen Antikonvulsivatherapie erhöht, was eventuell die Begründung dafür ist, daß in diesem Falle niedrigere Plasmakonzentrationen der Muttersubstanz erforderlich sind. Die Epoxidkonzentrationen können von 0,5 bis 5,5 mg/l reichen. Es gibt jedoch kein konstantes Verhältnis zwischen Epoxid- und Carbamazepinkonzentrationen.

Es wurde vermutet, daß die Muttersubstanz und der Epoxidmetabolit besser mit der pharmakologischen Wirkung korrelieren; aber dies kann angezweifelt werden, da die antikonvulsiven Eigenschaften des Epoxids allein beim Menschen nicht nachgewiesen werden konnten.

Der therapeutische Bereich der freien Konzentration wird mit 1–3 mg/l angegeben und mit Untersuchungen der Speichelkonzentration begründet.

Toxische Wirkung
Nystagmus kann bei Konzentrationen von 4–6 mg/l gesehen werden, Ataxie und Diplopie bei Plasmakonzentrationen über 12 mg/l. Lethargie, starke Sedierung und eine Zunahme der Krampfanfälle treten normalerweise bei Konzentrationen über 20 mg/l auf.

Eine Überdosierung äußert sich zudem in Tremor, Cyanosis, Flushing, abnormalen Reflexen und Koma.

Patienten mit einer multiplen Antikonvulsivatherapie können toxische Symptome bei Konzentrationen über 9 mg/l entwickeln (möglicherweise aufgrund erhöhter Konzentrationen des Epoxids). Gastrointestinale Störungen, z. B. Nausea oder Erbrechen, treten bei Therapiebeginn auf wegen der Tendenz zu überhöhten Plasmakonzentrationen. Die Dosierung sollte während der ersten 1 bis 2 Wochen schrittweise erhöht werden, um die Entwicklung einer Toleranz gegenüber diesen Nebenwirkungen zu ermöglichen.

6.4.2 Klinische Pharmakokinetik

Carbamazepin ist strukturell mit dem Antidepressivum Imipramin verwandt. Es wurde von Schindler 1953 synthetisiert; seine Verwendung als Antikonvulsivum begann in den frühen 60er Jahren. Es wird bei partiellen Anfällen mit komplexer Symptomatik, bei partiellen Anfällen mit elementarer Symptomatik, bei Grand mal, besonders bei fokaler Genese, sowie bei bestimmten Schmerzsyndromen verwendet. Neuerdings wird es auch bei manisch-depressiver Erkrankung eingesetzt.

Carbamazepin ist ein weißes Pulver mit einem Molekulargewicht von 236,3. Es ist in polaren organischen Lösungsmitteln löslich, aber schlecht in Wasser. Das Molekül ist neutral und liegt in wäßrigem Milieu in nichtionisierter Form vor.

Orale Verabreichung
Carbamazepin wird oral verabreicht, meistens in Form von Tabletten, obwohl auch eine Suspension im Handel ist. Die Absorption aus der Tablette ist langsam und nicht voraussagbar. Die Zeit bis zum Erreichen des Spitzenspiegels beträgt 6–12 Stunden und nimmt mit Zunahme der Dosis von 100–600 mg beim gleichen Patienten zu, d. h. sie ist dosisabhängig[57].

Die Zeit bis zum Erreichen des Spitzenspiegels ist bei Langzeittherapie kürzer (ca. 3 Stunden), möglicherweise wegen der kürzeren Halbwertszeit bei diesen Patienten.

Nahrung scheint die Geschwindigkeit der Absorption zu erhöhen, was zu höheren Serumkonzentrationen führt, jedoch das Ausmaß der Absorption nicht beeinflußt. Dies beruht möglicherweise auf einer verstärkten Löslichkeit bedingt durch Gallensalze. Die relative Bioverfügbarkeit liegt bei Tabletten, der Lösung und der Suspension bei 80–85 %. Die absolute Bioverfügbarkeit konnte noch nicht gemessen werden, da noch keine i. v. Form zur Verfügung steht.

Verteilung
Carbamazepin und der Epoxidmetabolit wurden in Gehirn, fetalem Gewebe, Liquor und Muttermilch nachgewiesen.

Das scheinbare Verteilungsvolumen wird mit 0,8–1,9 l/kg angegeben, wobei eine 100 %ige Bioverfügbarkeit vorausgesetzt wird. Die wirklichen Volumina sind vermutlich geringer; der genaueste Wert ist vermutlich 0,8 l/kg aufgrund von Studien mit der Lösung.

Die Proteinbindung beträgt ca. 75 %. Die Bindung an Albumin ist gering, der Arzneistoff bindet sich ebenfalls an saures α_1-Glykoprotein. Der Epoxidmetabolit ist zu ca. 50 % gebunden. Leber- bzw. Nierenerkrankungen haben keinen signifikanten Einfluß auf die Bindung. Carbamazepin wird nicht durch andere Antikonvulsiva aus seiner Proteinbindung verdrängt.

In Speichel und Liquor finden sich ähnliche Konzentrationen an freiem Carbamazepin wie im Plasma. Dies ist auch zu erwarten, da Carbamazepin bei pH des Plasmas nicht ionisiert ist und daher passiv durch Membranen diffundieren kann. Das Verhältnis zwischen Plasma und Speichel beträgt ca. 2,5.

Elimination
Carbamazepin unterliegt einem ausgeprägten Metabolismus durch die Mischfunktionsoxidasensysteme der Leber. Der wichtigste Metabolit ist das 10,11-Epoxid, das bei Langzeittherapie in Konzentrationen von bis zu 50 % der Muttersubstanz vorgefunden werden kann.

Die Beziehung zwischen Dosis und Serumkonzentration scheint bei den Patienten linear zu sein. Jedoch ist die Halbwertszeit von Carbamazepin bei Langzeittherapie beträchtlich kürzer (5–27 Stunden) als nach einer Einzeldosis (30–35 Stunden). Daher stellen die beobachteten Plasmakonzentrationen im Fließgleichgewicht nur 25–50 % der erwarteten Konzentrationen dar, wenn die scheinba-

ren Clearance-Werte einer Einzeldosis der Berechnung zugrunde gelegt wurden. Dies läßt eine Autoinduktion vermuten, d. h. Carbamazepin induziert seinen eigenen Metabolismus. Die höchsten Carbamazepinkonzentrationen können 3–4 Tage nach Therapiebeginn gemessen werden; sie nehmen anschließend ab. Die maximale Induktion tritt üblicherweise innerhalb von 2–4 Wochen auf. Die Autoinduktion kann auch dosisabhängig sein. Daher sind während der ersten wenigen Monate nach Therapiebeginn regelmäßige Kontrollen der Serumkonzentrationen erforderlich, um das Ausmaß der Selbstinduktion zu bestimmen.
Die veröffentlichten Werte für die Clearance von Carbamazepin scheinen zu hoch angesetzt zu sein, da sie auf einer angenommenen Bioverfügbarkeit von 100 % beruhen. Folgende Populationsdaten[59] für die Clearancewerte liegen vor:

Erwachsene:
CL_{akut} = 0,0198 l/kg/h
$CL_{chronisch}$ = 0,0546 l/kg/h
ältere Kinder
CL_{akut} = 0,028 l/kg/h[56]
$CL_{chronisch}$ = 0,056 l/kg/h

6.4.3 Pharmakokinetik und Dosierung beeinflussende Faktoren

Arzneimittelinteraktionen
Die Serumkonzentration von Carbamazepin wird durch die gleichzeitige Gabe anderer enzyminduzierender Arzneistoffe vermindert, wie z. B. durch *Phenobarbital* und *Phenytoin*. Jedoch nimmt dabei die Konzentration des Epoxidmetaboliten zu, weshalb die Abnahme der pharmakologischen Wirkung nicht proportional zu der Abnahme der Carbamazepinkonzentration erfolgen muß.
Propoxyphen hemmt einen der metabolischen Abbauschritte, was zu erhöhten Serumkonzentrationen führt. Das Epoxid bleibt davon unbeeinflußt.
Die Konzentrationen von *Clonazepam, Warfarin, Doxycyclin, Phenytoin* und *Valproinat* werden durch Carbamazepin vermindert, vermutlich aufgrund einer Enzyminduktion.

Alter, Schwangerschaft
Kinder zeigen höhere Clearance-Werte für Carbamazepin, bedingt durch eine erhöhte metabolische Kapazität. Sie benötigen höhere Dosen pro kg Körpergewicht, auch kann eine häufigere Verabreichung erforderlich sein.
Schwangerschaft führt zu einer Zunahme der „scheinbaren" Clearance und erfordert daher eine Erhöhung der Erhaltungsdosis.

6.4.4 TDM-Richtlinien

Da Carbamazepin eine lineare Kinetik aufweist, führt eine proportionale Veränderung der Tagesdosis zu einer äquivalenten Veränderung der Fließgleichgewichtskonzentration. Um also eine neue Erhaltungsdosis (DM) zu berechnen, kann folgende Formel verwendet werden:

$$\text{Neue DM} = \frac{\text{gegenwärtige DM} \cdot C_{p\,\text{gewünscht}}^{ss}}{\text{gegenwärtige } C_p^{ss}}$$

Gründe für Serumspiegelkontrollen
Bei Therapiebeginn. Nachdem die maximale Autoinduktion wirksam geworden ist, normalerweise nach 2–4 Wochen.
Nach einer Dosierungsänderung. Neue Fließgleichgewichtskonzentrationen sollten nach 3–4 Tagen erreicht sein, wenn der Patient eine Langzeitbehandlung erhält.
Wenn andere Antikonvulsiva zusätzlich verordnet, abgesetzt oder in ihrer Dosierung verändert werden. Es kann nach Hinzufügen eines induzierenden Arzneimittels 2 Wochen dauern, bis die Induktion der Leberenzyme voll zur Wirkung kommt. Umgekehrt kann es nach Absetzen eines induzierenden Arzneistoffes eine gewisse Zeit dauern, bis die Aktivität der Leberenzyme wieder Ausgangswerte erreicht.
Andere Situationen, die ein TDM erfordern, sind Verdacht auf Toxizität, vermehrte Krampfanfälle, Schwangerschaft und Kindesalter mit ihren schnellen Änderungen der Clearancewerte.

Empfohlene Blutentnahmezeiten
Die beste Zeit sind 2–4 Wochen nach Therapiebeginn. d. h. wenn das Fließgleichgewicht erreicht ist. Idealerweise sollte das Blut vor der nächsten Dosis abgenommen werden. Bei den neueren Retardpräparaten ist der Zeitpunkt der Blutentnahme nicht mehr so wichtig wegen der geringen Unterschiede zwischen Spitzen- und Talspiegel.

Klinische Anwendung
Carbamazepin wirkt bei partiellen Anfällen mit komplexer Symptomatik und bei partiellen Anfällen mit elementarer Symptomatik. Es ist auch bei myoklonischen Anfällen wirksam, jedoch nur wenig oder gar nicht bei Absencen.

Empfohlene Dosierung. Initialdosen werden nicht empfohlen, da bei Therapiebeginn, bevor die Enzyminduktion zur Wirkung kommt, hohe Serumkonzentrationen erreicht werden. Anfangs sollte ein Drittel bis ein Viertel der Erhaltungsdosis verabreicht werden. Danach sollte die Erhaltungsdosis schrittweise über einen Zeitraum von 3–4 Wochen erhöht werden. Während dieser Zeit müßte die maximale Induktion schon eingetreten und die Häufigkeit von ZNS- und gastrointestinalen Nebenwirkungen vermindert sein.

Erwachsene
Anfangsdosis: 100–200 mg zweimal täglich
Erhaltungsdosis: 7– 15 mg/kg
      (oder 500–1000 mg/Tag)

Dosierungen über 1200 mg/Tag sind ohne Serumspiegelkontrollen nicht zu empfehlen.

Kinder. Bis zu 60 kg können 15–20 mg/kg in verteilten Dosen gegeben werden.

Die Hersteller empfehlen folgende Tagesdosen:
Bis zu einem Jahr: 100– 200 mg
Ein bis fünf Jahre: 200– 400 mg
Fünf bis zehn Jahre: 400– 600 mg
Zehn bis fünfzehn Jahre: 600–1000 mg

Häufigkeit der Dosierung. Da die Halbwertszeit bei Erwachsenen 5–7 Stunden beträgt, scheint bei den meisten Patienten die 2mal tägliche Einnahme angemessen. Da jedoch die Halbwertszeit des Epoxids kürzer ist, können signifikante Fluktuationen innerhalb des Dosierungsintervalls auftreten. Tagesdosen über 800 mg/Tag sollten in 3 Teildosen eingenommen werden und nach dem Essen, um hohe Spitzenkonzentrationen zu vermeiden.
Bei Kindern und Patienten, die mehrere Antikonvulsiva einnehmen, kann eine 4mal tägliche Verabreichung erforderlich sein.

Nebenwirkungen. Die häufigste dermatologische Nebenwirkung ist ein urtikarieller Rash; daneben können Photosensibilisierung, Stevens-Johnson-Syndrom und exfoliative Dermatitis auftreten. Hämatologische Probleme treten bei ca. 1% der Patienten auf. Am häufigsten ist die Leukopenie, die sich normalerweise nur vorübergehend zeigt. Das Blutbild kann sich entweder während der Therapie oder nach Absetzen des Medikamentes normalisieren. Thrombocytopenien und aplastische Anämien wurden ebenfalls beschrieben. Um hämatologische Nebenwirkungen frühzeitig zu entdecken, sollten regelmäßige Blutbildkontrollen nach Therapiebeginn und nach Dosierungserhöhungen während der ersten 6 Monate und danach alle 3 Monate durchgeführt werden.
Nur ein Fall einer tödlichen Hepatitis ist in Zusammenhang mit Carbamazepin bekannt; dennoch wird die Überwachung der Leberfunktion empfohlen.

6.4.5 Übungen

Beispiel 1
Patient W. G. ist 40 Jahre alt und wiegt 64 kg. Er leidet an einer Temporallappen-Epilepsie und wird mit 200 mg Phenytoin 2mal täglich und 200 mg Carbamazepin 3mal täglich behandelt. Vor 6 Monaten wurde er aus dem Krankenhaus mit 300 mg Phenytoin täglich (Serumspiegel 6,9 mg/l) entlassen. Vor 2 Monaten wurde er teilstationär untersucht und seine Phenytoindosierung auf 400 mg täglich erhöht. Vor 2 Wochen wurde zusätzlich Carbamazepin verschrieben in einer Dosierung von 200 mg 3mal täglich. Bei einer erneuten Untersuchung zeigte sich Herr W. G. benommen, verwirrt und ataktisch.

Gründe für das TDM
Bestätigung der Toxizität

Ergebnis der Laborkontrolle
Phenytoin 18,4 mg/l
Carbamazepin 14,2 mg/l

Beurteilen Sie die Therapie.

Beispiel 2
Die 6jährige Patientin D. L., 32 kg, leidet an einer Temporallappen-Epilepsie und hat eine überfürsorgliche Mutter. Sie sind erst kürzlich in ein Neubaugebiet gezogen, und D. L. hat jetzt mit der Schule begonnen. Die Eltern sind bestürzt, daß das Kind von der Schule als Epileptikerin geführt wird. Ihre vorherige Therapie bestand aus Valproinat, mit der sich die Anfälle nur schlecht beherrschen ließen. Sie spricht auf eine Monotherapie mit Carbamazepin (200 mg 2mal täglich seit einem Monat) gut an; trotzdem treten 2–4 Absencen pro Monat auf.

Gründe für das TDM
Therapeutische Bestätigung oder Mangel an Wirkung.

Ergebnis der Laborkontrolle
Carbamazepin 7,2 mg/l 8 Stunden nach der Einnahme.

Beurteilen Sie die Therapie.

6.4.6 Ergebnisse

Beispiel 1

1. *Denken Sie an:*
Die Autoinduktion von Carbamazepin. Die Dosis muß titriert werden.
Den Einfluß von Carbamazepin auf den Phenytoinspiegel. Es liegt keine Serumspiegelkontrolle bei der Dosierung von 400 mg Phenytoin vor.
Die Serumkonzentration des Carbamazepins ist potentiell toxisch.
Ist der Phenytoinspiegel nun innerhalb des therapeutischen Bereiches?

2. *Vorschläge*
Die Carbamazepindosis sollte auf 100 mg 3mal täglich reduziert werden; die Interaktion mit Phenytoin sollte das Fließgleichgewicht erreichen. Nach Auftreten der maximalen Autoinduktion sollte die Dosis titriert werden.

Berechnen Sie auch die Populationsdaten

$CL_{chronisch}$ = 0,055 l/kg/h
= 3,52 l/h

$C_p^{ss} = \dfrac{1 \cdot 1 \cdot 200/8}{3,52}$

= 7,1 mg/l

Die Erhaltungsdosis von Carbamazepin sollte daher mindestens 200 mg 3mal täglich betragen. Kontrollieren Sie die Serumkonzentration des Phenytoins und machen Sie, falls erforderlich, einen Versuch mit einer Monotherapie mit Phenytoin bei einer höheren Dosierung.
Bei der Diskussion mit dem behandelnden Arzt stellt sich heraus, daß der Patient an einer schweren Epilepsie leidet und in der Vergangenheit 450 mg Phenytoin nicht tolerierte.

3. *Entscheidung*
Der Patient sollte mit Phenytoin und Carbamazepin behandelt werden.

Beispiel 2

1. Berechnen Sie die Konzentration 3 Stunden nach der Einnahme (d. h. den angenommenen Spitzenwert)

Pharmakokinetische Parameter:

CL = 0,1 l/kg/h · 32 kg
   = 3,2 l/h

V = 1,12 l/kg · 32 kg
  = 35,8 l

k_a = 1,5 h^{-1}

$k = \dfrac{3,2 \text{ l/h}}{35,8 \text{ l}}$

= 0,0894 h^{-1}

$$C_p^{ss}(t) = \frac{S \cdot F \cdot D \cdot k_a}{V \cdot (k_a - k)} \cdot \left[\frac{e^{-k \cdot t}}{1 - e^{-k \cdot \tau}} - \frac{e^{-k_a \cdot t}}{1 - e^{-k_a \cdot \tau}} \right]$$

Somit gilt:

$$C_p^{ss}(3) = \frac{1,0 \cdot 1,0 \cdot 200 \cdot 1,5}{35,8 \cdot (1,5 - 0,0894)} \cdot$$

$$\left[\frac{e^{-0,0894 \cdot 3}}{1 - e^{-0,0894 \cdot 12}} - \frac{e^{-1,5 \cdot 3}}{1 - e^{-1,5 \cdot 12}} \right] = 6,8 \text{ mg/l}$$

Alternativ kann die durchschnittliche Serumkonzentration im Fließgleichgewicht berechnet werden:

$$C_p^{ss} = \frac{S \cdot F \cdot D/\tau}{CL}$$

$$C_p^{ss} = \frac{1 \cdot 1 \cdot 200/12}{3,2}$$

= 5,2 mg/l

Der erwartete Spitzenspiegel von 6,8 mg/l stimmt gut mit dem gemessenen von 7,2 mg/l überein, obwohl der mittlere Spiegel im Fließgleichgewicht dies nicht tut. Trotzdem können Sie eine Dosierungserhöhung empfehlen, wenn dies klinisch erforderlich ist.
Bei einer Morgendosis von 200 mg und einer Abenddosis von 300 mg ist zu erwarten:

C_p^{ss} = 6,5 mg/l.

Bei 300 mg 2mal täglich ist zu erwarten:

C_p^{ss} = 7,8 mg/l.

Letztere Dosierung ergibt 3 Stunden nach der Einnahme einen Spitzenspiegel von 10,2 mg/l, was vorübergehend toxische Wirkungen hervorrufen kann. Dies muß mit dem Arzt besprochen werden. Darüber hinaus sollte man an eine 3–4mal tägliche Einnahme des Carbamazepins denken, um die Fluktuation zu vermindern. Vielleicht wäre ein Retardpräparat ein guter Vorschlag. Auch die Eltern sollten beraten und ihnen der Sinn dieser medikamentösen Behandlung erklärt werden.

6.5 Primidon

Als therapeutischer Bereich für Primidon wurde eine Serumkonzentration zwischen 5–10 mg/l empfohlen.

Klinische Pharmakokinetik
Primidon ist ein Desoxybarbiturat, das 1952 in den Handel gebracht wurde. Der Arzneistoff wird in vivo zu Phenobarbital metabolisiert, dessen Konzentration dann im Blut überwacht wird.
Nach Verabreichung einer oralen Einzeldosis werden Spitzenkonzentrationen von Primidon nach 2–5 Stunden erreicht; bei chronischer Anwendung werden die Spitzenkonzentrationen mit einer Verzögerung erreicht[63]. Keine Informationen liegen zur Bioverfügbarkeit vor. Das scheinbare Verteilungsvolumen ist ca. 0,6 l/kg; der Arzneistoff ist nicht signifikant an Plasmaproteine gebunden.
Primidon folgt einer Kinetik 1. Ordnung. Die scheinbare Halbwertszeit variiert bei Erwachsenen und wird mit 4–12 Stunden angegeben. Es wird in der Leber zu Phenobarbital und Phenylethylmalonamid (PEMA) metabolisiert. Primidon wird unverändert im Urin ausgeschieden. Durchschnittlich 20–25 % Primidon werden zu Phenobarbital umgewandelt; hierbei besteht jedoch eine große Interpatientenvariabilität. Daher zeigt sich eine ausgeprägte Variation der Serumkonzentrationen von Phenobarbital bei Patienten, welche die gleiche Primidondosis erhalten.
Konzentrationen an Phenobarbital können 24–28 Stunden nach einer Einzeldosis nachgewiesen werden[62]. PEMA kann 1–2 Stunden nach der Verabreichung gemessen werden, wobei Spitzenkonzentrationen 7–8 Stunden nach der Einnahme auftreten. Bei chronischer Verabreichung sind die Phenobarbitalkonzentrationen nach 4 Tagen meßbar. Der Metabolit kumuliert zu Konzentrationen, die über denen der Muttersubstanz liegen und maximale Konzentrationen werden nach 50–160 Stunden erreicht. PEMA hat eine Halbwertszeit im Bereich von 15 Stunden und kumuliert ebenfalls bei chronischer Gabe der Muttersubstanz[64].

TDM-Richtlinien
Die Muttersubstanz und die Metabolite sind pharmakodynamisch aktiv. Eine lineare Beziehung zwischen der Primidondosis und den Phenobarbitalkonzentrationen kann beobachtet werden. Jedoch kann z. Zt. keine klare Beziehung zwischen den Serumkonzentrationen an Primidon und der klinischen Wirkung festgestellt werden, obwohl bestimmte Nebenwirkungen möglicherweise Primidon und PEMA zugeschrieben werden können[63].
Als therapeutischer Bereich des Primidons werden 5–10 mg/l angegeben, was jedoch nur unzureichend klinisch belegt ist.

6.6 Lamotrigin

Klinische Pharmakokinetik
Lamotrigin, eine Phenyltriazin-Verbindung, ist ein neues Antiepileptikum, das mäßig wirksam gegen partielle Anfälle ist. Neuere Einzelberichte weisen jedoch darauf hin, daß es wirksamer bei generalisierten Anfällen sein könnte, besonders bei atypischen Absencen. Zu den häufigen Nebenwirkungen gehören Hautausschläge, Müdigkeit, Exacerbation der Anfälle, Kopfschmerzen und Diplopie. Einige Symptome können jedoch durch eine Interaktion bei gleichzeitiger Carbamazepin-Therapie hervorgerufen werden. In wenigen Publikationen wird von einer disseminierten intravaskulären Koagulation und plötzlichen Todesfällen berichtet, obwohl die Rolle von Lamotrigin bei diesen Fällen unbekannt ist.

TDM-Richtlinien
Der Wert der Serumkontrollen von Lamotrigin zur Optimierung der Dosierung und zur Minimierung von Nebenwirkungen ist unklar. An einer Anzahl von Zentren stehen Analysenmethoden zur Verfügung. Versuchsweise wurde ein Zielbereich von 1–4 mg/l empfohlen. Dieser ist möglicherweise zu niedrig, da einige Patienten Konzentrationen über 10 mg/l benötigen[65].
Die normale Eliminationshalbwertszeit beträgt 29 Stunden. Sie zeigt jedoch bei der Verabreichung mit anderen Antikonvulsiva eine beträchtliche Variabilität. So nimmt die Halbwertszeit auf ca. 15 Stunden ab bei gleichzeitiger Gabe von Phenytoin und anderen enzyminduzierenden Arzneistoffen und steigt auf ca. 60 Stunden an, wenn gleichzeitig Valproinsäure verabreicht wird.

6.7 Oxcarbazepin

Klinische Pharmakokinetik
Oxcarbazepin ist das 10-Keto-Analogon des Carbamazepin. Es ist ein inaktives Prodrug und wird in der Leber zu dem aktiven 10-Hydroxycarbazepin metabolisiert[66]. Es umgeht die 10,11-Epoxid-Route des Hauptmetaboliten von Carbamazepin. Das Wirkspektrum und die Nebenwirkungen sind grob mit denen von Carbamazepin vergleichbar. Die Hauptvorteile von Oxcarbazepin gegenüber Carbamazepin ist der Mangel einer Induktion der hepatischen Enzyme mit der Folge des Fehlens einer Autoinduktion und dem Auftreten von weniger pharmakokinetischen Interaktionen. Weiterhin können ⅔ der Patienten mit einer Carbamazepin-Allergie Oxcarbazepin vertragen.

TDM-Richtlinien
Oxcarbazepin scheint nur in Spuren im Blutkreislauf vorhanden zu sein, und es ist der Metabolit 10-Hydroxycarbazepin, der die pharmakodynamisch aktive Verbindung darstellt.

6.8 Vigabatrin

Klinische Pharmakokinetik
Vigabatrin, ein Inhibitor der GABA-Transaminase, ist ein Arzneimittel der 2. Wahl für partielle Anfälle und generalisierte tonisch-klonische Anfälle. Vigabatrin kann auch ein wertvolles Mittel bei anderen Anfallstypen sein mit der Ausnahme von generalisierten Absencen und Myoklonus. Bis zur Hälfte der Patienten mit einer refraktären Epilepsie zeigte eine über 50 %ige Reduktion der Anfälle, aber bei einigen Respondern kann sich eine Toleranz entwickeln.
Bei frühen Tierversuchen mit Vigabatrin zeigten sich intramyelinäre Ödeme. Obwohl bei Primaten und Menschen diese Nebenwirkung noch nicht gesehen wurde, gibt sie Anlaß zur Sorge und wird in weiteren Studien mit Hilfe von Reihenuntersuchungen durch Kernspinresonanztomographie und Messung der evozierten Potentiale untersucht.
Die häufigsten Nebenwirkungen von Vigabatrin sind Verhaltensstörungen, die von Erregtheit und Verwirrtheit bis zum Auftreten einer Psychose gehen. Andere bekannte Nebenwirkungen betreffen Müdigkeit, Kopfschmerzen, Ataxie, Gewichtszunahme, Depression und Tremor. Die Therapie sollte unter Kontrolle durch Spezialisten begonnen werden, die Erfahrung in der Betreuung von Epilepsiepatienten und der Behandlung von schwersten Epilepsieformen haben.

TDM-Richtlinien
Das Monitoring des Vigabatrin ist möglich und Zielkonzentrationen wurden angegeben. Die meisten Experten halten dies jedoch für nicht notwendig, da die pharmakologische Wirkung in schlechter Korrelation zu den Arzneistoffkonzentrationen steht[67].
Die klinische Überwachung der Nebenwirkungen ist wichtig, vor allem bei Therapiebeginn.

Literatur

1. Bauer LA, Blouin RA. Phenytoin Michaelis-Menten pharmacokinetics in caucasian paediatric patients. Clinical Pharmacokin 1983; 8: 545–549
2. Buchthal F et al. (1960). Clinical and electroencephalographic correlations with serum levels of diphenylhydantoin. Arch Neurol 1960; 2: 624–630
3. Dam M, Olsen V. Intramuscular administration of phenytoin. Neurology 1966; 16: 288–292
4. Eadie MJ, Tyrer JD eds. Anticonvulsant Therapy Pharmacological Basis and Practice, Third Edition (1989). Churchill Livingstone
5. Gannaway WL et al. Clinical use of intravenous phenytoin sodium infusions. Clinical Pharmacokin 1983; 2: 135–138
6. Gibberd JH, Webley M. Studies in man of phenytoin absorption and its implications. J Neurology Neurosurgery Psych 1975; 15: 269–274
7. Grasela TH, Sheiner LB, Rambeck B et al. (1983). Steady state pharmacokinetics of phenytoin for routinely collected patient data. Clinical Pharmacokin 1983; 8: 355–364

7a. Gugler R, von Unruh GE. Clinical pharmacocinetics of valproic acid. Clin Pharmacokinet 1980; 5: 67–83
8. Ludden TM et al. (1976). Optimum phenytoin dosage regimens. Lancet 1976; 1; 307–308
9. Melander A, Brante G, Johannsen O, Lindberg T, Wahlin-Boll E. Influence of food in the absorption of phenytoin in man. Europ J Clin Pharmacol 1979; 15: 269–274
10. Merritt HH, Pulman TJ. Sodium diphenylhydantoinate in the treatment of convulsive disorders. J Am Med Assoc 1938; 3: 1068–1073
10a. Moolenaar F, Jelsma RBH, Visser J, Mijer DKF. Manipulation of rectal absorption rate of phenytoin in man. Pharm Weekbl 1981; 116/134 SCI. Ed. 3/4: 175–180
11. Mullen PW, Foster RW. Comparative evaluation of six techniques for determining the Michaelis-Menten parameters relating phenytoin dose and steady-state serum concentrations. J Pharm Pharmacol 1979; 31: 100–104
12. Mullen PW. Optimal phenytoin therapy: a new technique for individualising dosage. Clin Pharmacol Therap 1978; 23: 228–232
13. Rambeck B, Boeniigk HE, Dunlop A, Mullen PW, Wadsworth J, Richens A. Predicting phenytoin dose: a revised nomogram. Ther Drug Monitoring, 1980; 1: 325–354
14. Richens A. Clinical pharmacokinetics of phenytoin. Clin Pharmacokin 1979; 4: 153–169
15. Richens A. Clinical Pharmacokinetics of Phenytoin: Correction to previously published nomogram. Clin Pharmacokin 1980; 5: 402
16. Rimmer EM, Richens A. Interaction between vigabatrin and phenytoin. Br J Clin Pharmacol 1989; 27(Suppl 1): 27–33
17. Schumacher GE. Using pharmacokinetics in drug therapy. Part 6. Comparing methods for dealing with non-linear drugs like phenytoin. Am J Hosp Pharm 1980; 37: 128–132
18. Tyrer JH et al. Outbreak of anticonvulsant intoxication in an Australian city. Br Med J 1970; 4: 271–273
19. Vozeh S, Muir KT, Sheiner LB, Follath F. Predicting individual phenytoin dosage. J Pharmacokin Biopharm 1981; 9: 131–146
20. Vozeh S, Follah F. Nomographic estimation of time to reach steady state serum concentration during phenytoin therapy. Eur J Clin Pharmacol 1980; 17: 33–35
21. Winter ME. Basic Clinical Pharmacokinetics. 2nd ed. Spokane, Applied Therapeutics; 1988
22. Wallis W, Kutt H, McDowell F. Intravenous diphenylhydantoin in treatment of acute repetitive seizures. Neurology 1968; 18 (6): 513–525
23. Albani F, Riva R, Procacciani G, Baruzzi A, Perucca E. Free fraction of valproic acid: in vitro time-dependent increase and correlation with free fatty acid concentration in human plasma and serum. Epilepsia 1983; 24: 65–73
24. Bowdle TA, Patel IH, Levy RH, Wilensky AJ. Valproic acid dosage and plasma protein binding and clearance. Clin Pharmacol Ther 1980; 28: 486–492
25. Bowdle TA, Patel IH, Levy RH, Wilensky AJ. Influence of free fatty acids on valproic acid plasma protein binding during fasting in normal human. Clin Pharmacol Ther 1982; 31: 205
26. Dobson WE, Tasch V. Pharmacology of valproic acid in children with severe epilepsy: Clearance and hepatotoxicity. Neurology 1981; 31: 1047–1050
27. Gram L et al. Sodium valproate, serum level and clinical effect in epilepsy: A controlled study. Epilepsia 1979; 20: 303–312
28. Gugler R, von Unruh GE. Clinical pharmacokinetics of valproic acid. Clin Pharmacokin 1980; 5: 67–83
29. Johannessen SI. Antiepileptic drugs. Pharmacokinetics and clinical aspects. Ther Drug Monit 1981; 3: 17–37
30. Keys PA. Valproic acid: Interactions with phenytoin and phenobarbital. Drug Intell Clin Pharm 1982; 16: 737–739
31. Levy RH et al. Plasma protein binding and CSF concentration of valproic acid in the monkey. APhA Acad Pharm Sci 1980; 24: 10–79
32. Marty JJ, Kilpatrick CJ, Moulds RFW. Intra-dose variation in plasma protein binding of sodium valproate in epileptic patients. Br Clin Pharmacol 1982; 14: 399–404
33. Nutt JG et al. Linear relationship between plasma concentration and dosage of sodium valproate. Epilepsia 1979; 20: 589–592
34. Redenbaugh JE et al. Sodium valproate: Pharmacokinetics and effectiveness in treating intractable seizure. Neurology 1980; 30: 1–6
35. Riva R, Albani F, Cortelli P, Gobbi G, Perucca E, Baruzzi A. Diurnal fluctuations in free and total plasma concentrations of valproic acid at steady in epileptic patients. Ther Drug Monit 1983; 5: 191–196
36. Roman AJ, Panniah P, Lambert JB, Buchanan N. Free sodium valproate monitoring. Br J Clin Pharmac 1982; 13: 452–455
37. Buchthal F, Lennox-Buchthal M. Phenobarbital – Relation of serum concentrations to control of seizures. In Woodbury DM, Penry JK, Schmidt RP (eds) (1972) Antiepileptic drugs – Raven Press, New York p 335–343
38. Buchthal F, Svesmark O, Simonsen H. Relation of EEG and seizures to phenobarbital in serum. Arch Neurol 1968; 19: 567–572
39. Butler TC. Some quantitative aspects of the pharmacology of phenobarbital. In Pippenger CE, Penry JK, Kalt H (eds) Antiepileptic drugs: quantitative analysis and interpretation – Raven Press New York p 261–271
40. Butler TC, Mahafee C, Waddell WJ. Phenobarbitone: studies of elimination accumulation, tolerance and dosage schedules. J Pharmacol Exp Ther 1954; 3: 425–435
41. Fishman NA. Febrile Seizures: the treatment controversy. J Paediat 1979; 94: 177–184
42. Gal P, Toback JW, Boer HR et al. Efficacy of phenobarbital monotherapy in the treatment of neonatal seizures. Neurology 1982; 32: 1401–1404
43. Hvidberg EF, Dam M, Clinical pharmacokinetics of anticonvulsants. Clin Pharmacokin 1976; 1: 161–188
44. Jalling B. Plasma concentrations of phenobarbital in the treatment of seizures in newborns. Acta Paed Scand 1975; 64: 514–524
45. Kutt H and Penry JK. Usefulness of blood levels of antiepileptic drugs. Arch Neurol 1974; 31: 283–288
46. Lockman LA, Kriel R, Zaske D et al. Phenobarbital dosage for control of neonatal seizures. Neurology 1979; 29: 1445–1449
47. Morselli OP, Franco-Morselli R. Clinical pharmacokinetics of antiepileptic drugs in adults. Clin Pharmacol Ther 1980; 10: 65–101

48. Perucca E, Richens A. Antiepileptic drugs: Clinical Aspects. In: Richens A, Marks V. Eds Therapeutic Drug Monitoring, Churchill Livingstone 1981, p 320–348
49. Perucca E. Pharmacokinetic interactions with antiepileptic drugs. Clin Pharmacokin 1982; 7: 57–84
50. Richens A. Clinical Pharmacology and Medical Treatment. In: Laidlow J, Richens A (eds) A textbook of Epilepsy – Churchill Livingstone (1982) p 292–348
51. Schmidt D, Kupferberg HJ. Diphenylhydantion, phenobarbital primidone in saliva plasma and cerebrospinal fluid. Epilepsia 1975; 16: 735–741
52. Waddell W, Butler TC. The distribution and excretion of phenobarbital. J Clin Invest 1957; 36: 1217–1226
53. Wallace SJ, Smith JA. Successful prophylaxis against febrile convulsions with valproic acid or phenobarbitone. Br Med J 1980; 280: 353–354
54. Wolf SM. Controversies in the treatment of febrile convulsions. Neurology 1979; 29: 287–290
55. Bertilsson L. Clinical pharmacokinetics of carbamazepine. Clin Pharmacokin 1978; 3: 128–143
56. Bertilsson L, Hojer B, Tybring G, Osterlon J, Rane A. Autoinduction of carbamazepine metabolism in children examined by a stable isotope technique. Clin Pharmacol Ther 1980; 27: 83–88
57. Cotter LM, Smith GA, Hooper WD, Tyrer JH, Eadie MJ. The bioavailability of carbamazepine. Proc Australian Assoc Neurolog 1975; 12: 123–128
58. Eadie MJ and Tyrer JH. Anticonvulsant Therapy – Pharmacological basis and practice. Churchill Livingstone, 3rd edition (1989)
59. Eichelbaum M, Thomson T, Tybring G, Bertilsson L. Carbamazepine metabolism in man. Induction and pharmacogenetic aspects. Clin Pharmacokin 1985; 10: 80–90
60. Johannessen S. Antiepileptic Drugs: Pharmacokinetic and clinical aspects. Ther Drug Monit 1981; 3: 17–37
61. Pynnonen S. Pharmacokinetics of carbamazepine in man – a review. Ther Drug Monit 1979; 1: 409–431
62. Baumel IP, Gallagher BB, Mattson RH. Phenylethylmalonamide (PEMA) an important metabolite of primodone. Arch Neurol 1972; 27: 34
63. Booker HE, Hosokowa K, Burdette RO, Darchey B. A clinical study of serum primidone levels. Epilepsia 1970; 11: 395–402
64. Morselli OP, Franco-Morselli R. Clinical pharmacokinetics of antiepileptic drugs in adults. Clin Pharmacol Ther 1980; 10: 65–101
65. Brodie MJ. Lamotrigine. Lancet 1992; 339: 1397–1400
66. Grant SM, Faulds D. Oxcarbazepine. A review of its pharmacology and therapeutic potential in epilepsy, trigeminal neuralgia and effective disorders. Drugs 1992; 43: 873–888
67. Rey E, Pons G, Richard MO, Vauzelle F, D'Athis P, Chiron C, Dulac O, Beamont D, Olive G. Pharmacokinetics of the individual enantiomers of vigabatrin (G-vinyl GABA) in epileptic children. Br J Clin Pharmacol 1990; 30: 253–257

Kapitel 6

Klinisch-toxikologische Vorfelddiagnostik

H. Schütz

1 Bedeutung und Strategien der klinisch-toxikologischen Analytik

1.1 „Wozu klinisch-toxikologische Analytik?"

Eine grundlegende Erkenntnis aus einer Denkschrift der DFG-Senatskommission für klinisch-toxikologische Analytik[1] soll vorangestellt werden:

„*Wer meint, mit genauester Befragung und mehrtägiger Krankenbeobachtung, also rein klinisch, bei Vergiftungen eine sichere Diagnose stellen zu können, irrt sehr oft.*
Der Nachweis des zur Vergiftung führenden Stoffes ist daher in allen mutmaßlichen Vergiftungsfällen zu versuchen. Ohne klinisch-toxikologische Analytik ist eine sichere Diagnose bei Vergiftungsverdacht nicht möglich."

(Geldmacher-von Mallinckrodt 1979)

Diese Denkschrift zur Situation der klinisch-toxikologischen Analytik[1] enthält auch eine detaillierte Übersicht hinsichtlich Diskrepanzen zwischen vorläufigen Diagnosen und den Ergebnissen der klinisch-toxikologischen Untersuchungen (Übersicht 6.1).

Übersicht 6.1 Diskrepanz zwischen Diagnosen und Analysenergebnissen bei insgesamt 109 Patienten (aus[1])

Zum Zeitpunkt der Asservatentnahme gestellte Diagnosen im Vergleich zu den Ergebnissen der klinisch-toxikologischen Untersuchungen

	Zahl der Fälle	%
Klinische Annahme richtig	24	22
Klinische Annahme teilweise richtig (noch weitere Giftstoffe gefunden)	39	36
Klinische Annahme falsch (a, b, c)	46	42
a) andere Gifte gefunden als vermutet	13	12
b) kein Gift vermutet, aber gefunden	15	14
c) Gift vermutet, aber keines gefunden	18	16
	n = 109	100 %

Dabei überrascht der hohe Prozentsatz falscher bzw. revisionsbedürftiger Primärdiagnosen. Dieser Sachverhalt soll anhand einiger Beispiele noch vertieft werden. Hierbei lassen sich 3 typische Gruppen, die für Fehldeutungen ursächlich sind, herausarbeiten (siehe Übersichten 6.2 bis 6.4). In der Übersicht 6.2 sind zunächst klinische Fälle zusammengestellt, die erst durch toxikologische Analysen als Vergiftungen erkannt und aufgeklärt wurden.
Nicht selten wird klinischerseits zwar ein Vergiftungsverdacht geäußert; die chemisch-toxikologischen Untersuchungen führen jedoch zum Nachweis einer anderen Noxe (Übersicht 6.3). Wird der toxikologische Untersuchungsauftrag auf die vermutete Noxe begrenzt, bleibt die u. U. entscheidende Vergiftung unerkannt. Schließlich kann auch der Fall eintreten, daß zusätzlich zu einem bereits vermuteten Giftstoff eine weitere Substanz nachweisbar ist (Übersicht 6.4), bei der es sich um die klinisch-toxikologisch relevantere handeln kann.
Fehldiagnosen werden auch dadurch begünstigt, daß viele Vergiftungssymptome anderen Krankheitsbildern ähneln (Übersicht 6.5).
Auch der Ausschluß einer Vergiftung kann von großer Bedeutung sein, wenn dadurch der Verdacht auf eine organische Ursache erhärtet wird.
Diese Ausführungen belegen die Notwendigkeit einer toxikologischen Untersuchung zur Aufklärung eines Vergiftungsverdachtes.

Übersicht 6.2 Primär nach Krankenhausaufnahme einer organischen Krankheit zugeordnete Vergiftungen (n = 23)[2]

Unerkannte Vergiftungen (11 tödlich/12 überlebt)

Fall	Klinische Diagnose	Noxe
1	Meningitis	Barbiturat/Carbromal
2	Cerebrale Blutung	Diethylpentenamid/ Diphenhydramin
3 bis 20	Organische Leiden	Diethylpentenamid Diphenhydramin Carbromal Barbiturate Methaqualon
21	Herzversagen	Arsen
22, 23	Herzversagen	Strychnin

Übersicht 6.3 Primärer Vergiftungsverdacht nach Krankenhausaufnahme; die toxikologische Analyse führt aber zum Nachweis anderer Gifte[2]

Vergiftungsverdacht, aber andere Noxe

Fall	Klinische Diagnose	andere Noxe
1	Barbiturate	Metasystox (Ex.)
2	Suchtmittel	Thallium (Ex.)
3	Arzneistoffe	Kohlenmonoxid
4	Diazepam (Valium®)	Parathion (E 605)
5 bis 9	Barbiturate	Cumarinderivate Bromoureide Methaqualon Glyceroltrinitrat

Übersicht 6.4 Primärer Vergiftungsverdacht; die toxikologische Analyse führt aber zum Nachweis zusätzlicher Gifte[2]

Vergiftungsverdacht, aber zusätzliche Noxe

Fall	Klinische Diagnose	zusätzliche Noxe
1	Alkohol	Barbiturate
2	Alkohol	Cumarinderivate
3	Alkohol	Diethylpentenamid
4	Alkohol	Heroin (Ex.)
5	Bromoureide	Thallium

Übersicht 6.5 Häufig beobachtete Fehldiagnosen, die auf der Verwechslung mit Krankheitsbildern beruhen[1]

Beispiele für Vergiftungen, die anderen Krankheitsbildern ähneln (typische Fehldiagnosen)	
Gift	Analoge Krankheit
Thallium	Polyneuritis
	Senile Demenz
	Landrysche Paralyse
	Alopezie
Strychnin	Cerebrale Krämpfe
Ethanol	Schädelhirntrauma
Arsen	Cholera
Colchicin	Cholera

1.1.1 Art, Verbreitung und Gefährlichkeit von Giftstoffen

Aus Abb. 6.1 ist deutlich zu erkennen, daß der Alkohol den mit Abstand häufigsten Giftstoff darstellt. Es folgen erwartungsgemäß Medikamente und die wegen ihrer Wechselwirkungen besonders gefürchteten Kombinationen zwischen Medikamenten und Alkohol. Unter sonstigen Fremdstoffen sind beispielsweise Haushaltschemikalien, pflanzliche Gifte u. a. zu verstehen.

Unter den Medikamenten nehmen Benzodiazepine noch immer eine Spitzenstellung ein, während beispielsweise Barbiturate und Methaqualon (letzteres insbesondere nach der Unterstellung unter das BTM-Gesetz) weniger stark beteiligt sind. Tricyclische Antidepressiva nehmen neuerdings beträchtlich zu, da sie bei der Behandlung von Depressionen den Benzodiazepinen (die bekanntlich keine antidepressive Wirkungskomponente besitzen) vorgezogen und daher häufiger verordnet werden. Besonders verhängnisvoll kann es sich auswirken, wenn Giftstoffe organische oder funktionelle Leiden vortäuschen oder durch eine fehlende Initialsymptomatik gekennzeichnet sind. Letztere können fast als „ideale Mordgifte" angesehen werden, da die fatale Wirkung häufig erst nach Stunden oder Tagen eintritt. In der Übersicht 6.6 sind die bekanntesten Vertreter dieser Stoffklasse dargestellt.

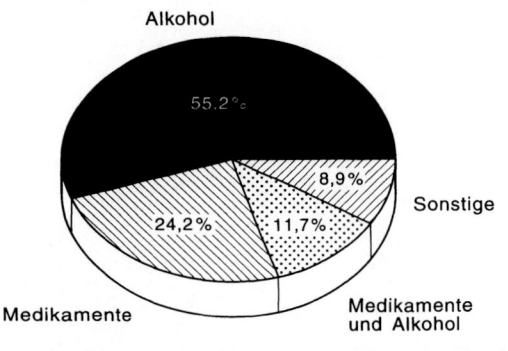

Abb. 6.1 Typische Verteilung von Vergiftungsfällen (aus[1])

Alkohol 55,2%
Medikamente 24,2%
11,7%
Medikamente und Alkohol 8,9%
Sonstige

Übersicht 6.6 Beispiele für Giftstoffe mit fehlender Initialsymptomatik

Besonders gefährliche Gifte mit fehlender Initialsymptomatik

- Paracetamol (aus zahlreichen rezeptfreien Analgetika, zunächst symptomfreie Phase, nach einiger Zeit akutes Leberversagen)
- Paraquat (aus sog. Totalherbiziden) nach symptomfreier Phase Lungenfibrose
- Thallium (aus Rattenvertilgungsmitteln) nach unspezifischer Initialsymptomatik evtl. Spättod, Hämoperfusion nur in der frühen Verteilungsphase sinnvoll
- Methanol (z. B. aus Reinigungsmitteln) Gefahr der Erblindung, Ethanolgabe als Substratkonkurrenz
- Glykole (z. B. aus Gefrierschutzmitteln) Gefahr der Nerven- und Nierenschädigung
- Halogenierte Kohlenwasserstoffe
- Pilzgifte (z. B. Knollenblätterpilz)

Nicht weniger gefährlich sind auch Wirkstoffe mit geringer therapeutischer Breite, da bei ihnen bereits relativ geringe Überdosierungen Vergiftungserscheinungen hervorrufen können (Übersicht 6.7).

Übersicht 6.7 Wirkstoffe mit geringer therapeutischer Breite

Fremdstoffe mit besonders geringer therapeutischer Breite, d. h. besonderer Gefahr der Überdosierung (Beispiele)

- Theophyllin (z. B. aus Broncholytika, Kardiaka, Diuretika)
- Antikoagulantien vom Cumarintyp
- Herzglykoside
- Lithium (z. B. aus Psychopharmaka)
- Alkohol!

Im Gegensatz hierzu sind Wirksubstanzen mit großer therapeutischer Breite (z. B. Benzodiazepine) weniger gefährlich. Letale Monointoxikationen mit klassischen Benzodiazepinen (z. B. Chlordiazepoxid, Diazepam, Oxazepam u. a.) sind kaum bekannt geworden, gefürchtet werden allerdings Mischintoxikationen, meist unter Beteiligung von Alkohol[3].

Schließlich ist ein sicherer Nachweis von Giftstoffen auch in den Fällen unumgänglich, wo invasive Therapieverfahren eingesetzt werden, die ihrerseits Risiken einschließen.

1.2 Erkennung und Nachweis von klinisch-toxikologisch relevanten Giftstoffen

Zum Screening und zur Identifizierung toxikologisch relevanter Fremdstoffe benötigt man ein Suchkonzept, das rasch und unter Zuhilfenahme analytischer Methoden aufsteigender Hierarchie hinsichtlich Schwierigkeitsgrad und Aufwand eine möglichst lückenlose Erkennung von Giftstoffen unterschiedlichster Struktur ermöglicht. Hierzu stehen bereits zahlreiche Methoden zur Verfügung, die insbesondere im Rahmen der Tätigkeit der Senatskommission der Deutschen Forschungsgemeinschaft für Klinisch-toxikologische Analytik ausgewählt und überprüft wurden.

1.2.1 Struktur eines Strategieprogrammes

Zu Beginn jeder Untersuchung muß die Qualifikation des betreffenden Laboratoriums ermittelt werden. Zunächst ist die Frage zu beantworten, ob die erforderlichen Geräte vorhanden und welche Methoden in dem Labor etabliert sind. Es wird zweckmäßig sein, nicht nur danach zu fragen, ob ein Photometer verfügbar ist, sondern dieses Gerät auch detaillierter zu spezifizieren. Abhängig von der jeweiligen Methode können nämlich die Anforderungen an ein Photometer recht unterschiedlich sein. Ein für die Messung breiter Extinktionsmaxima (z. B. von Azofarbstoffen oder Enzymspektren) durchaus noch einsetzbares Gerät kann bei der photometrischen Bestimmung von Carboxyhämoglobin (CO-Hb; s. 7.4) total versagen, da bei dieser Methode die Extinktionen in steil ansteigenden oder abfallenden Flanken des Spektrums gemessen werden müssen, was eine absolut exakte Einstellung des Photometers erforderlich macht. Für den letztgenannten Zweck können somit nur hochwertige Spektralphotometer (daneben aber auch Filterphotometer) eingesetzt werden[4]. Ähnliche Einschränkungen gelten praktisch für alle anderen Methoden. Will man beispielsweise mit Hilfe der Dünnschichtchromatographie qualitativ arbeiten, so genügen relativ einfache Auftragegeräte. Ist jedoch eine quantitative Auswertung mit Hilfe moderner Scanner erforderlich, so wird man an die Art der Auftragetechnik (z. B. mittels LINOMAT®) sehr viel höhere Anforderungen stellen müssen.

Die Leistungsfähigkeit eines Labors wird natürlich auch durch den Ausbildungsstand des Personals entscheidend mitgeprägt. Beispielsweise ist es wichtig zu wissen, ob lediglich Kenntnisse hinsichtlich einer dünnschichtchromatographischen Auswertung über den normalen R_f-Wert vorliegen, oder ob das Konzept des sog. korrigierten R_f-Wertes beherrscht wird (vgl. Abschn. 5). Ähnliches gilt für die Gaschromatographie, bei der es entscheidend darauf ankommt, ob lediglich eine empirische Auswertung über die Retentionszeit vorgenommen werden kann, oder ob in dem betreffenden Laboratorium das Normierungsverfahren des Retentionsindex nach Kovats (vgl. Abschn. 6.1) durchführbar ist, was beispielsweise die Verfügbarkeit zahlreicher n-Alkane voraussetzt.

Die Art der durchführbaren Methoden und der Ausbildungs- bzw. Kenntnisstand des Personals sind maßgebend für die anschließende Entscheidung, ob das betreffende Labor den Labor-Stufen A, B oder C zugeordnet werden kann. Eine solche Unterscheidung wurde aufgrund der umfangreichen Untersuchungen der Senatskommission der Deutschen Forschungsgemeinschaft für Klinisch-toxikologische Analytik für notwendig erachtet[1].

A-Laboratorien. Sie sollen in der Lage sein, qualitative Prüfungen auf die wichtigsten Pharmaka und Gifte in Blut und/oder Urin durch einfache Farbreaktionen einschließlich Schnelltests durchzuführen. Weiterhin soll eine enzymatische Ethanolbestimmung möglich sein, und es soll über eine Grundausrüstung zur Dünnschichtchromatographie verfügen. An Geräten sind vorgesehen: Spektralphotometer (UV, VIS), Dünnschichtchromatographie, Enzymimmunoassay, Gasspürgerät (nach Dräger).

B-Laboratorien. Sie sollen zusätzlich qualitative Prüfungen auf alle relevanten Pharmaka und Gifte einschließlich wichtiger Metalle durchführen können. Weiterhin werden quantitative Konzentrationsbestimmungen der Pharmaka und Gifte im Blut gefordert sowie die Bestimmung der Blutethanolkonzentration mit einer weiteren Methode. Zusätzlich sollen folgende Geräte zur Verfügung stehen: Gaschromatographie, Hochdruckflüssigkeitschromatographie, Atomabsorption, Immunoassay (Fluoreszenzpolarisationsassay) und Fluorimetrie.

C-Laboratorien. Sie sollen zusätzlich schwierige Untersuchungsmethoden bei Giftspuren, seltenen Vergiftungen und Matrixproblemen beherrschen. An Geräten sind zusätzlich vorgesehen: GC/MS-Kopplung mit EI/CI-Technik, LC/MS-Kopplung, Voltammetrie, NMR-Spektroskopie, Neutronenaktivierungsanalyse, Röntgenfluoreszenzspektroskopie. Eine Zusammenstellung der einzelnen Kriterien befindet sich in Übersicht 6.8.

Übersicht 6.8 Empfehlungen der DFG zur Klassifizierung von Untersuchungslaboratorien für Notfallanalysen (aus Lit.[1])

Organisationsplan der Senatskommission der DFG für klinisch-toxikologische Analytik

Labor-Kateg.	Aufgaben	Ausrüstung
A	Qualitative Prüfung auf die wichtigsten Giftstoffe in Blut und Urin durch einfache Farbreaktionen, Ethanolbestimmung	Spektralphotometer Dünnschichtchromatographie Enzymimmunoassay Gasspürgerät
B	zusätzlich: Qual. Prüfung auf alle relevanten Pharmaka u. Gifte (einschl. Metalle) Quant. Konzentrationsbestimmungen BAK-Best. (2. Methode)	Gaschromatographie Hochdruckflüssigkeitschromatographie Atomabsorption
C	zusätzlich: Schwierige Untersuchungsmethoden (Giftspuren, seltene Gifte, Matrixprobleme)	GC/MS (EI u. CI-Technik) Voltammetrie andere Verfahren

Eine weitere Differenzierung betrifft schließlich die zeitliche Einsatzfähigkeit des betreffenden Labors. Darunter ist zu verstehen, ob nur während der normalen Arbeitszeit Untersuchungen durchgeführt werden können, oder ob eine 24-Stunden-Bereitschaft als Notdienst etabliert werden kann. Mit Hilfe der beschriebenen Kriterien soll festgelegt werden, welche Anforderungen an die betreffende Untersuchungsstelle gerichtet werden können. Danach soll sich der Vorschlag für die Methodenauswahl richten. Insbesondere soll sichergestellt sein, daß ein kleineres Labor hinsichtlich der Fragestellung nicht überfordert wird. Ist dies der Fall, so muß beim Vorliegen ausreichender Mengen an Untersuchungsmaterial zwar die Anregung gegeben werden, einige wichtige und einfachere Untersuchungen durchzuführen, aber bereits zum frühestmöglichen Zeitpunkt ein Laboratorium der höheren Hierachie einzuschalten (→ Bd. 3 S. XXXVIII). Grundsätzlich gilt, daß bei Notfallanalysen ein patientennah und möglichst rasch erzieltes Ergebnis wichtiger sein kann als ein Resultat, das zwar mit zahlreichen aufwendigen Methoden gesichert wurde, aber erst nach Tagen vorliegt. Es wurde bereits darauf hingewiesen, daß der Ausschluß einer Vergiftung ebenso wichtig sein kann wie der Nachweis. Gerade im Hinblick auf diese Erkennung oder Nichterkennung von Giftstoffen können auch kleinere Laboratorien hervorragende und valide Arbeit leisten, wenn sie richtig angeleitet werden.

Auf Fragen des Untersuchungsmaterials wird an dieser Stelle nicht näher eingegangen, da diese im Abschn. 2 ausführlich behandelt werden. Es ist jedoch unverzüglich zu klären, ob es sich um eine Notfallanalyse mit großer Eilbedürftigkeit oder um eine weniger dringende Untersuchung (z. B. im verkehrsmedizinischen Bereich) handelt. Bei Notfallanalysen sind meist ganz andere Analysenkonzepte zu benutzen.

In einem weiteren Dialog mit dem Auftraggeber muß abgeklärt werden, ob bereits Hinweise auf ein bestimmtes Gift vorliegen. Ist dies der Fall, so wird sich natürlich die Screeningstrategie zunächst in Richtung dieses vermuteten Fremdstoffes bewegen. Dennoch ist gerade bei solchen Angaben größte Vorsicht angebracht: Untersuchungen der weiter oben erwähnten Senatskommission der DFG zeigen, daß in bis zu 30% der Fälle schließlich ein anderes oder wesentliches zusätzliches Gift nachgewiesen werden konnte. Auch muß ein betreffender Giftstoff nicht immer in unmittelbarer Nähe des Vergifteten aufgefunden werden. Häufig beseitigen Angehörige diese Reste, weil sie befürchten, daß bei einer Vergiftung beispielsweise die Lebensversicherungen von der Leistung zurücktreten können. Nicht selten beseitigt auch der Vergiftete die leeren Medikamentenpackungen und Anleitungen zur „Selbsterlösung". Dies wird sogar in einem entsprechenden Schriftstück der „Gesellschaft für humanes Sterben" nahegelegt.

Wichtige Hinweise liefern häufig auch klinische Symptome, die nicht selten auf eine bestimmte Giftstoffklasse hindeuten: so können enge Pupillen (Miosis) auf Phosphorsäureester, Opiate und andere Giftstoffe hinweisen. Weite Pupillen (Mydriasis) werden häufig nach der Gabe von Atropin, Cocain und anderen Fremdstoffen beobachtet. Weiterhin ist beispielsweise eine erniedrigte Cholinesterase ein deutlicher Anhaltspunkt für eine Phosphorsäureester-Intoxikation. Zahlreiche weitere wichtige klinische Symptome wären an dieser Stelle des Dialogs aufzunehmen. Aber auch hier ist ein Warnhinweis angebracht: Die evtl. bereits begonnene Therapie kann die ursprüngliche und durch das Gift bewirkte Symptomatik überdecken. Dies wird z. B. bei Vergiftungen mit Parathion (E 605) beobachtet, bei denen eine begonnene Therapie mit Atropin zu weiten Pupillen führt. Auf der Basis dieser Beobachtung wurde eine Vergiftung mit E 605 zunächst nicht in Betracht gezogen, da die ursprünglich engen Pupillen nach der Therapie natürlich nicht mehr vorlagen.

Nachfolgend wird auf die verschiedenen Arten von Untersuchungsmaterial (Asservate) eingegangen. Hierbei muß unterschieden werden, ob es sich um externe Asservate (z. B. Tabletten oder Trinkgefäßinhalte) oder biologisches Material, wie z. B. Mageninhalt, Blut, Harn oder andere körpereigene Stoffe handelt. Zu Beginn einer jeden Analyse sind einfache Vorproben (organoleptische Prüfungen) zweckmäßig. Diese beschränken sich im wesentlichen auf eine Beurteilung der Farbe, des Geruches und evtl. besonderer Kennzeichen des Untersuchungsmaterials. Auch hier ist Vorsicht angebracht, da beispielsweise bei einer Cyanidvergiftung das intensive Einatmen der dem Asservat entströmenden Gase bzw. Dämpfe gefährlich sein kann. Auffällige und mehr oder weniger charakteristische Gerüche findet man außer bei Cyanid (wobei allerdings zu berücksichtigen ist, daß zahlreiche Personen wegen einer entsprechenden genetischen Disposition nicht in der Lage sind, Cyanid zu riechen) auch bei vielen Lösungsmitteln und anderen geruchsintensiven Substanzen. Was die visuelle Beurteilung angeht, so ist stets eine blaue Farbe auffällig, da sie ab einer bestimmten Giftklasse zahlreichen Pestiziden beigegeben sein muß. Aber auch in diesem Zusammenhang ist darauf hinzuweisen, daß Ausnahmen die Regel bestätigen und das Fehlen einer blauen Farbe beispielsweise nicht dazu geeignet ist, gewisse Pestizide auszuschließen. Stets muß damit gerechnet werden, daß beispielsweise in Giftschränken oder sonstigen Aufbewahrungsstellen noch alte Bestände verfügbar sind, die ohne die genannten Warnhinweise produziert wurden.

Präanalytische Identifizierungsmöglichkeit. Eine weitere wichtige präanalytische Identifizierungsmöglichkeit beruht auf äußeren Merkmalen, z. B. bei aufgefundenen Tabletten. Auch wenn die betreffende Tablette keinerlei charakteristische Prägung aufweist, kann man aufgrund ihres Gewichtes, der Farbe, der Dicke, des Durchmessers und evtl. anderer Kennzeichen mit Hilfe von laufend aktualisierten Verzeichnissen eine Zuordnung versuchen[5].

Nunmehr wird mit den ersten orientierenden und einfachen Messungen begonnen: Sehr wichtig ist zunächst eine Bestimmung des pH-Wertes der Asservate (s. 3.1.3). Die Messung sollte so bald wie möglich erfolgen, da sich später infolge sekundärer Veränderungen pH-Wert-Verschiebungen ergeben können (beispielsweise wird der in Harnproben vorhandene Harnstoff durch Urease zersetzt; die hierbei entstehenden Ammoniakmengen können den pH-Wert beträchtlich in den alkalischen Bereich verschieben). Die Kenntnis des pH-Wertes ist insbesondere beim Harn auch für die spätere Interpretation der Untersuchungsergebnisse wichtig: Basische Giftstoffe werden mit saurem Harn wesentlich schneller ausgeschieden als bei alkalischer Stoffwechsellage; das Umgekehrte gilt für basische Substanzen. Extreme pH-Werte im Mageninhalt deuten unmittelbar auf Säure- bzw. Laugenverätzungen hin.

Da sehr viele Giftstoffe basischen Stickstoff enthalten, empfiehlt sich bereits an dieser Stelle ein Gruppenscreening, das solche basische Giftstoffe erfaßt oder weitgehend ausschließt. In diesem Zusammenhang hat sich der TBPE-Test sehr bewährt (s. 3.2). Er beruht auf dem Prinzip der Ionenpaarbildung und kann auch in kleinen Laboratorien rasch und verläßlich durchgeführt werden. Gleichzeitig schließt er auch eine Extraktionsmethode ein, da nach Abtrennung und Zerlegung des Ionenpaarkomplexes die betreffende basische Substanz in hochreiner Form vorliegt und (was bisher kaum ausgenutzt wird) direkt empfindlichen immunchemischen, chromatographischen und spektroskopischen Methoden zugeführt werden kann.

General unknown analysis. Beim konkreten Verdacht auf einen bestimmten Giftstoff stehen selbstverständlich zunächst diesbezügliche gezielte Screening- und Identifizierungsversuche im Vordergrund. Andererseits liegen bei der Mehrzahl der toxikologischen Untersuchungen keine Hinweise auf die Art und Menge eines Fremdstoffes vor. Es stellt sich das Problem der sog. *general unknown analysis*. Grundsätzlich muß in diesem Zusammenhang mit dem Auftreten von mehreren hundert bis tausend Fremdstoffen gerechnet werden. Ein Screeningkonzept muß daher so angelegt sein, daß es zunächst möglichst große Giftstoffgruppen erfaßt und erst später eine Differenzierung innerhalb dieser Gruppen anstrebt. Bei der Anlage eines solchen „screening-designs" muß aber folgendes bedacht werden: Die klinisch-toxikologische Erfahrung hat in der Vergangenheit gezeigt, daß es zunächst besonders wichtig ist, eine relativ geringe Anzahl von Substanzen zu erfassen oder auszuschließen. Hierbei handelt es sich um Giftstoffe, nach deren Einnahme eine sofortige Behandlung erforderlich ist, da sonst Spätfolgen mit evtl. letalem Verlauf nicht zu verhindern sind. Viele dieser Giftstoffe sind durch eine fehlende Initialsymptomatik gekennzeichnet, d. h. obwohl der Patient möglicherweise letale Dosen des betreffenden Giftstoffes aufgenommen hat, ist er subjektiv betrachtet weitgehend beschwerdefrei und möglicherweise sogar euphorisch. Ein bekanntes Beispiel ist das Analgetikum Paracetamol (Acetaminophen), das in vielen auch frei verkäuflichen Schmerzmitteln enthalten ist. Nach der Einnahme bestimmter Mengen kann der Patient zunächst unauffällig wirken und über keinerlei Beschwerden klagen. Erst im weiteren zeitlichen Verlauf treten schwerwiegende Komplikationen (Gelbsucht, Leberversagen u. a.) auf, die nicht selten tödlich verlaufen. Erfolgt hier ein rechtzeitiger Nachweis mit quantitativer Bestimmung, so kann der tödliche Verlauf durch Gabe des Antidotes N-Acetylcystein verhindert werden. Ein weiteres Beispiel ist das Totalherbizid Paraquat: Auch hier wird über zahlreiche Fälle berichtet, bei denen der Patient längere Zeit nach der Einnahme ohne größere Beschwerden bleibt. Der Tod tritt häufig nach wenigen Tagen in Form einer Lungenfibrose auf. Hier kann bei Vorliegen eines raschen analytischen Befundes eine unverzüglich eingeleitete Hämoperfusion den fatalen Verlauf verhindern. Für die beiden genannten Wirkstoffe Paracetamol und Paraquat stehen einfache und in jedem kleineren Krankenhaus durchführbare Screeningtests zur Verfügung, die in den Abschnitten 7.5 und 7.6 beschrieben werden. Einfache und rasch durchzuführende Erkennungsreaktionen existieren auch für chlorierte Kohlenwasserstoffe (Fujiwara-Test; vgl. 7.1), Cyanid (Berliner Blau-Reaktion; vgl. 7.2) und zahlreiche andere flüchtige Stoffe (z. B. Dräger-Röhrchen). Auch hier kann eine schnelle Diagnose zu lebensrettenden Maßnahmen führen (im Falle der Cyanidvergiftung wegen des raschen Verlaufes freilich nur selten, obwohl mit 4-DMAP ein wirksames Antidot zur Verfügung steht). Im Falle des positiven Nachweises chlorierter Kohlenwasserstoffe wäre an eine Hyperventilation zu denken, die u. U. einen Hubschraubertransport in ein entsprechendes Zentrum erforderlich macht. Zu der Gruppe der genannten Giftstoffe, bei denen eine rasche Erkennung besonders wichtig ist, gehören auch Ethylenglykol (Gabe von Ethanol; Substratkonkurrenz), Kohlenmonoxid (evtl. hyperbare Beatmung) und Thallium (Antidot: Eisen (III)-hexacyanoferrat (II)). Auch hierfür existiert eine Reihe von einfachen und daher gut praktikablen Nachweismöglichkeiten. Allerdings setzt die Bestimmung von Ethylenglykol eine etwas aufwendigere Geräteausstattung voraus (hinsichtlich der Methodik siehe beispielsweise[5a]). Bezüglich des Nachweises von Thallium ist anzumerken, daß Thalliumvergiftungen in der letzten Zeit wegen der stark eingeschränkten Verfügbarkeit dieses Giftstoffes kaum noch beobachtet werden. Aus diesem Grund wird hinsichtlich einer ausführlichen Methodenbeschreibung (Standardadditionsverfahren) auf[13] verwiesen. Bei jedem unklaren Vergiftungsverdacht ist diesen „heimtückischen" Giftstoffen jedoch besondere Beachtung zu schenken. Eine rasche Erkennung ist hier besonders effektiv, da entsprechende Therapiemöglichkeiten existieren.

Alkohol. Häufig übersehen wird auch die Beteiligung von Alkohol (Ethanol) bei Vergiftungen (vgl. hierzu 7.3). In diesem Zusammenhang sei erwähnt, daß aufgrund zahlreicher Beobachtungen in Vergiftungszentren davon ausgegangen werden muß, daß bei einem Großteil der bewußtlos eingelieferten Patienten keine „Alkoholfahne" feststellbar ist, obwohl sich im Rahmen der exakten analytischen Bestimmung der Blutalkoholkonzentration später Werte über 2‰ ergeben. Es ist also auf jeden Fall ein Kunstfehler, wenn man sich bei der Diagnostik der Ethanolintoxikation lediglich auf die Prüfung des Alkoholgeruches beschränkt. Dabei ist gerade Ethanol eine häufig beobachtete Vergiftungsursache. Aber auch der Erkennung und Feststellung geringerer Ethanolkonzentrationen im Blut kommt eine wichtige Bedeutung zu, da auch niedrige Ethanolmengen häufig in Wechselwirkung (Interaktion) mit anderen zentral angreifenden Wirkstoffen treten können (z. B. mit Benzodiazepinen und anderen Psychopharmaka).

Kohlenmonoxid. Oft übersehen wird auch eine Vergiftung mit Kohlenmonoxid (vgl. hierzu 7.4), an die bei jedem unklaren Vergiftungsverdacht stets zu denken ist. Leider kommt es immer wieder zu bedauerlichen und im Grunde genommen vermeidbaren Serienunglücksfällen, wenn beispielsweise erst nach mehreren Todesfällen in der gleichen Wohnung (bei denen häufig eine natürliche Todesursache angenommen wurde) der Verdacht auf eine Gifteinwirkung gelenkt wird. Auch für den Nachweis einer Kohlenmonoxidvergiftung steht in Form der photometrischen CO-Hb-Bestimmung eine relativ einfache Methode zur Verfügung, die auch in jedem kleineren Laboratorium durchführbar ist[4]. Einfache und sichere Screeningverfahren existieren auch für *Bromid* (Verfahren nach Kisser), *Ketonkörper* (Teststäbchen), *Phenothiazine* (Forrest-Test; vgl. hierzu 7.7), *Salicylate* (Methode nach Trinder, vgl. hierzu 7.8) und einige andere häufig an Vergiftungen beteiligte Fremdstoffe. In diesem Zusammenhang sei auch an die Zuhilfenahme einiger klinisch-chemischer Parameter gedacht, die (wie etwa die Bestimmung der Cholinesterase, der Prothrombinzeit oder der Osmolalität) deutliche Hinweise auf bestimmte Giftgruppen geben können (vgl. hierzu 9). Allerdings sind viele klinisch-chemische Untersuchungen relativ unspezifisch für bestimmte Giftstoffe und oft nur Ausdruck einer allgemeinen pathologischen Stoffwechsellage.

Metallgifte. Häufig übersehen werden auch Metallgifte. Außer dem bereits erwähnten Thallium werden immer wieder Vergiftungen mit Arsen, Eisen und Kupfer beschrieben. Daneben sind aber grundsätzlich auch noch zahlreiche andere Metalle in Betracht zu ziehen (z. B. Antimon, Bismut, Blei, Cadmium, Kobalt, Nickel, Zink, Zinn u. a.). Für die Wahl eines Giftes ist für den Betroffenen oft entscheidend, wie leicht ihm die betreffende Substanz zugänglich ist. Beispielsweise verwenden Industriearbeiter oder Handwerker (Galvaniseure) häufig die Stoffe, die für sie leicht erreichbar sind. Für sehr viele Metallgifte wurde ein voltammetrisches Screeningverfahren ermittelt, das sich für den Einsatz in der Akkuttoxikologie bereits hervorragend bewährt hat[6]. Für Eisen und Kupfer beispielsweise existieren ebenfalls leicht durchführbare photometrische Verfahren. Selbstverständlich sind die genannten Methoden nur teilweise dazu geeignet, im Rahmen der Erkennung der chronischen Vergiftung mit ihren meist niedrigen Konzentrationen eingesetzt zu werden.

Immunchemische Tests. Im Rahmen einer Screeninganalyse sind prinzipiell mehrere hundert oder gar tausend Giftstoffe in Betracht zu ziehen. Die Erfahrung zeigt jedoch, daß bestimmte Giftstoffe oder Giftstoffgruppen besonders häufig an Intoxikationen beteiligt sind. Es ist offensichtlich, daß beispielsweise Arzneimittel oder Drogen mit großer Verbreitung auch besonders leicht zugänglich sind und daher regelmäßig im Untersuchungsmaterial auftreten. Für diese Fragestellungen haben sich spezielle Screeningverfahren bewährt und durchgesetzt. In diesem Zusammenhang sind vor allem die *immunchemischen Tests* zu erwähnen, die beispielsweise auf dem enzymimmunologischen Prinzip (EMIT) beruhen oder den Fluoreszenzpolarisationsimmunoassay (FPIA, ADx/TDx) zur Grundlage haben. Entsprechende Kits sind beispielsweise für folgende Substanzen bzw. Substanzgruppen kommerziell verfügbar und stark verbreitet: Acetaminophen (Paracetamol), Amphetamine, Barbiturate, Benzodiazepine, Cannabinoide, Cocain-Metabolit (Benzoylecgonin), Methadon, Methaqualon, Opiate, tricyclische Antidepressiva. Diese *Immunoassays* haben jedoch beträchtliche Tücken, wenn sie kritiklos eingesetzt werden, wie dies leider häufig geschieht. Sie können beispielsweise *falsch negative* Ergebnisse liefern (dies bedeutet, daß trotz des Vorliegens größerer Wirkstoffmengen ein negativer Ausfall der Probe zu verzeichnen ist), wenn man es unterläßt, das Untersuchungsmaterial vorher beispielsweise einer enzymatischen Hydrolyse zu unterziehen. Viele der genannten Substanzen (z. B. Benzodiazepine) werden nämlich im Harn in konjugierter Form ausgeschieden, auf die zahlreiche Immunoassays wegen der geringen Kreuzreaktivität nicht ansprechen. Erst durch die erwähnte enzymatische Hydrolyse werden diese Konjugate (vorwiegend mit Glucoronsäure) gespalten, und es liegt dann genügend freier Wirkstoff vor. Diese Schwierigkeiten sind im Rahmen eines Screeningprogramms unbedingt zu berücksichtigen (vgl. hierzu 4). Die genannten immunchemischen Screeningverfahren gestatten es beispielsweise nur, Benzodiazepine in ihrer Gesamtheit als Wirkstoffgruppe zu erfassen. Meist ist es jedoch wichtig, innerhalb dieser Gruppe zu differenzieren, da man davon ausgehen kann, daß bestimmte Benzodiazepine ein besonders hohes Abhängigkeitspotential besitzen. Für diese Zwecke wurde ein spezielles dünnschichtchromatographisches Screeningverfahren entwickelt (s. 8.1). Weiterhin ist auch ein dünnschichtchromatographisches Screeningprogramm für Opiate (s. 8.2) erprobt und publiziert, da die Differenzierung innerhalb dieser Wirkstoffgruppe nicht nur von strafrechtlichem Interesse sein kann.

Spezielle Giftstoffe. Bei unklarem Vergiftungsverdacht ist auch stets an spezielle Giftstoffe zu denken, die häufig hochmolekular strukturiert sind und sich den üblichen Aufarbeitungs- und Erkennungsmethoden entziehen. Hierzu zählen Herzglykoside, Insulin oder bestimmte pflanzliche und tierische Giftstoffe, die beispielsweise aus Pilzen, Schlangen, Spinnen und anderen mehr oder weniger exotischen Quellen stammen können. Zur Identifizierung und quantitativen Bestimmung dieser Substanzen sind Sonderverfahren erforderlich, auf die sich meist wenige Laboratorien spezialisiert haben. Besteht ein direkter Verdacht auf eine Beteiligung derartiger Giftstoffe, so ist möglichst rasch dem Auftraggeber das entsprechende Speziallabor mit Telefonnummer, Ansprechpartner und Dienstzeiten zu nennen (ggfs. bei einem Giftinformationszentrum erfragen → Bd. 2 S. XXXVIII).

Meist müssen Giftstoffe erst aus dem Untersuchungsmaterial isoliert werden, da ein sog. direkter Nachweis ohne Aufarbeitungsschritt nicht möglich ist. Für diese Zwecke sind zahlreiche Extraktionsverfahren entwickelt. Diese beruhen meist auf der Flüssig-Flüssig-Verteilung oder der Festphasenextraktion. Ein bekanntes, einfaches und rasch durchführbares Verfahren ist die Extrelut®-Methode, die ohne größeren Aufwand auch an kleineren Untersuchungsstellen durchgeführt werden kann. Aussagekräftiger sind allerdings Aufarbeitungsverfahren, bei denen die Substanzen je nach pk-Wert nacheinander extrahiert werden. Das Auftreten einer Substanz in einem bestimmten Extrakt gibt direkte Hinweise auf ihre Gruppenzugehörigkeit (Säure, Base oder Neutralstoff). Für diese Fragestellung existiert neben speziellen Festphasenextraktionen ein einfacheres Verfahren nach Daldrup[7] und ein etwas aufwendigerer Trennungsgang, der insgesamt 8 Extraktionsschritte umfaßt[8]. Mit Hilfe dieser Prozedur gelingt beispielsweise die Unterscheidung der Substanzen in starke Säuren, schwache Säuren, Phenole, Neutralstoffe, unpolare Basen, polare Basen und Phenolbasen. Hydrolyseschritte müssen den Extraktionen häufig vorgeschaltet werden. Zahlreiche Medikamente und Giftstoffe sind beispielsweise über Hydroxylgruppen im Zuge der Biotransformation zu Konjugaten verestert worden (u. a. mit Glucuronsäure oder Schwefelsäure). Diese Konjugate sind meistens so polar, daß sie im Zuge üblicher Flüssig-Flüssig-Extraktionen nicht aus der wäßrigen Matrix isoliert werden können. Zur Freisetzung haben sich bei empfindlichen Substanzen enzymatische Hydrolysen und bei weniger empfindlichen Substanzen intensive saure Hydrolysen bewährt. Die intensiven sauren Hydrolysen (beispielsweise zur Freisetzung von Morphin aus seinen Konjugaten) haben den Vorteil der geringen Kosten und der raschen Durchführbarkeit, während die enzymatischen Hydrolysen (beispielsweise zur Spaltung der Benzodiazepin-Konjugate) in der Regel länger dauern und den Einsatz teurer Enzyme erforderlich machen. Für die Notfallanalytik existieren jedoch auch Kurzzeitvarianten der enzymatischen Hydrolyse, die in der Regel nach etwa 30 Minuten abgeschlossen sind (vgl. Abschn. 4.4).

Für spezielle Fremdstoffe sind auch besondere Anreicherungstechniken im Gebrauch. In diesem Zusammenhang ist beispielsweise an die isotherme Destillation von Cyanid in der Conway-Schale zu denken oder die Head-Space-Variante bei der gaschromatographischen Blutalkoholbestimmung. Gelegentlich ist auch eine Wasserdampfdestillation die Trennmethode der Wahl (z. B. bei Vergiftungen mit Phosphorsäureinsektiziden).

1.2.2 General-Unknown-Analytik

Bei den bisher beschriebenen Verfahren lag sehr oft ein deutlicher Hinweis auf die Art eines vermuteten Giftstoffes vor. Nachfolgend werden die Konzepte beschrieben, die im Rahmen der „general unknown analysis" eingesetzt werden, wenn völlig offene Fragestellungen vorliegen und abgeklärt werden müssen. Das Prinzip der bei derartigen offenen Fragestellungen häufig eingesetzten *STA-Analysis* (Systematic Toxicological Analysis) beruht darauf, über eine bestimmte Substanz möglichst viele analytische Daten zu sammeln und dabei unbedingt auch Analysenmethoden einzusetzen, denen ein unterschiedliches physikalisch-chemisches Prinzip zugrunde liegt. Je mehr diese Daten übereinstimmen oder sich zumindest sehr ähnlich sind, desto größer ist die Wahrscheinlichkeit, daß es sich bei einer vermuteten Substanz um den aufgrund der Daten zugeordneten Wirkstoff handelt. Gängige analytische Kenngrößen sind

– Der korrigierte R_f-Wert im Bereich der Dünnschichtchromatographie (s. 5),
– der Retentionsindex nach Kovats im Bereich der Gaschromatographie (s. 6.1),
– die Retentionszeit bei der Hochdruckflüssigkeitschromatographie (vgl. 6.2),
– Daten der UV- und IR-Spektroskopie (vgl. 6.3 und 6.4),
– mehr oder weniger charakteristische Signale bei der Massenspektrometrie (vgl. 6.5).

Auf dem Gebiet der STA-Analytik sind im Rahmen der langjährigen Tätigkeit der DFG-Senatskommission für Klinisch-toxikologische Analytik bereits umfangreiche Vorarbeiten geleistet worden. Es existiert bereits eine umfangreiche Sammlung korrigierter *dünnschichtchromatographischer* R_f-Werte in 10 Fließmittelsystemen für etwa 1600 toxikologisch relevante Verbindungen[9]. Außerdem ist eine Sammlung *gaschromatographischer* Retentionsindices erstellt, die Daten von 4500 Substanzen auf der besonders verbreiteten Phase OV 1 (SE 30) umfaßt[10]. Dabei sind bestehende

Normierungskonzepte, nämlich der korrigierte R_f-Wert und der Retentionsindex, konsequent angewandt worden. Bezüglich der Normierung der Hochdruckflüssigkeitschromatographie ist allerdings zu bemerken, daß auf diesem Gebiet noch umfangreiche Entwicklungsarbeiten zu leisten sind. Während der Wert der *Hochdruckflüssigkeitschromatographie* als quantitative Methode außer Frage steht, ist ihr Einsatz als Screening-Verfahren noch recht problematisch, da die Reproduzierbarkeit der Ergebnisse immer noch Wünsche offen läßt. Dies wurde aufgrund zahlreicher vergleichender Versuche festgestellt. Es ist daher Aufgabe weiterer Entwicklungsarbeit, Bezugssysteme zu entwickeln, die auch bei der Hochdruckflüssigkeitschromatographie ein Indexsystem ermöglichen. Auf jeden Fall muß es ermöglicht werden, diese wertvolle Methode, die auch die Trennung polarer Substanzen in underivatisierter Form gestattet, weiter auszubauen.

Der Wert der *Massenspektroskopie* zur Erkennung und Identifizierung toxikologisch relevanter Substanzen ist unbestritten und muß nicht besonders dargelegt werden. Die beispielhaften Untersuchungen und Ergebnisse des Arbeitskreises Pfleger, Maurer und Weber zum Einsatz der Massenspektrometrie in der toxikologischen Analytik sind in einer Monographie publiziert[11] und stehen als EDV-Software zur Verfügung. Bezüglich weiterer einfacher Methodensammlungen zum Nachweis toxikologisch relevanter Substanzen s. auch[12] und[13].

Eine besondere Bedeutung kommt am Ende eines Analysenprogrammes der *Plausibilitätskontrolle* zu. Es ist zu prüfen, ob sich die Einzelergebnisse miteinander vereinbaren lassen und insgesamt schlüssig sind. Einige Beispiele sollen dies näher erläutern:

Es ist beispielsweise nicht plausibel, wenn man als Ergebnis der Suchanalyse eine saure Substanz in Betracht zieht, obwohl der zu analysierende Wirkstoff in einer Fraktion des Trennungsganges anfällt, in dem lediglich basische Komponenten zu erwarten sind. Weiterhin ist es nicht schlüssig, wenn man ein Stoffwechselprodukt „identifiziert", obwohl die Daten wichtiger zusätzlicher Stoffwechselprodukte oder der Muttersubstanz nicht vorliegen. In diesem Zusammenhang muß allerdings darauf hingewiesen werden, daß es zahlreiche Substanzen gibt, die nach therapeutischer Dosierung praktisch vollständig metabolisiert werden (z. B. Nitrazepam und Methaqualon). In diesem Falle muß also mit der völligen Abwesenheit der Muttersubstanz gerechnet werden. Eine Plausibilitätskontrolle sollte auch quantitative Aspekte einschließen. Es ist beispielsweise nicht plausibel, wenn bei einer angeblich festgestellten Blutalkoholkonzentration von 10‰ ein Patient kaum Ausfallserscheinungen zeigt. In diesem Fall ist an einen Rechen- bzw. anderen Auswertefehler zu denken.

2 Das Untersuchungsmaterial

2.1 Art und Menge des Untersuchungsmaterials

Zunächst ist ein Warnhinweis hinsichtlich der Art der Asservatgefäße angebracht. Diese dürfen nicht mit dem Inhalt reagieren, ihm nichts hinzufügen und auch nichts aus ihm entfernen. Keinesfalls dürfen leere Arzneistoffbehälter für die Einsendung von Untersuchungsmaterial verwendet werden. Einweggefäßen ist unbedingt der Vorzug zu geben. Besonders zu beachten ist die Menge an Untersuchungsmaterial. Im Rahmen einer einfacheren chemisch-toxikologischen Untersuchung werden benötigt:

- Harn (nach Möglichkeit 100 bis 200 ml; für zahlreiche immunologische Untersuchungen reichen jedoch auch wenige ml aus),
- Venenblut (10 ml Nativblut sowie 10 ml EDTA-Blut),
- Mageninhalt (100 bis 200 ml; auch Erbrochenes und die erste Magenspülwasserportion),
- aufgefundenes Material (z. B. Medikamente, leere Packungen, Trinkgefäße mit Inhalt);

weiterhin kommen u. U. in Betracht:

- Haare (bei Verdacht auf Vergiftungen mit Arsen, Thallium, Bromid und neuerdings zahlreichen auch organischen Giftstoffen, z. B. Rauschmitteln; Rücksprache mit dem Labor empfohlen),
- andere Asservate (je nach Fragestellung, Rücksprache empfohlen).

Sofort nach Eingang der Asservate ist zu überprüfen, ob die übersandte Menge an Untersuchungsmaterial ausreicht. Ansonsten sind unverzüglich ausreichende Mengen zu reklamieren. Die Sicherstellung dieser zusätzlichen Asservate soll nach Möglichkeit vor dem Einleiten der Therapiemaßnahmen erfolgen. Wurden aber bereits im Zuge dieser Therapiemaßnahmen Medikamente verabreicht, so ist dies ausdrücklich zu erfragen und bei der Interpretation des Untersuchungsbefundes zu berücksichtigen. Auch die Angaben zum Patienten müssen vollständig sein. Insbesondere sind zu fordern: Die Personalien inklusive Geburtsdatum, Angaben zur ausgeübten Tätigkeit (daraus lassen sich evtl. Hinweise auf arbeitsplatztypische Noxen gewinnen), Hinweise zur vermutlichen Einnahmezeit des Giftes, Angaben zu einer evtl. bestehenden Dauermedikation vor der Gifteinnahme, Hinweise zu einer Therapie vor der Asservierung, Angaben hinsichtlich bestehender Vorerkrankungen (auch im psychiatrischen Bereich). In Abb. 6.2 ist ein Begleitschreiben wiedergegeben, das sich in dieser Form in zahlreichen Institutionen bewährt hat.

BEGLEITSCHREIBEN ZUR TOXIKOLOGISCH-CHEMISCHEN UNTERSUCHUNG VON ASSERVATEN
(Asservat: Begleitzettel)

Absendende Stelle (vollständige Anschrift) | Station | Datum

Ergebnis fernmündlich voraus: ☐ ja ☐ nein

Name des Befundempfängers (in Druckbuchstaben):

Untersuchende Stelle (ggfs. bei einem Giftinformationszentrum erfragen)

Fernsprecher / Nebenstelle: _____

Dringlichkeit: ☐ sofort (lebensbedrohlicher Notfall)
☐ Routine

Eingang | Bearbeitungs-Nr.

Angaben zum Patienten | Behandlung: ☐ stationär ☐ ambulant

Name, Vorname | Geburtsdatum | Anschrift

Ausgeübte Tätigkeit | Kostenträger, (Name und Ort), wenn nicht Befundempfänger (Erl. s. Rücks.)

Einlieferung | Vermutliche Einnahmezeit | Wenn Patient der untersuchenden Stelle bereits bekannt, Datum des letzten Auftrags:

Beigefügte Asservate
(Art, Menge und Beschriftung des Asservatgefäßes siehe Rückseite)

Entnahme der Asservate
Asservat-Nr. | Datum | Uhrzeit

1 ☐ Urin
2 ☐ Magenflüssigkeit (1. Portion)
3 ☐ Mageninhalt
4 ☐ Venenblut
5 ☐ Erbrochenes
6 ☐ _____
7 ☐ _____
8 ☐ _____

Therapie vor der Asservierung
(z.B. Medikamente, Beatmung, forcierte Diurese): _____

Symptome und klinisches Bild: _____

Diagnose bzw. klin. Verdacht (Intoxikation, z.B. akut, chronisch, Abusus, Sucht): _____

Untersuchung ☐ qualitativ ☐ quantitativ auf

☐ Schlafmittel — welche? _____
☐ Schmerzmittel — welche? _____
☐ Suchtmittel — welche? _____
☐ Benzodiazepine — welche? _____
☐ Andere Psychopharmaka — welche? _____
☐ Stimulantien — welche? _____
☐ Metalle — welche? _____
☐ Schädlingsbekämpfungsmittel — welche? _____
☐ Kohlenmonoxid ☐ Alkohol ☐ Lösemittel
☐ _____ ☐ _____ ☐ _____

Unterschrift

Abb. 6.2 Begleitschreiben zur Toxikologisch-Chemischen Untersuchung von Asservaten (aus[1])

2.2 Anzahl der Proben

Grundsätzlich muß daran gedacht werden, daß insbesondere bei erstmaliger oder nur gelegentlicher Einnahme eines Wirkstoffes kurze Zeit nach der Applikation der Fall eintreten kann, daß trotz des Vorliegens einer pharma- oder toxikodynamisch relevanten Konzentration im Blut noch keine analytisch nutzbare Ausscheidung in den Harn erfolgt. Es ist allerdings nicht einfach, diese „lag times" exakt zu quantifizieren. Als Erfahrungsregel gilt jedoch, daß bei den meisten hier behandelten Wirkstoffen spätestens etwa eine Stunde nach der Applikation mit einem positiven Nachweis im Harn gerechnet werden kann. Daher wird beispielsweise auch in zahlreichen Mitteilungen der Senatskommission der Deutschen Forschungsgemeinschaft für Klinisch-toxikologische Analytik empfohlen, sofort nach der Aufnahme und (zur Erfassung von „lag times") etwa eine Stunde später eine Harnprobe zu asservieren und zu untersuchen. Für die Verlaufskontrolle sind dann weitere Harnproben zu asservieren, wobei allerdings zu beachten ist, daß Schwankungen im Ausscheidungsrhythmus (z. B. durch unterschiedliche Diurese, pH-Wert-Änderungen u. a. Effekte) durchaus dazu führen können, daß in einer zeitlich später asservierten Harnprobe eine höhere Konzentration gemessen wird, ohne daß eine erneute Applikation des Fremdstoffes erfolgen mußte. Diesem Umstand wird offensichtlich wenig Beachtung geschenkt; durch seine Nichtbeachtung kann das Vertrauensverhältnis Arzt – Patient nachhaltig beeinträchtigt werden, von anderen Konsequenzen (z. B. strafrechtliche Folgen, Entzug des Therapieplatzes u. a. m.) ganz zu schweigen. Bei chronischer Einnahme wird man in der Regel allerdings davon ausgehen können, daß im Harn für einen Nachweis relevante Wirkstoffkonzentrationen vorhanden sind, d. h. „lag times" nur eine untergeordnete Rolle spielen.

2.3 Verfälschungs- und Manipulationsmöglichkeiten

Im Hinblick auf die teilweise beträchtlichen Konsequenzen des Drogennachweises für den Betroffenen darf es nicht weiter verwundern, daß Manipulationen immer wieder versucht bzw. tatsächlich vorgenommen werden. Meist geht es darum, Drogenfreiheit vorzutäuschen. Es sind aber auch schon Fälle bekannt geworden, wo beispielsweise durch Auflösen von Tabletten in Leerharn versucht wurde, eine massive „Drogenbeeinflussung" vorzutäuschen, um damit in den „Genuß" der verminderten Schuldfähigkeit oder Schuldunfähigkeit (§ 21, 20 bzw. 323a StGB) zu kommen. Grundsätzlich muß zwischen 2 Manipulationsmöglichkeiten unterschieden werden:

– Die eigene Urinprobe wird mit Wasser, Tee, drogenfreiem Urin oder anderen geeignet erscheinenden Flüssigkeiten verdünnt, um die Nachweisgrenze zu unterschreiten, oder es wird ein drogenfreier Fremdharn abgegeben.
– Es wird versucht, die eigene Harnprobe durch den Zusatz bestimmter Mittel so zu verändern, daß ein „falsch negatives" Screeningergebnis resultiert.

Man sollte generell dazu übergehen, Harnproben nur unter Aufsicht zu asservieren. Außerdem sollten sich in dem Asservierungsraum kein Wasser und keine Toilettenreiniger, Handwaschmittel, Desinfektionslösungen oder ähnliches befinden, da solche Dinge häufig zur Verfälschung benutzt werden. Einige Manipulationen können durch Temperaturmessungen erkannt werden. Die Temperatur des frisch gelassenen Harnes muß nach den US-Richtlinien (Scientific and Technical Guidelines for Drug Testing Programs/Alcohol-Drug Abuse, and Mental Health Administration, Dept. of Health and Human Services, Febr. 13, 1987) im Bereich von 32 bis 37,7 °C liegen. Nach Untersuchungen von Meyer[13] kann die Temperatur frisch gelassenen Harnes nach kurzer Zeit bereits ca. 31 °C betragen. Urinproben mit Temperaturen unterhalb 30 °C sollten nicht akzeptiert werden, da dann eine Manipulation in Betracht gezogen werden muß. Neuerdings stehen spezielle Entnahmegefäße mit Temperaturregistrierung zur Verfügung[a].

2.4 Verwahrung und Transport

Lagerung bis zur Untersuchung
Asservatgefäße dürfen, wie bereits ausgeführt, nicht mit dem Inhalt reagieren, ihm nichts hinzufügen und nichts aus ihm entfernen. Vorzugsweise sollte es sich um bruchfeste Einmalgefäße aus Polyethylen oder Polypropylen handeln. Detergentienreste bei nicht ausreichend mit reinem Wasser nachgespülten Gefäßen können insbesondere die immunchemischen Verfahren in erheblichem Maß beeinträchtigen. Auf eine unverwechselbare und dauerhafte Kennzeichnung der Proben ist zu achten. Auch bei einer längeren Lagerung sind Zusätze nicht erforderlich. Im allgemeinen genügt für maximal 48 Stunden bis zur Untersuchung eine Aufbewahrung im Kühlschrank bei etwa 4 °C. Lediglich zur Sicherheit sollte bei längerer Lagerung eine Aufbewahrung der nicht ganz gefüllten (!) Gefäße bei –20 °C erfolgen. Werden derartige tiefgefrorene Proben untersucht, so müssen sie vorher komplett aufgetaut und gründlich gemischt werden, da sonst die Gefahr falsch negativer Resultate besteht.

Lagerung nach der Untersuchung
Wegen der fast immer möglichen forensischen Konsequenzen sollten die Proben für evtl. erforderliche weiterführende Untersuchungen minde-

---
[a] z. B. DOX™ (Doxtech, Inc. 1849 N. Helm Ave. 110, Fresno, CA 93727, USA) mit irreversiblem Verschluß, „chain-of-custody label" und Temperaturanzeige auf Flüssigkristallbasis)

stens 2 bis 4 Wochen tiefgekühlt aufbewahrt werden. Sie müssen vor der Untersuchung vollständig aufgetaut und gemischt werden. Neben einer Belastung können derartige Analysen unter Umständen auch den Patienten entlastende Erkenntnisse bringen, so daß eine längere Asservierung durchaus auch in dessen Interesse liegen kann. Die umfangreichen Erfahrungen zahlreicher Laboratorien belegen, daß auch längere Zeit nach der Asservierung im vorschriftsmäßig gelagerten Untersuchungsmaterial die Erstbefunde reproduzierbar sind.

3 Einfache Screeningverfahren

Eine Expertengruppe der DFG-Senatskommission für Klinisch-toxikologische Analytik hat sich insbesondere mit dem Problem der sogenannten Vorfeldanalytik im Notfallaboratorium auseinandergesetzt. Diese umfaßt einfache analytische Methoden zur Erkennung von Giftstoffen. Die damit erzielbaren Ergebnisse müssen jedoch mit Hilfe von Methoden abgesichert werden, die einen höheren Beweiswert besitzen. Dazu zählen immunchemische chromatographische und vor allem spektroskopische Verfahren (vgl. 4 bis 8). Besonders praktikabel und daher auch in kleineren Laboratorien rasch durchführbar sind Streifentests und Farbreaktionen, die nachfolgend bezüglich ihrer praktischen Durchführung beschrieben werden. Es ist jedoch ausdrücklich darauf hinzuweisen, daß auch die mit diesen einfachen Tests erzielten Ergebnisse kritisch zu bewerten und zu interpretieren sind. Diesbezügliche Informationen, die den verfügbaren Rahmen des vorliegenden Beitrages sprengen würden, befinden sich in einer umfangreichen Mitteilung der genannten Senatskommission[13]. Dort wird vor allem ausführlich auf Fragen der analytischen Empfindlichkeit, Spezifität, medizinischen Beurteilung, klinischen Interpretation und Praktikabilität eingegangen. Weiterhin enthalten die Beiträge in[13] umfangreiche weiterführende Literaturangaben. Zu Schnelltests in der klinischen Diagnostik s. auch[14].

3.1 Streifentests

Es handelt sich um Teststreifen, die entweder vollständig mit Reagentien imprägniert sind oder aus einem schmalen, etwa 5–6 mm breiten saugfähigen Papierstück bestehen, das mit Reagentien imprägniert und auf einer Trägerfolie fixiert ist (siehe auch Gibitz in[13]). Die Reagentien liegen in trockener und stabilisierter Form vor, die Reaktionszeit beträgt wenige Sekunden bis Minuten.

Für die praktische Durchführung haben sich Kombinationen von mehreren Testzonen für verschiedene Nachweise auf einem Teststreifen („Mehrfachteststreifen") bewährt. Streifentests mit Urin oder anderen Körperflüssigkeiten sind einfach durchzuführen und ergeben oft wertvolle Hinweise auf pathologische Veränderungen. So weisen sie Substanzen nach, die beim Gesunden im Urin nicht oder nur in niedriger Konzentration vorkommen (z. B. Eiweiß, Glucose, Ketone, Bilirubin, Hämoglobin, Nitrit). Ein Nachweis liefert jedoch wichtige Hinweise auf Erkrankungen der Nieren und der ableitenden Harnwege oder auf das Bestehen endogener Intoxikationen (z. B. bei Coma diabeticum). Da auch aus exogenen Intoxikationen stammende Substanzen erfaßbar sind, kommt den Teststreifen eine wichtige Rolle bei der schnellen Erkennung zahlreicher Giftstoffe zu. Sie sollten daher bei keiner „Vorfelddiagnostik" fehlen und gegebenenfalls durch weitere toxikologisch relevante Streifentests ergänzt werden.

Prinzip: siehe Gibitz in[13] und → Bd. 1, 452

Untersuchungsmaterial: Urin (ca. 10 ml). Die Untersuchung sollte möglichst rasch erfolgen, da es bei längerem Stehenlassen des Urins zu Veränderungen, z. B. zum Anstieg des pH-Wertes durch Ammoniakbildung, kommen kann.

Ausrüstung: Reagenzgläser
Chemikalien: keine
Reagentien (Teststreifen): Einfach- oder Mehrfachteststreifen können von mehreren Herstellern bezogen werden, sie sind nur begrenzt haltbar (Verfallsdatum beachten). Das Aufbewahrungsgefäß muß nach der Entnahme des Teststreifens schnell wieder verschlossen werden.
Probenvorbereitung: keine.
Durchführung der Analyse: Es wird nach den jeweiligen Anleitungen der Hersteller verfahren. Allgemein gilt: Der Teststreifen darf nur kurz (maximal 1 Sek.) in das Untersuchungsmaterial getaucht werden, und beim Herausnehmen muß die seitliche Kante des Teststreifens am Untersuchungsgefäß abgestreift werden, um überschüssige Flüssigkeit zu entfernen. Nach der angegebenen Wartezeit wird das Testfeld mit der Vergleichsskala auf der Testpackung verglichen und entsprechend bewertet. Spätere Farbänderungen sind diagnostisch ohne Bedeutung. Es wird vorgeschlagen, Negativ- und Positiv-Kontrollen einzusetzen (siehe Gibitz in[13]), die analog der Patientenprobe zu behandeln sind. Mittels Einfach- oder Mehrfachteststreifen können im Rahmen der klinisch-chemischen Urinanalytik („Urinstatus") zahlreiche toxikologisch relevante Parameter nachgewiesen werden, wie z. B. Eiweiß, Glucose, Ascorbinsäure, Hämoglobin, Bilirubin, Urobilinogen, Ketone, Nitrit, Erythrocyten, Leukocyten, pH-Wert, spezifisches Gewicht. In den folgenden Abschnitten sollen für die toxikologisch relevanten Analyte „Ketone", „Nitrit" und „pH-Wert" wichtige Angaben zusammengefaßt werden.

3.1.1 Ketone

Prinzip: siehe Gibitz in[13]
Das Testfeld des hier besprochenen Ketur-Tests[a] enthält Natrium-Nitroprussid, Glycin und einen alkalischen Puffer. Bei positiver Reaktion erfolgt ein Farbumschlag von beige auf violett. Der genaue Mechanismus der Reaktion ist unbekannt. Der Vergleich mit der Farbskala erlaubt eine Abstufung zwischen schwacher, deutlicher und starker Ketonurie.

Analytische Empfindlichkeit, Spezifität und klinische Interpretation: Bezüglich detaillierter Angaben zur analytischen Empfindlichkeit, Spezifität und klinischen Interpretation siehe Gibitz in[13]. Die Reaktion ist nicht streng spezifisch. Acetessigsäure und Aceton sind aber praktisch die einzigen im Harn vorkommenden Stoffe mit enolisierbarer Ketogruppe. β-Hydroxybuttersäure wird nicht erfaßt. Einzelne harngängige Medikamente (z. B. die Laxantien Phenolphthalein oder Dihydroxyphenylalanin) und diagnostisch eingesetzte Farbstoffe (z. B. Phenolsulfonphthalein zur Nierenfunktionsprüfung, Bromsulfonphthalein zur Leberfunktionsprüfung) können eine Rot- bzw. Violettfärbung ergeben. Färbungen dieses Typs treten jedoch schlagartig auf und beruhen auf der alkalischen Reaktion der Testzone, nicht aber auf einer Umsetzung mit Na-Nitroprussid.

Bei Vergiftungen mit Aceton werden etwa 30 % der aufgenommenen Menge unverändert im Urin ausgeschieden. Da die Halbwertszeit bei akuten Vergiftungen 25–30 Stunden beträgt[15], kann bei der Aufnahme von 50–100 ml Aceton mit einem positiven Ergebnis des Ketur-Tests im Urin gerechnet werden. Somit können leichte Vergiftungen mit Aceton übersehen werden, da die Empfindlichkeit des Tests in diesen Fällen meist nicht ausreicht. Ein positiver Ketonnachweis im Urin kann auch eine Vergiftung mit Isopropanol zur Ursache haben, da dieses in der Leber in erheblichem Ausmaß in Aceton umgewandelt und mit dem Urin und der Atemluft ausgeschieden wird[13].

Anmerkungen: Mit den Teststreifen Ketostix[b] und Keto-Merckognost[c] sowie den Testtabletten Acetest können Ketone im Urin ebenfalls nachgewiesen werden. Die Empfindlichkeit und Spezifität ist ähnlich der des Ketur-Tests. Reines wasserfreies Aceton kann mit den Teststreifen allerdings nicht nachgewiesen werden.

3.1.2 Nitrit

Prinzip: siehe Gibitz in[13]. Der hier beschriebene Nitur-Test[a] beruht auf dem gleichen Prinzip wie die Griess'sche Probe.

Analytische Empfindlichkeit, Spezifität und klinische Interpretation: Bezüglich detaillierter Angaben zur analytischen Empfindlichkeit, Spezifität und klinischen Interpretation siehe Gibitz in[13]. Der Test ist spezifisch, denn nur Nitrit kann unter den angegebenen Reaktionsbedingungen ein Diazoniumsalz bilden. Eine falsch positive Reaktion könnte allenfalls durch Phenazopyridin vorgetäuscht werden, dessen organgegelbe Farbe im Harn mit Weinsäure in Rot umschlägt. Eine Hemmung des Nitritnachweises ist allerdings durch hohe Konzentrationen von Urobilinogen oder Ascorbinsäure möglich. Der häufigste Erreger von Harnwegsinfektionen, Escherichia coli, und zahlreiche andere harnpathogene Keime reduzieren im Harn vorhandenes Nitrat zu Nitrit. Der positive Ausfall des Nitritnachweises ist daher hauptsächlich Symptom einer Bakteriurie. Bei Verwendung frischen Spontanharns sind keine falsch positiven Befunde durch bakterielle Kontamination zu erwarten, wenn innerhalb von 4 Stunden untersucht wird. Nach schwereren Vergiftungen mit Nitrit kann dieses im Harn auftreten und in der beschriebenen Weise nachgewiesen werden. Somit spricht ein negativer Testausfall im allgemeinen gegen eine größere Nitritaufnahme. Säuglinge und Kleinkinder sind besonders empfindlich gegenüber Nitrit, da ihre Erythrocyten leicht oxydierbares fetales Hämoglobin enthalten. Durch Aufnahme von nitrathaltigem Brunnenwasser oder nitratreichem Gemüse kann es durch bakterielle Verunreinigung der Nahrung mit Nitratreduktase-positiven Keimen oder bei gestörter Darmflora zu schweren Nitritvergiftungen kommen. Die Aufnahme von 2,5–4 g $NaNO_2$ kann auch beim Erwachsenen zu tödlichen Vergiftungen führen. Nitrite sind Methämoglobinbildner. Eine Nitritvergiftung kann daher in erster Linie an einem erhöhten Gehalt des Blutes an Methämoglobin erkannt werden (vgl. 9.2).

Anmerkungen: Nitrit kann auch mit den Teststreifen N-Multistix-SG[b], Rapignost[d], Meditest[e], MD-Test[f], Nephro-Merckognost[c] nachgewiesen werden. Hinsichtlich Empfindlichkeit und Spezifität bestehen keine wesentlichen Unterschiede gegenüber dem Nitur-Test[a].

3.1.3 pH-Wert

Prinzip und Beurteilung: siehe Gibitz in[13]

Interpretation: Ernährung und Stoffwechsellage sowie bestimmte Krankheiten und Medikamente beeinflussen den pH-Wert des Harnes. Der pH-Wert des frischen Harnes liegt bei Gesunden meist zwischen pH 5 und 6 (beobachtete Schwankungsbreiten pH 4,5–8). Anhaltend alkalische Werte (pH 7–8) des frischen Harnes sprechen für einen

---

[a] Boehringer Mannheim, 68305 Mannheim
[b] Bayer Diagnostics, 81501 München
[c] E. Merck, 64293 Darmstadt
[d] Behringwerke, 35041 Marburg
[e] Macherey & Nagel, 40004 Düsseldorf
[f] Dr. Madaus AG, 51101 Köln

Harnwegsinfekt oder vegetarische Ernährung. Bei Vergiftungen mit Säuren oder Laugen bzw. mit anderen sauer oder alkalisch reagierenden Verbindungen gestattet der pH-Wert im Urin keine sicheren Aussagen hinsichtlich Art und Menge des aufgenommenen Giftes. Gezieltere Hinweise liefert in diesen Fällen eine Blutgasanalyse, weiterhin ist auf Verätzungen (insbesondere Nekrosen an Schleimhäuten) zu achten. Extrem niedere pH-Werte im Urin deuten auf eine Vergiftung mit Methanol oder Ethylenglykol hin. Schließlich ist die Kenntnis des pH-Wertes einer frischen Urinprobe für die Interpretation toxikologischer Untersuchungsergebnisse von Bedeutung, da der pH-Wert direkten Einfluß auf die ausgeschiedene Menge der Wirkstoffe und Metaboliten hat. So wird beispielsweise mit alkalischem Harn mehr Salicylsäure ausgeschieden als mit saurem. Für viele basische Substanzen (z. B. Amphetamine) gelten umgekehrte Verhältnisse.

3.1.4 Weitere spezielle Streifentests

Auf Glucose im Harn sollte bei jedem Vergiftungsverdacht im toxikologischen Laboratorium geprüft werden, um ein diabetogenes, ketoazidotisches oder hyperosmolares Koma unter keinen Umständen zu übersehen. Weiterhin kann der positive Ausfall der Prüfung auf Eiweiß und Hämoglobin sowie Urobilinogen und Bilirubin bei bestimmten schweren Vergiftungen wertvolle Hinweise auf das Bestehen einer giftbedingten Schädigung der Nieren bzw. der Leber liefern.
Angaben zur Verwendung von Phenistix-Teststäbchen[a] für den Nachweis von Salicylaten im Urin siehe Abschn. 7.8. Für spezielle toxikologische Fragestellungen können auch selbst hergestellte Teststreifen verwendet werden. So ist es beispielsweise möglich, Arsenwasserstoff mit einem Quecksilberbromid-getränkten Papierstreifen oder Phosphorwasserstoff mit einem Silbernitrat-getränkten Papierstreifen nachzuweisen.
Siehe Gibitz et al. in[13] für weitere Einzelheiten.

3.2 TBPE-Test

Tetrabromphenolphthalein-Ethylester (TBPE) ist ein bekannter Säure-Basen-Indikator, der aber auch komplexbildende Eigenschaften besitzt. Die protonierte Form von TBPE bildet beispielsweise in Chloroform mit aliphatischen sekundären und tertiären Aminen, deren Aminogruppen zwei bis vier Atome von aromatischen Ringsystemen entfernt sind, rote oder violette Charge-Transferkomplexe[16,17] mit mehr oder weniger charakteristischen Absorptionsmaxima. Weiterhin reagieren zahlreiche quartäre Ammoniumverbindungen mit TBPE-Lösung zu blaugefärbten Ionenpaarkomplexen. Da viele basische Arzneistoffe TBPE-Farbkomplexe bilden können, eignet sich der TBPE-Test hervorragend als orientierender Schnelltest bei jeglichem Vergiftungsverdacht.

Untersuchungsmaterial. Urin, Magenspülflüssigkeit, je ca. 5 ml

Ausrüstung. Ultraschallbad, Vortex-Mixer, Pipetten (200 µl, 500 µl, 1 ml, 10 ml), Teströhrchen aus Glas oder Polypropylen (konisch zulaufend, z. B. Eppendorf-Gefäße).
Zur Reagentienkontrolle: Spektralphotometer (vis) sowie 1 cm Glas- oder Quarzküvetten.

Chemikalien (p. A. Qualität). Chloroform, Schwefelsäure 95–97 % (1 l = 1,84 kg), Natriumsulfat wasserfrei, Tetrabromphenolphthaleinethylester (Kaliumsalz (TBPE), z. B. Sigma[b]), Diphenhydraminhydrochlorid (z. B. Sigma[b]), Phosphatpuffer pH 7,0 (z. B. Sigma[b], Serva[c]).

Reagentien
Schwefelsäure 1,8 mol/l: 80 ml Wasser werden mit 10,8 ml Schwefelsäure gemischt und nach dem Abkühlen mit Wasser zu 100 ml aufgefüllt (Vorsicht Wärmeentwicklung).

Diphenhydramin-Stammlösung (1 g/l). 11,4 mg Diphenhydraminhydrochlorid (= 10 mg Base) werden in 10 ml Methanol gelöst. Haltbarkeit im Kühlschrank in dunkler Flasche: min. 1 Jahr.

TBPE-Reagenz. 50 mg TBPE-Kaliumsalz werden in 100 ml Chloroform unter Zusatz von 1,0 ml Schwefelsäure (1,8 mol/l) möglichst im Ultraschallbad gelöst. Die wäßrige Oberphase wird verworfen, die mit ca. 5–10 g Natriumsulfat getrocknete Chloroformlösung wird filtriert. Das Reagens muß dunkelgelb und klar sein, da schon geringe Spuren von Schwefelsäure (leichte Trübung) die Haltbarkeit erheblich einschränken. Bei sachgemäßer Herstellung ist das Reagens über mehrere Monate im Kühlschrank haltbar. Nach längerer Lagerung ist eine spektrophotometrische Überprüfung ratsam. Die Extinktion der TBPE-Chloroformlösung muß bei der Wellenlänge 500 nm mindestens 0,4 betragen (1 cm Schichtdicke gemessen gegen Luft)[13].

Negativkontrollprobe. Medikamentenfreier gepoolter Urin.

Positivkontrollprobe (1 mg/l). 100 µl Diphenhydramin-Stammlösung werden mit 100 ml medikamentenfreiem Urin verdünnt und in Portionen zu je 0,5 ml in Eppendorf-Gefäßen bei mind. −20 °C tiefgefroren. Haltbarkeit der Kontrollproben: min. 1 Jahr.

Probenvorbereitung. Keine.

---

[a] Bayer Diagnostics, 81501 München
[b] Sigma Chemie GmbH, 82041 Deisenhofen
[c] Serva Feinbiochemica GmbH & Co., 69115 Heidelberg

Analyse. In einer entsprechenden Anzahl konisch zulaufender Teströhrchen werden je 0,5 ml Negativkontrollprobe, Probe bzw. Positivkontrollprobe nach Zusatz von 0,1 ml Puffer mit 0,1 ml TBPE-Reagens versetzt und 10 Sekunden auf dem Vortex-Mixer extrahiert. Nach Phasentrennung wird die Farbe der Chloroformphase beurteilt[13].

Beurteilung. Eine vom Reagentien-Leerwert abweichende Färbung der Chloroformphase ist als positives Ergebnis zu werten. Es bilden sich rote, violette bzw. blaue Farbkomplexe. Bei Überschuß an gelbem Reagens ergeben sich Mischfarben, wie z. B. orange, orangerot, orangebraun, rot oder grün. Einige Testergebnisse sind in den Tabellen 6.1–6.4 (auszugsweise aus[13]) zusammengestellt.

Negativkontrolle. Es darf keine Farbänderung der Chloroformphase in Richtung orange auftreten.

Positivkontrolle. Die Chloroformphase muß deutlich orange gefärbt sein. Ein frisch bereitetes Reagens kann auch aufgrund der größeren Empfindlichkeit einen violetten Farbton ergeben. Wenn

Tabelle 6.1 Beispiele für Arzneistoffe, die in einer Konzentration von 10 mg/l, Puffer pH 7,0, einen TBPE-Farbkomplex bilden[13]

Arzneistoff	Farbe
Aceprometazin	rot
Ajmalin	orange
Alimemazin	violett
Amitriptylin	violett
Amphetamin	grün
Astemizol	rot
Benzalkoniumchlorid	grün
Biperiden	orange
Bupivacain	orange
Bupranolol	orange
Cetylpyridiniumchlorid	grün
Chinin	violett
Chlorpromazin	rot
Chlorprothixen	rot
Cicloniumbromid	blau
Clomipramin	rot
Clopenthixol	orange
Codein	orange
Cyproheptadin	violett
Desipramin	violett
Dextromethorphan	violett
Dextropropoxyphen	orange
Dibenzepin	rot
Dihydrocodein	orange
Dihydroergotamin	orangerot
Diphenhydramin	violett
Doxepin	rot
Doxylamin	orange
Ethylmorphin	orange
Etodroxizin	orange
Flunarizin	orangerot
Flupenthixol	orange
Flurazepam	rot
Haloperidol	orange
Hydrocodon	rot
Hydroxyzin	orange

Tabelle 6.1 Fortsetzung

Arzneistoff	Farbe
Imipramin	violett
Isothipendyl	violett
Levomethadon	violett
Maprotilin	violett
Metoclopramid	orange
Mianserin	orange
Morazon	orange
Nortilidin	rot
Nortriptylin	violett
Pentazocin	violett
Perazin	orange
Perphenazin	rot
Pethidin	rot
Phencyclidin	violett
Pheniramin	orange
Pipamperon	violett
Promethazin	violett
Propranolol	rot
Prothipendyl	orange
Strychnin	orange
Sulpirid	rot
Tetracain	orange
Thebain	rot
Thioridazin	violett
Tilidin	violett
Trifluoperazin	rot
Trimethoprim	rot
Trimipramin	violett
Verapamil	orange

Tabelle 6.2 Beispiele für Arzneistoffe, die in einer Konzentration von 20 bis 100 mg/l, Puffer pH 7,0, einen TBPE-Farbkomplex bilden[13]

Arzneistoff	Farbe
Aconitin	grün
Alprenolol	orange
Benperidol	orange
Cetobemidon	orange
Chloroquin	orange
Clenbuterol	orange bis rot
Clonidin	orange
Clozapin	orange bis rot
Diltiazem	orange
Dixyrazin	orange bis rot
Ephedrin	orange
Lofepramin	orange
Meclozin	orange bis rot
Mepivacain	orange bis rot
Metipranolol	orange
Metoprolol	orange
Nicotin	orange
Nomifensin	orange
Opipramol	orange bis rot
Oxprenolol	orange bis rot
Oxyphenoniumbromid	grün
Pancuroniumbromid	grün
Papaverin	orangebraun
Procain	orange
Procainamid	orange
Tizanidin	orange
Tramadol	orange bis rot
Viloxazin	orange
Yohimbin	orange

Tabelle 6.3 Beispiele für Arzneistoffe, die erst in Konzentrationen ab 100 mg/l, Puffer pH 7,0, ein positives TBPE-Testergebnis liefern[13]

Arzneistoff	Farbe
Acebutolol	orange bis violett
Adiphenin	orange bis violett
Amantadin	orange bis violett
Ambroxol	orange bis violett
Amfetaminil	orange bis violett
Atropin	orange bis violett
Butylscopolamin	orange bis violett
Fluvoxamin	orange bis violett
Ketamin	orange bis violett
Lidocain	orange bis violett
Methamphetamin	orange bis violett
Mexiletin	orange bis violett
Neostigminbromid	grün
Phenmetrazin	orange bis violett
Pyridostigminbromid	grün

Tabelle 6.4 Beispiele für Arzneistoffe und Gifte, die auch in höheren Konzentrationen (Spatelspitze Substanz) keine Farbänderung des TBPE-Reagenzes hervorrufen[13]

Arzneistoff	
Acetazolamid	Meclofenoxat
Ambazon	Mepindolol
Aminophenazon	Mescalin
Apomorphin	Metamizol
Atenolol	Methaqualon
Barbiturate	Morphin
Benzocain	Nadolol
Benzodiazepine	Nalorphin
(Ausnahme Flurazepam)	Naloxon
Carbachol	Nifedipin
Carbamazepin	Noscapin
Carbromal	Oxyphenbutazon
Chlorthalidon	Paracetamol
Cimetidin	Paraquat
Clomethiazol	Penicilline
Cocain	Phenazon
Coffein	Pindolol
Cotinin	Pirenzepin
Diacetylmorphin	Propyphenazon
Diquat	Salicylamid
Dopamin	Suxamethoniumbromid
Ethosuximid	Tetracycline
Furosemid	Tranylcypromin
Glibenclamid	Triamteren
Indometacin	

sich die Chloroformphase nur rosa färbt, zeigt dies an, daß die Reagenzlösung bereits unbrauchbar geworden ist.

Interpretation
Anhand eines negativen Ergebnisses können zahlreiche Arzneistoffe in toxikologisch relevanten Konzentrationen praktisch ausgeschlossen werden. Ein positives Resultat muß mit spezifischeren Analysenverfahren bestätigt werden. Die Chloroformphase kann auch unmittelbar zur Chromatographie und Spektroskopie eingesetzt werden[18]. Nicotin und sein Hauptmetabolit Cotinin reagieren sehr unempfindlich bzw. gar nicht mit TBPE.

Anmerkungen
Als Untersuchungsmaterial eignen sich Urin, Mageninhalt, Magenspülflüssigkeit, deren basische Extrakte sowie körperfremde Flüssigkeiten oder auch in Puffer gelöste bzw. suspendierte Substanzen, Tabletten, Pulver etc., die keine zu starke Eigenfarbe aufweisen. Mageninhalt ist zu zentrifugieren. Bei allen Materialien ist der pH-Wert zu kontrollieren und ggf. auf einen Wert zwischen 5 und 8 einzustellen, da im stärker alkalischen Milieu Blaufärbungen aufgrund der Indikatoreigenschaften des TBPE auftreten. Bei der Durchführung des Testes ist auch zu beachten, daß größere Mengen organischer Lösungsmittel, wie z. B. Ethanol, durch Blaufärbung ein positives Ergebnis vortäuschen können (z. B. im Mageninhalt). Weitere Einzelheiten s. Lappenberg-Pelzer in[13].

4 Immunchemische Screeningverfahren

4.1 Stellenwert der Immunoassays

Immunoassays haben inzwischen weltweit den ersten Platz unter den Screeningmethoden erreicht und können auch in kleineren Laboratorien in leicht praktikabler Weise durchgeführt werden. Auf dem Markt befinden sich Meßplätze verschiedener Hersteller[a]. Die folgenden Ausführungen beziehen sich auf das besonders verbreitete Adx/TDxFLx-System von Abbott, das vor allem in Untersuchungsstellen mit Immunoassays im täglichen Routineprogramm eingesetzt wird. Sind nur gelegentlich immunchemische Screeningtests erforderlich, so wird auch beispielsweise das Emit ST-System von Syva als kostengünstige Alternative bei kleinen Analysenzahlen vorteilhaft sein. Verantwortlich für die stürmische Entwicklung und Verbreitung der Immunoassays der letzten Jahre sind vor allem folgende Hauptgründe:

– Der enorme Anstieg der Fallzahlen, bedingt durch den zunehmenden therapeutischen aber auch mißbräuchlichen Gebrauch vieler Medikamente und Suchtstoffe, erfordert Screening- und Nachweisverfahren, die gut praktikabel sind und zu einem raschen vorläufigen Resultat führen. Dies gilt insbesondere auch für die Notfallanalytik, wo häufig während der Nachtstunden ohne Zugang zu komplizierten Analysengeräten (z. B. GC/MS) ein schneller Überblick hinsichtlich der Einnahme besonders relevanter Wirkstoffgruppen erforderlich ist.
– Während beim früher sehr verbreiteten Radioimmunoassay (RIA) die notwendigen Auflagen

---
[a] z. B. Abbott Diagnostic Products GmbH, 65205 Wiesbaden, Hoffmann-La Roche AG, 79639 Grenzach-Wyhlen, Syva Diagnostica, 64289 Darmstadt

zum Umgang mit radioaktivem Material und vor allem auch dessen Entsorgung einer großen Verbreitung entgegenstanden, ist der Einsatz der modernen Analysenautomaten auf der Grundlage des Enzym-Immuno-Assays (EIA) oder Fluoreszenz-Polarisations-Immuno-Assays (FPIA) auch in kleineren Untersuchungsstellen rund um die Uhr ohne jegliche Probleme möglich. Maßgeblich für die große Verbreitung ist auch die Bereitschaft der Hersteller, die teilweise sehr kostspieligen Gerätesysteme zu individuell angepaßten Konditionen zur Verfügung zu stellen, wodurch der häufig prohibitive Umstand des hohen Geräteanschaffungspreises beseitigt bzw. umgangen werden kann.

Die Grundlage immunchemischer Nachweisverfahren ist die Antigen-Antikörper-Reaktion (Einzelheiten hierzu s. → Bd. 2, 524 sowie 13, 19–22). Zur Bestimmung von Wirkstoffen im Konzentrationsbereich µg/l ist stets eine Signalverstärkung erforderlich, die durch eine geeignete Tracer-Technik erzielt wird. Hierzu werden die unterschiedlichsten Markierungstechniken und Meßverfahren eingesetzt, so z. B.:
Radionuklide und Gamma- oder Beta-Counting; Fluoreszenzmarkierung und Fluoreszenzlichtmessung oder Messung des Grades der Fluoreszenzpolarisation; Enzymmarkierung und enzymatischer Test; Lumineszenzmarkierung und Photonenemissionsmessung[13,23].

4.1.1 Der Enzym-Immuno-Assay

Der Emit-Single-Test (Emit-ST) und der Emit-ETS gehören zu den homogenen Testverfahren und benötigen keinen Trennschritt zwischen ungebundenem und antikörper-gebundenem Tracer. Als Tracer wird ein enzymmarkierter Analyt eingesetzt, der mit freien Analyten aus der Probe um ein beschränktes Angebot an Antikörper-Bindungsstellen konkurriert. Bei der Bindung des enzymmarkierten Tracer an den spezifischen Antikörper wird die Aktivität des Markerenzyms Glucose-6-Phosphat-dehydrogenase reduziert. Die Enzymaktivität wird anhand der Reaktion NAD → NADH photometrisch gemessen. Sie ist proportional der Konzentration des Analyten in der Probe. Durch Vergleich des Meßsignals der Probe mit einem „cut-off Kalibrator" ist eine Aussage an einer Entscheidungsgrenze (ja/nein-Entscheidung) möglich.

4.1.2 Der Fluoreszenz-Polarisations-Immuno-Assay

Auch der Fluoreszenz-Polarisations-Immuno-Assay (FPIA) beruht auf dem Prinzip der Antigen-Antikörper-Reaktion. Ein definiertes Fluorophor-markiertes Antigen und der Analyt der Patienten-Probe konkurrieren um eine im Unterschuß vorliegende Menge spezifischer Antikörper. Die Anregung des Fluorophors erfolgt mit polarisiertem Licht. Die Polarisation der Fluoreszenzstrahlung bleibt nur dann erhalten, wenn der Fluorophor durch Bindung an den Antikörper nicht oder nur wenig frei rotieren kann. Enthält die Probe eine hohe Konzentration des zu bestimmenden Antigens, werden die Bindungsstellen des Antikörpers vorwiegend von diesem besetzt. Die fluoreszenzmarkierten Antigene finden keine Bindungsstellen am Antikörper und bleiben deshalb frei beweglich, d. h. die Polarisation des Fluoreszenzlichtes ist gering. Ist die Antigenkonzentration in der Probe dagegen niedrig, werden bevorzugt die fluoreszenzmarkierten Antigene vom Antikörper gebunden. Sie sind deshalb relativ unbeweglich, d. h. die Polarisation des Fluoreszenzlichtes bleibt erhalten. Der Polarisationsgrad der Strahlung ist daher ein Maß für die Konzentration des Antigens in der Probe. Insgesamt gesehen handelt es sich dabei um ein aufwendiges physikalisch-chemisches Grundprinzip, das in elektronisch ausgereifter Form in den Systemen ADx, TDxFLx und IMx für den Routineeinsatz in der Praxis verifiziert ist. Anzumerken ist allerdings, daß der Assay für Ethanol (Alkohol) nicht auf dem Prinzip des Fluoreszenz-Polarisations-Immuno-Assays (FPIA), sondern dem der „Strahlenenergieabschwächung" (REA) beruht. Auf der Basis der katalytischen Reaktionen von Alkoholdehydrogenase (ADH) und Diaphorase wird aus Ethanol ein stöchiometrisches Äquivalent eines Farbstoffes (MT-Formazan) gebildet und auf der Grundlage des Lambert-Beer-Gesetzes photometrisch erfaßt.

4.2 Klinisch-toxikologisch besonders relevante Tests

Für den Einsatz in der Praxis sind zahlreiche Tests zur Bestimmung wichtiger Analyte (Parameter) entwickelt (z. B. Antiarrhythmika/Digitalis, Antiasthmatika, Antibiotika, Antiepileptika, Hormone, Immunsuppressiva, Serumproteine, Tumormarker, Zytostatika u. a.). Grundsätzlich kann allen Tests bei bestimmten Fragestellungen eine forensisch- oder klinisch-toxikologische Relevanz zukommen. Man denke nur an Fragen der Vergiftung durch Überdosierung von Medikamenten aus der obigen Aufzählung oder durch das Absetzen lebensnotwendiger Arzneistoffe in suizidaler Absicht bei älteren Menschen. Im Bereich der forensisch- und klinisch-toxikologischen Analytik existieren jedoch zahlreiche Fremdstoffe und Wirkstoffgruppen, auf deren Vorhandensein oder Abwesenheit nahezu täglich im Rahmen von Screening-Untersuchungen geprüft werden muß. Dabei können sich die Fragestellungen aus unterschiedlichen Anwendungsgebieten ergeben, z. B. der Notfallanalytik, Suchtkontrolle, Verkehrsmedizin und anderen Aufklärungsbereichen. Eine besondere forensisch- und klinisch-toxikologische Relevanz kommt folgenden Tests zu:

– Amphetamin/Methamphetamin, Amphetamin-Gruppentest
– Barbiturate
– Benzodiazepine

Tabelle 6.5 Forensisch-toxikologisch besonders relevante Immunoassays

Parameter:	Untersuchungs-material:	Kalibrierungs-standard:	Test-Empf. 95 % Konf.:	empfohl. editierb. Schwellen-wert:	maximaler Schwellen-wert:	Einheit:
Amphetamin-Gruppe	Harn	d,l-Amphetamin	0,1	0,5	6	µg/ml
Amphetamin/ Methamphetamin II	Harn	d-Amphetamin	0,1	0,3	8	µg/ml
Barbiturate II	Harn	Secobarbital	0,06	0,2	2	µg/ml
Barbiturate	Serum	Secobarbital	0,7	–	40	µg/ml
Benzodiazepine	Harn	Nord(i)azepam	0,04	0,2	2,4	µg/ml
Benzodiazepine	Serum	Nord(i)azepam	12	–	1000	ng/ml
Cannabinoide (delta-9)	Harn	11-Nor-delta-9-THC-9-carbonsäure	10	25	135	ng/ml
Cotinin	Harn	Cotinin	50	200	4000	ng/ml
Ethanol	Vollblut Serum Plasma Harn	Ethanol	10	–	300	mg/dl
Kokain-Metabolit	Harn	Benzoylecgonin	0,03	0,3	5	µg/ml
Methadon	Harn	Methadon	0,1	0,25	4	µg/ml
Opiate	Harn	Morphin	25	200	1000	ng/ml
Paracetamol (Acetaminophen)	Serum	Paracetamol	1	–	200	µg/ml
Phencyclidin II	Urin	Phencyclidin	5	25	500	ng/ml
Propoxyphen (Dextropropoxyphen)	Urin	Propoxyphen	40	300	1500	ng/ml
Salicylat	Serum	Salicylat	5	–	800	mg/l
Tricyclische Antidepressiva (Gruppentest)	Serum	Imipramin	20	300	1000	ng/ml

- Cannabinoide
- Cotinin (als Nicotinmetabolit insbes. bei Versicherungsfragen)
- Ethanol
- Cocain-Metabolit
- Methadon
- Methaqualon
- Opiate
- Paracetamol (Acetaminophen)
- Phencyclidin (in der BRD allerdings geringere Bedeutung)
- Propoxyphen (Dextropropoxyphen)
- Salicylate
- Tricyclische Antidepressiva

In Tabelle 6.5 sind einige wichtige Informationen für die einzelnen Kits hinsichtlich Untersuchungsmaterial (Matrix), Empfindlichkeit (95 % Konfidenz), Kalibrierungsstandard und Schwellenwert (Cut-off) bzw. maximaler Schwellenwert zusammengestellt.

4.3 Einsatz spezifischer Untersuchungsmaterialien

Da die immunologischen Tests mehr oder weniger stark matrixabhängig sind, sollte jeder Assay nach Möglichkeit mit dem Untersuchungsmaterial durchgeführt werden, für das er konzipiert ist. Dies gilt insbesondere für quantitative Auswertungen. Sind lediglich qualitative Aussagen gefragt und steht ein spezieller Testkit für das entsprechende Untersuchungsmaterial oder eine rasch einsetzbare andere analytische Methode (z. B. bei Notfällen) nicht zur Verfügung, so kann grundsätzlich auch anderes Untersuchungsmaterial eingesetzt werden. Nach Erfahrungen zahlreicher Untersuchungsstellen wird dies beispielsweise bei folgenden Fragestellungen mit Erfolg durchgeführt:

Mageninhalt. Hierbei ist unbedingt darauf zu achten, daß der häufig stark saure Mageninhalt vor der Messung neutralisiert bzw. in einen für die Messung geeigneten pH-Wert-Bereich (z. B. durch Zusatz von TDx-Puffer) gebracht wird. Außerdem muß grundsätzlich bedacht werden, daß ein Test, der für die Erfassung eines Metaboliten (z. B. Benzoylecgonin beim Testkit „Cocainmetabolit") entwickelt wurde, für den Einsatz von Mageninhalt per se nicht geeignet ist, da dieser in der Regel keine Metaboliten enthält. Ob dies im genannten Beispiel des Cocains sehr relevant ist, mag freilich dahingestellt bleiben, da die orale Aufnahme von Cocain praktisch keine Bedeutung besitzt. Jedenfalls können zahlreiche andere Wirkstoffe im Mageninhalt gut erfaßt werden (z. B. Barbiturate, Benzodiazepine, Opiate, Paracetamol, tricyclische Antidepressiva u. a.). Bei Benzodiazepinen ist allerdings zu bedenken, daß in einem längere Zeit bei sauren pH-Werten und Zimmertemperatur gelagerten Mageninhalt ein nicht zu vernachlässigender Anteil hydrolytisch in Aminobenzophenonderivate überführt werden kann, die keine relevante Kreuzreaktivität gegenüber dem Benzodiazepinantikörper besitzen. Allerdings wird insbesondere nach Überdosierungen damit zu rechnen sein, daß auch in diesen Fällen noch genügend unhydrolysierte Ausgangssubstanz für den immunologischen Nachweis zur Verfügung steht.

Harn. Nach unserer Erfahrung sind speziell für Serum entwickelte Assays (z. B. für tricyclische Antidepressiva oder Paracetamol) ohne Schwierigkeiten unter qualitativen Gesichtspunkten auch für andere Matrices (z. B. Harn) anwendbar.

Blut, Serum, Plasma. Der Einsatz von Blut, Serum oder Plasma bei Assays, die speziell für Harn konzipiert wurden, steht sicher im Vordergrund des Interesses. Es ist bekannt, daß zahlreiche Laboratorien Serum oder Plasma direkt, d. h. ohne besondere Aufarbeitung bei Urin-Assays einsetzen. Zumindest im Bereich der forensisch-toxikologischen Analytik haben sich jedoch Proteinfällungen vor der Messung bewährt. Zur Fällung werden vor allem Aceton, Methanol und Trichloressigsäure benutzt. Die letztere Variante ist von uns nicht näher untersucht, da wir Verluste bei den Benzodiazepinen infolge Hydrolyse zu Aminobenzophenonen (s. o.) befürchten.

Acetonfällung: Bogusz et al.[24] geben 1 ml Blut oder Serum tropfenweise zu 3 ml Aceton. Nach Mischen (Vortex, 1 min) und Zentrifugieren wird gemessen.
Eine andere Variante ist von Becker et al.[25] beschrieben: 0,3 ml Serum werden mit 2,7 ml Aceton gründlich gemischt (Vortex) und anschließend zentrifugiert. Der Überstand wird unter Stickstoff eingeengt und in 0,3 ml ADx- oder TDx-Puffer aufgenommen und gemessen.

Methanolfällung: Hier hat sich seit Jahren das von von Meyer[26] publizierte Verfahren bewährt: 2 ml Methanol (p. a.) werden vorsichtig zu 1 ml Blut entlang der Gefäßwand hinzugegeben. Die Mischung wird 5 min mechanisch geschüttelt und dann weitere 5 min zentrifugiert. Ungefähr 1,5 ml der Flüssigkeitsschicht werden abgehoben und über Nacht bei −20 °C im Gefrierschrank ausgefroren. Die resultierende partikelfreie Flüssigkeit wird entsprechend dem Urin in der üblichen Vorschrift eingesetzt.
Eine Variante wird von Daldrup[27] beschrieben: 1 ml Serum (Blut) und 3 ml Methanol (p. a.) werden im Vortex gemischt, bei 3000 U/min zentrifugiert und 2 Stunden bei 4 °C aufbewahrt. 0,5 ml des Überstandes werden unter Stickstoff eingeengt und in 200 µl Methanol rekonstituiert. Anschließend wird wiederum unter Stickstoff eingeengt und in 100 µl Methanol aufgenommen. Nach Zugabe von 3 ml TDx-Puffer kann immunologisch gemessen werden.
Den geringsten Zeitbedarf hat ein von Schütz[28] vorgeschlagenes Fällungsverfahren: 100 µl Serum werden mit 200 µl Methanol versetzt, kräftig durchgeschüttelt (Vortex o. ä.), evtl. etwas stehen gelassen und zentrifugiert. Die überstehende Flüssigkeit wird abgezogen und vorsichtig unter Stickstoff abgeblasen. Rekonstituiert wird mit 100 µl Arbeitspuffer (TDx). Anschließend wird entsprechend dem Urin im TDxFLx (oder ADx) gemessen.
Somit ist ein Screening von Serumproben mit für Urin-Matrizes entwickelten Assays in der Praxis gut durchführbar. Dies ist erfahrungsgemäß dann von Bedeutung, wenn keine Harnprobe zur Verfügung steht, z. B. bei bewußtlosen Patienten oder Verkehrsdelikten, bei denen lediglich eine Blutprobe asserviert wurde.

Galle: Für Galle eignen sich die für Blut, Serum und Plasma beschriebenen Fällungsmethoden. Wegen des enterohepatischen Kreislaufs vieler Wirkstoffe (z. B. Opiate) stellt die Galle häufig ein wichtiges Untersuchungsmaterial dar, in dem der Nachweis noch längere Zeit nach der Applikation möglich ist.

4.4 Interpretation der Ergebnisse und Störmöglichkeiten

4.4.1 *Amphetamin-Gruppe*

Der Assay bietet auch gegenüber den zur Zeit noch weniger häufig (teilweise als Designer-Drogen) benutzten Phenylalkylaminen signifikante Kreuzreaktivitäten. Da es sich bei den immunologischen Tests um direkte Methoden handelt (ein Extrahieren und Einengen also nicht erforderlich ist), spielt die große Flüchtigkeit vieler Amphetaminderivate kaum eine Rolle. Zu beachten ist jedoch die starke Abhängigkeit der renalen Elimination vom pH-Wert: Bei saurem Urin erfolgt die Ausscheidung viel schneller als bei basischen Werten. Diese und auch andere Faktoren beeinflussen selbstverständlich die Ausscheidungs- und damit auch Nachweisdauer erheblich. Grundsätzlich gelten diese Abhängigkeiten der Eliminationsgeschwindigkeit vom pH-Wert des Harnes für nahezu alle ionisierbaren Wirkstoffe, z. B. auch für Barbiturate und gewisse Benzodiazepine (etwa Flurazepam), bei Amphetaminderivaten werden sie jedoch besonders häufig beschrieben. Besonders gewarnt werden muß jedoch vor folgender Gefahr der Fehlinterpretation: Auch bei leichter Fäulnis des Untersuchungsmaterials bilden sich unter Umständen sehr schnell relevante Mengen von Phenylalkylaminen (z. B. Phenylethylamin durch Decarboxylierung von Phenylalanin), die zu positiven Resultaten beim Immunoassay führen, ohne daß eine Applikation stattfinden mußte. In solchen Fällen muß eine weitere Identifizierung mit Hilfe anderer Methoden (z. B. GC/MS) zwecks Differenzierung erfolgen.

4.4.2 *Barbiturate*

Aus Tabelle 6.6 ist deutlich ersichtlich, daß die meisten Barbiturate nur zu einem Bruchteil in unveränderter Form mit dem Harn ausgeschieden

Tabelle 6.6 Wichtige Barbiturate des deutschen Arzneimittelmarktes und ihre Nachweismöglichkeit mittels Immunoassays im Urin (ADx bzw. TDxFLx)

Substanz (INN)	Wichtige Präparate[1]	Kreuzreakt. [%]	Angaben zur Biotransformation
Monopräparate			
Barbital (-Natrium)	NERVO.OPT® mono	0–5	fast unverändert im Harn eliminiert 2% innerhalb 2 h 16% innerhalb 32 h
Cyclobarbital (-Calcium)	SOMNUPAN® C	64–80	< 10% unverändert im Harn eliminiert Hauptmetabolit: Ketocyclobarbital
Pentobarbital (-Natrium) (-Calcium) (-Calcium)	MEDINOX® Mono NEODORM® NORKOTRAL® REPOCAL®	72–105	< 1% unverändert im Harn eliminiert 50% Hydroxymetaboliten 7–14% 3' Oxometabolit 10–15% 3' Carboxymetabolit
Phenobarbital (-Natrium)	NERVOLITAN S LUMINAL® LUMINALETTEN® PHENAEMAL® PHENAEMALETTEN®	105–155 54–60	25% innerhalb 24 h unverändert im Harn elim. bei chron. Gebrauch 5-Ethyl-5 (4-hydroxyphenyl)-metabolit
Propallylonal	NOCTAL®	105–120	1–3% unverändert im Harn eliminiert 6–16% 5-(2-Acetonyl-5-isopropylmetabolit)
Vinylbital	SPEDA®	99–135	< 5% unverändert im Harn innerhalb 72 h Metabolit: 3-Hydroxy-vinylbital
Kombination von Barbituraten			
Barbital + Aprobarbital	DORMALON®	0–5 35–40	s. o. s. u.
Secbutabarbital + Aprobarbital	RESEDORM®	59–85 35–40	s. u. s. u.
Kombinationspräparate mit anderen Stoffen (Nichtbarbituraten)			
Allobarbital	SEDIOMED® S	28–30	10–35% unverändert langsam im Harn eliminiert
Amobarbital	METROTONIN®	133–155	1% unverändert im Harn eliminiert Metab.: 3-Hydroxyamobarbital
Aprobarbital (-Natrium)	NERVINUM STADA® NERVISAL® NERVOLITAN® flüssig	35–40	< 3% unverändert in 24 h, ca. 9% in 3 Tagen im Urin eliminiert (viele Metab., z. B. Diole)
Barbital (-Natrium) (-Natrium) (-Natrium) (-Natrium)	BALDRONIT® BALDRONIT® forte N NERVO.OPT® PRONERVON® PRONERVON®	0–5	fast unverändert im Harn eliminiert 2% innerhalb 2 h 16% innerhalb 32 h
Brallobarbital (-Calcium)	VESPARAX® mite	90–95	Ca. 5% unverändert im Harn eliminiert/ ca. 9% 5-Acetonyl-5-allylbarbitursäure
Phenobarbital (-Natrium)	BALDRONIT® forte N BELLARAVIL®/retard BELLA SANOL® BELLERGAL®/retard CESRADYSTON®/retard MALIASIN® NERVO.OPT® NEUROVEGETALIN® SECAFOBELL® SEDIOMED® S SEDOVEGAN® VEGOMED®	s. o.	

Tabelle 6.6 Fortsetzung

Substanz (INN)	Wichtige Präparate[a]	Kreuzreakt. [%]	Angaben zur Biotransformation
Secbutabarbital (-Natrium)	NERVOLITAN® flüssig	59–85	5–9 % unverändert im Harn 30 % 5-(2-Carboxy-1-methylethyl)-5-ethyl-barbitursäure 3 % 2'-Hydroxysecbutabarbital
Secobarbital (-Natrium) (-Natrium)	DORMILFO® N VESPARAX® mite	100	< 5 % unverändert im Harn/ viele Metaboliten

[a] aus ROTE LISTE 1993

werden (in der Regel weniger als 10 % nach therapeutischer Applikation). In diesen Fällen kommt es darauf an, daß auch gegenüber den meist hydroxylierten Hauptmetaboliten eine relevante Kreuzreaktivität besteht, wie dies beispielsweise beim Phenobarbital-Metaboliten 5-Ethyl-5(4-hydroxyphenyl)barbitursäure mit 54 bis 60 % der Fall ist. Zu überprüfen ist im Einzelfall auch, ob eine Konjugatspaltung zu einer Verbesserung der Ergebnisse führt, da Verbindungen mit Hydroxygruppen bekanntlich häufig Konjugate bilden. Über Schwierigkeiten wird in erster Linie im Zusammenhang mit dem Screening von Barbital, Hexobarbital und Thiopental berichtet. Diese Barbiturate sind jedoch im allgemeinen weniger relevant, da sie entweder kaum noch verbreitet (Barbital wird im wesentlichen nur noch als Puffersubstanz benutzt) oder für Spezialindikationen in der Anästhesie (z. B. Hexobarbital und Thiopental) vorgesehen sind, was natürlich nicht bedeutet, daß sie in Einzelfällen nicht doch mißbräuchlich eingesetzt werden und daher zu erfassen sind. Günstigere Nachweisverhältnisse liegen sicher bei chronischer Einnahme und/oder Überdosierung vor. Verschiedene Barbiturate (z. B. Secobarbital, Pentobarbital u. a.) werden von Abhängigen häufig in Überdosen als Ersatz- und Ausweichdrogen mißbräuchlich eingenommen. In diesen Fällen bereitet die Erkennung mit Immunoassays in der Regel keine Schwierigkeiten; häufig lautet das Resultat sogar „high".

4.4.3 Benzodiazepine

Benzodiazepine gehören nach wie vor zu den meistverschriebenen und -benutzten Pharmaka. Sie werden therapeutisch wegen ihrer sedativen, hypnotischen, anxiolytischen, antikonvulsiven und muskelrelaxierenden Wirkung genutzt, spielen aber auch als Ersatz- und Ausweichdrogen in der Szene eine immer noch zunehmende Rolle. An erster Stelle ist hier Flunitrazepam zu nennen. Im Vordergrund steht die Problematik der falsch negativen Immunoassays im Zusammenhang mit dem Screening der Benzodiazepine. So wurde beobachtet, daß beispielsweise nach der einmaligen Einnahme von 6 mg Bromazepam bei insgesamt 9 Versuchspersonen in keinem Fall ein positiver Emit-ST-Befund zu erzielen war, während mit Hilfe der üblichen dünnschichtchromatographischen Methode über primäre aromatische Amine, Diazotierung und Azokupplung (s. 8.1) ein Nachweis ohne Schwierigkeiten erfolgte. Weiterhin war selbst nach der abendlichen Einnahme von 20 mg Oxazepam im Morgenurin mittels Emit-ST kein positives Resultat zu erzielen. Inzwischen belegen viele Fälle aus der Laborroutine, daß auch nach Applikation übertherapeutischer Dosen von Bromazepam, Flunitrazepam, Lorazepam und Oxazepam verschiedene Immunoassays (ADx, TDxFLx, EMIT-st, ETS) ein falsch negatives Analysenresultat anzeigen, während die Untersuchung mit anderen analytischen Verfahren stets einen positiven Nachweis erbringt. Nachdem in der letzten Zeit eine rapide Zunahme der Flunitrazepam-Fälle zu verzeichnen ist (während das früher häufig festgestellte Bromazepam und auch klassische Benzodiazepine in den Hintergrund treten), dürfte die Gefahr einer falsch negativen Beurteilung besonders groß sein, wenn man nur immunologische Screening-Tests einsetzt. Eine Übersicht der Wirkstoffe, Präparatenamen und Nachweismöglichkeiten vermittelt Tabelle 6.7.
Nachfolgend sollen einige Ratschläge zur Vermeidung falsch negativer Befunde bei immunologischen Tests vermittelt werden.

Screening von Flunitrazepam

Nach unseren Erfahrungen werden therapeutische Dosen und selbst ständige deutliche Überdosierungen (z. B. in der Drogenszene) von den enzymimmunologischen (Emit-ST und ETS) und fluoreszenzpolarisationsimmunologischen (FPIA-) Tests (ADx und TDxFLx) meist als negativ oder allenfalls grenzwertig angezeigt. In diesen Fällen bringt häufig auch der dünnschichtchromatographische Screeningtest (s. 8.1) kein eindeutiges Resultat. Da Flunitrazepam intensiv metabolisiert wird und darüber hinaus offensichtlich auch starke interindividuelle (genetische) Unterschiede bei der Biotransformation eine Rolle spielen, treten auf der DC-Platte Anfärbungen mit Bratton-Marshall-Reagenz in unterschiedlichstem Ausmaß auf.

Problemlösung:
a) Senkung des Schwellenwertes (cut-off/threshold). Auf diese Möglichkeit haben von Meyer et al.[29] hingewiesen. Da der Fluoreszenz-Polarisations-Immuno-Assay (z. B. ADx oder TDxFLx) wesentlich empfindlicher als andere immunologische Verfahren ist (95 %-Konfi-

Tabelle 6.7 Wichtige Benzodiazepine des europäischen und deutschen Arzneimittelmarktes und ihre Nachweismöglichkeit mittels Immunoassays im Urin

Substanz (INN)	Wichtige Präparate	Nachweismöglichkeit ohne bes. Vorbehandlung[a] nach therapeut. bzw. Überdos.		DC Bratton Marshall
Adinazolam	DERACYN®	nein/kaum	ja	nein
Alprazolam	TAFIL® XANAX®	nein/kaum	ja	nein
Bromazepam	BROMAZANIL® DURAZANIL®-6 GITYL®-6 LEXOTANIL® NEO-OPT® NORMOC®	nein/kaum	ja	ja
Brotizolam	LENDORMIN®	nein/kaum	ja	nein
Camazepam	ALBEGO®	nein/kaum	ja	ja
Chlordiazepoxid	LIBRIUM® MULTUM®	ja	ja	ja
Clobazam	FRISIUM®	ja	ja	ja
Clonazepam	RIVOTRIL®	evtl.	ja	ja
Clorazepate	TRANXILIUM®	ja	ja	ja
Clotiazepam	TRECALMO®	fraglich	ja	nein
Diazepam	DIAZEPAM DESITIN® DIAZEPAM HAMELN® DIAZEPAM-LIPURO® DIAZEPAM-RATIOPHARM® DIAZEPAM 5 STADA® DURADIAZEPAM® LAMRA® STESOLID® TRANQUASE® TRANQUO-TABLINEN® VALAXONA® VALIQUID® VALIUM®	ja	ja	ja
Flunitrazepam	FLUNINOC® ROHYPNOL®	nein/kaum	ja	ja[b]
Flurazepam	DALMADORM® STAURODORM® Neu	ja	ja	ja
Halazepam	PAXIPAM®	ja	ja	ja
Ketazolam	CONTAMEX®	ja	ja	ja
Loprazolam	SONIN®	nein/kaum	ja	nein
Lorazepam	DURALOZAM® LAUBEEL® PRO DORM® PUNKTYL® SOMAGEROL® TAVOR® TOLID®	nein/kaum	ja	ja
Lormetazepam	ERGOCALM® LORETAM® NOCTAMID®	nein/kaum	ja	ja
Medazepam	NOBRIUM® RUDOTEL®	ja	ja	ja
Metaclazepam	TALIS®	nein/kaum	ja	ja
Midazolam	DORMICUM®	nein/kaum	ja	nein
Nitrazepam	DORMO-PUREN® EATAN N® IMESON®	ja	ja	ja

Tabelle 6.7 Fortsetzung

Substanz (INN)	Wichtige Präparate	Nachweismöglichkeit ohne bes. Vorbehandlung[a] nach therapeut. bzw. Überdos.		DC Bratton Marshall
	MOGADAN® NOVANOX®			
Nordazepam	TRANXILIUM®N	ja	ja	ja
Oxazepam	ADUMBRAN® AZUTRANQUIL® DURAZEPAM® NOCTAZEPAM® OXA-PUREN® OXAZEPAM-RIKER® OXAZEPAM-STADA® OXAZEPAM-RATIOPHARM® PRAXITEN® SIGACALM® USKAN®	nein/kaum	ja	ja
Oxazolam	TRANQUIT®	ja	ja	ja
Pinazepam	DOMA®	ja	ja	ja
Prazepam	DEMETRIN® MONO DEMETRIN®	ja	ja	ja
Quazepam	ONIRIA®	ja	ja	ja
Temazepam	PLANUM®	nein/kaum	ja	ja
Tetrazepam	MUSARIL®	ja	ja	ja[c]
Triazolam	HALCION®	nein/kaum	ja	nein

[a] siehe hierzu die Vorschläge im Text
[b] vgl. aber Ausführungen im Text
[c] nach Sondervorschrift über Acridinderivate

denzgrenze 40 ng/ml), ist eine Absenkung des Schwellenwertes (cut-off) von 200 ng/ml auf 50 ng/ml möglich. Da die Tests auch Werte unter 200 ng/ml anzeigen bzw. ausdrucken, genügt es, sich das Resultat genau anzusehen. Man kann allerdings auch die Software so ändern, daß der 50 ng/ml-Schwellenwert bei der Anzeige < = T bzw. > = T berücksichtigt wird. Aufgrund unserer Erfahrungen geben sich toxikologisch relevante Einnahmen von Flunitrazepam durch ein Resultat von über 50 ng/ml zu erkennen.

b) Anreicherungsmethode. Mit Hilfe einer Anreicherungsmethode[30] ist es möglich, selbst die einmalige orale Aufnahme von 2 mg Flunitrazepam noch nach ca. 50 Stunden mittels immunchemischer Methoden zu erfassen.

c) Dünnschichtchromatographisches Screening. Als Betätigungsmethode kann der dünnschichtchromatographische Nachweis über fluoreszierende Acridinderivate empfohlen werden. Die Empfindlichkeit dieses von Rooij et al.[31] beschriebenen Verfahrens liegt bei 5–10 ng pro Spot. Allerdings treten Störungen auf, wenn gleichzeitig Carbamazepin verabreicht wurde, da sich daraus ebenfalls Acridinderivate bei vergleichbaren R_f-Werten bilden.

Screening von Lorazepam, Lormetazepam, Oxazepam und Temazepam

3-Hydroxylierte 1,4-Benzodiazepine werden häufig fast vollständig als Konjugate (Glucuronide, Sulfate u. a.) eliminiert. Diese Konjugate besitzen keine analytisch brauchbare Kreuzreaktivität gegenüber den gebräuchlichen Antikörpern, so daß selbst beim Vorliegen hoher Konzentrationen der Konjugate (beispielsweise nach deutlichen Überdosierungen) eine falsch negative Anzeige beim immunologischen Screening resultiert. Man hat praktisch keine Chance, diese Benzodiazepine im Rahmen des üblichen direkten Immunoassays zu erfassen, und es resultieren serienweise falsch negative Befunde.

Problemlösung:
a) Enzymatische Konjugatspaltung. Versetzt man 2 ml Harn, der mit Essigsäure auf pH 5,5 gestellt ist, mit 10 µl β-Glucuronidase/Arylsulfatase[a] und inkubiert 1 Stunde bei 55 °C, so erfolgt eine nahezu quantitative Konjugatspaltung, wodurch die immunologischen Screeningbefunde positiv werden.
b) Dünnschichtchromatographisches Screening. Zur Bestätigungsanalyse kann die übliche DC-

---
[a] z. B. Boehringer Mannheim, Best. Nr. 127 060 (2 ml)

Methode (s. 8.1) herangezogen werden, da die genannten Benzodiazepine im Rahmen der sauren Intensivhydrolyse Aminobenzophenonderivate bilden, die sich leicht über die Diazotierung und Azokupplung nachweisen lassen.

Screening von Bromazepam

Auch nach der Einnahme therapeutischer Dosen von Bromazepam verlaufen die üblichen Immunoassays in der Regel negativ. In diesem Zusammenhang spielen weniger Konjugatbildungen als vielmehr mäßige Kreuzreaktivitäten die Hauptrolle.

Problemlösung:
a) Senkung des Schwellenwertes (cut-off/threshold). Auch im Zusammenhang mit dem Screening von Bromazepam hat sich die weiter oben für Flunitrazepam beschriebene Senkung des Schwellenwertes bewährt.
b) Anreicherungstechnik. Mit Hilfe einer Anreicherungstechnik[30] gelingt eine sichere immunologische Erfassung selbst einmaliger oraler Aufnahmen von 6 mg Bromazepam innerhalb der ersten 50 bis 80 Stunden nach Applikation.
c) Dünnschichtchromatographisches Screening. Das Hydrolyseprodukt (2-Amino-5-bromphenyl)(pyridin-2-yl)-methanon (ABP) kann mühelos dünnschichtchromatographisch über die Bratton-Marshall-Reaktion (s. 8.1) detektiert werden.

Screening von Triazolam

Diese Gruppe der tetracyclischen Benzodiazepine, zu denen beispielsweise auch die Wirkstoffe Alprazolam, Brotizolam, Loprazolam und Midazolam zählen, kann nach Normaldosierung in der Regel nicht ohne weiteres mittels immunologischer Verfahren erfaßt werden. Sie besitzt gleichwohl analytisch nutzbare Kreuzreaktivitäten[32].

Problemlösung:
a) Senkung des Schwellenwertes (cut-off/threshold). Auch im Zusammenhang mit dem Screening von tetracyclischen Benzodiazepinen hat sich die weiter oben für Flunitrazepam beschriebene Senkung des Schwellenwertes bewährt.
b) Anreicherungstechnik. Mit Hilfe einer Anreicherungstechnik[30] konnte eine einmalige orale Gabe von 0,25 mg Triazolam noch etwa 30 Stunden nach der Einnahme immunologisch erfaßt werden.
c) Dünnschichtchromatographisches Screening. Ein DC-Screening der tetracyclischen Benzodiazepine über die übliche Detektion nach Bratton u. Marshall (s. 8.1) ist nicht möglich, da diese Benzodiazepine im Verlauf der sauren Intensivhydrolyse nicht in die diazotier- und kuppelbaren Aminobenzophenone überführbar sind. Zum Nachweis werden vor allem hochdruckflüssigkeitschromatographische und gaschromatographisch-massenspektroskopische Verfahren empfohlen[33,34].

Zusammenfassend kann man hinsichtlich der Benzodiazepine feststellen, daß eine Senkung des Schwellenwertes die praktikabelste Möglichkeit zur Vermeidung falsch negativer Resultate bezüglich Flunitrazepam, Bromazepam und einigen anderen Benzodiazepinen darstellt. Unverzichtbar ist im Rahmen des allgemeinen Benzodiazepin-Screenings auch eine vorherige enzymatische Hydrolyse, da ansonsten so wichtige Benzodiazepine wie Oxazepam, Lorazepam, Lormetazepam und Temazepam auch in höheren Konzentrationen übersehen werden. Die Anreicherungstechnik hat sich ebenfalls sehr bewährt, wird wegen des größeren Aufwandes aber sicher auf besondere Fälle (z. B. tetracyclische Benzodiazepine) beschränkt bleiben müssen.
Bei kleinen Analysenzahlen ist auch beispielsweise das Emit-ST-System als kostengünstige Alternative vorteilhaft einzusetzen.
Die Analytik von Benzodiazepinen in Körperflüssigkeiten (Urin, Mageninhalt, Blut) und die Interpretation der Ergebnisse ist Gegenstand einer Mitteilung der Senatskommission der Deutschen Forschungsgemeinschaft für klinisch-toxikologische Analytik[35].

4.4.4 Cannabinoide

Die analytische Nachweisgrenze für THC-Carbonsäure beträgt etwa 10 ng/ml. Bei dieser Konzentration ist noch mit 95%iger Sicherheit die Unterscheidung von einer Leerprobe möglich. Als positiv werden Resultate mit 25 ng THC-Carbonsäureäquivalenten/ml Harn gewertet. Eine Messung ist auch unterhalb dieses Cut-off-Wertes möglich, da die Geräte die Meßwerte ausdrucken. Werte unterhalb dieser Schwelle von 25 ng/ml werden jedoch bei der chromatographischen Absicherung öfter auf Schwierigkeiten stoßen. Für die Beurteilung von Verlaufskontrollen kann allerdings auch ein Wert unterhalb 25 ng THC-Carbonsäureäquivalent/mL Harn noch informativ sein[36]. Häufig stellt sich die Frage, ob ein positiven Cannabis-Assay auf die passive Aufnahme von Cannabinoiden zurückgehen kann. In älteren Studien wurden mit einem sehr empfindlichen Enzymimmunoassay (Schwellenwert 20 ng/ml) einige positive Testergebnisse erhalten, nachdem die passive Inhalation unter extremen Bedingungen (z. B. 3 Raucher und 1 „passive" Person in einem Pkw) erfolgte. Eine neuere Studie unter wesentlich realistischeren Umgebungsbedingungen ergab jedoch keine ausreichenden Konzentration, um nur bei einem Schwellenwert von 20 ng/ml positive Resultate zu erzielen. Man wird somit allenfalls einräumen können, daß ein durch aktives Rauchen bedingter Wert knapp unter einem Schwellenwert (was normalerweise ein negatives Resultat bedeutet hätte) durch zusätzliches Passivrauchen möglicherweise additiv aufgestockt wurde und zu einer Cannabinoidkonzentration mit einem positiven Testausfall führen konnte.

Bei kleineren Analyseaufkommen kann auch hier das Emit-ST-System als kostengünstige Alternative vorteilhaft eingesetzt werden.
Der Nachweis der Cannabinoide im Urin und die Interpretation der Ergebnisse ist Gegenstand einer Mitteilung der Senatskommission der Deutschen Forschungsgemeinschaft für klinisch-toxikologische Analytik[36].

4.4.5 Ethanol

Auch der Nachweis und die Bestimmung von Ethanol in Körperflüssigkeiten (Serum, Blut, Urin) sowie die Interpretation der Ergebnisse werden in einer neuen Mitteilung der Senatskommission der Deutschen Forschungsgemeinschaft für klinisch-toxikologische Analytik behandelt[37]. Bezüglich des Einsatzes des TDxFLx zur Ethanolbestimmung sind folgende Dinge besonders zu beachten (von Meyer in[37]): Aufgrund der Flüchtigkeit des Ethanols müssen das Reagenzglas oder der Behälter mit der Probe unmittelbar nach Entnahme der Probe luftdicht verschlossen werden. Die Probe ist sofort nach dem Öffnen des Probenröhrchens zu analysieren. Das Karussell muß so schnell wie möglich beladen werden, und mit der Testdurchführung ist unmittelbar nach Beladen des Karussells zu beginnen. Falls mehr als 12 Proben in einer Serie gemessen werden, sollen weitere Kontrollen hinter der letzten Probe im Karussell analysiert werden. Bezüglich der Interpretation der Ergebnisse s. Abschn. 7.3.

4.4.6 Cocain-Metabolit (Benzoylecgonin)

Bekanntlich wird Cocain intensiv metabolisiert. Die wichtigsten Metaboliten sind Benzoylecgonin und Ecgoninmethylester. Weiterhin werden Ecgonin, Nor-Cocain und zahlreiche hydroxylierte Metaboliten ausgeschieden. Der ADx- und TDxFLx-Assay (Cocain-Metabolit) benutzt einen Antikörper gegen den Hauptmetaboliten Benzoylecgonin, der im Harn zu etwa 35 bis 54 % der Cocaindosis eliminiert wird. Der Test gilt aufgrund zahlreicher Erfahrungen als unproblematisch und zuverlässig, obwohl die Kreuzreaktivitäten gegenüber Cocain, Ecgonin und Ecgoninmethylester (unter 1 %) gering sind. Die Empfindlichkeit beträgt 0,03 µg/ml.
Bei kleinen Analysenzahlen ist auch beispielsweise das Emit-ST-System als kostengünstige Alternative vorteilhaft einzusetzen.

4.4.7 Methadon

Auch vor der Einführung der Methadontherapie wurde Methadon gelegentlich als Droge mißbräuchlich benutzt. Eine besondere Bedeutung hat der Test jedoch vor dem Hintergrund der großen Verbreitung im Rahmen der Methadontherapie erlangt. In diesem Zusammenhang geht es beispielsweise um Fragen der Compliance und vor allem auch des „Einstellens" einer optimalen Methadonkonzentration im Blut bzw. Serum (Drug Monitoring). Zahlreiche Untersuchungen zeigen nämlich, daß die Bioverfügbarkeit inter- und intraindividuell große Schwankungen (zwischen 41 und 99 % bei Eliminationshalbwertszeiten zwischen 4 und 91 Stunden) aufweist und daher eine personenbezogene Dosisanpassung Vorteile bietet. Grundsätzlich kann der für Urin konzipierte Test auch auf Serum angewandt werden, wobei allerdings die im Abschnitt 4.3 dargelegten Besonderheiten zu beachten sind.

4.4.8 Opiate

Auch der Opiatnachweis im Harn und die Interpretation der Ergebnisse sind Gegenstand einer neuen Mitteilung der Senatskommission der Deutschen Forschungsgemeinschaft für klinisch-toxikologische Analytik[38].
Zunächst erscheint aber auch hier ein Warnhinweis angebracht: Wegen ihrer opiatähnlichen Wirkung werden häufig auch strukturell völlig andersartige Stoffe unter pharmakologischen Gesichtspunkten zur Klasse der Opiate gezählt (z. B. Dextropropoxyphen, Levomethadon, Nefopam, Pentazocin, Pethidin, Tilidin, Tramadol u. a.). Diese Wirkstoffe und ihre Metaboliten werden in relevanten Konzentrationen von den Opiat-Immunoassays nicht erfaßt. Für einige von ihnen existieren aber spezielle Immunoassays (z. B. für Methadon und Dextropropoxyphen). Die Kreuzreaktivitäten liegen für die gebräuchlichsten Opiate in einem Bereich, der insbesondere in Fällen der Dauer- und Überdosierung ein Screening in der Regel problemlos ermöglicht. Tabelle 6.8 enthält einige wichtige Opiatwirkstoffe, Handelspräparate und Kreuzreaktivitäten. Eine größere Liste mit den Kombinationspräparaten und vielen zusätzlichen Informationen zur Analytik, Biotransformation, Pharmakokinetik, Therapie und zu anderen wichtigen Themen enthält die genannte Mitteilung der DFG[38].
Grundsätzlich ist zu beachten, daß aufgrund eines immunologischen Opiatnachweises allein nicht zwischen verschiedenen Opiaten unterschieden werden kann. Dies gilt natürlich auch für die Barbiturate, Benzodiazepine, tricyclischen Antidepressiva und andere Wirkstoffgruppen. Während aber beispielsweise im Fall der Benzodiazepine die Konsequenzen einer falschen Zuordnung (z. B. Diazepam anstatt Oxazepam) juristisch kaum einmal ins Gewicht fallen (es sei denn, es stehen kriminalistische Besonderheiten der Zuordnung eines bestimmten Wirkstoffes zu einem bestimmten Tatverdächtigen dahinter), kommt bei den Opiaten einer eindeutigen Differenzierung meist eine sehr große Bedeutung zu. So hat die Applikation des nicht verkehrsfähigen Diamorphin (Heroin) einen ganz anderen strafrechtlichen Hintergrund als die in zahlreichen Hustenmitteln enthaltenen Codein. Beide werden jedoch in gleicher Weise über Morphin verstoffwechselt und eine sichere Zuordnung ist nur über den „Heroin-

Tabelle 6.8 Wichtige Opiate des deutschen Arzneimittelmarktes und ihre Nachweismöglichkeit mittels Immunoassays im Urin (ADx bzw. TDxFLX)

Substanz (INN)	Wichtige Präparate[a]	Kreuzreakt. [%][b]	Angaben zur Biotransformation (Metaboliten)
Diamorphin	Heroin (nicht verkehrsfähig!)	35–60	6-Acetylmorphin (MAM) Morphin (Glucuronid)
6-(Mono)-Acetylmorphin		40–74	Morphin (Glucuronid)
Morphin	MORPHIN MERCK® MSR-MUNDIPHARMA® MST-MUNDIPHARMA®	100	Morphin (Glucuronid)
Morphinglucuronid		46–66	
Normorphin		0,3–4	
Morphin-N-Oxid		52	
Nicomorphin		36	Morphin
Acetylcodein		61	Norcodein Morphin Normorphin (deren Glucuronide)
Codein	BRONCHOFORTON® CODEINUM PHOSPHORICUM COMPR CODICAPS® MONO CODICEPT® CODICOMPREN® CODIPERTUSSIN® CONTRAPECT® DICTON® LONGTUSSIN® OPTIPECT® KODEIN FORTE PECTINFANT® S TRICODEIN® TUSSIPECT CODEIN TROPFEN MONO®	117–138	Norcodein Morphin Normorphin (deren Glucuronide)
Codeinglucuronid		16	
Norcodein		0,5–7	
Nicocodin		60	
Ethylmorphin	DIONIN®	76–95	Morphin (Glucuronid)
Benzylmorphin		74	
Pholcodin	CONTRAPECT®	76	Morphin (Glucuronid)
Acetyldihydrocodein		36	
Dihydrocodein	DHC 60 MUNDIPHARMA® PARACODIN® REMEDACEN® TIAMON® MONO	47–86	Nordihydrocodein Dihydromorphin Nordihydromorphin
Nordihydrocodein		1	
Dihydromorphin		46–108	
Hydrocodon	DICODID®	46–120	Norhydrocodon Hydrocodol Hydromorphol
Hydromorphon	DILAUDID®	32–134	Hydrocodol Hydromorphol
Thebacon	ACEDICON® (außer Handel)	52	Dihydrocodein Hydrocodon Dihydromorphin Nordihydrocodein

Tabelle 6.8 Fortsetzung

Substanz (INN)	Wichtige Präparate[a]	Kreuzreakt. [%][b]	Angaben zur Biotransformation (Metaboliten)
Thebain		6–63	Morphin (Spuren) Codein (Spuren) Codeinon Oripavin
Oxycodon		0,6–23	Oxymorphon
Oxymorphon		0,4–17	
Levallorphan	LORFAN®	3	Norderivat
Levomethorphan		24	
Levorphanol	DROMORAN® (außer Handel)	9–102	Norderivat

[a] aus ROTE LISTE 1993 (Kombinationspräparate s.[38])
[b] Angaben aus Unterlagen des Herstellers bzw. aus[38]

marker" 6-Monoacetylmorphin (MAM) möglich, da dieser nur aus Heroin, nicht aber aus Codein oder anderen gebräuchlichen Opiaten entstehen kann (Nachweis z. B. über GC/MS). Freilich wird unter klinisch-toxikologischen Gesichtspunkten zunächst der Gruppennachweis der Opiate von Bedeutung sein, damit entsprechende Therapiemaßnahmen eingeleitet werden können. Hierzu eignen sich die immunologischen Verfahren (z. B. ADx und TDxFLx) wegen ihrer Verfügbarkeit „rund um die Uhr" und der raschen Screening-Ergebnisse hervorragend.

Bei kleinen Analysenzahlen kann beispielsweise das Emit-ST-System als kostengünstige Alternative vorteilhaft umgesetzt werden.

4.4.9 Paracetamol

Das Screening von Paracetamol (Acetaminophen) ist unter verschiedenen Gesichtspunkten von Bedeutung:

- Paracetamol gehört (ebenso wie beispielsweise Paraquat, Ethylenglykol, Methanol, Thallium oder einige Pilzgifte) zu den Giftstoffen mit weitgehend fehlender Initialsymptomatik. Dies bedeutet, daß selbst nach der Einnahme letaler Dosen in den ersten Stunden nach der Applikation keine auffällige oder gar dramatische Symptomatik auf den lebensbedrohlichen Zustand hinweist und somit dringend erforderliche therapeutische Maßnahmen (z. B. die Gabe von Antidoten, Hämodialyse, Hämoperfusion) initiiert. Die Prüfung auf Paracetamol (Acetaminophen) sollte daher, auch im Hinblick auf die bequeme Beschaffungsmöglichkeit in Form rezeptfreier Analgetika, in jedem Notfall-Screening-Programm enthalten sein.
- Paracetamol ist weiterhin wegen seiner großen Verbreitung in Kombinationspräparaten ein wichtiger Marker für chronischen Medikamentenmißbrauch.
- Paracetamol dient häufig als Streckmittel in der Dealerszene (z. B. von Heroin).

Bei kleinen Analysenzahlen eignet sich das Emit-ST-System als kostengünstige Alternative hervorragend.

4.4.10 Tricyclische Antidepressiva

Die Beteiligung tricyclischer Antidepressiva an Vergiftungen nimmt laufend zu. Dies mag mit der inzwischen immer weiter verbreiteten Erkenntnis zusammenhängen, daß Benzodiazepine keine antidepressiven Eigenschaften besitzen und daher Antidepressiva bei bestimmten Erkrankungen indizierter sind, was natürlich auch der Verordnungshäufigkeit zugute kommt. Es ist bereits im Abschnitt 4.4 darauf hingewiesen, daß sich der ADx- bzw. TDxFLx-Assay für tricyclische Antidepressiva auch für das Screening von Harnproben einsetzen läßt, obwohl er für Serum bzw. Plasma konzipiert ist. Kalibriert wird gegen Imipramin, die Kreuzreaktivitäten gegenüber zahlreichen anderen tricyclischen Antidepressiva sind jedoch ausreichend, um auch diese nicht nur in Fällen der Überdosierung bequem erfassen zu können. Eine Übersicht bezüglich wichtiger Wirkstoffe, der Präparatenamen und der Kreuzreaktivitäten vermittelt Tabelle 6.9.

Analytisch relevante Kreuzreaktivitäten bestehen hauptsächlich bei Überdosierungen jedoch auch gegenüber anderen Antidepressiva, z. B. Amoxapin, Maprotilin und Mianserin bzw. Substanzen aus ähnlichen oder anderen Wirkstoffklassen, wie z. B. Carbamazepin (allerdings nur bei Intoxikationen), Chlorpromazin, Cyclobenzaprin, Cyproheptadin, Diphenhydramin (in zahlreichen Präparaten), Orphenadrin, Perphenazin, Promethazin und Thioridazin. Aufgrund umfangreicher Erfahrungen im Bereich der Notfallanalytik ist vor allem der positive Screeningbefund bei Diphenhydramin- und Phenothiazinintoxikationen klinisch-toxikologisch relevant, da beispielsweise für Diphenhydramin andere Therapiemaßnahmen als für die üblichen tricyclischen Antidepressiva üblich sind. In diesen Fällen muß eine Unterscheidung mit zusätzlichen Analysenverfahren, z. B.

Tabelle 6.9 Wichtige tricyclische Antidepressiva des deutschen Arzneimittelmarktes und ihre Nachweismöglichkeit mit Hilfe des Gruppentestes im Urin

Substanz (INN)	Wichtige Präparate[a]	Kreuzreakt. d. Gruppentestes [%]
Amitriptylin	AMINEURIN® EUPLIT® LAROXYL® NOVOPROTECT® SAROTEN® SYLVEMID®	80–91
Clomipramin	ANAFRANIL®	41–51
Desipramin	PERTOFRAN®	87–90
Doxepin	APONAL® SINQUAN®	32–42
Imipramin	TOFRANIL®	100
Nortriptylin	NORTRILEN®	81–97
Protriptylin		52–63
Trimipramin	STANGYL®	55–67

[a] aus ROTE LISTE 1993

dem Tüpfeltest nach Forrest auf Phenothiazine (vgl. 7.7) und/oder der chromatographischen Differenzierung von Diphenhydramin (vgl. 5), erfolgen. Eine Reihe diesbezüglicher Möglichkeiten für das klinisch-chemische Labor sind in einer umfangreichen Mitteilung der DFG-Senatskommission für klinisch-toxikologische Analytik zusammengestellt[13]. Zur Differenzierung innerhalb der Klasse der tricyclischen Antidepressiva eignet sich (im Gegensatz etwa zu den Barbituraten oder Benzodiazepinen) auch die UV-Spektroskopie gut, da zahlreiche tricyclische Antidepressiva recht charakteristische UV-Spektren besitzen. Die tricyclischen Antidepressiva befinden sich nach den üblichen Trenngängen im Basenextrakt[8]. Bei kleinen Analysenzahlen ist auch beispielsweise das Emit-ST-System als kostengünstige Alternative vorteilhaft einzusetzen.

4.4.11 Spezielle Fremdstoffe

Phencyclidin
Der Nachweis von Phencyclidin spielt im Bereich der Bundesrepublik keine große Rolle, wenn man von gelegentlichen Fällen absieht, die häufig im Zusammenhang mit der Beteiligung ausländischer Streitkräfte stehen.

Propoxyphen (Dextropropoxyphen)
Seit kurzem steht ein FPIA-Test für diesen wichtigen Suchtstoff zur Verfügung. Sicher wird man erst dann auf der Basis eines gut praktikablen Screeningverfahrens valide Aussagen über die Verbreitung dieses auch bei uns in Handelspräparaten enthaltenen Wirkstoffes machen können.

Salicylate
Auch Salicylate sind wegen ihres Vorkommens in vielen Kombinationspräparaten ein wichtiger Marker für Medikamentenabusus. Daneben wird immer wieder über Vergiftungen mit Salicylaten berichtet. Betroffen sind auch Kinder, da Acetylsalicylsäure in Form der verfügbaren Brausetabletten auf jene offenbar eine besondere Anziehungskraft ausübt. Wegen der Gefahr der metabolischen Acidose und anderer lebensbedrohlicher Folgen der Einnahme ist ein schneller Nachweis sehr wichtig (s. 7.8), auf dessen Basis dann entsprechende Therapiemaßnahmen (z. B. Stabilisierung des Säure-Base-Haushaltes) eingeleitet werden können.

4.5 Speziell zu beachtende Kriterien

4.5.1 Spezifität

Die Spezifität der immunologischen Screeningverfahren ist seit deren Einführung ein zentrales Thema und Gegenstand zahlreicher, teilweise sehr kontrovers geführter Diskussionen. Grundsätzlich kann man sagen, daß die Gefahr falsch negativer Befunde (wenn man einmal von den Benzodiazepinen absieht, vgl. hierzu ausführlich 4.4.3) deutlich niedriger ist als die falsch positiver. Es wird daher zu recht die Meinung vertreten, daß immunologische Screeningtests, nicht zuletzt auch wegen ihrer besonderen Eignung für große Analysenzahlen, gut dazu geeignet sind, in einem „Screening des ersten Zugriffs" zwischen negativen und positiven Fällen zu unterscheiden und die negativen Befunde nicht weiter zu verfolgen, falls es sich nicht um Fälle mit besonderer Bedeutung (z. B. aus dem kriminalistischen Bereich) handelt.

Es sei aber auch an dieser Stelle nochmals darauf hingewiesen, daß im Fall der Benzodiazepine ein immunologisches Screening ohne besondere Vorkehrungen (z. B. Senkung des Schwellenwertes und/oder enzymatische Hydrolyse und/oder Anreicherungsschritt) eine unvertretbar große Zahl falsch negativer Resultate produziert, insbesondere im Hinblick auf so wichtige Benzodiazepine wie Flunitrazepam, Lorazepam, Triazolam u. a. (Einzelheiten hierzu s. 4.4.3).

Hinsichtlich der falsch positiven Fälle ist zu sagen, daß ihre Zahl und Möglichkeit mit zunehmender Weiterentwicklung der Antikörper ständig abgenommen hat. So zeigt der Adx- bzw. TDxFLx-Assay auf Cannabinoide bei Patienten, die mit den nichtsteroidalen Antirheumatika Ibuprofen, Naproxen und Fenoprofen behandelt wurden, keine positiven Resultate oberhalb der Nachweisgrenze von 10 ng/ml. Über die Möglichkeit falsch positiver Resultate des Immunoassays auf tricyclische Antidepressiva nach der Applikation großer Diphenhydramin- und Phenothiazindosen ist weiter oben aufmerksam gemacht worden. Grundsätzlich sollte man sich über mögliche Kreuzreaktivitäten anhand des reichhaltigen Informationsmaterials des Herstellers informieren. Selbst bei niedrigen Kreuzreaktivitäten muß im Fall der massiven Überdosierung ein (falsch-) positives Ergebnis grundsätzlich in Betracht gezogen und diskutiert werden.

Abschließend sei noch auf eine Möglichkeit der Fehlinterpretation hingewiesen, die mit Spezifitätsfragen häufig in Verbindung gebracht wird, grundsätzlich aber nichts damit zu tun hat: Dabei geht es um die Nachweisgrenze der verschiedenen Verfahren. Untersucht man beispielsweise eine Harnprobe mit einer Konzentration von 0,05 mg Oxazepam pro Liter Harn, so wird man mit der empfindlichen dünnschichtchromatographischen Anfärbung nach Bratton-Marshall (s. 8.1) noch eine positive Reaktion erzielen, während enzymimmunologische und FPIA-Screeningtests ein negatives Ergebnis zeigen. Diese diskrepanten Befunde sind einzig und allein in den unterschiedlichen Nachweisgrenzen begründet und können nicht mangelnder Spezifität oder Unspezifizität zugeordnet werden.

4.5.2 Biotransformation und Pharmakokinetik

Auf die große Rolle der Biotransformation und Pharmakokinetik ist wiederholt hingewiesen worden. So sind beispielsweise Konjugatbildungen Hauptursache für den falsch negativen Ausfall der immunologischen Prüfung auf 3-hydroxylierte Benzodiazepine (Oxazepam, Lorazepam, Temazepam u. a.). Weiterhin sind im Zusammenhang mit der individuellen Biotransformation Fragen der Biorhythmik, Pharmakogenetik, Einflüsse von Nahrungsmitteln, Interaktionen mit anderen Fremdstoffen und zahlreiche andere Effekte zu klären. Hinsichtlich der Eliminationshalbwertszeit muß in Betracht gezogen werden, daß diese, bedingt durch Alter und Krankheiten (z. B. der Eliminationsorgane) beträchtlich verlängert sein kann (z. B. Diazepam von 20 bis 100 Stunden; beim Hauptmetaboliten N-Desmethyldiazepam bis mehrere hundert Stunden). Um die Frage zu überprüfen, ob ein Wirkstoff mit Hilfe eines bestimmten Assays zu erfassen ist, genügt es keinesfalls, die Reinsubstanz in Harn zu lösen und diesen dann zu untersuchen. Dies ist allenfalls als orientierender Vortest statthaft, wenn von der betreffenden Substanz zweifelsfrei bekannt ist, daß sie unverändert (also auch nicht konjugiert) im Harn eliminiert wird. Vielmehr muß stets Untersuchungsmaterial nach Körperpassage eingesetzt werden, um die Biotransformation und ihre Produkte zu berücksichtigen.

Auch für Interpretationsschwierigkeiten ist die Biotransformation häufig verantwortlich: So kann sich beispielsweise der bereits erwähnte Hauptmetabolit N-Desmethyldiazepam (Nordiazepam, Nordazepam) aus den Benzodiazepinderivaten Chlordiazepoxid, Clorazepat, Demoxepam, Diazepam, Halazepam, Ketazolam, Medazepam, Oxazolam, Pinazepam und Prazepam im Zug der Biotransformation bilden. Morphin, um ein anderes wichtiges Beispiel zu nennen, entsteht im Zug der Biotransformation aus 6-Acetylcodein, Benzylmorphin, Codein, Diamorphin (Heroin), Ethylmorphin, 3-Acetylmorphin, 6-Acetylmorphin, Nicomorphin und Pholcodin (in Spuren). Allerdings stellen sich solche Fragen der Interpretation weniger im Zusammenhang mit immunologischen Befunden als vielmehr nach differenzierenden Untersuchungen mittels chromatographischer bzw. spektroskopischer Methoden. Sie brauchen daher in diesem Abschnitt nicht weiter vertieft werden.

4.5.3 Maximale Nachweismöglichkeit und Ausscheidungsdauer

Die Frage, wie lange die Applikation eines bestimmten Wirkstoffes zurückliegen könne, wird häufig gestellt, ist aber gleichwohl nicht leicht zu beantworten. Es ist bereits an verschiedenen Stellen ausdrücklich darauf hingewiesen worden, daß die Elimination (und damit eng verknüpft die Nachweisdauer) von zahlreichen Faktoren abhängt, wie z. B.:

– Absorptions- (Resorptions-)Verhältnisse
– Einfluß von anderen Fremdstoffen (z. B. Nahrung, Antazida u. a.)
– Biotransformation und Pharmakokinetik
– Besonderheiten wie Alter, Krankheiten und Gewöhnung
– diuretische Verhältnisse (Flüssigkeitsaufnahme, Clearance, pH).
– Weiterhin spielen natürlich Applikationsmenge, -form und -frequenz eine wichtige Rolle.

Diese multifaktorielle Abhängigkeit macht verständlich, daß bezüglich der Nachweisdauer (die natürlich auch von der Empfindlichkeit der eingesetzten Analysenmethode abhängt) allenfalls Richtwerte genannt werden können, die in Tabelle 6.10 zusammengestellt sind.
Mit Abweichungen nicht unbeträchtlichen Ausmaßes nach oben und unten muß stets gerechnet werden.

4.5.4 Quantitative Aussagen

Die Immunoassays liefern als Resultat einen Zahlenausdruck, dem in bezug auf den Kalibrierungsstandard ein qualitativer, ansonsten lediglich ein semiquantitativer Charakter beizumessen ist. Hierauf wird in den Testanleitungen ausdrücklich hingewiesen. Dennoch können auch semiquantitative Werte durchaus zur Trend- und Verlaufskontrolle (z. B. unter Therapiebedingungen) mit herangezogen werden, wenn man die unvermeidbaren Schwankungen (besonders der Konzentrationen im Harn) nicht unberücksichtigt läßt.
Beim quantitativen Einsatz ist es erforderlich, sich genau überzeugt zu haben, daß der Kalibrierungsstandard auch tatsächlich vorliegt, was beispielsweise bei der Alkoholbestimmung in der Regel der Fall ist. Meist sind hierzu allerdings zusätzli-

Tabelle 6.10 Nachweismöglichkeiten wichtiger Arzneimittel und Drogen; Einzelheiten s. Text. (beträchtliche Schwankungen möglich), nach[21]

Substanz	Ungefähre Nachweisbarkeitsdauer (Ausnahmen beobachtet!)
Amphetamine	48 Stunden (stark vom pH-Wert des Harnes abhängig)
Barbiturate	24 Stunden (kurz wirksame, z. B. Secobarbital); 2–3 Wochen (lang wirksame, z. B. Phenobarbital); Barbital, Hexobarbital und Thiopental kaum
Benzodiazepine	Klassische Benzodiazepine (z. B. Diazepam) etwa 3 Tage nach therapeutischer Dosis bis zu 4–6 Wochen nach Langzeiteinnahme bei großer Eliminationshalbwertszeit
Cannabinoide	24–36 Stunden (einmaliger Joint) 5 Tage (mäßiger Raucher, 4 × pro Woche) 10 Tage (starker Raucher, täglich) bis zu 20 Tagen bei chronischem Abusus
Kokain-Metabolit	2–4 Tage
Ethanol	abhängig von der Anfangskonzentration, Abbau pro Stunde zwischen 0,1 und 0,2 ‰
Methadon	ca. 3 Tage
Opiate	ca. 2 Tage (stark abhängig von der Dosis u.a. Faktoren), ein immunchemisch positiver Opiatbefund muß – außer bei Pholcodin – innerhalb von 3 bis 4 Tagen negativ werden. Ansonsten ist an eine erneute Opiataufnahme (z. B. auch bei Body-Packing durch nicht ganz dichte Päckchen) zu denken
Phencyclidin	bis zu 30 Tagen bei chronischem Abusus
Propoxyphen Dextropropoxyphen	ca. 6–48 Stunden

che analytische Untersuchungen und Verfahren erforderlich, und es ist auch in diesem Zusammenhang daran zu denken, daß fast jeder Wirkstoff im Zuge der Biotransformation in Metaboliten überführt wird, deren Kreuzreaktivität andere Werte aufweist. Es wird also sehr schwer, wenn nicht sogar unmöglich sein, auf dem Gebiet der Drogen- und Medikamentenanalytik (z. B. im Bereich der Barbiturate, Benzodiazepine oder Opiate mit der Vielfalt der grundsätzlich in Frage kommenden Wirkstoffe und ihrer Metaboliten) aus immunologischen Messungen ein quantitatives Resultat abzuleiten. Dies bedeutet jedoch keinesfalls, daß insbesondere auf dem Gebiet der klinischen Chemie und allgemeinen Labordiagnostik immunologische Tests nicht auch in quantitativer Hinsicht hervorragende Ergebnisse liefern. Leider wird man aber im Zusammenhang mit Drogenanalysen regelmäßig (oft bei Gericht) damit konfrontiert, daß unkritische Anwender der Immunoassays einen Zahlenausdruck so interpretieren und weiterleiten, als würde er beispielsweise den Blutspiegel einer anderen als der Kalibratorsubstanz tatsächlich exakt anzeigen. Theoretisch ist es möglich, anhand der Kreuzreaktivität eine Umrechnung vorzunehmen, wenn die Abhängigkeit der Kreuzreaktivität des Wirkstoffes von der Konzentration bekannt ist. Dieses Vorgehen setzt allerdings auch voraus, daß im Untersuchungsmaterial keine andere Substanz vorliegt, die eine relevante Kreuzreaktivität mit dem entsprechenden Immunoassay besitzt, was mit Hilfe anderer analytischer Methoden sicherzustellen ist. Grundsätzlich wird man daher sagen können, daß nur halbquantitative Aussagen möglich sind, worauf der Hersteller auch ausdrücklich hinweist.

Was die Geräte anzeigen sind Substanzäquivalente pro ml, also beispielsweise 200 ng Benzodiazepinäquivalent pro ml oder 300 ng Opiatäquivalent pro ml.
Diese Einschränkungen sollen den Wert der Immunoassays keinesfalls schmälern, sondern lediglich zu ihrer richtigen Einordnung und Interpretation anleiten. Ohne jeden Zweifel ist auch die Höhe des Ausdrucks in Substanzäquivalenten pro ml ein ganz wichtiges Beurteilungs- und Bewertungskriterium für den betreffenden Fall.

4.5.5 Absicherung der Ergebnisse

In den Anleitungen des ADx- und TDxFLx-Assays wird ausdrücklich darauf hingewiesen, daß der betreffende Assay „lediglich ein vorläufiges Ergebnis" liefert. Weiterhin wird ausgeführt: „Zur Bestätigung dieses Ergebnisses muß die Probe mit Hilfe eines anderen, spezifischeren Verfahrens erneut analysiert werden". Als „Bestätigungsverfahren der Wahl" wird die Gaschromatographie/Massenspektrometrie (GC/MS) empfohlen. Die Ergebnisse von Drogenassays sind unter klinischen Gesichtspunkten und mit Sorgfalt und Sachverstand zu interpretieren; dies gilt insbesondere für vorläufige positive Testergebnisse.
Es besteht Übereinkunft darüber, daß ein Immunoassay (z. B. Enzymimmunoassay) zwar durch einen anderen Immunoassay (z. B. einen Fluoreszenz-Polarisations-Immuno-Assay) überprüft werden kann, dies jedoch nicht als eigentliche Bestätigungsmethode angesehen werden darf, da beiden Verfahren ein identisches Grundprinzip (Antigen-Antikörper-Reaktion) zugrunde liegt. Eine Über-

prüfung bietet sich dann an, wenn beispielsweise das eine Meßprinzip durch einen bestimmten Stoff (z. B. eine fluoreszierende galenische Hilfssubstanz) gestört wird, das andere jedoch nicht. Es wurde bereits darauf hingewiesen, daß sich die UV-Spektroskopie beispielsweise zur Differenzierung der tricyclischen Antidepressiva gut eignet. Bezüglich eines pH-graduierten Trennungsganges siehe[8], hinsichtlich der Spektren[39,40]. Als Sammlung von Massenspektren hat sich Lit.[11] bewährt, die auch als Software in GC/MS-Meßplätze installiert ist.

5 Dünnschicht-chromatographische Screeningverfahren

5.1 Grundlagen

Chromatographisch trennbare Substanzen unterscheiden sich in ihren Adsorptions- bzw. Verteilungskoeffizienten hinsichtlich der mobilen und stationären Phase des jeweiligen chromatographischen Verfahrens. Die Konsequenz sind unterschiedliche Wanderungsgeschwindigkeiten und als Maß hierfür dienen beispielsweise Retentionszeiten (Gaschromatographie, Hochdruckflüssigkeitschromatographie) oder Laufstrecken (Papierchromatographie, Dünnschichtchromatographie). Bezüglich der Theorie und praktischen Durchführung chromatographischer Analysenverfahren siehe → Bd. 2, 256–301.
Auf die Gaschromatographie (GC) und Hochdruckflüssigkeitschromatographie (HPLC) und ihre Bedeutung für die klinisch-toxikologische Analytik wird in den Abschnitten 6.1 (GC) und 6.2 (HPLC) näher eingegangen, während nachfolgend die Anwendung der Dünnschichtchromatographie (DC) auf klinisch-toxikologische Fragestellungen behandelt werden soll.
Die konventionelle Dünnschichtchromatographie ist eine relativ einfache, leicht praktikable und kostengünstige Analysenmethode mit hoher Aussagekraft. Aufgrund dieser Eigenschaften nimmt sie eine besondere Stellung in der klinischen und forensischen Toxikologie ein, da sie praktisch in jedem Labor ohne größeren Aufwand installiert und auch von angelernten Kräften durchgeführt werden kann. Bei der Integration der Befunde ist allerdings kritische Erfahrung nötig[41]. Eine Hauptschwierigkeit liegt in der geringen Reproduzierbarkeit der Ergebnisse und der damit verbundenen Verwechslungsgefahr. Dies bedeutet, daß man früher nur dann zu befriedigenden Zuordnungen kommen konnte, wenn die vermuteten Substanzen zu Referenzzwecken auf dem jeweiligen Chromatogramm mitgeführt wurden, was natürlich eine mehr oder weniger große und ständig aktualisierte Sammlung derartiger Standards voraussetzte. Seit der Einführung des korrigierten R_f-Wertes durch Galanos und Kapoulas[42] besteht jedoch die Möglichkeit, auch aufgrund von Literaturdaten eine Auswertung vornehmen zu können, da die Schwankungen beträchtlich niedriger ausfallen. Das Konzept des korrigierten R_f-Wertes soll nachstehend beschrieben und hinsichtlich des praktischen Einsatzes demonstriert werden.

5.2 Vom R_f-Wert zum korrigierten R_f-Wert

Im Bereich der Papier- und Dünnschichtchromatographie benutzt man bekanntlich den R_f-Wert zur Beschreibung des Retentionsverhaltens:

$$R_f = \frac{\text{Laufstrecke der Substanz}}{\text{Laufstrecke der Fließmittelfront}}$$

Der R_f-Wert liegt per definitionem in einem Bereich zwischen 0 (keine Laufstrecke der Substanz) und 1 (Laufstrecke der Substanz identisch mit der Fließmittelfront). Häufig findet man in der Literatur den hR_f-Wert. Dieser entspricht dem mit 100 multiplizierten R_f-Wert:

$$hR_f = R_f \cdot 100$$

Man möchte so zu ganzen Zahlen kommen. Beispielsweise besitzt eine Substanz mit dem R_f-Wert 0,08 einen hR_f-Wert von 8. Bei der Ermittlung der R_f-Werte spielen jedoch einige Parameter eine wichtige Rolle, die insgesamt die Reproduzierbarkeit beträchtlich beeinträchtigen können. Zu den bedeutendsten Störfaktoren zählen:

– die allgemeine Produktionsqualität der DC-Platten
– die Aktivität der Schicht
– die Genauigkeit des Fließmittelansatzes
– die Temperatur in der Kammer
– die Konzentration der aufgetragenen Substanz
– die Laufstrecke der Substanz
– der Sättigungsgrad der Entwicklungskammer
– die Geometrie (Form) der Entwicklungskammer.

Diese vielfältigen und häufig nicht ohne großen Aufwand auszuschaltenden Störgrößen machten es notwendig, nach Möglichkeiten zu suchen, die Reproduzierbarkeit zu erhöhen und die Dünnschichtchromatographie zuverlässiger zu machen. Um die Aktivität der Sorbentien zu standardisieren wird beispielsweise vorgeschlagen, die DC-Platten eine Stunde bei 100 °C zu erhitzen und anschließend im Exsiccator über Silicagel aufzubewahren. Doch auch durch diesen Aufwand ist eine Konstanz der Resultate nicht erreichbar, da durch diese Vorbehandlung lediglich ein instabiler Zustand geschaffen wird, der sich abhängig von den jeweiligen Gegebenheiten im Labor rasch verändert[43]. Zudem ist gerade die Dünnschichtchromatographie als einfache und rasche Analysenmethode konzipiert, und somit ist jegliche Aufwandserhöhung der toxikologischen Notfallanalytik nicht zweckdienlich.

Eine beträchtliche Standardisierung der Dünnschichtchromatographie gelingt jedoch mit Einführung des Konzeptes des korrigierten R_f-Wertes, das in der klinischen Toxikologie breit akzeptiert wird.

5.3 Konzept des korrigierten R_f-Wertes

Das Konzept der korrigierten R_f-Werte (R_f^c-Wertes) ist von Galanos und Kapoulas[42] maßgeblich entwickelt und von Moffat[44] und De Zeeuw[9] modifiziert worden. Es beruht auf der linearen Interpolation des R_f-Wertes der zu bestimmenden Substanz zwischen benachbarten Referenzwerten von Vergleichssubstanzen, deren R_f-Werte definiert sind. Bei jedem chromatographischen Lauf werden 3 bis 4 Referenzsubstanzen mitgeführt. Diese Substanzen werden so gewählt, daß sie die gesamte Laufmittelstrecke möglichst gleichmäßig (äquidistant) abdecken. Die korrigierten R_f-Werte (R_f^c-Werte) der Referenzsubstanzen (Sollwerte) sind in besonders ausgewählten Instituten gemessen, um die Exaktheit der Ergebnisse, auch im Vergleich zwischen einzelnen Laboratorien, zu gewährleisten und zu optimieren. Ihr zahlenmäßiger Wert ist schließlich durch Übereinkunft festgelegt worden. Bei der eigentlichen Analyse werden lediglich die aktuellen R_f-Werte der Referenzsubstanzen (R_1, R_2 bzw. R_3) und die der unbekannten Substanz p in den entsprechenden Laufmittelsystemen (s. 5.5) bestimmt. Die Normierung der R_f-Werte nach dem Prinzip des korrigierten Rf-Wertes (R_f^c-Wertes) wird folgendermaßen vorgenommen: Man benötigt ein entwickeltes Dünnschichtchromatogramm, dem folgende R_f-Werte zu entnehmen sind (Abb. 6.3).

$R_f(p)$: selbst gemessener R_f-Wert der unbekannten Substanz, deren korrigierter R_f-Wert (R_f^c-Wert) ermittelt werden soll.

$R_f(t_n)$: selbst gemessener R_f-Wert der Referenzsubstanz, die am nächsten unterhalb der unbekannten Substanz liegt (liegt die unbekannte Substanz zwischen dem Startpunkt und der untersten Referenzsubstanz, so ist der Startpunkt ($R_f^c=0$) als t_n zu betrachten).

$R_f(t_{n+1})$: selbst gemessener R_f-Wert der Referenzsubstanz, die am nächsten oberhalb der unbekannten Substanz liegt (liegt die unbekannte Substanz zwischen der obersten Referenzsubstanz und der Fließmittelfront, so ist diese ($R_f^c=100$) als t_{n+1} anzusehen).

Bei der Chromatographie ist unbedingt darauf zu achten, daß möglichst in der Mitte der Platte gearbeitet wird, da am Rand der DC-Platte störende Einflüsse (Randzoneneffekte) den R_f-Wert verfälschen können. Auch sollten die Referenzsubstanzen möglichst in einer Menge von jeweils 10 µg (das sind etwa 5 µl einer Lösung mit 2 mg Substanz/ml) aufgetragen werden; sie können sich jedoch durchaus in einem Gemisch befinden. Die Fließmittelsysteme sind jeweils vor dem Einsatz sorgfältig im Scheidetrichter (nicht in der Entwicklungskammer) durch Schütteln zu mischen. Bei den Angaben zur Zusammensetzung der Fließmittel handelt es sich um Volumen-, nicht um Gewichtsanteile. Die Laufstrecke sollte bei 20 · 20 cm DC-Platten 10 cm betragen und bei 10 · 10 cm DC-Plattenformaten zwischen 5 und 7 cm liegen. Bei der Messung der R_f-Werte ist der Abstand vom Startpunkt zum geometrischen Mittelpunkt des Substanzfleckes maßgeblich. Die graphische Ermittlung des R_f^c-Wertes wird in Abb. 6.4 demonstriert: Auf der Ordinate (y-Achse) werden die tatsächlich gemessenen hR_f-Werte angezeigt, auf der Abszisse (x-Achse) die korrigierten hR_f^c-Werte. Die kleinen schwarzen Quadrate in Abb. 4 entsprechen den Wertepaaren (tatsächlich gemessene hR_f^c-Werte der betreffenden Referenzsubstanzen gegen korrigierte hR_f^c-Werte der

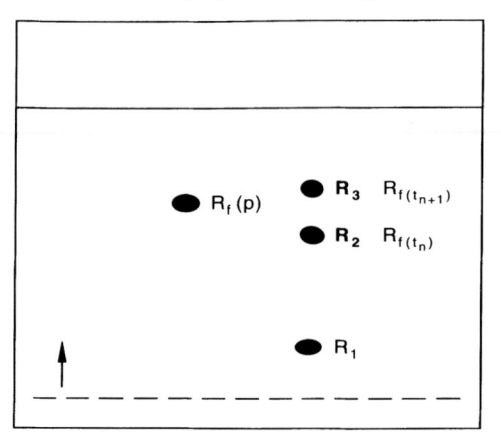

Abb. 6.3 Auswertungsschema zum korrigierten R_f-Wert

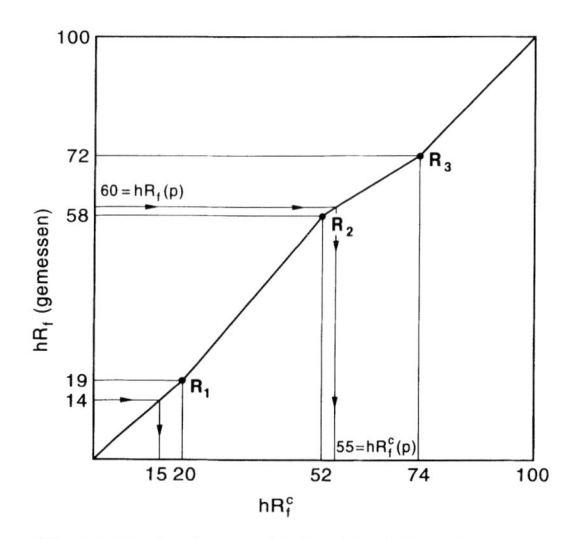

Abb. 6.4 Prinzip der graphischen Ermittlung des korrigierten R_f-Wertes (R_f^c-Wertes)

Referenzsubstanzen), die Tabellenwerken (s. 5.6) zu entnehmen sind. Diese Wertepaare der einzelnen Referenzsubstanzen werden verbunden, und man erkennt deutlich, daß für die einzelnen Sektoren der DC-Platte verschiedene „Korrekturgradienten" gelten. Wären alle gemessenen Werte mit den korrigierten identisch, so würde sich lediglich eine Diagonale über den ganzen R_f-Wert-Bereich hinweg ergeben. Die graphische Ermittlung des R_f^c-Wertes einer unbekannten Substanz p ist nun sehr einfach: Man legt zunächst den tatsächlich gemessenen $R_f(p)$-Wert (in diesem Fall den $hR_f(p)$-Wert von 60) auf der Ordinate fest, geht in Pfeilrichtung (parallel zur Abszisse) bis zum Korrekturgraphen und fällt dann das Lot zur Abszisse. Der hierdurch festgelegte Zahlenwert von 55 entspricht direkt dem hR_f^c-Wert der unbekannten Substanz p (Abb. 6.4).

Berechnung. Zur Berechnung des hR_f^c-Wertes einer unbekannten Substanz p kann man auch die folgende Formel benutzen[9,45]:

$$R_f^c(p) = \frac{d^c}{d}\{R_f(p) - R_f(t_n)\} + R_f^c(t_n)$$

wobei $d^c = R_f^c(t_n) - R_f^c(t_{n+1})$

$d = R_f(t_n) - R_f(t_{n+1})$

$R_f^c(p)$: korrigierter r_f-Wert der unbekannten Substanz

$R_f(p)$: gemessener R_f-Wert der unbekannten Substanz

t_n: Referenzsubstanz, die am nächsten unterhalb der unbekannten Substanz liegt (liegt die unbekannte Substanz zwischen dem Startpunkt und der untersten Referenzsubstanz, so ist der Startpunkt ($R_f^c = 0$) als t_n zu betrachten)

t_{n+1}: Referenzsubstanz, die am nächsten oberhalb der unbekannten Substanz liegt (liegt die unbekannte Substanz zwischen der obersten Referenzsubstanz und der Fließmittelfront, so ist diese ($R_f^c = 100$) als t_{n+1} anzusehen)

$R_f^c(t_n)$, $R_f^c(t_{n+1})$: korrigierte R_f-Werte der Referenzsubstanzen; diese Werte sind Tabellen zu entnehmen

$R_f(t_n)$, $R_f(t_{n+1})$: gemessene R_f-Werte der Referenzsubstanzen

d^c: Differenz der korrigierten R_f-Werte des Referenzsubstanzenpaares, das im entwickelten Chromatogramm dem R_f-Wert der unbekannten Verbindung am nächsten ist

d: Differenz der gemessenen R_f-Werte des Referenzsubstanzenpaares, das dem R_f-Wert der unbekannten Verbindung am nächsten ist.

Da die Beziehungen
$hR_f = R_f \cdot 100$ und $hR_f^c = R_f^c \cdot 100$
gelten, können in der Formel alle R_f-Werte durch die entsprechenden hR_f-Werte und alle R_f^c-Werte durch die entsprechenden hR_f^c-Werte ersetzt werden.

5.3.1 Beispiele zur Berechnung des korrigierten R_f-Wertes

Folgende Beispiele sollen die Berechnung des korrigierten R_f-Wertes mit Hilfe der angegebenen Formel verdeutlichen: In einem bestimmten Fließmittelsystem (Beispiel: Ethylacetat / Methanol / Ammoniak 25 %; 85 + 10 + 5; v/v/v) soll der hR_f^c-Wert einer unbekannten Substanz $hR_f^c(p)$ ermittelt werden. Als Referenzsubstanzen seien Verbindungen Morphin, Codein, Hydroxyzin und Trimipramin (hR_f^c-Werte 20, 35, 53 und 80) vorgeschrieben. Für diese Substanzen werden auf dem aktuellen Dünnschichtchromatogramm die hR_f-Werte 19, 36, 63 und 81 gemessen. Der für die unbekannte Substanz p selbst gemessene hR_f-Wert beträgt 14.

Da die unbekannte Substanz p noch unter der untersten Referenzsubstanz Morphin liegt, wird Morphin als Substanz t_{n+1} und der Startpunkt als „Substanz" t_n angesehen. Die einzelnen Werte, eingesetzt in die gegebene Formel, führen zu:

$$hR_f^c(p) = \frac{20-0}{19-0}(14-0) + 0 = 14{,}7$$

Somit ergibt sich für die gesuchte Substanz aufgerundet ein hR_f^c-Wert von 15.
Wird für die gesuchten Substanz p ein hR_f-Wert von 51 gemessen, so errechnet sich analog der folgende hR_f^c-Wert.

$$hR_f^c(p) = \frac{53-35}{63-36}(51-36) + 35 = 45$$

Der gemessene hR_f-Wert von 51 führt somit zu einem hR_f^c-Wert von 45.
Es bietet sich natürlich an, bei der Auswertung auf Rechnerhilfe zurückzugreifen. Programme sind beispielsweise in [9] enthalten.

5.3.2 Bedeutung des R_f^c-Wertes in der toxikologischen Analytik

Die Anregungen von De Zeeuw veranlaßten die Senatskommission der Deutschen Forschungsgemeinschaft für Klinisch-toxikologische Analytik, sich intensiv mit dem Konzept der korrigierten R_f-Werte zu beschäftigen. Ein wichtiges Resultat ist eine umfassende Datenbank, in der die Daten möglichst vieler toxikologisch relevanter Fremdstoffe sowie ihrer Hauptmetaboliten und anderer wichtigen Derivate erfaßt sind. Auch im Rahmen dieser Untersuchungen war schon nach kurzer Zeit die große Zuverlässigkeit der nach dem Konzept der korrigierten R_f-Werte ermittelten Daten klar erkenntlich. Von Interesse sind auch spezielle Tests zur Ermittlung der Reproduzierbarkeit der korrigierten R_f-Werte unter dem Einfluß der im Abschn. 5.2 bereits genannten Störgrößen. In diesem Zusammenhang sind Versuchsreihen durchgeführt worden, bei denen das Konzept des korrigierten R_f-Wertes auch unter extremen klimatischen Bedingungen erprobt wurde. Es zeigt sich, daß bei Anwendung dieser Methode die Streuung der gewonnenen hR_f^c-Werte um 15–60 % geringer ist als bei unkorrigierten hR_f-Werten. Die gute Reproduzierbarkeit der R_f^c-Werte verschiedener Laboratorien wird auch in einigen Gegenüberstellungen deutlich. Beim Vergleich der in Tab. 6.11 mitgeteilten hR_f-Werte mit international ermittelten Daten ergeben sich folgende Übereinstimmungen[46]:

System A (343 vergleichbare Substanzen): 95 % der Werte liegen innerhalb eines Suchfensters von ± 5 hR_f^c-Einheiten. Bei 100 Wirkstoffen liegt sogar völlige Übereinstimmung vor.

System B (348 vergleichbare Substanzen): 93 % der Werte liegen innerhalb eines Suchfensters von ± 5; 97 % der Werte innerhalb eines Suchfensters von ± 7 hR_f^c-Einheiten. Bei 62 Wirkstoffen besteht völlige Übereinstimmung.

5.3.3 Von der DFG vorgeschlagene DC-Systeme

Die Senatskommission der Deutschen Forschungsgemeinschaft für Klinisch-toxikologische Analytik hat zusammen mit „The International

Tabelle 6.11 Die von der DFG-Senatskommission für Klinisch-toxikologische Analytik empfohlenen DC-Systeme[9]

	Fließmittel	Referenzsubstanzen	hR_f^c
1.	Chloroform/Aceton 80/20	Paracetamol	15
		Clonazepam	35
		Secobarbital	55
		Methylphenobarbital	70
2.	Ethylacetat	Sulfathiazol	20
		Phenacetin	38
		Salicylamid	55
		Secobarbital	68
3.	Chloroform/Methanol 90/10	Hydrochlorothiazid	11
		Sulfafurazol	33
		Phenacetin	52
		Prazepam	72
4. a)	Ethylacetat/Methanol/ konz. Ammoniak 85/10/5	Sulfadimidin	13
		Hydrochlorothiazid	34
		Temazepam	63
		Prazepam	81
4. b)	Ethylacetat/Methanol konz. Ammoniak 85/10/5	Morphin	20
		Codein	35
		Hydroxizin	52
		Trimipramin	80
5.	Methanol	Codein	20
		Trimipramin	36
		Hydroxizin	56
		Diazepam	82
6.	Methanol/n-Butanol 60/40; 0,1 mol/l NaBr	Codein	22
		Diphenhydramin	48
		Chinin	65
		Diazepam	82
7.	Methanol/konz. Ammoniak[a] 100/1,5	Atropin	18
		Codein	33
		Chlorprothixen	56
		Diazcpam	75
8.	Cyclohexan/Toluol/Diethylamin[a] 75/15/10	Codein	6
		Desipramin	20
		Prazepam	36
		Trimipramin	62
9.	Chloroform/Methanol[a]	Desipramin	11
		Physostigmin	36
		Trimipramin	54
		Lidocain	71
10.	Aceton[a]	Amitryptilin	15
		Procain	30
		Papaverin	47
		Cinnarizin	65

[a] Die Dünnschichtplatten dieser Systeme werden zusätzlich mit 0,1 mol/l KOH imprägniert.

Tabelle 6.12 Spezielle DC-Systeme für die Pestizidanalytik[47]

Fließmittel	Referenzsubstanz	hR_f^C
1. Hexan/Aceton 80/20	Quintozen	84
	Primiphos-Methyl	49
	Parathion-Methyl	30
	Triazophos	21
2. Toluol/Aceton 95/5	Parathion-Ethyl	56
	Methidathion	56
	Azinphos-Methyl	42
	Carbofuran	20
3. Chloroform/Aceton 50/50	Methabenzthiazuron	85
	PCP	60
	Ioxynil	39
	Nicotin	11

Association of Forensic Toxicologists (TIAFT)" eine Datensammlung von über 1600 korrigierten R_f-Werten toxikologisch relevanter Substanzen veröffentlicht, die mit Hilfe der in Tab. 6.11 aufgeführten standardisierten DC-Systeme erstellt sind[9].
Im Rahmen der toxikologischen Analytik von 180 Pestiziden stellte sich heraus, daß die üblichen „DFG-Systeme" für viele dieser Substanzen zu polar waren[45]. Aus diesem Grund, aber auch wegen der Tatsache, daß einige der dort verwandten Referenzsubstanzen hinsichtlich ihrer Verfügbarkeit in vielen Ländern kritisch einzuschätzen sind (z. B. Morphin und Codein), sind die in Tab. 6.12 aufgeführten speziellen Fließmittelsysteme und Referenzsubstanzen für die Pestizidanalytik entwickelt worden.
Eine Zusammenstellung von R_f^c-Daten für etwa 170 Pestizide ist von Erdmann et al.[47] publiziert. Zur Detektion zahlreicher Arzneistoffe mittels Fluoreszenz siehe[48].

5.3.4 Korrigierte R_f-Werte für 500 Substanzen

Für ein rasches klinisch-toxikologisches Screening haben sich aufgrund unserer Erfahrungen folgende Fließmittelsysteme bewährt, bei denen jeweils 3 Referenzsubstanzen ausreichen:

System A: Methanol (ungesättigte DC-Kammeratmosphäre)

Referenzsubstanzen:	hR_f^c-Wert
Codein (R_1)	20
Flurazepam (R_2)	52
Papaverin (R_3)	74

System B: (Ethylacetat/Methanol/Ammoniak 25 %; 85 + 10 + 5; v/v/v) (gesättigte DC-Kammeratmosphäre: Innenseite des Tanks mit Filterpapier ausgelegt, Papier mit Fließmittel tränken, Tank schließen und nach 30 min DC-Platte einbringen)

Referenzsubstanzen:	hR_f^c-Wert
Morphin (R_1)	20
Chinin (R_2)	42
Haloperidol (R_3)	74

Tabelle 6.13 (aus[46]) enthält die Daten in aufsteigender Reihenfolge der hR_f^c-Werte in System A.

Tabelle 6.13 hR_f^C-Werte (aufsteigende Reihenfolge der R_f^C-Werte in System A)[46]

Wirkstoffname	System A	System B
TROPICAMID	0	50
GUANETHIDIN	1	2
NEOSTIGMIN	2	2
DISTIGMINBROMID	2	3
TIEMONIUMJODID	2	3
OXYPHENCYCLIMIN	2	7
CLIDINIUM	3	1
GLYCOPYRROLAT	3	1
HEXOCYCLIUMMETHYLSULFAT	3	1
METHYLSCOPOLAMINBROMID	3	1
EMEPRONIUMBROMID	3	2
PROPANTHELINBROMID	3	6
BETAHISTIN	3	8
VIQUIDIL	3	12
ADRENALIN	3	13
AZACYCLONAL	3	14
TOLAZOLIN	3	20
MEQUITAZIN	3	24
NAPHAZOLIN	3	28
SPARTEIN	3	38
METHANTHELINBROMID	3	70
OXYPHENONIUMBROMID	4	1
ISOPROPAMIDJODID	4	4
TRAMAZOLIN	4	8
TETRYZOLIN	4	18
BRUCIN	4	24
CHLOROQUINE	4	45
BUTYLSCOPOLAMINBROMID	5	2
OXYMETAZOLIN	5	15
XYLOMETAZOLIN	5	24
PHENTOLAMIN	5	30
HYDROXYCHLOROQUIN	5	36
DESIPRAMIN	5	37
PROTRIPTYLIN	5	37
MAPROTILIN	5	39
DIHYDROERGOCRISTIN	5	83
ATROPIN	6	20
HOMATROPIN	6	23
TRYPTAMIN	6	26
STRYCHNIN	6	32
ANTAZOLIN	7	48
BENZATROPIN	8	36
NORTRIPTYLIN	8	42
DISOPYRAMID	8	59
PHENYLEFRIN	9	9
SYNEFRIN	9	12
OXEDRIN	9	14
EPHEDRIN	9	22
METHAMPHETAMIN	9	36
PIPAZETAT	9	45
ATENOLOL	10	17
PARACODIN	11	22
HYDROCODON	11	34
LEVORPHANOL	11	42
PHENTERMIN	11	43
CHLORPHENAMINMALEAT	11	44
DEXTROMETORPHAN	11	47
DIMETINDEN	11	47
PENTOREX	11	49

Tabelle 6.13 Fortsetzung

Wirkstoffname	System A	System B
AMINOPROMAZIN	11	54
DOXYLAMIN	11	58
HEXOPRENALIN	12	6
NORFENEFRIN	12	13
PHOLEDRIN	12	25
NORPSEUDOEPHEDRIN	12	26
CARTEOLOL	12	29
ACEBUTOLOL	12	30
PROCAINAMID	12	36
ETRYPTAMIN	12	43
CARBINOXAMIN	12	49
DIHYDROCODEIN	12	53
BROMPHENIRAMIN	13	49
HYDROMORPHON	13	17
NADOLOL	13	17
BUNITROLOL	13	38
PINDOLOL	13	43
METOCLOPRAMID	13	55
METARAMINOL	14	16
SULPIRID	14	29
DOPAMIN	14	43
PHENIRAMIN	14	44
FLUVOXAMIN	14	45
ETAFEDRIN	14	56
PENTOXYVERIN	14	62
LEVOMETHADON	14	72
ETILEFRIN	15	25
HOMOFENAZIN	15	39
AMPHETAMIN	15	40
OXPRENOLOL	15	42
PROPAFENON	15	50
PROTHIPENDYL	15	55
FENFLURAMIN	15	58
PHOLCODIN	16	24
METOPROLOL	16	37
PROPRANOLOL	16	44
BUPRANOLOL	16	46
CARAZOLOL	16	47
BENZYDAMIN	16	50
CLEMASTIN	16	55
PROMAZIN	16	59
PIPRADROL	16	82
PERAZIN	17	46
LOFEXIDIN	17	53
TRIPROLIDIN	17	54
METHADON	17	77
HEXOBENDIN	18	20
TIAPRID	18	39
METIPRANOLOL	18	45
TIMOLOL	18	45
ALPRENOLOL	18	54
THIORIDAZIN	18	71
PIRENZEPIN	19	17
TOLIPROLOL	19	45
PYRILAMIN	19	52
ETIFELMIN	19	64
MECLOXAMIN	19	65
SOTALOL	20	28
CODEIN	20	34
NIFENALOL	20	44
SULFORIDAZIN	20	46
ZIMELIDIN	20	48
PENBUTOLOL	20	51
THENALIDIN	20	52

Tabelle 6.13 Fortsetzung

Wirkstoffname	System A	System B
OXOMEMAZIN	20	57
METIXEN	20	62
ISOSTHIPENDYL	20	63
OXELADIN	20	67
IMIPRAMIN	20	69
PROCYCLIDIN	20	72
FENCAMFAMIN	20	76
CLOBUTINOL	20	78
ORCIPRENALIN	21	19
TERBUTALIN	21	20
ISOPRENALIN	21	26
THIOPROPERAZIN	21	37
BISOPROLOL	21	46
MEPINDOLOL	21	46
THEBACON	21	46
MEXILETIN	21	51
BAMIPIN	21	53
DIMETACRIN	21	57
CHLOROPYRAMIN	21	63
BORNAPRIN	21	74
DIPHENYLPYRALIN	22	53
METHAPYRILEN	22	66
CHLORPROMAZIN	22	67
TRIPELENAMIN	22	67
THIETHYLPERAZINDIMALEAT	23	38
BAMETHAN	23	39
PIPRINHYDRINAT	23	53
CLENBUTEROL	23	54
PROCHLORPERAZIN	23	54
DOXEPIN	23	62
TOLPROPAMIN	23	69
MORPHIN	24	20
VILOXAZIN	24	32
LOPRAZOLAM	24	35
AJMALIN	24	54
MEDRYLAMIN	24	55
ETACRYNSÄURE	24	70
CLOMIPRAMIN	24	74
XANTINOLINICOTINAT	25	23
THIOTHIXEN	25	40
THIETHYLPERAZIN	25	53
MELITRACEN	25	63
MELPERON	25	74
PROLINTAN	25	79
BUTYRYLPERAZIN	26	50
AMITRIPTYLIN	26	67
CAMYLOFIN	26	70
TRAMADOL	26	71
PIZOTIFEN	26	87
CYPROHEPTADIN	27	61
DOSULEPIN	27	63
DIPHENHYDRAMIN	27	64
MEPAZIN	27	66
CHLORPHENOXAMIN	27	67
PROMETHAZIN	27	67
ORPHENANDRIN	27	70
CETOBEMIDON	28	39
CHININ	28	42
CHINIDIN	28	49
TRIFLUOPERAZIN	28	57
NOXIPTILIN	28	63
BENPROPERIN	28	83
MEBEVERIN	28	85
PHENELZIN	29	83

Tabelle 6.13 Fortsetzung

Wirkstoffname	System A	System B
OXYCODON	30	64
BROMDIPHENHYDRAMIN	30	68
PHENYLTOLOXAMIN	30	69
PENTAZOCIN	30	72
TRIFLUPROMAZIN	30	72
TRIMEPRAZIN	30	76
OXYPENDYL	31	32
NEFOPAM	31	58
ALIMEMAZIN	31	74
LAEVOMEPROMAZIN	31	76
COCAIN	31	78
PETHIDIN	32	58
CLOFEDANOL	32	62
DIETHAZIN	32	75
HISTAPYRRODIN	32	75
PIPAMPERON	33	42
NORMETHADON	33	61
CHLORPROTHIXEN	33	73
SALVERIN	33	79
ACEPROMETAZIN	34	63
BUPHENIN	34	64
PITOFENON	34	74
PHENMETRAZIN	35	46
TRIMIPRAMIN	35	79
ETHOPROPAZIN	35	84
FENOTEROL	36	29
OPIPRAMOL	36	35
MEBHYDROLIN	36	66
PROCAIN	36	72
DIBENZEPIN	37	54
OXYFEDRIN	37	72
MEFENOREX	37	77
THEODRENALIN	38	21
METHYLPHENIDAT	38	67
ZOTEPIN	38	67
BENZOCTAMIN	38	77
PRENYLAMIN	38	86
CARPHENAZIN	39	37
CHLORIMPIPHENIN	39	39
NAFTIDROFURYL	39	77
TOCAINID	40	45
ZOPICLON	40	48
TRANYLCYPROMIN	40	57
CINCHOCAINE	40	71
PERPHENAZIN	41	41
CLOZAPIN	41	50
PHYSOSTIGMIN	41	55
CLONIDIN	41	68
LEVALLORPHAN	41	75
PHENINDAMIN	42	69
NORADRENALIN	43	53
DIMETOTIAZIN	43	65
NICERGOLIN	43	73
VERAPAMIL	43	73
BIPERIDEN	43	84
FENDILIN	43	87
PENICILLAMIN	44	3
DIXYRAZIN	44	48
FENETHYLLIN	44	55
TERFENADIN	44	77
PRIDINOL	44	87
PERICYAZIN	45	50
MOPERON	45	72
ISOAMINIL	45	81

Tabelle 6.13 Fortsetzung

Wirkstoffname	System A	System B
CLOPENTHIXOL	46	41
MAZINDOL	46	54
TRIHEXPHENIDYL	46	81
FLUPHENAZIN	47	47
DILTIAZEM	47	56
CAPTODIAMIN	47	77
TRIAMTEREN	48	35
TROPALPIN	48	66
FLAVOXAT	48	77
DEXTROPROPOXYPHEN	48	83
SCOPOLAMINBROMID	49	48
MIANSERIN	49	69
BROMPERIDOL	50	73
BUTETAMAT	50	82
FLUPENTIXOL	51	45
TIZANIDIN	51	56
METAMFEPRAMON	51	76
ADIPHENIN	51	82
ETODROXIZIN	52	49
FLURAZEPAM	52	71
HALOPERIDOL	52	74
DIAETHYLPROPION-HCL	52	81
APOMORPHIN	53	64
NOMIFENSIN	54	64
VINCAMIN	54	76
BENACTYZIN	55	76
TRIFLUPERIDOL	55	77
AMFEPRAMON	55	85
HYDROXYZIN	57	58
MORAZON	58	54
DROPROPIZIN	59	38
DIHYDROERGOTAMIN	59	49
AMBROXOL	59	68
TILIDIN	59	86
PROTHEOBROMIN	60	0
FLUSPIRILENE	60	75
NIFENAZON	61	36
THIOPROPAZAT	61	73
COFFEIN	62	55
PENTOXIFYLLEIN	62	55
BENPERIDOL	62	65
BUTANILICAIN	62	75
CIMETIDIN	63	0
AMBROXOL	63	63
NICOTINSÄUREAMID	64	4
BUSPIRON	64	72
TRAZODON	65	69
METOFENAZAT	65	72
ERGOTAMIN	66	47
NIALAMID	66	47
METHOPHENAZIN	66	77
PENFLURIDOL	66	87
YOHIMBIN	67	62
FENTANYL	67	80
FLUANISON	67	80
METHYLERGOMETRIN	68	44
DROPERIDOL	68	61
METYRAPON	68	64
BUPIVACAIN	68	80
NICETHAMID	69	56
AMINOPHENAZON	69	60
DOXAPRAM	69	72
PIMOZIDE	69	74
FEDRILAT	69	75

Tabelle 6.13 Fortsetzung

Wirkstoffname	System A	System B
KETAMIN	69	77
NICOTINAMID	70	41
PHENAZON	70	42
DOMPERIDON	70	47
NALOXON	70	48
ALPRAZOLAM	70	49
PROPYPHYLLIN	70	49
LIDOCAIN	70	77
DIPROPHYLLIN	71	27
BROTIZOLAM	71	53
MIDAZOLAM	71	64
LIDOFLAZIN	71	73
THEOPHYLLIN	72	14
PRIMIDON	72	40
ESTAZOLAM	72	50
ETIZOLAM	72	52
BROMAZEPAM	72	64
DEXTROMORAMID	72	75
NOSCAPIN	72	79
PIRIBEDIL	72	85
ISOETARIN	73	38
ETOFYLLIN	73	42
CLEMIZOL	73	78
DESERPIDIN	73	81
PAPAVERIN	74	68
PHENOTHIAZIN	74	81
CINNARIZIN	74	87
MECLOZIN	74	87
ALLOPURINOL	75	21
TRIAZOLAM	75	40
ZOLPIDEM	75	57
OXAZOLAM	75	64
RESCINNAMIN	75	81
PYRITINOL	76	8
CHLORDIAZEPOXID	76	55
OXYPERTIN	76	80
PARGYLIN	77	60
TOFISOPAM	77	72
RESERPIN	77	78
AMBUCETAMID	77	79
STROPHANTIN	78	0
HYDROCHLOROTHIAZID	78	38
CARBAMAZEPIN	78	52
TRIMETOZIN	78	70
CLOXAZOLAM	78	75
FLUDIAZEPAM	78	75
MEDAZEPAM	78	78
RESERPIN	78	80
LOFEPRAMIN	78	89
BENCYCLAN	79	61
CHLORMEZANON	79	68
BROMHEXIN	79	91
PROSCILLARIDIN	80	1
PHENPROBAMAT	80	67
ETOMIDAT	80	77
FENYRAMIDOL	80	77
TETRABENAZIN	80	79
BUPRENORPHIN	80	82
NIFEDIPIN	80	84
MOXAVERIN	80	85
PEMOLIN	81	40
CROTARBITAL	81	43
GUAIPHENESIN	81	43
DEMOXEPAM	81	44

Tabelle 6.13 Fortsetzung

Wirkstoffname	System A	System B
DIPYRIDAMOL	81	46
TEMAZEPAM	81	59
SULTIAM	81	63
KHELLIN	81	70
N-DESMETHYLMETACLAZEPAM	81	72
CHLORETHIAZOL	81	73
NIMETAZEPAM	81	77
RAUBASIN	81	86
NAPROXEN	82	5
FUROSEMID	82	7
LORMETAZEPAM	82	58
ECTYLUREA	82	62
NOR-DIAZEPAM	82	69
DELORAZEPAM	82	72
CLOMETHIAZOL	82	76
HALOXAZOLAM	82	77
METACLAZEPAM	82	77
ETHAVERIN	82	80
FOMINOBEN	82	82
LIPONSÄURE	83	3
PHENOBARBITAL	83	28
ETIROXAT	83	34
OXAZEPAM	83	46
LORAZEPAM	83	47
PARACETAMOL	83	53
NITRAZEPAM	83	61
DIAZEPAM	83	77
CAMAZEPAM	83	79
FLUNITRAZEPAM	83	79
METHAQUALON	83	79
PRAZEPAM	83	80
BUMADIZON	84	7
FLUFENAMINSÄURE	84	18
BARBITAL	84	35
ALLOBARBITAL	85	36
BUTOBARBITAL	84	47
METAMIZOL	84	48
METHOCARBAMOL	84	52
AMIPHENAZOL	84	59
ACECARBROMAL	84	60
FLUTAZOLAM	84	68
PHENACETIN	84	70
CLOBAZAM	84	71
KETAZOLAM	84	71
PHENAGLYCODOL	84	77
CROTAMITON	84	83
TOLMETIN	85	4
KETOPROFEN	85	5
CHLORTHEOPHYLLIN	85	11
TROSPIUMCHLORID	85	11
DIGOXIN	85	34
ETAMIVAN	85	42
APROBARBITAL	85	49
MEPACRIN	85	51
CLORAZEPAT	85	67
NOR-TETRAZEPAM	85	73
PROPYPHENAZON	85	73
BISACODYL	85	79
CLOTIAZEPAM	85	80
PINAZEPAM	85	81
TETRAZEPAM	85	81
FLUNARIZIN	85	90
PROBENECID	86	7
BRALLOBARBITAL	86	35

Tabelle 6.13 Fortsetzung

Wirkstoffname	System A	System B
BUTALBITAL	86	49
CHLORTALIDON	86	49
SALICYLAMID	86	51
HEXOBARBITAL	86	57
CLONAZEPAM	86	64
NOR-FLUNITRAZEPAM	86	67
ISOCARBOXAZID	86	72
ETHENZAMID	86	75
KAVAIN	86	78
MEXAZOLAM	86	78
BENZYLALKOHOL	86	86
VISNADIN	86	86
SULINDAC	87	4
TIAPROFENSÄURE	87	5
MEFENAMINSÄURE	87	12
PIROXICAM	87	18
CHLORZOXAZONE	87	31
METHYLPHENOBARBITAL	87	45
DOBUTAMIN	87	49
CHLORPHENESIN	87	50
MEPHENESIN	87	56
METHARBITAL	87	58
CARBROMAL	87	78
MEPROSCILLARIN	87	78
QUAZEPAM	87	83
DISULFIRAM	87	84
PHENOXYBENZAMIN	87	90
ZOMEPIRAC	88	4
LONAZOLAC	88	6
SALIZYLSÄURE	88	8
ACETYLSALICYLSÄURE	88	10
KEBUZON	88	10
NIFLUMINSÄURE	88	12
BUTALLYLONAL	88	49
BUTABARBITAL	88	50
GITOFORMAT	88	58
ETHOSUXIMID	88	66
BENORILAT	88	72
BENZOCAIN	88	80
CLOFIBRAT	88	85
ETOZOLIN	88	86
FENBUTRAZAT	88	86
AZAPROPAZON	88	88
LANATOSID	89	6
CHLORPROPAMID	89	10
DIGITOXIN	89	35
VINBARBITAL	89	35
VINYLBITAL	89	41
PHENYTOIN	89	44
AMYLOBARBITAL	89	48
SECOBARBITAL	89	49
BROMISOVAL	89	68
ETOFENAMAT	89	78
PHENYLSALICYLAT	89	87
HALAZEPAM	89	81
IBUPROFEN	90	7
DICLOFENAC	90	11
SALACETAMID	90	13
HYDROXYBENZOESÄURE-p	90	23
CYCLOPENTOBARBITAL	90	41
PENTOBARBITAL	90	47
TALBUTAL	90	48
SPIRONOLACTON	90	76
FAMPROFAZON	90	87

Tabelle 6.13 Fortsetzung

Wirkstoffname	System A	System B
METHSUXIMID	90	88
HEPTABARBITAL	91	38
AMOBARBITAL	91	53
PROPALLYLONAL	91	61
PHENYLBUTAZON	91	76
TRITOQUALIN	91	86
INDOMETAZIN	92	7
ACENOCOUMAROL	92	16
CYCLOBARBITAL	92	44
NEALBARBITAL	92	44
PENTAERITHRITHYLTETRA-NITRAT	92	72
METENOLON	92	89
FENBUFEN	93	4
ACEMETAZIN	93	5
OXYPHENBUTAZON	93	9
PHENPROCOUMON	93	22
DIFLUNISAL	94	15
PARAFLUTIZID	94	72
TRIBENOSID	94	86
GLIBENCLAMID	95	11
XIPAMID	95	11
MOFEBUTAZON	95	89

6 Weitere Verfahren zum Giftstoffnachweis

6.1 Gaschromatographie

Zu den Grundlagen der Gaschromatographie vgl. → Bd. 2, 277–298, weiterhin S. 317–318 und S. 427–430 (daselbst auch umfangreiche weiterführende Literatur).

Gaschromatographische Retentionsindices
Die Gaschromatographie hat sich wegen der Schnelligkeit der Auftrennung, der Empfindlichkeit des Nachweises und der vielfältigen Anwendungsmöglichkeiten auch im Bereich der toxikologischen Analytik zu einem der wichtigsten Analysenverfahren entwickelt. Bei der stetig steigenden Zahl der bei toxikologischen Analysen zu erwartenden Verbindungen ist es für ein einzelnes Labor nicht mehr möglich, die notwendigen Daten für alle diese Stoffe selbst zu erstellen oder alle Substanzen zu Referenzzwecken verfügbar zu halten. Es mußte daher ein Weg gefunden werden, solche Daten austauschbar zu machen. Die beste Möglichkeit dazu stellen in der Gaschromatographie die erstmals von Kovats 1958 vorgeschlagenen Retentionsindices dar[49]. Diese sind weitgehend unabhängig von der Geschwindigkeit des Trägergases, der Säulenlänge und der Dichte der Säulenbelegung, es besteht allerdings eine Abhängigkeit von der Temperatur. Aufgrund dieser Eigenschaften ermöglicht der Retentionsindex nach

Kováts im Zusammenhang mit tabellarisch erfaßten Werten eine recht zuverlässige Screeningstrategie, bei der auch in anderen Laboratorien gewonnene Retentionsindices einbezogen werden können, ohne daß man zunächst Referenzsubstanzen benötigt. Auf eine Absicherung dieser Screeningbefunde mit Hilfe anderer Analysenmethoden kann jedoch grundsätzlich nicht verzichtet werden. Zu den theoretischen Grundlagen des Retentionsindex nach Kováts s. → Bd. 2, 295. Eine detaillierte praktische Anleitung zur Ermittlung von Retentionsindices sowie Daten für 4500 toxikologisch relevante Substanzen auf gepackten oder Kapillarsäulen mit Dimethylsiliconphasen sind von der DFG-Senatskommission für Klinisch-toxikologische Analytik publiziert[10], ebenso eine Sammlung von Retentionsdaten für zahlreiche Lösungsmittel und andere flüchtige Stoffe[50].

6.2 Hochdruckflüssigkeitschromatographie

Zu den Grundlagen der Hochdruckflüssigkeitschromatographie (HPLC) und Ionenchromatographie vgl. → Bd. 2, 298–301, 318–325 sowie 431–456 (daselbst auch umfangreiche weiterführende Literatur).
Der Wert der HPLC zur quantitativen Bestimmung von Fremdstoffen in Körperflüssigkeiten ist unbestritten. Sie ist beispielsweise die Methode der Wahl für die Ermittlung von Arzneimittelkonzentrationen im Blut, die eine rasche und zuverlässige Einschätzung der aktuellen toxischen Situation ermöglichen[51]. Der Wert als qualitative Screeningmethode ist jedoch nach wie vor umstritten, da die Reproduzierbarkeit der Retentionsdaten deutlich unter der von gaschromatographischen Verfahren liegt. Geeignete Referenzsysteme, vergleichbar dem Retentionsindex nach Kováts[49], befinden sich noch in der Entwicklung. Zur kritischen Beurteilung der Leistungsfähigkeit der Methode im Bereich der klinisch-toxikologischen Analytik siehe[52]. Eine wesentliche Verbesserung der Aussagekraft von HPLC-Systemen bietet die Detektion mittels Dioden-Array-Detektor (DAD).
Von den zahlreichen Arbeiten zum HPLC-Screening sollte die von Daldrup et al.[53] besonders hervorgehoben werden. Sie hat sich in der Praxis sehr bewährt.

6.3 UV-Vis-Spektroskopie

Zu den Grundlagen der UV-Vis-Spektroskopie vgl. → Bd. 2, 157–182, 471–480 (daselbst auch umfangreiche weiterführende Literatur).
Die UV-Vis-Spektroskopie spielt eine wichtige Rolle in der forensischen und klinischen Toxikologie. Im Rahmen einer qualitativen Anwendung eignet sie sich besonders zum Screening über die Erkennung mehr oder weniger charakteristischer Molekülteile aufgrund ihres Chromophors (z. B. phenylchromophore Basen, Barbiturate). Die exakte Zuordnung ist jedoch problematisch und die Information des einzelnen UV-Spektrums meist ungenügend, um eine sichere Identifizierung zu ermöglichen. Bestätigungsanalysen mit Hilfe von chromatographischen und zusätzlichen spektroskopischen Methoden (z. B. Massenspektrometrie) sind daher unumgänglich. Dennoch eignet sich die UV-Vis-Spektroskopie hervorragend zum Screening bei akuten Intoxikationen, da ihre Empfindlichkeit in der Regel ausreicht, die in diesen Fällen meist ausreichend vorliegenden Giftstoffmengen zu erfassen. Auf ihre Bedeutung im Rahmen der HPLC-Detektion (Dioden Array Detektor) wurde bereits hingewiesen. Bezüglich eines pH-graduierten Trennungsganges siehe[8]. Die Spektren können beispielsweise den Werken von Clarke[39] und Dibbern[40] entnommen werden. Häufig wird die UV-Vis-Spektroskopie auch zur quantitativen Bestimmung von Giftstoffen herangezogen. Anwendungsbeispiele s. 7.

6.4 Infrarotspektroskopie

Zu den Grundlagen der Infrarotspektroskopie (IR-Spektroskopie) vgl. → Bd. 2, 182–200 sowie 480–489 (daselbst auch umfangreiche weiterführende Literatur).
Die Infrarotspektroskopie wird im Rahmen der toxikologischen Analytik in erster Linie zur Identifizierung von Substanzmaterial (z. B. aus aufgefundenen Tabletten) herangezogen. Auch bei der Aufarbeitung von Mageninhaltsproben liegt bei Akutintoxikationen meist genügend Untersuchungsmaterial (z. B. 1 mg) für die Herstellung eines KBr-Preßlings vor. Für geringere Substanzmengen stehen Mikrotechniken (bis etwa 10 µg) zur Verfügung[54]. Da die Infrarotspektroskopie hohe Anforderungen an den Reinheitsgrad stellt, sind bei der Untersuchung biologischen Materials mehr oder weniger zeitaufwendige Reinigungsoperationen (z. B. präparative DC) erforderlich, die einem Einsatz in der Notfallanalytik im Wege stehen.
Die Kombination der IR-Spektroskopie mit der Gaschromatographie in Form der Fouriertransform-IR-Spektroskopie gestattet die Registrierung von IR-Spektren im Sekundenbereich. Allerdings steht diese auch kostenmäßig aufwendige Ausrüstung nur in wenigen Untersuchungsstellen zur Verfügung.

6.5 Massenspektroskopie

Zu den Grundlagen der Massenspektrometrie (MS) vgl. → Bd. 2, 225–240 sowie 458–462 (daselbst auch umfangreiche weiterführende Literatur).
Die Massenspektrometrie stellt eine selektive und empfindliche Methode zum Nachweis von Fremdstoffen in Körperflüssigkeiten dar. Insbesondere in Kombination mit der Gaschromatographie

(GC/MS) wird sie seit der Verfügbarkeit preisgünstiger massenspezifischer Detektoren in zunehmendem Maß auch in kleineren Untersuchungsstellen bei der Aufklärung von Vergiftungsfällen eingesetzt. Hierbei wird meistens empirisch ausgewertet, d. h. mit Spektrensammlungen verglichen. Dies geschieht zunehmend rechnergestützt. Als Sammlung von Massenspektren hat sich das Standardwerk von Pfleger, Maurer und Weber[11] international bewährt, das auch als Software in GC/MS-Meßplätze installiert ist.

6.6 Elektrochemische Verfahren (Polarographie/Voltammetrie)

Zu den Grundlagen der elektrochemischen Verfahren vgl. → Bd. 2, 500–524 (daselbst auch weiterführende Literatur).
Die elektrochemischen Analysenverfahren stellen eine kostengünstige und hochempfindliche Ergänzung, wenn nicht sogar eine Alternative zu zahlreichen anderen analytischen Verfahren (z. B. der Atomabsorption) dar. Anwendungsbereiche finden sich inzwischen in der gesamten toxikologischen Analytik.
Elektrochemisch gut bestimmbar sind viele toxikologisch relevante Metalle und Schwermetalle sowie viele organische Verbindungen mit reaktiven Gruppen, wie Aldehyde, Ketone, Nitro-, Schwefel- und Halogenverbindungen. Die Empfindlichkeit der voltammetrischen Analyse kann beispielsweise bei der Pestizidbestimmung bis in den pg-Bereich reichen. Besonders zeitsparend und damit für die Notfallanalytik attraktiv ist die Möglichkeit, bei dieser Methode in einem Ansatz gleich mehrere Substanzen simultan zu analysieren.
Zum Metallscreening aus Urin bei akuten Vergiftungen siehe[6]. Es werden Methoden zum schnellen Nachweis von Antimon, Arsen, Bismut, Blei, Cadmium, Cobalt, Indium, Kupfer, Nickel, Thallium, Zink und Zinn beschrieben. Die Methode erfaßt nicht nur Konzentrationen im toxischen Bereich, sondern ist für zahlreiche Metalle sogar wesentlich empfindlicher.

7 Schnelltests auf Giftstoffe mit besonderer toxikologischer Relevanz

7.1 Fujiwara-Test auf chlorierte Kohlenwasserstoffe

Leichtflüchtige alipathische Chlorkohlenwasserstoffe spielen in der Industrie, in chemischen Laboratorien, in Reinigungsbetrieben und im Haushalt als „Fleckenwasser" eine wichtige Rolle. Die Aufnahme kann oral, per inhalationem sowie percutan erfolgen. Daneben wird über eine mißbräuchliche Anwendung (glue sniffing) dieser Substanzgruppe, insbesondere bei Jugendlichen (sog. Schnüfflern) berichtet.

Prinzip des Tests: Viele chlorierte sowie (meist schwächer) auch einige bromierte und jodierte Kohlenwasserstoffe reagieren in der Hitze empfindlich mit Pyridin und Alkali zu im allgemeinen rotgefärbten Reaktionsprodukten[55]. Der Reaktionsmechanismus ist noch nicht völlig geklärt[13].

Untersuchungsmaterial: Urin, Serum, Mageninhalt und -spülflüssigkeit, je etwa 5 ml; mitgebrachte Proben. Das Untersuchungsmaterial darf nur in Glasbehältern mit dichten Verschlüssen gesammelt und aufbewahrt werden, da Kunststoffe chlorierte Kohlenwasserstoffe absorbieren können.

Ausrüstung: Abzug, Wasserbad; Meßkolben (100 ml, 1000 ml); Reagenzgläser (nicht aus Kunststoff); Pipetten (1 ml, 2 ml, 5 ml).

Chemikalien (p. a.-Qualität): Ätznatron, oder Ätzkali in Plätzchen; Pyridin (z. B. „zur Chromatographie"; bei hohem Reagenzienleerwert destillieren oder frisch angebrochene Flasche verwenden, die Flasche muß nach dem Gebrauch sofort wieder sorgfältig verschlossen werden, weil sonst ein hoher Reagenzien-Leerwert resultieren kann); Trichloressigsäure; Aceton.

Reagenzien: Lauge (20 g Ätznatron oder Ätzkali mit destilliertem Wasser zu 100 ml lösen, Vorsicht, Wärmeentwicklung); Trichloressigsäurelösung (30,0 mg Trichloressigsäure in 1000 ml Wasser unter kräftigem Schütteln lösen).

Negativkontrollprobe: Als solche dienen die Ansätze der Reagenzienleerwerte.

Positivkontrollprobe: Als Positivkontrollprobe dient die Trichloressigsäurelösung.

Probenvorbereitung: Urin, Serum: keine; Mageninhalt bzw. -spülflüssigkeit; ggf. filtrieren oder zentrifugieren.

Analyse: 2 ml Lauge und 5 ml Pyridin werden in einem Reagenzglas im siedenden Wasserbad unter dem Abzug unter Schütteln 2 min erhitzt. Die Pyridinschicht (oben) muß hierbei praktisch farblos bleiben (Reagenzienleerwert), andernfalls sind die Glasgeräte nicht genügend rein, das Pyridin nicht mehr frisch, oder die Laborluft enthält Dämpfe chlorierter Lösungsmittel. Dann gibt man 1 ml der zu prüfenden Flüssigkeit (z. B. Urin) hinzu und erhitzt erneut unter Schütteln 2 min im siedenden Wasserbad. Der Farbton der Pyridinschicht und seine Intensität werden sofort anschließend beurteilt. Die Farbintensität nimmt beim Stehenlassen zu. Vorsicht: Die Reaktion sollte nur im Abzug durchgeführt werden. Dämpfe nicht einatmen. Pyridin-Dämpfe sind entflammbar.

Beurteilung
Negativ-Kontrollprobe: Die Ansätze der Reagenzien-Leerwerte dürfen keine nennenswerte Verfärbung zeigen.

Positiv-Kontrollprobe: Es muß eine deutliche Rotfärbung der Pyridinschicht zu beobachten sein. Bei positivem Ausfall der Reaktion nach Fujiwara ist die Anwesenheit einer der genannten Verbindungen sehr wahrscheinlich. Bei Gelbfärbung muß an Trichlorethanol-Ausscheidung gedacht werden. Positive Befunde müssen gaschromatographisch gesichert werden. Tritt eine Rotfärbung erst nach Zusatz von einem Tropfen Aceton auf, so ist die Anwesenheit von Tetrachlorkohlenstoff in Betracht zu ziehen. Ein negativer Reaktionsausfall schließt die Aufnahme halogenierter Kohlenwasserstoffe, die in der Fujiwara-Reaktion nicht oder nur schwach reagieren, nicht aus. Eine wichtige Ergänzung der Reaktion nach Fujiwara stellt die Head-space-Gaschromatographie dar, die allerdings nichtflüchtige Metaboliten nicht ohne weiteres erfaßt. Bezüglich ausführlicher Angaben zur Empfindlichkeit, Spezifität, medizinischen Beurteilung, klinischen Interpretation und Praktikabilität siehe Geldmacher-von Mallinckrodt in[13]; daselbst auch detaillierte Literaturangaben.

7.2 Cyanid-Test mit Gasprüfröhrchen nach von Clarmann

Hauptsächliche Vergiftungsmöglichkeiten sind die Inhalation von Blausäure (z. B. Brandgase, Reaktion von Cyaniden mit Säuren), die orale oder percutane Aufnahme von Cyaniden, Einnahme von zerkauten Kernen, die cyanidhaltige Glykoside enthalten (z. B. bittere Mandeln, Pfirsichkerne) sowie die Therapie mit sehr hohen Dosen von Nitroprussid-Natrium. Blausäure und ihre Salze sind für den Menschen hochtoxisch, insbesondere wegen der großen Affinität von Cyanid zu dem Fe(III) der Cytochromoxidase, wodurch der aerobe Stoffwechsel der Zellen gehemmt wird[13].

Prinzip: Aus einer Blutprobe wird durch Zusatz von Schwefelsäure Blausäure freigesetzt und unter Verwendung einer Pumpe in ein Prüfröhrchen gesaugt. Bei Anwesenheit von Blausäure verfärbt sich die gelbe reaktive Zone des Prüfröhrchens nach rot (Reaktionsablauf siehe[13]). Eine halbquantitative Ablesung ist anhand der Skala auf dem Prüfröhrchen möglich.

Untersuchungsmaterial: Venenblut (5–10 ml, möglichst unter Zusatz von EDTA oder Heparin gewonnen). Entnommene Blutproben sollten so rasch wie möglich untersucht werden, da die Lagerung zu einer unkontrollierbaren Abnahme oder Neubildung (!) von Cyanid bereits innerhalb weniger Stunden führt.

Ausrüstung: Gasspürpumpe (z. B. Dräger); Gasprüfröhrchen (z. B. „Blausäure Cyanwasserstoff 2/a", Dräger[m], im Kühlschrank lagern; Verfallsdatum beachten; vorgesehene Verbrauchszeit 2 Jahre); Reaktionsgefäß aus Glas (Höhe 6 cm, Durchmesser 2 cm, s. Abb. 6.5); passende Gummistopfen mit 2 Bohrungen; in die Bohrung passendes Glasrohr (Länge 2–3 cm); Pipetten (50 µl, 1 ml).
Prüfröhrchen sind außer für Cyanid auch noch für viele toxikologisch relevante Stoffe erhältlich. Eine Zusammenstellung befindet sich in Tabelle 6.19.
Chemikalien (p. a. Qualität): Konz. Schwefelsäure 95–97 % (1 l = 1,84 kg); Kaliumcyanid (Zersetzung beachten); NaOH (1 mol/l, z. B. Titrisol[n]).
Reagenzien: Verd. Schwefelsäure, 100 g/l (ca. 500 ml Wasser werden mit 55 ml konz. Schwefelsäure versetzt, anschließend mit Wasser ad

---
[m] Drägerwerk AG, 23542 Lübeck
[n] E. Merck AG, 64293 Darmstadt

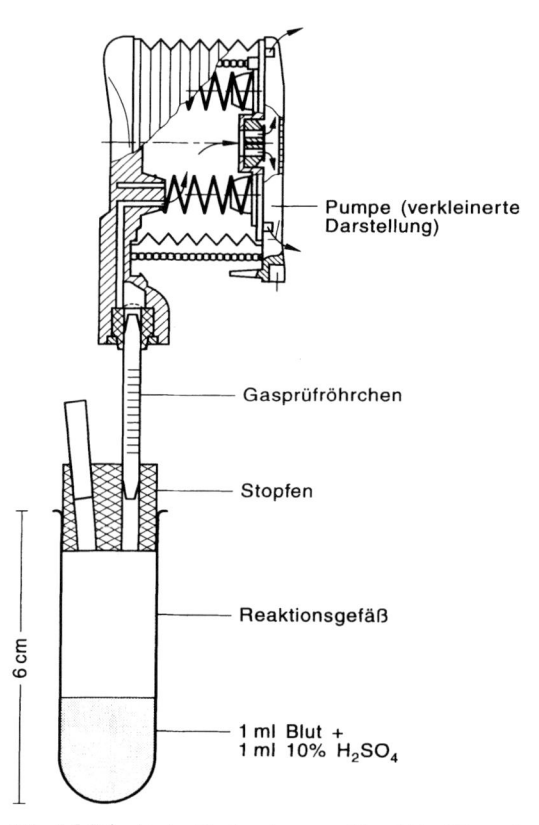

Abb. 6.5 Prinzip des Nachweises von Cyanid im Blut mit einem Dräger-Gasprüfröhrchen (aus[13])

1000 ml aufgefüllt, Vorsicht); Cyanid-Stammlösung 100 mg/l (25 mg KCN, entsprechend 10 mg CN^-) werden in 100 ml (NaOH (1 mol/l) gelöst. Diese Lösung ist im Kühlschrank etwa 3 Monate haltbar.
Negativ-Kontrollprobe: Blut einer nicht Blausäure-exponierten Person.
Positiv-Kontrollprobe (5 mg/l): 50 µl Cyanid-Stammlösung im Reaktionsgefäß zu 1 ml Blut der Negativ-Kontrolle geben, gut mischen.
Probenvorbereitung: keine.

Analyse[13]: Es wird auf die Gebrauchsanleitung des Herstellers für die Benutzung der Gasspürpumpe und die Anwendung des Prüfröhrchens verwiesen. Die Pumpe ist vor jeder Meßreihe durch Einsetzen eines ungeöffneten Röhrchens auf Dichtheit zu prüfen. Das durch Abbrechen der beiden zugeschmolzenen Enden gebrauchsfertig gemachte Prüfröhrchen wird so in die freie Bohrung des Gummistopfens gesteckt, daß ein dichter Abschluß gewährleistet ist. Anschließend wird die Pumpe aufgesetzt. Hierbei ist die Richtung des Pfeils auf dem Prüfröhrchen zu beachten: er muß auf die Pumpe zeigen. In das Reaktionsgefäß pipettiert man anschließend 1 ml Blut und 1 ml verdünnte Schwefelsäure. Sodann wird das Gefäß sofort mit dem Gummistopfen dicht verschlossen und mehrmals vorsichtig geschüttelt. Hierbei ist ein Hochspritzen des Reaktionsgemisches unbedingt zu vermeiden. Anschließend wird das freie Ende des Glasrohrs im Gummistopfen mit einem Finger verschlossen und der Pumpenbalg zusammengedrückt. Nun nimmt man den Finger von dem Glasrohr und läßt den Pumpenbalg seine Ausgangsposition wieder einnehmen. Dieser Vorgang wird noch 14mal wiederholt. *Vorsicht:* Dabei darf kein Gefäßinhalt in das Prüfröhrchen gesaugt werden! Kontakt mit dem sauren Gefäßinhalt führt zu einem falsch positiven Ergebnis. Unmittelbar nach dem 15. Pumpenhub wird eine Farbänderung der Indikatorschicht des Röhrchens beurteilt. Bei Anwesenheit von Blausäure erfolgt ein Umschlag von gelb nach rot.
Halbquantitative Auswertung: Eine grobe Abschätzung der Blausäurenkonzentration ist unter Verwendung der Skala auf dem Röhrchen möglich, wenn man vorher eine entsprechende Kalibrierung mit aufgestockten Blutproben durchführt.

Beurteilung
Negativkontrolle: Es darf keine Farbänderung der Indikatorschicht des Prüfröhrchens von gelb nach rot eintreten.
Positivkontrolle: Es muß ein deutlicher Farbumschlag der Indikatorschicht des Prüfröhrchens von gelb nach rot eintreten.
Die folgenden CN^--Konzentrationen im Blut können bei ausschließlichen Cyanid-Intoxikationen als Anhaltspunkte dienen[13]: Nichtraucher 0.005–0.04 mg/l, Raucher 0,04–0,07 mg/l, Symptome ab 0,1–1.0 mg/l, leichte Blausäurevergiftung < 2,0 mg/l, mittelschwere Blausäurevergiftung 2–3 mg/l, schwere Blausäurevergiftung > 3–4 mg/l.
Die beschriebene Methode liefert nur bei Einsatz von Patientenblut *vor* Beginn einer Antidot-Therapie für die Therapie verwertbare Resultate. Bei Verdacht auf eine Vergiftung mit Brandgasen muß bei Anwendung eines Methämoglobinbildners wie DMAP immer auch der CO-Hb-Gehalt des Blutes bestimmt werden (siehe 7.4).
Ausführliche Angaben zur Empfindlichkeit, Spezifität, medizinischen Beurteilung, klinischen Interpretation und Praktikabilität siehe von Clarmann u. Geldmacher-von Mallinckrodt in[13]; daselbst auch detaillierte Literaturangaben.

7.3 Ethanol-Test

In der Praxis erfolgt die quantitative Bestimmung von Ethanol mittels (Headspace-) Gaschromatographie oder enzymatisch, seltener noch mit Hilfe der Mikrodestillation (Widmark-Grüner). Da die Blutalkoholbestimmung zahlreiche Kalibrierstandards erfordert und in den meisten Fällen im forensisch-toxikologischen und klinisch-chemischen Laboratorium routinemäßig etabliert ist, soll auf die Beschreibung einer Methode im Rahmen dieses Beitrages verzichtet werden. Die enzymatische Bestimmung von Ethanol im Serum kann allerdings mit Hilfe von Testkits auch in kleineren Laboratorien leicht durchgeführt werden (Bezugsquellen: Fa. Boehringer Mannheim, 68305 Mannheim, Fa. Sigma Chemie, 82041 Deisenhofen, Fa. Rolf Greiner, Biochemica, 65558 Flacht, Fa. Medichem, 70565 Stuttgart). Der Nachweis und die Bestimmung von Ethanol in Körperflüssigkeiten (Serum, Blut, Urin) sowie die Interpretation der Ergebnisse sind auch Gegenstand einer Mitteilung der Senatskommission der Deutschen Forschungsgemeinschaft für Klinisch-toxikologische Analytik[37]. Hinsichtlich der Interpretation der Ergebnisse soll jedoch auf folgende wichtige Einzelheiten eingegangen werden:

Akute Vergiftungen
Hier erscheinen zwei wichtige Warnhinweise angebracht:

a) *Das Fehlen einer sog. „Alkoholfahne" spricht vor allem bei bewußtlosen Patienten keinesfalls gegen eine schwere Alkoholintoxikation.*
b) *Es ist sehr schwierig und problematisch, eine bestimmte Symptomatik einer bestimmten Blutalkoholkonzentration zuzuordnen.*

zu a): Die Erfahrungen zahlreicher Intensivmediziner zeigen deutlich, daß bei vielen Patienten kein Alkoholgeruch bei der Aufnahme feststellbar ist, obwohl hohe Blutalkoholkonzentrationen nachgewiesen werden. Ursachen für das Fehlen einer Alkoholfahne können beispielsweise sein: geringer Eigengeruch reinen Alkohols, Mangel an typischen Aromastoffen, flache Atmung des Patienten, Beeinträchtigung des Riechvermögens des Beobachters durch Erkältungskrankheiten oder andere Einschränkungen. Andererseits kann

Tabelle 6.14 Häufig beobachtete Stadien der Alkoholwirkung (nach Schwerd[56])

Ethanolkonzentration Blut [g/kg]	Serum [g/l]	Stadium der Alkoholisierung	Symptome
0 0,5	0–0,6	–	meist klinisch keine auffälligen Veränderungen (außer bei Intoleranz)
0,5–1,5	0,6–1,8	leichte Trunkenheit	Euphorie, Kritikschwäche, Nachlassen der Aufmerksamkeit und Konzentrationsfähigkeit, Antriebsvermehrung, Rededrang, leichte Gleichgewichtstörung, Pupillenreaktion verlangsamt, Nystagmus, Spinalreflex abgeschwächt
1,5–2,5	1,8–3,0	mittlere Trunkenheit	Symptome von Stadium 2 verstärkt, dazu Sehstörungen, Gehstörungen, Distanzlosigkeit, Uneinsichtigkeit
2,5–3,5	3,0–4,2	schwere Trunkenheit	starke Geh- und Sprechstörungen (Torkeln, Lallen), zunehmende psychische Verwirrtheit, Orientierungsstörungen, Erinnerungslosigkeit
über 3,5	über 4,2	schwerste Trunkenheit	unmittelbare Lebensgefahr, Bewußtsein meist stark getrübt bis aufgehoben, „alkoholische Narkose", Reflexlosigkeit, Gefahr der Aspiration von Erbrochenem und des Erstickens in hilfloser Lage, häufig Tod durch Unterkühlung oder Atemlähmung

bereits durch den Genuß geringer Alkoholmengen (z. B. eines Schluckes Bier) unter Umständen eine starke Alkoholfahne verursacht werden.
zu b): Zuordnungstabellen (s. Tab. 6.14 aus[56]) sind sicher zur Orientierung hinsichtlich des Zusammenhanges zwischen einer bestimmten Blutalkoholkonzentration (bzw. Serumalkoholkonzentration) und den häufig zu erwartenden Ausfallerscheinungen (Leistungseinbußen) geeignet. Andererseits werden ständig auch Ausnahmen von diesen mehr oder weniger groben Zuordnungsregeln beobachtet. Interessant sind in diesem Zusammenhang Untersuchungen[57] auf der Basis von 5000 Blutentnahme-Protokollen bei forensisch relevanten Straftaten. Dabei wurden 14,9 % der Männer mit einer Blutalkoholkonzentration zwischen 2,5 und 3,0 ‰ vom blutentnehmenden Arzt als „leicht" unter Alkoholeinfluß stehend bezeichnet. Bei 3,6 % lautet die Diagnose sogar „nicht merkbar". Geübte Untersucher stellen allerdings wesentlich bessere Diagnosen.
Die Ausprägung der klinischen Symptome wird von zahlreichen individuellen, physischen und psychischen Faktoren beeinflußt, wie z. B. Alter, Geschlecht, Konstitution, Ermüdung, Ethanolgewöhnung, insbesondere genetisch bedingte Ethanolüberempfindlichkeit, Anflutungs- oder Eliminationsphase. Ähnliche Symptome können auch durch andere, nicht alkoholbedingte Ursachen wie z. B. Medikamenten- und Drogeneinwirkung, Stoffwechselentgleisungen oder Schädel-Hirn-Traumata (SHT) hervorgerufen werden.

7.3.1 Näherungsweise Berechnung der Blutethanolkonzentration aus Angaben zu Getränkearten, Trinkmengen und Trinkzeiten

Es besteht die Möglichkeit, eine Blutalkoholkonzentration rein rechnerisch abzuschätzen. Dies ist beispielsweise dann erforderlich, wenn keine Blutprobe entnommen werden kann oder der zeitliche Abstand zwischen Vorfall und möglicher Blutentnahme so groß ist, daß die Alkoholbestimmung der Blutprobe kein verwertbares Ergebnis mehr liefert. Allerdings ist man bei derartigen Berechnungen darauf angewiesen, den Trinkablauf möglichst genau zu rekonstruieren, was in vielen Fällen nachträglich kaum mehr möglich ist, da diesbezügliche Aussagen (etwa von Angehörigen) oft sehr lückenhaft und divergent sind. Grundlage für die Berechnung ist die Widmark-Formel:

$$A = c \cdot p \cdot r$$

wobei A die im Organismus befindliche Alkoholmenge in Gramm (mit Ausnahme der evtl. noch nicht resorbierten Menge), c die Blutalkoholkonzentration (in Gramm Ethanol pro kg Körpergewicht = Promille [‰]), p das Körpergewicht in kg und r den Reduktionsfaktor oder Verteilungsfaktor bedeuten. r hängt hauptsächlich von der Konstitution ab. Personen mit relativ hohem Fettgewebeanteil (Pykniker, konstitutionsmäßig auch die meisten Frauen) haben einen relativ niedrigen r-Wert (0,55 bis 0,60) und damit bei sonst gleichen Parametern in der Widmark-Formel eine höhere Blutalkoholkonzentration, während hagere Personen (Leptosome) u. U. einen r-Wert von 0,80 aufweisen können. Für eine männliche Person „normaler Konstitution" bringt eine Rechnung mit r = 0,70 meist experimentell gut zu bestätigende Werte. Die Widmark-Formel in der obigen Form kann (näherungsweise) zur Berechnung der resorbierten Alkoholmenge dienen, wenn c, p und r bekannt sind. Nach Umformung zu

$$c = \frac{A}{p \cdot r}$$

kann man umgekehrt die Blutalkoholkonzentration berechnen, wenn die aufgenommene Alkoholmenge A, das Körpergewicht p und der Verteilungsfaktor r bekannt sind. Hierzu ist es erforderlich, den Alkoholgehalt der Getränke zu kennen. Einige Werte sind in Tabelle 6.15 enthalten.

Tabelle 6.15 Alkoholgehalt von Getränken (Auswahl). Die Werte sind gemittelt und gerundet. (aus Schütz[3])

Getränkeart und Menge	Ethanolgehalt
1 l Export- oder Pilsbier dementsprechend:	ca. 40 g
1 Flasche zu 0,5 l	ca. 20 g
1 Flasche zu 0,33 l	ca. 13 g
1 Glas Bier zu 0,4 l	ca. 16 g
1 Glas Bier zu 0,2 l	ca. 8 g
1 l Wein (leicht)	ca. 55–75 g
1 l Wein (mittel)	ca. 75–90 g
1 l Wein (schwer)	ca. 90–110 g
1 l Korn (32 Vol.-%)	ca. 250 g
2 cl = 0,02 l = 20 ml	ca. 5 g
1 l Doppelkorn oder Weinbrand (38 Vol.-%)	ca. 300 g
1 cl = 0,02 l = 20 ml	ca. 6 g
1 l Whisky (43 Vol.-%)	ca. 340 g
Obstbrände und Liköre (in der Regel zwischen 20 und 50 Vol.-%)	

Umrechnung:
Vol.-% × 0,79 = Gramm Alkohol pro 100 ml
Beispiel:
38 Vol.-% × 0,79 = 30 Gramm Alkohol pro 100 ml

Ein Rechenbeispiel soll die Anwendung der Widmark-Formel verdeutlichen: Trinkt ein Kind (10 kg Körpergewicht; r = 0,7) 2 große Eßlöffel (Trinkvolumen 30 ml) einer ethanolhaltigen Tinktur mit 62 Vol.-% (entsprechend 500 g Ethanol pro Liter), so läßt sich nach der Widmark-Formel folgende maximale Blutethanolkonzentration errechnen:

$$\frac{15 \text{ g Ethanol}}{10 \text{ kg Körpergewicht} \cdot 0{,}7} = 2{,}1\text{‰ (g Ethanol pro kg Blut)}$$

Die Serumethanolkonzentration läge bei etwa 2,1 · 1,2 = 2,5 g Ethanol pro Liter Serum. Bei einer erwachsenen männlichen Person mit einem Körpergewicht von 70 kg würden dagegen nur etwa 0,3‰ (g Ethanol pro kg Blut) erreicht. Das Beispiel zeigt deutlich, daß auch kleinere Ethanolmengen für Kinder gefährlich sein können. Weitere Einzelheiten, Rechenbeispiele und umfangreiche Tabellen enthält eine Monographie[3].

Rückrechnung

Die in der Blutprobe gemessene Ethanolkonzentration bezieht sich auf den Zeitpunkt der Blutentnahme. Liegt zwischen der zu einem späteren Zeitpunkt erfolgten Blutentnahme und einer zu beurteilenden Situation (z. B. Unfall oder Klinikaufnahme) ein längerer Zeitraum, so muß zu der in der Blutprobe festgestellten Ethanolkonzentration ein Wert hinzugerechnet werden, der der linearen Elimination des Ethanols bis zu dieser Zeit entspricht. Voraussetzung ist allerdings, daß der Zeitpunkt, auf den zurückgerechnet wird, nicht mehr in der Resorptionsphase lag. Der gesicherte Mindest-Rückrechnungswert beträgt pro Stunde 0,1 g/l Vollblut (0,12 g/l Serum), der mögliche Höchstwert 0,2 bis 0,3 g/l Vollblut (0,24 bis 0,36 g/l Serum). Der wahrscheinliche Wert ist mit etwa 0,15 g/l Vollblut (0,18 g/l Serum) anzusetzen; er liegt beim Alkoholiker jedoch mit Sicherheit etwas darüber. Die im forensischen Bereich angewandten Extremwerte der Rückrechnung spielen für klinisch-toxikologische Betrachtungen allerdings kaum eine Rolle. Man erhält einen sehr realitätsbezogenen Wert für die Blutalkoholkonzentration, wenn man einen stündlichen Abbauwert (Rückrechnungswert) von etwa 0,15‰ (0,18 g/l Serum) zugrunde legt.

Bestimmung der Ethanolkonzentration im Urin

Urin kann grundsätzlich wie Serum oder Plasma als Untersuchungsmaterial dienen. Zwischen Urinalkohol und Blutalkohol besteht statistisch eine direkte Beziehung[58], die im Einzelfall jedoch so stark streuen kann, daß eine zuverlässige Umrechnung des Ethanolgehaltes des Urins auf den Ethanolgehalt des Blutes eines bestimmten Patienten nicht möglich ist. Die Ethanolbestimmung im Morgenurin von Patienten während der Entzugsbehandlung erlaubt jedoch die diskrete Überwachung hinsichtlich eines Alkoholkonsums am Vorabend, den der Patient möglicherweise außerhalb der Anstalt verbrachte. Grundsätzlich gilt der Erfahrungssatz, daß die Urinethanolkonzentration nach Abschluß der Resorption der Blutethanolkonzentration „nachhinkt". Dies bedeutet, daß man im Urin noch Ethanol feststellen kann, wenn der Abbau im Blut schon abgeschlossen ist. Umgekehrt kann aber kurz nach der Einnahme von Ethanol in der Resorptionsphase die Blutethanolkonzentration erheblich über der Urinethanolkonzentration liegen.

Bestimmung der Ethanolkonzentration im Speichel

Auch Speichel ist grundsätzlich als Untersuchungsmaterial geeignet, wie zahlreiche Untersuchungen zeigen[59].

7.4 Carboxy-Hämoglobin-Test

Kohlenmonoxid (CO) entsteht bei der unvollständigen Verbrennung von nahezu allen organischen Materialien und führt zu einer Störung der Versorgung des Organismus mit Sauerstoff, da CO eine etwa 240fach stärkere Affinität zu Hämoglobin (Hb) hat als Sauerstoff. Die Bestimmung der Carboxy-Hämoglobin (CO-Hb)-Konzentration im Blut hat eine Schlüsselfunktion. Sie liefert den entscheidenden Parameter für die Diagnose der CO-Vergiftung und sollte als Schnelltest noch vor Beginn der Behandlung und wenn möglich schon am Auffindungsort durchführbar sein. Die CO-Hb-Konzentration im Blut und ihr Verlauf erlauben es auch, die Indikation für eine Behandlung mit hyperbarem Sauerstoff richtig zu stellen. Wegen der relativ kurzen Halbwertszeit des CO-Hb muß die Blutabnahme für die CO-Hb-Bestimmung so bald wie möglich während der ersten ärztlichen Maßnahmen erfolgen (z. B. anläßlich der ersten Venenpunktion).

Prinzip: Die Ermittlung der prozentualen Sättigung des Hämoglobins mit Kohlenmonoxid erfolgt mit Hilfe der Differenzphotometrie. Die theoretischen Grundlagen sind in[4] ausführlich dargelegt. Die nachfolgend beschriebene auf Hartmann[60] zurückgehende und von Gibitz[4,13] modifizierte Methode benutzt die Festwellenlängen eines Filterphotometers (546 nm und 578 nm Quecksilberlinien). Dem Vorteil weitestgehend konstanter Wellenlängen steht der Nachteil einer geringeren Empfindlichkeit gegenüber, da die fixen Wellenlängen des Hg-Spektrums nicht den optimalen Wellenlängen der Spektren der Hämoglobinderivate entsprechen. Die Methode erfüllt dennoch alle Ansprüche, die bei Verdacht auf eine CO-Intoxikation an die klinisch-toxikologische Analytik gestellt werden müssen.

Untersuchungsmaterial: Venenblut (ca. 1 ml) mit Zusatz von EDTA, Heparin (notfalls auch Citrat). Das Probengefäß ist so zu füllen, daß ein möglichst kleiner Luftraum über dem Blut vorhanden ist. Anschließend muß es dicht verschlossen werden. Durch Schwenken des Probengefäßes nach der Blutentnahme sichert man die gleichmäßige Verteilung des gerinnungshemmenden Zusatzes. Da die Blutproben besonders bei niedrigen CO-Hb-Konzentrationen nicht unbegrenzt lagerfähig sind, sollte die Untersuchung möglichst bald erfolgen. Aufbewahrung im Kühlschrank.

Ausrüstung: Spektrallinienphotometer oder Filterphotometer mit Meßmöglichkeiten bei den Wellenlängen 546 nm und 578 nm; Küvetten (10 mm Schichtdicke, optisches Spezialglas- oder Polystyrol); Pipetten (50 µl, 10 ml); Reagenzgläser; pH-Meter.

Chemikalien (p. a. Qualität): Borsäure; Natronlauge (0,2 mol/l), Triton X 100.

Reagentien: Borsäurelösung (12,4 Gramm Borsäure auf einen Liter dest. Wasser lösen. Haltbarkeit: mehrere Monate bei +4°C); Boratpuffer (pH 9,0)[a] (100 ml Borsäure-Lösung mit 42 ml Natronlauge (0,2 mol/l) gründlich mischen, 0,5 ml Triton X 100 zufügen; pH-Kontrolle; Haltbarkeit: mehrere Wochen bei +4°C. Wichtig: Unmittelbar vor Gebrauch durch mäßiges Schütteln mit Luftsauerstoff sättigen).

Probenvorbereitung: Unmittelbar vor Entnahme der zur Analyse erforderlichen Blutmenge wird

---

[a] Grundsätzlich sind auch die in der Literatur häufig empfohlenen luftsauerstoffgesättigten Ammoniaklösungen brauchbar. Sie führen zu nahezu übereinstimmenden Resultaten. Da ihre Haltbarkeit aber sehr begrenzt ist und sie vor jeder Bestimmung frisch hergestellt werden müssen, sollte den wesentlich stabileren Boratpufferlösungen der Vorzug gegeben werden.

das verschlossene Probengefäß mehrmals vorsichtig hin und her gekippt, um abgesetzte Erythrozyten gleichmäßig zu verteilen.

Analyse

Meßansatz: 50 µl Blut werden mit 10 ml Boratpuffer in einem Reagenzglas vermischt und hämolysiert. Das Hämolysat wird in eine Küvette mit 10 mm Schichtdicke übergeführt. In die Vergleichsküvette wird Boratpuffer gegeben. Die Ermittlung der Extinktionen erfolgt nach etwa 2 bis 3 Minuten mit fallenden Wellenlängen bei 578 nm und 546 nm. Die Messungen werden wiederholt, bis sich keine Extinktionsänderungen mehr ergeben. Liegt bei der ersten Messung die Extinktion unterhalb von 0,5 oder oberhalb von 0,8, so muß der Meßbereich von 0,5 bis 0,8 durch die Wahl eines anderen Mischungsverhältnisses von Blut und Boratpuffer erreicht werden.

Berechnung der Ergebnisse: Aus den gemessenen Extinktionen wird der Extinktionsquotient

$$Q1 = \frac{E_{546}}{E_{578}}$$

errechnet. Die dem jeweiligen Quotienten entsprechende CO-Hb-Konzentration in % des Gesamthämoglobins wird der Eichkurve in Abb. 6.6 entnommen.

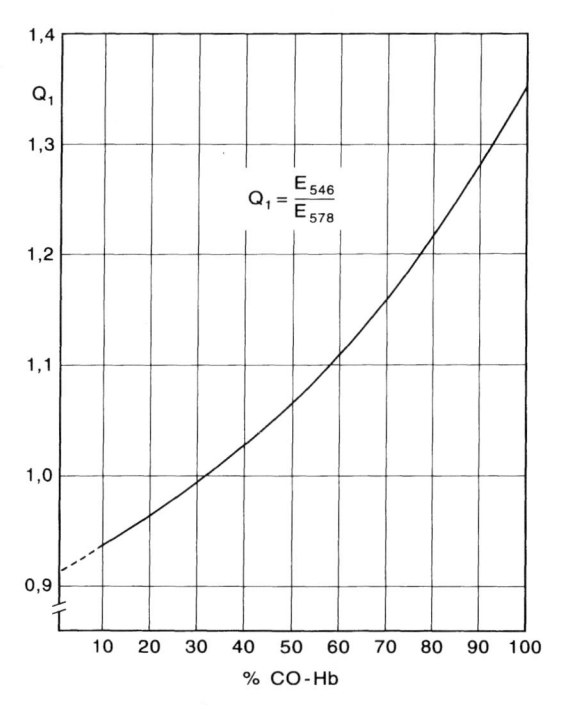

Abb. 6.6 Eichkurve zur Ermittlung der CO-Hb-Konzentration aus dem Extinktionsquotienten $Q_1 = \frac{E_{546}}{E_{578}}$

Beurteilung
Die endogene CO-Produktion führt beim Gesunden zu einer Konzentration von etwa 0,4 bis 0,8 % CO-Hb. Mit der hier beschriebenen photometrischen Methode können die individuellen CO-Hb-Werte im physiologischen Bereich nicht erfaßt werden. Die durch das Tabakrauchen verursachten CO-Hb-Konzentrationen hängen stark von individuellen Faktoren ab, auf die in[4] näher eingegangen wird. Maximale Werte liegen bei starken Rauchern oft im Bereich um 10 bis 12 % CO-Hb, doch werden auch Spitzenwerte von 21 % CO-Hb in der Literatur beschrieben. Derart hohe Werte konnten allerdings durch eigene Untersuchungen nicht bestätigt werden. Einzelheiten, auch zum Passivrauchen, siehe[4]. Im allgemeinen besteht der folgende Zusammenhang zwischen CO-Hb-Konzentration und Symptomatik[4]:

0–10 % Keine wesentlichen Beschwerden (Raucher)
10–15 % Keine wesentlichen Beschwerden, eventuell Kurzatmigkeit bei körperlicher Anstrengung (starke Raucher)
15–25 % In Ruhe meist keine Wirkung, Kurzatmigkeit bei körperlicher Anstrengung, eventuell Schwindel und Kopfschmerz; Erweiterung der Hautkapillaren
25–35 % Kopfschmerzen, Schwindel, Erbrechen, Pulsbeschleunigung, Reizbarkeit, Störung der Urteilsfähigkeit, leichte Ermüdbarkeit, Sehstörungen
35–45 % Wie unter 25–35 %, jedoch verstärkt, dazu Verwirrtheitszustände, Lähmungserscheinungen, Ohnmacht schon bei leichter Anstrengung
45–55 % starke Bewußtseinseinschränkung bis Bewußtlosigkeit, Anstieg von Atem- und Pulsfrequenz, Kollaps, Todesgefahr bei längerer Einwirkung
55–65 % Zusätzlich Krämpfe, Atemlähmung
ab 65 % Unmittelbare Todesgefahr

Ausführliche Angaben zur Empfindlichkeit, Spezifität, medizinischen Beurteilung, klinischen Interpretation und Praktikabilität siehe Schütz u. Gibitz[4,13]; daselbst auch detaillierte Literaturangaben

7.5 Paracetamol

Da das klinische Bild der akuten Paracetamolvergiftung anfangs wenig auffällig und uncharakteristisch ist und eine effiziente Antidottherapie zur Verfügung steht, sollte bei jedem Verdacht auf eine Arzneimittelvergiftung eine Untersuchung auf Paracetamol durchgeführt werden.

Prinzip: Durch saure Hydrolyse entsteht aus Paracetamol p-Aminophenol, das mit o-Kresol in ammoniakalischer Lösung einen blauen Indophenolfarbstoff bildet[62,63].

Untersuchungsmaterial: Urin (ca. 10 ml), Mageninhalt bzw. (-spülflüssigkeit).

Ausrüstung: Heizblock oder Wasserbad mit Einsatz; Pipetten (100 µl, 500 µl, 1000 µl); verschließbare Polypropylengefäße (z. B. Eppendorf-Reaktionsgefäße 1,5 ml); Reagenzgläser (Glas oder Kunststoff 10 ml).
Chemikalien (p. a. Qualität): Salzsäure (25 %) (1 l = 1,125 kg); o-Kresol; Ammoniaklösung (mindestens 25 %); Paracetamol (z. B. Sigma[a]).
Reagentien: Gesättigte wäßrige Lösung von o-Kresol (1 g in 100 ml Wasser lösen, 12 Monate haltbar); wäßrige Ammoniaklösung (10 ml 25 %ige Ammoniaklösung und 73 ml Wasser mischen, gut verschlossen 1 Monat haltbar), Paracetamol-Standard (5 g/l): 50 mg in 10 ml Wasser lösen, 12 Monate haltbar).
Negativkontrollprobe: medikamentenfreier gepoolter Urin (in Portionen zu je 1 ml tiefgefroren aufbewahren).
Positivkontrollprobe (250 mg/l): 5 ml Paracetamol-Standard zu 95 ml medikamentenfreiem Urin geben und in Portionen zu je 1 ml tiefgefroren aufbewahren (mindestens –15 °C; Haltbarkeit 12 Monate).
Probenvorbereitung: keine.

Analyse[13]: Hydrolyse: In einer entsprechenden Anzahl verschließbarer Polypropylengefäße werden je 0,5 ml Negativkontrollprobe, Probe bzw. Positivkontrollprobe mit 0,5 ml konzentrierter Salzsäure versetzt und verschlossen mindestens 10 Minuten erhitzt (Thermoblock 95 °C oder siedendes Wasserbad).
Farbreaktion: In einem Reagenzglas wird 1 ml dest. Wasser vorgelegt. Nacheinander werden 100 µl Hydrolysat, 1 ml o-Kresol-Lösung und 4 ml Ammoniaklösung zugegeben. Nach 1 und ca. 10 Minuten wird die Färbung des Reaktionsansatzes beurteilt.
Beurteilung der Farbreaktion: Eine vom Leerwert abweichende blaue Farbe des Reaktionsansatzes zeigt ein positives Ergebnis an. Nach 10 Minuten ist die Färbung deutlicher als nach 1 Minute. Das Ausbleiben einer Verfärbung nach 10 Minuten bedeutet ein negatives Ergebnis.

Beurteilung
Negativkontrolle: Es darf keine Farbänderung des Reaktionsansatzes in Richtung blau eintreten.
Positivkontrolle: Es muß eine sichtbare Blauverfärbung des Reaktionsansatzes eintreten. Bei positivem Testausfall ist es unbedingt notwendig, sofort eine quantitative Bestimmung im Serum zu veranlassen (siehe Abschn. 15.7 in[13] oder Informationszentren für Vergiftungsfälle; → Bd. 3 S. XXXVIII). Bei negativem Testausfall sollte eine weitere Urinprobe 60 Minuten nach der Entnahme gewonnen und untersucht werden. Ist auch dieses Untersuchungsergebnis negativ, ist eine Intoxikation äußerst unwahrscheinlich.
Ausführliche Angaben zur Empfindlichkeit, Spezifität, medizinischen Beurteilung, klinischen In-

---

[a] Sigma Chemie GmbH, 82041 Deisenhofen

terpretation und Praktikabilität siehe Hallbach in[13]; daselbst auch detaillierte Literaturangaben.

7.6 Paraquat-Test

Das Kontaktherbizid Paraquat gehört zu den toxischsten auf dem Markt angebotenen Herbiziden. Die Prognose einer nicht sofort gezielt behandelten Intoxikation ist häufig sehr ungünstig. Bei tödlichen Vergiftungen entwickelt sich meist innerhalb von 1 bis 2 Wochen eine therapieresistente Lungenparenchym-Schädigung (Lungenfibrose)[13].

Prinzip: Bildung eines charakteristisch tiefblau gefärbten Radikals nach Zugabe eines Reduktionsmittels (Natriumdithionit) zur alkalisierten Probe[63].

Untersuchungsmaterial: Urin (ca. 10 ml)

Ausrüstung: Pipetten (50, 500, 1000 µl, 10 ml); Meßkolben 1000 ml; Reagenzgläser; Spatel; weißes Papier.
Chemikalien (p. a. Qualität): Natriumdithionit (Achtung: Zersetzung während der Lagerung möglich. Um in Gegenwart von Feuchtigkeit vorzeitige Zersetzung und evtl. Selbstentzündung bei der Lagerung zu vermeiden, ist das wasserfreie Natriumdithionit trocken, gut verschlossen und kühl aufzubewahren), Paraquat (z. B. Sigma[a]); Natronlauge (0,1 mol/l).
Reagentien: Dithionit-Lösung (0,1 g Natriumdithionit in 10 ml Natronlauge lösen, frisch ansetzen, im Eiswasser mehrere Stunden haltbar); Paraquatstammlösung (100 mg/l) (0,1 g Paraquat in 1 l Wasser lösen, frisch ansetzen).
Negativkontrollprobe: Urin einer nicht exponierten Person.
Positivkontrollprobe (5 mg/l): 50 µl Stammlösung und 950 µl der Negativkontrollprobe frisch ansetzen.
Probenvorbereitung: keine.

Analyse: Je 1000 µl Patientenurin, Negativkontrolle und Positivkontrolle werden in je einem Reagenzglas mit 1500 µl Dithionit-Lösung versetzt. Zum Vergleich werden in einem weiteren Reagenzglas 1000 µl Patientenurin mit 1500 µl Natronlauge versetzt. Die Reagenzgläser werden durchgeschüttelt, gegen weißes Papier gehalten und die Farbe der Reaktionsansätze beurteilt. Eine Blauverfärbung der mit Dithionit versetzten Urinproben zeigt Paraquat an.

Beurteilung
Negativkontrolle: Es darf keine Farbänderung des Urins in Richtung blau eintreten.
Positivkontrolle: Es muß eine sichtbare Blauverfärbung des Urins eintreten. Falsch-positive Befunde sind nicht zu erwarten. Negative Befunde beobachtet man nach der Einnahme nur geringer Mengen an Paraquat bzw. in Urinproben, die längere Zeit nach der Aufnahme von Paraquat gewonnen wurden[13].
Sollte keine Zeit für den hier vorgestellten Nachweis zur Verfügung stehen, so kann auch folgender Schnelltest durchgeführt werden: 5 ml Urin werden mit einer Spatelspitze Natriumhydrogencarbonat (oder wenig verdünnte Natronlauge) auf pH 9 bis 10 eingestellt und mit einer Spatelspitze Natriumdithionit versetzt. Blauverfärbung des Urins zeigt Paraquat an. Die Nachweisgrenze kann bei diesem einfachen Verfahren nicht angegeben werden.
Ausführliche Angaben zur Empfindlichkeit, Spezifität, medizinischen Beurteilung, klinischen Interpretation und Praktikabilität siehe Daldrup in[13]; daselbst auch detaillierte Literaturangaben.

7.7 Phenothiazin-Test

Vergiftungen durch Phenothiazin-Derivate sind nach wie vor häufig. Daher kommt einem raschen Screening große Bedeutung zu.

Prinzip: Schwermetallsalze in konzentrierten Mineralsäuren ergeben mit Phenothiazin- und Imipramin-Derivaten und ihren im Urin ausgeschiedenen Metaboliten Farbreaktionen mit Farbtönen von orange über rosa, violett bis schwarzblau, bei Imipramin grün[64,65].

Untersuchungsmaterial: Urin, Magenspülflüssigkeit (ca. 10 ml). Die Proben sollten so schnell wie möglich untersucht, sonst für kurze Zeit tiefgefroren oder im Kühlschrank möglichst in Glasgefäßen aufbewahrt werden, da andernfalls rasch ein Abfall der Intensität der Farbreaktion eintritt.

Analyse. Es empfiehlt sich, stets alle Reaktionen (4 Reagenzien) nebeneinander durchzuführen, da je nach Art des Phenothiazins gelegentlich auch die von Forrest u. Mitarb.[65] als „Universalreaktion" bezeichnete Reaktion V (FPN-Reaktion) negativ ausfallen kann, bei positivem Ausfall z. B. von Reaktion IV. Die Beurteilung kann anhand der von Forrest u. Mitarb.[65] gegebenen Farbtafel erfolgen. Die darin angegebenen Farbtöne wurden in Urinproben festgestellt, die im Maximum der Metabolitenkonzentration, etwa 1½–3 Stunden nach Einnahme der jeweils angegebenen Phenothiazin-Menge, gewonnen wurden. Bezüglich der zu erwartenden Farbtönung siehe Abb. 6.7.
Im Hinblick auf die für diesen Test erforderlichen ausführlichen Arbeitsanleitungen und die farbigen Auswertetafeln wird auf eine detaillierte Testbeschreibung verzichtet und auf das Schrifttum[12,13,64,65] verwiesen.

Beurteilung. Ein deutlich positiver Ausfall mit einem oder mehreren Reagenzien ist ein sicherer Hinweis auf das Vorliegen eines Phenothiazin-Derivates. Falsch negative Tests kommen praktisch nur nach Einnahme von Phenothiazinderiva-

---

[a] Sigma Chemie GmbH, D-82041 Deisenhofen.

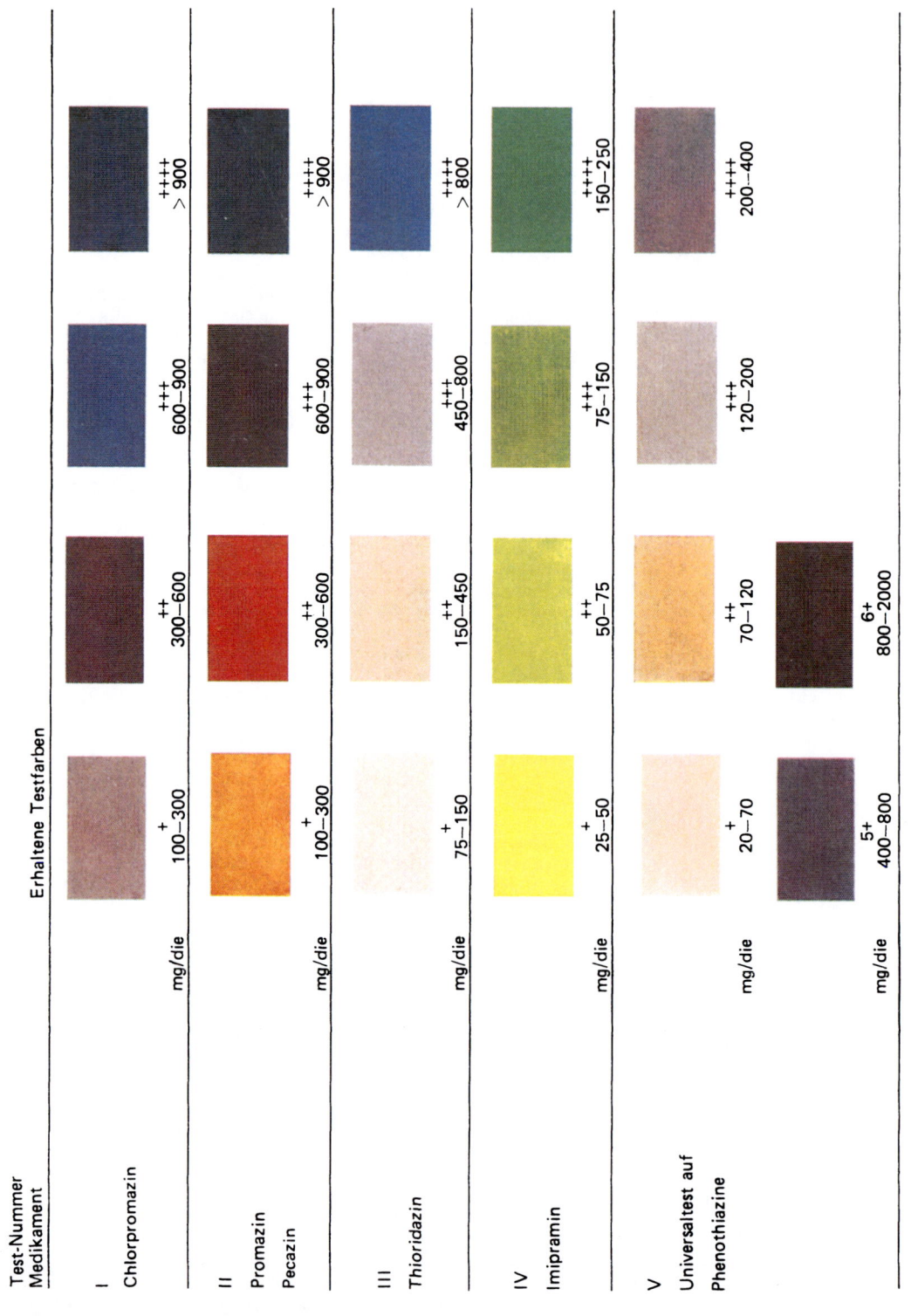

502 Klinisch-toxikologische Vorfelddiagnostik

Abb. 6.7 Farbtafel zur Auswertung der Reaktion nach Forrest (aus[12]; Wiedergabe mit freundlicher Genehmigung des Georg Thieme Verlages)

ten unterhalb 20 mg/Tag, bei Ausscheidung sehr großer Harnmengen oder in größeren zeitlichen Abständen vom Ausscheidungsmaximum vor[13]. Vergiftungen sind in jedem Fall zu erkennen.

7.8 Salicylat-Test

Vergiftungen mit Salicylsäurederivaten werden nach wie vor beobachtet und erfordern eine schnelle Erkennung und Behandlung.

Prinzip: Salicylsäure und einige ihrer Derivate ergeben mit Eisen-III-Ionen eine charakteristische rot-violette Färbung[66].

Untersuchungsmaterial: Urin ca. 1 ml, Mageninhalt bzw. Magenspülflüssigkeit.

Ausrüstung: Meßkolben 100 ml; Pipetten 100 µl, 200 µl, 1000 µl; Tüpfelpalette bzw. Uhrgläser (Durchmesser ca. 4 cm)
Chemikalien (p. a. Qualität): Quecksilber(II)-Chlorid; Eisen(III)-nitrat-9-hydrat; Salzsäure (1 mol/l); Natronlauge (2 mol/l); Natriumsalicylat.
Reagentien: Trinder-Reagenz (In einem 100 ml Meßkolben werden 4 g Quecksilber(II)-chlorid unter Erwärmen in 85 ml Wasser gelöst. Nach dem Abkühlen werden 12 ml Salzsäure (1 mol/l) und 4 g Eisen(III)-nitrat-Nona-Hydrat hinzugegeben. Nach vollständiger Lösung des Eisensalzes wird mit Wasser auf 100 ml aufgefüllt. Die Lösung ist bei 4 °C mindestens 1 Jahr haltbar.
Salicylat-Lösung (2000 mg/l) (232 mg Natriumsalicylat in Wasser lösen und auf 100 ml Wasser auffüllen. Die Lösung ist bei +4 °C mindestens 1 Jahr haltbar).
Negativkontrollprobe: Urin einer nicht exponierten Person.
Positivkontrollprobe (200 mg/l): 100 µl Salicylat-Lösung mit 900 µl Urin der Negativkontrollprobe frisch ansetzen.
Probenvorbereitung: Urin wird ohne Probenvorbereitung direkt eingesetzt. Mageninhalt bzw. Magenspülflüssigkeit müssen gegebenenfalls zentrifugiert und mit Natronlauge vorbehandelt werden, um die Salicylsäure aus Acetylsalicylsäure freizusetzen: 1 ml Probe und 200 µl Natronlauge werden bei Zimmertemperatur ca. 5 Minuten stehen gelassen. Anschließend kann dieser Ansatz wie eine Urinprobe verwendet werden.

Analyse: Je 200 µl Patientenurin, Negativkontrollprobe und Positivkontrollprobe werden auf eine Tüpfelplatte oder auf je ein Uhrglas gegeben und tropfenweise mit 200 µl Trinder-Reagenz versetzt. Als Probenleerwert dient ein Ansatz von 200 µl Patientenurin mit 200 µl Wasser. Tritt bei Zugabe des Trinder-Reagenz sogleich eine rot-violette Färbung ein, so enthält die Probe Salicylate. In Abhängigkeit von deren Konzentration kann die Färbung sogar tiefviolett bis schwarz ausfallen.

Beurteilung
Negativkontrolle: Es darf keine Farbänderung in Richtung Rotviolett auftreten.
Positivkontrolle: Es muß eine deutliche rot-violette Färbung eintreten. Ein positives Testergebnis soll immer eine quantitative Bestimmung im Serum zur Folge haben (Informationszentren für Vergiftungsfälle s. ds. Hdb. Bd. 3 S. XXXVIII). Erst das quantitative Ergebnis läßt eine sichere Interpretation zu.
Ausführliche Angaben zur Empfindlichkeit, Spezifität, medizinischen Beurteilung, klinischen Interpretation und Praktibilität siehe Rießelmann u. Gibitz in[13]; daselbst auch detaillierte Literaturangaben.

8 Spezielle Verfahren zum Nachweis und zur Differenzierung von Wirkstoffklassen

8.1 DC-Screening von Benzodiazepinen in Harn, Blut und Mageninhalt

Benzodiazepine gehören nach wie vor zu den verbreitetsten Arzneistoffen und ihr Nachweis stellt ein Routineverfahren in jedem chemisch-toxikologischen Laboratorium dar. Zwar ist ihre therapeutische Breite sehr groß, d. h. letale Monointoxikationen mit klassischen Benzodiazepinen werden kaum beachtet, gefürchtet sind jedoch als Interaktionspartner in Mischintoxikationen, z. B. mit Alkohol oder anderen zentral wirksamen Fremdstoffen. Der Nachweis spielt außer bei akuten Vergiftungsfällen auch im Rahmen der Überwachung Abhängiger und im verkehrsmedizinischen Bereich eine wichtige Rolle. Zur Analytik, Biotransformation, Pharmakokinetik und Pharmakodynamik der Benzodiazepine s. auch[33,34,35], daselbst umfangreiche Literaturzusammenstellungen.

Grundlagen: Die nachzuweisenden Benzodiazepine werden zunächst durch saure Hydrolyse in 2-Aminobenzophenone umgewandelt (die Hydrolyse von Bromazepam und seinen Metaboliten ergibt Derivate von (2-Aminophenyl)(pyridin-2-yl)methanon). Diese lassen sich dünnschichtchromatographisch trennen. Um eine befriedigende Differenzierung zu erreichen, benötigt man zwei Chromatogramme, die mit unterschiedlichen Fließmitteln entwickelt werden: Toluol für die weniger polaren Benzophenon-Derivate und Chloroform/Aceton (80 + 20) für die stärker polaren Substanzen. Zum Nachweis der Benzophenon-

Derivate macht man sich die Möglichkeit zur Bildung von Azofarbstoffen zunutze. Die Empfindlichkeit dieser Nachweisreaktion liegt in der Größenordnung von 10 ng Benzophenon-Derivat pro Fleck auf der Dünnschichtplatte. Benzodiazepine, die an N-1 nicht substituiert sind, ergeben bei der sauren Hydrolyse primäre Amine, die diazotierbar sind und danach mit N-(1-Naphthyl)ethylendiamin zu rotvioletten Azofarbstoffen reagieren. Benzodiazepine, die an N-1 einen Substituenten tragen, werden zu sekundären Aminen hydrolysiert, die sich nicht diazotieren lassen und daher zunächst photolytisch zu primären Aminen entalkyliert werden müssen. Dies gelingt, indem man die Dünnschichtplatte mit dem UV-Licht eines Quarzbrenners (z. B. einer Höhensonne) bestrahlt.

Erfassungsbereich. Die hier beschriebene Methode eignet sich zur Suchanalyse für folgende 1,4-Benzodiazepine und deren Metaboliten: Bromazepam, Camazepam, Chlordiazepoxid, Clonazepam, Clorazepat, Diazepam, Flunitrazepam (nach höheren Dosen), Flurazepam, Halazepam, Ketazolam, Lorazepam, Lormetazepam, Medazepam, Nitrazepam, Oxazepam, Oxazolam, Prazepam und Temazepam.
Nicht erfaßt werden: Alprazolam[a], Brotizolam, Clobazam[b], Clotiazepam, Midazolam, Tetrazepam[c] und Triazolam. Diese Benzodiazepin-Derivate lassen sich jedoch größtenteils mit immunchemischen Verfahren erfassen (vgl. Abschn. 4).

Ausrüstung. Abzug (normaler funktionstüchtiger Laborabzug); Aufbewahrungsschrank für Dünnschicht-Platten; Auftragehalter (z. B. Desaga Art.-Nr. 130146); Auftragekapillaren 2 μl aus Glas (z. B. Desage Art.-Nr. 130145 oder Merck Art.-Nr. 10290); Becherglaser; Betrachtungsgerät für DC-Platten (VIS, 254 nm, 366 nm); Chromatographiertank (gut verschließbar, zum Diazotieren); DC-Entwicklungstanks (mindestens 2 Stück); DC-Fertigplatten Kieselgel 60 F_{254} (20 cm × 20 cm, Schichtdicke 0,25 mm; z. B. Merck Art.-Nr. 5715); DC-Schablone nach Stahl (z. B. Desaga Art.-Nr. 120131); Kühlschrank (+4°C) mit Gefrierfach (−20°C); pH-Elektrode (pH-Meter) oder Indikatorpapier (Universal-Indikatorpapier für den Bereich pH = 1 bis 14); Pipetten; Rückflußkühler (Liebig- oder Dimrothkühler, NS 29); Scheidetrichter (250 und 500 ml); Schliff-Erlenmeyer-Kolben 250 ml (NS 29), der Anzahl der Hydrolysen entsprechend; Sprühgerät (z. B. Spray Gun, Desage Art.-Nr. 124010); UV-Quelle (z. B. handelsübliche Höhensonne; deren gleichzeitige IR-Strahlung beeinträchtigt die Ergebnisse nicht); Vakuumrotationsverdampfer oder Vorrichtung für das Eindampfen unter Schutzgas (Stickstoff); Ventilator mit Kaltluft-Stufe; Wasserbad (temperierbar bis 100 °C); Zentrifuge (bis ca. 6000 U/min).
Chemikalien (p. a. Qualitäten): Aceton; Ammoniak (25%ige wäßrige Lösung); Chloroform; Diethylether; N,N-Dimethylformamid; Essigsäureethylester; Harnstoff; Methanol; Natriumnitrit; konzentrierte Natronlauge (32%ige wäßrige Lösung); verdünnte Natronlauge (wäßrige Lösung mit 2 mol/l); N-(1-Naphthyl)ethylendiamin; konzentrierte Salzsäure (25%ige wäßrige Lösung); verdünnte Salzsäure (wäßrige Lösung mit 4 mol/l); Toluol.

Standardsubstanzen

ACB = 2-Amino-5-chlorbenzophenon (z. B. aus Oxazepam)
MACB = 5-Chlor-2-(methylamino)benzophenon (z. B. aus Diazepam)
ANB = 2-Amino-5-nitrobenzophenon (z. B. aus Nitrazepam)
DAB = 2,5-Diaminobenzophenon (z. B. aus 7-Amino-Nitrazepam)
ADB = 2-Amino-2′,5-dichlorbenzophenon (z. B. aus Lorazepam)
ANCB = 2-Amino-2′-chlor-5-nitrobenzophenon (z. B. aus Clonazepam)
DCB = 2,5-Diamino-2′-chlorbenzophenon (z. B. aus 7-Amino-Clonazepam)
CCB = 5-Chlor-2-[(cyclopropylmethyl)amino]benzophenon (z. B. aus Prazepam)
DCFB = 5-Chlor-2-[2-(diethylamino)ethylamino]-2′-fluorbenzophenon (z. B. aus Flurazepam)
ACFB = 2-Amino-5-chlor-2′-fluorbenzophenon (z. B. aus 1-Desalkyl-Flurazepam)
HCFB = 5-Chlor-2′-fluor-2-(hydroxyethylamino)benzophenon (z. B. aus 1-Hydroxyethyl-Flurazepam)
ABP = (2-Amino-5-bromphenyl)(pyridin-2-yl)methanon (z. B. aus Bromazepam)
MNFB = 2′-Fluor-2-(methylamino)-5-nitrobenzophenon (z. B. aus Flunitrazepam)
ANFB = 2-Amino-2′-fluor-5-nitrobenzophenon (z. B. aus 1-Desmethyl-Flunitrazepam)
MDB = 2′,5-Dichlor-2-(methylamino)benzophenon (z. B. aus Lormetazepam)
TCB = 5-Chlor-2-(2,2,2-trifluorethylamino)benzophenon (z. B. aus Halazepam)

Diese Standardsubstanzen sind wie folgt zugänglich:
a) Direktbezug vom Hersteller eines Präparates, das den genannten Wirkstoff enthält. Auskunft: Rote Liste oder Pharmazeutische Stoffliste.
b) Herstellung durch saure Hydrolyse und Extraktion. Ausgangssubstanz ist entweder ein entsprechendes Präparat (z. B. Tablette) oder der vom Hersteller zur Verfügung gestellte Wirkstoff. Auskunft: Rote Liste oder Pharma-

---

[a] Bildet als Triazolobenzodiazepin kein diazotierbares Amin.
[b] 1,5-Benzodiazepin (bei der sauren Hydrolyse des Hauptmetaboliten 1-Desmethylclobazam entsteht kein prim. Amin).
[c] Bei der sauren Hydrolyse bilden sich aus Tetrazepam und 1-Desmethyltetrazepam stark gelb fluoreszierende Verbindungen, die zum Screening herangezogen werden können (hR_f-Werte 20 bis 35 in Toluol).

zeutische Stoffliste. Die festen Standardsubstanzen müssen im Kühlschrank lichtgeschützt aufbewahrt werden.

Herstellung und Haltbarkeit der Lösungen: Sprühlösung (Bratton-Marshall-Reagens) (1 g N-(1-Naphthyl)ethylendiamin wird in einer Mischung aus 50 ml Dimethylformamid und 50 ml Salzsäure (4 mol/l) eventuell unter Erwärmen gelöst. Die erkaltete Lösung wird filtriert, falls sie nicht völlig klar ist. Eine schwach violette Färbung stört die Anwendung nicht. Das Reagens muß im Kühlschrank aufbewahrt werden. Haltbarkeit: etwa ein Jahr).
Fließmittel I: Toluol (täglich erneuern). Fließmittel II: Chloroform/Aceton (80 + 20; v/v) (täglich erneuern): 80 ml Chloroform und 20 ml Aceton werden in einem Erlenmeyer-Kolben gemischt und nach Abkühlen auf Raumtemperatur in die Chromatographierkammer gegeben.
Vergleichslösungen (Standards) zur Dünnschichtchromatographie:
Standardlösung 1: 1 mg ACB + 1 mg ACFB + 2 mg ADB + 1 mg MACB + 1 mg MDB + 1 mg CCB + 2 mg TCB in 5 ml Methanol lösen.
Standardlösung 2: 1 mg ABP + 1 mg ANB + 1 mg ANCB + 1 mg ANFB + 1 mg MNFB in 5 ml Methanol lösen.
Standardlösung 3: 1 mg DCFB + 1 mg DAB + 1 mg DCB + 1 mg HCFB in 5 ml Methanol lösen.
Die Vergleichslösungen werden in Glasfläschschen lichtgeschützt im Kühlschrank bei 4 °C aufbewahrt. Haltbarkeit: mehrere Monate. Kontrolle: Einheitlichkeit bei der DC; es dürfen keine zusätzlichen Substanzen mit Hilfe der Bratton-Marshall-Reaktion anfärbbar sein.
Kontrollharn: Normalem Harn werden pro Liter zugesetzt: 0,5 mg Oxazepam, 0,5 mg Diazepam, 0,5 mg Nitrazepam, 0,5 mg 1-Desalkyl-Flurazepam, 0,5 mg Bromazepam. In Portionen zu jeweils 20 oder 50 ml tiefgefroren (−20 °C) ist der Kontrollharn praktisch unbegrenzt haltbar.

8.1.1 Arbeitsweise

Es wird empfohlen, die Methode von der Hydrolyse bis zur Kupplung täglich mit einem Kontrollharn zu überprüfen, um eventuelle Störungen aufzudecken.

Arbeitsschritte
a) Hydrolyse der 1,4-Benzodiazepine,
b) Neutralisation des Hydrolysates und Extraktion der Hydrolyseprodukte,
c) Dünnschichtchromatographie des Extraktes,
d) photolytische Entalkylierung,
e) Diazotierung,
f) Kupplung zu Azofarbstoffen,
g) Dokumentation der Ergebnisse.

Die Methode verlangt eine zügige Arbeitsweise. Die meisten der bei der Hydrolyse entstehenden Aminobenzophenon-Derivate sind chemisch labil. Umlagerungen, Dimerisierungen, Oxidationen und andere Veränderungen können auftreten. Das gilt insbesondere für p-Phenylendiamin-Derivate, die bei der Hydrolyse der 7-Amino-1-desalkyl-Metabolite (z. B. aus Nitrazepam, Clonazepam und Flunitrazepam entstehen. Die Pausen zwischen Hydrolyse und Extraktion, Auftragen auf die DC-Platte und Entwicklung sowie zwischen allen anderen Arbeitsschritten müssen daher möglichst kurz gehalten werden. Desweiteren ist der direkte Lichteinfall auf die DC-Platte nach der Diazotierung zu vermeiden.

Saure Hydrolyse: Das Untersuchungsmaterial wird in einem Erlenmeyer-Kolben (250 oder 500 ml) mit etwa dem gleichen Volumen konzentrierter Salzsäure (25 %) auf einen Gesamtsäuregehalt von 10 bis 12 % gebracht und 30 Minuten auf dem siedenden Wasserbad unter Rückflußkühlung erhitzt. Anschließend werden Flüssigkeitsreste aus dem Kühler mit wenigen Millilitern konzentrierter Salzsäure in den Erlenmeyer-Kolben gespült.

Neutralisation und Extraktion: Nach der Hydrolyse wird auf Raumtemperatur abgekühlt und das Hydrolysat unter weiterer ständiger Kühlung mit kleinen Portionen (jeweils etwa 5 ml) konzentrierter Natronlauge (32 %) bis zu einem pH-Wert zwischen 8 und 9 (Universal-Indikatorpapier) versetzt. Hierbei ist eine Schutzbrille zu tragen; außerdem wird empfohlen, diese Arbeit in Anbetracht des oft recht unangenehmen Geruchs unter einem gut funktionierenden Abzug durchzuführen. Die Extraktion der Hydrolyse-Produkte erfolgt nach Abkühlen durch Schütteln (2 bis 3 min) mit etwa dem gleichen Volumen Diethylether in einem 500-ml-Scheidetrichter. Dabei ist der Scheidetrichter einige Male über das Küken zu entlüften. Zur Erhöhung der Ausbeute kann eine Extraktion mit Essigsäureethylester bei pH = 11 angeschlossen werden. Die vereinigten Extrakte werden bei 30 bis 40 °C im Rotationsverdampfer zur Trockne eingedampft (nicht unnötig lange unter Vakuum halten!), gekühlt (4 °C) aufbewahrt und kurz vor der Analyse in 0,1 ml Methanol gelöst.

Dünnschichtchromatographie: Für jede Suchanalyse benötigt man zwei Dünnschichtplatten (eine für die Chromatographie mit Toluol, die andere für die Chromatographie mit Chloroform/Aceton). Eine besondere Aktivierung der Platten ist nicht erforderlich. Die Platten werden so aufgeteilt, daß jeweils zweimal zwei Standardlösungen (je 6 µl) und drei Probelösungen, die in Mengen zu 2, 6 und 12 µl aufgetragen werden, Platz finden. Für das Fließmittel Toluol finden die Standardlösungen 1 und 2, für das Fließmittel Chloroform/Aceton (80 + 20; v/v) die Standardlösungen 2 und 3 Verwendung. Proben und Standardlösungen werden mit 2-µl-Kapillaren (Einwegkapillaren) im Abstand von 1,5 cm vom unteren Rand der DC-Platte aufgetragen. Für jede Lösung bringt man den Inhalt von drei Kapillaren überlappend nebeneinander auf die Platte, so daß sich eine nahezu strichförmige Auftragelinie ergibt.

Zunächst sind die Probelösungen, danach erst die Standardlösungen aufzutragen (andernfalls Verschleppungsgefahr). Beim Auftragen größerer Mengen empfiehlt sich die Benutzung eines Warmluftgebläses (Fön) zum Verdampfen des Lösungsmittels. In die DC-Entwicklungstanks werden jeweils etwa 100 ml Fließmittel gefüllt. Die Kammer soll nicht dem direkten Sonnenlicht ausgesetzt sein und darf im Inneren keine Temperaturunterschiede (z. B. durch äußere Zugluft) aufweisen. Chromatographiert wird aufsteigend ohne Kammersättigung. Die Laufstrecke beträgt abweichend von der üblichen Dünnschichtchromatographie 15 cm, um eine bessere Differenzierung zwischen 2-Amino-5-chlorbenzophenon (ACB), 2-Amino-2',5-dichlorbenzophenon (ADB) und 2-Amino-5-chlor-2'-fluorbenzophenon (ACFB) zu erreichen.

Photolytische Entalkylierung: Sicherheitsvorschriften für den Umgang mit UV-Strahlen beachten! Nach der Chromatographie (Dauer 40 bis 60 Minuten) läßt man die Platten in der Kammer abtropfen und trocknet sie anschließend unter dem Abzug im Kaltluftstrom eines Lüfters (Ventilators). Durch photolytische Desalkylierung überführt man dann die sekundären Aminobenzophenone in primäre Aminoverbindungen. Die DC-Platte wird dazu ca. 20 Minuten aus einem Abstand von 30 bis 40 cm mit UV-Licht bestrahlt. Als UV-Quelle eignet sich eine handelsübliche Höhensonne oder ein laborüblicher Quarzbrenner[a]. Bei Eilanalysen genügt eine Expositionsdauer von fünf Minuten. Nach der photolytischen Entalkylierung wird das Dünnschichtchromatogramm auf Raumtemperatur gekühlt, da bei der anschließenden Diazotierung die Ausbeute an Diazoniumsalzen mit steigender Temperatur sinkt.

Diazotierung und Kupplung. Der Nachweis der primären Amine erfolgt durch Diazotierung und anschließendes Besprühen der DC-Platte mit Bratton-Marshall-Reagens.
Diazotierung: Sicherheitsvorschriften für den Umgang mit nitrosen Gasen beachten! Im Abzug arbeiten, Handschuhe tragen! Das durch Ablüften von allen Fließmittelresten befreite und auf Raumtemperatur abgekühlte Dünnschichtchromatogramm wird in einen Chromatographiertank gestellt, in dem sich ein kleines Becherglas (20 bis 50 ml) mit 10 ml einer 20%igen wäßrigen Lösung von Natriumnitrit befindet. Mit einer Pipette werden unter dem Abzug möglichst rasch ca. 5 ml konzentrierte Salzsäure (25%) in das Becherglas gegeben. Anschließend wird die Kammer sofort mit einem Schliffdeckel dicht verschlossen. Die DC-Platte verbleibt 3 bis 5 Minuten in den sich entwickelnden nitrosen Gasen. Nach dem Öffnen der Kammer und dem Abzug der Hauptmenge der nitrosen Gase wird die DC-Platte aus der Kammer genommen und unter dem Abzug 20 bis 30 Minuten mit Luft von Raumtemperatur abgeblasen. Hierzu kann man einen Heizlüfter mit Kaltstufe (also ohne eingeschaltete Heizung) oder einen kräftigen Ventilator verwenden. Ist die Saugkraft des Abzugs groß genug, so kann diese (bei möglichst weit heruntergezogenem Abzugfenster) schon genügen. In Eilfällen kann man die DC-Platte nach fünfminütigem Ablüften zur Beseitigung der bei der Kupplung störenden nitrosen Gase schwach mit einprozentiger wäßriger Harnstofflösung besprühen.
Kupplung: Zur Kupplung wird dünn und gleichmäßig (mäanderförmig) mit Bratton-Marshall-Reagens (4 °C) besprüht. Es bilden sich innerhalb kürzester Zeit rote bis violette Azofarbstoffe. Die Lage der Flecken auf den Probenbahnen wird mit denen auf den Standardbahnen verglichen. Typische Chromatogramme sind in Abbildung 6.8 (Fließmittel 1) und Abbildung 6.9 (Fließmittel 2) wiedergegeben.

Spezifität: Verglichen mit anderen in der Dünnschichtchromatographie verwendeten Anfärbereaktionen (z. B. nach Dragendorff, die nahezu alle basischen Wirkstoffe erfaßt) hat die hier benutzte Methode von Diazotierung und Kupplung eine höhere Spezifität, da sie nur Verbindungen mit einer primären aromatischen Aminogruppe anzeigt.

---

[a] Prüfung der UV-Quelle auf Brauchbarkeit: Eine Lösung von 1 mg 5-Chlor-2-(methylamino)benzophenon (MACB) in 5 ml Methanol wird mit zwei Kapillaren zu je 2 µl auf eine Dünnschichtplatte gebracht. Anschließend wird photolytisch entalkyliert sowie diazotiert und gekuppelt. Es müssen sich violette Farbflecke bilden.

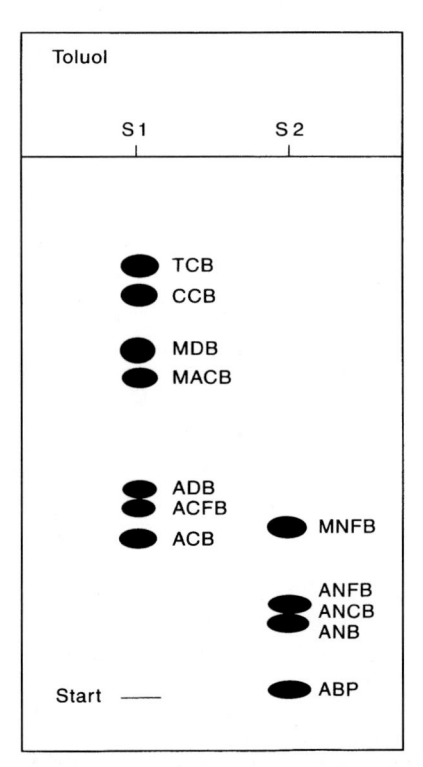

Abb. 6.8 Typische Chromatogramme (Fließmittel 1)

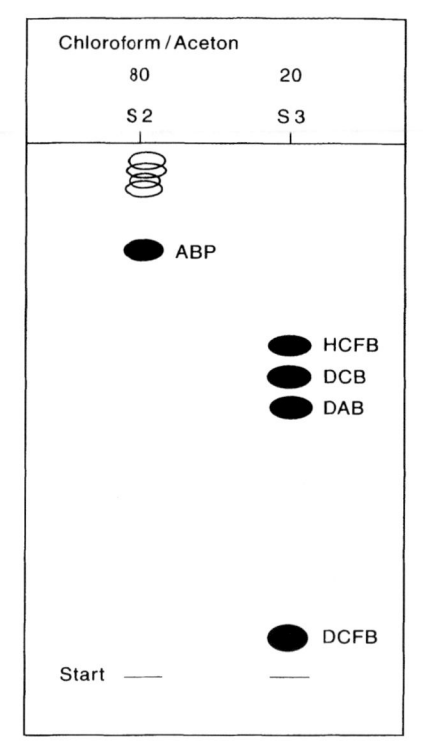

Abb. 6.9 Typische Chromatogramme (Fließmittel 2)

Leucinocain und Tetracain relativ wenig p-Aminobenzoesäure, da hier großvolumige Substituenten die Hydrolyse sterisch behindern, während Benzocain, Butoform und Procain leichter hydrolysierbar sind. Weiterhin entsteht bei der sauren Hydrolyse zahlreicher Sulfonamide Sulfanilamid, dessen hR_f-Wert zwischen 15 und 19 liegt und das bei der Diazotierung und Kupplung ein violettes bis rotviolettes Produkt ergibt. Sollte das dünnschichtchromatographische Screening keine sichere Zuordnung ermöglichen, so müssen andere analytische Verfahren (z. B. Gaschromatographie (GC), Massenspektrometrie (MS), GC/MS-Kopplung oder Hochdruckflüssigkeitschromatographie (HPLC)) verwendet werden.

Nachweisgrenzen: Zur Bestimmung der Nachweisgrenze werden Leerharnproben definierte Mengen von Benzodiazepinen zugesetzt. Die Analyse erfolgt mit Hilfe der vollständigen Methode (also unter Einschluß des Hydrolyseschrittes). Für wichtige Benzodiazepine ergeben sich folgende Werte: Oxazepam 0,05 mg/l, Diazepam 0,05 mg/l, Lorazepam 0,10 mg/l, 7-Amino-Nitrazepam 0,15 mg/l, Bromazepam 0,05 mg/l. Die Nachweisgrenze wird so festgelegt, daß eine Erkennung des jeweiligen Farbfleckes bei Tages- und Kunstlicht (normale Laborbeleuchtung) auch ungeübtem Personal ohne Schwierigkeiten möglich ist. Die mitgeteilten Nachweisgrenzen sind mehr oder weniger pragmatische Werte. Sie können durch viele Details des analytischen Verfahrens beeinflußt werden. Auf eine eingehendere Untersuchung der Nachweisgrenze ist verzichtet worden, da die hohe Empfindlichkeit der Farbreaktion bei Vergiftungsfällen und bei der Überwachung von Abhängigen (also nach wiederholter Applikation von Benzodiazepinen) einen sicheren Nachweis gewährleistet. Ausnahmen werden lediglich bei sehr niedrigen Dosierungen von Clonazepam, Flunitrazepam und Lormetazepam beobachtet. Beispiele zeigen, daß die Methode für zahlreiche Benzodiazepine fast zu empfindlich ist, da selbst eine mehrere Wochen zurückliegende und für eine Wirkung nicht mehr relevante Einnahme zu positiven Befunden führen kann.

Dennoch gibt es zahlreiche Substanzen mit dieser Struktur, die ebenfalls Arzneistoffe, unter Umständen aber auch endogener Natur sein können, ohne mit den Benzodiazepinen oder deren Stoffwechselprodukten in Beziehung zu stehen.
Spezifität bei der Trennung mit Toluol: Bei der dünnschichtchromatographischen Trennung mit Toluol stören nur wenige Substanzen. Im wesentlichen sind das Acetanilid (heute praktisch ohne Bedeutung) mit einem hR_f ($hR_f = R_f \times 100$) von ca. 23, Bromhexin (hR_f ca. 18) und Metoclopramid (hR_f ca. 26). Verwechslungen sind insbesondere zwischen 2-Amino-5-chlorbenzophenon und 4-Amino-5-chlor-2-methoxybenzoesäure (Hydrolyseprodukt von Metoclopramid) möglich. Eine sichere Unterscheidung zwischen diesen beiden Substanzen gelingt mit Toluol/Ethanol/25%igen Ammoniak (80 + 20 + 1; v/v/v) als Fließmittel (hR_f ca. 78 bzw. ca. 28). Die generelle Verwendung dieses Fließmittelsystems kann jedoch nicht empfohlen werden, da die Trennleistung für die Hydrolyseprodukte anderer Benzodiazepine zu gering ist.
Spezifität bei der Trennung mit Chloroform/Aceton (80 + 20; v/v): Bei der Trennung mit dem Fließmittelsystem Chloroform/Aceton (80 + 20) stören vor allem zwei Wirkstoffklassen: Viele als Lokalanästhetika verwendete p-Aminobenzoesäure-Derivate bilden bei der sauren Hydrolyse p-Aminobenzoesäure, deren hR_f-Wert zwischen 68 und 71 liegt und die bei der Diazotierung und Kupplung ein violettes Produkt ergibt. Allerdings entsteht bei der sauren Hydrolyse von Butacain,

8.2 DC-Screening von Opiaten in Harn, Blut und Mageninhalt[38]

Ebenso wie der Benzodiazepinnachweis (s. 8.1) gehört die Identifizierung der Opiate zur Routine in jedem chemisch-toxikologischen Laboratorium. Meist stehen die Überwachung von Drogenabhängigen und der Schnellnachweis bei akuten Vergiftungen im Vordergrund. Mit dem Opiatnachweis im Harn befaßt sich auch eine Mitteilung der DFG-Senatskommission für Klinisch-toxikologische Analytik[38], die eine ausführliche Arbeitsanleitung mit vielen zusätzlichen Informationen, beispielsweise zur Biotransformation, Pharmakokinetik, Wirkungsweise und klinischen Interpretation enthält.

Grundlagen. Opiate werden teilweise als freie Basen, überwiegend jedoch als Konjugate (vorwiegend Glucuronide) im Urin ausgeschieden. Ein dünnschichtchromatographischer Nachweis der Hauptmenge ist somit nur nach Konjugatspaltung möglich. Aufgrund ihres Extraktionsverhaltens lassen sich beispielsweise Codein und Dihydrocodein (Extraktion bei pH 11) von Morphin (Extraktion bei pH 9) unterscheiden. Käferstein und Sticht[38] nutzen diese Differenzierungsmöglichkeiten im Rahmen des von ihnen beschriebenen dünnschichtchromatographischen Nachweises.
Bei Akutintoxikationen enthält der im Rahmen der in Abschn. 8.1 beschriebenen Hydrolyse- und Extraktionsmethode erhaltene Auszug in der Regel genügend Substanzmengen für einen sicheren dünnschichtchromatographischen Nachweis der Opiate. Es wird daher empfohlen, nach der in Abschn. 8.1 beschriebenen Arbeitsweise vorzugehen und den so gewonnenen Extrakt folgendermaßen zu chromatographieren.

Ausrüstung. Ausrüstung zur Dünnschichtchromatographie (s. 8.1); Abzug
Chemikalien (p.A. Qualität): Ammoniaklösung 25 %; Bismut(III)-nitrat basisch; Chloroform; Essigsäure 100 %; Ethylacetat; Hexachloroplatin(IV)-Säure; Kaliumjodid; Methanol; Natriumhydroxid-Plätzchen; Natriumsulfat (wasserfrei); Natronlauge 2 mol/l; 2-Propanol; Salzsäure 2 mol/l; Salzsäure 37 %.
Standardsubstanzen. Morphin; Codein; Dihydrocodein; Nicotin oder deren Salze.
Die Vorschriften des Betäubungsmittelgesetzes sind zu beachten!

Herstellung und Haltbarkeit der Lösungen
Ansprühreagenzien: Dragendorff-Reagenz Nr. 89 (Stahl[67])

a) 0,85 g Bismutnitrat werden in 10 ml Essigsäure 100 % und 40 ml Wasser gelöst.
b) 8 g Kaliumjodid werden in 20 ml Wasser gelöst.

Vorratslösung. Gleiche Volumina a) und b) werden gemischt
Sprühlösung. 1 ml Vorratslösung wird mit 2 ml Essigsäure 100 % und 10 ml Wasser gemischt.
Kaliumjodoplatinat Nr. 141 (Stahl[67])

a) 3 ml Hexachloroplatinat(IV)-Säurelösung, 97 ml Wasser.
b) 6 g Kaliumjodid werden in 100 ml Wasser gelöst.

Sprühlösung. Es werden gleiche Volumina a) und b) gemischt.
Fließmittel. Ethylacetat/Methanol/Ammoniaklösung 85 + 10 + 5 (V/V/V), jeweils täglich frisch ansetzen.
Standardlösung. Je 10 mg Morphin, Codein und Dihydrocodein werden in 10 ml Methanol gelöst. Da in vielen Harnproben Nicotin enthalten ist, empfiehlt sich als weitere Vergleichssubstanz die Zugabe von 10 mg Nicotin. Die Aufbewahrung erfolgt am besten bei –20 °C im verschlossenen Glasfläschchen. Für den rein qualitativen Nachweis ist allerdings eine Lagerung im Kühlschrank ausreichend.

Arbeitsweise[38]
Extraktion (s. 8.1)
Chromatographie. Die Extraktrückstände werden jeweils in 0,1 ml Chloroform-Methanol-Gemisch (90 + 10 V/V) aufgenommen und auf die DC-Platte aufgetragen, ebenso die Standardlösung. Es wird in dem angegebenen Fließmittelsystem aufsteigend entwickelt, die Laufstrecke sollte mindestens 7 cm betragen. Nach der Chromatographie wird die Platte unter dem Abzug im Kaltluftstrom getrocknet, bis sie ammoniakfrei ist (Geruch).

Detektion: UV-Licht. Die Betrachtung im UV-Licht kann durch Fluoreszenzlöschung Hinweise auf im Harn befindliche Substanzen geben. Auffallen können durch Eigenfluoreszenz z. B. Carbamazepin, Chinin und Chinidin.
Dragendorff-Reagenz: Die Platte wird unter dem Abzug angesprüht, bis sie gut feucht ist und die Standards Codein, Dihydrocodein (und Nicotin) deutlich sichtbar sind. Morphin reagiert hier nur schwach. Die Flecken werden – nach Trocknung der Platte im Kaltluftstrom – mit Bleistift kenntlich gemacht.
Kaliumjodoplatinat-Reagenz: Die Platte wird angesprüht, bis Morphin im Testgemisch eine deutlich blaue Färbung aufweist.

Beurteilung: Die qualitative Auswertung bezüglich Morphin, Codein und Dihydrocodein wird durch visuellen Vergleich mit dem Testgemisch durchgeführt. Weitere Opiate können aufgrund ihrer korrigierten hR_f-Werte (Tabelle 6.16) erkannt werden. Beim Vorliegen von Nicotin ist Oxycodon nicht zu erkennen.

Tabelle 6.16 Korrigierte hR_f-Werte der Opiate. Laufsystem Ethylacetat/Methanol/Ammoniak (85 + 10 + 5), Kieselgelplatten (aus[9] und[38], s. Abschn. 5 bzgl. des korrigierten R_f-Wertes)

Substanz	hR_f^c
Codeinglucuronid	0
Morphin-3-glucuronid	0
Morphin-N-oxid	2
Nordihydromorphin	4
Normorphin	7
Noroxymorphon	8
Nordihydrocodein	11
Norcodein	16
Dihydromorphin	17
Hydromorphon	18
Norlevorphanol	18
Morphin	20
Dihydrocodein	27
Metopon	27
Pholcodein	28
Hydrocodon	31
Hydromorphinol	31

Tabelle 6.16 Fortsetzung

Substanz	hR_f^C
Oxymorphon	33
Codein	35
Ethylmorphin	36
Nicomorphin	40
Benzylmorphin	41
Desomorphin	41
Levorphanol	41
Acetyldihydrocodein	45
Thebain	45
Thebacon	46
Dextrorphan	46
Nicocodin	47
6-Acetylmorphin	48
Drotebanol	49
Dextromethorphan	50
Diamorphin	51
Levometorphan	52
Acetylcodein	57
Oxycodon	60
Levallorphan	75
Phenomorphan	78
Levophenacylmorphan	79
Nicotin	61

Die beschriebene Methode erfaßt neben den Opiaten noch zahlreiche weitere Substanzen, die aus alkalischem Milieu extrahierbar sind und mit den hier genannten Sprühreagenzien angefärbt werden. Dabei handelt es sich z. B. um tricyclische Antidepressiva, aber auch andere Arzneistoffe mit opiatähnlicher Wirkung und weitere basische Substanzen. Die Nachweisgrenzen für verschiedene Opiate sind recht unterschiedlich und schwanken zwischen Substanzmengen von etwa 1 bis 5 µg pro Spot.

9 Erkennen von Giftwirkungen mit speziellen Methoden

Zahlreiche Giftwirkungen können mehr oder weniger spezifisch auch durch Messung anderer Parameter erkannt werden, ohne daß der eigentliche Giftstoff ermittelt werden muß. Ausführliche Arbeitsvorschriften und Interpretationshilfen siehe[13].

9.1 Cholinesterase

Die Verminderung der Cholinesteraseaktivität (CHE) im Serum kann Hinweise auf eine Vergiftung mit organischen Phosphorsäureestern und Carbamaten geben. Ihre Bestimmung gehört zu den Routineaufgaben in jedem klinisch-chemischen Laboratorium, daher wird auf die Methodenbeschreibung im Rahmen dieses Beitrages verzichtet. Untersuchungsmaterial sind Serum, Heparin- oder EDTA-Plasma (0,1–1,0 ml). Als typisches Antidot wird Atropin gegeben[68,69,70].

9.2 Methämoglobin

Methämoglobin (Met-Hb) entsteht durch Oxidation des zweiwertigen Eisens im Hämoglobin[71]. Die Reaktion ist umkehrbar. Eine Auswahl wichtiger Substanzen, die zur Met-Hb-Bildung führen können, ist in Tabelle 6.17 enthalten[72].

Tabelle 6.17 Auswahl einiger wichtiger Met-Hb verursachender Verbindungen

Acetanilid	Nitrite
Acetophenitidin	Nitrobenzol
a-Naphthylamin	Stickoxyd (Nitrose Gase)
Aminophenole	Nitroglycerin
Amylnitrit	Nitrophenol
Anilinfarben	p-Aminopropiophenon
Antipyrin	Pentaerithrolytetranitrat
Chlorate	Phenacetin
Diaminodiphenylsulfon	Phenetidin
Dimethylamin	Phenylendiamin
Dimethylanilin	Phenylhydrazin
Dinitrobenzole	Phenylhydroxylamin
Dinitrophenol	Sulfonal
Dinitrotoluol	Sulfonamide
Hydroxylamin	Toluendiamin
Markiertinten	Toluidin
Naphthylamine	Trinitrotoluol
Nitrate	

(nach Ellenhorn u. Barceloux[72])

Nach der Abnahme des Blutes kommt es zur raschen Rückbildung des Met-Hb. Met-Hb ist ab einem Gehalt von etwa 15% (bezogen auf das Gesamt-Hb) durch die bräunliche Farbe des abgenommenen Blutes erkennbar. Diese Patienten haben eine blaue bis blaugraue Gesichtsfarbe (Blausucht) und zeigen bei höherem Anteil von Met-Hb (>50%) die typischen Symptome der Anoxämie[72].

Prinzip (siehe Machata in[13])

Untersuchungsmaterial. Vollblut (EDTA. Heparin, mindestens 1 ml). Das Blut wird unmittelbar nach der Blutentnahme mit cirka der 10fachen Menge destillierten Wassers hämolysiert. Die Verdünnung mit Wasser verhindert zumindest über Stunden die Rückbildung des Met-Hb durch Reduktasen. Vor der Met-Hb-Bestimmung sollen die Blutproben nicht eingefroren werden.
Mit Kontrollblut ist analog zu verfahren.

Ausrüstung
Spektralphotometer für den sichtbaren Bereich (630 nm)
Küvetten (1 cm) mit Deckel
Pipetten 50, 100, 500, 1000 µl, 10 ml
Reagenzgläser
Zentrifuge (ca. 2000 g)
Zentrifugengläser (ca. 12 ml)
Chemikalien (p. a. Qualität)

Kaliumhexacyanoferrat(III)
Kaliumcyanid
Natriumcarbonat
Phosphatpuffer (pH 6,8, 1/15 mol/l)

Reagentien
Ferricyanid-Lösung. 0,5 g Kaliumhexacyanoferrat (III) und 50 mg Natriumcarbonat werden in 10 ml Wasser gelöst.
Kaliumcyanidlösung. 0,5 g Kaliumcyanid werden in 10 ml Wasser gelöst[a].
Die Lösungen sind im Kühlschrank bei +4 °C über Monate haltbar.
Kontrollproben. Seit kurzem stehen lyophilisierte aus Erythrozytenkonzentrat hergestellte Kontrollproben in 2 unterschiedlichen Met-Hb-Konzentrationen zur Verfügung[b].
Probenvorbereitung. 10 ml der hämolysierten Blutprobe werden mit 10 ml Phosphatpuffer versetzt und zentrifugiert (Hämolysat-Puffergemisch).
Kontrollproben werden ebenso behandelt.

Analyse
Meßansatz. Jeweils 3 ml des Hämolysat-Puffer-Gemisches werden in 4 Küvetten gefüllt und mit den im Pipettierschema (Tab. 6.18) angeführten Mengen Wasser, Kaliumcyanid- und Ferricyanid-Lösung versetzt. Nach dem Mischen werden die Extinktionen E_1 bis E_4 im Spektralphotometer bei 630 nm gemessen.
Berechnung der Ergebnisse. Der Gehalt an Met-Hb wird nach folgender Formel errechnet:

$$\frac{E_1 - E_2}{E_3 - E_4} \cdot 100 = \% \text{ Met-Hb}$$

Beurteilung. Methämoglobin ist im Blut normalerweise in geringen Anteilen vorhanden. Nach den verschiedenen Literaturangaben werden bis 2 % als noch normal angesehen. Bei Konzentrationen von über 10 % Anteil am gesamten Blutfarbstoff können klinische Symptome auftreten. Vergiftungen ab 70 % Met-Hb verlaufen meist tödlich. Häufigste Ursachen einer exogen bedingten Methämoglobinämie sind Intoxikationen mit Sulfonamiden, aromatischen Aminen (z. B. Anilin), Chlorat oder Nitrit. Besonders gefährdet sind Säuglinge, da bei ihnen die Konzentration der physiologischerweise vorhandenen Hämoglobin-Reduktase noch sehr niedrig ist. Zahlreiche Vergiftungen sind durch den Genuß von nitrathaltigem Trinkwasser und Gemüse bei Säuglingen beschrieben worden[13]. Nitrat wird im Darm bakteriell zu Nitrit reduziert. Es ist zu beachten, daß eine Methämoglobinämie häufig mit einer hämolytischen Anämie zusammen auftritt. Differentialdiagnostisch ist bei einer Methämoglobinämie zu berücksichtigen, daß diese auch hereditär auftre-

Tabelle 6.18 Pipettierschema für den Meßansatz der Bestimmung von Met-Hb in Blut (aus[13])

Küvetten-Nr.	1	2	3	4
Hämolysat-Puffer (µl)	1500	1500	1500	1500
Wasser (µl)	100	50	50	0
Kaliumcyanid-Lsg. (µl)	0	50	0	50
Ferricyanid-Lsg. (µl)	0	0	50	50
durch Umschwenken mischen, nach 5 min im Spektralphotometer gegen Wasser messen				
Extinktion (630 nm)	E_1	E_2	E_3	E_4

Mit den vorbehandelten Kontrollproben wird analog verfahren.

ten kann. Bei einem erblichen Methämoglobin-Reduktasemangel kann die Methämoglobinkonzentration 15 % und mehr betragen. Als Antidot bei exogen bedingter Methämoglobinbildung sind Injektionen von Methylen- oder Toluidinblau-Lösungen sehr wirksam. Weiterhin muß differentialdiagnostisch bei Methämoglobinämie und hämolytischer Anämie auch an einen hereditären Glukose-6-Phosphat-Dehydrogenasemangel gedacht werden. Bezüglich ausführlicher Angaben zur Empfindlichkeit, Spezifität, medizinischen Beurteilung, klinischen Interpretation und Praktikabilität siehe Machata in[13]; daselbst auch detaillierte Literaturangaben.

9.3 Osmolalität und osmotische Lücke

Fremdsubstanzen, die bei einer Intoxikation im Blut in höherer molarer Konzentration vorliegen, wie z. B. Alkohole, führen zu einer Erhöhung der Osmolalität und zum Auftreten einer osmotischen Lücke. Zu den kolligativen Eigenschaften vgl. → Bd. 2, 90–96.
Die biochemischen Reaktionen im Organismus laufen in wäßrigem Milieu ab. Speicherung und Verteilung von Wasser, Elektrolyten und Molekülen werden erleichtert durch gleichen osmotischen Druck im Intrazellulärraum (IZR) und Extrazellulärraum (EZR). Die Zellen selbst regulieren den osmotischen Druck im IZR über den Transport von osmotisch aktiven Substanzen. Der osmotische Druck des EZR und entsprechend die Osmolalität im Plasma sind beim Gesunden im wesentlichen durch die Natriumchloridkonzentration bedingt. Die Konstanthaltung der Osmolalität ist eine lebenswichtige Funktion und wird deshalb vom Organismus fein geregelt, und zwar über das vom Hypothalamus gesteuerte antidiuretische Hormon sowie das in der Niere gebildete Renin[73].
Die Plasma-Osmolalität kann direkt bestimmt oder auch aus den gemessenen Konzentrationen der wichtigsten osmotisch aktiven Teilchen Natrium, Glucose und Harnstoff berechnet werden. Der Vergleich zwischen berechneter und gemessener Osmolalität („Osmotische Lücke") ist klinisch wertvoll, weil Differenzen von mehr als 10 mos-

---

[a] Aus Sicherheitsgründen kann auch eine Lösung von 0,05 g/10 ml verwendet werden (Haltbarkeit etwa eine Woche)
[b] Dr. Lange GmbH, 40549 Düsseldorf

mol/kg auf das Vorliegen weiterer osmotisch aktiver Substanzen hinweisen[73].
Zur Messung der Osmolalität im klinisch-chemischen Labor sind sowohl Gefrierpunkt-Osmometer (Kryoskop) als auch Dampfdruck-Osmometer verfügbar. Beide Methoden gelten als zuverlässig, präzise und richtig. Das Dampfdruck-Osmometer hat den Vorteil der einfacheren Handhabung, da keine Kühlung notwendig ist, und benötigt nur ein geringes Probenvolumen (ca. 5 µl gegenüber ca. 20–200 µl bei einem Gefrierpunkt-Osmometer).

Untersuchungsmaterial. Serum, Heparinplasma (ca. 0,2 ml)

Analyse: Die Bestimmung der Osmolalität erfolgt entsprechend der Bedienungsanweisung des Geräteherstellers. Die entsprechenden Hinweise auf Kalibrationshäufigkeit usw. sind zu beachten.

Beurteilung: Referenzintervalle für die Osmolalität im Serum (Heparin-Plasma) liegen bei[73]:
Erwachsene: 275–301 mosmol/kg
Neugeborene: 260–275 mosmol/kg
Die Plasma-Osmolalität ist erhöht, wenn die Konzentration osmotisch aktiver Substanzen erhöht ist. Ursache kann eine Dehydratation sein oder auch vermehrtes Vorkommen von osmotisch aktiven Substanzen. Beispiele für Substanzen endogener Herkunft sind Glucose (Hyperglykämie) oder Harnstoff (Urämie): Glucose von 35 mmol/l (ca. 600 mg/dl) erhöht die Osmolalität um ca. 35 mosmol/kg, Harnstoff von 50 mmol/l (ca. 140 mg/dl) entsprechend um etwa 50 mosmol/kg.
Aber auch Substanzen exogener Herkunft können die Osmolalität erhöhen, wie z. B. Ethanol, Methanol, Isopropanol, Ethylenglykol, Aceton oder Salicylat.
Bei nicht durch endogene Substanzen erklärbarer osmotischer Lücke sollte in jedem Fall eine Vergiftung in Betracht gezogen werden und die Suche nach Substanzen exogener Herkunft vorgenommen werden.
Bezüglich ausführlicher Angaben zur Empfindlichkeit, Spezifität, medizinischen Beurteilung, klinischen Interpretation und Praktikabilität siehe Hannak in[13]; daselbst auch detaillierte Literaturangaben.

9.4 Prothrombinzeit

Die Prothrombinzeit (PT, Thromboplastinzeit, Quick-Wert) kann Hinweise auf eine Vergiftung mit Cumarinen und verwandten Substanzen geben. Zu erwarten ist hierbei eine verlängerte Prothrombinzeit (erniedrigter Quick-Wert)[77,78]. Zur Bekämpfung von schädlichen Nagetieren (z. B. Ratten) werden chronisch wirkende oder „multiple-dose" Rodentizide eingesetzt[79]. Es handelt sich dabei um Cumarin- bzw. Indandion-Präparate, die erst nach mehrmaliger Aufnahme subletaler Dosen voll wirksam werden und zu inneren Blutungen führen.

Tabelle 6.19 Einige Dräger-Röhrchen für forensisch relevante flüchtige Wirkstoffe

Dräger-Röhrchen	Meßbereich (20 °C, 1013 hPa)
Acetaldehyd	100 – 1000 ppm
Aceton	100 –12000 ppm
Ammoniak	0,25 – 70 ppm
Anilin	0,5 – 20 ppm
Anorgan. Brandgase	Simultantest
Arsenverbindungen (organ.)	0,3 mg/m³
Arsenwasserstoff	0,05 – 3 ppm
Benzinkohlenwasserstoffe	10 – 2500 ppm
Benzol	0,05 – 420 ppm
Blausäure	2 – 30 ppm
Chlor	0,2 – 500 ppm
Chloroform	2 – 10 ppm
Cyanid	2 – 15 ppm
Diethylether	100 – 4000 ppm
Erdgastest	qualitativ
Ethanol	25 – 2000 ppm
Ethylenglykol	10 – 180 ppm
Formaldehyd	0,2 – 50 ppm
Halogen. Kohlenwasserstoffe	100 – 2600 ppm
Kohlenstoffdioxid	0,01 – 60 Vol.-%
Kohlenstoffmonoxid	2 – 3000 ppm
Kohlenstoffmonoxid	0,001– 7 Vol.-%
Kohlenwasserstoff	3 – 23 mg/l
Methanol	50 – 3000 ppm
Nitrose Gase	0,5 – 5000 ppm
Organ. Dämpfe	Simultantest
Ozon	0,05 – 300 ppm
Perchlorethylen	0,1 –10000 ppm
Phenol	1 – 20 ppm
Phosgen	0,02 – 15 ppm
Phosphorsäureester	0,05 ppm Dichlorvos
Phosphorwasserstoff	0,01 –10000 ppm
Schwefeldioxid	0,1 – 500 ppm
Schwefelkohlenstoff	3 – 95 ppm
Schwefelwasserstoff	0,2 – 2000 ppm
Styrol	10 – 400 ppm
Tetrachlorkohlenstoff	0,2 – 70 ppm
Toluol	5 – 1800 ppm
Trichlorethan	50 – 600 ppm
Trichlorethylen	2 – 500 ppm
Vinylchlorid	0,5 – 3000 ppm
Xylol	10 – 400 ppm

Bei der Prothrombinzeit (Quick-Wert) handelt es sich um eine allgemeine klinisch-chemische Meßgröße, daher wird hier auf die Methodenbeschreibung verzichtet.

10 Qualitätskontrolle

Bei den hier beschriebenen Methoden wird in der Regel für die qualitativen Untersuchungsmethoden eine Negativ- und eine Positiv-Kontrolle gefordert. Der negative Ausfall einer Negativ-Kontrolle gewährleistet, daß

– die verwendeten Reagenzien nicht verunreinigt sind

- keine Kontamination durch unsaubere Geräte
- keine Kontamination durch Raumluft erfolgte.

Der Ausfall der Positiv-Kontrollen gibt Antwort auf die wichtige Frage, ob das Analysenverfahren funktioniert und die angemessene Empfindlichkeit besitzt.
Die laborinterne Qualitätskontrolle für qualitative Untersuchungen kann offen durchgeführt werden. Der Untersucher erkennt dadurch sofort, ob das angewandte analytische System noch in Ordnung ist. Diese Kontrolle muß in jeder „Serie" erfolgen. Die kleinste Serie besteht aus Patientenprobe, Negativ-Kontrollprobe und Positiv-Kontrollprobe. In regelmäßigen Abständen sollten aber auch Proben zur blinden Kontrolle Verwendung finden, deren Verhalten im Test nicht bekannt ist und die nicht als Kontrollproben erkennbar sind.
Wenn im Rahmen der klinisch-toxikologischen Analytik – auch im Sinne einer Notfallsituation – eine quantitative Untersuchung (Bestimmung) der dort aufgeführten Meßgrößen erfolgt, muß die Qualitätskontrolle nach den Richtlinien der Bundesärztekammer zur Qualitätssicherung im medizinischen Laboratorium durchgeführt werden (Kontrolle von Präzision und Richtigkeit, Teilnahme an entsprechenden Ringversuchen). Für die meisten der bei akuten Intoxikationen relevanten Gifte sind die Voraussetzungen für die Aufnahme in ein Basisprogramm nach den Richtlinien der Bundesärztekammer allerdings noch nicht gegeben.
Auf Fragen der Qualitätskontrolle bei klinisch-toxikologischen Untersuchungen wird ausführlich in einer Mitteilung der DFG-Senatskommission für klinisch-toxikologische Analytik[13] eingegangen.

Literatur

1. Geldmacher-von Mallinckrodt M, Bäumler J, Brandenberger H, Büttner J, von Clarmann M, van Heijst ANP, Heyndrickx A, Ibe K, Machata G, Maes RAA, Moll H, Stamm D, Stoeppler M, de Zeeuw RA, Fabricius W u. Mitwirk. v. Bartels O, Gibitz HJ, Bretschneider W und Enders PW: Klinisch-toxikologische Analytik – Lage und Ausbaunotwendigkeit. Denkschrift der Senatskommission der Deutschen Forschungsgemeinschaft für Klinisch-toxikologische Analytik, Verlag Chemie/Edition Medizin, Weinheim (1983)
2. Klöppel A, Weiler G: Unerkannte Intoxikationen und ihre Fehldeutung. Münch Med Wochenschr 127: 96–97 (1985)
3. Schütz H: Alkohol im Blut – Nachweis und Bestimmung, Umwandlung, Berechnung. Verlag Chemie, Weinheim, Deerfield-Beach, Basel (1983)
4. Schütz H, Machbert G: Photometrische Bestimmung von Carboxy-Hämoglobin (CO-Hb) im Blut, Mitteilung VIII der Senatskommission der Deutschen Forschungsgemeinschaft für Klinisch-toxikologische Analytik. VCH-Verlagsgesellschaft, Weinheim (1988)
5. Pharmazeutika Bestimmungsliste. I. M. P. Verlagsgesellschaft, Neu-Isenburg (1992)
5a. Aarstad K, Dale O, Aakervik O, Ovrebo S, Zahlsen K: J Anal Tox 17: 218–221 (1993)
6. Daldrup T, Franke JP, Geldmacher-von Mallinckrodt M, van Heijst ANP, Ostapczuk P, Rickert A, Schütz H, Seiler HG, Stoeppler M: Metallscreening aus Urin bei akuten Vergiftungen, Mitteilung XXII der Senatskommission der Deutschen Forschungsgemeinschaft für Klinisch-toxikologische Analytik. VCH-Verlagsgesellschaft, Weinheim (1993)
7. Daldrup T, Rickert A: Arzneimittel- und Drogenscreening aus Urin mittels DC unter besonderer Berücksichtigung von Reagenzien mit geringerer toxischer Belastung für Labor und Umwelt. Fresenius Z Anal Chem 334: 349–353 (1989)
8. Schütz H: Ein kombiniertes DC- und UV-Screening-Verfahren für gebräuchliche Schlaf- und Beruhigungsmittel mit Ausnahme der Benzodiazepine. Aerztl Lab 28: 47–57 (1982)
9. De Zeeuw RA, Franke JP, Degel F, Machbert G, Schütz H, Wijsbeek J: Thin-Layer Chromatographic Rf-Values of Toxicologically Relevant Substances on Standardized Systems. Report XVII of the DFG Commission for Clinical-Toxicological Analysis/Special Issue of the TIAFT Bulletin, VCH-Verlagsgesellschaft, Weinheim (1992)
10. De Zeeuw RA, Franke JP, Maurer HH, Pfleger K: Gas-Chromatographic Retention Indices of Toxicologically Relevant Substances on Packed or Capillary Columns with Dimethylsilicone Stationary Phases, Third, Revised and Enlarged Edition, Report XVIII of the DFG Commission for Clinical-Toxicological Analysis/Special Issue of the TIAFT Bulletin, VCH-Verlagsgesellschaft, Weinheim (1992)
11. Pfleger K, Maurer HH, Weber A: Mass spectral and GC data of drugs, poisons, pesticides, pollutants and their metabolites. Second, revised and enlarged edition (3 Vol), VCH-Verlagsgesellschaft, Weinheim (1992)
12. Geldmacher-von Mallinckrodt M: Einfache Untersuchungen auf Gifte im klinisch-chemischen Laboratorium. Thieme, Stuttgart (1976)
13. Gibitz HJ, Schütz H unter Mitwirkung von: Geldmacher-von Mallinckrodt M, Aderjan R, von Clarmann M, Daldrup T, Degel F, Hallbach J, Hannak D, Hausmann E, van Heijst ANP, Köppel C, Külpmann WR, Lappenberg-Pelzer M, Machata G, Machbert G, von Meyer L, Rießelmann B und Schuh A. Einfache toxikologische Laboratoriumsuntersuchungen bei akuten Vergiftungen, Mitteilung der Senatskommission der Deutschen Forschungsgemeinschaft für Klinisch-toxikologische Analytik. VCH-Verlagsgesellschaft, Weinheim (1993)
14. Kutter D: Schnelltests in der Klinischen Diagnostik. Urban & Schwarzenberg, München, Berlin, Wien (1976)
15. Ellenhorn MJ, Barceloux DG: Medical Toxicology. Elsevier, New York, Amsterdam, London, p 999–1001 (1990)
16. Saker EG, Solomons ET: A rapid inexpensive presumptive test for phencyclidine and certain other cross-reacting substances. J Anal Toxicol 3: 220–221 (1979)
17. Rio JG, Hodnett CN: Evaluation of a colorimetric screening test for basic drugs in urine. J Anal Toxicol 5: 267–269 (1981)
18. Kauert G, von Meyer L, Drasch G: Der TBPE-Test als Probenvorbereitung für die GC-MS-Identifizierung von Arznei- und Suchtstoffen in Körperflüssigkeiten. GTFCh-Symposium „Arzneistoffmißbrauch

- Analytische und toxikologische Aspekte", Mosbach, 14.–15. 4. 1989, Mosbach, Verlag Dr. Dieter Helm, Heppenheim (1989)
19. Thomas L: Immunchemische Labortechniken. In: Labor und Diagnose. Thomas L (Hrsg.), Medizinische Verlagsgesellschaft, Marburg (1988)
20. Brandenberger H, Maes RA, Bäumler J, Biro G, Daldrup T, Geldmacher-von Mallinckrodt M, Gibitz HJ, Machata G, Schütz H: Empfehlungen zur klinisch-toxikologischen Analytik. Folge 1: Einsatz von immunchemischen Testen in der Suchtmittelanalytik. Mitteilung X der Senatskommission der DFG für Klinisch-toxikologische Analytik. VCH-Verlagsgesellschaft, Weinheim (1988)
21. Schütz H: Screening von Drogen und Arzneimitteln mit Immunoassays. Ein Leitfaden für die Praxis. Abbott, Wiesbaden (1992)
22. ABBOTT: Drogentests und Toxikologische Tests. TDxR/TDxFLxTM Testanleitung. ABBOTT Wiesbaden (1991)
23. Hallbach J, Guder WG: Determination of the detection limits as cut-off for group specific immunoassays in urine. In: Kaempe B (ed.): Forensic Toxicology. Proceedings of the 29th International Meeting of TIAFT (The International Association of Forensic Toxicologists), June 24th–27th, Copenhagen, Denmark. Mackenzie, Copenhagen, pp 134–139 (1991)
24. Bogusz M, Schmitt G, Wu M, Aderjan R: Anwendung des FPIA-(Abbott TDx) für Blutuntersuchungen auf BTM- Bericht nach 1jähriger Erfahrung. Zentralblatt Rechtsmedizin 34: 421 (1990)
25. Becker J, Correll A, Koepf W, Rittner C: Vergleichende Untersuchungen zum Nachweis von Benzodiazepinen mittels Immunoassays (FPIA) im Serum und Vollblut. Zentralblatt Rechtsmedizin 34: 422 (1990)
26. Meyer von L: Zum enzymatisch-immunochemischen Nachweis des Haschischkonsums und seiner dünnschichtchromatographischen Absicherung. Z Rechtsmed 94: 219–225 (1985)
27. Daldrup T: Zur Bewertung der THC- bzw. THC-Metaboliten-Spiegel in Blut und Urin. Proceedings „Symposium Forensische Probleme des Drogenmißbrauchs" der GTFCh, Mosbach 26.–27. April 1985, S 56–66 (1985)
28. Schütz HW: THC-Carbonsäurebestimmung im Serum mit Fluoreszenz-Polariations-Immunoassay (FPIA, TDXR) und GCMS. Beitr gerichtl Med 47: 95–96 (1989)
29. Meyer von L, Kauert G, Drasch G: Vergleich des Benzodiazepin-Screenings mittels FPIA (ABBOTT TDxR) und DC im Bereich niedriger Konzentrationen. Beitr gerichtl Med 46: 143–147 (1988)
30. Schütz H, Schneider W-R, Schölermann K: Verbessertes enzymimmunologisches Screeningverfahren für Benzodiazepine im Harn nach EXTRELUTR-Anreicherung. Ärztl Lab 34: 130–136 (1988)
31. Rooij van HH, Fakiera A, Verrijk R, Soudijn W, Weijers-Everhard JP: The identification of flunitrazepam and its metabolites in urine samples. Anal Chim Acta 170: 153–158 (1985)
32. Schütz H, Schneider W-R: Screening tetrazyklischer Benzodiazepine mittels EMITR-st (Benzodiazepines) und TDx. Z Rechtsmed 99: 181–189 (1987)
33. Schütz H: Benzodiazepines – A Handbook (Vol 1). Basic Data, Analytical Methods, Pharmacokinetics and Comprehensive Literature. Springer-Verlag, Berlin, Heidelberg, New York (1982)
34. Schütz H: Benzodiazepines II (A Handbook). Basic Data, Analytical Methods, Pharmacokinetics and Comprehensive Literature. Springer-Verlag, Berlin, Heidelberg, New York, London, Paris, Tokyo (1989)
35. Schütz H: Dünnschichtchromatographische Suchanalyse für 1,4-Benzodiazepine in Harn, Blut und Mageninhalt. Mitteilung VI der Senatskommission der DFG für Klinisch-toxikologische Analytik. VCH-Verlagsgesellschaft, Weinheim (1986)
36. Meyer von L, unter Mitwirkung von van Heijst ANP, Geldmacher-von Mallinckrodt M, Käferstein H, Schütz H, Machata G, Daldrup T, Szendrei K: Cannabinoidnachweis im Harn. Mitteilung der Senatskommission der DFG für Klinisch-toxikologische Analytik. VCH-Verlagsgesellschaft, Weinheim (1993)
37. Gibitz HJ, Schütz H, unter Mitarb. von Degel F, Geldmacher-von Mallinckrodt M, Hallbach J, van Heijst ANP, Kaatsch H-J, Machata G, von Meyer L: Durchführung und Interpretation der Bestimmung von Ethanol im Serum im klinisch-chemischen Laboratorium. Mitteilung der Senatskommission der DFG für Klinisch-toxikologische Analytik. VCH-Verlagsgesellschaft, Weinheim (1992)
38. Käferstein H, Sticht G, unter Mitarb. v. van Heijst ANP, Geldmacher-von Mallinckrodt M, Schütz H, von Meyer L, Machbert G, Machata G, Goenechea S, Szendrei K: Opiatnachweis im Harn. Mitteilung der Senatskommission der DFG für Klinisch-toxikologische Analytik. VCH-Verlagsgesellschaft, Weinheim (1992)
39. Clarke's Isolation and Identification of Drugs. Moffat AC, Jackson JV, Moss MS, Widdop B (eds.). The Pharmaceutical Press, London (1986)
40. Dibbern H-W: UV- und IR-Spektren wichtiger pharmazeutischer Wirkstoffe. Editio Cantor, Aulendorf (laufende Aktualisierung) (1978)
41. Machata G, Schütz H (unter Mitwirkung von Bäumler J, Daldrup T und Gibitz HJ): Empfehlungen zur Dünnschichtchromatographie. Mitteilung der Senatskommission der Deutschen Forschungsgemeinschaft für Klinisch-toxikologische Analytik. VCH-Verlagsgesellschaft, Weinheim (1991)
42. Galanos DS, Kapoulas VM: The paper chromatographic identification of compounds using two reference compounds. J Chromatog 13: 128–138 (1964)
43. Borchert A, Schneider WR, Schütz H: Der korrigierte Rf-Wert in der forensischen Toxikologie. Beitr gerichtl Med 45: 193–201 (1987)
44. Moffat AC: The standardization of thin-layer chromatographic systems for the identification of basic drugs. J Chromatogr 110: 341–347 (1975)
45. Schütz H: Der korrigierte Rf-Wert: Ermittlung und Bedeutung für die toxikologische Analytik. Pharm Unserer Zeit 18: 161–168 (1989)
46. Schütz H, Pielmeyer A, Weiler G: DC-Screening von 500 toxikologisch relevanten Wirkstoffen mit korrigierten Rf-Werten (Rfc-Werten) in 2 Systemen. Ärztl Lab 36: 113–123 (1990)
47. Erdmann F, Brose C, Schütz H: A TLC-Screening-Program for 170 Commonly Used Pesticides Using the Corrected Rf-Value. Int J Leg Med 104: 25–31 (1990)
48. Rochholz G, Mayr A, Schütz H: TLC-Screening of Important Pharmaceutical Substances Using Fluorescence Detection. Fresenius Z Anal Chem 346: 819–827 (1993)
49. Kováts E: Gaschromatographische Charakterisie-

rung organischer Verbindungen. Teil 1: Retentionsindices aliphatischer Halogenide, Alkohole, Aldehyde und Ketone. Helv Chim Acta 41: 1915–1932 (1958)
50. De Zeeuw RA, Franke JP, Machata G, Möller MR, Müller RK, Graefe A, Tiess D, Pfleger K, Geldmacher-von Mallinckrodt M: Gas-Chromatographic Retention Indices of Solvents and Other Volatile Substances for Use in Toxicological Analysis. Report XIX of the DFG-Commission for Clinical-Toxicological Analysis/Special Issue of the TIAFT Bulletin. VCH-Verlagsgesellschaft, Weinheim (1992)
51. Uges DR, von Clarmann M, Geldmacher-von Mallinckrodt M, van Heijst ANP, Ibe K, Oellerich M, Schütz H, Stamm D, Wunsch F: Orientierende Angaben zu therapeutischen und toxischen Konzentrationen von Arzneimitteln und Giften in Blut, Serum oder Urin. Mitteilung XV der Senatskommission der Deutschen Forschungsgemeinschaft für Klinisch-toxikologische Analytik. VCH-Verlagsgesellschaft, Weinheim (1990)
52. Brandenberger H, Engelhardt H, Haerdi W (unter Mitarbeit von Bäumler J, Daldrup T, Geldmacher-von Mallinckrodt M, Machata G, Maes RAA, Schütz H): Empfehlungen zur Klinisch-toxikologischen Analytik. Folge 3: Einsatz der Hochleistungsflüssigchromatographie in der klinisch-toxikologischen Analytik. Mitteilung XII der Senatskommission der Deutschen Forschungsgemeinschaft für Klinisch-toxikologische Analytik. VCH-Verlagsgesellschaft, Weinheim (1989)
53. Daldrup T, Susanto F, Michalke P: Combination of TLC, GLC and HPLC (RP18) for a rapid detection of drugs and related compounds. Fresenius Z Anal Chem 308: 413–427 (1981)
54. Schütz H, Suphachearabhan S: Infrarot-Spektroskopie von Benzodiazepinen und ihren Derivaten nach dünnschichtchromatographischer Trennung. Mikrochimica Acta (Wien) 1983 II: 109–123 (1983)
55. Fujiwara K: Über eine neue sehr empfindliche Reaktion zum Chloroformnachweis. S-B Abhandl naturforsch Ges Rostock 6: 33–43 (1914)
56. Schwerd W: Kurz gefaßtes Lehrbuch der Rechtsmedizin für Mediziner und Juristen. Deutscher Ärzteverlag, Köln (1979)
57. Klose J, Darschin G: Ärztliche Berichte über Personen mit hohen Blutalkoholwerten. Blutalkohol 10: 410–411 (1973)
58. Toffel-Nadolny P: Zur Abhängigkeit der Urinalkoholkonzentration von der Blutalkoholkonzentration unter Berücksichtigung des Diabetes mellitus. Blutalkohol 19: 349–355 (1982)
59. Haeckel R, Bucklitsch I: The comparability of ethanol concentration in peripheral blood and saliva to blood concentration ratios. J Clin Chem Clin Biochem 29: 199–204 (1987)
60. Hartmann H: Über die Grundlagen der Differenzphotometrie und ihre Anwendung zur Bestimmung geringer Kohlenoxydmengen im Blut. Ergebn Physiol 39: 413–449 (1937)
61. Chafetz L, Daley RE, Schriftman H, Lomner JJ: Selective colorimetric determination of acetaminophen. J Pharmac Sci 60: 463–466 (1971)
62. Dubach UC: p-Aminophenol-Bestimmung im Urin als Routinemethode zur Erfassung der Phenacetineinnahme. Dtsch med Wschr 92: 211–215 (1967)
63. Knepil J: A short, simple method for the determination of paraquat in plasma. Clin Chim Acta 79: 387–390 (1977)
64. Forrest IS, Forrest FM: Urine color test for the detection of phenothiazine compounds. Clin Chem 6: 11–15 (1960)
65. Forrest FM, Forrest IS, Mason AS: Review of rapid urine tests for phenothiazine and related drugs. Am J Psychiat 118: 300–307 (1961)
66. Trinder P: Rapid determination of salicylate in biological fluids. Biochem J 57: 301–303 (1954)
67. Stahl E: Dünnschichtchromatographie, 2. Aufl. Springer Verlag, Berlin, Heidelberg, New York (1967)
68. Thomas L: Cholinesterase. In: Labor und Diagnose. Thomas L (Hrsg.). Med Verlagsges, 4. Aufl, S 80–88 (1992)
69. Lepage L, Schiele F, Gueguen R, Siest G: Total cholinesterase in plasma: Biological variations and reference limits. Clin Chem 31: 546–550 (1985)
70. Lewalter L, Domik D, Schaller KH: Acetylcholinesterase/AChE; Acetylcholin-Acetylhydrolase EC 3.1.1.7) und Cholinesterase (ChE; Acylcholin-Acylhydrolase EC 3.1.1.8). In: Analysen im biologischen Material, Bd. 2. Angerer J und Schaller KH (Hrsg.). VCH-Verlagsgesellschaft, Weinheim (1991)
71. Schwerd W: Der rote Blutfarbstoff und seine wichtigsten Derivate. Schmid-Römhild, Lübeck (1962)
72. Ellenhorn MJ, Barceloux DG: Medical Toxicology. Diagnosis and treatment of human poisoning. Elsevier, New York, Amsterdam, London (1988)
73. Greiling H, Gressner M: Lehrbuch der Klinischen Chemie und Pathobiochemie, 2. Aufl. Schattauer, Stuttgart (1989)
74. Lund M, Banner W, Finley P, Burnham L, Dye J: Effect of alcohols and selected solvents on serum osmolality measurements. J Toxicol Clin Toxicol 20: 115–132 (1983)
75. Fiedler H, Lieb L: Die Bedeutung der Osmolalität in verschiedenen Körperflüssigkeiten für die Intensivmedizin. Lab Med 15: 243 (1991)
76. Glasser L, Sternglanz PD, Combie J, Robinson A: Serum osmolality and its applicability to drug overdose. Amer J Clin Pathol 60: 695–699 (1973)
77. Witt I: Klinisch-chemische Kenngröße: Thromboplastinzeit. In: Lehrbuch der Klinischen Chemie und Pathobiochemie, 2. Aufl., Greiling H, Gressner AM (Hrsg.). Schattauer Verlag, Stuttgart, S 758–759 (1989)
78. Barthels M, Poliwoda H: Die Gerinnungsdiagnostik im Notfall-Labor. In: Das Notfall-Labor. Henkel E (Hrsg.). GIT Verlag, Darmstadt, S 33–37 (1987)
79. Lunkenheimer W: Rodentizide. In: Pflanzenschutz und Schädlingsbekämpfung. Büchel KH (Hrsg.). Erg. zu: Methodicum chimicum, Thieme Verlag, Stuttgart, S 108–110 (1977)

Kapitel 7

Neuere Impfempfehlungen – Impfschemata

K. Danner, U. Qast

1 Neuere Impfempfehlungen in der Humanmedizin

U. Quast

In den vergangenen Jahren wurden neue Impfstoffe entwickelt und bereits vorhandene Impfstoffe erfuhren eine aktuelle Nutzen/Risikobewertung. Als neuer Impfstoff für Basisimpfungen ist der gegen Haemophilus influenzae b (Hib) anzusehen, während die Hepatitis-A-Impfung nur vor Reisen in Epidemie-Gebiete oder für bestimmte Risikogruppen durchgeführt wird. Die Japan-Encephalitis-Impfung erfolgt mit einem bei uns nicht zugelassenen Impfstoff und sollte daher nur bei ausgesuchten Reisenden erwogen werden, die während der Saison in die entsprechenden Epidemiegebiete fahren.

Die schematische Einteilung der Impfstoffe muß daher erweitert werden (s. Tabelle 7.1) (→ Bd. 1, 378).

Tabelle 7.1 Schematische Einteilung der Impfstoffe

	Virusimpfstoffe	Bakterielle Impfstoffe
Lebend attenuiert	Poliomyelitis (Sabin) Masern Röteln Mumps Gelbfieber Japan-Encephalitis Varicellen	BCG Typhus (peroral)
Abgetötet	Poliomyelitis (Salk) Hepatitis A Tollwut FSME	Pertussis (Ganzkeim) Cholera
Einzelne Antigene (Spaltvaccine, Polysaccharid-Vaccine u. ä.)	Influenza Hepatitis B	Meningokokken Pneumokokken Haemophilus influenzae Typ b
Toxoide		Diphtherie Tetanus Pertussis (azellulär)

Verändert wurden außerdem die Empfehlungen zur Impfung gegen Masern, Mumps und Röteln, sowie zur Pertussis-Impfung. Sie sind prinzipiell in Deutschland, Österreich und der Schweiz gleich. Da die Weltgesundheitsorganisation „Expanded Programme on Immunization" plant, die Hepatitis-B-Impfung spätestens im Jahre 1997 weltweit einzuführen und damit diese gravierende Infektionskrankheit auszurotten, laufen darüber hinaus inzwischen in vielen Ländern Überlegungen, diese Impfung in das Routine-Impfprogramm sobald als möglich aufzunehmen (→ Bd. 1, 375).

1.1 Aktuelle Impfempfehlungen

1.1.1 Bundesrepublik Deutschland

Die neuen Bundesländer in Deutschland haben inzwischen weitgehend die Impfpläne der Ständigen Impfkommission des Bundesgesundheitsamtes (STIKO) übernommen, so daß mehr oder weniger einheitliche Impfpläne für alte und neue Bundesländer existieren. Die wichtigste Neuerung stellt die uneingeschränkte Impfung aller Säuglinge gegen Pertussis und H.-influenzae-Typ-b-Infektionen dar, sowie die Wiederimpfung aller Kinder bei Schulantritt gegen Masern, Mumps und Röteln.

Tabelle 7.2 Routineschutzimpfungen im Kindesalter/ Deutschland (STIKO 7/1991)

Alter	Impfempfehlung
ab 3. Lebensmonat	– 3 × DPT im Abstand von 4 Wochen – 2–3 × Haemophilus influenzae b im Abstand von 4–8* Wochen – 2 × trivalente Poliomyelitis-Schluckimpfung im Abstand von 6 Wochen
2. Lebensjahr	– 1 × MMR (nicht vor dem 15. Lebensmonat) – 1 × DPT – 1 × Haemophilus influenzae b – 1 × trivalente Poliomyelitis-Schluckimpfung
ab 6. Lebensjahr	– 1 × MMR – 1 × Td
ab 10. Lebensjahr	– 1 × trivalente Poliomyelitis-Schluckimpfung
11.–15. Lebensjahr	– 1 × Röteln (für alle Mädchen) – 1 × Td

* je nach Impfstoff. Bei Kombinationsimpfstoff DPTHib immer 3 Impfungen im 1. Lebensjahr.

Tabelle 7.2 zeigt die Empfehlungen der STIKO (Stand Sommer 1993) für Routine-Impfungen im Kindesalter[1], die Routineimpfungen im Erwachsenenalter sind in Tabelle 7.3 dargestellt[2].
Die in den verschiedenen Bundesländern geltenden öffentlichen Empfehlungen sind in Tabelle 7.4 aufgeführt.

1.1.2 Österreich

Hier wird neuerdings ebenfalls die dreimalige DPT-Impfung im 3., 4. und 5. Lebensmonat für alle Kinder empfohlen. Die Boosterung mit DPT-Impfstoff wird im 15.–18. Lebensmonat vorgenommen. Eine DT-Impfung anstelle der DPT-Impfung soll nur bei Kindern mit einer Kontraindikation für die Pertussiskomponente durchgeführt werden.
Gleichzeitig mit der DPT-Impfung (und der Poliomyelitis-Lebendimpfung) soll eine drei- oder vier-

Neuere Impfempfehlungen – Impfschemata

Tabelle 7.3 Routine-Impfungen im Erwachsenenalter (nach STIKO)

Art der Impfung	Impfung gegen	wann bzw. wer	Sonstiges
Auffrischimpfungen (Grundimmunisierung vorhanden)	Diphtherie Tetanus (vorzugsweise Td)	alle 10 Jahre	
Wiederimpfung (Grundimmunisierung mit Polio-Sabin-Impfstoff vorhanden)	Poliomyelitis (Sabin)	alle 10 Jahre	Besonders vor Reisen in warme Länder
Wiederimpfung (Grundimmunisierung mit Polio-Salk-Impfstoff vorhanden)	Poliomyelitis (Salk)	alle 10 Jahre	
Routineimpfung	Röteln	nicht immune Frauen im gebärfähigen Alter, Wochenbett-Impfung	Kontrolle d. Impferfolges
Routineimpfung	Influenza	– jährlich bei Personen über 60 Jahre – bei bestimmten Grundleiden – bei bestimmten Berufsgruppen	

Tabelle 7.4 Öffentlich empfohlene Impfungen in der Bundesrepublik Deutschland (Stand: Januar 1995)

	(A)	(B)	(C)	(D)	(E)	(F)	(G)	(H)	(I)	(J)	(K)	(L)	(M)	(N)	(O)	(P)
BCG-Neugeborene	x	o	x	x	o	o	o	o	x	o	x	x	x	x	o	x
BCG-sonstige Personen	o	o	o	o	o	o	o	o	x	o	o	o	o	o		
Cholera				o	o											
Diphtherie	x	x	x	x	x	x	x	x	x	x	x	x	x	x	x	x
FSME	o		o	o	o	o	o	x	x	o	x	o	o		o	x
Gelbfieber				o	o											
Hepatitis A	x	o	o	o	o	o	o	x	x	o	x		o		o	
Hepatitis B	x	o	o	o	o	o	o	x	x	o	x	o	o	o	o	x
Hib	x	x	x	x	x	x	x	x	x	x	x	x	x	x	x	x
Influenza	x	x	x	o	o	x	x	x	x	x	x	o	o	x	o	x
Masern	x	x	x	x	x	x	x	x	x	x	x	x	x	x	x	x
Mumps	x	x	x	x	x	x	x	x	x	x	x	x	x	x	x	x
Pertussis	x	x	x	x	x	x	x	x	x	x	x	x	x	x	x	x
Pneumokokken				o	o							o	o		o	
Poliomyelitis	x	x	x	x	x	x	x	x	x	x	x	x	x	x	x	x
Röteln	x	x	x	x	x	x	x	x	x	x	x	x	x	x	x	x
Tetanus	x	x	x	x	x	x	x	x	x	x	x	x	x	x	x	x
Tollwut	o	o	o	o	o	o	o	o	x	o	x	o	x	o	o	x
Typhus oral		o		o	o								o	o		
Varizellen	o			o	o								o	o		o

(A) Schleswig-Holstein; (B) Hamburg; (C) Niedersachsen; (D) Bremen; (E) Nordrhein-Westfalen; (F) Hessen; (G) Rheinland-Pfalz; (H) Baden-Württemberg; (I) Bayern; (J) Saarland; (K) Berlin; (L) Brandenburg; (M) Sachsen; (N) Sachsen-Anhalt; (O) Mecklenburg-Vorpommern; (P) Thüringen
x uneingeschränkt, jedoch sind die Altersbeschränkungen bei einzelnen Impfstoffen zu beachten
o für Risikogruppen
Hinweis: Die öffentlichen Empfehlungen gelten nur für Impfstoffe, die vom Paul-Ehrlich-Institut, Bundesamt für Sera und Impfstoffe, zugelassen sind.

malige Hib-Impfung – je nach Empfehlung des Herstellers – verabreicht werden. Bei Schuleintritt wird eine Wiederimpfung mit MMR vorgenommen, wie auch die Impfung im 14. Lebensmonat mit Masern-/Mumps- und Rötelnimpfstoff (bisher nur Masern und Mumps) eingeführt wird.
Tabelle 7.5 zeigt den heute gültigen Impfkalender für allgemein empfohlene Impfungen im Kindesalter für Österreich[3].

1.1.3 Schweiz

Nach wie vor ist die DTP-Impfung im Säuglings- und Kleinkinderalter uneingeschränkt empfohlen. Neu ist die zusätzliche Aufnahme der Hib-Impfung.
Wie auch in Deutschland soll außerdem im 5.–7. Lebensjahr eine Wiederimpfung gegen Masern, Mumps und Röteln durchgeführt werden.

Tabelle 7.5 Impfkalender für allgemein empfohlene Impfungen im Kindesalter (Österreich)

3., 4., 5. Lebensmonat	Diphtherie-Pertussis-Tetanus (evtl. nur DT im 4. und 5. Lebensmonat)
ab 3. Lebensmonat	Haemophilusimpfung (Hib) laut Empfehlung (gleichzeitig mit der jeweiligen DPT-Impfung)
ab 4. Lebensmonat	Polio oral. 3× im Mindestabstand von 6 Wochen
14. Lebensmonat	1. Masern-Mumps-Röteln (MMR)
vollendeter 15.–18. Lebensmonat	DPT Booster 1 weitere Hib-Impfung
7. Lebensjahr (bzw. Schuleintritt)	2. MMR-Impfung Polio oral Diphtherie-Tetanus Booster (Td)
13. Lebensjahr	Rötelnimpfung für Mädchen
16. Lebensjahr	Polio oral Diphtherie-Tetanus Booster (Td)

Tabelle 7.6 Impfplan für routinemäßige Schutzimpfungen in der Schweiz

Alter	Impfungen	Bemerkungen
2 Monate	DTP Polio Hib	
4 Monate	DTP Polio Hib	
6 Monate	DTP Polio Hib	Hib-Impfschemata abhängig vom gewählten Impfstoff
15 Monate	Hib	
15 bis 24 Monate	M+M+R DT, Polio	
5 bis 7 Jahre	DT, Polio M + M + R (Nachholimpfung)	alle Mädchen und Knaben, falls nicht bereits früher die kombinierte M+M+R-Impfung verabreicht wurde
12 bis 15 Jahre	dT, Polio M+M+R (Nachholimpfung)	alle Mädchen und Knaben, falls nicht bereits früher die kombinierte M+M+R-Impfung verabreicht wurde
Erwachsene	dT Röteln/M + M + R Polio	alle 10 Jahre alle 10 Jahre bei Reisen in ein Endemiegebiet (3.-Welt-Länder)

Der Impfplan für routinemäßige Schutzimpfungen in der Schweiz ist in Tabelle 7.6 dargestellt[4].

1.2 Basisimpfungen

1.2.1 Haemophilus influenzae Typ b (Hib)

H. influenzae Typ b wird bei 2–5 % der Bevölkerung als Normalbewohner des menschlichen Respirationstraktes gefunden und ist damit kein obligat pathogener Keim. Nur bei sehr jungen Kindern und im Ausnahmefall auch bei Erwachsenen führt der Keim zu Symptomen, die üblicherweise jedoch ebenfalls auf den Respirationstrakt beschränkt bleiben (Halsentzündung, Otitis media, Bronchitis). Gefürchtet ist die oft foudroyante, lebensbedrohliche Epiglottitis und die hämatogene Aussaat mit bakterieller Meningitis. Letztere führt unbehandelt in 60 % zum Tode, 30 % der Überlebenden zeigen Defektheilungen mit Dauerschäden.

Bei diesem Impfstoff gegen die schweren invasiven Formen der Hib-Erkrankung (Meningitis, Epiglottitis) handelt es sich um einen Polysaccharid-Konjugat-Impfstoff, d. h. die Kapsel-Antigene H. influenzae Typ b sind an verschiedene Proteine konjugiert, um die Antigenität des Impfstoffes zu erhöhen und vor allem eine Immunität gegen die Erkrankung bereits im Säuglings- und Kleinkindalter zu induzieren. In diesem Alter sind invasive Hib-Erkrankungen, wie Hib-Meningitis oder Hib-Pneumonie sowie die akute Epiglottitis am häufigsten.
Als Kunjugatcarrier werden beispielsweise benutzt:

– Outer membrane protein complex von N. meningitidis Gruppe B (PRP-OMP-Vakzine)
– Diphtherietoxoid (PRP-D-Vakzine)
– gentechnologisch hergestelltes Diphtherietoxoid (Cross reactive mutant non toxic diphtheria protein = PRP-CRM-Vakzine)
– Tetanustoxoid (PRP-T-Vakzine)[5].

Die Impfstoffe schützen nicht gegen die Carrier-Proteine, also nicht gegen Diphtherie, Tetanus

oder Meningokokkenerkrankung. Außerdem werden durch die Impfung zwar die hämatogene Aussaat der Hib-Erreger und die invasiven Erkrankungen vermieden, nicht jedoch beispielsweise eine Otitis media oder eine Sinusitis. Ein Teil der Impfstoffe ist adsorbiert, z. B. der PRP-OMP an Aluminiumhydroxid. Die Impfstoffe enthalten ein Konservierungsmittel, meist Natriumthiomersal. Die Zubereitung der einzelnen Produkte sind unterschiedlich: Der Impfstoff ist entweder lyophilisiert und das aluminiumhydroxidhaltige Lösungsmittel wird vor der Applikation zugefügt oder er liegt als gebrauchsfertige trübe Suspension vor.
Die Einzeldosis beträgt 0,5 ml. Der Impfstoff wird je nach Hersteller zwei bis drei Mal im Abstand von 4 bzw. 8 Wochen im ersten Lebensjahr und ein weiteres Mal im zweiten Lebensjahr verabreicht[1]. Bei ungeimpften Kindern, die älter als 18 Monate sind, ist nur eine Impfung erforderlich. Spezielle Kontraindikationen für diese Impfung bestehen nicht. Die Impfung erfolgt intramuskulär und kann gleichzeitig mit der DPT-Impfung und der Poliomyelitis-Schluckimpfung appliziert werden. Es werden inzwischen auch Kombinationsimpfstoffe gegen Diphtherie, Tetanus, Pertussis und Hib angeboten, die allerdings immer im ersten Lebensjahr dreimal und einmal im zweiten Lebensjahr verabreicht werden müssen.
Die Wirksamkeit der verschiedenen Impfstoffe ist bei Säuglingen im ersten Lebensjahr etwas unterschiedlich; neuere Impfstoffe zeigen meist bereits nach der ersten Impfung eine höhere Konversion. Nach vollständiger Grundimmunisierung im zweiten Lebensjahr liegt die Schutzrate bei allen Hib-Impfstoffen bei mindestens 90%.
Die Empfehlungen zur Basisimmunisierung in den verschiedenen deutschsprachigen Staaten zeigt Tabelle 7.7.

Tabellee 7.7 Impfempfehlung Haemophilus influenzae Typ b

	BRD	Österreich	Schweiz
3. Lebensmonat	1 ×	1 ×	1 ×
4. Lebensmonat	1 ×[a]	1 ×	1 ×[a]
5. Lebensmonat	1 ×	1 ×	1 ×
14.–18. Lebensmonat	1 ×	1 ×	1 ×

[a] Gegen Haemophilus influenzae Typ b (Hib) sind verschiedene Impfstoffe mit unterschiedlicher Immunogenität verfügbar; bezüglich dem Impfschema ist die Packungsbeilage zu beachten.

1.2.2 Aktuelle Empfehlungen zur Pertussis-Impfung

In der Schweiz und in Österreich war die Pertussisimpfung im Säuglingsalter auch bisher schon für alle Kinder im Impfplan enthalten. Inzwischen wird die Impfung gegen Pertussis ebenso in Deutschland – im Gegensatz zur früheren Haltung – wieder für alle Kinder empfohlen[6]. Ursache für diese Änderung der Impfempfehlung ist zum einen die zunehmende Beobachtung von Pertussisfällen und den damit verbundenen schweren Erkrankungsbildern. Zum anderen zeigt die heute mögliche diagnostische Aufklärung mittels moderner Methoden (z. B. bildgebende Verfahren, genetische und Enzymdiagnostik), daß es sich bei den früher als „Encephalopathie" bezeichneten Impfkomplikationen in den meisten Fällen um anderweitige, erstmals im Rahmen der Pertussisimpfreaktion auffällig werdende, jedoch bisher nicht erkannte Erkrankungen handelt.
Routineimpfungen gegen Pertussis werden viermal, und zwar möglichst im 3., 4. und 5. Lebensmonat sowie ein Jahr später verabreicht. Die Einschränkung des Impfalters nach oben wird nicht mehr so streng gesehen wie bisher.
Als Kontraindikation für die Pertussisimpfung, gleich ob mit monovalentem oder einem Kombinationsimpfstoff, gelten heute nur noch die auch bei anderen Impfungen bestehenden Kontraindikationen, wie akute Erkrankung, allergische oder schwere Reaktionen nach einer vorangegangenen Pertussisimpfung und dergleichen. Die Impfindikation sollte strenger gestellt werden bei Kindern mit progressiven neurologischen Erkrankungen und Anfallsleiden; gegebenenfalls kann die Impfung solcher Patienten auf einen späteren Zeitpunkt verschoben werden.
Entsprechend den neueren Erkenntnissen werden inzwischen nur noch folgende Reaktionen in ursächlichem Zusammenhang mit der Impfung angesehen:
Fieber, Lokalreaktionen, Allgemeinsymptome mit Kopfschmerzen und allgemeinem Unwohlsein, gelegentlich allergische Reaktionen auf Impfstoffbestandteile sowie die sehr seltenen hypotonen hyporesponsiven Episoden (HHE). Bleibende neurologische Schäden oder gar plötzlicher Kindstod werden im Kausalzusammenhang mit der Pertussisimpfung heute überwiegend abgelehnt[7,5].
Der neue, in Deutschland seit kurzem erhältliche azelluläre Pertussisimpfstoff ist für alle Boosterimpfungen ab 2. Lebensjahr zugelassen. Darüber hinaus gibt es seit allerneuester Zeit auch Kombinationsimpfstoffe mit Diphtherie-, Tetanus- und H.-influenzae-b-Komponente für die Impfung von Kleinkindern. Es handelt sich um Adsorbatimpfstoffe. Die Einzeldosis beträgt 0,5 ml und wird, wie der DPT-Impfstoff, intramuskulär verabreicht. Die Impfstoffe sind trübe Suspensionen. Tabelle 7.8 zeigt die Empfehlungen zur Pertussis-Impfung in den deutschsprachigen Ländern. (→ Bd. 1.383)

Tabelle 7.8 Aktuelle Empfehlungen zur Pertussis-Impfung*

Deutschland	Österreich	Schweiz
3 × im Abstand von 4 Wochen ab 3. Lebensmonat	je 1 × im 3., 4., 5. Lebensmonat	je 1 × im Alter von 2, 4 und 6 Monaten
1 × 2. Lebensjahr	1 × 15.–18. Lebensmonat	–

* meist als Kombinationsimpfstoffe

1.2.3 Aktuelle Empfehlungen zur Impfung gegen Masern, Mumps und Röteln

In den vergangenen Jahren wurden immer wieder lokale Epidemien von Masern oder Mumps beobachtet, die ihre Ursache in der mangelnden Durchimpfung hatten. Auch in Bayern traten letztlich gehäuft Masern-Fälle auf, die teilweise sogar tödlich verliefen. Während in früheren Jahren überwiegend Kleinkinder erkrankten, sind bei der durch die Impfungen veränderten allgemeinen Immunitätslage nun auch ältere Kinder oder Erwachsene betroffen, was zu besonders schwerem Verlauf führt. Insbesondere amerikanische Analysen zeigen, daß die Epidemien von Zentren ausgehen, in denen die Impfbeteiligung für die Impfung an Kleinkindern besonders niedrig ist. Eine abnehmende Immunität bei Geimpften wird nicht gefunden, sondern die Erkrankungen betreffen überwiegend Ungeimpfte oder Kinder, bei denen die erste Impfung erfolglos blieb.

Die STIKO hat deshalb, dem amerikanischen Vorgehen folgend, eine Wiederimpfung aller Kleinkinder gegen Masern, Mumps und Röteln empfohlen, um Ungeimpfte erstmals und eventuell erfolglos Geimpfte erneut zu immunisieren[1]. Auch in Österreich und der Schweiz wurde diesen Empfehlungen entsprochen.

Es wird für diese erneute Impfung der bekannte Masern-, Mumps-, Röteln-Lebendimpfstoff im 6. Lebensjahr verabreicht. Davon unberührt bleiben die auch bisher schon empfohlenen Impfungen gegen Röteln in der Pubertät und gegebenenfalls bei nichtimmunen Frauen.

Im übrigen wurde der Impfstamm Urabe (Mumpskomponente) und die hiermit hergestellten Kombinationsvakzinen wegen erhöhter Anzahl von – allerdings folgenlosen – Meningitiden im Vergleich zum Jeryl-Lynn-Stamm in Deutschland vom Markt genommen.

Die Impfschemata zur Masern-, Mumps- und Rötelnimpfung sind noch einmal in Tabelle 7.9 zusammengefaßt. (→ Bd. 1.386)

Tabelle 7.9 Aktuelle Empfehlungen zur Masern-, Mumps-, Röteln-Impfung

Deutschland	Österreich	Schweiz
15. Lebensmonat 1 × MMR	14. Lebensmonat 1 × MMR	15–24 Monate 1 × MMR
6. Lebensjahr 1 × MMR	7. Lebensjahr 1 × MMR	5–7 Jahre 1 × MMR
11.–15 Lebensjahr 1 × Röteln	13. Lebensjahr 1 × Röteln für Mädchen	12–15 Jahre 1 × MMR
Nichtschwangere Frauen im gebärfähigen Alter ohne Rötelnantikörper 1 × Röteln		Nichtimmune Erwachsene, vor allem Frauen 1 × MMR oder Röteln

1.3 Reise- und Sonderimpfungen

1.3.1 Hepatitis A

Die Hepatitis A ist eine Viruskrankheit, verursacht durch das Hepatitis-A-Virus (HAV), das zur Gruppe der Enteroviren gehört. Die Hepatitis A ist weltweit verbreitet, geht in Nordeuropa und Nordamerika jedoch stark zurück. Die Übertragung erfolgt fäkal-oral durch kontaminierte Nahrung, Trinkwasser oder Schmierinfektionen. Im Säuglingsalter verläuft die Erkrankung meist symptomlos, während Erwachsene in etwa 50 % erkranken: Es tritt schweres Krankheitsgefühl mit Müdigkeit, gelegentlich Exanthem, vor allem aber Magen-Darm-Beschwerden und Ikterus auf. Die Krankheit hält mehrere Wochen an und kann rezidivieren. In etwas 0,2 % endet sie letal.

Der Impfstoff gegen Hepatitis A wurde neu entwickelt. Damit ist die Möglichkeit gegeben, Reisende, die häufig in Hepatitis-A-Epidemieländer fahren, aktiv zu immunisieren. Als Hochrisikoländer gelten Asien, Afrika, Südamerika und Vorderer Orient, in denen teilweise eine Durchseuchung der Bevölkerung von 100 % vorliegt. Aber auch andere Länder des Mittelmeerraumes, beispielsweise Süditalien und Spanien, haben eine deutlich höhere Hepatitis-A-Durchseuchung als Nord- und Mitteleuropa[5].

Aber nicht nur bei Reisenden muß die Impfung erwogen werden, sondern auch bei anderen Exponierten, wie Kontaktpersonen von Hepatitis-A-Erkrankten, Beschäftigten im Gesundheitsdienst, ärztlichem und Pflegepersonal in pädiatrischen Abteilungen, Schul- und Sozialdienst, in der Lebensmittelproduktion, in der Abwasserversorgung sowie bei Bewohnern von Heimen und geschlossenen Anstalten.

Im übrigen sind diese Empfehlungen zur Hepatitis-A-Prophylaxe prinzipiell für Deutschland, Österreich und die Schweiz gleich.

Bei dem Impfstoff handelt es sich um inaktivierte HA-Viren, die auf humanen diploiden Zellen gezüchtet werden. Vorerst ist das bisher einzige Präparat auf dem Markt in Deutschland noch nicht zur Impfung bei Kleinkindern zugelassen, eine Zulassung ist jedoch sicherlich bald zu erwarten. Die Schutzwirkung des Impfstoffes nach vollständiger Impfung liegt bei über 95 %. Eine Boosterimpfung ist voraussichtlich nach ca. 5 Jahren erforderlich. Der Impfstoff enthält Aluminiumhydroxid als Adsorbens.

Voraussichtlich schon in absehbarer Zeit werden weitere HAV-Impfstoffe auf den Markt kommen, die eine mindestens gleich hohe Schutzwirkung erwarten lassen.

Die Impfung erfolgt intramuskulär. Die Einzeldosis des bisher im Handel befindlichen Impfstoffes beträgt 1 ml. Es ist eine Impfung im konventionellen Stil, aber auch in Form einer „Schnellimmunisierung" möglich.

Neben der aktiven Impfung besteht nach wie vor die Möglichkeit, Reisende kurzfristig und vorübergehend durch die Gabe von Immunglobulin

Tabelle 7.10 Schemata für Hepatitis-A-Prophylaxe

	Tag 0	Tag 14	ca. Tag 28	Tage 180–360
Grundimmunisierung	V		V	V
Vor geplanter Reise Reisebeginn > 1 Monat	V		V	V*
Reisebeginn > 14 Tage < 1 Monat	V	V		V*
Reisebeginn < 14 Tage	V + IG oder IG alleine		V*	V*
HA Kontaktperson	V + IG oder IG alleine		V*	V*

V = Impfung
IG = Immunglobulin
V* = eine eingeleitete Grundimmunisierung sollte möglichst immer vervollständigt werden

zu schützen. Auch simultan mit der ersten Impfung kann Gammaglobulin (5 ml normales Immunglobulin) zum Schutz während der ersten Wochen verabreicht werden. Die Antikörperbildung ist dadurch etwas geringer, der Titer liegt aber noch weit im schützenden Bereich.
Die empfohlenen Prophylaxe-Schemata sind in Tabelle 7.10 aufgeführt[8].

1.3.2 Japan-Encephalitis (JE)

Der Erreger der Japan-Encephalitis ist das Japan-Encephalitis-Virus (JEV). Es ist in Südost-Asien, z. B. in Japan, Korea, China, Thailand verbreitet. Ein Krankheitsgipfel ist im Sommer zu beobachten. Das Virus wird durch den Stich infizierter Mücken übertragen und führt meist zu einer symptomlosen Infektion oder grippeartigen Erkrankung. Jeder 500.–1000. Infizierte erkrankt jedoch an einer Encephalitis, die in bis zu 30 % zum Tode führt und bei Überlebenden in vielen Fällen Dauerschäden hinterläßt.
Ein Impfstoff gegen die JE wird bisher in Europa nicht hergestellt, ist hier auch nicht zugelassen und nicht öffentlich empfohlen. In USA ist er kürzlich von der Food and Drug Administration registriert worden. Trotz der bei uns fehlenden Zulassung wird die Impfung für Reisende eingesetzt, die längere Zeit in ländlichen Gegenden in Epidemiegebieten leben. Sie erfolgt aber meist nur in Tropeninstituten oder Impfstellen, die auch für die Gelbfieberimpfung die behördliche Genehmigung haben.
Der bei uns am häufigsten eingesetzte Impfstoff besteht aus abgetöteten JEV, angezüchtet auf Mäusehirnemulsion, ist lyophilisiert und nicht adsorbiert. Allergische und anaphylaktische Reaktionen auf den Impfstoff sind möglich. Nach vollständiger Grundimmunisierung (s. Herstellerangaben) besteht ein Impfschutz bei ca. 90 % für etwa 4 Jahre. Die Impfung erfolgt subkutan[5].

1.3.3 Neueres zur FSME-Impfung

Hier gibt es inzwischen einen Impfstoff gegen die Frühsommerencephalitis, der kein Konservierungsmittel enthält, also Thiomersal (Merthiolat)-frei ist.
Mit diesem Impfstoff ist neben dem konventionellen Impfschema (2 Impfungen im Abstand von etwa 4 Wochen, eine 3. Impfung nach 9–12 Monaten) auch eine Schnellimmunisierung (Tag 0,7, 21) zugelassen, welche besonders solchen Reisendem empfohlen werden sollte, die zu wenig Zeit für die verschiedenen Impfungen eingeplant oder sich kurzfristig zu einem Aufenthalt in FSME-Endemiegebieten entschlossen haben.
Darüber hinaus ist ein Kinderimpfstoff mit niedriger Antigendosis verfügbar, der bei gleicher Wirkung eine bessere Verträglichkeit zeigt.
Nach wie vor ist aber auch eine passive Immunisierung mit Hyperimmunglobulin direkt nach einem Zeckenstich möglich. (→ Bd. 1.388)

1.3.4 Impfungen für Asylbewerber in Gemeinschaftsunterkünften

Die STIKO (1994)[11] hat sich in Deutschland inzwischen der Frage angenommen, wie der Ausbruch von bestimmten Erkrankungen in Asylantenheimen zu vermeiden ist und hat hierzu Empfehlungen ausgesprochen.
Entsprechend diesen Empfehlungen sollten Kinder und Erwachsene gegen Diphtherie, Tetanus, Pertussis, Poliomyelitis (mit oralem Impfstoff) und Masern geimpft werden.

1.4 Allgemeines

1.4.1 Impfreaktionen

Reaktionen auf die Impfstoffgabe sind nichts Ungewöhnliches und im Rahmen der Immunantwort des Organismus nicht als eigentliche Nebenwirkung zu betrachten. Dennoch sollen diese Reaktionen einen gewissen Schweregrad möglichst nicht übersteigen, wobei die Wirksamkeit der Impfung nicht beeinträchtigt werden darf. Selten kommt es zu wirklichen Unverträglichkeiten durch das Impfantigen bzw. den attenuierten Erreger direkt oder durch Zusatzstoffe u. ä. in Impfstoffen. Alle medizinisch relevanten Bestandteile eines Impfstoffes sind in der Fachinformation aufgeführt.

Tabelle 7.11 Die wichtigsten Nebenwirkungen nach Impfungen

Lebendimpfstoffe: meist Symptome der Wildinfektion

Häufigkeit	Symptome	Impfungen
gelegentlich 1/10	– Fieber, Malaise, Kopfschmerzen – Exanthem – Durchfälle – Gelenkbeschwerden (bei Erwachsenen) – Ulcus, Lymphadenitis	– alle – Masern, Röteln, Varizellen – Poliomyelitis oral, Typhus – Röteln – Tuberkulose
selten 1/100	– Parotitis – generalisierte Lymphknotenschwellung – Fieberkrämpfe – abszedierende Lymphadenitis – lokaler Lupus	– Mumps – Masern, Mumps und vor allem Röteln – Masern – Tuberkulose – Tuberkulose
sehr selten 1/10 000	– Osteomyelitis – Granulomatose/Sepsis (bei Kindern mit angeborenem Immunmangel)	– Tuberkulose – Tuberkulose
äußerst selten = 1/> 1 Mio.	– Lähmungen – Enzephalitis/Meningitis	– Poliomyelitis oral – Masern, Mumps, Gelbfieber

Totimpfstoffe: meist immunologisch/allergische Reaktionen

Häufigkeit	Symptome	Impfungen
gelegentlich 1/10	– Lokalreaktionen – Malaise, Fieber, Kopfschmerzen – Gelenkbeschwerden	– alle – alle – Hepatitis B
selten = 1/>100	– Aktivierung von ruhenden und chronischen Prozessen – Krampfanfälle – HHE	– Cholera – Pertussis – Pertussis
sehr selten = 1/100 000	– „Enzephalopathie"* – Neuropathien, Polyneuritiden	– Pertussis – wahrscheinlich alle

* siehe hierzu Text „Pertussis"

Die wichtigsten Impfreaktionen und seltenen Impfkomplikationen durch die Impfantigene sind in Tabelle 7.11 dargestellt. Die dort geschätzten Raten sind stark gerundet, um eine Vorstellung von der Häufigkeit bzw. Seltenheit zu vermitteln und keine absoluten Angaben[9].

1.4.2 Kontraindikationen

Besonders für die Pertussisimpfung sind, wie bereits dort aufgeführt, die meisten Kontraindikationen aufgehoben worden; damit ist die Indikation zur Impfung erweitert worden. Die aktuellen Empfehlungen für Kontraindikationen sind, für Lebend- und Totimpfstoffe getrennt, in Tabelle 7.12 zusammengestellt[9].

1.4.3 Impfungen bei HIV-Infizierten

HIV-Infizierte müssen besonders vor belastenden Infektionskrankheiten geschützt werden, weshalb Impfungen hier besonders wichtig sein können. Prinzipiell gilt, daß HIV-Infizierte mit allen Totimpfstoffen geimpft werden können. Je nach Stadium der Immunerkrankung ist allerdings mit einer verminderten Wirkung der Impfung zu rechnen, so daß eine Überprüfung der schützenden Antikörpertiter dringend empfohlen wird. Gegebenenfalls muß eine zusätzliche Nachimpfung, auch mit erhöhter Dosis, erwogen werden.

Die im Impfkalender vorgesehene Masern-, Mumps- und Rötelnimpfung kann erfahrungsgemäß ebenfalls problemlos vorgenommen werden. Die Tuberkuloseimpfung wird in unseren Ländern, in denen die Gefahr einer Tuberkuloseansteckung relativ gering ist, nicht empfohlen, da sie im Einzelfall zu schwerer generalisierter BCGitis führen kann (s. a. Tabelle 7.11). Bei der Poliomyelitis-Impfung weicht man auf den Salk-Impfstoff aus, um eine Impfpoliomyelitis zu vermeiden[9].

1.4.4 Impfabstände

Bei Impfungen müssen die Abstände zwischen den einzelnen Applikationen beachtet werden. Totimpfstoffe dürfen grundsätzlich immer gleichzeitig oder auch gleichzeitig mit einem Lebendimpfstoff verabreicht werden.
Virus-Lebendimpfstoffe werden entweder gleichzeitig oder im Abstand von mindestens vier Wochen gegeben, damit die Wirksamkeit des Impfstoffes nicht durch die Bildung von Interferonen aufgehoben wird. Die Gelbfieberimpfung kann aus logistischen Gründen auch mit einem Abstand von wenigen Tagen zu anderen Lebendimpfstoffen

Tabelle 7.12 Die wichtigsten Kontraindikationen

Kontraindikationen Lebendimpfstoffe	Virusimpfstoffe	Bakterielle Impfstoffe
Akute Erkrankung, Inkubation, Rekonvaleszenz	Alle Impfungen sind kontraindiziert.	
Immunmangelerkrankungen, Immunsuppression, Malignome	Alle Impfungen sind kontraindiziert. (Ausnahme: Varicellen-Impfung bei Leukämiekindern)	
HIV-Konversion	Polio (Sabin)	BCG
Schwangerschaft	Masern, Mumps, Röteln, Varicellen (Gelbfieber)	BCG
Neurologische Grundkrankheiten	Grundsätzlich keine. (bei Polio (Sabin) ggf. Vorimpfung mit Polio (Salk))	Grundsätzlich keine.
Sehr schwere Allergie gegen Ovalbumin	Gelbfieber, evtl. Masern, evtl. Mumps	
Allergie gegen bestimmte Antibiotica	Masern, Mumps, Röteln, Gelbfieber, Varicellen, Polio (Sabin)	
Allergie gegen Phenol, Formaldehyd u. ä.	Lebendimpfstoffe enthalten keine Konservierungsstoffe!	
Kontraindikationen Totimpfstoffe		
Akute Erkrankung, Inkubation, Rekonvaleszenz	Alle Routineimpfungen sind kontraindiziert (nicht Tollwut und Tetanus nach Exposition).	
Immunmangelerkrankungen, Immunsuppression, Malignome	Keine Kontraindikation (eventuell Titerkontrolle)	
HIV-Konversion	Keine Kontraindikation (eventuell Titerkontrolle).	
Schwangerschaft		Pertussis (Cholera, Pneumokokken)
Neurologische progrediente Grundkrankheiten		Pertussis
Sehr schwere Allergien gegen Ovalbumin	Grippe evtl. FSME	
Allergien gegen bestimmte Antibiotica	Polio (Salk) Tollwut (nur prophylaktisch)	
Allergien gegen Phenol, Formaldehyd u. ä.	Hepatitis B (Risikoabwägung!) Grippe	Pneumokokken Cholera
Systemische Reaktionen auf Merthiolat oder Natriumtimerfonat	Alle Impfstoffe, die diese Konservierungsmittel enthalten.	

verabreicht werden. Eine verringerte Wirksamkeit ist dadurch nicht zu erwarten.
Bis zu drei Monaten vor, gleichzeitig und innerhalb von zwei Wochen nach der Masern-, Mumps- oder Rötelnimpfung sollen keine Immunglobuline verabreicht werden, damit die hier vorhandenen spezifischen Antikörper nicht das Vermehren der attenuierten Lebendviren verhindern.
Die Richtlinien für die Einhaltung von Impfabständen sind in Tabelle 7.13 aufgezeigt[10].

1.4.5 Vorgehen nach Abweichungen von empfohlenen Impfschemata

Bei Lebendimpfstoffen, die zur Induktion der Immunität nur einmal appliziert werden müssen, z. B. Masern-, Mumps-, Röteln oder Tuberkulose-Impfung, kann der Impfstoff in jedem Alter nachträglich verabreicht werden.

Tabelle 7.13 Richtlinien für die Verabreichung von lebenden und abgetöteten Antigenen

Antigenkombination	Empfohlener Mindestabstand zwischen verschiedenen Impfungen
Abgetötete Antigene	Kein Mindestabstand; können simultan oder in beliebigem Intervall verabreicht werden.
Abgetötete und lebende Antigene	Kein Mindestabstand; können simultan oder in beliebigem Intervall verabreicht werden.
Lebende Antigene	Mindestabstand von 4 Wochen, *wenn nicht simultan verabreicht wird.* (Ausnahme: Gelbfieberimpfung kann aus logistischen Gründen um einige Tage verschoben werden)

Bei den Impfstoffen, die zur Grundimmunisierung mehrfach verabreicht werden müssen – solche gegen Diphtherie, Tetanus, Pertussis, Poliomyelitis beispielsweise – zählt jede durchgeführte Impfung als Teil dieser Grundimmunisierung, sofern der Abstand einzelner Applikationen das Intervall von 4 Wochen nicht unterschreitet. Das bedeutet, daß z. B. ein Kind, das im Alter von 3 und 5 Monaten zweimal mit Poliomyelitis-Schluckimpfung geimpft wurde und erst mit 5 Jahren zur weiteren Impfung vorgestellt wird, nur noch einmal zu schlucken braucht, um den Impfzyklus zu vervollständigen. Gleiches gilt vor allem für die Tetanus-Impfung, bei der noch sehr häufig diesbezügliche Fragen auftauchen. Eine erneute vollständige Grundimmunisierung mit 3 Impfungen ist in solchen Fällen nicht nötig, sondern es reicht, den angefangenen Impfzyklus zu vollenden.

1.4.6 Dokumentation von durchgeführten Impfungen

Alle Impfungen müssen in den Impfausweis und die Arztdokumentation unter genauer Angabe des verwendeten Impfstoffes und der Chargennummer eingetragen werden.

Literatur

1. Ständige Impfkommission des Bundesgesundheitsamtes (1991) Impfkalender für Kinder und Jugendliche. Bundesgesundheitsblatt 34: 384–385
2. Ständige Impfkommission des Bundesgesundheitsamtes (1991) Impfungen für Erwachsene – Indikationsimpfungen. Bundesgesundheitsblatt 34: 386–388
3. ACIP Recommendations Österreich (1993) in print
4. Bundesamt für Gesundheitswesen „Infektionskrankheiten" (1991) Impfplan für routinemäßige Schutzimpfungen Supplementum VIII
5. Quast U, Thilo W, Fescharek R (1993) Impfreaktionen – Bewertung und Differentialdiagnose, Hippokrates, Stuttgart
6. Ständige Impfkommission des Bundesgesundheitsamtes (1991) Bewertung der Pertussis-Impfung. Bundesgesundheitsblatt 34: 298
7. Howson CP, Howe CJ, Fineberg HV (1991) Adverse Effects of Pertussis and Rubella Vaccines, National Academy Press, Washington
8. Ständige Impfkommission des Bundesgesundheitsamtes (1993) Empfehlungen der Ständigen Impfkommission des Bundesgesundheitsamtes (STIKO) zur Hepatitis A-Prophylaxe. Kinderarzt 24: 343–344
9. Quast U (1990 Hundert knifflige Impffragen, Hippokrates, Stuttgart, 3. Auflage (von Autorin teilweise aktualisiert)
10. Richtlinien für die Verabreichung von lebenden und abgetöteten Antigenen (1989). MMWR 13: 219
11. STIKO/Ergebnisprotokoll der Sitzung vom 21. September 1993. Bundesgesundheitsbl (1994) 2: 82–91

2 Schutzimpfungen bei Haustieren – Neuere Entwicklungen

K. Danner

Seit Drucklegung des ersten Bandes der 5. Auflage sind auf dem Gebiet der veterinärmedizinischen Impfprophylaxe einige bedeutende Veränderungen eingetreten. Einige von ihnen wurden bedingt bzw. initiiert durch die administrative, aber auch fachlich-wissenschaftliche Adaptation im Rahmen der deutschen Wiedervereinigung.
Die neueren Entwicklungen betreffen im wesentlichen die Neufassungen übergreifender Gesetze und Verordnungen wie z. B. Tierseuchengesetz und Tier-Impfstoff-Verordnung sowie einiger spezifischer Verordnungen auf EG- und nationaler Ebene, z. B. Maul- und Klauenseuche-Schutzimpfungen oder die Bekämpfung der Fuchstollwut. Daneben sind bei einzelnen Tierarten neue Impfstoffe eingeführt worden. Zukunftsweisend ist die Tatsache, daß – nach anderen EG-Ländern – am 30. 4. 93 nun auch in der Bundesrepublik ein Lebendimpfstoff aus einem gentechnisch veränderten Virusstamm zugelassen worden ist. Weiteren positiven Entwicklungen ist entgegenzusehen.

2.1 Allgemeine rechtliche Grundlagen

Neufassung des Tierseuchengesetzes vom 29. 1. 93

In erster Linie wird durch die Neufassung den einschlägigen EG-Richtlinien bzw. deren Neufassungen Rechnung getragen. Neuregelungen betreffen vor allem den Binnenverkehr mit Vieh bzw. die Einfuhr aus Drittländern.

(Die neuerliche Änderung des Tierseuchengesetzes am 24. 6. 94 betrifft lediglich die Neubenennung des früheren Bundesgesundheitsamtes (BGA) in „Bundesinstitut für gesundheitlichen Verbraucherschutz und Veterinärmedizin".)

Durch das neugefaßte Gesetz ist die Bundesregierung ermächtigt, im relevanten Fall ohne Zustimmung des Bundesrats Rechtsverordnungen zum Seuchenschutz zu erlassen bzw. Rechtsakte der Europäischen Gemeinschaft zu realisieren (§ 79). Der Regelungsbereich des Tierseuchengesetzes wird durch § 79a erweitert. Auf seiner Basis können Handelsbeschränkungen erlassen werden, die dem Schutz des Menschen oder anderen als tierseuchenrelevanten Gefahren dienen.
Die anzeigepflichtigen Tierseuchen werden nicht mehr innerhalb des Gesetzes aufgeführt; dagegen ermöglicht § 10, die betreffenden Seuchen durch spezielle Rechtsverordnung zu bestimmen. Entsprechend ist auf die „Verordnung über anzeigepflichtige Tierseuchen" vom 25. 5. 1991 zurückzugreifen (geändert durch die 4. Verordnung zur Änderung der Verordnung zum Schutz gegen die

Tabelle 7.14 Anzeigepflichtige Tierseuchen

1. Afrikanische Pferdepest
2. Afrikanische Schweinepest
3. Ansteckende Blutarmut der Einhufer
4. Ansteckende Schweinelähmung (Teschener Krankheit)
5. Aujeszkysche Krankheit
6. Beschälseuche der Pferde
7. Blauzungenkrankheit
8. Bösartige Faulbrut der Bienen
9. Brucellose der Rinder, Schweine, Schafe und Ziegen
10. Enzootische Leukose der Rinder
11. Geflügelpest
12. Hämorrhagische Krankheit der Hauskaninchen
13. Infektiöse hämatopoetische Nekrose der Salmoniden
14. Infektiöse pustulöse Vulvovaginitis der Rinder
15. Lumpy-skin-Krankheit (Dermatitis nodularis)
16. Lungenseuche der Rinder
17. Maul- und Klauenseuche
18. Milbenseuche der Bienen
19. Milzbrand
20. Newcastle-Krankheit
21. Pest der kleinen Wiederkäuer
22. Pockenseuche der Schafe und Ziegen
23. Psittakose
24. Rauschbrand
25. Rifttal-Fieber
26. Rinderpest
27. Rotz
28. Salmonellose der Rinder
29. Schweinepest
30. Spongiforme Rinderenzephalopathie (BSE)
31. Stomatitis vesicularis
32. Tollwut
33. Traberkrankheit der Schafe und Ziegen
34. Trichomonadenseuche der Rinder
35. Tuberkulose der Rinder
36. Vesikuläre Schweinekrankheit
37. Virionenseuche der Rinder

Aujeszkysche Krankheit vom 26.7.93). Die nach § 1 dieser Verordnung anzeigepflichtigen Tierseuchen sind in Tabelle 7.14 zusammengestellt.
Laut § 78b Tierseuchengesetz können Impfstoffreserven auf Länderebene für Tierseuchen bereitgehalten werden, für die gemäß EG-Rechtsprechung Schutzimpfungen nur im Notfall vorgesehen sind.

Neufassung der Tierimpfstoff-Verordnung vom 12.11.1993

Die Änderung der Tierimpfstoff-Verordnung dient in erster Linie der Umsetzung einschlägiger EU-Richtlinien, die sich mit der präklinischen und klinischen Prüfung von Tierarzneimitteln incl. Impfstoffen befassen, sowie der Richtlinie 91/412/EWG vom 23.7.1991 zur Festlegung der Grundsätze und Leitlinien der Guten Herstellungspraxis für Tierarzneimittel.
Auch fachlich wird die Verordnung den aktuellen Gegebenheiten angepaßt, indem biotechnische Herstellverfahren includiert werden sowie Immunmodulatoren und in vivo zu verwendende Testantigene. Durch § 11 und § 18 wird der Hersteller zur Erfassung, Dokumentation und Meldung von Nebenwirkungen verpflichtet. § 25 sieht eine komplette physische Qualitätskontrolle bei allen Impfstoffchargen vor, die von außerhalb der EU eingeführt werden.

Zulassung von Impfstoffen der früheren DDR in der Bundesrepublik Deutschland

In der DDR existierte eine Vielzahl von Impfstoffen, die sich besonders in der Schweine-, Rinder- und Geflügelhaltung bewährt haben. Grundlage des kommerziellen Einsatzes von Impfstoffen war die Zulassung durch das Institut für Arzneimittelwesen bzw. die jeweilige Chargenfreigabe seitens des staatlichen Veterinärmedizinischen Prüfungsinstituts. Den neuen Status regelt der „Einigungsvertrag" vom 31.8.1990 in seinen „Besonderen Bestimmungen zur Überleitung von Bundesrecht" (Kap. VI, Abschnitt III).
Eine Übernahme der Zulassungen auf das gesamte Bundesgebiet ist nicht erfolgt; vielmehr bleibt als Territorium für den Einsatz das Beitrittsgebiet bestehen. Während einer Übergangsfrist (bis zum 31.12.1992) waren alle ordnungsgemäß wie auch durch Ausnahmegenehmigung ausgesprochenen Zulassungen im Beitrittsgebiet gültig; seitdem nur noch bei Einhaltung der entsprechenden Vorgaben von Ph. Eur. bzw. DAB. Die Gültigkeit ist – nach wie vor für das Beitrittsgebiet – in der Theorie zeitlich nicht begrenzt; in praxi werden die Zulassungen mit Ablauf der aktuellen EU-Aufbereitungsperiode, also 1998, erlöschen, falls sie nicht fristgerecht durch reguläre Neuzulassungsverfahren sanktioniert werden. Ein Teil der in der ehemaligen DDR zugelassenen Impfstoffe ist mittlerweile über ein regelrechtes Antragsverfahren seitens Paul-Ehrlich-Institut, Bundesamt für Sera und Impfstoffe, zugelassen worden und damit im gesamten Bundesgebiet einsatzfähig.

2.2 Aktualisierungen spezieller Impfungen und Impfstoffe

Monographien zu einzelnen Impfstoffen in tabellarischer Übersicht

Das Europäische Arzneibuch (1994, 2nd Edition, 18. Erweiterung) weist Monographien für folgende Impfstoffe aus (Tabelle 7.15):

Tierseuchen, zu deren Bekämpfung Lebendimpfstoffe eingeführt werden dürfen

Die „Tierseuchenerreger-Einfuhr-Verordnung" regelt u.a. auch die Einfuhr von Impfstoffen, die Erreger in vermehrungsfähiger Form enthalten. Zum Schutz des heimischen Tierbestands dürfen exotische Erreger nicht ohne weiteres eingeführt werden, auch nicht in Form von Lebendimpfstof-

Tabelle 7.15 Monographien (PhEur) für Tierimpfstoffe

Aktive Immunisierung

Aujeszkysche Krankheit-Impfstoff für Schweine (inakt.)
Aujeszkysche Krankheit-Lebend-Impfstoff für Schweine zur parenteralen Anwendung (gefriergetrocknet)
Botulismus-Impfstoff für Tiere
Bronchitis-Lebens-Impfstoff für Geflügel (gefriergetrocknet)
Bronchitis-Impfstoff für Geflügel (inakt.)
Brucellose-Lebend-Impfstoff für Tiere (gefriergetrocknet)
Bursitis Lebend-Impfstoff für Geflügel (gefriergetrocknet)
Bursitis-Impfstoff für Geflügel (inakt.)
Cl. chauvoei Vaccine ad us. vet.
Cl. Novyi (Typ B)-Impfstoff für Tiere
Cl.-perfringens-Impfstoff für Tiere
Cl.-septicum Vaccine ad us. vet.
Colibacillosis-Impfstoff für neugeborene Wiederkäuer (inakt.)
Colibacillosis-Impfstoff für neugeborene Schweine (inakt.)
Geflügelpocken-Lebend-Impfstoff (gefriergetrocknet)
Inf. Aviäre-Enzephalomyelitis-Lebend-Impfstoff für Geflügel
Inf. Bovine-Rhinotracheitis-Lebend-Impfstoff für Rinder
Inf. Hepatitis-Lebend-Impfstoff für Hunde (gefriergetrocknet)
Klass. Schweinepest-Lebend-Impfstoff (gefriergetrocknet)
Leptospirose-Impfstoff für Tiere
Mareksche-Krankheit-Lebend-Impfstoff für Geflügel (gefriergetrocknet)
Maul- und Klauenseuche-Impfstoff für Wiederkäuer
Milzbrandsporen-Lebend-Impfstoff für Tiere
Newcastle-Krankheit-Impfstoff (inakt.)
Newcastle-Krankheit-Lebend-Impfstoff (gefriergetrocknet)
Panleukopenie-Lebend-Impfstoff für Katzen (gefriergetrocknet)
Panleukopenie-Impfstoff für Katzen (inaktiviert)
Pararauschbrand-Impfstoff für Tiere
Parvovirose-Impfstoff für Hunde (inaktiviert)
Parvovirose-Lebend-Impfstoff für Hunde
Parvovirose-Impfstoff für Schweine (inakt.)
Pferdeinfluenza-Impfstoff
Schweinegrippe-Impfstoff
Schweinerotlauf-Impfstoff (inakt.)
Staupe-Lebend-Impfstoff für Hunde (gefriergetrocknet)
Staupe-Lebend-Impfstoff für Frettchen und Nerze (gefriergetrocknet)
Tetanus-Impfstoff für Tiere
Tollwut-Impfstoff für Tiere
Tollwut-Lebend-Impfstoff für Füchse (peroral)

Passive Immunisierung

Cl.-Novyi-Alpha-Antitoxin für Tiere
Cl.-perfringens-Beta-Antitoxin für Tiere
Cl.-perfringens-Epsilon-Antitoxin für Tiere
Schweinerotlauf-Immunserum
Tetanus-Antitoxin für Tiere

fen. Nach der neuesten Fassung der VO (vom 28. 12. 1992) ist die Einfuhr entsprechender Impfstoffe gegen die in Tabelle 7.16 aufgeführten Tierseuchen erlaubt. Hinsichtlich des kommerziellen Vertriebs gelten natürlich die rechtlichen Vorschriften ebenso wie bei Vakzinen nationaler Provenienz.

2.2.1 Impfungen/Impfverbote im Rahmen der staatlichen Tierseuchenbekämpfung

Im Gegensatz zur früheren Fassung enthält das neue Tierseuchengesetz keinerlei Vorschriften mehr zu einzelnen Tierseuchen. Für diese sind inzwischen auf dem Verordnungsweg Regelungen getroffen worden wie für Tollwut und die Maul- und Klauenseuche oder es sind bundeseinheitliche Maßnahmen nicht mehr erforderlich, wie bei Rotz und Schafpocken.

Maul- und Klauenseuche

Praktische Änderungen gegenüber den in Band 1 der 5. Auflage genannten Maßgaben betreffen die Maul- und Klauenseuche (MKS). Nach mehrheitlichem Beschluß der EU sind MKS-Impfungen im EU-Gebiet auf Basis der Richtlinie des Rates 90/423/EWG vom 26. 6. 1990 seit 1. 1. 1992 verboten. Damit ist die auch im deutschen Raum jährlich durchgeführte flächendeckende Impfung obsolet.

Tabelle 7.16 Tierseuchen, zu deren Bekämpfung Lebendimpfstoffe eingeführt werden dürfen

1. Aujeszkysche Krankheit	15. Mareksche Geflügellähmung
2. Aviäre Encephalomyelitis	15a. Microsporie
3. Enzootische Bronchopneumonie der Rinder	16. Milzbrand
3a. Feline Bronchopneumonie	17. Myxomatose der Kaninchen
3b. Feline Peritonitis und Pleuritis	18. Newcastle-Krankheit (atypische Geflügelpest)
4. Geflügelpocken	19. Parainfluenza-2-Infektion der Hunde
5. Gumboro-Krankheit	20. Parainfluenza-3-Infektion
6. Hepatitis contagiosa canis (Rubarthsche Krankheit)	21. Parvovirose der Hunde
7. Infektiöse Bovine Rhinotracheitis (IBR) und Infektiöse Pustulöse Vulvovaginitis (IPV)	21a. Reovirus-Infektion des Geflügels
	22. Rota-Corona-Infektion der Kälber
8. Infektiöse Bronchitis der Hühner	23. Staupe der Hunde
9. Infektiöse Hepatitis der Enten	24. Transmissible Gastroenteritis der Schweine
10. Infektiöse Laryngotracheitis des Geflügels (ILT)	25. Trichophytie
10a. Infektiöse Rhinotracheitis der Puten (TRT)	26. Tollwut
11. Katzenschnupfen	27. Virusdiarrhoe des Rindes (Mucosal Disease)
12. Katzenseuche	28. Virusenteritis der Nerze
13. Klassische Schweinepest	29. Virushepatitis der Gänse und der Moschusenten
14. Lungenwurmseuche	

Die Möglichkeit, Deutschland bzw. den gesamten EU-Raum als „MKS"-frei einzustufen, brachte Vorteile. Der Export lebender Klauentiere und deren Erzeugnisse ist nun in Länder möglich, die MKS-frei sind und die Impfung als vorbeugendes Mittel untersagen. Dazu gehören USA und Japan. In der EU werden MKS-Impfungen nur im Notfall nach Beschluß im Veterinärausschuß gestattet werden. Vorsorglich wurde eine Gemeinschaftsreserve von MKS-Impfstoffen angelegt. Im deutschen Recht wird die neue Situation durch die „Erste Verordnung zur Änderung der MKS-Verordnung" vom 25. 3. 1992 verankert.

Tollwut

Hinsichtlich Tollwut erlaubt das Gesetz („Tollwut-Verordnung" vom 23. 5. 1991) nunmehr auch Ausnahmen von der strikten Regel, daß nur Impfstoffe aus inaktivierten Erregern eingesetzt werden dürfen. Diese Ausnahme betrifft die Impfung wildlebender Tiere. Damit ist eine Rechtsgrundlage für die Populationsimpfung wildlebender Füchse mittels Impfköder geschaffen. Voraussetzung für einen Impferfolg ist das Vorliegen des Impfvirus in vermehrungsfähiger Form. Die seit 1983 in der Bundesrepublik durchgeführten Köderimpfungen waren bis zur Neufassung der Tollwut-Verordnung als „Feldversuche" mit Ausnahmegenehmigung unter Bundesaufsicht durchgeführt worden. Für die technische Organisation der Impfkampagnen und die Beschaffung der Impfköder sind nunmehr die Bundesländer verantwortlich. Köderimpfungen gegen Fuchstollwut werden mittlerweile auch in anderen europäischen Ländern vorgenommen (→ Bd 1.407, 409).

Rinderpest

Die „Verordnung zum Schutz gegen die Rinderpest" (vom 15. 6. 1977) ist mittlerweile durch die „Verordnung zur Bereinigung tierseuchenrechtlicher Vorschriften" (vom 23. 5. 1991) aufgehoben worden, da die Rinderpest in Deutschland seit langem nicht mehr heimisch ist und bei Wiederauftritt gesetzliche Regelungen gemäß § 79 Tierseuchengesetz jederzeit erlassen werden können.

Pferdepest

Nach dem wiederholten Auftreten der Pferdepest in Spanien wurden „Leitlinien für Maßnahmen zur Bekämpfung der Pferdepest" erlassen (12. 8. 1993), die Raum gewähren, im Rahmen eines umfassenden Bekämpfungsplans zu impfen. Rechtliche Basis ist die Richtlinie des Rates 92/35/EWG vom 29. 4. 1992.

Salmonellen beim Haushuhn

Eine Maßnahme des Verbraucherschutzes stellt die „Verordnung zum Schutz gegen bestimmte Salmonelleninfektionen beim Haushuhn" vom 11. 4. 1994 dar. Danach ergeht die Vorschrift, in Betrieben, die Legehennen aufziehen (über 250 Tiere), regelmäßige Schutzimpfungen durchzuführen. Auch in anderen Betrieben kann die Impfung in der entsprechenden epizootiologischen Situation angeordnet werden.

Neufassungen verschiedener Verordnungen

Verschiedene Verordnungen sind neu gefaßt worden, z. B. die „Brucellose-Verordnung" am 28. 10. 1993, oder die „Verordnung zum Schutz gegen die Aujeszkysche Krankheit", ebenfalls am 28. 10. 1993.
Über die Europäische Gemeinschaft werden laufend weitere Verordnungen und Richtlinien auf die nationalen Ebenen geleitet. Beispielhaft mag die „Richtlinie 93/53 EWG des Rates vom 24. 6. 93 zur Festlegung von Mindestmaßnahmen der Gemeinschaft zur Bekämpfung von Fischseuchen" gelten, die ein weitgehendes Impfverbot nahelegt.

2.3 Besonderheiten bei einzelnen Tierspezies

Hund. Die regelmäßige Impfprophylaxe auf der Basis des bestehenden Impfstoffsortiments hat sich weiterhin bewährt. Ein neuer Impfstoff ist in den USA angeboten worden, und zwar gegen die Zecken-übertragene Borreliose (Lyme-Disease), die neben dem Menschen auch Säugetiere befallen kann (→ Bd. 1.403).

Katze. Die Palette der Impfstoffe gegen respiratorische Erkrankungen ist um den Schutz gegen Chlamydien-Infektionen erweitert worden (Lebendimpfstoff). Auch gegen die Feline Infektiöse Peritonitis (FIP) existieren erste Impfstoffe (→ Bd. 1.405).

Pferd. Vakzinen gegen Rhinopneumonitis, enthaltend den spezifischen Erregertyp EHV4, stehen mittlerweile zur Verfügung. Vor kurzem hat regional ein gewisser Antigendrift beim equinen Influenzavirus Typ 2 stattgefunden. Da die bisherigen Vakzinen weiterhin Impfschutz gewährleisten, ist ein Wechsel der Impfantigene derzeit nicht generell angezeigt (→ Bd. 1.406).

Rind. Der Wechsel von der jährlichen Pflichtimpfung gegen Maul- und Klauenseuche zum vollständigen Impfverbot auf EG-Ebene ist oben genannt worden. Im Komplex der respiratorischen Erkrankungen ist nunmehr auch Impfprophylaxe gegen die Infektion mit dem bovinen respiratorischen Syncytialvirus (BRSV) möglich. Hinsichtlich Salmonellenbekämpfung zeichnet sich, basierend auf relativ guten Erfahrungen innerhalb der ehemaligen DDR, ein Trend zum verstärkten Einsatz von Impfstoffen als Mittel der Seuchenbekämpfung ab. Neu im Sortiment ist ein Impfstoff gegen die Trichophytie, eine auch auf den Menschen übertragbare Dermatomykose, deren wirtschaftliche Bedeutung durch Leistungsminderung sowie Rohlederschäden geprägt wird. Der Impfstoff enthält einen avirulenten Stamm von Trichophyton verrucosum (→ Bd. 1.408).

Geflügel. Erkrankungen des Menschen durch Salmonellen-infizierte Geflügelgerichte oder Eierspeisen haben die Geflügelsalmonellose und ihre Bekämpfung in den Mittelpunkt des öffentlichen Interesses gerückt. Zur Prophylaxe bzw. Eindämmung von Infektionen des Geflügels mit Salmonella enteridits bzw. Salmonella typhimurium stehen inzwischen mehrere Vakzinen zur Verfügung. Bei korrektem Einsatz dürften Impfstoffe zur Reduktion des Salmonellenproblems beitragen, wenn gleichzeitig andere erforderliche Maßnahmen, vor allem Hygiene und Bestandsüberwachung, eingehalten werden (gesetzliche Vorgaben siehe oben) (→ Bd. 1.414).
Auch für Tauben steht ein entsprechender Impfstoff zur Verfügung.

Kaninchen. Gegen die gefürchtete haemorrhagische Kaninchenkrankheit (RHD) ist in der Zwischenzeit die Entwicklung eines modernen Zellkulturimpfstoffs gelungen, der in der Bundesrepublik im Handel ist. Die Impfung wird durch eine ministerielle Empfehlung vom 19. 6. 1991 zumindest auf regionaler Ebene nahegelegt.

2.4 Trends

Die Impfprophylaxe bewährt sich weiterhin als ethische und kostengünstige Maßnahme zur Bekämpfung von Infektionskrankheiten bei Tieren. Die Situation in Deutschland ist derzeit geprägt von der Bereicherung der Impfstoffpalette durch einzelne Vakzinen der ehemaligen DDR.
Innerhalb der EG müssen alle derzeitig zugelassenen Impfstoffe nach den gültigen EU-Vorschriften neu registriert werden. Wegen des signifikant gestiegenen Prüfungsaufwands hinsichtlich Verträglichkeit, Sicherheit und Wirksamkeit wird es in den nächsten Jahren zu einer Umschichtung bzw. Konzentration des Impfstoff-Angebots kommen. Parallel dazu betreiben die Impfstoffhersteller neue Entwicklungen mit erheblichem Aufwand.
In der Seuchenbekämpfung geht der Trend weiter in Richtung Markervakzinen. Entsprechende Impfstoffe gegen die IBR des Rindes sind mittlerweile zugelassen und erlauben eine Differenzierung zwischen natürlich infizierten und geimpften Tieren. Ähnliche Entwicklungen betreffen Schweinepestvakzinen.
Vielversprechend sind die ersten sog. Vektorvakzinen, bei denen relevante Antigene durch gentechnische Verfahren in bestimmten Viren oder Bakterien integriert wurden und von diesen im Impfling exprimiert werden. Obwohl es sich bei derartig gentechnisch modifizierten Mikroorganismen (GMMO) um exakt definierte und geprüfte und damit sichere Systeme handelt, wird ihr Einsatz von der Öffentlichkeit zum Teil noch mit Skepsis betrachtet. Hier tut weitere Aufklärung not.
In der Bundesrepublik wurde am 30. 4. 1993 erstmals ein Impfstoff gegen die Aujeszkysche Krankheit des Schweins auf der Basis eines gentechnisch veränderten, vermehrungsfähigen Impfstammes zugelassen. Andere molekularbiologisch konzipierte Impfstoffe werden folgen und die Impfprophylaxe bei Haustieren noch effizienter gestalten bzw. bei einzelnen Krankheiten erst ermöglichen.

Literatur

1. Geißler A, Rojahn A, Stein H (Stand 1. Juli 1994): Sammlung tierseuchenrechtlicher Vorschriften, RS Schulz, Percha
2. Jungbäck C (1990–1994): Impfstoffe und Sera für Tiere, Tierärztliche Umschau 45–49
3. Danner K (1991): Immunprophylaxe beim Schwein: Impfstoffe und Impfpraxis, Tierärztliche Umschau 46: 638–648
4. Horsch F (1990): Immunprophylaxe bei Nutztieren, 2. Aufl., G Fischer, Jena

Kapitel 8

Arzneimittel zur Behandlung von Heimtierkrankheiten

H.-J. Hapke, A. Klaus, E. Telser

1 Allgemeine Grundlagen

1.1 Einleitung

Arzneimittel zur Behandlung von Heimtierkrankheiten unterscheiden sich nicht grundsätzlich von anderen Tierarzneimitteln, auch nicht von Arzneimitteln für den Menschen. Sie variieren in einigen Formulierungen, die die Körpergröße oder Lebensweisen der oft sehr kleinen Heimtiere berücksichtigen. So passen sich die Dosierungen innerhalb eines tierartspezifischen Therapieplans an die unterschiedlichen Empfindlichkeiten der einzelnen Tierarten an.

Diese Darstellung ergänzt das Kapitel „Tierarzneimittel" in Hagers Handbuch der Pharmazeutischen Praxis, Band 1, Seiten 711 bis 788. Sie beschreibt Arzneimittel für Hunde und Katzen, die in dem erwähnten Kapitel nur im Zusammenhang mit den übrigen, meist landwirtschaftlichen Nutztieren erwähnt wurden. Erweitert wurde sie um Stoffe, die bei Kleinnagern, Kaninchen, Ziervögeln, Zierfischen sowie Terrarientieren angewendet werden und die im Kapitel „Tierarzneimittel" nicht berücksichtigt wurden.

Die Arzneimittel für Heimtiere werden am Beispiel Hund und Katze im pharmakologischen Zusammenhang ausführlich, an den Beispielen der übrigen Heimtiere vorwiegend in Form von Tabellen geschildert. Die angegebenen Dosierungen entstammen der gängigen Fachliteratur und wurden auf Plausibilität nach veterinärmedizinischen und pharmakologisch-toxikologischen Gesichtspunkten überprüft. Vor der Anwendung von Fertigarzneimitteln ist in jedem Fall die Gebrauchsinformation des Herstellers zu beachten.

Außer für Hund, Katze und Kaninchen, erfolgen meist keine behördlichen Zulassungen für die betreffende Tierart durch das Bundesgesundheitsamt. Die Therapiepläne mit den in den Tabellen genannten Dosierungen sind empirisch in der tierärztlichen Praxis ermittelt worden.

1.2 Rechtsvorschriften

Herstellung, Vertrieb und Anwendung der Tierarzneimittel unterliegen verschiedenen Vorschriften des Arzneimittelrechts. Hinsichtlich der Anwendbarkeit dieser Regelungen für Tierarzneimittel müssen drei Bereiche unterschieden werden:

a) Tierarzneimittel für Lebensmittel liefernde Tiere (wegen der Rückstände von Tierarzneimitteln in den verzehrbaren Geweben, auch in Milch und Ei)
b) Tierarzneimittel für nicht Lebensmittel liefernde Tiere (das sind Heimtiere wie Hund und Katze)
c) Tierarzneimittel für Heimtiere, § 60 Arzneimittelgesetz, (das sind Zierfische, Zier- oder Singvögel, Brieftauben, Terrarientiere, Kleinnager).

Diese Unterscheidung ist aus rechtssystematischen Gründen nötig, weil der Zulassungsvorgang bei diesen Arzneimitteln unterschiedlichen Aspekten folgt. Für Arzneimittel, die Lebensmittel liefernden Tieren (Pferd, Rind, Schaf, Ziege, Schwein, Kaninchen, einige Wildtiere, Huhn, Gans, Ente, Fische) verabfolgt werden sollen, müssen mit den Wirkstoffen und den Formulierungen umfangreiche Analysen über die Pharmakokinetik (Aufnahme, Absorption, Verteilung, Stoffwechsel und Ausscheidung) durchgeführt worden sein, um eine Beurteilung der Rückstände (Muttersubstanz und Um- und Abbauprodukt) im Hinblick auf die Gesundheitsgefährdung des Verbrauchers vornehmen zu können. Danach werden Wartezeiten zwischen letzter Anwendung und Lebensmittel-Gewinnung (Schlachtung, Milch- und Eigewinnung) durch die Zulassungsbehörde (Bundesinstitut für gesundheitlichen Verbraucherschutz und Veterinärmedizin) festgelegt. Diese Arzneimittel spielen bei der Darstellung von Tierarzneimitteln für Heimtiere, die nicht der menschlichen Ernährung dienen, keine Rolle und werden daher hier weiter nicht erwähnt, solange sie nicht auch bei den Kategorien b) und c) (s. o.) angewendet werden können. Kaninchen können aber sowohl als Lebensmittel liefernde Tiere wie als Heimtiere („pet animals") gehalten werden, unterliegen somit grundsätzlich den Bestimmungen für Tiere der Kategorie a).

Auch die Arzneimittel für Heimtiere stellen eine besondere Ware dar, deren Herstellung, Abgabe, Erwerb, und Anwendung den folgenden Rechtsvorschriften unterworfen sind:

– Gesetz zur Neuordnung des Arzneimittelrechts (5. AMG-Novelle vom 25. August 1994) in der z. Zt. gültigen Fassung;
– Verordnung über Erwerb, Herstellung, Aufbewahrung und Abgabe von Arzneimitteln in Ausübung des tierärztlichen Dispensierrechts (Verordnung über tierärztliche Hausapotheken – TÄHAV) vom 3. Mai 1985 in der Fassung vom 21. Februar 1995;
– 5. Betäubungsmittelgesetzgebung vom 18. Januar 1994 in der z. Zt. gültigen Fassung;
– Betäubungsmittel-Binnenhandelsverordnung vom 16. Dezember 1981, BGBl. I, S. 1425) in der z. Zt. gültigen Fassung;
– Betäubungsmittel-Verschreibungsverordnung vom 18. Januar 1984 in der z. Zt. gültigen Fassung.

Das Arzneimittelgesetz dient der Optimierung der Arzneimittelsicherheit für Mensch und Tier. Lediglich die Heimtiere werden hiervon ausgenommen, da für sie, den Aussagen des § 60 AMG entsprechend, eine Arzneimittelsicherheit nicht für nötig erachtet wird.

§ 60
Heimtiere
(1) Auf Arzneimittel, die ausschließlich zur Anwendung bei Zierfischen, Zier- oder Singvögeln, Brieftauben, Terrarientieren oder Kleinnagern bestimmt und für den Verkauf außerhalb der Apotheken zugelassen sind, finden die Vorschriften der §§ 21 bis 39 und 50 keine Anwendung.

(2) Die Vorschriften über die Herstellung von Arzneimitteln finden mit der Maßgabe Anwendung, daß der Herstellungsleiter gleichzeitig Kontroll- und Vertriebsleiter sein kann und der Nachweis einer zweijährigen praktischen Tätigkeit nach § 15 Abs. 1 entfällt.

(3) Der Bundesminister wird ermächtigt, im Einvernehmen mit dem Bundesminister für Wirtschaft und dem Bundesminister für Ernährung, Landwirtschaft und Forsten durch Rechtsverordnung mit Zustimmung des Bundesrates die Vorschriften über die Zulassung auf Arzneimittel für die in Absatz 1 genannten Tiere auszudehnen, soweit es geboten ist, um eine unmittelbare oder mittelbare Gefährdung der Gesundheit von Mensch und Tier zu verhüten.

Für Arzneimittel, die bei den genannten Tieren angewendet werden sollen, treffen also die Vorschriften über die Zulassung von Arzneimitteln beim Bundesinstitut für Arzneimittel und Medizinprodukte (§§ 21 bis 39) nicht zu. Auch bedarf der Einzelhändler keiner Sachkenntnis nach § 50 AMG. Es kommen aber für Heimtiere nach § 60 AMG nur freiverkäufliche Arzneimittel (im Sinne § 44 AMG) in Frage, die daher auch keine verschreibungspflichtigen Arzneimittel nach §§ 48, 49 AMG enthalten dürfen. Ob tatsächlich diese Arzneimittel „harmlos" sind, ist nicht immer erwiesen, da diese Eigenschaft nicht geprüft zu werden braucht. Die Wirkung der Stoffe bei den genannten Tieren ist oft unbekannt. Unterschiedliche Empfindlichkeiten aufgrund der verschiedenen Fähigkeiten der Metabolisierung, Ausscheidung und damit „Entgiftung" sind zu erwarten.

Ein Mißbrauch kann nicht verhindert werden. Ob die Qualität gewährleistet ist, wird nicht geprüft. Von der Ermächtigung nach Absatz 3, die grundsätzliche Zulassungspflicht für einzelne Arzneimittel oder bestimmte Heimtiere (z. B. Brieftauben, die manchmal sehr wertvoll sind), festzulegen, haben die genannten Ministerien keinen Gebrauch gemacht.

Für die in § 60 AMG nicht genannten Tiere (also aus der Gruppe der Heimtiere die Hunde und Katzen) gelten die einheitlichen Vorschriften des Arzneimittelgesetzes. Die bei diesen Tieren anwendbaren Arzneimittel müssen somit haltbar, wirksam und nach vorschriftsmäßiger Anwendung unbedenklich sein. Das mit der Anwendung von Arzneimitteln bei Heimtieren stets vorhandene Risiko (= Wahrscheinlichkeit eines Schadenseintritts) steht in einem akzeptablen Verhältnis zum Nutzen des Wirkstoffes. In kritischen Fällen hat der behandelnde Tierarzt die Zustimmung des Tierbesitzers zu einem Behandlungsplan einzuholen, nachdem diesem das mit der Behandlung verbundene Risiko erläutert wurde.

Die im Arzneimittelgesetz aufgeführten Sondervorschriften für Tierarzneimittel (10. Abschnitt; §§ 56 bis 61) beziehen sich ausschließlich auf solche Stoffe, die bei Lebensmittel liefernden Tieren angewendet werden sollen.

Dispensierrecht. Das Dispensierrecht des Tierarztes ist in den Bestimmungen des Arzneimittelgesetzes festgelegt (§ 13: Herstellung von Arzneimitteln; § 43: Inverkehrbringen; § 47: Bezug vom Hersteller oder vom Großhändler). Dieses Recht besagt, daß der Tierarzt grundsätzlich Arzneimittel für die von ihm behandelten Tiere herstellen und den Besitzern dieser Tiere aushändigen darf. Diese Tätigkeit ist Inhalt seiner praktischen Tätigkeit und insofern Teil seiner Therapie.

Hinsichtlich der Erlaubnis zur Herstellung von Arzneimitteln bedarf auch der Tierarzt als Inhaber einer tierärztlichen Hausapotheke keiner Erlaubnis nach § 13 AMG. Das Dispensierrecht beinhaltet auch die Erlaubnis, Arzneimittel direkt vom Hersteller oder Großhändler wie der Inhaber einer öffentlichen Apotheke zu beziehen. Ein nicht dispensierender Tierarzt darf Arzneimittel für die von ihm behandelten Tiere nur aus der Apotheke beziehen.

Dem Tierarzt ist es wie dem Apotheker nicht gestattet, Blutzubereitungen, Sera, Impfstoffe, Testallergene, Testsera, Testantigene und radioaktive Arzneimittel herzustellen (§ 13 Abs. 2, Satz 2 AMG). Herstellung und Vertrieb der Impfstoffe unterliegen den Bestimmungen des Tierseuchengesetzes.

Ein Tierarzt darf Arzneimittel auch für Tiere außerhalb seines Praxisbereiches nur mit einer Erlaubnis herstellen und abgeben. Sie wird ihm beim Nachweis seiner Sachkenntnis (abgeschlossenes Studium der Veterinärmedizin und zweijährige praktische Tätigkeit in der Herstellung von Arzneimitteln) gewährt.

Apothekenpflicht. Grundsätzlich unterliegen alle Tierarzneimittel der Apothekenpflicht. Dieses bedeutet, daß Tierarzneimittel durch Tierärzte an Halter der von ihnen behandelten Tiere abgegeben und in der tierärztlichen Hausapotheke zu diesem Zweck vorrätig gehalten werden. Eine Reihe von Tierarzneimitteln unterliegen nicht der Apothekenpflicht und damit nicht der Beschränkung des Bezugs durch den Tierhalter von Tierärzten. Hierzu gehören solche Stoffe, die aufgrund der Verordnung über apothekenpflichtige und freiverkäufliche Arzneimittel vom 24. Nov. 1988 (BGBl. I, S. 2150) nach den Bestimmungen der §§ 44 und 45 AMG auch für Tiere harmlose Arzneimittel darstellen. Verschreibungspflichtige Tierarzneimittel (§§ 48, 49 AMG) sind stets apothekenpflichtig und somit gleichzeitig nur vom Tierarzt oder aus der Apotheke nach tierärztlicher Verschreibung zu beziehen.

Hinsichtlich der Bestimmungen über die Apotheken- und Verschreibungspflicht bestehen also zwischen Arzneimitteln für den Menschen und den Tierarzneimitteln keine Unterschiede.

Fütterungsarzneimittel. Sie spielen für Heimtiere keine Rolle, da diesen zwar auch Arzneimittel mit dem Futter verabfolgt werden, aber stets eine individuelle Behandlung im Vordergrund steht. Fütterungsarzneimittel eignen sich ausschließlich zur Verwendung bei landwirtschaftlichen Nutztieren.

Tierärztliche Hausapotheken. Der Betrieb einer tierärztlichen Hausapotheke unterliegt den Vorschriften der Verordnung über tierärztliche Hausapotheken (TÄHAV). Diese schreibt beispielsweise vor, daß die Räume nur zur Aufbewahrung und Zubereitung von Arzneimitteln verwendet werden dürfen; sie müssen sauber, trocken, belüftbar und heizbar sein und über ausreichende Wasser- und Energieversorgungsanschlüsse sowie Beleuchtung verfügen. Die Betriebsräume dürfen zu praxisfremden Zwecken nicht verwendet werden; wenn sich die tierärztliche Hausapotheke in einem Raum befindet, welcher auch für die Behandlung von Tieren genutzt wird, so darf diese Behandlung keine nachteilige Beeinflussung von Arzneimitteln nach sich ziehen. Die Betriebsräume müssen Geräte, geeignete Schränke einschließlich Kühleinrichtung und die einschlägigen Rechtsvorschriften über den Verkehr mit Arzneimitteln, Betäubungsmitteln, Lebensmitteln und Futtermitteln, Gebührenordnung für Tierärzte, und die amtlichen Ausgaben des Arzneibuches in den jeweils geltenden Fassungen enthalten. Da der Tierarzt sein Dispensierrecht meist nicht voll ausnutzt, berücksichtigt die Einrichtung seiner Apotheke die Art und den Umfang der praktischen Tätigkeit des (Fach)Tierarztes. Eine Hausapotheke für den Kleintierpraktiker (Hunde, Katzen, Heimtiere) wird anders eingerichtet sein, als diejenige für den Großtierpraktiker (der Pferde und Kühe behandelt).

Örtlich von der tierärztlichen Praxis getrennt dürfen Betriebsräume für eine tierärztliche Hausapotheke nur in Zoologischen Gärten, Tierheimen, Versuchstierhaltungen, Besamungsstationen und Tierkliniken unterhalten werden. Nur der dort praktizierende Tierarzt hat die Verfügungsgewalt über die Räume.

Herstellung. Die Herstellung der Arzneimittel in der Hausapotheke erfolgt nach den anerkannten Regeln der pharmazeutischen und veterinärmedizinischen Wissenschaft. Über diesen Vorgang hat der Tierarzt regelmäßig Aufzeichnungen anzufertigen. Der Tierarzt stellt in seiner Hausapotheke Arzneimittel auf Vorrat her; er hat seine Arzneimittel zu prüfen oder prüfen zu lassen, um die einwandfreie Beschaffenheit zu gewährleisten. Die Herstellung hat nach den Vorschriften des Arzneibuchs (Deutsches Arzneibuch, ggf. Homöopathisches Arzneibuch) zu erfolgen.

Abgabe. Wenn der Tierarzt Arzneimittel aus seiner Hausapotheke abgibt, so müssen hierfür geeignete Behältnisse verwendet werden, die nach den Vorschriften des Arzneimittelgesetzes zu kennzeichnen sind.
Es ist nicht erlaubt, alle geeigneten und vom Tierarzt gewünschten Arzneimittel auch tatsächlich zu verwenden. So sind einige Stoffe für die Herstellung von Arzneimitteln oder zur Anwendung bei Lebensmitteln liefernden Tieren verboten. Hierzu gehören hormonwirksame Substanzen. Diese Tatsache trifft naturgemäß für Hund, Katze und andere Heimtiere nicht zu.

1.3 Tierartliche Besonderheiten der Arzneimittel-Empfindlichkeiten

Die tierartlichen Besonderheiten der Empfindlichkeit gegenüber Arzneimitteln sind meist durch die unterschiedlichen Eliminationsgeschwindigkeiten bei den verschiedenen Tierarten begründet. Die metabolische Inaktivierung aller Fremdstoffe, zu denen auch die Arzneimittel gehören, erfolgt vorwiegend in der Leber. Die enzymatischen Um- und Abbauprozesse laufen in mehreren Stufen ab, von denen die erste Stufe (z. B. Oxydationen, Hydroxylierungen) bei allen Tierarten nahezu identisch, die zweite Stufe (Konjugationen) aber hinsichtlich der Geschwindigkeit der Umsetzungen unterschiedlich ist. So ist die Aktivität der Glucuronyltransferase in der Leber der Katze und bei Jungtieren sehr gering, so daß Glucuronidierungen bei dieser Tierart erheblich längere Zeit beanspruchen als bei anderen Tierarten.

Durch die Konjugation des Natriumsalicylats an die körpereigene Glucuronsäure werden die Wasserlöslichkeit dieses Analgetikums und damit die Möglichkeit der renalen Exkretion erhöht; Kumulationen sind bei mangelhafter Fähigkeit dieser „Entgiftung" nach wiederholter Gabe möglich, was dann zur Ansammlung des Arzneimittels im Organismus führt. Daher müssen alle Arzneimittel, die durch einen solchen Mechanismus inaktiviert werden, bei Katzen und Jungtieren außerordentlich niedrig dosiert werden.

Bei Hunden läuft die Acetylierung langsam ab, so daß die Entstehung wasserlöslicher Metaboliten, z. B. bei zahlreichen Sulfonamiden, und die anschließende renale Exkretion erschwert sind.

Metabolisches Körpergewicht. Es ist insbesondere bei den kleinen Heimtieren nicht einfach, das Körpergewicht zur Ermittlung der korrekten Dosierung zu berücksichtigen. Die Dosierungsangaben erfolgen für alle Tierarten fast ausschließlich in Milligramm pro 1 Kilogramm Körpergewicht (Körpermasse) (mg/kg KG). Bei sehr leichten und sehr schweren Tieren ergibt eine solche Berechnung Fehler, da die Intensität biologischer Prozesse, z. B. der Verteilung oder des Stoffwechsels, bei leichten Tieren vergleichsweise größer ist als bei schweren Tierarten. Es muß also das „metabolische Körpergewicht" berücksichtigt werden. Das ist möglich durch einen Bezug auf die Körperoberfläche (mg/m^2) oder annäherungsweise durch die folgende Formel des reduzierten Körpergewichts: mg/kg^{0,75}.

Systemisch wirkende Arzneimittel werden bei Heimtieren meist in galenischen Formulierungen angewendet, die per os appliziert werden sollen. Lösungen und feste Arzneiformen eignen sich, falls sie sich zwangsweise verabfolgen lassen. In vielen Fällen müssen aber die Arzneimittel zusammen mit dem Futter oder dem Tränkwasser zugeführt werden, wobei allerdings die Beeinträchtigung des üblichen Futter- oder Wassergeschmacks die Akzeptanz erheblich reduziert. Aus der Ta-

Tabelle 8.1 Tagesdosierung eines Wirkstoffes in Futter

Tierart	Körpergewicht (kg)	Futter (g/Tag)	Wasser (ml/Tag)	10 mg/kg Futter entsprechen × mg/kg KG · Tag
Hund	10	250	500	0,25
Katze	2	100	100	0,5
Kaninchen	2	60	330	0,3
Meerschweinchen	0,5	30	85	0,6
Hamster	0,125	15	10	1,2
Ratte	0,2	15	25	0,5
Maus	0,025	3	5	1,2

belle 8.1 läßt sich die ungefähre Dosierung eines Wirkstoffes im Futter oder Wasser abschätzen bei Verabfolgung einer Konzentration von 10 mg/kg oder /l.

2 Spezielle Therapeutika

Die bei einzelnen Wirkstoffen genannten Fertigarzneimittel sind nur beispielhaft aufgeführt und stellen keine Wertung dar.

2.1 Arzneimittel für Hund und Katze

2.1.1 Chemotherapeutika

(→ Bd 1.752 ff)

Mit Chemotherapeutika werden Infektionskrankheiten behandelt. Sie können durch Viren, Bakterien, Pilze oder Protozoen bedingt sein. Diese Arzneimittel sollen übertragbare Krankheiten meist zusammen mit anderen Maßnahmen wie Impfungen und Hygiene der Umgebung verhindern oder bekämpfen. Die äußeren Erscheinungen einer Infektionskrankheit sind nahezu identisch, da die Gegenwehr des Organismus gegen zahlreiche Erreger annähernd gleich verläuft. Die spezifische Behandlung mit Arzneimitteln setzt jedoch eine sorgfältige tierärztliche Diagnose voraus.

Als Chemotherapeutika werden die folgenden Gruppen verwendet:

– Antibiotika,
– metallorganische Verbindungen,
– Sulfonamide,
– Nitrofurane,
– andere Stoffe.

Diese Arzneimittel sollen die Krankheitskeime abtöten oder in ihrer Vermehrungsfähigkeit hemmen, den Wirtsorganismus aber unbeeinflußt lassen. Durch Eingriffe in besondere biochemische Prozesse der bakteriellen Funktionen, die nur bei den Krankheitserregern von essentieller Bedeutung sind und beim Wirtstier keine Rolle spielen, kann eine selektive Wirkung erreicht werden.

In den Krankheitskeimen werden die folgenden Prozesse durch Chemotherapeutika beeinflußt:
Stoffwechsel (Sulfonamide, Trimethoprim);
Eiweißsynthese (Chloramphenicol, Tetracycline, Erythromycin, Streptomycin);
Zellwandsynthese (Penicilline);
Steigerung der Zellwandpermeabilität (Polymyxin, Colistin, Nystatin).

Antibiotika

Grundsätzlich können Antibiotika bei allen Heimtieren wie bei landwirtschaftlichen Nutztieren sowie beim Menschen verwendet werden. Der Preis variiert oft das Ausmaß der Verwendung. Für einige Tierarten oder Rassen sind bemerkenswerte Unterschiede in der Empfindlichkeit bekannt, die im wesentlichen von den unterschiedlichen Enzymaktivitäten der Leber abhängt. Die in den Körperkreislauf gelangten Antibiotika werden in den meisten Fällen zu unwirksamen Folgeprodukten metabolisiert. Erfolgt der Abbau nur sehr langsam, wie grundsätzlich bei Neugeborenen und Jungtieren sowie in besonderen Fällen bei Katzen, ist mit einer Kumulation des Arzneimittels nach wiederholter Gabe und mit Auftreten von Unverträglichkeitsreaktionen zu rechnen, falls die für erwachsene Tiere und den Hund üblichen Dosierungen zugrunde liegen. Im Wirkungsspektrum, im Wirkungsmechanismus und in der Tatsache einer bakteriellen Resistenz bestehen natürlich keine tierartspezifischen Unterschiede.

β-Laktam-Antibiotika
Zu dieser nach chemischen Kriterien definierten Substanzgruppe gehören die häufig bei Hund und Katze verwendbaren Antibiotika aus der Gruppe der Penicilline und Cephalosporine. Sie werden biosynthetisch, halb- oder vollsynthetisch hergestellt, so daß heute tatsächlich die folgenden Arzneimittel für Hund und Katze zur Verfügung stehen:

Penicillin G (Benzylpenicillin), Benzathin-Penicillin G;
Penicillin V (Phenoxymethylpenicillin);
Ampicillin, Amoxicillin, Cloxacillin, Dicloxacillin, Methicillin, Oxacillin, Pheneticillin, Propicillin.

Diese Arzneimittel sind einheitlich Derivate der 6-Aminopenicillansäure. Sie sind somit chemisch und folglich auch wirkungsmäßig miteinander verwandt. Sie unterscheiden sich aber erheblich durch ihre physikochemischen Eigenschaften.

Diese beeinflussen ihre Stabilität im Magen-Darm-Trakt, d. h. ihre Verfügbarkeit nach oraler Eingabe. Auch werden in der Praxis Arzneimittel ausgewählt, für die die Anzahl resistenter Infektionserreger vergleichsweise gering ist.

Ampicillin und Amoxicillin. Beide wirken auf alle Krankheitskeime der Tiere bakteriostatisch und bakterizid, indem sie den Aufbau der Bakterienwand beeinträchtigen. Während die älteren Penicilline G und V vorwiegend grampositive Krankheitskeime (Staphylokokken, Streptokokken, Corynebakterien, Listeria, Clostridien) erfassen, beeinflussen säurefeste halbsynthetische β-Laktam-Antibiotika auch gramnegative Bakterien (Salmonellen, E. coli) mit Ausnahme einiger nur wenig empfindlichen Stämme. Resistente Krankheitskeime können sich bei Hund und Katze nach längerer oder wiederholter Behandlung langsam entwickeln, indem sich Penicillinase-bildende Stämme vermehren. Das Enzym inaktiviert das Molekül durch Spaltung des Laktam-Ringes. β-Laktam-Antibiotika wirken nicht auf Penicillinase-bildende Keime.
Die Verträglichkeit der β-Laktam-Antibiotika für Hund und Katze ist sehr gut. Anders als beim Menschen oder anderen Heimtieren (z. B. Meerschweinchen; s. Kap. 5) sind individuelle Überempfindlichkeiten im Sinne einer Allergie sehr selten, wenn auch nicht unmöglich.
β-Laktam-Antibiotika werden gegen zahlreiche Infektionen bei Hund und Katze verwendet. Hierzu zählen insbesondere die eitrigen Entzündungen, die meist durch Kokken hervorgerufen werden. Weiter sind Septikämie, Pneumonie, Gastroenteritis, Analdrüsenentzündungen der Hunde, Niereninfektionen, Hautinfektionen und Abszesse Indikationsgebiete. Die Blutspiegel aller β-Laktam-Antibiotika müssen langfristig über 3 µg/ml liegen. Die Dosierungen betragen für Hund und Katze einheitlich:

Ampicillin · 3 H$_2$O 10 bis 30 mg/kg KG 3mal tgl. per os
Amoxicillin · 3 H$_2$O 5 bis 10 mg/kg 3mal tgl. per os oder inj.

Ampicillin kann als Breitspektrum-Antibiotikum bezeichnet werden. Es soll nicht in einer Kombination mit anderen Chemotherapeutika verwendet werden, weil zahlreiche Inkompatibilitäten auftreten können. Die Ausscheidung erfolgt vorwiegend renal mit einer Halbwertszeit von etwa 12 Stunden.
Auch Amoxicillin hat ein breites Wirkungsspektrum. Es führt nach oraler Verabfolgung wegen der guten enteralen Absorption schnell zu einem hohen Blutspiegel. Daher kann die Dosis gegenüber dem Ampicillin reduziert werden. Die Wirkungsdauer ist wegen der schnellen Elimination auf 8 Stunden beschränkt. Kleine Nagetiere (siehe Kap. 5) sind viel empfindlicher als Hund und Katze.

Clavulansäure. Dieses Arzneimittel wird den β-Laktamantibiotika zugesetzt, um die β-Laktamase der Bakterien zu hemmen. Dadurch erweitert sich das Wirkungsspektrum von Ampicillin und Amoxicillin erheblich. Auch β-Laktamase-bildende Infektionskeime werden nun erfaßt. Die Tagesdosis beträgt 5 mg/kg. Kleinnager (siehe Kap. 5) sind sehr empfindlich, so daß nach dieser Dosis Vergiftungen auftreten können.

Cephalosporine. Sie spielen bei Hund und Katze eine untergeordnete Rolle. Cephalexin ist ein oral zu verabfolgendes Produkt. Es wird bei Hund und Katze in einer Dosis von 30 mg/kg KG zweimal täglich mit dem Futter zur Behandlung von Infektionen mit grampositiven oder gramnegativen Erregern verwendet. Besonders die durch Staphylokokken erzeugte purulente Dermatitis des Hundes stellt eine praktisch wichtige Indikation dar.

Aminoglykosid-Antibiotika
Zu dieser Gruppe gehören Stoffe mit drei sauerstoffhaltigen Ringsystemen, die jeweils über Sauerstoffbrücken glykosidisch miteinander verbunden sind:

– Streptomycin und Dihydrostreptomycin
– Neomycin
– Kanamycin
– Gentamicin
– Lincomycin

Die Wirkung ist auf extrazellulär lebende Krankheitskeime beschränkt. Die Substanzen binden an die 30 S-Untereinheiten der Ribosomen und stören komplex die Proteinsynthese. Es werden vor allem schnell wachsende gramnegative Erreger (Streptomycin) mit Hemmkonzentrationen von 0,5 bis 20 µg/ml beeinflußt. Grampositive Kokken werden nur bei hohen Konzentrationen (bis 100 µg/ml) erfaßt. Die Wirkungsdauer des Streptomycins und Dihydrostreptomycins beträgt nach einer Dosis von 20 mg/kg nur 6 bis 12 Stunden, so daß zwei- oder dreimal täglich mit einer intramuskulären Injektion behandelt werden muß. Überdosierungen können auch bei Hund und Katze zu toxischen Erscheinungen führen, die neben einer lokalen Reizung am Orte der Applikation (Schmerz an der Injektionsstelle) eine Schädigung des peripheren Nervensystems und des Gleichgewichtsorgans verursachen (neurotoxische und ototoxische Wirkung). Hunde und Katzen reagieren auch mit Erbrechen und Ataxie, vor allem nach wiederholter Injektion.

Gentamicin wirkt gegenüber grampositiven und gramnegativen Infektionserregern bakteriostatisch und bakterizid. Die Resistenzlage ist erstaunlich gut. Systemische Behandlungen können nur parenteral als intramuskuläre oder subkutane Injektionen erfolgen. Durch die geringe enterale Absorption ist die orale Gabe unzweckmäßig. Sie führt zu therapeutisch unwirksamen Blut- und Gewebsspiegeln. Wegen der schnellen Elimination muß der Stoff zwei- oder dreimal täglich verabfolgt werden. Die Einzeldosis beträgt 2 bis 10 mg/kg. Gentamicin ist nephrotoxisch und verstärkt ggf. eine Nierenfunktionsstörung. Vorsicht ist bei Nierenerkrankungen geboten. Die Verträglichkeit ist sonst aber gut.

Tetracycline

Die am häufigsten aus dieser Gruppe bei Hund und Katze verwendeten Antibiotika Chlor- und Oxytetracyclin stellen Breitbandantibiotika dar. Sie hemmen die Vermehrung der verschiedensten Krankheitskeime. In höheren Konzentrationen wirken sie darüber hinaus bakterizid. Die für die bakteriostatische Wirkung nötige Hemmkonzentration beträgt 0,5 bis 2 µg/ml nach einer therapeutischen Dosierung von 10 mg/kg KG intravenös oder 50 mg/kg oral, jeweils auf 2 oder 3 Einzeldosen am Tag verteilt. Die Wirkungsdauer einer Einzeldosis beträgt 6 bis 10 Stunden, weil ein großer Teil schnell über die Nieren ausgeschieden wird. Ein Rest verbleibt aber viele Tage im Organismus und unterliegt einem enterohepatischen Kreislauf.

Chloramphenicol

Dieses preiswerte Breitbandantibiotikum wirkt gegenüber zahlreichen Erregern bei Hund und Katze. Die beim Menschen beobachteten dosisunabhängigen Intoxikationen wie aplastische Anämie treten beim Hund nur nach ungewöhnlich hohen Dosen auf. Die Bakteriostase läßt sich nach oraler oder parenteraler Applikation erzielen. Die therapeutische orale Dosis beträgt etwa 30 mg/kg. Sie führt für längstens einen Tag zu wirksamen Gewebsspiegeln. Für eine intramuskuläre Injektion werden 5 bis 10 mg/kg benötigt. Dieser Stoff wird bei Hund und Katze mit einer Halbwertzeit von 5 Stunden ausgeschieden. Die Anwendung von Chloramphenicol bewirkt bei Hund und Katze in Dosen oberhalb 5 mg/kg eine starke Hemmung verschiedener körpereigener Enzyme die am Um- und Abbau insgesamt an der Inaktivierung von körperfremden Stoffen beteiligt sind. Daher ist die Kombination dieses Antibiotikums mit anderen Arzneimitteln, z. B. Narkotika, mit einer Verlängerung der Anwesenheit und Wirkung einiger Fremdsubstanzen verbunden.

Makrolid-Antibiotika

Diese Antibiotika bestehen chemisch aus großen Ringen. Sie wirken vorwiegend auf grampositive Keime, insbesondere Kokken, durch Hemmung der mikrosomalen Proteinbildung. Am häufigsten wird das *Erythromycin* verwendet. Wegen der schnellen Resistenzbildung nach bereits kurzer Therapiedauer kann es nicht über längere Zeit verwendet werden. Es wird bei Hund und Katze in einer Dosis von 15 mg/kg oral oder 5 mg/kg intramuskulär oder intravenös für mehrere Tage verabfolgt. Der ausbleibende therapeutische Erfolg erfordert eine Resistenzprüfung der Krankheitskeime oder ein Wechsel zu einem anderen Antibiotikum. Die Ausscheidung dauert bis 8 Stunden; wegen eines enterohepatischen Kreislaufs sind aber für mehrere Tage noch Restmengen im Organismus ohne therapeutische Wirksamkeit vorhanden.

Sulfonamide

Diese Chemotherapeutika stellen eine alte Substanzgruppe dar. Sie werden seit langem auch bei Hund und Katze verwendet. Durch den kompetitiven Antagonismus zum Bakterienwuchsstoff p-Aminobenzoesäure wirken sie bakteriostatisch und hemmen die Vermehrung. Ruhende Krankheitserreger werden also durch Sulfonamide nicht beeinflußt. Daher eignen sich diese Stoffe vor allem zur Bekämpfung akuter Infektionen. Sie erfassen gramnegative und grampositive Keime. Besonders die eitrigen Entzündungen bei Hund und Katze können behandelt werden. Alle Sulfonamide haben bei beiden Tierarten die gleichen Wirkungen, unterscheiden sich lediglich durch ihre physikochemischen Eigenschaften. Diese beeinflussen die Verfügbarkeit nach oraler Eingabe (Ausmaß der enteralen Absorption) und die chemische Persistenz im Organismus gegenüber abbauenden Enzymen sowie schließlich die Wasserlöslichkeit, von der die renale Exkretionsrate abhängt. Eine Substitution am N-1 variiert die Wirkungsdauer der Sulfonamide im tierischen Organismus.

Zu den am häufigsten bei Hund und Katze verwendeten Sulfonamiden zählen (Angaben der Einzeldosierungen):

Sulfanilamid	70 mg/kg, 2mal tgl.
Sulfaguanidin	70 mg/kg, 2mal tgl.
Sulfathiazol	100 mg/kg, 5mal tgl.
Sulfamethizol	30 mg/kg, 5mal tgl.
Sulfadiazin	140 mg/kg, 2mal tgl.
Sulfamerazin	140 mg/kg, 2mal tgl.
Sulfadimidin	70 mg/kg, 2mal tgl.
Sulfisoxazol	100 mg/kg, 2mal tgl.
Sulfamethoxypyridazin	25 mg/kg, tgl.
Phthalylsulfathiazon	50 mg/kg, 3mal tgl.

Die Dosierungen sind auf einen Tag gleichmäßig zu verteilen. Die Differenzen beruhen auf dem unterschiedlichen pharmakokinetischen Verhalten der einzelnen Sulfonamide.
Andere hier nicht genannte Sulfonamide erweitern nicht das pharmakotherapeutische Arsenal bei Hund und Katze, da das Wirkungsspektrum identisch ist. Mit den oben genannten Stoffen können im allgemeinen die empfindlichen Krankheitskeime erreicht werden.
Die unterschiedlich langen Ausscheidungszeiten führen zur Einteilung in Langzeit- und Kurzzeit-Sulfonamide. Letztere (z. B. Sulfathiazol und Sulfamethizol) haben bei Tieren nur einen begrenzt ausnutzbaren Effekt, da sie in sehr kurzen Abständen verabfolgt werden müssen. Sulfamethoxypyridazin entfaltet eine langanhaltende Wirksamkeit. In vielen Fällen kann eine Initialdosis, die etwa der doppelten der oben erwähnten Einzeldosis entspricht, gegeben werden, die dann nach 8 bis 12 Stunden durch die laufenden Einzeldosen abgelöst wird.

Nitrofuranderivate

(→ Bd. 1.737)

Diese synthetischen Chemotherapeutika werden bei Heimtieren zur Behandlung von Infektionen durch grampositive und gramnegative Erreger verwendet. Sie sind akut wenig toxisch. In Abhängigkeit von der Dosierung, d. h. der Menge am Wirkungsort, wirken sie bakteriostatisch oder bakterizid.

Nitrofural wird nur äußerlich zur Behandlung infizierter Hauterkrankungen verwendet.

Nitrofurantoin kann oral verabfolgt werden; es wird in hoher Konzentration mit dem Harn ausgeschieden, eignet sich daher zur Behandlung von bakteriell bedingten Nierenerkrankungen. Wegen der schnellen Ausscheidung muß es viermal täglich in einer Dosis von je 2 mg/kg gegeben werden.

Furazolidon wird oral vor allem bei Darminfektionen oder lokal angewendet.

Furaltadon, Nifurprazin sind weitere Nitrofuranderivate für die Anwendung bei Kleintieren.

Weitere Chemotherapeutika

Trimethoprim hat bakteriostatische Wirkungen. Es unterstützt synergistisch die Sulfonamid-Wirkungen und wird deswegen oft mit diesen kombiniert. Nach oraler Eingabe wird es schnell aus dem Magen-Darm-Kanal absorbiert und mit einer Halbwertzeit von 3 Stunden (Hund) wieder ausgeschieden. Das Indikationsgebiet entspricht dem der Sulfonamide.

Die folgende Zusammenstellung gibt die bei Hund und Katze üblichen Dosierungen der Arzneimittel für die tägliche orale Gabe für Hund und Katze zur Behandlung von Infektionen wieder:

Tabelle 8.2 Dosierungen von Arzneimitteln zur Infektionsbehandlung (mg/kg)

Ampicillin	100
Amoxicillin	20
Streptomycin	50
Dihydrostreptomycin	50
Gentamicin	10
Chlortetracyclin	50
Oxytetracyclin	50
Chloramphenicol	30
Erythromycin	15
Sulfamethiazol	150
Sulfadiazin	150–200
Sulfamerazin	150–200
Sulfadimidin	150
Sulfixoazol	150–200
Trimethoprim	10–20
Nitrofurantoin	8 (auf 4 Dosen verteilt)
Furazolidon	5

2.1.2 Arzneimittel bei Stoffwechselstörungen

Vitamine

Eine Behandlung der Heimtiere mit Vitaminen ist nur unter zwei Bedingungen sinnvoll:

1. Absoluter Vitaminmangel in der Nahrung (bei heutigem Angebot an Fertignahrung für Heimtiere praktisch kaum noch möglich).
2. Relativer Vitaminmangel durch erhebliche Steigerung eines Vitaminbedarfs (akute Entzündungen, Infektionen, starker und anhaltender Durchfall, Rekonvaleszenz Gravidität, Milchversorgung zahlreicher Welpen) oder durch enterale Malabsorption, d. h. verringerte Fähigkeit der Darmschleimhaut, Vitamine in ausreichender Menge aufzunehmen wie z. B. Fettmangel, der die Absorption fettlöslicher Vitamine erschwert.

Eine Speicherung in tierischen Geweben findet praktisch nicht statt, so daß Vitamine regelmäßig mit der Nahrung aufgenommen werden müssen.

Axerophthol

Vitamin A kann nur aus tierischen Futtermitteln, die Vorstufe Carotine dagegen auch aus pflanzlichem Futter aufgenommen werden. Die Provitamine liegen im Leberdepot in Form von Fettsäureestern vor, die bei Bedarf biohydrolysiert werden. Ein Mangel würde sich durch Störungen epithelialer Gewebe der Haut, Schleimhaut und der Retina des Auges bemerkbar machen. Bei einer kurzfristigen Überschreitung des Tagesbedarfs sind Eigenwirkungen des Vitamins A praktisch nicht bekannt. Chronische Überdosierungen sind nicht unbedenklich. Sie führen zu Gewichtsverlust, Inappetenz, schmerzhaften Knochenveränderungen durch Knochenablagerungen in den Epiphysen der Röhrenknochen und periostalen Neubildungen, embryonalen Fehlbildungen.

Jüngere Tiere erhalten 0,5, erwachsene Tiere 0,3 und ältere Tiere 0,2 mg/kg und Tag, entweder oral oder auch als intramuskuläre Injektion. Diese Dosis stellt den 20fachen Tagesbedarf dar (= 0,02 mg/kg, entsprechend 0,04 mg β-Carotin/kg Körpergewicht täglich).

Vitamin-D-Gruppe

Diese Stoffklasse enthält zwei therapeutisch verwendete Substanzen mit Steroidnatur: *Ergocalciferol* (Vitamin D_2) und *Colecalciferol* (Vitamin D_3). Ausgesprochene Vitamin-D-Mangelerscheinungen kommen bei ausgeglichener Nahrung heute bei Hund und Katze praktisch nicht vor. Bei Vorliegen von Darmerkrankungen mit Störungen der enteralen Calcium- und gleichzeitig Vitamin-D-Absorption oder Leber- und Nierenfunktionsstörungen ist mit einem relativen Vitamin-D-Mangel zu rechnen. Die folgenden Dosierungen werden täglich für mindestens eine Woche verabfolgt (1 mg Ergocalciferol = 40 000 IE; 1 IE = 0,025 μg Ergocalciferol):

Tabelle 8.3 Ergocalciferol-Dosierung

Tagesbedarf:	0,25 bis	0,5 µg/kg/Tag
Substitution:	0,5 bis	1,5 µg/kg/Tag
Behandlung:	5,0 bis	10,0 µg/kg/Tag

Hohe Dosen einmaliger Gaben sind wegen der schnellen Ausscheidung wenig sinnvoll und führen bei Hunden und Katzen zu Überdosierungserscheinungen, die mit einer Hypercalcämie und Diarrhoe, Appetitlosigkeit, Polydipsie (Vieltrinken) und Polyurie einhergehen. Nach langfristiger Gabe der oben genannten Höchstdosen treten Kalkablagerungen im perivaskulären Gewebe (Herz, Lunge, Nieren) auf.

Tokopherol
Der als Vitamin E bezeichnete Stoff entfaltet nach Steigerung der Substitutionsdosis auch eigene pharmakodynamische Wirkungen, die auf einen antioxydativen Mechanismus zurückgeführt werden können. Tokopherol wird beim Hund zur Unterstützung der Behandlung der Muskeldystrophie und peripherer Durchblutungsstörungen verwendet. Es wirkt diesbezüglich synergistisch mit Vitamin A und mit Selen. Als therapeutische Dosen werden beim Hund 25 mg/kg wiederholt injiziert oder täglich 40 mg/kg oral verabfolgt.

Phytomenadion
Vitamin K_1 wird mit der pflanzlichen Nahrung aufgenommen. Es kann das von den Darmbakterien gebildete Vitamin K_2 ersetzen. Menadion (Vitamin K_3) und Menadiol (Vitamin K_4) werden synthetisch hergestellt. Die größte therapeutische Bedeutung hat das Vitamin K_1 bei der Behandlung einer Kumarinvergiftung der Tiere (Hypoprothrombinämie-Behandlung mit Konakion®). Hunde und Katzen erhalten 2 bis 5 mg täglich intramuskulär; die Einhaltung einer genauen Dosierung ist wegen der geringen Toxizität nicht nötig. Nur massive Dosierungen (150 mg/kg) führen beim Hund zu leichter Hämolyse.

Vitamin-B-Gruppe
Der Gruppe der wasserlöslichen B-Vitamine werden zahlreiche verschiedene Stoffe zugeordnet, von denen nicht alle eine therapeutische Bedeutung für Heimtiere haben.

Thiamin. Das *Vitamin B_1* wird (selten) bei einer fütterungsbedingten Hypovitaminose, häufiger aber bei gestörten Bedingungen der enteralen Absorption durch Darmerkrankungen oder bei gesteigertem Bedarf infolge Wachstums, Gravidität, Laktation, Entzündungen mit Fieber verwendet. Thiamin wird für Hunde in Dosierungen von 5 bis 50 mg, bei Katzen mit 1 bis 10 mg oral, subkutan, intramuskulär oder gelegentlich intravenös verabfolgt.

Riboflavin. Das *Vitamin B_2 (Laktoflavin)* wird nur zur Substitution eines ernährungsbedingten Mangels verwendet. Hunde erhalten täglich 40 mg/kg oral.

Vitamin-B-Faktoren und B_{12}. Nikotinsäure, Nikotinamid, Pyridoxin und Cyanocobalamin spielen eine sehr untergeordnete Rolle in der Behandlung von Heimtierkrankheiten. Da ein Mangel an diesen B-Vitaminen (Pyridoxin = Adermin = Vitamin B_6, Nahrung unter Verwendung der handelsüblichen Tierfuttermittel weder vorkommen noch diagnostizierbar sind, werden sie nicht verwendet.

Ascorbinsäure
In besonderen Streßsituationen besteht ein erhöhter Bedarf an Vitamin C, weil Ascorbinsäure aufgrund seiner Redox-Eigenschaften zahlreiche stoffwechselintensive Prozesse steuert und an der Freisetzung von Kortikosteroiden aus der Nebennierenrinde beteiligt ist. Es muß kontinuierlich zugeführt werden, da eine Speicherung in tierischen Geweben nicht stattfindet. Die meisten Tiere, außer z. B. Meerschweinchen, bilden Ascorbinsäure für den normalen Bedarf in ausreichender Menge im Dickdarm. Ernährungsbedingte Vitamin-C-Mängel gibt es nicht. Therapeutisch werden bei Tieren anders als beim Menschen nur die Effekte einer sehr hohen Dosierung ausgenutzt, wie im Streß- und Schockgeschehen. Hierzu werden für den Hund die folgenden Mengen gegeben: 50 bis 100 mg tgl. subkutan; 100 bis 1000 mg tgl. zwangsweise oral. Wegen des sauren Geschmacks nehmen Hunde die Formulierungen nicht freiwillig auf.

Antidiabetika

Zur Behandlung des Diabetes mellitus des Hundes und seltener der Katze werden, wie beim Menschen, Arzneimittel verwendet, die lebenslang das fehlende Hormon der Bauchspeicheldrüse, das Insulin, ersetzen. Die Krankheit wird bei Kleintieren seltener als beim Menschen festgestellt. Beim Hund werden ein lösliches Präparat für eine schnelle Wirkung, das an Protamin-Zink gebundene Insulin oder auch andere Formulierungen für längere Effekte verwendet. Im ersten Fall ist ein Wirkungsbeginn nach 2 Stunden und eine Wirkungsdauer von 6 Stunden zu erwarten. Hierfür werden 2,2 Einheiten pro 1 kg Körpergewicht intravenös verabfolgt; die Injektion kann nach 2 Stunden bei ausbleibendem Effekt (Dosis 4,4 E/kg) wiederholt werden. Eine nach 6 bis 8 Stunden mögliche Hypoglykämie muß beachtet werden. 18 bis 24 Stunden nach dem mittellang wirksamen Präparat muß stets erneut behandelt werden.
Die Insulin-Dosis muß für jeden Einzelfall gewählt werden, da die individuelle Empfindlichkeit schwankt und der jeweilige Zustand der Hyperglykämie berücksichtigt werden muß. Man kann die Gefahr einer Über- oder Unterdosierung weitgehend vermeiden, wenn man die Tagesdosis auf zwei Einzeldosierungen und jeweils 30 Minuten vor der Morgen- und Abendfütterung aufteilt. Eine Kontrolle der optimalen Insulindosis ist durch eine Glucosebestimmung im Harn unter Verwendung der Stäbchenmethode leicht möglich.

Antirachitika

Die „Knochenweiche" tritt bei ausgewogener Ernährung der Hunde und Katzen heute selten und dann fast nur bei Junghunden bis zu 18 Monaten auf. Sie ist zu vermeiden, wenn die Nahrung ausreichend Vitamin D, Calcium und Phosphor enthält. Schilddrüsenstörungen, Wurmbefall oder Nierenstörungen können die Wirkung eines Vitamin- und Mineralstoffmangels verstärken. Die Behandlung einer aufgetretenen Erkrankung beseitigt die Ursachen durch Futter-Zugabe von Knochenmehl, Quark, Fleisch und Vitamin-Zubereitungen (Vigantol®). Das Futter für Junghunde wird mit Calciumlaktat oder Calciumcarbonat („Schlämmkreide") versetzt.
Mit einem „Vitaminstoß" ist wenig zu erreichen, da der Vitamin-Überschuß sofort wieder ausgeschieden wird und zudem die Gefahr einer Intoxikation besteht. Als Tagesdosen werden den Tieren 200 bis 1000 IE Vitamin D verabfolgt. Bei manifester Erkrankung sind Tagesdosen von 2000 bis 3000 IE nötig.

Osteomalazie und Osteoporose. Beide Erkrankungen sind von der Rachitis zu trennen. Die Ursache der erstgenannten Erscheinung liegt im Unvermögen des tierischen Organismus, das aufgenommene Calcium zu verwerten. Bei gleichzeitig vorliegender Nierenstörung ist eine allgemeine Störung des Mineralstoffhaushalts anzunehmen, eine „renale Osteodystrophie". Die Osteoporose stellt einen Schwund des vorher gut verkalkten Knochengewebes dar und ist bedingt durch eine Erkrankung inkretorischer Gewebe z. B. einer Schilddrüsen- und/oder Sexualdrüsen-Unterfunktion, wie im Alter, bei Diabetes mellitus oder bei einer Nebennierenüberfunktion (Morbus Cushing). Auch die Überdosierung von Glucocorticoiden, eine enterale Malabsorption oder ein Wurmbefall können die Ursache sein. Die Knochen bleiben hart. Sie vermindern ihre Knochenstruktur und verlieren an Bruchfestigkeit.
Anabolika, vor allem Estrogene, fördern den Knochenaufbau. Die Osteoporose älterer Hunde ist therapeutisch nicht zu beeinflussen.

2.1.3 Antiparasitika

Diese Arzneimittel werden zur Bekämpfung von Parasiten in oder auf der Haut als Ektoparasitika oder im Inneren des Organismus als Endoparasitika oft verwendet. Sie lassen sich von Chemotherapeutika abgrenzen, weil sie gegenüber mehrzelligen Organismen wie z. B. Milben, Flöhen, Würmern, Protozoen wirksam sind. Einige als Ektendozide bezeichnete Arzneimittel wie z. B. Ivermectin wirken auf alle Parasiten innerhalb und außerhalb des tierischen Körpers.

Antiektoparasitika

(→ Bd. 1.774 ff)
Da Heimtiere häufig mit Parasiten in oder auf der Haut befallen sind, werden Pestizide verwendet. Repellantien helfen Parasiten zu vertreiben. Diese Arzneimittel sollen die Tiere von Belästigungen befreien, Hautentzündungen heilen oder vermeiden, daß die Parasiten (Infektions-)Krankheiten übertragen. Die Wirkungen auf die Wirtstiere sind zu berücksichtigen. Sie sind vor einer Vergiftung durch die meist stark wirkenden Antiparasitika zu schützen. Allergische Reaktionen des Individuums lassen sich nicht immer vermeiden. Auch die mittelbare oder unmittelbare Umgebung der befallenen Tiere muß behandelt werden: Futternäpfe, Trinkschalen, Liegeplätze und -material. Die eventuelle Aufnahme größerer Mengen an Ektoparasitika durch Jungtiere bei der Behandlung säugender Muttertiere ist zu beachten. (→ Bd. 1, 774 ff)
Zu den älteren einfachen Haut-Antiparasitika zählen die folgenden Stoffe und Zubereitungen.

Balsamum peruvianum. Perubalsam als Salbe:

Balsam. peruvian.	10,0
Vaselin. flav.	ad 100,0
m. f. ungt.	
S. zur Ektoparasitenbekämpfung, Förderung der Granulations- und Epithelisierungsvorgänge sowie des Haarwachstums	

Cuprex®. Kupferoleat wirkt gegen Läuse, Zecken und Flöhe nach Bepinselung oder Einreibung. Es ist für Katzen nicht geeignet, da hier Vergiftungen auftreten können.

Speiseöl, Spiritus oder Petroleum, Benzin, Ether. Fette oder organische Lösemittel werden zur Entfernung von Zecken (Holzböcken, Ixodes) verwendet, wobei mit diesen Flüssigkeiten die sichtbaren Parasiten betupft werden. Die graubräunlichen Parasiten sitzen fest in der Haut und fallen kurz nach Behandlung ab oder können mit der Pinzette entfernt werden. Das zwangsweise Herausreißen gelingt nicht, da der Parasitenkopf in der Haut verbleibt und anschließend lokale eitrige Entzündungen verursacht.

Lindan. γ-Hexachlorcyclohexan ist eine organische aromatische Chlorverbindung mit hoher Wirksamkeit und vernachlässigbar geringer Toxizität für den Wirtsorganismus. Lindan wird in verschiedenen Formulierungen wie Spray, Salbe, Puder auf der Haut verwendet. Es ist ein Breitband-Insektizid, chemisch stabil und bleibt lange Zeit wirksam. Infolge unsachgemäßer Anwendung durch akzidentelle orale Aufnahme größerer Mengen können zentralnervöse Erregungen, muskuläre Zuckungen und schließlich Krämpfe bei den behandelten Tieren auftreten. Diese werden mit Beruhigungsmitteln wie Diazepam = Valium® oder Phenobarbital = Luminal® therapiert. Eine wiederholte Behandlung mit Lindan ist möglich, zahlreiche Anwendungen sind zu vermeiden. (→ Bd. 1. 343, 3.738)

Methoxychlor. Dimethoxydiphenyltrichlorethan wird schnell abgebaut, so daß nur eine geringe Kumulation im Säugetier bei wiederholter Behandlung erfolgt. Es wird häufig in Form von Pudern gegen verschiedene Ektoparasiten bei Katzen benutzt. (→ Bd. 1.344, 3.799)

Dichlorvos. DVVP = Dimethyldichlorvinylphosphat, ist eine Organophosphorverbindung mit vergleichsweise geringer akuter Toxizität. Es findet sich in vielen Formulierungen zur Behandlung von Ektoparasiten bei Hund und Katze, wie in Halsbändern oder Ohrclips, bei deren Anwendung eine mehrwöchige Wirkung durch kontinuierliche Freisetzung auftritt. Es kann auch für orale Gaben formuliert werden. Überdosierungen aller Organphosphate erzeugen aufgrund des einheitlichen Wirkungsmechanismus durch Hemmung der Acetylcholin-Esterase mit Steigerung der Aktivität des parasympathischen Systems, des Vagus-Effektes, einen erhöhten Tränen- und Speichelfluß, Erbrechen, Durchfall, Atembeschwerden durch Bronchiokonstriktion und gleichzeitiger vermehrter -sekretion, Bradykardie und feines Muskelzittern. Alle Effekte durch die muskarinartigen Wirkungen des Atropins können in Dosierungen von 1 mg/kg oder mehr weitgehend aufgehoben werden. Eine Ausnahme bildet das Muskelzittern, da es auf der nicotinergen Wirkung der ACh-Blocker beruht. (→ Bd. 1.766, 3.449)

Fenthion, Phoxim. Zwei weitere Organophosphate (z. B. Sebacil®) schließen sich wirkungsmäßig an (20%ige Lösungen). (→ Bd. 1.347. 3.586, 3.967)

Diazinon. Diese Substanz wird z. B. in Halsbändern und in vielen Formulierungen (0,02 bis 0,05%) angewendet und ist in dieser Art praktisch für das Wirtstier ungiftig. (→ Bd. 1.346, 3.419)

Cythioat. Wie im Namen erkennbar, handelt es sich um ein Thiophosphat, das in 1,5%iger öliger Suspension bei Hunden und Katzen zur Flohbekämpfung lokal verwendet wird. Es ist auch gegen Zecken und Milben wirksam. Ebenfalls ist eine orale Verabfolgung (1,5 mg/kg für Katze, 3 mg/kg für Hunde) möglich. (→ Bd. 1.775, 7.1162)

Pyrethroide. Chrysanthemum-Arten enthalten Ester, die als solche instabil sind. Nach dem gleichen Bauplan synthetisiert die chemische Industrie Pyrethroide mit unterschiedlichen Eigenschaften. Die Wirkung kann durch eine Formulierung mit dem gleichfalls insektizid wirksamen Piperonylbutoxid verstärkt werden. Die Stoffe wirken auf Insekten auch repellierend. Wirkstoffe sind Permethrin und Cypermethrin, die auch miteinander kombiniert in Form von Sprays oder Shampoos (0,5% Permethrin und 0,05% Cypermethrin) verwendet werden. Sie sind für Warmblüter praktisch untoxisch, haben einen erheblichen Einfluß auf Fische und z. B. Bienen, was bei der Anwendung beachtet werden muß. Eine bei manchen Menschen auftretende Allergie wird bei Tieren seltener beobachtet. (→ Bd. 1.350, 3.1017)

Benzylbenzoat. Dieser Ester wirkt gegen Räudemilben. Nach Behandlung größerer Hautoberflächen von Hund und Katze kann die perkutane Absorption besonders bei Läsionen zu Vergiftungen führen. Die Erscheinungen sind Erbrechen, Durchfall, Herz- und Atemdepression, überwiegend bei Katzen. (→ Bd. 7.439)

Schwefel. In Zubereitungen und als Reinsubstanz ist Schwefel ein altes und wenig bedenkliches Mittel gegen zahlreiche Ektoparasiten. Eine 2%ige Aufschwemmung von Schwefelkalk oder von Sulfur praecipitatum in Salbenform ist sicher, effektiv und preiswert. Der Nachteil nach der Anwendung besteht im Auftreten des Geruchs infolge der Entwicklung von Schwefelwasserstoff, der das eigentliche Prinzip der Schwefelwirkung auf Bakterien, Pilze und Milben der Haut darstellt. Auch die Hautstruktur wird durch Eiweißdenaturation verändert, was allenfalls kosmetische Auswirkungen hat. Die gleichzeitige Anwesenheit von Alkalilaugen verstärkt diesen Effekt durch ihre kerato- und lipolytischen Eigenschaften. (→ Bd. 1.351)

Schwefel kann in den folgenden Formulierungen insbesondere zur Behandlung der Räude (durch Sarcoptes, Demodex und Otodectes hervorgerufen) appliziert werden:

Feinverteiler-Schwefel	10,0
Zinkpaste	zu 100,0
S. Schwefel-Zink-Paste	
Sublimierter Schwefel	10,0
Kaliumcarbonat	5,0
Gelbes Vaselin	zu 50,0
S. Schwefelsalbe	

Öle. Lipide sind die Grundlage für viele extern anzuwendende Pestizide. Mineralöl allein ist bereits wirksam gegen verschiedene Milben und kann für die Säuberung der äußeren Gehörgänge bei Vorliegen von Milben benutzt werden. Zur wirksamen Behandlung ist ein intensiver und lang anhaltender Kontakt der Öle mit der Hautoberfläche nötig. Dieses ist bei der Behandlung von behaarten Hautoberflächen zu berücksichtigen.

Teere, Kreosot. Diese Produkte der Erdöldestillation sind bei Alleineinsatz gegen verschiedene Ektoparasiten verhältnismäßig gering wirksam. Sie können aber zusammen mit anderen Formulierungen in Kombination mit Pestiziden benutzt werden und deren Wirkung verstärken. Sie wirken auf freilebende Insekten hauptsächlich repellierend. Sie führen nach Anwendung konzentrierter Formulierungen zu Hautreizungen. Deswegen sollen diese Stoffe nach einigen Stunden wieder abgewaschen werden.

Halsbänder. Einige Ektoparasitika werden bei Hund und Katze in Form von verschieden großen Halsbändern angewendet, aus denen die Wirkstoffe kontinuierlich freigesetzt werden und dann vorwiegend eine repellierende Wirkung entfalten. Propoxur, Dichlorvos, Diazinon, Carbamate und Dimpylat werden in dieser Form benutzt.

Anthelminthika

Würmer gehören zu den häufigsten Endoparasiten der Heimtiere. Zur Behandlung werden Anthelminthika angewendet. Der Wurmbefall bei Hund und Katze ist nicht nur für Magen-Darm-Erkrankungen dieser Tiere, sondern auch für den Menschen von besonderer Bedeutung. Bestimmte Zwischenstadien im Entwicklungszyklus der Parasiten können zu Erkrankungen des Menschen führen. Die Behandlung erfordert eine tierärztliche Diagnose durch koprologische Untersuchungen. Gegebenenfalls muß der Tierbesitzer auf eine mögliche Infektion des Menschen hingewiesen werden, die die Konsultation eines Arztes notwendig macht.

Nematodenmittel
Die Infektion mit Nematoden (Rundwürmern) ist bei Hund und Katze relativ häufig. Vielfach liegt auch ein latenter Befall ohne klinische Symptome vor. Bei starkem Befall reagieren besonders Jungtiere mit Durchfall und Störungen des Allgemeinbefindens. Die wichtigsten Rundwürmer bei Hund und Katze sind Spulwürmer (Askariden: Toxocara) und Hakenwürmer (Ancylostoma), seltener Peitschenwürmer (Trichuris). Eine Übertragung dieser Würmer auf den Menschen ist nicht möglich, sie sind wirtsspezifisch.
Eine „Entwurmung" muß ab der 3. Lebenswoche bei Welpen und bei Jungtieren sofort nach festgestelltem Spulwurmbefall durchgeführt werden. Bei erwachsenen Tieren genügt eine Wurmkur zweimal im Jahr, falls Verdacht auf zwischenzeitliche Infektion ohne klinische Symptome besteht. Gleichzeitig müssen raumhygienische Tilgungs-Maßnahmen durchgeführt werden.

Benzimidazole, Tetrahydropyrimidine. Für die Therapie des Spulwurmbefalls stehen Benzimidazole und Tetrahydropyrimidine zur Verfügung. Erstere unterbinden die Energiegewinnung der Würmer durch Enzymhemmung, wodurch die Glucoseverwertung gestört wird; die Würmer verhungern. Die zweite Gruppe greift an den ganglionären Nicotin-Rezeptoren an. Das führt zur Lähmung der Ganglien der Würmer. Nach massiver Überdosierung dieser Stoffe sind solche Effekte auch beim Wirtstier möglich mit Muskelzittern, Salivation, Durchfall und Atembeschwerden.

Mebendazol. Telmin® wird in einer Dosis von 20 mg/kg Körpergewicht (auf zwei Dosen am Tag verteilt) für drei Tage gegeben.

Fenbendazol. Panacur® erhalten Hund und Katze einmal in einer Dosis von 50 mg/kg.

Pyrantel. Banminth® als Hydrogenpamoat, soll einmal zu 500 mg/kg gegeben und nach 14 Tagen wiederholt werden. (→ Bd. 1.773)

Mittel gegen Taenien
In der Regel führt der Befall mit Bandwürmern bei Hunden und Katzen nicht zu klinischen Erkrankungen. Für die Entwicklung aller Bandwürmer ist jedoch außerhalb des Wirtsorganismus in anderen Lebewesen ein „Finnenstadium" notwendig. In diesem Zwischenstadium der Entwicklung befallen Bandwürmer als Finnen andere Tiere und den Menschen. Daher stellt der Bandwurmbefall der Heimtiere eine potentielle Gesundheitsgefahr für den Tierbesitzer dar. Besonders ist Echinococcus granulosus zu nennen, dessen Finnen sich in verschiedenen Geweben auch des Menschen entwickeln. Eine Echinokokkose des Menschen ist medikamentös nicht sicher zu beherrschen.
Neben der Behandlung mit Taeniaziden, den eigentlichen Bandwurmmitteln, müssen Flöhe und Haarlinge bekämpft werden, die ebenfalls an der Entwicklung von Zwischenstadien beteiligt sind.
Die früher verwendeten pflanzlichen Bandwurmmittel Filicis rhizoma, Kamala, Arecae semen bzw. Arecolin oder Carboneum tetrachloratum sind entweder nicht ausreichend wirksam, weil sie nicht den Bandwurmkopf (Skolex) abtöten, oder sie sind im Vergleich zu ihrer Wirkung infolge zu starker Irritationen der Darmschleimhaut zu toxisch. Die neueren Taeniazide gehören zu den Gruppen der Isochinoline, Nitrosalicylanilide oder Benzimidazole. Da hierdurch die Würmer nicht getötet werden, muß die Behandlung mit der Applikation von Laxantien kombiniert werden.
Zur Sicherung des Behandlungserfolges ist eine abschließende koprologische Untersuchung notwendig. Die gute Verträglichkeit der genannten Mittel ermöglicht eine wiederholte Behandlung, u. U. auch nach sofortiger Re-Infektion, selbst bei trächtigen oder säugenden Hündinnen.

Praziquantel. Dronzit® wird einmalig in einer Dosis von 5 mg/kg oral verabfolgt. (→ Bd. 1.773)

Mebendazol. Telmin® wurde bereits bei den Spulwurmmitteln erwähnt. Die Tiere erhalten für 5 Tage jeweils 20 mg/kg auf zwei Tagesrationen verteilt.

Bunamidin. Als Hydrochlorid, Scolaban® wird einmalig in einer Dosis von 25 bis 30 mg/kg per os gegeben.

Niclosamid. Yomesan® tötet die Parasiten ab und wird mit 100 bis 150 kg/kg Körpergewicht dosiert. → Bd. 1.770)

Nitroscanat. Lopatol® wird nur bei Hunden angewendet, die 50 bis 100 mg/kg erhalten. Die gleiche Dosis ist nach 2 Tagen zu wiederholen.

2.1.4 Hormone und Mittel mit hormonaler Wirkung

(→ Bd. 1.779 ff)

Arzneimittel zur Beeinflussung der Fertilität

Die Fortpflanzungsfähigkeit beginnt mit dem Eintritt der Geschlechtsreife:

Arzneimittel zur Behandlung von Heimtierkrankheiten

Tabelle 8.4 Brunst- und Trächtigkeitszeiten

	1. Brunst	Zuchtreife	Brunstdauer	Zyklusdauer	Zyklusart
Hund	5–12 Mo.	1–2 J.	7–18 T.	5–7 Mo.	polyestrisch
Katze	6–16 Mo.	1–2 J.	15–28 T.	*)	polyestrisch

*) Follikel reifen kontinuierlich, Ovulation reflektorisch bei der Paarung

	Trächtigkeitsdauer	Neugeborenenzahl	Jahreszeiten
Hund	58–63 (60) T.	1–10 (4)	Frühling, Herbst
Katze	63–65 (64) T.	4–6	Frühling, Herbst

(T. = Tage; Mo. = Monate; J. = Jahre)

Die natürliche Fortpflanzungsfähigkeit bleibt bei beiden Geschlechtern bis zum Lebensende erhalten. Der zeitliche Ablauf der Ovulationen ist tierartspezifisch.

Arzneimittel zur Brunstunterdrückung
Repellents. Zahlreiche Stoffe auf Chlorophyllbasis sollen aufgrund der Bindung der typischen Geruchsstoffe die Attraktivität des weiblichen Tieres während der Läufigkeit verhindern. Die Stoffe haben lediglich kosmetischen Charakter und verhindern nicht das Brunstverhalten der Hündin und Katze.

Gestagene. Zur Brunstunterdrückung werden Gestagene verwendet, die den Eisprung verhindern und dadurch keine äußeren Erscheinungen der Brunst einschließlich des Verhaltens aufkommen lassen. Hierzu genügt die einmalige Injektion einer öligen Langzeitformulierung in Abständen von 4 bis 6 Monaten durch den Tierarzt. Alle Präparate sind rezeptpflichtig:

- Chlormadinon
- Medroxyprogesteronacetat (MPA)
    Depot-Alphacort®
    Sedometril®
    Suprestal®
    Perlutex®
- Proligeston
    Delvosteron®
    Covinan®

Die Dosierung beträgt 20 mg/kg Proligeston. Chlormadinon kann auch oral gegeben werden; die Dosierung beträgt dann 1 bis 3 mg/kg.
Die Applikation dieser Stoffe ist bei Erkrankungen des Fortpflanzungssystems oder bei Diabetes mellitus kontraindiziert oder bedarf der tierärztlichen Entscheidung. Als Nebenwirkungen sind zystische Entartungen des Uterus, Eierstocks- oder Mammatumoren möglich, insbesondere, wenn die Tiere nicht zyklussynchron behandelt werden. Die Präparate sind zum Abbruch einer eingetretenen Trächtigkeit nicht geeignet.

Arzneimittel zum Trächtigkeitsabbruch
Estrogene. Im frühen Stadium der Trächtigkeit kann durch Estrogene die Nidation des befruchteten Eis in der Uterusschleimhaut durch Estradiolbenzoat (Menformon®) verhindert werden. Der Hündin werden ab 4. Tag nach der Paarung 0,2 mg/kg Körpergewicht intramuskulär verabfolgt. Bei Überdosierungen sind Nebenwirkungen zu befürchten, wie Leukozytose, sterile Endometritis mit Pyometra (Ansammlung großer Flüssigkeitsmengen im Uteruslumen), Sterilität und Läufigkeitsverlängerung.

Arzneimittel zur Behandlung der Scheinträchtigkeit
Bromocriptin. Hündinnen zeigen manchmal 6 bis 12 Wochen nach einer unbefruchteten Läufigkeit psychische Veränderungen, einen Nestbautrieb und einsetzende Milchsekretion, wahrscheinlich durch vermehrte Absonderung des hypophysären Prolactins. Starke Unruhe, vor allem aber die Milchsekretion können unterdrückt werden durch Verabfolgung eines Prolactinhemmers wie Bromocriptin (Pravidel®).
Wiederholte Scheinträchtigkeit ist die Ursache für ein späteres Auftreten von Mammatumoren, die selten bösartig werden können. Als Nebenwirkungen sind Erbrechen und Appetitlosigkeit möglich. Die Schwellungen der Milchdrüsen werden durch kühlende Umschläge gelindert (Ethanol 50 %) oder mit Antiphlogistika behandelt: Benadryl®-Lotion, Palacril®-Lotion.

Corticosteroide

(→ Bd. 1.787)

Glucocorticoide
Cortison, Hydrocortison, Prednison, Prednisolon, Triamcinolon, Betamethason und Dexamethason haben qualitativ die gleichen Wirkungen mit unterschiedlich starker Potenz. Diese nimmt in der Reihenfolge der Aufzählung zu, was sich in der Abnahme der therapeutischen Dosierung ausdrückt. Unterschiede zwischen synthetischen und körpereigenen Glucocorticoiden sind nicht bekannt. Auch kommen keine tierartlichen Besonderheiten vor.
Die pharmakotherapeutisch ausnutzbare Wirkung betrifft die Hemmung entzündlicher Vorgänge. Reparatur- und Abwehrmechanismen des Organismus werden vermindert. Die Hemmung mesenchymaler Proliferationen (Bindegewebe, Knochen, Knorpel, Blutgefäße, lymphatisches und retikulohistiozytäres System) kann zur Bekämpfung überschießender Entzündungsreaktionen verwendet werden. Die dazu nötigen Dosierungen betragen:

Tabelle 8.5 Dosierungen von Glucocorticoiden

	Hund	Katze
Cortisonacetat	5 mg/kg tgl. i. m.	5 mg/kg tgl. i. m.
Prednisolon	2–5 mg tgl. oral	0,5–1 mg tgl. oral
Dexamethason	0,5–2 mg tgl. i. m., oral	0,2–0,5 mg tgl. i. m., oral

Bei Vorliegen bakterieller Infektionen dürfen diese Stoffe nicht verwendet werden, solange nicht eine antibiotische Therapie durchgeführt wurde. Bei trächtigen Tieren können Glucocorticoide abortiv wirken.

Hormone des Hypophysenvorderlappens

Adrenocorticotropes Hormon
Corticotropin, Adrenocorticotropes Hormon. ACTH ist ein Proteohormon, das bei Heimtieren zur Stimulierung der Freisetzung von Nebennierenrindenhormonen verwendet wird, insbesondere bei Vorliegen chronischer Hauterkrankungen bei Hunden und bei anderen Corticoid-Indikationen wahlweise statt Corticoiden.
Die Dosierungen betragen für Hunde und Katzen 10 bis 20 IE alle 24 Stunden intramuskulär. Störwirkungen bestehen in einem möglichen Manifestwerden latenter bakterieller oder viraler Infektionen und in der Störung einer Wundheilung. Wegen der Peptidnatur des ACTH können Allergien nach wiederholter Applikation entstehen.

Hormone des Hypophysenhinterlappens

Oxytocin
Dieses Peptidhormon wirkt auf die gleiche Muskulatur, vor allem des Uterus, und auf die Myoepithelien der Milchdrüse. Die Wirkungen können therapeutisch zur Beeinflussung von Vorgängen bei der Geburt ausgenutzt werden. Durch die kontrahierende Wirkung auf den Uterus werden, insbesondere bei länger dauernden Geburten mit vielen Welpen, die nachlassenden Wehen wieder angeregt. Weiter wird Oxytocin bei Uterusatonie z. B. nach Kaiserschnitt, bei Uterusblutungen, Prolaps uteri, Entleerung von Lochien und mangelhafter Uterus-Involution verwendet. Oxytocin preßt die Milch in die milchausführenden Gänge. Es führt zum Abfluß der durch Prolactin gebildeten Milch (s. 2.1.10). Die für diese beiden Indikationen nötigen Dosierungen betragen:

	intramuskulär	intravenös
Hund	1 bis 10 IE	bis 0,5 IE
Katze	0,05 bis 5 IE	bis 0,2 IE

Vasopressin
Die Wirkungen dieses Hypophysenhinterlappen-Peptids erstrecken sich auf die glatte Muskulatur des kardiovaskulären Systems, des Darms und Uterus und weiter auf die Nierenfunktion. Die Effekte auf die Blutgefäße können therapeutisch zur Steigerung des kollabierten Kreislaufsystems ausgenutzt werden. Die Dosierungen betragen für Hund und Katze 0,1 bis 1 IE/kg Körpergewicht intravenös. Die Applikation erfolgt wegen der sehr kurzen Wirkungsdauer in Form einer Infusion.

Prostaglandine und Derivate
(→ Bd. 1.779 ff)

Die als Gewebshormone zu bezeichnenden Abkömmlinge der hypothetischen Prostansäure entfalten, je nach chemischer Konfiguration, sehr unterschiedliche Wirkungen auf zahlreiche Gewebe und Systeme. Therapeutisch ausnutzbar sind synthetisch hergestellte Derivate als Analoga des Prostaglandin $F_{2\alpha}$ ($PGF_{2\alpha}$). Diese wirken am Ovar luteolytisch, was bei trächtigen Tieren anschließend einen Abort bewirkt. Bei der Geburt können diese Substanzen den Vorgang beschleunigen. Folgende Arzneimittel sind gebräuchlich, von denen aber nicht alle in ihrer Bedeutung für Hund und Katze bekannt sind:

– Cloprostenol (→ Bd. 7.1037)
– Dinoprost (→ Bd. 7.1368)
– Fenprostalen
– Fluprostenol
– Prostaniol

Diese Stoffe werden z. Zt. nur bei landwirtschaftlichen Nutztieren verwendet.

2.1.5 Schmerzmittel

Starke Analgetika („Opiate")
(→ Bd. 1.721 ff)

BTM-Recht. Die morphinartigen Analgetika unterliegen den Bestimmungen des Betäubungsmittelrechts. Sie dürfen daher nur in besonders gelagerten Fällen angewendet werden, wenn nämlich andere pharmakotherapeutische Maßnahmen zur Erzielung des Behandlungserfolges nicht ausreichen oder nicht geeignet sind. Dieses ist in der Regel der Fall, wenn beim Tier eine Schmerzausschaltung oder eine Prämedikation vor einer Narkose erzielt werden soll. Für die Katze und andere Feliden ist aus pharmakodynamischen Gründen die Anwendung dieser Arzneimittel nicht möglich, da bei diesen Tierarten zwar eine Schmerzausschaltung erzielt wird, aber gleichzeitig starke zentralnervöse Erregungen auftreten. Opiate können daher nur bei Hunden und anderen Caniden verwendet werden.

Der praktizierende Tierarzt bezieht diese Arzneimittel für seine Hausapotheke aus dem Großhandel (gem. den Bestimmungen der Betäubungsmittel-Binnenhandelsverordnung zum Betäubungsmittelgesetz) oder mit einer Betäubungsmittel-Verschreibung aus der öffentlichen Apotheke (gem. den Bestimmungen der Betäubungsmittel-Verschreibungs-Verordnung zum Betäubungsmittelgesetz).

Levomethadon. Polamidon® oder Polamivet® mit Zusatz eines Parasympatholytikums wird beim Hund am häufigsten verwendet. Es dient in der

Kombination mit einem Neuroleptikum z. B. Propionylpromazin, Acepromazin der Erzielung der Neuroleptanalgesie, in welcher viele chirurgische Eingriffe vorgenommen werden können. Hierfür werden 0,1 bis 0,5 mg/kg langsam intravenös oder 1 mg/kg i. m. verabfolgt. Es kann bis zu 250 mg/ Tag und Tier verschrieben werden. Da beim Hund wie beim Menschen, aber nicht bei anderen Tierarten durch Opiate eine Erregung des parasympathischen (Vagus-)Systems ausgelöst wird mit Erbrechen, Defäkation, Salivation, Bradykardie, muß die Applikation in einer Kombination mit Parasympatholytika, z. B. Atropin 0,05 mg/kg s. c. oder i. v. erfolgen. Überdosierungserscheinungen bestehen im Auftreten einer respiratorischen Insuffizienz bis zum Atemstillstand. Diese Effekte können durch eine maschinelle Beatmung überbrückt oder durch Morphinantagonisten wie 0,03 mg Naloxon, 0,2 mg Nalorphin, 0,05 mg Levallorphan, jeweils pro 1 kg Körpergewicht i. v. aufgehoben werden. (→ Bd. 1.727)
Die übrigen Analgetika dieser Gruppe (Morphin, Fentanyl, Etorphin, Alfentanil) spielen eine untergeordnete Rolle.

Antiphlogistische Analgetika

(→ Bd. 1.721 ff)

Wenn Schmerzprozesse durch akute oder chronische Entzündungen bedingt sind, eignet sich die Verwendung dieser Arzneimittel, die eine eher kausale Wirkung besitzen. Sie hemmen die enzymatische Bildung von körpereigenen Substanzen, die in die Entzündungsvorgänge eingeschaltet sind wie Prostaglandine, Leukotriene. Daher können besonders solche Schmerzen bekämpft werden, die aufgrund von Entzündungen in rheumatoiden Prozessen entstehen. Die Wirkungsorte liegen sowohl im peripheren Gewebe als auch im Zentralnervensystem. Für Hunde und auch bei Katzen (hier Vorsicht) können die folgenden Substanzgruppen verwendet werden:

Pyrazolone
  Phenazon
  Aminophenazon
  Metamizol
  Phenylbutazon
Aniline
  Phenacetin
  Paracetamol
Indolderivate
  Indometazin
Salicylsäurederivate
  Acetylsalicylsäure
  Salicylamid

In der tierärztlichen Praxis werden aber nur folgende Arzneimittel häufig verwendet. Wegen der besonderen Empfindlichkeit der Katzen gegenüber diesen Substanzen aufgrund der stark reduzierten Fähigkeit der Elimination sollte bei dieser Tierart die Dosierung vorsichtig und nur mit langen Abständen (mehr als 1 Tag) vorgenommen werden.

Metamizol. Novalgin® z. B. kann oral oder als subkutane Injektion gegeben werden. Hunde erhalten 50 bis 100 mg/kg Körpergewicht bis zu 3mal täglich.

Phenazone. Suxibuzon wird zu Phenylbutazon biotransformiert, das wiederum in einer Phase-I-Reaktion zu Oxiphenbutazon oxidiert. Sie alle werden beim Hund sehr schnell metabolisiert, so daß wirksame Blutspiegel (> 20 µg/ml) nur für kurze Zeit (wenn überhaupt) aufrecht erhalten werden können. Die Dosierung von 10 bis 20 mg/kg muß 3- bis 5mal täglich vorgenommen werden.

Indometazin. Amuno® z. B. kann bei Hunden zur Behandlung chronischer Entzündungen gegeben werden. Die Tagesdosen betragen etwa 5 mg/kg. Auf die Entstehung eines Magenulkus ist zu achten. (→ Bd. 7.11)

Ibuprofen. Dolgit® z. B. wird Hunden in einer Dosis von 2 mg/kg oral gegeben. Eine Wiederholung ist wegen der sehr langsamen Elimination nach frühestens 3 Tagen möglich. Hierdurch werden auch akute, mit Fieber einhergehende Entzündungen behandelt.

2.1.6 Pharmaka mit Wirkung auf Herz und Kreislauf

Akute und chronische Erkrankungen des Herz- und Gefäßsystems bei Hund und Katze erfordern unabhängig von dem Wirkungsprinzip der Arzneimittel (direkt, neurogen oder indirekt) die Verwendung von Herzmitteln und peripheren Kreislaufmitteln.

Herzmittel

(→ Bd. 1.734 ff)

Positiv inotrop wirkende Stoffe
Herzwirksame Arzneimittel dienen der Behandlung der Herzmuskelinsuffizienz, der Herzarrhythmie oder der Dämpfung der Erregbarkeit des Herzens. Hinsichtlich der Eliminationsgeschwindigkeit bestehen große individuelle Unterschiede, so daß jedes Tier seine eigene Dosis erhalten muß.

Digitoxin. Digimerck® z. B. hat beim Hund eine untergeordnete Bedeutung, da es hier, anders als bei anderen Tierarten oder beim Menschen, eine sehr kurze Wirkungsdauer hat. Es kann initial in einer Dosis von täglich mindestens 0,2 mg/kg i. v. in Abhängigkeit von der Schwere der Herzmuskelinsuffizienz und anschließend täglich in einer Dosis von 0,02 mg/kg per os gegeben werden. (→ Bd. 3.468, 4.1171)

Digoxin. Lanicor® z. B. wird bei Hund und Katze häufiger verwendet. Die Tiere erhalten täglich bis 0,05 mg/kg für die ersten 2 oder 3 Tage, dann 0,02 mg/kg als Erhaltungsdosis oral oder parenteral. Der Wirkungsbeginn ist verzögert, so daß ein akutes Herzversagen hiermit nicht behandelt werden kann. (→ Bd. 3.469, 7.1301)

β-*Acetyl-Digoxin, Metildigoxin.* Novodigal® z. B. und Lanitop® eignen sich zur Behandlung aller Arten von Herzmuskelinsuffizienz bei Hund und Katze (→ Bd. 1.735, 7.38). Die Dosierungen betragen (Angaben in mg/kg Körpergewicht):

	Hund	Katze
β-Acetyl-Digoxin	0,05 i. v. initial 0,02 zur Dauer	
Metildigoxin	0,02 i. v. 0,2 p. o.	0,05 p. o.

Strophantin. Ouabain eignet sich zur Behandlung einer akuten Herzmuskelinsuffizienz und wird nur intravenös verabfolgt. Nach oraler Gabe ist es wegen unzureichender enteraler Absorption nicht sicher wirksam. Die Dosierungen betragen für den Hund täglich 0,03 mg/kg für längstens 3 Tage, dann für 10 Tage täglich 0,01 mg/kg i. v.

Herzglykoside. Alle hier genannten Herzglykoside können nach vollen therapeutischen Dosierungen auch kardiale und extrakardiale Störwirkungen entfalten. Diese bestehen im Auftreten von Herzarrhythmien wie ventrikulären Extrasystolen und Überleitungsstörungen (AV-Block) oder in Erscheinungen einer Erregung des parasympathischen (Vagus-)Systems mit Erbrechen und Defäkation, die entweder zur Reduktion der Dosierung oder zur Verwendung von Parasympatholytika (Atropin, 0,05 mg/kg) Anlaß geben. Nach Beginn der Therapie ist daher eine Überwachung der Herztätigkeit mit EKG-Kontrollen und Beobachtung des Patienten notwendig.

Antiarrhythmika
Arzneimittel zur Behandlung verschiedener Rhythmusstörungen der Herzschlagfolge werden nur ausnahmsweise bei Hund und Katze verwendet, da viele Rhythmusstörungen nicht behandlungsbedürftig sind. Wenn allerdings diese Störungen zu extrakardialen Erscheinungen wie einer Minderung der körperlichen Aktivität führen, werden Antiarrhythmika angewendet. Hierzu eignen sich die folgenden Gruppen:

I. Procainamid, Propafenon, Chinidin, Lidocain (→ Bd. 1.733, 4.875, 7.829)
II. Carazolol (→ Bd. 1.719)
III. Sotalol (→ Bd. 9.637)
IV. Verapamil (→ Bd. 9.1163)

Die Dosierungen richten sich nach dem Schweregrad der Störung. Lidocain und Propafenon werden mit 0,5 mg/kg tgl. i. v. gegeben. Die Antiarrhythmika der Gruppen II bis IV unterscheiden sich durch ihren Wirkungsmechanismus. Die Mittel der Gruppe I reichen im allgemeinen zur Behandlung von Rhythmusstörungen bei Hund und Katze aus.

Periphere Kreislaufmittel

Bei Vorliegen einer Gefäßinsuffizienz (Dilatation durch Paralyse) kann es notwendig sein, den Kontraktionszustand der peripheren Blutgefäße zu erhöhen, um den Blutfluß zu gewährleisten. Hierzu eignen sich besonders die α-adrenergen Sympathomimetika, von denen Adrenalin und Noradrenalin durch synthetische Stoffe ersetzt wurden.

Etilefrin. Effortil® z. B. ist ein auf adrenerge α- und β-Rezeptoren wirkendes Kreislaufmittel mit entsprechenden Herz- und Gefäßwirkungen. Es steigert bei Hund und Katze den systolischen Blutdruck (Herzwirkung), den diastolischen allerdings nur geringer (Gefäßwirkung). Eine Zunahme des zirkulierenden Blutvolumens wird durch leichte Kontraktion des Niederdrucksystems besonders der großen Venen erzielt. Die Dosierung beträgt 0,02 bis 0,05 mg/kg i. v. unter Kontrolle der ansteigenden Herzfrequenz (Wirkungsdauer 20 bis 40 Minuten) oder (besser) 0,2 bis 0,5, ausnahmsweise bis 1,0 mg/kg subkutan oder intramuskulär mit einer stundenlangen Wirkung.

Norfenefrin. Novadral® ist mit dem Etilefrin vergleichbar, entfaltet aber die adrenergen Wirkungen nur auf α-Rezeptoren, so daß Herz-Wirkungen nicht zu erwarten sind. Die Dosierungen betragen für Hund und Katze 0,05 bis 0,1 mg/kg intravenös für eine kurze Wirkung oder 0,2 bis 0,5 (1,0) mg/kg intramuskulär oder subkutan, die alle 2 bis 5 Stunden vorgenommen werden müssen.

Dopamin. Wie Adrenalin oder Noradrenalin ist Dopamin ein physiologisch im Organismus gebildetes Adrenergikum, ein Vorläufer bei der Noradrenalin-Biosynthese. Es entfaltet einige von Adrenalin oder Noradrenalin abweichende Wirkungen, da es auf dopaminerge Rezeptoren wirkt. Dadurch wird die Durchblutung des Koronar-, Nieren- und Splanchnikus-Gebiets gesteigert, solange eine bestimmte Dosierung nicht überschritten wird. Daher eignet es sich zur Bekämpfung des akuten Kreislaufversagens im Schockgeschehen, denn die genannten Gefäßgebiete sind im Schock kompensatorisch kontrahiert. Einzelinjektionen sind wegen der sehr kurzen Wirkung von wenigen Minuten Dauer wenig sinnvoll. Dopamin wird in Form einer Dauerinfusion appliziert: 5 bis 20 μg/kg/min, wobei es den Blutersatzlösungen zugesetzt wird.

Blutersatzflüssigkeiten

Nach Blutverlusten oder bei einer Vasodilatation mit einer Erweiterung des gesamten Blutgefäßbettes wird der absolute oder relative Blutvolumenmangel durch intravenöse Verabfolgung von Flüssigkeiten substituiert. Hierzu eignen sich kristalloide (Salz-) oder kolloide (makromolekulare) Lösungen. Diese Maßnahmen nutzen nur physikalische Effekte. Pharmakodynamische Einwirkungen sind in der Regel nicht notwendig, andernfalls werden kreislaufwirkende Pharmaka wie Dopamin zugesetzt.

Kristalloide Lösungen sind wäßrige Salzlösungen, die zusätzlich Glucose enthalten können (Angaben pro 1 Liter Wasser):

0,9 %ige Natriumchlorid-Lösung (DAB)
Ringer-Lösung: 8,6 g NaCl
0,3 g KCl
0,33 g $CaCl_2 \cdot 2H_2O$

Eine modifizierte Ringer-Lösung enthält zusätzlich 0,08 g KH_2PO_4, 0,15 g $MgSO_4 \cdot 7H_2O$ und/oder 2 g $NaHCO_3$ und 1 g Glucose. Den Lösungen kann auch 3,0 Natriumlaktat/l zugesetzt werden. Eine zur Verhinderung oder Behandlung einer Acidose im Schock dienenden alkalisierende Lösung enthält 50 g Natriumhydrogencarbonat/1 l Wasser. Von diesen Lösungen werden je nach Schwere des Falles 10 bis 15 ml/kg Körpergewicht in etwa 2 Stunden intravenös infundiert. (→ Bd. 1.613 ff)

Kolloide Lösungen enthalten hochmolekulare Polysaccharide, die konzentrationsabhängig das Wasserbindungsvermögen des Blutplasmas erhöhen und einen Abstrom aus dem langsam fließenden Blut in die perivaskulären Gewebe verhindern oder sogar die perivaskuläre Flüssigkeit von Ödemen wieder in die Blutgefäße wandern lassen. So wird der durch diese Mittel erhöhte kolloidosmotische (onkotische) Druck in den Blutkapillaren ausgenutzt („Osmotherapie").

Plasmaexpander. Gelatine mit relativ kurzer Verweildauer und Dextran (Mol-Gewicht 50000 bis 75000) sind geeignete Makromoleküle. Polyvinylpyrrolidon kann für Hunde nicht verwendet werden, da es aufgrund einer massiven Histaminfreisetzung zu einem schockartigen Geschehen bei dieser Tierart führt. Die genannten Plasmaexpander werden in Mengen von 10 ml/kg in einer Stunde infundiert. Die Infusion kann bis zu 4 Stunden ausgedehnt werden.

2.1.7 Magen-Darm-Arzneimittel

Emetika und Antiemetika

Antiemetika hemmen das Erbrechen von Hund und Katze, obwohl das Erbrechen in vielen Fällen zur Entfernung unerwünschten Materials zweckmäßig ist. Eine Emesis kann jedoch nur ein Symptom einer Erkrankung darstellen. Bei anhaltendem Erbrechen muß zur Verhinderung eines Elektrolyt- und Flüssigkeitsverlustes der Vorgang gedämpft werden. Hund und Katze erbrechen nicht selten, ohne krank zu sein.

Metoclopramid. Paspertin® z. B. wird in einer Dosis von 1 mg/kg s. c., i. m. oder i. v. gegeben. Der Wirkungsmechanismus besteht in der Hemmung der am Brechreflex beteiligten zentralnervösen Dopamin-Rezeptoren. Die Behandlung ist evtl. zu wiederholen. (→ Bd. 8.982)

Promazin-Derivate. Weiterhin eignen sich Neuroleptika aus der Promazin-Reihe, wie Azepromazin, Propionylpromazin, Chlorpromazin, die jeweils in Dosierungen von 0,5 (i. v.) bis 2,0 (s. c.) mg/kg gegeben werden. (→ Bd. 1.722, 723, 731, 7.903)

Emetika sollen den Mageninhalt sofort entfernen, weil vielleicht unverträgliche Stoffe aufgenommen worden sind. Bei Hunden und Katzen läßt sich im allgemeinen leicht ein Erbrechen auslösen.

Apomorphin. Durch Erregung zentralnervöser Dopamin-Rezeptoren erzeugt Apomorphin einen Brechreflex. Die Wirkung ist mit dem Auftreten von Nausea, Speichelfluß und Erhöhung der Darmperistaltik verbunden. Hunde erhalten 0,1 mg/kg subkutan; bei Katzen wirkt Apomorphin unsicher. (→ Bd. 1.721, 7.277)

Xylazin. Rompun® z. B. ist subkutan in einer Dosis von 2 mg/kg bei Katzen wirksam. (→ Bd. 1.732, 9.1215)

Laxantien

Zur Entfernung des Dickdarminhalts werden Abführmittel angewendet, die nur dann wirksam sind, wenn ihr Angriffspunkt im Enddarm liegt. So sind Cholinergika wie *Arecolin*, die die Darmperistaltik anregen, keine eigentlichen Abführmittel.

Natriumsulfat-Dekahydrat. Natrium sulfuricum, Glaubersalz wirkt auf physikalischem Wege abführend, indem es aufgrund der Erhöhung des osmotischen Drucks im Dickdarminnern die dort stattfindende Resorption von Wasser verhindert und dadurch den Darminnendruck erhöht. Die Dehnung der Darmwand erzeugt reflektorisch eine abführende Peristaltik. (→ Bd. 1.742, 8.1120)

Dickflüssiges Paraffin. Paraffinum liquidum macht den Darminhalt durch Emulgierung transportfähig. Der Wirkungsbeginn ist erst einige Stunden nach der oralen Eingabe zu erwarten. Flüssiges Paraffin kann auch zur Behandlung der bei Hund und Katze nicht selten vorkommenden Koprostase rektal verabfolgt werden. (→ Bd. 1.742, 7.488)

Bisacodyl. Bisacodyl irritiert die Darmschleimhaut und löst dadurch reflektorisch eine Peristaltik aus. Hund und Katze erhalten 0,3 mg/kg oral oder rectal, was zu einer mehrere Stunden anhaltenden Defäkation führt. (→ Bd. 1.742, 7.488)

Spasmolytika

Die schmerzhaften Darmspasmen können durch neural oder myotrop angreifende Substanzen gehemmt werden. Alle Parasympatholytika hemmen den Darmtonus und die Peristaltik.

Belladonna-Alkaloide. Atropin, Scopolamin und Butylscopolamin und deren Derivate können oral oder parenteral verabfolgt werden. Am längsten wirkt Atropin, am kürzesten Butylscopolamin,

z. B. Buscopan®. Die Dosierungen für Hund und Katze betragen 0,02 mg Atropin, 0,5 mg Scopolamin und 0,3 mg Butylscopolamin, jeweils pro 1 kg Körpergewicht, zweckmäßigerweise intramuskulär gegeben. (→ Bd. 1.718)

Prifinium. Prifinium wird Hunden und Katzen in einer Tagesdosis von 1 mg/kg i. v., i. m. oder s. c. appliziert. Die enterale Absorption ist unzureichend. (→ Bd. 1.721)

Papaverin. Das Alkaloid Papaverin aus Papaver somniferum gehört zu den muskulotrop wirkenden Spasmolytika. Es beseitigt abnorme Tonuserhöhungen im Darmbereich und verhindert krampfhafte Kontraktionen. Die Dosierung beträgt 50 mg/kg per os. (→ Bd. 3.911 f., 7.588)

Styptika

Bei Vorliegen eines anhaltenden Durchfalls ist die Anwendung von Stopfmitteln angezeigt. Gleichzeitig müssen die verlorenen Elektrolyte und das Körperwasser ersetzt werden.

Medizinische Kohle. Carbo activatus reicht meist nicht aus. Die zwangsweise Applikation erfolgt oral in einer Dosis von 5 bis 20 g/Tier, je nach Größe. (→ Bd. 7.89)

Weißer Ton. Bolus alba bindet alkalische Darminhaltsstoffe. Die Dosis beträgt bis 10 g/kg Körpergewicht in wäßriger Suspension. Die tiermedizinische Literatur benennt diese Substanz synonym als Kaolin mit Dosierungen von 50 mg/kg in Aufschwemmungen oral. (→ Bd. 1.43)

Basisches Wismutgallat. Hunde erhalten Bismutum subgallicum in Dosierungen von 0,1 bis 0,5 g oral. (→ Bd. 7.439)

2.1.8 Atem- und lungenwirksame Arzneimittel

Antitussiva

Anhaltender, störender oder nicht aus dem Bronchialsystem erzeugter Husten muß pharmakotherapeutisch gedämpft werden.
Überdosierungen aller Antitussiva führen zu einer zentralnervösen Hemmung der Atemtätigkeit, besonders der Atemfrequenz, was durch Vertiefung der einzelnen Atemzüge teilweise wieder ausgeglichen wird.

Codein. Methylmorphin gehört in die Gruppe der antitussiv wirksamen Morphinderivate. Die Anwendung unterliegt den Bestimmungen des Betäubungsmittelgesetzes. Codein ist aber bis zu einer Tagesmenge von 100 mg bzw. Konzentration im Arzneimittel von 2,5 % auf normalem Rezept zu verschreiben. Die Dosierungen betragen 1 bis 3 mg Codein/kg Körpergewicht (→ Bd. 7.1072)
Andere Antitussiva ohne Morphin-Struktur sind:

Isoaminil. Peracon® z. B. mit Dosierungen von 10 mg/kg per os. (→ Bd. 8.596)

Pipazetat. Selvigon® z. B. mit oralen Gaben von 3 mg/kg per os (→ Bd. 9.220).

Clobutinol. Silomat® erfordert 1 bis 5 mg/kg per os. (→ Bd. 7.1003)

Expektorantien

Zur Verflüssigung des zähen Bronchialschleims werden Mukolytika verwendet. Diese wirken entweder durch eine aktive Steigerung der Bronchialsekretion mit emetisch bzw. parasympathomimetisch wirkenden Stoffen.

Apomorphin. Unter Kochen mit Mineralsäuren entsteht aus dem Morphin das als Emetikum bekannte Apomorphin. In halber Dosierung kann es als Expektorans gelten, ähnlich der Doppelfunktion des Emetins. Für diese veraltete Anwendung beträgt die Dosierung 0,05 mg/kg. (→ Bd. 1.721, 7.277)

Ammoniumchlorid, Kaliumiodid. Diese Salze erhöhen den osmotischen Druck im Bronchialschleim und besitzen außer dieser direkten eine indirekte reflektorische Wirkung. Salmiak wird mit 100 mg/kg und Kaliumiodid mit 10 mg/kg dosiert, beides per os. (→ Bd. 7.215 ff.)

Bromhexin. Bisolvon® wirkt direkt auf die Bronchialdrüsen und dadurch „sekretolytisch", wobei auch eine Spaltung von Mukoproteinen des Schleims eintritt. Hunde erhalten 5 bis 10, Katzen 2 bis 4 mg, je nach Körpergröße. Es kann auch eine Inhalation der Wirksubstanz vorgenommen werden. (→ Bd. 1.740, 7.521)

Bronchiolytika

Bei Vorliegen eines Bronchialspasmus wie im Asthma müssen die glatten Muskeln der Bronchien erweitert werden. Die Ursache kann ein gesteigerter Parasympathikustonus und/oder eine Histaminfreisetzung sein. Als Antihistaminika eignen sich:

H_1-Antihistaminika. Diphenhydramin, Pyrilamin, Mepyramin, Meclozin, Clemastin, Terfenadin. Sie werden für Hunde und Katzen meist in Dosierungen von 0,5 bis 2 mg/kg per os gegeben. (s. 2.1.1).

Ephedrin. Dieses Sympathomimetikum beeinflußt direkt die β-adrenergen Rezeptoren der kontraktilen Strukturen der Bronchialmuskulatur. Es wird in Dosen von 10 bis 20 mg/kg mehrmals täglich i. v., i. m. oder oral gegeben. (→ Bd. 1.740, 3.522, 3.1005 ff., 8.39)

Atropin. Der kompetitive Antagonist der muskarinähnlichen Wirkung des Acetylcholins fungiert als Bronchiospasmolytikum, aber hemmt die Bronchialsekretion und lähmt das Flimmerepithel. (→ Bd. 1.718, 3.112, 7.315)

Clenbuterol. Clenbuterol erregt adrenerge β_2-Rezeptoren der Bronchialmuskulatur. Es kann nach leichter Erhöhung der Dosierung bei Hunden und Katzen zu gefährlichen Herzschädigungen führen, da bei diesen Tieren eine ausgeprägte Einwirkung auf adrenerge β_1-Rezeptoren beobachtet wird, was zu einer Steigerung der Herzkontraktionskraft und -frequenz führt. Es wird in Dosierungen von 1 µg/kg, u. U. 2mal täglich, oral verabfolgt. (→ Bd. 1.719, 7.989)
Wirkungsmäßig schließen sich an:

Salbutamol. Sultanol® z. B. erhält ein Hund in einer Dosierung von 2 bis 5 mg per os auf mehrere Eingaben verteilt. (→ Bd. 1.741, 7.989)

Terbutalin. Bricanyl® z. B. hat für Hunde eine Tagesdosis von 10 µg/kg per os.

Atemanaleptika

Für bestimmte Zustände, die mit einer narkotisch bedingten Hemmung der Atemtätigkeit einhergehen, ist die Stimulation zentralnervöser Formationen manchmal lebensnotwendig. Die Dosierung der zu verwendenden Arzneimittel ist stets nach der Wirkung zu quantifizieren; es können nach Überschreiten der Verträglichkeitsgrenze, die von dem Ausmaß der narkotischen Depression abhängt, muskuläre Zuckungen oder Krämpfe auftreten. Diese Stoffe steigern den Sauerstoffbedarf, dem bei respiratorischer Insuffizienz nicht entsprochen werden kann.

Doxapram wird Hunden und Katzen in der Indikation der postnarkotischen Atemdepression in Dosen von 1 bis 5 mg/kg i. v. verabfolgt. Die orale Gabe ist unsicher zu dosieren. Es treten danach für kurze Zeit Vertiefung und Beschleunigung der Atmung ein. (→ Bd. 1.724, 7.1425)

2.1.9 Diuretika

(→ Bd. 1.736 ff)

Arzneimittel zur Steigerung der Urinausscheidung sind in Fällen nötig, bei denen eine vermehrte Flüssigkeitsansammlung in tierischen Geweben gleich welcher Ursache stört. Ebenso erfordert die Behandlung vieler Vergiftungen den Einsatz von Diuretika, um unerwünschte Stoffe renal zu eliminieren. Der Angriffspunkt dieser Arzneimittel liegt im Nephron, dem harnbereitenden System der Niere. Der Mechanismus besteht in der Verhinderung der Wasser-Resorption in den ableitenden Wegen des Nephrons durch Steigerung des osmotischen Drucks im Lumen dieser Wege. Das kann entweder durch bestimmte Stoffe geschehen, die den glomerulären Filter passieren und im tubulären System das Wasser osmotisch binden. Eine zweite Gruppe steigert die Natrium-Konzentration im Lumen und damit den osmotischen Druck.

Osmotische Stoffe

Mannitol, Sorbitol. Sechswertige Alkohole wie Mannitol und Sorbitol werden intravenös infundiert und renal mit einer großen Flüssigkeitsmenge ausgeschieden. Die Dosierung beträgt 100 bis 200 mg/kg und kann mehrmals wiederholt werden. Es ist auf Elektrolytverluste zu achten. Sie führen zu Störungen der Herzfunktion.

Tubulär angreifende Stoffe

Acetazolamid. Hemmer der Carboanhydratase verhindern die Zurverfügungstellung von Wasserstoff-Ionen (H^+) in den Tubuluszellen, so daß nun Na nicht resorbiert werden kann und den osmotischen Druck hier erhöht. Diamox® ist nur für eine kurze Therapiedauer geeignet und muß zweimal täglich in Dosierungen von 1 bis 2 mg/kg intramuskulär oder von 3 bis 5 mg/kg oral verabfolgt werden. (→ Bd. 7.25)

Chlorothiazid. Dieser Stoff gehört zur Gruppe der Benzothiadiazide. Er hemmt die Rückresorption von Natrium, Kalium und Wasser durch tubulären Angriffspunkt. Er wird in Tages-Dosen von 10 mg/kg i. v. oder 50 mg/kg oral gegeben. (→ Bd. 7.890)

Hydrochlorothiazid. Esidrix® z. B. gehört zur gleichen Gruppe wie Chlorothiazid, entfaltet aber sehr viel stärkere Wirkungen, so daß bei Hund und Katze Dosierungen von 2 bis 4 mg/kg oral ausreichen.

Cyclopenthiazid. Cyclopenthiazid ist ein außerordentlich stark wirkendes Diuretikum und wird bei Hund und Katze täglich oral in Dosen zu 0,05 mg/kg gegeben. (→ Bd. 7.1138)

Bendroflumethiazid. Sinesalin® z. B. erhalten Kleintiere zur Behandlung von Lungen- und Gehirn-Ödemen, die beide tödlich enden können, in Dosierungen von initial 0,5 mg/kg und Tag und nach 5 Tagen von täglich 0,1 mg/kg oral. (→ Bd. 7.397)

Butizid. Saltucin® wird Hunden in Tagesdosen von 0,1 mg/kg per os gegeben. (→ Bd. 7.578)

Trichlormethiazid. Esmarin® wird initial mit 1 bis 2 mg/kg per os, nach 2 bis 5 Tagen dann mit 0,01 mg/kg dosiert.

Furosemid. Lasix®, Rusid®, Sigasalur® gehören zu den Schleifendiuretika und sind chemisch und wirkungsmäßig den Benzothiadiazinen verwandt, stellen aber keine Thiazide dar. Eine durch Chlorothiazid erzeugte maximale Diurese kann durch Furosemid weiter gesteigert werden. Die Dosierung für Hund und Katze beträgt 1 bis 5 mg/kg dreimal täglich per os. (→ Bd. 8.312)

Mefrusid, Etakrynsäure. Beide Stoffe gleichen hinsichtlich des Wirkungsmechanismus dem Furosemid. Auch die Dosierungen sind etwa die gleichen. (→ Bd. 8.847)

Triamteren, Amilorid. Cycloamidinderivate wie z. B. Jatropur® und Arumil® sind „kaliumsparende" Diuretika, da sie die Kalium-Resorption aus dem Tubuluslumen steigern. Die Wirkung besteht in einer Steigerung der Natrium- und Hemmung der Kaliumausscheidung. Triamteren ist chemisch mit Chlorothiazid und pharmakologisch mit den Aldosteron-Antagonisten (siehe unten) verwandt. (→ Bd. 7.181)

Spironolacton. Aldactone®, Aldopur®, Supra-Puren® sind kompetitive Antagonisten des Mineralocorticoid Aldosteron. Dieses regelt den Mineralhaushalt an der Niere durch Steigerung der Natrium-Rückresorption. Im Falle einer Hemmung wird die Natrium-Retention vermindert und Wasser wird zusätzlich ausgeschieden. Die Wirkung ist nicht besonders stark ausgeprägt. Die Dosierung beträgt bei Hund und Katze 0,5 bis 1 mg/kg zweimal täglich per os, meist in Kombination mit Benzothiadiaziden. Hohe Dosen können beim Hund eine estrogene Wirkung auslösen. (→ Bd. 9.650)

2.1.10 Uteruswirksame Arzneimittel

(→ Bd. 1.738 f)

Die am Uterus angreifenden Arzneimittel werden bei Tieren im Zusammenhang mit der Geburt verwendet. Oxytocika steigern die muskuläre Aktivität, während Tokolytika sie hemmen.

Oxytocika

Durch einen direkten Angriff dieser Stoffe an der glatten Uterusmuskulatur werden die Wehen bei der Geburt verstärkt. Dieser Vorgang ist nötig bei lang anhaltenden Geburten mit zahlreichen Feten und nachlassender Wehentätigkeit. Ausnahmsweise kann auch die nur zögernd beginnende Geburt durch Oxytocika angeregt werden. In der Nachgeburtsphase kann die Entfernung von Uterusinhalt durch Oxytocika vorgenommen werden (s. 2.1.4).

Oxytocin. Dieses Peptidhormon aus dem Hypophysenhinterlappen wird heute als Oktapeptid synthetisch hergestellt. Es kontrahiert auch die Myoepithelien der Milchdrüsen und fördert das Einschießen der Milch in die Zisternen. Hunde erhalten 1 bis 10 IE intramuskulär oder bis 0,5 IE intravenös. Für Katzen beträgt die Dosierung 0,5 bis 5 und bis 0,2 IE. Die Wirkung ist außerordentlich kurz, so daß eine Dauerinfusion zweckmäßiger ist. Zu hohe Dosen erzeugen eine Kontraktur des Uterus, mit der Gefahr des Absterbens der noch nicht geborenen Feten (→ Bd. 8.1290).

Prostaglandine. Prostaglandine sind Gewebshormone, also körpereigene Stoffe, von denen einige eine anregende Wirkung auf die Uterusmuskulatur haben. Sie können zum Abort führen. Im Vordergrund der therapeutisch ausnutzbaren Wirkung steht die luteolytische Wirkung. Infolge des Eingreifens in einen innersekretorischen Regelkreis kommt es zum Auflösen des Gelbkörpers und damit zu einem Heranreifen eines neuen Eies im Ovar. Prostaglandine beschleunigen eine schleppende Geburt. Die folgenden Stoffe werden bevorzugt bei landwirtschaftlichen Nutztieren eingesetzt: Cloprostenol, Dinoprost, Fenprostalen, Fluprostenol, Prostaniol (s. Kap. 4.4.4).

Ergometrin. Aus der Gruppe der Mutterkorn-Alkaloide hat das Ergometrin eine direkt stimulierende Wirkung auf die Uterusmuskulatur. Es unterstützt dadurch die Wehentätigkeit, kann aber nach hohen Dosen zum Tetanus uteri führen. Die Wirkung erstreckt sich auf mehrere Stunden. Hunde erhalten 0,2 bis 1 mg, Katzen bis zu 0,1 mg (als wasserlösliches Maleat) subkutan oder intramuskulär. Nach hoher Dosierung tritt als Nebenwirkung eine Blutdrucksteigerung auf. (→ Bd. 4.911)

Methylergotamin. Durch eine uterusspezifische Wirkung zeichnet sich das Methylergotamin aus. Es erzeugt Uteruskontraktionen, die den natürlichen Wehen gleichen. Die Dosierung beträgt für den Hund 0,2 mg.

Tokolytika

Die Relaxation der Uterusmuskulatur kann durch verschiedene Arzneimittelgruppen hervorgerufen werden wie Progesteron, Magnesiumverbindungen, Narkotika. Zu den in der Geburtshilfe verwendeten Stoffen zählen die β_2-Adrenergika.

Isoxsuprin. Duvadilan® ist ein β_2-Adrenergikum, das die Uterusbewegungen hemmt und den diastolischen Blutdruck durch periphere Vasodilatation senkt. Es wird beim Auftreten unerwünschter Wehen, z. B. beim Kaiserschnitt, verwendet. Die Dosierung beträgt etwa 0,5 mg/kg. (→ Bd. 8.630)

Clenbuterol. Spirupent® entfaltet die gleichen Wirkungen wie Isoxsuprin, erregt aber auch β_1-Rezeptoren des Herzens, das steigert die Herzfrequenz. Es wird in Dosen von 1 µg/kg zweimal täglich oral oder parenteral verabfolgt. Die Herzwirkungen sind gerade bei Hund und Katze besonders stark ausgeprägt. Dieser Stoff muß deswegen sehr sorgfältig dosiert werden. (→ Bd. 1.719, 7.989)

Salbutamol, Terbutalin. Diese beiden Stoffe schließen sich wirkungsmäßig an. (→ Bd. 9.548, 805)

2.1.11 Antiallergika

Zahlreiche Erkrankungen von Hund und Katze gehen mit einer Freisetzung körpereigener Mediatoren einher. Mediatoren sind biogene Amine: Histamin, Serotonin, Heparin, Bradykinin und andere Cytokinine, die den Prozeß der Allergie erzeugen und unterhalten. Die eigentlichen Antiallergika gehören zur pharmakologischen Gruppe der H_1-Antihistaminika.

Antihistaminika

Die Arzneimittel dieser Gruppe besetzen die H_1-Rezeptoren und verhindern so die Wirkungen des freigesetzten Histamins auf die glatte Muskulatur der Blutgefäße als Dilatation, der Bronchien als Konstriktion, des Darms und des Uterus als Kontraktion sowie die peripheren Nervenendigungen als Juckreiz. Die durch Histamin erregten H_2-Rezeptoren der Magensaft-Drüsen werden durch diese Arzneimittel nicht beeinflußt.

Diphenhydramin. Benadryl® z. B. wirkt stark und lang anhaltend. Es wird alle 12 Stunden in Dosierungen von etwa 1 mg/kg intravenös oder oral gegeben, erzeugt gleichzeitig eine ausgeprägte Beruhigung der Tiere. Lokal wird es wegen der starken lokalanästhetischen Wirkung auch in Form von Hautsalben verwendet (s. → Bd. 7.1382)

Weitere Antihistaminika. Bei Hund und Katze können auch Tripelennamin 1 mg/kg i. v., oral, Pyrilamin 1 mg/kg i. v., oral, Pheniramin 2 mg/kg i. m., oral, Meclozin, Bamipin jeweils 1 mg/kg parenteral, oral und schließlich nahezu alle Phenothiazin-Derivate z. B. Promethazin, 0,5 mg/kg gegeben werden. Neuere Arzneimittel aus der Humanmedizin, wie Clemastin, Dimifinden, Terfenadin, können ebenfalls Hunden und Katzen verabfolgt werden. (→ Bd. 7.370, 983)

Mittel gegen anaphylaktischen Schock

Der akute allergische Anfall, eine Anaphylaxie, Schutzlosigkeit, wird zusätzlich zu den Antihistaminika mit peripheren Kreislaufmitteln (s. 2.1.6, Adrenergika), wie Etilefrin, Norfenefrin, mit Bronchiolytika (s. 2.1.8) und mit β_2-Adrenergika, wie Clenbuterol behandelt. Die Darmspasmen werden durch Spasmolytika (s. 2.1.7), wie Papaverin und Verwandte gelöst. Glucocorticoide wie Dexamethason, Flumethason, Cortisol etc. wirken im akuten Anfall wenig; sie eignen sich eher zur Behandlung chronischer Erkrankungen, an der eine Allergie beteiligt ist.

Mittel gegen Reisekrankheit

Als Reisekrankheit oder Kinetose wird eine aus dem Gleichgewichtsorgan des Innenohres stammende reflektorische Erregung des parasympathischen Systems mit heftigen Vagus-Symptomen bezeichnet. Zur Unterdrückung eignen sich aber nicht allein Parasympatholytika wie z. B. Atropin, 0,05 mg/kg parenteral, sondern vor allem zentralnervös wirkende Stoffe aus der Gruppe der Phenothiazine wie z. B. Promazin, Promethazin, jeweils 0,5 mg/kg eine Stunde vor der Autofahrt.

2.1.12 Dermatika

Arzneimittel zur externen Anwendung werden in besonderen Formulierungen von Salben, Pasten, Tinkturen, Pudern, Lotionen verwendet und dienen in erster Linie der Behandlung von Hauterkrankungen. Arzneimittel bei Befall durch Ektoparasiten werden in 2.1.3 beschrieben. Die übrigen Dermatika dienen der Behandlung von akuter und chronischer Dermatitis, vor allem von Ekzemen, die öfters bei einem Hund und weniger bei der Katze auftreten. Die Ursachen solcher Ekzeme können sehr verschieden sein. Hormonelle Störungen, Futterunverträglichkeiten, Allergien u. a. kommen in Frage. Doch werden die Hauterscheinungen akausal und vorwiegend symptomatisch behandelt. Wirkstoffe und Form des Arzneimittels richten sich besonders nach dem Zustand der Haut. Es muß dafür gesorgt werden, daß die auf die Haut gebrachten Arzneimittel vom Tier nicht abgeleckt werden!

Arzneimittel zur Wundbehandlung

Kleine Hautverletzungen wie Bagatellwunden bedürfen keiner Behandlung. Zur Versorgung tiefergehender Biß- und Kratzwunden werden 0,9 %ige Natriumchloridlösung oder 0,1 %ige wäßrige Lösung von Ethacridinlaktat (Rivanol®), Entozon® oder Iod-PVP in entsprechenden Verdünnungen verwendet. Infizierte, d. h. mehrere Stunden alte oder nicht heilende Wunden müssen chemotherapeutisch durch Sulfonamid-, Nitrofurazon- (Furacin®) oder Antibiotika-Formulierungen versorgt werden (s. 2.1.1). Proteolytisch wirkende Enzyme (Leukase®, Fibrolan® etc.) erleichtern die Wirkung der anschließend verwendeten Dermatika. Folgende Rezepturen können für die einfache Wundbehandlung verwendet werden:

Zinksulfat	1,0
Gereinigtes Wasser	zu 100,0
S. Wundheilung	

Ethacridinlaktat	0,5
Zinkoxid	15,0
Olivenöl	10,0
Lanolin	zu 50,0
S. Hautdesinfektion	

Bei chronischen Ekzemen der Hunde gilt als Grundregel: Trockene Formen werden mit Salben und Bädern, nässende Formen dagegen mit flüssigen Arzneimitteln und krustöse Ekzeme mit Emulsionen behandelt. Die folgenden Rezepturen sind geeignet:

Salicylsäure	2,0
Steinkohlenteer-Lösung	10,0
Rizinusöl	2,0
Ethanol 70 % (V/V)	zu 100,0
S. Gegen vesikuläre und papulöse Ekzeme	

Zinkoxid	5,0
Talkum	zu 30,0
S. Gegen trockene Ekzeme	

Das mit Krusten- und Schorfbildung einhergehende Ekzem kann mit Zinköl, auch unter Salicylsäure-Zusatz, behandelt werden. Weiter haben sich Badetherapien z. B. mit Balneum Hermal®, Selsun®, Salicylspiritus bewährt.

Schmerzhafte Hautverletzungen können mit Lokalanästhetika enthaltenden Hautsalben behandelt werden:

Tetracain s. Benzocain	0,25
Rizinusöl	20,0
Lanolin	
Weißes Vaselin	zu gleichen Teilen 50,0
S. Schmerzstillende Hautsalbe	

Bei schlecht heilenden Wunden wird die Proliferation des umgebenden Gewebes durch folgende Formulierung angeregt:

Ammoniumbituminosulfonat	10,0
Weißes Vaselin	zu 50,0
S. Schwarze Salbe	

Antimykotika

Eine klinisch zu diagnostizierende Dermatomykose erfordert den Einsatz von Antimykotika.

Griseofulvin. Griseofulvin wird innerlich verabfolgt: 10 bis 30 mg/kg täglich per os.
Lokal werden wegen ihrer guten Penetrationsfähigkeit die folgenden Stoffe verwendet:

Clotrimazol z. B. Canesten®, Miconazol z. B. Daktar® 2 % Creme, Enilconazol z. B. Imaverol® oder Thiabendazol-Lösung. Bei der Therapie ist darauf zu achten, daß auch die unmittelbare Umgebung der Tiere hygienisch gereinigt wird.

Hautschutzmittel

Die Erregbarkeit der Hautoberfläche wird durch Dermatika in Form von Pasten vermindert. Die aufgetragene Paste darf von den Tieren nicht abgeleckt oder abgescheuert werden. Der behandelte Hautbezirk regeneriert sich durch Selbstheilung. Emollentien dienen zur Feuchthaltung und Einweichung der verkrusteten Haut. Als Basis eignen sich Triglyceride der Palmitin-, Stearin- und Oleinsäure und von Wachsen unter Verwendung der oben genannten arzneilich wirksamen Bestandteile. Zur Behandlung akuter Ekzeme sind Fette allerdings ungünstig, sie sollen lediglich die perkutane Penetration der Wirkstoffe ermöglichen.

Mittel zur Juckreizstillung

Um die dauernde Irritation des akuten Ekzems abzuschwächen, werden den oben genannten Formulierungen Lokalanästhetika wie Tetracain, Benzocain zugesetzt. Sie verhindern das Entstehen des Pruritus.
Als erstes müssen ausgeschlossen werden:
- Flohbefall
- Analbeutelentzündung (Beißen am Schwanzansatz)
- Ohrgangsentzündung (Kratzen am Ohrgrund)
- Virus-Infektion Aujeczkysche Krankheit, Pseudowut).

Erst dann kann ein allgemeiner Juckreiz angenommen werden. Vermutete Primärursachen sollen zunächst korrigiert werden, also ggf. durch Hormonbehandlung, Futterumstellung, Allergietherapie. Hautbezirke, die Tiere durch Kratzen erreichen können, werden mit ethanolischen Lösungen behandelt. Sie können als juckreizstillende Zusätze Campher, Menthol oder Thymol in Konzentrationen von 0,5 bis 2 % enthalten.
Weiter eignen sich hierfür die folgenden Formulierungen:

Steinkohlenteer-Lösung	5,0
Menthol	1,0
Ethanol 70 % (V/V)	zu 100,0
Menthol	0,1
Benzocain	1,0
Wollwachsalkoholsalbe	zu 20,0
Calmitol liquid	135,0
Thesit Subst.	15,0
Popofidol	400,0
S. Schütteln	

2.1.13 Narkotika, Hypnotika, Sedativa

(→ Bd. 1.721 ff)

Die zur Beeinflussung der Funktionen des Zentralnervensystems geeigneten Arzneimittel dienen der vollständigen oder partiellen Ausschaltung des Bewußtseins (Anästhetika und Schlafmittel). Andere Arzneimittel verhindern die Erregung, lassen aber das psychomotorische Spontanverhalten in geringen Dosen unbeeinflußt: Psychopharmaka.

Anästhetika

Die bei Hunden und Katzen verwendbaren Narkosemittel gleichen den in der Humanmedizin üblichen Präparaten. Sie werden zur Vornahme operativer Eingriffe benutzt. Verschiedene Inhalations-Anästhetika, wie Diethylether, Halothan (Fluothane®), Methoxyfluran (Pentrane®), Stickoxydul sind üblich. Sie benötigen für die Anwendung besondere Applikationsapparate, um eine optimale Konzentration des durch den Patienten inhalierten Luftgemisches zu gewährleisten. Die ausschließliche Anwendung dieser Dämpfe oder Gase reicht meist für eine chirurgische Narkose nicht aus. Inhalations-Anästhetika müssen entweder mit einer Prämedikation oder der zusätzlichen Verabfolgung von Injektions-Anästhetika kombiniert werden.
Als Injektions-Anästhetika, Narkotika eignen sich die folgenden Barbiturate:

- Pentobarbital (Nembutal®. Narcoren®), Dos. 25 bis 30 mg/kg i. v.;
- Hexobarbital (Evipan®), Dos. 40 mg/kg i. v.;
- Methitural (Thiogenal®), Dos. 20 bis 30 mg/kg i. v.;
- Thiopental (Pentothal®, Trapanal®), Dos. 10 mg/kg i. v.;
- Thiobutalbarbital (Inactin®), Dos. 40 mg/kg i. v.;
- Thialbutal (Baytinal®), Dos. 40 mg/kg i. v., Katze 100 mg/kg i. p.;
- Thiamylal (Surital®), Dos. 20 mg/kg i. v.

Weiter sind Arzneimittel aus anderen chemischen Gruppen in der tierärztlichen Klinik und Praxis üblich:

Metomidat. Hypnodil® z. B. gilt pharmakologisch eher als ein Schlafmittel. Dos. 10 mg/kg i. m.

Ketamin. Ketanest®, Vetalar®, Dos. 20 bis 30 (Katze bis 40) mg/kg i. m. (→ Bd. 8.665)

Xylazin. Rompun®, Dos. Hund 0,5 mg/kg i. v., 1 mg/kg i. m. Bei Katzen wird nach 2 mg/kg s. c. ein zentralnervös bedingtes Erbrechen ausgelöst. Die drei zuletzt genannten Stoffe erzeugen nicht die Charakteristika einer Narkose (Bewußtlosigkeit, Schmerzfreiheit, Muskelrelaxation), sondern nur einzelne Fragmente davon in unterschiedlicher Ausprägung. Daher eignen sie sich nur für eine kombinierte Anwendung, z. B. mit Neuroleptika wie Phenothiazin-Derivate) oder Ataraktika z. B. mit Benzodiazepinen aus der pharmakologischen Gruppe der Psychopharmaka.

Psychopharmaka
(→ Bd. 1.721 ff)

Zur Beeinflussung des spontanen und induzierten Verhaltens von Hund und Katze werden die folgenden Arzneimittel verwendet:
Neuroleptika mit zusätzlichen peripheren Effekten auf Rezeptoren des autonomen Nervensystems. Sie wirken also α-adrenolytisch, cholinolytisch, histaminolytisch und blockieren noch zahlreiche andere Rezeptoren. Hierzu gehören beispielsweise die folgenden Substanzen:
- Chlorpromazin (Megaphen®), Dos. 2 mg/kg (→ Bd. 1.723, 7.902);
- Propionylpromazin (Combelen®), Dos. 2 mg/kg;
- Acepromazin (Vetranquil®), Dos. 2 mg/kg (→ Bd. 1.723, 7.17);
- Prothipendyl (Dominal®), Dos. 2 mg/kg.

Diese Stoffe führen in den angegebenen Einzeldosen (i. v., i .m., s. c.) zu einer erheblichen Einschränkung des Bewegungsdrangs, erhöhen die Schlafbereitschaft, ohne allerdings zum Schlaf zu führen, und haben durch die Rezeptorenblockade entsprechende vegetative Wirkungen. In Verbindung mit starken Analgetika der Morphin-Reihe erzeugen sie den Zustand der Neurolept-Analgesie, in welchem leichte operative Eingriffe möglich sind. Ataraktika erzeugen keine vegetativen Symptome, sondern entfalten nur zentralnervöse Wirkungen. Sie haben einen „Zähmungseffekt" und können erfolgreich bei unzugänglichen Hunden und Katzen, z. B. für die Untersuchung oder den Transport, verwendet werden. Die Tiere werden angstfrei und unterlassen Abwehrbewegungen wie Beißen, Kratzen, Fliehen. Hierzu zählen:

Chlordiazepoxid (Librium®), Dos. 5 mg/kg, Diazepam (Valium®), Dos. 1 mg/kg, und zahlreiche weitere Vertreter dieser Gruppe, wie sie auch beim Menschen üblich sind. (→ Bd. 1.724, 7.859, 1252)

Lokalanästhetika
(→ Bd. 1.733 f)

Zur Erzeugung einer örtlich begrenzten Unempfindlichkeit gegenüber schmerzhaften Eingriffen eignen sich die auch beim Menschen üblichen Lokalanästhetika:

- *Tetracain* (Pantocain®), besonders für die Oberflächen-Anästhesie von Schleimhäuten;
- *Benzocain* (Anästhesin®), ebenfalls ausschließlich zur Oberflächen-Anästhesie in 10%igen Zubereitungen;
- *Lidocain* (Xylocain®);
- *Butanilicain* (Hostacain®);
- *Procain* (Novocain®, Isocain®).

Diese Stoffe werden in Form ihrer wasserlöslichen Salze oder als Base in Salben (Tetracain, Benzocain) verwendet. Die Konzentrationen für veterinärmedizinische Zwecke liegen zwischen 1 und 5 % und richten sich nach der beabsichtigten Wirkung als Oberflächen-, Infiltrations- oder Leitungs-Anästhesie für chirurgische Eingriffe.

Mittel zur Euthanasie

Die Tötung von Tieren ist keine therapeutische Maßnahme. Es werden aber aus ethischen Gründen bei Hund und Katze meist Pharmaka benutzt, die ein schmerzloses Einschlafen der Tiere gestatten. Nach den Bestimmungen des Tierschutz-Gesetzes ist ein unbegründetes Töten von Tieren nicht erlaubt. Nur im Falle einer unheilbaren Krankheit oder eines mit Leiden einhergehenden Alters ist die Tötung ethisch zu rechtfertigen. Hierfür sind die folgenden Barbiturate geeignet. Sie führen in Überdosierung zum Schlaf und zum Atemstillstand.

Pentobarbital. Das Natriumsalz wird in einer Dosis von mindestens 50 mg/kg Körpergewicht intravenös oder von 80 mg/kg für Katzen intraabdominal injiziert. Das Tier stirbt problemlos.

Magnesiumsulfat. Die gesättigte wäßrige Lösung wird in einer Menge von etwa 1 ml/kg intravenös injiziert.

T61®. Ein Handelsprodukt, das aus einer Kombination eines Anästhetikums mit einer peripher kurariform wirkenden Substanz und einem Lokalanästhetikum besteht. Die schnelle intravenöse Injektion führt zur raschen Bewußtlosigkeit und peripheren Muskelrelaxation sowie zum Herzstillstand.

2.2 Arzneimittel für Kleinnager, Kaninchen und Frettchen

Behandlungsprinzipien

Behandlungsprinzipien von Heimtieren wie Kaninchen, Meerschweinchen, Hamster, Gerbil, Chinchilla, Ratte, Maus und Frettchen lassen sich gemeinsam beschreiben. Sie werden durch Erkrankungen der Haut wie Ektoparasitosen, Verletzungen, Bißwunden sowie des Magen-Darm-Traktes mit Durchfall, Verstopfung, Blähungen, Endoparasitosen oder spezifischen bakteriellen und viralen Infektionen vorgestellt; dazu gehören auch alle Arten von krankhaften Erscheinungen anderer Organe sowie besondere physiologische Zustände z. B. Gravidität.

Therapeutische Indikation und pharmakologisches Wirkungsprinzip der aufgeführten Arzneimittel entsprechen im Prinzip denen beim Hund oder bei der Katze.

Speziesspezifische Unterschiede zeigen sich beim Metabolismus und der Elimination. Damit ändert sich die Wirkungsdauer, notwendigerweise muß sich die Dosierung anpassen. Unverträglichkeiten und Nebenwirkungen variieren.

Die üblichen als Haustiere gehaltenen Nager unterscheiden sich von Hund und Katze mehrfach in ihrer pharmakologischen Reaktion. So zeichnen sich Mäuse durch eine höhere Metabolisierungsrate aus, während Ratten mit besonderen metabolisierenden Enzymen ausgestattet sind und eine ausgeprägte circadiane Rhythmik zeigen. Daraus resultieren veränderte pharmakokinetische und -dynamische Wirkungen der Arzneimittel, die eine artspezifische Anpassung der Dosierungen und der Applikationsintervalle erfordern.

Hinzu kommen anatomische und ernährungsphysiologische Besonderheiten:

Kaninchen und Nager sind nicht in der Lage zu erbrechen, Emetika bei diesen Tieren also kontraindiziert.

Nager sind auf den mikrobiellen Aufschluß ihrer Nahrung im Dickdarm angewiesen (z. B. Koprophagie des Kaninchens). Durch die Applikation von Antibiotika mit Wirkung gegen grampositive Erreger kommt es in der Regel zum Überwuchern von coliformen und gramnegativen Keimen und daraus folgenden schwerwiegenden, z. T. tödlichen Verdauungsstörungen (s. 2.1.1).

Der Wasser- und Futterbedarf ist von Tierart zu Tierart sehr unterschiedlich. Wüstentiere decken ihren Wasserbedarf z. T. völlig über Stoffwechselwasser oder aus Feuchtfutter, was bei versuchter Medikation über Futter oder Wasser zu beachten ist. Zudem sinkt die Akzeptanz des medikamentierten Futters und Wassers, damit die ausreichende Aufnahme des Medikamentes und der therapeutische Erfolg.

Äußerlich anzuwendende Arzneimittel sind mit Vorsicht einzusetzen, da schnell Intoxikationen eintreten wie bei Phosphorsäureestern, Pyrethroiden, Carbamaten.

Weitere tierartliche Besonderheiten sind in den den einzelnen Arzneimitteln zugeordneten speziellen Tabellen aufgeführt.

In der Regel werden nur folgende Marderarten der Unterfamilie Mustelinae als Heimtiere gehalten: Edel- oder Baummarder (Martes martes), Haus- oder Steinmarder (Martes foinea), Frettchen (M. putoris furo), Hermelin oder Großes Wiesel (Mustela erminea) und Mauswiesel oder Kleines Wiesel (Mustela nivalis).

Der Gerbil heißt auch Mongolische Rennmaus oder Wüstenrennmaus.

Stoffwechsellage und Dosierung

Bei der Umrechnung von humanmedizinischen Dosierungen sollte aufgrund der oben erwähnten Stoffwechsellage nicht nach Körpergewicht, sondern nach der Körperoberfläche vorgegangen werden. Dazu dient die Formel nach Lowe:

$$\text{Oberfläche m}^2 = 0{,}1 \times 3\sqrt{\text{Körpergewicht (kg)}^2}$$

Ein 65 kg schwerer Mensch weist eine Körperoberfläche von 1,62 m² auf. Das entspricht einem Gewicht von 40 kg/m², so daß der Umrechnungsfaktor für eine humanmedizinische Dosis 40 beträgt.

Die Abkürzungen der folgenden Arzneimittelanwendungen und -dosierungen lauten:

Ka = Kaninchen, Me = Meerschweinchen, Ha = Hamster, Mau = Maus, Ra = Ratte, Fr/Ma = Frettchen/Marder, Ch = Chinchilla, Ge = Gerbil.

Beim Frettchen gelten in der Regel die Dosierungen für Katzen.

Beim Kaninchen, soweit es als Schlachttier dient, sind die Wartezeiten entsprechend dem Beipackzettel zu beachten!

2.2.1 Chemotherapeutika
(s. 2.1.1)

Antibiotika

Amoxicillin. Kaninchen: 10 mg/kg i. m., p. o. 2 pro d; Frettchen/Marder: 10 mg/kg p. o. (i. m.) 2 pro d. (→ Bd. 1.743, 7.232)

Ampicillin. Kaninchen, Meerschweinchen, Hamster: 10 mg/kg i. m. 2 pro d; Maus, Ratte: 150 mg/kg s. c. 2 pro d; Frettchen/Marder: 90 mg/kg i. m. 3 bis 4 pro d. (→ Bd. 1.743, 7.240, 246)

Bacitracin. Nebacetin. Anw.: lokal. (→ Bd. 1.744, 7.363)

Chloramphenicol. Kaninchen: 50 bis 100 mg/kg i. m., s. c., p. o.; Meerschweinchen: 20 bis 40 mg/kg i. m.; s. c.; Hamster: 30 mg/kg i. m. Indk.: Breitspektrumantibiotikum, als Succinat und Palmitat liquorgängig.

Chloramphenicolpalmitat. Kaninchen, Meerschweinchen, Hamster, Maus, Ratte: 20 bis 50 mg/kg p. o. 2 bis 3 d. Frettchen/Marder: 100 mg/kg p. o.; Chinchilla: 20 bis 30 mg/kg p. o. (gut verträglich!); Gerbil: 20 bis 50 mg/kg s. c.

Chloramphenicolsuccinat. Kaninchen, Meerschweinchen, Hamster, Maus, Ratte: 50 mg/kg i. m. 1 bis 2 pro d, ggf. Dosis verdoppeln; Frettchen/Marder: 40 mg/kg i. m., s. c., p. o. (→ Bd. 1.745, 7.847)

Chloramphenicol + Furazolidon. Altabactine® Chinchilla: 1 g/l Tränke für 8 d.

Chloramphenicol + Sulfonamide. Terpoleucin® Chinchilla: 0,2 bis 0,5 ml s. c. Cave: Chloramphenicol i. m. beim Frettchen!

Chlortetracyclin. Kaninchen: 20 mg/kg s.c., i.m., p.o., bei aeroben Keimen. (→ Bd. 7.915)

Colistin. Chinchilla: bis 50000 IE i.m., p.o. Indk.: Ps. aeruginosa.

Doxycyclin. Kaninchen: 15 mg/kg i.m. (→ Bd. 7.1436)

Erythromycin: Kaninchen: 40 mg/kg s.c., i.m., p.o. Indk.: Günstig bei Kaninchenschnupfen. Meerschweinchen, Hamster, Maus, Ratte Frettchen/Marder: 10 bis 20 mg/kg i.m., p.o. Cave: Empfindliche Nager! (→ Bd. 1.746, 7.346)

Gentamicin. Kaninchen: 6 bis 8 mg/kg s.c., i.m. für 3 bis 5 d; Meerschweinchen: 2 mg/kg s.c. 2 pro d (250 mg/Tier); Frettchen/Marder: 4 mg/kg i.m., 2 mg/kg p.o.; Chinchilla: 4 mg/kg s.c. (→ Bd. 1.746)

Gentamicinsulfat. Kaninchen, Meerschweinchen, Hamster, Maus, Ratte: 4,4 bis 8,8 mg/kg i.m. 1 bis 2 pro d. Indk.: Hamster mit „wet tail disease".

Neomycin. Meerschweinchen: 5 bis 20 mg/Tier p.o. d. für 5 d; Hamster: 10 bis 15 mg/Tier verteilt pro d, für 5 bis 6 d. (→ Bd. 1.748)

Oxytetracyclin. Kaninchen: 20 bis 30 mg/kg i.m. (p.o., s.c.); Meerschweinchen: 5 bis 10 mg/kg i.m.; Hamster: 10 bis 20 mg/kg i.m. (p.o., s.c.); Chinchilla: 10 mg/kg s.c.; Gerbil: 20 mg/kg i.m. oder im Trinkwasser; Maus: 400 mg/l; Ratte: 500 mg/l für 10 bis 15 d, Chinchilla: 400 mg/l Tränke, max. 3 d!; Gerbil: 5 g/l. Cave: Langzeittherapie! (→ Bd. 1.751, 7.1438)

Penicillin G. Kaninchen: 40000 IE/kg i.m./s.c. 3 bis 5 d; Maus, Ratte: 45000 IE/kg i.m. (→ Bd. 1.744, 7.453)

Spectinomycin. Kaninchen: 20 mg/kg s.c., i.m. (→ Bd. 1.750)

Spiramycin. Kaninchen: 50 mg/kg s.c., i.m.

Spiramycin + Metronidazol. Suanatem®. Indk.: Infektionen der Maulhöhle. Kaninchen, Meerschweinchen, Hamster, Maus, Ratte: 15 mg/kg p.o. Cave: Empfindliche Nager! (→ Bd. 1.751)

Streptomycin. Kaninchen: 50 mg/kg s.c., i.m.; Frettchen/Marder: 10 mg/kg i.m., s.c., 3 pro d, cave: Überdosis! (→ Bd. 1.751)

Tetracyclin. Kaninchen, Meerschweinchen, Hamster, Maus, Ratte: 15 bis 20 mg/kg p.o. 2 bis 3 pro d; oder im Trinkwasser Hamster: 400 mg/l; Ratte: 500 mg/l; Maus: 800 mg/l. Gerbil: 3 g/l für 6 bis 14 d, bei Staphylokokkendermatitis 4 g/l. (→ Bd. 1.751)

Tylosin. Tylan®. Meerschweinchen: 10 bis 20 mg/ kg s.c.; Kaninchen, Meerschweinchen, Hamster, Maus, Ratte, Chinchilla: 10 bis 20 mg/kg s.c. oder 10 mg/kg p.o. Cave: Empfindliche Nager, Nekrosen an Injektionsstelle!

Tyrothricin. Anw.: lokal.

Sulfonamide

Sulfadimethoxin. Kaninchen, Meerschweinchen, Hamster, Maus, Ratte: 20 bis 50 mg/kg p.o. 1 pro d oder 5% Lösg. 1 ml/90 ml Tränke; Kaninchen: 75 bis 100 mg/kg i.m., s.c., p.o.; 2 pro d, für 3 bis 5 d, dann 2 bis 3 d Pause oder 1 pro d für 6 bis 7 d; Meerschweinchen: 60 mg/kg i.m., s.c., p.o. 3 pro d für 4 d, dann 2 bis 3 d Pause und 2mal wiederholen oder 1mal 7 d; Frettchen/Marder: 60 mg/kg p.o. für 7 d. Indk: Kokzidose, Chinchilla, Gerbil: 60 mg/kg p.o. oder parenteral für 3mal 4 d, nach 4 bis 7 d mehrmals wiederholen. Indk.; für alle als Breitspektrumchemotherapeutikum bei Kokzidiosen, Nosematosen.

Sulfadimidin. Meerschweinchen: 0,2% Tränke für 14 d. Indk.: Kokzidiose. Frettchen/Marder: 100 bis 200 mg/kg p.o. (s. Kap. 4.1.2)

Sulfadoxin + Trimethoprim, Borgal® 5% Lösg. Kaninchen: 0,5 ml/kg, 1 ml/3 kg, 1,5 ml über 3 kg s.c., i.m., p.o. (Tränke); Meerschweinchen: 15 mg/kg s.c.; Chinchilla: 0,4 ml/kg s.c., p.o.

Sulfamerazin. Kaninchen, Meerschweinchen, Hamster, Maus, Ratte: 50 bis 80 mg/kg p.o.; Kaninchen: 0,2 mg/ml Tränke. Indk.: Kokzidiose.

Sulfamethazin. Kaninchen: 1 g/l Tränke; Meerschweinchen: 1 bis 2 g/l Tränke für 4 d, dann 4 d Pause und 3mal wiederholen. Indk.: Kokzidiose. Chinchilla: 1 g/l Tränke für 7 d.

Sulfamethoxazol + Trimethoprim. Bactrim®, Cotrim®, Kaninchen, Meerschweinchen, Hamster, Maus, Ratte, Chinchilla: 25 mg Sulfa. + 5 mg Trim./kg i.m., p.o. Indk.: Breitspektrumchemotherapeutikum insbesondere bei Atemwegserkrankungen zur Kurzzeittherapie. Frettchen/Marder: 200 mg/kg p.o. Indk.: Influenza.

Sulfamethoxydiazin. Meerschweinchen, Hamster: 100 mg/kg p.o.

Sulfamethoxypyridazin. Davosin®. Kaninchen: 20 mg/kg s.c., i.m., p.o. Indk.: Kokzidiose: für 3 bis 5 d p.o., dann 2 bis 3 d Pause und 3 bis 5 d p.o.

Sulfanilamid + Pyrimethamin. Sulka N®. Chinchilla: 1,5 ml/l Trinkwasser für 7 d.

Sulfanilamidmethoxypyrimidin. Meerschweinchen: 100 mg/kg p.o., Hamster: 100 bis 300 mg/kg p.o.

Sulfaperin. Kaninchen, Meerschweinchen: 15 mg/ kg p.o. Therapieplan wie Sulfadimethoxin.

Sulfaquinoxalin. Sulka® Kaninchen: 1,5 ml/l Tränke; Kaninchen, Meerschweinchen, Hamster, Maus, Ratte: 0,025 bis 0,1 % Tränke oder 0,05 % Futter für 30 d. (→ Bd. 1.763)

Sulfathiazol. Kaninchen: 400 mg/kg p. o. 2 pro d; Meerschweinchen: 200 mg/kg p. o. 2 pro d für 3 bis 5 d oder 2 bis 4 g/l Tränke für 3 bis 5 d Indk.: Kokzidiose, bakterielle Infekte. (→ Bd. 1.764; s. Kap. 4.1.2)

Nitrofurane und andere Chemotherapeutika

Furazolidon. Kaninchen, Meerschweinchen, Hamster, Maus, Ratte: 5 mg/kg p. o. oder 0,55 g/l Tränke oder 50 mg/kg Futter für 30 d. Anw. bevorzugt bei Kaninchen. (→ Bd. 1.754, 8.311)

Naladixinsäure. Nogram®. Indk.: Enteritis. Meerschweinchen: 30 bis 60 mg/kg p. o. (→ Bd. 8.1071)

Nitrofurantoin. Furadantin®. Meerschweinchen: 50 mg/kg p. o. Urofur®: Kaninchen, Meerschweinchen: 1 Tropfen/kg p. o. Indk.: Cystitis. (→ Bd. 8.1182)

Nitrofurazon. Kaninchen, Meerschweinchen, Hamster, Maus, Ratte: 8 mg/kg p. o. oder 0,01 % Lösg. Anw.: Langzeittherapie beim Kaninchen. (→ Bd. 8.1180)

Pentamidinsothionat. Meerschweinchen, Ratte, Maus: 4 mg/kg p. o. für 2 bis 3 d. Indk.: Pneumocystitis-carinii-Infekte.

Unverträglichkeiten der Chemotherapeutika

Meerschweinchen und Hamster: Die folgenden Chemotherapeutika zerstören die physiologische gram-positive Darmflora der Tiere und es kommt zum Überhandnehmen von coliformen Keimen und Clostridien. Eine Anwendung in Verbindung mit Neomycin (5 mg) und Polymixin B (3 mg) p. o. 2mal tägl. für 5 d soll möglich sein. Andere Autoren empfehlen die gleichzeitige Gabe von Lactobacillus-Zubereitung bei der Applikation von Breitbandantibiotika. Auch beim Gerbil und Chinchilla sollen keine Antibiotika mit einseitiger Wirkung auf gram-positive Keime angewendet werden.

Tabelle 8.6 Unverträglichkeiten der Chemotherapeutika

	Ka	Me	Ha	Mau	Ra	Andere
Ampicillin	+					
Bacitracin	+	+	+			
Clindamycin			+			
Dihydro-streptomycin				+		
Erythromycin	+	+	+			
Kanamyzin	+					
Lincomycin	+	+	+			
Methicillin			+			
Penicilline	+	+	+			
Procain-Penicilline				+[1]	+[1]	
Spiramycin	+	+	+			
Streptomycin	+	+	+			Fr
Tetracycline		+	+*	+#		
Tylosin	+	+	+			

+ Unverträglichkeiten bekannt; [1] des Procainanteils; * bei Dosen ≥ 50 mg/kg nur in Verbindung mit Sulfaguanidin geben; # nicht bei tragenden Tieren.
Ka Kaninchen, Me Meerschweinchen, Ha Hamster, Mau Maus, Ra Ratte, Fr Frettchen.

2.2.2 Magen-Darm-Arzneimittel
(s. 2.1.7)

Basisches Bismutsalicylat. Frettchen/Marder: 17,5 mg/kg. Indk.: Magengeschwüre. (→ Bd. 7.496)

Butylscopolamin. Buscopan®. Kaninchen: 0,2 ml/kg i. m., s. c.; Meerschweinchen: 0,2 bis 0,4 ml/kg s. c.; Chinchilla: 0,1 ml/kg i. m.; Gerbil: 0,05 ml/Tier. (→ Bd. 1.718, 7.588)

Butylscopolamin + Metamizol, Buscopan comp.®. Kaninchen, Meerschweinchen, Hamster, Maus, Ratte: 0,2 bis 0,3 ml/kg i. m.; Chinchilla: 0,1 bis 0,2 ml/kg s. c. Indk.: Spasmoanalgetikum bei Koliken und Krämpfen.

Cimetidin. Tagamet-HCl-Liquid®. Frettchen/Marder: 5 bis 10 mg/kg p. o. (→ Bd. 7.953)

Clanobutin. Bykahepar®. Kaninchen: 0,2 ml/kg; Chinchilla: 0,2 bis 5,0 ml/kg s. c.; Gerbil: 0,2 ml/kg

Dickflüssiges Paraffin. Kaninchen, Meerschweinchen, Hamster: 10 ml p. o.; Chinchilla: 0,3 ml p. o. (→ Bd. 1.742, 7.488)

Dimethylpolysiloxane. Sicaden®. Meerschweinchen: 0,5 ml p. o. oder 0,1 ml Silibon® + 1,0 ml Pericol® + 20 ml Wasser mischen, davon 1 ml/kg p. o. 1 bis 2 pro d. (→ Bd. 7.1357)

Histamin, Coecolysin® für Kleintiere. Chinchilla: 0,5 bis 2,0 ml s. c. pro d. für 3 bis 4 d bis zur Heilung.

Karlsbader Salz. Kaninchen: 1,0 bis 2,0 g p. dos.

Magnesiummilch. Hamster: 1,0 bis 2,0 g p. dos.

Medizinische Kohle. Meerschweinchen, Hamster: (→ Bd. 7.89)

Mikroklist® Meerschweinchen.

Milchsäurebakterien, Lactobazillen, Saccharomyces, Nutri-Cal®, Hylak®, Perenterol®, Kaninchen: initial bis 30 ml, dann 6 ml/d.

Oralpädon® Kaninchen, Meerschweinchen, Hamster, Maus, Ratte: 1 ml der Lösg./kg p. o. (1 Tabl. auf 100 ml Wasser). Indk.: Durchfall, Dyspepsie, Gastroenteritis,

Rhizinusöl. Kaninchen: 5 ml p.o.; Meerschweinchen: 1 ml/kg p.o.

2.2.3 Vitamine

(s. 2.1.2)

Kaninchen sind relativ empfindlich gegen Überdosierungen von Vitamin A ($\geq$ 190000 IE/kg) und Vitamin D (10000 IE/3 d). Sie zeigen fetale Resorption und haben einen Bedarf an Vitamin A von 10000 IE/kg in einer Diät. Für Meerschweinchen ist Vitamin C essentiell.

Vitamin A. Indk.: Hautschäden. Kaninchen, Meerschweinchen, Hamster, Maus, Ratte: 400 IE/kg 10 d.

Vitamin B. Kaninchen, Meerschweinchen: B_1 = 100 mg/ml; B_2 = 2 mg/ml; B_{12} = 100 µg/ml in einem Vitamin-B-Komplex mit 0,02 bis 0,2 ml/kg. Indk.: Hautschutz, Trichophytie, Mangelzustände. Chinchilla: 2 bis 3 Mo p.o.

Vitamin C. Indk.: Mangelerscheinungen, Skorbut, Unterstützung bei Infektionen. Kaninchen, Meerschweinchen, Hamster, Maus, Ratte: Lösung aus 50 bis 100 mg Vitamin C, 1 g Citronensäure in 1 l Wasser zur subcutanen Injektion. Einzeldosis 20 bis 200 mg/kg, auch p.o.; oder Meerschweinchen: 20 bis 40 mg Ascorbinsäure, 100 mg Citronensäure auf 100 ml Tränke; oder 30 mg Ascorbinsäure/kg Futter.

Vitamin D. Kaninchen, Meerschweinchen, Hamster, Maus, Ratte: 200 bis 400 IE/kg i.m.

Vitamin E/Selen. Indk.: Nachhandlähmung. Kaninchen: 3 bis 5 mg/kg Futter.

Vitamin E. Indk.: Mangelzustände wie Gelbohrkrankheit. Chinchilla: p.o. 24 bis 28 mg IE/kg Futter oder parenteral.

Multivitaminpräparate. Multi-Mulsin® = Vitamin A, E, D, B. Frettchen/Marder: 3 Tropfen p.o. für längere Zeit, zur Therapie 30 bis 50 mg/kg KG. Vitacombex ® = Vitamin A, E, D, C, B. Chinchilla: längere Zeit.

2.2.4 Antiparasitika

(s. 2.1.3)

Anthelmintika

Kleinnager und Kaninchen können ebenso wie andere Tiere von Würmern befallen sein. Meist parasitieren überwiegend in ihrem Darmtrakt Nematoden, Oxyuren, Cestoden, aber auch andere (s. Kap. 4.3.2, 6.4.1, 7.3.4; → Bd. 1.764)

Diethylcarbamazin. Indk.: Dirofilariose. Frettchen/Marder: 6,6 mg/kg p.o., sehr gut wasserlöslich. (→ Bd. 7.1282)

Febantel. Rintal®. Indk.: Nematoden. Meerschweinchen, Hamster, Maus, Ratte: 6 mg/kg p.o.; Kaninchen: 10 mg/kg p.o. (→ Bd. 8.166)

Febendazol. Panacur®. Indk.: Nematoden. Kaninchen: 5 mg/kg p.o.; Meerschweinchen: 50 mg/kg; Frettchen/Marder: 50 mg/kg p.o. für 3 d; Chinchilla: 20 mg/kg; Gerbil: 5 bis 8 mg/kg pro d für 5 d. Indk.: Passalurose. Kaninchen: 25 mg/kg für 5 d. Indk.: Oxyuren. Hamster: 5 bis 8 mg/kg; Maus, Ratte: 100 bis 500 mg/kg Futter für 5 d je nach Parasit, auch gegen Hymenolopsis, Trichinella. Indk.: Capillarienbefall. Kaninchen, Meerschweinchen, Hamster, Maus, Ratte: 20 mg/kg p.o. für 3 d; sehr gut verträglich. (→ Bd. 8.172)

Ivermectin. Indk.: Nematoden, Arthropoden. Frettchen/Marder: 0,1 bis 0,2 mg s.c.; Gerbil: Lösg. 10% in Propylenglykol 2 Tropfen/Haut. (→ Bd. 8.636)

Levamisol. Indk.: Nematoden. Kaninchen: 8 mg/kg; Meerschweinchen: 25 mg/kg s.c., 10 mg/kg p.o. (→ Bd. 8.709).

Mebendazol. Telmin KH®. Indk.: Paraspidodera. Kaninchen, Meerschweinchen, Hamster, Maus, Ratte: 20 mg/kg p.o.; Frettchen/Marder: 30 mg/kg p.o. für 5 d; Chinchilla, Ovitelmin-Susp.®: 50 mg/kg. (→ Bd. 8.817)

Niclosamid. Manonil®, Yomesan®. Indk.: Cestoden. Kaninchen: 100 mg/kg p.o.; Meerschweinchen: 100 mg/kg p.o. 2mal im Abstand von 7 d; Hamster: 3 g/kg Futter für 7 d, 100 mg/kg p.o. Einzeldosis; Maus: 100 mg/kg p.o.; Frettchen/Marder: 150 mg/kg p.o.; Gerbil: 100 mg/kg p.o. (→ Bd. 8.1141)

Piperazin. Indk.: Nematoden. Kaninchen: 200 mg/kg p.o.; Adulte: 500 mg/kg; Jungtiere: 750 mg/kg; Meerschweinchen: 3 bis 7 g/l Tränke; Hamster: 100 bis 300 mg/kg; Maus, Ratte: 3 g/l Tränke; Gerbil: Piperazinadipat 4 bis 7 g/l Tränke für 3 bis 10 d, Piperazincitrat 3 g/l Tränke für 14 d; Frettchen/Marder: cave: gastrointestinale Krämpfe und Störungen.

Praziquantel. Droncit®. Indk.: Cestoden. Kaninchen: 5 bis 25 mg/kg p.o.; Meerschweinchen, Hamster, Maus, Ratte, Frettchen/Marder, Chinchilla: 5 mg/kg p.o.; Gerbil: 5 mg/kg p.o., wiederholen nach 14 d.
Indk.: Trematoden. Frettchen/Marder: 20 mg/kg p.o. für 3 d.

Thiabendazol. Thibenzole®. Indk.: Nematoden. Kaninchen: 250 bis 500 mg/kg 2mal; Meerschweinchen: 100 bis 200 mg/kg p.o.; Kaninchen: Meerschweinchen, Hamster, Maus, Ratte: 50 mg/kg oder 0,3% Lösg. p.o. für 3 d, nach 4 Wo wiederholen, Indk.: Passalurose. Kaninchen: 400 mg/kg p.o. Indk.: Syphacia obvelata. Hamster: 3 g/kg Futter für 7 d.
Indk.: Oxyuren. Maus, Ratte: 1mal 400 mg/kg p.o. (→ Bd. 1.358, 3.1167)

Antiprotozoika

Die Behandlung der Kokzidiose kann außer mit Antiprotozoika auch mit Sulfonamiden erfolgen, in 2.4.4 sind einige mit dieser Indikation genannt.

Dimetridazol. Emtryl®. Indk.: Trichomoniasis, Amöbiasis, Histomoniasis. Kaninchen, Meerschweinchen, Hamster, Maus, Ratte: 0,1 bis 0,3 % Tränke für 7 d; alternativ: Meerschweinchen: 50 mg/kg p. o.; Hamster: 200 bis 500 mg/l Tränke für 10 d; Chinchilla: 1 g/l Tränke; Gerbil: 500 mg/l Tränke für 10 d. (→ Bd. 1.753, 7.1362)

Metronidazol. Clont®. Flagyl®. Indk.: Trichomoniasis, Amöbiasis, Histomoniasis. Kaninchen, Meerschweinchen, Hamster, Maus, Ratte, Chinchilla: 50 mg/kg p. o.; Frettchen/Marder: 20 mg/kg p. o. für 21 d; Gerbil: 250 mg/kg pro d für 10 d. (→ Bd. 8.993)

Amprolium. Amprolvet®. Indk.: Kokzidiose. Frettchen/Marder: 50 bis 60 mg/kg p. o. für 5 d. (→ Bd. 1.752, 7.246)

Ronidazol. Duodegran®, Ridzol S®. Gerbil: 400 mg/l Tränke für 10 d. (→ Bd. 1.757)

Thiabendazol. Thibenzole®. Indk.: Giarda duodenalis. Hamster: 20 mg/Tier p. o. pro d für 40 d. (→ Bd. 1.358, 3.1167)

Antiektoparasitika

Beim Nager können als Wirkstoffe auf der Basis der Carbamatverbindungen, Pyrethroide, Phosphorsäureester oder HCH-Verbindungen gegen Milben der Haut und des Haarkleides eingesetzt werden. Die Behandlung muß je nach 1 Woche 1 bis 2mal wiederholt werden und ist mit Vorsicht durchzuführen, um Intoxikationserscheinungen vorzubeugen. Flohbefall bei Nagern und Frettchen sollte wie bei Katzen behandelt werden. (s. 2.1.3, → Bd. 1.774)

Amitraz. Indk.: Demodexbefall. Hamster: wie Hund. (→ Bd. 7.203)

Bromoxyclen. Alugan®. Indk.: Milben, Flöhe, Läuse. Anw.: lokal. Kaninchen: Indk. auch Cheyletiella; Meerschweinchen: Indk. auch Haarlinge, Notoedres, Sarkoptes, Hamster: Indk. auch Sarcoptes, Demodex, Rattenmilben; Frettchen/Marder: Indk. auch Räude; Chinchilla: Indk. auch Haarlinge. Kaninchen, Meerschweinchen, Hamster, Maus, Ratte, Chinchilla: 0,5 bis 0,6 % Bad, 4 g/kg Einstreu; Frettchen/Marder: 2 % Bad oder Puder. (→ Bd. 1.774)

Carbamate (allg.). Indk.: Cheyletiella, Flöhe, Läuse, Haarlinge, Notoedres, Sarkoptes, Pelzmilben. Anw.: lokal.

Methylcarbamat-Flohpulver, Bolfo®. Anw.: lokal: 1/16 Teel./100 g bei säugenden Tieren; 1/64 Teel./100 g bei Adulten, Applikation mit der Papiertüte.

Dichlorvos, Vapona-Strips®, Vapona-Halsbänder. Indk.: Haarlinge, Milben. Kaninchen, Meerschweinchen, Hamster, Maus, Ratte: Strip 1m vom Käfig entfernt 10 min pro d für 10 d; Chinchilla: 2/10 eines Strips für 3 d. Indk.: Nematoden. Frettchen/Marder: 20 bis 35 mg/kg pro 1 d oder 10 bis 17 mg pro 2 d, cave: Allergien; Gerbil: Indk. Demodex, 5 min begasen.

Dichlorvos, 2 % Neguvon®. Zur Desinfektion der Käfige. Gerbil: 0,15 % Bad oder Spray. (→ Bd. 1.766, 3.449)

Ivermectin. Indk: Milben, Läuse, Kaninchen, Meerschweinchen, Frettchen/Marder: 0,1 bis 0,3 s. c. 3mal nach 7 d; Maus, Ratte: 0,2 mg/kg p. o. Für alle: Sicherheitsbereich bei 1 %. Anw. auch von Pferdepaste 1,87 % und Rinderlösg. 1 % p. o. Ggf. bei Milbenbefall Dosierung verdoppeln, nach 2 bis 3 Wo. wiederholen. (→ Bd. 8.636)

Phosphorsäureester. Indk.: Cheyletiella, Flöhe, Läuse, Haarlinge, Notoedres, Sarkoptes, Demodex, Pelzmilbe. Anw.: lokal. Kaninchen, Meerschweinchen, Hamster: 0,15 % Bad.

Pyrethrum und -extrakt. Indk.: Zecken, Haarlinge, Milben, Kaninchen, Meerschweinchen, Hamster, Maus, Ratte, Frettchen/Marder, Chinchilla, Gerbil: als Spray oder 0,2 % als Puder, 4mal im Abstand von 5 d. Cave! Pyrethroide ebenfalls lokal. (→ Bd. 1.350, 3.317, 1017)

2.2.5 Dermatika

(→ Bd. 1.744 ff., 777 ff)

Tabelle 8.7 Mittel zur Wundbehandlung

	Kanin.	Meers.	Hamster
Germastan-Salbe®		lokal	
Heparinsalbe		lokal	
Hexamedin®-transcutan		lokal	
Kamillosan®			lokal
Lebertran-Sulfonamidsalbe	lokal	lokal	
Framycetin + Trypsin = Leukase®-Kegel	lokal		lokal
Phenylbutazonsalbe		lokal	

Antimykotika

Clotrimazol. Canesten®. Kaninchen, Chinchilla: lokal; Gerbil: lokal bis 14 d nach Heilung.

Econazolnitrat, Epi-Monestat®. Chinchilla: lokal. (→ Bd. 8.2)

Enilconazol, Imaverol®. Kaninchen: Bad.

Etisazolhydrochlorid, Ectimar®. Indk.: Trichophytie, Favus, Gerbil: lokal. (→ Bd. 8.142)

Griseofulvin, Fulcin®, Lukuden®. Indk.: Dermatomykosen. Kaninchen: 25 mg/kg p.o.; 5 Wo.; Meerschweinchen: 25 bis 30 mg/kg p.o. 3 bis 4 Wo. cave! Hamster: 30 bis 40 mg/kg p.o. 3 bis 4 Wo.; Frettchen/Marder: 40 bis 50 mg 4 Wo.; Chinchilla: ⅛ Tabl. Likuden M p.o. 3 Wo. oder 10 bis 20 mg/kg; Gerbil: 30 bis 40 mg/kg 4 bis 6 Wo. (→ Bd. 8.384)

Iodglycerol. Indk.: Trichophytie, Favus. Gerbil, Chinchilla: lokal.

Ketoconazol. Kaninchen: 10 mg/kg pro d p.o. 4 Wochen; Meerschweinchen, Hamster: 10 mg/kg 2mal pro d p.o. (→ Bd. 8.1219)

Miconazolnitrat, Dactar®. Kaninchen, Chinchilla, Gerbil: lokal; Gerbil: bis 14 d nach der Heilung. (→ Bd. 8.1007)

Nystatin, Panalog®. Indk.: Saccharomyces guttulates. Kaninchen: 3 bis 5 ml (→ Bd. 8.1219)

Salicylspiritus. Indk.: Trichophytie. Chinchilla: 1 bis 2 % lokal; Indk.: Hautpilz, Dermatiden.

Lokale Antiparasitika und andere Topika

Ampho-Moronal®. Indk.: Trichophytie, Hamster.

Canesten® Indk.: Trichophytie, Meerschweinchen, Hamster.

Defungit®. Indk.: Trichophytie, Meerschweinchen.

Dermakulin®. Indk.: Psoroptes, Kaninchen.

Entomoxan®. Hamster. Indk.: Notoedres.

Ethanolische Iod-Lösung. Hamster. Indk.: Trichophytie.

Etisazolhydrochlorid, Ectimar®. Meerschweinchen; Indk.: Trichophytie, Mikrosporie. Candidosen. Alle Tierarten: lokal, mehrere Wo; Indk.: Hautmykosen.

Iodglycerol 10 %. Kaninchen, Meerschweinchen, Hamster, Maus, Ratte, Frettchen/Marder, Chinchilla, Gerbil. Indk.: Hautmykosen.

Malathion®. Malathion-Dip®. Neoscabexan®. Orisel®. Indk.: Rattenmilben; Hamster. Indk.: Psoroptes; Kaninchen: 1 % Bad 3mal in 10 d.

Pervalenum®. Meerschweinchen. Indk.: Psoroptes.

Pluridox®. Meerschweinchen. Indk.: Haarlinge, Läuse.

Solutio Castellani. Hamster, Indk.: Trichophytie.

Triplexan®. Kaninchen. Indk.: Psoroptes.

2.2.6 Hormone und Mittel mit hormonaler Wirkung

Dexamethason. Indk.: Allergie. entzündliche Veränderungen. Kaninchen, Meerschweinchen, Hamster, Maus, Ratte: 0,1 bis 0,5 (0,6) mg/kg s.c., i.m., i.v., i.p. Indk. Schock: bis 5 mg/kg nur i.v. (→ Bd. 1.787, 7.1221)

Prednisolon. Indk.: Allergie, Kaninchen, Meerschweinchen, Hamster, Maus, Ratte: 0,5 bis 2,2 (2,5) mg/kg s.c., i.m. Indk. Schock: bis 10 mg/kg nur i.v. Indk. Eosinophile Gastroenteritis: Frettchen/Marder: 1,25 bis 2,5 mg/kg s.c., i.m., p.o. pro d oder jeden 2 d. (→ Bd. 1.787)

Chlormadinoacetat, Gastafortin®. Indk.: Ovarialzysten. Meerschweinchen: 10 mg/kg s.c., i.m., alle 6 Mon.; Gerbil: 3 bis 5 mg/Tier. (→ Bd. 7.869)

Oxytocin. Kaninchen: 3 bis 5 IE i.m. Geburt; Meerschweinchen: 1 bis 2 IE s.c., i.m. oder 2 bis 3 IE i.m. 2mal im Abstand von 30 min; Chinchilla: 0,8 bis 1 IE s.c., 0,2 bis 0,6 IE als Nasenspray zum Milcheinschuß. (→ Bd. 1.739, 8.1290)

Progesteronacetat. Kaninchen, Meerschweinchen, Hamster, Maus, Ratte: 20 mg/kg i.m., s.c. (→ Bd. 1.779, 784, 7.102)

Medroxyprogesteronacetat. Indk.: Haarausfall. Gerbil: 10 mg/kg. (→ Bd. 8.837)

FSH. Indk.: Fertilitätsstörung. Chinchilla: 200 IE (→ Bd. 1.780)

GnRH. Indk.: Estrogene Knochenmarkshypoplasie. Frettchen/Marder: 20 μg i.m. (→ Bd. 8.379)

HCG. Indk.: Estrogene Knochenmarkshypoplasie. Frettchen/Marder: 100 IE i.m. (→ Bd. 7.934)

2.2.7 Pharmaka mit Wirkung auf Herz und Kreislauf

(s. 2.1.6)

Herzmittel, Kreislaufmittel

Coffein. Indk.: Kreislaufstütze. Meerschweinchen: 0,2 g/kg p.o. (→ Bd. 7.1073)

Digitoxin. Indk.: Kardiomyopathie. Frettchen/Marder: 4 mg/kg p.o. (→ Bd. 4.1171 ff.)

Digoxin. Indk.: Herzinsuffizienz. Kaninchen, Meerschweinchen, Hamster, Maus, Ratte: initial: 0,03 bis 0,05 mg/kg p.o.; Erhalt: 0,005 bis 0,01 mg/kg p.o. (→ Bd. 7.1301, 4.1171)

Etilefrin, Effortil®. Indk.: Kreislaufstütze. Meerschweinchen: 4 mg/kg s.c., 4 gtt./kg p.o.; Hamster: 1,2 mg/Tier s.c. (→ Bd. 1.720, 8.138)

Infusionslösungen

Calciumgluconat. Indk.: Frakturen, Hypocalcämie. Häsinnen, Trächtigkeitstoxikose. Kaninchen, Meerschweinchen. Hamster, Maus, Ratte, Chinchilla: 0,5 ml 10 %/kg i. m., i. v. (→ Bd. 7.627)

Calciumlactat-Lösung 10 %. Chinchilla: 0,5 mg/kg i. m. (→ Bd. 7.620)

Glucose-Lösung 5 %. Indk.: Künstliche Ernährung. Kaninchen, Chinchilla, Frettchen/Marder: bis 40 ml/kg pro d. (→ Bd. 8.355)

Natriumchlorid-Lösung 0,9 %. Indk.: Blutvolumenersatz. Kaninchen, Meerschweinchen, Hamster: nach Bedarf; Gerbil: 4 bis 6 ml/Tier d s. c. warm. (→ Bd. 8.1098)

Ringer-Lactat. Kaninchen: 20 ml/kg i. v., s. c., i. p. 2mal pro d 3 bis 5 d; Meerschweinchen: s. c.; Hamster: 4 bis 5 ml s. c. (→ Bd. 1.614)

Saccharose. Anw.: Geschmackskorrigens. Kaninchen, Meerschweinchen, Hamster, Maus, Ratte: 25 mg/487 ml Wasser p. o.

2.2.8 Schmerzmittel
(s. 2.1.5)

Acetylsalicylsäure. Maus: 120 mg/kg p. o. Abstand 4 h; Ratte: 100 mg/kg p. o. Abstand 4 h. (→ Bd. 7.40)

Codein. Maus: 60 bis 90 mg/kg p. o. Abstand 4 h, 20 mg/kg s. c.; Ratte: 60 mg/kg s. c. (→ Bd. 7.1068)

Diazepam. Indk.: Sedation. Kaninchen, Meerschweinchen, Hamster, Maus, Ratte: 2,5 bis 5 mg/kg i. m. p. o. (→ Bd. 7.1252)

Flunixin. Maus: 2,5 mg/kg s. c.; Ratte: 2,5 bis 5 mg/kg s. c. (→ Bd. 8.244)

Metamizol. Novalgin®. Meerschweinchen: 0,2 bis 0,4 ml s. c. (→ Bd. 8.901)

Morphin. Kaninchen, Meerschweinchen, Hamster, Maus, Ratte: 2 bis 5 mg/kg s. c. Abstand 4 h; Meerschweinchen, Maus, Ratte: 10 mg/kg s. c. Abstand 2 bis 4 h. (→ Bd. 8.1040)

Nalorphinhydrochlorid. Kaninchen, Meerschweinchen, Hamster, Maus, Ratte: max. 5 mg/kg s. c., i. m., i. v. (→ Bd. 8.1076)

Paracetamol. Maus: 300 mg/kg p. o. Abstand 4 h; Ratte: 100 bis 300 mg/kg p. o. Abstand 4 h. (→ Bd. 7.155, 402)

Pentazozin. Kaninchen: 5 mg/kg i. v., i. m., s. c. Abstand 2 bis 4 h; Maus, Ratte: 10 mg/kg s. c. Abstand 4 h.

Pethidin. Meerschweinchen, Maus, Ratte: 20 mg/kg s. c. Abstand 2 bis 3 h; Kaninchen, Hamster: 10 mg/kg s. c., i. m. Abstand 2 bis 3 h.

2.2.9 Narkotika, Anästhetika, Psychopharmaka
(s. 2.1.13)

Allgemein-Anästhesie

Ein operationsfähiger Zustand wird durch die kombinierte Gabe geeigneter Sedativa, Analgetika und Neuroleptika (Neuroleptanalgesie) oder durch Narkotika erreicht. In der Regel geht deren Applikation eine sog. Vagolyse mit Atropin voraus. Die Inhalationsnarkose wird seltener angewandt, ist aber mit entsprechender technischer Ausstattung möglich. Die genannten Dosierungen sind von der Kombination und Applikationsform abhängig. Die Narkose von Ratte und Maus unterliegt einigen tierartlichen Besonderheiten:

Ratte. Die angegebenen Konzentrationen gelten nur für männliche Wistarratten (8 bis) 10 bis 11 Uhr! Ratten sind ausgesprochene Nachttiere (circadiane Rhythmik beim Arzneimittelmetabolismus) und reagieren je nach Geschlecht und Stamm sehr unterschiedlich. Die Weibchen sind empfindlicher. Barbituratnarkosen sind für die Praxis wenig geeignet. Ratten leiden häufig an chronischen Atemwegserkrankungen, was bei der Abschätzung des Narkoserisikos zu bedenken ist. Ein Absinken der Körpertemperatur unter 33°C ist letal!

Maus. Es gilt prinzipiell das bei der Ratte Gesagte. Antibiotika sollten während der Narkose nicht gegeben werden.

Frettchen. Nur unter Vorbehalt Mischung von Xylazin + Ketamin verwenden, da cardiovasculäre Effekte durch Xylazin möglich sind.

Gerbil. Diese Tiere vertragen keine Ethernarkosen.

Arzneimittel zur Prämedikation:
Atropin. Kaninchen: 0,5 mg/kg s. c., i. m.; Meerschweinchen: 0,05 mg/kg i. m.; Hamster: 0,5 mg/kg i. m.; Maus: 0,3 mg/kg i. m.; Ratte: 0,2 mg/kg s. c. (→ Bd. 1.718, 7.315)

Sedativa:
Diazepam. Kaninchen: 3 bis 8 mg/kg i. m.; Meerschweinchen: 2,5 mg/kg i. p.; Hamster: 2,5 bis 5 mg/kg s. c., i. p., i. m.; Ratte: 2,5 bis 3 mg/kg i. p., i. m.; Frettchen/Marder: 2 mg/kg i. m.; Gerbil: 5 bis 10 mg/kg i. m. (→ Bd. 1.724, 7.1252)

Metomidat. Hypnodil®. Meerschweinchen: 25 mg/kg i. m.; Gerbil: 50 mg/kg s. c. (→ Bd. 1.728)

Neuroleptika:
Acepromazin. Kaninchen: 1 bis 2 mg/kg i. m.; Meerschweinchen, Maus: 0,75 mg/kg i. m.; Frettchen/Marder: 0,1 bis 0,25 mg/kg s. c., i. m (→ Bd. 7.17)

Droperidol. Kaninchen: 2,5 mg/kg i. m.; Maus: 3 mg/kg s. c.; Ratte: 1 mg/kg i. m.

Neuroleptanalgetika:
Fetanyl. Fentanyl-Janssen®. Kaninchen: 0,5 mg/kg i. m.; Gerbil: 0,05 mg/kg i. m.

Fentanyl + Droperidol, Thalamonal®. Kaninchen: 2 ml/kg i. m.; Maus: 4 ml/kg i. m. (s. c.); Ratte: 3 ml/kg i. m.

Fentanyl + Fluanison, Hypnorm®. Kaninchen: 0,5 ml/kg i. m.; Meerschweinchen: 0,5 bis 1 ml/kg i. m.; Hamster: 1 ml/kg i. p.; Maus: 0,1 bis 0,2 ml einer 1:10 Verd. s. c./Tier oder 1 ml/kg i. m.; Ratte: 0,5 ml/kg i. m.

Narkotika:
Halothan®, Fluothane®. Frettchen/Marder: 1,5 bis 3 ml (1,81 bis 2,52 Vol.%) in Narkosezelle nach Hinz gesprüht, niedriger Fluß, Konz. nach Effekt.

Ketamin, Vetalar®, Ketanest®. Kaninchen: 25 bis 60 mg/kg i. m.; Meerschweinchen: 60 bis 150 mg/kg i. m.; Hamster: 80 mg/kg i. m. oder 100 bis 200 mg/kg s. c.; Maus, Ratte: 80 bis 100 mg/kg i. m.; Frettchen/Marder: 25 mg/kg i. m.; Chinchilla: 60 mg/kg s. c.; Gerbil: 40 bis 50 mg/kg i. m., s. c., i. v. (→ Bd. 1.726)

Lachgas. Frettchen/Marder: 50:50 mit O_2 niedriger Fluß. (→ Bd. 7.1402)

Methitural, Thiogenal®. Meerschweinchen: 80 mg/kg i. m.; Chinchilla: 80 mg/kg i. p. (→ Bd. 8.924)

Methoxyfluran. Kaninchen, Meerschweinchen, Hamster, Maus, Ratte: initial: 3% Erhalt: 0,5 bis 1% per inhalationem; Chinchilla, Gerbil: initial: 3%, Erhalt: 0,5 bis 1% per inhalationem. (→ Bd. 1.728)

Pentobarbital, Nembutal®. Kaninchen: initial: 20 mg/kg i. v.; Erhalt: 5 bis 10 mg/kg; Ratte: 40 bis 100 mg/kg i. abd.; Gerbil: 0,01 ml/10 g (50 mg/ml), max. 0,1 ml s. c. (→ Bd. 1.729)

Propanidid. Kaninchen: 20 bis 40 mg/kg i. m.

Xylazin, Rompun®. Kaninchen: 2 bis 6 mg/kg i. m.; Meerschweinchen: 2 bis 5 mg/kg i. m.; Hamster: 2 bis 5 mg/kg s.c., i.m.; Ratte: 16 mg/kg i.m., s.c.; Frettchen/Marder: 1 mg/kg i. m. Hinweis: Diese Narkose erlaubt schmerzhafte OP's, wirkt aber stark blutdrucksenkend. (→ Bd. 1.732)

Lokale Anästhetika
Nur für Nager und Kaninchen.

Lidocain (+ Adrenalin). 1 bis 2 mg/kg. Cave: nicht in die Blutbahn! (→ Bd. 1.733, 8.735)

Antidota bei Narkosezwischenfällen

Doxapram, Dopram®. Analeptikum, Atemstimulanz (unspezifisch): 5 bis 10 mg/kg i. m., i. v., i. p. (→ Bd. 1.724, 7.1425)

Levallorphan, Lorfan®. Morphinantagonist.

Naloxon, Narcanti®. Morphinantagonist: 0,01 bis 0,1 mg/kg i. v., i. m., i. p. (→ Bd. 8.1076)

Mittel zur Euthanasie

Pentobarbital, Narcoren®, Eutha 77®. In Überdosis.

2.2.10 Weitere Arzneimittel

Atropin. Kaninchen: 0,02 bis 3 mg/kg s. c., cave: rasseabhängige Cholinesteraseaktivitäten; Meerschweinchen: 0,1 mg/kg s. c. (→ Bd. 1.718, 3.112, 7.315)

Atropinsulfat. Kaninchen, Meerschweinchen, Hamster, Maus, Ratte: 0,04 bis 0,1 mg/kg s. c., i. m., i. v. s. Atropin. (→ Bd. 7.320)

Furosemid, Lasix®, Dimazon®. Indk.: Entwässerung, Ödeme, Gewinnung von Spontanharn. Kaninchen, Meerschweinchen, Hamster, Maus, Ratte: 4 bis 5 mg/kg i. m.; Frettchen/Marder: 4 mg/kg i. m. (→ Bd. 1.737, 8.312)

Paramunitätsinducer, BKS-Paramunitätsinducer®-Dr. Kolb. Chinchilla: 0,5 ml/Tier s. c.

Stagloban®. Indk.: Staupe. Frettchen/Marder. Immunglobuline mit Antikörpern gegen Staupeviren, Hepatitis contagiosa canis, Parvovirus u. a.

2.2.11 Therapie von Vergiftungen

Insektizide

Frettchen vertragen in der Regel Insektizide vom Typ der Pyrethrine, die bei Katzen verwendet werden. (Cave: Organophosphate, Carbamate.) Andere Tiere z. B. Kaninchen, reagieren empfindlich. Als gute Alternative gilt Ivermectin mit einer Konzentration von 0,2 mg/kg für kleine Nager. Emetika für Kaninchen und Nager sind kontraindiziert, da sie nicht erbrechen können.

Atropin. 0,2 mg/kg als Initialdosis.

Pralidoximchlorid, spezifisches Antidot bei Phosphoesterasevergiftung; 20 mg/kg i. v., i. m.; kann bis zur Erholung alle 12 bis 24 h wiederholt werden.

Sorbitol/Magnesiumsulfat (salinische Abführmittel): cave: schnelle Dehydratation bei kleinen Tieren!

Tierkohle.

Rodentizide

Zur Gruppe der Rodentizide gehören die Antikoagulantien.

Tierkohle: ≤ 6 h nach Aufnahme des Giftes.

Vitamin K₁ Konakion®: je nach Art des Giftes (kurze oder lange Wirksamkeit) 1 bis 10 mg/kg/d i. v., p. o., s. c., i. m. für 6 bis 30 d.
Behandlungsversuche wie bei Katze und Hund.

Aerosole/giftige Gase (z. B. Desinfektionsmittel)

O_2-reiche Umgebung, Flüssigkeitstherapie, Corticosteroide, Antibiose.

Andere Gifte (Tintenschreiber, Streichholzköpfe, Farben etc.)

Emetika, Tierkohle, Abführmittel, evtl. Flüssigkeitsersatz, Corticosteroide, Kalium/Hydrogencarbonatsubstitution, O_2-Versorgung, Methylenblau: bei Methämoglobinbildung nach Aufnahme von Chloraten 5 bis 15 mg/kg i. v.

2.3 Arzneimittel für Ziervögel

2.3.1 Besonderheiten bei der Behandlung von Ziervögeln

Die im Haus gehaltenen Ziervögel gehören in der Regel zwei großen Gruppen an. Die erste Gruppe der Sperlingsvögel oder Passeriformes ist sehr heterogen. Sie umfaßt Kanarienvögel und Finkenartige. Das Körpergewicht der einzelnen Arten variiert zwischen ca. 5–1400 g. Die zweite Gruppe heißt Psittacides. Zu ihr zählen Wellensittiche, Nymphensittiche, Amazonen, Aras, Graupapageien, Agaporniden (Unzertrennliche), Kakadus und Loris (Nektarfresser).
Fällt ein Vogel als krank auf, muß eine schwere Störung des Allgemeinbefindens vorliegen, da Vögel klinische Symptome erst im fortgeschrittenen Stadium einer Erkrankung zeigen.
In diesem Kapitel werden Medikamente besprochen, die der Behandlung der üblichen Stubenvögel wie Kanarienvögel, Finkenartige, Sittiche und Papageien dienen.
Diese Tiere erkranken häufig an sogenannten Faktorenkrankheiten, die aus mangelnder Hygiene, Zugluft, Einwirkungen von praller Sonne und anderen Fehlern des Tierhalters resultieren. Dazu addieren sich ggf. Ernährungsschäden wie verschmutztes, verdorbenes, mykotoxin-haltiges Futter oder eine falsch konstituierte Nahrung. Mangel an Vitaminen, Mineralstoffen oder Proteinen schadet ebenso wie die unausgeglichene Fettzufuhr. In pflanzlicher Nahrung mangelt es oft an Lysin und Methionin, die außer Arginin und Threonin für Psittacides essentiell sind.
Streptokokken, Staphylokokken, Pasteurellen, Salmonellen, Mykobakterien, sowie Pseudomonaden, Kolibakterien und andere führen zu bakteriellen Infektionen. Herpesviren, Paramyxoviren und weitere Viren befallen Vögel ebenso wie Pilze und Hefen, die eine Aspergillose, Candidose oder andere Krankheiten verursachen. Chlamydia psittaci löst die gefürchtete Ornithose aus. Eimeriaarten als Epithelparasiten sind Erreger der Kokzidiose. Auch Arthropoden und Anthelminthen schmarotzen bei Vögeln.
Intoxikationen durch Zimmerpflanzen, Futterbestandteile, Fremdgase wie Kohlenmonoxid bei Ofenheizung, Teflondämpfe, Insektizide, Schreibstifte und Farben kommen vor.
In Volieren als Gruppe gehaltene Tiere sind häufiger mit Parasiten, Viren, Bakterien und Pilzen infiziert, als einzeln gepflegte Tiere.
Der hohe Stoffwechselumsatz der Vögel bedingt pharmakokinetische Besonderheiten. Nach einer Nacht ohne Futter sind die Glykogenvorräte der Leber schon erschöpft. Die Tiere weisen physiologische Körpertemperaturen zwischen 38–44 °C auf. Die Arzneimittelapplikation kann oral oder parenteral erfolgen. Die orale Verabfolgung von Medikamenten geschieht meist mit Futter und/oder Wasser. Die schnelle Eliminationskinetik erfordert ein angemessenes Dosierungsintervall und ein verändertes Lichtprogramm (bis zu 24 h Licht), um den Tieren die Möglichkeit zu geben, eine ausreichende Arzneimittelmenge aufzunehmen. Körnerfresser entspelzen Samenkörner, daher sollten Medikamente nur in Weichfutter verabreicht werden. Mit Arzneimitteln versetztes Futter und Wasser sind oft im Geschmack verändert und werden daher häufig schlecht aufgenommen. Wüstenvögel benötigen geringe Wassermengen, kranke Tiere zeigen ein verändertes Trinkverhalten und fressen meist wenig. Die orale Applikation ist also bei der exakten Dosierung mit einigen Schwierigkeiten behaftet. Eine Bestandsbehandlung wird in der Regel allerdings nur über eine Futter- und Wassermedikation durchzuführen sein. Bei intramuskulärer Injektion ist das Injektionsvolumen mit der Körpergröße in Beziehung zu setzen: Finken, Wellensittich, Kanarienvogel max. 0,05 ml, Papageien 0,4 ml und Kakadus 0,5 ml. Subcutan können zur Rehydratationstherapie z. B. mit Ringer-Lactat-Lösung Mengen zwischen 1–2 ml (Wellensittich) und 20–35 ml (Aras) zugeführt werden.
Außer der kausalen Therapie sollten auch immer palliative Maßnahmen in Form von energiereichem, hoch verdaulichem Futter, frischem Wasser, verdünntem schwarzen Tee, Kamillentee, Vitaminen, Mineralien, Mineralwasser, Wärmezufuhr, Ruhe, Abdunkeln u. ä. ergriffen werden. Ist das Tier inappetent oder sinkt das Körpergewicht der Tiere um mehr als 5 % unter das Normalgewicht, muß mit Eiweißkonzentraten oder Babynahrung zwangsgefüttert werden.
Äußerlich anzuwendende Mittel wie Dermatika oder Insektizide führen schnell zu Intoxikationen. Vögel pflegen ihr Gefieder mit ihrem Schnabel! Topische Anwendungen können es verkleben; das kann gefährliche Störungen des Wärmehaushaltes bewirken. Dermatika sollten daher keine fetten Bestandteile enthalten und nur auf unbefie-

derte oder gerupfte Haut aufgetragen werden. Vögel sind durch die anatomische Gestaltung ihres Respirationstraktes – sie besitzen der Ventilation dienende Luftsäcke und im Vergleich zum Säugetier eine größere Gasaustauschfläche – sehr empfindlich gegenüber inhalativ zugeführten Stoffen. Dies sollte bei der Anwendung von gas- und dampfförmigen Arzneimitteln beachtet werden!

2.3.2 Chemotherapeutika

Antibiotika

Zur Therapie akuter Infektionen sind Breitspektrumantibiotika mit bakterizider Wirkung zu empfehlen. Die Dosierungsintervalle sind der Größe der Tiere anzupassen: die Halbwertszeit nimmt in der Regel mit der Größe des Tieres zu.
Die Antibiotika-Gabe sollte mind. über 5 Tage erfolgen. Proben zur Resistenzbestimmung der Keime müssen vor Beginn der Therapie gezogen werden. (s. 2.1.1, → Bd. 1, 742)

Tabelle 8.8 Dosierungen der Antibiotika

	Passeriformes (Kanares)	Psittacides
β-Laktam-Antibiotika		
Penicillin G		Stubenvögel: 100–130 I. E./g/d
		5000–10 000 I. E./Tier (Wellensittich)
Ampicillin		100–200 mg/kg i. m. 2–3 × tägl.
	1000–2000 mg/l Wasser 2000–3000 mg/kg Futter	100 mg/kg 2 × tägl. i. m.
		Amazonen: 150–200 mg/kg p. o. Wellensittich: 600 mg/kg i. m.
Amoxycillin		Kleinvögel: 100–150 mg/kg i. m. 150–200 mg/kg p. o. 2–3 × tägl.
	200–400 mg/l Wasser 300–500 mg/kg Futter für 14 d	150 mg/kg p. o., i. m. 3 × tägl.
Piperacillin		100–200 mg/kg i. m. 2 × tägl.
Ticarcillin		200 mg/kg i. m., i. v. 2–4 × tägl.
Cefotaxin		50–100 mg/kg i. m. 3 × tägl.
Cephalexin		35–50 mg/kg p. o. 4 × tägl.
Cephalothin		100 mg/kg i. m. 4 × tägl.
Aminoglykosid-Antibiotika		
Neomycin	80–100 mg/l Wasser 100 mg/kg Futter	20 mg/kg p. o., parenteral nephrotoxisch
		10–20 mg/kg p. o. 1 × tägl. cave: geringe therapeutische Breite!
Spectinomycin	200–400 mg/l Wasser 400 mg/kg Futter	Großpapageien: 25 mg/kg p. o. Wellensittich: 0,05 mg/kg p. o.
		100 mg/kg p. o., i. m. 1 × tägl.
Gentamicin		4 mg/kg i. m. 1–2 × tägl. Graupapagei 5 mg/kg i. m. 3 × tägl.
		Kleinvögel: 17 mg/kg i. m. Vögel von 300–500 g: 5–10 mg/kg i. m. 40 mg/kg p. o. cave: Niere!
Kanamycin		Wellensittich: 0,1 mg/g
		10–25 mg/kg i. m. bis 2 × tägl. cave: Niereninsuffizienz!
Amikacin-Sulfat		10 mg/kg i. m. 1–2 × tägl.
Tobramycin		2,5–5 mg/kg i. m. 2 × tägl.

	Passeriformes (Kanares)		Psittacides
Tetracycline			
Doxycyclin	250–300 mg/l Wasser 1000 mg/kg Futter 50 mg/kg p. o.		cave: Aras, Agaporniden
		100 mg/kg i. m. 6 × für 5 d 3 × für 4 d cave: nur in Polyvinylpyrrolidon gelöste Zubereitungen i. m.! wäßrige Lösg.: Nekrosen!	
Oxytetracyclin		50–200 mg/kg i. m. bis 2 × tägl. für 5 d	
Chlortetracyclin	1000–1500 mg/l Wasser 5000 mg/kg Futter		5000 mg/kg Futter Wellensittich und Loris: 500 mg/kg Futter für 6 Wochen
		75– 100 mg/kg i. m. für 30–45 d 50–100 mg/kg p. o. 2 × tägl. 30 mg/kg i. m.	
Minocyclin (Langzeittetracyclin)			Kakadu, Nymphensittich: 60 mg/kg i. m. für 5 d
Chloramphenicol			
Chloramphenicol	100–200 mg/l Wasser 200–300 mg/kg Futter		100 mg/kg 2 × tägl. p. o. Wellensittich: 100 mg/kg p. o., i. m. für 5–7 d Keilschwanzsittich: 50 mg/kg i. m.
		Kleinvögel: 50 mg/kg i. m. 50–100 mg/kg i. m. 2–3 × tägl.	
Makrolide			
Erythromycin	100 mg/l Wasser 200 mg/kg Futter		100 mg/kg p. o. für bis zu 10 d
		20 mg/kg i. m. (Mycoplasmen) 10 mg/kg p. o. 2 × tägl. cave: i. m. Nekrosen!	
Tylosin	250–400 mg/l Wasser 400 mg/kg Futter		100 mg/kg p. o. Großpapagei: 5–10 mg/kg i. m. Wellensittich: 0,02–1,0 mg/g i. m.
Spiramycin	200–400 mg/l Wasser 400 mg/kg Futter		
		250 mg/kg p. o. 100 mg/kg i. m. für 7 d	
Lincomycine			
Lincomycin-Hydrochlorid	100–200 mg/l Wasser 200 mg/kg Futter		Amazonen: 0,5–1,0 ml (50 mg/ml) p. o. 2 × tägl. Wellensittich: 1 Tr. p. o.
		1 mg/40 g p. o. 2 × tägl. für 7–10 d	
Polypeptid-Antibiotika			
Polymyxin B	50 000 I. E./l Wasser 50 000 I. E./kg Futter		
		5–15 mg/kg i. m.	

Dosierungen Spalte 1 für Passiformes, Spalte 2 für Psittacides, in der Mitte für Vögel beider Gruppen

Psittakose. Chlortetracyclin und Doxycyclin gelten als Mittel der Wahl bei der Behandlung der Ornithose durch Chlamydia psittaci. Bei einer Erkrankung der Psittacides besteht Anzeigepflicht! Chlamydia psittaci kann andere Vögel infizieren. Diese Erkrankung ist auf den Menschen übertragbar und daher durch entsprechende gesetzliche Vorschriften reglementiert. Die gesetzlichen Regelungen sind der Papageien-Einfuhr-Verordnung von 1983 und der Psittakose/Ornithose-Verordnung von 1975 zu entnehmen. Für Importtiere besteht generell eine Behandlungspflicht mit anschließender Kontrolluntersuchung auf Erregerfreiheit. Die dabei einzuhaltende Behandlungsdauer beträgt 30 Tage für Wellensittiche, Kanarienvögel u. einige andere, sowie für alle weiteren bis 45 Tage.

Sulfonamide

Fremdstoffe reduzieren ggf. die Tränkwasseraufnahme. Cave: Kleinvögel

Tabelle 8.9 Dosierungen der Sulfonamide

	Passeriformes (Kanares)	Psittacides
Trimethoprim + Sulfonamid	50–100 mg/l Wasser 100 mg/kg Futter Dosis nach Trim. berechnet	40 mg Trimethoprim + 200 mg Sulfamethoxazol/5 ml Großpapageien: 0,5 ml p. o. Wellensittich: 0,05 ml p. o.
Sulfadiazol		0,5 % im Futter für 5 d 0,5 % im Wasser
Sulfadimethoxinnatrium		25 mg/kg i. m.
Sulfadimidin		Stubenvögel: 100–200 mg/100 ml Wasser für 5 d, 2 d Pause, 5 d
Sulfamerazin	2 g/l Wasser für 3 d 0,5 % Futter cave: Kleinvögel!	
Sulfadimerazin	33 %ig: davon 5–8 ml/l Wasser	
Sulfaquinoxalin	0,04 % im Wasser für 3 d, 2 d Pause, 3 d	

Nitrofurane und andere Chemotherapeutika

je nach Dosis bakterizid oder bakteriostatisch

Tabelle 8.10 Dosierungen weiterer Chemotherapeutika

	Passeriformes (Kanares)	Psittacides
Furazolidon	100–200 mg/l Wasser 200 mg/kg Futter 0,05 mg/g in 0,9 %iger NaCl-Lösg. i. m.	0,03 mg/g i. m., p. o.
Nitrofurazon		200 mg/l Wasser
Nitrofurantoin		100 mg/kg Futter oder 15 mg/ml Wasser, davon 1–2 Tropfen p. o. Cave: Überdosis führt zu ZNS-Störungen!
Enrofloxacin		10 mg/kg i. m. für mind. 10 d 200–300 mg/l Wasser für mind. 10 d

2.3.3 Magen-Darm Arzneimittel

Tabelle 8.11 Dosierungen bei gastrointestinalen Störungen (s. 2.1.7)

	Passeriformes (Kanares)	Psittacides
Glycerol Lebertran Pflanzenöl		als Klistier (Legenot) als Klistier (Legenot) als Klistier (Legenot)
Antiemetika: Butylscopolamin (Buscopan comp.®)		0,5 ml/kg
Gelusil liquid®		20 ml/kg in den Kropf — Vergiftungen, urikämisches Erbrechen
Antidiarrhoika: Atropin		0,05–1,0 mg/kg p. o., i. m.
Butylscopolamin (Buscopan comp.®)		0,5 mg/kg p. o.
Basisches Bismutnitrat		3–4 mg p. o. 1–2 × tägl.

	Passeriformes (Kanares)	Psittacides
Kaolin + Pectin (Kaopectat®) (Kaomycin®) (Kaolin, Pectin, Neomycinsulfat)	2 ml/kg p. o. 2–4 × tägl.	2–5 ml/kg
Laxantien: Glycerol	5 ml/kg p. o.	
Magnesiumsulfat	1 Teel./60 ml Wasser 2 h Intervall tropfenweise p. o.	
Natriumsulfat	1 Teel./60 ml Wasser im 2 h Intervall tropfenweise p. o.	
Rizinusöl	25 Tropfen/kg p. o. (wenig erprobt)	
Dickflüssiges Paraffin	5 ml/kg p. o.	
Inappetenz: Lactulose	0,1–0,2 g/kg p. o. 2–3 × tägl. bis zur Besserung	
Vit. B-Komplex:	0,3 ml/kg i. m., p. o. 1 × Woche	

2.3.4 Vitamine und Mineralstoffe

Tabelle 8.12 Dosierungen der Ergänzungsnährstoffe (s. 2.1.2)

	Passeriformes (Kanares)	Psittacides
Vitamin A	20 000 I. E./Trinkwasser für 14 d	20 000–100 000 I. E./kg i. m. am Therapiebeginn Prophylaxe: 5000–8000 I. E./kg im Futter
Ascorbinsäure	0,03 mg/kg i. m.	
Vitamin B-Komplex	je nach Thiamingehalt: 10–30 mg/kg i. m. 1 ×/Woche	
Butaphosphan + Vit. B (Catosal®)	1,2 mg/kg i. m., p. o. Dosierung auf Butaphosphan bezogen	1 ml/kg p. o., i. m.
Vitamin B_1 (Menadion)	0,5 mg/l Wasser für 10 d 0,5–5,0 mg/kg i. m., s. c., später p. o.	
Vitamin B_{12}	250–500 µg/kg i. m., s. c., 1 × Woche	
Vitamin C	50–100 mg/kg p. o. 20– 40 mg/kg i. m.	
Vitamin D_3	2000 I. E./kg Weichfutter 500 I. E./kg Gesamtration Cave: Überdosis! 170 I. E./g KW i. m., p. o. oder tägl. 1 Tropfen Lebertran	20 000 I. E./kg i. m., p. o.
Vitamin E	10 I. E./kg i. m., p. o. 25–40 mg/kg per inject. 40 mg/kg im Trinkwasser	
+ Selen		0,06 mg/kg cave: Selenintoxikation!
Vitamin K_1	bis 5 mg/kg/d i. m. bis zu 30 d bei Vergiftungen	
Calciumgluconat	50–100 mg/kg i. m., s. c., event. i. v.	500 mg/kg i. m. verdünnt auf mehrere Stellen verteilen
Calciumchlorid	100 mg/kg im Trinkwasser	
Eisendextran	10 mg/kg i. m. alle 8 d Indk.: mangelhafte Erythropoese	
Lugol'sche Lösung Iodmangel	2 ml/30 ml Wasser 1 Tropfen ins Trinkwasser für 1 Woche (Wellensittich)	
Tyrode-Lösung (s. Bd. 1, 615)	statt Wasser p. o. Indk.: alle Formen von Niereninsuffizienz und Diarrhoe	

2.3.5 Antiparasitika

Anthelminthika

Nematoden werden häufig bei großen Vögeln (Stare, Raben), Protozoen bei Körnerfressern gefunden. Kokzidien sind ebenfalls häufig vorhanden, erzeugen aber in der Regel keine Krankheitserscheinungen. Cestoden sind bei Vögeln schwer zu bekämpfen, bei Vormagen- und Magenwürmern ist eine Behandlung nicht erforderlich. Zur Begleittherapie sind Vitamine, Mineralstoffe und Traubenzucker angezeigt (s. 2.1.3).

Tabelle 8.12 Dosierungen der Anthelminthika

	Passeriformes (Kanares)	Psittacides
Cambendazol Nematoden	20–30 mg/kg p. o. cave: Brutzeit!	60–100 mg/kg p. o. für 3–5 d
Fenbendazol Nematoden	50 mg/l Wasser für 3 d 60 mg/kg im Futter für 6 d im 2 Wochen Intervall 25–30 mg/kg p. o. für 5 d	20–50 mg/kg p. o. 2 × alle 10 d
Ivermectin	0,4 mg/kg spot on[1] cave: Dompfaff, Stieglitz	0,2 mg/kg p. o. 2 × im Abstand von 14 d wirkt nicht bei Askariden 0,4–20 mg/kg spot on[1] beim Wellensittich
Levamisol Nematoden Syngamus tracheae: Concurat L®	100–200 mg/l Wasser für 3 d 8 mg/kg i. m., s. c. 2 × alle 2 Wochen cave: Loris/geschwächte Vögel 40 mg/kg p. o. 2 × in 14 d	
Niclosamid Cestoden (Trematoden)	100 mg/kg 500 mg/kg (Finken) 200–400 mg/kg p. o. nach 1 Wo. wiederholen	250 mg/kg in den Kropf 2 × alle 10–14 d
Mebendazol Trematoden Askariden	10 mg/kg 60 mg/kg Futter für 10 d 25 mg/kg p. o. 2 × tägl. für 5 d	50 mg/kg in Kropf 2 × alle 10 Syngamus tracheae: 50 mg/kg p. o. 3 × alle 2 d
Piperazincitrat Nematoden	4 g/10 l Wasser für 3 d 2 × alle 14 d	200–400 mg/kg Weichfutter p. o. 2 g/l Wasser
Praziquantel Cestoden Trematoden	5–10 mg/kg p. o.	
Pyrantel Askariden	60–80 mg/kg p. o. 200–300 mg/kg Weichfutter für 3 d	
Thiabendazol Nematoden Syngamus	3 g/kg Weichfutter 6 d (Prachtfinken), nach 2 Wochen wiederholen 4 mg/kg p. o. für 10 d oder 250–500 mg/kg p. o. alle 14 d	200 mg/kg p. o.

[1] spot on = auf die Haut des Nackenbereichs getupft

Antiprotozoika

Zu den Protozoeninfektionen der Vögel gehören die Kokzidiose (Isospora ssp.), Atoxoplasmose (I. serini), Toxoplasmose, Giardiose, Trichomonas- und Cochlosoma- sowie Plasmodieninfektionen. Zur Behandlung der Toxoplasmose können versuchsweise Sulfonamide eingesetzt werden. Sie lösen ggf. Intoxikationen mit ZNS-Symptomen aus.

Tabelle 8.13 Dosierungen der Antiprotozoika

	Passeriformes (Kanares)	Psittacides
Amprolium Amprolvet-Super® Amprol Plus® (+ Ethopabat) Kokzidien	4 ml/l Wasser 3 d – 2 d Pause – 3 d Finkenvögel:	3/2/1 ml p. o. je 7 d oder 2 ml/l Wasser 5–7 d 1.–3. d + 6.–8. d: 4 ml/l Wasser in der Zwischenzeit Vitamine aber kein Vit. B
Dimetridazol Trichomonas Cochlosoma Giardia		0,02–0,04 % ins Trinkwasser für 5 d 0,05 mg/kg 3 × alle 12 h 50 mg/kg 2 × tägl. für 5 d Papageien: 0,02 % für 5 d – 5 d Pause – 5 d cave: Intoxikationen! Finkenvögel nicht mehr als 100 mg Substanz/l Wasser; nicht in der Brutzeit
Chloroquinephosphat		25 mg/kg verteilt auf 24 h, dazu 6 h nach der 1. Injekt. 0,75 mg/kg Primaquine (s. u.)
Chloroquinephosphat + Primaquinephosphat Plasmodium Haemoproteus	10 mg/kg prophylaktisch p. o. 1 ×/Woche 1 mg/kg p. o. 1 ×/Woche	
Ipronidazol (12,5 %) Trichomonas Cochlosoma Giardia		1 g/kg Weichfutter für 7 d 60 mg/l Wasser für 14 d 125 mg/l Wasser für 7–14 d
Karnidazol Trichomonas		20 mg/kg 1 ×
Primaquinephosphat Plasmodien	0,75 mg/kg i. m.	
Quinacrinhydrochlorid (Atebrin®) Leukozytozoon	0,24 mg/kg p. o. 1 × tägl. mind. 1 Wo.	Psittacides: 5–10 mg/kg p. o. 1 × tägl. für 7 d
Ronidazol Trichomonas Cochlosoma Giardia:	400–500 mg/l Wasser für 7–14 d 400 mg/kg Eifutter für 5 d 10 mg/kg p. o. für 10 d	10 mg/kg für 10 d
Sulfadimidin -Natrium (16 %) Kokzidien	10 Tropfen/30 ml Wasser für 3 d - 2 Pause - 3 d 50 mg/kg p. o., 0,2 % im Trinkwasser für 3 d – 2 d Pause – 3 d	
Sulfachlor- pyrazin (30 %) (ESB₃ 30®) Kokzidien	1 g/l Wasser für 5 d – 2 d Pause – 5 d cave: kein Vit. B, Vorsicht bei Kleinvögeln! bei Atoxoplasmose: 0,5 g/l Wasser für 5 d in der Woche bis vor der Mauser	
Sulfaquin- oxalinnatrium Kokzidien		0,04 % ins Trinkwasser für 7–10 d 1,5 g/l Wasser 3 × 2 d mit je 2 d Pause

Antiektoparasitika

Milben leben beim Vogel als Endoparasiten in der Trachea (Sternostoma tracheacolum, Luftröhrenmilbe), auf der Haut bzw. im Gefieder (Mallophaga, Federlinge) oder in seiner Umgebung (Dermanyssus gallinae und Ornithonyssus sylviarum, Rote und Nordische Vogelmilbe) als temporäre Blutsauger. Dann ist eine Umgebungsbehandlung mit erforderlich. Endoparasitisch lebende Milben werden durch eine Inhalationsbehandlung erfaßt. Hier ist auf die Intoxikationsgefahr hinzuweisen! (s. 2.1.3, → Bd. 1.774)

Tabelle 8.14 Dosierungen von Antiektoparasitika

	Passeriformes (Kanares)	Psittacides
Alkylphosphate (Malathion)® Luftsackmilben		10 % Lösg. mit schleimlösendem Detergens versprühen: 40 ml/h Antidot: Atropin
Dichlorvos (Vapona®-Strips)		Inhalation über 1 Woche (Sternostoma tracheolatum) cave: Intoxikationen! 1 Kassette auf 30 m³
Trichlorfon Metrifonat (Neguvon®)	2 % in Propylenglycol 1., 5. u. 9. d	0,03–0,05 ml/Tier (1 Tropfen/Tier) äußerlich Schulterbereich 3 × mit je 5 d Pause wiederholen als Waschlösung: 0,15 % in warmem (40 °C) Wasser Antidot: Atropin
Carbamate		Umgebungsbehandlung: 2 × alle 7–10 d 3 × alle 5 d
Dimethylphenylsulfat (Odylen®)		lokal, tropfenweise Bein- und Schnabelräude
Ivermectin u. a. Knemidocoptes Luftsackmilben		0,2 mg/kg s. c., i. m. oder 1 Tropfen einer 0,1 % Lösg. in Propylenglycol (Kanarienvogel, Finkenvögel) als spot on[1]
Dickflüssiges Paraffin		äußerlich, bepinseln
Pyrethrum		Umgebungsbehandlung 2 × alle 7–10 d 3 × alle 5 d mit Vorsicht anwenden!

[1] auf die Haut des Nackenbereichs getupft

2.3.6 Antimykotika

Mykosen der Ziervögel sind u. a. Aspergillosen (Respirationstrakt, ZNS) sowie Candidosen (Magen-Darm-Trakt, Haut, Kropf). Neben der ätiologischen Therapie strebt man eine Stärkung der Widerstandskraft durch Vitamine, Mineralstoffe und Aminosäuren an. Antibiotika und Corticoide sind bei Mykosen obsolet (s. 2.1.12, → Bd. 1, 777).

Tabelle 8.15 Dosierungen der Antimykotika

	Passeriformes (Kanares)	Psittacides
Amphotericin B	0,001 mg/kg i. v., i. p.	1 mg/kg intratracheal 25–50 mg/kg p. o. 3 × tägl.
	Cave: nephrotoxisch, hepatotoxisch, unterdrückt Knochenmarksfunktion	
Enilconazol	1:10 verdünnt zur Inhalation	
5-Flucytosin (Fluorocytosin)	25 mg/kg 4 × tägl.	200–300 mg/kg p. o.
Griseofulvin	50 mg/kg p. o. für 4 Wo., cave: nephrotoxisch!	
Iodglycerol	1:5 lokal	
Ketoconazol Aspergillose Candidose	Einzeltier: 50 mg/kg/d p. o. über Wochen Gruppen: 250–300 mg/kg Weichfutter 200 mg/l Wasser für 7–14 d	20–30 mg/kg p. o.

	Passeriformes (Kanares)	Psittacides
Miconazol Aspergillose, Candida	20 mg/kg/d i. m. für 8–10 d	
Natamycin (Pimafucin®) Candidose	500–1000 mg/l Wasser + 500–100 mg/kg Weichfutter für 5–10 d	
Nystatin Candidose	100 000 I. E./l Wasser + 200 000 I. E./kg Weichfutter für 3–6 Wo.	150 000 I. E./kg/d in 3 Dosen p. o.
Trypaflavin	1 % lokal	

2.3.7 Hormone und Mittel mit hormonaler Wirkung

Die Verabreichung von Hormonen erfolgt nur bei wenigen Indikationen, zu denen Störungen bei der Federbildung, Legenot oder Unterbrechung der Legetätigkeit zählen (s. Kap. 4.4, 5.6).

Tabelle 8.16 Dosierungen von Stoffen mit Hormonwirkung

	Passeriformes (Kanares)	Psittacides
Dexamethason	2–4 mg/kg i. m., i. v. 0,1–1,0 mg/kg i. m. (Schock, Atemnot)	
Medroxyprogesteron	30 mg/kg i. m.	1–50 mg/kg je nach Größe i. m. Indk.: unterbricht Legeserien
Oxytocin	0,01 mg/kg i. m. 0,5–1,0–1,5 I. E./kg i. m. Indk.: Legenot, Eileitervorfall	
Prednisolon	1,0–3,0 mg/kg i. m., i. v. Indk.: Schock, akute Atemnot	
Testosteron	20 mg/kg i. m. 0,015 ml (50 mg/ml) i. m. alle 3–4 Wo. 100 mg/30 ml Wasser davon tägl. 5 Tropfen Indk.: Federverlust, Singunlust	Großpapagei: 0,3 ml p. o. (25 mg Testosteronpropionat/ml wäßriger Lösg.)
Triamcinolon	(2 mg/ml) 0,02 ml i. m. gegen Schock	

2.3.8 Pharmaka mit Wirkung auf Herz und Kreislauf

Herzmittel

Tabelle 8.17 Stoffe mit überwiegend cardialer Wirkung (s. 2.1.6)

	Passeriformes (Kanares)	Psittacides
Etilefrinhydrochlorid (Effortil®)	0,2–1,0 mg/kg i. m., p. o.	
Norfenefrinhydrochlorid (Novadral®)	0,2–1,0 mg/kg i. m., p. o.	
Doxapram	5,0–10,0 mg/kg i. m. (akute Atemnot)	
Coffeinnatriumbenzoat	200 mg/kg p. o. (Kleinvogel: Coffein in Form von Kaffeetropfen)	

Infusionslösungen

Das Blutvolumen eines Vogels beträgt ca. 10 % seines Körpergewichtes. Bei Dehydratation/Blutverlust besteht ein Flüssigkeitsbedarf von bis zu 40–60 ml/kg/d. Innerhalb der ersten 2 h sollten 10 ml/kg/h verabreicht werden, dann 5–8 ml/kg/h. Die Applikation kann p. o., s. c., i. v. oder intraossär erfolgen. Bei Blutverlusten von mehr als 25–30 % ist eine Bluttransfusion erforderlich (s. 2.1.6).

Tabelle 8.18 Therapie mit Infusionslösungen

	Passeriformes (Kanares)	Psittacides
Bluttransfusion		2500 U Na-Heparin in 20 ml 0,9 % NaCl-Lösg., davon 0,6 ml/10 ml Blut
Flüssigkeitstherapie		bis 20 ml/kg i. v., s. c. (Schock)
Dextroselösungen 5 % (ist hypoton!) 10 % 50 %		bei Hypoglykämien initial 1 ml der 50 %igen Lösung i. v. (mehr als 2,5 %ige Lösg. nicht s. c.!)
0,9 % NaCl-Lösung		+ 0,1–0,3 mEq KCl/kg/d Indk.: metabolische Alkalose
Natriumhydrogencarbonat -Lösung		8,4 %ige Lösg. = 1 mEq/ml davon max 4 mEq/kg initial i. v. (15–30 Min.), dann falls notwendig 0,5–1,0 mEq in 10–20 ml Flüssigkeit/kg i. p., s. c. Indk.: metabolische Azidose
Ringer-Lactat -Lösung (Bd. 1. 614)		+ 0,1–0,3 mEq KCl/kg/d Indik.: metabolische Alkalose

2.3.9 Sedativa und Narkotika

Tabelle 8.19 Dosierungen sedierender und narkotisierender Stoffe

	Passeriformes (Kanares)	Psittacides
Sedation: Diazepam	0,5–0,6–1,5 mg/kg i. m.	Dosierung nach Wirkg. cave: nicht beim Wellensittich!
Metomidat	10–20 mg/kg i. m.	
Narkotika: Ketaminhydrochlorid	20–30 mg/kg	15–40 mg/kg i. m. je nach Art und Gewicht unterschiedlich! Keine Komb. mit Xylazin!
Xylazin	1–2 mg/kg in Komb. mit Ketamin zur Narkose	
Isofluran		2,5–3,0 % initial, dann 0,7–1,5–2 %
Halothan		1–2,5 %–3 % initial, dann 0,5–1,0–1,5 %
Methoxyfluran		initial 3 %, dann 0,5–1,5 % per inhalationem

Tabelle 8.20 Mittel zur Euthanasie (s. 2.1.13)

	Passeriformes (Kanares)	Psittacides
Chloroform		per inhalationem
Ether		per inhalationem
Pentobarbital Narcoren®		2 ml/kg intrapulmonal
T 61®		intrapulmonal

2.3.10 Weitere Arzneimittel

Tabelle 8.21 Weitere Arzneimittel-Dosierungen

	Passeriformes (Kanares)	Psittacides
Allopurinol gegen Gicht		40 mg/kg tägl. über längere Zeit
	100 mg/10 ml Wasser, davon 1–20 Tropfen/30 ml Trinkwasser für Papageien	
Azyklovir Herpesvirus Zovirax®	10 mg/kg i. m. alle 8 h 40–80 mg/kg p. o. alle 8 h für 7 d	
Baypamun®	1 ml/kg s. c. 3 × alle 2–3 d Indik.: Immunstimulation	
Crotetamid Respirot®	tropfenweise nach Wirkung (akute Atemnot)	
Echinacea D6	Indik.: Immunstimulation	
Ephedrin	0,5 ml/kg i. m. 2 × tägl.	Expektorans Bronchiolytikum
Ethamsylatum	lokal, 1 mg/kg i. m.	Blutstillung
FeCl₃	1–20 % lokal, 100 mg/kg per inject.	Blutstillung
Furosemid		0,5 mg/kg p. o. alle 12 h Indk.: Ascites
Lactulose	0,2–0,4 ml/kg p. o. alle 8 h Indk.: Hepatoenzephalopathie, normalisiert Darmflora	
Pentetrazol Cardiazol®	1 Tropfen p. o.	Atemstimulanz
Salicyl-Salbe	5–10 % lokal	Hyperkeratosen
Sauerstoff	0,5–3,0 l/min.	

2.3.11 Therapie von Vergiftungen

Tabelle 8.22 Antidote

	Passeriformes und Psittacides	bei Vergiftungen durch
Atropin	0,1–0,2–0,5 mg/kg i. m., s. c.	Phosphorsäureester + Carbamate
Ca-EDTA	40 mg/kg i. m.	als Chelatbildner bei Bleivergiftung
Pralidoxim	20 mg/kg i. v., i. m.	Phosphorsäureester

2.3.12 Unverträglichkeiten und Nebenwirkungen

Antibiotika	bei längerfristiger Anwendung steigt die Gefahr von Pilz- und Hefeinfektionen
Aminoglycoside	potentiell nephrotoxisch
Cephaloridin	s. c., periorbital Amazoninae (Erblindung)
Chloramphenicol	i. m. bei 1000 mg/kg (Todesfälle)
Chlortetracyclin	Zerstörung Darmflora, Federmißbildungen bei Jungtauben, immunsuppressiv
Doxycyclin als Vibramycin®	(i. v. Formulierung) ist bei i. m. Verabreichung tödlich
Erythromycin	Nekrosen möglich bei i. m. Applikation
Enrofloxacin	Osteopathien nach längerer Anwendung beim Jungvogel mögl., nicht in Kombination mit Tetrakylinen, Makroliden und Aminoglykosiden
Furazolidon	toxisch für Wassergeflügel
Gentamicin	kann zu Nierenschäden führen, bes. Loriinae empfindlich
Lincomycin	i. v. unverträglich
Minocyclin (Langzeittetracyclin)	australische Sittiche zeigten Lähmungen
Nitrofurazon	im Trinkwasser/im Nektarersatz tox. für Loriinae (Konvulsionen, Tod)

Neomycin	nephrotoxisch bei parenteraler Applikation bei Psittacides
Polymixin B	i. m. mehr als 5 mg/kg für Amazonen schlecht verträglich
Procain-Penicillin	Procain für Vögel unverträglich
Streptomycin	i. m. für Psittacides unverträglich
Sulfonamide	bei überhöhten Dosen, wiederholter Gabe schlecht verträglich, Finken reagieren empfindlich
Sulfathiazol	cave: Kanarienvögel (längere Anwendung)
Tetracycline	Leber- und Nierenschäden, Enteritiden, Schwächung der Immunabwehr; bes. bei Langzeittherapie mit Chelatbildnern: Interaktionen mit Ionen (z. B. Ca) und schnelle Ausscheidung
Ticarcillin in Komb. mit Tobramycin	für Cacatuinae lebertoxisch
Tobramycin	Wirkung durch Cefotaxim verstärkt, dann Dosis reduzieren
Tylosin	i. m. Applikation führt zu Nekrosen an Injektionsstelle bei Psittacides
Antiparasitika	
Dimetridazol	für Vögel unverträglich
Fenbendazol	Kanarienvögel empfindlich
Ivermectin	i. m. für Wellensittich unverträglich, Todesfälle bei Orangenbäckchen bei Anwendung der Pferdeform
Levamisol	wird s. c., i. m. von Cacatuinae, Wellensittich, und Zoovögeln nicht vertragen
Mebendazol	nicht bei Psittaciformes anwenden
Niclosamin	Todesfälle
Perdix®-Emulsion	(gegen Räude), toxisch für Wellensittich
Praziquantel	i. m. bei Finken (Todesfälle)
Tetramisol	für Loriinae unverträglich
Andere	
Corticoide	bei vielen Vögeln (Hyperglykämie, Hyperurikämie, Ulcera, Lymphopenie, Tod)
Cortison	keine Indikation, wirkt in Säugerdosen nephrotoxisch
Diazepam	Wellensittich (Tod nach 17–24 h)
DMSO-haltige Präparate	unverträglich für Vögel
Haloxon® (Friesoyte)	Psittaciformes
Halothan-Narkose	bei aufgeregten oder entkräfteten Vögeln gefährlich
Salinische Abführmittel	Gefahr der schnellen Dehydratation
Xylazin	als Kombination zu Ketamin: Atemstillstand bei Psittacides
Xylocain	unverträglich für Vögel

2.4 Arzneimittel für Reptilien

2.4.1 Besonderheiten bei der Behandlung von Reptilien

Reptilien wie Schildkröten, Echsen und Schlangen sind wechselwarme Wirbeltiere, deren Aktivität und Stoffwechsel von der Außentemperatur abhängen. Viele ihrer Arten bevorzugen daher von Natur aus warme Gegenden. Werden solche Tiere in gemäßigten Breiten gehalten, muß das Außenklima in einem Terrarium künstlich geregelt werden.

Aufgrund dieser poikilothermen Natur werden Resorption, Metabolismus, Exkretion und damit die Wirksamkeit auch von Arzneimitteln sehr stark vom Umgebungsklima beeinflußt. Wirksamkeit oder Dosis verschiedener Arzneimittel werden daher in der Literatur zum Teil sehr unterschiedlich angegeben. Bei diesen Tierarten liegen nur wenige wissenschaftliche Erkenntnisse vor.

Applikationsmöglichkeiten. Alle bei Tieren üblichen Applikationswege sind möglich. Die intramuskuläre Injektion darf jedoch bei Schlangen und Echsen nicht in die untere Schwanzmuskulatur erfolgen, da sich in diesem Bereich bei männlichen Tieren die Geschlechtsorgane befinden. Subkutane Injektionen dürfen nicht mit reizenden, unphysiologischen Formulierungen vorgenommen werden, die sehr leicht zu schweren Hautirritationen, bei Schildkröten sogar zu Panzernekrosen führen. Bei allen Reptilien lassen sich sehr gut Badebehandlungen durchführen. Orale Arzneimittelapplikationen sind entweder mittels Sonden direkt möglich, oder Arzneistoffe werden zusammen mit Futtermitteln (eventuell in Gelatine eingebettet) zur freien Aufnahme angeboten.

2.4.2 Chemotherapeutika, Antibiotika

Bei in Gefangenschaft gehaltenen Reptilien sind eine Vielzahl von Erregern bekannt, die Allgemeininfektionen verursachen können. Gefürchtet, weil auch auf den Menschen übertragbar, sind verschiedene Salmonella-Serotypen, insbesonders bei Wasserschildkröten. Vielfach werden Septikämien durch gramnegative Bakterien wie Aeromonas sp. oder Pseudomonas sp. hervorgerufen. Auch Tuberkulose (Mycobacterium chelonei) kann manchmal diagnostiziert werden. Sehr häufig sind lokalisierte Infektionsformen zu beobachten: Dermatitiden, Abszesse, mitunter profunde

Nekrosen (Panzernekrosen) durch Besiedlung mit chitinolytischen Bakterien.
Bei Enteritiden und Pneumonieen liegen oft parasitäre, bakterielle oder mykotische Mischinfektionen vor. Antibiogramme sollten jeweils Aufschluß über die optimal wirksame Therapie geben. (Bd. 1.742, 752, s. 2.1.1)

Tabelle 8.23 Chemotherapeutika für Reptilien

Wirkstoff	Dosierung/Anwendung	Indikation
Oxytetracyclin Terramacin®	50 mg/kg/die p. o., oder i. m.	bei intestinalen Erkrankungen
Doxycyclin Vibramycin®	20 mg/kg/die 5 Tage lang	Pneumonien b. Landschildkröten
Chloramphenicol Chloromycetin®	25–50 mg/kg/die p. o. oder i. m. für 6 Tage	Infektionen Aeromonas; Pseudomonas
Gentamycin Refobacin®	2,5 mg/kg i. m. alle 2 Tage	Allgemeininfektionen hohe Neurotoxicität
Enrofloxacin Baytril®	5 mg/kg/die p. o., i. m. 5 Tage	Pneumonien
Tylosin Tylan®	40 mg/kg/die i. m. 5 Tage	Pneumonien
Neomycin-Sulfat	Badebehandlung, 3 Tage lang	Bakterielle Infektionen
Sulfadimidin	Dauerbad: 10–20 g/100 l 3–4 Tage	Bakterielle Hauterkrankungen
Sulfadoxin/Trimethoprim Borgal® 24 %	Dauerbad: 2 ml/100 l 24 Stunden Kurzbad: 0,5 ml/1 l 2–3 Stunden	Auf Wasserschildkröten beschränken
Nitrofurane Furanace®	Dauerbad: 10–15 mg/100 l	Bakterielle Infektion Wasserschildkröten

2.4.3 Antimykotika

Tabelle 8.24 Antimykotika zur Anwendung bei Reptilien

Wirkstoff	Dosierung/Anwendung	Indikation
Kaliumpermanganat	Baden: 20 min bei 25 °C; Verdünnung 1:100 000 in 100 ml Wasser	Oberfl. Pilzbefall
Etisazolhydrochlorid Ectimar®	Verdünnung 1:10	lokal
Clotrimazol Canesten®	äußerlich	
Ketoconazol	25 mg/kg/die p. o.	Systemmycosen

2.4.4 Antiprotozoika

Sowohl bei Sumpfschildkröten als auch bei Wasserschildkröten ist Flagellatenbefall (Hexamita parva) möglich. Amoeben können bei Reptilien (Entamoeba invadens), vor allem bei massiver Haltung problematisch werden. Kokzidiose wird seltener bei Schildkröten, häufiger jedoch bei Schlangen und Echsen beschrieben. (s. 2.2.4)

Tabelle 8.25 Für Reptilien geeignete Antiprotozoika

Wirkstoff	Dosierung/Anwendung	Indikation
Amprolium Amprolver®	30 mg/kg 14 Tage	Kokzidien
Dimetridazol Emtryl®	20–40 mg/kg/die	Amoebiasis
Metronidazol Clont®	50–75 mg/kg/die p. o. Amoebiasis 7 Tage	
Chloroquin Resochin®	150 mg/kg i. m. 4 × Abstände 3 Tage	bei hepatischer Infektion
Ronidazol Duodegran®	10 mg/kg 10 Tage	Flagellaten; Amoeben
Sulfapyrazin Esb 3®	50 mg/kg/die p. o. Trinkwasser 3 Tage	Kokzidien

2.4.5 Anthelminthika

Bandwurmbefall kommt bei in Terrarien aufgewachsenen Tieren wegen der fehlenden Zwischenwirte kaum vor. Nematodeninfektionen des Darmes und auch der Lunge sind dagegen häufig. (→ Bd. 1.764; s. 2.1.3)

Tabelle 8.26 Die wichtigsten Anthelminthika für Reptilien

Wirkstoff	Dosierung/Anwendung	Indikation
Niclosamid Yomesan®	150 mg/kg p. o. einmalig	Cestoden
Praziquantel Droncit®	10 mg/kg einmalig	Cestoden Versuchsweise auch bei Trematoden
Febantel Rintal®	50 mg/kg p. o.	Nematoden
Fenbendazol Panacur®	50 mg/kg	Nematoden
Levamisol Citarin®	25 mg/kg p. o.	Nematoden
Mebendazol Telmin KH®	2 × 400 mg/kg im Abstand v. 10 Tagen	
Pyriviniumembonat Molevac®	0,5–1 ml/kg p. o.	

2.4.6 Antiektoparasitika

Bei Terrarienhaltung können Milben auftreten. Nicht selten ist zu beobachten, daß Larven der Fleischfliege die Landschildkröten, vorzugsweise in der Umgebung der Kloake, befallen und dort tiefe Wunden bis unter den Panzer graben. (→ Bd. 1.774; s. 2.1.3)

Tabelle 8.27 Für Reptilien gebräuchliche Antiektoparasitika

Wirkstoff	Dosierung/Anwendung	Indikation
Bromocyclin Alugan®	0,2 %	
Dichlorvos Vapona®-Halsband	Im Terrarium kann ein kleines Stückchen eines ⅓ Strip/cm³ deponiert werden	
Ivermectin Ivomec®	0,2 mg/kg i. m.	Milbenbefall, nicht bei Landschildkröten
Trichlorfon Neguvon®	0,15–0,5	Lösung in Wasser

2.4.7 Weitere Arzneimittel

Wirkstoff	Dosierung/Anwendung	Indikation
Aminosäuren-Elektrolytgemische	1,0–2,0 ml/100 g/kg s. c.	Austrocknung und Aufwachphase bei Schildkröten
Vitamin A	20 bis 100 000 I. E./kg	Bei Haut und Häutungsproblemen
Vitamin D3	10 000 I. E. p. o. Trinkwasser	Rachitis
Vitamin-B-Komplex	0,2–0,5 ml i. m.	Freßunlust, Schwäche, Streß

2.4.8 Anästhetika

Angstreaktionen, Aufregung und Streß sind bei Reptilien gleichermaßen wie bei anderen Tieren ausgeprägt.

Bei Schmerzen, um schmerzlose kleine Eingriffe vorzunehmen, auch um Abwehrverhalten zu mindern, gilt es zu immobilisieren, bzw. lokale oder allgemeine Anästhetika anzuwenden. (→ Bd. 1.733, s. 2.1.13)

Tabelle 8.28 Sedativa und Anästhetika für Reptilien

Wirkstoff	Dosierung/Anwendung	Indikation
Diazepam Valium®	0,4–1,0 mg/kg i. m., i. p.	Krokodile, Schlangen
Metomidat Hypnodil®	10 mg/kg i. p.	Schlangen
Ketamin Ketavet®	40 mg/kg i. p., i. m. bis 100 mg/kg	Schlangen, Echsen und Schildkröten
Opiate Polamivet®	bei Schildkröten 1,0 ml/kg	zur Schmerzausschaltung nicht bei Echsen
Procain Xylocain®	0,5–1 %ige Lösungen	Lokalinfiltration
Halothan	bei Schlangen möglich, nicht bei Schildkröten, da diese äußerst lange die Luft anhalten können.	

2.5 Arzneimittel für Zierfische

2.5.1 Besonderheiten bei der Behandlung von Zierfischen

Allgemeine Lebensbedingungen, Biologie und Verhalten von Fischen sind naturgemäß von dem der landlebenden Tiere verschieden. Für den Umgang mit ihnen bzw. deren Haltung hat sich eigens der Berufsstand des „Fischwirtes" gebildet. Logischerweise erfordert auch die Behandlung von Krankheiten der Fische spezielles Fachwissen, weshalb dieses in den meisten Fällen nicht vom tierärztlichen Allgemeinpraktiker, sondern von einem Spezialisten wahrgenommen wird.

Die Behandlung von Zierfischen erfordert zusätzliche Spezialkenntnisse, nicht nur über anatomisch-pathologische und ätiologische Sonderheiten, sondern auch über aquarientechnisch-hydrobiologische Grundlagen, Aqualabortechnik und darüber hinaus zoologisches Wissen über verschiedene Herkunftsarten, Haltungsbedingungen und Wasseransprüche.

Zierfische stellen daher in der allgemeinen tierärztlichen Praxis ebenfalls Außenseiterpatienten dar.

Diagnostik. Eine allgemeine Untersuchung besteht in erster Linie in der Beobachtung des allgemeinen Verhaltens, des Schwimmverhaltens, der Bewegungsweise (atypische Haltung, Kreisbewegungen oder Gleichgewichtsstörungen), und dann in der Beurteilung der Atmung bzw. der Kiemenbewegung (forcierte Bewegung, Abspreizen). Weitere Kriterien stellen die Hautbeschaffenheit (blasse Farben, Flecken, Verletzungen, Trübungen, Auflagerungen oder geschwürartige Vertiefungen), der Flossenzustand (Ausfransungen, Schwund) und das Aussehen der Augen (Glotzauge, Trübungen) dar. Auch die Körpergestalt (Auftreibungen des Bauches, Verkrümmungen) kann Hinweise auf bestimmte Krankheiten geben. Eine spezielle Untersuchung ist in Sonderfällen erforderlich. Diese kann in mikroskopischen Untersuchungen, dem Erregernachweis in Haut- oder Kiemenabstrichen bestehen, wozu die betroffenen Tiere, möglicherweise narkotisiert, kurzzeitig der Luft auszusetzen sind.

Eine Sektion zur Beurteilung innerer Organe, von Blut (Ausstrich), oder auch zum allgemeinen Nachweis von Erregern (Bakterien, Parasiten, Pilzen) geschieht an euthanasierten oder frisch verendeten Tieren, da der Gesamtbesatz zu retten ist und nicht so sehr das Einzeltier.

Applikationsmöglichkeiten. Als Behandlungsweg bietet sich naturgemäß das Wohnelement Wasser an. Das Herausfangen und die Einzelbehandlung ist nur in seltenen Fällen notwendig und bedeutet für den Fisch einen großen Streß. Beim Dauerbad wird das Medikament direkt in das Aquarium gegeben. Eine Steuerung der Arzneimittelkonzentration ist entweder durch biologisch-aktive oder adsorptive Filter möglich oder durch vollständiges oder teilweises Wechseln des Wassers. Wirksame Arzneimittelkonzentrationen können so über mehrere Tage aufrechterhalten bleiben. Mit Pflanzenwachstumsbeeinträchtigungen muß aber je nach Wahl verschiedener Medikamente gerechnet werden.

Kurzbäder (ca. 1 Stunde) sind angezeigt, wenn wirksame Arzneimittelkonzentrationen so hoch liegen, daß sie bei längerzeitlichen Anwendungen zu erheblicher Schädigung der Zierfische, anderer Aquarienmitbewohner oder der Bepflanzung führen würden. Hierzu müssen die Tiere separat in ein Badegefäß, nach definitivem Zeitraum wieder zurück ins Aquarium, oder in ein arzneimittelfreies Zwischenbad verbracht werden. Intensive

Beobachtung ist dabei angebracht, jederzeit muß vorzeitiges Zurückversetzen möglich sein.
Beim Tauchbad verbleiben die Fische im Fangnetz und werden nur ganz kurz (Sekunden bis Minuten) in eine entsprechend hoch konzentrierte Arzneimittellösung eingetaucht.
Ganz allgemein sollte vor der Behandlung eines ganzen Aquarienbesatzes wegen unterschiedlicher Sensibilitäten verschiedener Fischarten ein Probebad mit wenigen Exemplaren durchgeführt werden.
Lokal begrenzte Läsionen müssen manchmal direkt mit Lösungen oder Tinkturen betupft oder bepinselt, hin und wieder auch mit haftenden Salben bestrichen werden.
Eine tierärztlich relativ selten genutzte Möglichkeit der Arzneianwendung besteht in der oralen Applikation über Futtermittel. Es gilt hierbei allerdings wegen der Fütterung im Wasser, oft komplizierte Adsorptionsmechanismen an Trägerstoffe zu berücksichtigen. Industriell wird diese Möglichkeit jedoch genutzt bei der Supplementierung von Spezialfutter mit Vitaminen, Mineralstoffen und Spurenelementen. Leider sind derartige Produkte, weil dies gesetzlich für Ziertiere nicht gefordert ist, selten genau deklariert.
Auch parenterale Applikation durch Injektion ist in Ausnahmefällen nötig; es ist dabei daran zu denken, daß die Patienten während ihres Aufenthaltes im Trockenen laufend mit Wasser befeuchtet werden.

2.5.2 Allgemeine präventive und wasserhygienische Maßnahmen

90 Prozent aller Erkrankungen der Zierfische sind primär auf Haltungsfehler, zumeist auf mangelhafte Wasserqualität, zurückzuführen. Hier wird deutlich wie wichtig für den Behandelnden Kenntnisse über Haltungsbedingungen, über Filtersysteme und deren richtige Pflege, die Wasserzusammensetzung, kurz die ganze Aquarientechnik sind.
Das Fachwissen ist besonders bei sehr empfindlich reagierenden, tropischen oder subtropischen Süßwasserfischen, sowie marinen aus dem indopazifischen Raum stammenden – auf speziellem geologischen Untergrund lebenden, somit auf entsprechende Wasserzusammensetzungen angewiesene – Fischarten gefragt. Zu dichter Besatz, Kombinationen von Arten verschiedener Herkunft, nicht artgemäße Biotope stellen für die Insassen eine Streßsituation dar, die Auswirkungen auf die Immunlage haben, so daß Krankheitserreger leichteres Spiel haben.

Sauerstoffmangel oder -überschuß. Seewasserfische benötigen in der Regel mehr Sauerstoff als Süßwasserfische. Im allgemeinen jedoch bestehen artunterschiedliche Schwankungen. Fäulnis- und anderweitige Abbauprozesse können Sauerstoff zehren. Sollte jedoch trotz ausreichender Durchlüftung des Aquariums und zusätzlicher Luftzirkulation an der Oberfläche Atemnot bei den Fischen zu beobachten sein, muß an sekundären Sauerstoffmangel durch Kiemenschädigung beziehungsweise deren Besiedlung durch Parasiten gedacht werden. Bei akutem Sauerstoffmangel können sauerstoffspendende Zusätze (1 ml einer 10 %igen Wasserstoffperoxidlösung pro 20 l) dem Aquarienwasser zugesetzt, verstärkt durchlüftet und gefiltert, oder vorübergehend die Temperatur abgesenkt werden.
Zu hohe Sauerstoffkonzentrationen, was allerdings sehr selten vorkommt, führen zum Bild der Gasblasenkrankheit (gas bubble disease), zur Bildung von kleinen beim Berühren knisternden Gasbläschen unter der Haut. Durch Umsetzen in weniger sauerstoffgesättigtes Wasser können diese Veränderungen wieder rückgängig gemacht werden.

Fehlerhafter Salzgehalt, Wasserhärte. Den mineralischen Bestandteilen des Wassers kommt eine wichtige Rolle für das Wohlbefinden der Zierfische zu. Im Handel erhältliche fertige Meerwassermischungen sollen zwar fischspezifisch abgestimmt sein, da diese aber in Leitungswasser oder anderen Wässern weitgehend unbekannter oder stark schwankender Zusammensetzungen eingemischt werden, ist dennoch regelmäßige Überwachung mit Schnellreagenziensätzen anzuraten. Für manche Zierfischarten oder auch in Zuchtaquarien kann zu hartes Wasser zu Störungen führen. Was kann durch eine Filterung über Torf, oder Torfbeigaben zum Wasser behoben werden. Bei extremen Härtegraden, insbesondere bei Sulfathärteverhältnissen ist allerdings ein Behandlungsverfahren mit Ionenaustauschern nicht zu vermeiden.

Abweichungen im pH-Wert. Vom Neutralpunkt abweichende pH-Werte können auf der einen Seite zur sogenannten „Säurekrankheit", bei umgekehrten Verhältnissen zur „Laugenkrankheit" führen. Beide äußern sich in allgemeinem Unwohlsein, in Hautreizung und Schleimabsonderungen. Bei leichten pH-Schwankungen ist eine Korrektur durch kontrollierte sukzessive Zugabe von vorgelöstem Natriumhydrogenkarbonat/Natriumkarbonat (6:1) möglich. Bei zu basischem, sehr leicht zu Kiemenläsionen führenden Verhältnissen, ist ein vollständiger Wasserwechsel vorzunehmen.

Toxische Inhaltsstoffe. Wasserinhaltsstoffe, die zu Vergiftung führen können, sind Chlor, Kohlendioxid, Ammoniak, Nitrat oder Nitrite. Deren Kontrolle im Aquarium ist durch im Fachhandel erhältliche Reagenzien (Schnelltests) zu empfehlen. Nicht so einfach analysierbar sind jedoch Vergiftungen durch Metall-Ionen (Kupfer, Zink), oder durch phenolische Verbindungen (z. B. Polychlorierte Biphenyle). Letztere können von Dichtungsmaterial, von Kitten oder von verschiedenen Farbanstrichen stammen. Insektizide oder Aflatoxine werden manchmal durch Futtermittel eingeschleppt. Bei jeglichem Verdacht auf Giftinhaltsstoffe ist sofortiger Wasserwechsel, gründliche Spülung und Filtererneuerung vorzunehmen.

2.5.3 Vitamine

Fertigfutter und auch das im Spezialhandel erhältliche Lebendfutter sollten alles Notwendige für die Zierfische enthalten, dennoch stellen sie häufig nur einen Kompromiß für nicht verfügbares Naturfutter dar, oder sind für spezielle Arten ungeeignet. Es kommen daher immer wieder Erscheinungen vor, die auf Mangel an essentiellen Vitaminen (Hypo- oder Avitaminosen) zurückzuführen sind. So muß bei Wirbelsäulenverkrümmungen (Rachitisches Syndrom) an Vitamin-D-Mangel, bei Haut bzw. Flossenschäden an Vitamin-A-Mangel gedacht und entsprechende Vitamine im Futter ergänzt werden. Vitamine und Spurenelemente in Fertigfuttermitteln sind zudem nicht unbegrenzt haltbar, Inkompatibilitäten oder Sonnenlicht, zu hohe Temperaturen können zu vorzeitiger Inaktivierung geführt haben.

2.5.4 Desinfektions- und Antiektoparasitenmittel

Die in der Übersichtstabelle aufgeführten Mittel sind bei folgenden kurz beschriebenen Krankheiten anwendbar:

Ektoparasitische Protozoen. Ichthyophthirius multifilius ist für Süßwasserfische einer der häufigsten Parasiten. Das zu den Sporozoen zählende Wimperntierchen (Ciliaten) haftet sich auf der Haut, an Kiemen, an Schwanz oder Rückenflossen an, entwickelt dort temperaturabhängig Kapseln, aus denen schließlich zahlreiche kleine Schwärmer freigesetzt werden, die dann erneut in die Haut eindringen und hier weiterwandern. Wegen der makroskopisch sichtbaren Symptome wird dieser Befall auch Weißpünktchen- oder Grießkornkrankheit genannt.
Arzneimittel: Acriflavin, Malachitgrünoxalat.
Neben der medikamentellen Therapie, kann die Krankheit auch zum Abklingen gebracht werden, indem der Entwicklungszyklus durch mehrmaliges Umsetzen in parasitenfreie, möglichst niedrig temperierte Aquarien, unterbrochen wird. Weiterhin können die befallenen Fische in Aquarien verbracht werden, in denen geeignete Pumpen starke Strömungen und Turbulenzen erzeugen. Dadurch lösen sich die Parasiten oder fallen ab.

Cryptocarion irritans ist ein in Seewasseraquarien zu beobachtender, dem Süßwasser-Ichthyophtirius ähnlicher Parasit. Bei Verseuchung zeigen die Fische Unruhe, Scheuerbewegungen und bei Kiemenbefall deutlich beeinträchtigte Atmung. Ein mikroskopischer Erregernachweis im Hautabstrich ermöglicht eine gesicherte Diagnose und Abgrenzung von anderen die Haut trübenden Erkrankungen. Um dem Kryptokaryon-Befall vorzubeugen, sollten Seewasserneuzukäufe längere Zeit einer Quarantäne- und Beobachtungszeit unterzogen werden.
Arzneimittel: Chinidindauerbäder, Kupferlösungen.

Chilodonella (-cyprini, -hexasticha) wird auch als großer, herzförmiger Hauttrüber bezeichnet. Dieser Parasit tritt vornehmlich unter beengten Aquarienverhältnissen auf.
Arzneimittel: Malachitgrünoxalat.

Trichodina, wird als der mittlere kreisförmige Hauttrüber benannt. Sie vermögen sich sowohl parasitär auf der Haut der Fische, als auch frei im Aquarium zu ernähren. Ihr massenhaftes Auftreten wird meist durch unzureichende Haltungsbedingungen verursacht. Arzneimittel: Chinin-Acriflavin-Bäder, Malachitgrünoxalat ev. 3–4 Tage.

Tetrahymena-Befall zeigt sich immer erst als sekundäre Krankheitsursache. Versuchsweise Therapie mit Malachitgrünoxalat kann nur erfolgreich sein, wenn Primärursachen gefunden und abgestellt werden.

Brooklynella hostilis, der Wimpernträger, ist auf Seewasserfische spezialisiert. Symptomatisch sind Hauttrübung und im fortgeschrittenem Stadium Hautablösungen.
Arzneimittel: Kupfersalze; Malachitgrünoxalat; Formalinlösung; Acriflavinderivate; Chinidinderivate.

Ektoparasitische Flagellaten, Geißeltierchen. Costia necatrix, ein etwa 10 cm großer, bohnenförmiger Hauttrüber, kann im Aufzuchtbecken zu großen Schäden führen. Gefährdet sind besonders Fischarten mit großen Flossenpartien.
Arzneimittel: Malachitgrünoxalat

Oodinium ocellatum ist der Erreger der gefürchteten „Korallenfisch-Krankheit", die besonders bei Lokalisation in den Kiemenregionen zu Komplikationen, wie z.B. Atembeschwerden, führt. Noch nicht näher beschriebene *Oodinien-Arten* stellen besondere Probleme bei Diskusfischen dar. Therapie: Chinin, Kupfer, Zink-Ionen, Chloramphenicol. In Süßwasseraquarien sind *Oodinium pillularis* bzw. *Oodinium limneticum* die Verursacher der sogenannten „Samtkrankheit oder Pillulariskrankheit."
Therapie: Chinin, Chloramphenicol, Kupfer-Komplexe, Malachitgrünoxalat.

Pilzinfektionen. In jedem Aquarium sind letztendlich Pilzsporen, z.B. der Wasserschimmel *(Saprolegnia)* vorhanden. Diese werden aber erst dann zu pathogenen Keimen, wenn sie sich auf vorausgegangenen Hautaffektionen bei bereits geschwächten Fischen festsetzen. Auch die vereinzelt zu diagnostizierende Ichthyosporidium-Infektion *(Ichthiosporidium hoferi)* tritt selten primär auf, sondern häufig im Gefolge anderer Infektionen.
Therapie: Trypaflavin®; Kaliumpermanganat; Mercurochrom; Malachitgrünoxalat; Formaldehyd; Meeresfische – Süßwasserbad.

Arzneimittel zur Behandlung von Heimtierkrankheiten

Tabelle 8.29 Anwendung von Desinfektions- und Ektoparasitenmitteln

Wirkstoffe	Dosierung/Anwendung	Spezielle Indikation
Kaliumpermanganat	Kurzbad 200–400 mg/100 l (1–2 Stunden)	Protozoen; Schimmelpilze
Äußerste Vorsicht ist geboten, da diese Dosis für einige Fischarten schon tödlich sein kann. Restmengen müssen gründlich ausgespült werden.		
Formaldehyd	Kurzbad 1–10 ml Formalin/100 l max. 45 min	Protozoen; Saprolegnia Monogenea; Lernaea
Die Anwendung sollte wegen der relativ hohen Zelltoxizität immer nur als letzte Therapiemöglichkeit versucht werden.		
Kupfersulfat	Dauerbad Vorl. 4 g/1 l Wasser davon: 20 ml/100 l 3–10 Tage	Oodinium; Cryptocaryon Pillularis-Krankheit
Kupfersulfat 2,3 g Citronensäure 1,5 g Wasser 1 l	davon 0,5 ml/1 l Aquariumwasser	
Kupfer-Titriplex Exrapid®	5 ml/100 l	
Zinksulfat	3 g/100 ml davon 0,6 ml/1 l Aquarienwasser	Oodinium
Malachitgrünoxalat	1 g/1 l Wasser, davon 5 ml/100 l Dauerbad: 8–12 Std.	Verpilzung; Ciliaten; Flagellaten; Protozoen
Es ist äußerste Sorgfalt beim Umgang mit dieser sehr giftigen Substanz erforderlich.		
FMC Formalin 1,0 l Malachitgrünox. 3,7 g Methylenblau 3,7 g	Dauerbad davon 1–2 ml/100 l	Schimmelpilz; Protozoen Hauttrüber
Salzwasserbad (Süßwasserfische)	Kurzbad: 10–15 g/1 l 20 min unter Beobachtung	Flagellaten; Ciliaten Monogenea
Süßwasserbad (Salzwasserfische)	Kurzbad: 10–15 min	Flagellaten; Ciliaten; Monogenea; Pilze; Krebstiere
Acridinfarbstoffe Acriflavin Trypaflavin® Rivanol®	Dauerbad: 0,1–1,0 g/100 l 2–3 Tage	Protozoen; Schimmelpilze
Darf nur lokal 0,1 %ig verwendet werden.		
Chininsulfat *Chininhydrochlorid*	Dauerbad: 2–3 Tage	Protozoen
Mercurochrom®	Wunddesinfektion	Schimmelpilze
Die Wunde täglich 1–2 mal mit einer Verdünnung 1 + 4 mit einem Wattebausch betupfen.		

Spezielle Antiparasitika

1. Nematoden, Fadenwürmer. Haarwurm-Befall *(Capillaria)* und Fräskopfwurm-Befall *(Camallanus)* werden am häufigsten diagnostiziert. Bei massivem Auftreten kann Futterverweigerung, Kümmern und zunehmende Abmagerung Indiz für einen Wurmbefall sein. Von den zu den lebendgebärenden Nematoden gehörenden Fräskopfwürmer sind manchmal die aus dem After herausragenden roten Wurmenden zu erkennen.
Therapie: Trichlorfon; Levamisol (Concurat®)
2. Cestoden, Bandwürmer sind im Aquarium, außer bei Wildfängen, wegen der fehlenden Zwischenwirte selten aufzufinden. Therapie: Praziquantel (Droncit®) Niclosamid (Mansonil®).
3. Trematoden, Saugwürmer der Klasse der Digena spielen bei Zierfischen ebenfalls eine untergeordnete Rolle, denn deren Entwicklung ist wie die der Cestoden von Zwischenwirten abhängig. Die Ektoparasitischen Trematoden allerdings sind als Kiemenparasiten (Dactylogyrus) und als Hautbesiedler (Gyrodactilus) weit verbreitet. Beim Kiemen-Befall mit den zu den Mongenea zählenden Parasiten können sehr leicht Komplikationen wie die Beeinträchtigung der Atemtätigkeit und Sekundärinfektionen eintreten. Nicht selten erweisen sich herkömmliche Antiparasitika zudem therapeutisch resistent.
Therapie: Trichlorfon-Präparate.

4. Höher organisierte Ektoparasiten. Diese aus Naturgewässern stammenden, vor allem zu den Kleinkrebsen zu zählenden Parasiten, werden manchmal über Lebendfutter in das Aquarium verschleppt. Es sind dies die Fisch- oder Karpfenlaus (Argulus), die Karpfenkrebse (Lernaea) und die Kiemenkrebse (Ergasilidae).
Therapie: Trichlorfon

Tabelle 8.30 Anwendung von Antiparasitika

Wirkstoff	Dosierung/Anwendung	Indikation
Metronidazol (Clont®) (Hexa-ex®)	Dauerbad: 400 mg/100 l 3–4 Tage	enterale Protozoen Hexamitiasis
Trichlorfon (Masoten®) Welsartige Fische können sehr empfindlich reagieren	Dauerbad: 0,2–0,4 mg/1 l Wasser 20–28°C 3 Tage	Monogenea; Crustacea Nematoden
Flubendazol (Flubenol®) (Flumoxal®)	Dauerbad: 10 g/100 l 1–2 Tage	Monogenea
Levamisol (Concurat®)	Medizinalfutter: Lebende Mückenlarven mit einer Lösung von 300 mg/1 l vorbehandeln	Nematoden: Capillaria; Camallanus
Niclosamid (Mansonil®)	wie Levamisol	Nematoden; Digene Trematoden; Metazerkarien

2.5.5 Chemotherapeutika

Die aufgeführten Arzneistoffe können bei folgenden Zierfischkrankheiten therapeutisch nutzvoll sein:

Endoparasitische Flagellaten. Verschiedene Cryptobia-Arten sind Blutparasiten, sie erzeugen die „Schlafkrankheit" bei Fischen, werden jedoch im Aquarium selten gefunden.
Therapie: Metronidazolhaltige Präparate.
Die bei Cichliden, Segelflossern insbesondere bei Discusfischen häufiger zu beobachtende „Lochkrankheit" beruht auf Gewebsläsionen der Haut. Diese entstehen, wenn die in Darmbereichen oder der Gallenblase parasitierenden Geißeltierchen direkt nach außen durch die Haut wandern. Als Erreger werden verschiedene Hexamita- oder Octomitus-Arten beschrieben.
Spironucleus symphysodonis soll speziell beim Diskusfisch für die Lochkrankheit verantwortlich sein.
Als weiterer, speziell bei Diskusfischen vorkommender, parasitär im Darmtrakt lebender Flagellat wäre noch Protopalina symphysodonis zu nennen.
Arzneimittel: Metronidazol; Nitrofuran-Präparate; Rivanol (s. 2.1.3).

Endoparasitische Protozoen. Die „Echte Neonkrankheit" wird vom sporenbildenden Pleistophora hyphessobriconis ausgelöst. Wie der Name andeutet, werden Neonfische, nach neueren Untersuchungen aber auch andere Zierfischarten von diesem Sporentierchen befallen. Die charakteristischen Symptome: Verblassen der Haut und Verschwinden des seitlichen Farbstreifens, sind auf Nekrosen und Degeneration der Muskulatur, die von Parasiten befallen ist, zurückzuführen.
Therapie: Versuchsweise Sulfonamide, besser Ausmerzung.

Infektionskrankheiten. Im Gegensatz zu Teichfischen sind derzeit Virusinfektionen bei Zierfischen noch wenig bekannt. In der Regel werden die Sekundärinfektionen behandelt. Bedeutung haben lediglich die durch Viren induzierten Lymphocystis-Tumoren bei marinen-, bzw. Brackwasser liebenden Fischarten. Derartige Infektionen auch Knötchenkrankheit genannt sind meist Folgen fehlerhafter Haltungsbedingungen.
Vielfach gelingt es nicht bei bakteriellen Infektionen, z. B. bei der Bauchwassersucht spezielle Verursacher zu isolieren. Mischinfektionen liegen auch bei der sogenannten Flossenfäule der Aquarienfische vor, wenngleich als Hauptverursacher Pseudomonas- oder Aeromonas-Keime verantwortlich gemacht werden. In Meerwasseraquarien können Vibrionen zu Problemkeimen werden.
Als eine der am gravierendsten, speziellen Infektionen ist die Fischtuberkulose anzusehen. Erreger kann zum einen das Mycobacterium poikilothermorum und zum anderen das auch auf den Menschen übertragbare, Hautgranulome erzeugende M. marinum fortuitum sein. Fischtuberkulose kann bei Süßwasser- und Seewasserfischen mit Symptomen auftreten, die denen der Warmblütertuberkulose ähnlich sind. Sie bestehen in Abmagerung, Knorpeleinschmelzungen und Verkrümmungen.
Als weitere bakteriell verursachte Krankheit muß die Columnaris-Krankheit, oder Falsche Neonkrankheit genannt werden. Diese von stäbchenförmigen Keimen Flexibacter columnaris hervorgerufene Krankheit manifestiert sich an inneren Organen und führt zu Muskulatur- und am Ende auch zu Hautschäden, die denjenigen der echten Neonkrankheit, sehr ähnlich sehen.

Therapie: Nitrofuranderivate (z. B. Fluranace®); Antibiotika (Chloramphenicol; Tetracyclin); Sulfonamide; Enrofloxacin; Neomycin; Sulfonamid/Trimetoprim-Gemische. (s. 2.1.1, → Bd. 1, 742, 752)

Tabelle 8.31 Chemotherapeutika für Aquarien

Wirkstoff	Dosierung/Anwendung	Indikation
Chloramphenicol Chloromycetin®	Dauerbad: 5–8 g/100 l bis 8 Stunden oder: 2 g/100 l 48 Stunden	Bakterielle Infektionen Aeromonas; Pseudomonas columnaris
Oxytetracyclin Terramycin®	Dauerbad: 25 g/100 l 12–13 Stunden oder: 3–4 g 2–3 Tage	Bakterielle Infektionen
Neomycin-Sulfat	Dauerbad: 4–5 g/100 l 3 Tage lang	Bakterielle Infektionen
Sulfadimidin	Dauerbad: 10–20 g/100l 3–4 Tage	Bakterielle Hauterkrankungen
Sulfadoxin/Trimethoprim Borgal® 24 %	Dauerbad: 2 ml/100 l 24 Stunden Kurzbad: 0,5 ml/1 l 2–3 Stunden	Bakterielle Infektionen
Enrofloxacin Bactril®	Kurzbad: 30 wg/1 l 5 Stunden	Bakterielle Infektionen
Nitrofurane Furanace®	Dauerbad: 10–15 mg/100 l	Bakterielle Infektion Flossenfäule
Nifurpirinol Furanace P®	wie Furanace®	

2.5.6 Anästhetika

Bei schmerzhaften Eingriffen oder vor schmerzloser Tötung ist Anästhesie notwendig.

Tabelle 8.32 Narcotika und Anästhetika für Aquarien

Wirkstoff	Dosierung/Anwendung	
Kohlendioxid Vorsicht vor Hypoxie	bei einer Konzentration von 200 mg/l im Wasser	
Chloralhydrat	bei 0,8–1,0 g/1 l tritt nach 8–10 Minuten Sedierung ein	
Diethylether	10–15 ml/1 l Wasser	
Tricain-Methansulfonat Finquel® MS-222®	25–35 mg/1 l 50–100 mg/1 l	Sedierung für Transport Anästhesie
Diese Substanz ist toxisch bei Verwendung im Salzwasser und bei exzessiver Einwirkung von Sonnenlicht.		
Urethan Wird wegen Karzinogenität kaum noch verwendet	5–40 mg/1 l	
Halothan	40 mg/l	
Benzocain	25–100 mg/1 l	
Althesin Saffan®	24 mg/kg	Injektion erforderlich

Bei Überdosierung, allgemein bei Narkosezwischenfällen, muß versucht werden, den Sauerstoffaustausch zu vergrößern. Wenn Kiemenbewegung nicht spontan zurückkehren, kann der Fisch in frischem Wasser vor und zurückgezogen, oder unter fließendes Wasser gehalten werden.

Literatur

Abou-Madi N, Kollias GV: Avian Fluid Therapy. In: Current Veterinary Therapy XI, Philadelphia 1992

Amlacher H: Taschenbuch der Fischkrankheiten. 5. Aufl. Fischer Jena 1986

Brook DL: Rabbit gastrointestinal disorders. In: Current Veterinary Therapy VIII, Philadelphia 1983

Burke TJ: Skin disorders of rodents, rabbits and ferrets. In: Current Veterinary Therapy XI, Philadelphia 1992

Christoph HJ (Hrsg.): Klinik der Hundekrankheiten. Stuttgart 1986

Dumonceaux GA: Household toxicosis in exotic animals and pet birds. In: Current Veterinary Therapy XI, Philadelphia 1992

Flecknell P: Anesthesia and postoperative care of small animals. In: Practice 1991

Fish RE, Besch-Williford C: Reproductive disorders in the rabbit and guinea pig. In: Current Veterinary Therapy XI. Philadelphia 1992

Flammer K: Update on Avian Anesthesia. In: Current Veterinary Therapy X. Philadelphia 1989

Gabrisch K, Zwart P: Krankheiten der Heimtiere. Hannover 1984

Gylstorff I, Grimm F: Vogelkrankheiten. Stuttgart 1987

Hapke H.-J: Arzneimitteltherapie in der tierärztlichen Klinik und Praxis. 3. Aufl. Stuttgart 1991

Hochleitner M: Der Ziervogel als Notfallpatient. Prakt. Tierarzt 2, 87 (1992)

Hoffmann RW: Zierfischerkrankungen und ihre Behandlung. Prakt. Tierarzt 11, 1057 (1992)

Isenbügel E, Frank W: Heimtierkrankheiten. Stuttgart 1985

Kraft W, Dürr UM: Katzenkrankheiten. Klinik und Therapie. 3. Aufl. Hannover 1990

Löscher W, Ungemach FR, Kroker R: Grundlagen der Pharmakotherapie bei Haus- und Nutztieren. Berlin Hamburg 1991

Mehlhorn B, Mehlhorn B, Schmahl G: Gesundheit für Zierfische. Berlin Heidelberg New York 1992

Mehlhorn H, Düwel D, Raether W: Diagnose und Therapie der Parasiten von Haus-, Nutz- und Heimtieren. Jena 1986

Merck Veterinary Manual, Rahway, N. Y. 1986

Niemand HG (Hrsg.): Praktikum der Hundeklinik, 5. Aufl. Berlin Hamburg 1984

Pieper K: Notfallversorgung von Zier- und Wildvögeln. Prakt. Tierarzt 11, 1060 (1992)

Reichenbach-Klinke H.-H: Krankheiten der Aquarienfische. Stuttgart 1977

Reichenbach-Klinke H.-H: Krankheiten und Schädigung der Fische. Stuttgart New York 1980

Schuchmann SM: Individual care and treatment of rabbits, mice, rats, guinea pigs, hamsters, and gerbils. In: Current Veterinary Therapy X. 1989.

Printed by Books on Demand, Germany

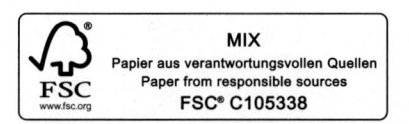